HANDBUCH DER MIKROSKOPISCHEN ANATOMIE DES MENSCHEN

BEARBEITET VON

W. BARGMANN · A. BENNINGHOFF · M. BIELSCHOWSKY · S. T. BOK · J. BRODERSEN
H. v. EGGELING · R. GREVING · G. HÄGGQVIST · A. HARTMANN · R. HEISS
T. HELLMAN · G. HERTWIG · H. HOEPKE · A. JAKOB † · W. KOLMER †
H. LAUBER · J. LEHNER · A. MAXIMOW † · G. MINGAZZINI † · W. v. MÖLLENDORFF · V. PATZELT · H. PETERSEN · W. PFUHL · H. PLENK · B. ROMEIS
J. SCHAFFER · G. SCHALTENBRAND · R. SCHRÖDER · S. SCHUMACHER · E. SEIFERT
H. SPATZ · H. STIEVE · PH. STÖHR JR. · F. K. STUDNIČKA · E. TSCHOPP
C. VOGT · O. VOGT · F. WASSERMANN · F. WEIDENREICH · K. W. ZIMMERMANN †

HERAUSGEGEBEN VON

WILHELM v. MÖLLENDORFF
ZÜRICH

DRITTER BAND

HAUT UND SINNESORGANE

ZWEITER TEIL

AUGE

Springer-Verlag Berlin Heidelberg GmbH

1936

HAUT UND SINNESORGANE

ZWEITER TEIL
AUGE

BEARBEITET VON

W. KOLMER† · WIEN · H. LAUBER — WARSCHAU

MIT 475 ZUM TEIL FARBIGEN
ABBILDUNGEN

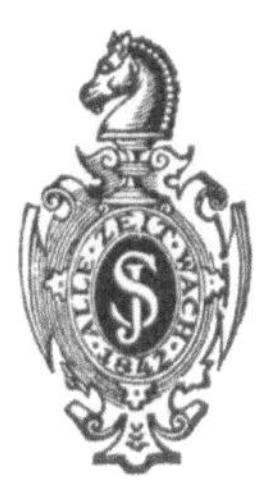

Springer-Verlag Berlin Heidelberg GmbH

1936

ISBN 978-3-540-01226-9   ISBN 978-3-662-21655-2 (eBook)
DOI 10.1007/978-3-662-21655-2

Inhaltsverzeichnis.

Seite

I. Vorwort und allgemeiner Bauplan. Von Professor Dr. HANS LAUBER, Warschau 1
   A. Vorwort 1
   B. Allgemeiner Bauplan des menschlichen Sehorgans 3
II. Die Hornhaut (Cornea). Von Professor Dr. HANS LAUBER, Warschau . 9
   A. Physikalische und chemische Eigenschaften der Hornhaut 9
   B. Gestalt und Größe der Hornhaut 11
   C. Spaltlampenbild der Hornhaut 17
   D. Das Hornhautepithel 18
   E. Die Hornhautgrundsubstanz, Cornea propria 25
   F. Das Endothel der Hornhauthinterfläche 39
   G. Die Nerven der Hornhaut 42
   H. Blut- und Lymphbahnen in der Cornea 59
III. Die Lederhaut (Sklera). Von Professor Dr. HANS LAUBER, Warschau . 61
   A. Die Dicke der Lederhaut 62
   B. Innere und äußere Oberfläche der Lederhaut 63
   C. Physikalische und chemische Eigenschaften der Lederhaut 64
   D. Mikroskopischer Bau der Lederhaut. Die Grundsubstanz 66
   E. Elastische Fasern der Lederhaut 69
   F. Die Zellen der Lederhaut 70
   G. Verlauf der Bindegewebsbänder der Lederhaut 71
   H. Gefäße der Lederhaut 77
   J. Die Nerven der Lederhaut 85
   K. Zur vergleichenden mikroskopischen Anatomie der Lederhaut 90
IV. Die Aderhaut (Chorioidea). Von Professor Dr. HANS LAUBER, Warschau 91
   A. Allgemeines 91
   B. Gefäßsystem der mittleren Augenhaut 93
   C. Die Dicke der Aderhaut 105
   D. Die Suprachorioidea 107
   E. Die Chromatophoren der Aderhaut 109
   F. Die Choriocapillaris 114
   G. Die Lamina elastica chorioideac 120
   H. Muskelfasern in der Aderhaut 122
   J. Nicht fixe Zellen in der mittleren Augenhaut 123
   K. Die Nerven der Aderhaut 123
   L. Das Tapetum lucidum 129
      1. Das Tapetum cellulosum 130
      2. Das Tapetum fibrosum 133
V. Der Strahlenkörper (Corpus ciliare). Von Professor Dr. HANS LAUBER, Warschau 134
   A. Die Gestalt und Größe des Strahlenkörpers (Corpus ciliare) 135
   B. Der Ciliarmuskel 148
   C. Die Grundplatte des Strahlenkörpers 159
   D. Die Nerven des Strahlenkörpers 165
   E. Das Pigmentepithel des Strahlenkörpers 172
   F. Das unpigmentierte Epithel des Strahlenkörpers 176
VI. Die Regenbogenhaut (Iris). Von Professor Dr. HANS LAUBER, Warschau 183
   A. Der Pupillenteil der Regenbogenhaut 186
   B. Der Ciliarteil der Regenbogenhaut 190
   C. Die Farbe der Regenbogenhaut 192
   D. Die hintere Oberfläche der Regenbogenhaut 193
   E. Das Bild der Regenbogenhaut auf dem Durchschnitt 194
   F. Die FUCHSsche Spalte 199
   G. Das hintere Stromablatt der Regenbogenhaut 200

Seite

H. Der feinere Bau des Stromas der Regenbogenhaut 201
J. Die Chromatophoren 202
K. Die Tapetumzellen 204
L. Die Klumpenzellen 205
M. Die Nervenzellen der Regenbogenhaut 206
N. Das elastische Gewebe der Regenbogenhaut 206
O. Nicht fixe Zellen im Stroma der Regenbogenhaut 207
P. Die Muskeln der Regenbogenhaut 207
    1. Der Dilatator pupillae 208
    2. Der Schließmuskel der Pupille 217
Q. Das Pigmentepithel der Regenbogenhaut 221
R. Die Nerven der Regenbogenhaut 223

VII. Die Augenkammern und die Kammerbucht. Von Professor Dr. HANS
    LAUBER, Warschau 230
    A. Das Kammerwasser (Humor aqueus) 232
    B. Die Kammerbucht (Angulus camerae anterioris) 232

VIII. Die Linse (Lens cristallina). Von Professor Dr. HANS LAUBER, Warschau 244
    A. Gestalt und Größe der Linse 244
    B. Physikalische und chemische Eigenschaften 247
    C. Die Linsenkapsel 259
    D. Die Zellen des Linsenepithels 265
    E. Die Linsenfasern 267

IX. Das Strahlenbändchen (Zonula). Von Professor Dr. HANS LAUBER,
    Warschau 277

X. Die Netzhaut (Retina). Von Professor Dr. WALTER KOLMER†, Wien . . 295
    A. Pigmentepithel 297
        1. Funktion des Pigmentepithels 302
        2. Vergleichendes 304
        3. Zur Kenntnis der Tapetumsubstanzen im Tierreiche 308
    B. Sehelemente 310
        1. Stäbchen 310
        2. Zapfen 317
    C. Äußere Körner 330
    D. Innere Körnerschichte 338
        1. Horizontalzellen 338
        2. Bipolare 346
        3. Die übrigen Zellformen 348
    E. Opticusganglienzellen (Ganglion opticum) 351
    F. Opticusfaserschichte 359
    G. Die Limitans interna 362
    H. Ora serrata. Papillengegend 363
    J. Stützelemente. Glia 368
    K. Macula und Fovea centralis 375
        1. Macula lutea 375
        2. Fovea centralis 376
        3. Schichten 379
        4. Opticusfaserbild 384
        5. Stützelemente und Gefäße der Fovea 385
        6. Individuelle und Rassenvariabilität der Fovea 388
        7. Alterserscheinungen 390
        8. Die Inversion der Wirbeltiernetzhaut 391
    L. Beziehungen der Netzhautelemente in ihrer Flächenausdehnung 392
        1. Die Leitungsverhältnisse 392
        2. Die Leitungsverhältnisse in der Netzhaut 394
    M. Bau der Netzhaut und Sehschärfe 396
    N. Vergleichendes über Foveae 398

Seite

O. Gefäße der Netzhaut und des Opticus 403
P. Vergleichende Anatomie der Netzhaut 411
    1. Primaten 411
    2. Carnivoren 415
    3. Ungulaten 416
    4. Glires 419
    5. Insectivora 425
        a) Edentata 425
        b) Chiroptera 428
        c) Cetacea, Marsupialia, Monotremata 429
    6. Aves 431
    7. Reptilia 441
    8. Amphibia 452
    9. Teleostier 457
  10. Selachier, Ganoiden 462
  11. Cyclostomen 466

XI. Der Sehnerv (Nervus opticus). Von Professor Dr. HANS LAUBER, Warschau 468
    A. Die Sehnervenscheibe 470
    B. Die Siebplatte (Lamina cribrosa) 477
    C. Die Scheiden des Sehnerven 481
    D. Die Septen des Sehnerven 485
    E. Die Zentralgefäße des Sehnerven 489
    F. Die Nervenfasern des Sehnerven 493

XII. Der Glaskörper (Corpus vitreum). Von Professor Dr. HANS LAUBER,
    Warschau 497
    A. Der Glaskörper bei makroskopischer Untersuchung 497
    B. Die physikalisch-chemischen Eigenschaften des Glaskörpers . . 501
    C. Die mikroskopische Untersuchung des Glaskörpers 502
    D. Die Entwicklung des Glaskörpers 508
    E. Der Glaskörper bei ultramikroskopischer Untersuchung 514
       Das Spaltlampenbild 514
    F. Ultramikroskopie des Glaskörpers im engeren Sinne 519
    G. Der mikroskopisch-topographische Bau des Glaskörpers 520
    H. Zellen im Glaskörper 529

XIII. Die Bindehaut (Conjunctiva). Von Professor Dr. HANS LAUBER, Warschau 530
    A. Die Bindehaut der Lider 530
        a) Die Bindehaut der Lidplatte des Oberlides 530
        b) Der obere Teil der Bindehaut der Lidplatte 538
        c) Das Gebiet der Rinnen und Plateaus 538
        d) Tränendrüsen der Lidplatte des Oberlides 543
        e) Die Bindehaut der Lidplatte des Unterlides 544
    B. Die Bindehaut der Übergangsfalten 546
    C. Die Bindehaut des Augapfels (Conjunctiva bulbaris) 548
       Gefäße der Bindehaut des Augapfels 557
    D. Nerven der Bindehaut 560
    E. Die halbmondförmige Falte 561
    F. Die Carunkel 564

XIV. Die Lider (Palpebrae). Von Professor Dr. HANS LAUBER, Warschau . . 567
    A. Lidhaut und Wimpern 567
    B. ZEISSsche und MOLLsche Drüsen 570
    C. Die Lidplatten 572
    D. Die Muskulatur der Lider 577
    E. Die Gefäße der Lider 578
    F. Die Innervation der Lider 581

XV. Die Tränenorgane (Org. lacrimalia). Von Professor Dr. HANS LAUBER,
    Warschau 582
    A. Die Tränendrüse 582
    B. Die Tränenflüssigkeit 592

VIII   Inhaltsverzeichnis.

Seite

C. Die Tränenableitungswege 592
    a) Die Tränenröhrchen 593
    b) Der Tränensack 597
    c) Der Tränennasengang 598
XVI. Bindegewebe, Blutgefäße. Von Professor Dr. Hans Lauber, Warschau 601
  A. Das Bindegewebe in der Augenhöhle 601
  B. Die Blutgefäße in der Augenhöhle 603
  C. Die Lymphgefäße der Augenhöhle 606
XVII. Die Muskulatur. Von Professor Dr. Hans Lauber, Warschau 606
  A. Der Kreismuskel des Auges 606
  B. Die Augenmuskeln und der Heber des Oberlides 608
    a) Der Lidheber (Musculus levator palpebrae superioris) 609
    b) Die geraden Augenmuskeln (Musculi recti oculi) 609
    c) Die schrägen Augenmuskeln 610
    d) Feinerer Bau der Augenmuskeln 612
  C. Die glatte Muskulatur in der Augenhöhle 617
XVIII. Das Ciliarganglion. Von Professor Dr. Hans Lauber, Warschau 617
XIX. Entwicklung des Auges. Von Professor Dr. Walter Kolmer†, Wien . 623
  A. Erste Entwicklungsvorgänge 623
  B. Entwicklung der Retina 633
  C. Entwicklung des Opticus 640
  D. Entwicklung der Hornhaut und der vorderen Kammer 646
  E. Entwicklung des Glaskörpers und der Zonula 650
  F. Entwicklung der Linse 657
  G. Entwicklung der Sklera 660
  H. Entwicklung der Iris, des Ciliarkörpers und der Chorioidea 661
  J. Entwicklung der Lider, der Drüsen, der Muskeln des Auges 670
  K. Vergleichend-entwicklungsgeschichtliche Bemerkungen 674

Literaturverzeichnis. Von Professor Dr. Walter Kolmer†, Wien 676

Literatur-Nachtrag. Von Professor Dr. Hans Lauber, Warschau 729

Namenverzeichnis 742

Sachverzeichnis 758

I. Vorwort und allgemeiner Bauplan.

A. Vorwort.

Die Aufgabe, die mikroskopische Anatomie des Auges für das Handbuch VON MÖLLENDORFFS zu verfassen, ist mir nach dem plötzlichen Tode WALTER KOLMERS zugefallen. Es sind mir seine Aufzeichnungen, ein großer Teil der von ihm hergestellten Mikrophotogramme und Zeichnungen, ein umfangreiches Literaturverzeichnis sowie mikroskopische Präparate zur Verfügung gestanden. Zwei Kapitel, die Anatomie der Netzhaut und die Entwicklungsgeschichte, von denen bereits die Bürstenabzüge vorlagen, hatte KOLMER abgeschlossen; ich habe deshalb diese Kapitel unverändert gelassen. Was die übrigen Kapitel betrifft, so habe ich KOLMERS Aufzeichnungen, die seine eigenen Untersuchungen betrafen, überall benützt, wobei ich stets seinen Namen angeführt habe, damit ihm sein geistiges Eigentum gewahrt bleibe. Wo im Text KOLMERS Name ohne Jahreszahl erscheint, handelt es sich um Notizen, die er verwenden wollte und vielfach noch nicht veröffentlicht hatte.

KOLMER hat die Aufgabe etwas anders aufgefaßt als ich. Als vorzüglicher Kenner der vergleichenden Anatomie des Auges, dessen Forschungen auf diesem Gebiete auf Jahre zurückgingen, hatte er die Absicht, neben der mikroskopischen Anatomie des menschlichen Auges die vergleichende Anatomie im weitesten Maße mit zu verwerten und darzustellen. Da ich die Kenntnis der vergleichenden Anatomie des Auges lange nicht in dem Ausmaße besitze, wie sie KOLMER eigen war, habe ich die Verwertung des vergleichend-anatomischen Materiales wesentlich eingeschränkt. Die im folgenden gebotene Schilderung der mikroskopischen Anatomie des Auges beruht auf den im Schrifttum niedergelegten Befunden, den Aufzeichnungen KOLMERS, die sich auf ein umfangreiches histologisches Material stützen, ferner zum Teil auch auf eigenen Nachprüfungen, die sich allerdings nicht auf alle Einzelheiten erstrecken konnten. Im Vordergrund steht die Schilderung der histologischen Verhältnisse beim *Menschen*, während die Verhältnisse bei *Tieren* nur soweit herangezogen wurden, als dies zur Klärung der Verhältnisse beim *Menschen* notwendig erscheint. Viele Einzelheiten im Bau des menschlichen Auges lassen sich nur durch eingehenden Vergleich mit den entsprechenden Einzelheiten beim *Tiere* in bezug auf ihre morphologische und physiologische Bedeutung erfassen. Dabei ist natürlich die notwendige Vorsicht am Platze, da infolge weitgehender Unterschiede zwischen dem Bau des Auges bei den *Tieren* und beim *Menschen* eine Übertragung der Befunde, die beim *Tier* erhoben worden sind, auf die Verhältnisse beim Menschen nur bei entsprechender Kritik zulässig ist. Ich glaube dabei in Übereinstimmung mit dem Gesamtplane des Handbuches zu sein, das ja in erster Linie, wie der Titel besagt, die mikroskopische Anatomie des *Menschen* behandelt, die allerdings ohne Berücksichtigung vieler Befunde und Untersuchungen an anderem als menschlichem Material nicht auf entsprechende Höhe gebracht werden kann, wie dies von einem solchen Werke zu fordern ist. Wenn ich als Augenarzt und nicht Fachhistologe hie und da die Tatsachen vom klinischen Standpunkte mit beleuchtet habe, so wird dies wohl den Wert meines Beitrages nicht beeinträchtigen, vielmehr mitunter erhöhen können. Ich bin von vornherein mit einem gewissen Zagen an die Aufgabe herangetreten, weil ich mich an histologischem Wissen

mit Kolmer nicht messen kann und ich vieles, was Kolmer durch eigene
Forschungen festgestellt hat, nicht selber nachgeprüft habe und auch durch neue
Untersuchungen nicht nachprüfen konnte, vielmehr zum Teil Kolmers Befunde
ebenso wie solche aus der Literatur verwerten mußte. Zum selbständigen
Durcharbeiten der ganzen Anatomie des Auges bedarf es vieler Jahre intensiver
Arbeit und auch dann würden viele strittige Fragen ungeklärt bleiben. Zur
Erläuterung des Beschriebenen wurden im wesentlichen von Kolmer hergestellte
Mikrophotogramme herangezogen, da sie dokumentarisches Material darstellen
und vielfach verläßlicher sind als die den Leser oft ästhetisch mehr befriedigenden
zeichnerischen Darstellungen, die auch bei der größten Selbstkritik immer durch
die Einstellung des Zeichnenden selbst einigermaßen verfälschte Bilder ergeben
können. Allerdings sind auch Zeichnungen Kolmers sowie Abbildungen anderer
Autoren und Zeichnungen nach eigenen bzw. Kolmerschen Präparaten herangezogen worden. Zeichnungen mußten insbesondere dann verwendet werden,
wenn Zusammenhänge von Gebilden, die in verschiedenen Ebenen liegen, und
sich der photographischen Darstellung entziehen, dargestellt werden sollten
bzw. dort, wo schematische Darstellungen angestrebt wurden.

Der Umfang des Stoffes zur Darstellung der mikroskopischen Anatomie des
Auges ist ein besonders großer, da er nicht nur das mikroskopische Material
im engeren histologischen Sinne des Wortes umfaßt, sondern außerdem die
Befunde, die am Lebenden erhoben werden. Gegenüber fast allen anderen
Organen nimmt das Auge insofern eine Ausnahmestellung ein, als man in der
Lage ist, eine Menge Einzelheiten seines feineren Baues, ja sogar Einzelheiten
der Zellelemente und der Innervation am Lebenden im Gewebe festzustellen
und am *Menschen* selbst bei Untersuchung mit der Nernstspaltlampe und dem
Hornhautmikroskop mit oder ohne Zuhilfenahme von Vitalfärbungen Einzelheiten zu studieren. Es ist also notwendig, Einzelheiten zu berücksichtigen, die
am lebenden *Menschen* beobachtet werden. Aus naheliegenden Gründen ist
derartiges (und das in viel geringerem Maße) nur noch an der menschlichen
Haut und außerdem noch bei *Tieren* an wenigen Geweben, wie z. B. an der
Niere, möglich gewesen. Diese Tatsachen sind von größter Bedeutung, da sie
es ermöglichen, die Richtigkeit vieler, an Schnittpräparaten gemachter Beobachtungen in bezug auf viele Einzelheiten in einer alle Zweifel ausschließenden
Weise nachzuprüfen.

Bei Benützung des umfangreichen Literaturverzeichnisses Kolmers, das
bereits im Bürstenabzug vorlag, hat sich herausgestellt, daß die bibliographischen
Angaben nicht überall vollständig und richtig sind. Ich war bemüht diesen
Fehlern abzuhelfen, doch war eine vollständige Revision des Verzeichnisses wegen
Zeitmangels und des Fehlens vieler Zeitschriften und Bücher am Orte meiner
gegenwärtigen Wirksamkeit nicht durchführbar. Herr Professor v. Möllendorff hat sich gleichfalls bemüht manche Lücken des Literaturverzeichnisses
auszufüllen. Trotzdem möchte ich nicht die Verantwortung für die Richtigkeit
aller bibliographischen Angaben übernehmen. Für den Nachtrag zum Literaturverzeichnis, den ich selbst zusammengestellt habe, trifft die obige Bemerkung
nicht zu.

Warschau, im Oktober 1935. H. Lauber.

B. Allgemeiner Bauplan des menschlichen Sehorgans.

Das Sehorgan besteht aus zwei räumlich mehr oder weniger nahe voneinander liegenden Teilorganen, den Augen, mitsamt ihren Hilfsapparaten, wobei dieses Organ beim *Menschen* als ein einheitliches Gebilde funktioniert, während dies bei manchen *Tieren* sich möglicherweise anders verhält. Dies ist allerdings eine Frage physiologischer Art, während die Anatomie zwar auch imstande ist viele Einzelheiten des Verbundenseins der beiden Augen miteinander fest-zustellen, doch für sich allein die Frage der gemeinsamen Funktion nicht immer eindeutig entscheiden kann. In der Hauptsache jedoch sind die Einzelheiten des Baues jeder Einzelhälfte des Sehorgans Gegenstand der Untersuchung.

Das Auge nimmt unter den Sinnesorganen eine besondere Stellung ein, die sich daraus ergibt, daß der eigentliche, perzipierende Teil des Auges, die Netz-haut, aus dem Zentralnervensystem selbst hervorgeht und als ein gegen die Körperoberfläche vorgeschobener Teil desselben betrachtet werden muß. Die Nervenelemente haben hier eine besondere Umwandlung erfahren und haben sich teilweise zu Sinnesorganen entwickelt, in denen die Lichtenergie in nervöse umgewandelt wird, während ein großer Teil der Zellen eine Differenzierung in anderer Richtung durchgemacht hat, so daß sie bereits die Eindrücke der Sinnes-zellen zusammenfassen, also eine Tätigkeit entfalten, die nur Hirnteilen selbst zufällt. Es ist daher vollständig richtig, die betreffenden Schichten der Netz-haut als Hirnanteil dieses Organs aufzufassen. Das dem Sehorgan in mancher Beziehung nahestehende Gehörorgan entwickelt sich auf andere Weise, da die Sinneszellen unmittelbar ektodermalen Ursprunges sind, und die Nervenfasern aus ihnen zentralwärts wachsen und sich zu einem Nerven zusammenschließen. Es kann also der VIII. Nerv als peripherer Nerv aufgefaßt werden, während der Sehnerv zweifellos eine Hirnbahn darstellt, sich dadurch von allen sog. Hirnnerven und ebenso von den Rückenmarksnerven unterscheidet. Diese Tat-sache ist sowohl vom physiologischen als auch vom pathologischen Standpunkte aus bedeutsam. Soweit uns bekannt ist, regeneriert sich nervöses Gewebe des Zentralnervensystems nicht. Die während der Entwicklung entstandenen Zellen erhalten sich meist bis zum Tode des Individuums, wenn sie nicht früher infolge krankhafter Veränderungen zugrunde gehen. Sie sind jedoch keiner Regeneration fähig, weshalb auch Versuche zur Regeneration von Sehnervenfasern von vorn-herein als aussichtslos gelten müssen.

Der Augapfel, der sich um die Netzhaut herum ausbildet, besitzt neben der Netzhaut noch sehr kompliziert gebaute Hilfsorgane, die zur Ernährung, zur Lichtbrechung, zur Regulierung der Lichtmenge und schließlich auch zum Schutze dienen. Der Bau des Augapfels weist in manchen Punkten eine Analogie mit dem Baue des Gehirnes auf, insofern die Hülle des Augapfels — die Leder-haut — sich in die harte Sehnervenscheide fortsetzt, die ihrerseits eine Fort-setzung der harten Hirnhaut bildet. Der Sehnerv weist auch noch eine weiche Haut und zwischen der harten und weichen die Arachnoidea auf.

Der von der Netzhaut umschlossene Glaskörper stammt von dieser ab, während die Linse ein Abkömmling des vor der Netzhautanlage liegenden Ektoderms ist. Der in der Augenhöhle gelagerte Augapfel steht durch Ver-mittlung der Bindehaut mit den ihn schützenden Lidern und durch sie mit der gesamten äußeren Haut in Verbindung. Die Augenhöhle umschließt den Aug-apfel mit dem größten Teil seiner Hilfsorgane (die Lider und den Tränennasen-gang ausgenommen) und bietet durch ihren Fettkörper eine entsprechende Polsterung, die gleichzeitig gewissermaßen als Kugellager dient, während die Muskeln die Bewegungen des Augapfels in diesem Kugellager ermöglichen und regeln.

Die knöcherne Augenhöhle besitzt die Gestalt einer unregelmäßigen, vierkantigen Pyramide, deren Kanten abgerundet sind, die Spitze dringt tief in den Schädel ein und wird durch den Sehnervenkanal (Canalis opticus) durchbohrt, der die eine Verbindung zwischen Augen- und Schädelhöhle darstellt, während die andere die obere Augenhöhlenspalte (Fissura orbitalis superior) bildet. Die vordere Öffnung der Augenhöhle ist etwas vorspringend, besonders der Rand der oberen und unteren Wand, die gegen die Achse der vorderen Öffnung vorspringen und sie etwas verengen, so daß der von WHITNALL (1921) gebrauchte Vergleich mit einer Birne, deren Stiel dem Sehnerven entspringt, gut gewählt erscheint. In der Architektonik der Augenhöhle kommt die Zweckmäßigkeit des Baues gut zum Ausdruck: die aus hartem, kompaktem Knochen gebildeten Ränder, mit Ausnahme des inneren Randes, bilden einen Schutz gegen starke äußere Gewalt. Von den Wänden ist die äußere, Gewalteinwirkungen von außen am ehesten ausgesetzte die stärkste, während im Baue der anderen eine möglichste Gewichtsökonomie zur Geltung kommt, die ihren Ausdruck in der Dünnheit der Knochenplättchen findet. Die Größe der Augenhöhle ist von mannigfachen Faktoren abhängig. Einen davon stellt der Augapfel selbst dar, der durch seine Größe und Wachstum das Verhalten der Augenhöhle bedingt. Wissen wir doch, daß bei Entfernung des Augapfels im jugendlichen Alter ein Zurückbleiben des Wachstums der betreffenden Augenhöhle als Folge eintritt.

Die inneren Wände der beiden Augenhöhlen verlaufen annähernd parallel zueinander, die äußeren dagegen so stark divergent, daß sie miteinander beinahe einen rechten Winkel bilden.

Der Augapfel wird zwar gewöhnlich mit einer Kugel verglichen, doch weicht seine Gestalt von der einer Kugel deutlich ab. Man bedient sich jedoch allgemein zur Bezeichnung verschiedener Punkte des Augapfels der für die Kugel eingeführten Bezeichnungen. So verwendet man die Ausdrücke vorderer und hinterer Augenpol, deren Verbindungslinie als Augenachse bezeichnet wird, zu der der Äquator mit seiner Ebene senkrecht steht. Vom vorderen zum rückwärtigen Pol verlaufen die Meridiane. Der vordere Pol liegt im Mittelpunkt der Hornhautwölbung, der hintere entsprechend der stärksten Wölbung des hinteren Augapfelabschnittes. Der Sehnerv liegt nasenwärts vom hinteren Pol, von ihm 3 bis 4 mm entfernt, nicht im horizontalen Meridian, sondern ungefähr 1 mm unterhalb desselben. Der größte sagittale Durchmesser des Augapfels fällt mit der anatomischen und geometrischen Augenachse zusammen. Seine Länge wird verschieden angegeben: C. KRAUSE (1932) 24,27 mm, FLEMMING (1887) und MERKEL (1901) 24 mm, v. REUSS (1881) 24,2 mm, SALZMANN (1911) 24,26 mm, SAPPEY (1855) 24,6 mm. Da in diesem Maße auch die Dicke der Augenhäute miteinbegriffen ist, muß diese Achse als die äußere bezeichnet werden, im Gegensatz zur inneren, welche von der Hornhauthinterfläche bis zur Netzhautinnenfläche reicht, und zwar von den Schnittpunkten dieser Flächen mit der Augenachse. Nach SALZMANN beträgt sie 21,74 mm. Die für die Refraktion wichtige Achsenlänge des Augapfels reicht vom vorderen Augenpole bis zur äußeren Netzhautfläche. Die anatomische Achse des Auges fällt mit der optischen Achse annähernd zusammen. Diese letztere stellt eine Gerade dar, auf welcher die Krümmungsmittelpunkte der brechenden Flächen des Auges liegen. Dies stellt insofern eine Ungenauigkeit dar, als die Hornhaut- und Linsenflächen nicht vollständig genau zentriert sind, doch sind die Abweichungen der Krümmungsmittelpunkte von der Geraden nur gering, so daß sie praktisch vernachlässigt werden können. Weder die anatomische, noch die optische Achse fallen mit der Sehlinie zusammen, welch letztere die Stelle des deutlichsten Sehens, die Netzhautgrube (Fovea centralis retinae) mit dem Knotenpunkt des Auges verbindet. Die Sehlinie bildet mit der optischen Achse einen nach hinten

und außen offenen 4—7⁰ betragenden Winkel und weicht gleichzeitig etwa
3⁰ 5′ nach unten ab. Die Blicklinie und die anatomische Achse liegen annähernd
sagittal, infolgedessen liegt der Äquator frontal; sein Schnittpunkt mit der
Augenachse wird als Drehpunkt des Auges betrachtet und liegt 1,29 mm hinter
dem Mittelpunkte des Augapfels, etwas nach innen von der Blicklinie. DONDERS
und DOIJER (1866, 1870) bestimmten als Entfernung des Drehpunktes vom Hornhautscheitel beim Normalsichtigen 13,45 mm, beim Übersichtigen 13,22 mm,
beim Kurzsichtigen 14,52 mm. Schon I. I. MÜLLER (1868) und BERLIN (1871)
hatten festgestellt, daß der Drehpunkt bei Blickhebung weiter hinten liegt
als bei Blicksenkung, BRENNEKEN (1922) war der Ansicht, daß der Drehpunkt
nicht unbeweglich ist, und VAN DER HOEVE (1932) stellte fest, daß sich der Drehpunkt bei Augenbewegungen ständig verlagert. Untersuchungen von HARTINGER
(1928, 1934), VERRIJP (1928, 1929, 1930), NORDENSON (1934) führen alle zum
Ergebnis, daß ein einheitlicher Drehungsmittelpunkt nicht vorhanden ist, doch
kann man ohne wesentliche Fehler für praktische Zwecke einen solchen
annehmen.

In der Äquatorialebene liegen die Senkrechte oder Höhenachse und die
Transversale oder Querachse des Auges. Diese Augenachsen entsprechen auch
den größten Durchmessern des Augapfels: die senkrechte Achse beträgt nach
C. KRAUSE (l. c.) 23,6 mm, MERKEL (l. c.) 23,3 mm, SAPPEY (l. c.) 23,5 mm,
SALZMANN (l. c.) 23,57 mm: die transversale nach den genannten Autoren
24,32, 23,6, 23,9 und 23,7 mm. Da alle angegebenen Zahlen Durchschnitts-
werte darstellen, sind individuelle Abweichungen selbstverständlich. So fand
v. REUSS (1881) in kurzsichtigen Augen einen sagittalen Durchmesser von
26,54 mm und bei Weitsichtigen einen von 23,81 mm. SCHNABEL und HERREN-
HEISER (1895) haben noch größere Abweichungen der Augenachsen festgestellt,
doch handelte es sich vielfach dabei um hochgradig kurzsichtige, daher anomale
Augen. Senkrecht zum Äquator durch die betreffenden Achsen verlaufen die
sagittalen und horizontalen (transversalen) Ebenen des Auges. Sie schneiden
die Oberfläche des Augapfels im vertikalen und horizontalen Meridian, zwischen
denen sich vier Quadranten des Augapfels, und zwar je zwei nasale und temporale
bzw. obere und untere finden. Der Umfang des Äquators des Augapfels mißt
durchschnittlich 72,2 mm. Die angegebenen Maße beweisen, daß der Augapfel
von der Kugelgestalt abweicht, da der vertikale Durchmesser geringer ist als der
transversale. Am auffälligsten ist diese Abweichung von der Kugelgestalt im
vorderen Abschnitt, wo die Hornhaut stärker gewölbt ist und daher auch stärker
vorspringt, und an der Hornhaut-Lederhautgrenze eine deutliche Furche vorhanden ist, der sog. Sulcus corneoscleralis. MERKEL gibt an, daß die durch die
Furche gelegte Frontalebene die Augenachse zwischen dem 1. und 2. Sechstel
schneidet. Die Hornhaut besitzt einen Krümmungsradius der Vorderfläche, der
7,75 mm, nach ZEEMAN (1911) 8,1 mm, mißt; er ist also kleiner als der Krümmungshalbmesser des übrigen Augapfels, der 12,7 mm beträgt. Bereits hinter
dem Äquator beginnt die Lederhaut sich gegen die Hornhaut-Lederhautfurche
stärker zu krümmen. Dies kann man daraus erkennen, daß ein Kreis, dessen
hinterer Abschnitt mit dem Durchschnitt der Lederhaut zusammenfällt, vorne
nur den Hornhautscheitel berührt, während der vordere Lederhautabschnitt
und die Hornhaut diesen Kreis sonst nicht erreichen. Es besteht auch ein Unterschied in der Wölbung der Lederhaut zwischen dem Äquator und dem inneren,
bzw. dem äußeren Rande des Sehnerven; nasenwärts ist die Wölbung geringer
als schläfenwärts. Diese Verhältnisse ergeben eine Asymmetrie der beiden Hälften
des Augapfels, der von der Sagittalebene in zwei ungleiche Hälften geteilt wird.
Die nasale Hälfte ist deutlich kleiner als die temporale. Zwischen oberer und
unterer Hälfte des Augapfels bestehen viel geringere Unterschiede. Einen

gewissen Einfluß übt das Oberlid aus, das nach BIRCH-HIRSCHFELD (1923) einen Druck von ungefähr 90 g auf den Augapfel ausübt. Dadurch wird eine stärkere Abflachung des oberen Teiles der Hornhaut erzielt als in der unteren Hälfte. Auch in anderer Beziehung besteht eine Asymmetrie. Die Ebene, die durch den Ansatz der Regenbogenhaut, durch den Linsenäquator, durch die Ora serrata, die Grenze zwischen der lichtempfindlichen und lichtunempfindlichen Netzhaut und durch den anatomischen Äquator des Augapfels geführt werden, liegen nicht parallel zueinander; ihre nasalen Enden nähern sich einander, während die temporalen etwas voneinander abweichen. Auf diese Tatsachen hat BRÜCKE (1847) aufmerksam gemacht. Die stärkste Abweichung vom Parallelismus weist dabei die durch die Ora serrata gehende Ebene auf, da der Strahlenkörper außen und unten breiter ist als innen und oben (s. S. 137 f). SAPPEY (l. c.) fand, daß das Auge des Weibes kleiner ist als das des Mannes. Während der sagittale, transversale und vertikale Durchmesser beim Manne 24,6, 23,9 und 23,5 mm messen, betragen die entsprechenden Maße beim Weibe 23,9, 23,4 und 23,0 mm. GREEFF (1901) findet die Unterschiede jedoch ganz unbedeutend, wenn sie überhaupt vorhanden sind. Das Gewicht des Augapfels des Erwachsenen beträgt nach C. KRAUSE 6,3—7,8 g, nach HENLE 6,3 bis 8,0 g, nach SAPPEY 6—8 g. WEISS (1898) ermittelte als durchschnittliches Gewicht 7,448 g, wobei er drei Augen von Männern und zwei von Frauen untersuchte. Das spezifische Gewicht des Augapfels wird von HUSCHKE (1833) mit 1,022—1,0302, von FRICKE mit 1,202—1,0216 und VAN DAVY mit 1,091 angegeben. Als Volumen stellten HENLE (l. c.) 6000 cmm, KOSTER (1901) 6500 cmm, WEISS (1898) 7180 cmm fest.

Die Verhältnisse während der Entwicklung hat FAVALORO (1927) ermittelt. Er findet, daß beim Fetus der sagittale Durchmesser der längste ist, der im 9. Fetalmonat etwa 18 mm, im 1. Lebensmonat 19 mm, am Ende des 1. Jahres 21 mm beträgt und zwischen dem 8. und 10. Lebensjahre seine endgültige Größe erreicht. SALZMANN (1912) fand für den sagittalen Durchmesser beim Neugeborenen 17,3 mm, den er für den größten Durchmesser hält, während der senkrechte der kleinste ist. Beim Wachstum bleibt nach WEISS (1898) der sagittale Durchmesser etwas zurück, während die beiden anderen im Verhältnis zum ersteren etwas zunehmen. Die Gestalt des Augapfels beim Neugeborenen wird durch die außen hinten befindliche Ausbuchtung der Lederhaut [Protuberantia sclerae fetalis, BARACZ (1902)] beeinflußt. Das Gewicht des Auges beim Neugeborenen beträgt nach WEISS 2290 mg, nach VIERORDT (1893) 3750 mg. Die Gewichtszunahme des Augapfels während der Entwicklung ist ähnlich wie beim Gehirn verhältnismäßig gering. Sie beträgt nur das 3,25—3,4fache, während das Körpergewicht auf das 19—21fache zunimmt. WEISS (l. c.) bestimmte das Verhältnis des Volumens des Neugeborenen zu dem des Erwachsenen mit 3,28. Am raschesten wächst der Augapfel während des 1. Lebensjahres, deutlich noch bis zum 5. Lebensjahr [SCAMMON und ARMSTRONG (1925)], während nachher das Wachstum sich verlangsamt. Bald nach der Pubertät erreicht das Auge seine endgültige Größe. Nach der Geburt vergrößert sich hauptsächlich der vordere Augapfelabschnitt. Der Lederhautanteil mehr als der Hornhautanteil, dessen Wachstum früher endet. Der Abstand zwischen Sehgrube und Sehnerv besitzt schon bei der Geburt seine endgültige Größe, so daß in diesem Abschnitt kein Flächenwachstum der Netzhaut oder Aderhaut mehr stattfindet.

In bezug auf die Wände der Augenhöhle liegt der Augapfel nicht genau in der Mitte, sondern 1—2 mm näher der temporalen und oberen Wand. Der Hornhautscheitel liegt entweder in der vom oberen zum unteren Augenhöhlenrande ziehenden Ebene oder etwas vor ihr, häufig jedoch hinter ihr, besonders bei stärker vorspringendem oberen Augenhöhlenrand. Die Frontalebene ist von der Eingangsebene der Augenhöhle etwas verschieden, da diese letztere um etwa 18—20⁰ nach außen und rückwärts abweicht. Daraus ergibt sich eine leichtere Zugänglichkeit des Augapfels von der Schläfenseite her. Eine die beiden äußeren Augenhöhlenränder miteinander verbindende Linie würde hinter dem Äquator der Augäpfel durchdringen. Eine den inneren und äußeren Rand des Augenhöhleneinganges verbindende Gerade würde innen die Hornhaut-Lederhautgrenze treffen, außen ungefähr den Äquator.

Der Augapfel ist oben durch den vorspringenden Rand der Augenhöhle und innen durch das innere Lidband und den Nasenrücken geschützt. Der hintere Augenpol liegt ungefähr in der Mitte der Längsachse der Augenhöhle. Die Lage des Augapfels in der Augenhöhle hängt von verschiedenen Faktoren ab: von der Länge der Augenhöhle, die bei Langschädeln meist größer ist als bei Kurzschädeln und besonders bei Turmschädeln, von der Größe des Augapfels, vom Fettgehalt der Augenhöhle, der meist mit dem Alter abnimmt, von der Spannung der Augenmuskeln und von der Blutfüllung der Gefäße, besonders der Venen, endlich vom Gewebsturgor. Auch die Stellung des Kopfes hat einen Einfluß auf die Lage des Augapfels, der bei vornübergebeugtem Kopfe auch normalerweise leicht mehr vortritt als bei gehobenem Kopfe oder gar bei Rückenlage. ADACHI (1904) gibt an, daß der Augapfel bei den Japanern weiter vorsteht als bei Europäern.

Den wichtigsten Teil des peripheren Sehorgans stellt die Netzhaut dar, in welcher die Umwandlung der Lichtenergie in nervöse Energie stattfindet. Alle anderen Teile des Augapfels und der Augenhöhle sind strenggenommen nur Hilfsorgane der Netzhaut, die durch den Sehnerven mit dem Zentralnervensystem zusammenhängt. Der vordere Teil der Netzhaut im Bereich des Strahlenkörpers und der Regenbogenhaut besitzt einen einfacheren Bau, infolgedessen keine Lichtempfindung, ist vielmehr zu Hilfsorganen umgebildet, die zum Teil der Absonderung von Augenflüssigkeit dienen, zum Teil einen Lichtschutz darstellen, und in der Regenbogenhaut zu Muskelzellen umgewandelt, der Bewegung der Regenbogenhaut dienen. Die Netzhaut und ihre Abkömmlinge sind außen von der mittleren Augenhaut (Tunica uvea) umschlossen, welche hauptsächlich der Ernährung der Netzhaut und der inneren Teile des Augapfels dient (Aderhaut, Chorioidea), zum Teil den Akkommodationsapparat und Strahlenkörper (Corpus ciliare) enthält und im vordersten Abschnitt die Funktion einer veränderlichen Blende (Regenbogenhaut, Iris) versieht, deren Gefäße als Resorptionsorgane dienen. Nach außen von der mittleren Augenhaut liegt die äußere Augenhaut, die zum Teil als Außenskelet wirkt und mit ihrem vorderen Teil, der Hornhaut (Cornea) ein wichtiges optisches Organ darstellt. Von diesen Häuten umschlossen und ihnen teilweise als Stütze dienend, liegen im Augapfel das in der vorderen und hinteren Augenkammer enthaltene Kammerwasser (Humor aqueus), die Linse (Lens cristallina) und der Glaskörper (Corpus vitreum), denen sämtlich die Eigenschaften der Durchsichtigkeit zukommen und die zusammen mit der Hornhaut den bilderzeugenden Apparat des Auges darstellen. Alle diese durchsichtigen Teile zeichnen sich durch Gefäßlosigkeit aus. Infolge der Schichtung hat das Auge den lateinischen Namen „Bulbus" erhalten. Die von Epithel überdeckte Oberfläche der Hornhaut steht durch Vermittlung der Bindehaut (Conjunctiva) mit der Hornhaut der Lider (Palpebrae) zusammen, so daß das veränderte Integument auf den Augapfel übergeht und keinerlei Unterbrechung erleidet. Die Bindehaut besitzt die Eigenschaft einer Schleimhaut und damit die Fähigkeit der Flüssigkeitsabsonderung, die unter physiologischen Bedingungen genügt, um die Hornhautoberfläche feucht zu erhalten und dadurch vor Austrocknen zu schützen. Die Tränendrüse ist ein weiteres Hilfsorgan, welches zur Befeuchtung der Hornhaut

Index	Akkom-modations-ruhe	Exakt	Maximale Akkom-modation
Hornhaut		1,376	
Kammerwasser und Glaskörper		1,336	
Linse		1,386	
Äquivalente Kernlinse		1,409	
Ort			
Vordere Hornhautfläche		0	
Hintere Hornhautfläche		0,5	
Vordere Linsenfläche	3,6		3,2
Vordere Fläche der äquivalenten Kernlinse . .	4,146		3,8725
Hintere Fläche der äquivalenten Kernlinse . .	6,565		6,5275
Hintere Linsenfläche		7,2	
Radius			
Vordere Hornhautfläche		7,7	
Hintere Hornhautfläche		6,8	
Vordere Linsenfläche	10		5,33
Vordere Fläche der äquivalenten Kernlinse . .	7,911		2,655
Hintere Fläche der äquivalenten Kernlinse . .	− − 5,76		− − 2,655
Hintere Linsenfläche	− − 6		− − 5,33
Brechkraft			
Vordere Hornhautfläche		48,83	
Hintere Hornhautfläche		− − 5,88	
Vordere Linsenfläche	5		9,375
Äquivalente Kernlinse	5,985		14,96
Hintere Linsenfläche	8,33		9,375
Hornhautsystem			
Brechkraft		43,05	
Ort des ersten Hauptpunktes		− − 0,0496	
Ort des zweiten Hauptpunktes		− − 0,0506	
Vordere Brennweite		− 23,277	
Hintere Brennweite		31,031	
Linsensystem			
Brechkraft	19,11		33,06
Ort des ersten Hauptpunktes	5,678		5,145
Ort des zweiten Hauptpunktes	5,808		5,255
Brennweite	69,908		40,416
Vollsystem			
Brechkraft	58,64		70,57
Ort des ersten Hauptpunktes	1,348		1,772
Ort des zweiten Hauptpunktes	1,602		2,086
Ort des ersten Brennpunktes	− 15,707		− 12,397
Ort des zweiten Brennpunktes	24,387		21,016
Vordere Brennweite	− 17,055		− 14,169
Hintere Brennweite	22,785		18,930
Ort der Netzhautfovea		24	
Axiale Refraktion	+ 1,0		− 9,6
Ort des Nahepunktes			− 102,3
Ort der Eintrittspupille	3,047		2,688
Ort der Austrittspupille	3,667		3,312
Vergrößerungskoeffizient in den Pupillen . . .	0,909		0,941

dient, und die tränenableitenden Wege stellen eine Ergänzung des tränenabsondernden Apparates dar. Die Lider dienen sowohl dem mechanischen als auch dem Lichtschutze der Augen und ermöglichen durch ihre Beweglichkeit die Reinhaltung und Befeuchtung der Hornhaut. Der vom orbitalen Fettpolster zum großen Teil umgebene Augapfel wird durch die Augenmuskeln bewegt. Der Bewegungsmechanismus wird von drei Nerven, dem N. oculomotorius, N. trochlearis und N. abducens versorgt, die miteinander und mit den entsprechenden Nerven der Gegenseite in Verbindung stehen und deren Kerne im Hirnstamme liegen. Diesen primären motorischen Zentren sind subcorticale Koordinationszentren für die einzelnen Blickbewegungen übergeordnet, die zum Teil reflektorisch in Tätigkeit gesetzt werden, zum Teil den corticalen Willenszentren untergeordnet sind. Der Ernährung des Augenhöhleninhaltes dienen die von der inneren Halsschlagader (A. carotis interna) abstammenden Gefäße, hauptsächlich die A. ophthalmica mit ihren Verästelungen, während die Blutabfuhr durch die oberen und unteren Augenhöhlenvenen (V. orbitalis sup. und inf.) bewerkstelligt wird. Der I. Trigeminusast versorgt die Gebilde der Augenhöhle einschließlich des Augapfels sensibel, besitzt außerdem auch einen trophischen Einfluß auf das Auge, besonders auf die Hornhaut.

Das sympathische Nervensystem spielt nicht nur als ein die Gefäße beherrschender Apparat eine wichtige Rolle im Sehorgan, sondern besitzt auch zweifellos einen trophischen Einfluß. Die vom Plexus caroticus stammenden sympathischen Fasern dienen der Versorgung der Augenhöhle und ihres Inhaltes. Der Plexus caroticus selbst steht mit dem Halssympathicus in Verbindung, wird aber auch von der Hirnrinde aus beeinflußt.

Die Sehnerven ziehen von den Augenhöhlen durch die Sehnervenkanäle (Canales optici) in die Schädelhöhle, vereinigen sich zur Sehnervenkreuzung (Chiasma nervorum opticorum), wobei die von den nasalen Netzhauthälften stammenden Nervenfasern die Seiten kreuzen und mit den ungekreuzten auf jeder Seite den Tractus opticus bilden, der im äußeren Kniehöcker (Corpus geniculatum laterale) ein primäres Zentrum besitzt. Von hier aus ziehen die dem Sehen dienenden Fasern auf zum Teil kompliziertem Wege durch das hintere Ende der inneren Kapsel (Capsula interna) zu der im Hinterhauptlappen (Lobus occipitalis) insbesondere an der Fissura calcarina liegenden Sehrinde, die das hauptsächliche Sehzentrum darstellt. Daß Verbindungen der engeren Sehsphäre mit zahlreichen anderen Gehirnteilen bestehen, soll nur erwähnt werden. Vom äußeren Kniehöcker ziehen pupillomotorische Fasern zum Oculomotoriuskern und vermitteln dadurch den Pupillenreflex.

Da der optische Apparat eine sehr wichtige Funktion besitzt, seien die optischen Konstanten hier kurz wiedergegeben, und zwar nach den von GULLSTRAND angegebenen Daten für das schematische Auge (siehe die Tabelle auf S. 8).

II. Die Hornhaut (Cornea).

A. Physikalische und chemische Eigenschaften der Hornhaut.

Die Hornhaut gehört mit der Linse und dem Glaskörper zu den interessantesten Gebilden des Körpers, weil sie mit den genannten Organen die Eigentümlichkeit der Durchsichtigkeit besitzt, die den anderen Geweben des Körpers abgeht. Diese Eigenschaft steht in Verbindung mit den besonderen Aufgaben, welche die Hornhaut zu erfüllen hat. Sie hat optischen und statischen Anforderungen zu genügen, die beide für die Funktion des Auges von gleicher Bedeutung sind, da die eine ohne die andere nicht erfüllbar ist.

Die Erfüllung der optischen Aufgabe der Hornhaut ist an die Bedingungen der Glätte der Oberfläche, der Regelmäßigkeit der Wölbung und der Durchsichtigkeit gebunden. Die Glätte der Oberfläche wird zum größten Teil durch die Beschaffenheit des Epithels gewährleistet. Daneben spielt aber auch die Beschaffenheit der Grundsubstanz eine hervorragende Rolle, weil sie dem Epithel als Unterlage dient und die Krümmungsverhältnisse bedingt. Dazu ist ein besonderer Bau erforderlich, der die Stabilität der mechanischen Verhältnisse ermöglicht. Die Architektur der Hornhaut bedingt ihre Steifheit, welche es ihr erlaubt, auch bei Wegfall des intraokulären Druckes ihre Gestalt bis zu einem gewissen Grade beizubehalten. Die Grundsubstanz der Hornhaut bildet an ihrer Oberfläche eine Grenzschichte aus, die durch ihre dichte Beschaffenheit eine Unterlage für das Epithel hinstellt, welches an Glätte alle Epithelien des Körpers übertrifft.

Die Hornhaut gilt mit Recht als in hohem Grade durchsichtig. Aber schon die Betrachtung bei seitlicher fokaler Beleuchtung zeigt, daß dies nur bedingt richtig ist. Vollständige Durchsichtigkeit der Hornhaut wäre nur dann möglich, wenn alle ihre Bestandteile den gleichen Brechungsindex besäßen, wenn sie homogen wäre. Dies trifft jedoch keinesfalls zu. Die Folge der Inhomogenität ist das Vorhandensein des Tyndall-Effektes, der besonders bei Betrachtung mit der Spaltlampe und dem Hornhautmikroskop sehr augenfällig ist. Bei Anwendung dieses Untersuchungsverfahrens erscheint die Hornhaut deutlich grau, trübe, marmoriert. Wenn die Hornhaut auch nicht die Durchsichtigkeit des Kammerwassers oder des Glases erreicht, so ist diese Eigenschaft doch in sehr hohem Maße vorhanden. Sie ist zum Teil durch den anatomischen Bau bedingt, der bei weitem regelmäßiger ist als derjenige der mit der Hornhautschichte zusammenhängenden Lederhaut, doch ist der Unterschied nicht so weitgehend, als daß er die große Verschiedenheit in der Durchsichtigkeit erklären könnte. Wir wissen, daß zwischen den beiden Teilen der äußeren Augenhaut auch Unterschiede in der chemischen Beschaffenheit bestehen, zu diesen treten noch Unterschiede in der kolloidalen Beschaffenheit hinzu. In chemischer Beziehung findet sich in der Hornhautgrundsubstanz Glutin (Kollagen) im Verhältnis von 4 zu 1, in der Lederhaut im Verhältnis von 7 zu 1 [Mörner (1895)]. Der Wassergehalt der Hornhaut beträgt nach v. Michel und H. Wagner (1886) 72,75%, der der Lederhaut 65,61. His (1856), Leber (1878) und P. Fischer (1929) beziffern ihn auf 76%. An Asche enthält die Hornhaut 0,66% gegenüber 0,876% in der Lederhaut. Die Hornhautgrundsubstanz besteht zu 82,2%, nach dem Stickstoffgehalt als Ausgangspunkt berechnet zu 81,2% aus Kollagen, zu 17,8% bzw. 18,8% aus Mucin. Das Hornhautepithel enthält nach Sugita (1922) geringe Spuren von Lipoiden; er vermutet, daß sie mit den vital sich färbenden Granula in der Hornhautepithelzelle, die schon von Fischel (1900), Arnold (1867), Colombo (1904), Knüsel und Vonwiller (1923) beschrieben waren, übereinstimmen. In der Substantia propria der Hornhaut fand Dehorne (1926) keine Anzeichen von Lipoiden, nimmt aber an, daß die Fibrillenbündel Fetteiweißgebilde sind und Cholesterin enthalten.

Daß die Durchsichtigkeit der Hornhaut von ihrem Wassergehalt abhängig ist, wird auch durch ihre Trübung bei Verlust des Schutzes durch Epithel oder Endothel bewiesen. Ein bestimmter Quellungszustand, der eben durch die Unversehrtheit des vorderen und hinteren Zellschutzes gewährleistet wird, ist zur Erhaltung der Durchsichtigkeit erforderlich. Daher ist die Erhaltung des Epithels, das äußeren Einflüssen ausgesetzt ist, von besonderer Bedeutung und aus diesem Grunde ist auch ein ausgiebiger Schutz des Epithels vorhanden, ohne den es weder die für die optischen Funktionen notwendige Glätte, noch seine das Parenchym schützenden Eigenschaften bewahren könnte.

B. Gestalt und Größe der Hornhaut.

Die Hornhaut (Cornea) ist die unmittelbare Fortsetzung der Bindehaut und der Lederhaut und stellt einen den Erfordernissen entsprechend veränderten Teil der äußeren Augenhaut dar. Der Übergang dieser beiden Teile der äußeren Augenhaut ineinander vollzieht sich nicht gleichmäßig. Bei klinischer Betrachtung greift die Lederhaut oben und unten mit ihren vorderen Schichten über die Hornhaut hinüber, so daß die Grenze zwischen den beiden Teilen von vorne axial nach hinten peripher, vom Hornhautmittelpunkt gerechnet, verläuft. Dabei vollzieht sich der Übergang der undurchsichtigen weißen Lederhaut in die durchsichtige Hornhaut in den einzelnen Schichten plötzlich, so daß die Grenze durchaus scharf ist. Im horizontalen Meridian verläuft die Hornhaut-Lederhautgrenze weniger schräg. Diese Grenze stellt daher einen unregelmäßigen Ringausschnitt eines ziemlich stumpfen Kegelmantels dar, dessen Spitze nach vorne gerichtet ist. Diese Verhältnisse lassen sich an der Spaltlampe deutlich erkennen. Die Untersuchung mit der Spaltlampe erlaubt es, die Abweichungen von dem durchschnittlichen Bilde wahrzunehmen, was vom klinischen Standpunkt bedeutungsvoll sein kann. KRAUPA (1920) hat darauf aufmerksam gemacht, daß nicht selten im horizontalen Meridian die tieferen Lamellen der Lederhaut weiter gegen die Hornhaut vordringen als die oberflächlichen, so daß sich ein Verhalten ergibt, das dem am oberen und unteren Hornhautrande entgegengesetzt ist. In der Tiefe hinter den Hornhautnerven liegt dann eine graue Sichel, die sich nach oben und unten verschmälert. Normalerweise besteht am oberen und unteren Hornhautrande eine sehr oberflächliche Sichel, in der das Randschlingennetz deutlich erkennbar ist. Dieser Umstand bewirkt, daß die Hornhaut, von vorne betrachtet, nicht kreisrund, sondern kurz elliptisch erscheint, wobei die längere Ellipsenachse horizontal liegt. Von hinten gesehen ist sie dagegen kreisrund. Dieses Verhalten kennzeichnet am besten die Art des Überganges der Lederhaut in die Hornhaut. Die anatomischen Verhältnisse weichen etwas von den klinisch feststellbaren ab. Im hinteren Drittel reicht die Lederhaut wieder etwas mehr nach vorne, so daß die anatomische Hornhaut-Lederhautgrenze an ihrem hinteren Ende auf anteroposterioren Schnitten hakenförmig konkav nach vorne verläuft. Das die äußere Wand des Circulus venosus sclerae bildende Gewebe gehört der Lederhaut an, welche hier an der Bildung der Kammerbucht teilnimmt.

Als angeborene Anomalie kommen auch Hornhäute mit längerer vertikaler Achse vor. Nach E. FUCHS ist diese Anomalie am häufigsten bei angeborener Lues anzutreffen. Das Verhalten der Hornhaut-Lederhautgrenze in solchen Augen weicht nicht von dem der Mehrzahl normal gestalteter Hornhäute ab.

Der Durchmesser der Hornhaut, entsprechend ihrem am meisten gegen die Lederhaut vorgeschobenen Rand, beträgt 11,9—12 mm. Die Maße der von vorne sichtbaren Ellipse in der Horizontalen sind 11,63 mm, in der Vertikalen 11,2 mm. Dieses sind die Mittel für die Hornhaut der Erwachsenen.

Messungen der Hornhautgröße sind von verschiedenen Forschern vorgenommen worden. PRISTLEY-SMITH (1889) bestimmte an 500 Personen beiderlei Geschlechtes im Alter zwischen 5 und 90 Jahren den horizontalen Hornhautdurchmesser und fand als Grenzwert 10,5 mm und 13,5 mm, als arithmetisches Mittel 11,6 mm. Zu ähnlichen Ergebnissen gelangte FRIEDE (1923) auf Grund von Messungen an 1086 Augen, indem er als Mittel 11,62 mm erhielt. PETER (1925) gibt als Grenzwerte bei Messungen an 1024 Augen von Kindern zwischen 5 und 16 Jahren 10,25 mm und 12,75 mm an, als Mittelwert 11,67 mm. Dabei fanden sich auch Unterschiede bei Augen desselben Individuums, die bei 34 Kindern zwischen 0,25 und 0,5 mm betrugen. In 1,7% der Fälle war der Hornhautdurchmesser unter 11 mm, in 3,4% betrug er mehr als 12,5 mm. Die umfangreichste

Untersuchung der einschlägigen Verhältnisse hat FRIEDE (1933) unternommen. Er hat an 10940 Augen den waagerechten und den senkrechten Hornhautdurchmesser gemessen; dabei gehörten 5064 Augen Männern, 5876 Frauen. Es ergab sich, daß im Durchschnitt der waagerechte Hornhautdurchmesser 11,56 mm mißt, der senkrechte 11,12. In 40,02% betrug der waagerechte Hornhautdurchmesser 11,5 mm, in 33,19% 12,0 mm. In 43,22% betrug der senkrechte Durchmesser 11,0 mm, in 37,01% 11,5 mm. Es fanden sich als Grenzwerte für den waagerechten Hornhautdurchmesser 10,0 mm und 13,5 mm, für den senkrechten 9,0 mm und 13,5 mm. Dabei überwog die Zahl der Hornhäute, die kleiner waren als das Durchschnittsmaß, die Zahl der größeren Hornhäute. Es ergaben sich auch Unterschiede der Geschlechter. Der waagerechte Hornhautdurchmesser ist im Mittel beim Manne 11,55 mm, bei der Frau 11,50 mm lang; die Maße für den senkrechten Hornhautdurchmesser sind 11,21 bzw. 11,7 mm.

Im Zusammenhang damit steht das Verhältnis der Größe der Hornhaut zu der der Lederhaut. Es beträgt dies durchschnittlich 1 : 4,76. Dabei kann aber bei gleichbleibender Größe der Lederhaut die Hornhaut größer oder kleiner sein. Dieses Verhältnis ist als Durchschnitt der Befunde bei Erwachsenen anzusehen. Während der Entwicklung aber bestehen ganz andere Größenverhältnisse zwischen Hornhaut und Lederhaut. Beim Neugeborenen beträgt das Verhältnis 1 : 3,624 [FRIEDE (1933)]. Im Embryonalleben ist dieses Verhältnis noch anders. Nach FRIEDES Berechnungen schwankt es während der Zeit vom 4. Embryonalmonat bis zur Geburt zwischen 1 : 1,7 und 1 : 2,2.

GROD (1910) und KAISER (1926) haben durch Messungen an Kindern die Verhältnisse der Hornhaut von der Geburt an bestimmt. Beim Neugeborenen beträgt der Durchmesser der Hornhaut im Mittel 9,44 mm, mit einer Variationsbreite von 2,6 mm; am Ende des 6. Monates 10,82 mm, am Ende des 1. Jahres 11,39 mm; am Ende des 5. Jahres 11,5 mm. Die Variationsbreite im Zeitraum zwischen dem 1. und 6. Jahr beträgt 1,77 mm. Das Wachstum der Hornhaut erfolgt also anfangs rasch und verlangsamt sich dann bedeutend. Beim Neugeborenen ist die Hornhaut im Verhältnis zum ganzen Auge groß und nimmt die ganze Lidspalte ein, so daß die Lederhaut kaum sichtbar ist. Wenn man die Größenzunahme der Hornhaut bis zum Abschluß des Wachstums als 100 annimmt, so nimmt die Hornhaut in den ersten 6 Monaten um 62% zu, bis zum Ende des 1. Lebensjahres um 87% und bis zum 6. Lebensjahre um 89%. Der Durchmesser der Hornhaut wächst von der Geburt bis zu ihrer vollen Größenentwicklung nur um 2,23 mm. Nach L. WEISS (1895) nimmt das Volumen des Auges von 2290 auf 7448 cmm zu. Werden diese Größen in Verhältniszahlen ausgedrückt, so erreicht der Hornhautdurchmesser das 1,25fache seiner ursprünglichen Größe, das Volumen des Augapfels das 3,29fache. Das Wachstum der Hornhaut ist daher nach der Geburt ein bedeutend langsameres als das des gesamten Augapfels. WESSELY (1911) stimmt mit GROD darin überein, daß die Länge des horizontalen Hornhautdurchmessers in einem festen Verhältnis zum Rauminhalt des Augapfels steht, indem jede Zunahme des Hornhautdurchmessers um 0,5 mm einer Volumzunahme von 1 ccm entspricht. In Übereinstimmung mit den anderen Teilen des Auges ist das Wachstum der Hornhaut bis zum Ende des 6. Lebensjahres so ziemlich abgeschlossen.

Als außerhalb der normalen Variationsbreite befindlich betrachtet man Maße unter 11 mm und über 15 mm. Dabei beschränkt sich die Anomalie ausschließlich auf die Hornhaut. Dann handelt es sich um wirkliche Mikro- bzw. Megalocornea. Der letztere Zustand ist von der unter pathologischen Verhältnissen sich entwickelnden Vergrößerung der Hornhaut zusammen mit der des gesamten Augapfels bei Buphthalmus zu unterscheiden, bei der klinisch und mikroskopisch Veränderungen des Baues der Hornhaut feststellbar sind. KAYSER (1920, 1933), GERTZ (1925), HALASZ (1926) und IGERSHEIMER (1927) haben eine ganze Reihe von hierher gehörigen Beobachtungen veröffentlicht, in denen in Übereinstimmung mit PRISTLEY SMITH (l. c.) sich Augen mit verschiedenen Refraktionszuständen befinden, unter ihnen Hornhäute von einem Durchmesser bis zu 18 mm. Dabei weisen diese Hornhäute, abgesehen von ihrer Größe, keine Abweichungen von der Norm auf. Die Krümmungsradien unterscheiden sich nicht von den normalen. Die Vorderkammer ist etwas vertieft, doch lange nicht in dem Maße, wie dies unter pathologischen Verhältnissen vorkommt. Die Refraktion dieser Augen weicht von der Emmetropie nur unbedeutend ab, kann also nicht als Zeichen eines pathologischen Zustandes betrachtet werden. Dem Geschlechte nach ergeben sich nur geringe Unterschiede in der Größe der Hornhaut. Im horizontalen Durchmesser fand PRISTLEY SMITH (l. c.) als Mittel für Männer 11,74, für Frauen 11,59 mm. Seiner Ansicht schließt sich auch ROSA PETER (1925) an, während GREEFF (1902) Unterschiede kaum feststellen konnte. R. FRIEDE (1933) findet für den waagerechten wie für den senkrechten Durchmesser bei der Frau geringere Werte als beim Manne. KAISER (l. c.) fand bei Kindern einen Unterschied bis zu 0,23 mm, während dieser bei Erwachsenen nach den eben angeführten Daten von PRISTLEY SMITH nur 0,15 mm beträgt. BOURGEOIS und TSCHERNING (1904) und READER (1922) nehmen an, daß Menschen mit größeren Köpfen auch größere Augäpfel, daher auch größere Hornhautdurchmesser mit größerem Krümmungsradius aufweisen. Nach ROSA PETER (l. c.) steht die Brechkraft der Hornhaut im umgekehrten Verhältnis zu ihrer Größe. KAISER (l. c.) konnte einen Zusammenhang zwischen Länge, Gewicht und Kopfumfang der Kinder einerseits und Hornhautgröße andererseits nicht sicher nachweisen. Das Verhältnis der Größe der Hornhaut zu der des ganzen Augapfels ist beim *Menschen* 1 : 3. Dieses Verhältnis ist je nach der *Tierart* verschieden. Die Hornhaut ist je nach der *Tierart* verschieden. Die Hornhaut ist relativ am größten bei *Säugern* und *Fischen*, kleiner bei *Tagvögeln* und *Reptilien*, während sie bei *Nachtvögeln* größer ist. Das Verhältnis ist beim *Kaninchen* 1 : 3,1; bei der *Fledermaus* und der *Maus* 1 : 2, ähnlich beim *Frosch*, der *Ringelnatter* und den *Eidechsen*. Beim *Chamäleon* ist das Verhältnis 1 : 3,1, bei der *Seeschildkröte* 1 : 4. Die relative Kleinheit der Hornhaut bei Wasser*säugern* erklärte PÜTTER damit, daß sich dadurch das Auge im Wasser weniger abkühlt. Die Hornhautwölbung ist besonders groß bei den Nacht*vögeln*, noch mehr bei einzelnen *Papageien* und beim *Maulwurf*. Oval und astigmatisch ist sie beim *Walfisch*, dem *Rind*, dem *Pferd*, dem *Kamel*, bei manchen *Fischen* und dem *Rochen*. Bei Wasser*säugern* ist sie besonders dick, hauptsächlich am Rande, wo bei *Phocaena* und *Delphinus apterus* der Rand 4—7mal dicker ist als die Mitte. Ebenso ist sie nach MATTHIESSEN beim *Walfisch* stark verdickt. Bei der *Fledermaus* und den *Tauchervögeln* ist sie dicker als die Lederhaut. Nach KOSCHEL soll bei *Haustieren* die Hornhaut in der Mitte dicker sein als am Rande.

Von der Größe und dem Krümmungsradius der Hornhaut hängt ihre Höhe, d. h. der Abstand des Hornhautscheitels von der Ebene ihrer Basis ab. Sie beträgt nach HELMHOLTZ (1866) und KNAPP (1860) 2,684 mm. Die Dicke der Hornhaut ist in ihren verschiedenen Teilen nicht gleich. Bei Untersuchung mit dem verschmälerten Büschel der Spaltlampe kann man klinisch feststellen, daß sie in der Mitte dünner ist als in der Peripherie. Die Dicke der Hornhaut beträgt nach MERKEL und KALLIUS (1910) in der Mitte 0,8—0,9 mm, am Rande 11 mm. Mit diesem Verhalten steht die Verschiedenheit der Krümmung der vorderen und hinteren Hornhautoberfläche in Zusammenhang. M. BLIX (1880) hat die Hornhautdicke nach einwandfreiem optischen Verfahren am Lebenden gemessen und kommt zu anderen Ergebnissen. Er fand an 10 Augen in der Mitte und an Punkten, die um 20^0 davon entfernt waren, eine Dicke von 0,482 und 0,668 mm. Nach Ausschluß der extremen Fälle schwankten die Maße zwischen 0,506 und 0,576 mm. GULLSTRAND (1909) hat die Dicke der Hornhaut des frisch enukleierten Auges mit der Mikrometerschraube gemessen und an der dünnsten Stelle 0,44 und 0,6 mm erhalten. Mit diesen Werten stimmen die von FINCHAM (nach brieflicher Mitteilung) und die von Koby mittels der Spaltlampe und dem Hornhautmikroskop ermittelten ziemlich überein. Fincham fand als Mittelwert 0,55 mm in der Hornhautmitte; nur in 2 Fällen wich das Maß davon ab (0,56 und 0,59 mm). Koby (1928) maß Werte zwischen 0,466 mm und 0,703 mm. Der häufigste Wert betrug 0,583 mm; der nächsthäufigste Wert war 0,641. 1930 machte Koby die Angabe, daß die Dickenwerte der Hornhaut 0,58 bis 0,59 mm betragen.

Sobański (1934) fand folgende Maße auf Grund von Messungen in 20 Fällen:

	20^0	10^0	5^0 nasal	Mitte	temporal 5^0	10^0	20^0
Männer . .	0,6590	0,6192	0,5527	0,5527	0,5528	0,6193	0,6592
Frauen . . .	0,6590	0,6062	0,5399	0,5131	0,5399	0,6063	0,6591

Alle diese Werte sind bedeutend geringer als die auf andere Weise gemessenen. Da die Hornhaut nach der Enucleation sehr rasch aufquillt, sind

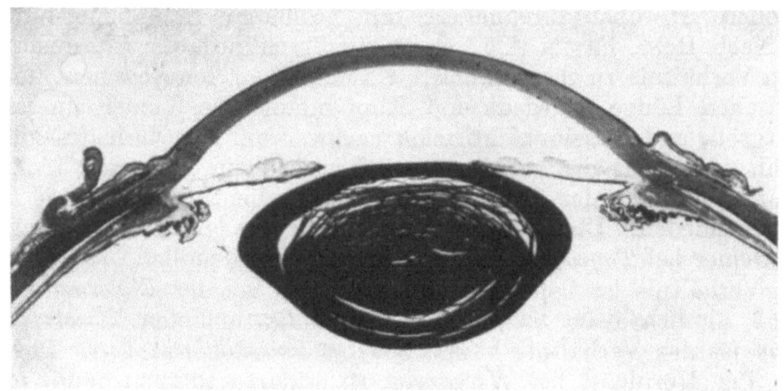

Abb. 1. Meridionalschnitt durch die Hornhaut eines erwachsenen *Menschen* (Kolmer).

wahrscheinlich diese Werte richtiger als die auf Grund anatomischer Untersuchungen angegebenen.

Die Krümmung der Hornhautvorderfläche beträgt im horizontalen Meridian durchschnittlich 7,8 mm, im vertikalen 7,7 mm. Der Krümmungsradius der hinteren Hornhautfläche beträgt nach Merkel (1901) 6,22 mm, nach den ophthalmometrischen Messungen von Tscherning (1898) 6,6 mm. Während die Krümmung der hinteren Hornhautfläche annähernd sphärisch zu sein scheint, trifft dies für die vordere Fläche keineswegs zu. Bajardi (1905) bestimmte die Krümmungsradien der vorderen Hornhautfläche im horizontalen Meridian auf 8,53 mm, im vertikalen auf 8,18 mm. Für die hintere Hornhautfläche betrugen die Maße zwischen 5,59 und 6,47 mm. Durch Berechnung ergaben sich bei ihm als Krümmungsradien der hinteren Hornhautfläche für den vertikalen Meridian 5,59 mm, für den horizontalen 4,82 mm. Die Gullstrandschen Werte sind für die vordere Hornhautfläche 7,7 mm, für die hintere 6,8 mm. Die Hornhaut vergrößert die hinter ihr gelegenen Teile. Diese Vergrößerung beträgt in der Pupillarebene $^9/_8$, in der Äquatorialebene $^6/_5$ nach Salzmann (1912). Der Brechungsindex der Hornhaut beträgt 1,376, der des Kammerwassers 1,336.

Felchlin (1926) gibt das Gewicht der frischen Hornhaut mit 180 mg, ihr spezifisches Gewicht beim *Rind* mit 1,054 und beim *Schwein* mit 1,051 an. Der Brechungsindex der Hornhaut wird von W. Krause (1870) mit 1,3507, von Aubert (1876) mit 1,377, von Matthiessen (1891) mit 1,3771 und von Gullstrand (1910) mit 1,376 angegeben. Da der Krümmungsradius des vertikalen und horizontalen Hornhautmeridians nicht gleich sind, besteht eine Brechkraftdifferenz zwischen diesen Meridianen, die durchschnittlich 0,75 D. beträgt (physiologischer Astigmatismus nach der Regel). Diese Angabe gilt aber nur für die Hornhaut in jüngeren Jahren. Im Alter ändern sich die Verhältnisse und dies oft in solchem Maße, daß häufig der horizontale Meridian der stärker brechende wird, und ein Astigmatismus gegen die Regel der vorderen Hornhautfläche entsteht.

Die vordere und hintere Brennweite der Hornhaut beträgt im horizontalen Meridian — 22,506 mm, im vertikalen 22,535 mm. Die hintere Brennweite 30,190 bzw. 30,144 mm. GULLSTRAND (1909) gibt die vordere und hintere Brennweite mit — 23,22 mm und 31,031 mm an.

Die Hornhaut ist steifer als die Lederhaut, behält daher ihre Form nach dem Ausschneiden besser als die Sklera. Die Durchsichtigkeit ist im normalen Zustande eine hohe, nimmt aber mit dem Alter etwas ab. Die Durchsichtigkeit ist vom Bestande normaler Verhältnisse abhängig. Steigerung und Abnahme des Druckes, besonders des Binnendruckes des Auges, unter dem die Hornhaut normalerweise steht, ruft Trübung hervor, ebenso Flüssigkeitsaufnahme oder -verlust. Vor Veränderungen des Flüssigkeitsgehaltes wird die Hornhaut durch das Epithel und das Endothel geschützt. Da nach dem Tode das Endothel rasch abstirbt, dringt das Kammerwasser in die Hornhautsubstanz ein und bringt sie zur Quellung, wodurch sie ihre Durchsichtigkeit einbüßt. Trübung der Hornhaut entsprechend Stellen, in denen das Endothel verletzt wurde, läßt sich klinisch leicht beobachten. Es handelt sich dabei um Änderung des kolloiden Quellungszustandes, der mit einer Änderung der Doppelbrechung verbunden ist. v. EBNER (1899) macht die Angabe, daß die Hornhautfasern schwach positiv doppelbrechend sind. Diese Doppelbrechung nimmt bei Steigerung der Spannung zu [FLEISCHL (1880)]. v. EBNER (l. c.) nimmt an, daß dabei hauptsächlich die Zwischensubstanz quillt, wogegen SCHWALBE (1887), LEBER (1903) und RANVIER (1898) der Ansicht sind, daß die Quellung die Fasern selbst betrifft. Diese Ansicht hat die größere Wahrscheinlichkeit für sich, da das Vorhandensein einer Zwischensubstanz sehr zweifelhaft ist. Jedenfalls beginnt die Quellung der Hornhaut sehr bald nach dem Tode, da ihre Dicke dann durch Flüssigkeitsaufnahme rasch zunimmt [FELCHLIN (1926)]. E. P. FISCHER hat 1928 nachgewiesen, daß bei normaler Beschaffenheit des Epithels und des Endothels der Hornhaut sowie der Tränenflüssigkeit und des Kammerwassers die Hornhaut durchsichtig bleibt. Änderungen des Quellungszustandes der schützenden Zellschichten verursachen eine erhöhte Aufnahme von Flüssigkeit durch die Hornhaut und dadurch ihre Quellung, die gleichzeitig ihre Trübung herbeiführt. Die Hornhaut stellt eine semipermeable Membran dar, die dem Durchtritt von Wasser sehr erheblichen Widerstand entgegensetzt. Kochsalz bzw. Chlorionen werden in der Richtung von außen nach innen, wenn auch in beschränktem Maße durchgelassen, in der umgekehrten Richtung jedoch zurückgehalten. Das Hindernis für den Durchtritt bilden Epithel und Endothel. Die Eigentümlichkeit der gerichteten oder auswählenden Durchlässigkeit verliert die Hornhaut, wenn sie quillt.

Die chemische Analyse der Hornhaut ergibt nach den Angaben von MÖRNER (1894) und JESS (1923) für die wasserfreie Hornhaut einen Stickstoffgehalt von 16,21% bzw. 15,71%. JESS hat in der Hornhaut 0,99% Histidin, 2,90% Arginin, 5,52% Lysin festgestellt. A. C. KRAUSE (1932) macht folgende Angaben: Wasser 81,127%, feste Substanzen 18,873%, davon in Trockengewicht: Epithel 10,024%, Endothel 0,915%, hintere Grenzschicht 1,117%, Grundsubstanz 87,944%, davon Mucoid 13,838%, Kollagen 71,751%, Elastin 2,355%. Extraktivstoffe: Aschengewicht (Trockengewicht) 0,872%, organische Substanzen

trocken 99,138%, Proteine 98,220%, wasserlösliche Stoffe 0,684%, ätherlösliche
Substanzen 0,224%. ARLINGTON C. KRAUSE (1933) macht folgende Angaben
über die Aminosäuren der Hornhaut:

Aminosäuren	Mukoid Durchschnitt %	Gelatine Durchschnitt %	Elastin Durchschnitt %	Hintere Grenzschicht %
Arginin (a)	5,86	8,01	6,04	5,10
Histidin (a)	2,12	2,62	5,55	1,58
Lysin (a)	3,20	4,91	2,98	5,96
Cystin (b)	4,37	0,60	1,57	2,40
Tryptophan (c) . . .	1,04	0,094	0,32	0,46
Tyrosin (c)	3,64	1,05	2,99	2,07

F. P. FISCHER (1923) hat den Mineralbestand der Hornhaut bestimmt und
in Milligrammprozent folgende Daten gefunden:

	Cl	PO_4	SO_4	CA	Mg	K	Na
Kalb	225	49	225	7	3	101	247
Rind	260	42	282	10	3	66	263
Schwein . .	330	39	255	5	4	120	288

Die Hornhaut enthält bedeutend mehr Anionen als Kationen, und zwar ist
das Verhältnis beim *Schwein* 2 : 1, beim *Rind* 5 : 3, beim *Kalb* 10 : 7. Hornhaut
und Lederhaut lassen nach E. HERTEL (1933) im Röntgenogramm zweiphasige
Struktur erkennen (krystalline und amorphe). Die Krystalline der Hornhaut
müssen sehr klein sein. Bei Annahme ihrer Würfelform würde sich ein Wert
von $1 \cdot 10^{-7}$ ergeben. Bei Untersuchung mit dem Fluorescenzmikroskop [J. BÖCK
(1933, 1934)] bietet die Hornhaut eine schwache blaue Fluorescenz dar. Das
Epithel fluoresciert mäßig, die BOWMANsche Membran unterscheidet sich nicht
vom Grundgewebe der Hornhaut, die DESCEMETsche Membran fluoresciert stark.
Nach KOLEN (1930) weist die Hornhautgrundsubstanz die Eigenschaft der
Chromotropie auf, was darauf hinweist, daß die Hornhautlamellen eine größere
Menge Mucoidsubstanzen enthalten. Die Metachromasie der Hornhaut hört
entsprechend ihrem Rande auf. Sie verstärkt sich mit zunehmendem Alter
nur wenig, ausgesprochener in den peripheren Teilen. Die vordere Grenzschichte
verhält sich wie die Grundsubstanz. Die hintere Grenzschichte besitzt die Eigen-
schaft der Metachromasie nicht und erscheint bei der Polychrommethylenblau-
färbung grünlich, ähnlich der elastischen Substanz.
Y. SUGITA (1933) hat die Metachromasie der Hornhaut des *Kaninchens* und
des *Rindes* bei Färbung mit Methylenblau, Pyronin und Kongorot studiert.
Während sich das Epithel mit Methylenblau blau bis blaugrün färbt, nimmt die
Grundsubstanz eine violette Färbung an, gegen die die tiefblaue Farbe der
Zellen deutlich absticht. Die beiden Grenzschichten färben sich beim *Kaninchen*
gar nicht, beim *Rinde* färbt sich die vordere schwach hellgrünlichblau, die
hintere schwach violettblau. Das Protoplasma der Endothelzellen färbt sich
schwach hellblau ohne grünlichen Ton, die Kerne blau wie die der anderen Zellen.
Bei Pyroninfärbung sind die Kerne der Epithel- und Endothelzellen tiefrot,
ihr Protoplasma hellrot. Die gleiche tiefrote Farbe zeigen die Kerne der fixen
Hornhautzellen. Die Grundsubstanz der Hornhaut nimmt eine orangegelbe
Färbung an. Bei Kongorotfärbung ist die Metachromasie nicht so ausgesprochen.
Die Bestimmung der H-Ionen mit dem Universalindicator von MERCK ergibt
für die Epithelzellen p_H 7—6,5, d. h. eine neutrale oder schwach saure Reaktion.

für die Grundsubstanz p_{II} 8—9, was einer ziemlich stark alkalischen Reaktion entspricht. Bei Injektion von Methylenblaulösung in die Hornhaut tritt dieselbe Färbung auf wie an Gefrierschnitten.

Die Hornhaut steht in unmittelbarem Zusammenhang mit der Bindehaut und der Lederhaut und hängt mittelbar mit der mittleren Augenhaut zusammen. Das Epithel und die vordersten Stromaschichten der Hornhaut sind als Fortsetzung der Bindehaut anzusehen. Man spricht daher von einer Conjunctiva corneae oder auch von einer Pars conjunctivalis corneae. Ebenso wird allgemein anerkannt, daß das Endothel mit den benachbarten Stromaschichten von der mittleren Augenhaut abstammt, daher auch als Pars uvealis corneae bezeichnet wird. Was den Hauptteil des Hornhautstromas betrifft, so gehen die Ansichten über ihre Zugehörigkeit zur Bindehaut oder zur Sklera auseinander. v. EBNER ist der Ansicht, daß die Hauptmasse der Hornhaut als Fortsetzung der embryonalen Sklera zu betrachten ist, während SEEFELDER (1926) auf Grund entwicklungsgeschichtlicher Untersuchungen meint, daß die ganze Hornhaut, abgesehen von den hintersten Schichten mit dem Endothel, die als Fortsetzung der Uvea anzusehen sind, der Bindehaut zuzurechnen sei.

Die Oberfläche der Hornhaut ist von einem mehrschichtigen Plattenepithel bedeckt, unter dem die vordere Grenzmembran oder BOWMANsche Membran liegt. Zwischen dieser und der hinteren Grenzmembran oder DESCEMETschen Membran liegt die Hauptmasse der Hornhaut, die Cornea propria. Die hintere Fläche der DESCEMETschen Membran ist von einem einschichtigen Endothel bedeckt. Der zwischen dem Epithel und der DESCEMETschen Membran liegende Teil der Hornhaut bildet trotz der verschiedenen Abstammung morphologisch eine Einheit, während das pathologische Verhalten der Teile verschiedener Abstammung sich vielfach nach der entwicklungsgeschichtlichen Zugehörigkeit richtet.

C. Spaltlampenbild der Hornhaut.

Bei Betrachtung der Hornhaut mit der Spaltlampe und dem Hornhautmikroskop bei sehr intensiver Lichtquelle (überlastete Nitralampe oder Bogenlampe) und schmalem Spalte kann man viele Einzelheiten des Baues der Hornhaut am Lebenden erkennen (Abb. 2). Das Epithel tritt als weißgrauer Strich hervor, und man ist gut imstande seine Dickenzunahme in der Peripherie wahrzunehmen. Hinter der Epithelschichte erscheint ein dunkler Zwischenraum, der mit der hinteren Fläche des Epithels beginnt und bis zum eigentlichen Hornhautparenchym reicht, also der vorderen Grenzschichte entspricht. Die Substantia propria der Hornhaut erscheint marmoriert, indem auf bläulichgrauem Grunde hellere, in horizontaler Richtung stärker hervortretende, weißliche, unregelmäßige, oft wellige Gebilde sichtbar sind, die vielleicht den Hornhautzellen entsprechen. Die Schichtung der Hornhaut ist nicht erkennbar, wohl aber der Unterschied in der Beschaffenheit der vorderen und der hinteren Teile. Das vom Gewebe reflektierte Licht ist im vorderen Anteil der Hornhaut heller und weißlicher als das von den hinteren Teilen zurückgeworfene. Vielleicht beruht dies auf der geringeren Regelmäßigkeit der Hornhautschichtung des vorderen Teiles. Nach GALLEMAERTS und KLEEFELD (1920) sieht man bei 100facher Vergrößerung darin in einer homogenen Masse unzählige spinnenartige Körperchen, die aus einem zentralen, wenig sichtbaren Kern und zahlreichen in allen Richtungen ausstrahlenden Fortsätzen bestehen. Eine Verbindung dieser untereinander ist nicht sicher festzustellen. Die Körperchen werden gegen den Limbus hin wegen der Trübung des Gewebes weniger deutlich. Während man ohne vitale Färbung nicht imstande ist die Epithelzellen zu sehen, ist es wohl möglich, unter bestimmten Bedingungen die Endothelzellen der hinteren Hornhautoberfläche wahrzunehmen. Sie erscheinen als polygonale, scharf gegeneinander

abgesetzte olivgelbe Gebilde, die im Reflexbilde der hinteren Hornhautfläche
sichtbar werden. Die DESCEMETsche Membran ist von der Hornhautgrundsubstanz nicht zu unterscheiden. Tropft man eine Fluoresceinlösung in den
Bindehautsack ein, so färbt sich die Tränenflüssigkeit grün, was die vordere Epithelgrenze besonders deutlich hervortreten läßt. Bei vitaler Färbung mit Neutralrot [KNÜSEL und VONWILLER (1921, 1922)] wird das Epithel
rot, weil sich um die Kerne der Epithelzellen dicht gedrängt rote Körnchen

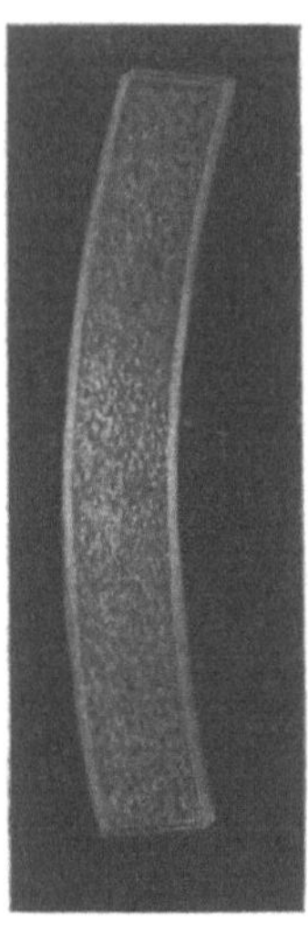

Abb. 2. Prismatischer
Schnitt durch die
Hornhaut im Spalt-
lampenbilde.
(Nach A. VOGT).

finden. Daß nur das Epithel sich färbt, ergibt sich daraus,
daß die Hornhaut an Stellen, wo das Epithel fehlt, grau
erscheint. Mit Methylenblau [KNÜSEL (1923)] lassen sich
unter Umständen Epithelzellen färben. Am besten nehmen
gequollene Zellen den Farbstoff auf. Es färbt sich das Protoplasma schwächer als der Kern. Die Zellen erscheinen groß,
rund oder polyedrisch mit intensiv gefärbtem Kerne. Bei
starker Färbung lassen sich zweierlei Zellen erkennen: große,
tiefblaue mit nicht mehr erkennbarem Kern und kleine, blaß-
blaue mit deutlichem ovalem Kerne. Mittels Methylenblau
gelingt es auch Zellen im Parenchym zu färben, die dunkler
erscheinen als die Epithelzellen, von unregelmäßiger Gestalt
sind und deutliche Ausläufer zeigen. Es läßt sich aber nicht
entscheiden, ob man es mit fixen Hornhautzellen oder Wanderzellen zu tun hat. Sehr schön lassen sich in der Hornhaut
Nerven färben, worüber im betreffenden Abschnitt Näheres
mitgeteilt wird. Nach VOGT (1920) sieht man im polarisierten
Licht die interfascikularen Kittlinien der lebenden Hornhaut.
Diese besitzen ein optisch isotropes anatomisches Substrat
mit radial stehenden Achsen; man kann die Grenzen der
lebenden Elementarlamellen der Hornhaut erkennen und damit „ad oculos" den stato-mechanischen Aufbau des lebenden
Hornhautgewölbes demonstrieren. Dabei zeigen sich die Elementarlamellen stärker doppelbrechend als bei anatomischer
Untersuchung. Ihre optischen Achsen liegen in ihrer Längsrichtung, der Richtung der Drehung. Nach KÖPPE (1917) scheinen in den lebenden Elementarlamellen der Hornhaut die optischen Achsen in der Längsrichtung, also axial
gelegen zu sein; die letztere ist damit die Drehungsrichtung.

D. Das Hornhautepithel.

Das Hornhautepithel ist ein geschichtetes Plattenepithel, das in ununter-
brochenem Zusammenhang mit dem Epithel der Bindehaut steht, dessen modifizierte Fortsetzung es bildet. Seine Dicke verhält sich nicht immer gleich. In
manchen Fällen ist es überall von gleichmäßiger Dicke, während es in anderen
Fällen in der Mitte der Hornhaut dünner, an ihren Rändern dicker ist. Auch
von den einzelnen Forschern wird die Dicke verschieden angegeben. HENLE
(1888) nennt 0,03 mm, BOWMAN 0,05 mm, SCHWALBE (1887) 0,045 mm in der
Mitte und 0,081 mm in der Peripherie; SALZMANN (1912) 0,037 mm in der Mitte
und 0,058 mm am Rande, EISLER (1930) 0,033—0,042 mm, v. EBNER (1899)
0,05—0,1 mm, was zu hoch zu sein scheint. Wenn auch in dieser Beziehung
gewisse individuelle Unterschiede wahrscheinlich sind, so ist der Unterschied
der angegebenen Maße zum Teil sicher auf Unterschiede in der Fixierung zurückzuführen. EISLER (1930) verzeichnet einen Dickenunterschied zwischen der
Gegend des Hornhautscheitels und dem Rande von 0,005 mm. Das im Leben
vollständig durchsichtige Epithel besteht aus 5—7 Zellagen (Abb. 3). Meistens
lassen sich 6 Schichten unterscheiden. Nach dem Tode trübt sich das Epithel

rasch. Die Zellen des Epithels lassen sich in drei Lagen teilen: die Basalschichte, aus einer Zellreihe bestehend, die mittlere, meistens aus zwei Lagen bestehende Schichte und die oberflächliche, gleichfalls aus zwei Lagen bestehende Schichte. v. EBNER (l. c.) gibt an, daß die Zellen der oberflächlichen Schichte negativ einachsig doppelbrechend sind, die der mittleren Schichte sich indifferent verhalten, die Basalzellen positiv einachsig doppelbrechend sind. KÖHLER und TOGBY (1928) fanden bei Beleuchtung mit Licht von der Wellenlänge 298 $\mu\mu$ am Epithel der Cornea eine dünne Außenschicht als undurchlässig; bei noch kürzerer Wellenlänge erweisen sich alle Schichten gleichmäßig absorbierend, jedoch die Kerne deutlich stärker als der übrige Teil der Zelle. Bei 251 $\mu\mu$ erstreckt sich die noch stärkere Absorption gleichmäßig über das ganze Epithel. Das Randepithel am Limbus der Cornea zeigt gegenüber den verschiedenen Wellenlängen das gleiche Verhalten. KÖHLER und TOGBY (l. c.) zeigten an Mikrophotogrammen, daß ungefärbte macerierte Epithelzellen von der Hornhaut des *Schweines* die gleichen Bilder ergeben, wie man sie von gefärbten Zellen erhält. Mit der Wellenlänge des Cadmiumlichtes (275 $\mu\mu$) läßt sich die Strukturdifferenz einzelner Gewebsbestandteile besonders gut darstellen; bei weiter Kondensorblende treten die Zellkerne, bei engerer die Zellgrenzen deutlicher hervor. Die Prüfung im polarisierten Licht ergibt, daß in der äußeren, aus abgeplatteten Zellen bestehenden Hornhautepithelschichte die größere Achse der

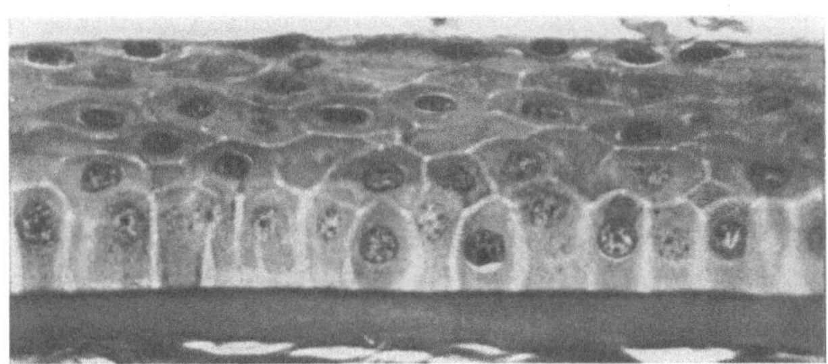

Abb. 3. Hornhautepithel (KOLMER).

Indexellipse parallel zur Epitheloberfläche liegt. In der unteren Schichte dagegen, die auch schwächere Doppelbrechung zeigt, ist die größere Achse der Indexellipse senkrecht zur Epitheloberfläche. Die BOWMANsche Membran besitzt dieselbe Durchlässigkeit wie die Epithellamellen, was für ihre Zugehörigkeit zum Epithel spricht. Auch hinsichtlich der Doppelbrechung verhält sie sich wie die unteren Epithellamellen. Das Hornhautparenchym dagegen erscheint vollkommen durchlässig bis auf die stärkere Absorption der Kerne. Die Durchlässigkeit nimmt mit abnehmender Wellenlänge ab. Die Lage der Indexellipse ist abhängig vom Einschlußmittel: parallel zur Oberfläche in Glycerin, senkrecht zur Oberfläche in Canadabalsam. Die hintere Grenzschichte erscheint bei allen verwendeten Wellenlängen meist dunkler als die übrigen Hornhautschichten, absorbiert also stärker als diese. Bezüglich des polarisierten Lichtes verhält sie sich wie die Bindegewebslamellen.

Die Basalzellen erscheinen in zwei verschiedenen Formen von 0,014 bis 0,018 mm Höhe: als breite helle und als schmale dunkle Zellen. Die breiten hellen Zellen haben ein gequollenes Aussehen und sind wohl die jüngeren Zellelemente. Ihre Gestalt wird dadurch bestimmt, daß sie mit ihrem basalen Ende der BOWMANschen Membran aufsitzen, diese Seite der Zelle somit flach ist. Das vordere Ende ist kugelig gestaltet, während die Seitenwände leicht konvex oder konkav erscheinen. Die plastischen Zellen drücken aufeinander und beeinflussen dadurch gegenseitig ihre Gestalt. Der Kern von 0,005—0,007 mm Durchmesser ist meist annähernd kugelig oder leicht elliptisch, wobei die Längsachse senkrecht zur Zellbasis steht. Die Kerne liegen meist von der Basis abgerückt in der vorderen Hälfte der Zellen. Ihr Cytoplasmagerüst ist sehr zart.

Der Querdurchmesser der Zellen beträgt etwa 0,01 mm. Zwischen diesen helleren Zellen finden sich in wechselnder Zahl dunklere, die nur mehr mit ihrem Fuß an der BOWMANschen Membran haften, mit einem schmäleren Teil zwischen den Basalzellen liegen, während der größere Teil des Zelleibes mit dem Kern vor den anderen Zellen der Basalschichte liegt (Abb. 4). Es sind dies Zellen, welche durch den Druck der helleren Zellen zusammengedrückt und allmählich von der Basalmembran weggedrängt werden, sich also im Aufstieg aus der Basalschichte in die nächste Schichte befinden. Die Gesamtgestalt der Zellen ist daher eine mehr keulenförmige, wobei ihre Seitenflächen konkav sind; ihr Kern ist längsgestreckt, ellipsoid, mit der längeren Achse meist senkrecht zur BOWMANschen Membran, doch finden sich auch Zellen, deren Kern mit seiner Längsachse parallel zur BOWMANschen Membran liegt. Die dunklere Färbung dieser Zellen ist auf eine feine Körnelung des Cytoplasmas zurückzuführen.

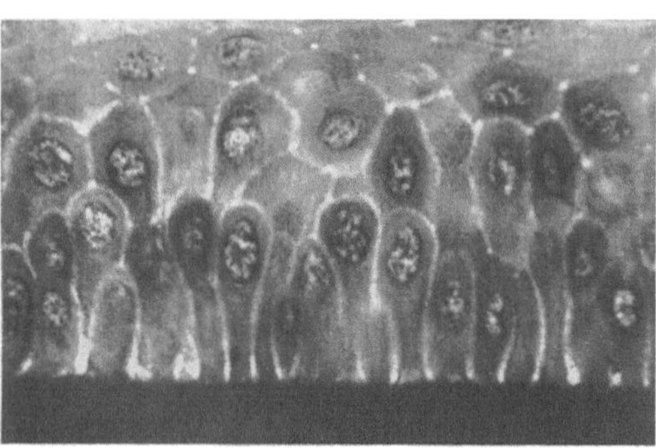

Abb. 4. Basale Epithelzellen der Hornhaut: hellere kurze und längere dunklere, keulenförmige Zellen (KOLMER).

Durch diese Beschaffenheit des Cytoplasmas nähern sie sich im Aussehen den Zellen der nächsten Schichten, die alle wesentlich dunkler sind als die hellen Zellen der Basalschichte.

Die Zellen der mittleren Epithelschichten sind polyedrisch, von unregelmäßiger Gestalt. Ihre gegen die Basalschichte gerichtete Fläche ist durch den Druck der Köpfe der Basalzellen konkav gestaltet, wobei sich meist ein dicker, den Kern enthaltender Teil neben dünneren flügelartigen findet. Die vordere Fläche der Zellen ist leicht konvex gestaltet, doch kommen hier auch Eindellungen durch den Druck der oberflächlicheren Zellen zustande. Entsprechend der flacheren Gestalt der Zellen sind ihre Kerne oval, ihre Achse parallel zur Hornhautoberfläche gelagert. Das Cytoplasma ist, wie bereits erwähnt, dunkler als das der meisten Basalzellen. Die Durchmesser der Zellen in den drei Hauptrichtungen unterscheiden sich nicht wesentlich voneinander, wenn auch ein Überwiegen in der der Hornhautoberfläche parallelen Richtung öfters beobachtet wird.

Die Zellen der obersten Schichten sind wesentlich flacher. Ihre rückwärtige Oberfläche springt nach hinten vor, während die vordere eben ist. Dadurch wird die äußerst glatte Beschaffenheit der Hornhautoberfläche erreicht. In dieser Beziehung übertrifft das Hornhautepithel alle anderen Epithelien des Körpers. Dies steht in Zusammenhang mit seiner Funktion, welche neben höchster Durchsichtigkeit größte Glätte erfordert. Diese gewährleistet den hohen Glanz der normalen Hornhaut. Die außerordentliche Glätte der Hornhaut läßt sich besonders mittels des Hornhautreflektographen von E. P. FISCHER (1928) untersuchen und feststellen. Die oberflächlichen Hornhautzellen sind parallel zur Hornhautoberfläche größer und ihre Kerne auf zu ihr senkrechten Schnitten oval. Von der Fläche gesehen sind die Zellen dieser Lage unregelmäßig polygonal, ihr Kern nur ganz leicht oval, wobei eine besondere Orientierung der Längsachse sich nicht feststellen läßt. Die oberflächlichsten Zellen sind groß; ihr Durchmesser beträgt bis zu 0,046 mm. Ihre größte Dicke in der Gegend des an der hinteren Fläche gelegenen und nach hinten vorspringenden Kernes beträgt dagegen nur 0,004 mm und ist in den übrigen Teilen der Zellen noch bedeutend geringer. Die Abplattung der Zellen betrifft auch ihre Kerne, deren Maße mit 0,0025 zu 0,012 mm angegeben werden [SALZMANN (1912)]. Diese Zellen färben sich meist weniger intensiv als die Zellen der tieferen Schichten, weisen aber vollständig normalen Bau auf und zeigen keine Zeichen der Entartung oder der Verhornung.

Das Hornhautepithel zeichnet sich durch eine gewisse Plastizität aus, die ihren Ausdruck darin findet, daß eine Oberfläche schon bei geringem Fingerdruck durch das Lid Veränderungen erleidet, wie dies die Untersuchung der Reflexbilder der Hornhaut nach E. P. FISCHER (1928) beweist.

Wir besitzen keine genaue Kenntnis darüber, wie rasch sich der Wechsel der Hornhautzellen vollzieht. Da sich Mitosen in geringer Zahl nur in der Basalzellenschichte finden, ist anzunehmen, daß die Vermehrung der Zellen sich nur hier abspielt, die Zellen unter Änderung ihrer Gestalt allmählich nach vorne rücken und schließlich abgestoßen werden. KOLMER ist der Ansicht, daß die Kerne allmählich zugrunde gehen. LOTT (1871), ROLLET (1873) und VOSSIUS (1882) haben beobachtet, daß die oberflächlichen Hornhautepithelzellen durch Teilung der basalen Zellen ersetzt werden. Dies steht mit dem, wenn auch geringen Verbrauch an oberflächlichen Elementen der Hornhaut in Übereinstimmung, der durch die ständig einwirkenden kleinsten Traumen bedingt ist. Die absterbenden Zellen konnten KNÜSEL und VONWILLER (1923) durch Vitalfärbung mit Methylenblau am Lebenden mit der Spaltlampe und dem Hornhautmikroskop nachweisen. VERRIJP (1929) gibt auf Grund verschiedener Färbungen, welche von Unterschieden der chemischen Beschaffenheit der Zellen abhängig sind, an, daß die untersten 2—3 Zellreihen sich scharf von der mittleren abheben. Diese weist einen fließenden Übergang zu den oberflächlichen auf. Es finden sich in mancher Beziehung Übereinstimmungen zwischen den tiefsten Schichten des Hornhautepithels und den Zellen des Rete Malpighii der Haut. Die mittlere Hornhautepithelschichte färbt sich stets wie das Stratum lucidum, so daß man daraus vielleicht auf Anwesenheit von Eleidin im normalen Epithel schließen darf. Die oberflächlichen Schichten färben sich ähnlich den untersten, nur manchmal stärker, manchmal schwächer. Diese Zellen nehmen Hornfärbungen niemals an. Die Wandlungen, welche die Epithelzellen der Hornhaut beim Aufsteigen aus den tiefen in die oberflächlichen Schichten durchmachen, sind denen der Hautepithelzellen ähnlich. Der Übergang von einer zur anderen Phase erfolgt ziemlich plötzlich. Auf der Oberfläche der normalen Hornhaut sind einzelne und Gruppen von absterbenden, gequollenen Zellen zu finden, die sich im Gegensatz zu den völlig normalen Zellen vital färben. Bei pathologischen Zuständen kann die Zahl dieser Zellen bedeutend zunehmen. Der Durchmesser solcher Zellen beträgt 0,05 mm und darüber. Bei Verletzungen und Epithelverlusten zeigt das Epithel, wie EBERTH und WADMORTH (1870), F. A. HOFMANN (1870), HEIBERG (1871), MAYZEL (1873), OPPEL (1905) und PROWAZEK (1905) beobachteten, einen hohen Grad von Regenerationsfähigkeit, wobei die basalen Zellen sich von der BOWMANschen Membran loslösen und an die Stelle des Defektes hinübergleiten und dort wieder in Verbindung mit der Grenzschichte treten.

In den Epithelzellen lassen sich mit Mühe Diplosomen vor dem Kerne nachweisen (KOLMER). ZIMMERMANN (1898) hat sie bei *Macacus Rhesus* gesehen. DEHORNE (1826) fand in den polyedrischen Zellen des Hornhautepithels an der Stelle, wo andere Forscher Diplosomen gefunden hatten, eine Myelinfigur, bestehend aus doppelbrechenden Lamellen und aus einem kolloiden Fett-Eiweiweißkomplex. In frischen ungefärbten Epithelien findet man zahlreiche helle Körnchen, die sich, wie KNÜSEL und VONWILLER (1923) gezeigt haben, vital mit Neutralrot färben lassen. Die Zellen nehmen dabei so große Mengen

des Farbstoffes auf, daß die Hornhaut im Spaltlampenbilde rot aussieht. Nach
COLOMBO (1904) vereinigen sich die mit Neutralrot beladenen Körnchen nach
einigen Tagen zu größeren Ballen innerhalb der Zelle, so daß es den Anschein
hat, daß der Farbstoff die Zelle schädigt. H. VIRCHOW (1910) gibt an, daß bei
Doppelfärbung mit Methylenblau und Neutralrot einzelne Körnchen sich blau,
andere rot färben. RENAUT (1897) hat in den Epithelzellen Vakuolen, die
RANVIER (1881) beschrieben hat, mit Osmium schwarz färben können. FISCHEL
(1901) hat in und zwischen den Zellen des Hornhautepithels bei *Salamander-
larven* Sekrettropfen beschrieben. Vielleicht handelt es sich dabei um Ablagerungen im Netzapparat, der dann durch die Farbstoffkörnchen deutlich
sichtbar gemacht und zum Teil verändert wird.

Mitosen lassen sich in den Basalzellen des Hornhautepithels, wie erwähnt,
in wechselnder Zahl nachweisen. Nach FLEMMING (1878) beträgt die Zahl
der Chromosomen 24, sicher zwischen 22 und 28.

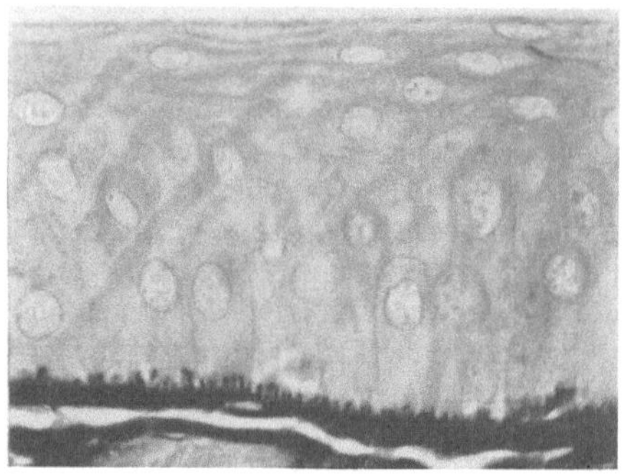

Abb. 5. Epithel vom Hornhautrande mit feinen Ver-
zackungen der basalen Zellen auf der BOWMANschen
Membran *(Mensch)* (KOLMER).

Neben dem Kerne finden sich Mitochondrien und ein Netzapparat in verschiedenen funktionellen Varianten,
deren Kenntnis schon deshalb von
großem Interesse ist, da möglicherweise
manche Befunde von Zelleinschlüssen,
die als *Parasiten* protozoischer Natur,
als Bakterientrümmer oder als Reak-
tionsprodukte der Zellen auf die Anwesenheit solcher eventuell pathogener
Organismen aufgefaßt wurden, gelegentlich mit diesen normalen Inhaltsmassen
der Zellen verwechselt werden können.

H. VIRCHOW (1910) beschreibt zwischen den Epithelzellen der Hornhaut mit
Flüssigkeit gefüllte Intercellulärräume, durch die Intercellulärbrücken sich
spannen, EISLER (1930) hat solche Intercellulärräume an Müller- und Zenkerpräparaten nicht sehen können. KOLMER hat sie an Zenkerpräparaten frischen
Materials einwandfrei gesehen. LÖWENSTEIN (1913) stellte beim *Kaninchen*
fest, daß die Regenerationsgeschwindigkeit des Hornhautepithels am Hornhautscheitel geringer ist als in der Peripherie. Weder die Bindehautgefäße, noch die
in den Muskeln verlaufenden haben einen Einfluß auf die Epithelregeneration.
Durch umschriebene Kauterisation am Skleralrand kann die Regeneration des
Hornhautepithels im Bereich der Schädigung verzögert werden. Teilweise
Durchtrennung der Ciliargefäße stört die Regeneration infolge Ernährungs-
störung; Durchtrennung des Trigeminus, Ausschaltung des Sympathicus haben
keinen wesentlichen Einfluß. Geringe entzündliche Reize beschleunigen, stärkere
und wiederholte verlangsamen, hochgradige heben die Regeneration auf. Druck-
herabsetzung im Auge erhöht die Geschwindigkeit der Epithelbewegung. In der
Hornhaut des lebenden *Kaninchens* ist sie im Durchschnitt 12mal geringer als
im Explantat.

H. VIRCHOW (1910) hat beschrieben, daß die basalen Zellen des Hornhautepithels zahnförmige Fortsätze in die BOWMANsche Membran hinein entsenden,
also mit der Substanz verzahnt sind. Während SALZMANN (1912) dieses Verhalten leugnet, konnte KOLMER es mit größter Deutlichkeit an der Hornhaut
älterer Individuen beobachten, besonders gegen den Limbus conjunctivae zu
(Abb. 5). Aber auch gegen das Zentrum der Hornhaut zu kann man in dünnen
Schnitten bei bester Fixation erkennen, daß die Zellen nicht vollkommen dicht

an das Bindegewebe anschließen, sondern unter den Basen feinste Kanälchen verlaufen, neben gröberen, die am Rande und zwischen den Zellen ausgespart sind, und in denen Nervenfasern verlaufen können. In letzteren Kanälchen sieht man häufig Wanderzellen.

Ob die Zähnchen, mit welchen die Basalzellen an der Bowmanschen Membran haften, von abgerissenen, längeren, tiefer in die vordere Grenzschichte eindringenden Fortsätzen herrühren, ist noch nicht entschieden. Nach Wolfrum (1903) bestehen während der Entwicklung nicht nur cytoplasmatische Verbindungen der Epithelzellen untereinander, sondern auch mit den obersten Zellen der Grundsubstanz.

Unter Anwendung der von Unna ausgearbeiteten Methoden zur Darstellung der Epithelfasern hat Friboes (1923) zuerst für die Haut, dann Mans (1924, für das Hornhautepithel die Behauptung aufgestellt, daß die Epithelfasern der basalen Schichten kontinuierlich mit den Bindegewebsfibrillen zusammenhängen. Ja, sie sind sogar zu der merkwürdigen Auffassung gekommen, daß die Epithelfibrillen vom Bindegewebe ihren Ausgang nehmen. Diese allen embryologischen Erfahrungen vollkommen zuwiderlaufende Vorstellung hat bereits für die Haut eine entsprechende Widerlegung und Ablehnung gefunden. Mans hat mit Hilfe der Unnaschen Färbemethoden im Hornhautepithel ein Fibrillensystem dargestellt, das die ganze Höhe des Hornhautepithels von der

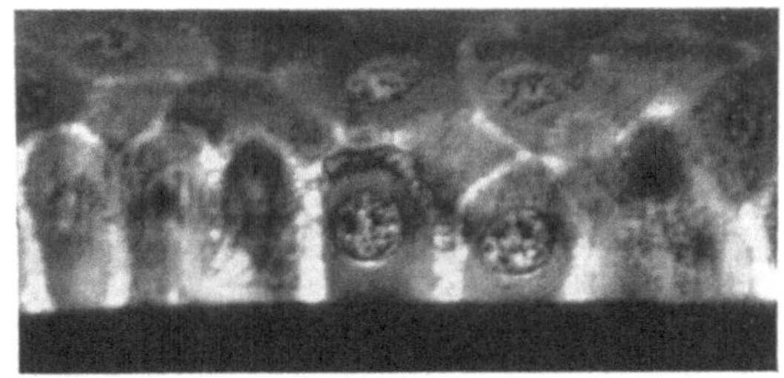

Abb. 6. Wanderzellen im Hornhautepithel des *Menschen* (Kolmer).

Bowmanschen Membran bis zur obersten Schichte durchzieht und nach bestimmten Gesetzen verspannt ist. Es bildet um die Kerne Faserkörbe aus ganz dicht verflochtenen Fasern, was der früher als Zellmembran betrachteten Bildung entspricht, so daß diese durch die Fasern innig verbunden sind. Das Fasersystem soll auch in die Bowmansche Membran übergehen. Deutlich tritt ein inniger Konnex zwischen Epithel- und Bindegewebsfasern am Limbus hervor, dasselbe ist in der Bindehaut der Fall, wo keine Grenzmembran vorhanden ist. Die Angabe, daß die Fibrillen ihre Fortsetzung in der Propria der Hornhaut finden, ist von allen Nachuntersuchern bestritten worden. Kolmer ist der Ansicht, daß das Cytoplasma der Zellen mit dem der Nachbarzellen durch zahlreiche schmale Intercellularbrücken verbunden ist. Es gelingt mit spezifischen Färbeverfahren reichlich Epithelfibrillen nachzuweisen, die durch Brücken von einer Zelle in die benachbarte übertreten. Wo die Zellen mit ihren Kanten zusammenstoßen, finden sich feinste Kanalsysteme, besonders auch basal. In diesen finden sich gelegentlich durchtretende Wanderzellen.

Außer Epithelzellen finden sich in der Deckschichte der Hornhaut noch Wanderzellen, die von Langerhans (1873) zuerst beschrieben worden sind. Sie kommen in wechselnder, aber niemals großer Zahl in ganz normalen Hornhäuten zwischen den Epithelzellen vor, und weisen mannigfache Gestalt auf, die von den Intercellulärlücken abhängt, in denen sich die Zellen bewegen und die sie wohl auch durch Druck auf die Epithelzellen zeitweise erweitern. Infolge der Enge der Intercellulärräume sind die Leukocyten in die Länge gezogen (Abb. 6). Ihre Kerne erscheinen im Längsschnitt stäbchen- oder wurmförmig, im Querschnitt rund, die Cytoplasmafortsätze meist lang und oft unregelmäßig. Von diesen Verhältnissen kann man sich am besten an Flachschnitten durch das Hornhautepithel überzeugen, wobei sich auch feststellen läßt, daß sich die Wanderzellen hauptsächlich in der Basalschichte finden, wodurch sie von der Peripherie aus dem Randschlingennetz eindringen. Nach H. VIRCHOW (1905) handelt es sich stets nur um einzellige Leukocyten. Wenn man auf Querschnitten durch das Epithel gelegentlich den Eindruck gewinnen könnte, als lägen Wanderzellen in den Epithelzellen, so überzeugen Flachschnitte davon, daß es sich nur um die Deckung der Zellen handelt, und daß die Wanderzellen zwischen den Epithelien liegen. Da die Wanderzellen in der Hornhautperipherie zahlreicher sind als in der Mitte, so ist es sehr wahrscheinlich, daß diese Zellen aus dem Randschlingennetz stammen. Ob sie auch aus dem Hornhautstroma durch die BOWMANsche Membran normalerweise hindurchtreten, ist nicht sicher bewiesen. Ob die Wanderzellen wieder aus der Hornhaut auswandern oder ob sie hier zugrunde gehen, ist unter physiologischen Verhältnissen nicht sicher festgestellt. Wenn man pathologische Zustände zum Vergleich heranzieht, so läßt sich dabei sicher feststellen, daß die Wanderzellen aus der Hornhaut wieder auswandern. Dies ist z. B. bei dem Abtransport von Tuschkörnern nach Tätowierung der Fall. Wahrscheinlich ist auch unter physiologischen Verhältnissen die Aufgabe der Wanderzellen die Aufnahme von Zerfallsprodukten der Epithelzellen und ihr Abtransport aus der Hornhaut.

Die Nerven des Hornhautepithels und ihre Endigungen werden in einem mit den Hornhautnerven besprochen werden.

Wenn auch bei den *Wirbeltieren* das Epithel sich ähnlich wie beim *Menschen* verhält, so bestehen doch beträchtliche Unterschiede nicht nur zwischen den Angehörigen einzelner Klassen, sondern auch einzelner Arten. Bei den *Fischen* ist das Epithel sehr dick, 0,09 bis 0,1 mm. Die Zellen auch der untersten Schichte sind unregelmäßig geformt, sind zwar in der Tiefe größer und in den verschiedenen Dimensionen annähernd gleich, in den oberflächlichen Schichten flacher, doch sind die Unterschiede bei weitem nicht so ausgesprochen wie beim *Menschen.* Die Oberfläche des Hornhautepithels ist nicht glatt, wie bei anderen *Wirbeltieren,* bei manchen Arten sogar deutlich rauh, was jedoch keine große Bedeutung hat, da die Oberfläche der Hornhaut, angesichts der geringen Verschiedenheit der Brechungsindices der Hornhaut und des Wassers, im Wasser keinen wesentlichen Einfluß auf die Strahlenbrechung hat. Bei *Fischen,* die rasch schwimmen, oder sich in schnell strömendem Wasser aufhalten, ist das Epithel dicker als bei anderen Arten. Im Epithel und auch zwischen den Zellen finden sich Guanidinkrystalle. In den Randteilen sind die Zellen vielfach pigmentiert. Beim *Karpfen* finden sich größere Pigmentschollen in der Basalschichte des Epithels in der ganzen Ausdehnung der Hornhaut. Bei den *Fischen* ist der Zusammenhang des Epithels und der BOWMANschen Membran mit dem Hornhautstroma nicht so innig wie bei anderen *Tieren,* so daß man verhältnismäßig leicht das Epithel allein oder dieses mit der BOWMANschen Membran ablösen kann.

Bei den *Amphibien* ist das Epithel nicht sehr dick, 0,024—0,025 mm in der Mitte und 0,03—0,035 mm in der Peripherie. Diese größere Dicke ist auf das Vorhandensein sehr hoher zylindrischer Zellen (0,015—0,02 mm gegenüber 0,01—0,012 mm im Zentrum) zurückzuführen. In den peripheren Teilen finden sich unter und zwischen den Zellen Pigment und Guanidinkrystalle.

Unter den *Reptilien* finden sich zwei Haupttypen in bezug auf das Verhalten des Epithels. Bei denjenigen Gattungen, die keine beweglichen Lider besitzen, besteht das Epithel aus zwei Schichten von flachen Zellen, deren Gesamtdicke 0,005—0,006 mm beträgt. Bei den Arten, deren Hornhaut durch eine Brille geschützt ist, findet sich nur eine einzige Schichte von Zellen, die auf dem Durchschnitt wie ein Endothel aussehen und deren Dicke kaum 0,003 mm beträgt. Nur am Hornhautrande sind mehrere Zellschichten bei größerer Dicke des Epithels vorhanden. Bei den *Schildkröten* finden sich, ähnlich wie beim *Menschen,* dreierlei Zellarten des Hornhautepithels.

Das Hornhautepithel der *Vögel* ist mehrschichtig und läßt wie das der *Menschen* drei Zellarten erkennen. DEL DUCA (1931) beschreibt bei der *Elster* in der Gegend des Hornhautrandes ein mehrschichtiges Zylinderepithel, dessen oberflächliche Zellen nicht miteinander zusammenhängen, sondern pinselartig nach vorne ragen, auch vielleicht Flimmerhaare tragen. Weiter gegen die Mitte der Hornhaut zu geht dies Epithel in ein Pflasterepithel über. Bei mehreren *Vögeln (Gallinula chloropus, Meleagris gallopavo, Cerchneis tinnunculus)* ist die Epitheloberfläche rauh. Die oberflächliche Zellschichte ist bei vielen *Vögeln* verhornt. Die Zellen dieser Schichte, wohl auch oft der mittleren, weisen eine sehr regelmäßige Anordnung auf, sind mitunter streng sechseckig. Bei *Allodola arvensis* ordnen sich mehrere große helle Zellen um eine kleinere dunklere an, so daß deutliche Zellgruppen entstehen. Merkwürdig ist das Verhalten bei *Gallinula chloropus:* die Basalzellenschichte besteht aus zylindrischen Zellen, deren Höhe an den meisten Stellen 0,02 mm beträgt. Stellenweise sind sie aber 0,03—0,035 mm hoch, so daß hier die Dicke der Epithelschichte bedeutend größer ist. Während die Hornhautoberfläche regelmäßig ist, dringt das Epithel verschieden weit gegen die Hornhautgrundsubstanz vor, so daß deren Oberfläche unregelmäßig, auf dem Durchschnitt wie festoniert aussieht. Eine Andeutung dieses Verhaltens fand DEL DUCA auch bei *Columba livia. Athene nocturna* hat im Gegensatz zu den meisten *Vögeln,* deren Hornhautepithel ziemlich dick ist, ein dünnes, kaum 0,01 mm dickes Epithel, das nur aus zwei Schichten besteht, einer tieferen, aus rechteckigen Zellen zusammengesetzten, wobei die kurzen Seiten der Rechtecke senkrecht zur Hornhautoberfläche stehen, und einer oberflächlichen, aus flachen Zellen bestehenden. Das Epithel behält seine geringe Dicke bis zum Rande der Hornhaut bei.

Bei den *Säugetieren* steht die Dicke der Epithelschichte in einem gewissen Verhältnis zur Größe des Auges und des *Tieres.* So beträgt die Dicke des Hornhautepithels der *Fledermaus (Vespertilio murnius)* nur 0,01 mm und besteht nur aus zwei Zellschichten, einer unteren, deren Zellen parallel zur Hornhautoberfläche größer sind als senkrecht dazu, und einer oberflächlichen flachen Zellschichte. Beim *Pferd* dagegen erreicht die Dicke der Epithelschichte in der Mitte 0,09 mm, am Rande der Hornhaut 0,1 mm. Es finden sich bei den meisten *Säugetieren* basale zylindrische Zellen, polyedrische Zellen mit annähernd kugeligem Kern in den mittleren Schichten und flache Zellen in einer oder mehreren oberflächlichen Schichten. Bei vielen *Säugern* sind die oberflächlichen Zellschichten verhornt. Bei manchen *Tieren (Meerschweinchen, Kaninchen, Hase, Katze, Hund, Pferd, Esel, Schwein, Schaf, Rind)* finden sich unter den Basalzellen zahlreiche, die sehr schlank und hoch sind, so daß sie weit in die mittleren Epithelschichten hineinragen, wo sie mitsamt ihren Kernen sichtbar sind und an Flachschnitten eine Art Netzwerk zwischen den größeren, helleren Zellen der Mittelschichte bilden. Das Cornealepithel zeigt bei *Myrmecophaga* eine stark pigmentierte Randzone. Auch im Gebiete des Limbus ist viel Pigment vorhanden. Die BOWMANsche Membran ist nur zart angedeutet.

E. Die Hornhautgrundsubstanz, Cornea propria.

Der Hauptteil der Hornhaut, die Cornea propria, stellt morphologisch eine Einheit dar, wenn sie auch verschiedenen Ursprungs ist. Auf sie entfällt ungefähr 90% der Gesamtdicke der Hornhaut.

Die Erforschung der Hornhautgrundsubstanz ist so schwierig, daß trotz zahlreicher, gründlicher und sorgfältiger Studien die hier in Betracht kommenden Fragen noch keineswegs geklärt sind. Dies hängt zum Teil mit dem dichten Gefüge des Gewebes zusammen, ferner mit seiner großen Quellbarkeit und nicht am wenigsten mit der Unmöglichkeit, wirkliche Flachschnitte von der gewölbten Hornhaut herzustellen. Jeder Versuch, die Hornhautwölbung auszugleichen, muß notwendigerweise zu tiefgreifenden Änderungen des Gefüges führen. Ohne Abflachung der Hornhaut können wir von ihr nur Tangentialschnitte erhalten. Ein weiteres Hindernis stellt die Durchsichtigkeit der Hornhaut dar, welche eine Untersuchung am ungefärbten Objekt erschwert und unsicher macht. Verwendet man Färbungen, welche genügend intensiv sind, um die Einzelheiten der dünnen Fibrillen der Hornhaut sichtbar zu machen, wird die Beurteilung an noch so dünnen Schnitten durch die gegenseitige Überlagerung der Fibrillen unsicher, weil die Zwischenräume zwischen den Fibrillen sich nicht im Kontrast zu den Fibrillen selbst haben darstellen lassen. Der außerordentlich feste Zusammenhang der Fibrillenbänder miteinander vereitelt fast vollständig jeden Präparationsversuch. Die Injektionsverfahren sind wohl imstande, die Lamellen auseinanderzudrängen, ja auch Trennungen innerhalb der Lamellen hervorzurufen, aber die Deutung der erhaltenen Kunstprodukte ist außerordentlich schwierig. H. VIRCHOW (1905) hat die methodischen Schwierigkeiten der Hornhautuntersuchung eingehend geschildert und versucht, die daraus sich ergebenden widersprechenden Ansichten zu klären. Wir sind jedoch von der Lösung vieler mit dem Bau der Hornhaut verbundenen Fragen noch weit entfernt.

Unabhängig von der entwicklungsgeschichtlichen Zugehörigkeit wird die Grundsubstanz der Hornhaut (Cornea propria) anatomisch als Einheit betrachtet. Ihr gehört die vordere Grenzschichte (Lamina basalis anterior, s. externa, Lamina Bowmani, BOWMANsche Membran) und das Parenchym der Hornhaut an. Die DESCEMETsche Membran dagegen ist als Cuticularbildung des Hornhautendothels zu betrachten, gehört daher nicht zur Substantia propria corneae. Auf dem senkrechten Durchschnitt besteht die Hornhautgrundsubstanz aus 40—60 annähernd parallel zueinander und zur Hornhautoberfläche gelagerten Blättern oder Lamellen. Zwischen ihnen liegen bei Verwendung von Kernfärbungsmitteln deutlich als spindelförmige Gebilde sichtbare Zellen — die Kerne der sog. fixen Hornhautzellen, die in wechselnder Zahl und Entfernung voneinander vorhanden sind (Abb. 7).

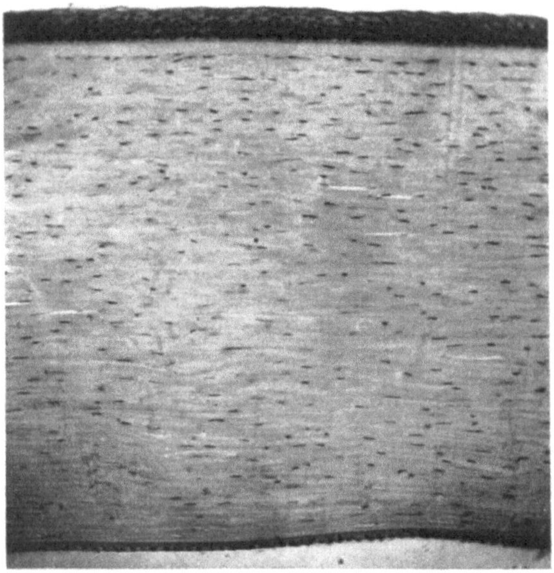

Bei aufmerksamer Betrachtung nimmt man wahr, daß die Lagerung der Hornhautblätter im vorderen Teile (Drittel oder Hälfte) weniger regelmäßig ist als in den übrigen, hinteren Teilen. H. EHLERS (1929) hat auf Grund der Beobachtung der neugebildeten Gefäße in der Hornhaut, ferner der Spaltrichtungen der Hornhaut beim Einstechen von Nadeln und Ahlen, schließlich beim Einspritzen von Flüssigkeiten einen Unterschied im Verhalten der vorderen und hinteren Hornhautschichten festgestellt. Die vorderen Schichten weisen große Verschiedenheit im Verlaufe der Bänder auf, während die hinteren in bezug auf die Anordnung der Bänder einfacher gebaut sind. Infolgedessen ist der Zusammenhang der vorderen Hornhautteile miteinander viel fester als der der hinteren. Die Spaltungsfiguren in den vorderen Schichten der Hornhaut sind komplizierter als in den hinteren. Die in die vorderen Hornhautschichten eindringenden Gefäße verlaufen unregelmäßig, bilden Maschen von verschiedenen Durchmessern, wobei aber die Maschen nur wenig länger in radiärer Richtung als in der darauf senkrechten sind. Die in die tiefen Hornhautschichten eindringenden Gefäße bilden in radiärer Richtung sehr lange Maschen, wobei die Neigung zur Bildung parallel zueinander verlaufender Maschen ausgesprochen ist. Die in den vorderen Schichten verlaufenden Gefäße treten vielfach aus einer Schichte in die andere über, was bei den tiefen Gefäßen fast nicht vorkommt. Da es wahrscheinlich ist, daß die Gefäße in der Richtung des geringsten Widerstandes sich ausbreiten, kann man aus ihrem Verlaufe Schlüsse auf die Anordnung der Gewebselemente ziehen. Durch Versuche durch Stiche in die Hornhaut ihre Spaltbarkeit zu erkennen, die auch auf der Vorstellung fußen, daß sich ein Gewebe entsprechend vorgebildeter Gewebsanordnung in der Richtung des stärksten Widerstandes aufspaltet, läßt sich in Übereinstimmung mit den Beobachtungen an den Gefäßen ein Unterschied in der Anordnung der

Abb. 7. Senkrechter Durchschnitt der Hornhaut des *Menschen* (KOLMER).

Hornhautbänder in den oberflächlichen und tiefen Schichten erschließen. Durch die mannigfache Verflechtung der Hornhautbänder miteinander in den vorderen Hornhautschichten erscheint die Hornhaut hier fester als in ihren tieferen Teilen. Dies stimmt auch mit der sicher größeren mechanischen Beanspruchung der oberflächlichen Hornhautschichten überein. Bei Sprengung der Hornhaut durch übermäßige Erhöhung des Binnendruckes birst sie in den vorderen Schichten immer auf die gleiche Weise. Auch die Anordnung der Spaltrichtungen bei Stichversuchen läßt eine gewisse Gesetzmäßigkeit erkennen, was dafür spricht, daß die Hornhaut wohl sehr kompliziert, aber doch stets annähernd gleich gebaut ist. Die Blätter verlaufen nicht vollständig parallel zueinander, lassen sich auch nicht durch den ganzen Querschnitt der Hornhaut verfolgen. Sie bestehen aus verschieden (0,09—0,26 mm) breiten Bändern, die zugeschärft zu enden scheinen und auf dem Querschnitt öfters den Anschein erwecken, ineinander überzugehen. Das Bild, das man auf dem senkrechten Querschnitte der Hornhaut erhält, hängt von der Länge des Schnittes ab. An Schnitten, die senkrecht zur Oberfläche durch die Mitte der Hornhaut geführt sind, lassen sich die Blätter der Hornhaut viel weiter verfolgen als an Schnitten, die diesen Bedingungen nicht entsprechen. Vielleicht ist der Unterschied der Ansichten über die Ausdehnung der Hornhautlamellen auf diesen Umstand zurückzuführen. SALZMANN (1912) hebt ausdrücklich hervor, daß die Lamellen der Hornhaut oberflächenparallel verlaufen, was daraus zu ersehen ist, daß die die Zellen enthaltenden Spalten zwischen den Lamellen sich untereinander nicht verbinden. EISLER (1930) bildet dagegen einen Hornhautdurchschnitt ab, auf dem zahlreiche solche Verbindungen der interlamellären Spalten sichtbar sind. Es ist mir bisher an keinem Präparat gelungen, die Hornhautlamellen durch die ganze Breite der Hornhaut zu verfolgen. Es ergeben sich vielmehr in allen Lagen der Hornhaut Stellen, wo eine Lamelle zugeschärft aufhört und dies auch an senkrecht zur Oberfläche geführten Schnitten durch die Mitte der Hornhaut. In den hinteren Schichten lassen sich die Lamellen eine längere Strecke lang verfolgen, als dies in der vorderen möglich ist, die eine weniger regelmäßige Anordnung aufweisen als die hinteren. Es muß jedoch hervorgehoben werden, daß die Anordnung der Lamellen viel regelmäßiger ist als in der Lederhaut. In bezug auf die Regelmäßigkeit der Lagerung der Hornhautlamellen ergeben sich nach meinen Beobachtungen ziemlich weitgehende individuelle Unterschiede, so daß manche Hornhäute sich dem Zustande der vollständig oberflächenparallelen Lagerung der Hornhautlamellen bedeutend nähern. Man könnte nur dann auf Präparaten eine absolute oberflächenparallele Lagerung der Hornhautlamellen wahrnehmen, wenn entweder die Lamellen alle flächenhaft ebenso groß wären wie die ganze Hornhaut, oder wenn alle Lamellen in einer bestimmten Richtung von einem Rande der Hornhaut bis zum anderen reichen würden und der Schnitt gerade in der Richtung der Achse der Bänder geführt worden wäre. Es müßten sich aber dann auch Schnitte ergeben, auf denen man eine große Anzahl von Lamellen im Querschnitte sehen würde, was keineswegs zutrifft. Die Lamellen setzen sich nach HIS (1854) aus Bändern von 0,09—0,02 mm Breite zusammen, deren Ränder zugeschärft sind. Die Lamellen treten auch an manchen Stellen miteinander in Verbindung und gehen ineinander über. Die Bänder, die auf den Durchschnitten der Hornhaut als Lamellen erscheinen, setzen sich aus 0,005—0,009 mm dicken Bündelchen von dünnen, parallel zueinander gelagerten, gerade gestreckten Bindegewebsfasern zusammen, die als Fibrillen beschrieben worden sind. SALZMANN (1912) und H. VIRCHOW (1910) sind der Ansicht, daß die Lamellen aus dünnen, sehr fest aufeinander liegenden Elementarlamellen bestehen, deren Dicke SALZMANN auf 0,0013 mm angibt. PES (1906) gibt ihre Dicke mit 0,001 mm an.

Die Fibrillen teilen sich nicht und verlaufen gerade, einander parallel, so daß
sie sich weder durchflechten, noch überkreuzen (Abb. 8). Es treten aber Fasern
aus Elementarlamellen in benachbarte
über, was zum Teil den festen Zusammenhang der Lamellen untereinander
erklärt. Die Verbindung der Hornhautelemente miteinander ist eine sehr feste,
so daß bis jetzt kein präparatorisches
Verfahren gefunden worden ist, um
die Elemente voneinander zu trennen.
Es gelingt weder Lamellen noch Bänder
voneinander zu scheiden und zu sondern. Besondere Mühe haben sich verschiedene Forscher gegeben durch Injektion von gewissen Flüssigkeiten und
Luft die Hornhautelemente voneinander
zu trennen. Dabei gelingt es, das Horn-
hautgefüge zu zerreißen und Spalten
und Röhren entstehen zu lassen. Die
letzteren sind die von Bowman (1849)
zuerst dargestellten röhrenförmigen

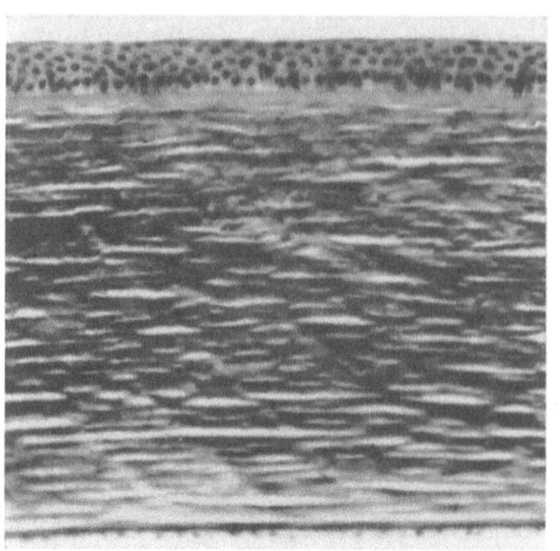

Abb. 8. Künstliche Spalträume zwischen den Hornhautlamellen infolge von Fixation, *Mensch*
(Kolmer).

Gebilde, die geradlinig in verschiedenen Schichten der Hornhaut verlaufen, stellenweise Auftreibungen aufweisen und blind enden. Sie verbinden
sich niemals miteinander,
teilen sich auch nicht und
verlaufen ohne gesetzmäßige
Anordnung. Auch durch sub-
conjunctivale Wasserstoff-
superoxyd-Injektionen kann
man sie bei verschiedenen
Tieren leicht darstellen
[Stübel (1922), Abb. 9].
Beim *Menschen* treten bei
subconjunctivalen Wasser-
stoffsuperoxyd-Injektionen
nur wenige Bowmansche
Röhren auf. Bowman selbst
hielt sie für Lymphgefäße,
welche Ansicht neuerdings
Stübel vertreten hat. Alle
anderen Forscher halten
diese Gebilde für Kunst-
produkte, durch Sprengung
des Hornhautgewebes ent-
standen. Es ist natürlich
anzunehmen, daß bei In-
jektionen sich die Flüssigkeiten oder Gase in der
Richtung des geringsten
Widerstandes ausbreiten.
Der geradlinige Verlauf der
Bowmanschen Röhren ist

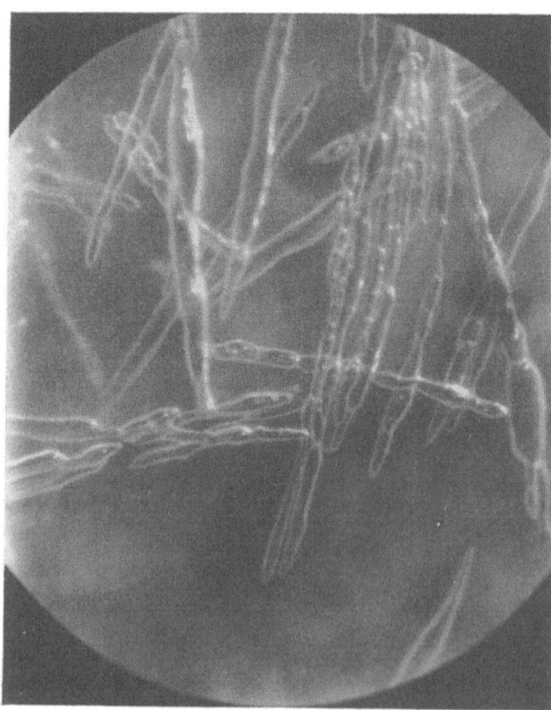

Abb. 9. Bowmansche Röhren in der Hornhaut des *Kaninchens*
mittels Wasserstoffsuperoxyds dargestellt. (Nach Magnus.)

wohl als Beweis dafür anzusehen, daß die Hornhautbänder und Fibrillen
geradlinig verlaufen, sich aber unter verschiedenen Winkeln überkreuzen.

Die Ansichten darüber, ob es sich um künstliche Erweiterung intrafasciculärer Spalten handelt, wie KÖLLIKER, SCHWEIGER-SEIDEL (1869) u. a. meinen, oder nach ROLLET (1859) um Sprenglücken oder kurzweg um Kunstprodukte, wie sie HENLE (1888), HIS (1863), TEICHMANN (1881) und LEBER (1868) bezeichnen, gehen auseinander, beweisen aber, daß die Mehrzahl der Forscher die Gebilde für Kunstprodukte hält, was auch der Wirklichkeit entsprechen dürfte. Die mikroskopischen Bilder, die man von derart behandelten Hornhäuten erhält, lassen erkennen, daß die Fibrillen der verschiedenen benachbarten Schichten miteinander zusammenhängen und Übertritte aus einer Ebene in die andere in großer Zahl stattfinden. Die Flüssigkeiten und Gase breiten sich nicht nur zwischen Lamellen und Bändern aus, sondern auch innerhalb der Bänder selbst, insofern diese verletzt worden sind. Beim *Menschen* ist die Zahl der bei Wasserstoffsuperoxyd-Injektion auftretenden Röhren gering im Vergleich zu manchen *Tieren (Rind, Schwein, Hund, Schaf, Kaninchen, Meerschweinchen)*. Bei der *Ratte* traten die Gebilde nicht auf [STÜBEL (1922)].

Die Bänder innerhalb der Hornhaut überkreuzen sich ohne erkennbare Gesetzmäßigkeit in den verschiedensten Richtungen. Dies trifft nicht nur für den *Menschen,* sondern für alle *Säugetiere* zu im Gegensatz zum *Frosche,* bei dem die Fibrillenrichtungen in den Lamellen sich annähernd unter geradem Winkel kreuzen. Dasselbe gilt für manche niedere *Wirbeltiere* wie *Selachier, Fische* u. a. Es ist noch nicht klargestellt, ob die Bänder beim *Menschen* von einem Rande der Hornhaut bis zum anderen reichen, oder ob sie kürzer sind und zwischen den anderen zugeschärft enden. SALZMANN (1912) gibt an, daß sich die Breite der Elementarlamellen nicht messen läßt, da diese sich mikroskopisch nicht weit genug verfolgen lassen. Er ist der Ansicht, daß die von PES (1906) angegebenen Breitenmaße von 0,01—0,02 mm weit hinter der wirklichen Breite zurückbleiben.

H. VIRCHOW (1905) beschreibt, daß sich die Lamellen über die ganze Hornhaut erstrecken, was zur Folge hat, daß die Lamellen als breite, dünne, sehr lange Bänder zu werten sind, die sich unter sehr spitzen Winkeln miteinander verbinden und sich verflechten, so daß sie nur wenig von der oberflächenparallelen Richtung abweichen. Die Kreuzungswinkel dieser Bänder sollen nahe an 90° betragen. Da in den vorderen Teilen der Hornhaut die Abweichungen von der oberflächenparallelen Richtung größer sind, und die Durchflechtung der Bänder eine dichtere ist, was darin seinen Ausdruck findet, daß die Spalten zwischen den Lamellen hier kürzer sind als in den tieferen Teilen, ist es wahrscheinlich, daß hier die Bänder kürzer sind als in den hinteren Teilen der Hornhaut. In der Nähe der BOWMANschen Membran verlaufen manche Faserzüge besonders schief. Solche Faserzüge sind als Fibrae arcuatae beschrieben worden und sind als Eintritt von Fibrillen aus den benachbarten Schichten der Hornhautgrundsubstanz in die BOWMANsche Membran aufzufassen. Wie SALZMANN (1912) meint, stehen sie in gewissen Beziehungen zu den Nervenporen der BOWMANschen Membran.

ÉLOUI (1880) und RANVIER (1881) fanden beim *Rochen* quer von der BOWMANschen bis zur DESCEMETschen Membran ziehende Suturalfasern, welche also die Lamellen senkrecht durchbohren. Sie sollen auch beim *Menschen* vorkommen, werden aber von neueren Autoren nirgends erwähnt.

Da die Hornhaut in der Peripherie dicker ist als in der Mitte, müssen hier die Hornhautlamellen zahlreicher oder dicker sein als in der Mitte. Sie sind in den hinteren Schichten der Hornhaut in der Tat zahlreicher; an der Hornhaut-Lederhautgrenze sind sie am zahlreichsten, und nehmen quantitativ gegen die Mitte in der Weise ab, daß die hintersten sich zuschärfen und auf der Außenfläche des DESCEMETschen Membran enden.

Weit auseinander gehen die Ansichten darüber, auf welche Weise der feste
Zusammenhang der Hornhautelemente herbeigeführt wird. Es ist viel darüber
gestritten worden, ob die Hornhautelemente, Fibrillen, Bänder und Lamellen
durch eine Kittsubstanz miteinander verbunden sind oder nicht. Färberisch
läßt sich eine solche nicht nachweisen. Wohl sind die Grenzen zwischen den
Fibrillen dunkler als die Fibrillen selbst, aber dies ist noch kein Beweis dafür,
daß hier eine Kittsubstanz vorhanden ist. RANVIER (1878) hat bei Silber-
behandlung eine Bräunung zwischen den benachbarten Blättern erhalten; dies
ist jedoch auch nicht beweisend. Behandelt man die Hornhaut direkt mit
Silbernitrat oder nach verschiedenen Modifikationen der BIELSCHOWSKYschen
Methode, so sieht man eine Substanz dunkler gebräunt, doch handelt es sich
nicht um eine Kittsubstanz. Es ist sehr wahrscheinlich, daß neben dem häufigen
Übertritt der Fibrillen aus einer Lamelle in die andere, und auch von einem
Bündelchen in das andere der eigentümliche Quellungszustand der Fibrillen
dieselben so aneinander preßt, daß dadurch eine Verbindung der Elemente
miteinander herbeigeführt wird. Nimmt man an, daß die normale Quellungs-
flüssigkeit kolloider Natur ist und von den Hornhautfibrillen aufgenommen
wird, so müssen diese Fibrillen einen hohen Grad von Klebrigkeit erhalten und
unter der elementaren Wirkung des Quellungsdruckes so fest aneinander gepreßt
werden, daß für eine Zwischensubstanz zwischen ihnen, aber auch zwischen
den Bündeln und Bändern kein Raum bleibt. Auch bei stärkster Quellung
haften die Bänder an den zellfreien Stellen fest aneinander. Nach KOLMER
spricht aber die Tatsache, daß in feinen Gefrierschnitten die fibrillären Elemente
nicht auseinanderfallen, noch am ehesten für das Vorhandensein einer ver-
kittenden Zwischensubstanz.

Während die älteren Forscher das Vorhandensein von elastischen Fasern
in der Hornhaut leugneten und solche nur an der Hornhaut-Lederhautgrenze
verzeichneten, haben die Untersuchungen von TARTUFERI (1903), KIRIBUCHI
(1898), DE LIETO VOLLARO (1907), SEEFELDER (1910) und SALZMANN (1912)
ergeben, daß sich in der Hornhaut zahlreiche elastische Fasern finden. TARTUFERI
hat sie mittels eines Silberimprägnationsverfahrens, KIRIBUCHI mittels Orceinfärbung, DE LIETO VOLLARO mittels des WEIGERTschen Verfahrens und schließlich SEEFELDER mittels des HELDschen Molybdänsäure-Hämatoxylin-Verfahrens
dargestellt. Sie sind in den vorderen Hornhautschichten spärlicher vorhanden
als in den hinteren und bilden ein syncytielles Netzwerk. Je nach der Vor-
behandlung des Gewebes verlaufen sie geradlinig, wie dies SEEFELDER und SALZ-
MANN beschreiben, oder bei stärkerer Quellung des Bindegewebes wellig, wie
es TARTUFERI angibt. Es handelt sich teils um freie Fasern, teils um solche,
die von Hornhautzellen ausgehen. Solche Zellen sind etwas dunkler gefärbt
als diejenigen, von denen keine elastischen Fasern ausgehen. An den Vereinigungsstellen zweier oder mehrerer Fasern entstehen membranöse Bildungen,
welche die Forscher mit Schwimmhäuten vergleichen. Die elastischen Fasern
sind ziemlich dünn und werden in den Randteilen der Hornhaut dicker; sie
nähern sich dadurch dem Verhalten in der Lederhaut. Sie verlaufen in den
verschiedensten Richtungen, scheinen jedoch meist der Richtung der Bindegewebsfasern zu folgen, zwischen denen sie liegen. Die elastischen Fasern liegen
fast ausschließlich in oberflächenparallelen Ebenen, so daß sie auf senkrecht
zur Hornhautoberfläche geführten Schnitten fast unsichtbar sind. Sie verlaufen
selten in der Schnittebene, sondern fast stets senkrecht oder schräg dazu. Fasern,
die in antero-posteriorer Richtung ziehen, hat SEEFELDER nicht gesehen. TAR-
TUFERI (1903) beschreibt wohl Netze, welche die Fibrillenbüschel der Bindegewebsfasern umspinnen, steht aber mit dieser Behauptung allein. Mit der
Annäherung zur DESCEMETschen Membran nimmt die Menge der elastischen

Fasern zu. Unmittelbar vor derselben bilden sie ein so dichtes Netzwerk, daß
SEEFELDER von einer elastischen Membran spricht (Abb. 10 u. 11). An Flach-
und Schrägschnitten ergibt sich hier eine erstaunliche Menge dicht verfilzter
elastischer Fasern, die auf Frontalschnitten als geschlossene Membran erscheinen.
Sie ist 5—6mal dünner als die DESCEMETsche Membran. Die dieser zugekehrte
Seite ist vollständig glatt, während die vordere Seite rauh und uneben ist infolge
von Querschnitten in die Membran eintretender Fasern. Die elastische Membran

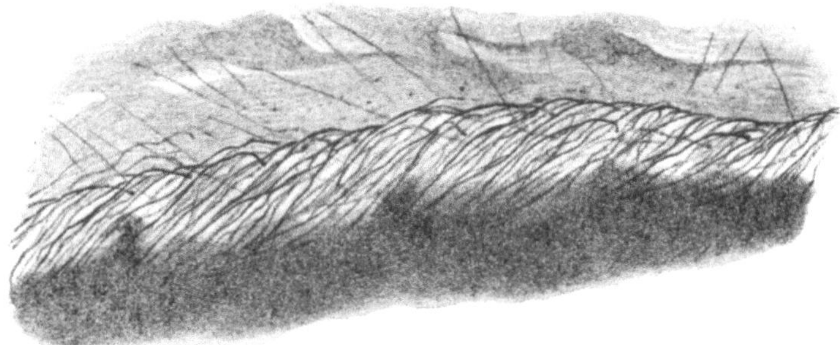

Abb. 10. Schrägschnitt durch die hintersten Hornhautschichten. Die Fasern der Lamina elastica verlaufen
hier sehr schräg und ihre umgebogenen Enden scheinen streckenweise zu einer kontinuierlichen Membran
vereinigt zu sein. (Nach SEEFELDER.)

ist von der DESCEMETschen durch einen äußerst feinen, hellen Saum durchwegs
auf das schärfste abgegrenzt. In der Hornhautperipherie splittert sich diese
Membran auf und strahlt unter weiterer Zunahme ihrer Elemente zwischen
die Bindegewebsbündel der Lederhaut-Hornhautgrenze ein. So wie anderwärts
sind die Enden der elastischen Fasern vielfach hakenförmig gekrümmt.

Die vordere Grenz-
schicht (nach REICHERT,
Lamina basalis anterior,
s. externa, Lamina elastica
anterior BOWMANI, BOW-
MANsche Membran) ist die
vorderste, besonders differenzierte Lage der Horn-
hautgrundsubstanz, be-
steht also aus den gleichen
Bindegewebsfibrillen, die

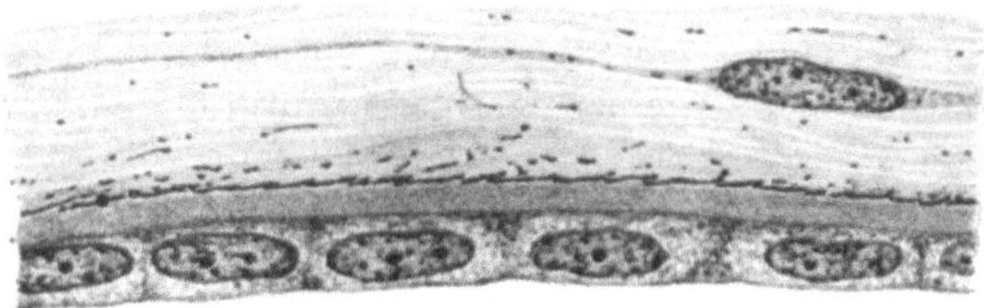

Abb. 11. Auflösung der Lamina elastica in kurze Stücke und Punkte.
Elastische Fasern in den hinteren Schichten der Randteile der Horn-
haut eines 7monatlichen menschlichen Fetus (Zeiß Apochromat
Immers. 2. Komp.-Ok. 12). (Nach SEEFELDER.)

hier außerordentlich dicht zusammengedrängt und wahrscheinlich verfilzt sind,
so daß sie bei der Untersuchung an senkrechten und tangentialen Schnitten als
homogene, zellenlose Lage erscheinen. Nur ausnahmsweise läßt sich an ihr eine
feine faserige Struktur erkennen. H. VIRCHOW (1910) meint, daß die Fibrillen,
um sichtbar zu werden, sehr stark gefärbt werden müssen; sind sie es in genügendem Maße, so sind sie so dunkel, daß sie angesichts der starken Zusammendrängung nicht mehr voneinander unterschieden werden können. Die vordere
Grenzschicht wird der verdichteten subepithelialen Grenzschicht der Haut
gleichgestellt, ist aber bedeutend dicker als diese. M. PESCHEL (1905) schließt
aus seinen Untersuchungen der vorderen Grenzschicht mittels des Ultra-
mikroskopes, daß sie aus einem dichten Faserfilz besteht, aus Netzen, die keine
bevorzugte Längsrichtung erkennen lassen. Diese Untersuchungen unterstützen
die Ansicht, daß die vordere Grenzschicht aus sehr eng gedrängten und miteinander verbundenen Fasern ohne bevorzugte Verlaufsrichtung besteht. Die
verschiedenen Forscher weichen bezüglich der Dickenmaße der vorderen

Grenzschichte beträchtlich voneinander ab. Sie machen folgende Angaben: HENLE (1855) 0,0045—0,01 mm, v. EBNER (1899) 0,004—0,009 mm, STÖHR-v. MÖLLENDORFF (1922) bis 0,01 mm, SCHWALBE (1887) 0,019—0,02 mm, SALZMANN (1912) 0,01—0,016 mm, P. EISLER (1930) 0,009—0,019 mm. H. VIRCHOW (1905) ist der Ansicht, daß die vordere Grenzschichte in allen ihren Teilen ziemlich gleich dick ist, SCHWALBE (1887) meint, sie nähme gegen den Rand allmählich an Dicke ab, während die Verdünnung nach v. EBNER (l. c.) rasch vor sich geht. P. EISLER (1930) hat an in MÜLLERscher oder ZENKERscher Flüssigkeit gehärteten Objekten die Dickenabnahme nach der Peripherie zu mit 0,0025—0,004 mm gemessen. Das Verhalten der peripheren Endigung der vorderen Grenzschichte ist ein verschiedenes. In manchen Fällen beginnt sich die DESCEMETsche Membran schon in ziemlicher Entfernung vom Übergang der Hornhaut in das Bindehautepithel zu verdünnen, so daß der Rand stark zugeschärft ist. In anderen Fällen reicht die Grenzschichte bis unter das Bindehautepithel und endet, sich rasch verdünnend, mit kurzer, leicht zugeschärfter Kante. Wieder in anderen Fällen findet eine Verdünnung und Zuschärfung überhaupt nicht statt, so daß der Rand abgerundet erscheint. Die Angaben über die Ausdehnung der vorderen Grenzschichte sind sehr verschieden. Nach SCHWALBE (1887) endet sie 1,0 bis 1,5 mm vom Hornhautrande unter dem vorderen Ende des Randschlingennetzes. v. EBNER (1899) schreibt, daß sie im Hornhautrande endigt und sich nicht bis unter die Bindehaut verfolgen läßt. Nach H. VIRCHOW (1910) endet sie etwa 6 Epithelzellenbreiten vom Übergang des Hornhaut- in das Bindehautepithel und ist hier von sehr dichtem Bindegewebe umgeben. MERKEL (1901) beschreibt einen Übergang in feine, subepitheliale Lamellen der Bindehaut. SCHAFFER (1933) erwähnt einen Übergang in das lockere Bindegewebe der Bindehaut. P. EISLER (1930) schließt sich dieser Ansicht an. Seiner Meinung nach endet die homogene Grenzschichte dicht unter dem Epithel und nur gelegentlich schiebt sich eine zarte Schichte gefäßlosen konjunktivalen Bindegewebes eine kurze Strecke über ihren Rand. Das konjunktivale Bindegewebe verläuft nicht in einer dem Hornhautrande entsprechenden Kreislinie, sondern ragt streckenweise gegen die Bindehaut vor, so daß mehr oder weniger ausgesprochene Zacken entstehen. Entsprechend diesen vorstehenden Zacken spaltet sich der Rand der vorderen Grenzschichte flächenhaft in zwei oder drei Lagen des konjunktivalen Bindegewebes auf. In diesem Verhalten besteht eine Ähnlichkeit mit dem Übergange des Hornhautgewebes in das der Bindehaut, indem von den oberflächlichen Bündeln der Hornhautgrundsubstanz sich dünne Bindegewebsbündel abspalten, die sich in der Bindehaut seitwärts zwischen den Gefäßen des Randsaumes verlieren. Sie besitzen, ebenso wie die Hornhautlamellen, sehr lange, schlanke Kerne und unterscheiden sich nicht wesentlich vom Hornhautgewebe, gehören jedoch bereits der Bindehaut an. Es sind die Bündel, die zusammen mit der vorderen Grenzschichte die Conjunctiva corneae darstellen.

Wie bereits erwähnt, werden in den oberflächlichsten Schichten der Hornhaut die Bänder dünner und schmäler, verlaufen dabei schräg gegen die Hornhautoberfläche und strahlen in die vordere Grenzschichte ein. Dieses Einstrahlen von Fibrillen findet an der ganzen Hinterfläche der Grenzschichte statt. Die aus größerer Tiefe bogenförmig gegen die Oberfläche aufsteigenden Fasern (Fibrae arcuatae) dringen gleichfalls in die Grenzschichte ein und nehmen an ihrem Aufbau teil. HENLE (1888) war der Ansicht, daß es sich dabei um Fasern handelt, die weder zum gewöhnlichen Bindegewebe, noch zu den elastischen Elementen gehören und nicht quellbar sind. HIS (1854) und H. VIRCHOW (1910) halten sie für gewöhnliche Hornhautfibrillenbündel, die in der Seitenansicht sehr dünn erscheinen.

H. VIRCHOW (1910) beschreibt an der Vorderfläche der vorderen Grenzschichte kleinste Fortsätze, die sich mit MALLORYschem Hämatoxylin sehr deutlich hervorheben lassen. Sie sind im Gegensatz zu ähnlichen Gebilden der Bindehaut am Limbus der Hornhaut ganz kurz, dicht und regelmäßig gestellt. SALZMANN (1912) hat sie an keinem seiner Präparate gesehen. P. EISLER (1930) schließt sich VIRCHOWs Meinung an. KOLMER hat sie mit der größten Deutlichkeit an der Hornhaut älterer Individuen gesehen, besonders gegen den Rand der Hornhaut zu. Die aus der Hornhautgrundsubstanz ins Epithel eintretenden Nerven durchbohren die Grenzschichte in senkrechter Richtung und liegen in feinsten Kanälchen, die sich nur an ihren äußerst feinen Konturen erkennen lassen, aber nicht durch Färbungsunterschiede hervortreten. Sie sind sehr schwer zu sehen. MERKEL (1901) und P. EISLER (1930) erwähnen in den Randteilen der vorderen Grenzschichte an ihrer Unterseite flache Gruben, welche fast die ganze Dicke der Membran einnehmen und durch Gewebe der Grundsubstanz ausgefüllt werden. Zu beiden Seiten der Gruben ist die Grenzschichte von der gleichen Dicke.

Die hintere Grenzschichte (Lamina basalis posterior, Membrana Descemeti s. Demoursii, Lamina elastica posterior TODD-BOWMAN, innere Basalmembran, glasartige Lamelle der Hornhaut) unterscheidet sich scharf von der Hornhautgrundsubstanz, deren hintere Schichten infolge geringerer Dicke der Bindegewebsbänder dichter erscheinen. H. VIRCHOW (1910) hat beobachtet, daß diese Schichten bei interstitieller Wassereinspritzung weniger quellbar sind als die mittleren Teile der Hornhautgrundsubstanz und führt dies auf ausgiebigere Vereinigung der Bänder untereinander zurück. Die hintere Grenzschichte haftet der Grundsubstanz fest an, jedoch nicht so fest wie die vordere Grenzschichte. Sie läßt sich präparatorisch von der Hornhautgrundsubstanz trennen, was sogar bei operativen Eingriffen beobachtet werden kann. Ihre hintere Oberfläche wird vom Hornhautendothel bedeckt, die ihren Schutz gegen den Inhalt der vorderen Kammer bildet. Beim Neugeborenen beträgt die Dicke der hinteren Grenzschichte 0,002—0,003 mm und nimmt während des Lebens ständig zu. Beim Erwachsenen beträgt ihre Dicke nach H. MÜLLER (1856) 0,006—0,008 mm, nach FRITZ (1906) 0,008—0,01 mm, der sie am Rande 0,01 bis 0,012 mm dick fand. v. EBNER (1899) gibt 0,013—0,02 mm an. SALZMANN (1912) fand die Dicke in der Mitte 0,005—0,007 mm, am Rande 0,008—0,011 mm. Im Alter wird sie noch dicker und erreicht nach H. MÜLLER 0,015—0,02 mm. Dabei wird sie gleichzeitig steifer und spröder. Die hintere Grenzschichte ist vollständig durchsichtig, homogen und unterscheidet sich von den Hornhautlamellen durch stärkeren Glanz. Sie verhält sich in mechanischer Beziehung anders als die übrigen Bestandteile der Hornhaut. Bei Verletzungen rollt sie sich nach vorne, also nach ihrer Konvexität zu ein. Abgelöste Stücke rollen sich zylindrisch oder konisch ein. Elastisch im eigentlichen Sinne des Wortes ist sie nicht, da sie bei Verletzungen nur wenig klafft, zum Teil in Abhängigkeit vom Verhalten der Hornhautgrundsubstanz; sie ist auch nicht wie andere elastische Gebilde dehnbar. Mit dem Alter wird sie steifer und spröder, brüchiger, härter, weniger biegsam und zum Rollen geneigt. Die Bruchflächen der hinteren Grenzschichte können senkrecht zu ihrer Fläche, aber auch schräg verlaufen, sind mitunter stufenförmig, was für eine gewisse Schichtung sprechen kann, auch muschelig, wie dies RANVIER gefunden hat. Beim Bruch der Membran läßt sich ein Knacken hören, das sich nach Fixation mit Chromsäure und chromsauren Salzen, mit Osmiumsäure verstärkt.

Durch ihre chemischen Eigenschaften unterscheidet sich die hintere Grenzschichte wesentlich von der Hornhautgrundsubstanz. Sie bleibt im Wasser klar, quillt nicht, verändert sich nicht durch kochendes Wasser. Nach MÖRNER

(1893) steht die hintere Grenzschichte der Linsenkapsel chemisch sehr nahe. Die Proteinsubstanz, aus der diese beiden Membranen bestehen, bezeichnet er als tierisches Membranin. Dasjenige der hinteren Grenzschichte ist in Säuren, Alkalien, Verdauungslösungen und kochendem Wasser schwerer löslich als die Linsenkapsel, besitzt auch einen höheren Stickstoffgehalt. Das tierische Membranin nimmt zwischen den Mucinarten und dem Elastin eine Mittelstellung ein, wobei die hintere Grenzschichte dem Elastin näher steht, die Linsenkapsel dagegen den Mucinen.

Die hintere Grenzschichte verhält sich Farbstoffen gegenüber ganz anders als die Hornhautgrundsubstanz. Mit Eosin und Säurefuchsin färbt sie sich nur zart, hält Pikrocarmin bei Entfärbung mit Ameisensäure fest. Bei Färbung mit Orcein und nach WEIGERT unterscheidet sie sich aber deutlich von den elastischen Fasern, indem sie sich bei richtiger Behandlung nur zart färbt, gegenüber der dunklen Färbung echter elastischer Elemente.

Während die meisten Autoren ihr eine Struktur nicht zuerkennen, haben RAEHLMANN (1877), ÉLOUI (1881), später TAMAMSCHEF (1869), eine lamelläre Struktur sehen wollen. LANGHANS (1861) wollte beim *Pferd* sogar 24 Lamellen unterscheiden können. PESCHEL (1905) hat auf Grund von Untersuchungen mit dem Ultramikroskop eine solche Struktur behauptet, und WEINSTEIN (1903) konstatierte eine faserige Struktur besonders nach Heilung von Verletzungen. HANS VIRCHOW (1905) konnte niemals eine lamelläre Struktur sehen, erwähnt aber einen auf der Außenseite der Schnitte hervortretenden dunkler gefärbten Streifen. Es gelang auch KOLMER nicht mit Sicherheit eine parallele Streifung in ihr nachzuweisen.

In biologischer Beziehung unterscheidet sich die hintere Grenzschichte von der vorderen und der Hornhautgrundsubstanz. Sie ist Toxinen gegenüber weit widerstandsfähiger als die anderen Hornhautgewebe; sie widersteht oft tagelang bloßgelegt den Einflüssen der Bakterientoxine und dem intraokulären Drucke. Während die zerstörte vordere Grenzschichte sich nicht wiederherstellt, und auch die zerstörte Hornhautgrundsubstanz nur durch Narbengewebe ersetzt wird, regeneriert sich die hintere Grenzschichte. An Stellen, wo Lücken in ihr entstanden waren, wird von den Endothelzellen neue homogene Substanz abgeschieden. Auch diese Tatsache kann mit Recht als Beweis dafür dienen, daß die hintere Grenzschichte ein Abscheidungsprodukt des Endothels darstellt. Die stetige Dickenzunahme während des Lebens ist eine Folge dieser Tätigkeit der Endothelzellen. In Zusammenhang mit dieser Entstehungsweise der hinteren Grenzschichte steht wohl auch die mehrmals beschriebene Zusammensetzung aus einzelnen Lamellen. Zarte Streifung wurde von KÖLLIKER (1899) und H. MÜLLER (1856) gesehen. Durch langes Kochen in Wasser, Maceration in 10% Kochsalzlösung, durch Selbstmaceration oder Kochen in Essigsäure gelingt es an tierischen und menschlichen Hornhäuten isolierte strukturlose Blättchen zu erhalten, die den Ausdruck schichtenweiser Ablagerung bilden, die sich vielleicht in Schüben vollzieht. Solche Blättchen besitzen dieselbe Eigenschaft wie die ganze hintere Grenzschichte, sich nach vorne einzurollen. P. EISLER (1930) zieht auch die Möglichkeit in Betracht, daß es sich um rhythmische Fällungen durch Fixierungsflüssigkeiten handeln kann.

In der Peripherie weist die hintere Grenzschichte, etwa nach dem 20. Lebensjahre, bis zu dem sie auch hier glatt ist, halbkugelige oder halbellipsoide Verdickungen auf, die in konzentrischen Reihen angeordnet sind (HENLEsche oder HASSALsche Warzen). ALT (1896) hat sie auch ausnahmsweise bei Kindern gesehen. Sie bilden sich zuerst in der unmittelbaren Nachbarschaft des Randes der hinteren Grenzschichte aus, später auch zentralwärts vom Rande. Beim Erwachsenen finden sich 2—6 Reihen. Die Größe und Zahl der warzenartigen

Verdickungen nimmt mit dem Alter zu, so daß die peripheren größer und höher zu sein pflegen als die weiter von der Peripherie liegenden. Sind die Gebilde nicht kreisrund, sondern elliptisch, so steht die längere Achse äquatorial. Ihr Durchmesser an der Basis beträgt etwa 0,01 mm, ihre Dicke übertrifft die des Hornhautendothels gewöhnlich nicht, mißt also etwa 0,005 mm, doch kommen ausnahmsweise bei alten Leuten Dicken bis zu 0,02 mm vor. Die die Warzen bedeckenden Endothelzellen dehnen sich und werden sehr dünn. Dabei liegen die Zellkerne in den Vertiefungen zwischen den Warzen und sehen kleiner aus als die nicht gedehnter Zellen. Die zwischen den HENLESCHEN Drusen gelegenen Zellkerne sind näher aneinandergerückt als bei den Endothelien der anderen Regionen und erscheinen kleiner. KÖNIGSTEIN (1879) hat im Endothelbelag der hinteren Grenzschichte peripher Löcher beschrieben, die ASAYAMA (1902) als die Stellen ansieht, an denen die Drusen der Grenzschichte liegen, die also unbedeckt von Endothelzellen in die Vorderkammer hineinragen würden. Bei Untersuchungen an Schnitten sind vom Endothel entblößte Stellen noch nicht beschrieben worden.

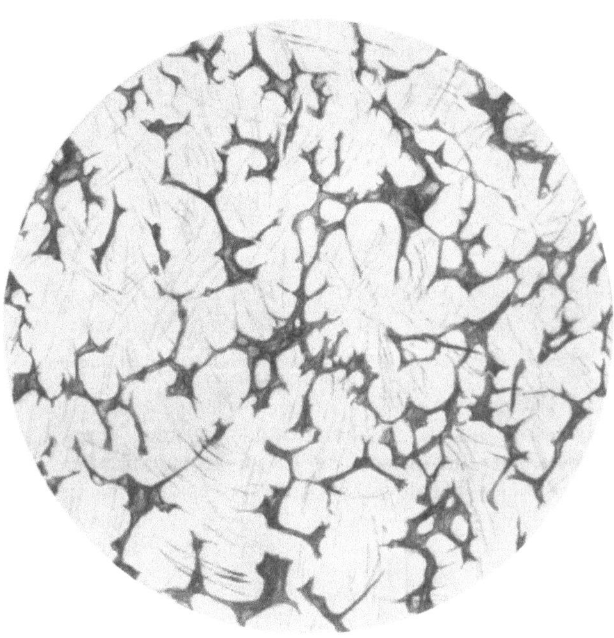

Abb. 12. Fixe Zellen der menschlichen Hornhaut. Vergoldung. (Nach RANVIER.)

ASAYAMA selbst ist nicht ganz von der Richtigkeit seiner Ansichten überzeugt, da nach allgemein angenommenen Ansichten die Hornhautgrundsubstanz bei Fehlen des Endothelbelages durch Einwirkung des Kammerwassers quellen müßte.

Die periphere Endigung der hinteren Grenzschichte ist von der der vorderen vollständig verschieden. An der Hornhaut-Lederhautgrenze spaltet sich die hintere Grenzschichte in dünne Lamellen auf, welche zum größten Teil in das Gerüstwerk der inneren Wand des Sinus venosus sclerae übergehen. Dabei schiebt sich ein Keil kernreichen, der Lederhaut angehörigen Gewebes zwischen sie und die Hornhautgrundsubstanz. Die Lamellen scheinen sich in schmale Bänder zu spalten. Von diesen sollen einige in die äquatoriale Richtung umbiegen und den vorderen Grenzring der Lederhaut oder der hinteren Grenzschichte bilden, die den Sinus venosus sclerae vorne begrenzt. Die einschlägigen Verhältnisse werden bei der Besprechung der Gebilde der Kammerbucht geschildert werden.

In der Grundsubstanz der Hornhaut kommen zweierlei Zellen vor; die eigentlichen

Zellen der Grundsubstanz oder die fixen Hornhautzellen und Wanderzellen. Die fixen Hornhautzellen sind sehr flache Zellen, die zwischen den Bindegewebsbändern der Hornhautgrundsubstanz liegen, zumeist parallel zur Hornhautoberfläche; mitunter liegen sie auch in anderen Ebenen, besonders wenn sie an der Oberfläche von Bändern mit runden Rändern liegen. Der Zelleib ist sehr dünn, sieht wie ein zartes Häutchen aus, so daß er auf dem Durchschnitt oder in Seitenansichten kaum wahrnehmbar ist. In der Nähe des Kernes wird er etwas dicker. Die färberische Darstellung des Cytoplasmas gelingt nur mit besonderen Verfahren: dem HELDschen Molybdänsäure-Hämatoxylinverfahren, Vergoldung (Abb. 12) oder Versilberung (Abb. 13). Das auf solche Weise dargestellte Cytoplasma ist normalerweise gleichmäßig oder netzförmig, feinkörnig. Der Zellkern ist beim Neugeborenen flachelliptisch, nimmt mit der Zeit sehr unregelmäßige

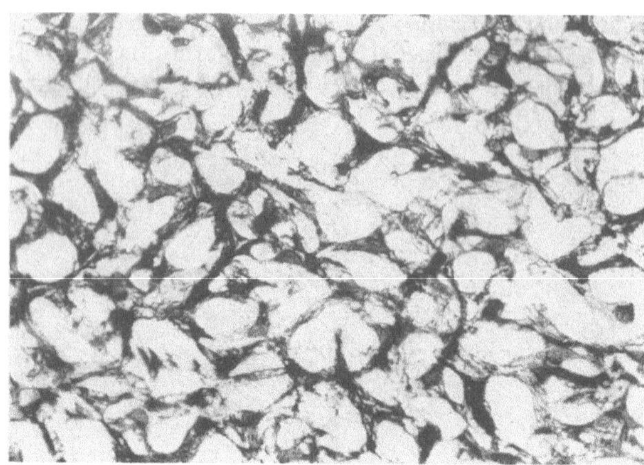

Abb. 13. Fixe Zellen der Hornhautgrundsubstanz des *Menschen*. Uransilber (KOLMER).

Gestalten an. In Seitenansicht zwischen den Lamellen der Grundsubstanz erscheinen die Kerne der fixen Hornhautzellen sehr schmal, spindelförmig. Ihre Dicke beträgt 0,002 mm oder auch weniger; sie färben sich besser als das Cytoplasma und erscheinen auf Durchschnitten auch bei gewöhnlichen Färbungen sehr deutlich. Sie

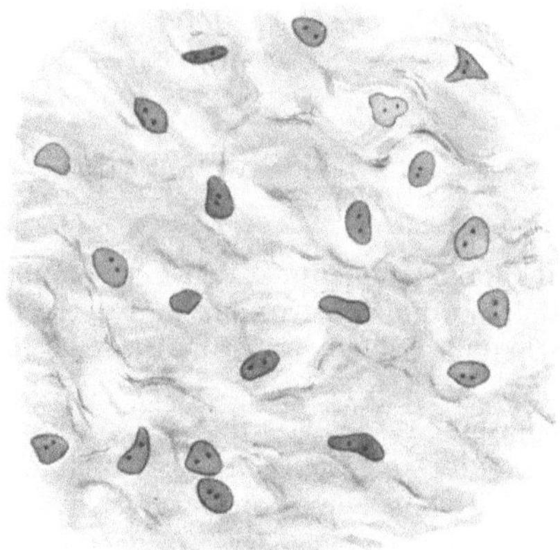
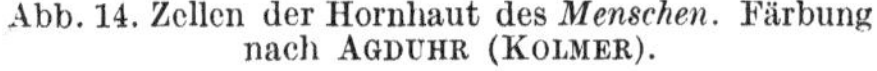
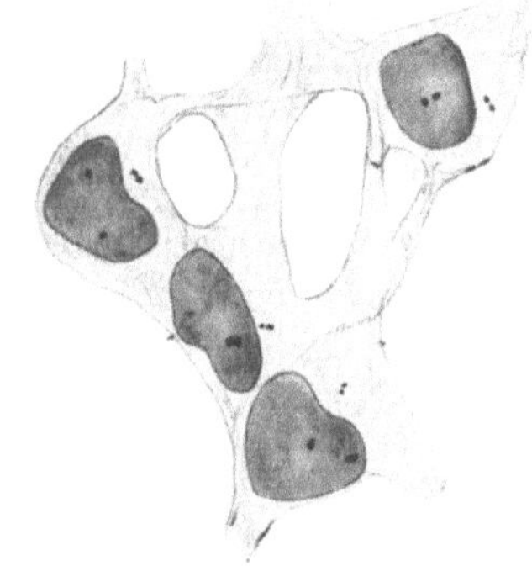

Abb. 14. Zellen der Hornhaut des *Menschen*. Färbung nach AGDUHR (KOLMER).

Abb. 15. Fixe Zellen der Hornhautgrundsubstanz. *Macacus rhesus*. Vergr. 800fach (KOLMER).

sind größer als die Kerne der Lederhautzellen. Wenn sie von rundlicher Gestalt sind, beträgt ihr Durchmesser 0,012 mm, sie können aber bei Streckung bis zu 0,027 mm erreichen. Sie besitzen ein sehr zartes Chromatingerüst, das in der Gegend der 2—3 sehr kleinen Nukleolen weniger hervortritt (Abb. 14, 15). Diese sind gewöhnlich ungleich groß und etwas unregelmäßig geformt. Neben dem Kern fand BALLOWITZ (1900) zwei durch eine Zwischensubstanz miteinander verbundene Zentralkörper, die ein Mikrozentrum bilden. Dieses Diplosom der Hornhautzellen, aus zwei ganz kurzen Stäbchen bestehend, wird häufig besonders bei den verschiedenen Modifikationen die BIELSCHOWSKYschen

Silberimprägnationstechnik in allen Zellen äußerst elektiv dargestellt. Eine zu diesem Diplosom radiär gerichtete Anordnung des Cytoplasmas läßt sich nicht erkennen. Die Zentralkörperchen liegen bei Flächenansicht mit wenigen Ausnahmen außerhalb des Kernbereiches, nur selten oberhalb oder unterhalb desselben. Weist der Kern eine Einbuchtung auf, so liegen die Zentralkörperchen durchaus nicht immer in dieser, sie scheinen vielmehr keine besondere Beziehung zu der Einbuchtung zu besitzen. BALLOWITZ (1900) beschreibt auch Zellen mit zwei Kernen, die jedoch nur selten vorkommen. In den fixen Hornhautzellen lassen sich mit den Methoden der Netzapparatdarstellung, besonders mit der Uransilbermethode von CAJAL diese Gebilde sehr klar zur Anschauung bringen; ihre Form sieht man am besten auf Flachschnitten der Hornhautlamellen und erkennt dann, daß der Netzapparat in charakteristischer Weise ein zartes, vielfach anastomosierendes Gebilde aus zarten Bälkchen darstellt, das dem Kern, den es halbmondförmig umfaßt, einseitig anliegt und sich in das plattenförmige Cytoplasma der Zelle ziemlich weit hinein erstreckt. Es sei bemerkt, daß diese Methodik meist auch von dem Cytoplasma der Zellen mit seinen Verzweigungen gute Bilder liefert.

An senkrechten Durchschnitten der Hornhaut kann man, wenn die Fasern etwas auseinandertreten, auch den Zelleib als zarten Faden erkennen, der sich an die Enden des Kernes anschließt. Zum Studium der fixen Hornhautzellen eignen sich am besten Flachschnitte, besonders bei entsprechender Färbung. Die Zellen erscheinen von sehr verschiedener, unregelmäßiger Gestalt, und besitzen mehrere, oft zahlreiche Fortsätze, die breit oder schmal, sehr vielgestaltig und durch rechtwinklig dazwischen gespannte Brücken miteinander verbunden sind. Die Fortsätze benachbarter Zellen derselben Lage, aber auch verschiedener Lagen, stehen miteinander in unmittelbarem Zusammenhang, so daß ein wirklicher Zellverband vorhanden ist. Manchmal stoßen auch Zellen breit miteinander zusammen. Der beschriebene Zellverband durchzieht die ganze Hornhaut. Die Bilder dieser Zellen erhält man auch isoliert in besonders schöner Weise mit Hilfe verschiedener Goldreduktionsmethoden, z. B. der Uransilbermethode von CAJAL (s. Abb. 13).

Die Gestalt der Zellen und ihrer Fortsätze hängt in hohem Grade von dem Verlaufe und der Gestalt der Hornhautbänder ab, da sich die Zellen den Konturen der Zwischenräume zwischen den Bändern anpassen. Diese Anpassung findet ihren Ausdruck darin, daß die Zellen und ihre Fortsätze vom Drucke der Fibrillen herrührende parallele flache Rillen aufweisen, die durch niedrige Leisten voneinander getrennt sind. Dieses Verhalten beweist, daß die Zellen und ihre Fortsätze die Räume zwischen den Bindegewebsbändern vollständig ausfüllen, so daß für ein Saftkanalsystem kein Raum übrigbleibt. Mitosen finden sich in den fixen Hornhautzellen nur in frühester Kindheit. Es läßt sich daraus der Schluß ziehen, daß beim Wachstum der Hornhaut eine Vermehrung der Hornhautzellen nicht stattfindet, daß sich wahrscheinlich die Zwischenräume zwischen ihnen vergrößern und die Fortsätze verlängern.

Die fixen Hornhautzellen anderer *Säugetiere* verhalten sich prinzipiell ähnlich denen des *Menschen,* weichen aber in manchen Einzelheiten ihres Baues von ihnen ab. H. VIRCHOW (1905) bildet Hornhautzellen von *Macacus erythraeus* ab, die von unregelmäßiger Gestalt sind und mittels schmaler oder breiter Fortsätze miteinander zusammenhängen (s. auch Abb. 15). Die Zahl der Zellfortsätze ist geringer als beim *Menschen,* weist auch weniger reiche Verzweigungen auf. Sog. Nebenplatten, d. h. Fortsätze, die senkrecht zur Ebene der Hornhautoberfläche verlaufen und die Zellen der verschiedenen Schichten miteinander verbinden, also einen senkrecht zur Hauptmasse des Zellverbandes liegenden Verbindungsteil desselben vorstellen, sind deutlich nachweisbar. Beim *Kaninchen* findet sich ein Typus von Hornhautzellen, der häufig bei verschiedensten *Tieren* anzutreffen ist. Die Zellen entsenden Fortsätze, die senkrecht zueinander stehen und wieder Nebenfortsätze unter rechten Winkeln entsenden. Die Zellen selber sind annähernd vier- oder rechteckig. Infolge dieser Gestalt der Zellen und ihrer Fortsätze erscheinen auf Flächenpräparaten die Zellen und ihre Fortsätze ein Netz mit rechteckigen oder quadratischen Maschen zu bilden. Dieser Typus findet sich in veränderter Form auch bei der *Eidechse*; hier sind die Zellen kleiner,

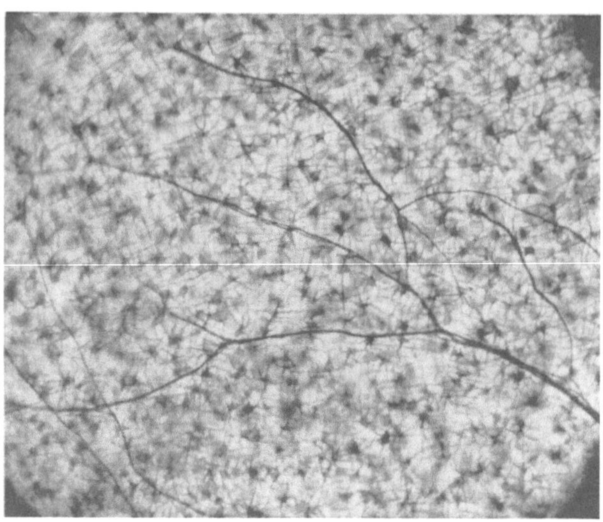

die Verzweigung der Fortsätze unter rechten Winkeln ist nicht streng eingehalten, da spitze und stumpfe Winkel häufig vorkommen. Ähnlich verhalten sich die Zellen bei der *Taube* (Abb. 16). Beim *Frosch,* der besonders häufig studiert worden ist, sind die Zellen kleiner, ihre Fortsätze dünn, zahlreich. Sie verbinden sich vielfach untereinander; an den Verbindungsstellen finden sich Verdickungen, die eine Abrundung der Winkel bedingen. Beim *Frosch* finden sich als Nebenplatten auch Zelleiber, die auf Flachschnitten als dünne spindelförmige Zellen erscheinen, wie man sie aus senkrechten Querschnitten gewohnt ist. Ähnliche Verhältnisse bestehen auch beim *Goldfisch* (Abb. 17).

Abb. 16. Fixe Zellen der Hornhautgrundsubstanz der *Taube.* Verlauf der Hornhautnerven. Vergoldung (KOLMER).

Auch in vollständig gesunder Hornhaut finden sich stets Wanderzellen. Im Gegensatz zu den fixen Hornhautzellen, die nur zwischen den Bindegewebsbändern liegen, kommen die Wanderzellen nicht nur zwischen, sondern auch in den Bändern zwischen den Fibrillen vor. Bei ihrer Fortbewegung halten sie

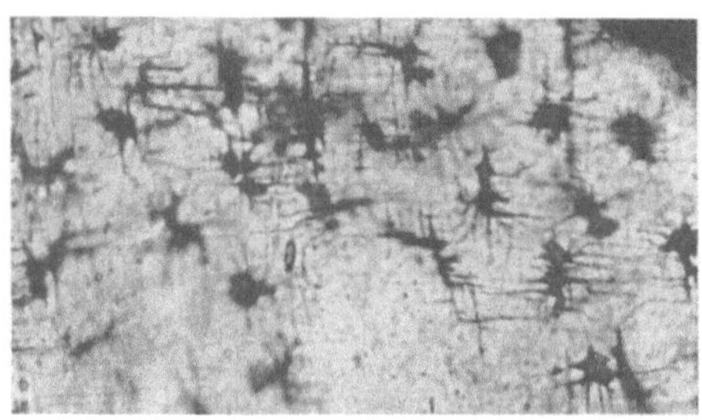

sich also nicht nur an die vorgebildeten Zwischenräume zwischen den gröberen Bauelementen der Hornhaut, sondern sind befähigt die feineren, fester miteinander zusammenhängenden Gewebselemente auseinanderzudrängen. Sie lassen sich nur schwer von den fixen Hornhautzellen unterscheiden, indem ihr Cytoplasma entweder klar oder nur schwach granuliert und der Kern stark färbbar ist. Seine Gestalt ist höchst verschieden: gelappt, unregelmäßig

Abb. 17. Fixe Zellen der Hornhautgrundsubstanz des *Goldfisches.* Vergoldung (KOLMER).

oder sogar fragmentiert. Sie richtet sich nach dem zur Verfügung stehenden Raum. Die Kerne der Wanderzellen erscheinen zwischen den Bändern abgeplattet, ähnlich den fixen Zellen, innerhalb der Bänder zwischen den Fibrillen langgestreckt und spindelig. Die Wanderzellen dringen vom Rande der Hornhaut, wohl meist aus der Bindehaut, bzw. aus ihren Gefäßen in die Hornhaut ein. Sie bewegen sich unter normalen Verhältnissen in verschiedenen Richtungen, sind aber in den Randteilen der Hornhaut und in ihren vorderen Schichten zahlreicher als in der Mitte und den hinteren Schichten. Daß sie auch aus der Hornhaut wieder austreten können, ist durch den Abtransport von Tusche-, Gold- und Platinteilchen aus der Hornhaut in die Bindehaut und weiter in die Gefäße erwiesen. Ob sie auch gelegentlich in der Hornhaut zugrunde gehen, ist nicht sichergestellt. Erwähnt wurde bereits, daß sie aus der Hornhautgrundsubstanz durch die vordere Grenzschichte zwischen die Epithelzellen gelangen können. Daß die Wanderzellen während ihrer Fortbewegung in der Hornhaut auch knapp an den Hornhautzellen vorüberziehen, ist begreiflich. Die Bilder solcher aufeinanderliegender Zellen sind auch wiederholt abgebildet worden. Dabei ist es nicht leicht, das Cytoplasma der einen von dem der anderen Zelle zu unterscheiden. Das Cytoplasma der Wanderzelle ist körniger und der Kern stärker gefärbt. Während ihrer Wanderung in der Hornhaut wechselt die Gestalt der Zellen sehr bedeutend, und es sind Formveränderungen beobachtet worden. Eine bestimmte Richtung der Fortbewegung der Wanderzellen ergibt sich beim Vorhandensein bestimmter, meist bakterieller Reize. Die Erörterung der damit verbundenen Erscheinungen gehört in das Gebiet der Pathologie. Nach intravenöser oder subcutaner Injektion von Trypanblau oder Lithioncarmin und Einschneiden der Hornhaut von der Hinterfläche aus, um dadurch dem Kammerwasser Zutritt zum Hornhautgewebe zu verschaffen, fand GASTEIGER (1934) in der gequollenen Hornhaut Zellen, welche die Farbstoffe gespeichert hatten. Da entzündliche Veränderungen fehlten, kommt GASTEIGER zum Schluß, daß die nachgewiesenen Zellen zu den normalen Bestandteilen der Hornhaut zu rechnen sind, daß somit in der Hornhaut normalerweise Zellen, die dem reticulo-endothelialen System angehören, vorhanden sein können. Sie finden sich nicht in allen Fällen, so daß man annehmen muß, daß individuelle Unterschiede bestehen. Wenn andere Forscher sie in der Hornhaut nicht nachweisen konnten, so lag es an der Untersuchungstechnik. Bei dem trägen Stoffwechsel der Hornhaut und den besonderen anatomischen Verhältnissen, besonders dem Fehlen von Gefäßen, konnte der Farbstoff die betreffenden Zellen nicht erreichen. Erst die unmittelbare Berührung des Hornhautgewebes mit dem Kammerwasser hat Bedingungen geschaffen, welche es den Zellen erlaubten die Farbstoffe zu speichern. ACCARDI und FONTANA (1931) hatten bei drei Versuchstieren nicht durchdringende Verletzungen der Hornhaut von außen gesetzt und in der Umgebung der Hornhautwunden farbstoffspeichernde Zellen gefunden. Sie sind aber geneigt die Anwesenheit dieser Zellen mit entzündlichen Vorgängen in Verbindung zu bringen.

F. Das Endothel der Hornhauthinterfläche.

Die hintere Oberfläche der Hornhaut ist von einem einschichtigen flachen Endothel bedeckt, das sich auf die Gebilde der Kammerbucht fortsetzt. Die Untersuchung mit der Spaltlampe und dem Hornhautmikroskop ermöglicht es, das Hornhautendothel am Lebenden deutlich zu sehen. Bei Verwendung von Nitralicht erscheint es braungelb, im Bogenlicht hellgelb. Man kann deutlich die einzelnen Zellen erkennen. Wie VOGT (1930) festgestellt hat, erhält man bei Untersuchung der frischen ausgeschnittenen Hornhaut des *Menschen* oder eines *Tieres* mit dem erwähnten Untersuchungsverfahren dasselbe Bild wie am Lebenden (Abb. 18). Es stimmt mit den von verschiedenen Forschern, besonders von BALLOWITZ (1900) bei anatomischen Untersuchungen erhaltenen überein. Die warzenförmigen Verdickungen der hinteren Grenzschichte der Hornhaut erscheinen als schwarze Aussparungen des Endothels, woran sich die Abweichung dieser Stellen vom normalen Bau erkennen läßt. Die starke Verdünnung der Endothelzellen über den Warzen oder ihr Fehlen kann aber nur teilweise das Bild erklären. Erst wenn man berücksichtigt, daß es sich bei der Untersuchung um die Betrachtung des Bildes des hinteren Hornhautspiegels handelt, begreift man, daß die Änderung der Oberflächengestalt allein imstande ist die betreffenden Stellen als reflexlos, daher schwarz, erscheinen zu lassen.

Das Endothel der Hornhaut gehört zu den labilsten Elementen des *Tier*-körpers, indem unmittelbar nach Aufhören der Zirkulation, zumeist schon bevor ein Reagens durch die Cornea eindringt, eingehende Strukturveränderungen im Cytoplasma dieser Zellen eintreten, weshalb man sie unverändert nur dann zu Gesicht bekommt, wenn man osmiumhaltige Flüssig-keiten in die überlebende vordere Kammer einspritzt.

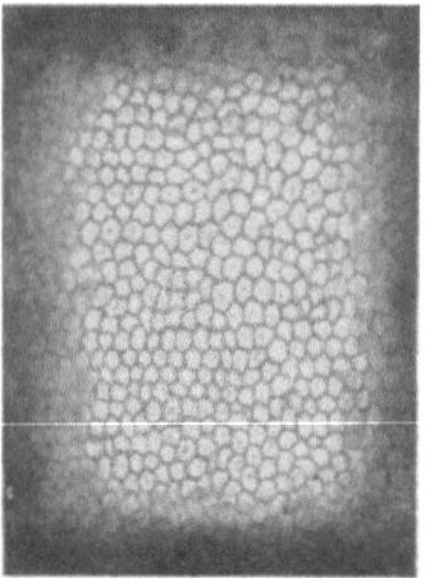

Abb. 18. Der hintere Horn-hautspiegel im Spaltlam-penbilde bei starker Ver-größerung. Scharfe Kon-turen der Einzelzellen des Hornhautendothels.   In einigen Zellen ein dunkles Pünktchen.   Unebenheit der Zellrückfläche durch den Kern hervorgerufen. (Nach A. VOGT.)

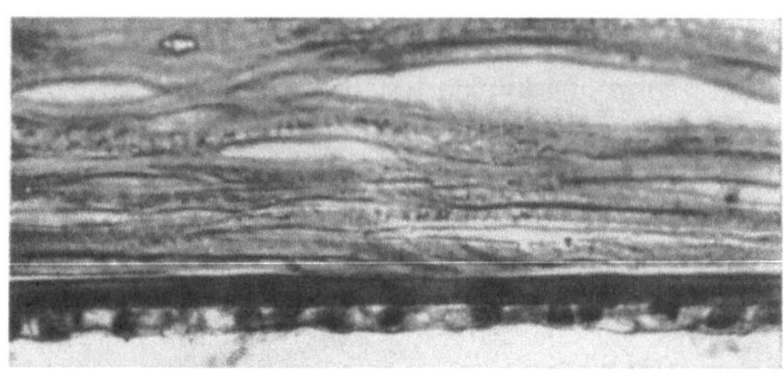

Abb. 19. Hintere Grenzschichte der Hornhaut des *Menschen* mit Endothel (KOLMER).

Dann gelingt es nicht zurückgezogene Protoplasten zu sehen und ungeschrumpfte Kerne.

Die Höhe der Zellen beträgt beim Erwachsenen 0,0045 – 0,0067 mm; in der frühen Kindheit sind sie höher (Abb. 19). Am höchsten sind sie im embryonalen Leben [FRITZ (1906)]. Die Zahlen, die dieser Untersucher für verschiedene Altersstufen des *Pferdes* angibt, lauten: Fetus von $1^3/_4$—3 Monaten 0,002 mm, 4 Monaten 0,0022 mm, 5 Monaten 0,003 mm, 5,5 Monaten 0,004 mm, 7 Monaten 0,005 mm, $10^1/_2$ Monaten 0,006 mm, 12 Monaten 0,009 mm. *Fohlen* $^3/_4$ Jahre alt 0,001 mm, er-wachsenes *Tier* 0,0009 mm. Die Abplattung der Zellen im Laufe des Wachstums hängt damit zu-sammen, daß sie sich nur anfangs vermehren, während später ihre Zahl unverändert bleibt. Zelltei-lungsfiguren lassen sich nur in früher Kindheit feststellen. BAL-LOWITZ (1900) hat sie bei *Katzen* nur in den ersten Lebensmonaten, niemals später gesehen. Die Zel-len haben von der Fläche betrach-tet einen sechseckigen Umriß.

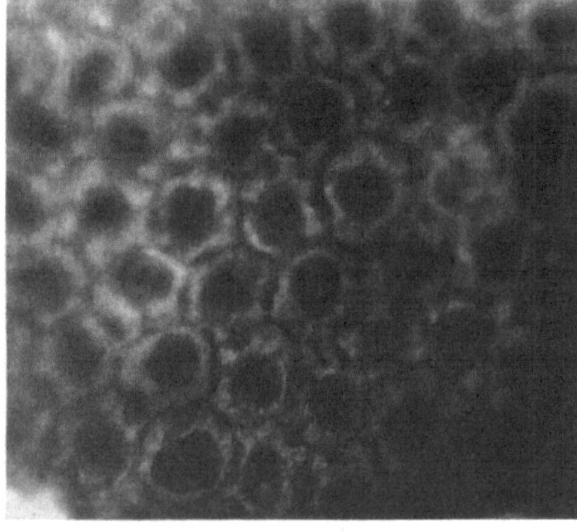

Abb. 20. Hornhautendothel des *Pferdes* (KOLMER).

Die Sechsecke sind keineswegs besonders regelmäßig, und es finden sich ziemlich zahlreiche Abweichungen von dieser Gestalt. Fünf-, sogar viereckige Zellen finden sich neben sieben- und achteckigen, wenn diese auch nur selten vorkommen (Abb. 20). Die Zellgrenzen lassen sich, außer im Spiegelbezirk mit der Spaltlampe, am frischen Präparat nicht erkennen, treten auch bei den meisten Färbungen nicht deutlich hervor. Am besten lassen sie sich mit Silbernitrat darstellen, treten auch mitunter bei Eisenhämatoxylinfärbung hervor. Die von verschiedenen Forschern beschrie-benen Lücken zwischen den Zellen, wobei diese miteinander an der Stelle des Zusammentreffens dreier Zellen fest zusammenhängen, dazwischen jedoch auseinander treten, sind wohl als Schrumpferscheinungen bei bestimmten Konservierungsverfahren anzusehen. Dies ist um so wahrscheinlicher, als solche Lücken am Lebenden im Spaltlampenbilde nicht vorhanden sind. Der Durchmesser der Zellen beträgt beim Erwachsenen 0,018—0,022 mm, beim Kinde weniger. Die Zellen sind reich an Cytoplasma. Beim Erwachsenen liegt der Kern in der Mitte der Zelle, so daß er auch auf Durchschnitten die Zellwand nicht erreicht, während in früheren Entwicklungsstadien der Kern die Zelle in der Mitte etwas vorwölbt. Infolgedessen erscheinen die Zellen auf dem senkrechten Durchschnitt rechtwinklig mit einem in der Mitte liegenden verhältnismäßig kleinen Kerne von länglicher Gestalt. Von der Fläche gesehen sind die Kerne rund oder leicht elliptisch, ihr Durchmesser beträgt etwa 0,007 mm. Dies gilt für den *Menschen*. Das Cytoplasma ist meist sehr fein granuliert, enthält mitunter Vakuolen. Die Kerne sind gleichmäßig verteilt, was auf eine annähernd gleiche Größe der Zellen hinweist. In der Hornhautperipherie, in der Gegend der Warzen der hinteren Grenzschichte ändert sich dieses Bild. Die Zellkerne sammeln sich hier zwischen den Warzen, so daß sie gedrängt nahe aneinander stehen. Über den Warzen selbst finden sich niemals Kerne; sie sind nur von einer dünnen, kaum erkennbaren Cytoplasmaschichte überzogen. FRITZ (1906) ist nach seinen Untersuchungen der Ansicht, daß der hinteren Grenzschichte, entsprechend dem Sitz der Warzen, der Überzug fehlt, da beim Abziehen des Endothels den Warzen entsprechende Lücken vorhanden waren. Es ist jedoch sehr unwahrscheinlich, daß dieser Befund die wirklichen Verhältnisse wiedergibt. Das Endothel verliert peripher die deutlichen Zellgrenzen und geht in einen Zellverband über, der das Gerüstwerk der Kammerbucht überzieht. Dabei wölben sich die Kerne, entgegen dem Verhalten auf der hinteren Hornhautfläche, oft stark vor.

Das Endothel der Hornhaut hat Bedeutung nach zweierlei Richtungen. Von ihm stammt aller Wahrscheinlichkeit nach die hintere Grenzschichte der Hornhaut ab. Bei ihrer Verletzung bildet sich vom Endothel aus eine frische Schichte homogenen Gewebes, das die Lücken der Grenzschichte überzieht. Das unversehrte Endothel stellt den Schutz der Hornhaut gegenüber dem Kammerwasser dar und bildet dadurch eine der Bedingungen zur Erhaltung der Durchsichtigkeit der Hornhaut. Wird das Endothel beschädigt, so kann Kammerwasser in die Hornhaut eindringen, bringt sie zur Quellung und verursacht eine Trübung der hinteren Schichten. Solche Trübungen sieht man z. B. klinisch, wenn bei Operationen (Zyklodialyse) das Endothel mit der hinteren Grenzschichte verletzt wird. Diese Trübung verschwindet, was darauf hindeutet, daß der Endotheldefekt verschlossen wird. Dies geschieht dadurch, daß eine kontinuierliche Cytoplasmaschichte den Defekt überzieht, während Kerne sich nur allmählich in diesem Gebiete zeigen. RANVIER (1898) hat dabei angegeben, daß das Endothel an solchen Stellen mehrschichtig werden kann.

Bei *Tieren* ist das Bild, welches das Hornhautendothel darbietet, vielfach wesentlich von dem verschieden, was beim *Menschen* besteht. BALLOWITZ (1900) hat die Verhältnisse besonders bei der *Katze* studiert. Die Kerne der Endothelzellen erfahren im Laufe des Lebens bemerkenswerte Gestaltsveränderungen. Die zuerst runden, dann ovalen Kerne erfahren an der einen Seite eine Eindellung, werden dadurch gestreckt, biegen sich allmählich nach einer Seite, so daß sie halbmondförmig werden. Diese Gestaltsveränderung wird durch den von BALLOWITZ (l. c.) besonders genau beschriebenen Faserkorb des Cytoplasmas, wohl den Netzapparat der Zelle, herbeigeführt, der, die Mitte der Zelle einnehmend, den Kern verdrängt und anscheinend auch stellenweise auflöst und ihn zwingt an der Berührungsstelle mit dem Netzapparat zurückzuweichen. Da der Netzapparat im späteren Alter mitunter über den Kern hinweg sich verlagert und auf der konvexen Seite liegend neuerlich den Kern verdrängt, führt er hierdurch zu einer weiteren Verdrängung der Gestalt des Kernes, der S-förmig gekrümmt werden kann. Im Kerne finden sich bei der Katze zwei, seltener drei oder sogar vier Zentralkörper, die sehr klein sind, aber sich deutlich vom Kerne abheben.

Ähnliche Veränderungen hat BALLOWITZ auch beim *Schafe* beobachtet. Während aber bei der *Katze* die Kerne mit ihren Konvexitäten verschieden und regellos gerichtet sind, finden sich beim *Schafe* vielfach die Kerne reihenweise in derselben Richtung orientiert. Bei *Vögeln,* z. B. der *Taube,* haben NUEL und CORNIL (1890), ferner SMIRNOW (1890) die Zusammensetzung des Endothelbelages aus zwei Schichten beschrieben: einer inneren, homogenen, den Kern enthaltenden und einer oberflächlichen Schichte, die der hinteren Grenzschichte der Hornhaut zugekehrt ist und eine besondere Faserung aufweist. Es handelt sich dabei um helle und dunkle Streifen, die gegen die Mitte der Zellen zu konvergieren, gegen die Peripherie zu sich ausbreiten und Bündel bilden. Jede Zelle hat so viele Bündel als sie Ränder besitzt. Die Streifen treten über die Zellgrenzen in die benachbarte Zelle über.

G. Die Nerven der Hornhaut.

Am Lebenden sind die Hornhautnerven bei Untersuchung mit der Spaltlampe, besonders unter Verwendung von Bogenlicht, und dem Hornhautmikroskop deutlich sichtbar. Sie sind in jeder normalen Hornhaut wahrnehmbar, weisen in der Peripherie Markscheiden auf, sind im regredienten, d. h. von den tieferen Teilen des Auges zurückgeworfenen Lichte nicht sichtbar, erscheinen im auffallenden Licht weiß mit einem Stich ins Gelbliche und besitzen bei günstigem Lichte leichten Seidenglanz. VOGT (1930) hat darauf hingewiesen, daß man durch passende Belichtung der Lederhaut an ihrer vorderen Grenze die benachbarten Hornhautnerven zum Aufleuchten bringen kann. Er faßt diese Erscheinung wohl mit Recht als Leuchtstabwirkung auf, die darauf hinweist, daß die Nerven einen besonderen Brechungsindex, vielleicht eine geringere optische Homogenität besitzen als die umgebende Hornhautsubstanz. Die in die Hornhaut eintretenden Nervenstämmchen besitzen vielfach zu Beginn ihres Verlaufes in der Hornhaut Markscheiden, die 0,25—0,50 mm weit reichen, sich allmählich verjüngen. Längere Einscheidungen sind selten und reichen ausnahmsweise bis über 1 mm in die Hornhaut hinein. Sie können bei dichotomischer Teilung der Nerven auch die durch Teilung entstandenen Äste umkleiden. Mitunter finden sich versprengte Markscheiden, indem nach einer gewissen Strecke marklosen Verlaufes des Nerven für einen kurzen Abschnitt die Markscheide wieder auftritt. Diese Erscheinung ist der isolierten Nervenscheide in der Netzhaut analog.

Mittels entsprechender Untersuchungstechnik lassen sich die Nerven bezüglich der Tiefe ihrer Lagerung bestimmen. Übereinstimmend mit dem Ergebnis anatomischer Untersuchungen finden sich die meisten Nerven in den mittleren und vorderen Schichten der Hornhaut liegend. Vielfach verlaufen sie lange in derselben Schichte, haben aber sonst das Bestreben gegen die Oberfläche aufzusteigen. VOGT (l. c.) hat mehrfach lange Nervenstämmchen knapp vor der hinteren Grenzschichte gesehen. In ihrem Verlaufe teilen sich die Nervenstämmchen dichotomisch, selten trichotomisch und splittern sich gegen die Hornhautmitte immer mehr auf. Die dabei entstehenden Winkel sind selten ganz spitz, überschreiten 60° nur ausnahmsweise. An den Teilungsstellen finden sich manchmal schwimmhautähnliche Bildungen, deren Natur noch nicht sichergestellt ist. Die Nerven ziehen vom Rande der Hornhaut gegen deren Mitte, halten dabei aber nicht streng die radiäre Richtung ein. Sie verlaufen meist geradlinig, doch kommen leichte bogenförmige Krümmungen vor. An manchen Stellen finden sich knotenförmige Verdickungen.

Die Deutlichkeit, mit der die Nerven in der Hornhaut sichtbar sind, ist individuell verschieden. In der Kindheit ist sie geringer als nach Abschluß der Entwicklung. Im Alter nimmt sie wieder wegen Abnahme der Durchsichtigkeit der Hornhaut ab. Bei manchen Individuen treten die Nervenfasern mit größerer Deutlichkeit auf als dem Durchschnitt entspricht. Daß in pathologischen Verhältnissen die Sichtbarkeit zu- bzw. abnehmen kann, ist begreiflich, wenn auch die Ursache des deutlicheren Hervortretens sich nicht immer feststellen läßt. Auch auf andere Weise lassen sich beim Lebenden die Hornhautnerven sichtbar machen. KNÜSEL und VONWILLER (1921, 1923) haben durch vitale Färbung des Auges mit Neutralrot, Brillantkresylblau und Methylenblau die oberflächlichen Nerven der

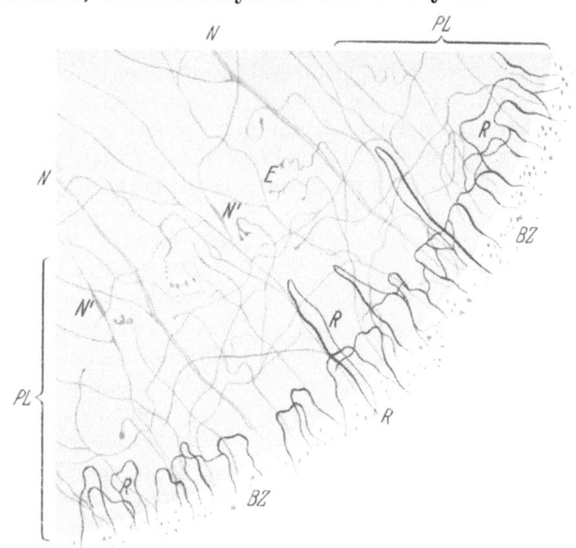

Hornhaut im Zusammenhang mit denen der Bindehaut darstellen können (Abb. 21). Dabei färben sich die oberflächlich verlaufenden Nerven besonders mit Methylenblau sehr deutlich, während die tiefliegenden sich schwerer und oft unvollständig färben. Die eigentlichen Hornhautnerven, d. h. die aus der Lederhaut eintretenden und in den vorderen, die oberflächlichsten ausgenommen, und mittleren Schichten der Hornhaut verlaufenden Nerven ziehen gestreckt in die Hornhaut hinein. Ihr peripherstes Stück ist nicht gefärbt und erscheint dünn, peripherwärts zugespitzt, wohl deshalb, weil hier die Markscheiden den Farb-

Abb. 21. Plexus paramarginalis superficialis (Attias) des linken Auges bei einem 15jährigen Mädchen. *PL* Plexus, *N* Corneale Nervenstämme gegen den Limbus hin zugespitzt, mit Faserzeichnung. *N'* Nervenspindeln. Epitheliale Endknöpfchen. Links unten ist ein sehr großes epitheliales Endorgan. *R* Randschlingen. *BZ* Bindegewebszellen im Limbus. (Nach KNÜSEL.)

stoff von den Achsenzylindern abhalten [DOGIEL (1890, 1891)]. Die Fasern dieser Nerven durchflechten sich und laufen nicht parallel. Bei dichotomischer Verzweigung bilden die Äste einen Spitzbogen, so daß die Konkavitäten der Äste einander zugekehrt sind. In der äußersten Peripherie kann man mitunter ein feines Gefäß sehen, das den Nerven begleitet; solche Gefäße reichen nur bis in die Gegend des Randes der durchsichtigen Hornhaut. Von den Nervenstämmchen erster Ordnung kann man Zweige abgehen sehen, die sich rasch der Hornhautoberfläche nähern und sich im Hornhautepithel aufsplittern (Abb. 22). Die in den oberflächlichsten Schichten liegenden Nerven bieten einen großen For-

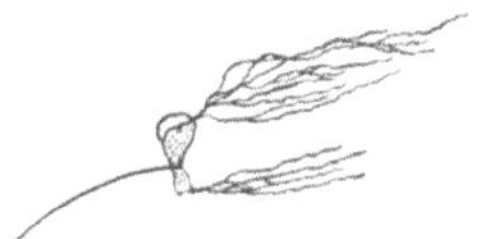

Abb. 22. Pinselförmige Aufsplitterung eines Epithelnerven. Obj. a 3. Oc. f 15 mm. (Nach KNÜSEL.)

menreichtum. Besonders dicht ist das Gewirr von Fasern in den Randteilen der Hornhaut, wo sie den Plexus paramarginalis superficialis bilden. Die sich kreuzenden, geschlängelten, im ganzen doch parallel zum Hornhautrande angeordneten Nerven liegen alle im oberflächlichen Parenchym. Die aus der Bindehaut eindringenden Nerven lassen sich über den Hornhautrand verfolgen. Manche Nerven sind besonders in den Endverzweigungen segmentiert. Zahlreich sind die Endknöpfchen, die alle ganz oberflächlich, folglich im Epithel liegen. Der dem Knöpfchen unmittelbar benachbarte Nervenanteil gehört somit nicht mehr dem Parenchym, sondern dem Epithel an. Die Durchtrittsstellen durch die vordere Grenzschichte sind nicht erkennbar, da sich diese in keiner Weise von der Grundsubstanz abhebt. Möglicherweise haben manche geschlängelte im Epithel liegende Nerven einen langen intraepithelialen Verlauf.

Alle den Plexus paramarginalis superficialis bildenden Nerven stammen aus
der Bindehaut und Episklera. Die anatomisch beschriebenen, von den tiefen
Nerven abstammenden Äste lassen sich am Lebenden nicht erkennen. Außer
den beschriebenen finden sich in den oberflächlichen Hornhautschichten noch
kurze, auffallend geschlängelt verlaufende Nerven, die sich dichotomisch verzweigen, unregelmäßig kalibriert sind und niemals Anastomosen mit anderen
Nerven eingehen, auch niemals Endkolben tragen. Es sind dies wahrscheinlich
Nerven, die von den cornealen Nervenstämmen vor der ersten Verzweigung
abgehen, sich der Oberfläche nähern und in der Grundsubstanz enden. Außerdem beschreibt KNÜSEL (1923) noch große, ganz oberflächliche Nerven der

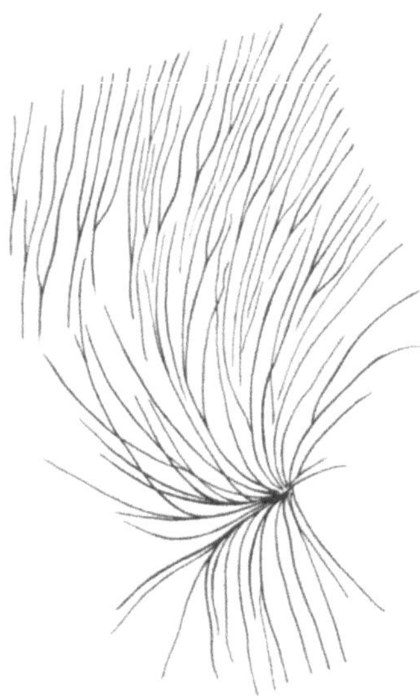

Abb. 23. Basale Ausbreitung der Epithelnerven der Hornhaut. Die Mitte des
Nervenvortex entspricht einem Nervenporus der BOWMANschen Membran. Obj.
a 3, Oc. 5. (Nach KNÜSEL.)

Bindehaut, die sich in dieser wenig verzweigen,
in die Hornhaut übertreten und sich in ihr
aufsplittern ohne mit dem Plexus paramarginalis superficialis in nachweisbare Verbindung
zu treten. Bei genauer Untersuchung der oberen
Palisadenzone des Hornhautrandes kann man
mitunter einen das Gefüge der Palisaden stö-
renden Nerven sehen, der mit der Bindehaut
verschieblich, also ganz oberflächlich gelegen ist.
Dieser große Bindehautnerv verbindet sich mit
einem Hornhautnerven, der sich weit in die
Hornhaut hinein, manchmal bis gegen ihre
Mitte verfolgen läßt.

Es gelingt mitunter ein suprabasales Nervengeflecht der Hornhaut darzustellen. Die Nervenfasern werden in der Nähe des Hornhautrandes
sichtbar und lassen sich bis gegen die Mitte
der Hornhaut verfolgen. Ihr Kaliber ist überall gleich und ihr Verlauf ein radiärer. Anastomosen lassen sich nicht auffinden, wohl aber
Überlagerungen. Manche Fasern liegen etwas
tiefer, wahrscheinlich unmittelbar unter der
vorderen Grenzschichte. Eine besonders interessante Art der basalen Nervenausbreitung
wurde von KNÜSEL aufgezeichnet (Abb. 23). Die Fasern stellen einen Wirbel
dar, indem sie von einem Punkt, wohl einem Nervenporus der vorderen Grenzschichte ausgehen, sich unter spitzen Winkeln dichotomisch teilen und leicht
gekrümmt hauptsächlich nach oben und unten verlaufen. In einem anderen
Falle ließ sich ein feinstes Geflecht von Nervenfasern in der Nähe des Hornhautrandes im Epithel erkennen, das ziemlich regelmäßige Maschen bildete.
Es lag entweder im oder unmittelbar unter dem Epithel, jedenfalls höher als
die dichotomisch sich teilenden Nerven der Grundsubstanz.

Es ergibt sich, daß die vitale Methylenblaufärbung ein sehr wertvolles Verfahren zum Studium besonders der oberflächlichen Hornhautnerven darstellt und
geeignet ist die Kenntnisse über die Hornhautnerven, die mittels anatomischer
Untersuchungen erworben wurden, wesentlich zu ergänzen. Die Nerven und
ihre Endigungen in der Cornea lassen sich relativ leicht mittels vitalen Methylen-
blaufärbungen nach EHRLICH an herausgeschnittenen Sektoren der Hornhaut
zur Darstellung bringen, während die älteren Untersucher verschiedene Modifikationen der Darstellung durch Goldchlorid bevorzugten. Doch scheinen
glückliche Darstellungen mit Hilfe der BIELSCHOWSKYschen Technik mit gewissen
Abänderungen, die BOEKE (1925) geschildert hat, in bezug auf Vollständigkeit der

Darstellung mit gleichzeitiger guter Erhaltung der epithelialen Elemente die früheren Resultate weitaus zu übertreffen.

Die anatomischen Untersuchungen ergeben, daß an der Nervenversorgung der Hornhaut dreierlei Arten von Nerven teilnehmen: sklerale, aus der Lederhaut in die Hornhaut eindringende Nerven, episklerale, die im lockeren der Lederhaut aufliegenden Gewebe verlaufen, und die subkonjunktivalen, die der Bindehaut angehören und von ihr aus in die Hornhaut eindringen. Diese drei verschiedenen Nervengruppen werden bei der Darstellung der Lederhaut und der Bindehaut in ihren Eigenheiten beschrieben. Die Breite der ungeteilten Nervenstämmchen mißt an der Hornhautgrenze 0,03 mm, der aus nachbarlichen Verbindungen gebildeten bis über 0,07 mm; letztere enthalten 40 und mehr Nervenfasern.

Die Zahl der in die Hornhaut eintretenden Nervenstämmchen ist sehr verschieden angegeben worden, was mit Rücksicht auf die Schwierigkeit der Darstellung nicht wundernehmen kann. Nach den Angaben von ATTIAS (1912) beträgt die Zahl der großen und kleinen Nerven, die in die Hornhaut eindringen, 65—70. Die Bestimmung der Zahl ist nicht nur infolge leicht eintretender unvollständiger Färbung, sondern auch deshalb schwierig, weil es nicht leicht ist, die Hornhaut-Lederhautgrenze genau zu erkennen, und ein Irrtum um nur 0,5 mm infolge der raschen Aufsplitterung der Nerven zu großen Zahlenunterschieden führen muß. Von diesen Nervenstämmchen liegen etwa 30

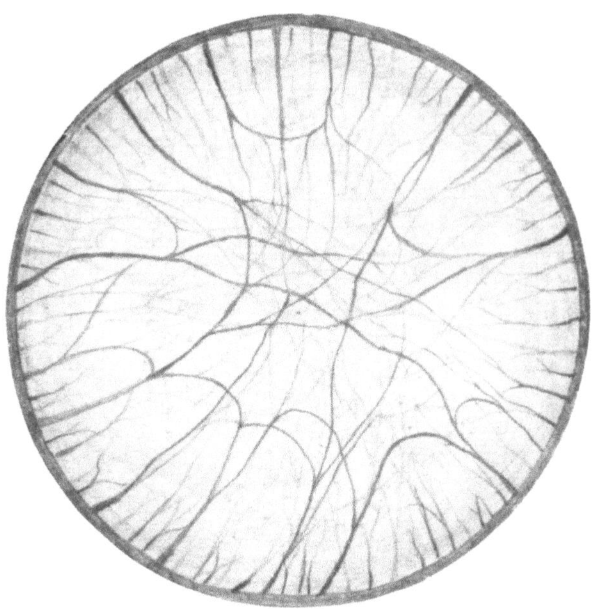

Abb. 24 Nerven der Hornhaut des rechten Auges. (Nach SCHORNSTEIN.)

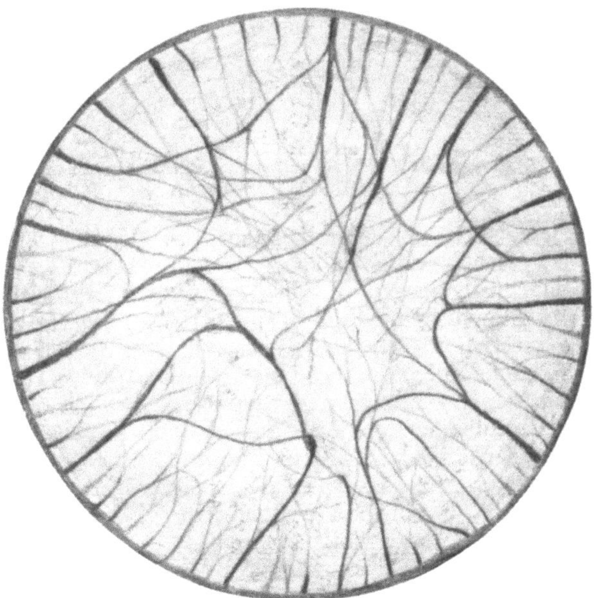

Abb. 25. Nerven der Hornhaut des linken Auges. (Nach SCHORNSTEIN.)

tiefer in der Grundsubstanz der Hornhaut, die anderen oberflächlich. Die angegebene Zahl ist im Vergleich zu der bei vitaler Färbung feststellbaren gering, da diese an oberflächlichen Nerven allein etwa 120 ergibt. SCHORNSTEIN (1934) hat in einem Falle, in dem sämtliche Hornhautnerven markhaltig und daher am Lebenden leicht zu sehen waren, am rechten Auge 85, am linken 70 eintretende Nervenstämme gezählt. Dabei fiel die geringste Zahl von etwa 20—25 auf die größten Stämme, während das zahlenmäßige Verhältnis der ins vordere Parenchymdrittel eintretenden kleineren Stämmchen zu denen ins hintere Drittel eintretenden etwa 3 : 2 betrug. Aus den hier wiedergegebenen Abb. 24 und 25 ist die Art der Verzweigung deutlich ersichtlich. Es sei nur darauf hingewiesen, daß die vordersten Hornhautschichten zahlreiche Nerven aus dem Geflechte erhalten, das in der Umgebung der Hornhaut in dem lockeren episkleralen Bindegewebe und in dem der Bindehaut gelegen ist und die Hornhaut ringförmig umgibt. Ungefähr 14 größere und mehrere kleine Äste der Lederhautnerven, welche die Blutgefäße begleitend durch die Lederhautlöcher nahe dem Hornhautrande oder weiter hinten, meist nasal und temporal an die Oberfläche gelangen, sowie auf der Lederhautfläche von hinten kommende Nerven bilden 4—5 übereinanderliegende und miteinander verbundene Netze mit großen, vieleckigen Maschen, deren Seiten gegen den Hornhautrand und die Oberfläche aus gestrecktem in welligen Verlauf übergehen. Die aus diesen Geflechten stammenden Nerven versorgen zum Teil die Bindehaut, zum Teil treten sie als zarte Stämmchen in die Hornhaut, dicht unter der vorderen Grenzschichte. Die meisten Nervenstämme dringen aus der Lederhaut im mittleren Drittel der Hornhautdicke, besonders in dessen vorderen Lagen in die Hornhaut ein. Diese Nervenstämmchen sind meistens ziemlich dick (Abb. 26). Je näher der Hornhautoberfläche, desto dünner und zahlreicher werden die Nerven. Die hinteren Hornhautschichten besitzen fast keine Nerven. Daß ausnahmsweise sogar größere Nerven hier vorhanden sein können, wurde am Lebenden festgestellt. Durch das Aufsteigen der Nerven gegen die Hornhautoberfläche, an dem alle Nerven teilnehmen, werden die tieferen Teile der Hornhaut gegen die Mitte zu immer ärmer an Nerven.

Die in die Hornhaut eindringenden Nerven teilen sich meist bald dichotomisch, selten auch trichotomisch und verlaufen leicht gekrümmt gegen die Hornhautmitte zu, wobei die Konkavitäten der Bogen einander zugekehrt sind. Manchmal verlaufen sie am Hornhautrande parallel zu ihm, biegen aber später gegen die Hornhautmitte um. Dabei können sie Anastomosen mit anderen Nerven eingehen. Es kommt nicht vor, daß in die Hornhaut eingetretene

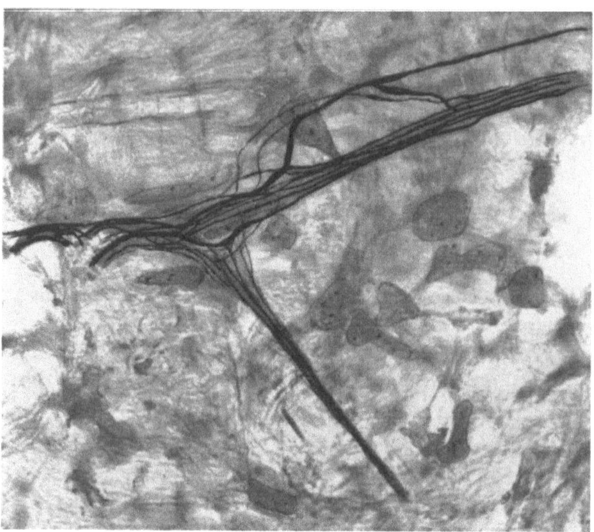

Abb. 26. Nerven in der Hornhautgrundsubstanz. Färbung nach AGDUHR. Vergr. 320 (KOLMER).

Nervenstämme diese wieder verlassen. Höchstens einzelne abgezweigte Fasern verlaufen gegen die Lederhaut oder vereinigen sich mit Fasern, die von einem anderen Nerven abstammen, und dringen dann rückläufig in die Lederhaut ein. Einzelne von den Stämmchen abgehende Fasern verlaufen entweder gegen die Hornhautmitte oder schlagen diese Richtung nach Eingehen einer Verbindung mit anderen Fasern ein. Andere steigen steil gegen die Oberfläche der Hornhaut auf, um dann an der Bildung von Nervengeflechten teilzunehmen. Andere vereinzelte Nervenästchen zweigen bald nach dem Eintritt des Hauptstammes in die Hornhaut ab, verlaufen stark geschlängelt oberflächlich, ohne an der Bildung des Plexus paramarginalis superficialis teilzunehmen, da sie nicht so weit gegen die Oberfläche vordringen. Sie teilen sich in einem Verlaufe von weniger als 1 mm mehrmals dichotomisch, wobei die Äste dasselbe Kaliber behalten, und endigen, ohne Anastomosen einzugehen, spitz in der Grundsubstanz der Hornhaut. In ihrem Verlaufe weisen sie 2—8 spindelförmige Anschwellungen auf.

Die erste wirkliche Teilung der Nervenstämmchen findet ungefähr in 0,5 bis 1,0 mm vom Hornhautrande statt. Dabei sind wohl manchmal die beiden Äste gleich dick, meist aber ist der eine deutlich dicker als der andere. Der dünnere dieser Äste erster Ordnung weicht vom Verlaufe des dickeren Astes ab und kehrt ihm die Konkavität seines bogenförmigen Verlaufes zu. Fast in jeder Hornhaut kann man eine trichotomische Teilung von Hornhautnerven finden, mitunter auch mehrere. Der mittlere Ast zieht dann gerade gegen die Hornhautmitte, die seitlichen bilden mit dem mittleren Winkel von 70—90°, biegen aber später gegen die Hornhautmitte um. Manchmal steigt ein Ast gegen die Oberfläche auf und nimmt an der Bildung des oberflächlichen paramarginalen Plexus teil. Es kommt vor, daß drei bald hintereinander abzweigende Ästchen sich wieder zu einem Nerven vereinigen. Die Äste erster Ordnung überkreuzen sich nur selten bei ihrem gegen die Hornhautmitte gerichteten Verlauf. Kurz nach der ersten Teilung geben die Stämmchen feine, gegen die Oberfläche aufsteigende Ästchen ab, die geschlängelt verlaufen, wenig Neigung zur Teilung besitzen und in derselben Entfernung vom Hornhautrande oder weiter davon entfernt durch die vordere Grenzschichte durchtreten wie die Äste dritter und vierter Ordnung. In dieser Weise nehmen die tiefen Hornhautnerven an der Versorgung der Hornhautperipherie teil. Andererseits können oberflächlicher in der Lederhaut gelegene Nerven nach ihrem Eintritt in die Hornhaut Äste abgeben, die zentralwärts ziehen und an der Innervation der Oberfläche des Hornhautzentrums sich beteiligen. Anastomosen der Nerven erster Ordnung sind beim Menschen selten. Mit der Entfernung vom Hornhautrande finden weitere Teilungen der Nerven in Äste dritter und vierter Ordnung statt. Dabei nähern sich die Äste der Hornhautoberfläche; sie haben keine besondere Neigung zu Anastomosenbildung. Manchmal verbinden sie sich wohl schleifenförmig miteinander oder auch mittels rechtwinklig verlaufender Verbindungen, aber zu einer Plexusbildung in der Hornhautgrundsubstanz kommt es beim Menschen nicht. Von den feinsten Verzweigungen der Hornhautnerven dringt ein Teil, die vordere Grenzschichte durchbohrend, in das Epithel ein, ein anderer bildet unterhalb der Grenzschichte durch Anastomosenbildung einen Plexus, den Terminalplexus, das End- oder Schlußnetz. Die von diesem Geflechte abgehenden Endnerven durchbohren zum Teil die vordere Grenzschichte und gelangen ins Epithel, zum Teil endigen sie spitz in der Hornhautsubstanz. Die Nervenfasern durchsetzen die vordere Grenzschichte schräg, mitunter aber auch senkrecht zu deren Oberfläche. Der senkrechte Durchtritt erfolgt meistens dann, wenn ein Nervenast sich knapp vorher in zwei oder drei feinere Fädchen geteilt hat. In derselben Weise verhalten sich die in der Peripherie aus tief verlaufenden Stämmchen abgezweigten Äste. Die Nervenäste, die parallel zur Oberfläche unter der vorderen Grenzschichte verlaufen, durchdringen sie meistens schräg; es kommt aber auch vor, daß sie rechtwinklig abbiegen und die Grenzschichte senkrecht durchsetzen.

Die Randteile der Hornhaut werden von den aus der Bindehaut und dem episkleralen Gewebe stammenden Nerven, ferner von Ästen tiefer Hornhautnerven, die steil gegen die Oberfläche ziehen, und alle zusammen ein Netzwerk, den Plexus paramarginalis (sive marginalis) superficialis bilden, versorgt. Das Maschenwerk dieses Geflechtes ist ziemlich gleichmäßig und dicht. Es reicht bis ungefähr 1,5 mm vom Hornhautrande. Manche oberflächliche Nervenfasern ziehen weiter gegen die Mitte der Hornhaut, bilden Schleifen und kehren zum Plexus paramarginalis superficialis zurück (Abb. 27). In den mittleren Teilen der Hornhaut besteht kein Nervengeflecht, es finden sich wohl Überkreuzungen von Nerven, aber kein Geflecht wie in den Randteilen der Hornhaut. Wenn auch die Randteile sehr zahlreiche aus der Bindehaut und dem episkleralen Gewebe stammende Nerven erhalten, so beteiligen sich an ihrer Versorgung auch Äste der aus der Lederhaut in die Hornhaut eintretenden Stämmchen, so daß Äste aller Arten von Hornhautnerven an der Versorgung jedes Teiles der Hornhaut teilnehmen. Ebenso beteiligen sich nicht nur die Endausbreitungen der tiefen Lederhautnerven an der Versorgung der Hornhautmitte, sondern es ziehen auch Äste der oberflächlichen aus Bindehaut und Episklera eintretenden Nerven bis zu der Hornhautmitte. Diese Tatsache hat eine nicht zu unterschätzende Bedeutung für

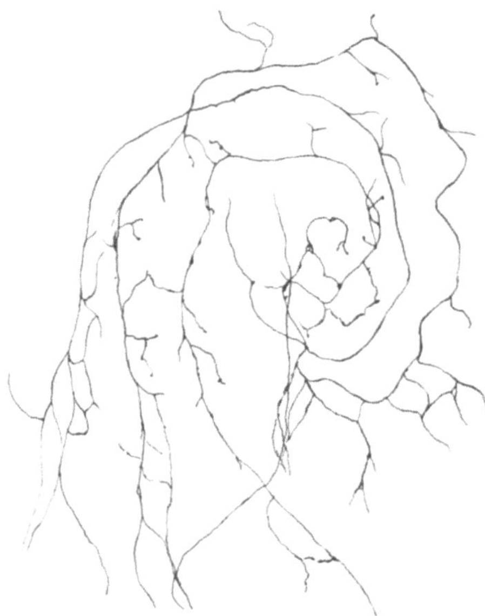

Abb. 27. Nervenendigungen in der Mitte der menschlichen Hornhaut. Vitale Methylenblaufärbung (KOLMER).

die Gewährleistung der sensiblen Versorgung der Hornhaut. Nach der Beobachtung am Lebenden, der lauter markhaltige Nervenfasern in der Hornhaut aufwies, hat SCHORNSTEIN (1934) mittels der Spaltlampe festgestellt, daß die kleinsten der peripher liegenden kleineren Stämmchen des vorderen Hornhautdrittels am ehesten ihre Eintrittsebene verließen, um weiter vorne gelegenen Partien der Hornhaut zuzustreben. Die größeren von diesen kleinen basalen Hornhautstämmchen des vorderen Drittels tun dies weiter vom Hornhautrande gegen die Mitte zu. Es wird somit eine breite Hornhautzone, die am Rande beginnt, von den kleinen Stämmchen des vorderen Drittels versorgt. Die größten Stämme des mittleren Hornhautdrittels und deren Verästelungen innervieren weiter einwärts den größten Teil der Hornhautmitte. Somit ziehen die größeren in der Tiefe auftauchenden Stämme mit ihren Verästelungen in bogenförmigem Streben hintereinander alle nach der vorderen Hornhautfläche zu, nicht nach der hinteren. Es wird somit die ganze vordere Hornhautfläche von den kleinen Stämmchen des vorderen und von den großen des mittleren Parenchymdrittels versorgt. Die kleinen Stämmchen des hinteren Hornhautdrittels und ihre Verästelungen rücken aus ihrer Eintrittsebene nicht nach vorne, sondern streben alle der hinteren Hornhautfläche zu. Da nun die großen Stämme alle der vorderen Hornhautfläche zustreben, wird nur eine schmale Randzone in der Nähe der hinteren Hornhautfläche mit Nerven versorgt, während die größere mittlere Zone keine nervöse Versorgung besitzt. Daraus ergibt sich die in Abb. 28 dargestellte Anordnung.

Die Nerven in der Hornhaut sind am Rande meist gemischt aus markhaltigen und marklosen Fasern. Übereinstimmend mit den Ergebnissen der Spaltlampenuntersuchung bei vitaler Färbung der Nerven ergibt auch die anatomische Untersuchung, daß die Nerven ihre Markscheiden in einer Entfernung von 1,5 mm vom Hornhautrande behalten. Enthält ein Nervenstämmchen eine größere Anzahl von markhaltigen Fasern, so verlieren sie ihre Markscheiden nicht in derselben Höhe. Beim Eintritt in die Hornhaut sind die markhaltigen Fasern etwa 0,002 mm dick, verjüngen sich jedoch in ihrem Verlauf bis auf 0,0015 mm. Die Länge der Markscheidensegmente schwankt bedeutend, so daß sowohl solche von 0,05 mm Länge, wie solche von 0,2 mm Länge vorkommen. Sogar an derselben Faser fand ATTIAS (1912) Segmente von 0,04 mm und 0,12 mm Länge. Gegen die Mitte der Hornhaut nehmen die Segmente im allgemeinen an Länge ab. Manche Fasern, die beim Eintritt in die Hornhaut marklos waren, weisen in einiger Entfernung vom Hornhautrande wieder Scheiden auf. Bei Abgabe von einzelnen marklosen Fasern, können diese entweder einfach unter Schlingenbildung aus dem Verbande der Nerven austreten, oder es tritt aus einer markhaltigen Faser eine marklose aus und biegt dabei fast rechtwinklig ab, oder sie zweigt von einer marklosen Faser ab. Markhaltige Fasern gehen von den Stämmchen nur in der Nachbarschaft des Hornhautrandes ab. ATTIAS (l. c.) hält Verdickungen, die an den Nervenfasern beschrieben worden sind, für Kunstprodukte. Es sei aber daran erinnert, daß bei der Spaltlampenbetrachtung ungefärbter lebender Hornhäute gelegentlich Verdickungen sichtbar sind. ATTIAS gibt an, daß die Fasern in einem Nerven sich nicht verflechten, sondern annähernd parallel zueinander verlaufen. Bei Teilung eines Stämmchens in zwei Äste ziehen die peripher im Hauptstamm gelegenen rechten Fasern in den rechten, die linken in den linken Ast. Die zentralen Fasern verhalten sich aber mitunter anders, indem die weiter rechts liegenden Fasern nach links und umgekehrt verlaufen können. Manchmal zieht ein Fäserchen in den einen Seitenast, bildet dort eine Schlinge und verläuft dann im anderen Seitenaste weiter. Bei Übertritt einer Nervenfaser in einen benachbarten Nerven kann eine Faser in diesem Nerven zuerst zentrifugal verlaufen, um dann in einem Seitenast dieses Nerven wieder gegen die Mitte zu ziehen.

Die mit der Spaltlampe an Teilungsstellen der Hornhautnerven mitunter sichtbaren schwimmhautartigen Bildungen sind auch anatomisch gesehen worden. ATTIAS (l. c.) hält sie für Kunstprodukte, was angesichts ihrer Sichtbarkeit am Lebenden nicht richtig sein kann. Sicher ist nur, daß es sich nicht um Kerne handelt. SCHORNSTEIN (1934) hat in seinem Falle, in dem alle Hornhautnerven markhaltig waren, gefunden, daß die im vorderen Hornhautdrittel liegenden Fasern sich reichlich teilen und miteinander verfilzen, ohne daß Anastomosenbildungen sich hätten feststellen lassen. Aus dem Nervenfilze sieht man an einzelnen Stellen Äste in subepitheliale und epitheliale Schichten baumstammartig aufsteigen. Jeder solche Ast weist eine baumartige Verästelung auf. Infolge mehrmals nacheinander erfolgender Aufteilungen der Ästchen entsteht schließlich das Bild kleinster, auseinandergespreizter Pinselchen. Abb. 28 gibt das Innervationsprinzip der Hornhaut, soweit es sich mittels der Spaltlampe und des Hornhautmikroskopes erkennen ließ, wieder.

Kerne sind im Verlaufe der Nerven in der Hornhaut in großer Zahl vorhanden. Sie liegen zum Teil an der Außenseite der Nerven, sind hier stark färbbar, ziemlich lang und stehen mitunter mit ihrer Längsachse schief zur Achse des Nerven. Sie gehören der äußeren Schichte (Perineurium) des Nerven an, die aus zwei aus feinsten Fibrillen gebildeten Membranen besteht. Diese äußere Nervenscheide wird gegen die Mitte der Hornhaut immer dünner und läßt sich an feinen Nerven in der Hornhautmitte nicht mehr erkennen, trotzdem sie wahrscheinlich vorhanden ist. Dafür spricht das Vorhandensein von Kernen auch an den feinsten Fasern unterhalb der vorderen Grenzschichte.

Die markhaltigen Nervenfasern besitzen ein Neurilemm, dessen Kerne die Markscheide etwas eindrücken, so daß der Kern des Neurilemms in einer Vertiefung der Markscheide liegt. Diese Kerne weisen eine Länge von 0,012 mm und eine Breite von 0,004 mm auf, sind oval und glattrandig. Die Längsachse der Kerne liegt parallel zur Richtung der Nervenfaser. Gegen das Ende der Nervenfaser werden die Kerne dünner und länger, so daß die Maße 0,015 mm und 0,002 mm betragen. Solche Kerne sind auch manchmal stärker zugespitzt als die dickeren und kürzeren. Die Kerne des Neurilemms enthalten eine große Menge unregelmäßig zerstreuter Chromatingranulationen, die sich mit Hämatoxylin stark färben. Sie unterscheiden sich dadurch von den Kernen des Perineuriums, die blässer sind, weil sie nur wenig Chromatinsubstanz enthalten. Ein Reticulum, wie es in den SCHWANNschen Zellen peripherer Nerven nachgewiesen worden ist, läßt sich an den Zellen des Neurilemms der Hornhautnerven nicht erkennen. Nach Verlust der Markscheide läßt sich an den Nerven meist noch ein Kern des Neurilemms erkennen; dann scheint das Neurilemm aufzuhören.

Die zwischen den marklosen Fasern liegenden Kerne sind denen des Perineuriums gleich; ihre Gestalt ist etwas unregelmäßiger als die des Neurilemms der markhaltigen Fasern. Die Entfernung der Kerne voneinander nimmt gegen die Mitte der Hornhaut zu, so daß sie 0,1—0,2 mm betragen kann. Die Kerne sind nicht glatt

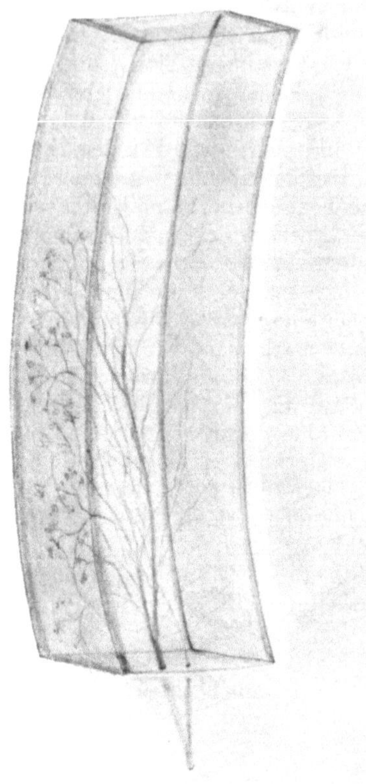

Abb. 28. Innervationsprinzip der Hornhaut im Spaltlampenkeil. (Nach SCHORNSTEIN.)

und regelmäßig, sondern weisen Einbuchtungen auf, sind länger und an den Enden zugespitzt. Das stark lichtbrechende Cytoplasma der Zellen ist schwer sichtbar.

Auch die marklosen Fasern sind von einem feinsten Neurilemm umhüllt, an dessen innerer Fläche die beschriebenen Kerne liegen.

Mitunter finden sich an der ersten, häufiger an der zweiten und dritten Teilungsstelle der Nerven Zellen mit polymorphen Kernen. Diese Kerne sind in anterio-posteriorer Richtung abgeplattet, können rund, hufeisenförmig oder herzförmig sein. Diese letztere Form ist die häufigste. Sie enthalten mit Hämatoxylin stark färbbare Granula. In den peripheren Teilen der Hornhaut sind diese Körnchen zahlreich und klein, mehr gegen die Mitte der Hornhaut zu sind sie spärlicher; dabei findet man häufig zwei besonders große. In den mittleren Teilen der Hornhaut besitzen die Zellen mitunter gar keine Körnchen, wohl aber zwei Kernkörperchen von kugeliger Gestalt, von denen das eine etwas kleiner ist. Sie sind scharf begrenzt, färben sich mit Hämatoxylin intensiv und besitzen einen Durchmesser von 0,0015—0,002 mm. Das Cytoplasma der Zellen läßt sich schwer darstellen. Die Nervenfasern biegen beim Vorbeiziehen an diesen Kernen ab, als ob sie einem Hindernis ausweichen wollten. An den Teilungsstellen der Nerven, die sich anschicken, die vordere Grenzschichte zu durchsetzen, finden sich ein, seltener zwei oder drei stark färbbare Kerne von gewöhnlich dreieckiger Gestalt, die den Kernen des Neurilemms der marklosen Fasern ähneln.

Über die Frage nach dem Bau und der Lage der Circumfibrillärsubstanz sind zahlreiche Angaben vorhanden. Die Ansicht der Forscher geht dahin, daß die Nervenfasern in der Hornhaut jedenfalls nicht nackt sind. Die circumfibrilläre Substanz hat eine cytoplasmatische Beschaffenheit; es lassen sich in ihr feinste, mit Sudan färbbare Tröpfchen nachweisen, deren Menge gegen die Mitte der Hornhaut zu abnimmt, was auf eine gleichzeitige Abnahme der Circumfibrillärsubstanz hinweist.

DOGIEL (1890) hat in der Hornhautgrundsubstanz Nervenendigungen in Form von Häkchen, Schlingen, Knäuelchen und Plättchen beschrieben. ATTIAS (1912) hat hier wohl Häkchen und Schlingen gefunden, aber nur in der Peripherie der Hornhaut, etwa 1,5 mm von ihrem Rande. Endplättchen fanden sich nur bis 0,5 mm von den Gefäßendigungen. Bei Methylenblaufärbung erschienen sie etwas zugespitzt mit einigen stark gefärbten Körnchen. In anderen Teilen der Hornhaut fand ATTIAS (l. c.) frei endigende feinste Fasern in der Hornhautgrundsubstanz, wobei sie in kleine knopfförmige Bildungen ausliefen. EGOROW (1934) hat in der Hornhaut des *Meerschweinchens* verschiedene solche Endknäuel beschrieben und abgebildet. An manchen Stellen verliert eine markhaltige Nervenfaser zuerst ihre Markscheide und tritt dann in einen Kolben ein, teilt sich dann bald in feinere Zweigchen mit varikösen Verdickungen. Weitere Verzweigungen verflechten sich miteinander, verlaufen geschlängelt ohne jede Regelmäßigkeit und bilden auf diese Weise einen Knäuel. Außer einer dicken treten meist noch eine oder zwei dünnere Fasern in den Kolben ein und helfen durch ihre Verzweigungen den Knäuel noch dichter zu gestalten. Dabei finden sich an den Fasern im Kolben mitunter Verbreiterungen. In den mittleren Schichten der Hornhaut finden sich in der Bahn von Nervenstämmchen Abzweigungen von mehreren marklosen Fasern, die durch vielfache Schlängelungen und Schlingenbildung Knäuel bilden, die keine Kapsel besitzen. Die Fasern weisen in diesen Knäueln vielfach variköse Verdickungen auf. In den Zwischenräumen der Knäuel konnte EGOROW mit Methylenblau eine zart gefärbte homogene Substanz nachweisen. Ähnliche Knäuel konnte er auch in den tiefsten Schichten der Hornhaut auffinden; diese sind besonders reich an feinen Fasern, von denen weniger den Knäuel verlassen als eintreten. Unterhalb der vorderen Grenzschichte fand EGOROW ringförmige Aufrollungen feiner Nervenfasern; dabei können die an solchen Bildungen beteiligten Nervenfasern gering oder groß an Zahl und auch die Zahl der gebildeten Kreise verschieden sein. Außerdem beschreibt EGOROW zahlreiche mehr oder minder komplizierte Endplatten in der Hornhaut. Nervenfasern zeigen eine becherförmige Verbreiterung, in der sie sich in Neurofibrillen auflösen, welche dann durch Verflechtung und Anastomosenbildung ein dichtes fibrilläres Netz erzeugen — die Endplatte. Manche Endplatten lassen den fibrillären Aufbau nicht deutlich erkennen. Es kommen aber in der Hornhautgrundsubstanz auch freie Endigungen der Nervenfasern vor. Manche Endfasern weisen mehrere, oft sehr ausgesprochene variköse Verdickungen und knopfförmige Auftreibungen am Ende auf. Auch die Endigungen der Nerven im Epithel hat EGOROW beschrieben und abgebildet. Nach seinen Feststellungen gibt es sowohl ein unterhalb der vorderen Grenzschichte gelegenes als auch ein darüberliegendes Netzwerk von Nervenfasern. Vom letzteren erheben sich senkrecht zur Grenzschichte variköse Fasern, die sich teilweise miteinander verbinden, teilweise mit Endverdickungen in den obersten Schichten der Epithelien enden. Dabei läßt sich das Eindringen in die oberflächlichsten Epithelzellen erkennen, wo Endkölbchen nahe dem Kerne liegen (Abb. 29).

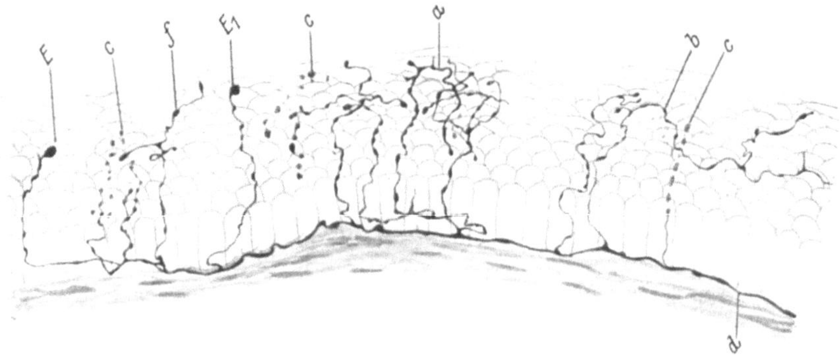

Abb. 29. Nervenfaser, die sich auf einer großen Strecke entlang der vorderen Grenzschichte ausbreitet und in das Epithel eine große Anzahl Zweigchen entsendet. Das Zweigchen a macht in den äußeren Schichten des Epithels eine bogenförmige Biegung und versenkt sich in die tiefen Schichten des Epithels mit einer Verdickung endigend. Zweigchen b bildet in den der Oberfläche nahen Schichten eine Biegung, dringt in die mittleren Schichten des Epithels ein und breitet sich in ihnen in großer Ausdehnung aus. Die Zweigchen E und E_1 endigen mit Verdickungen von erheblicher Größe. Zweigchen c sind anscheinend degeneriert. Querschnitt der Hornhaut in Celloidin eingebettet. Zeiß Obj. 1/7. Immers. Okular V. (Nach EGOROW.)

EGOROW hat auch EIMERsche Endapparate im Hornhautepithel gefunden (Abb. 30). In der Grundlage eines solchen Apparates liegen epitheliale Zellen von abgerundeter Gestalt, die sich infolge der elektiven Färbung gut vom Hintergrund blasser Zellen abheben. Um den Apparat schichten sich die Zellen wie Schuppen und bilden eine Epithelkapsel eigener Art. Ein Nervenstämmchen dringt durch die umgebenden Epithelzellen in den Apparat ein, verzweigt sich in einer Reihe variköser Zweigchen, die weiter Ausläufer abgeben, welche ein dichtes, die Epithelzellen umflechtendes Netzwerk bilden, wobei sich auch viele Varikositäten aufweisen. Es treten mitunter von zwei verschiedenen Seiten Nervenfasern in den Apparat und bilden zusammen ein Netzwerk. Schließlich fand EGOROW im Epithel eigenartige Zellen mit ovalem Kern und knotenförmigen Fortsätzen, die sich

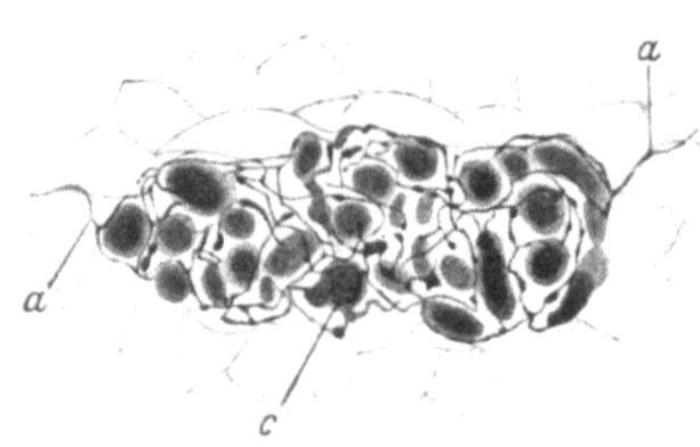

Abb. 30. EIMERscher Apparat. Die Nervenfasern a und b treten in den Apparat ein und bilden ein dichtes Netz von Nervenzweigchen, deren Enderweiterungen die Körper der Zellen des EIMERschen Apparates umflechten; das Zweigchen c dringt in den Körper der Zelle mit ihrer scheibenförmigen Endigung ein und liegt dem Kern an. Totalpräparat. Zeiß Obj. 1/7. Immers. Okular V. (Nach EGOROW.)

strahlenförmig zwischen den Epithelelementen ausbreiten. Die Fortsätze dieser Zellen verzweigen sich bisweilen wiederholt und einige von diesen gelangen in die äußeren Schichten des Epithels. Solche Zellen finden sich besonders in den Randteilen der Hornhaut, in ihrer Gefäßzone. EGOROW hält sie für Homologa der pigmenthaltigen LANGERHANSschen Zellen der Bindehaut. Übereinstimmend mit DOGIEL (l. c.), RANVIER (1881) und H. VIRCHOW (1905) gibt ATTIAS (l. c.) an, daß die Nerven in keiner Beziehung zu den fixen Hornhautzellen stehen. Dagegen bildet E. EISLER (1930) eine knopfförmige Endigung einer Nervenfaser auf dem dünnen Rand einer Hornhautzelle ab, wobei es nicht auszuschließen ist, daß die Endigung in der Zelle liegt. J. BOEKE (1926) beschreibt die Beziehungen der Nerven der Hornhaut zu den fixen Hornhautzellen. An Präparaten, die mit Goldchlorid behandelt worden waren, sind nicht nur die fixen Hornhautzellen, sondern auch die Nerven dargestellt. Sowohl da, wo die Nervenfasern als ein System von nahezu geraden Linien mit rechtwinklig abgehenden Ästen erscheinen, als auch dort, wo der Verlauf der Fibrillenstränge mehr oder weniger wellig gebogen und regelmäßig ist, sieht man die feinen schwarzen Linien umgeben von dem Cytoplasma der Bindegewebszellen. Offenbar stehen sie in kontinuierlichem Zusammenhang mit diesem Cytoplasma. Meistens bleiben die Nervenfasern verbunden mit den Zellausläufern; an manchen Stellen jedoch verlaufen sie quer durch den verdickten und verbreiterten Zellkörper hindurch, und gerade hier ist dann der Zusammenhang mit dem Cytoplasma, der intracytoplasmatische Verlauf, einwandfrei festzustellen, weil manchmal da, wo die Nervenfaser in das Cytoplasma der Zelle hineinzieht, ihr Neurofibrillengefüge gelockert und daher weniger färbbar erscheint, während es sich an der anderen Seite wieder zu dem dünnen, durch das Gold schwarz gefärbten Neurofibrillenstrang zusammenfügt. Beweisend für den intracytoplasmatischen Verlauf der Neurofibrillenstränge sind Querschnitte durch das Hornhautgewebe. An *Frosch*hornhäuten, die mittels der Gelatine-Gefriermethode von HERINGA (1923) eingebettet und nach BIELSCHOWSKY gefärbt worden waren, ließ sich an dünnen Schnitten erkennen, daß die Neurofibrillenstränge im Cytoplasma der Hornhautzellen liegen. Sie finden sich meist in den Zellausläufern und auch an den Stellen, wo dünne Nervenfasern aus einer Schichte durch die Bindegewebsfibrillenbündel hindurch in eine mehr oberflächlich liegende Schichte übergehen. Man findet sie immer von einer zarten, wasserreichen Cytoplasmaschichte umgeben, wodurch der Anschein entstehen kann, sie lägen in einer Vakuole außerhalb des Cytoplasmas. Die aus den letzten Teilungen der tiefen Nervenstämmchen und aus dem Randgeflecht entstehenden Endbündel von Nervenfasern verbinden sich im allgemeinen vor ihrem Durchtritte durch die vordere Grenzschichte nicht miteinander. Eine Anzahl jedoch bildet dicht unter der Grenzschichte ein wenig umfangreiches End- oder Schlußnetz (Plexus terminalis). Dieses beim *Menschen* unbedeutende Geflecht besitzt bei *Tieren* eine reiche Ausbildung und bildet die Ausgangsstelle der zum Epithel ziehenden Fasern.

Der Durchtritt der Nervenfasern durch die vordere Grenzschichte geht in der Weise vor sich, daß sich eine Anzahl von Fäserchen, die von demselben Nerven abstammen, als Bündel durch den Porus der vorderen Grenzschichte durchschiebt, und dann in der Epithelschichte auseinanderstrebt. Die Zahl der gemeinsam durch einen Porus durchtretenden Fasern beträgt in den mittleren Teilen der Hornhaut meist bis zu 12, erreicht nur ausnahmsweise 15. Es kommt aber nicht selten vor, daß nur eine Nervenfaser durch einen Porus hindurchtritt. In der vorderen Grenzschichte oder vor derselben besitzen die Nerven keine begleitenden Kerne mehr. Etwa dort sichtbare Kerne gehören den Wanderzellen an.

H. VIRCHOW (1905) teilt die vor der vorderen Grenzschichte liegenden Nerven in drei Abschnitte: basale Ausbreitung, intraepitheliale Ausbreitung und Endigungen. Die aus der vorderen Grenzschichte austretenden Nervenfasern verlaufen eine Strecke weit in einer Rinne der Vorderfläche der Grenzschichte, die mit der Entfernung vom Porus sichtbar wird. Am Ende der Rinne teilt sich das Nervenbündel in seine einzelnen Fasern auf, welche nun auf der vorderen Grenzschichte liegen und an bestimmten Punkten in einer Rinnenbildung der hinteren Oberfläche der Basalzellen verlaufen. Dabei können sie geradlinig oder gekrümmt sein. Weiterhin ist der Verlauf entweder wellig oder zickzackförmig. Dabei finden sich die Zellen schon zwischen den Basalzellen. Die Dicke der Fasern schwankt stark; manche sind dreimal dicker als andere. In den zentralen Teilen der Hornhaut gehen die Nervenfasern keine Verbindungen miteinander ein, so daß es hier kein Nervengeflecht (Basalplexus) gibt. Die zahlreichen Fasern überkreuzen sich häufig, ohne sich aber miteinander zu verbinden (Abb. 31). Die Fasern überschreiten die Mitte der Hornhaut im allgemeinen nicht. Die aus einem Porus austretenden Fasern nehmen einen verschiedenen Verlauf: einige ziehen senkrecht nach den oberflächlichen Epithelschichten; diese Fasern sind ganz kurz, sie messen nur einige hundertstel Millimeter. Andere, die allmählich gegen die Oberfläche aufsteigen, können eine Länge von über 1 mm erreichen. Je näher der Porus der Mitte der Hornhaut liegt, desto länger sind gewöhnlich die aus ihm austretenden Nervenfasern. Durch diese Verschiedenheit des Verlaufes entsteht oft eine federbuschartige Anordnung der Fasern. Beim langsamen Aufstieg aus der Tiefe gegen die Oberfläche verlaufen die Fasern zwischen den Zellen und führen mitunter rechtwinklige Biegungen in der Frontalebene der Hornhaut aus, um den Zellen auszuweichen und sich in den Zwischenräumen zu halten. Solche Biegungen können in verschiedener Höhe der Epithelschichte stattfinden. Anastomosen und Geflechtsbildungen sind im Hornhautepithel nicht vorhanden. Wie unterhalb der

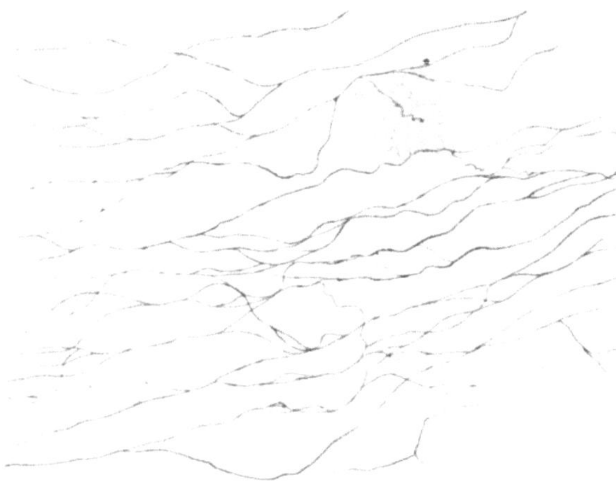

Abb. 31. Subepitheliales Nervengeflecht der Hornhaut des neugeborenen *Menschen*. Vitale Methylenblaufärbung (KOLMER).

vorderen Grenzschichte, so überschreiten auch in der Epithelschichte die Nervenästchen die Mitte der Hornhaut in der Regel nicht. Bei einem gut vital gefärbten Präparat der menschlichen Cornea fand KOLMER den tiefen Plexus aus Stämmchen gröberer Achsenzylinder zusammengesetzt, die in leichten Bogenlinien etwa $^2/_3$ des Radius der Hornhaut durchsetzen und dabei vielfach untereinander Anastomosen bilden, stellenweise sich auch ganz rechtwinklig mit ihren Ästen überkreuzen können. Durch unregelmäßige Verästelung bilden sie miteinander einen im Hornhautstroma allmählich gegen die Mitte zu aufsteigenden, aus ziemlich gestreckten Ästen aufgebauten Plexus. Aus diesen wieder gehen schräg, manchmal aber rechtwinklig von dessen Ästen abzweigend, eigenartig gewundene, häufig S-förmige gekrümmte Äste hervor, die einen mehr oberflächlich gelegenen, zweiten, weit feineren Plexus im Stroma bilden. Erst aus diesem gehen neuerlich Äste hervor, welche gemeinsam mit den Endästen des erstgenannten Tiefenplexus einen in leicht gewellten Linien radiär dem Zentrum der Hornhaut sich zuwendenden subepithelialen Plexus bilden. Dieser subepitheliale Plexus, den man auf große Strecken unmittelbar über der BOWMANschen Membran verfolgen kann, bildet sehr langgestreckte Maschen, die vielfach durch quere und schräge Brücken untereinander verbunden sind. Die Fasern zeigen schon in frisch überlebendem Zustande leichte Varicositäten. Im Zentrum der Hornhaut vereinigt sich dieser subepitheliale Plexus zu einer unregelmäßigen schraubenartigen Anordnung. Etwa 1 mm vom Hornhautrande verbinden sich mit diesem Plexus Fasern, die von tiefen Ästen nach kurzem Verlauf schräg das Stroma durchbohren und büschelförmig austretend ihre Verästelungen mit dem subepithelialen Plexus verbinden.

Von all den langgestreckten Maschen des subepithelialen Plexus gehen mit geringer Regelmäßigkeit schräg im Epithel aufsteigende, sich vielfach wieder verzweigende, mehr oder minder stark variköse Endäste bis in die oberflächlichste Schichte des Epithels ab, um hier die eigentlichen Endigungen zu bilden. Die Anordnung dieser Äste zeigt überall Unregelmäßigkeiten, die so konstant sind, daß sie nicht bloß als Ausdruck einer unvollständigen Färbung aufgefaßt werden können. Es gelingt auch nach KOLMER beim *Menschen*, mit Hilfe der vitalen Färbung einen groben, teilweise aus markhaltigen, teilweise aus marklosen Faserbündeln aufgebauten Plexus in den tieferen Lagen der Cornea noch in deren Zentrum nachzuweisen.

Beim Heben der Mikrometerschraube sieht man einen zweiten Plexus von hauptsächlich marklosen Fasern, die in recht verschiedenen Höhen des Hornhautstromas gelegen, nur mit Mühe Zusammenhänge durch dichotomische Teilungen erkennen lassen und sich von dem Tiefenplexus auffällig unterscheiden, da sie in gebogenen, manchmal mäandrischen Linien durch das Geflecht laufen (Abb. 32). Bei noch höherer Einstellung finden sich jene Nerven, die schließlich die BOWMANsche Membran durchbohren und zwischen ihr und dem

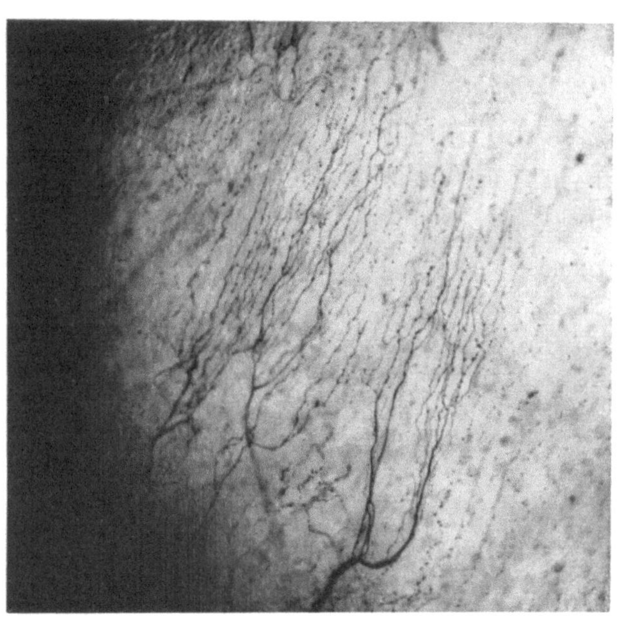

Abb. 32. Verzweigung des subepithelialen Plexus aus einem Toto-Präparat einer menschlichen Hornhaut photographiert. Vitale Methylenblaufärbung.

Epithel den epithelialen Grundplexus bilden. Von diesem gehen dann zahlreiche Verästelungen in einem Cornealquadranten immer in einer angedeuteten zentripetalen Richtung im Epithel aufsteigend, bis zur Oberfläche, wo sie endigen (Abb. 33).

Betrachtet man diese Anordnung der Nerven beim *Menschen* und vergleicht sie mit der bei anderen *Wirbeltieren*, etwa beim *Kaninchen*, wo sie des öfteren, so durch v. EBNER (1899) in KÖLLIKERS Handbuch dargestellt wurden, so fallen neben Übereinstimmung der Anordnung doch wesentliche Unterschiede auf.

Die Schichte der epithelialen Endäste nimmt nur um ein geringes gegen das Zentrum der Cornea zu und diesbezüglich findet man große individuelle Schwankungen beim *Menschen*. Es gibt gewisse Stellen, in denen schon der subepitheliale Grundplexus so dicht ist, daß zwischen den Basen je zweier Reihen von Epithelzellen eine marklose Faser verläuft, und es gibt bestimmte Stellen, wo die oberflächlichen Endigungen höchstens um eine Epitelzellenbreite voneinander entfernt sind. KOLMER glaubt aber nicht, daß eine so dichte Innervation an allen Punkten auch nur des Zentrums der Hornhaut besteht.

Die Endigung der Nervenfasern in der Hornhaut kann nach ATTIAS (1912) eine zweifache sein. Die einen Fasern enden frei zwischen den Zellen, und zwar die senkrecht aufsteigenden in den mittleren Schichten der Epithelien, die

schräg aufsteigenden in den oberflächlichen Schichten. ATTIAS ist der Ansicht,
daß beim *Menschen* keine Fasern in den tiefen Schichten des Hornhautepithels
endigen. Die Endigungen der Nerven finden sich zwischen den Zellen, an deren
Seite oder an deren Vorder- bzw. Rückfläche. In der Mitte der Hornhaut
finden sich die Endigungen oft zwischen den flachen Zellen der oberflächlichen Schichte des Hornhautepithels. Sie können dabei parallel zur Hornhautoberfläche liegen. Im Falle der Abschilferung einer Zelle kann eine Nervenendigung dann anscheinend frei auf der Oberfläche des Hornhautepithels liegen.

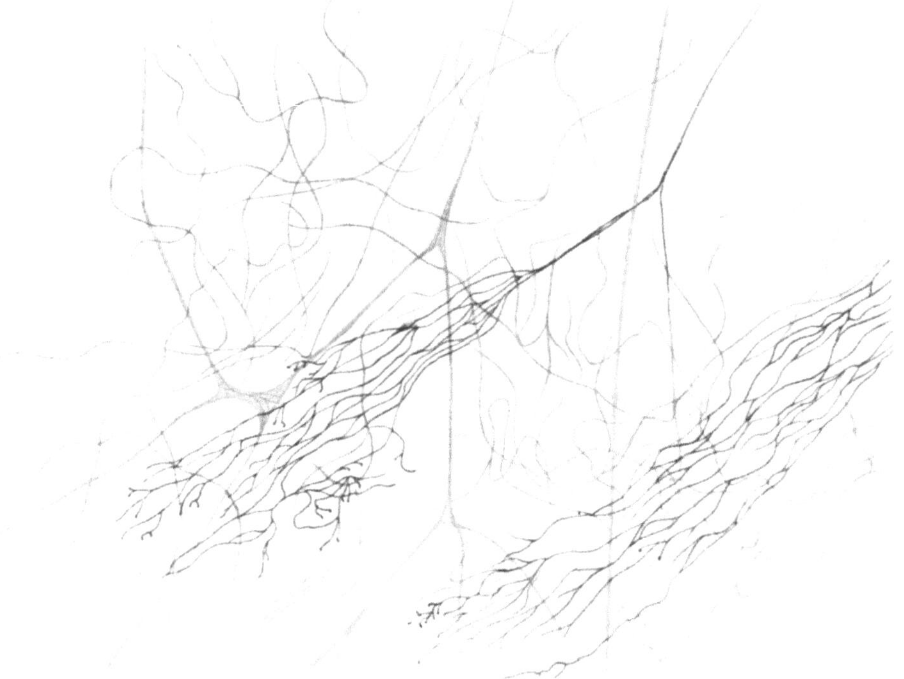

Abb. 33. Drei Nervengeflechte in der Hornhautmitte des *Menschen*. Methylenblaufärbung (KOLMER).

Die in den obersten Schichten des Epithels endigenden Fasern besitzen meist
keine Endapparate, während die in den mittleren Epithelschichten endigenden
fast stets diese Apparate besitzen. In den Randteilen der Hornhaut sind die
Endapparate weniger zahlreich als in den mittleren Teilen. Diese Verhältnisse
lassen sich bei Vitalfärbung und Betrachtung der Hornhaut mit der Spaltlampe
und dem Hornhautmikroskop bereits erkennen. KNÜSEL (1923) beschreibt und
bildet die Endigungen der Nerven im Epithel der Hornhaut ab. Die Endapparate sind sicherlich sehr zahlreich, bildet doch ATTIAS (l. c.) Epithelzellen
ab, die von einem Kranz von Endapparaten umgeben sind. Nach ATTIAS weisen
die Endapparate der Hornhautnerven eine eiförmige Gestalt auf, haben glatte,
regelmäßige Ränder und lassen meist zwei Teile, einen proximalen und einen
distalen, unterscheiden. Letzterer ist kleiner als der erstere, färbt sich stärker
als dieser mit Methylenblau und scheint mit seiner Kuppe in einer Grube des
ersteren eingebettet zu sein. Eine Struktur dieser Gebilde konnte ATTIAS nicht
nachweisen, wohl aber eine Rarefizierung am Ende des distalen Teiles, so daß
manchmal eine Durchlöcherung erkennbar war. An anderen Endapparaten ließ
sich das Auslaufen in eine feine Spitze mit Sicherheit erkennen. An einigen
Endapparaten fand sich zwischen proximalem und distalem Teil ein besonders

stark färbbarer Ring, der durch einen hellen Streifen von einer am Ende befindlichen, gleichfalls intensiv gefärbten Kugel getrennt war. Im proximalen Teil der Endapparate ließ sich bei besonders guter Färbung eine Fadenstruktur erkennen. Die Größe der Endapparate beträgt meist 0,0025 mm. Es finden sich aber, besonders in der Peripherie der Hornhaut, auch kleinere, die aus einem dem proximalen Teile der größeren Endapparate entsprechenden Teil bestehen. Sie sind stärker abgerundet, mitunter kugelig.

KOLMER gibt an, daß am Hornhautrande, dem pigmentierten Saum desselben dicht vorgelagert, aber doch etwa 1 mm von den am weitesten vorgeschobenen Capillarschlingen nach auswärts, sich sog. Riesenkolben finden, wie sie schon von DOGIEL (1890), KNÜSEL und VONWILLER (1923) beschrieben worden sind; es sind dies Gebilde, die 0,06 mm lang und 0,04 mm breit sind und aus dicht ineinander verflochtenen Ausbreitungen nervöser Endbäumchen bestehen, die einen höchst komplizierten Verlauf besitzen und Hunderte 0,002—0,003 mm große Durchgangs- bzw. Endvaricositäten an ihren Verästelungen zeigen. Eine stärkere markhaltige und eine schwächere, wahrscheinlich marklose Faser gelangen in komplizierten Windungen vom Limbus her, stets parallel zueinander verlaufend, zu diesen Körperchen, um darin die genannten Verästelungen zu bilden. Etwa 0,1—0,2 mm weiter nach innen, schon außerhalb des Bereiches der Capillarschlingen oder noch mitten zwischen ihnen finden wir halb so große, im Prinzip gleich, aber wesentlich einfacher gebaute Körperchen; aber auch hier beobachten wir stets die Innervation durch zweierlei Nervenfasern. Äste der sie versorgenden Achsenzylinder ziehen manchmal weiter in die Cornea. Dicht nach innen von den am weitesten vorgeschobenen Schlingen des Randschlingennetzes treten einzelne gröbere Nervenfasern, in Endbäumchen zerfallend, unter das Epithel. Auch hier beobachtete KOLMER häufig, daß eine gröbere Faser und zumindest ihre ersten Verästelungen, die leicht varikös erscheinen, von viel zarteren auffallend glatten Fäserchen eine Strecke weit begleitet wurden.

Der subepitheliale Grundplexus zeigte nach KOLMER in einem Auge im Zentrum der Cornea eine auffällige, spiralige Anordnung seiner Äste. Es machte geradezu den Eindruck, als wenn die bis zum Zentrum vorgewachsenen Nervenfasern durch irgendeinen Widerstand zur Bildung dieser schneckenförmigen Züge veranlaßt worden waren.

Trotz genauer und betonter Angaben vieler Forscher, darunter ATTIAS (1912), besteht darüber ein Zwiespalt, ob die Endknöpfchen die feinsten Endäste oder auch schon etwas gröbere End- und Durchgangsvaricositäten zwischen den Zellen oder im Cytoplasma der Zellen selbst bilden. Letztere Ansicht wurde speziell von BOEKE (1925) vertreten, der vor allem an der *Vogel*cornea (Cornea des *Baumfalken*) anscheinend viel bessere und vollständigere Nervenfaserfärbungen mit der Methode von BIELSCHOWSKY zu erzielen in der Lage war, als sämtliche früheren Untersucher. Nach seiner Darstellung liegen die Endplättchen, die neurofibrilläre Retikularen enthalten, aber nicht allein diese, sondern auch ganze Nervenästchen innerhalb des Cytoplasmas der Epithelzellen, und er meint, daß sie die Epithelzellen durchbohren, so wie dies aus seinen Untersuchungen für die Epithelzellen des EIMERschen Tastorganes an der Oberfläche des *Maulwurf*rüssels früher schon nachgewiesen wurde. Sollte sich diese Tatsache vollkommen klar nachweisen lassen, so stünden wir vor der Frage, wie wir auch biologisch die Zusammenhänge aufzufassen haben, und inwieweit wir auch eine trophische Abhängigkeit der Nervenfasern von den Zellen, die sie durchlaufen, in Erwägung ziehen müssen. Sicher ist, daß die oberflächlichsten Nervenfasern, sei es nun, daß sie wirklich frei, wie schon seinerzeit COHNHEIM (1866) angegeben hat, an der Oberfläche der Hornhaut endigen, sei es, daß ihre Endknöpfchen in Vertiefungen, Rinnen und

Aushöhlungen der obersten Epithelzellen gelegen sind, sehr häufig lädiert werden müßten bei den geringsten mechanischen Schädigungen der Hornhautoberfläche und auch in vollkommen physiologischer Weise bei dem sich abspielenden Ersatz der obersten, stets absterbenden Zellen der Hornhaut, die durch Nachrücken von Elementen aus tieferen Schichten ihren Ersatz finden. Im wesentlichen handelt es sich also um ganz analoge Vorgänge an diesen Nerven wie sie uns von BOEKE am Epithel der EIMERschen Tastkörperchen des *Maulwurfes* geschildert worden sind, wo wir annehmen müssen, daß nach Abstoßung der obersten Epithelzellen Endästchen der Nervenfasern durch Wachstumsvorgänge wahrscheinlich aktiv in die nachrückende Epithelzelle eindringen. Es ist dies gleichbedeutend mit der Annahme, daß während der ganzen Dauer des Lebens der Achsenzylinder gegen die Peripherie hin ein, wenn auch nur geringgradiges fortwährendes Wachstum aufweisen muß. KOLMER hat sich mit dem Problem der Nervenendigungen in der Epithelschichte der Hornhaut beschäftigt und kommt zum Schlusse, daß hier die gleichen, schwer

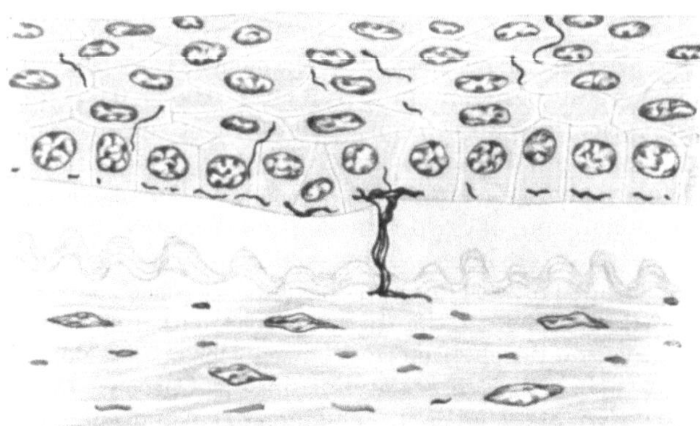

Abb. 34. Intraepitheliale Nerven aus der Hornhaut vom *Baumfalken*. BIELSCHOWSKY-Methode. (Nach BOEKE.)

überwindbaren Hindernisse vorliegen wie bei den Zellen der Grundsubstanz, indem auch hier die Nervenfasern bzw. Fibrillenbündel an der Basis und zwischen den Epithelzellen in leicht geschwungenen Linien so ziehen, daß selbst an 0,002 mm dicken Schnitten keine sichere Entscheidung getroffen werden kann, da ein minimaler Zwischenraum zwischen den Fibrillen und dem Cytoplasma der im vorliegenden Fall sehr dunkel gefärbten Epithelzellen zu beobachten ist. Man gewinnt nirgends mit Sicherheit den Eindruck, daß die Nervenfaser in die Epithelzelle eingelagert ist, immer ist die Vorstellung möglich, daß ein amöboid plastisches Cytoplasma der Epithelzelle (und wir sind wohl berechtigt uns dieses vorzustellen) die Nervenfaser einhüllt, bzw. sich den Fibrillen dicht anschmiegt.

J. BOEKE (1933) hat sich besonders mit dem Verlauf und der Endigung der Nerven im Hornhautepithel beschäftigt, und tritt mit aller Entschiedenheit für den intracellulären Verlauf der Nerven im Hornhautepithel ein. Er bildet einen Flachschnitt durch das Hornhautepithel des *Baumfalken* ab, in dem die Eintrittsstellen der Nerven in das Epithel und ihre Verzweigung sichtbar sind (Abb. 34). Die Nervenfasern überkreuzen sich zwar sehr häufig, scheinen aber nur ausnahmsweise sich miteinander zu verbinden. Dort, wo die Neurofibrillenstränge frei zu endigen scheinen, biegen sie nach oben um und verlieren sich in der höher liegenden Epithelschichte. Die Fasern kümmern sich nicht um die Zellgrenzen. An einem 0,003 mm dicken, nach BIELSCHOWSKY imprägnierten und mit Hämatoxylin-Eosin nachgefärbten Schnitte desselben Objektes ist das Eindringen eines Nerven in die Epithelschichte und seine Ausbreitung sichtbar. Der Nervenstamm fällt in seine Äste auseinander, die sofort horizontal umbiegen und mit ihren Verzweigungen an der Unterfläche des Epithels ein basales Geflecht bilden. Diese horizontalen Äste liegen nicht unterhalb des Epithels, sondern innerhalb der Zellen in einiger Entfernung ihrer Basis. Die Nervenfasern steigen im Epithel weiter empor bis in die oberflächlichsten Zellschichten. Sicher läßt sich eine geschlossene Maschenbildung nicht feststellen. An Quer- und Flachschnitten fanden sich nur sehr dichte dichotomische Verzweigungen. Praktisch ist fast jede Epithelzelle innerviert. Auch in den obersten Schichten der Hornhaut liegen die Nervenfibrillen innerhalb des Cytoplasmas der Epithelzellen, wobei sie stets die peripheren Cytoplasmateile bevorzugen. Sie gehen hier in die End-ösen oder Retikularen über, die manchmal der Mitte der Zelle und dem Kerne naheliegen (Abb. 35). Analoge Bilder ergab die Untersuchung am *Froschauge*. Beim Übertritt der Nervenfaser aus einer Zelle in die benachbarte liegt zu jeder Seite der Nervenfaser eine Tonofibrille, die als äußerst feine Querstriche-lung der Zellgrenzen erscheinen[1].

H. Blut- und Lymphbahnen in der Cornea.

Die in die Hornhaut eintretenden Nerven-stämmchen können auf einer Strecke bis zu 1,5 mm ihres Verlaufes innerhalb der Hornhaut von Ge-fäßen begleitet sein. Diese Gefäße können unab-hängig vom Nervenstämmchen in die Hornhaut eindringen und dann in den Nerven eintreten. Am Ende ihres Verlaufes bilden die Gefäße Schlingen und laufen dann zurück, wobei sie meistens dem Nervenverlauf folgen. Es handelt sich hier um Nervengefäße (Vasa nervorum), deren Zahl in der Hornhaut sich auf etwa 20 beläuft. Die außerhalb eines Nerven liegenden Gefäße besitzen eine das Endothelrohr umkleidende Zellschichte, deren Kerne sich stärker als die der Endothelien färben, auch über die Oberfläche des Gefäßes nach außen hervorragen. Die mit dem Nerven vereint ver-laufenden Gefäße bestehen lediglich aus einem Endothelrohr, dessen Kerne größer als die des Perineuriums und des Neurilemms sind, sich

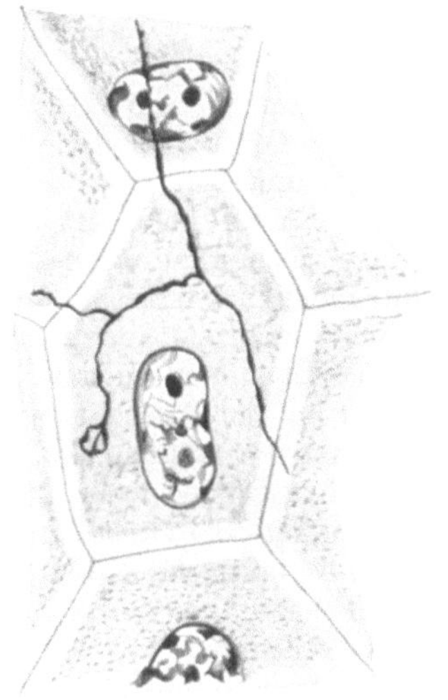

Abb. 35. Nervenendigungen in einer oberflächlichen Zelle des Horn-hautepithels vom *Baumfalken*. BIEL-SCHOWSKY-Methode. (Nach BOEKE.)

schwächer mit Hämatoxylin färben und etwas länger sind als Endothelkerne von Capillaren an anderen Orten, wohl in Anpassung an die örtlichen Verhältnisse. Ihre Länge beträgt 0,016 mm, ihre Breite 0,004 mm. Die Lichtung der Capil-laren mißt 0,004—0,006 mm im Durchmesser. Verläuft ein Gefäß gemeinsam

---

[1] K. A. REISER [Über die Innervation der Hornhaut des Auges. Arch. Augenheilk. **109**, 251 (1935)] hat auf Grund von BIELSCHOWSKY-GROSS-Präparaten folgendes festgestellt: In den Randteilen der Hornhaut besteht ein Nervengeflecht, das nicht auf die oberflächlichen Schichten beschränkt ist, sondern auch in den tiefen Schichten vorhanden ist. Die Be-zeichnung „Plexus paramarginalis superficialis" sollte durch die Bezeichnung „Plexus paramarginalis" ersetzt werden. Entgegen der Ansicht von ATTIAS (l. c.) befinden sich Nervengeflechte in allen Schichten der Hornhaut. Die an den Verzweigungsstellen der Nerven vorhandenen dreieckigen Bildungen entstehen durch das Auseinanderweichen der Nervenfasern, die im Leitplasmodium eingehüllt bleiben. Im SCHWANNschen Leitplas-modium liegen außer den Achsenzylindern äußerst feine, vielfach miteinander anastomo-sierende Nervenfäserchen, die vielleicht Elemente des vegetativen Nervensystems darstellen. Das kernhaltige Leitplasmodium hört an der Eintrittsstelle der Nervenfäserchen in die Zellen (Zellen der Grundsubstanz, Epithelzellen) auf. Aus dem Grundplexus entsteht ein präterminales Netzwerk, wobei die Nervenfäserchen im SCHWANNschen Leitplasmodium eingebettet bleiben. In der Hornhautgrundsubstanz und im Hornhautepithel entsteht ein terminales Reticulum, wobei die Nervenfäserchen in die Zellen dringen und in ihnen ver-laufen. Bezüglich des Vorhandenseins von Endapparaten spricht sich REISER skeptisch aus, indem er es für wahrscheinlich hält, daß es sich bei den beschriebenen Gebilden um Zufallsprodukte der Färbung handelt. In den Epithelzellen finden sich eine wabige Aus-breitung von Nervenfäserchen, die einem Terminalreticulum gleicht.

mit den Nerven, so liegt der eine Schenkel des Gefäßes auf einer, der andere auf der anderen Seite des Nerven, wobei sie verschieden zur Hornhautoberfläche orientiert sein können. Andere Gefäße sind in der Hornhaut nicht vorhanden.

Außer diesen oberflächlichen Gefäßen wurden von KÖLLIKER (1866) tiefe Hornhautgefäße, die aber nicht regelmäßig vorkommen und nicht so reichlich entwickelt sind wie die oberflächlichen, beobachtet. Sie begleiten die in die Hornhaut eintretenden Nervenstämmchen. LEBER (1878, 1903) leugnete solche tiefe Hornhautgefäße. KÖLLIKER (1866), hat auch bei der *Katze* zuerst, aber nicht regelmäßig Lymphgefäße gefunden, sie wurden später von HIS (1854) am *Kalbs*auge gesehen, ähnliches von LIGHTBODY (1866, 1867) bei *Ratten*: neuerdings wurden sie beim *Menschen* mit Hilfe der Spaltlampentechnik im Leben beobachtet.

Inwieweit in der Substanz der Cornea selbst Lymphräume vorkommen, die über die Größe eigentlicher Intercellularspalten wie sie die Wege von anderen Zellen darstellen, hinausgehen, ist vielfach diskutiert worden. Beim Versuch, solche Räume nach Art der Lymphgefäße zu injizieren, lassen sich natürlich immer solche Hohlräume mit Flüssigkeit oder dünnen Massen füllen; man muß dabei aber bedenken, daß der aufgewendete Druck sehr leicht künstliche Hohlräume vortäuscht, indem die einzelnen Bindegewebsbündel voneinander weichen, eine Erscheinung, die auch bei einer ganzen Reihe sonst vorzüglicher Fixierungsmittel bei der Anwendung auftritt. Wir müssen uns überhaupt bei der histologischen Darstellung der Hornhaut vor Augen halten, daß die sie zusammensetzenden Bindegewebsbündel durch eine Reihe von Reagenzien nur wenig zu schrumpfen brauchen, damit Zwischenräume vorgetäuscht werden. Andererseits, wenn solche Räume vorhanden sind, eine geringe Quellung der Bindegewebsbündel, wie sie wieder eine ganz Reihe anderer Fixierungsmittel hervorruft, eventuell vorhandene feinste Spalträume zum Verschwinden bringen kann. Es ist deshalb schwer zu sagen, ob der Zustand, in dem die Hornhaut deutlich aus in Schichten gelagerten Bündeln dargestellt wird, mehr dem Leben entspricht als derjenige, bei dem durch dichtes Aneinanderliegen der einzelnen Bündel ein homogenes Querschnittsbild erzeugt wird. Diese Verhältnisse sind selbst bei der Untersuchung mit den modernsten Hilfsmitteln der Beobachtung an der lebenden Hornhaut kaum einwandfrei zu entscheiden.

Da die moderne Forschung durch äußerst zahlreiche Untersuchungen festgestellt hat, daß die Lymphcapillaren überall aus geschlossenen Endothelröhren bestehen, und die Lymphe nur durch Vermittlung des Endothels aus der Gewebsflüssigkeit gewonnen werden kann, ist es nicht mehr berechtigt in den Spalträumen der Hornhaut, wenn man ihre Existenz im Leben annehmen wollte, die Lymphspalten als Quellgebiete der eigentlichen Lymphgefäße anzusehen.

J. Altersveränderungen der Cornea.

Die normale Hornhaut unterliegt verschiedenen Altersveränderungen. Die auffallendste ist der Greisenbogen (Arcus senilis, Gerontoxon), ein zuerst oben und unten bloß bogen- oder sichelförmig auftretender, durch einen etwa 1 mm breiten durchsichtigen Hornhautstreifen vom Hornhautrande getrennter grauer Streifen, der sich allmählich zu einem vollständigen Ringe schließen kann. Sein gegen die Hornhautmitte gerichteter Rand ist scharf, während der periphere sich unscharf gegen die durchsichtige Hornhaut verliert. Die Farbe des Greisenbogens ist grau, wenn er sehr dicht ist, beinahe weiß, mitunter mit einem Stich ins Bräunliche. Er kann bis zu 1,5 mm ja 2 mm breit werden, ist entsprechend dem Orte seines ersten Auftretens oben und unten dichter und breiter als an den Seiten der Hornhaut. Bei entsprechender Vergrößerung läßt sich seine Zusammensetzung aus feinen grauen Pünktchen erkennen, die alle Schichten der Hornhaut durchsetzen, aber in dem mittleren weniger zahlreich sind als in den vorderen und hinteren, von denen die ersteren am dichtesten getrübt sind. Das verhältnismäßige Freibleiben der mittleren Schichten der Hornhaut kann zu dem von KOEPPE (1920) beschriebenen Bilde eines doppelten Greisenbogens in den oberflächlichen und tiefen Schichten der Hornhaut führen. Durch Untersuchungen zahlreicher Forscher wie CANTON (1863), TAKAYASU (1901), PARSONS (1902), FUSS (1905), JOEL (1923) ist außer Zweifel gestellt, daß die Trübung von der Einlagerung feinster Fettkörnchen in die Hornhautbänder herrührt. Diese Tröpfchen lassen sich mit Sudan färben, in absolutem Alkohol, Äther und Xylol lösen. Von JOEL (l. c.) wurde das Fett als Cholestearin erkannt. Seine Kranken, bei denen der Greisenbogen bereits im 22. Lebensjahre aufgetreten war, wiesen eine bedeutende Erhöhung des Cholestearinspiegels im Blute auf. Außer dem Greisenbogen ist uns noch als im Alter vorkommende Veränderung die oberflächliche senile Hornhautlinie (Linea corneae senilis) bekannt. STÄHLI (1918) hat sie zuerst klinisch beschrieben, VOGT (1930) genauer studiert. Es handelt sich um eine in der unteren Hornhauthälfte gelegene, mehr oder weniger gebogen, annähernd horizontal verlaufende Linie, die unpigmentiert, aber auch pigmentiert sein kann. Das Pigment ist klinisch entweder flaschengrün bis olivgelb oder ockergelb. Die Linie ist nur bei guter seitlicher Beleuchtung sichtbar. Anatomisch handelt es sich um einen Bruch der vorderen Grenzschichte der Hornhaut, wobei sich das Epithel zwischen die Bruchstellen einschieben kann [GRÜNINGER (1921) VOGT (1930)]. Über die Herkunft und die Beschaffenheit des Pigmentes ist noch nichts Sicheres bekannt.

Andere Altersveränderungen finden sich auf der Hinterfläche der Hornhaut. Hierher gehören die zuers von GOLDBERG (1907), dann von KOEPPE (1920) mit der Spaltlampe festgestellten und von späteren Untersuchern bestätigten hellgelben und braunen Pünktchen von unregelmäßiger Gestalt, die frühestens mit 15 Jahren, meist eıst nach dem 30. Lebensjahre auf der Hinterfläche der Hornhaut sichtbar sind. Sie finden sich in der unteren Hornhauthälfte vom Kammerfalz bis zur Hornhautmitte. Mit dem Alter sind die Ablagerungen zahlreicher, übersteigen die Zahl von 30 nur selten. Die Teilchen stammen von der Regenbogenhaut, sei es, daß es sich um Bröckel vom Pigmentsaum oder um Pigment aus dem Stroma der Regenbogenhaut handelt. Zwischen den in verhältnismäßig geringer Zahl in normalen Augen vorhandenen Pigmentablagerungen und den offenbar pathologischen, wie sie sich bei verschiedenen Krankheiten (Iritis, Glaukom usw.) finden, bestehen fließende Übergänge.

TÜRK (1906, 1911) beschrieb an der Hinterfläche der Hornhaut die sog. Tröpfchenlinie. Es handelt sich dabei um einen schmalen, von der Höhe des unteren Pupillarrandes bis zur Kammerbucht senkrecht ziehenden Streifen, der aus einer Anzahl von Rundzellen gebildet wird. Sie finden sich nach LÜSSI (1921) bei der Hälfte der normalen Kinder. Die Linie ist 0,4—0,6 mm hoch und 0,1 mm breit. Bei fortgesetzter Beobachtung lassen sich Veränderungen in der Anordnung der Zellen feststellen. Die Schwerkraft und die Konvektionsströme in der Vorderkammer bewirken die Anordnung der Zellen.

III. Die Lederhaut (Sklera).

Die Lederhaut (Sklera, Tunica albuginea oculi, weiße Augenhaut, Sehnenhaut des Auges) bildet den größten Teil der äußeren Augenhaut, ungefähr $^5/_6$ derselben. Vorne geht sie unmittelbar in die durchsichtige Hornhaut über, wobei eine Rinne, der Sulcus sclerae externus, die stärker gekrümmte Hornhaut von der Lederhaut abgrenzt. Die Grenze ist jedoch keine absolut scharfe, da die Lederhaut mit ihren vorderen Schichten über den Rand der Hornhaut hinübergreift, so daß die Hornhaut-Lederhautgrenze schräg von vorne axial nach hinten peripherwärts verläuft. Über die genaueren Verhältnisse der Hornhaut-Lederhautgrenze s. S. 11. In der Nähe des hinteren Augenpoles, 3 bis 4 mm nasal davon, geht die Lederhaut in die Scheiden des Sehnerven über, wobei in der Lederhaut für den Durchtritt der Sehnervenfasern ein Kanal besteht. Die innere Öffnung dieses Kanales (Foramen opticum sclerae) besitzt einen Durchmesser von 1,5 mm, die äußere ist größer, so daß der Kanal eine kegelförmige Gestalt besitzt. Die inneren Schichten der Lederhaut bilden in dem Kanal ein Maschenwerk, die Lamina cribrosa sclerae, so daß strenggenommen hier nur eine starke Verdünnung der Lederhaut besteht.

Da die Lederhaut direkt in die Sehnervenscheide übergeht, steht sie zu der als Fortsetzung der Hirnanlage anzusehenden Netzhaut in einem ähnlichen Verhältnis wie die harte Hirnhaut zum Gehirn.

Außer dieser größeren Durchbrechung der Lederhaut bestehen noch zahlreiche kleinere, durch welche Arterien, Venen und Nerven ihren Weg nehmen.

Infolge ihres Aufbaues aus Bindegewebe und ihrer relativen Armut an Gefäßen besitzt die Außenfläche der Lederhaut eine mattweiße Farbe. Der

Umstand, daß die Bindegewebsbündel der Lederhaut sich in mannigfachen Richtungen kreuzen, ist wohl der Grund dafür, daß sie keinen sehnigen Glanz aufweist, vielmehr mattweiß erscheint. An den Stellen, wo die Sehnen der Augenmuskeln in die Lederhaut einstrahlen, läßt sich der Glanz der Parallelfaserung der einstrahlenden Sehnen wahrnehmen. Bei Kindern und Frauen, deren Lederhaut dünner ist als die der Männer, kann man nicht selten einen bläulichen Schimmer erkennen, bedingt durch das Durchscheinen des Pigmentes der mittleren Augenhaut und des Pigmentepithels der Netzhaut. Angeborcnerweise vorkommende blaue Skleren stellen einen krankhaften Zustand dar, der familiär auftritt. Im Alter nimmt die Lederhaut infolge von Einlagerung von Fetttröpfchen oft eine gelbliche Farbe an. Bei Angehörigen der weißen Rasse kommt Pigment nur ausnahmsweise in der Lederhaut vor, und zwar meist in der Gegend des Durchtrittes von Gefäßen, da Chromatophoren der mittleren Augenhaut mitunter durch die Emissarien sich auf die Außenfläche der Lederhaut ausbreiten. Manchmal treten auch dunkle Flecken in der Lederhaut auf, die auf Pigmentierung zurückzuführen sind, wie sie bei farbigen Rassen und bei *Tieren* zur Regel gehören.

Die innere Fläche der Lederhaut ist glatter als die äußere und besitzt vorne einen seidigen Glanz. Nach hinten zu wird sie etwas gelblich oder bräunlich infolge der ihrer Innenfläche anhaftenden Chromatophoren der Suprachorioideallamellen und eines individuell verschiedenen, meist geringen Gehaltes an Pigmentzellen.

A. Die Dicke der Lederhaut.

Die Dicke der Lederhaut ist je nach dem Alter und dem Geschlechte verschieden. Die Lederhaut ist beim Kinde dünner als beim Erwachsenen, und bei der Frau in der Regel dünner als beim Manne. Auch die verschiedenen Teile der Lederhaut weisen in bezug auf ihre Dicke große Verschiedenheiten auf. Am dicksten ist die Lederhaut in der Nähe des Sehnerveneintrittes und erreicht hier 1,0—1,5 mm. STILLING (1903) fand die Dicke an 48 Augen, die in Formalin fixiert worden waren, je 1mal 0,5 und 0,6 mm, 24mal 1,0 mm, 8mal 1,2 mm, 2mal 1,4 mm, 10mal 1,5 mm und 1mal 1,6 mm. Die Dicke der Lederhaut nimmt gegen den Äquator ab und sinkt bis auf 0,4 mm. STILLING gibt aus derselben Serie von Messungen folgende Werte für die Äquatorgegend an: 8mal 0,5 mm, 7mal 0,6 mm, 5mal 0,7 mm, 13mal 0,75 mm, je 1mal 0,8 und 0,9 mm und 13mal 1,0 mm. PANICO (1927) gibt an, daß die Dicke der Lederhaut am Äquator $^4/_9$ der Dicke am Sehnerveneintritt beträgt. STILLINGS Angaben stehen in bezug auf die Dicke am Äquator vereinzelt da. Am dünnsten ist die Lederhaut in der Gegend des Ansatzes der geraden Augenmuskeln und beträgt hier nur 0,25—0,3 mm. PANICO (l. c.), der nur Maße gehärteter Lederhäute angibt, findet, daß ihre Dicke hinter den Sehnen der geraden Augenmuskeln $^2/_5$ der Dicke am Sehnerveneintritt ausmacht. Durch die Einstrahlung der Sehnen der Augenmuskeln, deren Dicke auch ungefähr 0,3 mm beträgt, nimmt die Dicke der Lederhaut nach vorne wieder zu und erreicht 0,6 mm, welches Maß sich gegen den Übergang in die Hornhaut erhält. PANICO gibt die Dicke hier zu $^3/_5$ derjenigen des hinteren Abschnittes an. Auch an der Einstrahlungsstelle der schrägen Augenmuskeln nimmt die Dicke der Lederhaut örtlich etwas zu. Verdünnungen sind an den Stellen vorhanden, wo die Gefäße und Nerven in rinnenförmigen Furchen an der Innenfläche der Lederhaut verlaufen, wie dies besonders die beiden langen Ciliararterien und Nerven tun. Nimmt man als Grundlage die Messungen der Hornhautdicke am Lebenden an, so kommt man zu folgenden Schlüssen: Die Hornhautdicke in der Mitte beträgt etwa 0,6 mm. Die Randteile sind dicker im Verhältnis von 8 zu 11. Somit wäre die Dicke der Lederhaut an ihrer Grenze gegen die Hornhaut 0,825 mm. Nach den Daten Panicos würde sich damit die Dicke an verschiedenen Stellen wie folgt ergeben: In der Nähe des Sehnerveneintrittes 1,35, am Äquator 0,60, in der Gegend der Muskelansätze 0,55 mm.

B. Innere und äußere Oberfläche der Lederhaut.

Makroskopisch ist die Grenze zwischen Lederhaut- und Sehnenstruktur der Augenmuskeln scharf. Bezüglich des Überganges der Sehnen in die Lederhaut bestehen nach Salzmann (1912) dreierlei Varianten. Es entsteht in der Lederhaut eine Treppenstufe dadurch, daß die Grenze senkrecht zur Lederhautoberfläche verläuft, und zwar an der Stelle, wo der Zwischenraum zwischen Sehne und Lederhaut verschwindet. Im zweiten Falle verläuft die Grenze schief von vorne außen nach hinten innen, weil die tiefsten der Lederhaut anliegenden Schichten der Sehne weiter hinten, die äußeren weiter vorne in das Lederhautgewebe übergehen. Im dritten Falle dringt die Sehne geschlossen in die Lederhaut ein, wobei sie schief nach vorne und innen zieht, und strahlt erst weiter vorne in das Lederhautgewebe aus. Sie wurzelt sozusagen in der Lederhaut.

An der Außenfläche der Lederhaut, dort, wo die Ciliarnerven und Gefäße sich, meridional verlaufend, dem Augapfel anlagern, sind Rinnen vorhanden. Kölliker hat darauf aufmerksam gemacht, daß infolge dieses Verhaltens vom 3. Fetalmonat an eine leichte Ausbuchtung der Lederhaut im hinteren Abschnitte entsteht, die am äußeren unteren Quadranten nach den Feststellungen von Baracz (1902) noch zur Zeit der Geburt vorhanden ist. Dieses ist die sog. Protuberantia fetalis.

Vor ihrem Übergang in die Hornhaut findet sich an der Innenfläche der Lederhaut ein ringförmiger Kanal, dessen Außenwand eine Rinne, die Skleralrinne (Sulcus sclerae internus) bildet. Die Lederhaut nimmt an der Bildung der Innenwand des Kanalsystems des Sinus venosus sclerae keinen wesentlichen Anteil. Entsprechend dem hinteren Rande der Rinne findet sich ein nach innen vorspringender Wulst der Lederhaut, der nach innen und vorne gewölbte Skleralwulst (hinterer Grenzring von Schwalbe). Dieser Grenzring besteht überwiegend aus äquatorial verlaufenden Bindegewebsbündeln, zwischen denen elastische Fasern reichlich eingelagert sind. Dickere, äquatorial verlaufende Bindegewebsbündel finden sich nicht nur im Ringe selbst, sondern auch in der benachbarten Lederhaut. Der Grenzring ist als eine Verstärkung der Lederhaut an der Stelle des Ansatzes des Lig. pectinatum einerseits und des Ciliarmuskels andererseits zu betrachten. Der vordere Rand der Rinne (Sulcus sclerae internus) kann verschieden gestaltet sein. Wie A. Fuchs (1929) gezeigt hat, kann unter oder hinter dem Ende der Descemetschen Membran ein Wulst von verschiedener Gestalt und Größe vorhanden sein, der aber auch fehlen kann. Dieser vordere Grenzring von Schwalbe stellt auch bei deutlicher Ausbildung keinen geschlossenen Ring dar, sondern ist in einem und demselben Auge an verschiedenen Stellen verschieden ausgebildet. Oft ist er streckenweise unterbrochen, doch sind die Strecken, auf denen er fehlt, kürzer als diejenigen, in denen er vorhanden ist. Seine Größe hat A. Fuchs (1929) gemessen und dabei auf Querschnitten Flächenmaße zwischen 425 μ^2 und 11092 μ^2 gefunden. Natürlich ist an Stellen, wo der Grenzring fehlt, als Flächenmaß Null einzusetzen. Der Querschnitt dieses Grenzringes kann rund, oval, rhombisch sein. Mitunter ist der Ring zweigeteilt, aber immer nur auf kurze Strecken hin. An manchen Stellen kann eine dünne Lage Descemetscher Membran den Ring bedecken, doch ist das nur der Fall, wenn er klein ist, da stärker entwickelte Gebilde dieser Art stets rückwärts vom Ende der hinteren Grenzschichte der Hornhaut liegen. Der vordere Grenzring besteht vorwiegend aus äquatorial verlaufenden Bindegewebsfasern, die etwas mehr Kerne enthalten als das Lederhautgewebe an anderen Stellen; doch kommen auch meridional verlaufende Fasern hie und da spärlich vor. Der vordere Grenzring ist gegen die Vorderkammer zu mit Endothel bekleidet, das meist einschichtig ist, aber bei Vorhandensein von Vertiefungen auch mehrschichtig sein kann.

C. Physikalische und chemische Eigenschaften der Lederhaut.

Die Lederhaut ist durch große Zugfestigkeit und geringe Elastizität bei beträchtlicher Biegsamkeit ausgezeichnet. Sie ist daher imstande, großen mechanischen Anforderungen zu genügen. In der Kindheit ist sie viel weicher und dehnbarer als im Alter des Erwachsenen. Die geringe Elastizität äußert sich darin, daß bei Schnittwunden während des Lebens die Wundränder nur unbedeutend klaffen, doch immerhin genügend, um den Durchtritt von darunter liegenden Geweben zu gestatten. Bei starker Verminderung des Bulbusinhaltes faltet sich die Lederhaut leicht, im Gegensatze zur viel steiferen Hornhaut. Die starken Unterschiede, welche das Lederhautgewebe im Laufe des Lebens erleidet, lassen sich am Verhalten des durchschnittenen Augapfels erkennen. Durchschneidet man einen jugendlichen, ungehärteten Augapfel, so fällt er vollständig zusammen und ist auch im gehärteten Zustande nicht imstande seine Gestalt zu erhalten. Im mittleren Lebensalter ist die Neigung des halbierten Augapfels zusammenzusinken schon viel geringer. Im Alter ist die Lederhaut noch steifer, so daß der durchschnittene Apfel nicht zusammenfällt, sondern seine starre Form beibehält. Nach den Untersuchungen von CASOLINO (1926) läßt sich die Lederhaut durch Zug dehnen. Dabei ergab sich, daß äquatorial geschnittene Lederhautstreifen größere Gewichte aushalten als meridional geschnittene, und äquatorialgeschnittene aus der Äquatorgegend größere Gewichte aushalten als aus dem vorderen oder hinteren Abschnitte stammende Streifen. Mit dieser Eigenschaft parallel steigt die Dehnbarkeit der Lederhautstreifen. Die erwähnten Eigenschaften sind in der Jugend größer als im Alter.

Da die Lederhaut aus reinem Bindegewebe besteht, gibt sie beim Kochen Leim. Nach Untersuchungen von MÖRNER (1894) findet sich im Lederhautgewebe Glutin (Kollagen) und ein Mucoid im Verhältnis von 7:1. JESS (1923) fand einen Stickstoffgehalt der Lederhaut von 17,43% (MÖRNER 16,66%), der höher ist als der N-Gehalt der Hornhaut, was durch den relativen Mangel an mucinartiger Substanz erklärt wird. JESS bestimmte den Gehalt der Lederhaut an Eiweißbausteinen und fand Histidin 0,78%, Arginin 2,90%, Lysin 11,56%. A. KRAUSE (1932) gibt nebenstehende Daten der chemischen Zusammensetzung der *Rinder*lederhaut.

	Frisch %	Trocken %
Wasser	72,240	—
Feste Bestandteile	27,760	—
Anorganische Bestandteile	0,704	1,951
Organische Bestandteile	27,056	98,049
Mucoid	2,318	8,192
Kollagen	22,139	81,045
Elastin	1,450	5,116
Albumin und Globulin	0,561	1,612
Wasserlösliche Substanzen . . .	0,516	1,823
Fett (ätherlösliche Substanzen) .	0,072	0,261

Mit vielen Farbstoffen läßt sich die Lederhaut intensiver färben als die Hornhaut, was H. VIRCHOW (1910) auf Unterschiede in der Quellungsfähigkeit der Hornhaut und Lederhaut zurückführt. COLLIN (1928) bestimmte den Wassergehalt der Lederhaut mit 66,03%, die festen Rückstände mit 33,97%. Nach der MANNschen Färbung färbt sich die Lederhaut rot. Das Verhältnis der Aschenbestandteile der Hornhaut zu denen der Lederhaut ist 7 : 4.

Genaue Untersuchungen über den Quellungszustand der Lederhaut hat E. P. FISCHER (1926) durchgeführt. Durch Wasserverlust bei Luxation der Augen beim *Kaninchen* tritt an bestimmten Stellen eine Entquellung auf, unter deren Einfluß die Lederhaut durchsichtig wird. Aber auch andere Mittel, die zur Entquellung führen, bewirken ein Durchsichtigwerden derselben. Diese Mittel sind außer der Trocknung, Einbringen in Zucker- oder Citratlösungen. Sorgfältige Wägungen ergaben, daß die Lederhaut dabei 30% weniger Wasser enthält als im normalen Zustande. Die durchsichtig gemachte Lederhaut besitzt andere mechanische Eigenschaften als die normale. Sie wird gummiartig, zäh, dünn und schrumpft etwas unter Beibehaltung ihrer normalen Form. Ihre Elastizität nimmt zu, ihre Dehnbarkeit ab, sie wird fester, läßt sich durch Belastung schwerer zerreißen, aber leichter schneiden als im unveränderten Zustande.

Die Lederhaut quillt durch Wasseraufnahme auf und wird dabei dicker und schwerer. In Leitungswasser oder destilliertem Wasser quillt sie langsam und wenig, bei n/1000 Kali- oder Natronlauge oder n/1000 Salzsäure quillt sie mächtig, wird weicher, dehnbarer, ihre Elastizität nimmt ab, und schließlich wird sie durchsichtig. Diese Durchsichtigkeit ist aber nicht so ausgesprochen wie bei der Entquellung; die Lederhaut hat dabei einen anderen Brechungsindex und eine andere Doppelbrechung. Die Wasseraufnahme, die zur Herbeiführung der Durchsichtigkeit erforderlich ist, beträgt ungefähr 15—20% des normalen Wassergehaltes.

Bei der Entquellung werden zuerst die Ansatzstellen der Augenmuskeln, schließlich die ganze Lederhaut durchsichtig.

Die Lederhaut quillt nicht in allen ihren Teilen in gleicher Weise. Wie NAKAMURA (1925) gezeigt hat, ist beim *Rinde* die Quellung in den hinteren Teilen der Sklera wesentlich stärker als in den vorderen. Ebenso quellen die äußeren Schichten des hinteren Lederhautabschnittes stärker als die inneren. Diese Verhältnisse werden darauf zurückgeführt, daß die Lederhaut im vorderen Augenabschnitte relativ weniger Kollagen, dafür aber mehr Grundsubstanz besitzt, der hintere Augenabschnitt hingegen mehr Kollagen und weniger Grundsubstanz. Es würden sich demnach im vorderen Abschnitte weniger Fibrillen und mehr interfibrilläre Substanz, im hinteren, umgekehrt, mehr Fibrillen und weniger interfibrilläre Substanz vorfinden. Ebenso müßten die äußeren Lederhautschichten des hinteren Abschnittes mehr Fibrillen als die inneren Schichten enthalten.

Im Leben sind so starke Veränderungen, wie sie im Versuch erzielt wurden, nicht möglich, doch können sie wohl in geringerem Grade vorkommen und große Bedeutung für den Ablauf pathologischer Veränderungen besitzen. Vom physikalisch-chemischen Standpunkte betrachtet, ist die Lederhaut ein Gel mit ungleichmäßiger Anordnung der Teilchen in der dispergierenden Flüssigkeit. Sie nimmt unter Volumzunahme Flüssigkeit in das Innere des quellbaren Körpers auf. E. P. FISCHER (1926) ist der Ansicht, daß eine Erhöhung des Dispersitätsgrades zusammen mit einer Gleichordnung der Teilchengröße bei der Entquellung der Lederhaut stattfindet, umgekehrt bei der Quellung eine Erniedrigung des Dispersitätsgrades. Im histologischen Bilde der durchsichtig gemachten Lederhaut ist dieser Umstand nicht erkennbar. Zwischen Lederhaut und Hornhaut besteht nur ein gradueller Unterschied in bezug auf die Quellbarkeit. NAKAMURA (l. c.) hat gezeigt, daß die isolierte Hornhaut stärker quillt als die Lederhaut. Bleibt sie aber in Zusammenhang mit ihr, so ist ihr Quellungsgrad ein geringerer, kaum wahrnehmbarer. Unter physiologischen Verhältnissen ist die Lederhaut undurchsichtig, die Hornhaut durchsichtig, weil sie verschiedene Gele sind, die

durch ihre normalen Quellungsgrade bestimmte Dispersitätsgrade bedingen.
JASIŃSKI (1933) hat die Quellungsvorgänge der Lederhaut besonders genau
studiert und bei Einwirkung von Blutserum, Kammerwasser, verdünnter Säuren
und Alkalien, von Kochsalzlösungen verschiedener Konzentration bedeutende
Gewichtszunahme der Lederhaut festgestellt. Auf Grund dieser Untersuchungen
kommt er zur Ansicht, daß die Lederhaut nicht lediglich mechanischen Aufgaben
dient, sondern auch als Wasserreservoir der benachbarten Gewebe, daß sie
Bedeutung für die Regulierung des intraokularen Druckes besitzt, und schließlich
auch den osmotischen Druck reguliert. COLLIN (1928) hat an Gefrierschnitten
von in Formol gehärteten Augen bei Untersuchung im polarisierten Licht festgestellt, daß die Lederhautfasern ausgesprochener doppelt brechen als die Hornhautfasern. HERTEL (1930, 1932) hat die Lederhaut mittels Röntgendiagrammen
nach DEBYE-SCHERRER untersucht. Bei der Hornhaut und Lederhaut finden
sich drei Interferenzen und Andeutungen von Faserdiagrammen. Die Diagramme
erleiden bei Dehnung der Lederhaut deutliche Veränderungen, ebenso durch
Quellung und Entquellung. HERTEL nimmt an, daß schon der Wassergehalt
der normalen Lederhaut genügt, den Gitteraufbau der Micellen, auf dem das
Auftreten der Röntgeninterferenzen beruht, zu beeinflussen. Erst nach Heraus-
ziehen der in die Micellen eingedrungenen Flüssigkeit tritt die krystallinische
Natur des Kolloids deutlicher hervor. Es ist daher mit einem intramicellaren
Ablauf der Quellung bei der Lederhaut zu rechnen.

J. BÖCK (1933, 1934) hat bei der Untersuchung ungefärbter Gefrierschnitte
der Lederhaut mit dem Fluorescenzmikroskop gefunden, daß die Lederhaut
bläulichweiß fluoresziert, und zwar ebenso stark wie die innere Grenzschichte
der Hornhaut. Die einzelnen Lederhautbündel sind deutlich erkennbar. Das
Leuchten der Lederhaut ist viel stärker als das des Hornhautstromas, so daß
die Hornhaut-Lederhautgrenze deutlich als falzförmige Grenze erkennbar ist.

D. Mikroskopischer Bau der Lederhaut. Die Grundsubstanz.

Die Lederhaut ist aus Bindegewebsfibrillen zusammengesetzt, die parallel
zueinander verlaufen und sich zu kantigen Bündeln vereinigen. Aus diesen
Bündeln entstehen durch Zusammenlegung bänderartige Gebilde, die lange
Strecken in der Lederhaut durchlaufen. Die Bänder sind wahrscheinlich sehr
lang, was aus der Untersuchung der Innenfläche der Lederhaut sich erschließen
läßt. Sie sind oberflächenparallel abgeplattet und ihre Dicke beträgt nach SALZ-
MANN (1912) in den vorderen Teilen der Lederhaut, wo sie im allgemeinen zarter
sind als in den rückwärtigen, 0,01—0,016 mm. Die Breite der Bänder wechselt
nach der Gegend in bedeutenden Grenzen, doch übertrifft sie die Dicke der
Bänder 10—12mal. Da die Bänder seitwärts zugeschärft sind, besitzen sie auf
dem Querschnitt eine lanzettförmige Gestalt. Stellenweise kommen rundliche
und ovale Bündel vor, so in der Gegend des Skleralwulstes und in der Umgebung
des Sehnerveneintrittes. Die Bänder verlaufen annähernd oberflächenparallel,
doch dringen manche Bänder unter spitzem Winkel von der Oberfläche gegen
die Tiefe vor. Die einzelnen Bänder spalten sich oft, verbinden sich mit benachbarten, gleichsinnig verlaufenden, oder lassen zwischen sich andere Bündel
durchtreten und vereinigen sich dann wieder. Auf diese Weise entsteht eine
innige Verflechtung der Bänder untereinander, wobei die Fibrillen und Fibrillenbündel in den einzelnen Bändern sich jedoch nicht verflechten, sondern, wie
früher erwähnt, durchaus parallel zueinander verlaufen. Diese innige Verflechtung der Lederhautbänder miteinander macht es unmöglich, die Bauelemente
der Sklera präparatorisch voneinander zu trennen. An den Schmalseiten der
Emissarien finden sich längs zu denselben verlaufende Bänder (Abb. 36).

Auf Flächenschnitten läßt sich die parallele Streifung entsprechend dem Verlauf der Fibrillen deutlich wahrnehmen, auf Längsschnitten ist sie schwerer zu erkennen, mitunter kaum zu unterscheiden. Den senkrechten Schnitten durch die Dicke der Lederhaut verleihen die Bänder oft ein punktiertes Aussehen. Es handelt sich aber, wie H. VIRCHOW (1910) mit Recht hervorhebt, nicht immer um reine Querschnitte, in vielen Fällen vielmehr um Schrägschnitte, die von Querschnitten nicht immer leicht zu unterscheiden sind. Wie erwähnt, sind die einzelnen Fibrillen auf Querschnitten zu eckigen und kantigen Bündeln zusammengefaßt, wodurch derselbe ein eigentümliches Aussehen erhält. Senkrecht

zurOberflächederLederhaut verlaufende Bündel lassen sich nicht erkennen. Nur HANNOVER (1876) und ROTHOLZ (1881) beschreiben einen senkrecht die Lederhaut von innen nach außen durchsetzenden runden Strang, der von Pigmentzellen begleitet wird, genau in der Gegend der Fovea centralis. Er soll mit der Aderhaut durch eine trompetenförmige Verbreiterung zusammenhängen; mitunter soll er sich aufsplittern und aus mehreren dünneren Strängen bestehen.

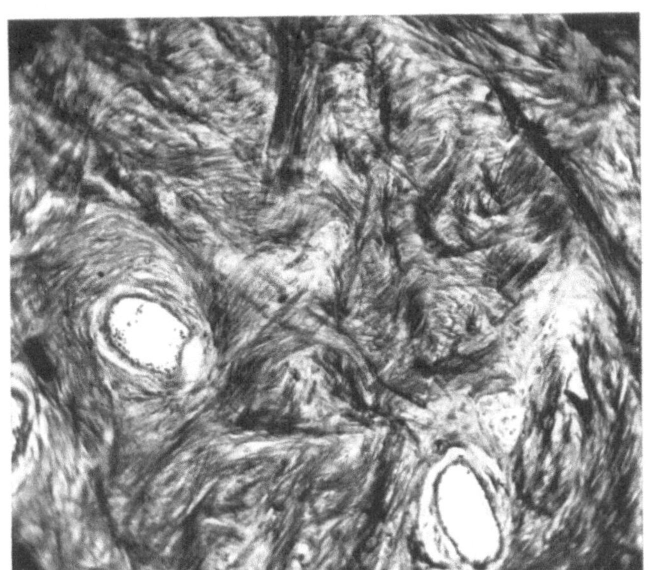

Abb. 36. Flachschnitt durch die Lederhaut des *Menschen* in der Gegend des hinteren Augenpoles, *Mensch* (KOLMER).

Dieses Gebilde ist jedoch später von keinem Untersucher gesehen worden. An Schnitten durch die Maculagegend habe ich solche Stränge niemals sehen können.

Die Unterschiede, die in den physikalischen Eigenschaften der Lederhaut in verschiedenen Lebensaltern bestehen, finden auch einen gewissen Ausdruck im mikroskopischen Verhalten. Im jugendlichen Alter fällt außer einem gegenüber späteren Zeiten größeren Reichtum an Zellen, die dann auch kleiner und stärker flachgedrückt sind, ein geringeres Lichtbrechungsvermögen der Fibrillen auf, da ihre Lagerung nicht so deutlich zu erkennen ist wie später. Die Lederhautbänder haben einen leicht welligen Verlauf, wohl als Ausdruck eines verhältnismäßig lockeren Gefüges. Die elastischen Fasern verlaufen aber geradlinig. Im mittleren Lebensalter ist die Zahl der fixen Gewebszellen geringer, sie sind stärker abgeplattet. Die Fibrillenzeichnung ist deutlich, die Fibrillen verlaufen gestreckt, die Dichtigkeit des Gewebes ist viel größer als beim Kinde. Im Greisenalter ist das Gewebe noch dichter geworden, wobei eine Verarmung an Zellen wahrnehmbar ist. Schon in verhältnismäßig jugendlichem Alter tritt in der Lederhaut Fett auf. ATTIAS (1912) fand schon vom 25. Lebensjahre an Fett, besonders in den tieferen Schichten der Lederhaut. KOLEN (1930) fand Fetttröpfchen in den inneren Lederhautschichten in der Nähe des Sehnerven schon bei einem 4jährigen Kinde. Die Fetttröpfchen liegen zwischen den Fibrillen, aber auch innerhalb der Fasern und sind dann in der ganzen Ausdehnung der Fibrillen reihenweise angeordnet. Sie treten auch in den fixen Zellen auf. Da die Fetttröpfchen bei Osmium- oder Scharlachrotfärbung sehr deutlich hervortreten, und nicht alle Bänder gleichmäßig befallen sind, läßt sich der Verlauf der Lederhautlamellen an der Anordnung der gefärbten Fetttröpfchen deutlich erkennen. In den dicken Zellen liegen sie fast ausschließlich im Cytoplasma, nur ausnahmsweise auch in den Kernen. Auch die Wanderzellen können Fetttröpfchen enthalten.

Die Fetteinlagerung tritt zumeist in den tieferen Lederhautschichten des vorderen Augenabschnittes auf, befällt auch gerne den Lederhautwulst; mit zunehmendem Alter findet sie sich auch in den oberflächlicheren Schichten und bis gegen den hinteren Augenpol hin. DE LIETO VOLLARO (1912) hat festgestellt, daß es sich um doppelbrechende Cholestearinester handelt. In stark ausgeprägten Fällen finden sich auch fettige Säuren und Seifen, jedoch in geringerer Menge.

Bei Hämatoxylinfärbung fällt an manchen Lederhäuten im Greisenalter eine Blaufärbung mancher Fasern auf. Es ist dies die Folge von Einlagerung meist phosphorsauren Kalkes, wie dies nach KREKELER (1923) die Reaktion nach KÉSA mit Silbernitrat beweist, wobei unter dem Einfluß des Lichtes sich der phosphorsaure Kalk in zuerst gelbes, dann sich schwärzendes Silberphosphat umwandelt. Der Gehalt an in körniger Form ablagerndem Kalk ist in der Lederhaut älterer Menschen individuell sehr verschieden. Der Kalk ist in schwachen Säuren löslich und stellt nach DE LIETO VOLLARO (l. c.) wahrscheinlich ein Derivat des gespaltenen und angehäuften Cholestearinesters und eine Verbindung der fettigen Säuren mit dem zirkulierenden Kalk dar. Auftreten von Fett in der Lederhaut kann aber vorkommen, bevor sich atheromatöse Veränderungen der Gefäße im Auge nachweisen lassen. Die Fett- und Kalkablagerungen stehen meist in engem Zusammenhang miteinander, und es ist wahrscheinlich, daß es sich um ineinander übergehende Prozesse handelt wie bei der Intimaverfettung der Arterien, mit der eine gewisse Analogie besteht. Die Kalkablagerungen können sich zwischen den Fibrillen in großen Mengen vorfinden. Sie sind sowohl auf Flach- als auch auf Meridionalschnitten deutlich. Diese Veränderung findet sich am frühesten und ausgesprochensten in der Äquatorgegend und in den mittleren Schichten der Lederhaut, es können jedoch alle Schichten befallen sein.

Das Auftreten von Altersveränderungen in der Lederhaut läßt sich nach KOLEN (1930) durch das Auftreten von Metachromasie bei der Färbung nach BJÖRLING erkennen. Bis zum Alter von 20 oder 30 Jahren färbt sich die Lederhaut nach BJÖRLING blau und weist fast keine Metachromasie auf. Im mittleren Alter tritt schwache Metachromasie in den inneren Schichten des vorderen Augenabschnittes in der Nähe der Hornhautgrenze auf, seltener im mittleren Lederhautabschnitte und in der Nähe des Sehnerven. Im späteren Alter wird die Metachromasie deutlicher. Am stärksten ist sie in der Nähe der Hornhautgrenze und in der Umgebung des Sehnerven. Sie ist hier nicht nur in den inneren, sondern auch in den mittleren und äußeren Schichten vorhanden, fehlt nur in den alleräußersten Schichten. Dieses Verhalten weist auf das Vorhandensein von Mucoiden hin. Die Metachromasie weist ein annähernd paralleles Verhalten zum Fettgehalt der einzelnen Teile der Lederhaut auf.

Es ist die Frage zu erörtern, ob die Lederhaut zwischen den Fibrillen, Bündeln und Bändern eine Zwischensubstanz besitzt. Über die Zwischensubstanz der Hornhaut haben sich verschiedene Untersucher ausgesprochen. Dabei überwiegt gegenwärtig die Ansicht, daß eine solche nicht vorhanden ist. Bezüglich der Lederhaut finden sich in der Literatur keine genauen Angaben. Wohl wurde die Frage vom chemischen Standpunkt erörtert, vom mikroskopischen hat keiner der Forscher Stellung dazu genommen. Man könnte annehmen, daß in der Lederhaut ähnliche Verhältnisse bestehen wie in der Hornhaut. Der mikroskopische Bau der Lederhaut weicht aber beträchtlich von dem der Hornhaut ab, und eine Trennung der Bauelemente der Lederhaut zu Bündeln und Bändern tritt viel deutlicher hervor als in der Hornhaut. Es liegt daher nahe, anzunehmen, daß zwischen den Bündeln der Bindegewebsfibrillen und den Bändern eine Zwischensubstanz vorhanden ist, wie dies auch bei festem Bindegewebe angenommen wird. Es ist kein besonderer Grund vorhanden, diese Annahme abzulehnen.

E. Elastische Fasern der Lederhaut.

Die Lederhaut enthält reichlich elastische Fasern. Sie sind meist auf der Oberfläche der Bindegewebsbündel gelegen, nur wenige finden sich im Innern zwischen den Fibrillen. Dieses Verhalten wird ausdrücklich von H. VIRCHOW (1910) und SALZMANN (1912) hervorgehoben.

Die elastischen Fasern der Lederhaut zeichnen sich durch ihre Feinheit aus; sie sind zarter als in den anderen Bindegeweben und daher an Querschnitten nur bei sehr kräftiger Färbung sichtbar. Ihr Verlauf ist geradlinig und weist nur bei Richtungsänderung Biegungen auf. Im Gegensatz zu den Verhältnissen an anderen Stellen weisen die elastischen Fasern keine Teilungen oder Verbindungen mit anderen Fasern auf, wie LEBER (1903), FUSS (1906) und H. VIRCHOW betonen.

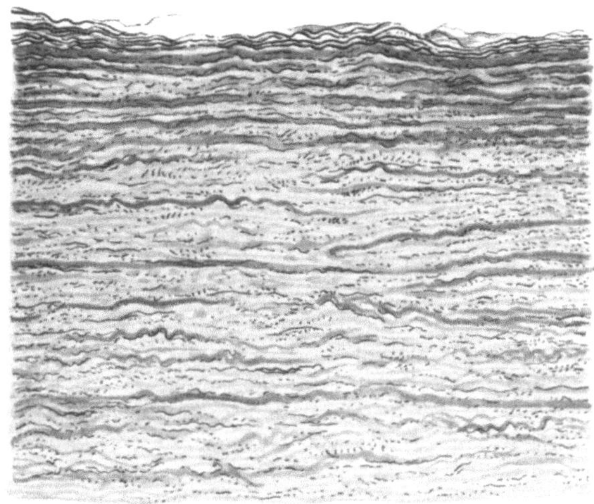

Abb. 37. Elastische Fasern der Lederhaut. Oben Innenfläche der Lederhaut.

Sie stehen, wie PES (1907) beschreibt, mit den fixen Zellen der Lederhaut in Zusammenhang. Die geringste Menge an elastischen Fasern findet sich in der Äquatorgegend; in der Gegend der Hornhaut-Lederhautgrenze und in der Nachbarschaft des Sehnerveneintrittes treten sie besonders reichlich auf. Die inneren Schichten der Lederhaut enthalten mehr elastische Fasern als die äußeren, doch bilden die Muskelansätze Stellen besonderen Reichtums an diesen Elementen. Die Anordnung der elastischen Fasern ist eine den Bindegewebsfibrillen gleichgerichtete. Sie verlaufen daher im Skleralwulste und in der Umgebung des Sehnerveneintrittes kreisförmig, äquatorial. Der Umstand, daß die elastischen Fasern in ihrem Verlaufe meist den Bindegewebsbündeln folgen und bei guter Färbung deutlich wahrnehmbar sind, erleichtert auch das Erkennen der Anordnung der Bindegewebsbündel (Abb. 37). Besonders bei Betrachtung von Flachschnitten erkennt man, daß die Durchflechtung und Überkreuzung der Fasern teils unter ziemlich spitzen, teils unter größeren Winkeln stattfindet. Der Übergang von oberflächlicheren in tiefere Lagen findet stets unter spitzem Winkel statt, mit Ausnahme der Gegend des Sehnerveneintrittes, wo das Auf- und Absteigen vielfach in steilerer Richtung erfolgt. Da die Bindegewebsbündel in den tieferen Lederhautschichten platter sind als in den oberflächlicheren, sind die elastischen Fasern hier dichter angeordnet, und ihre Längs-, Schräg- und Querschnitte liegen daher eng aneinander. Mit der Annäherung an den Sehnerveneintritt werden die an Querschnitten längsgetroffenen Fasern spärlicher, lassen sich auch nur auf kürzere Strecken verfolgen, wogegen die Zahl der quer und schräg getroffenen Fasern zunimmt, so daß in der Nähe des Sehnervenkanales fast ausschließlich diese vorhanden sind. Die Fasern verlaufen also hier kreisförmig oder annähernd kreisförmig. Viele dieser kreisförmig verlaufenden Fasern treten in die Balken der Lamina cribrosa ein, deren wichtigen Bestandteil sie bilden. In der Gegend des hinteren Endes der Lamina cribrosa treten wieder zahlreiche längsverlaufende Fasern auf, die mit fast rechtwinkliger Biegung in die innersten Lagen der Pialscheide eintreten.

Ihre mechanische Bedeutung in der Architektonik der Lederhaut wird weiter unten erörtert werden.

Die elastischen Fasern sind bereits im 3. Monat beim Embryo nachweisbar und nehmen mit der Zeit an Menge zu. Diese Zunahme dauert bis gegen das 10. Lebensjahr, wo die Verhältnisse des Erwachsenen beinahe erreicht sind. Während Fuss (1906) und Krekeler (1923) angeben, daß im Alter die Menge der elastischen Fasern nicht abnimmt, ist Pes (1908) der Ansicht, daß eine deutliche Abnahme vorhanden ist.

F. Die Zellen der Lederhaut.

Die Lederhaut enthält, wie jedes Bindegewebe, fixe Zellen (Fibroblasten), die zwischen den Bündeln, besonders in den Winkeln der kantigen Bündel an deren Überkreuzungen liegen. Dort, wo die Bündel weniger deutlich voneinander abgegrenzt sind, wie dies im hinteren Teil der Lederhaut der Fall ist, liegen sie auch scheinbar in den Bündeln. Die Zellen besitzen große Ähnlichkeit mit Bindegewebszellen. Mittels der Heldschen Molybdänsäure-Hämatoxylinfärbung erscheinen die Zellen als membranöse Gebilde, die einen äußerst dünnen, sich nur sehr blaß färbenden Leib sowie feine und breite Ausläufer besitzen. Die ersteren verlaufen meist quer zu den kollagenen Fibrillen, die anderen in der gleichen Richtung wie diese. Da die Zellen mittels ihrer Fortsätze miteinander zusammenhängen, bilden sie einen Zellverband. Die Zellen und ihre Fortsätze passen sich den Fibrillenbündeln so an, daß sie entsprechend den Rillen zwischen den Fibrillenbündeln leistenförmige Verdickungen aufweisen. Salzmann (1912) ist der Ansicht, daß der Zellverband nicht so geschlossen ist wie in der Hornhaut. Die Zellkerne weisen sehr verschiedene Gestalten auf, die von ihrer Lage abhängen; meist sind sie länglich, besitzen ein feines Chromatingerüst und 1—3 sehr kleine Nukleolen. Öfters erscheinen an Flachschnitten gestreckt-spindelförmige Zellen mit sehr langen Kernen; sie liegen anscheinend hauptsächlich in den Teilungswinkeln der Bindegewebsbündel. Es handelt sich wahrscheinlich nur um Seitenansichten flacher Zellen. Die Lederhautzellen sind den Sehnenzellen ähnlich, die aber längere, dickere Kerne besitzen, welche sich nicht so dicht färben wie die der Lederhautzellen. Bei Beachtung dieser Unterschiede ist es möglich, die Sehnen der Augenmuskeln zwischen den Lederhautbündeln auf weite Strecken zu verfolgen. An der Innen- und Außenfläche der Lederhaut kommen platte Zellen vor, die jedoch keinen geschlossenen Belag bilden. An der Innenfläche hängen sie unmittelbar mit den Zellen der Suprachorioidea zusammen, die mit Chromatophoren vermischt sind, und eher zur mittleren als zur äußeren Augenhaut gehören.

Es kommen zwar auch beim *Menschen* Pigmentzellen in der Lederhaut vor. Sie sind aber bei Angehörigen der weißen Rasse spärlich, bei Angehörigen farbiger Rassen dagegen oft in großer Menge vorhanden. Sie gehören bei diesen letzteren zum normalen histologischen Bilde der Lederhaut. In den inneren

Schichten sind sie viel reichlicher vertreten, in den mittleren Lagen der Lederhaut erscheinen sie meist nur in der Umgebung des Sehnerveneintrittes.

Die Pigmentzellen der Lederhaut haben eine ähnliche Gestalt wie in den angrenzenden Teilen der Suprachorioidea und enthalten den gleichen körnigen gelben oder braunen Farbstoff.

Häufig kommen auch bei Angehörigen der weißen Rasse Chromatophoren vor, welche Nerven und Gefäße in den Emissarien umhüllen und entlang diesen bis auf die Oberfläche der Lederhaut gelangen. Man kann sie im vorderen Augenabschnitte als braungraue Ringe, welche die Lederhautgefäße umgeben, klinisch oft gut wahrnehmen. Es handelt sich um flache Zellen mit reichlichen Fortsätzen, die plump oder schlank sein können, und die zum Teil auch Verbindungen mit anderen eingehen. Ihre Kerne sind rund oder elliptisch, flach und erscheinen im Vergleich zum Cytoplasma heller, weil letzteres mit Pigmentkörnchen beladen ist, die bis in die Enden der Fortsätze reichen. Die Pigmentkörnchen sind kugelig oder ellipsoid, ihre Farbe schwankt individuell sehr stark und variiert zwischen hellem Gelb und dunklem Braun. Nicht nur bezüglich der Chromatophoren, die in den Emissarien liegen, sondern auch bezüglich der im Lederhautgewebe selbst liegenden ist es wahrscheinlich, daß sie von der mittleren Augenhaut stammen.

Wanderzellen kommen in der Lederhaut gelegentlich vor und sind an ihrer Gestalt und dem geringen Chromatingehalt der Kerne erkennbar. Sie sind häufiger in den lockeren bindegewebigen Umhüllungen der Nerven und Gefäße als in den Emissarien. Eine große Reihe von Untersuchungen von Schnaudigel (1913), Rados (1913, 1914), Blotevogel (1924), Castello (1927), Barletta (1927), Scullica (1928), Farina (1928), M. Baquis (1929), Accardi und Fontana (1931), Towbin (1933) und Gasteiger (1934) hat ergeben, daß die Lederhaut im Verhältnis zu ihrem geringen Zellreichtum reichlich Farbstoff speichernde Zellen enthält, die als zum reticuloendothelialen System zugehörig betrachtet werden müssen, wenn starke Sättigung des *Tieres* mit Trypanblau eingetreten ist.

G. Verlauf der Bindegewebsbänder der Lederhaut.

Über den Verlauf der Lederhautbänder gewinnt man nach Salzmann (1912) am leichtesten eine Vorstellung, wenn man die Lederhaut von innen betrachtet. Am seidigen Glanz der Gewebsbündel kann man ihren Verlauf annähernd erkennen. Man bemerkt am hinteren Rande der Lederhautrinne eine äquatoriale Faserung, die gleichlaufend mit der Hornhautgrenze zieht. Die Faserung bildet immer stärker nach hinten ausgeprägte Schleifen, deren Konvexität nach hinten gerichtet ist, so daß sie allmählich eine meridionale Richtung annimmt. Wenn eine solche Schleifenbildung von allen Punkten der Hornhaut-Lederhautgrenze ausgeht, so muß es zu einer Durchflechtung kommen, bei der im vorderen Abschnitte die äquatorial gerichteten Bündel vorherrschen, im hinteren die meridional verlaufenden. Diese Betrachtungsweise gibt natürlich nur über den Verlauf der Bündel an der Innenfläche Auskunft. Trotz der erwähnten Arbeiten von Salzmann (1912), ferner von Ischreyt (1899) und H. Virchow (1910) war die Frage des Faserverlaufes in der Lederhaut nicht genügend geklärt. Erst die Untersuchungen von H. Becher (1932), E. Fischer (1933), H. Becher und K. Osterhage (1933) und W. Kokott (1934, 1935) haben Klarheit in die Verhältnisse gebracht. Weder die Oberflächenbetrachtung noch das Studium von Schnittpräparaten waren geeignet die Frage zu lösen. Die Anwendung von makroskopischen Verfahren hat zum Ziele geführt. Entsprechend gehärtete Lederhäute wurden lamelliert, indem nach oberflächlichen Einschnitten Schichten von Bindegewebe abgerissen wurden. Es ließ sich dann

sowohl die Richtung des geringsten Widerstandes als auch an der durch das
Abreißen entstandenen Fläche der Faserverlauf feststellen. Auch die von

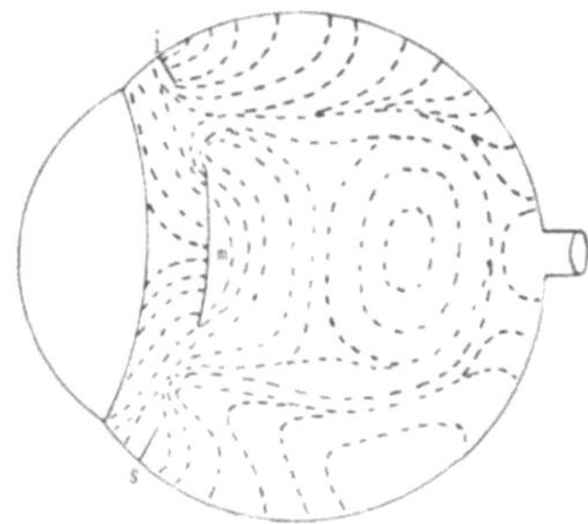

Abb. 38. Spaltlinienbild der menschlichen
Lederhaut von der nasalen Seite aus gesehen. Ansatzstellen: *m* des geraden
inneren, *l* des geraden äußeren, *i* des
geraden unteren, *s* des geraden oberen
Augenmuskels. (Nach KOKOTT.)

BENNINGHOFF (1930) viel verwendete Spalt-
methode hat gute Ergebnisse gezeitigt. BECHER
(l. c.), BECHER und OSTERHAGE (l. c.) haben
ausschließlich *Rinder*augen für ihre Untersuchungen verwendet, während KOKOTT (l. c.)
daneben auch menschliche Augen untersucht
hat. Aus den Forschungen der genannten
Autoren ergibt sich ein wesentlich verschiedenes Verhalten der Bindegewebszüge in den
verschiedenen Teilen und Tiefenlagen der Lederhaut. Die Verschiedenheit des Verhaltens beim
Tiere und beim *Menschen* ist auf die Unterschiede in den Muskelansätzen zurückzuführen.
Beim *Rinde* ist ein Unterschied zwischen vorderem und hinterem Augapfelabschnitt sehr ausgesprochen, während er beim *Menschen* viel

weniger hervortritt. In Übereinstimmung mit den Ergebnissen der anderen
Untersuchungsverfahren zeigt sich am Spaltbild an der Hornhaut-Lederhaut-

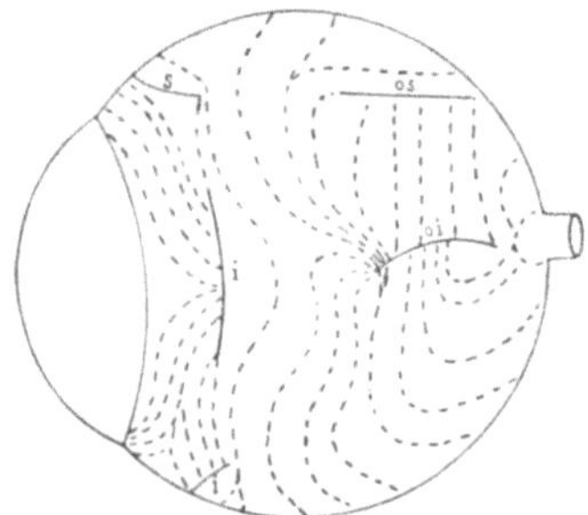

Abb. 39. Spaltbild der menschlichen Lederhaut von
der Schläfenseite aus gesehen. Ansatzstellen: *s* des
oberen geraden, *i* des unteren geraden, *os* des oberen
schiefen, *oi* des unteren schiefen Augenmuskels.

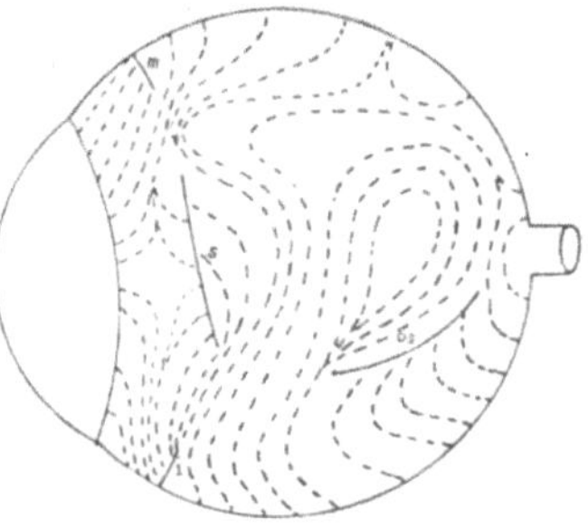

Abb. 40. Spaltbild der menschlichen Lederhaut von,
oben gesehen. Ansatzstellen: *m* des inneren geraden,
l des äußeren geraden, *s* des oberen geraden, *os* des
oberen schiefen Augenmuskels. (Nach KOKOTT.)

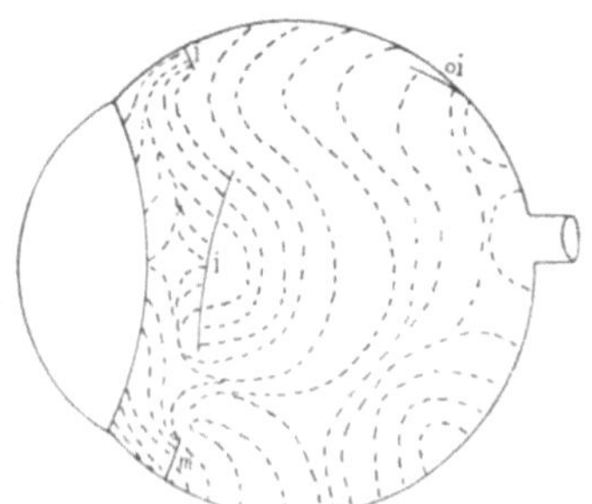

Abb. 41. Spaltbild der menschlichen Lederhaut von
unten gesehen. Ansatzstellen: *m* des inneren geraden,
l des äußeren geraden, *i* des unteren geraden, *oi* des
unteren schiefen Augenmuskels.

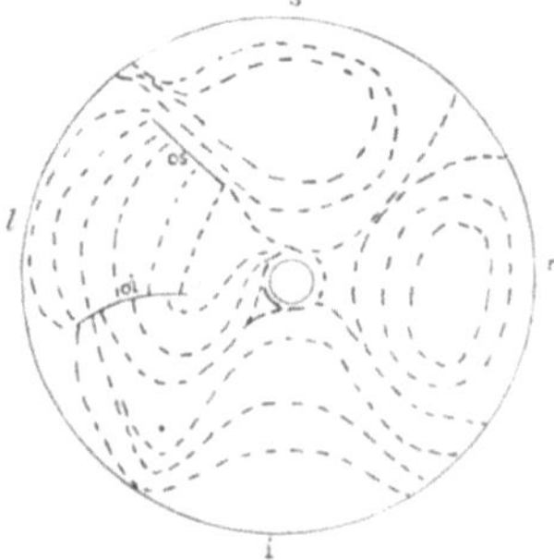

Abb. 42. Spaltbild der menschlichen Lederhaut vom
hinteren Pol aus gesehen. Charakteristisch die auf
den hinteren Pol zustrebenden 4 meridionalen Züge.
Ansatzstellen; *os* des oberen schiefen, *oi* des unteren
schiefen Augenmuskels, *s* oben, *i* unten, *m* innen,
l außen. (Nach KOKOTT.)

grenze beim *Rinde* ein kreisförmiger Verlauf der Fasern. Dieser Verlauf gilt
aber nicht nur für die oberflächlichen Schichten, sondern, wie die Untersuchungen an *Rinder*augen gezeigt haben, auch für die tiefen Schichten.

Aus dieser Richtung biegen die Fasern beim *Menschen* meist unter spitzen Winkeln nach vorne und hinten ab. In der Gegend der Muskelansätze strahlen die Sehnenfasern ein, verlaufen zuerst meridional, biegen dann ziemlich scharf in die Äquatorialrichtung um. Infolgedessen weichen in der Gegend der Muskelansätze die Spaltlinien gegen die Muskelansätze ab. Dabei sind die Bögen in der Mitte des Muskelansatzes steiler als gegen die Randteile der Ansätze zu. Es bestehen geringe Unterschiede des Verhaltens der Spaltlinien zwischen der Gegend der Ansätze der seitlichen und der senkrechten Augenmuskeln. Hinter den Ansätzen der geraden Augenmuskeln verlaufen die Spaltlinien hauptsächlich äquatorial, wogegen sie zwischen den Muskelansätzen in die meridionale Richtung umbiegen. Zwischen den Ansätzen der schrägen Augenmuskeln verlaufen die Spaltlinien annähernd gerade und senkrecht zu den Ansätzen. In den schrägen Meridianen, entsprechend den Zwischenräumen zwischen den geraden Augenmuskeln verlaufen die Spaltlinien meridional auf den Sehnerveneintritt zu. Sie biegen dann ab und umkreisen den Sehnerven. Die Spaltlinienmethode kann keine Auskunft über die Anordnung der Fasern in den tieferen Schichten

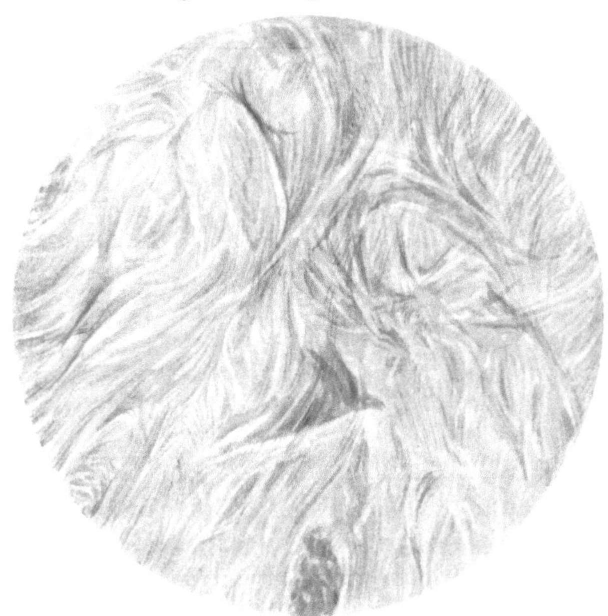

Abb. 43. Flachschnitt durch die Lederhaut.

der Lederhaut liefern. Hier sind wir auf die Ergebnisse der anderen Verfahren angewiesen (Abb. 38—42). H. BECHER (1932) und E. FISCHER (1933) beschreiben die Verhältnisse folgendermaßen: Sie stellen den Faserverlauf in vier Tiefenschichten dar, wobei sie hervorheben, daß Übergänge zwischen ihnen vorhanden sind und Fasern aus einer Schichte in die anderen übertreten. Die dicksten Fasern finden sich im allgemeinen in den mittleren Schichten der Lederhaut; nach der Oberfläche zu und ebenso gegen die Tiefe werden die Fasern dünner. Dabei sind die feinen innersten Fasern die entwicklungsgeschichtlich ältesten.

Im hinteren Abschnitte des Augapfels herrschen sich unter rechten, spitzen und stumpfen Winkeln überkreuzende Fasern vor, die ähnlich einem Gebläseoder Luftballonnetz sich durchflechten. Dabei sind die Faserbündel in den äußeren Schichten breit und bandförmig. Sie verflechten sich nicht nur flächenhaft, sondern dringen aus oberflächlichen Schichten in tiefere unter flachen Neigungen. Auf diese Weise entsteht eine Durchflechtung der ganzen Dicke der Lederhaut nach, doch überwiegen die flächenhaften Durchkreuzungen bedeutend (Abb. 43). Hinter dem Äquator treten bereits äquatoriale Fasern in den oberflächlichen Schichten der Lederhaut auf. In den tieferen Schichten des hinteren Augapfelabschnittes erscheinen an Stelle der breiten bandförmigen Faserbündel fächerförmig sich aufspaltende Faserzüge, deren Spaltbündel in- und übereinander greifen, wobei andere Fächer aus tieferen und höheren Schichten sich in die auseinanderweichenden Fasern einfügen. Dabei sind die Bündel in den tieferen Schichten dünner und zarter. Der Lederhautkanal des durchtretenden

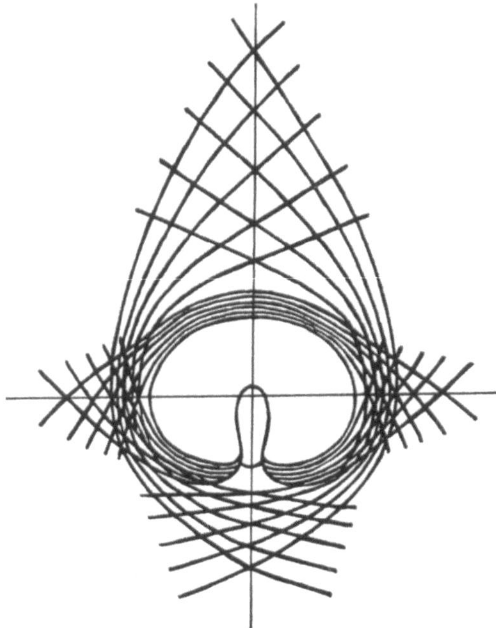

Sehnerven wird von zwei starken Zwingen umfaßt, einer inneren, aus einem Faserring bestehenden, der die Siebplatte umgürtet, und einer äußeren, die den Ansatz der Sehnervenscheiden an der Lederhaut umgibt. Diese äußere Zwinge umfaßt den Sehnervenansatz zwiebelförmig, indem von dem unteren, ventrolateralen Ansatzende der Sehnervenscheiden, in welchen die längsverlaufenden Fasern der harten Schichte ausstrahlen, die Faserbündel den Sehnerven breit umgreifen und, seine Seitenränder umziehend, oberhalb desselben sich winklig überkreuzen (Abb. 44). Diese Faserbündel sind länger als die sonstigen Lederhautfasern des hinteren Augenabschnittes, verlaufen selbständig ohne wesentliche Verzweigungen und zeigen deutliche Faserwellung. Die Spitze der äußeren Zwinge ist gegen den hinteren Augenpol gerichtet und ist für die Anheftung des Sehnerven an

Abb. 44. Schematische Wiedergabe des Verlaufes der kollagenen Fasersysteme der Aderhaut an der Eintrittsstelle des Sehnerven. (Nach E. FISCHER.)

den Augapfel von Bedeutung und ebenso für seine Erhaltung in unveränderter Lage. Der innere, kreisförmige Faserring, der die Siebplatte umfaßt,

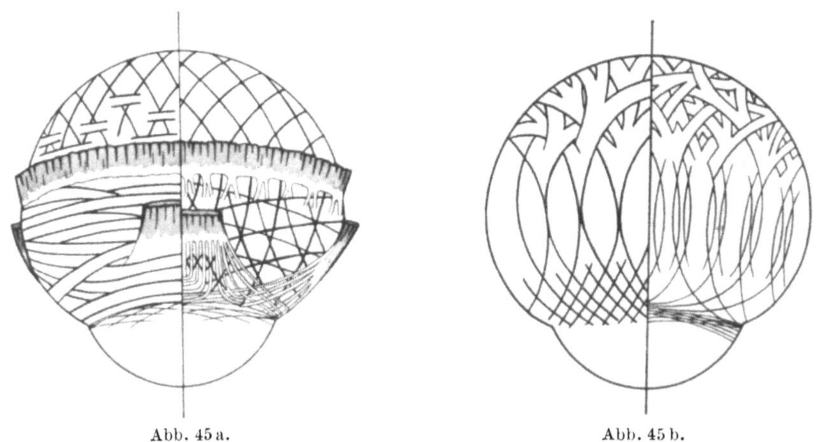

Abb. 45 a.   Abb. 45 b.

Abb. 45a und b. Schematische Darstellung der Hauptrichtungen der Verlaufe der kollagenen Faserbündel in vier übereinanderliegenden Schichten der Lederhaut des *Rinder*auges. Abb. a, links. Faserverlauf in der oberflächlichen Schichte. Abb. a, rechts. Tiefere Schichte des skleralen Faserverlaufes. Abb. b, links. Lederhautfaserung in einer noch tiefer gelegenen Schichte. Abb. b, rechts. Verlaufsrichtung der Lederhautfaserung in der innersten tiefsten Lage der Lederhaut. (Nach BECHER.)

besteht aus einem derberen, der Aderhaut angehörigen Anteil und einem inneren, feinfaserigen Ring, der der Lamina fusca zuzurechnen ist. Die Bindegewebsbündel der letzteren sind radiär gegen das Sehnervenloch der Lederhaut gerichtet, biegen an dessen Rande um und bilden so einen Ring, der an der oberen und temporalen Umrandung der meist ovalen Öffnung des Lederhautkanales am kräftigsten und deutlichsten ausgebildet ist.

In der Äquatorgegend des *Rinder*auges, vor dem Ansatz des M. retractor bestehen die oberflächlichen Schichten aus breiten, äquatorial verlaufenden Bändern, die sich spitzwinklig überschneiden und ganz flach geneigt in die tieferen Schichten eindringen. Diese Kreisbündel reichen bis zur Lederhautrinne und bilden hier den äußeren Ring an der Hornhaut-Lederhautgrenze. In der Gegend der geraden Augenmuskeln ziehen äquatorial gerichtete Bündel, die hinter dem Muskelansatz verlaufen, schräg nach vorn und gelangen vor die Sehne des benachbarten Muskels, die dadurch fest an die Lederhautoberfläche geheftet ist. Diese schrägen Sehnenbindungen bilden links und rechts Touren und überkreuzen sich infolgedessen zwischen den Sehnenansatzstellen. Unter diesen äußeren, vorwiegend äquatorial verlaufenden, liegen sehr stark verflochtene Schichten mit verschiedensten Verlaufsrichtungen und winkeligen Überschneidungen. Sie sind Fortsetzungen der ballonnetzartigen Maschenzüge des hinteren Abschnittes, die, mehr meridional verlaufend, sich hier mit den aus den oberflächlichen Schichten stammenden Fasern vermischen (Abb. 45 a u. b). Während in den oberflächlichen Schichten die äquatorialen Fasern vorherrschen, treten sie in den tiefer gelegenen immer mehr zurück zugunsten meridional verlaufender Faserzüge. Gegen die Lederhautrinne zu wird in den tiefen Schichten der Faserverlauf dichter und komplizierter, da hier Einstrahlungen und Aufspaltungen der Sehnen der geraden Augenmuskeln erfolgen. Die zuerst in Zusammenhang verlaufenden, parallel gelagerten Sehnenfasern spalten sich auf, durchkreuzen und verflechten sich mit den Lederhautfasern, wobei eine Art Gitterwerk entsteht, das in den mittleren Lederhautschichten liegt. Unter teilweiser Aufspaltung und unter Durchflechtungen und Schrägkreuzungen gelangen die Sehnenfasern, ihre Selbständigkeit deutlich erhaltend, bis zum Hornhautrande. Die Randteile der Sehnen gelangen in flachen Bögen in den Ring an der Hornhaut-Lederhautgrenze und durchkreuzen sich mit den Randfasern der Sehnen der Nachbarmuskeln. Die mittleren Bündel der Sehne biegen, an der Hornhautgrenze angelangt, rechtwinklig um, wenden sich nach rechts und links und gehen in den äquatorial verlaufenden Ring über. Dieser erhält dadurch eine mächtige Verstärkung. Die leimgebenden Sehnenfasern der geraden Augenmuskeln zeigen eine auffallend starke Wellung. Die in der Äquatorgegend hauptsächlich meridional verlaufenden Fasern biegen unter schrägen Durchkreuzungen bogenförmig in die äquatoriale Richtung der Hornhaut-Lederhautgrenze ab und drängen sich gegen den Hornhautrand zusammen. Auch die tiefsten, aus feinsten Fasern bestehenden Schichten der Lederhaut biegen in ähnlicher Weise aus der in der Äquatorgegend fast rein meridionalen Verlaufsrichtung in die äquatoriale in der Nähe der Hornhaut ab. Es entsteht dadurch ein innerer Faserring, der dem inneren Hornhautrande und der Ansatzstelle des Strahlenkörpers an die Lederhaut entspricht. Der äußere und der innere Lederhautfaserring der Lederhaut-Hornhautgrenze liegen nicht in allen Stellen genau übereinander. Der äußere weist beim *Rinde* eine eiförmige Gestalt auf, der innere ist annähernd kreisrund. Infolge dieses Unterschiedes in der Gestalt decken sich die beiden Ringe nur am nasalen und temporalen Hornhautrande, während oben und unten der äußere Ring den inneren überragt. Auf dieses Verhalten ist oben und unten eine schmale sichelförmige Zone zurückzuführen, in der vorne Lederhaut, hinten Hornhautgewebe vorhanden ist.

Die Fasern der Lederhaut gehen ohne Unterbrechung in die Hornhautfasern über. Die Fasern des äußeren und inneren Faserringes und die dazwischen gelegenen gekreuzten Faserbündel bilden in ihrer Fortsetzung das Fasersystem der Hornhautgrundsubstanz. In der Hornhaut werden die Faserbündel breit und dünn, liegen als feine durchsichtige Lamellen übereinander. Die Fasern sind weniger verzweigt und verflochten. Die Hornhautlamellen überschneiden sich in den Randteilen spitzwinklig, weil die Lederhautfasern bogenförmig in einander entgegengesetzten Richtungen in die Hornhaut einstrahlen.

Infolge dieses sehr verwickelten Baues der Lederhaut an ihrer Grenze gegen die Hornhaut ist sie in dieser Gegend besonders fest und starr, spielt gewissermaßen die Rolle eines Außenskeletes, an das sich von außen die geraden Augenmuskeln, innen der Strahlenkörper ansetzen.

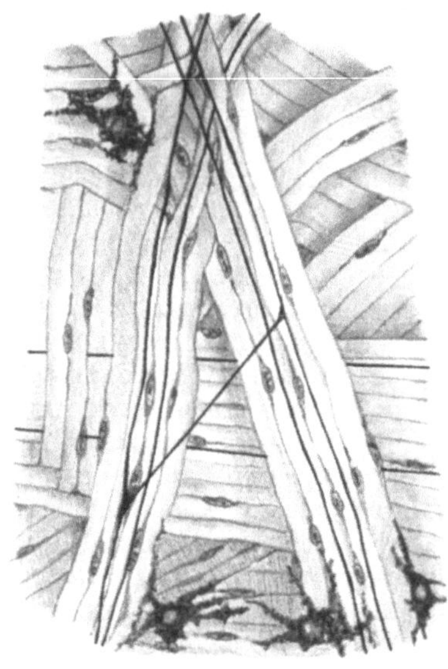

Abb. 46. Verlauf einer Spannfaser zwischen den Schenkeln zweier kollagener Bündel. Elastische Fasern tiefschwarz. (Nach BECHER und OSTERHAGE.)

Im Gegensatz dazu ist die Lederhaut in ihrem hinteren Abschnitt zu leichtem, fein abstufbarem Nachgeben geeignet, was für den Ausgleich von Druckschwankungen im Augeninneren von großer Bedeutung ist. Infolge von Muskelwirkungen von außen, sich ändernden Druckverhältnissen im Inneren (Blutfüllung) ändert sich der Binnendruck sicherlich ständig. Die Elastizität und Dehnbarkeit der Lederhaut ist geeignet, solche Druckschwankungen auszugleichen.

H. BECHER und K. H. OSTERHAGE (1933) heben die Wellung der leimgebenden Bindegewebsfasern der Lederhaut hervor, die nach den Feststellungen von BENNINGHOFF (1931) und NAUCK (1932) eine große Bedeutung für die Elastizität und Dehnbarkeit des Bindegewebes besitzt. Bei Dehnung gleichen sich die Wellen aus, um beim Nachlassen der Dehnung wieder hervorzutreten. Die winkelige Überkreuzung der Fasern wirkt im selben Sinne. Dabei spielen die elastischen Fasern im Bindegewebe eine bedeutende Rolle. Sie verlaufen zum Teil in der Richtung der leimgebenden Bindegewebsfasern, zum Teil aber auch diagonal von den einen zu den anderen und überbrücken dabei die Winkel, die von den Bindegewebsfasern gebildet werden. Wird bei Gestaltsänderung der Winkel gespreizt. so wirken die den Winkel überbrückenden elastischen Fasern dem entgegen und bringen durch ihren Zug die Bindegewebsfasern wieder in ihre ursprüngliche Lage zurück (Abb. 46).

Sowohl H. BECHER und K. H. OSTERHAGE (1933) als auch KOKOTT (1925) kommen zum Ergebnis, daß der Bau der Lederhaut den mechanischen Anforderungen angepaßt ist, die an sie gestellt werden

An der äußeren Oberfläche des Augapfels haftet eine gewisse Menge lockeren Bindegewebes, das sich durch seine Beschaffenheit von dem dichten Gewebe der Lederhaut unterscheidet. Im mikroskopischen Präparat ist es nicht leicht von der eigentlichen Lederhaut zu unterscheiden. Dieses episklerale Gewebe besteht aus zarteren und stärker geschlängelten Bündeln als die Lederhaut. die sich in verschiedenen Richtungen durchflechten. In der Nähe der Lederhaut weist dieses faserige Bindegewebe reichliche Gefäße auf, die in weiterer Entfernung von der Lederhaut fehlen. Dadurch unterscheidet sich das episklerale Gewebe im engeren Sinne vom lockeren Bindegewebe des TENONschen Raumes. Hinter den Ansätzen der geraden Augenmuskeln ist die Lage des episkleralen Gewebes dünn und weist ein lockeres Gefäßnetz auf. Vor den Muskelansätzen ist das Gewebe dicker und gefäßreicher, da es mit dem Perimysium der Augenmuskeln in Zusammenhang steht, was zu einer Vermehrung des Bindegewebes beiträgt. In gleicher Dicke verläuft die Gewebsschichte bis zur äußeren Lederhautrinne fort, wo sie in das Gewebe der Hornhaut-Lederhautgrenze übergeht. Das Gewebe der Episklera enthält starke elastische Fasern. Das episklerale Gewebe wird hinten von Zweigen der hinteren Ciliararterien versorgt, in seinem vorderen Anteile von solchen der vorderen. Die letzteren bilden ein Netz, in dem meist eine Arterie von zwei Venen begleitet wird. Hinten sind die Maschen dieses Netzes sehr weit und verengern sich nach vorne zu, besonders vor den Ansätzen der geraden Augenmuskeln in der Richtung gegen den Hornhautrand. Die Verhältnisse der Lederhaut am Sehnerveneintritte und die Lamina cribrosa werden im Zusammenhange mit der Anatomie des Sehnerven beschrieben.

H. Gefäße der Lederhaut.

Bei Betrachtung der Gefäße und Nerven der Lederhaut muß man sich vor allem vor Augen halten, daß die Lederhaut zum größten Teil als Durchtrittsorgan dieser Gebilde dient. Die Gefäße und Nerven durchsetzen die Lederhaut in besonderen Kanälen, die als Emissarien bezeichnet werden. Die Arterien stammen alle von der A. ophthalmica ab. VERSARI (1900) stellt auf Grund entwicklungsgeschichtlicher Studien folgenden Typus des Ursprunges der hinteren Ciliargefäße auf: Von der A. ophthalmica entspringen zwei Stämme, von denen der eine nasal, der andere temporal vom Sehnerven an den Augapfel herantritt. Dabei teilen sich die zwei Hauptstämme in mehrere Äste, von denen der am meisten medial bzw. lateral gelegene die lange Ciliararterie, die anderen Äste die hinteren kurzen Ciliararterien darstellen. Die Eintrittsstellen der letzteren liegen daher stets dem Sehnerven näher als die der langen hinteren Ciliararterien. Die Zahl der durch die Lederhaut durchtretenden kurzen, hinteren Ciliararterien schwankt bedeutend, je nach der früheren oder späteren Teilung der Hauptstämme. Sie hält sich zwischen 10 und 30, beträgt im Durchschnitt 20. Die dem Sehnerven näher gelegenen Äste helfen zum Teil den ZINNschen Gefäßkranz der Lederhaut bilden und sind schwächer als die weiter vom Sehnerven die Lederhaut durchsetzenden Stämme. Die Arterien durchbohren die Lederhaut etwas schräg, doch beträgt der Winkel, den der Gefäßverlauf mit der Oberfläche der Lederhaut bildet, kaum mehr als 45°. Mitunter durchsetzen sie die Lederhaut senkrecht zu deren Oberfläche. Die schiefe Richtung der Gefäß- und Nervenkanäle dürfte den Zweck haben Zerrungen und Knickungen bei den Bewegungen des Augapfels oder bei den akkommodativen Verschiebungen der Aderhaut zu vermeiden.

Die dem Sehnerven zunächst gelegenen Arterien bilden den Circulus arteriosus nervi optici oder den ZINNschen Gefäßkranz. Die hinteren kurzen Ciliararterien geben kleine Äste für die Lederhaut selbst ab. Die beiden langen Ciliararterien treten im horizontalen Meridian in die Lederhaut ein. Nach E. FUCHS (1884) ist die Entfernung zwischen Sehnerven und Eintritt der langen Ciliararterien großen Schwankungen unterworfen. Sie beträgt 1,5—5,75 mm und erreicht bei myopischen Augen sogar 7,5 mm. Bei emmetropischen Augen ist die durchschnittliche Entfernung für die äußere lange Ciliararterie 3,9 mm, für die innere 3,6 mm, so daß die innere Arterie dem Sehnerven etwas näher liegt als die äußere. In kurzsichtigen Augen ist infolge der Ausdehnung des hinteren Augenabschnittes die Durchschnittsdistanz zwischen der Eintrittsstelle der Arterie und der Sehnervenscheide etwas größer: sie beträgt für die äußere Arterie 4,3, für die innere 4,2 mm. Auffallend ist, daß in kurzsichtigen Augen der Unterschied

der Entfernungen der beiden Arterien vom Sehnerven geringer ist als bei
emmetropischen Augen, während man erwarten könnte, daß infolge der
Dehnung des hinteren Augenpoles die äußere Arterie weiter vom Sehnerven
abrücken würde.

Die langen hinteren Ciliararterien durchsetzen die Lederhaut sehr schräg.
Sie verlaufen streckenweise innerhalb der Lederhaut und die Länge dieses Abschnittes beträgt zwischen 3 und 7 mm, im Durchschnitte 3,8 mm. An der
Innenfläche der Lederhaut setzt sich der für die Arterie bestimmte Kanal
(Emissarium) in eine Halbrinne fort. Dadurch, daß diese Arterien ziemlich
genau im horizontalen Meridian des Auges liegen, kommt die äußere Arterie
zum Teil in den Bereich des Ansatzes des unteren schrägen Augenmuskels zu

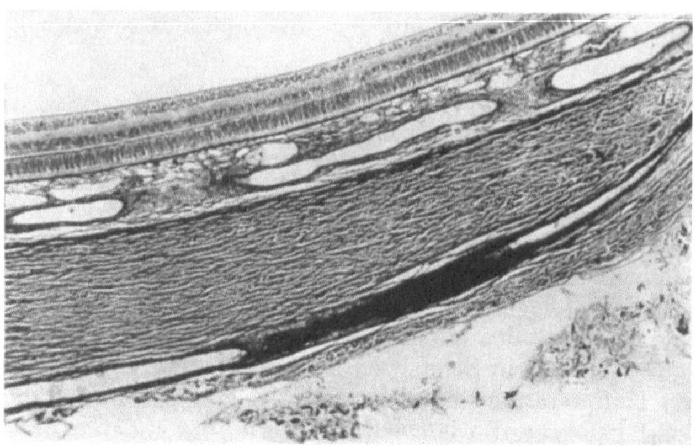

Abb. 47. Durchtritt einer langen hinteren Ciliararterie durch die Lederhaut
(Emissarium), *Mensch* (KOLMER).

liegen. Dies betrifft die vordere Hälfte oder die vorderen zwei Drittel des intraskleralen Gefäßverlaufes. Die Arterie liegt anfangs ganz oberfläch-
lich, so daß sie viel-leicht durch den Mus-keldruck beeinflußt
werden könnte. Vor ihrem Eintritt in die Lederhaut geben die
langen hinteren Ciliar-arterien kleine Äste für die Lederhaut ab,
die in den Lederhaut-kanal eintreten und
von da aus in die Lederhaut eindringen. Mit ihnen verlaufen auch zarte, für die
Lederhaut bestimmte Nerven. Die langen hinteren Ciliararterien geben während
ihres Verlaufes in der Lederhaut und auch zwischen der Lederhaut und der Aderhaut keine Äste ab. Sie sind von je einem Ciliarnerven begleitet, dessen Querschnitt größer ist als derjenige der Arterie. Der die Arterie und den Nerven umschließende Lederhautkanal verläuft anfangs ganz nahe an der äußeren Oberfläche der Lederhaut. Erst nach Zurücklegung der Hälfte oder zweier Drittel des
intraskleralen Verlaufes biegt er nach innen um und dringt unter etwa 45°
durch die Lederhaut durch (Abb. 47). Innerhalb der Lederhaut liegen Arterie und
Nerven stets neben-, nicht übereinander. Während die äußere Arterie ihre Lage
zum Sehnerven nicht verändert, kommt es häufig vor, daß die innere Arterie
anfangs auf der einen Seite des Nerven liegt und innerhalb des Lederhautkanales
auf die andere Seite des Nerven hinübertritt. Bei dieser Kreuzung liegen dann
Arterie und Nerv übereinander. Manchmal treten mit der langen auch einige
kurze Ciliararterien in den Lederhautkanal ein, verlassen ihn aber bald, um die
Lederhaut steil zu durchbohren. Der Lederhautkanal ist anfangs sehr weit,
enthält außer den langen Ciliararterien und dem Nerven noch kurze Ciliararterien und für die Lederhaut selbst bestimmte Arterienäste und ebensolche
Nerven, zuweilen sogar neben lockerem Bindegewebe, dem Chromatophoren
beigemischt sein können, Fettgewebe. An der Umbiegestelle des Lederhautkanales in die Tiefe verengt er sich bedeutend. Hier schiebt sich manchmal
eine bindegewebige Scheidewand zwischen Arterie und Nerven ein, so daß auf
kurze Strecken jedes Gebilde seinen eigenen Kanal besitzt. Gegen sein inneres
Ende zu wird der Kanal wieder geräumiger. Seine innere Wand endigt mit

einem zugeschärften Rande, worauf Arterie und Nerv in einer Halbrinne verlaufen. Der zugeschärfte Kanalrand dient Suprachorioideallamellen zum Ansatzpunkte. Innerhalb des Lederhautkanales sind Arterie und Nerv von einer
wechselnden Masse lockeren, oft Chromatophoren enthaltenden Bindegewebes
umgeben, das mit der Kanalwand in Zusammenhang steht, so daß ein freier
Raum im Kanal nicht vorhan-
den ist. Er kann auch nicht
als Lymphraum aufgefaßt werden. Das die Arterie umgebende
Gewebe ist reichlicher als das
in der Umgebung des Nerven.
Mit der Weite des Kanales
wechselt auch die Menge lockeren Füllgewebes.

Ganz ähnliche Verhältnisse
liegen bei den übrigen Ciliargefäßen und Nerven vor. Sie
liegen auch in Kanälen der
Lederhaut, umgeben von locke-

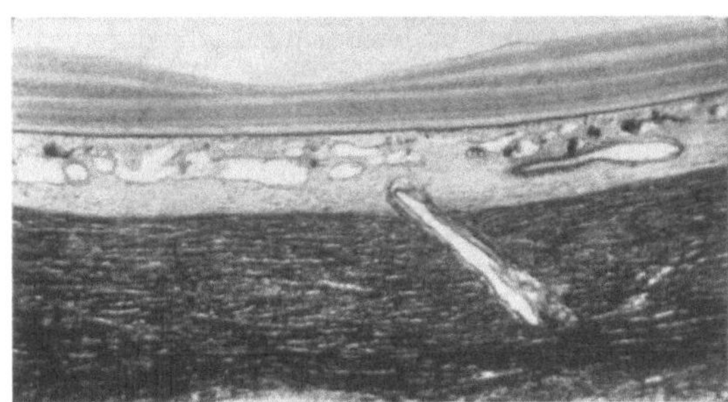

Abb. 48. Durchtritt einer hinteren Ciliararterie durch die
Lederhaut in der Maculagegend *(Mensch)* (KOLMER).

rem Gewebe, das hier noch regelmäßiger von Chromatophoren durchsetzt
ist (Abb. 48 u. 49). Im inneren Teile der Kanäle ist das Füllgewebe eine
Fortsetzung der Suprachorioidea und geht in der äußeren Hälfte des Kanales
in Bindegewebe über. Die Kanäle für die Arterien sind im Querschnitt rundlich, diejenigen, durch welche nur Nerven
ziehen, sind mitunter spaltförmig, wobei dann
das Füllgewebe in den Ecken der Spalten
liegt. Während MERKEL bei den Ciliararterien eine besonders zarte Wand fand, wies
E. FUCHS (1884, 1929) darauf hin, daß diese
dicker ist als bei Arterien von gleich großer
Lichtung in anderen Körperteilen. Bei diesen
letzteren von 0,25—0,1 mm Durchmesser verhält sich die Lichtung zur Wanddicke wie 2 : 1,
bei normalen Ciliararterien wie 1 : 1 oder
wie 1 : 2, was hauptsächlich auf Rechnung
der Adventitia kommt. Die Ciliararterien verlaufen sehr stark geschlängelt, besitzen eine
kaum wahrnehmbare Elastica, eine Media,
die nur aus Ringfasern besteht. Sie ist an
der A. ophthalmica 0,05—0,1 mm, an den
Ciliararterien unmittelbar hinter dem Aug-

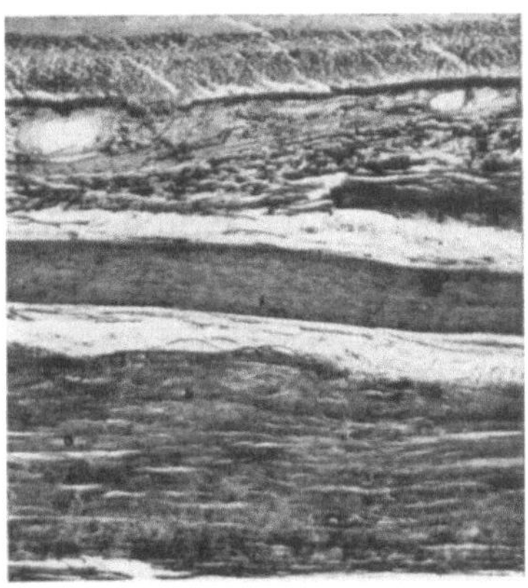

Abb. 49. Durchtritt eines hinteren Ciliarnerven durch die Lederhaut (Emissarium)
(KOLMER).

apfel 0,02—0,03 mm dick, nimmt also nicht in dem Maße ab wie die Lichtung.
Die Adventitia ist von Fall zu Fall verschieden dick. Die Arterien senken sich
beim Eintritt in die Lederhaut entweder unvermittelt senkrecht in sie ein, oder
sind in grubigen Vertiefungen unter leichter Umbiegung fixiert. Sie sind so befestigt, daß bei Exkursionen des hinteren Poles des Augapfels ein plötzlicher Zug
an ihrer Einpflanzungsstelle verhindert wird. Dies wird auch dadurch verhindert,
daß die Adventitia sich mit den oberflächlichen Bündeln der Lederhaut verbindet. Während nach BARTELS (1905) und KÜMMELL (1908) die Ciliararterien
in den meisten Fällen ihre Media verlieren sollen, sah dies E. FUCHS nur ausnahmsweise. Solche Ciliararterien sehen dann wie Venen aus und lassen sich
nur erkennen, wenn sie nach hinten oder vorn verfolgt werden. Im Alter verändert sich vor allem die subendotheliale Schichte, die sehr dick werden kann.

Bei seniler Sklerose verdickt sich auch die Elastica interna vermutlich durch Durchtränkung kollagener Fasern mit Elastin. Innerhalb der Adventitia vermehren sich die elastischen Fasern nicht. Die Media verändert sich wenig, kann aber eine hyaline Umwandlung erfahren. Gelegentlich beobachtet man Lipoidinfiltration.

Die Venen der Augenhöhle sind nach E. Fuchs (l. c.) weniger zahlreich als die Arterien und in bezug auf Lichtung und Wanddicke viel unregelmäßiger, auch im Verlauf derselben Vene. Ihre Wanddicke ist stellenweise im Vergleich zur Lichtung sehr groß. Die Wand besteht aus Endothel und Bindegewebe, wozu noch eine lockere Adventitia kommt. Elastisches Gewebe fehlt in den Venen des hinteren Teiles der Augenhöhle, Muskelfasern findet man an einzelnen Venen und deren Zweigen, vermißt sie an anderen. Sie bilden keine kompakte Lage von Ringfasern unter dem Endothel, sondern durchflechten sich unregelmäßig. Die Arteriae ciliares anteriores stammen von den Muskelarterien ab. Meist treten sie in der Zweizahl aus der Sehne jedes Muskels aus; aus dem äußeren, geraden Muskel tritt meist nur eine Arterie aus. Sie erscheinen dicht über der Lederhaut und verlaufen im episkleralen Gewebe. Ausnahmsweise wird eine vordere Ciliararterie von den Lidarterien abgegeben, was meistens außen oben stattfindet. Ein solcher Arterienast verläuft in der Bindehaut und senkt sich erst nahe

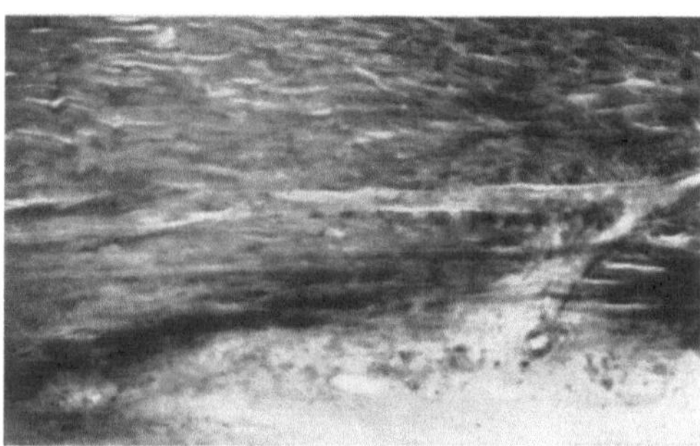

Abb. 50. Teilung einer vorderen Ciliararterie in der Lederhaut (Kolmer).

dem Hornhautrande in die Tiefe, um in der gleichen Weise wie die anderen, vorderen Ciliararterien in die Lederhaut einzudringen. Der Verlauf dieser Arterien ist stark geschlängelt, was besonders bei den nasal liegenden auffallend ist. Sie geben unterwegs kleine Äste für die Lederhaut selbst ab, die an der Oberfläche verbleiben und teilen sich dann in 2—3 Äste. In der Regel verbinden sich oberflächliche Äste mit den benachbarten Arterien, während die Mehrzahl in die Lederhaut eintritt. Die Teilung der Arterien erfolgt dichotomisch entweder bei ihrem Austritt aus der Sehne oder zwischen diesem und dem Eintritt in die Lederhaut. Die Verbindung mit den benachbarten Aa. ciliares anteriores verläuft bogenförmig, wobei deutliche Schlängelung oft zu erkennen ist. Es bestehen auch oft rückläufig gestreckte Verbindungen mit den hinteren Bindehautgefäßen. Oft entspringt kurz vor dem Skleralloch ein rückläufiger Ast, der in vorwiegend geradlinigem Verlaufe im episkleralen Gewebe sich zum Teil in die Lederhaut begibt, zum Teil mit den hinteren Bindehautarterien verbindet. Der Verlauf dieser Äste ist meist gegen den Lidwinkel gerichtet. Die vorderen Ciliararterien dringen in Löcher der Lederhaut ein und verlaufen in Kanälen, ähnlich wie dies für die hinteren Arterien beschrieben worden ist. In der Lederhaut sind die Arterien nach vorne gerichtet. Nur gelegentlich erfolgt innerhalb der Lederhaut eine Teilung der Arterien in kleinere Äste (Abb. 50).

Meist verlaufen sie durch die Lederhautkanäle ungeteilt und treten dann in Verbindung mit dem Circulus arteriosus iridis major. Manche Äste können auch eine nach hinten gewandte Richtung in der Lederhaut einnehmen, treten in den Ciliarmuskel ein und stehen dann meist mit dem hinteren arteriellen Ring in diesem Muskel in Verbindung. Der intrasklerale Verlauf der Arterien gleicht dem der hinteren Arterien. Auch bei ihnen ist auf der Oberfläche der Lederhaut öfters pigmentiertes Gewebe in der Öffnung des Emissariums sichtbar. Diese Öffnungen sind 2—3 mm vom Hornhautrande in der Lederhaut als dunkle Punkte erkennbar. Die vorderen Ciliararterien sind meist von einer oder zwei Venen begleitet, die viel dünner sind als die Arterien und geradlinig verlaufen. Sie sind klinisch oft kaum sichtbar und treten erst bei Reizung des vorderen Augenabschnittes in Erscheinung. Sie führen das Blut aus dem Sinus venosus sclerae und zum Teil aus der Iris und dem Ciliarkörper ab. Während die vorderen Ciliararterien einen Hauptzufluß des großen arteriellen Ringes der Regenbogenhaut darstellen, von dem die arterielle Versorgung der Regenbogenhaut und des Ciliarkörpers abhängt, dessen Versorgungsgebiet also ziemlich groß ist, führen die vorderen Ciliarvenen nur einen geringen Teil des Blutes dieser Gegend ab. Daher das dem gewöhnlichen Verhalten von Arterien und Venen Entgegengesetzte bei den vorderen Ciliargefäßen. Die Schlängelung der Arterien erklärt sich dadurch, daß das arterielle Blut beim Eintritt in den Augapfel einen höheren Widerstand überwinden muß als beim Verlaufe der Arterien in der Bindehaut. Die abführenden Venen dagegen erhalten wenig Blut und stehen mit größeren Venen in Verbindung, in denen der Druck niedrig ist. Die Hauptmasse des venösen Blutes findet seinen Abfluß nach hinten durch die Wirbelvenen.

Die Wirbelvenen (Venae vorticosae, Vortices) bilden den Hauptabflußweg des venösen Blutes aus dem Augeninneren. Ihr Einmündungsgebiet ist vielfach am Lebenden mittels Augenspiegels sichtbar und läßt sich am Präparat leicht darstellen. Durch Abziehen der Netzhaut von der Aderhaut und Abpinselung des Pigmentepithels kommt der Gefäßbaum der Aderhaut gut zur Darstellung. Auch durch Präparation von außen lassen sich manche Verhältnisse untersuchen. Das Gefäßgebiet der Aderhaut, mit dem zum Teil auch das des Strahlenkörpers zusammenhängt, kann in zwei Hauptgebiete mit je zwei Nebengebieten unterteilt werden. Die Hauptgebiete sind die obere und untere Hälfte, die durch die langen Ciliararterien voneinander getrennt werden. Es bestehen wohl Verbindungen zwischen diesen beiden Gebieten, sie sind jedoch so unbedeutend, daß ein Ausgleich der Unterfunktion des einen durch vermehrten Abfluß durch das andere Gebiet nicht möglich erscheint. Jedes dieser beiden Gebiete zerfällt in einen nasalen und einen temporalen Teil, deren Grenze durch eine Linie gegeben ist, die vom höchsten und tiefsten Punkt des Äquators zur Papille verläuft. Es fällt somit das Gebiet des gelben Fleckes in die äußere Hälfte des venösen Abflußgebietes. Jeder Quadrant besitzt einen Abfluß, der durch die Wirbelvene dargestellt wird. Es sind also grundsätzlich vier Wirbelvenen vorhanden. Die innere Öffnung des dem Durchtritte der Wirbelvenen dienenden Lederhautkanales liegt ungefähr 2,5—3,5 mm, die äußere 7—8 mm hinter dem Äquator. Die Wirbelvenen entstehen durch die Vereinigung der Venen der Aderhaut und des Strahlenkörpers. Die von der Seite und von hinten kommenden Venen bilden nach vorne konvexe Bögen, biegen also gegen ihre Vereinigungsstelle nach hinten um, während die von vorne kommenden Venenstämme einen mehr geradlinigen Verlauf aufweisen. Die einzelnen Venenstämme vereinigen sich miteinander, so daß zuerst größere Stämme entstehen, die bereits einen nach hinten gerichteten Verlauf haben, und schließlich fließen diese Stämme zusammen und bilden die eigentliche Wirbelvene. Der kurze, gemeinsame Stamm ist vor seinem Eintritt in die Lederhaut weiter als während des Durchtrittes und stellt die Ampulle der Wirbelvene dar. Die Längs- und Quermaße der Ampulle sind ungefähr gleich und betragen zwischen 1,5 und 2,0 mm. Die Venenstämme treten alle am vorderen Ende der Ampulle in diese ein, wodurch ein leichter Abfluß des venösen Blutes gewährleistet wird. Entsprechend der überall im Körper ausgesprochenen Variabilität im Verlauf und in der Verzweigung der Venen, ist auch die Zahl und die Anordnung der Wirbelvenen großen

Schwankungen unterworfen. Nur in der Hälfte der Fälle finden sich 4 Wirbelvenen, in der anderen Hälfte der Fälle beträgt ihre Zahl 5—7. Die Verdoppelung betrifft zumeist die innere obere Vene. Die beiden nach außen vom vertikalen Meridian gelegenen Venen sind viel seltener geteilt. Die äußere obere Vene hat E. Fuchs (1884) stets nur einfach gefunden. Diese Erscheinung hängt damit zusammen, daß die Vereinigung der Venenstämme miteinander an verschiedenen Stellen ihres Verlaufes erfolgt. Die meisten Stämme vereinigen sich bereits vor ihrem Eintritt in die Lederhaut, manche fließen während ihres Durchtrittes durch die Lederhaut zusammen, in anderen Fällen findet die Vereinigung erst hinter dem Augapfel statt. Die Venen des oberen und unteren Abschnittes vereinigen sich zu je einem Stamme miteinander. Dieser Umstand macht es auch begreiflich, daß der Verlauf der Wirbelvenen kein gerade nach hinten gerichteter ist, sondern daß sie nach der Medianlinie zu konvergieren. Die Entfernung des Austrittes der Wirbelvenen aus der Lederhaut liegt nach E. Fuchs (1884) verschieden weit vom Hornhautrande entfernt.

	Oberes Venenpaar		Unteres Venenpaar	
	äußere Vene	innere Vene	äußere Vene	innere Vene
31 emmetropische Augen	20,2	19,3	17,4	18,0
20 myopische Augen	20,5	19,4	17,1	17,6
4 hypermetropische Augen . . .	17,6	17,4	14,9	16,4

Aus diesen Maßen ergibt sich, daß im kürzer gebauten, übersichtigen Auge die Wirbelvenen dem Hornhautrande näher liegen als in den emmetropischen oder kurzsichtigen Augen, zwischen denen kein wesentlicher Unterschied besteht. Dies stimmt mit der Tatsache überein, daß die Verlängerung des kurzsichtigen Auges den hinteren Abschnitt betrifft.

Ebenfalls nach E. Fuchs (1884) liegen die Austrittsstellen der Wirbelvenen an der Lederhautoberfläche an emmetropischen Augen vom Äquator in folgenden Entfernungen:

Oberes Venenpaar äußere Vene 8,2 mm hinter dem Äquator
„ „ innere „ 7,3 mm „ „ „
Unteres „ äußere „ 5,4 mm „ „ „
„ „ innere „ 6,0 mm „ „ „

In derselben Weise verhalten sich die Venen auch in kurz- und übersichtigen Augen. Individuelle Abweichungen von den Mittelwerten sind nicht selten. Die oberen und unteren Venen, die zusammen je ein Paar bilden, konvergieren nach hinten zu miteinander. Die Entfernungen der Austrittsstellen aus der Lederhaut voneinander betragen nach E. Fuchs:

	Oberes Venenpaar	Unteres Venenpaar
Emmetropische und übersichtige Augen .	8,1	9,0
Kurzsichtige Augen	8,8	9,5

Die Wirbelvenen liegen im allgemeinen symmetrisch kreisförmig zur Papille angeordnet, so daß diese den Mittelpunkt des Kreises bildet. Die Länge der für den Durchtritt der Wirbelvenen bestimmten Kanäle der Lederhaut hängt zum großen Teil von der Lage der Austrittsstelle der Vene aus der Lederhaut ab. Demnach besitzt die am weitesten hinten austretende äußere obere Wirbelvene den längsten Kanal (4,6 mm Länge); darauf folgt die innere obere Vene mit einer

Länge des Kanales von 3,3 mm, während die unteren Venen Kanäle von je 3,0 mm Länge besitzen. Die Eintrittsstellen der Wirbelvenen an der Innenfläche der Lederhaut liegen alle ziemlich in gleicher Entfernung vom Äquator.

Die Entfernung der oberen und unteren Venen voneinander ist nur halb so groß als die der Venenpaare. Die Verbindungen eines oberen mit einem unteren Wirbel erfolgt in Gestalt von Bogen, deren Konvexität der Papille zugekehrt ist. Zwischen den beiden oberen oder unteren Wirbelvenen bestehen lange Schleifen, die gleichfalls gegen den Sehnerven zu konvex, daher nach vorne zu konkav sind.

Abweichungen vom Grundtypus der Wirbelvenen sind häufig. Je größer das Gefäßgebiet der Wirbelvenen, desto häufiger bestehen neben den Hauptwirbelvenen Nebenwirbel, die aber stets ihre Beziehung zum Hauptwirbel erkennen lassen. Die Nebenwirbel liegen fast stets in derselben Entfernung vom Äquator, wie die Hauptwirbel. Ihre Zahl kann bis zu sechs betragen. Mitunter kommen auch kleinere Wirbel in der Nähe des Sehnerven vor, besonders in kurzsichtigen Augen. AXENFELD und YAMASHITA (1900) haben eine Wirbelvene zwischen dem Sehnerven und dem gelben Fleck an einem nicht kurzsichtigen Auge nachgewiesen. Solche Befunde sind nach Untersuchungen mit dem Augenspiegel außerordentlich selten [SOBAŃSKI (1934)].

Der Verlauf der Wirbelvenen durch die Lederhaut ist dem der langen Ciliararterien fast gleich, und ist besonders von E. FUCHS (l. c.) und HEERFORDT (1911, 1912) studiert worden. Die Vene tritt schräg in die Lederhaut von innen ein und verläuft anfangs unter einem Winkel von ungefähr 45⁰ zur Oberfläche der Lederhaut. Nachdem sie ungefähr die halbe Länge des Lederhautkanals durchlaufen hat, biegt sie nach hinten um und verläuft nun dicht unter der Oberfläche der Lederhaut unter sehr spitzem Winkel zu ihr. Der Sinus der Wirbelvene liegt in einer seichten Vertiefung der Lederhaut. Der Querschnitt des Lederhautkanales ist anfangs elliptisch, wobei die längere Achse der Ellipse parallel zur Lederhautoberfläche gerichtet ist. Ihre Länge schwankt je nach der Größe der Vene zwischen 0,3 und 1,8 mm. Die kurze Achse der Ellipse entsprechend der Höhe des Kanals macht nur ein Drittel bis ein Sechstel der langen Achse aus. Demgemäß erscheint der Lederhautkanal auf dem Querschnitt spaltförmig. Diese Gestalt ist vielleicht davon abhängig, daß der Kanal zwischen vorwiegend äquatorial verlaufenden Lederhautbündeln hindurchtritt. Die innere Wand des Kanales ist an seinem inneren Ende nach hinten zu konkav und sehr dünn zugeschärft. In manchen Fällen zieht von diesem Lederhautrande Bindegewebe auf die Venenwand als Verstärkung hinüber. Auch auf der Lederhautoberfläche ist das Ende des Kanales, der vorher einen runden Querschnitt angenommen hat, einerseits von einer Rinne gebildet, die sich eine Strecke lang weiter verfolgen läßt, andererseits von einem zugeschärften, nach hinten zu konkaven Rande. Die ziemlich große Ampulle geht in die eigentliche Wirbelvene über, deren Lichtung wesentlich enger ist. Ihr Durchmesser beträgt oft nur ein Drittel der Breite des Sinus. Die Wand der Wirbelvene ist nicht überall gleichmäßig dick. Die innere Wand der Ampulle besitzt eine Dicke von 0,02 mm, während die äußere, der Lederhaut anliegende nur 0,004—0,008 mm dick ist. Diese Verhältnisse lassen sich ausnahmsweise auch an den die Wirbelvene zusammensetzenden Venen feststellen, können aber meist im Lederhautkanal noch eine Strecke weit erkannt werden. Ungefähr in der Hälfte des Kanales wird die Venenwand überall gleich dünn (0,004—0,006 mm); kurz vor dem Austritt aus der Lederhaut verdickt sie sich plötzlich auf 0,02—0,06 mm. Die Unterschiede in der Wanddicke hängen von der größeren oder geringeren Menge von adventitiellem Bindegewebe ab, das die Vene umhüllt. Nahe dem Austritt der Vene aus dem Lederhautkanal wird ihre Wand durch Hinzutreten

von meist längs verlaufenden glatten Muskelfasern in der Media der Vene verstärkt. Sie treten zuerst einzeln oder in kleinen Gruppen auf. Auch ringförmig
angeordnete Muskelfasern werden bemerkbar. Die Wirbelvenen füllen den
Lederhautkanal, durch den sie verlaufen, nicht vollständig aus. Es umhüllen
sie im inneren Teile des Kanales Suprachorioideallamellen; an der inneren
oder hinteren Seite der Vene sind es gewöhnlich 4—5, während ihre Zahl an
der äußeren Seite geringer ist. Die Lamellen stehen wie in der Suprachorioidea
durch schräge Verbindungen miteinander, der Venenwand und der Wand des
Lederhautkanals in Verbindung. Fuchs (l. c.) beschreibt an Stellen, wo Suprachorioideallamellen fehlen, einen Endothelbelag des Lederhautkanales. Am
äußeren Ende des Lederhautkanals treten die Suprachorioideallamellen in die
Adventitia der Vene über. Sie sind hier aber fast ganz pigmentlos, und nur
einzelne Chromatophoren lassen sich noch auffinden. Da der Lederhautkanal
auf dem Durchschnitt eine elliptische Gestalt besitzt und sich die Vene dem
Kanale anpaßt, ist sie gleichfalls auf dem Querschnitt elliptisch. Von den
Schmalseiten der Vene verlaufen zur Wand des Lederhautkanals Bindegewebsfasern: In der Nähe der Vene sind es Längsfaserzüge; ihr Querschnitt stellt
ein Dreieck dar, dessen Basis der Vene zugewendet, während die Spitze an der
Lederhaut befestigt ist. Es schieben sich aber zwischen die Längsbündel auch
schmale Züge äquatorialer Fasern ein. Da sie sich der Gestalt der Vene anpassen,
haben sie auch im Querschnitt die Gestalt von Dreiecken oder Menisken, deren
konkave Seite der Vene zugekehrt ist. Die beiden Ecken laufen spitz zu und
verschmelzen mit der Venenwand, manche von ihnen auch mit den Suprachorioideallamellen. Die Verbindung dieser Bindegewebszüge mit den Suprachorioideallamellen führt zur Bildung eines lockeren Gewebes zwischen der Vene
und dem Lederhautkanal. Das die Vene begleitende Bindegewebe wird gegen den
Austritt der Vene aus dem Kanale zu mächtiger. Entsprechend diesen Längs-
faserzügen ist die Venenwand im äußeren Teile des Lederhautkanals bedeutend
dicker als im übrigen Umkreise, und diese Verdickungen der Adventitia lassen
sich auch noch außerhalb des Augapfels weiter verfolgen. Diese Längsfaserzüge
enthalten Chromatophoren in geringerer oder größerer Menge. Mitunter findet
man sogar hier eine kleine Arterie oder einen kleinen Nerven, welche die Vene
begleiten. Tritt innerhalb der Lederhaut die Vereinigung zweier Wirbelvenen ein,
so verschmelzen vorher die beiden einander zugewandten Längsfaserzüge und
verschwinden unmittelbar vor der Vereinigungsstelle der Venen. Die Längsfaserzüge weisen eine große Mannigfaltigkeit in bezug auf Mächtigkeit und
Anordnung auf. Sie können streckenweise fehlen und dies sogar auf beiden
Seiten der Vene, besonders dann, wenn die breite Seite der Vene an einer Stelle
der Lederhaut unmittelbar anliegt. E. Fuchs (1884) ist der Ansicht, daß ein
Lymphraum die Wirbelvene allseits umgibt, der aber stellenweise stark verengt
oder sogar aufgehoben ist. Jedenfalls ist die Ansicht von Sondermann (1934),
daß die Wirbelvenen mit ihrer Wand unmittelbar der Lederhaut anliegen,
nicht richtig.

Die für die Lederhaut selbst bestimmten Arterien zweigen von ihren Stamm-
gefäßen an der äußeren Oberfläche der Lederhaut ab. Sie verästeln sich zumeist
auf der Oberfläche der Lederhaut und bilden hier ein weitmaschiges Netz von
feinen Arterien und Capillaren. Die Arterien sind meist von einer oder zwei feinen
Venen begleitet, die miteinander öfters durch Querverbindungen zusammenhängen. Dieses Gefäßnetz steht in der Nähe des Sehnerven mit einem gleichen,
den Nerven umgebenden in Verbindung. Die Lederhaut selbst ist gefäßarm,
wenn man von den sie lediglich durchziehenden Gefäßen der Aderhaut absieht.
Innerhalb der Lederhaut liegt in der Umgebung des Sehnerven der Hallersche
oder Zinnsche Gefäßkranz (Circulus arteriosus nervi optici). Das verhältnis-

mäßig gut ausgebildete Gefäßnetz des episkleralen Gewebes im vorderen
Augenabschnitte ist bereits beschrieben worden.

J. Die Nerven der Lederhaut.

Bei den Nerven der Lederhaut müssen auch die lediglich durch sie hindurch-
tretenden von den sie selbst versorgenden unterschieden werden, doch ist diese
Unterscheidung nicht ganz streng durchführbar. Vom N. nasociliaris zweigen
während seines Verlaufes unter dem geraden oberen Augenmuskel die Nn. ciliares
longi ab, zwei oder drei an der Zahl. Sie verlaufen oberhalb des Sehnerven zum
Augapfel und dringen oberhalb des Sehnerven in die Lederhaut ein. Aus dem

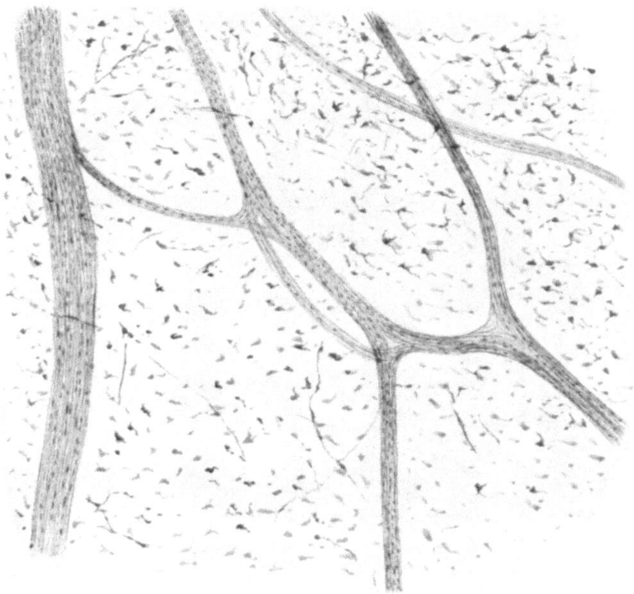

Abb. 51. Nerven der Lederhaut, vitale Methylenblaufärbung.

Ganglion ciliare treten zwei Gruppen von Nervenstämmen aus, beide aus seinem
vorderen Rande; die eine, seitliche, enthält die Nerven aus der vorderen und
oberen Ecke des Ganglion, die andere die aus der unteren Ecke desselben. Beim
Ganglion ciliare sind es 2—10 Nervenstämmchen, die sich durch Teilung auf
20 vermehren. Die laterale Gruppe verläuft außen und oben vom Sehnerven,
die mediale medial und unten davon. Die langen Ciliarnerven schließen sich
der inneren Gruppe an. Es bestehen zwischen den langen und kurzen Ciliarnerven vielfach Verbindungen. Nach EGOROW (1886) gehen einzelne Nervenästchen des Ganglion ciliare zu den Nervenscheiden des Opticus, zu Gefäßwänden im Fettzellgewebe und in den äußeren Augenmuskeln. Beim Herantreten an den Augapfel stehen die Nerven im Kreise und dringen an der Stelle
in die Lederhaut ein, die frei von der TENONschen Kapsel ist. In schräg zur
Oberfläche verlaufenden Kanälen durchsetzen die Nervenstämmchen die Lederhaut, ebenso, wie dies bei den Gefäßen beschrieben wurde, wobei die Nerven
meist zusammen mit kleinen Arterien, gelegentlich auch mit Venen verlaufen.
Sie ziehen auf der Innenfläche der Lederhaut in seichten Furchen durch die
Suprachorioidea nach vorne zum Strahlenkörper. Während die Nerven vor

ihrem Eintritt in die Lederhaut eine bindegewebige Umhüllung (Perineurium) aufweisen und darunter eine einfache oder mehrfache, die aus flachen Zellen mit Beimischung kollagener Fasern besteht, verlieren sie die bindegewebige Hülle beim Eintritt in die Lederhaut, so daß die Nerven auf ihrem weiteren Verlaufe nur von der zelligen Umhüllung umgeben sind (Abb. 51). Im Suprachorioidealraum sind sie in die Lamellen des Suprachorioidealgewebes eingehüllt. In der Außenfläche der Chorioidea bilden die Nervi ciliares breves aus ihren Verästelungen einen Plexus markhaltiger und markloser Fasern; hier finden sich in der Umgebung der Gefäße einzelne Ganglienzellen und kleine Gruppen von solchen (Abb. 52). KOLMER fand diese Ganglienzellen beim Erwachsenen sehr reichlich, hatte aber Mühe sie beim Neugeborenen überhaupt zu

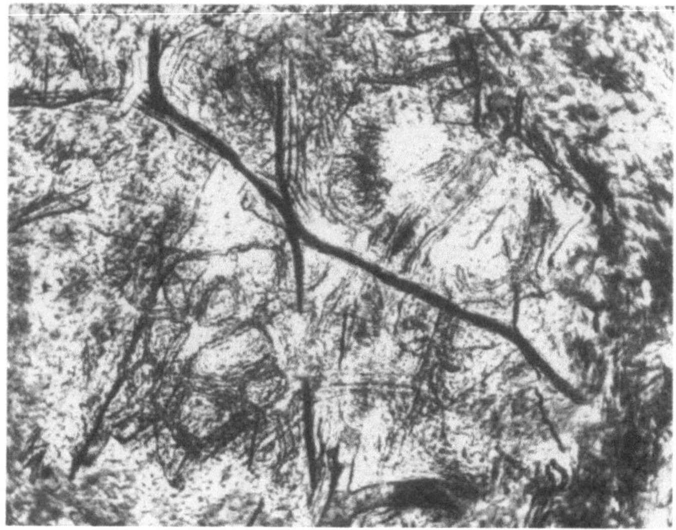

Abb. 52. Nerven und Arterien in der Lederhaut *(Mensch)* (KOLMER).

finden; sie sind hier offenbar viel kleiner. Die Nervi ciliares longi ziehen zwischen Sklera und Chorioidea zum Ciliarkörper, um unter mehrfachen Teilungen und Kreuzungen ihrer Äste an der äußeren Oberfläche des Ciliarkörpers den Plexus gangliosus ciliaris [nach W. KRAUSE (1861)] zu bilden. Wie bereits oben hervorgehoben, zieht mit jeder der beiden langen Ciliararterien ein Nerv, der vor dem Austritt aus der Lederhaut einen schwächeren Ast abgibt, welcher die Arterie kreuzt, so daß die Arterie beim Eintritt in den Suprachorioidealraum von zwei Nerven begleitet wird.

Die Ciliarnerven bestehen fast ausschließlich aus markhaltigen Fasern, denen spärliche marklose beigemischt sind. Die Dicke der Fasern schwankt zwischen größter Feinheit und 0,02 mm, wobei sie meist 0,007—0,012 mm beträgt. Sie sind alle mit kernhaltigen SCHWANNschen Scheiden versehen, zwischen denen feine kollagene Bindegewebsfasern eingelagert sind. Die Nervenstämmchen enthalten häufig Ganglienzellen, sowohl außerhalb als auch sogar innerhalb der Lederhaut. Ihre Zahl schwankt bedeutend, kann aber nach AXENFELD (1907) bis zu 30 erreichen, so daß dieser Autor von kleinen episkleralen Ganglien spricht. Die Zellen sind meistens klein.

Die Ciliarnerven ziehen zwischen der Gefäßschichte der Aderhaut und der Lederhaut nach vorne zum Strahlenkörper und weichen dabei von der meridionalen Richtung nur unbedeutend ab. Sie geben dünne Äste an die Aderhaut ab, zum Teil wohl auch an die Lederhaut, doch sind sie nicht immer für diese selbst bestimmt, sondern erreichen die Hornhaut auf kompliziertem Wege. Am hinteren Ende des Strahlenkörpers angelangt, dringen sie in den Ciliarmuskel ein oder verlaufen zum Teil noch weiter zwischen diesem Muskel und der Lederhaut, um wieder in diesen einzudringen. Dabei kommt es oft zur Teilung der Nervenstämmchen, deren einer Ast in den Strahlenkörper, der andere in die Lederhaut eindringt. Manche dringen einige Millimeter vor dem Äquator mit allen ihren Fasern in die Lederhaut ein und verlaufen in den tiefen Schichten der letzteren (Abb. 53). Manche von ihnen treten weiter vorn zum Strahlenkörper, andere wenden sich steil nach der Außenfläche der Lederhaut, wobei sie meist neben einem Gefäße verlaufen.

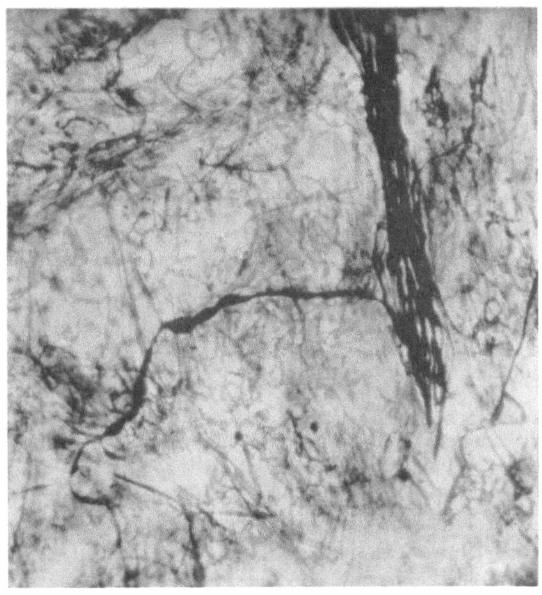

Abb. 53. Nerven der Lederhaut. Vergoldung (KOLMER).

Nicht gar zu selten bilden die Nervenstämmchen in der Lederhaut Schleifen, die zuerst von AXENFELD (1895, 1899, 1902) beschrieben worden sind. Genauere Untersuchungen haben ATTIAS (1902), E. FUCHS (1918), F. FISCHER (1928) und J. STREIFF (1929) durchgeführt. Ein Ciliarnerv oder ein Ast eines solchen dringt von innen fast senkrecht in die Lederhaut ein, biegt entweder noch innerhalb derselben oder nach vollständiger Durchdringung um und kehrt meistens wieder in derselben Richtung zurück, d. h. erreicht die Stelle der Abkehr von der ursprünglichen Richtung wieder und nimmt den früheren Verlauf wieder auf (Abb. 54). In den meisten Fällen spielt sich die Schleifenbildung innerhalb der Lederhaut ab, so daß die auf der Außenfläche der Lederhaut liegenden Schleifen in der Minderzahl sind. Am häufigsten finden sich die Schleifen im vorderen Augenabschnitt, 1—3,5 mm vom Kammerwinkel, meist 2—2,25 mm von diesem entfernt, ungefähr entsprechend dem Übergang des flachen in den gefalteten Teil des Strahlenkörpers. Solche Nervenschleifen können klinisch sichtbar sein, wie dies besonders STREIFF (l. c.) hervorhebt, der die Frage der Nervenschleifen ausschließlich

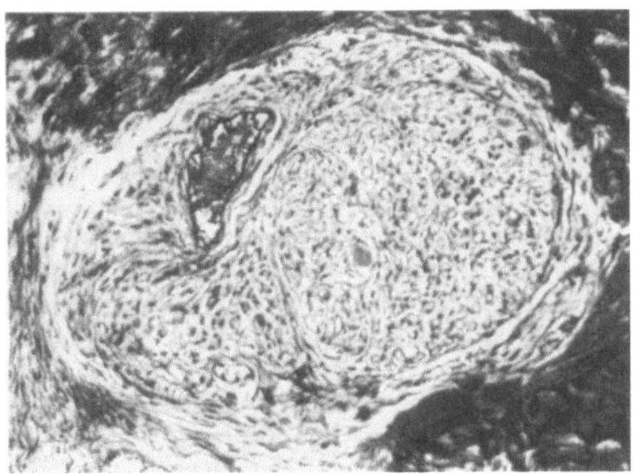

Abb. 54. Ciliarnervenschleife in der Lederhaut, *Mensch* (KOLMER.)

vom klinischen Standpunkt bearbeitet hat. Die Nervenschleifen sind an ihrer Kuppe stets verbreitert, indem die Nervenfasern sich gegeneinander verlagern, sich verknäueln, und außerdem feinfaseriges Bindegewebe sie auseinanderdrängt. Oft ist diese Verbreiterung pilzförmig, wenn die beschriebenen Erscheinungen einen höheren Grad annehmen. Die Schleifenkuppe ist stets von dichtem Bindegewebe umhüllt, das gleichzeitig vorhandene Gefäße umgibt. Mitunter treten neuromartige Gebilde auf. In der Mehrzahl der Fälle zweigen von den Schleifen oder ihren Schenkeln in der Lederhaut oder an ihrer Oberfläche Nerven-äste ab. Meist verlaufen diese Abzweigungen nach vorne in meridionaler Richtung und lassen sich bis zur Hornhaut verfolgen. Andere Äste schlagen eine Richtung nach hinten ein, manche gelangen auf Umwegen zur Ursprungsstelle zurück. Die Schleifenbildungen sind in Hohlräumen der Lederhaut gelagert, die sich an der inneren Oberfläche zuerst er-weitern, sodann verengen und entsprechend der Schleifenkuppe wieder geräumiger werden. Bevor der Nervenstamm in die Lederhaut eindringt, liegt er oft in einer Lederhautrinne, die sich ausnahmsweise auch vorne von der Schleifenbildung findet. Der Nervenstamm wird bei seinem Eintritt in die Lederhaut von Chromatophoren der Suprachorioidea um-hüllt, die auch zwischen die Schleifenschenkel eindringen. Besonders reichlich sind sie in der Umgebung der Gefäße, welche an dieser Stelle die Lederhaut durchsetzen. In allen Fällen bestehen Beziehungen der Nervenschleifen zu Gefäßen. Entweder ziehen vordere Ciliararterien mit dem Nervenstamm durch die Lederhaut, oder es begleiten kleinere Arterienäste die von der Schleife abgehenden Nervenäste, oder es handelt sich um Vasa nervorum.

E. FUCHS (1918) und F. FISCHER (1928) haben Nervenschleifen auch im hinteren Augen-abschnitte gefunden. Dieses Vorkommen ist jedoch selten. Unter 40 Nervenschleifen an 36 Augen fand F. FISCHER sie 12mal außen, 10mal innen, 8mal unten und 5mal oben. Die anderen Untersucher geben an, daß sie am häufigsten unten vorkommen. Mehrmals wurden zwei, einmal drei Schleifen in einem Auge gefunden.

In einem Falle waren auch Muskelbündel des Ciliarmuskels in die große Lederhaut-höhle eingelagert.

Die Schenkel der Schleifen sind mitunter gegeneinander gedreht, und auch die Kuppe kann gegen die Richtung der Schleife abgeknickt sein. Meist verläuft der Nerv nach der Schleifenbildung in seiner ursprünglichen Richtung weiter. Manchmal biegt er aber ab und zieht in äquatorialer Richtung weiter.

Zahlreiche Nervenäste dringen 2—4 mm hinter der Hornhaut-Lederhaut-grenze fast senkrecht von innen in die Lederhaut ein und biegen später nach vorne in der Richtung gegen die Hornhaut um, wobei sie in ihrem Verlaufe sich der Oberfläche der Lederhaut parallel oder annähernd parallel verhalten. Meist kurz nachdem sie in die Lederhaut eingedrungen sind, geben sie Äste ab, die ent-weder die Richtung gegen die Hornhaut einschlagen oder mit Nachbarstämmen in Verbindung treten. Der Austausch der Fasern ist oft ein sehr komplizierter. Es kann dadurch ein schwaches Nervenstämmchen durch Aufnahme von Fasern anderer Stämmchen bedeutend stärker werden. Die Anastomosenbildung der Nervenstämmchen führt oftmals zur Bildung von nach vorne konvexen Bögen, von deren Kuppen Äste nach der Hornhaut ziehen.

ATTIAS (1912) unterscheidet vier Haupttypen von Lederhautnerven. 1. Tiefe durchbohrende Lederhautnerven, die direkt zur Hornhaut ziehen und je einen tiefen Hornhautnerven abgeben. 2. Tiefe durchbohrende Lederhautnerven, die direkt zur Hornhaut verlaufen und vor dem Erreichen der Hornhaut-Lederhaut-grenze sich dichotomisch teilen und zwei Hornhautnerven abgeben. 3. Durch-bohrende Lederhautnerven, die nach mehreren Teilungen oder nach mehreren Anastomosen mit dem benachbarten Nerven nach der Hornhaut ziehen. Ein Ast eines solchen Nerven kann sich hierbei mit einem benachbarten zu einem Bogen verbinden, von dem Nervenzweige zur Hornhaut abgehen. 4. Durch-bohrende Lederhautnerven, die sich vielfach teilen und eine große Zahl von Anastomosen mit den benachbarten großen und kleinen Nervenzweigen eingehen. Sie tun das, bevor ihre Abzweigungen in mehr oder minder direktem Verlaufe zur Hornhaut ziehen.

Die im vorderen Teile der Lederhaut liegenden Nerven geben auch äquatorial verlaufende Zweige ab, die meist der Richtung der Gefäße folgen und nach einem kürzeren oder längeren Verlaufe in die Hornhaut eindringen. Dabei liegen sie oberflächlicher als der Nervenstamm, von dem sie abgegangen sind. Seltener kommen Nervenstämmchen vor, die von den die Ciliarvenen begleitenden Nerven abstammen, an der Außenfläche der Lederhaut nach vorne ziehen, sie schräg nach vorne und innen gerichtet durchsetzen und zum Strahlenkörper ziehen. Während des Verlaufes durch die Lederhaut senden sie einen Ast zur

Hornhaut. Manche von ihnen erreichen den Strahlenkörper nicht, sondern bilden in der Lederhaut einen nach innen konvexen Bogen und teilen sich in kleine Äste auf, die in die Hornhaut eindringen.

An der Oberfläche der Lederhaut vor den Ansätzen der geraden Augenmuskeln besteht ein aus vieleckigen Maschen zusammengesetzter nervöser Plexus, der in verschiedenen Ebenen übereinander liegt, so daß ein Gerüstwerk entsteht. An den Vereinigungsstellen mehrerer Nervenstämmchen entstehen Knotenpunkte, von denen oft Zweige etwas geschlängelt hornhautwärts verlaufen.

Ein gleicher Nervenplexus findet sich auch in dem vordersten Teile der Lederhaut selbst und setzt sich in die Hornhaut fort (Abb. 55).

Im Querschnitt erscheinen die Ciliarnerven bei ihrem Eintritt in die Lederhaut zuerst oval und nehmen sodann eine runde Gestalt an. Später platten sie sich wieder ab, besonders während ihres Verlaufes an der Innenfläche der Lederhaut und alsdann auch in ihr. Durch die Abflachung nimmt die Breite der Stämmchen bedeutend zu. So kann ein Nerv in 1,5 mm Entfernung von der Hornhaut-Lederhautgrenze 0,041 mm, an der Grenze selbst 0,057 mm

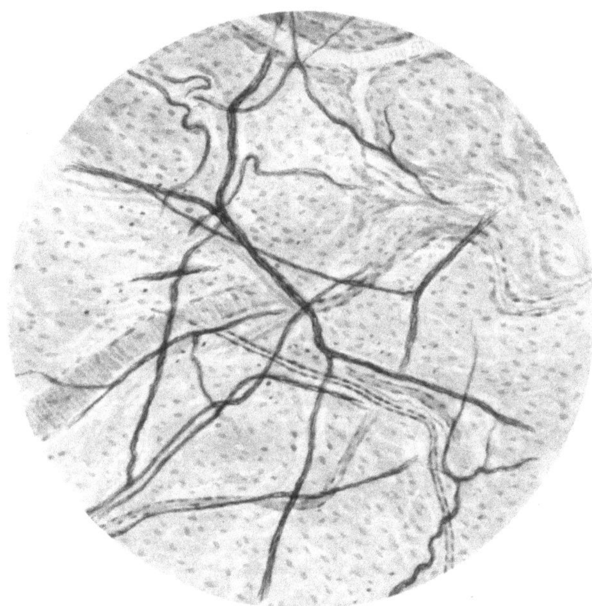

Abb. 55. Tiefes Nervengeflecht der Lederhaut in der Nähe des Hornhautrandes des *Menschen*. Färbung nach AGDUHR.

breit sein. Sie werden fast bandförmig, wobei die Breite des Bandes der Lederhautoberfläche parallel liegt. Sie besitzen ein 0,001—0,0015 mm dickes, konzentrisch geschichtetes Perineurium. Innerhalb dieser Hülle befinden sich zwischen dessen Lamellen Kerne, die sich mit Kernfarbstoffen gut färben lassen. Sie sind ziemlich lang und flach, wobei ihre Längsachse parallel zum Verlaufe des Nerven liegt. Auf Querschnitten erscheinen sie dabei eiförmig. Unter dem Perineurium läßt sich an den Nervenfasern eine SCHWANNsche Scheide deutlich unterscheiden. Ihre Kerne sind längsoval, färben sich aber weniger intensiv und gleichmäßig als die der äußeren Scheide. Daß die Nerven in der Lederhaut meist zusammen mit Blutgefäßen verlaufen, wurde bereits erwähnt. Die Gefäßnervenbündel werden vielfach von Chromatophoren umgeben und durchsetzt.

Die Dicke der Nervenfasern innerhalb der Lederhaut beträgt nach ATTIAS (1912) meist 0,0045 mm im Durchmesser, doch kommen dünnere und dickere Fasern vor. Die Markscheiden weisen verschieden voneinander entfernte Einschnürungen auf. Die Segmente zwischen den Einschnürungen sind in ihrer Länge sehr wechselnd. Bei dünneren Fasern beträgt sie 0,036 mm, bei dickeren bis zu 0,08 mm. Bei den anastomotischen Fasern kommen Segmente von 0,16 mm bei einer Faserdicke von 0,002—0,003 mm vor. ATTIAS (l. c.) konnte in den Nervenstämmen eine Zweiteilung markhaltiger Fasern nicht feststellen, sah sie aber wohl bei einzeln verlaufenden Fasern. Die Fasern ziehen im allgemeinen in den Stämmen parallel zueinander, können sich aber auch überkreuzen, was in der Nähe der Teilungsstellen mehr hervortritt. Bei Gefäßteilungen teilen sich auch die Nerven, aber die Stärke der Äste entspricht nicht immer der Stärke der Gefäßäste. Die Capillaren bilden entlang den Nerven längliche Maschen, deren Längsachsen parallel zum Nervenverlauf liegen. Bei Kreuzungen von Gefäßen und Nerven verlaufen meist die Gefäße geradlinig weiter, während die Nerven Biegungen ausführen, um den Gefäßen auszuweichen.

Die meisten Nervenfasern innerhalb der Lederhaut sind markhaltig, die marklosen Fasern liegen vorwiegend peripher in den Nervenstämmchen. Mit der Annäherung an die Hornhaut verlieren die Fasern zunehmend ihre Markscheiden. Es kommt aber vor, daß Nervenfasern eine Strecke weit (bis zu 0,2 mm) marklos sind und dann wieder eine Markscheide aufweisen. Mit der Annäherung an die Hornhaut nimmt die Dicke der Markscheiden ab, während sich die Dicke der Achsenzylinder kaum vermindert. Die ihre Markscheiden verlierenden Fasern schließen sich innerhalb des Nerven zusammen und kreuzen zu diesem Zwecke die markhaltigen Fasern. Bei dichotomischer Teilung von Nerven treten die peripher im Nerven liegenden Fasern in den Ast ihrer Seite; während die zentral gelegenen Fasern die Seite kreuzen. So liegen die rechten peripheren und die linken zentralen Fasern im rechten Seitenast.

Im episkleralen Gewebe ist die Anzahl der marklosen Nervenfasern größer als in der Lederhaut selbst. Es kommen Nerven, die aus markhaltigen Fasern bestehen, solche, die marklose Fasern führen, und gemischte vor. Dabei anastomosieren Nerven aller drei Arten miteinander. Die äußere Scheide der Nerven des episkleralen Gewebes ist dünner als die der in der Lederhaut verlaufenden. Auch ihre SCHWANNsche Scheide ist sehr dünn. Ihre Kerne unterscheiden sich nicht von denen der intraskleralen Nerven. Im Gegensatz zu den Nerven in der Lederhaut verlaufen die Nerven im episkleralen Bindegewebe meist unabhängig von den Gefäßen.

Die Nervenfasern der Lederhaut weisen in gleicher Weise wie andere Nerven zahlreiche Varicositäten auf. Als Endorgane in der Lederhaut finden sich nach AGABABOW (1912) kleine knopf- oder keulenförmige Anschwellungen, die deutlich größer sind als die Varicositäten. An anderen Stellen ist eine pinselförmige Aufsplitterung in feine variköse Fäden vorhanden, die auch mit kleinen Terminalanschwellungen enden. Auch Endplatten von unregelmäßiger Gestalt mit rauhen, wie angefressenen Rändern kommen vor. ELEONSKAJA (1911) beschreibt Endbäumchen, die wohl mit den pinselförmigen Endigungen identisch sind. Diese Endigungen sollen sensiblen Nerven der Lederhaut eigen sein. AGABABOW (1912) ist der Ansicht, daß marklose Nervenfasern, die an den Lederhautzellen endigen, als trophische Nerven anzusehen sind. Schließlich lassen sich in der Lederhaut Nervenfasern erkennen, die in die Gefäßwände eindringen und sich bis zur Muskelschichte verfolgen lassen. Die die Gefäße umspinnenden Nervengeflechte enthalten auch vereinzelte Ganglienzellen.

K. Zur vergleichenden mikroskopischen Anatomie der Lederhaut.

Die Lederhaut der *Wirbeltiere* weist in ihrem Bau große Mannigfaltigkeiten auf. Dieser Umstand ist zum Teil auf die spezifische Eigenart der einzelnen *Tier*klassen zurückzuführen, hängt aber zum größten Teil mit den mechanischen Anforderungen zusammen, die entsprechend der verschiedenen Lebensweise der *Tiere,* voneinander bedeutend abweichen. Die Lederhaut muß zusammen mit der Hornhaut verschiedenen Anforderungen genügen. Sie muß die Gestalt des Augapfels erhalten, die vielfach von der Kugelgestalt, welcher der Augapfel infolge des Binnendruckes zustrebt, abweicht. Von innen wirkt außer dem Binnendruck die Akkommodation mechanisch auf die Augenwandung ein. Von außen kommt der Druck der umgebenden Gewebe, der Lider und besonders der Augenmuskeln zur Geltung, daneben mitunter in hohem Grade der Außendruck des Wassers, besonders bei tief tauchenden *Tieren.* Bei abwechselnd in der Luft und im Wasser lebenden *Tieren* können die Druckunterschiede, denen der Augapfel durch den Außendruck ausgesetzt ist, in hohem Grade wechseln. Der Binnendruck des Auges, der Gewebsdruck und der Außendruck wirken statisch, die Augenmuskeln und die Akkommodation dynamisch. Die absolute Größe des Augapfels spielt dabei eine untergeordnete Rolle.

Wenn auch bei allen *Tieren* das Bindegewebe die Grundlage des Lederhautaufbaues bildet, so ist die Mannigfaltigkeit des Baues der Lederhaut eine sehr große. Bei den *Selachiern* überwiegt das Knorpelgewebe im Aufbau der Lederhaut bedeutend gegenüber dem Bindegewebe. Es liegt als dickere oder dünnere Platte überall zwischen zwei dünnen Bindegewebsschichten. Bei einigen Formen (Mustelus, Trygon) enthält die Grundsubstanz des Knorpels eingelagerte Kalkplättchen, die bei Zygaena malleus eine beträchtliche Dicke erreichen.

Bei den *Teleostiern* werden die besonderer Beanspruchung unterworfenen Teile der Lederhaut durch Knocheneinlagerung verstärkt. Sie entstehen stets an der Oberfläche des Knorpels, liegen meist als halbmondförmige Platten nasal und temporal. Bei manchen *Fischen* fehlen sie *(z. B. Gadus, Gasterosteus)*, sind bei anderen klein, können aber so groß werden, daß sie sich dorsal und ventral berühren, so daß ein Knochenring entsteht. Neben der Größe schwankt auch die Dicke der Knochenplatten außerordentlich. Bei *Xiphias* enthält sie in ihrem Innern Spongiosa und Markräume [LAUBER (1902)].

Knorpel findet sich in der Lederhaut fast aller *Teleostier* und fehlt nur bei einzelnen Arten *(Aal, Wels)*. Er bildet die wesentliche Grundlage der Wand des hinteren Augapfelabschnittes.

Die *Amphibien* haben eine bindegewebige Lederhaut. Bei den *Anuren* findet sich in der hinteren Hälfte des Augapfels ein Knochenbecher, während die meisten *Urodelen* eine rein bindegewebige Lederhaut besitzen. *Cryptobranchus japonicus* bildet mit einem sehr dicken Knorpelbecher, dessen Zellen dazu noch pigmentiert sind, eine Ausnahme [LAUBER (1902)].

Die *Sauropsidier* besitzen im allgemeinen einen aus Knochenplatten bestehenden Ring im vorderen Abschnitte ihrer Lederhaut, den sog. Skleralring, der bei den *Schlangen* und *Krokodilen* fehlt; diese besitzen einen von dem anderer *Sauropsidier* abweichenden Akkommodationsmechanismus. Die Ausbildung des Knochenringes hängt von der Akkommodation ab. Da der Skleralmuskel der *Sauropsidier* aus quergestreiften Muskelfasern besteht und stark entwickelt ist, beansprucht er den Ansatz an der Lederhaut sehr stark, was eine besondere Versteifung der Lederhaut bedingt. Es besitzen daher diejenigen Arten, welche sich durch besonders stark ausgebildete Akkommodation auszeichnen *(Schildkröten, Vögel)*, am stärksten ausgebildete Knochenringe.

Die primitive Natur der *Monotremen* findet ihren Ausdruck im Besitze eines Skleralknorpels, der bei anderen *Säugetieren* fehlt. Die Lederhaut der *Säugetiere* ist rein bindegewebig, die Beschaffenheit der Augenmuskel und der Akkommodation spielt bei der Ausbildung der Lederhaut eine ausschlaggebende Rolle. Bei den *Walen,* die außerordentlich starke Augenmuskeln besitzen, ist die Lederhaut sehr widerstandsfähig; sie besteht zwar nur aus Bindegewebe, doch ist dieses sklerosiert und fast glashart. Bei den *Denticeten* setzt sich die Lederhaut nach hinten zu als sehr starke Umhüllung des Sehnerven fort. So beträgt, z. B. bei *Hyperoodon rostratus* der horizontale Durchmesser der elliptischen Sehnervenscheide 54 und 35 mm. Das Bindegewebe der Sehnervenscheide ist aber zum Unterschiede von der Lederhaut nicht sklerosiert. Bei *Balaena mysticetus* besteht dagegen die oberflächliche Schichte der Sehnervenscheide aus sklerosiertem Gewebe. Bei den übrigen *Säugetieren* weicht der Bau der Lederhaut grundsätzlich nicht von der des *Menschen* ab.

IV. Die Aderhaut (Chorioidea).

A. Allgemeines.

Die mittlere Augenhaut (Gefäßhaut, Traubenhaut des Auges, Tunica vasculosa oculi, Tunica media, Tunica uvea, Tractus uvealis) liegt zwischen der äußeren Augenhaut, der Schutz- und Skelethaut des Auges und der Netzhaut, dem vorgeschobenen Teile des Gehirnes. Sie ist mesodermalen Ursprunges und wird mit Rücksicht auf ihren reichen Gehalt an Blutgefäßen mit Recht Gefäßhaut genannt. Die Gefäße dienen zum Teil der Ernährung der äußeren Schichten der Netzhaut und in ihrem vorderen Anteile der Absonderung der intraokulären Flüssigkeit. Die mittlere Augenhaut reicht vom Sehnerveneintritt der äußeren Augenhaut anliegend bis zum Lederhautwulst, hebt sich an dieser Stelle von der äußeren Augenhaut ab, und spannt sich als runde Platte mit einem zentralen, runden Loche, dem Sehloch oder der Pupille, im Augeninneren aus, wobei der Pupillenrand der vorderen Linsenfläche aufliegt. Dieser Teil der mittleren Augenhaut, die Regenbogenhaut, bildet die Trennung zwischen vorderer und hinterer Augenkammer und dient, vom optischen Standpunkt betrachtet, als Blende. Der der äußeren Augenhaut anliegende Teil der mittleren Augenhaut läßt sich in zwei Abschnitte unterteilen: den rückwärtigen, die Aderhaut, und den vorderen, den Strahlenkörper, die ohne scharfe Grenze ineinander übergehen. Da aber in der Gegend des Überganges dieser Unterabteilungen der mittleren Augenhaut die an ihr anliegende Netzhaut an der Ora serrata eine scharfe Grenze zwischen optischem und blindem Teil bildet, ist es seit langem zweckmäßigerweise angenommen worden, hier auch die Grenze zwischen Aderhaut und Strahlenkörper festzulegen. Löst man die Lederhaut von der mittleren Augenhaut ab, so erscheint diese je nach Blut- und Pigmentgehalt dunkelbraun mit einem mehr rötlichen oder gelblichen Stich. Auf diesem Hintergrunde sind in meridionaler Richtung verlaufende hellere Streifen — Nerven und Arterien — sichtbar, die sich vorn in einer grauweißen, allmählich dichter werdenden, ungefähr 3 mm breiten Zone, dem Ciliarmuskel, verlieren. Viel undeutlicher heben sich von dem Hintergrunde die meist in der Vierzahl vorhandenen Wirbelvenen ab, deren zuführende, in der Tiefe des Gewebes gelegene Gefäße von außen schwer erkennbar sind. Pinselt man aber von der Innenfläche der Aderhaut das Pigmentepithel ab, so treten sie deutlich hervor. Die Innenfläche der Aderhaut ist glatt, und solange das Pigmentepithel ihr anhaftet, dunkelbraun, von mehr oder weniger gleichmäßigem Aussehen. Der vor der Ora serrata liegende Teil der mittleren Augenhaut, der Strahlenkörper, Corpus ciliare, nimmt von hinten nach vorne infolge Einlagerung des Ciliarmuskels und der Ausbildung von Falten an seiner Oberfläche an Dicke zu. Seine Außenfläche, die vom Ciliarmuskel gebildet wird, ist glatt, die Innenfläche dagegen wird durch ungefähr 70 meridional verlaufende Falten unregelmäßig gestaltet. Die eigentliche Aderhaut (Chorioidea) wird hinten vom Sehnerven durchbrochen (Foramen opticum chorioideae), wobei die Aderhaut an dieser Stelle mit den Sehnerven und der Lederhaut fester zusammenhängt, weil sie hier in die den Sehnerven besetzende Siebplatte (Lamina cribrosa) eintritt und an ihrer Bildung teilnimmt. Vorne hängt die mittlere Augenhaut fest mit dem Lederhautwulst und dem Gerüstwerk der Kammerbucht zusammen. Durch die Gefäße und Nerven, welche, die Lederhaut durchbohrend, zum Teil in die Aderhaut selbst, zum anderen Teil weiter vorn in den Strahlenkörper eintreten, werden weitere, festere Zusammenhänge zwischen der mittleren und äußeren Augenhaut geschaffen. Auch entsprechend der Sehgrube der Netzhaut ist der Zusammenhang der beiden Häute ein etwas innigerer als an anderen Stellen.

Eine absolut scharfe Grenze zwischen der äußeren und mittleren Augenhaut läßt sich nicht ziehen, weil die lockere, aus zarten Blättern bestehende Außenschichte der Aderhaut, die Lamina suprachorioidea oder fusca, so innig mit der Innenfläche der Lederhaut verbunden ist, daß sie sich von ihr nur unter Zerreißung ihrer Lamellen abheben läßt. Es bleiben Teile dieser meist stark pigmentierten Lamelle an der Innenfläche der Lederhaut haften, während die anderen mit der Aderhaut verbunden bleiben. Infolge dieses Verhaltens besitzt die Aderhaut, unter Wasser getaucht, ein zottiges Aussehen, weil die ihr anhaftenden zerrissenen Plättchen der Suprachorioidea im Wasser flottieren. Wichtig ist das Verhältnis der drei Teile der mittleren Augenhaut zur Netzhaut und ihren Derivaten. Überall besteht ein inniger Zusammenhang zwischen der äußeren, zu einer Pigmentschichte umgewandelten Wand der sekundären Augenblase, die ja von den alten Anatomen zur Aderhaut selbst gerechnet wurde, sowie zu der inneren Wand derselben, allerdings in verschiedener Form. Während zwischen Pigmentepithel und Netzhaut ein verhältnismäßig nur lockerer Zusammenhang besteht, sind die zwei Lagen von Epithelzellen auf dem Ciliarkörper und der Iris so innig miteinander verbunden, daß sie weder unter physiologischen, noch unter pathologischen Verhältnissen sich voneinander trennen oder trennen lassen.

Wenn auch die Teile der mittleren Augenhaut genetisch und bis zu einem gewissen Grade auch architektonisch eine Einheit bilden, bestehen zwischen ihnen doch wieder so weitgehende Unterschiede, daß ihr Bau in gesonderten Kapiteln behandelt werden muß.

B. Gefäßsystem der mittleren Augenhaut.

VERSARI (1900) stellt auf Grund entwicklungsgeschichtlicher Studien folgenden Typus des Ursprunges der hinteren Ciliargefäße auf (Abb. 56). Von der A. ophthalmica entspringen zwei Stämme, von denen der eine nasal, der andere temporal vom Sehnerven an den Augapfel herantritt. Dabei teilen sich die Hauptstämme in mehrere Äste, von denen der am weitesten medial bzw. lateral gelegene die hintere lange Ciliararterie bildet, die anderen Äste die hinteren kurzen Ciliararterien. Daher liegen die Eintrittsstellen dieser Äste stets zwischen dem Sehnerven und den langen hinteren Arterien. Die Zahl der durch die Lederhaut durchtretenden, hinteren, kurzen Ciliararterien schwankt bedeutend, je nachdem die Hauptstämme sich früher oder später teilen. Sie schwankt zwischen 10 und 30 und beträgt im Durchschnitt 20. Die dem Sehnerven näher gelegenen Äste, die zum Teil den ZINNschen Gefäßkranz in der Lederhaut bilden helfen, sind schwächer als die entfernter vom Sehnerven die Lederhaut durchsetzenden Stämme. Die Arterien durchbohren die Lederhaut etwas schräg, doch beträgt der Winkel, den ihr Verlauf mit der Oberfläche der Lederhaut bildet, kaum mehr als 45⁰. Nach ihrem Durchtritt durch die Lederhaut werden die Arterienäste von den Lamellen der Suprachorioidea umgeben und lösen sich ziemlich rasch in feinere Äste auf, die bereits der Aderhaut selbst angehören. Die Zahl der arteriellen Gefäße im hintersten Abschnitt der Aderhaut ist größer als weiter vorn und nimmt gegen die Ora serrata immer mehr ab.

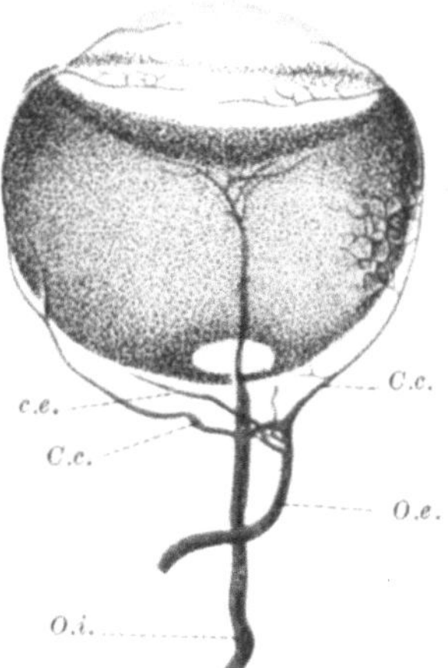

Abb. 56. Entwicklung der Ciliararterien. *Rinds*embryo von 53 cm Länge. *O.i.* A. opthalmica interna, *O.e.* A. ophthalmica externa, *C.c.* Aa. ciliares communes, *c.e.* A. ciliaris posterior brevis. (Nach VERRARI.)

Die größten Arterienstämme in der Aderhaut liegen in der Nähe der Lederhaut und bilden zusammen mit den größeren Venen die verschieden mächtige Lage der großen Gefäße. Diese Schichte ist in der Nähe der Eintrittsstellen der hinteren Ciliararterien, also im hinteren Teile der Aderhaut am mächtigsten; in der Nähe der Venenwirbel tritt sie auch sehr deutlich hervor, und zwar ausgeprägter als in den mittleren und vorderen Teilen der Aderhaut. Im hinteren Abschnitt der Aderhaut überwiegen die größeren Arterien, in der Zone der Wirbelvenen die Venen. Näher zur Netzhaut liegen kleinere Äste der Arterien und Venen, die den Übergang zur Choriocapillaris bilden. Wenn man auch vielfach eine Schichte von großen von einer Schichte von mittleren Gefäßen unterschieden hat, so läßt sich eine solche Trennung nicht gut durchführen. Die mittleren Gefäße fehlen auf dem Durchschnitt dort, wo ansehnliche arterielle oder venöse Stämme liegen, so daß das große Gefäß unmittelbar der Choriocapillaris anliegt. Es bestehen hier keine unmittelbaren Verbindungen zwischen den großen Gefäßen und den Capillaren. Die dazwischengeschalteten mittleren Gefäße liegen nur seitlich von den großen Gefäßen, dort fehlen aber wieder die großen Gefäße. Die Arterien haben meist nur kurze Schaltstücke, die bald in Capillaren zerfallen. Sie besitzen nur spärliche Anastomosen untereinander (Abb. 57). Das Bild von netzförmig sich miteinander verbindenden Gefäßen der Aderhaut, das man in einem getäfelten Augenhintergrund mit dem Augenspiegel wahrnimmt, ist insofern eine Täuschung als es sich nicht um Anastomosen, sondern um Überkreuzungen handelt, an denen Arterien und Venen teilnehmen, die sich im Augenspiegelbilde in der Aderhaut nur ausnahmsweise auseinanderhalten lassen. Die mittelgroßen Arterien der Aderhaut können einen längeren Verlauf nehmen, schlagen aber im dickeren, hinteren Teil der Aderhaut vor dem Zerfall in Capillaren einen fast senkrechten Verlauf zur Choriocapillaris ein. Im vorderen, viel dünneren Teil der Aderhaut liegen die Arterien, insbesondere ihre präcapillaren Äste, in derselben Ebene wie die Capillaren, was andere topographische Verhältnisse zur Folge hat als sie in dem dickeren, hinteren Teil der Aderhaut bestehen. Die Arterien der Aderhaut besitzen eine deutliche Muskelschichte, die aus mehreren Lagen kreisförmig und einer äußeren Lage längs verlaufender Muskelzellen besteht. Die Muskelschichte ist nicht immer geschlossen, sondern häufig

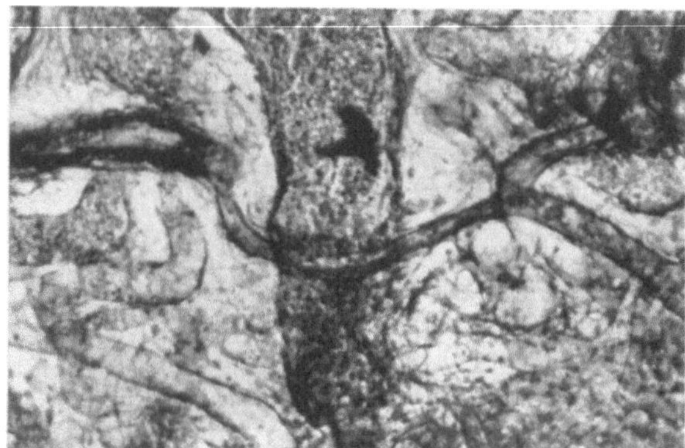

Abb. 57. Anastomose zwischen zwei Arterien in der Aderhaut des *Menschen* (KOLMER).

nur streifenweise ausgebildet, läßt sich aber zu den Präcapillaren bis in die Nähe der Capillaren selbst verfolgen. Die Muskelschichte ist von einer dünnen Schichte leimgebenden Bindegewebes, das reichlich elastische Fasern enthält, umgeben — von der Adventitia. Diese ist vielfach von Chromatophoren umgeben, die die Arterien mit einem bald lockeren, bald dichten Netze umspinnen. Die Chromatophoren liegen dabei mit ihrer Längsachse meist senkrecht zur Gefäßachse. Die Präcapillaren weisen dort, wo die Muskulatur aufgehört hat, eigentümlich verzweigte Zellen auf, die als Pericyten [K. W. ZIMMERMANN (1923), GH. SCHALY (1926)] bezeichnet werden, contractil sind und die Fähigkeit besitzen, die Weite des Gefäßrohres zu beeinflussen.

Zum Unterschied von den Arterien liegen die vom Strahlenkörper in annähernd geradem Verlaufe nach hinten den Wirbeln zustrebenden Venen nicht in der Ebene der Choriocapillaris, sondern lederhautwärts davon. Nur die kleinen, aus dem Zusammenfluß der Capillaren bestehenden Venenstämmchen können in der Ebene der Capillaren liegen. Diese Umstände beeinflussen auch die Anordnung der Capillaren selbst. Die Verbindungsstücke zwischen größeren Gefäßen und Choriocapillaren selbst sollen ihre Besprechung im Zusammenhang mit der Aderhaut finden.

Die beiden hinteren langen Ciliararterien (Arteriae ciliares posticae longae) treten in einer Entfernung von 1,5—5,75 mm vom Ansatz der Sehnervenscheiden der Lederhaut in diese ein (Abb. 58). E. FUCHS (1884) gibt als Durchschnitt dieser Entfernung für die mediale Arterie 3,6 mm, für die laterale 3,9 mm an. Bei hochgradiger Kurzsichtigkeit kann dieses Maß bis zu 7,25 mm steigen. Innerhalb der Lederhaut ist der Verlauf dieser Arterien ein sehr schräger, nach innen gerichteter. Die Länge des Verlaufes in der Lederhaut beträgt 3—7 mm, im Durchschnitt 3,8 mm. Während dieses Verlaufes und ebenso während des Verlaufes zwischen Lederhaut und Aderhaut geben die Arterien keine Äste ab. Die Verhältnisse ihres Verlaufes in der Lederhaut sind bei der Beschreibung der Lederhaut auf S. 78f. geschildert worden. In der Höhe des hinteren Endes des Ciliarmuskels teilen sich die Arterien, die stets im horizontalen Meridian verlaufen, in zwei Äste, die, nach vorne auseinanderstrebend und den Ciliarmuskel schräg durchsetzend, an seinen vorderen Rand gelangen und im vordersten Teile des Strahlenkörpers in die Frontalebene umbiegen. Sie bilden hier einen Kreis, den Circulus arteriosus iridis major. Durch kleinere Äste wird der Raum

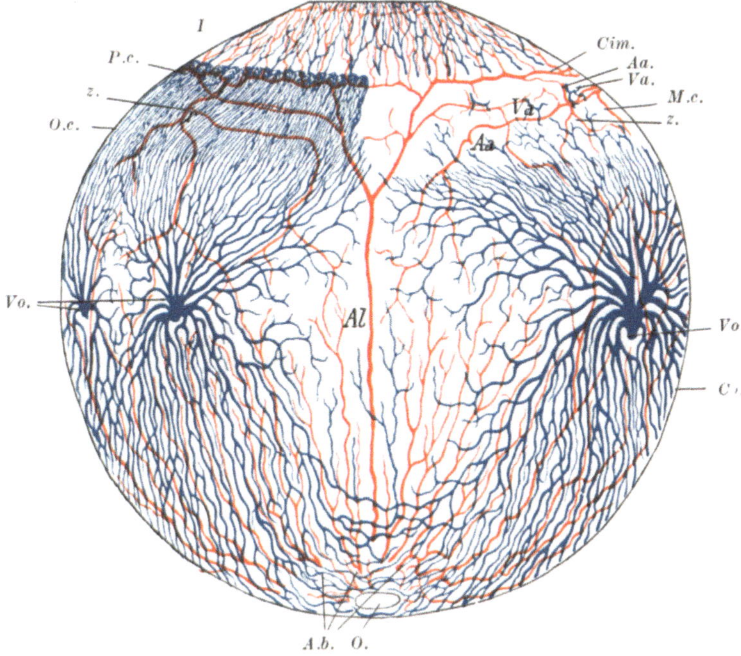

Abb. 58. Gefäße der mittleren Augenhaut. *I.* Iris, *M.c.* M. ciliaris, *O.c.* Orbiculus ciliaris, *Ch.* Chorioidea, *O.* Opticuseintritt, *A.b.* Aa. ciliares post. breves, *Aa.* Art., *Va.* V. cil. ant., *Cim.* Circulus arteriosus iridis major, *z.z.* Aa. recurrentes chorioideae, *P.c.* Proc. ciliares, *Vo.* Vena vorticosa. (Nach TH. LEBER.)

zwischen den ersten beiden Ästen der Arterien mit gleichfalls in der Frontalebene zirkulär verlaufenden Arterien versorgt. Auf diese Weise entsteht ein vollständiger arterieller Ring, von dem die Gefäße der Ciliarfortsätze und der Regenbogenhaut abgehen. Dieser Arterienring erhält aber auch Blut aus den vorderen Ciliararterien, von denen einzelne Äste die Lederhaut schräg, mitunter fast senkrecht durchbohren, in den Ciliarmuskel eintreten, ihn fast senkrecht zu seiner Längsrichtung durchsetzen und mit dem Circulus arteriosus iridis major in Verbindung treten.

Der Circulus arteriosus iridis major zeigt bei näherem Studium große Mannigfaltigkeit; meistens findet sich im lockeren Bindegewebe des vorderen Teiles der Grundplatte der Querschnitt einer größeren Arterie, die einmal näher der Wurzel der Regenbogenhaut, ein andermal näher dem vorderen Ende eines Ciliarfortsatzes liegt (Abb. 59). Es können statt eines einzelnen Gefäßes auch zwei oder drei Arterienquerschnitte vorhanden sein, die sich in Serienschnitten als ohne Anastomosen nebeneinander verlaufende Äste eines gemeinsamen Stammes weit verfolgen lassen. In solchen Fällen liegt die eine Arterie nahe der

Wurzel der Regenbogenhaut, die andere oder die beiden anderen in der Nähe der Wurzel der Ciliarfortsätze. Von der ersten Arterie zweigen die zur Iris verlaufenden Äste, von den anderen die in die Ciliarfortsätze verlaufenden ab. Es findet also in solchen Fällen eine gewisse Zweiteilung der arteriellen Gebiete der Endäste der langen hinteren Ciliararterien statt. In den bisher angeführten Typen des Circulus arteriosus iridis major ziehen die zur Regenbogenhaut und zu den Ciliarfortsätzen verlaufenden Arterienäste nicht durch den Ciliarmuskel hindurch, sondern umgehen sein vorderes Ende. In selteneren Fällen liegen ein oder mehrere Arterienstämme zwischen dem vorderen Ende des BRÜCKEschen und des MÜLLERschen Muskels oder im letzteren. Bei solchen Lagerungsverhältnissen des Circulus arteriosus iridis major durchsetzen sowohl die zur Regenbogenhaut als auch die zu den Ciliarfortsätzen ziehenden Arterienäste den Ciliarmuskel auf dem Wege zu dem Endausbreitungsgebiet. Unter diesen Verhältnissen

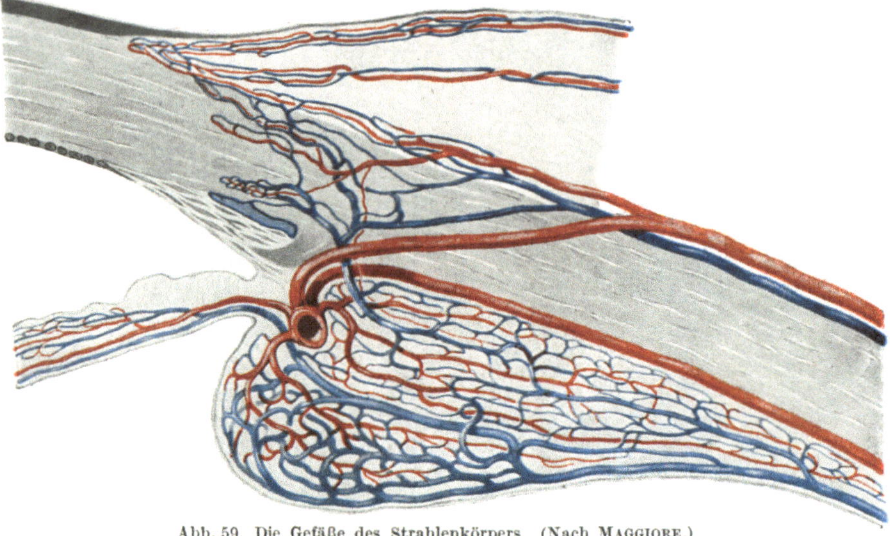

Abb. 59. Die Gefäße des Strahlenkörpers. (Nach MAGGIORE.)

ziehen auch öfters kleine Arterienäste nach hinten in den Ciliarmuskel hinein, was sonst nicht der Fall zu sein pflegt.

Diese Arterien geben auch nach der Aderhaut hin rückläufig ziehende Äste ab, welche den Ciliarmuskel an dessen innerer Fläche verlassen und zusammen mit den abführenden Venen nach hinten in die Aderhaut ziehen, wo sie mit den Endausbreitungen der hinteren kurzen Ciliararterien in Verbindung treten. Die Zahl der rückläufigen Arterien wird von LEBER (1903) mit 10—12 angegeben, wenn es sich um größere Äste handelt. Sind die Äste kleiner, ist dafür ihre Zahl größer. Die rückläufigen Äste der langen Ciliararterien und Äste der vorderen Ciliararterien bilden zusammen einen in der Mitte, selten im hinteren Teile des Ciliarmuskels liegenden zweiten arteriellen Ring, der aber nicht so vollständig ist wie der Circulus arteriosus iridis major. An Serienschnitten findet man ungefähr in der Mitte des Ciliarmuskels ein bis höchstens drei kleine Arterienquerschnitte, in einem einzigen Falle fand sich eine größere Arterie, deren Querschnitt den der im selben Falle in der Einzahl vorhandene Arterie des großen Irisringes übertraf. Im Strahlenkörper selbst kann man also zwei arterielle Stromgebiete unterscheiden, die miteinander wohl in Zusammenhang stehen, aber doch eine gewisse Selbständigkeit aufweisen. Das erste ist das des Circulus arteriosus iridis major, aus dem die Ciliarfortsätze ihr Blut beziehen, daneben auch die Regenbogenhaut, das zweite ist das des Ciliarmuskels, dessen Arterien hauptsächlich dem Gebiete des Circulus arteriosus corporis ciliaris angehört. Durch feine Arterienäste stehen die beiden Stromgebiete miteinander in Verbindung.

Für gewöhnlich zweigen vom großen Iriskreise die für die Regenbogenhaut und die Ciliarfortsätze bestimmten Gefäße gemeinsam ab. Wie vorhin erwähnt, können sie aber einen getrennten Ursprung besitzen. Besteht ein gemeinsames Stämmchen für die Arterien der Regenbogenhaut und der Ciliarfortsätze, so teilt es sich bald in die beiden Hauptäste. Die zur Regenbogenhaut ziehenden Äste

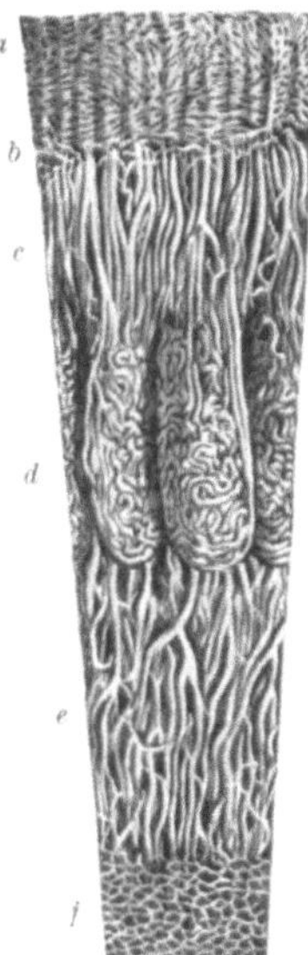

Abb. 60. Gefäße der Ader- und Regenbogenhaut von innen gesehen. (Nach ARNOLD.) *a* Capillarnetz des vorderen Abschnittes der Aderhaut an der Ora serrata, *b* endend, *c* Venen der Corona ciliaris von den Ciliarfortsätzen *d* und der Regenbogenhaut *e* abstammend, *f* Capillare der Innenfläche des Pupillarrandes der Regenbogenhaut. Vergr.

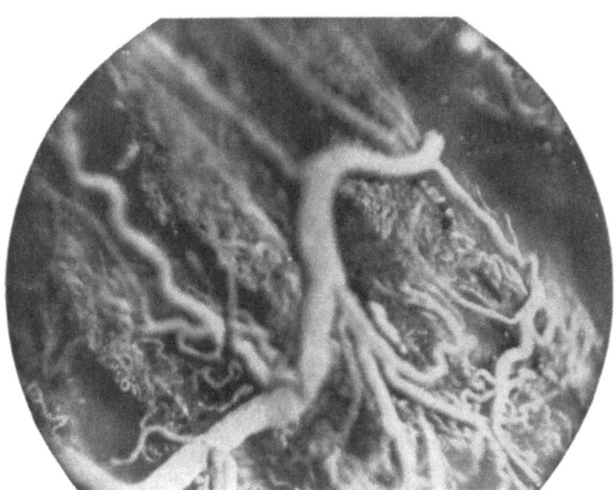

Abb. 61. Arterielle Versorgung der Ciliarfortsätze beim Kaninchen. Korrosionspräparat. (Nach BAURMANN.)

verlaufen gerade zu deren Wurzel. Ihr weiterer Verlauf wird weiter unten geschildert werden. Von einem Arterienast gehen meist die Äste zu mehreren, bis zu fünf Ciliarfortsätzen ab. Die Arterien treten stets in die vorderen Enden der Ciliarfortsätze ein, verlaufen nach hinten, geben schon bald seitliche Äste ab, die rasch in Capillaren übergehen. Diese sind meist recht weit. Die Anordnung der Capillaren läßt sich an Schnittpräparaten nur sehr schwer verfolgen. Zum Studium der einschlägigen Verhältnisse eignen sich am besten Injektionspräparate. Die Abb. 60 gibt die Gefäße nach einem Präparate von ARNOLD wieder, das KÖLLIKER (1899) abgebildet hat. Es gibt die Verhältnisse beim *Menschen* wieder. BAURMANN (1930) hat mit besonderer Sorgfalt die Verhältnisse beim *Kaninchen* studiert, die sich beim genauen Vergleich kaum von denen beim *Menschen* unterscheiden. Die aus den Präparaten sich ergebenden außerordentlich lehrreichen Bilder seien hier wiedergegeben. Beim *Menschen* wie beim *Kaninchen* besitzt jeder Ciliarfortsatz eine eigene vom Circulus arteriosus iridis major abgehende, zuführende Arterie (Abb. 61) oder ein solcher Arterienstamm versorgt mehrere Ciliarfortsätze, indem er sich bald nach seinem Abgang vom großen Iriskreis in mehrere Äste teilt (Abb. 62). Beim Eintritt in den vorderen Teil des Ciliarfortsatzes teilt sich die zuführende Arterie fast ohne Präcapillaren in zahlreiche, ziemlich weite Capillaren. Der Übergang von der

Arterie in die Capillaren erfolgt also fast unvermittelt. Im vordersten oder Kopfteil der Ciliarfortsätze ist die Anordnung der Capillaren am kompliziertesten infolge der starken Faltung der die Capillaren tragenden Gewebsblätter. Es sind hier dichte Konvolute von Capillaren vorhanden. Nach BAURMANN (l. c.) ergibt sich erst am Rekonstruktionsmodell, daß die Capillaren regelmäßig angeordnet sind und nur von wenig Gewebe bedeckt, in möglichster Nähe der Oberfläche des Ciliarfortsatzes liegen. Im hinteren, dünneren Teil der Ciliarfortsätze läßt sich ein regelmäßiger bogenförmiger Verlauf der Capillaren erkennen (Abb. 63). Sie sammeln sich schließlich am hinteren Ende der Ciliarfortsätze rasch zu größeren Venen, die gerade gestreckt nach hinten in die Aderhaut verlaufen. Infolge dieser Eigentümlichkeiten der Gefäße enthalten die Ciliarfortsätze fast ausschließlich Capillaren.

BAURMANN (l. c.) macht auch interessante zahlenmäßige Angaben über die Gefäße des Strahlenkörpers und seinen Blutgehalt. Durch Messung der Durchmesser der langen Ciliararterien oder der den großen Gefäß

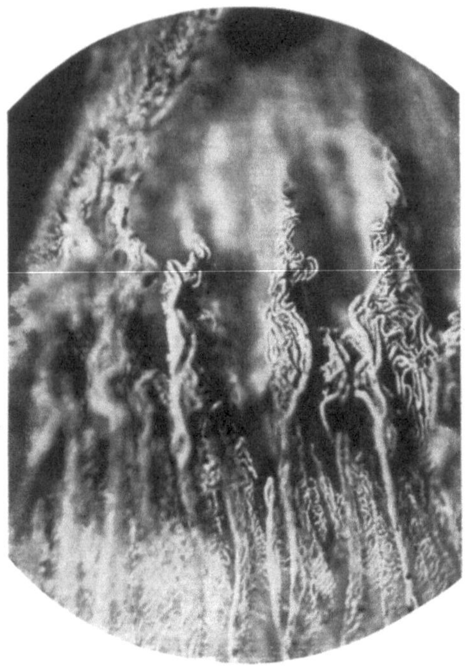

Abb. 62. Gefäße der Ciliarfortsätze beim *Kaninchen*. Korrosionspräparat. (Nach BAURMANN.)

kreis bildenden Arterien ergibt sich für die Ciliarfortsätze und die Regenbogenhaut ein Gesamtquerschnitt des arteriellen Zuflusses von 0,065—0,077 qmm, was einen Gefäßdurchmesser von 0,29—0,35 mm entspricht. DurchMessungen am Präparat und am Rekonstruktionsmodell hat BAURMANN Capillarschlingen von 0,8—1,0 mm Länge feststellen können. Durch Ausmessung der Capillaren einer Schnittserie von 0,02mmdickenSchnitten ergab sich als Mittel der Oberfläche 0,373 qmm. Daraus berechnet BAURMANN eineGesamtcapillarenoberflächevon6,7 qcm.

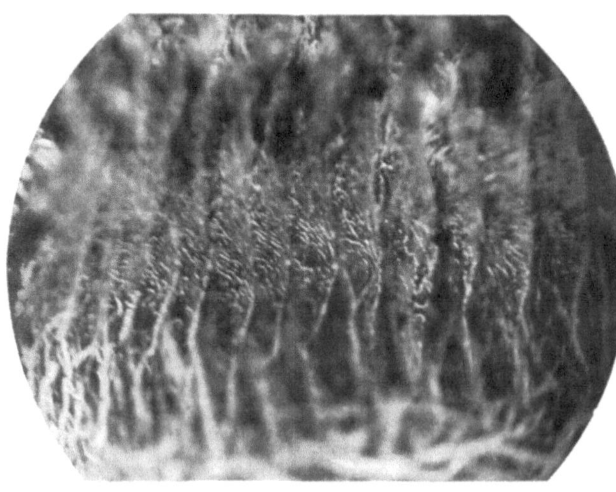

Abb. 63. Capillaren in den hinteren Teilen der Ciliarfortsätze des *Kaninchens*. Korrosionspräparat. (Nach BAURMANN.)

Am gleichen Auge betrug die Oberfläche der Ciliarfortsätze 6,0 qcm, was mit den Angaben von NICATI (1890) übereinstimmt. Aus diesen Messungen ergibt sich, daß die

Capillaroberfläche 112% des Strahlenkörpers beträgt. Das Blutvolumen der gesamten Capillaren des Strahlenkörpers berechnet BAURMANN mit 2,8 cmm. Von Bedeutung ist ferner BAURMANNs Feststellung, daß im Strahlenkörper 1 cmm Blut eine Oberfläche von 2,0 qcm besitzt, somit auf eine große Fläche ausgebreitet ist.

Durch ihren Bau unterscheiden sich die Arterien des Strahlenkörpers nicht von gleichkalibrigen Arterien anderer Körperteile. Ihre Muscularis und Elastica sind gut ausgebildet und nehmen auch bei den Ästen erster Ordnung nur wenig an Mächtigkeit ab. Die Äste zweiter Ordnung besitzen eine geringere Ausbildung dieser Schichten und gehen in die Präcapillaren über. Die größeren Arterienstämme des Strahlenkörpers sind stets von adventitiellem Bindegewebe umgeben, das häufig, wenn auch nicht immer, Chromatophoren enthält, die konzentrisch zur Gefäßlichtung angeordnet sind und fast stets durch lockeres Bindegewebe vom Arterienrohre selbst getrennt sind.

Die Capillaren des Strahlenkörpers besitzen nach SCHALY (1926) ziemlich zahlreiche Pericyten, die an den Capillaren der

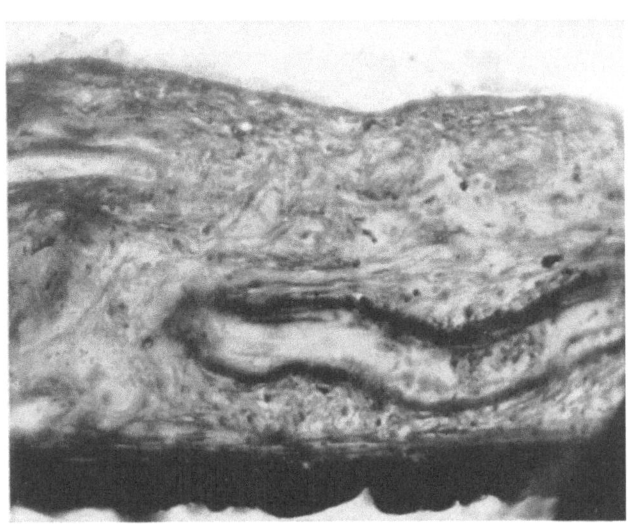

Abb. 64. Arterien in der Regenbogenhaut (KOLMER).

Ciliarfortsätze in Abständen von 0,04—0,1 mm voneinander entfernt liegen. Solche Zellen umgreifen die Capillaren ringförmig an ihren Abzweigungen von den zuführenden Gefäßen und an ihren Teilungsstellen. Die Pericyten sind entweder kurz, dick und dunkel gefärbt oder lang, dünn und heller gefärbt, was möglicherweise mit dem Kontraktionszustand zusammenhängt. Die für die Regulierung der Blutversorgung wohl wichtigen Zellen sind an den Capillaren des Strahlenkörpers gut entwickelt, was für die Blutversorgung von besonderer Bedeutung ist.

Die vom Circulus arteriosus iridis major stammenden Arterien ziehen nach ihrem Eintreten in die Regenbogenhaut in radiärer Richtung, wobei sie sowohl im vorderen als auch im hinteren Stromablatte verlaufen können (Abb. 64). Nach E. FUCHS (1929) gehen sie, im Bereiche eines Ciliarfortsatzes in Gruppen von 2—5 durch feine Queräste verbunden, in die Regenbogenhaut. Die Arterien sind bei enger Pupille leicht, bei weiter Pupille stark korkenzieherartig geschlängelt und spalten sich in kleinere Gefäße auf (Abb. 65). Sie bilden auch untereinander bogenförmige Anastomosen. Ein Teil der Äste verläuft gegen die Oberfläche in der Gegend der Iriskrause, die meisten jedoch zum Schließmuskel. Die ersteren verlaufen streckenweise kreisförmig, bilden aber niemals einen wirklichen Ring, so daß ein wirklicher Circulus arteriosus minor nicht besteht. In der Regenbogenhaut finden sich Capillarnetzwerke. Zuvorderst ein Netzwerk mit weiten Maschen, das in unregelmäßiger Form, meist radiär den mittleren Teil des Stromas durchsetzt. Es wird erweitert durch die Ausbildung eines weiteren Netzes, das bis zum Schließmuskel der Pupille reicht, zwischen der Oberfläche des Muskels und dem Epithel liegt, und als inneres oder tiefes Netz bezeichnet werden kann. Seine Maschen sind meist von rechteckiger Gestalt, deren größerer Durchmesser zum Pupillenrande parallel gerichtet ist. Das dritte Netz liegt in der Substanz des Schließmuskels selbst und zeigt sehr enge Maschen von ganz unregelmäßiger Gestalt. Die gegen den Schließmuskel verlaufenden Gefäße teilen sich in Capillaren auf, die sowohl von vorn wie von hinten den Schließmuskel mit einem Netz umfassen und ihn auch durchdringen. In der Gegend des Pupillenrandes findet sich eine etwas reichlichere Gefäßversorgung als in den übrigen Teilen des Stromas, das verhältnismäßig wenig Capillaren aufweist. Nur in der Nähe des Dilatators, unmittelbar über

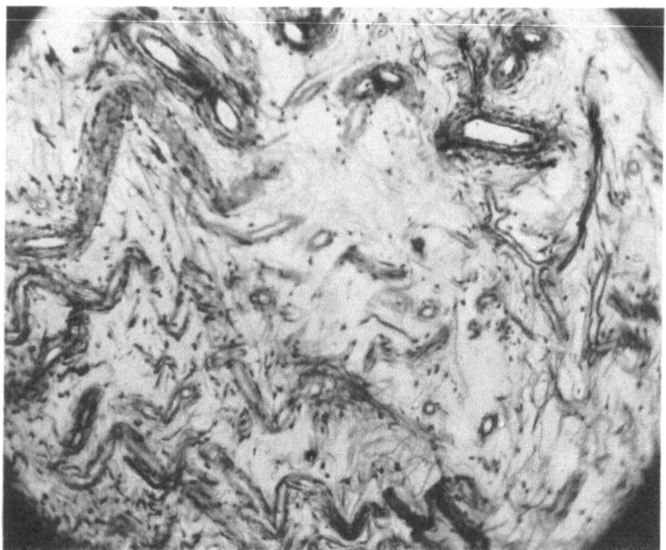

Abb. 65. Flachschnitt durch das Irisstroma mit zickzackförmige gewundene Gefäße und Chromatophoren (KOLMER).

ihm liegt ein dichteres Netz von Haargefäßen, das jedoch weniger dicht ist als das den Schließmuskel versorgende. Aus den Netzen der Haargefäße sammeln sich Venenstämmchen, die reichliche Verbindungen miteinander eingehen und in radiärer Richtung gegen die Wurzel der Regenbogenhaut verlaufen, wo sie sich büschelweise zu größeren Stämmen vereinigen. Diese treten in den Strahlenkörper über und wenden sich gegen seine Innenfläche, wo sie in die Venen der Fortsätze des Strahlenkörpers einmünden und ihr Blut in die Wirbelvenen abgeben. Verbindungen mit den Venen des Ciliarmuskels oder gar mit dem Circulus arteriosus sclerae bestehen nicht. Die diesbezüglichen Angaben von LEBER (1903) und WOLFRUM (1925) kann ich bestätigen.

Die Capillaren der Regenbogenhaut stellen sehr zartwandige Endothelröhren dar, die stellenweise aufgelagerte, langgestreckte Zellen besitzen. Diese Zellen, die MARCHAND (1923) als Adventitiazellen bezeichnet und ZIMMERMANN (1923) Pericyten genannt hat, sind von VIMTRUP (1922) als contractile Elemente aufgefaßt worden. Diese Ansicht wird von ZIMMERMANN (l. c.) und BENNINGHOFF (1926) bestritten. SCHALY (1926) beschreibt sie eingehend als Zellen mit stärker gefärbtem Kern, der sich dadurch von den Kernen der Endothelzellen unterscheidet, und kaum sichtbarem Cytoplasma, welche die Capillaren in

Abständen von 0,025—0,045 mm bekleiden. Er faßt sie gleichfalls als kontraktile Elemente auf. HERZOG (1915) hat ihre Abstammung von den Endothelzellen bewiesen.

Alle Gefäße der Regenbogenhaut besitzen eine Adventitia, die aus feinsten Fibrillen besteht (Abb. 66). Die Arterien der Regenbogenhaut besitzen auch an ihren dünnsten Ästen eine Muskelschichte, die hier aus einzelnen zirkulären Muskelzellen besteht und an den größeren Arterien eine geschlossene Schichte bildet. Die elastische Schichte läßt sich bis zu den Capillaren verfolgen. Die präcapillaren Gefäße sind dadurch charakterisiert, daß das deutlich sich abhebende Endothelrohr von den Kernen von spinnenartig verzweigten Pericyten umgeben ist, die am besten durch das HELDsche Molybdänhämatoxylin zur Darstellung gebracht werden, und dieses sonst der Muskulatur entbehrende Gefäßrohr von einer in der Längsrichtung des Gefäßes ziehenden Schichte von feinsten Längsfasern kollagener Natur der Länge nach begleitet wird, während zirkuläre adventitielle Fasern kaum hervortreten. Diese Gefäße gehen unmittelbar in die eigentlichen Capillaren über, welche dann der Adventitia entbehren. An den Übergängen zu den Capillaren liegen die Muskelzellen mitunter schräg zur Längsachse des Ge-

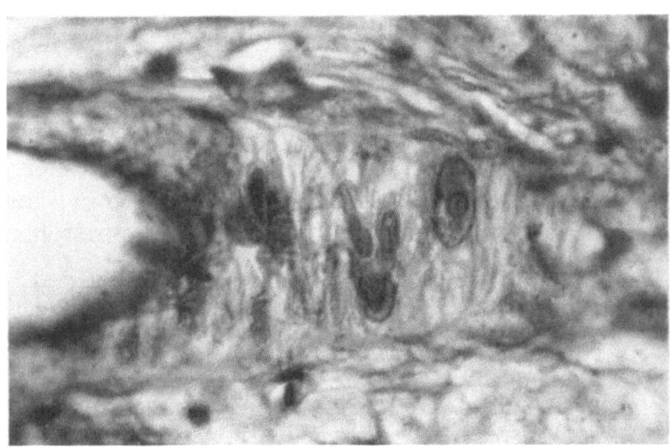

Abb. 66. Tangentialschnitt einer Arterienwand in der Aderhaut des *Menschen* mit Muskelzellen (KOLMER).

fäßes. Zwischen den Muskelzellen innerhalb der Muskelschichte findet sich eine deutliche Elastica, die auch zwischen den Muskelzellen nachweisbar ist, und deren unmittelbar den Endothelien aufliegenden Elemente sich bis zu den Capillaren verfolgen lassen. Sie lassen sich mit allen entsprechenden Färbeverfahren, insbesondere mit dem WEIGERTschen, leicht nachweisen. Die Arterien besitzen eine sehr gut ausgebildete Adventitia, die aus denselben Bauelementen besteht wie das Stroma der Regenbogenhaut. In erster Reihe finden sich feinste Bindegewebsfibrillen von gleichmäßiger Dicke, die sich stellenweise aneinanderlegen oder sich überkreuzen, wodurch Verdickungen vorgetäuscht werden können; WOLFRUM (1925) hat sie besonders bei der Färbung in ZENKERscher Flüssigkeit fixierter Präparate nach MALLORY MALL gut darstellen können. Das Gefäßrohr wird von diesen feinsten Fasern wie von einem Mantel feinfaseriger Seide locker umsponnen. Die Dicke dieses Fibrillenmantels ist an stärkeren Gefäßen gleichmäßig, während an dünneren Gefäßen eine Schichte über dem Endothelrohr liegt, und eine zweite Außenzone dichter besponnen ist. Die Fasern der Adventitia gehen unmittelbar in das Gerüstwerk der Regenbogenhaut über; dadurch bestehen fließende Übergänge zwischen der Adventitia und dem Gewebe der Regenbogenhaut. Zwischen den Bindegewebsfibrillen finden sich auch Zellen, die als Bindegewebszellen zu deuten sind. Die Adventitia enthält keine elastischen Fasern. Der eigentümliche Bau der Adventitia der Arterien der Regenbogenhaut gewährleistet ihnen eine große Beweglichkeit bei den verschiedenen Kontraktionszuständen der Regenbogenhaut und bildet eine Erklärung für die im Verhältnis zur lichten Weite der Gefäße bedeutende Dicke ihrer Wandungen.

Die Venen besitzen eine weitere Lichtung bei geringerer Wanddicke. Die Muscularis fehlt, doch ist eine deutliche Elastica vorhanden.

Hauptsächlich in der Gegend der Krause finden sich Gebilde, die den gleichen Bau besitzen wie die Blutgefäße, jedoch keine Lichtung aufweisen, an deren Stelle sich ein Cytoplasmastrang mit eingestreuten Kernen findet. Es handelt sich hier um obliterierte Gefäße, deren Lichtung im Zusammenhang mit der Rückbildung der Pupillarmembran verlorengegangen ist.

WOLFRUM (1925) beschreibt in der Adventitia sämtlicher Gefäße der Regenbogenhaut ein ungemein feines, rein cytoplasmatisches Netzwerk mit engen Maschen. Die dazugehörigen Zellen liegen in den äußeren Schichten der Adventitia, nicht in der Gefäßwand selbst. Die Ausläufer dieser Zellen sind sehr fein granuliert, von wechselnder Breite und weisen stellenweise spindel- oder kugelförmige Anschwellungen auf. Die Fortsätze der Zellen verlaufen nach verschiedenen Richtungen, anastomosieren miteinander und besitzen eine sehr große Länge. Sie liegen leicht dem Gefäßrohr an, doch kommen auch Fortsätze von außerhalb des Gefäßes liegenden Zellen in senkrechter Richtung auf diese zu und verzweigen sich in der Adventitia. An den Teilungsstellen sind sie oft etwas aufgetrieben, und ihre den Muskel- oder Endothelzellen aufsitzenden Endigungen sind oft deutlich verbreitert, so daß auf den Zellen Anschwellungen von kleinerem oder größerem Ausmaße entstehen, die bisweilen stark lichtbrechende Körnchen enthalten.

Trotzdem diese mit einer Abänderung des HELDschen Verfahrens darstellbaren Zellfortsätze sich schwer von solchen der Bindegewebszellen unterscheiden lassen, weist nach WOLFRUM (l. c.) der ganze Charakter dieser Bildungen darauf hin, daß es sich um Nervengeflechte handelt. Diese marklosen Nervenfasern lassen sich im Stroma der Regenbogenhaut stellenweise zu markhaltigen Fasern hin verfolgen. In Übereinstimmung mit KIRPITSCHOWA-LEONTOWITSCH (1910) faßt WOLFRUM (l. c.) diese Zellen als Nervenzellen auf, und zwar als solche, die dem sympathischen Geflechte angehören.

Diese Befunde von KIRPITSCHOWA-LEONTOWITSCH (l. c.) und WOLFRUM (l. c.) stimmen mit denen am Kaninchen und der Ratte festgestellten Befunden überein. WOLFRUM (l. c.) ist der Ansicht, daß jede Muskel- und Endothelzelle der Gefäße ihre nervöse Versorgung besitzt.

Wie auch anderwärts, so weichen die Venen des Strahlenkörpers von der Anordnung der Arterien beträchtlich ab. Die meisten Venen des Ciliarmuskels entstehen aus der Vereinigung der Capillaren zu kleinen Stämmchen, die den Muskel an seiner inneren Fläche verlassen und nach hinten gerichtet sind. In der Grundplatte vereinigen sie sich vielfach mit den Venen der Ciliarfortsätze. LEBER (1903) erwähnt, daß mitunter eine Vene beim äquatorialen Verlaufe eines Astes einer langen Ciliararterie folgt, diese aber stets am hinteren Ende des Ciliarmuskels verläßt und sich mit den zu den Wirbelvenen verlaufenden Venen vereinigt. Das Blut aus dem vorderen Teile des Ciliarmuskels wird von Venen, die nach vorne und außen ziehen, abgeführt. In der Lederhaut stehen diese Venen mit den Abfuhrvenen des SCHLEMMschen Kanals in Verbindung und münden in die vorderen Ciliarvenen.

Aus den Capillaren der Ciliarfortsätze wird das Blut auf zwei Wegen abgeführt. Auf dem Firste jedes Ciliarfortsatzes verläuft meridional eine Vene, die nach hinten zu stärker wird, weil sie die aus den Capillaren des Ciliarkörpers sich bildenden Venen aufnimmt. Am hinteren Ende des Ciliarfortsatzes tritt sie in die Grundplatte über und schließt sich hier den nach hinten verlaufenden Venen an. HESS (1910) bildet einen Strahlenkörper ab, der in jedem Ciliarfortsatze schon makroskopisch eine meridional verlaufende Vene erkennen läßt. Ein solches Verhalten habe ich niemals gesehen. Nach mündlicher Mitteilung hat auch KOLMER keine derartige Beobachtung gemacht. Andere Venen entstehen am vorderen Ende der Ciliarfortsätze, wenden sich nach außen, verbinden sich mit den aus der Regenbogenhaut rückwärts verlaufenden Venen und anderen an verschiedenen Stellen der Ciliarfortsätze austretenden Venen, die in der Grundplatte liegen, und verlaufen parallel zueinander, fast genau meridional. Anastomosen unter ihnen erfolgen nur unter sehr spitzen Winkeln. In dieser Schichte, die der Lamina elastica eng anliegt, fehlen Arterien fast ganz, da hier nur die rückläufigen Äste der langen Ciliararterien liegen. Die Venen des Strahlenkörpers entleeren somit ihr Blut zum allergrößten Teil in die Wirbel-

venen und nur ein geringer Teil des Blutes fließt durch die vorderen Ciliarvenen ab. Am hinteren Ende des Strahlenkörpers verlassen die Venen, die auf der Lamina elastica verliefen, diese und schieben sich über die Choriocapillaris nach außen hinüber, sobald sie in die Gegend der größeren Gefäße der Aderhaut gelangen (Abb. 67). Beim *Menschen* [VERSARI (1923)] und beim *Kaninchen* [BAURMANN (1930)] tritt von der Regenbogenhaut her an jeden Ciliarfortsatz eine stärkere Vene heran, mit der sich die Venen des vorderen Teiles des Ciliarfortsatzes verbinden. BAURMANN berechnet den Gesamtquerschnitt der abführenden Venen des Strahlenkörpers auf 0,335 qmm, was einem Gefäßdurch-

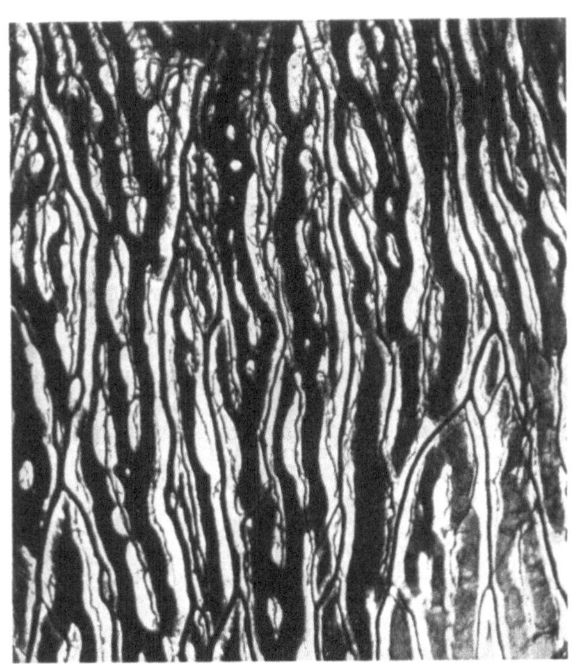

Abb. 67. Aderhaut des *Kaninchens* injiziert, dünne Arterien, breite Venen. Von der Netzhautseite aus gesehen (KOLMER.)

messer von 0,65 mm entspricht. Bei einer Reihe von *Tieren, Kaninchen, Hund, Katze* bilden die aus dem Strahlenkörper nach hinten ziehenden Venen am Rande der Aderhaut einen äquatorial verlaufenden Ring, den Circulus venosus Hovii.

Fast das gesamte Blut der mittleren Augenhaut findet seinen Abfluß durch die Wirbel-, Wirtel- oder Strudelvenen (Venae vorticosae). Lediglich kleine Gefäße ziehen vom Ciliarmuskel aus durch die Lederhaut, wobei sie eine Verbindung mit dem Sinus venosus sclerae, dem SCHLEMMschen Kanal, eingehen, und verbinden sich mit den vorderen Ciliarvenen. In der Regenbogenhaut liegen radiär verlaufend, miteinander durch Querverbindungen in Beziehung stehende, radiäre Venen, die sich an der Wurzel zu kleinen Stämmchen sammeln und in den Strahlenkörper übertreten, indem sie nahe seiner inneren Oberfläche nach hinten verlaufen. Die abführenden Venen der Ciliarfortsätze vereinigen sich mit ihnen. Sie erhalten ferner noch Zuflüsse aus dem Ciliarmuskel, und die so entstandenen Venen verlaufen nach hinten in die Aderhaut. In dieser selbst sammelt sich das Blut aus der Choriocapillaris mittels feiner Venen, die zu größeren Stämmchen zusammenfließen, schließlich in den Wirbelvenen. Dabei verlaufen die aus dem vorderen Teile der Aderhaut stammenden Venen gerade oder schräg nach rückwärts, die aus dem hinteren Teile stammenden in ebensolcher Weise nach vorn. Die von hinten kommenden Stämmchen bilden nach vorne zu konvexe Bögen, deren kurzer dickerer Schenkel nach hinten umbiegt,

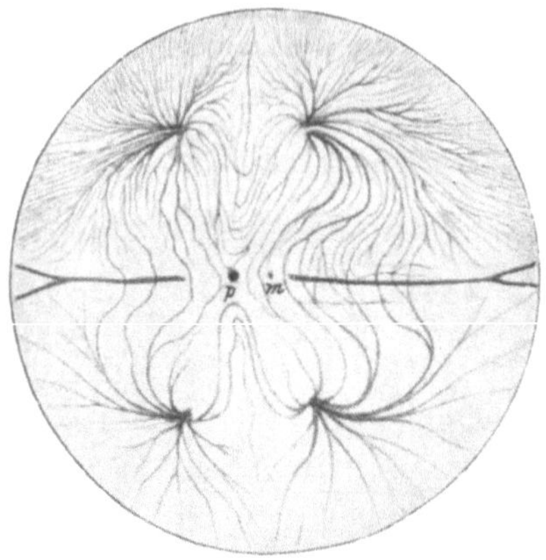

Abb. 68. Wirbelvenen der Aderhaut des *Menschen*. *p* Papille, *m* Macula. (Nach E. FUCHS.)

um zusammen mit den von vorne kommenden Venen sich zu den Wirbelvenen zu vereinigen. Dadurch entsteht ein Bild, das große Ähnlichkeit mit einer Palmenkrone besitzt. Der kurze, gemeinsame Stamm der Venen, also die eigentliche Wirbelvene, besizt vor ihrem Eintritt in die Lederhaut eine Erweiterung, die als Ampulle bezeichnet wird. Die Längs- und Quermaße der Ampulle sind ungefähr gleich und betragen 1,5—2 mm. Entsprechend der überall im Körper hervortretenden Variabilität im Verlauf und in der Verzweigung der Venen ist auch die Zahl und die Anordnung der Wirbelvenen großen Schwankungen unterworfen. Als Typus, von dem es außerordentlich viele Abweichungen gibt, kann das Vorhandensein von vier Venenwirbeln angesehen werden, die paarweise zusammengehören. Es sind dies die oberen und die unteren Wirbel (Abb. 68). Die beiden oberen Wirbelvenen liegen ungefähr symmetrisch zu einer, das obere Ende des vertikalen Hornhautmeridians mit der Papille verbindenden Linie, also symmetrisch zur Vertikalebene des Auges. Der

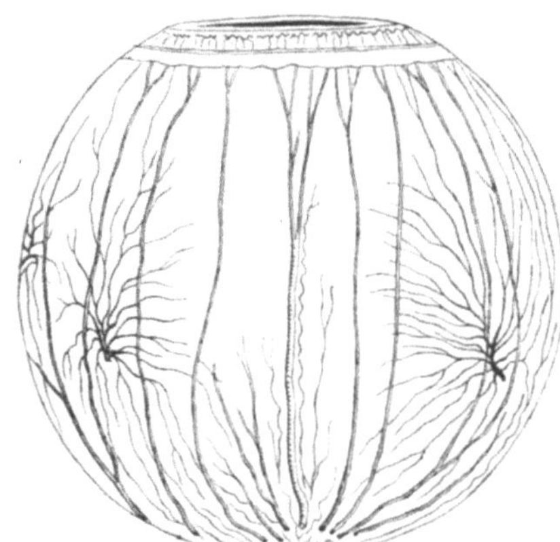
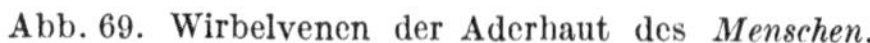
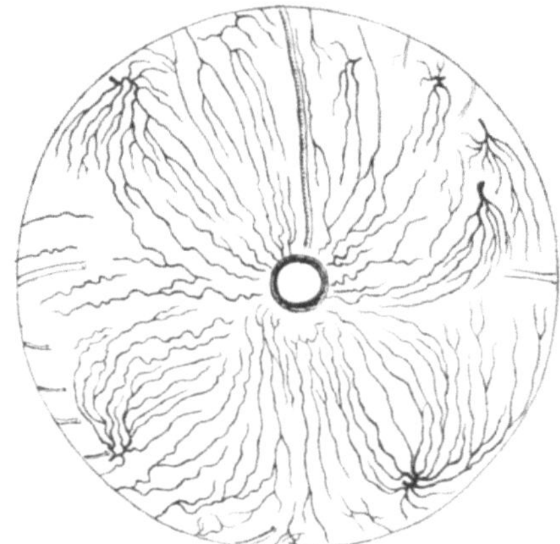

Abb. 69. Wirbelvenen der Aderhaut des *Menschen*.　　Abb. 70. Atypische Wirbelvenen der Aderhaut des *Menschen*.

äußere Venenwirbel liegt der Meridianebene näher als der innere, der nach innen zu vorgeschoben ist. Der Eintritt der Venen in die Lederhaut liegt 2,5—3,5 mm hinter dem Äquator. Die unteren Venenwirbel liegen ungefähr symmetrisch zu den oberen und verhalten sich ebenso wie diese zur Medianebene des Auges. Sie liegen näher zum Äquator als die oberen. Die Wirbelvenen durchbohren die Aderhaut in sehr schrägem Verlaufe. Die Länge ihres Verlaufes in der Lederhaut beträgt nach E. FUCHS (1884) bei der äußeren oberen Vene 4,6 mm, bei der inneren oberen 3,3 mm, bei den unteren 3 mm. Während des Verlaufes in der Lederhaut nehmen die Venen eine konvergente Richtung ein, so daß die Austrittsstellen aus der Lederhaut auf der äußeren Oberfläche einander näher liegen als die Eintrittsstellen auf der inneren. Die Eintrittsstellen der oberen Venen in die Lederhaut sind durchschnittlich 8,1 mm voneinander entfernt, die der unteren durchschnittlich 9 mm. Von diesem Grundtypus kommen, wie gesagt, sehr häufig Abweichungen vor, die vor allem darin bestehen, daß außer den Hauptwirbeln Nebenwirbel bestehen, die einen geringeren oder größeren Teil der Venen eines Quadranten der Aderhaut in sich aufnehmen. Die Zahl dieser Nebenwirbel kann bis zu 6 betragen (Abb. 69 u. 70). Sie liegen in derselben Entfernung vom Äquator wie der Hauptwirbel. Es kommen aber mitunter kleinere Wirbel auch in der Nähe der Papille vor, besonders in kurzsichtigen Augen [Sobański (1934)]. Axenfeld und Yamashita (1900) haben eine Wirbelvene zwischen Papille und Macula in einem nicht kurzsichtigen Auge anatomisch nachgewiesen. Auch die Nebenwirbel durchsetzen die Lederhaut in schräger Richtung, so daß ihre Stämme zu denen der benachbarten Hauptwirbel hinstreben. Die Vereinigung der Venen erfolgt statt in der Aderhaut während ihres Verlaufes in der Lederhaut oder erst außerhalb des Augapfels. Die Venen der benachbarten Wirbel gehen Verbindungen miteinander ein. Die Anastomose der beiden oberen und der beiden unteren Wirbel miteinander sind reichlicher als die der oberen mit den unteren. Es besteht daher bis zu einem bestimmten Grade eine Zweiteilung der venösen Gefäßgebiete der mittleren Augenhaut in ein oberes und ein unteres. Die Trennungslinie dieser beiden venösen Gebiete bilden die hinteren langen Ciliararterien. Die Entfernung der oberen von den unteren Venen ist beinahe doppelt so groß wie die der oberen oder unteren voneinander. Die Verbindung zwischen den oberen oder unteren Wirbeln bilden sehr lange, gegen die Papille zu gerichtete Bögen, während die Verbindungsbögen zwischen oberen und unteren viel flacher sind. Vor dem Äquator bestehen keine größeren Verbindungen zwischen den Gebieten einzelner Wirbel. Dagegen sind Verbindungen aller Wirbel miteinander in der Gegend des hinteren Augenpols ziemlich zahlreich.

Der Verlauf der Wirbelvenen innerhalb der Lederhaut ist bei Besprechung der Anatomie der Lederhaut S. 81 f. beschrieben worden. Die aus dem Strahlenkörper kommenden gerade nach hinten verlaufenden Venen weichen in der Medianlinie und in beiden horizontalen Meridianen von diesen Linien ab, so daß hier Dreiecke entstehen, die von diesen Venen frei sind. Die Spitzen dieser Dreiecke sind nach vorne gerichtet, die Basen hinten gelegen. Dieser Umstand sowie der Verlauf der von hinten kommenden Venen, die um so geradliniger verlaufen, je weiter hinten ihr Ursprungsgebiet liegt, bestimmen die Gestalt der Venen.

Bei Betrachtung mit dem Augenspiegel hat man, falls die Aderhautgefäße sichtbar sind, in der Gegend des hinteren Augenpols den Eindruck eines Netzwerkes mit zahlreichen Anastomosen. Dieses Bild rührt aber davon her, daß alle Gefäße auf eine Ebene projiziert erscheinen und die vielfach vorhandenen Überkreuzungen den Eindruck von Anastomosen hervorrufen. Die Überkreuzungen werden durch den vielfach sehr geschlängelten Verlauf der zahlreichen Gefäße bedingt.

C. Die Dicke der Aderhaut.

Die Dicke der Aderhaut läßt sich am Lebenden nicht messen; man ist daher auf die am Leichenauge erhobenen Maße angewiesen, welche in den meisten Fällen nicht verwendbar sind, weil der Einfluß der Blutleere und der Fixationsflüssigkeit gewöhnlich nicht genau abgeschätzt werden kann. Es werden daher wohl die Maße meist zu klein angegeben. Wolfrum (1908) hebt hervor, daß von verschiedenen Forschern Dickenmasse von 0,05 mm bis höchstens 0,1 mm angegeben wurden, was entschieden zu wenig ist. VENNEMANN (1903) gibt als einziger die Dicke mit 0,2—0,3 mm an. Gegen seine Angaben ist der Einwand zu erheben, daß er zu seinen Messungen Augen verwendet hat, die wegen Panophthalmitis entfernt worden waren. SALZMANN (1912) hat die Dicke an denjenigen Stellen der Präparate gemessen, an denen die Gefäße bluthaltig waren, und kommt zum Ergebnis, daß die Dicke der Aderhaut am Auge am hinteren Pole 0,22 mm beträgt. WOLFRUM (l. c.) hat die Dicke der Aderhaut am Auge eines Neugeborenen gemessen, bei dem von der linken Carotis aus der Kopf zuerst mit 150 ccm physiologischer Kochsalzlösung durchgespült und dann

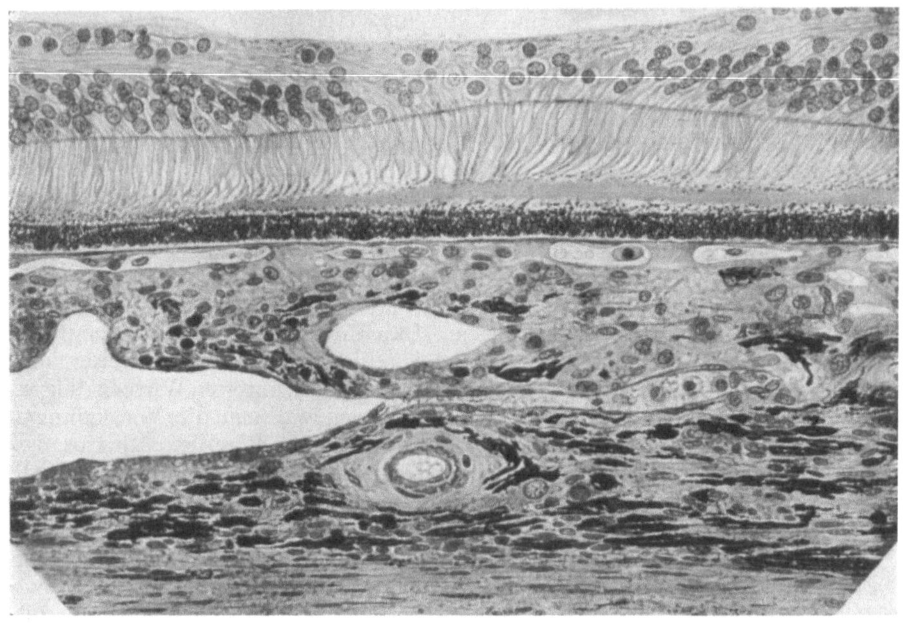

Abb. 71. Querschnitt der Aderhaut in der Maculagegend. (Präparat von Prof. ELSCHNIG.) (Vergr. 120fach.)

mit 350 ccm ZENKERscher Flüssigkeit nachgespritzt worden war. Die Dicke der Aderhaut in der Gegend der Macula betrug 0,3, höchstens 0,35 mm und nahm gegen die Papille und gegen den Strahlenkörper zu ab. In der Nähe der Papille betrug die Dicke der Aderhaut 0,25 mm, in der Nähe des Strahlenkörpers 0,15 mm. Beim Erwachsenen wurden sofort nach der Hinrichtung die Carotiden vorgezogen, ihr Gebiet zuerst mit RINGERscher Lösung durchgespült, dann mit ZENKERscher Lösung, die auf die Hälfte mit Wasser verdünnt war, gefüllt. WOLFRUM maß nach persönlicher Mitteilung die Dicke der Aderhaut in der Nähe der Sehgrube mit 0,25 mm. Etwas nach außen von dieser Stelle betrug die Dicke 0,25—0,30 mm. Sie nahm dann gegen den Äquator zu ab. Nasal von der Papille, bis zum Äquator betrug die Dicke der Aderhaut 0,25 mm. Vor dem Äquator wurde die Aderhaut dünner, bis zu 0,15 oder 0,1 mm an ihrem vorderen Ende. WOLFRUM nimmt an, daß die Maße am Lebenden etwas, aber nicht viel größer sein könnten. Sicher ist die Dicke der Aderhaut nicht zu allen Zeiten gleich, weil die größere oder geringere Blutfüllung von Einfluß sein muß. ABELSDORF und WESSELY (1909) machen die Angabe, daß beim Affen die Dicke der Aderhaut nach Punktion der Vorderkammer um 0,6 der ursprünglichen Dicke zunimmt. Auch bei anderen Tieren ist eine Dickenzunahme bei Punktion der Vorderkammer zu verzeichnen, was bei *Kaninchen* und *Katze* 0,2 der ursprünglichen Dicke, beim *Waldkauz* 6,0 des ursprünglichen Maßes beträgt, und mit dem sehr lockeren Bau der Aderhaut zusammenhängt. EISLER (1930) scheint Bedenken gegen diese Maße zu besitzen und gibt die Dicke der Aderhaut mit 0,155 mm an. Die sorgfältige Fixation der WOLFRUMschen Präparate, die ich selbst studiert habe, und das Fehlen irgendwelcher Quellungserscheinungen an denselben spricht dafür, daß die angegebenen Maße richtig sind. Auch an dem sehr gut konservierten Präparate von ELSCHNIG, das ich 1931 abgebildet habe, beträgt die Dicke der Aderhaut 0,35 mm (Abb. 71). Das von EISLER (l. c.) als Grundlage seiner Messungen abgebildete Präparat ist, der Abbildung nach zu urteilen, ausgezeichnet konserviert. Es ist daher wohl anzunehmen, daß die Dicke der Aderhaut individuell starken Schwankungen unterliegt, was nicht besonders merkwürdig wäre. Man könnte dann die Dicke der Aderhaut im hinteren Abschnitte als zwischen 0,55 und 0,35, je nach dem Alter und dem Füllungszustande der Gefäße schwankend annehmen (Abb. 72). Die größte Dicke besteht in der Gegend der Macula und nimmt gegen den Sehnerven zu wenig, nach vorne zu stark ab. Dies trifft vor allem für den vor dem Äquator liegenden Teil zu, in dem die Schichte der großen und mittleren Gefäße bedeutend dünner ist als hinten,

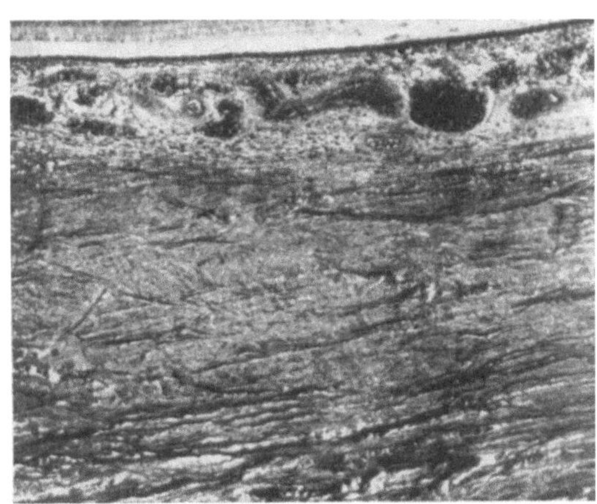

Abb. 72. Lederhaut, blutüberfüllte Aderhaut und Pigmentepithel des *Menschen*. Dickenverhältnis der Gebilde (KOLMER).

so daß die Gefäße alle schließlich in einer Ebene liegen. In der Nähe der Ora serrata beträgt die Dicke der Aderhaut nach übereinstimmenden Angaben verschiedener Forscher nur 0,1 mm oder wenig mehr. Die Angaben über die Dickenmaße in dieser Gegend weichen voneinander viel weniger ab als für den hinteren Abschnitt. Die Erklärung dieser Tatsache liegt zum Teil darin, daß der wechselnde Füllungszustand der Gefäße die Beschaffenheit der Aderhaut in ihren vordersten Abschnitten viel weniger zu beeinflussen imstande ist als dort, wo der Gefäßreichtum ein bedeutend größerer ist. Im Alter nimmt die Dicke der Aderhaut durch Schwund des Stromas und teilweise Verödung ganzer Gefäßbezirke ab [WOLFRUM (1908)].

An der Aderhaut unterscheidet man die Suprachorioidea, die Schichte der großen, mittleren und der Haargefäße (Choriocapillaris), ferner die Grenzschichte gegenüber der Netzhaut. Die Aderhaut ist im Leben gespannt, was daraus hervorgeht, daß bei Verletzungen die Risse große Neigung zum Klaffen haben.

D. Die Suprachorioidea.

Die Lamina suprachorioidea (Lamina fusca chorioideae oder Lamina epichorioidea) stellt den Übergang zwischen der Lederhaut und der Aderhaut dar, und ist wohl besser der letzteren zuzurechnen, da sie sich durch ihr lockeres Gefüge von den Schichten der Lederhaut unterscheidet. Sie besitzt zwar keine Gefäße, die als charakteristisch für die mittlere Augenhaut gelten müssen, doch ist ihr Hauptbestandteil, die Chromatophoren, hauptsächlich in der mittleren Augenhaut zu finden. Ein Analogon für die Suprachorioidea besteht an der

Hornhaut nicht. Die Lamellen der Suprachorioidea stehen mit der Lederhaut in so inniger Verbindung, daß sie bei der Trennung der Aderhaut und der Lederhaut zum Teil an letzterer haften bleiben. Sie sind so locker miteinander verbunden, daß sie unter Wasser leicht flottieren und dann der Oberfläche der Aderhaut ein zottiges Aussehen verleihen. Die Lamellen der Suprachorioidea sind am zahlreichsten in der Gegend, die etwas vor dem Äquator beginnt und einige Millimeter vom Sehnerven endet. In dieser Gegend finden sich 5—9 0,002—0,003 mm dicke Blätter, so daß die Gesamtdicke bis zu 0,035 mm messen kann. Nach vorne und hinten nimmt die Dicke bis auf 0,01 mm ab. Vorne wird die Zahl der Lamellen infolge ihres teilweisen Einstrahlens in den Ciliarmuskel geringer, an dessen vorderem Ende sie vollständig verschwinden. In der Gegend des Sehnerven nimmt ihre Zahl gleichfalls ab. Sie werden hier auch kürzer, so daß die Verbindungen der Aderhaut mit der Lederhaut zahlreicher und stärker werden, während vorne, wo die Lamellen der Suprachorioidea länger sind, die Verbindung der beiden Häute lockerer ist. Die Verschieblichkeit der Aderhaut gegenüber der Lederhaut nimmt also nach hinten zu ab und ist entsprechend dem hinteren Ende des Strahlenkörpers am größten.

Die Suprachorioidea hat ein blätteriges Gefüge und besteht aus Lamellen oder Zellhäutchen, die vollständig durchsichtig, sehr dünn und strukturlos sind. Sie

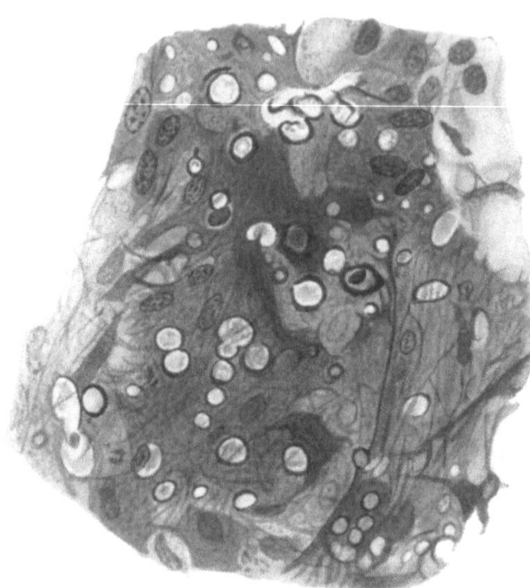

Abb. 73. Lamellen der Suprachorioidea des *Menschen* mit Löchern und Zellkernen. Stromazellen und elastische Fasern scheinen durch. HELDsche Cytoplasmafärbung. Vergr. 400fach.

lassen nur hier und da sehr flache Kerne erkennen, die oval oder leicht unregelmäßig sind und 1—2 Kernkörperchen enthalten. Die Dicke der Suprachorioideallamellen beträgt 0,002—0,003 mm. Sie lassen sich mit einer feinen Pinzette leicht von der Oberfläche der Aderhaut ablösen, dabei erkennt man, daß sie verschieden groß sind und mannigfach miteinander zusammenhängen. Sie verschmelzen zu zweit oder zu mehreren miteinander, spalten sich dann wieder, wodurch spaltförmige Hohlräume von verschiedener Ausdehnung entstehen. Im allgemeinen ziehen die Lamellen vorn von der Aderhaut nach hinten gegen die Lederhaut. Sie weisen stellenweise große oder kleine, rundliche, hier und da unregelmäßige Löcher auf (Abb. 73). An Stellen, an denen Blutgefäße aus der Lederhaut in die Aderhaut oder umgekehrt übertreten, sind die Suprachorioideallamellen fester miteinander und den angrenzenden Häuten verbunden, so daß der Zusammenhang der Gebilde hier am festesten ist. Diese Tatsache besitzt klinische Bedeutung, da sie die Erscheinung erklärt, daß Ablösungen der Aderhaut an den Durchtrittsstellen der Wirbelvenen haltmachen, und an diesen Stellen die sie durchziehenden Furchen ihren Ursprung nehmen.

Die Frage nach der Natur der Zellen der Suprachorioideallamellen ist strittig. Da Zellgrenzen nicht erkennbar sind, werden die Lamellen als Syncytium aufgefaßt. SCHWALBE (1887) nahm an, daß eine strukturlose Membran Endothelzellen aufnimmt, während andere Untersucher der Ansicht sind, daß die Lamellen

aus Endothelzellen selbst bestehen. Zellgrenzen sind an den Membranen nicht
zu erkennen und mit keiner Färbung darzustellen. SEIDENMANN (1899) hält
die Zellen der Suprachorioideallamellen für flache Bindegewebszellen. Da eine
dem Endothel entsprechende Anordnung der Zellen sowie Kittleisten, wie sie
bei lymphatische Räume auskleidenden Endothelzellen zu beobachten sind
(z. B. Hornhautendothel, Endothel der Dura mater und der Sehnervenscheiden),
sich hier nicht nachweisen lassen, handelt es sich hier wohl nicht um Endothelien.
Die Lamellen werden von zahlreichen geschwungenen oder auch gestreckt verlaufenden elastischen Fasern durchzogen, die sich vielfach überkreuzen und in
der Nähe der unregelmäßig verstreuten Öffnungen ringförmig angeordnet sind
(Abb. 74). Sie teilen sich auch
öfters spitzwinklig. Durch
ihre Anordnung entsteht eine
Art von unregelmäßigem Netzwerk, das aus sich teilenden
und überkreuzenden Fasern gebildet wird. Die vorwiegende
Verlaufsrichtung der Fasern
scheint eine meridionale zu
sein. Neben diesen Gewebselementen finden sich als
Hauptbestandteil der Suprachorioidea Chromatophoren,
die in wechselnd großer Zahl
den Lamellen flach anliegen.

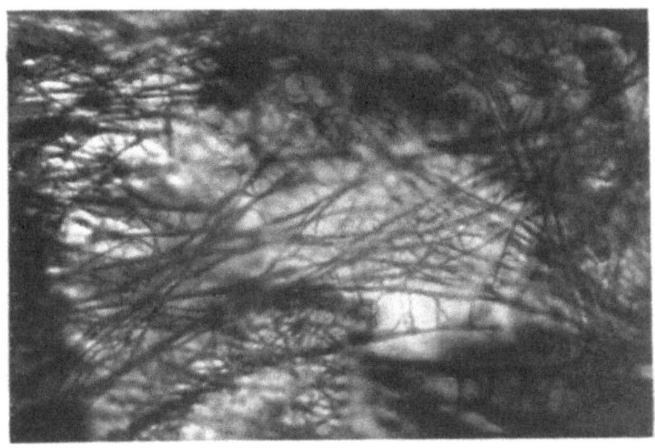

Abb. 74. Netz elastischer Fasern der Aderhaut des *Menschen*.
Färbung nach UNNA (KOLMER).

E. Die Chromatophoren der Aderhaut.

Diese Zellen sind von recht mannigfacher Gestalt. Sie sind ziemlich groß,
können 0,05 mm und mehr messen und liegen zum Teil vereinzelt, zum Teil
in Gruppen. Neben plumpen, polygonalen Zellen ohne Fortsätze kommen
solche mit großem Leib und kurzen plumpen Fortsätzen vor. Andere Chromatophoren sind sternförmig und besitzen zahlreiche, schlanke, reichlich verzweigte
Fortsätze; auch langgestreckte, schlanke Chromatophoren mit in der Längsrichtung des Leibes verlaufenden, sehr langen Fortsätzen kommen vor. In der
Regel finden sich die plumperen Zellen in der Nähe der Lederhaut. Mit Annäherung an die Aderhaut werden die Zellen meist schlanker, doch bestehen
in diesen Verhältnissen sehr große individuelle und zum Teil wohl auch Rassen-
verschiedenheiten. Wenn auch ein prinzipieller Unterschied zwischen den Chromatophoren der Suprachorioidea und denen der anderen Teile der mittleren
Augenhaut nicht besteht, so ist dies doch in einer Beziehung der Fall: infolge
der außerordentlichen Dünnheit der Suprachorioidea liegen die Fortsätze der
Chromatophoren dieser Membran in der Ebene der Lamellen ihres Zelleibes,
während die Chromatophoren der Regenbogen- und Aderhaut mit ihren Fortsätzen nicht in der Ebene bleiben, in welcher der eigentliche Zelleib liegt, sondern
in andere Ebenen übertreten und sich gewissermaßen dreidimensional verzweigen, daher auch ein dreidimensionales Netzwerk bilden. Die Verzweigung
der Chromatophoren der Suprachorioidea ist dagegen gewissermaßen zwei-
dimensional. Verschiedenheiten der Chromatophoren in der Chorioidea bestehen
nicht nur in bezug auf ihre Gestalt, sondern auch in bezug auf ihre Zahl und
Pigmentierung. Meist sind sie zahlreich und bilden durch Verbindung ihrer Fortsätze miteinander ein Netzwerk. Dort, wo sie spärlicher sind, sind sie mitunter
isoliert, und es fehlt die Verbindung der Zellfortsätze miteinander. Das einmal

hellbraune, häufiger dunkelbraunschwarze, feinkörnige Pigment erfüllt die ganze
Zelle bis an die Enden der Fortsätze und läßt nur stets den Kern frei. Je dunkler
das Pigment, desto reichlicher erfüllt ist damit die Zelle. Die Pigmentierung
der Chromatophoren der Suprachorioidea ist mitunter dunkler als die der benachbarten Aderhaut oder des Strahlenkörpers. Das Pigment besteht aus
kugeligen oder ellipsoiden Körnchen von gelber oder dunkelbrauner Farbe.
Bei allen Zellen erscheint an ungefärbten, aber auch vielfach an gefärbten
Präparaten der Zellkern heller, als die übrige Zelle. Der Gegensatz ist mitunter
so groß, daß der Kern wie ein helles Fenster inmitten der dunklen Umrahmung
aufleuchtet (Abb. 75). Die Gestalt des Kernes ist von der der Zelle abhängig.

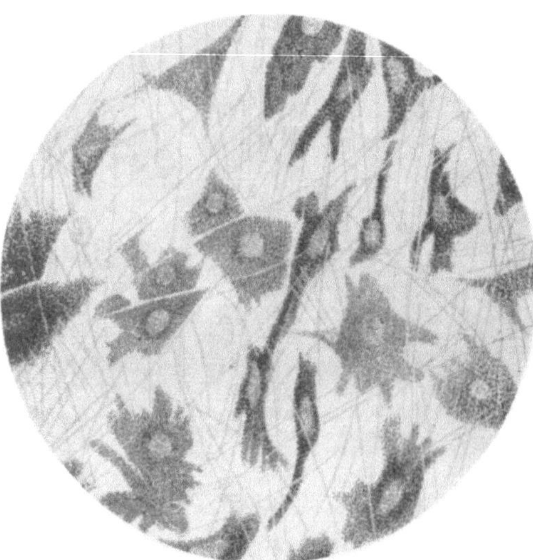

In fortsatzlosen Zellen ist er rund,
bei Längsentwicklung der Zelle
wird er oval. Nicht selten ist er unregelmäßig, mitunter halbmondförmig. Während die Chromato-
phorenzelle so dünn ist, daß sie den
Querschnitt der Suprachorioideallamelle in nicht sichtbarem Maße
verdickt, ist der Kern weit dicker
und springt aus der Ebene der
Membran heraus. Der Dicken-
durchmesser des Kernes ist jedoch
geringer als sein Querdurchmesser
oder gar sein Längsdurchmesser.
Der Kern ist gut färbbar, das
Chromatin ist in ihm gleichmäßig
verteilt; nur manchmal erscheint
in der Konkavität des halbmondförmigen Kernes ein hellerer Teil.
Auch innerhalb der Suprachorioidea wechseln Pigmentgehalt und
Farbe des Pigmentes der Chro-

Abb. 75. Chromatophoren aus der Suprachorioidea des
Menschen. Vergr. 500fach.

matophoren. Über dem Strahlenkörper nehmen Zahl und Pigmentgehalt
der Chromatophoren ab und auch die Farbe des Pigmentes wird meistens
heller. Die Pigmentkörnchen können sogar farblos sein. Im allgemeinen
sind die Chromatophoren dieser Gegend schlanker als in anderen Teilen der
Suprachorioidea.

In der Umgebung des Sehnerveneintrittes ist die Verbindung zwischen
Lederhaut und Aderhaut straffer als weiter vorne. Die Lamellen der Suprachorioidea sind kürzer und enger miteinander und der Nachbarschaft verbunden.
Sie sind oft reicher an Pigment, das auch dunkler ist als in anderen Teilen derselben Membran. Auch die die Ciliararterien begleitenden Chromatophoren sind
stark pigmentiert.

Die Chromatophoren der ganzen mittleren Augenhaut sind grundsätzlich
gleich gebaut, und es sollen hier nur einige Bemerkungen über kleine Unterschiede dieser Zellen in verschiedenen Bezirken eingeschaltet werden. Die Chromatophoren sind in der Aderhaut selbst, dem Strahlenkörper und der Regenbogenhaut von größerer Mannigfaltigkeit der Gestalt als in der Suprachorioidea.
Sie sind auch im Gegensatz zu den meist plumperen Zellen der Suprachorioidea
schlank, ihre Fortsätze lang und dünn. Manche Zellen sind sehr lang, andere
dreieckig mit gleichen oder ungleichen Seiten. Auch die Zahl der Fortsätze
kann sehr verschieden sein. Die Fortsätze können in derselben Ebene wie der
Zelleib liegen, treten aber meistens aus dieser Ebene heraus, so daß sie sich

dreidimensional verzweigen. Die Chromatophoren und ihre Fortsätze passen sich dem umliegenden Gewebe an, und ihre Hauptrichtung stimmt mit der der sie umgebenden Gewebselemente überein. Dies spricht sich besonders in der Umgebung der Gefäße, besonders der Arterien aus, die oft von einer auf dem Durchschnitt kreisförmigen Hülle von Pigmentzellen umgeben sind, die aber einen gewissen Abstand von der Gefäßwand selbst wahren, so daß sie niemals in die Adventitia eindringen, sondern sie stets freilassen. Die Kerne sind meist oval oder rundlich, selten nierenförmig oder gelappt. Sie sind stets frei von Pigment; ihr Chromatin ist im achromatischen Gerüstwerk gleichmäßig verteilt. Größe und Pigmentierung der Chromatophoren sind individuell recht verschieden. In der Regel sind sie um so plumper, je mehr Pigment sie enthalten. Dabei bestehen, wie HAUSCHILD (1912) hervorgehoben hat, ausgesprochene Unterschiede zwischen den verschiedenen Menschenrassen. Die äußerst feinen Pigmentkörnchen sind im Zelleib und den Fortsätzen gleichmäßig verteilt. Nur zur Zeit der Entwicklung der Pigmentzellen, d. h. in den ersten Lebensjahren sind die peripheren Teile der Zellen bereits pigmenthaltig, während die Umgebung des Kernes noch frei von Pigment sein kann. Eine bestimmte Anordnung der Körner läßt sich nicht feststellen. Ihre Färbung schwankt zwischen hellem Gelbbraun und dunklem Schwarzbraun, doch ist sie niemals so dunkel wie die des retinalen Pigmentes. Die Größe des Pigmentkörnchens ist in den verschiedenen Zellen desselben Individuums stets gleich, ist aber individuell verschieden. Dunklere Pigmentkörnchen sind in der Regel größer als hellere. Der allgemeine Eindruck des größeren oder geringeren Pigmentgehaltes der mittleren Augenhaut hängt zum Teil von der Beschaffenheit der Zellen und ihres Pigmentes ab, zum größeren Teil aber von der Zahl der Chromatophoren und ihrer Lagerung. Nach MIESCHER (1923) sind die Chromatophoren der Uvea im Gegensatz zu den Chromatophoren der Haut selbständige Pigmentbildner (Melanoblasten). Die Pigmentbildung in den Augen von *Säugern* und *Vögeln* ist ein Oxydationsvorgang. Die embryonalen Pigmentzellen enthalten ein oxydierendes Pigment mit spezifischer Einstellung auf Dimethyl-Oxyphenylalanin (Dopaoxydase). Das legt den Schluß nahe, daß die Pigmentvorstufe mit diesem verwandt oder sogar mit ihm gleich sei. Die Pigmentbildung geht nur einmal vor sich, denn die in ihrem Beginne auftretende Reaktion verschwindet mit dem Abschluß der Pigmentbildung für das ganze Leben. Die Pigmentkörner bestehen aus einem wahrscheinlich eiweißartigen Pigmentträger, der die Gestalt der Körner bestimmt, und einem fest daran adsorbierten Farbstoff. Die farblosen Vorstufen sind mit Hämatoxylin und mit Silber färbbar; ihre Herkunft ist noch nicht aufgeklärt.

In manchen Augen zeichnet sich die Suprachorioidea durch besonders reichlichen Gehalt an Chromatophoren aus, so daß sie sich stark von der weniger pigmentierten Aderhaut abhebt. Es lassen sich auch im Gehalte an Chromatophoren einzelner Teile der Aderhaut desselben Auges Unterschiede feststellen, ohne daß eine Gesetzmäßigkeit zu erkennen wäre. Dabei kann der Pigmentgehalt des Gewebes so groß sein, daß der Übergang zu einem ausgesprochenen Naevus vorhanden ist. Die Chromatophoren der Suprachorioidea weisen gegenüber denen der anderen Teile der mittleren Augenhaut die Eigentümlichkeit auf, daß sie an Stellen, an denen elastische Fasern sich kreuzen, Aufhellungsstreifen aufweisen, die dadurch zustande kommen, daß das Pigment hier ganz oder zum größten Teile fehlt, wie wenn es durch den Druck der elastischen Fasern weggedrückt würde. Bei oberflächlicher Betrachtung am ungefärbten Präparat hat man den Eindruck, als ob die elastischen Fasern die Zellen durchsetzen würden. Am gefärbten Präparat überzeugt man sich leicht, daß dieser Eindruck unzutreffend ist.

Außer den Chromatophoren, deren Menge individuell verschieden ist, die aber stets einen wesentlichen Anteil am Aufbau des Stromas der mittleren Augenhaut haben, spielen Bindegewebszellen und Fibrillen gleichfalls eine wichtige Rolle (Abb 76). Die Bindegewebszellen besitzen ein sehr feines und gleichmäßig granuliertes Cytoplasma, dessen Struktur in allen Teilen der Zelle sowohl in der Nähe des Kernes als auch in den zahlreichen Fortsätzen bis zu deren Ende eine gleichmäßige ist. Der Kern ist meist oval, selten rund, ausnahmsweise langgestreckt oder nierenförmig. Das achromatische Kerngerüst ist sehr fein, das Chromatin darin gleichförmig und in feinkörniger Gestalt verteilt. Größere Kernkörperchen sind selten.

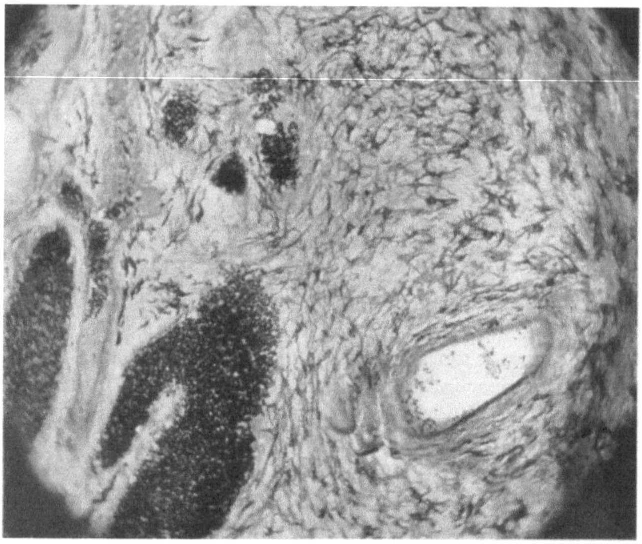

Der lockere Aufbau und die relative Zellarmut, wenn man von den Chromatophoren absieht, weist den fibrillären Elementen eine große Rolle in der Architektonik der mittleren Augenhaut zu. Im Gegensatz zur Regenbogenhaut sind elastische Fasern ein integrierender Bestandteil des Stromas, neben dem die kollagenen Fibrillen die Hauptmasse desselben bilden. Die reichlich vorhandenen elastischen Fasern ordnen sich nicht nur kreisförmig um die Gefäße an, sondern verlaufen zwischen diesen leicht gewellt und in den verschiedensten Richtungen des Raumes.

Abb. 76. Flachschnitt durch die Aderhaut. Arterien leer, Venen blutgefüllt, Stroma und Chromatophoren (KOLMER).

Die kollagenen Fibrillen sind meist sehr fein, doch bestehen diesbezüglich gewisse regionäre Unterschiede. Ihr Verlauf paßt sich den Hauptgebilden. z. B. den Gefäßen, an. Die Fibrillen strahlen senkrecht zur Oberfläche der Aderhaut aus der Basalmembran in das Stroma hinein, ordnen sich kreisförmig um die Gefäße und bilden dadurch deren Adventitia, verlaufen zwischen den Gefäßen unregelmäßig in verschiedenen Richtungen des Raumes und verlieren sich allmählich gegen die Suprachorioidea.

Die Suprachorioidea dient als Durchzugsgebiet für Gefäße und Nerven sowohl für die zur Aderhaut selbst ziehenden als auch für die, welche nach vorn zum Strahlenkörper verlaufen. Wie schon erwähnt, lassen sich Lamellen der Suprachorioidea in die Lederhautkanäle hinein verfolgen. Auf der anderen Seite geht die Suprachorioidea allmählich in das Gewebe der Aderhaut im engeren Sinne über. An dieser läßt sich die Schichte der großen Gefäße und der Haargefäße unterscheiden, zwischen denen in verschiedener Ausbildung eine supracapillare Schichte vorhanden ist. Den Abschluß der Aderhaut gegen die Netzhaut zu bildet die sog. elastische Grenzhaut. Wenn hier nur von zwei Gefäßschichten gesprochen worden ist, während meistens von dreien, der der großen, mittleren und der Haargefäße die Rede ist, so hängt dies mit der Tatsache zusammen, daß eine irgendwie schärfere Abgrenzung von großen und mittleren

Gefäßen nicht vorhanden ist. An vielen Stellen, wo größere Gefäße liegen, sind Gefäße mittleren Kalibers zwischen ihnen und den Haargefäßen nicht sichtbar, und schließlich besteht im Bau der Wände der Hauptstämme und der kleineren Gefäße, die Haargefäße ausgenommen, kein eigentlicher Unterschied. Die Arterien der Aderhaut besitzen eine deutliche Muskelschichte, die aus mehreren Lagen zirkulärer und aus einer äußeren Lage längs verlaufender Muskelzellen besteht. Die Längsmuskelschichte bildet nicht immer einen geschlossenen Mantel, sondern ist oft nur streifenweise ausgebildet. Sie läßt sich bis in die Nähe der Capillaren verfolgen. Die Muskelschichte ist von einer dünnen Adventitia aus kollagenen Bindegewebsfasern überlagert, der reichliche elastische Fasern beigemischt sind. Vielfach liegen dieser Adventitia Chromatophoren innig an und umspinnen die Arterien mit einem Netz von wechselnder Dichte. Die Präcapillaren, an denen die Muskelzellen zu verschwinden beginnen, unterscheiden sich von den größeren Arterien durch das Vorhandensein eigentümlicher verzweigter Zellen, welche die Gefäße umgreifen. Es handelt sich dabei wahrscheinlich um Pericyten [K. W. ZIMMERMANN (1923), G. A. SCHALY (1926)], welche als Muskelzellen gelten können und jedenfalls die Fähigkeit besitzen, die Weite des Gefäßrohres zu beeinflussen.

Der mikroskopische Bau der Venen der Aderhaut weist keine besonderen Merkmale auf. Ihr Endothelrohr ist von einem zweiten, cytoplasmatischen Rohr umgeben, das flache Kerne enthält und eine perivasculäre Scheide darstellt. Um diese lagert sich die bindegewebige Adventitia, deren Dicke an Venen verschiedenen Kalibers fast gleich ist, so daß die kleineren Venen eine verhältnismäßig dickere Adventitia besitzen als die großen. Die Dicke dieses bindegewebigen Mantels der Venen ist vom Alter stark abhängig. Sie nimmt mit dem Alter zu, so daß die Adventitia mitunter die Dicke derjenigen der Arterien erreicht. Es ist aber zu berücksichtigen, daß zwischen physiologischen Alterszuständen und pathologischen Verhältnissen fließende Übergänge bestehen und eine sichere Abgrenzung nur schwer zu treffen ist. Ebenso wie um die Arterien lagern sich auch mitunter Chromatophoren mantelförmig um die Venen in wechselnder Menge. Sämtliche Venen der Aderhaut sind klappenlos, was auch von den Wirbelvenen gilt und für alle Venen der Augenhöhle anzunehmen ist.

Wie schon erwähnt, durchziehen feine kollagene und elastische Fasern die Grundsubstanz der Gefäßschichte in ziemlicher Menge und treten mit der Adventitia der Gefäße in Verbindung. In der Umgebung des Sehnerven legen sich derbere Bündel kollagener und elastischer Fasern in den äußeren Schichten der Aderhaut ringförmig um die Nerven. Dies ist der sog. elastische Grenzring der Aderhaut, aus dem Bündel in Begleitung von Blutgefäßen in die Nerven selbst eintreten. Zwischen der Schichte der größeren Gefäße und der Choriocapillaris liegen zahlreiche Bindegewebszellen, die auf Querschnitten durch die Aderhaut spindelförmig erscheinen, da sie mit ihrer breiten Seite parallel zur Oberfläche der Aderhaut liegen. Auf Flachschnitten der Aderhaut sind sie als längliche Zellen mit zahlreichen Fortsätzen und einem ovalen Kern zu erkennen, der gleichmäßig fein verteiltes Chromatin enthält. Die Kernkörperchen liegen der Längsseite des Kernes an und sind gleichfalls länglich. Cytoplasma sowie Fortsätze sind fein granuliert. Das Fibrillenwerk, das zwischen der Schichte der Gefäße und der Choriocapillaris liegt (die supracapillare Zell- oder Fibrillenschichte), bildet eine gleichmäßige elastische Unterlage für die Capillaren. Hier finden sich keine Chromatophoren. Diese Schichte war von SATTLER 1876 als Endothelschichte aufgefaßt worden, welche Ansicht sich aber nicht aufrechterhalten läßt. Es handelt sich hier um Bindegewebszellen, die durch ihre Anordnung ein besonderes Aussehen gewonnen haben, aber durchaus den Bindegewebszellen des Aderhautstromas gleichen. Die Fibrillen, welche die Zwischenräume

zwischen den Capillaren einnehmen und zur supracapillaren Schichte gerechnet werden müssen, sind so angeordnet, daß die elastischen Elemente den
Capillarwandungen enger anliegen als die kollagenen. Beide Fibrillenarten stehen
in inniger Verbindung mit der elastischen Grenzschichte der Aderhaut, die sie
aufbauen und aus der sie heraustreten, um in das Aderhautstroma überzugehen.
Die scheinbar homogene, vielleicht kolloidale Grundsubstanz, in welche die
Capillaren eingebettet sind, zeigt wenigstens im Bereiche des engen Netzes keine
zelligen Elemente, sondern nur feine kollagene und elastische Fasern. KOLMER
hat ausnahmsweise zwischen den Capillaren Kerne des perivasculären Bindegewebes gefunden.

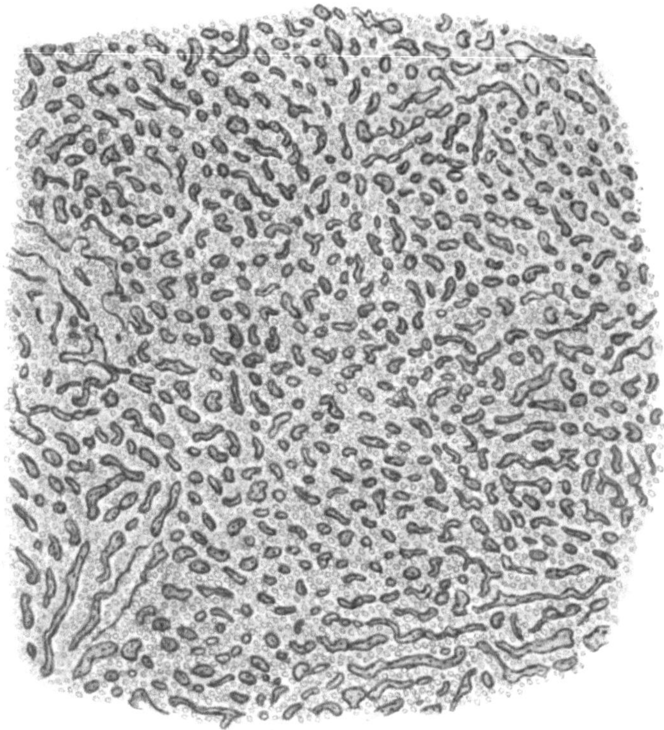

Abb. 77. Choriocapillaris der Maculagegend des *Menschen*. Flachschnitt. Vergr. 120fach.

F. Die Choriocapillaris.

Die Haargefäße bilden eine kontinuierliche Schichte (Lamina choriocapillaris,
Membrana Ruyschiana) im ganzen Bereiche der Aderhaut entsprechend der
Ausdehnung der Netzhaut, d. h. vom Sehnerveneintritt bis zur Ora serrata.
Die vordere Grenze der Choriocapillaris ist unregelmäßig, leicht gezackt, ähnlich
der Grenze zwischen Netzhaut und Strahlenkörper. In der Mitte zwischen den
Wirbelvenen dringt die Choriocapillaris weiter nach vorn, bis in den Bereich des
glatten Teiles des Strahlenkörpers vor. Es sind dies die Stellen, wo die sonst
gerade nach hinten ziehenden abführenden Venen des Strahlenkörpers auseinanderweichen, um den Wirbeln zuzustreben.

Während vorn die Choriocapillaris mit ihrem Ende den Übergang der Aderhaut in den Strahlenkörper kennzeichnet, besteht gegenüber dem Sehnerven
eine solche scharfe Grenze nicht. Die Maschen der Choriocapillaris setzen sich
in die des Capillarnetzes des Sehnerven fort, das allerdings nicht so engmaschig

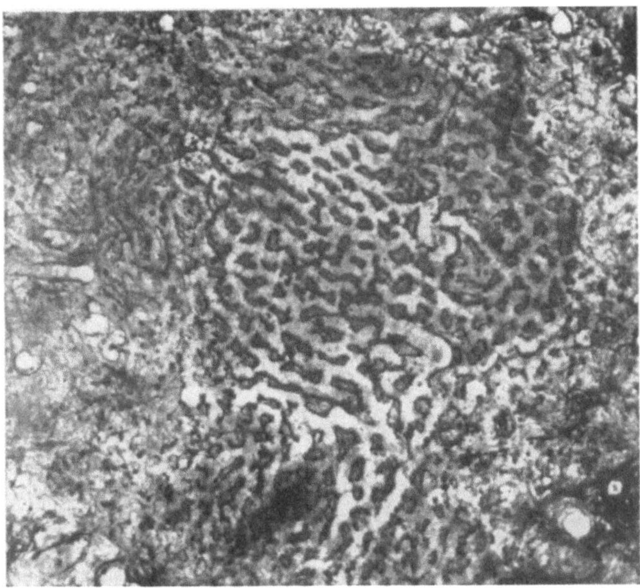

Abb. 78. Tangentialer Flachschnitt der Choriocapillaris des *Menschen*. Capillaren hell, mit Molybdänhämatoxylin dunkel gefärbtes Gewebe (KOLMER).

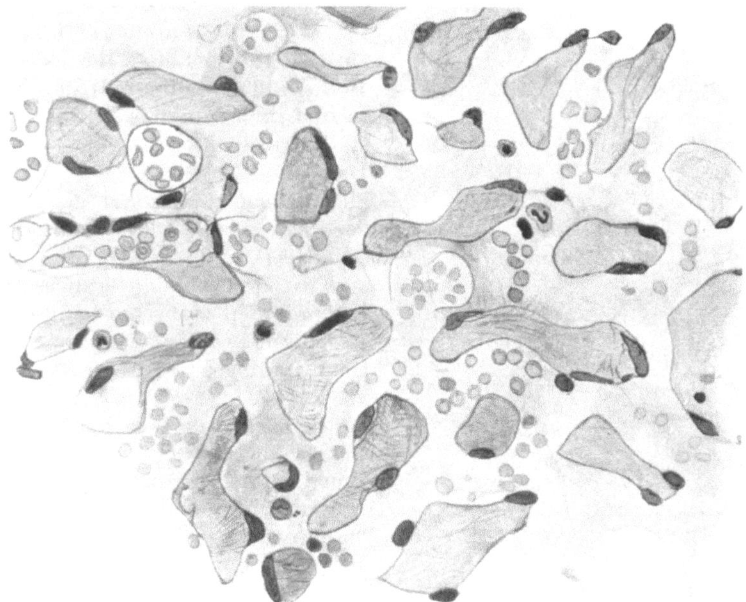

Abb. 79. Flachschnitt der Choriocapillaris des *Menschen*. Vergr. 376fach (KOLMER).

ist wie in der benachbarten Aderhaut. Die Ausbreitung der hinteren kurzen Ciliararterien, die an der Bildung des ZINNschen Gefäßkranzes beteiligt sind, trägt zu der Blutversorgung der benachbarten Aderhaut bei. Ein venöser Abfluß vom Sehnerven gegen die Aderhaut gehört jedoch nicht zur Norm.

Der Durchmesser der Capillaren, die Größe der Maschen, die sie bilden, und deren Gestalt sind bedeutenden regionalen Verschiedenheiten unterworfen. Am engsten ist das Capillarnetz in der Gegend der Macula, wo auch die Größe der Capillaren am bedeutendsten und gleichmäßigsten ist, während die Maschen eng und vieleckig, annähernd rund erscheinen. Die Capillaren sind hier sehr breit, die Maschen sehr eng. Bei starker Blutüberfüllung der Choriocapillaris sind die Lücken des Capillarnetzes verschwindend gering. Ein Flachschnitt durch die Choriocapillaris zeigt, daß hier eine nur durch einzelne kleine Gewebspfeile unterbrochene Blutfläche vorhanden ist. Daraus läßt sich entnehmen, wie ausgezeichnet die Blutversorgung der Netzhaut an dieser Stelle ist.

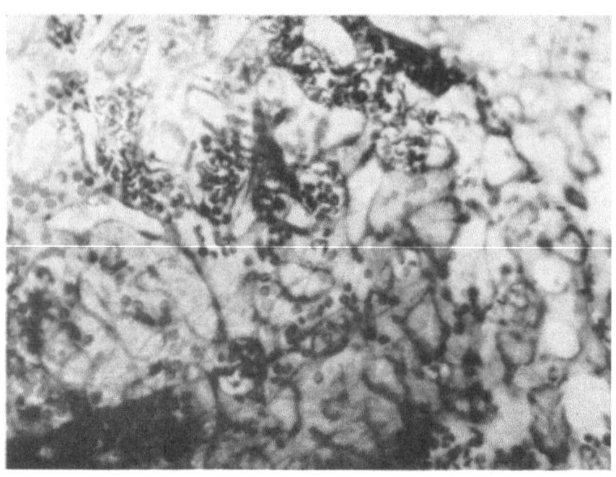

Abb. 80. Flachschnitt durch die Choriocapillaris des *Menschen* (KOLMER).

Flachschnitte lassen diesen Zustand noch deutlicher erkennen als die ausgezeichneten Bilder der so lehrreichen Injektionspräparate von PASSERA (1906) (Abb. 77, 78 u. 79). Nach vorn zu werden die Maschen allmählich größer und länglicher, wobei anfangs der Unterschied zwischen Längs- und Querdurchmesser sehr gering ist (Abb. 80 u. 81). Weiter vorn nimmt er immer mehr zu, so daß die Länge der Maschen die Breite um das 10- und 20fache übertreffen kann und sich die Maschen stellenweise in Spalten umwandeln. Die Längsachse der Maschen ist im allgemeinen meridional gerichtet. In der Nähe des Zusammenflusses der Capillaren und kleinen Venenstämme und an der Aufsplitterungsstelle von Präcapillaren steht die Längsachse der Capillaren radiär zu den größeren Gefäßstämmen (Abb. 82). Noch weiter vorn, also in der Äquatorgegend, und vor dem Äquator liegt der Längsdurchmesser der Maschen fast genau meridional. Diese Anordnung erfährt eine Abänderung nur in der Nähe der zu- und abführenden Gefäße. Im vordersten Teil der Choriocapillaris sind die Maschen viel größer und unregelmäßiger und ihre Längsachse ohne bestimmte

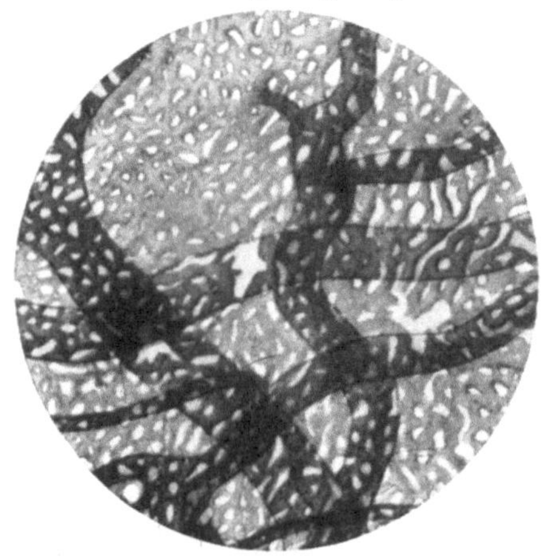

Abb. 81. Choriocapillaris der Maculagegend eines 38jährigen *Menschen*. (Nach PASSERA.)

Anordnung (Abb. 83). Hier spricht sich eine radiäre Gruppierung der Capillaren zu den zu- und abführenden Gefäßen besonders deutlich aus. Im Gebiete der rückläufigen Äste und der hinteren langen Ciliararterien, die, wie oben beschrieben, in der Lage der Choriocapillaris verlaufen, bilden diese Arterienäste insofern ein Hindernis für die Ausbreitung der Capillaren als diese nur ausnahmsweise die Arterien kreuzen. Infolgedessen sind die Capillargebiete dieser Gegend durch die Arterien voneinander fast vollständig getrennt, und

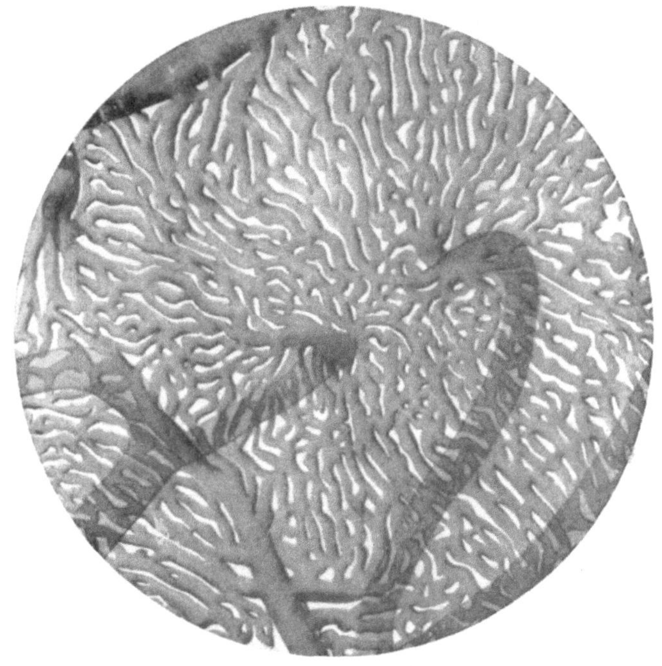

Abb. 82. Choriocapillaris der Äquatorgegend eines 37jährigen Mannes. (Nach PASSERA.)

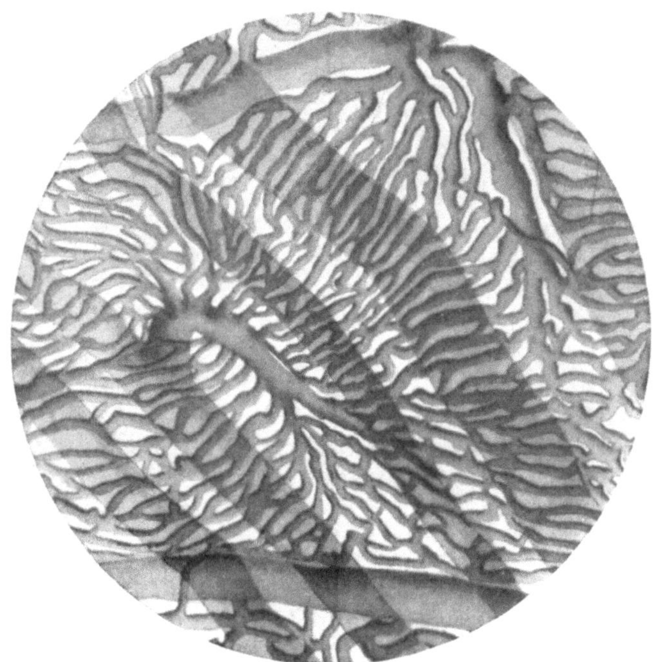

Abb. 83. Choriocapillaris zwischen Ora serrata und Äquator eines 37jährigen Mannes. (Nach PASSERA.)

erst dort, wo die Arterien selbst in Capillaren übergehen, hört die Beeinflussung der Architektonik der Choriocapillaris durch die Arterien auf [PASSERA (1897)]

(Abb. 84). LEBER (1903) gibt als Maße für die Weite der Capillaren und die
Größe der Maschen der Choriocapillaris folgende Zahlen in Millimetern an:

	Am Opticuseintritt	Am Äquator	An der Ora serrata
Weite der Capillaren . . .	0,012—0,02	0,01 —0,03	0,01 —0,036
Breite der Maschen	0,003—0,0018	0,006—0,02	0,006—0,036
Länge der Maschen	0,003—0,0018	0,036—0,11	0,06 —0,4

Diese Zahlen stimmen auch mit den Angaben
anderer Autoren, unter anderen mit denen von
SCHALY (1926) überein. Die Weite der Capillaren
schwankt in geringen Grenzen, ist aber verhältnismäßig groß, so daß die Blutkörperchen nicht nur
einzeln, im Gänsemarsch, sondern auch zu mehreren
nebeneinander Platz finden. Die Wände der Capillaren bestehen aus einem einfachen Endothelrohr
mit ziemlich großen, blaß gefärbten Kernen. Diese
letzteren liegen fast immer an der von der Netzhaut abgewandten Seite der Capillaren, mitunter
auf der Seite der Zwischenräume der Capillaren.

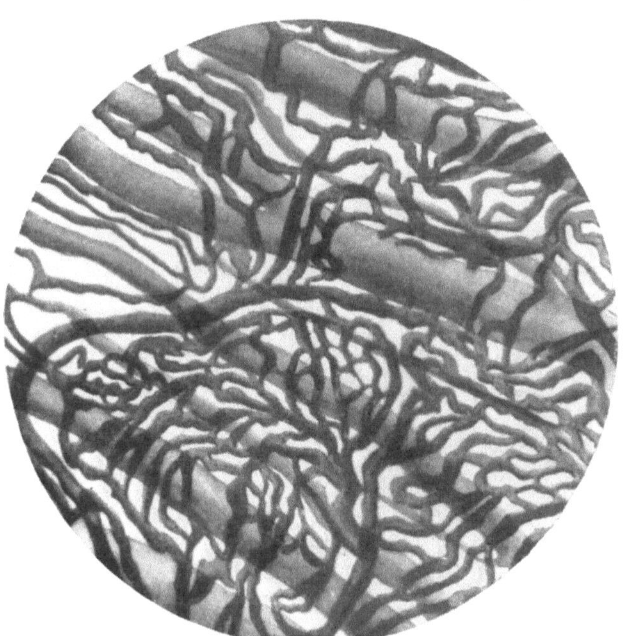

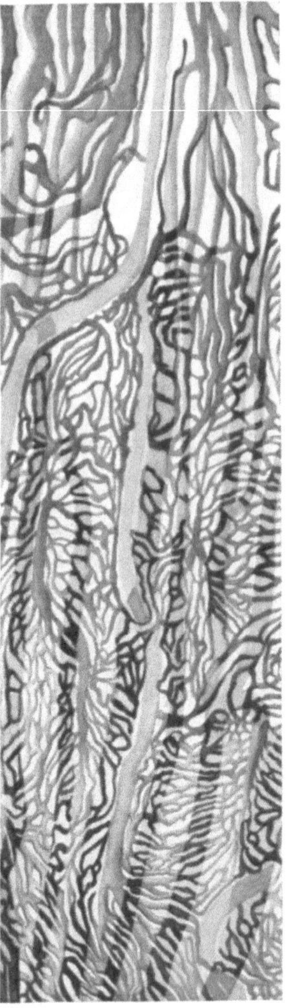

Abb. 84a.Abb. 84b.

Abb. 84a. Choriocapillaris der Gegend der Ora serrata eines 37jährigen Mannes. (Nach PASSERA.)
Abb. 84b. Verhalten der Capillaren der Aderhaut zu den rückläufigen Arterien. (Nach PASSERA.)

Auf der der Netzhaut zugewendeten Seite ist auch die Cytoplasmaschichte
des Endothelrohrs dünner als an anderen Teilen ihres Umfanges. Diese Erscheinung tritt deutlich in sorgfältig hergestellten Tangentialschnittserien zutage.
In Schnitten, in denen die Basis des Pigmentepithels mit der darüber liegenden
Wandung der anliegenden Capillaren flach abgeschnitten ist, finden sich keine

Endothelkerne. Im nächsten Schnitt einer 0,003—0,005 mm dicken Serie dagegen liegen alle Endothelkerne in gleicher Höhe. Besonders deutlich ist dieses Verhalten im Gebiete der Macula und Fovea des *Menschen*. Ganz ausnahmslos ist diese polare Lagerung der Kerne in der Choriocapillaris von *Vögeln*, beispielsweise der *Amsel*, zu beobachten, wo auf große Strecken kein einziger Endothelkern auf der äußeren Seite der BRUCHschen Membran liegt (KOLMER). Es besteht somit eine polare Orientierung der Kerne auf der Seite der Capillaren, die funktionell wichtig ist (Abb. 85). Diese Erscheinung ist an der Choriocapillaris des Auges noch exakter ausgeprägt als an den respiratorischen Capillaren der *Frosch*lunge, wo etwas Ähnliches von ZIMMERMANN (1886) beschrieben

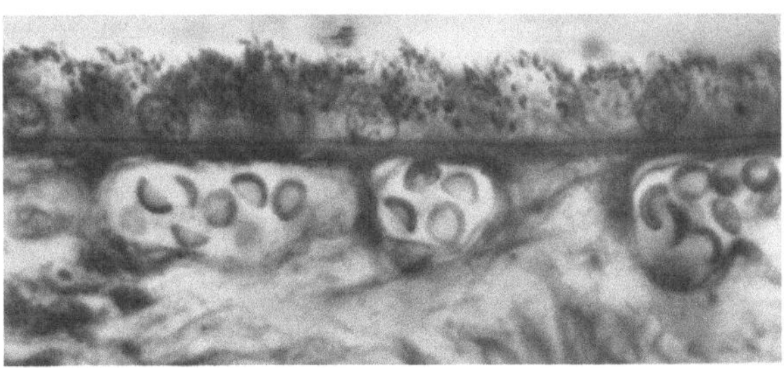

Abb. 85   Stark gefüllte Capillaren der Aderhaut des *Menschen*. BRUCHsche Membran und Pigmentepithel (KOLMER).

und angegeben worden ist. Hier handelt es sich nicht um ein Fehlen, sondern um ein selteneres Vorkommen der Kerne auf der funktionell wichtigen, der Alveolarlichtung zugekehrten Capillarseite. Es erscheint somit der Schluß berechtigt, daß das Fehlen der Kerne die maximale Ausnützung der Permeabilität der Capillarwand ermöglicht. Während WOLFRUM (1908) ausdrücklich hervorhebt, daß andere Elemente als Endothelien am Aufbau der Capillarwand keinen Anteil haben, beschreibt SCHALY (1926) nicht nur an den Präcapillaren, sondern auch an den Capillaren selbst Pericyten, die mit dem dunkler färbbaren Kern ausgestattet sind, um den sich das Gytoplasma anhäuft. Sie liegen hauptsächlich in der Längsachse der Capillaren, die nur von den Fortsätzen der Pericyten umgriffen werden. An den Abzweigungsstellen der Haargefäße von den größeren Stämmchen liegen die Pericyten kreisförmig gebogen an der Abgangsstelle der Capillaren und umgreifen diese ringförmig (Abb. 86).

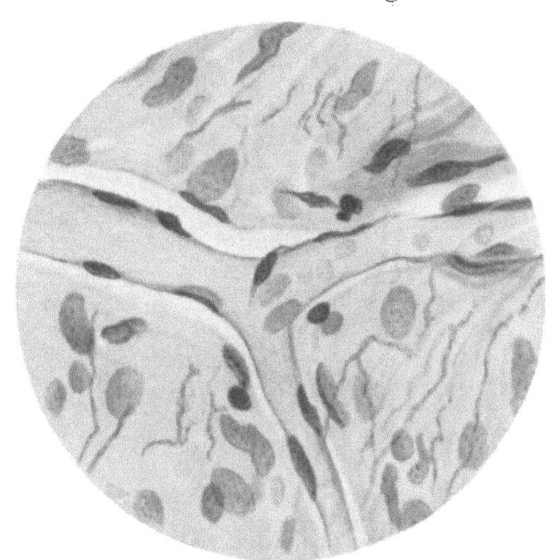

Abb. 86. Pericyten der Präcapillaren der Aderhaut des *Menschen*. Präparat von SCHALY. Vergr. 560fach.

Das Vorhandensein dieser Zellen, deren Kontraktilität experimentell an verschiedenen Organen von Kalt- und Warmblütern festgestellt worden ist, besitzt große physiologische Bedeutung. Es zeigt an, daß die Weite der Capillaren eine veränderliche ist. Die Pericyten stellen vielleicht einen Regulationsmechanismus dar, dazu bestimmt, bei erhöhtem Blutdruck und dadurch vermehrtem arteriellem Zufluß eine Überfüllung zu verhindern und ebenso bei Senkung des Blutdruckes eine Erleichterung des arteriellen Zuflusses zu ermöglichen.

Es ist KOLMER verschiedentlich aufgefallen, daß beim *Menschen*, aber auch bei *Affen*, selbst unter ganz normalen Verhältnissen, wo Blut in den Capillaren zurückbleibt, relativ mehr weiße Blutkörperchen sich vorfinden als für gewöhnlich dem Blut entspricht. Diese, auch bei bester Konservierung auftretende Erscheinung ist vermutlich darauf zurückzuführen, daß entweder nach dem Tode bis zum Augenblick der Fixation rote Blutkörperchen zerfallen oder, wenn die Gefäße vorher mit Ringerlösung durchgespült wurden, die weißen Blutkörperchen so verändert werden, daß sie die Tendenz haben, sich an die Gefäßwand

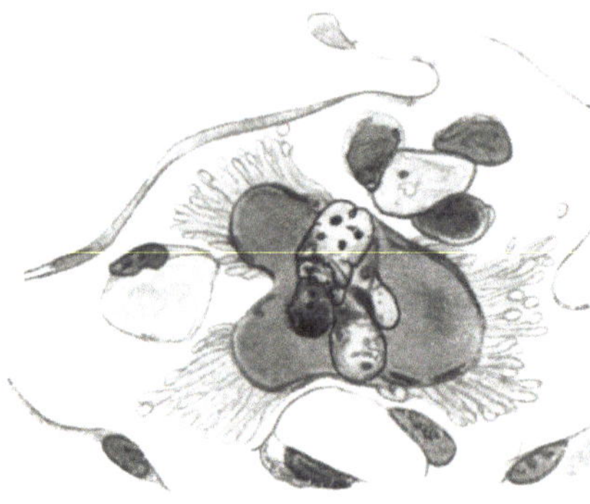

Abb. 87. Typische Knochenmarksriesenzelle an einer Teilungsstelle der Choriocapillaris des Neugeborenen (KOLMER).

festzuheften. Bei Neugeborenen fand KOLMER große, typische Knochenmarkriesenzellen an den Teilungsstellen der Capillaren (Abb. 87). Möglicherweise handelt es sich um Zellen, die durch ein Geburtstrauma aus ihrem Ursprungsort ausgeschwemmt wurden.

G. Die Lamina elastica chorioideae.

Die Glashaut (Lamina elastica, Lamina vitrea, BRUCHsche Membran, Basalmembran der Aderhaut) trennt die Aderhaut von der Netzhaut. Diese Membran ist kein einheitliches Gebilde, sondern besteht aus zwei genetisch und anatomisch verschiedenen Schichten. Die äußere, der Aderhaut zugekehrte Schichte gehört zur Aderhaut und besteht hauptsächlich aus elastischen Fasern, ist daher als Lamina elastica chorioideae zu bezeichnen. Die der Netzhaut zugekehrte Schichte ist als Produkt der Pigmentepithelzellen aufzufassen. Die beiden Schichten liegen einander innig an, trotzdem sie durch einen potentiellen Spaltraum voneinander

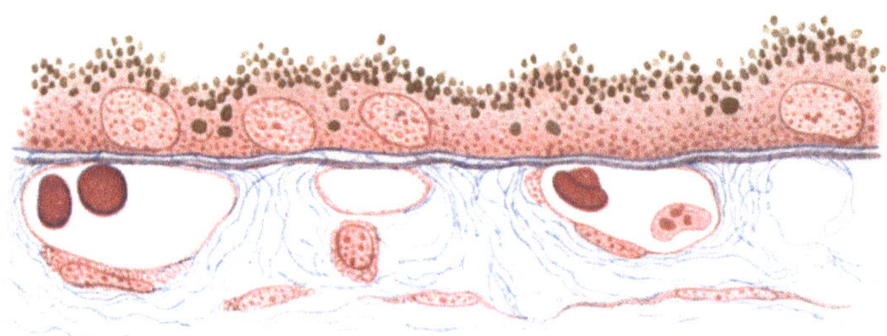

Abb. 88. Chorioidea eines 40jährigen Mannes. Färbung nach MALLORY-MALL. Immersion 4/12. Unter den Pigmentepithelien die blaue Basalmembran, zwischen dieser und der braunroten Elastica blaue kollagene Fasern. Zwischen den Capillaren kollagene Fasern, die aus der Aderhaut und in die Lamina elastica einstrahlen. (Nach WOLFRUM.)

getrennt sind. Schon die Präparation beweist die Zusammensetzung der Grenzlamelle aus zwei Schichten, da ihre Rißstellen treppenförmig gestaltete Bruchstellen besitzen. Bei entsprechender Färbung, wie sie WOLFRUM (1908) angegeben hat, lassen sich beide Lamellen mikroskopisch leicht voneinander unterscheiden. Bei der Färbung nach MALLORY oder nach WEIGERT auf elastische Fasern mit nachfolgender Säurefuchsinfärbung lassen sich die beiden Lamellen jedenfalls voneinander unterscheiden. Bei der ersteren Färbung nimmt die dem Pigmentepithel zugehörige Lamelle einen blauroten Ton an, während die elastische Lage rein blau erscheint (Abb. 88). Die Beimischung von Rot in der Färbung der den Pigmentzellen angehörigen Membran ist auf die Beteiligung des Cytoplasmas an ihrem Aufbau zurückzuführen, die bei der

HELDschen Färbung daran zu erkennen ist, daß diese ganze Membran sich gleich-
mäßig dunkelblau färbt. Verwendet man neben Färbung auf elastische Fasern
Säurefuchsinlösung, so erscheint die den Pigmentepithelzellen zugehörige Membran rot, in der Farbe des kollagenen Bindegewebes, während die eigentliche
Lamina elastica chorioideae die Färbung der elastischen Elemente annimmt.
Dort, wo der Spalt zwischen den beiden Membranen klafft, kann man wahrnehmen, daß feine kollagene Fasern diesen Raum kreuzen, um mit der inneren
Lamelle zu verschmelzen. Die von dem Pigmentepithel erzeugte Membran
erscheint von der Fläche aus betrachtet homogen, läßt keine fibrilläre Struktur
erkennen, und wird von verschieden zahlreichen, feinsten Löchern durchsetzt.
WOLFRUM (l. c.) läßt die Frage offen, ob es sich hier um wirkliche Stomata einer
homogenen Membran handelt, oder um den Ausdruck einer nicht nachweisbaren
fibrillären Struktur. Die eigentliche elastische Grenzhaut der Aderhaut erweist
sich an Flächenbildern als aus zahllosen, sich dicht überkreuzenden, elastischen
und kollagenen Fasern zusammengesetzt. Die Fasern verlaufen im allgemeinen
ziemlich geradlinig, sind lang und teilen sich vielfach dichotomisch; da sie in
den verschiedensten Richtungen verlaufen, bilden sie ein dichtes Netzwerk.
An vielen Punkten läßt sich eine zu einem Punkte radiäre Anordnung der Fasern
beobachten. Gegen den Mittelpunkt eines solchen Wirbels biegen manche Fasern
aus der Ebene der Lamina elastica um 90^0 um und treten in die intercapillaren
Räume der Choriocapillaris ein, von wo sie sich öfters in die supracapillare
Schichte verfolgen lassen. Die Lamina elastica stellt also ihrem Bau nach keine
echte Grenzmembran dar, sondern eine Grenzschichte, die aus dicht angeordneten
Fasern besteht, welche in derselben Beschaffenheit einen großen Teil der Elemente
der darüberliegenden Gewebsschichte bilden. Es ist daher leicht verständlich,
daß die Lamina elastica kein Hindernis für den Durchtritt von Wanderzellen
darstellt. Bei entzündlichen Prozessen treten Leukocyten oft massenhaft durch
die Lamina elastica hindurch. WOLFRUM (1908) hat ihren Durchtritt durch die
Lamina elastica und die Pigmentepithelschichte beschrieben und abgebildet.
Die Beschaffenheit der Basalmembran der elastischen Grenzschichte der Aderhaut ist im ganzen Bereiche dieser letzteren eine gleichmäßige; besondere Verhältnisse finden sich nur in der Nähe des Sehnervenkanals. Entsprechend dem
verschiedenen Verhalten des Pigmentepithels, das in der Nähe seiner Endigung
einmal aus pigmentreichen und größeren, wenn auch unregelmäßigen, ein
andermal aus kleineren, pigmentärmeren Pigmentzellen besteht, tritt die Basalmembran deutlicher oder weniger deutlich in Erscheinung. Sie hört stets mit
dem Pigmentepithel auf, und zwar mit einem scharfen und etwas kolbig verdickten Rande. Gelegentlich biegt sie mitten im Pigmentepithel etwas nach
vorne um. Die Lamina elastica chorioideae ist vom Pigmentepithel unabhängig.
Sie reicht weiter gegen den Sehnerven zu, wenn das Pigmentepithel in großer Entfernung vom Sehnerven aufhört oder hört gleichzeitig mit dem Pigmentepithel
auf, wenn beide bis zum Sehnerven reichen. Gelegentlich biegt aber die Lamina
elastica nach vorne um und schiebt sich dann zwischen den Sehnerven und das
Pigmentepithel ein. Das Ende der Lamina elastica ist entweder stumpf oder
hakenförmig abgebogen, mitunter fasert sie sich auf, und ihre einzelnen Bestandteile biegen nach vorne oder nach hinten um, so daß sie auf dem Durchschnitt
deutlich auseinanderstreben. Diese Endfasern der elastischen Grenzmembran
der Aderhaut treten nicht in den Sehnerven ein, sondern verlaufen oberflächlich auf seinem gliösen Grenzring. Dieser wird in seinem vorderen Anteil
von einem fibrillär elastischen Ring umgeben, dessen Elemente zum großen
Teil von der elastischen Grenzmembran abstammen. Diese ist 2—3 mm vom
Sehnerven entfernt dicker als in ihrem weiter vorn liegenden Teil. Es treten
auch hier reichlicher als an anderen Stellen dickere elastische und kollagene

Fasern aus ihr in die intercapillaren Zwischenräume aus. Zu diesen Fasern gesellen sich solche aus dem Stroma der oberflächlichen Aderhautschichten, und sie verlaufen kreisförmig um den Sehnerven, bilden also einen fibrösen Ring, der wohl kein selbständiges Gebilde darstellt, sich aber an vielen Präparaten erkennen läßt. Dort, wo Gefäße aus der Aderhaut in den Sehnerven eintreten, werden sie von elastischen und kollagenen Fasern dieses Grenzringes begleitet, die also stellenweise in den Sehnerven selbst eindringen und mit der Lamina cribrosa in Verbindung treten. Daraus entsteht der chorioideale Anteil der Lamina cribrosa.

H. Muskelfasern in der Aderhaut.

In dem vorderen Teil der Aderhaut werden Arterienäste von zarten Streifen glatter Muskelfasern begleitet, die nach vorn Anschluß an den Ciliarmuskel

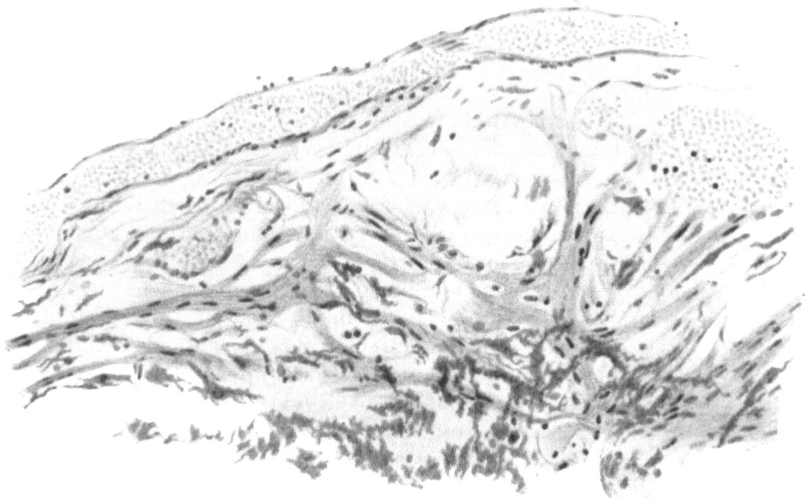

Abb. 89. Glatte Muskelfasern in der Aderhaut des *Menschen* nahe dem Sehnerven. Präparat von Prof. E. Fuchs. Vergr. 192fach.

gewinnen. Sie sollen im Zusammenhang mit diesem letzteren genauer besprochen werden. Sonst besitzt die Aderhaut beim *Menschen* in der Regel keine selbständige glatte Muskulatur. E. Fuchs (1918) hat das Vorkommen von glatten Muskelzellen in den äußeren Schichten der Aderhaut in der Nähe des Sehnerveneintrittes beschrieben. Diese sind, was ich nach eigenen Präparaten und dem Studium der Fuchsschen Präparate vollauf bestätigen kann, an Querschnitten der Aderhaut nicht feststellbar, wohl aber an Flachschnitten. Meist in der Suprachorioidea, selten zwischen den großen Arterien oder vor ihnen finden sich mitunter unregelmäßig gelagerte, sich stellenweise verzweigende oder überkreuzende Muskelfasern, die sich mitunter sogar zu Bündeln vereinigen, aber keine regelmäßige Anordnung erkennen lassen. Diese Muskelbündel stellen durchaus kein konstantes Vorkommen dar, da sie in vielen Augen nicht zu finden sind. Kolmer hat in seinen zahlreichen Präparaten keine Muskelzellen an dieser Stelle gefunden, während er ihre Anwesenheit an meinen Präparaten bestätigen konnte. Diese Muskelfasern verlaufen stets zur Aderhautoberfläche. Sie finden sich in dem an den Sehnerven angrenzenden Teil der Aderhaut in verschiedener Entfernung von diesem und lassen keine Bevorzugung einer bestimmten Richtung erkennen (Abb. 89). Das größte Bündel, das E. Fuchs (l. c.) gefunden hat, war 0,04 mm breit und fast 0,5 mm lang. Das Vorkommen von senkrecht zur Oberfläche der Aderhaut verlaufenden Muskelzügen, die etwa nach der Annahme von FORTIN eine negative Akkommodation durch Zug an der Netzhaut nach hinten bewerkstelligen könnten, hat sich nicht feststellen lassen.

Nach den Ergebnissen der Untersuchungen von SCHNAUDIGEL (1913), RADOS (1913, 1914), BLOTEVOGEL (1924), CASTELLO (1927), BARLETTA (1927), SCULLICA (1928), FARINA (1928), M. BAQUIS (1929), ACCARDI und FONTANA (1931), TOWBIN (1933) und GASTEIGER (1934) finden sich in der ganzen mittleren Augenhaut farbstoffspeichernde Zellen, die zum reticuloendothelialen System gerechnet werden müssen. Auch KOLMER hat zahlreiche kleine Zellen in der Aderhaut gesehen, die mit dunklen Granulis angefüllt waren. Die Forscher haben zumeist mit Trypanblau oder Carmin, seltener mit Pyrrolblau oder anderen Stoffen gearbeitet.

J. Nicht fixe Zellen in der mittleren Augenhaut.

Neben den fixen Gewebszellen finden sich in der mittleren Augenhaut auch nicht fixe Zellen, die SALZMANN (1912) als Wanderzellen bezeichnet hat. Am häufigsten finden sich kleine Gruppen von Lymphocyten in der Regenbogenhaut, in der Grundplatte des Strahlenkörpers, vor dem Ende des MÜLLERschen Muskels und auch weiter vorne hinter dem uvealen Gerüstwerk der Kammerbucht. Diesem Befunde mißt WOLFRUM (1925) große Bedeutung bei, weil sich daraus mit Wahrscheinlichkeit schließen läßt, daß sich hier resorptive Vorgänge abspielen. Daneben finden sich auch Zellen, die A. FUCHS (1920) als Plasmacytoide, E. FUCHS (1918, 1919) als granulierte Zellen bezeichnet hat, und die HERZOG pseudoeosinophile Granulocyten benennt. Sowohl solche Zellen als auch Lymphocyten finden sich vereinzelt in anderen Teilen des Strahlenkörpers und auch in der Aderhaut. Diese Befunde beziehen sich auf Augen, die nach allen anderen klinischen und anatomischen Kriterien als normale anzusprechen sind.

K. Die Nerven der Aderhaut.

Die Suprachorioidea ist gefäßlos, dient aber als Durchzugsgebiet der langen, hinteren Ciliararterien, die jedoch keine Äste abgeben, so daß auch Capillaren hier vollständig fehlen. Jede der beiden im horizontalen Meridian verlaufenden Arterien ist, von der Durchtrittsstelle der Lederhaut angefangen, von je zwei Ciliarnerven begleitet, die ungleich dick sind. An der Durchtrittsstelle durch die Lederhaut zweigt der schwache Ast vom Hauptzweig ab. Dieser Ast liegt auf der nasalen Seite über, auf der temporalen unter der Arterie. Zwischen Arterie und Nervenstämmen liegt das die Arterie begleitende kollagene Bindegewebe. Dieses schließt eine wechselnde Menge glatter Muskelfasern ein, die mit dem Ciliarmuskel zusammenhängen. Die Nervenstämme sind stark abgeplattet, so daß sie zwischen Leder- und Aderhaut nur wenig Platz einnehmen. Der aus Arterien, Nerven mit begleitendem Bindegewebe und Muskelzellen bestehende Stamm ist beiderseits gegen die Lederhaut und gegen die Aderhaut von Suprachorioideallamellen bedeckt. Nach EGOROW (1886) gehen einzelne Nervenästchen des Ganglion ciliare zu den Nervenscheiden des Opticus, zu Gefäßwänden auch im Fettgewebe und in den äußeren Augenmuskeln. In der Außenfläche der Aderhaut bilden die Nervi ciliares breves auf ihren Verästelungen einen Plexus markhaltiger und markloser Nervenfasern. Hier finden sich in der Umgebung der Gefäße einzelne Ganglienzellen. Im Gebiet der Suprachorioidea, aber auch in der Gefäßschichte verzweigen sich die ciliaren Nerven und bilden beim *Menschen* ein außerordentlich dichtes Netzwerk, das zwischen den Gefäßen sich flächenhaft ausbreitet (Abb. 90). Es besteht aus zumeist marklosen, wenigen markhaltigen Nervenfasern, und man sieht in die Knoten dieses Geflechtes eingeschaltet oder feineren Ästchen seitlich anliegend ovale Ganglienzellen liegen (Abb. 91), die einen großen Kern mit deutlichen Kernkörperchen und einem randständigen Kranz von Tigroidschollen besitzen.

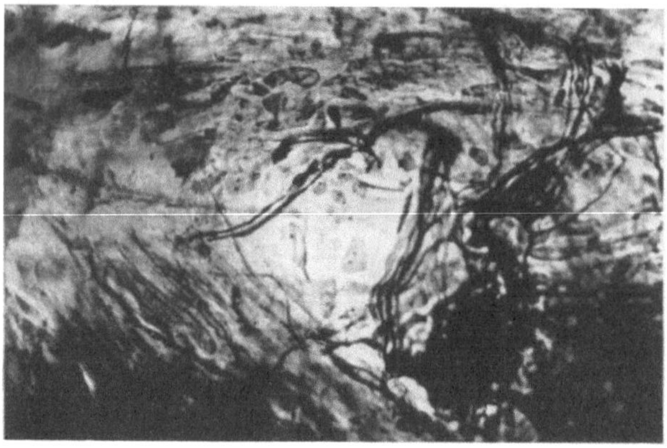

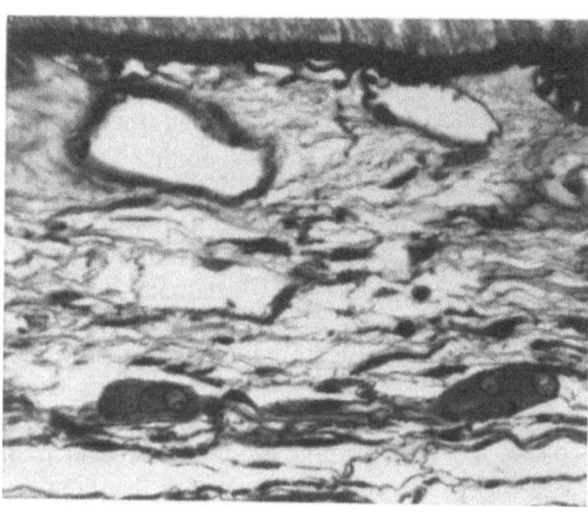

Abb. 90. Nervengeflecht in der Suprachorioidea des *Menschen*. BIELSCHOWSKY-Färbung (KOLMER).

Es wird von einzelnen Autoren angegeben, daß diese Ganglienzellen multipolar sind, und ihre Verästelungen als vasomotorische Nervenendigungen zu den Blutgefäßen der Aderhaut in Beziehung treten.

KOLMER hat sie stets längsoval und nur bipolar in dünnen Schnitten gefunden, und zwar beim erwachsenen *Menschen* so reichlich, daß auf einer Flachschnittserie von 0,005 mm dicken Schnitten eine, oft mehrere Ganglienzellen in jedem Schnitt zu finden waren, gelegentlich auch mehrere in einem Immersionsgesichtsfeld. Seltener kommen auch Gruppen vor, die bis zu 10 Zellen enthalten können.

Häufig, aber nicht konstant sind sie speziell in Serienschnitten der der Macula und Fovea anliegenden Partie. Die Nerven bilden hier ein äußerst feinmaschiges Geflecht, vor allem in der Umgebung der größeren Arterien. Die gröberen Ästchen geben ununterbrochen feine, einen Plexus bildende Ästchen ab, und man sieht an den Abgangsstellen der feineren Ästchen von den gröberen meist ovale Ganglienzellen von 0,024 × 0,018 mm Größe, deren Kerne leicht oval, 0,009 × 0,06 mm groß sind. Die Ganglienzellen besitzen einen randständigen Kranz von Trigoidkörperchen. Die zarte, dem exzentrisch stehenden Kerne anliegende Sphäre und das darin gelegene winzige Diplosom ist nur mit den besten Linsen zu

Abb. 91. Ganglienzellen der Aderhaut des *Menschen* (KOLMER).

unterscheiden. Die Häufigkeit der Ganglienzellen, von denen auch kleinere Exemplare gefunden werden, ist immerhin eine so große, daß im Gesichtsfeld der Immersion gelegentlich zwei Zellen gefunden werden. Ob Übergangstypen zu ganz kleinen Elementen vorhanden sind, ist schwer zu entscheiden und muß mit spezifischen Nervenmethoden noch nachgeprüft werden.

Jede dieser Ganglienzellen besitzt eine unmeßbar dünne Kapsel, unter der sich das Cytoplasma von einer bis zwei dicht anliegenden Satellitzellen ganz dünn ausbreitet, dabei möglicherweise auch einige Fortsätze in das Cytoplasma der Ganglienzellen hineinsendet (Abb. 92). Die Satellitzellen besitzen kleinere 0,004 mm messende, ovale Kerne mit einem dunkler als der Ganglienzellenkern färbbaren Kerngerüst. Die Kapsel ist außen noch von feinsten Kollagenfibrillen stellenweise überkleidet. Am häufigsten scheinen bipolare Zellen vorhanden zu sein. Sie werden besonders gut bei der Anwendung der UNNAschen Wasserblau-Orceinmethode neben den Pigmentzellen im roten Tone hervorleuchtend dargestellt. Ob es sich um spinale vorgeschobene Elemente oder solche sympathischer Natur han-

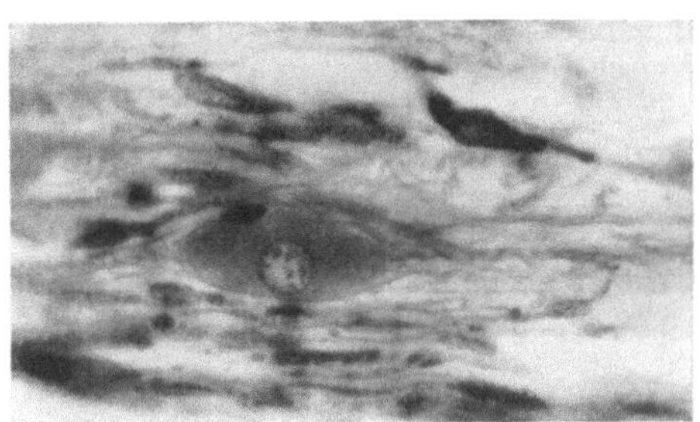

Abb. 92. Ganglienzelle der Aderhaut des *Menschen* mit Kapselzellen und Nervenfasern (KOLMER).

delt, konnte KOLMER histologisch noch nicht entscheiden. In manchen menschlichen Augen erinnert das Bild des Nervengeflechtes in der Chorioidea mit

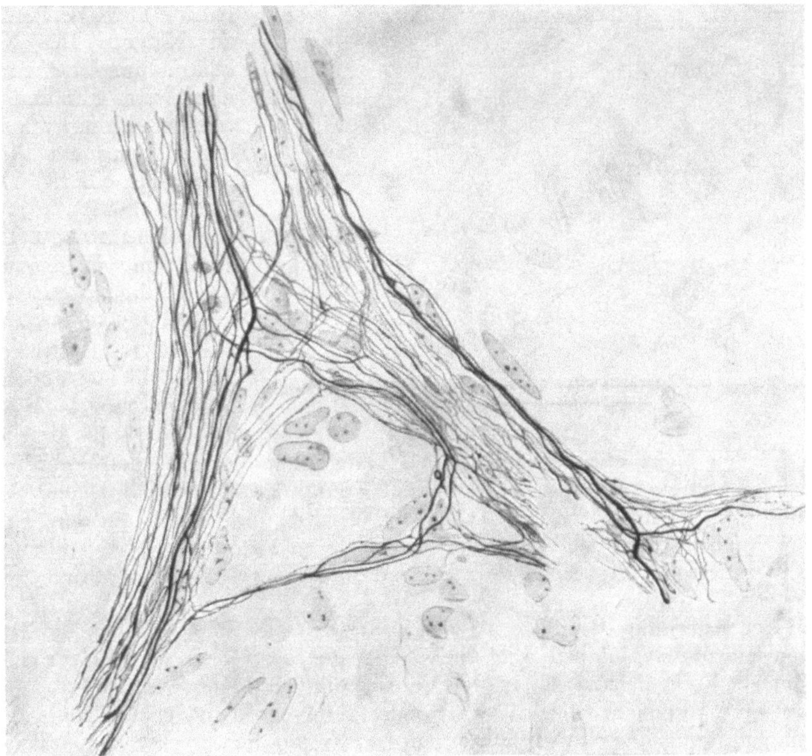

Abb. 93. Verzweigungsstelle des im Bindegewebe der Aderhaut liegenden Nervenplexus. Vergr. 600fach. (Nach BOEKE.)

den reichlichen Ganglienpaketen an den AUERBACHschen Plexus des Dünndarmes. KOLMER fand diese Ganglienzellen beim Erwachsenen konstant, hatte aber größere Mühe, beim Neugeborenen solche festzustellen. Sie sind hier offenbar viel kleiner.

Marklose Nervenfasern treten auch mit den Chromatophoren in Verbindung. Die Frage freier sensibler Nervenendigungen in der Aderhaut ist bis jetzt nicht entschieden. J. BOEKE (1933) beschreibt und bildet aus der Aderhaut neben dicken, markhaltigen Nervenfasern ein dichtes Gewirr feinster markloser Nervenfäserchen mit eingestreuten Kernen in durchaus syncytialem Gefüge ab. Selbständige Nervenfäserchen sind keine vorhanden, vielmehr verbinden sie sich überall netzförmig miteinander. Von ihnen gehen noch feinere Bündel hervor, die einen mit Kernen versehenen losen perivasalen und vasalen Nervenplexus bilden. Nur an vereinzelten Stellen sind auch freie Nervenendigungen sichtbar; sonst sieht man die ösenförmigen Endigungen an den einzelnen Zellen.

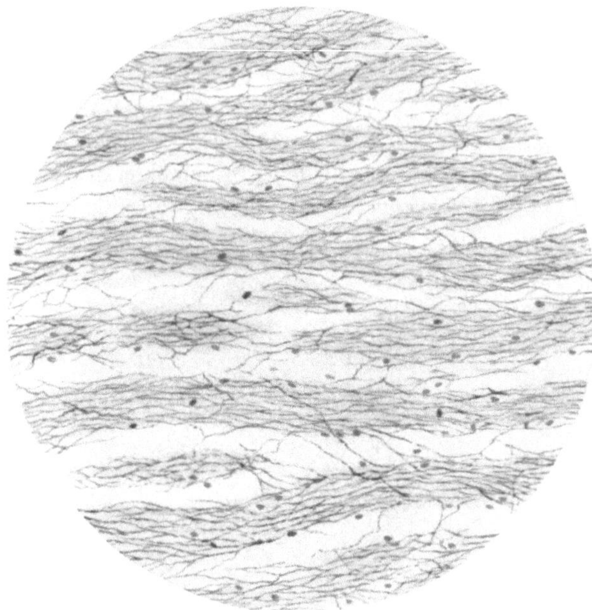

Abb. 94. Nerven der Aderhaut eines albinotischen *Kaninchens*. Vitale Methylenblaufärbung.

Die Nervi ciliares longi ziehen zwischen Leder- und Aderhaut zum Strahlenkörper, um unter mehrfachen Teilungen und Kreuzungen ihrer Äste an der äußeren Oberfläche des Ciliarkörpers den Plexus gangliosus ciliaris nach W. KRAUSE zu bilden. Die Nervi ciliaris longi ziehen vor allem zur Iris und beteiligen sich nur wenig an der Bildung des Plexus gangliosus ciliaris [JEROFEJEW (1880)].

Nach AGABABOW (1912) sind im Bindegewebe des Strahlenkörpers Endapparate der sensiblen Nerven in Gestalt von Endbäumchen und Endbüschen eingelagert. In der Aderhaut sind sensible Nerven nicht nachgewiesen, doch kann auch hier eine den Nervenendnetzen der Lamina suprachorioidea analoge Endigungsart mit Wahrscheinlichkeit vorausgesetzt werden. BOEKE (1933) beschreibt und bildet an den Enden dünner Neurofibrillen liegende Ösen ab, von deren Natur als Nervenendigungen er nicht überzeugt ist. Sie finden sich nur in geringer Anzahl im Bindegewebe (Abb. 93).

In der Aderhaut der *Vögel (Taube)* sah KOLMER sehr reichliche marklose Nerven, die zu den Gefäßen, aber auch zu der quergestreiften Muskulatur ziehen. Ganglien sah er nicht, auch in der Choriocapillaris keine Nerven.

Um eine Übersicht über die Verteilung der Nerven in der Aderhaut zu erhalten, sind mit der vitalen Methylenblaufärbung hergestellte Präparate von isolierten Aderhäuten albinotischer *Kaninchen* besonders lehrreich, da man ohne Störung durch Chromatophoren auf große Strecken eine vorzügliche Übersicht über den Verlauf der Nerven erhält (Abb. 94). Da die Präparate einen besonders hohen Grad von Durchsichtigkeit besitzen, so ist ihre Betrachtung im Binokularmikroskop wesentlich erleichtert. Die aus eintretenden Ciliarnerven hervorgehenden Achsenzylinder bilden ein relativ engmaschiges Geflecht in den äußeren Schichten der Aderhaut, wobei marklose Fasern, auf große Strecken bänderartig angeordnet, weite Maschen bilden, in denen dann kleinere engere Maschen angeordnet sind. In diesen Zügen sieht man sehr häufig das Bild, daß zahlreiche Fäserchen von der minimalen Dicke einer einzelnen Fibrille einen länglichen Kern rings umgeben, Bilder, welche vollkommen denen entsprechen, wie sie am sympathischen Nervensystem des Darmes von den Forschern aus der Schule BOEKES, etwa VAN ESVELD (1928) als Ausdruck der Lagerung von Fibrillen innerhalb von Leitzellen aufgefaßt worden sind. Es scheint aber diese Auffassung keineswegs zwingend zu sein, es kann sich vielmehr darum handeln, daß zwischen die Fäserchen ein SCHWANNscher Kern eingelagert ist. Die größeren und längeren Maschen dieses Plexus ziehen parallel zu den größeren arteriellen Gefäßen und begleiten dieselben auf lange Strecken. Dabei geben sie

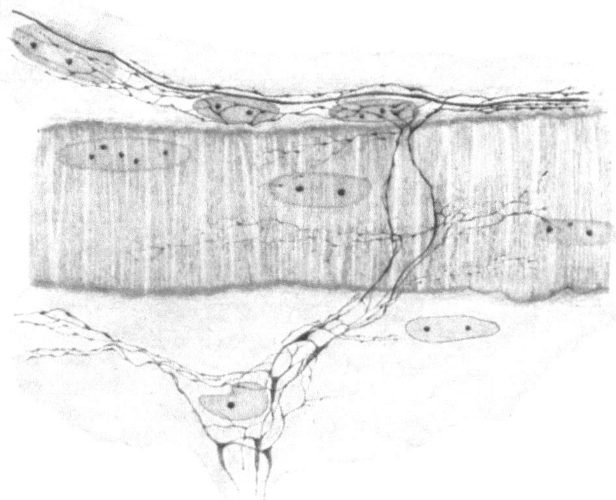

Abb. 95. Übergang der Neurofibrillenzüge aus dem Bindegewebe auf die Arterienwand und Zusammenhang der feinsten Neurofibrillen mit den glatten Muskelfasern. Starke Vergrößerung. *Sk* SCHWANNsche Kerne (nach BOEKE).

zumeist schräg, seltener quer zum Verlauf der Arterie kürze gröbere Äste ab, von denen wiederum zartere, leicht variköse Ästchen fast ausschließlich in querer Richtung zum Arterienverlauf abgehen. Sie umspinnen die Arterie mit einem dichten Faserwerk, indem nurmehr vereinzelte Fasern einen Plexus bilden, die meisten der feinen Fäserchen dagegen den das Gefäß schräg zirkulär umgebenden, glatten Muskelfasern in ihrem Verlauf folgen. Man gewinnt den Eindruck, daß sie an diesen Muskelfasern entweder direkt oder noch nach Abgabe äußerst feiner Endästchen endigen. Solche Äste gehen aber auch manchmal von gröberen Plexusanteilen direkt zur Arterienwand ab. Andere Äste des Grundplexus steigen in dem Gewebe zwischen den Arterien gegen die Choriocapillaris auf und bilden in dieser Schichte neuerlich einen zarten, engmaschigen Plexus, indem die einzelnen Arkaden noch von 2—3 Nervenfasern gebildet werden; in den Maschen dieses Plexus finden sich wieder noch zartere, bloß aus einzelnen Fasern gebildete Geflechte, und die letzteren geben dann gegen die Lage der Choriocapillaris feinste variköse Ästchen ab. Feinste Nervenfasern umspinnen nach BIETTI (1897) auch die Capillaren der Aderhaut. BOEKE (1933) beschreibt und bildet nach dem BIELSCHOWSKY-Verfahren gewonnene dichte und zarte Neurofibrillenzüge ab, die größere Arterien und auch Capillaren versorgen. An den Arterien erkennt man den Zusammenhang der feinsten Neurofibrillen mit den glatten Muskelfasern, denen sie so dicht aufgelagert sind,

daß sich eine Grenze zwischen beiden nicht immer ziehen läßt (Abb. 95, 96). Die
Nervenstränge sind mit eingelagerten Kernen versehen, ziehen quer über die
Muskelfasern der Arterienwand, verzweigen sich darin und treten in Verbindung
mit den Muskelfasern, gehen dann aber auf der anderen Seite der Arterie wieder
in den gleichgebauten Bindegewebsplexus über. Dort, wo die Nerven mit den
Muskelfasern in Verbindung treten, besteht ein halb cytoplasmatisches, halb
neurofibrilläres periterminales Netzwerk.

  An den Capillaren findet sich ein reicher Plexus; die Endothelwand wird
von feinsten variösen Nervenfäserchen umsponnen. Überall sind lange, schmale
SCHWANNsche Kerne eingelagert, ohne daß es zu einer richtigen Scheidenbildung käme (Abb. 97).

BIETTI (l. c.) und SMIRNOW (1899) beschreiben auch noch einen feinsten Nervenplexus, der sich zwischen Choriocapillaris und Lamina elastica befindet und nach BIETTIS Behauptung das Pigmentepithel versorgt. Dieser Befund ist bisher nicht weiter bestätigt worden. Es ist in solchen Totalpräparaten eine geradezu verwirrende Fülle von Nervenfasern vorhanden, die selbst noch das übertrifft, was wir etwa in der Iris derselben *Tiere* beobachten können. Ist es nun sehr wahrscheinich, daß die zur Muskulatur der Arterie verlaufenden Nerven die Vasomotoren derselben darstellen, so können wir für die andere Nervenschichte mit großer Wahrscheinlichkeit sensible Funktionen annehmen.

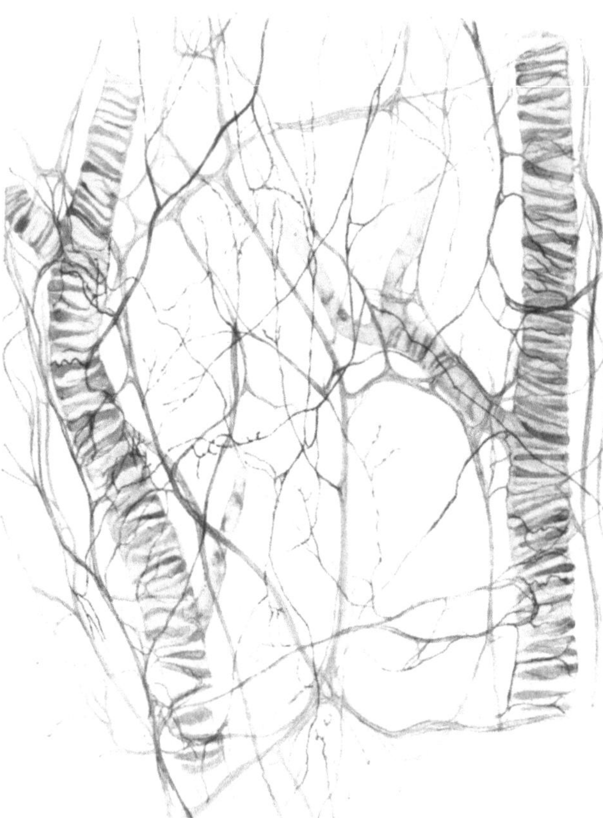

Abb. 96. Nerven der Gefäßwände der Aderhaut eines albinotischen
Kaninchens. Vitale Methylenblaufärbung (KOLMER).

KOLMER beobachtete beim *Kaninchen* gelegentlich vereinzelte Fasern, die mit
Verbreiterungen, Endvaricositäten zu endigen schienen. Gesonderte, blattförmige
oder kompliziertere Endapparate, wie sie von verschiedenen Autoren beschrieben
worden sind, hat KOLMER trotz sorgfältiger Untersuchung vieler sehr gelungener
Präparate nicht gesehen. Er vermutet daher, daß gerade unvollständige
Färbungen manchmal den Eindruck solcher Endapparate an einzelnen variösen
Nerven hervorzurufen geeignet sind. Man erhält gelegentlich Präparate, in denen
fast ausschließlich die Nerven, die zu den Arterien in Beziehung stehen, gefärbt
sind, dann wieder solche, wo gerade die mit den Venen verlaufenden Nerven
durch die Färbung hervorgehoben sind. Jedenfalls ergeben gut gefärbte

Präparate den Eindruck, daß jede einzelne Muskelfaser der Gefäße eine Nervenendigung besitzt. Versucht man sich darüber klar zu werden, ob die Verhältnisse der Innervation des Auges, speziell des Ciliarkörpers und der Iris die Vorstellungen HELDs und BOEKEs zu stützen geeignet sind, daß die Nerven in einem Neurencytium wachsen, d. h. überall von cytoplasmatischer Substanz fremder Zellen umhüllt sind, und man sich vorstellen muß, daß sie ihren Bestimmungsort dadurch finden, daß sie in diesen vorgebildeten Cytoplasmasträngen fortgeleitet werden, so findet man allerdings manche Vorkommnisse, die im Sinne dieser Auffassung zu sprechen scheinen. Man findet an manchen Stellen des Ciliarkörpers, noch häufiger in der Iris Achsenzylinder, die von einer durch das Silber sehr deutlich gefärbten cytoplasmatischen Substanz begleitet sind. Wo man Gelegenheit hat, diese Substanz auf eine längere Strecke zu

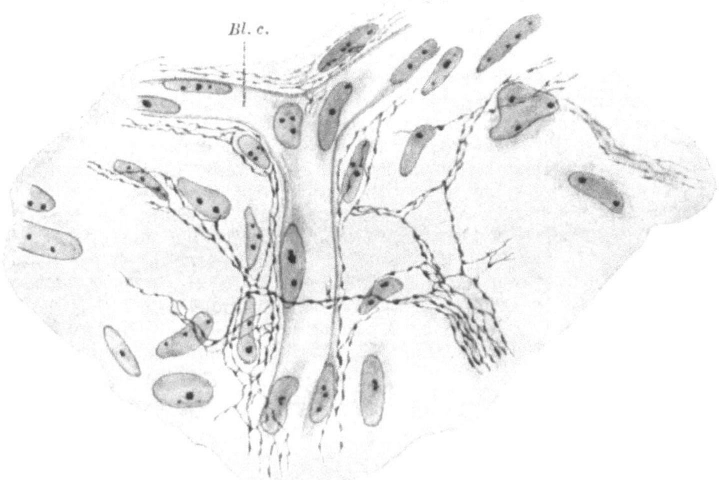

Abb. 97. Nervennetz mit eingelagerten Kernen um eine Blutcapillare (*Bl. c.*) in der Aderhaut des menschlichen Auges. BIELSCHOWSKY-Präparat. 0,015 mm dick. Starke Vergrößerung. (Nach BOEKE.)

verfolgen, findet man dann den dazugehörigen Kern einer SCHWANNschen Zelle. Aber gerade der ungeheure Reichtum der Nervenverzweigungen in den Endabschnitten im Corpus ciliare und der Iris bietet noch öfters Gelegenheit, auch bei optimaler Färbung in Präparaten, in denen eine Schrumpfung nach Tunlichkeit vermieden ist, Strecken von ganz scharf gefärbten Fibrillen zu verfolgen, die auch bei intensivster Nachvergoldung keine Spur von einer Umhüllung zeigen, und offenbar jenen Abschnitten des Achsenzylinders entsprechen, die von jeder Umhüllung frei sind. Es ist somit die Vorstellung durchaus möglich, daß die Achsenzylinder zuerst vorhanden sind und dann erst die SCHWANNschen Zellen, mit feinen Fortsätzen an ihnen entlang ziehend, sie auf große Strecken, aber nicht durchwegs, einhüllen. Entwicklungsgeschichtlich gewann KOLMER durchaus nicht den zwingenden Eindruck, daß die Nerven in vorgebildeten Zellbahnen ihren Verlauf nehmen. Es ist aber nicht ausgeschlossen, daß Gefrierschnitte mit geringerer Schrumpfung der embryonalen Elemente ein anderes Bild ergeben.

L. Das Tapetum lucidum.

Die Aderhaut einer großen Anzahl von *Tieren* unterscheidet sich von der des *Menschen* durch das Vorhandensein einer lichtreflektierenden Schichte, die für das Sehen bei herabgesetzter Beleuchtung von Bedeutung ist, des Tapetum lucidum. Es ist makroskopisch von sehr verschiedenem Aussehen, meist blaugrün, hellgrün, beim *Weißwal* fast vollkommen weiß. Es nimmt mitunter die ganze Ausdehnung des Augenhintergrundes ein, ist aber meist auf denjenigen Teil beschränkt, der für das betreffende *Tier* von besonderer biologischer Bedeutung ist. Es kommt bei einer großen Reihe von *Tieren* vor, so bei *Katzen* und *hunde-artigen Raubtieren,* beim *Wiesel, Marder, Pferd, Rind* und anderen Zweihufern, mit Ausnahme des *Schweines* [SCHLEICH (1921)], beim *Elephanten,* bei manchen *Nagern,* beim *Murmel-tier, Seeotter* und einer Anzahl anderer Wasser*tieren,* so bei den *Robben,* den *Walen* und *Seehunden,* beim *Känguruh,* trotzdem FRANZ (1905) angibt, daß es bei *Monotremen, Eden-taten, Nagern, Insektivoren, Chiropteren* und *Halbaffen* fehle. KOLMER hat es auch bei *Lemuren* festgestellt. Unter den *Vögeln* beschrieb SATTLER (1876) ein rudimentäres Tapetum beim *Strauß,* das von Pigment bedeckt ist und nicht lichtreflektierend wirkt. WIEDERS-HEIM (1909) hat es bei *Lacertilien* und *Scinken,* HESSE (1907) bei *Coluber aesculapii* fest-gestellt. Von *Fischen* ist es bei den *Selachiern* [V. FRANZ (1905)] vorhanden. Die Angabe von BRÜCKE (1845), daß es bei *Myliobathis* fehle, ist nicht richtig. Es findet sich meist im oberen, vom Lichte mehr abgekehrten Teil des Augenhintergrundes und dient zur Ver-stärkung der von unten, d. h. von der Erde kommenden geringeren Lichtmengen. Das Tapetum ist so gebaut, daß es das durch die Netzhaut hindurchtretende Licht reflektiert. Infolgedessen erscheinen im Leichenauge die mit Tapetum überkleideten Teile heller, be-sonders solange die Netzhaut noch durchsichtig ist. Bei lebenden *Tieren* zeichnen sich die tapetumhaltigen Augen dadurch aus, daß sie in der Dämmerung oder im Dunkeln, wenn sie von einer Lichtquelle aus beleuchtet werden, selbst stark aufleuchten. Es werden die eindringenden Lichtstrahlen vom Tapetum zurückgeworfen und gelangen so in das Auge des Beobachters. Wird die Netzhaut aus dem Auge entfernt, so erscheint das Tapetum als grünlich-bläulich irisierende, stellenweise ins Silberweiße hinüberspielende Schichte. Diese Art von Tapetum hat somit ihren Sitz in den vordersten Teilen der Aderhaut. Es gibt noch eine andere Art des Tapetum, das sog. retinale Tapetum, das sich bei manchen *Fischen* und *Reptilien* findet. Seit BRÜCKE (1845) unterscheidet man zwei morphologisch verschiedene Typen, das Tapetum cellulosum, das sich hauptsächlich bei Fleischfressern findet, und das Tapetum fibrosum, das besonders für die *Huftiere* charakteristisch ist.

Beide Arten des Tapetum lucidum nehmen stets die Lage zwischen der Choriocapillaris und der Schichte der größeren Gefäße der Aderhaut ein; das Tapetum entspricht also seiner Lage nach der supracapillaren fibrillären Schichte beim *Menschen.*

1. Das Tapetum cellulosum.

Untersuchungen an der *Hauskatze,* neugeborenen *Löwen* und *Pumas,* einem 10 Tage alten *Leoparden* zeigten MURR (1927), daß das Tapetum der *Raubtiere* seinen Ursprung in der inneren Lage der mesodermalen Umhüllung des embryonalen Augenbechers hat. Bei der *Katze* beginnt nach der Mitte des Fetallebens am proximalen Augenpol eine lebhafte Zellvermehrung, deren Ergebnis bei der Geburt ein vielschichtiges Lager von rundlichen bis vieleckigen, großkernigen Zellen darstellt. 4 Wochen später beginnt die Abscheidung kleinster stark lichtbrechender Stäbchen darin unter allmählichem Verbrauch der lebendigen Matrix bis auf eine spärliche homogene Grundsubstanz, Verkleinerung des Kerns und Abplattung der Zelle. Diese Zellmetamorphose schreitet retinal- und skleralwärts fort. So entsteht ein dickes Lager irisierender Zellplättchen, das Tapetum. Einige Wochen nach der Geburt zeigt das Tapetum seine größte absolute Dicke. Das fertige Gebilde stellt eine Schichte von verschiedener Mächtigkeit dar. Wie an anderen Augenschichten ist plötzliche Zellvermehrung, dann Abnahme der Vermehrung und Zunahme des Wachstums, dann Auf-hören der Vermehrung und Abnahme des Wachstums, schließlich Einsetzen der Zelldiffe-renzierung zu beobachten. Dabei eilen die zentralen Regionen des Tapetum voraus, während im Gegensatz zu den *Ungulaten* die *Carnivoren* ihr Tapetum erst postfetal ausbilden. MURR (l.c.) hält trotz der Verschiedenheit der Formelemente das Tapetum der *Raubtiere* und der *Wieder-käuer* für morphologisch gleichwertig. Das Tapetum ist beim *Hund* nach USHER (1924) erst mehrere Wochen nach der Geburt erkennbar, und das ophthalmoskopische Bild des-selben unterscheidet sich beim jungen *Tiger* wesentlich von dem des Erwachsenen. Die Färbung des Tapetums kommt beim Hund später zur Erscheinung als bei der *Katze.* Es erscheint zuerst purpurn, dann grün mit gelben Flecken. Nach BRUNI (1922) sind die krystallartigen Elemente im Tapetum nichts anderes als fibrilläre Zellorganellen, entweder Kollagenfasern oder Epithelfasern. Beide nehmen ihren Ursprung aus den embryonalen Mesenchymzellen der SATTLERschen Schichte. Bei den ersteren dominiert das Ektoplasma, bei den letzteren das Endoplasma.

BRUNI (l. c.) weist die von MURR (l. c.) gebrauchte Bezeichnung „Nadeln" für die in den Iridocyten vorkommenden Gebilde zurück, bezeichnet sie lieber als Fibrillen oder Filamente, die nicht Krystalle, sondern metaplasmatische Elemente wären. Sie kommen schon zur Zeit der Geburt in den Iridocyten der Katze vor. Die kollagenen Fasern, die sich im Tapetum lucidum der *Katze* finden, werden von dem Ektoplasma der Iridocyten gebildet. Bald nach der Geburt hört eine Vermehrung dieser Zellen auf, das Wachstum der einzelnen Elemente geht aber weiter. BRUNI (l. c.) betont gegen MURR (l. c.), daß bei den erwachsenen *Tieren,* bei denen das Tapetum zur höchsten Entwicklung gelangt, die Iridocyten die Neigung haben, sich zu syncitialen Lamellen zu vereinigen. Die Betrachtung von Flachschnittserien der *Katze* ließen KOLMER gut abgegrenzte Zellterritorien erkennen. Beim *Löwen* fand KOLMER bei Fixation in sauren Lösungen die ganze Schichte des Tapetum bei Azanfärbung leuchtend rot, neben dem blaugefärbten Bindegewebe; dies spricht entschieden gegen eine Auffassung der fibrillären Strukturen in den Zellen als Bindegewebsfibrillen.

Untersuchungen am Tapetum des *Hunde-, Katzen-, Rinder-* und *Pferde*auges zeigten nach HOSOYA (1929), daß beim Austrocknen der Farbenglanz so verschwindet, daß das Tapetum von der übrigen Aderhaut nicht mehr zu unterscheiden ist. Beim *Hunde* aber bleibt es grauweißlich als solches erkennbar. Beim Eintauchen in Ringerlösung oder Wasser erscheint der Farbenglanz meist in tiefer bläulichem Tone wieder. Das *Rinder*tapetum verändert in Säuren die Farbe wenig, in Alkalien wird es allmählich weißlicher und glanzlos. Ein wenig abweichend verhält sich das Pferdetapetum. Das von *Katze* und *Hund* verliert in Säuren und Alkalien die Farbe in höheren Konzentrationen rascher. So behandelte Präparate bekommen nach dem Austrocknen durch Befeuchten die Farbe nicht wieder. Das Tapetum fluoresciert frisch und ausgetrocknet im ultravioletten Licht, am stärksten bei der *Katze,* schwächer beim *Hund,* am schwächsten beim *Pferd* und *Rind.* Stärker fluoresciert die Auflösung geschabter Tapeten in Alkalien. Die Fluorescenz bleibt lange, auch bei Siedehitze in der Lösung unverändert, während Lösungen der tapetumfreien Aderhaut kaum fluorescieren. Frisch abgeschälte Tapetumschichte zeigt sich in durchfallendem und auffallendem Licht komplementärfarbig, im ersteren Purpur über Rot bis Orange, im letzteren Gelb über Grün bis Indigo. Das Farbengebiet ist nach den *Tier*arten verschieden. Bei sehr starker Vergrößerung in reflektiertem Licht ist eine wolkige Trübung sichtbar, die mit der Zeit zunimmt. Krystallähnliche Gebilde sind nicht nur bei der *Katze,* sondern auch in den Tapetumzellen des *Hundes,* bei letzterem nur in frischem Zustand, nachweisbar, mehr nadelförmig bei der *Katze,* mehr stäbchenförmig beim *Hunde.* Ihre Größenordnung entspricht der Erzeugung der Lichtinterferenz. Beim Auflösen von Tapetum in Salzsäure ließ sich keine Kohlensäurebildung nachweisen, auch gab es keine Guaninreaktion.

Da das *Rinder-* und *Pferde*tapetum, das aus 0,004—0,006 mm dicken, parallel verlaufenden Fasern besteht, gleich wie die Perlmutter einen schönen Farbenwechsel mit der Änderung des Lichtreflexionswinkels zeigt, und das Tapetum cellulosum in frischem Zustand bei *Hund* und *Katze* ebenso dünne nadelförmige Gebilde in Büscheln enthält, aber nicht den Farbwechsel zeigt, weil vielleicht die Nadelbüschel nicht parallel wie die Fibrosumfasern angeordnet sind, ist nach HOSOYA der Farbenglanz des *Säuger*tapetums als Interferenzphänomen durch Gitterbeugung aufzufassen. Die krystallähnlichen Gebilde im *Hunde*tapetum sind gegen Säuren und Alkalien im Gegensatz zu denen der *Katze* wenig resistent, verschwinden auch rasch in Fixierungsflüssigkeiten wie Formalin und Sublimat. Deshalb wurden sie beim *Hund* bisher übersehen. Erst im 2. Monat zeigt sich bei *Hund* und *Katze* der charakteristische Farbenglanz, da diese Gebilde erst dann fertig ausgebildet sind. Das Tapetum der *Selachier (Cynias manazo)* fluoresciert nicht, wenn es auch schönen Perlmutterglanz zeigt. Es gibt im Gegensatz zum *Säuger*tapetum Guaninreaktion. Es wurde gezeigt, daß die Netzhaut bei *Katze, Hund, Rind* und *Pferd* auch im Gebiet des Tapetum Sehpurpur enthält, wo das Pigment im Pigmentepithel fehlt. Nur beim *Pferd* ist dieser Netzhautteil nicht pigmentfrei, ein direkt an ausgeschnittenen Präparaten erbrachter Beweis für die Ansicht, daß zwischen Sehpurpurbildung und Pigment kein direkter Zusammenhang besteht. Diese Tatsache würde neben dem Erhaltenbleiben der Lichtempfindlichkeit und der Dunkeladaptionsfähigkeit bei Albinismus und Netzhautablösung gegen die SCHANZsche Theorie sprechen, daß die Lichtenergie zuerst vom Netzhautpigment absorbiert wird und dann erst ihre Reizwirkung auf die Sehzellen entfalte.

Nach PÜTTER (1903) ist das Tapetum cellulosum am stärksten bei den Wasserbewohnern entwickelt, schon bei der *Seeotter (Lutra)* stärker als bei anderen *Raubtieren,* auffallend dick bei *Robben;* bei der *Bartrobbe (Phoca barbata)* fand PÜTTER (l. c.) bis zu 35 Lagen Zellplättchen von 0,064 mm Länge und 0,005 mm Höhe, bei *Halichoerus gryphus* 14 Lagen zu 0,004 mm Dicke.

In mehr als der Hälfte des Fundus ist beim *Marder* ein Tapetum lucidum cellulare ausgebildet, in dessen Bereich das meist nur 0,004 mm dicke Pigmentepithel pigmentlos ist. Im Tapetum können wir 12, stellenweise noch mehr Schichten von flachen 0,004 bis 0,005 mm dicken pflasterförmig übereinanderliegenden Zellelementen unterscheiden, die dicht von feinen Fibrillen durchzogen sind, welche in der Zelle nur einen Raum für eine kleine Menge undifferenzierten Plasmas, das den Kern und den Netzapparat enthält, freilassen. KOLMER beobachtete einzelne zweikernige Zellen. Das Tapetum des *Marders* läßt Einzelheiten besonders deutlich erkennen. Wenn Zweifel darüber ausgesprochen worden sind, daß die fibrillären Gebilde im Tapetum cellulosum wirklich in den Zellen liegen und nicht vielmehr zwischen ihnen, so läßt sich auf Radiärschnitten des Blubus gerade bei

Mustelus ein Bild feststellen, das jeden Zweifel darüber beseitigt, daß die Fibrillen in den Zellen selbst gelegen sind. Man sieht scharf begrenzte, langgezogene Rechtecke, in deren Mitte der Kern liegt. Während nun das eine Rechteck der Länge nach bis an die deutliche Zellmembran von parallel feinsten Fibrillen eingenommen wird, enthalten die sowohl auf der Längsseite als an der Schmalseite anstoßenden benachbarten Rechtecke ausschließlich dichtgedrängte Querschnitte von Fibrillen, die ebenfalls der kerntragenden Partie ausweichen (Abb. 98). Das Alternieren von längsverlaufenden Fibrillen in der einen, mit querverlaufenden in der benachbarten Zelle, das sich auch bei vielen anderen *Tieren* findet, so

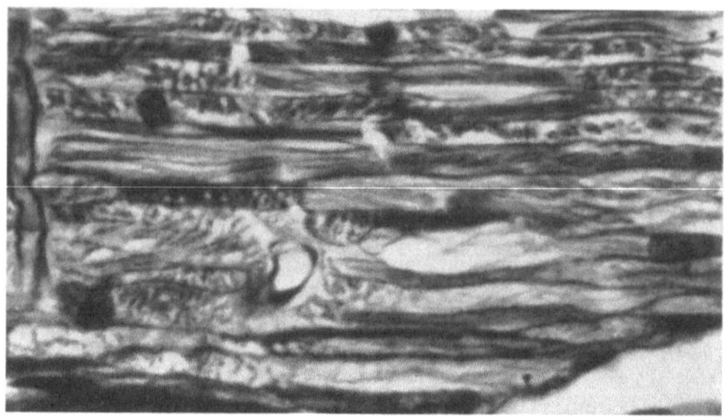

Abb. 98. Querschnitt durch das Tapetum cellulosum des *Marders*. Zelle mit längsgetroffenen Fibrillen wechseln mit Zellen ab, in denen die Fibrillenbündel senkrecht quergetroffen sind. DAGROISche Lichtungen der Capillaren (KOLMER).

z. B. bei der *Katze* (Abb. 99), scheint mit großer Regelmäßigkeit vor sich zu gehen und hat offenbar funktionelle Bedeutung. Die an das Tapetum angrenzenden Schichten der Aderhaut bestehen aus schmalen faserförmigen Zellelementen, die ebenfalls geschichtet sind. In dem in FLEMMINGscher Flüssigkeit fixierten Tapetum cellulosum des *Wiesels* zeigt sich, daß jede einzelne der das Tapetum bildenden, sehr flachen, prismatischen Zellen an der Oberfläche eine sehr dunkle Substanz besitzt, die an manchen Zellen fast kohlschwarz erscheint und die Zelle allseits umgibt, so daß eine Art von doppelter Konturierung der Zelle gebildet wird, ähnlich wie eine Markscheide den markhaltigen Nerven umgibt. In eigenartiger Weise werden die kleinen präcapillaren Arterien, die das Tapetum durchbohren, von Zellen umkleidet, die diese dunkle Umhüllung (vermutlich handelt es sich um eine lipoide Substanz) nicht besitzen. Das Gefäß erscheint daher von den Querschnitten hellerer Tapetumzellen umgeben (KOLMER). Bei den *Pinnipediern* erstreckt sich das Tapetum cellulosum über den ganzen Fundus. Diesen Tieren ist auch eine besonders dicke Opticusscheide eigentümlich [PÜTTER (l. c.)].

Besonders merkwürdig ist beim *Murmeltier* das Vorkommen eines schön ausgebildeten Tapetum cellulosum, das allerdings nicht mit dem der *Carnivoren* sich vergleichen läßt, aber dem Tapetum, wie KOLMER es bei einigen *Halbaffen* sah, durchaus gleichkommt. Es nimmt fast den ganzen Fundus ein und besteht aus 8—10 Lagen ganz flacher epitheloider Zellen, die feinste Fäserchen enthalten, wie bei der Azanfärbung blau hervortreten. Diese Lage findet

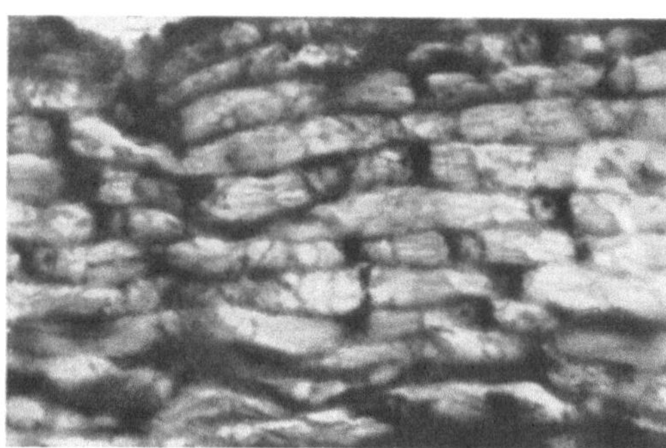

Abb. 99. Radiärschnitt quer auf die Längsrichtung durch das Tapetum cellulosum der *Katze*. Neben jedem Zellkern der Tapetumzellen liegt dem Kern der Netzapparat als dunkle Masse an (KOLMER).

sich hinter einer Schichte gut pigmentierten Pigmentepithels, gleich wie bei manchen *Halbaffen*; skleralwärts davon finden sich mehrere Reihen massiver, ovaler Pigmentzellen mit groben Pigmentkörnchen. Die Tapetumschichte wird wie bei den Lemuren von senkrechten, kurzen Gefäßen durchbohrt. Das Pigmentepithel, das den verschiedenen Arten des Aderhauttapetums anliegt, ist zumeist pigmentarm, in vielen Fällen vollkommen pigmentleer, während die benachbarten Teile des Pigmentepithels pigmenthaltig sind.

Bei *Tieren*, die ein Tapetum besitzen, wird dieses durch ziemlich senkrecht die Tapetumschicht durchbohrende Präcapillaren durchbrochen (Abb. 100), und diese bilden dann miteinander das Capillarnetz, indem in zumeist sehr regelmäßiger Weise sternförmig von diesen kleinen Gefäßen und nach allen Seiten hin die Capillaren abgehen. Betrachtet man in Flächenbildern die Choriocapillaris der *Carnivoren*, wie etwa der *Katze*, am Injektionsapparat, so erhält man ein äußerst zierliches Bild flächenhaft zusammenhängender

Sternchen auf einem leicht pigmentierten Untergrund, unterhalb dessen man bei tieferer Einstellung vereinzelt capillare Verbindungen zwischen den gröberen Ästen in den einzelnen Chorioidealschichten erblicken kann.

Der Netzapparat liegt, wie KOLMER beobachtete, den Kernen der Zellen des Tapetum cellulosum größtenteils seitlich in der Längsrichtung der Zelle sehr dicht an und besteht nur aus einem kurzen Konvolut fädiger Gebilde, die 0,003—0,004 mm weit vom Kern aus ins Cytoplasma und gegen die Oberfläche der Zelle hinziehen. Seitliche Maschenbildung konnte KOLMER nicht beobachten.

Das Tapetum der *Selachier* wurde zuerst eingehend von V. FRANZ geschildert und abgebildet. Man muß es richtig als Tapetum cellulosum chorioideae bezeichnen. Es besteht aus zur Innenfläche des Auges in leicht schrägem Winkel verlaufenden Kämmerchen, die dadurch zustande kommen, daß flache Zellen, die Pigment enthalten, mit pigmentlosen Zellen alternieren, die etwa 4—5mal so breit sind. Die letzteren Zellen enthalten ein außerordentlich rarefiziertes, kaum nachweisbares Cytoplasma, das den Kern an die Oberfläche flach anpreßt. In diesem Cytoplasma sind 4—5 unmeßbar feine, durch kleine Zwischenräume getrennte Membranen durch die ganze Länge der Zellen ausgespannt. Jedes so gebildete Kämmerchen ist zwischen dem Pigment, von dem es umgeben wird, nur spaltförmig gegen die Choriocapillaris, die das Tapetum überzieht, geöffnet und über dieser liegt dann das meist pigmentfreie Pigmentepithel.

BRÜCKE gibt (1845) an, daß bei den *Selachiern* nadelförmige Guaninkalkkrystalle das Tapetum erfüllen und BERGER (1883) bestätigt dies; FRANZ (1905) beobachtete, daß diese Krystalle bei vielen Konservierungsmethoden aufgelöst werden. FRANZ hat (1906) berichtet, daß im *Acanthias*auge der Augenhintergrund in der Dunkelheit völlig

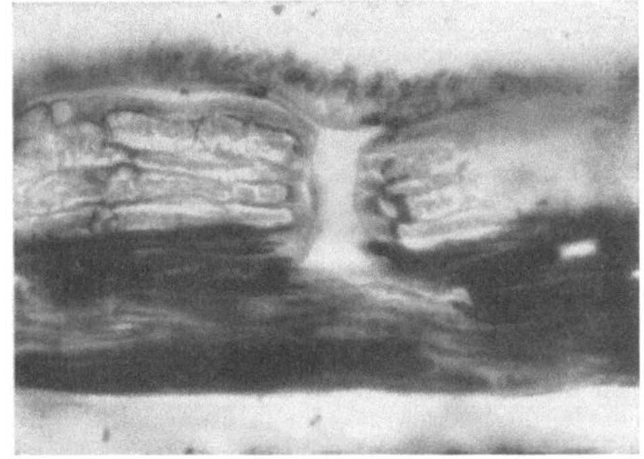

Abb. 100. Tapetum cellulosum des *Marders*. Durch Osmium geschwärzte lipoide Grenzschichte der einzelnen Tapetumzellen (KOLMER).

spiegelglänzend ist, bei Sonnenlicht ganz gleichmäßig schwarz wird, was er dadurch erklärt, daß in den Fortsätzen der Pigmentzellen, die der Aderhaut angehören, skleral vom Tapetum liegen und sich bis zur Choriocapillaris zwischen die Tapetumzellen erstrecken, das Pigment unter dem Einfluß von Licht und Dunkelheit seine Lage ändere.

Es scheinen von dem Verhalten des Tapetums bei den *Selachiern* Ausnahmen vorzukommen, indem man, wie KOLMER es bei *Raja* beobachtet hat, streckenweise feine, parallelgeschichtete, flache Zellen, die der Oberfläche der Netzhaut parallel verlaufen, ein Tapetum bilden sehen kann, was sich vollkommen von den schräg zur Retinaloberfläche gestellten Zellen mit ihren blättchenförmigen Einschlüssen bei anderen *Selachiern* unterscheidet.

2. Das Tapetum fibrosum

bildet eine Lage des Aderhautstromas, die zwischen der Schichte der großen Gefäße und der Choriocapillaris gelegen ist. Die Arterien und Venen, welche das Blut zur Choriocapillaris zu- und abführen, durchbohren in senkrechter oder schräger Richtung die Tapetumschichte. Diese setzt sich aus Bündeln feinsten Bindegewebes zusammen, die sich, in den verschiedensten Richtungen durchkreuzend, aber im allgemeinen dabei zur Bulbusoberfläche parallele Schichten bildend, durchflechten. Bei vielen *Tieren* sind vereinzelte, verzweigte Pigmentzellen zwischen die genannten Schichten eingeschoben. Die einzelnen Bündel setzen sich aus unmeßbar feinen Fibrillengebilden zusammen, die am ehesten noch an Sehnenfibrillen erinnern.

Nach ROGGENBAU (1928) sind die Farben des sog. Tapetum fibrosum der *Säugetiere* nicht als eine Luminescenzerscheinung irgendwelcher Art aufzufassen, denn sie leuchten nicht in absolutem Dunkel, noch findet durch sie eine Umwandlung des auffallenden Lichtes statt. Dagegen stellen sie eine Mischung von Oberflächenfarben und Interferenzerscheinungen dar. Für dieses spricht die Farbstärke in den zentral gelegenen Teilen der Tapetumfläche, für jene die Änderung des Farbtones in den Randabschnitten des Tapetum mit der Drehung des Analysators bei Betrachtung im polarisierten Lichte. Die ältere Literatur über das Augenleuchten ist bei ROGGENBAU zusammengestellt.

RICHTER (1928) findet, daß die Darlegungen von ROGGENBAU, daß die Farben des Tapetum fibrosum eine Mischung von Oberflächenfarben und Interferenzerscheinungen darstellen, nicht befriedigen kann, weil dabei nur eine Interferenz der Lichtstrahlen wie an dünnen Blättchen angenommen ist. In bezug auf die Entstehung der Farben könne man zwischen Tapetum fibrosum und cellulosum keinen Unterschied machen. Die sog. Krystalle, die man innerhalb der Zellen des Tapetum cellulosum der *Katze* festgestellt haben will, sind nur sehr regelmäßig und in Stapeln parallel angeordnete fibrillare Strukturen, wobei es sehr zweifelhaft ist, ob sie als intracellulär oder der Intercellularsubstanz angehörig zu betrachten sind. Dabei spielt RICHTER auf die Ansichten RHODES und HEIDENHAINS über Entstehung von Geweben aus vielkernigen Plasmodien an.

Zur Erklärung der Farbenerscheinungen, meint RICHTER (l. c.), müssen die physikalischen Analogien der Lichtbeugungserscheinungen durch Gitter herangezogen werden. Wo eine Fadenstruktur nicht festzustellen ist, dafür im Cytoplasma der Zellen wolkige Trübungen bestehen, wie er sie beim *Hund* und teilweise bei der *Katze* beobachtet haben will, lasse sich die Farbbildung analog zum farbigen Lichtkranz um Sonnen- und Mondscheibe oder zum Regenbogenphänomen erklären. Das Vorherrschen blauer Farbtöne erkläre sich durch das gleichzeitige Durchscheinen des Pigmentes der skleralseitig gelegenen Aderhautschichten durch das Tapetum als trübes Mittel (nach GOETHE).

JUSTOW (1902) untersuchte die Entwicklung und den Bau des Tapetum fibrosum bei *Schaf, Ziege, Rind* und *Pferd*, und zwar an Organen von erwachsenen und jungen *Tieren*, Neugeborenen und Feten. Das Tapetum ist vom Moment seiner Anlage und Differenzierung durch seine cellulär-faserige Struktur gekennzeichnet. Im Laufe der Entwicklung tritt die faserige Struktur immer deutlicher hervor. Makroskopische und mikroskopische Untersuchung ergab, daß das Tapetum seine Entwicklung schon während der Fetalzeit vollendet und bereits die für die betreffende *Tier*art charakteristische Farbe erhält. Die frühesten Entwicklungsstadien des gesamten Keimes der Leder- und Aderhaut werden als indifferenter Zustand bezeichnet. Das Auftreten von Fasern im zwischenzelligen Raum erfolgt bei *Rinder*embryonen im 4. Monat oder etwas früher. Der Anfang der Differenzierung fällt bei diesem *Tier* in den 5. Fetalmonat. Im 4. Monat kann das Organ weder makroskopisch noch mikroskopisch entdeckt werden. Der ganze Augenhintergrund erscheint weißlich und besteht aus völlig gleichartigen Elementen. Die Zellen liegen dicht nebeneinander und erweisen sich als embryonale Bindegewebszellen. Zwischen ihnen befindet sich eine Substanz mit feinster Faserstruktur. Im 5. Fetalmonat werden die Zellen länger, die faserige Struktur in der Grundsubstanz deutlicher. Zu gleicher Zeit erscheinen in den äußersten Schichten der Aderhaut Pigmentzellen. Makroskopisch erweist sich das Tapetum als graublauer Fleck oberhalb der Sehnervenpapille. Im 6. Monat werden blaue Schattierungen und leichte Irisierung bemerkbar, das mikroskopische Bild nähert sich mehr dem Auge im erwachsenen Zustand. Die Zellen lagern sich in fortlaufenden Reihen, die Faserbildung wird deutlicher, die Pigmentzellen zahlreicher. Vom 7. Monat an ist ein scharf begrenztes, faseriges Tapetum wie bei erwachsenen *Tieren* erkennbar, die Zellen sind differenziert und weisen Mitochondrien auf. In nächster Nähe der Choriocapillaris findet man außer gewöhnlichen, spindelförmigen Elementen abgerundete, scheibenartige Zellen mit feinsten Umrissen. Später wachsen die Zellen noch und das Pigment vermehrt sich. Im 7.—8. Monat wird die Intensität der Farbnuancen größer. Beim neugeborenen *Tier* ist ein scharf begrenztes, faseriges Tapetum zu erkennen. Die Zellen erscheinen völlig differenziert, die Pigmentzellen liegen den großen Gefäßen an und auch zwischen den Bindegewebszügen. Auf Querschnitten erscheint das Tapetum als eine Anlagerung faseriger Bündel, zwischen denen Zellen in großer Menge liegen. Im weiteren Verlaufe der Entwicklung handelt es sich um das Anwachsen der das Tapetum bildenden Elemente und um die Ansammlung von Pigmenten. Nach der Geburt nehmen die Zellen eine mehr spindelartige Form an, der Kern wird oval. Die Umrisse der Zellen sind so fein, daß der Körper mit den parallel laufenden Fasern verschmilzt. Das Tapetum zeichnet sich durch Farbigkeit aus, die durch die Zusammensetzung seiner Elemente und das im Hintergrund liegende Pigment hervorgerufen wird.

V. Der Strahlenkörper (Corpus ciliare).

Der Strahlenkörper (Ciliarkörper, Corpus ciliare) stellt die Fortsetzung der Aderhaut nach vorne zu dar. Die mittlere Augenhaut erfährt hier eine Differenzierung gegenüber der Aderhaut durch die starke Entwicklung der Muskulatur und durch die innige Verbindung mit dem blinden Teile der Netzhaut, die hier besondere Eigenschaften besitzt. In mancher Beziehung stellen Strahlenkörper und Aderhaut ein kontinuierliches Ganzes dar, indem die Gefäße ein anatomisches und funktionelles Hauptelement beider darstellen. Würde man die Betrachtung beider Teile der mittleren Augenhaut auf ihren mesodermalen Teil beschränken, so würde sich eine scharfe Grenze zwischen ihnen nicht finden lassen. Man könnte wohl makroskopisch an der äußeren Oberfläche die Grenze dort annehmen, wo der Ciliarmuskel sichtbar wird. Diese Grenze läßt sich aber bei mikroskopischer Untersuchung nicht aufrechterhalten, weil der Muskel viel weiter nach hinten reicht als es makroskopisch erkennbar ist, und dies noch dazu in einzelnen Meridianen in verschiedenem Ausmaße. Es empfiehlt sich daher, die Grenze zwischen Strahlenkörper und Aderhaut mit dem plötzlich erfolgenden Übergang der visuellen in die blinde Netzhaut, also mit der Ora serrata, zusammenfallen zu lassen.

Als Strahlenkörper ist also der Teil der mittleren Augenhaut zu betrachten, der sich von der vorderen Endigung der eigentlichen Netzhaut bis zu der Stelle erstreckt, an der sich die mittlere Augenhaut von der Lederhaut abhebt und gleichzeitig in die Regenbogenhaut übergeht.

A. Die Gestalt und Größe des Strahlenkörpers (Corpus ciliare).

Der Strahlenkörper stellt in seiner Gestalt einen auf dem Querschnitt annähernd dreieckigen Ring dar (Abb. 101). Dieses Dreieck hat zwei lange Seiten, von denen die eine der Lederhaut, die andere dem Augeninneren zugewendet ist, während die dritte, kurze Seite des Dreiecks mehr nach vorne gerichtet ist und die hintere Kammer mit begrenzen hilft. Der Winkel, den die beiden langen Seiten miteinander einschließen, ist sehr spitz, während die beiden anderen Winkel des Dreiecks sich einem rechten nähern und je nach den Verhältnissen des Alters, des Baues und des Innervationszustandes sich verschie-

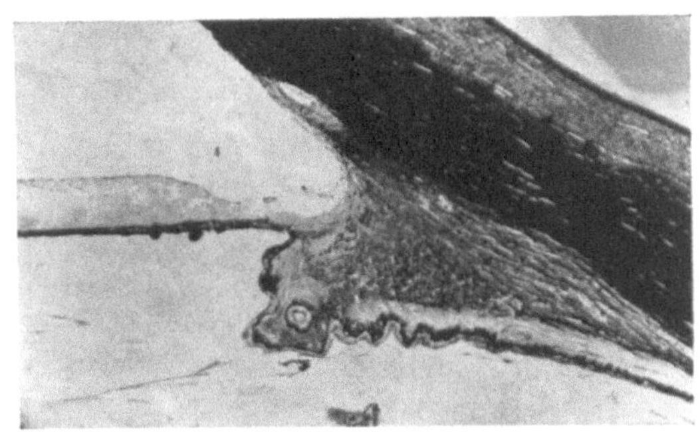

Abb. 101. Schnitt durch den First eines Ciliarfortsatzes (KOLMER).

den verhalten. Meistens ist der vordere, der Lederhaut anliegende Winkel spitz und der andere annähernd rechtwinklig; bei schwacher Entwicklung oder Fehlen des MÜLLERschen Anteiles des Ciliarmuskels ist dieses Verhalten besonders ausgesprochen, während bei starker Entwicklung desselben und bei Anspannung des Ciliarmuskels der der Lederhaut anliegende Winkel sich 90^0 nähert oder sogar leicht stumpf werden kann. Demgemäß kann der innere Winkel des Dreiecks dabei spitz werden.

Die Gestalt des Strahlenkörpers ist mit der Refraktion und dem Akkommodationszustand in Verbindung gebracht worden. Bei Kurzsichtigkeit ist der meridionale Anteil des Ciliarmuskels meist stärker entwickelt, wogegen die ringförmige Portion bedeutend zurücktritt. Infolgedessen springt auf dem meridionalen Durchschnitt der innere Winkel weniger vor. Bei Übersichtigkeit ist der MÜLLERsche Muskel oft stark entwickelt bei geringerer Entwicklung der meridionalen Bündel. Ein solches Verhalten der Muskulatur bedingt ein stärkeres Vorspringen des inneren Winkels des Strahlenkörpers nach innen und besonders nach vorn. Es muß aber darauf hingewiesen werden, daß nach den Untersuchungen von ELSCHNIG (1898) bei Kurzsichtigkeit der übersichtige Typus und umgekehrt bei Übersichtigkeit der kurzsichtige Typus des Strahlenkörpers vorkommt. Individuelle Unterschiede sind zweifellos sehr groß. Es wird auf diese Verhältnisse noch zurückzukommen sein.

Die Gestalt des Strahlenkörpers muß auch mit dem Akkommodationszustand in Verbindung gebracht werden. Bei vollständiger Entspannung des Ciliarmuskels unter Atropinwirkung ist die Gestalt des Strahlenkörpers auf

Meridionalschnitten dem kurzsichtigen Typus gleich. Befindet sich der Ciliarmuskel unter Einwirkung von Pilocarpin oder Eserin im Kontraktionszustand,
so nimmt er die Gestalt des übersichtigen Typus an. Zieht man alle diese Einflüsse in Betracht, so wird man sehr zurückhaltend sein müssen, wenn man aus
den gegensätzlichen Verhältnissen einzelner Portionen des Ciliarmuskels auf
den Refraktionszustand des Auges wird Schlüsse ziehen wollen.

Am Übergang der vorderen in die innere Seite des Strahlenkörpers findet sich
eine ringförmige Leiste, die H. VIRCHOW (1910) als Sims bezeichnet hat (Abb. 102).

Die Länge des Strahlenkörpers beträgt 4—6,8 mm; seine größte Dicke erreicht
er entsprechend der Entfernung des inneren Winkels von der Lederhaut 0,8 mm
in den Tälern zwischen den Ciliarfortsätzen, die sich selbst bis zu einer Höhe

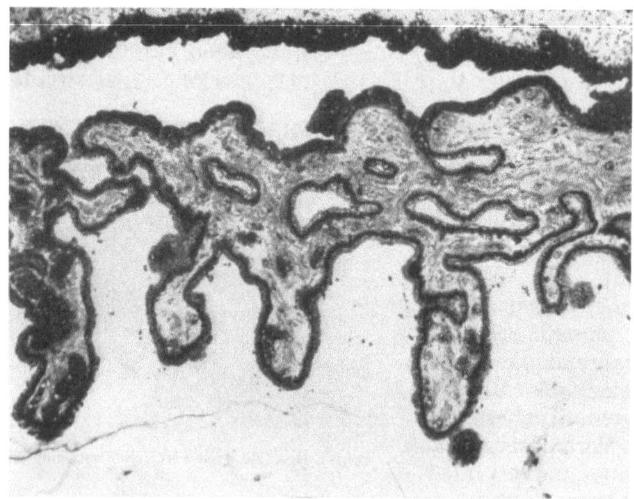

Abb. 102. Querschnitt durch die Regenbogenhaut und den Strahlenkörper, mehrere Ciliarfortsätze und das
sie verbindende Sinus (KOLMER).

von 0,8 mm über den Tälern erheben, so daß die Entfernung vom höchsten
Punkte eines Firstes des Strahlenkörpers bis zur Lederhaut 1,6 mm betragen kann.
Die Länge des Strahlenkörpers ist auf der nasalen und temporalen Seite verschieden, da die Ora serrata innen weiter nach vorne reicht als auf der äußeren
Seite des Auges. Die Längenverhältnisse des Strahlenkörpers, gemessen an
der Entfernung der Ora serrata und der Hornhaut-Lederhautgrenze, sind von
H. WAGNER (1931) und R. STEIN (1932) besonders untersucht worden. Ersterer
hat an 18 Augen durch Messungen festgestellt, daß die Länge des Strahlenkörpers von der Achsenlänge des Auges abhängig ist, und ein deutlicher Unterschied zwischen der nasalen und temporalen Seite besteht. Bei Achsenlängen
zwischen 22,7 und 23 mm betrugen die Maße nasal 4,8—6,5, temporal unten
und oben 6,0—7,5 mm, bei Achsenlängen von 24,7—26 mm beträgt der Abstand
nasal 6—7 mm, temporal unten und oben 8—9 bis 10 mm. STEIN (l. c.) fand an
Messungen an 35 Augen den Unterschied zwischen nasaler und temporaler Seite
maximal mit 2,1 mm, durchschnittlich mit 1 mm und ausnahmsweise nur
0,1 bzw. 0,3 mm. E. FUCHS (1917) hat an zwei Augen gefunden, daß der Strahlenkörper auf der temporalen Seite kürzer war als auf der nasalen. Die Ergebnisse
der genauen Messungen sind tabellarisch zusammengestellt.

Löst man die mittlere Augenhaut mit einem stumpfen Werkzeug von der
Lederhaut ab, so erscheint die äußere Fläche des Strahlenkörpers glatt, weiß,

da der bloßgelegte Ciliarkörper diese Farbe besitzt. Der vorne plötzlich als dicke Schichte auftretende Muskel verdünnt sich nach hinten zu und verliert sich allmählich, so daß seine Endigung makroskopisch nicht genau feststellbar ist. Man kann aber bei makroskopischer Untersuchung erkennen, daß er verschieden weit nach hinten reicht, was mit den mikroskopischen Feststellungen übereinstimmt. Messungen an 60 Augen verschiedener Refraktion und Achsenlänge ergaben mir Schwankungen der Länge des Ciliarmuskels zwischen 2,1 und 6,5 mm. Diese Maße beziehen sich auf den Teil des Muskels, der zwischen seinem vorderen Ende am Lederhautwulst und der Stelle liegt, an der sich die mittlere Augenhaut nicht mehr verdünnt. Es finden sich allerdings bei genauer mikroskopischer Untersuchung auch noch hinter dieser Stelle Muskelzellen oder -züge, die aber so dünn sind, daß sie den Umriß der betreffenden Stelle nicht mehr ändern und keine Verdickung der Aderhaut bedingen. Bei diesen Messungen ergaben sich nun an gleichen Meridionalschnitten mitunter keine oder nur unwesentliche Unterschiede in der Länge des Ciliarmuskels, aber auch größere, wie z. B. in Millimetern ausgedrückt: 2,3 und 3,0, 2,8 und 3,6, 3,0 und 4,3, 3,2 und 3,5, 3,7 und 4,1, 4,1 und 5,1, 4,1 und 5,5, 4,2 und 4,9, 4,3 und 6,5, 4,5 und 5,0, 4,0 und 4,6, 4,9 und 6,4. Diese Messungen zeigen, daß nicht nur die Maße des Ciliarkörpers von Auge zu Auge stark schwanken, sondern auch am selben Auge sehr verschieden sind. Diese Verschiedenheiten der Länge des Ciliarmuskels stehen in Verbindung mit der verschiedenen Länge des Strahlenkörpers selbst. Die kurzen Strahlenkörper sind meist dicker und weisen einen deutlich entwickelten MÜLLERschen Teil des Ciliarmuskels auf. Die längeren Strahlenkörper sind meist dünner und der MÜLLERsche Teil des Muskels ist entweder schwach entwickelt oder fehlt vollständig. Man ist gewohnt, den ersten als den übersichtigen, den zweiten als den kurzsichtigen Typus des Strahlenkörpers und -muskels zu bezeichnen, was aber nur sehr bedingterweise richtig ist. Ein Parallelismus zwischen Länge des Strahlenkörpers und Refraktion besteht keineswegs. Wohl sind alle Augen in meinem Material, in denen der MÜLLERsche Teil vollständig fehlt, kurzsichtig (—4 bis — 8,0 D.), doch finden sich unter den Augen mit sehr schwach entwickeltem MÜLLERschen Teil neben hochgradig kurzsichtigen (— 20,0, — 25,0, — 26,0 D.) normale und übersichtige. Unter den 13 Augen mit gut entwickeltem Ringanteil des Ciliarmuskels finden sich neben übersichtigen und normalsichtigen acht kurzsichtige, darunter ein Auge von — 10,0 D. und eines von — 30,0 D. Berücksichtigt man die Tatsache, daß beim Neugeborenen der MÜLLERsche Teil nur selten angedeutet ist und meistens sogar fehlt, sich daher erst später im Laufe der Entwicklung ausbildet, so könnte man den Ciliarmuskel, dem der MÜLLERsche Anteil fehlt, als rudimentär bezeichnen. Es ist aber jedenfalls unzulässig, wie dies z. B. IWANOFF getan hat, von einer Atrophie des MÜLLERschen Teiles infolge Nichtgebrauches bei Kurzsichtigen zu sprechen.

Im Gegensatz zur glatten äußeren Oberfläche des Strahlenkörpers weist seine innere Seite ein ausgesprochenes Relief auf, das zwei verschiedene Abschnitte erkennen läßt. Von der Ora serrata, die besonders am Leichenauge mit folgender Trübung der Netzhaut deutlich hervortritt, reicht der hintere, makroskopisch glatte, braune Teil des Orbiculus ciliaris bis zum vorderen gefalteten Teil des Strahlenkörpers, der Pars plicata corporis ciliaris oder Corona ciliaris, welche eine Breite von 2 mm hat (Abb. 103).

Während die letztere in ihrem ganzen Umfange gleich gebaut ist, verhält sich der glatte Teil des Strahlenkörpers im temporalen Abschnitte anders als im nasalen. Die Grenze dieser beiden Teile verläuft nicht vertikal, sondern von außen oben nach innen unten. STEIN (1932) ist der Ansicht, daß die Grenze meistens vertikal verläuft, und findet eine schräg verlaufende Grenze nur in

3 Fällen. Der nasale obere Teil ist schmäler als der temporale untere; auch ist die periphere Grenze des schmäleren nasalen oberen Teiles viel unregelmäßiger als die des temporalen Teiles (Abb. 104, 105). Der hintere Rand des Strahlenkörpers ist deutlich gezackt, daher Ora serrata, wobei die Einkerbungen zwischen den Zacken annähernd den Furchen zwischen den Firsten des gefalteten Teiles entsprechen, aber nicht so regelmäßig wie diese sind. Die Breite der Zacken ist verschieden, so daß manche doppelt so breit sind wie andere. Von den erwähnten Einkerbungen ziehen seichte Furchen, Striae ciliares, nach vorne gegen den gefalteten Teil des Strahlenkörpers. Diese dunkleren Streifen, in Wirklichkeit seichte Furchen, setzen sich nach vorne in die Täler zwischen

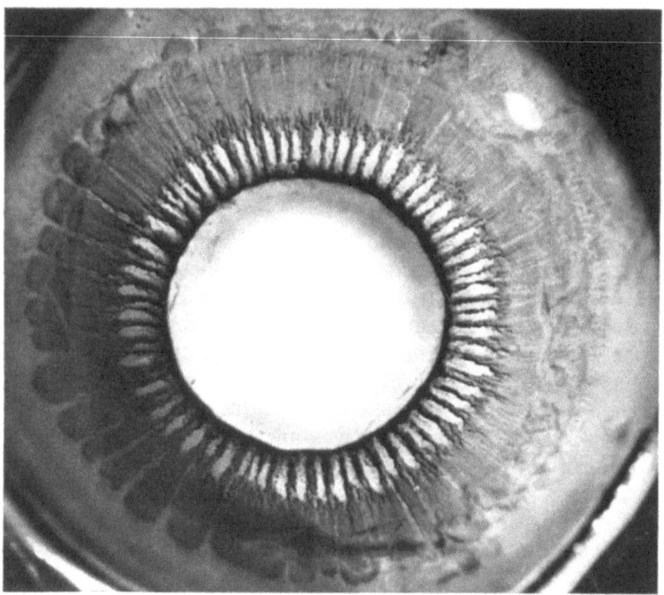

Abb. 103. Strahlenkörper eines 56jährigen Mannes (KOLMER).

die Ciliarfortsätze fort. Die dunklere Färbung dieser Streifen ist nicht Ausdruck der Faltung allein, sondern beruht auf größerem Pigmentgehalt der Pigmentepithelien. Neben diesem Unterschied in der Färbung, die sich als radiäre Streifen darstellt, finden sich auch Pigmentierungsunterschiede von ringförmiger Anordnung. Die Färbung ist an der Ora serrata selbst oft intensiver, so daß sie als unregelmäßiger dunkler Ring hervortritt, an den sich vorne eine breitere, helle Zone anschließt. Mitunter liegt der dunkle Ring nicht unmittelbar an der Ora serrata, sondern etwa 1 mm weiter nach vorn, so daß eine festonierte dunklere Linie entsteht, die der Ora serrata parallel verläuft und ihre Zähnelung getreulich wiederholt. Die vorher erwähnten Streifen gehen von diesen ringförmigen dunkleren Linien ab. Der Abstand der einzelnen Streifen voneinander ist nicht ganz gleichmäßig, auf der nasalen Seite größer als auf der temporalen, wo die Streifen dichter stehen und in der Regel auch dunkler pigmentiert sind. Zwischen den dicken Streifen finden sich häufig 2—4 zarte, vielfach erst bei Lupenvergrößerung sichtbare, meridional verlaufende Linien, welche nicht die ganze Breite des flachen Teiles des Strahlenkörpers durchziehen. Die hauptsächlichen Streifen enden in den Tälern des gefalteten Teiles des Strahlenkörpers. Die in äquatorialer Richtung verlaufende, pigmentierte Zackenlinie besitzt ungleich tiefe und weite Zacken, indem schmale und flache mit großen und tiefen unregelmäßig abwechseln. Nur ausnahmsweise findet sich in manchen Augen eine ganz regel- und gleichmäßige Zackung. Diese festonierte Pigmentlinie geht temporal in einen 1—1,5 mm breiten Pigmentstreifen über, dessen hinterer Rand entsprechend der Gestalt der Ora serrata in dieser Gegend nur gezackt, fein gewellt oder fast geradlinig verläuft. Der vordere Rand dieses Streifens, von dem die meridional verlaufenden Pigmentstreifen ausgehen, trägt meist viel deutlichere Einkerbungen, so daß er ein annähernd ähnliches Bild bietet wie die Pigmentlinie auf der nasalen Seite. Die Zacken und auch die meridional verlaufenden Streifen stehen temporal viel dichter als auf der nasalen Seite, sind auch stärker pigmentiert. Bei Durchleuchtung von der Lederhaut aus zeigt es sich, daß die Grenzen der Netzhaut nicht genau mit der Veränderung des Pigmentepithels zusammenfallen, indem die Grenze der Netzhaut etwas weiter nach vorn reicht. Diese topographischen Beziehungen sind, wie SCHÖN (1895) gezeigt hat, außerordentlich verschiedenartig. Zumeist zeigt die Pigmentepithelgrenze der Ora serrata mehr oder weniger genau entsprechende Einkerbungen, so daß die beiden Grenzen fast vollkommen zusammenfallen und der Unterschied höchstens 0,5 mm beträgt. Die Grenze des Pigmentepithels kann auch mehr geradlinig verlaufen, was besonders auf der temporalen Seite häufig vorkommt. Zwischen dem äußeren Rande des Pigmentstreifens auf der temporalen Seite und der Ora serrata ist ein 0,2—0,5 mm breiter, nur selten noch breiterer Saum eingeschaltet, der weniger dicht pigmentiert ist als der Pigmentstreifen, jedoch noch viel dunkler als das Pigmentepithel der

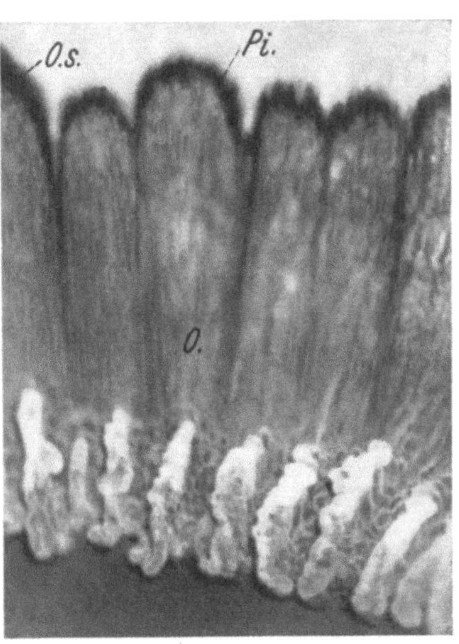

Abb. 104. Orbiculus ciliaris (*O.*) von der nasalen Hälfte des Augapfels eines normalen emmetropischen Auges. *Pi.* die schmale, tief gezackte Pigmentlinie, *O.s.* Ora serrata. 9fache Vergr. (Nach R. STEIN.)

Netzhaut und der Aderhaut. In seltenen Fällen kann der Pigmentgürtel sogar 1 mm oder mehr von der Ora serrata abrücken. In solchen Ausnahmefällen findet sich dann unmittelbar an die Ora angrenzend noch eine zweite, zum Pigmentgürtel konzentrisch verlaufende Pigmentlinie, die dann die eigentliche Grenze zwischen dem Pigmentepithel der Netzhaut und dem Strahlenkörper darstellt.

Vor der Grenze des Pigmentepithels ist der flache Teil des Strahlenkörpers meist weniger dicht pigmentiert, so daß vor ihr eine schmale, hellere Zone entsteht, die besonders auf der nasalen Seite deutlicher hervortritt, während die Pigmentierung auf der temporalen Seite stets intensiver ist, wohl zur Verstärkung gegen das von der Schläfenseite einfallende Licht. Bei Durchleuchtung der Lederhaut oder nach Entfernung der Netzhaut erscheint hinter dem vorderen Netzhautrand in manchen dunklen Augen eine ungefähr 1 mm breite Zone, die aus einzelnen Pigmentflecken zusammengesetzt ist. Sie ist außen meistens deutlicher ausgeprägt als innen, wo sie auch fehlen kann, und hat einen zart gewellten oder unregelmäßig gezackten Rand.

Diese Verhältnisse gelten für den Durchschnitt normaler Augen mit normal gebildetem Strahlenkörper. Bei sehr langer Augenachse und infolgedessen längerem Strahlenkörper kann die vor der Ora serrata gelegene Pigmentlinie sich in einen bis 2 mm breiten Streifen mit undeutlichen Grenzen verbreitern. Es kommen auch Augen vor, in welchen die Verhältnisse nasal und temporal fast vollständig gleich sind. STEIN (1932) hat solche Verhältnisse an Augen beobachtet, in denen der Abstand der Ora serrata von der Hornhaut-Lederhautgrenze nasal und temporal nur sehr gering war. Die mikroskopischen Grundlagen dieses Verhaltens werden noch später besprochen werden.

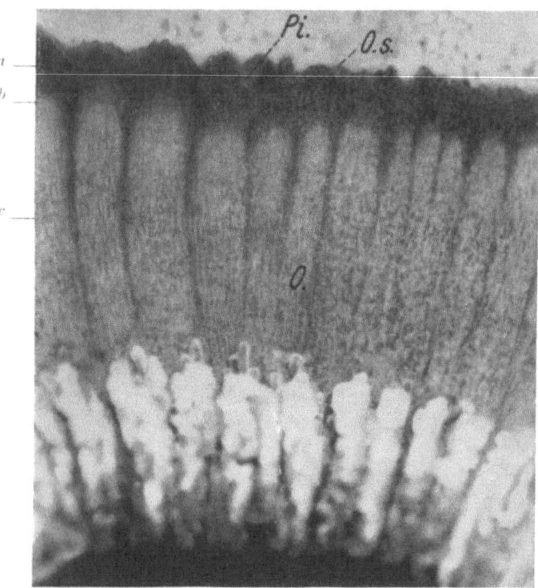

Abb. 105. Orbiculus ciliaris von der temporalen Hälfte desselben Auges (Abb. 104). *Pi.* der für die temporale Seite charakteristische breite Pigmentstreifen mit dem unregelmäßig gewellten Rand an der Ora serrata (*O.s.*) und der deutlichen Zackung ciliarkörperwärts. 9fache Vergr. (Nach R. STEIN.)

Entwicklungsgeschichtlich betrachtet verändert sich die Lage der Ora serrata zum Hornhautrande. Anfänglich liegt sie dem Hornhautrande gegenüber, rückt aber im Laufe der Entwicklung nach hinten, weil das Flächenwachstum der Netzhaut hinter dem der äußeren Augenhaut zurückbleibt; daher verschiebt sich die Grenze zwischen der visuellen und blinden Netzhaut nach hinten. Anfangs vollzieht sich dieser Vorgang gleichmäßig im ganzen Umfang des Strahlenkörpers. Nach dem 4. und 5. Monat liegt die erwähnte Grenze ringsum gleich weit vom vorderen Ende des Strahlenkörpers. Von diesem Zeitpunkt an bleibt das Wachstum der visuellen Netzhaut auf der temporalen Seite zurück, und der Strahlenkörper gewinnt hier an Längsausdehnung. Die gleichmäßige Entwicklung der Ciliarfortsätze bedingt in Verbindung mit dem verschiedenen Verhalten der Ora serrata die ungleiche Ausbildung des flachen Teiles des Strahlenkörpers, welcher auf der temporalen Seite seine größte Entfaltung erreicht. Das beschriebene Verhalten der Ora serrata hat zur notwendigen Folge, daß die Anheftung der Zonulafasern, falls sie auf allen Seiten gleich weit vom vorderen Ende des Strahlenkörpers erfolgen soll, sich der Ora serrata gegenüber verschieden verhält. Auf der nasalen Seite besitzen die Zonulafasern ihre festeste Verankerung am stark pigmentierten hinteren Rande des Strahlenkörpers und hängen hier mit der Ora serrata innig zusammen. Auf der Schläfenseite sind die Verhältnisse anders. Hier tritt das Strahlenbändchen bereits in einiger Entfernung von der Ora serrata in innige Verbindung mit den Epithelien des Strahlenkörpers. Diese Verhältnisse machen die verschiedene Ausbildung der Ora serrata auf der nasalen und temporalen Seite begreiflich. Auf der ersteren heften sich die Zonulafasern an die Ora serrata selbst an und treten sogar noch in Verbindung mit der dahinter liegenden Netzhaut. Auf der Schläfenseite befinden sich die Fasern des Strahlenbändchens in engerer Verbindung mit der Oberfläche des Strahlenkörpers selbst und viel weniger mit der Netzhaut. Die verschiedene Bildung der Ora serrata und der Pigmentierung des Strahlenkörpers auf beiden Seiten hängt also von entwicklungsgeschichtlichen Vorgängen ab. Die Ausbildung der Zacken der Ora serrata hat somit mit dem Zug der Zonulafasern bei der Akkommodation nichts zu tun. Sie sind folglich keine durch die physiologische Tätigkeit des Akkommodationsapparates hervorgerufene, erworbene Veränderung, sondern stellen einen angeborenen Zustand dar, der auf rein entwicklungsgeschichtlichen Vorgängen beruht.

Betrachtet man die Bildung des Strahlenkörpers vom physiologischen und vergleichend-anatomischen Standpunkt, so erkennt man, daß sie mit der verschieden großen Ausdehnung des Gesichtsfeldes und der visuellen Netzhaut zusammenhängt. Das Gesichtsfeld kann beim *Menschen* auf der Nasenseite infolge der Lage des Auges zu den umgebenden Teilen des Kopfes nicht so weit sein als auf der Schläfenseite. Infolgedessen reicht die visuelle Netzhaut außen nicht so weit nach vorne wie innen. Beim *Kaninchen* mit fast direkt seitlich stehenden Augen kann das Gesichtsfeld nach allen Richtungen von gleicher Ausdehnung sein. In Übereinstimmung damit ist auch die Ora serrata überall gleich weit vom vorderen Rande des Strahlenkörpers entfernt. Dasselbe Verhalten findet man beim *Meerschweinchen,* während beim *Rinde* und *Schafe,* deren Augen schon etwas mehr frontal stehen, der Strahlenkörper schon etwas oval erscheint, so daß der flache Teil desselben sichelförmig ist.

Bei manchen *Tieren* ist die Asymmetrie des ganzen Strahlenkörpers schon makroskopisch eine sehr auffallende, indem nasaler und temporaler Durchmesser ganz verschiedene Ausdehnung zeigen. Es tritt dies besonders bei den *Ungulaten,* am deutlichsten vielleicht beim *Esel* hervor.

Die *Vögel* haben im allgemeinen einen radiär symmetrischen Strahlenkörper, mit Ausnahme von einzelnen Formen, wie *Eisvogel* und *Baumlist,* bei welchen KOLMER parallel mit der nicht in Form eines Rotationsellipsoids, sondern in Form eines liegenden Eies ausgebildeten Linse einen asymmetrischen Strahlenkörper fand, wobei es hauptsächlich der Ringwulst der Linse ist, der durch seine Entwicklung die Eiform der Linse und die Asymmetrie der Muskulatur bedingt.

Beim *Kapuzineraffen* sind die Verhältnisse bereits denen des *Menschen* ähnlich, was in der ähnlichen Lage der Augen seine Erklärung findet. Es fällt die Grenze des Gesichtsfeldes beim *Menschen* nicht mit der Ora serrata zusammen, sondern sie liegt auf der Schläfenseite des Auges hinter ihr. Dementsprechend ist der peripherste Teil der Netzhaut nicht voll entwickelt. Die Stäbchen und Zapfen sind rudimentär, was auf der Nasenseite nicht zutrifft. Hier liegt die Grenze des Gesichtsfeldes nur ganz unbedeutend hinter der Ora serrata [MAGGIORE (1924)].

Der gefaltete Teil des Strahlenkörpers bietet einen Anblick viel größerer Regelmäßigkeit als der flache. Er besteht aus etwa 70 (die Zahlen schwanken nach eigenen Zählungen zwischen 66 und 78) radiär zur Mitte der Pupille angeordneten, leistenartigen Erhebungen von 2 mm Länge, die sich um 0,8 mm über die dazwischenliegenden Täler erheben. Die Größe der Ciliarfortsätze, die eine Länge von 2,0—2,5 mm und eine Breite von 0,12—0,15 mm haben, ändert sich mit dem Alter, ist aber auch bei gleichaltrigen Individuen recht verschieden. Die einzelnen Fortsätze desselben Auges sind oft ungleich, doch können sie in manchen Fällen annähernd gleich groß und gleich weit voneinander entfernt sein. Mitunter sind sie oben und nasal länger, höher und weiter voneinander entfernt als unten und temporal, wo sie kleiner, dafür aber dichter angeordnet sind. Ihre Gestalt ist eine recht mannigfaltige, am einfachsten in der Kindheit, wo die Leisten von ihrer Wurzel bis zur Stelle, an der sie sich rasch verjüngen, beinahe glattwandig sind (Abb. 106). Die Firste der Leisten sind nur wenig gewellt und ihr vorderes Ende ziemlich spitzwinklig gestaltet. Dabei reichen die Wurzeln der Ciliarfortsätze weit nach vorn und greifen auf die Hinterfläche der Regenbogenhaut über. Auch bei Neugeborenen kann dieser Zustand noch bestehen, ja sogar noch im jugendlichen Alter, wogegen er beim Erwachsenen selten ist. Im Laufe der Jahre verändert sich die Gestalt der Ciliarfortsätze. Sie werden plumper, ihr freier Rand wird dicker, sie nehmen vielfach Keulenform an, sind dabei am freien Rande breiter als an der Wurzel. Die Verdickung ist vorne ausgesprochener als hinten, wodurch eben die Keulengestalt zustande kommt. Die Oberfläche der Fortsätze ist uneben, indem Einschnürungen mit stärker vorspringenden Teilen abwechseln. Dieses Verhalten ist sowohl an den Firsten als auch an den Seitenflächen ausgesprochen. Die Unregelmäßigkeit der Oberflächengestaltung der Ciliarfortsätze führt zusammen mit ihrer absoluten Vergrößerung zu den komplizierten Gebilden, die auf den meist schräg verlaufenden mikroskopischen Schnitten erscheinen. Am eindrucksvollsten ist das Studium der Gestalt der Ciliarfortsätze bei Betrachtung des vom Glaskörper befreiten Strahlenkörpers mittels Binokularlupe bei starker auffallender Beleuchtung oder auf tangentialen Schnitten. An wirklichen Radiärschnitten lassen sich die Verhältnisse nicht so gut übersehen wie mit dem angeführten Verfahren. Zum

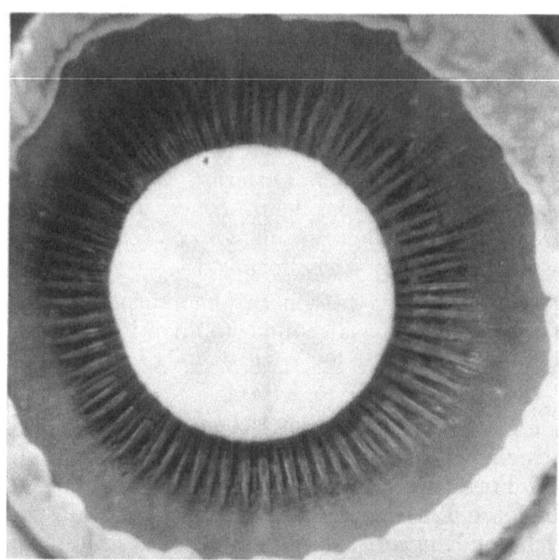

Abb. 106. Lupenbild der Linse, Corona ciliaris und des Orbiculis eines Knaben, Leichenmaterial, Linsenstern angedeutet, die Corona ciliaris noch gleichmäßig pigmentiert (KOLMER).

Studium dieser Verhältnisse wurden photographische Aufnahmen des Strahlenkörpers und ein Plattenmodell desselben angefertigt. Auch klinisch können diese Verhältnisse unter Umständen deutlich sichtbar werden, so bei Irideremie oder bei sehr peripheren Iriskolobomen angeborener oder operativer Entstehung. Im Kolobom können sie sichtbar werden, wie dies Abb. 107 zeigt, in der die vorderen Enden der Ciliarfortsätze in einem operativen Kolobom der Regenbogenhaut bei einer 46jährigen Frau dargestellt sind. Man sieht die verschiedene Größe und Gestalt der einzelnen Ciliarfortsätze und die bündelweise Anordnung der Fasern des Strahlenbändchens und ihr ausschließliches Vorkommen in den Tälern zwischen den einzelnen Ciliarfortsätzen. Man vergleiche auch das von KOLMER hergestellte direkte Lupenphotogramm des Glaskörpers in situ mit der Linse und den Zonulafasern bei etwa 20facher Vergrößerung (Abb. 108). Wie R. KERSCHBAUMER (1888) und HESS (1910) gezeigt haben, gibt es vielfach individuelle Verschiedenheiten unter rein physiologischen Verhältnissen. Die verschiedene Entwicklung der Ciliarfortsätze beeinflußt die Gestaltung der hinteren Kammer ganz wesentlich. Sind die Fortsätze sehr dick, so legen sie sich mit ihren vorderen Enden an die hintere Fläche der Regenbogenhaut an und verursachen in dieser sogar Eindellungen; sie reichen auch axialwärts weit über den Linsenrand vor und verengen dadurch den zirkumlentalen Raum (Abb. 109). Neben der Größe der Linse ist fast ausschließlich das Verhalten der Ciliarfortsätze maßgebend für die topographischen Verhältnisse dieser Gegend. Fortgesetztes Studium dieser Verhältnisse ist notwendig, um pathologische von physiologischen Zuständen zu trennen. Sicherlich sind manche Fälle von angeblich pathologischem Verhalten des Strahlenkörpers und seiner Fortsätze physiologische Bildungen, die nur von den landläufigen und lehrbuchmäßigen Darstellungen abweichen und daher von manchen

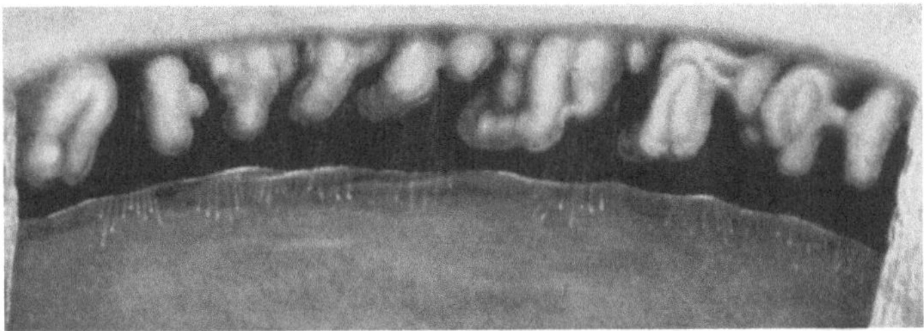

Abb. 107. Ciliarfortsätze einer 46jährigen Frau in einem operativen Kolobom der Regenbogenhaut.

Untersuchern für krankhaft gehalten werden. Maßgebend werden die topographischen Verhältnisse beeinflußt von der Beschaffenheit der Ciliarfortsätze und der Entwicklung des Ciliarmuskels.

Während der Strahlenkörper der *Anthropoiden* und der *Affen* im Bau mit dem menschlichen sehr weitgehend übereinstimmt, zeigen die übrigen *Tiere* in der

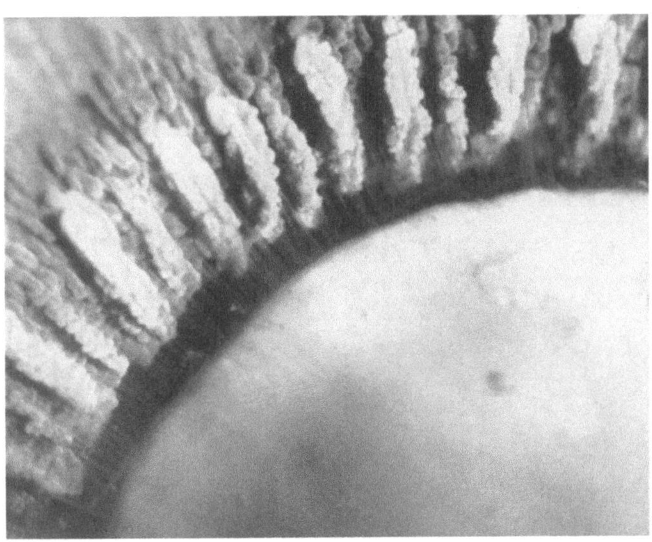

Abb. 108. Teilweise bereits entfärbte Fortsätze des Strahlenkörpers und Strahlenbändchens eines älteren Mannes (KOLMER).

Konfiguration und im Aufbau sehr wesentliche Abweichungen, so daß experimentelle Untersuchungen, aus denen man auf die Verhältnisse beim *Menschen* schließen will, hauptsächlich an *Affen* angestellt werden müssen; diesem Umstand haben bereits Forscher wie HEINE (1898, 1907) und FORTIN (1927), die sich mit den topographischen Veränderungen der Ciliargegend bei der Akkommodation beschäftigten, in ihren Untersuchungen Rechnung getragen. Eigenartig flach sind die Ciliarfortsätze bei den *Monotremen* (FRANZ, KOLMER), auch bei den Zahnarmen wie *Myrmecophaga* und *Tatus*.

Gallenga (1907, 1911) hat darauf aufmerksam gemacht, daß beim *Kaninchen,* beim *Schaf* und beim *Meerschweinchen* die Ciliarfortsätze auf die Iris über-greifen, was beim *Menschen* nur bis in den letzten Fetalmonat konstant beobachtet wird. Bei manchen *Tieren* setzen sich Leisten des Ciliarkörpers auch auf die Hinterfläche der Iris fort, es können dann von ihnen aus noch kurze Zonulafasern entspringen.

Der Strahlenkörper des *Seehundes* zeigt lange, schmale Falten mit kurzen seitlichen Erhebnungen; ganz auffallend war an einem Präparate von Kolmer, daß die innere Epithelschichte besonders an der Basis der Ciliarfortsätze ganz eigenartige, polypenförmige, aus einzelnen oder Ketten von Epithelzellen zusammengesetzte Fortsätze aufwies, wie sie sonst nirgends beobachtet worden sind. Es handelte sich um ein junges, längere Zeit in der Gefangenschaft gehaltenes *Tier.*

In der Pars ciliaris der Retina fand Kolmer auch bei *Lemur catta* eine Art von cystischer Degeneration, in der zwischen

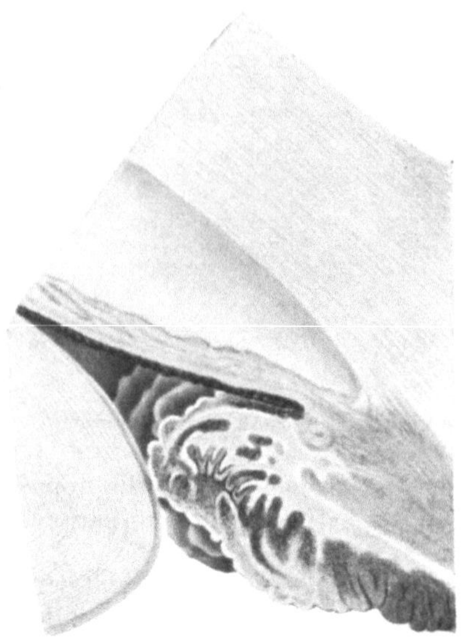

Abb. 109. Querschnitt des Strahlenkörpers eines 40jährigen. (Nach C. von Hess.)

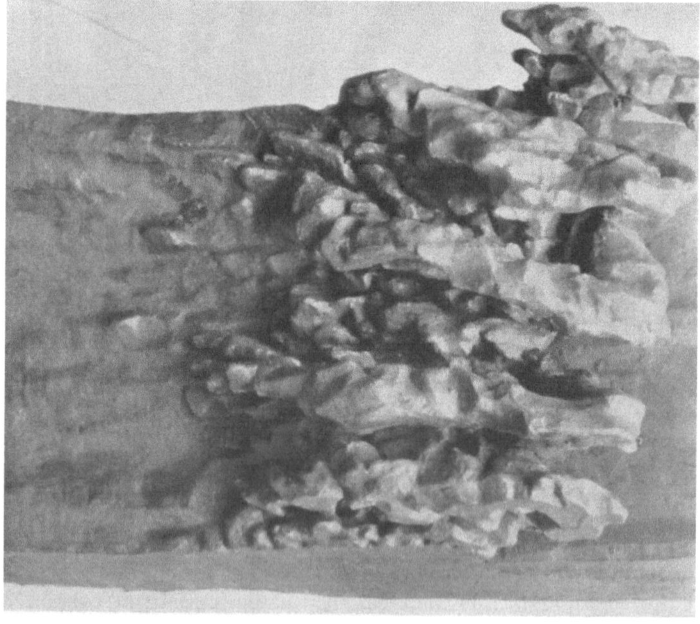

Abb. 110. Plattenmodell des Strahlenkörpers bei 100facher Vergrößerung modelliert, auf ²/₅ verkleinert, daher Vergrößerung 40fach.

die Epithelzellen blasenförmige Hohlräume sich ausbreiteten; das Ganze ragte zottenartig zwischen die Zonulabündel hinein. Auch *Lemur rufifrons* hat in der Pars ciliaris solche cystische Veränderungen.

Bei den *Amphibien* sind die Ciliarfortsätze schwach entwickelt, viel stärker bei den *Reptilien*, wo sie bis an die Linse reichen können. Nach Ovio (1925) fehlen sie bei *Eidechsen* und *Chamäleon*, wo die innere Oberfläche des Strahlenkörpers, die mit der Linse in Kontakt steht, plan ist.

Bei den *Fischen* sind die Ciliarfortsätze nur schwach entwickelt, so beim *Stör* etwas stärker als beim *Tunfisch*. Mazza (1890) erwähnt gut entwickelte Ciliarfortsätze bei den *Plagiostomen, Cephaloptera giorna*.

Die Oberflächenentwicklung des Strahlenkörpers nimmt von der Geburt an stets zu. In den ersten Lebensjahren hängt dies mit dem Wachstum des Augapfels zusammen, das bei der Geburt noch keineswegs abgeschlossen ist. Später kommt es zu Volumsvermehrung des Strahlenkörpers, zuerst infolge der Entwicklung des Ciliarmuskels, später infolge der Vermehrung des Bindegewebes, sowohl im Ciliarmuskel als auch in der Grundplatte, schließlich infolge der Größenzunahme der Ciliarfortsätze und deren Verzweigungen, die hauptsächlich im Sinne der Oberflächenvermehrung wirkt. Die Oberflächenentwicklung des Strahlenkörpers besitzt nicht nur große Bedeutung für die Topographie der hinteren Kammer, sondern wohl noch mehr für die Absonderung des Kammerwassers. Welche Theorie der Entstehung des Kammerwassers man auch annehmen will, für jede von ihnen ist die Oberflächenvergrößerung des Strahlenkörpers von Bedeutung.

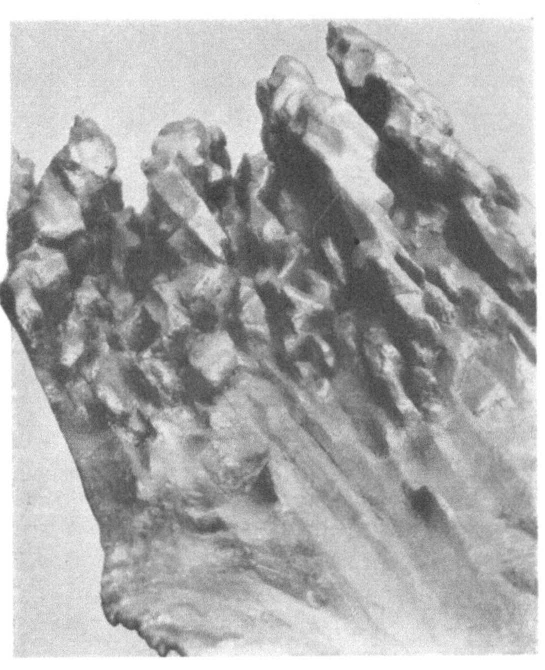

Abb. 111. Plattenmodell des Strahlenkörpers. Vergr. 50fach.

Von ihr hängt die Größe der Epithelflächen ab, weiter die Größe der möglichst nahe an der Oberfläche liegenden Capillaren. Nicati (1890) und Baurmann (1930) geben beide die Oberfläche des Strahlenkörpers beim *Kaninchen* mit 6,0 qcm an. Dieser Wert dürfte dem durchschnittlichen Werte beim *Menschen* ziemlich nahestehen (Abb. 110—113).

Die Täler zwischen den Ciliarfortsätzen nehmen von hinten nach vorne allmählich an Tiefe zu, die vorne bis zu 0,5 oder 0,6 mm betragen kann. Sie ist einerseits von der Dicke der darunter befindlichen Gewebslage, andererseits von der Höhe des Strahlenkörpers abhängig, nimmt also im allgemeinen mit dem Alter zu. Der Querschnitt der Ciliartäler ist ungefähr U-förmig. Die Gestalt der Täler wird infolge verschiedener Entwicklung der Seitenflächen der Ciliarfortsätze und des Talgrundes in mannigfacher Weise verändert. Sind die Ciliarfortsätze an ihren Firsten keulenförmig verdickt, so können die Täler an ihrem Grunde breiter sein als an ihren freien Rändern. Die Breite der Täler beträgt beim Erwachsenen hinten ungefähr 0,3 mm und verengt sich nach vorne zu infolge Dickenzunahme der Ciliarfortsätze auf etwa 0,2 mm.

Sie bilden die hintersten Teile der hinteren Kammer als enge Kanäle, die hinten
und innen durch die Grenzschichte des Glaskörpers ihren Abschluß finden
(Recessus camerae posterioris).

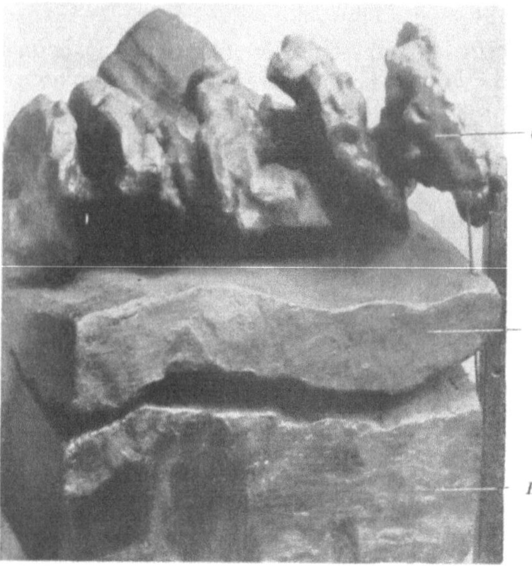

Abb. 112. Plattenmodell des Strahlenkörpers. Ansicht von
der Augenachse aus. Vergr. 42fach. *H* Hornhaut,
I Regenbogenhaut, *C* Ciliarfortsätze.

Der beim Neugeborenen noch
wenig ausgebildete Ciliarmuskel
nimmt mit seiner fortschreitenden Entwicklung an Masse zu:
die verschiedene Ausbildung der
längsverlaufenden und ringförmigen Partien bedingt eine verschiedene Form der Muskelmasse, welche die Unterlage des
ganzen Strahlenkörpers bildet.
Bei geringer Entwicklung, besonders des Ringmuskels, ist der
Strahlenkörper in seinem vorderen Anteile flacher, der innere
Winkel stumpfer als bei starker
Ausbildung der Ringpartie des
Muskels. Der erste Typus der
Ausbildung ist bei Kurzsichtigkeit vorherrschend, der zweite
kommt meist den übersichtigen
Augen zu. Im allgemeinen nimmt
die Muskulatur des Strahlenkörpers an Volumen zu, wodurch

eine absolute Größenzunahme des ganzen Strahlenkörpers entsteht. Es ist
aber nicht die Zunahme der Muskelelemente allein, welche zur Vergrößerung
des Strahlenkörpers führt, sondern die Vermehrung des Bindegewebes in und

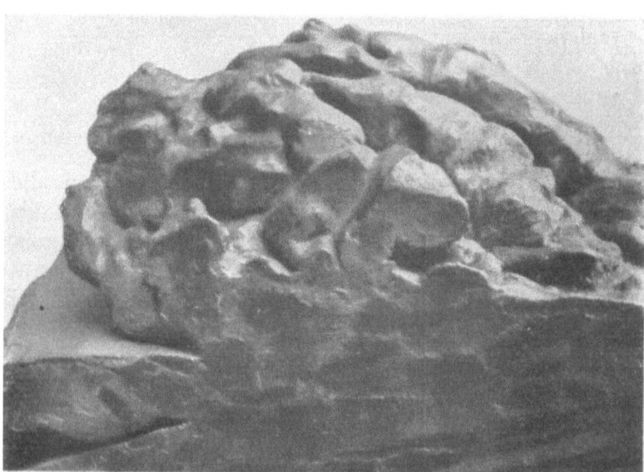

Abb. 113. Plattenmodell des Strahlenkörpers, Seitenansicht der Ciliarfortsätze. Vergr. 40fach.

auf dem Muskel. In dem radiären oder nach SALZMANN (1912) besser als retikulär
bezeichneten Teil des Ciliarmuskels nimmt mit dem Alter das zwischen den
Muskelbündeln liegende Bindegewebe an Masse zu, wird allmählich sklerotisch
und entartet zum Schluß hyalin, wobei es zum Schwunde der muskulären Ele-

mente kommt. Das Volumen des ganzen Strahlenkörpers nimmt zu, insbesondere die Ciliarfortsätze werden durch Vermehrung des fibrillären Bindegewebes, das die Chromatophoren zurückdrängt, größer, massiger, aber auch oberflächlich unregelmäßiger. Die Seitenabhänge der Ciliarfortsätze sind in der Kindheit glatt, werden später uneben, durch Ausbildung von Epithelsprossen mit Wülsten und Knoten besetzt. Der gefaltete Teil des Strahlenkörpers hebt sich beim Erwachsenen durch seine weiße Farbe von der Umgebung ab. Diese helle Färbung ist darauf zurückzuführen, daß der Pigmentgehalt der Pigmentepithelien gering ist, so daß auch an ungebleichten Schnittpräparaten die Kerne und Zellgrenzen leicht sichtbar sind, was an anderen Stellen des Strahlenkörpers nicht der Fall ist. Das Verhalten des Pigmentes in den Zellen des äußeren Blattes der retinalen Schichten unterliegt während des Lebens steten Veränderungen. Beim Neugeborenen ist die Pigmentierung eine sehr intensive, sie ist stärker als beim Erwachsenen, in allen Teilen des Pigmentepithels gleichmäßig. Dieser Zustand besteht ungefähr bis zur Pubertät (s. Abb. 106, S. 142). Der Strahlenkörper ist daher bei makroskopischer Betrachtung im kindlichen Auge gleichmäßig tief dunkelbraun. Erst mit den Jahren erfährt bei der Vergrößerung der Ciliarfortsätze die Pigmentierung eine Veränderung. Das Pigment in den Zellen auf den Firsten der Ciliarfortsätze wird spärlicher. Mit den Jahren nimmt der Pigmentgehalt der Zellen fortschreitend ab, und der Bereich dieser Veränderungen greift von den Firsten der Ciliarfortsätze auch auf ihre Seiten über, so daß die Entpigmentierung mitunter fast bis in die Täler zwischen den Ciliarfortsätzen reicht (s. Abb. 108, S. 143). Bei der Oberflächenvergrößerung der Ciliarfortsätze muß das Pigmentepithel ein immer größeres Areal decken; zieht man in Betracht, daß eine Neubildung von Pigment nach seiner einmaligen Entstehung im ersten Embryonalmonat mit dem Abschluß der Entwicklung des Auges im zweiten Lebensjahre normalerweise nicht mehr stattfindet, so ist es begreiflich, daß mit der bedeutenden Oberflächenzunahme der Ciliarfortsätze deren Farbe immer heller wird. In den Tälern zwischen ihnen, wo die Oberfläche gleich bleibt oder nur sehr wenig zunimmt, bleibt die Farbe auch stets dunkel. Aber nicht nur die Veränderung des Epithels bewirkt die Farbenveränderung der Ciliarfortsätze. Auch das unter dem Pigmentepithel liegende Bindegewebe verändert sich, indem es mit dem Alter an Menge zunimmt, wobei es auch öfter zur Obliteration von Gefäßen in den Ciliarfortsätzen kommt. Es wirkt auch noch die Wucherung der pigmentlosen Epithelschichte mit, die stellenweise traubenförmige Gebilde erzeugt [KERSCHBAUMER (1898)]. Alle diese Veränderungen zusammen bewirken das allmähliche Hellerwerden der Ciliarfortsätze und ihr immer deutlicheres Hervortreten. Infolge dieser Vorgänge können, wie HESS (1910) beschreibt, auch Gefäße der Ciliarfortsätze sichtbar werden, meist in Gestalt eines in der Längsachse des Fortsatzes verlaufenden Gefäßes.

Die Oberfläche des Strahlenkörpers in den Tälern zwischen den Fortsätzen ist nicht vollständig glatt, weist vielmehr bereits beim Neugeborenen Eigenarten auf. Es sind dies warzenförmige Erhebungen von 0,1—0,3 mm Länge und 0,5—0,1 mm Breite und einer ungefähr der Breite gleichen Höhe. Diese Gebilde, die Ciliarfalten (Plicae ciliares) genannt, liegen einzeln, zu zweit oder sogar zu dritt nebeneinander zwischen den Ciliarfortsätzen; in der Längsrichtung der Täler liegen sie oft zu mehreren kettenförmig hintereinander, erreichen aber die Höhe des vorderen Endes der Ciliarfortsätze nur ausnahmsweise. Dagegen finden sich ähnliche Gebilde in Gestalt kleiner Wärzchen nicht selten hinter dem eigentlichen hinteren Ende der Ciliarfortsätze, also bereits im vorderen Abschnitt des glatten Teiles des Strahlenkörpers. Die vordersten Ciliarfalten sind mitunter besonders groß, so daß sie den eigentlichen Fortsätzen ähnlich werden, ohne ihre Größe zu erreichen. In der Jugend sind sie dunkelbraun, können aber bei hohem Grade der Entfärbung der Ciliarfortsätze gleichfalls weißlich werden. Bei tangentialer Schnittführung dringen sie zwischen den höheren Ciliarfortsätzen deutlich hervor. Sie beteiligen sich auch an der verwirrenden Fülle von Fortsätzen auf Schrägschnitten durch den Strahlenkörper. Die mit dem Alter zunehmende Unregelmäßigkeit der Oberfläche des gefalteten Teiles des Strahlenkörpers wird mit bedingt durch die manchmal sehr stark hervortretende Wucherung des Epithels, das stellenweise größere Polster bildet, und dies sowohl an den Firsten als in den Tälern des Strahlenkörpers. Da solche Augen vielfach keine wie immer gearteten pathologischen Veränderungen erkennen lassen, muß man diese hyperplastischen Bildungen als Alterserscheinungen und harmlose Abweichungen von der Norm betrachten.

Bei der Akkommodation verändert der Strahlenkörper seine Gestalt, indem die Ciliarfortsätze nach vorn und gegen die Augenachse rücken, wobei der innere Winkel vom stumpfen oder geraden sich in einen spitzen verwandelt, während der vordere äußere Winkel sich einem geraden nähert oder sogar stumpf werden kann.

B. Der Ciliarmuskel.

Der Strahlenkörper steht seinem Bau nach der Aderhaut viel näher als der Iris. Alle Gebilde des Strahlenkörpers können mit denen der Aderhaut homologisiert werden mit Ausnahme des Ciliarmuskels, dessen Auftreten eine der Hauptverschiedenheiten des Strahlenkörpers gegenüber der Aderhaut darstellt. Der andere große Unterschied dieser beiden Teile der mittleren Augenhaut ist die feste Verbindung der Abkömmlinge der Netzhaut mit der mittleren Augenhaut selbst im Strahlenkörper, zugleich mit Änderung der Funktion der Netzhautabkömmlinge.

Auf einem meridionalen Durchschnitte des Strahlenkörpers ist die topographische Orientierung leicht (Abb. 114). Unmittelbar nach innen von der Lederhaut liegt dieser die Suprachorioidea an, die zum Teil in den darunterliegenden, die Hauptmasse des Strahlenkörpers bildenden Muskel einstrahlt. Dieser letztere besitzt auf Meridionalschnitten eine annähernd dreieckige Gestalt. Sie wird innen und vorn vom Bindegewebe der Fortsetzung des Aderhautstromas gegeben. Dieser bindegewebige Anteil des Strahlenkörpers wird als Grundplatte bezeichnet. In ihr verlaufen die Venen des Strahlenkörpers auf ihrem Wege nach hinten zu den Wirbelvenen. Zwischen der Grundplatte und dem Epithel des Strahlenkörpers liegt eine Schichte elastischer Fasern, die Fortsetzung der Lamina elastica chorioideae, welche durch eine Lage kollagenen, von Chromatophoren stets freien Gewebes von der eigentlichen Basalmembran der pigmentierten Epithelschichte getrennt ist. Diese zwischen Grundplatte und Epithel liegenden Schichten, werden als Zwischengewebe des Strahlenkörpers bezeichnet. Das Bindegewebe der Grundplatte und das der Zwischenschichte beteiligen sich am Aufbau der Ciliarfortsätze, die besonders reich an Gefäßen und Nerven sind. Zuinnerst des Strahlenkörpers liegen die beiden Epithelschichten, skleralwärts die pigmentierte, gegen das Augeninnere zu die pigmentlose Schichte.

Im Bereiche des Strahlenkörpers und der Aderhaut liegt der Innenfläche der Lederhaut die Lamina suprachorioidea auf und bildet den Übergang zwischen Lederhaut und dem benachbarten Teil. Sie ermöglicht gleichzeitig eine gewisse Verschieblichkeit dieser Teile gegenüber der Lederhaut. Makroskopisch ist entsprechend dem Ciliarmuskel von der Suprachorioidea kaum etwas zu sehen, weil sie hier nur sehr dürftig entwickelt ist. Die über der Aderhaut selbst deutlich ausgebildete Suprachorioidea dringt unter Aufsplitterung in den Ciliarmuskel ein und liegt zwischen den einzelnen Bündeln des Längsteiles dieses

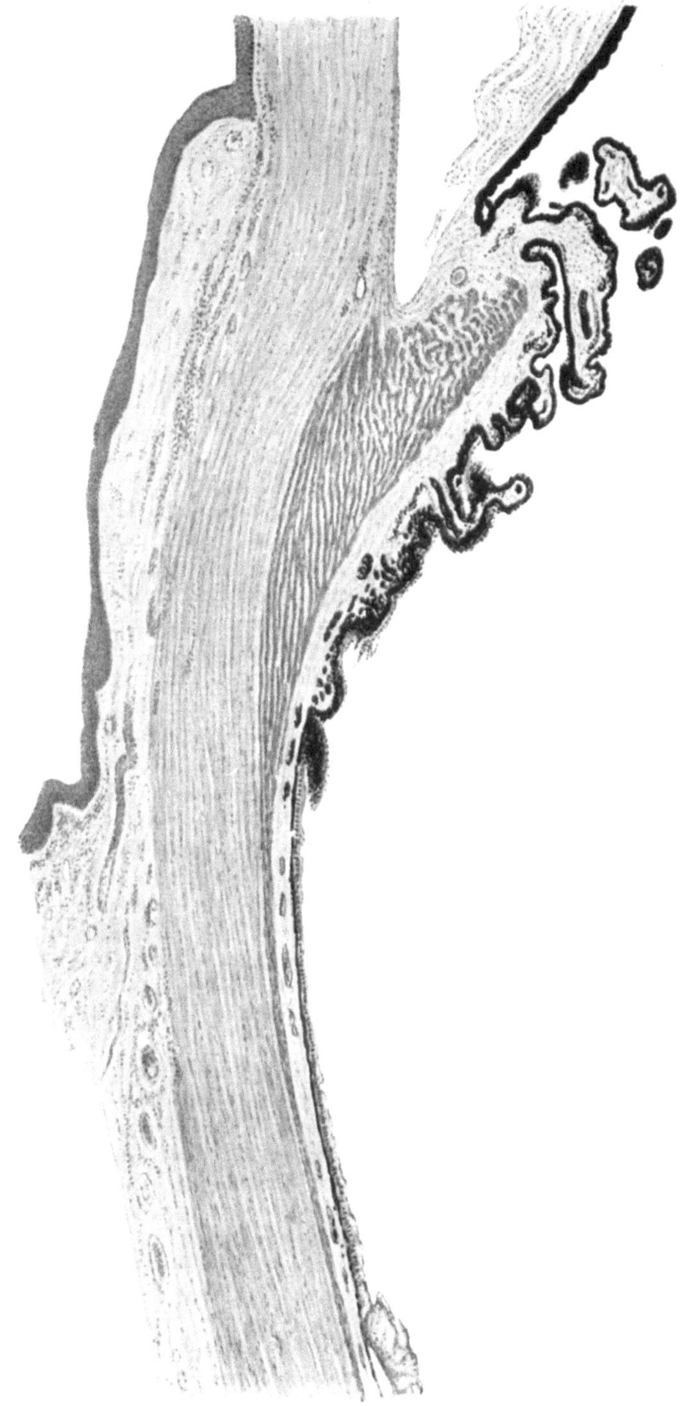

Abb. 114. Meridionalschnitt des Strahlenkörpers eines 27jährigen. Vergr. 39fach.

Muskels. Auf der Außenfläche desselben liegen nur einzelne Lamellen, aus flachen, pigmentlosen Zellen und Chromatophoren bestehend, die nach vorne zu fast vollständig verschwinden. Sie fehlen vollständig in der Nähe des Lederhautwulstes, der Ansatzstelle des Ciliarmuskels. Die Lamellen sind sehr lang und verlaufen von vorne außen nach hinten und innen. Man sieht sie an Querschnitten des vorderen Augenabschnittes, wenn sich der Strahlenkörper von der Lederhaut löst. Sie durchziehen dann den Raum zwischen den beiden Gebilden als äußerst dünne Linien. Auf dem von der Lederhaut abgelösten Strahlenkörper kann man sie unter Wasser mit einer Pinzette oder einem Pinsel zum Flottieren bringen, sie ablösen und im Mikroskop als Suprachorioideallamelle erkennen. In ihrem Bau gleichen sie vollständig den Lamellen, die reichlich zwischen Aderhaut und Lederhaut liegen. Eine nochmalige Beschreibung ist daher überflüssig. Man sieht die Lamellen der Suprachorioidea in den Ciliarmuskel einstrahlen und erkennt sie auf den Schnitten an den Chromatophoren, die einen ihrer wesentlichen Bestandteile bilden: besonders gut sind sie auf Flachschnitten durch den Ciliarmuskel erkennbar. In der Suprachorioidea ist kollagenes Bindegewebe nur in der Nähe der durchtretenden Gefäße, elastische Fasern dagegen überall reichlich vorhanden; ebenso kommen Chromatophoren vor, die sich durch ihre Plumpheit von denen der übrigen Gefäßhaut unterscheiden. Kollagenes Bindegewebe begleitet Gefäße und Nerven aus der Suprachorioidea in den Ciliarmuskel, und auch elastische Fasern treten mit den Suprachorioideallamellen in den Ciliarmuskel ein, ebenso auch Chromatophoren. Diese flachen Zellen liegen parallel zur Lederhaut, so daß sie auf Meridionalschnitten als dunkle Striche erscheinen, in denen kaum die Kerne unterschieden werden können. Auf Flachschnitten sind sie deutlich sichtbar und lassen Verbindungen ihrer Fortsätze mit denen benachbarter Chromatophoren erkennen. Dieses Verhalten besteht auch im meridionalen Teil des Ciliarmuskels. In stark pigmentierten Augen ist auch der Ciliarmuskel so von pigmenthaltigen Zellen durchsetzt, daß er sich weniger von der Aderhaut abhebt als in schwächer pigmentierten Augen. In solchen schwach pigmentierten Augen ist der Muskel rein weiß, und seine Breite beträgt 4—5 mm. Je stärker die Pigmentierung des Auges und damit auch des Muskels, desto schmäler erscheint er makroskopisch. In den meisten Augen ist der Muskel im ganzen Umfange gleich breit, doch kommen, wie bereits beschrieben, auch große Unterschiede vor. Auf der Schläfenseite ist der Muskel mitunter deutlich breiter als auf der Nasenseite, was mit der Größe und Breite des Strahlenkörpers auf der Schläfenseite zusammenhängen dürfte. Ausnahmsweise erstreckt sich der Muskel entsprechend den von hinten eintretenden, größeren Nerven und Gefäßstämmen zipfelförmig nach hinten.

Auf meridionalen Durchschnitten hat der Ciliarmuskel die Gestalt eines sehr langen, annähernd rechtwinkligen Dreiecks, dessen Hypotenuse der Lederhaut anliegt. Die längere Kathete ist dem Augeninneren zugewendet, die kurze Kathete nach vorn gerichtet. In der Gestaltung des Ciliarmuskels herrscht große Mannigfaltigkeit infolge verschiedener Ausbildung seiner einzelnen Teile. Seine Dicke erreicht vorne, wo sie am größten ist, 0,5—0,6 mm.

Wenn man vom Ciliarmuskel spricht, so muß man im Auge behalten, daß es sich nicht um eine einheitliche, kompakte Muskelmasse handelt, sondern um ein kompliziertes Geflecht von Muskelbündeln, deren Verlauf schwer genau festzustellen ist. Sie sind von Bindegewebsplatten umgeben, welche selbst wiederum ein Maschenwerk bilden. Im großen und ganzen kann man drei Teile des Muskels unterscheiden: einen der Lederhaut unmittelbar anliegenden, aus meridional verlaufenden Muskelbändern bestehenden Teil, den BRÜCKEschen Muskel, den innen davon liegenden radiären oder retikulären Teil und den MÜLLERschen Muskel, der aus äquatorial verlaufenden Fasern besteht, und der

nach vorn und innen von den beiden anderen Teilen liegt. Der BRÜCKEsche
Muskel, in den die Platten der Suprachorioidea eintreten, weist sehr große
Maschen auf, deren Längsachsen meridional gerichtet sind, so daß dieser Muskel
zur Gänze aus fast genau meridional verlaufenden Muskelbündeln besteht, die
sich vielfach miteinander unter spitzen Winkeln verflechten.

Auf Tangentialschnitten durch den Ciliarmuskel erkennt man, daß die
Muskelbündel des BRÜCKEschen Anteiles zwar eine vorwiegend meridionale
Richtung besitzen, daß sie aber auch in dieser Ebene sich vielfach miteinander
verflechten. Es besteht
also nicht nur eine
spitzwinklige Verbin-
dung der einzelnen
Muskelbündel mitein-
ander in dem Sinne,
daß oberflächlichere in
die Tiefe treten und
umgekehrt tiefere der
Oberfläche zustreben,
sondern eine noch viel
reichlichere Verflech-
tung der einzelnen
Muskelbündel mitein-
ander in einer senkrecht
zur vorigen gelegenen
Ebene. Die Verflech-
tung geht also in allen
Ebenen des Raumes
vor sich (Abb. 115).
Die Muskelbündel sind
annähernd gleich stark,
doch finden sich hier
auch deutliche Unter-
schiede. Zwischen die
Muskelbündel schieben
sich kollagenes Binde-

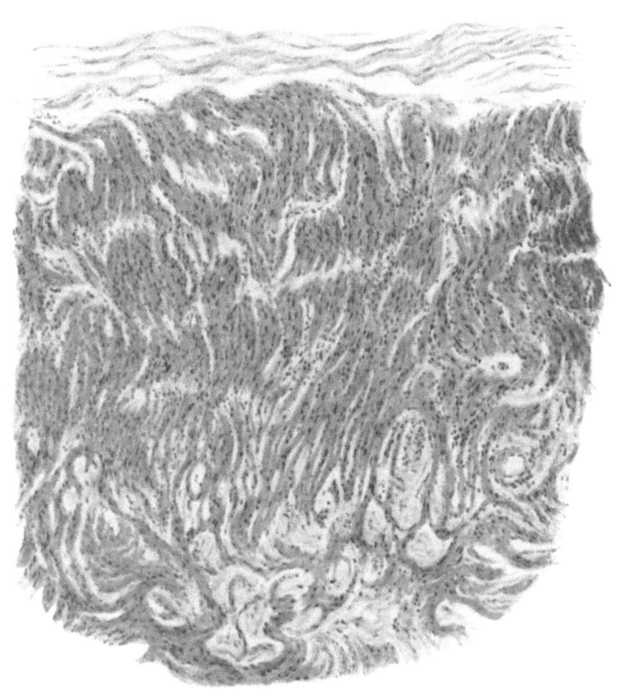

Abb. 115.   Meridionalschnitt durch den Ciliarmuskel.   Vergr. 80fach.

gewebe, Chromatophoren und im hinteren Anteil auch flache Zellen als Fortsetzung der Suprachorioidea ein. Das Bindegewebe ist mit elastischen Fasern
untermischt und bildet ein dreidimensionales Netzwerk, das die Muskelbündel
umgibt und unterteilt. Es ist gleichzeitig Träger der Blutgefäße und Nerven,
die allenthalben die Muskelbündel umspinnen und mit ihren Endausbreitungen
in Berührung bzw. in Verbindung mit den Muskelzellen treten. Von der Außenfläche nach der Tiefe zu nimmt das Zwischengewebe an Menge zu, und seine
Maschen werden enger. Dort, wo größere Gefäßstämme den Muskel durchziehen, ist das Zwischengewebe reichlicher, so daß anscheinend größere Lücken
im Muskel vorhanden sind. Mit Verengung der Maschen des Zwischengewebes
nimmt ihr meridionaler Durchmesser ab bei Zunahme des radiären.

Das vordere Ende des BRÜCKEschen Muskels besteht aus zwei Teilen, von
denen der äußere stets deutlich vorhanden ist, während der innere sehr verschieden ausgebildet sein kann. Vom Lederhautwulst strahlen nach hinten
feinfaserige Bindegewebszüge mit reichlichen elastischen Fasern aus. An diese
bindegewebigen Elemente setzen sich die Bündel des BRÜCKEschen Muskels
an; einzelne, äußerste Bündel haften direkt an der Lederhaut. Mitunter nimmt
ein kleines Bündel von Muskelfasern einen besonderen Verlauf, indem es nach

kurzem Verlauf sich wieder an der Lederhaut festsetzt (CRAMPTONscher Teil). Bei Ablösung des Strahlenkörpers von der Lederhaut bleibt dann dieses Bündel mit ihr in Zusammenhang [SATTLER (1887)]. Die weiter innen liegenden Bündel des BRÜCKEschen Muskels stehen in einem äquatorial verlaufenden, in der Nähe der Kammerbucht liegenden Muskelring in Zusammenhang, der an frontalen Schnitten oft sehr deutlich sichtbar ist, mitunter bedeutende Mächtigkeit erreicht, und aus welchem Muskelbündel in die Hauptmasse des Muskels umbiegen können. Dieser Muskelring liegt in unmittelbarer Nachbarschaft des Lederhautwulstes und hängt mit dem Balkenwerk der Kammerbucht zusammen. In den Fällen, in denen dieser äquatoriale Muskelring nicht vorhanden ist, setzen sich Muskelbündel an Bindegewebsfasern an, die aus dem Gerüstwerk der Kammerbucht oder aus dem Lederhautsporn, falls ein solcher ausgebildet ist, nach hinten ziehen. Sind gleichzeitig Lederhautsporn und äquatorialer Muskelring vorhanden, so liegt dieser letztere hinter dem Lederhautsporn. In solchen Fällen dienen diese beiden Gebilde als einzige Ursprungspunkte des BRÜCKEschen Muskels. Die beschriebenen Bindegewebsfasern, an denen sich der BRÜCKEsche Muskel ansetzt, bilden die Sehne des Muskels. Der anfangs auf dem Meridionalschnitt schmächtige Muskel wird nach hinten zu dicker und bildet an seiner dicksten Stelle ein Drittel der Gesamtdicke des Ciliarmuskels. Nach hinten zu wird er immer dünner, erscheint auf meridionalen Schnitten als ganz dünne Spindel, die schließlich zu verschwinden scheint. An Tangentialschnitten und Zupfpräparaten läßt er sich noch weit hinter die Ora serrata verfolgen, erreicht sogar die Gegend des Äquators, wo man kleine, flache Muskelbündel finden kann. Sie sind einfach oder verzweigt, bilden drei- oder mehrstrahlige Sternchen oder auch geweihartige Figuren [SALZMANN (1912)]. Diese Endigungen des Ciliarmuskels, der hier seine letzten Verbindungen mit der Aderhaut besitzt, liegen zwischen einzelnen Lagen der Suprachorioidea und setzen sich in Büschel elastischer Fasern fort, welche in die benachbarten Lamellen der Suprachorioidea weiter verlaufen. Vor der Ora serrata, wo der Muskel deutlicher hervortritt, setzt sich sein Zwischengewebe direkt in die Aderhaut fort. Die elastischen Fasern treten aus den Zwischenräumen der Muskelfasern hervor und schließen sich denen von der inneren Fläche des Strahlenkörpers kommenden elastischen Elementen an. Aus dieser Vereinigung entsteht die Lamina elastica chorioidea. Es wurde bereits hervorgehoben, daß das Maschenwerk des Zwischengewebes des Ciliarmuskels nach innen zu seine Gestalt ändert und gleichzeitig an Masse gewinnt. Infolgedessen ändert sich das Bild des Aufbaues dieses Muskelteiles mehr und mehr. Der Richtungsverlauf der Muskelbündel ändert sich gleichfalls: die Muskelbänder biegen nach innen um und verlaufen schließlich beinahe radiär. Dieser Teil ist unter dem Namen des radiären oder retikulären [SALZMANN (1912)] Teiles bekannt, obgleich die Muskelbündel nicht wirklich radiär verlaufen.

Vom BRÜCKEschen Muskel durch Bindegewebe von wechselnder Mächtigkeit getrennt, liegt an dessen vorderem, innerem Winkel der dritte Teil des Muskels, der äquatoriale oder ringförmige, der nach seinem Entdecker der MÜLLERsche Muskel genannt wird. Seine Ausbildung und Lage in den einzelnen Augen ist sehr verschieden. Er liegt meist nach vorne und innen vom BRÜCKEschen Muskel und nimmt den am meisten gegen den Linsenäquator liegenden Teil des Strahlenkörpers ein. In solchen Fällen bedingt er die Gestaltung des inneren vorderen Winkels des Strahlenkörpers. In anderen Fällen liegt er der Wurzel der Regenbogenhaut näher in unmittelbarer Nachbarschaft der Kammerbucht. In diesen Fällen besteht er nur aus einer geringen Zahl von Muskelbündeln. Es finden sich dann im lockeren Gewebe einzelne zarte Muskelbündel, oft als abgesonderte Teile einer weiter nach hinten liegenden Hauptmuskelmasse.

Eine noch andere Lage hat der Müllersche Muskel in den Fällen, in welchen er nach innen vom retikulären Teil des Ciliarmuskels liegt und sich zwischen diesen und die Grundplatte einschiebt.

Der Müllersche Muskel setzt sich meist scharf von den anderen Teilen des Ciliarmuskels ab und ist oft durch Bindegewebe vollständig von ihnen getrennt. Öfters liegt nach innen vom vorderen Teil des Brückeschen Muskels, reichlich vom Bindegewebe und Chromatophoren umgeben, die Arterie des großen Iriskreises, hinter der der retikuläre Teil des Ciliarmuskels beginnt. Vor und nach innen von der Arterie liegt der Müllersche Muskel. Ist die Arterie stellenweise weiter hinten, so reicht auch der Müllersche Muskel weiter nach hinten und schiebt sich mitunter sogar etwas zwischen den meridionalen und radiären Teil des Ciliarmuskels ein. Die Bündel des Müllerschen Muskels liegen manchmal ziemlich eng beieinander und verflechten sich unter spitzen Winkeln. Verfolgt man den Muskel an Serienschnitten, so ergibt sich, daß seine Ausbildung an

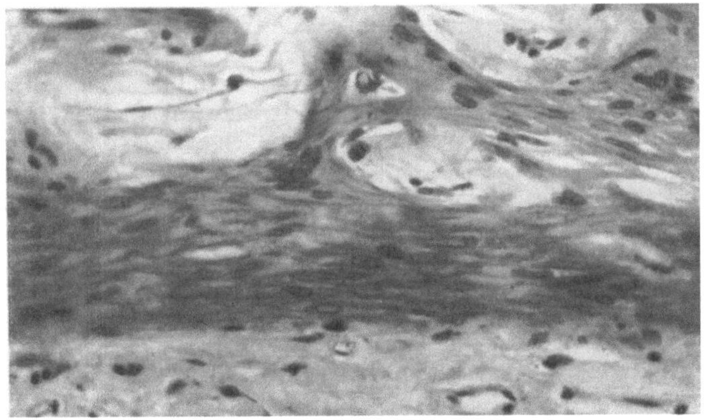

Abb. 116. Flachschnitt eines Bündels des Müllerschen Muskels des Menschen (Kolmer).

verschiedenen Stellen große Unterschiede aufweisen kann: einmal ist er stark, an einer anderen Stelle des Umfanges viel schwächer, er kann sogar vollständig fehlen, so daß nur Teile eines Ringes vorhanden sind. Der Angabe von Mawas (1910), daß der Müllersche Muskel überhaupt nicht existiere, ist schon Berner (1926) mit Recht engegengetreten, der auch die verschiedene Ausbildung dieses Muskels hervorhebt. Der Müllersche Muskel ist oft nasal stärker entwickelt als temporal, so daß Salzmann (1912) angibt, nasal nähere sich der Bau des Ciliarmuskels mehr dem hypermetropischen, temporal mehr dem myopischen Typus. Liegt der Muskel nach innen vom retikulären Teil des Ciliarmuskels, so besteht er meist aus einzelnen, voneinander fast vollständig durch Bindegewebe getrennten, auf dem Querschnitte rundlichen Bündeln, zwischen denen nur spärliche Verbindungen bestehen. Bei dieser Anordnung der Bündel des Müllerschen Muskels reicht er bis zum hinteren Ende der Ciliarfortsätze. Es können sich auch beide Arten der Anordnung der Muskelbündel miteinander verbinden. Wenn sich auch der Müllersche Muskel im allgemeinen stärker von den anderen Teilen des Ciliarmuskels sondert als diese voneinander, so bestehen doch Übergänge des retikulären Teiles des Muskels in den äquatorialen. Wie F. E. Schulze (1867) und E. Fuchs (1928) hervorgehoben haben, biegen Bündel des retikulären Teiles des Muskels in die äquatoriale Richtung um und legen sich an die Bündel des Müllerschen Muskels an, wobei die Muskelbündel entweder frei nebeneinander verlaufen oder miteinander verschmelzen. Diese Verhältnisse lassen sich an frontalen Serienschnitten am besten verfolgen (Abb. 116).

Der zirkuläre Anteil des Ciliarmuskels setzt sich aus kleinen Bündeln glatter Muskelfasern zusammen, die miteinander spitzwinklige Maschen bilden. Jede Muskelfaser zeigt ein zartes, oberflächliches Häutchen, eine feine fibrilläre, oberflächliche Streifung und ein fein granuläres, den zentral gelegenen ovalen, langgestreckten Kern umhüllendes Cytoplasma. Zwischen den Bündeln der Muskelfasern finden wir etwa gleich dicke Bündel gewellter, unregelmäßig angeordneter, kollagener Fasern und reichlich feinste Capillarmaschen. Die einzelnen Capillaren zeigen stellenweise, aber durchaus nicht überall eine zirkuläre Umhüllung unmeßbar feiner kollagener Fasern. Man unterscheidet auch präcapillare Pericyten und kleine Arterien mit unregelmäßigen, etwas größere mit schon regelmäßig angeordneten zirkulären Muskelfasern. Zahlreiche Bündel markloser Nervenfasern durchziehen die Muskulatur. Bei gleichzeitiger vorzüglicher Auffärbung der feinsten elastischen Netze des Ciliarkörpers, auch solcher in der unmittelbaren Umgebung der Ciliarmuskeloberfläche, Ausfärbung solcher feiner Netze in der Adventitia der kleinsten Arterien und auch sonst überall im Ciliarkörper ist man nicht imstande, bei Orceinfärbung oder Molyb-dänhämatoxylinfärbung und entsprechend vorsichtiger Differenzierung mehr als ganz vereinzelte elastische Elemente in das Bindegewebe zwischen den Muskelbündeln hinein zu verfolgen. Davon, daß zwischen den Muskelbündeln eine Kittmasse vorhanden wäre, die in ihrem färberischen Verhalten mit den elastischen Membranen übereinstimmt, wie es HERBERT (1929) meint, kann in unseren Präparaten trotz bestem Erhaltungszustande keine Rede sein.

Auf dem Querschnitt erscheinen die am weitesten nach hinten reichenden Muskelzüge nur als ganz schmale Spindeln. Sie müssen also an Zupfpräparaten der Suprachorioidea studiert werden, sie sind an beiden Flächen von Supra-chorioideallamellen überzogen und gehen in Büschel elastischer Fasern aus, die in den benachbarten Plexus benachbarter Lamellen einstrahlen. Je mehr man sich dem Rande des Ciliarmuskels nähert, desto häufiger werden die Muskel-sterne, bilden schließlich miteinander polyedrische Maschen. In der Region des hinteren Endes des Ciliarmuskels verzweigen sich auch die Ciliarnerven und bilden mit ihren stärkeren und feineren Ästen ein weitmaschiges Geflecht. Es fiel KOLMER verhältnismäßig leicht, in dieser Region mit den Silberimprägna-tionsmethoden von DE CASTRO und BIELSCHOWSKY-AGDUHR hier die Nerven und ihre Verzweigungen in der Muskulatur darzustellen.

FORTIN (1929) hat darauf aufmerksam gemacht, daß im atropinisierten *Menschen*- und *Affen*auge der entspannte Ciliarmuskel die freie Kommunikation der Gewebsflüssigkeit zwischen Iris und Glaskörpergewebe erlaubt, dagegen der kontrahierte, im Durchschnitt ein gleichseitiges Dreieck bildende Muskel des eserinisierten Auges die Kommunikation zwischen beiden Gewebsflüssigkeiten unterbricht.

FORTIN (l. c.) hat aus den Beziehungen zwischen den verschiedenen Akkom-modationszuständen des Ciliarmuskels und den am Chorioidealrand angeordneten kleinen Venen die Möglichkeit der Beeinflussung der Zirkulation im Auge abgeleitet.

HERBERT (1929) geht von der Anschauung aus, daß die Kittsubstanz der Muskeln im menschlichen Auge der Qualität nach von der der glatten Muskeln im übrigen Körper abweicht, auch von der in den Augen der *Tiere,* die niederer als die Primaten sind. Da sie in gleicher Weise Reaktionen gibt wie die Glas-häute im Auge, fragt es sich, ob sie nicht zu diesen Substanzen gerechnet werden solle und dabei noch eine weitere befestigende Rolle für die Muskeln, nicht bloß die einer Kittsubstanz spiele. Speziell im Ciliarkörper hat es den Anschein, daß diese Substanz die hochentwickelte Akkommodation des *Menschen* als ein Teil des hyalinen Membransystems unterstützt. Die Bindesubstanz des Ciliarmuskels

des *Menschen* und die der Sphincter iridis färbt sich mit saurem Orcein so stark
wie das elastische Gewebe der hyalinen Membranen, und es läßt sich ein
direkter Zusammenhang an der Basis der Iris und der Ansatzstelle einzelner
Bündel des Ciliarmuskels mit diesen Membranen erkennen. HERBERT meint,
daß so, wie die Endothelien der DESCEMETschen Membran die Ausbildung
dieser Membran beeinflussen, so auch die diesen Endothelien embryologisch
homologen Muskelzellen zur Abscheidung der der Substanz der Descemet
entsprechenden Zwischensubstanz Anreiz geben. Diese Entwicklungsvorgänge
sind morphologisch späte Endentwicklungen der mesodermalen Glasmembranen
des Auges, die die DESCEMETsche Membran, die Scheiden des Ligamentum
pectinatum und ihre rückwärtigen Ausbreitungen umfassen.

Beim Neugeborenen fehlt der äquatoriale Teil des Ciliarmuskels noch vollständig, nur ausnahmsweise ist er schon angedeutet. Denselben hat E. FUCHS
(1928) frühestens in der zweiten Hälfte des ersten Lebensjahres gefunden;
meist aber tritt er erst im zweiten oder dritten Lebensjahre auf. Infolge dieses
Umstandes springt der innere, vordere Winkel des kindlichen Strahlenkörpers
nicht so stark gegen das Augeninnere vor wie beim Erwachsenen. Der meridionale Teil des Ciliarmuskels hat gleichfalls in diesem Alter noch eine andere
Gestalt als im späteren Leben. Seine innere Fläche ist nach innen zu gewölbt,
wobei diese Wölbung stärker ist als die der äußeren Flächen. Bildet sich später
kein ringförmiger Anteil des Ciliarmuskels aus, so bleibt diese ursprüngliche
Gestalt des Ciliarmuskels zeitlebens fast unverändert bestehen. Dieser Typus
des Ciliarmuskels findet sich am häufigsten in kurzsichtigen Augen. Der Muskel
erhält hier seine größte Dicke bald nach seinem Ursprung und wird nach hinten
zu dünner. Auffallend ist beim Kinde das fast vollständige Fehlen des interstitiellen Bindegewebes im Ciliarmuskel, der infolgedessen ein viel kompakteres
und gleichmäßigeres Aussehen besitzt als beim Erwachsenen. Chromatophoren
finden sich nur ausnahmsweise im Ciliarmuskel des Kleinkindes. Alle diese
Umstände beeinflussen die Gestalt des kindlichen Strahlenkörpers und bedingen
den Unterschied gegenüber den Verhältnissen beim Erwachsenen. Die Ähnlichkeit des sog. kurzsichtigen Typus des Strahlenkörpers mit dem kindlichen
läßt den ersteren als eine unvollständige Entwicklung erkennen. Da aber derselbe Typus nicht nur bei kurzsichtigen, sondern auch in normalsichtigen und
übersichtigen Augen, wenn auch in den letzteren nur als Ausnahme, vorkommt,
so kann von einer strengen, gesetzmäßigen Beziehung der verschiedenen Typen
der Entwicklung des Ciliarmuskels zu den Brechungsformen des Auges keine
Rede sein. Es ist wohl richtig, daß in übersichtigen Augen eine stärkere Entwicklung des MÜLLERschen Muskels häufiger vorkommt, als in normalsichtigen
und in diesen häufiger als in kurzsichtigen, doch findet man, wie bereits
erwähnt (S. 137), auch bei hochgradiger Kurzsichtigkeit mitunter einen wohl-
ausgebildeten MÜLLERschen Muskel, während er in übersichtigen Augen auch
fehlen kann. E. FUCHS (1928) hat in kurzsichtigen Augen äquatorial verlaufende Muskelbündel nur an der Innenseite der radiären Bündel gefunden,
mit deren Enden sie verbunden waren. Dabei reichen die äquatorialen Bündel
weit nach hinten.

Die Umwandlung des kindlichen Ciliarmuskels in den beim Erwachsenen
ausgebildeten Typus beginnt mit der Zunahme des interstitiellen Bindegewebes.
Sie findet in den inneren Teilen des Muskels statt, dessen Bündel dadurch auseinandergedrängt werden. Die anfangs runden Zellkerne werden länglich; feine,
wellig und unregelmäßig verlaufende Bindegewebsfasern treten auf, die mit der
Zeit zahlreicher und straffer werden. Auf diese Weise entsteht ein fein gestreiftes,
mit einzelnen Kernen versehenes Bindegewebe, in dem auch Chromatophoren in
individuell verschiedener Menge auftreten. Die Zunahme dieses interstitiellen

Bindegewebes drängt die Muskelbündel auseinander, wobei sich das Bindegewebe auch zwischen den MÜLLERschen und BRÜCKEschen Muskel hineinschiebt. Mit dieser Entwicklung ist die Richtungsänderung der Muskelbündel des jetzt retikulär erscheinenden Muskelteiles verbunden, indem die Muskelbildung ihre Richtung teilweise ändert und stark nach hinten, mehr nach innen verläuft. Diese Entwicklung des retikulären Teiles des Muskels verändert die gesamte Gestalt des Ciliarmuskels auf meridionalen Schnitten. Die Drehung der Muskelbündel aus der meridionalen in eine mehr radiäre Richtung verschiebt die breiteste Stelle des Muskels aus der Gegend des hinteren Endes des gefalteten Teiles des Strahlenkörpers nach vorne und führt gleichzeitig zu einer Dickenzunahme des Muskels. Infolge dieser Umwandlung nimmt der Ciliarmuskel auf meridionalen Schnitten statt der ursprünglichen, spindelförmigen eine dreieckige Gestalt an.

Das Alter, in dem sich diese Umwandlung vollzieht, ist nach E. FUCHS (l. c.) sehr verschieden. Er fand ein kindliches Verhalten in den Augen von 5 und 11jährigen Kindern, dagegen hatte der Ciliarmuskel bei einem 7jährigen Kinde fast das gleiche Aussehen wie beim Erwachsenen.

Während die Ausbildung des meridionalen Teiles des Ciliarmuskels (BRÜCKEscher Muskel) keinen bedeutenden Schwankungen unterworfen ist, bestehen solche bei der Ausbildung des retikulären Teiles. In kurzsichtigen Augen weicht die Richtung seiner Bündel nur wenig von der meridionalen ab, so daß sie sich bei oberflächlicher Betrachtung nicht vom BRÜCKEschen Muskel abheben. Erst bei genauerer Betrachtung läßt sich eine größere Menge interstitiellen Bindegewebes finden, welche den Muskel etwas gegen die radiäre Richtung drängt.

Der meridionale Teil des Ciliarmuskels enthält, wie erwähnt, nur sehr wenig Bindegewebe, das erst nach der ersten Jugend erkennbar wird. Zu seinem Nachweis eignen sich Frontal- oder Tangentialschnitte durch den Muskel besser als meridionale. Von dem die größeren Gefäße und Nervenstämme stets umhüllenden Bindegewebe spalten sich feine Gewebszüge ab, die mit den Gefäßverzweigungen und kleineren Nervenstämmen zwischen die Muskelbündel eindringen und ihnen Capillaren und Nerven zuführen. Die Menge des in einem Schnitte sichtbaren Bindegewebes hängt davon an, ob auf ihm größere Gefäße getroffen sind oder nicht. Im ersteren Falle kann man eine ganz ansehnliche Menge von Bindegewebe finden, in letzterem ist es spärlich. Sehr wechselnd ist der Gehalt der Bindegewebszüge an Chromatophoren. Er steht in direktem Verhältnis zur mesodermalen Pigmentierung der Gefäßhaut.

Besondere Verhältnisse bestehen am vorderen Ende des Ciliarmuskels. Das Balkenwerk der Kammerbucht und der Lederhautwulst dienen dem Ciliarmuskel als Ansatz. Das Balkenwerk selbst besteht aus kollagenen Bindegewebsfasern, die von elastischen begleitet werden und den ersteren außen anliegen. Nach hinten zu nimmt die Menge des kollagenen Bindegewebes ab, während sich das elastische Gewebe in derselben Mächtigkeit nach hinten fortsetzt. Die vorne dicht aneinander liegenden elastischen Fasern streben nach hinten zu auseinander. Die äußersten liegen der Lederhaut an, andere verlaufen zwischen den Bündeln des BRÜCKEschen Muskels, auch dort, wo sich kollagene Elemente nicht nachweisen lassen. In den rückwärtigen und äußeren Teilen des Gerüstwerkes der Kammerbucht, also in der Gegend der Wurzel der Regenbogenhaut, findet sich ein lockeres Gewebe mit vorwiegend kreisförmig äquatorial verlaufenden Fasern, deren großen Teil elastische Fasern bilden. Es entsteht auf diese Weise ein elastischer, mit Bindegewebe untermischter Ring, der bei manchen Individuen kräftig ausgebildet ist. Die Entwicklung des Bindegewebes an dieser Stelle ist von der größeren oder geringeren Rückbildung des Stromas der Regenbogenhaut und damit von der stärkeren oder geringeren Entfaltung der Kammerbucht und vom Verhalten des zirkulären und meridionalen Anteiles des Ciliarmuskels abhängig. Diese beiden Teile des Muskels können eng aneinander liegen oder durch eine verschieden stark ausgebildete Bindegewebsmasse voneinander getrennt sein.

Reichliches, bindegewebiges Stroma findet sich im retikulären Anteil des Ciliarmuskels. Die einzelnen Muskelbündel sind durch verschieden dicke Bindegewebsbalken oder -platten, die allenthalben miteinander in Verbindung stehen, voneinander getrennt. Je weiter nach innen, desto größer ist die Menge der elastischen Fasern in diesem bindegewebigen Balkenwerk. Die aus dem letzteren zwischen den Muskelbündeln nach innen zu austretenden elastischen Fasern sammeln sich am hinteren Ende des gefalteten Teiles des Strahlenkörpers zu Bündeln und schließen sich weiter hinten zu einer kompakten elastischen Lage, der Lamina elastica, zusammen. Die Ausbildung der Bindegewebsschichte zwischen Muskel und Lamina elastica, die Grundplatte, und ebenso das Bindegewebe zwischen den Muskelbündeln selbst nimmt mit dem Alter zu. Beim Neugeborenen, dem Kleinkinde ist diese Bindegewebsmasse nur spärlich entwickelt. Es zeigt sich hier dasselbe Verhalten wie beim fibrillären Bindegewebe zwischen der basalen Membran und der Lamina elastica.

Chromatophoren können überall nach außen von der Lamina elastica vorkommen, wo sich elastische und kollagene Bindegewebsfasern finden. Die Chromatophoren dringen mit der Suprachorioidea in den meridionalen Teil des Ciliarmuskels ein, sie finden sich im interstitiellen Gewebe des Ciliarmuskels und in der Grundplatte des Strahlenkörpers. Ebenso wie in der übrigen Gefäßhaut ist das Verhalten der Chromatophoren individuell sehr verschieden. Ihre Zahl und Pigmentierung schwankt in weiten Grenzen. In manchen Augen ist der Strahlenkörper beinahe pigmentlos. Die Chromatophoren sind gering an Zahl und enthalten sehr helles Pigment oft nur in geringer Menge. In anderen Augen ist das Stroma des Strahlenkörpers sehr dunkel, weil die Chromatophoren sehr zahlreich und mit dunkelbraunem Pigment angefüllt sind.

Der Ciliarkörper der *Neger* ist sehr auffallend durch seinen Gehalt an breit ausladenden länglichen Chromatophoren, die außerordentlich dunkles Pigment enthalten können. Die Braunfärbung übertrifft stellenweise sogar die der Anthropoiden.

Für die Chromatophoren des Strahlenkörpers gilt das von den Verhältnissen in der Aderhaut Gesagte. Auch im Strahlenkörper wird die Lagerung der Chromatophoren vom Bau der sie umgebenden Teile wesentlich beeinflußt. Ihre Längsachse und Hauptebene richtet sich nach dem Verlauf der kollagenen und elastischen Fasern, zwischen denen sie liegen. Im BRÜCKEschen Muskel liegen sie parallel zu den Ebenen der Muskelplatten. Ähnlich verhalten sie sich auch im retikulären Anteil des Muskels. In der Grundplatte des Strahlenkörpers und in seinen Fortsätzen sind die Chromatophoren gewöhnlich spärlicher als im äußeren und vorderen Teile des Strahlenkörpers. Vor dem Ciliarmuskel, wo die große, kompakte Masse des bindegewebigen Stromas vorhanden ist, bilden die Chromatophoren ein dreidimensionales Netzwerk und liegen in scheinbar unregelmäßiger Anordnung. In der Umgebung der Gefäße sind sie oft zahlreicher als in der Nachbarschaft und können zirkulär angeordnet sein. Mitunter ist aber gerade das perivaskuläre Gewebe frei von Chromatophoren, so daß sich die Gefäße durch den helleren Ton des sie umgebenden Gewebes vom stärker pigmentierten Stroma abheben.

Besondere Beachtung verdienen die Alterserscheinungen im Bereiche des Ciliarmuskels. Der Prozeß, durch den der kindliche Ciliarmuskel den Typus der Erwachsenen annimmt, setzt sich im Laufe der Jahre weiter fort, so daß sich das interstitielle Bindegewebe stetig vermehrt. Im späteren Alter tritt Sklerosierung des Bindegewebes als echte Altersveränderung auf. Die Bindegewebsfasern werden zahlreicher und dicker. Dadurch drängen sie sich eng aneinander, und die Streifung der Bindegewebsbündel wird breiter und deutlicher. Das Zwischengewebe im retikulären Teil des Ciliarmuskels wird dicker, färbt sich stärker mit Eosin und Säurefuchsin. Seine Kerne werden länger, aber auch spärlicher. Die Verdickung des Bindegewebes im retikulären Teil des Ciliarmuskels drängt die Muskelbündel weiter auseinander; die Bindegewebsmaschen werden kürzer, ihre Begrenzung gewundener, wodurch die Muskelbündel aus ihrer ursprünglichen Richtung abgedrängt werden. Ihre Richtung nähert sich immer mehr der äquatorialen, so daß es oft schwer fällt, die Bündel des retikulären Anteiles von denen des MÜLLERschen Muskels zu unterscheiden. Bei stärkerer Entwicklung dieser Altersveränderung kommt es zu teilweiser Atrophie der Muskelfasern, die um so ausgesprochener ist, je stärker sich das Bindegewebe vermehrt. Die Bündel des MÜLLERschen Muskels, die in einem viel lockereren Bindegewebe liegen, das nebenbei auch spärlicher ist, sind aus diesem Grunde dem senilen Schwunde weniger unterworfen. An den Altersveränderungen nimmt auch das Gewebe der Grundplatte teil. Mit der Sklerosierung vermindert sich die Zahl der Chromatophoren, die wahrscheinlich zugrunde gehen. Die letzte Stufe der Altersveränderungen bildet die hyaline Entartung des Bindegewebes: seine Färbbarkeit mit Eosin nimmt noch stärker zu, die Streifung des Bindegewebes wird undeutlicher und verschwindet schließlich vollständig. Es tritt Zerklüftung der hyalinen Masse auf, die in unregelmäßige Schollen zerfällt. Dabei erfährt das Bindegewebe eine weitere Volumzunahme. Die Muskelbündel leiden noch mehr, und die Gesamtmasse des Muskels nimmt zwar zu, aber lediglich durch Vermehrung des Bindegewebes bei gleichzeitigem Schwund der Muskelelemente. Die hyaline Umwandlung des Bindegewebes tritt im interstitiellen Gewebe des Muskels meist später auf als in den Ciliarfortsätzen. Nach dem Gesagten ist es begreiflich, daß der retikuläre Anteil des Muskels am meisten leidet, während der meridionale und äquatoriale Teil infolge der geringen Menge ihres interstitiellen Bindegewebes von den beschriebenen Altersveränderungen in der Regel verschont bleiben. Nur in besonders ausgesprochenen Fällen ergreift die Sklerosierung auch das interstitielle Bindegewebe des BRÜCKEschen Muskels und das die Bündel des MÜLLERschen Muskels locker umgebende Bindegewebe. Als Zentren, um welche die hyaline Umwandlung des Bindegewebes besonders früh und intensiv auftritt, erscheinen oft größere Gefäße. Die Sklerosierung des Bindegewebes im Strahlenkörper geht meist parallel mit der Homogenisierung der Gefäßwandungen. Diese Erscheinung ist besonders in den Ciliarfortsätzen deutlich ausgeprägt. Nach E. FUCHS (1928) schwankt das Alter, in dem die Sklerosierung des Bindegewebes und die Atrophie der Muskulatur eintritt, sehr stark. Als jüngsten, wohl pathologischen Fall führt er den eines 22jährigen Mädchens an, die an Schrumpfniere gestorben war, und bei der die Sklerosierung des Bindegewebes im Strahlenkörper eine Begleiterscheinung schwerer sklerotischer Prozesse der Arterien der Netzhaut und der Aderhaut darstellte. Schwere Sklerose fand er im Alter von 55 Jahren, während sie bei 80jährigen oft viel geringer war. Besondere Ausbildung der Sklerosierung des Bindegewebes im Strahlenkörper fand ich bei einem 45 Jahre alten Manne, der an Krebs gestorben war.

Wie bereits erwähnt, schwankt die Länge des Ciliarmuskels bedeutend (S. 137). Die Länge des kürzesten betrug nach meinen Messungen 2,3 mm, die des längsten 6,4 mm. Diese Befunde stimmen mit denen von E. FUCHS überein, der in einem Falle das hintere Ende des Muskels gegenüber dem rückwärtigen

Ende des gefalteten Teiles des Strahlenkörpers fand, während es in einem anderen Falle 2,5 mm hinter der Ora serrata lag.

Der Ciliarmuskel ist aus glatten Muskelzellen aufgebaut, die etwa 0,045 mm lang und 0,006—0,009 mm breit sind [EBNER (1899)]. Ihre Kerne sind meist oval, weniger gestreckt als in den meisten anderen glatten Muskeln. Die Längsstreifung der Muskelzellen ist sehr deutlich. BOEKE (1933) beschreibt ein syncytiales Verhalten der Muskelmasse des Ciliarmuskels, in der die Grenzen der einzelnen Zellen nicht unterscheidbar sind.

Die Entwicklung des Ciliarmuskels und seiner einzelnen Portionen scheint in der ganzen *Tierreihe* mit der Formveränderlichkeit der Linse, d. h. mit dem Grad, möglicherweise auch mit der Geschwindigkeit der Akkommodation parallel zu gehen. So wie beim *Menschen* sind im allgemeinen die Ciliarmuskeln bei den Anthropoiden und Affen entwickelt. Mit wenigen Ausnahmen unterscheiden sich die Muskeln bei diesen nur durch den viel höheren Gehalt an Chromatophoren im Bindegewebe. Bei den *Halbaffen* mit ihrer viel stärker gewölbten Linse finden sich, da offenbar geringere Akkommodation des im allgemeinen wohl hyperopischen Auges besteht, nur schwächere Muskulatur.

Bei *Lemuren* fand KOLMER besonders bei *Lemur rufifrons* den Ciliarmuskel sehr kräftig, ebenso bei *Loris graedus* und *Nycticebus tachygradus* hauptsächlich seine meridionalen Portionen. Auch bei *Chirogaleus* sind nur die radiären Portionen des stark pigmentierten Ciliarmuskels entwickelt.

Bei *Galago* fand KOLMER einen aus meridionalen Fasern zusammengesetzten, viel Pigment enthaltenen Ciliarmuskel.

Mit Hilfe der Azanfärbung, die Muskulatur und Bindegewebe sehr gut hervorhebt, ließ sich das Vorkommen von Muskeln im Ciliarkörper beim *Elefanten* nicht mit Sicherheit nachweisen. Der Ciliarkörper, der sehr kompliziert gegliederte Fortsätze aufweist, enthält im Stroma verzweigte Bindegewebszellen.

Beim *Schwein* ist der Ciliarmuskel schwach entwickelt. Bei den *Carnivoren* ist die Akkommodation nach den bisherigen Untersuchungen [HESS und HEINE (1898), KAHMANN (1932)] weit geringer, deshalb auch die Muskulatur im allgemeinen schwächer entwickelt. Eine Ausnahme bilden die wasserlebenden *Carnivoren* (z. B. *Lutra*), deren Ciliarkörper HESS (1909) untersuchte. Auch die eigentlichen *Wassersäugetiere* besitzen Ciliarmuskulatur [s. PÜTTER (1903)].

Der Ciliarmuskel des *Seehundes* ist sehr schwach entwickelt, dagegen enthalten Iris und Ciliarkörper eine große Menge sehr dickwandiger arterieller Gefäße, auch finden sich kräftige, markhaltige Nerven. Dem *Seehund* fehlt ein Sims am Ciliarkörper.

Beim *Eisbären* ist der Ciliarmuskel sehr gut entwickelt, der Strahlenkörper und die Iris dicht erfüllt von großen Chromatophoren, die eine gewisse Ähnlichkeit mit Klumpenzellen zeigen, ohne aber solche darzustellen. Sie kommen auch in gleicher Form und Anordnung in der Sklera und Chorioidea vor.

Auch beim *Löwen* fand KOLMER einen nur aus meridionalen Zügen bestehenden, sehr zarten Ciliarmuskel mit ziemlich viel Pigment.

C. Die Grundplatte des Strahlenkörpers.

Als Grundplatte des Strahlenkörpers bezeichnet man das Bindegewebe, welches zwischen Epithel und Ciliarmuskel liegt. Die Grundplatte ist vorne am dicksten, indem sie den ganzen Raum zwischen Ciliarfortsätzen, Muskel und Wurzel der Regenbogenhaut einnimmt; sie ist in der Gegend des vorderen, inneren Winkels des Strahlenkörpers am mächtigsten, verjüngt sich nach hinten zu allmählich und geht schließlich in das Stroma der Aderhaut über. Das Bindegewebe, aus dem sie besteht, setzt sich in die Ciliarfortsätze fort, deren Gerüst es bildet, da die Ciliarfortsätze lediglich aus Bindegewebe und Gefäßen bestehen. Die Grundplatte enthält meist wenig Chromatophoren. Im vorderen Teil der Grundplatte finden sich auf Meridionalschnitten aus dem Ciliarmuskel nach innen zu den Ciliarfortsätzen ziehende kleine Arterien, die auch weiter hinten gelegentlich vorhanden sind. Dem Verlaufe der Venen des Strahlenkörpers entsprechend, die von vorne nach hinten ziehen, wird auf solchen Schnitten der hintere Teil der Grundplatte oft vollständig von einer längsgetroffenen Vene ausgefüllt, wogegen in anderen Schnitten nur Stroma mit einzelnen, es senkrecht durchsetzenden, kleinen Gefäßen sichtbar ist. An frontalen Serienschnitten läßt sich die allmähliche Größenzunahme der Venen von vorne nach hinten leicht verfolgen, da ihre Querschnitte ständig größer werden. An solchen Schnitten kann man gut die von den kleinen Arterien des Ciliarmuskels abzweigenden, die Grundplatte senkrecht durchsetzenden Äste bis in die Ciliarfortsätze verfolgen (Abb. 117).

Nach innen von der Grundplatte des Strahlenkörpers liegt die Fortsetzung des in der Aderhaut zwischen Choriocapillaris und Pigmentepithel liegenden Gewebes, das aus der eigentlichen Lamina elastica chorioideae und der Basalmembran der Pigmentepithelien oder BRUCHschen Membran besteht. Entsprechend der siebenten bis achten Reihe der Pigmentepithelien hinter der Ora serrata weichen diese beiden Membranen auseinander, und zwischen ihnen erscheint feinfibrilläres Bindegewebe, das nach vorne zu an Mächtigkeit zunimmt. Die Basalmembran, die sich mit Rubin S intensiver als das umliegende fibrilläre Bindegewebe färbt, begleitet

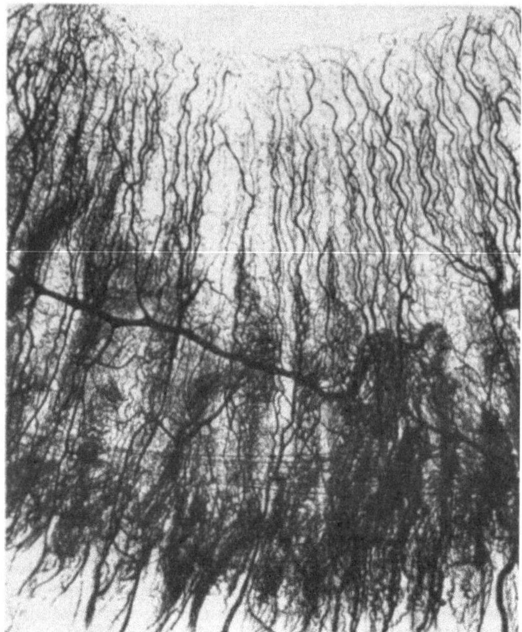

Abb. 117. Injektionspräparat der Ciliarfortsätze und der Iris des *Kaninchens* (KOLMER).

die Pigmentepithelzellen bis zum vorderen Ende des Strahlenkörpers und liegt ihnen an. Das ihr aufliegende kollagene Bindegewebe enthält Zellen, wodurch sich diese Zwischenschichte von der hinter der Ora serrata befindlichen unterscheidet, wo im capillaren Raum zwischen Lamina elastica und Basalmembran wohl kollagene Fibrillen, aber keine Zellen vorhanden sind (Abb. 118). Das Bindegewebe liegt der Basalmembran innig an und dient mit ihr zusammen als Unterlage des Pigmentepithels. Ungefähr 0,6 mm vor der Ora serrata bildet diese Zwischenschichte ein Netzwerk von Falten, die gegen das Augeninnere vorspringen, das sog. Reticulum von MÜLLER.

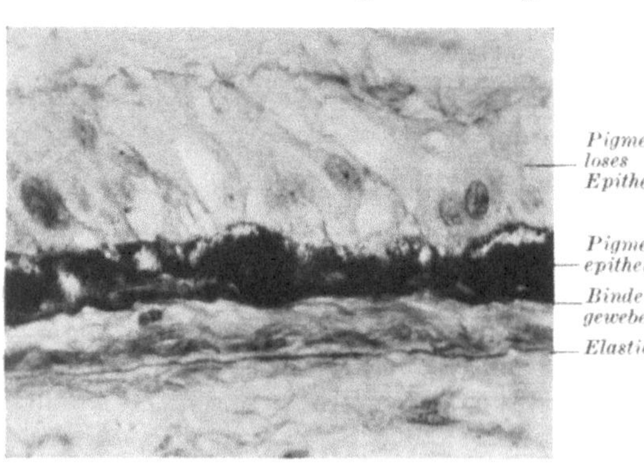

Abb. 118. Querschnitt durch den flachen Teil des Strahlenkörpers. Epithel, Elastica, Bindegewebe (KOLMER).

Zum Studium dieser Bildungen eignen sich vor allem Flächenpräparate nach dem von SALZMANN (1900) angegebenen Verfahren, ferner Meridional-, Frontal- und Flächenschnitte. Zu den Macerationspräparaten verwendet man am besten Leichenaugen, bei denen sich die Epithelien leicht von den durch Fäulnis nicht angegriffenen cuticularen bindegewebigen Gebilden ablösen. Bei stumpfer Ablösung der Netzhaut an der Ora serrata kann man das Pigmentepithel mit allen nach innen davon liegenden Gebilden von der Unterlage ablösen. Nur in manchen Maschen oder Gruben des Reticulums bleiben Pigmentepithelien haften, was aber die Untersuchung nicht weiter stört. Nun entfernt man nach Umdrehung des Präparates den Ciliarmuskel und die Gefäßschichte; das ungefärbte Präparat wird mit der Innenseite nach oben in Glycerin eingeschlossen. An Flächenpräparaten kann man nicht nur die Anordnung der Leisten des Reticulums gut studieren, sondern auch die Beziehungen der Leisten zu den umliegenden Gebilden (Abb. 119). Freilich kann man auf solchen Präparaten nicht das

Reticulum in seiner ganzen Ausdehnung untersuchen. Das Reticulum ist individuellen Schwankungen stark ausgesetzt und bei Jugendlichen weniger entwickelt als im Alter. STEIN (1932) hat darauf aufmerksam gemacht, daß die Maschen des Reticulums und die darin enthaltenen Gruben entsprechend den dunkleren Streifen des Strahlenkörpers und dem vor der Ora gelegenen Pigmentgürtel besonders groß und tief und in geschlossenen Reihen bzw. Zonen angeordnet sind. Diese großen Maschen fassen 4—6 Pigmentepithelzellen, weisen einen Durchmesser von 0,04 bis 0,05 mm auf und bilden annähernd meridional verlaufende Reihen, die durch ihnen entsprechende, besonders hohe Leisten begleitet werden. Diese Leisten treten am gefärbten Präparat als dunkle Bildungen hervor (Abb. 120). Die

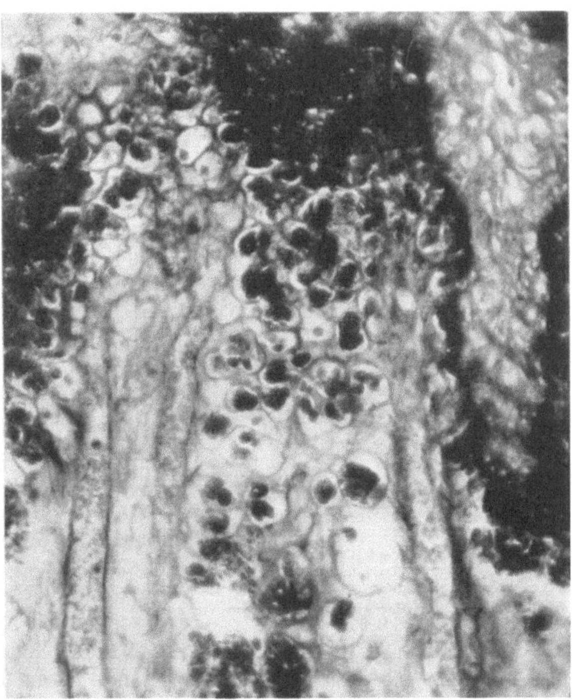

Abb. 119. Flachschnitt durch den vorderen Teil des Strahlenkörpers. MÜLLERsches Reticulum, Pigmentepithel in dessen Vertiefungen, abführende Venen des Strahlenkörpers. Vergr. etwa 80fach (KOLMER).

dicken Leisten werden von der Basalmembran und außerdem noch von reichlichem interlamellarem Bindegewebe gebildet, das ihnen eine zarte Streifung gewährt. Zu beiden Seiten solcher mächtiger Leisten liegen die weiten Maschen. Zwischen den Reihen großer Maschen liegen kleinere, von 0,01—0,002 mm Durchmesser, die dementsprechend nur 1—2 Pigmentzellen fassen. Im allgemeinen sind die Maschen im hinteren Teile des Reticulums größer als im vorderen. Die geschilderten Verhältnisse sind im Strahlenkörper auf der Schläfenseite deutlich ausgebildet, während diese charakteristische Anordnung im nasalen Teil des Strahlenkörpers weniger ausgesprochen ist. Die am weitest hinten liegenden großen Maschen des Reticulums sind zumeist unvollständig, indem sie nach hinten zu offen sind. Sie liegen auch nicht überall in gleichmäßiger Breite, da sie entsprechend den Zacken der Ora serrata nach vorne vorspringende Streifen bilden. Die großen Maschen sind dort, wo der Strahlenkörper am breitesten ist, zahlreicher als in den übrigen Teilen, d. h. oben und nasal, wo sie mitunter fast vollständig fehlen. Nach vorne, gegen den gefalteten Teil des Strahlenkörpers zu liegen kleinere Maschen, zwischen die gelegentlich eine größere eingeschaltet ist. Entsprechend dem kleinen zusätzlichen Fältchen beim Übergang des flachen in den gefalteten Teil des Strahlenkörpers sind die Leisten des Reticulums am stärksten entwickelt; die Maschen sind klein und die von ihnen begrenzten Gruben tief und eng. Da die gegen das Augeninnere zu vorspringenden Leisten verdickte Ränder besitzen, so ist die Öffnung der Gruben enger als ihr Grund. Infolgedessen werden die diese Gruben auskleidenden Epithelzellen, deren Verbände acinösen Drüsen ähnliche Anordnung haben, in diesen Gruben gewissermaßen eingeklemmt. Ihre Verbindung mit der Unterlage ist daher hier besonders fest, was eine funktionelle Bedeutung hat. Die Dicke der Falten schwankt zwischen 0,002 und 0,006 mm. Von der Fläche gesehen weisen die dickeren Leisten des Reticulums eine Streifenbildung auf als Ausdruck des an diesen Stellen deutlicher sichtbaren, weil reichlicheren kollagenen Bindegewebes der Zwischenschichte. Die Bindegewebsfasern der Zwischenschichte verlaufen annähernd parallel zur Oberfläche des Strahlenkörpers und durchziehen den Raum zwischen Basalmembran und Lamina elastica, die sehr schrägen Verlauf nimmt. Dadurch entsteht bei nicht genügend genauer Färbung der Eindruck einer oberflächenparallelen Streifung dieser Zwischenschichte. Die den Pigmentepithelien überall innig anliegende Basalmembran hat entsprechend den Unebenheiten des MÜLLERschen Reticulums eine wellige Gestalt. Histologisch besitzt sie dieselbe Beschaffenheit wie in der Aderhaut.

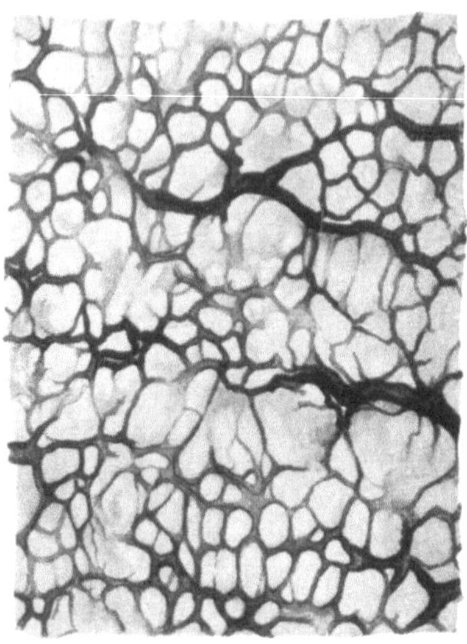

Abb. 120. MÜLLERsches Reticulum im vorderen Teil des Orbiculus ciliaris des *Menschen;* Flächenpräparat, Zupfpräparat. Färbung mit Hämatoxylin von MALLORY. (Nach SALZMANN.) Vergr. 285fach.

Ihr liegt feinfaseriges, kollagenes Bindegewebe auf, das erst in der Nähe der Wurzel der Regenbogenhaut aufhört. Die Basalmembran ist bis zu ihrem vorderen Ende stets von gleicher Dicke, dagegen nimmt die Schichte feinfibrillären Bindegewebes mit der Richtung nach vorne an Mächtigkeit zu und ist im Bereiche des gefalteten Teiles des Strahlenkörpers bedeutend dicker als im flachen Teil. Auch in den Tälern sind entsprechend den Erhebungen des gefalteten Teiles des Strahlenkörpers Falten der Zwischenschichte vorhanden, die aber viel niedriger als die des Reticulums sind. Die kleinen Gruben an dieser Stelle schließen stets nur eine Zelle ein und sind seicht.

Das der Basalmembran aufliegende fibrilläre Bindegewebe ist bereits beim Neugeborenen deutlich nachweisbar, nimmt mit dem Alter an Dicke zu, was möglicherweise mit der Inanspruchnahme dieser Teile durch die Akkommodation zusammenhängt.

An Meridional- und Frontalschnitten durch die Gegend des MÜLLERschen Reticulums kann man die regional und individuell verschiedene Entwicklung der Leisten sehr gut beurteilen. Trifft ein Meridionalschnitt den Verlauf eines Pigmentstreifens des Strahlenkörpers des Schläfenteiles desselben, so kann man eine 1—1,5 mm breite Zone mit 20—40 Leisten im Schnitte treffen, die sich allmählich nach vorne zu verflachen. An anderen Stellen sind die Leisten spärlicher und niedriger. An frontalen Schnitten sind die Unterschiede der

Ausbildung des MÜLLERschen Reticulums entsprechend den Pigmentstreifen
und den Zwischenräumen in ihnen besonders deutlich erkennbar (Abb. 121
u. 122). Neben diesen regionären Unterschieden gibt es auch individuelle
Verschiedenheiten, die mit dem Alter zusammenhängen, da die Ausbildung
des MÜLLERschen Reticulums mit den Jahren zunimmt. Die Bekleidung der
Gruben des MÜLLERschen Reticulums mit Pigmentzellen kann stellenweise
den Eindruck hervorrufen, als ob das Pigmentepithel an manchen Stellen nicht
ein-, sondern mehrschichtig wäre, was durch die besondere Flächenentwicklung

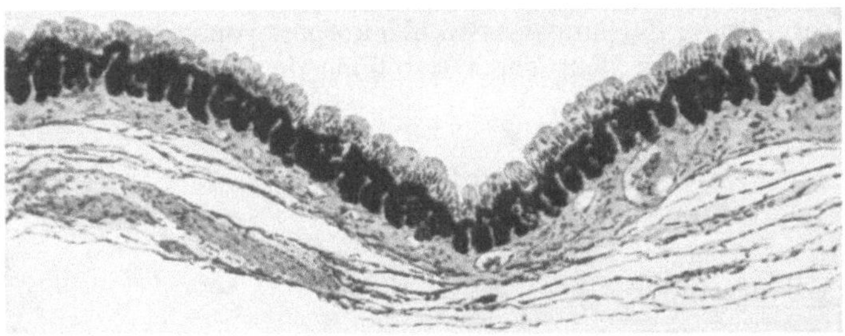

Abb. 121. Frontalschnitt durch den flachen Teil des Strahlenkörpers der temporalen Seite, knapp vor der
Ora serata, durch die Zone der Pigmentepithelausstülpungen. 88fache Vergr. (Nach R. STEIN.)

dieser Gegend bedingt ist. Die Anordnung der Zellen in den größeren Gruben
des Reticulums erinnert, wie erwähnt, an den Aufbau von Drüsenacinis,
so daß von TREACHER COLLINS (1892) und auch anderen Forschern diese
Bildungen als Drüsen aufgefaßt wurden. Diese Auffassung wird schon dadurch
widerlegt, daß die Schichte pigmentloser Epithelzellen diese Stellen lückenlos
überzieht.

Die Lamina elastica chorioideae trennt sich bereits hinter der Ora serrata
von der Basalmembran. Sie besteht aus einem dichten Filz elastischer Fasern,

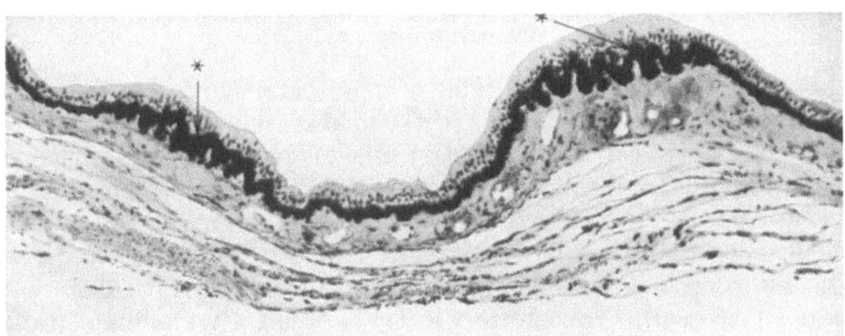

Abb. 122. Wie Abb. 121. Der Schnitt weiter vorn. Der Schnitt trifft die zackenförmigen Ausläufer des
Pigmentstreifens. 88fache Vergr. (Nach STEIN.)

die meist in der Ebene der Membran verlaufen [WOLFRUM (1918)] (Abb. 123).
Bereits hinter der Ora serrata biegen einzelne dieser elastischen Fasern in ihrem
Verlaufe um, treten aus der Ebene der Membran heraus und dringen in das
zwischen den Capillaren liegende Gewebe ein. Im wesentlichen ist die Lamina
elastica auch im Bereiche des Strahlenkörpers von gleichem Bau. Auf Meridionalschnitten hat sie einen leicht welligen Verlauf und entfernt sich nach
vorne zu immer mehr von der Basalmembran, nimmt auch an der Faltenbildung
der Zwischenschichte nicht teil. Sie trennt die Zwischenschichte von der Grundplatte und den Venen des Strahlenkörpers.

Nach vorne zu wird das Netz elastischer Fasern der Lamina elastica gröber. Größere Bündel elastischer Fasern treten zwischen den Venen durch und verlaufen in der Richtung nach vorne und außen und dringen schließlich in die Bündel des Ciliarmuskels ein. Sie umhüllen die zipfelförmigen Enden der Ciliarmuskelbündel, so daß sie als deren elastische Fortsetzungen erscheinen und als deren Sehnen gelten müssen. Eine ganze Anzahl solcher Faserbündel zweigt von der Lamina elastica ab. Am Beginn des gefalteten Teiles des Strahlenkörpers hört die Lamina elastica auf, indem sich ihre Fasern im umgebenden Bindegewebe aufsplittern.

Bei sehr sorgfältiger Färbung des Strahlenkörpers von normalen Erwachsenen erzielte KOLMER eine sehr deutliche Darstellung der elastischen Fasern an den

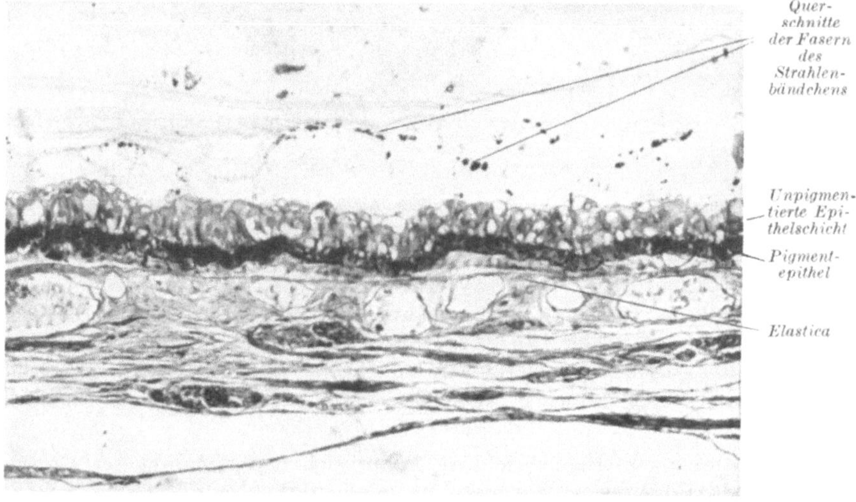

Abb. 123. Flacher Teil des Strahlenkörpers des *Menschen*. Orcein, Wasserblau, Unna, Arterien und Venen, Elastica (KOLMER).

Gefäßen, konnte sich aber absolut nicht davon überzeugen, daß durch Elasticafärbung eine Kittsubstanz zwischen den Ciliarmuskelfasern dargestellt wird.

Bei manchen *Menschen* läßt sich elastisches Gewebe in den Ciliarfortsätzen im Stroma, besonders deutlich zwischen den einzelnen Gefäßschlingen, in streifenweiser Anordnung nachweisen.

Zahlreiche Elemente des Strahlenkörpers, polymorphe Zellen, die bis über 0,04 mm groß werden können, speichern als Bestandteile des reticuloendothelialen Apparates der Uvea saure Farbstoffe wie Trypanblau, Pyrrholblau und Lithioncarmin. Kleinere derartige Elemente finden sich in der Aderhaut, wie man nach mehrmaliger Injektion der betreffenden Farbstoffe bei albinotischen *Kaninchen* am besten studieren kann. Über die Einzelheiten wahrscheinlich auch im menschlichen Auge vorhandener entsprechender Elemente ist kaum etwas bekannt [FARINA (1928), KOLMER].

Die Speicherung der Pars ciliaris gleicht den Vorgängen im Epithel des Plexus chorioideus. Die Speicherungen in den bindegewebigen Anteilen erfolgen wie sonst im Bindegewebe. Die Speicherung des ektodermalen Epithels gleicht den Vorgängen am Schmelzorgan des jungen Zahnes, die KOLMER gleichfalls untersucht hat. Über die Herkunft des Kammerwassers lassen die Farbstoffbefunde keinen sicheren Schluß zu (W. KOLMER).

BLOTEVOGEL (1924) beobachtete bei jungen *Mäusen* Speicherung des sauren Farbstoffes Trypanblau im Strahlenkörper.

D. Die Nerven des Strahlenkörpers.

Die Nerven des Strahlenkörpers stammen aus dem Ganglion ciliare durch
Vermittlung der kurzen Ciliarnerven und der beiden, jede lange Ciliararterie
begleitenden langen Ciliarnerven. Diese Nerven enthalten Fasern, die von 2

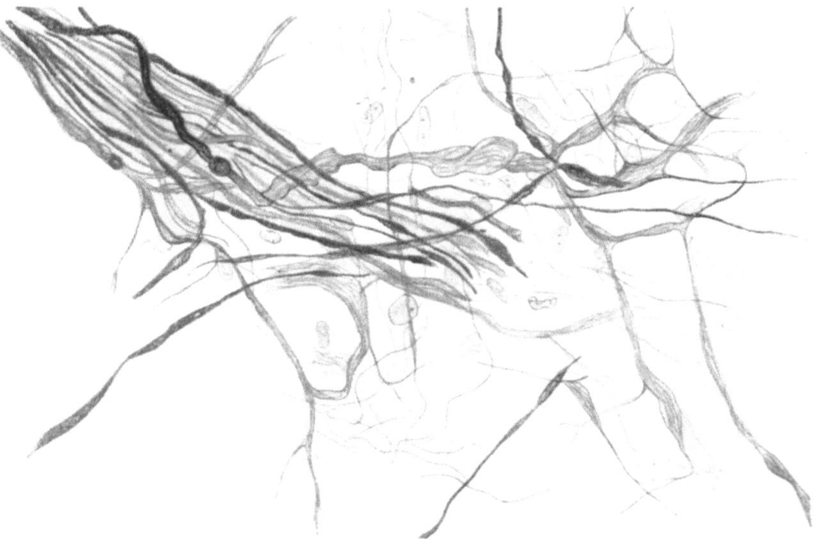

Abb. 124. Im Strahlenkörper sich aufspaltende markhaltige Nervenfasern (KOLMER).

oder 3 Ästen des Nervus nasociliaris, also dem ersten Trigeminusaste, solche
die vom Oculomotorius entstammen, sowie sympathische Fasern. Ein Teil
der Verästelung der kurzen Ciliarnerven und die beiden langen Ciliarnerven
versorgen die Regenbogenhaut, und zwar hauptsächlich die letztere, nur einige
Ästchen nehmen auch an der Innervation
des Strahlenkörpers teil. Die kurzen Ciliarnerven bilden zwischen Lederhaut und
Strahlenkörper in der Höhe der hinteren
Enden der Ciliarfortsätze ein dichtes Geflecht markhaltiger und markloser Fasern
(Plexus ciliaris), das also auf der Außenseite des Strahlenkörpers liegt und mit
seinen Ästen in ihn eindringt (Abb. 124).
Sowohl im Verlauf der zuführenden Nervenstämme als auch im Plexus, der dem
Strahlenkörper aufliegt, finden sich Ganglienzellen, denen AGABABOW (1912) öfters
eine birnenförmige Gestalt zuschreibt und
deren Durchmesser etwa 0,012 mm beträgt.

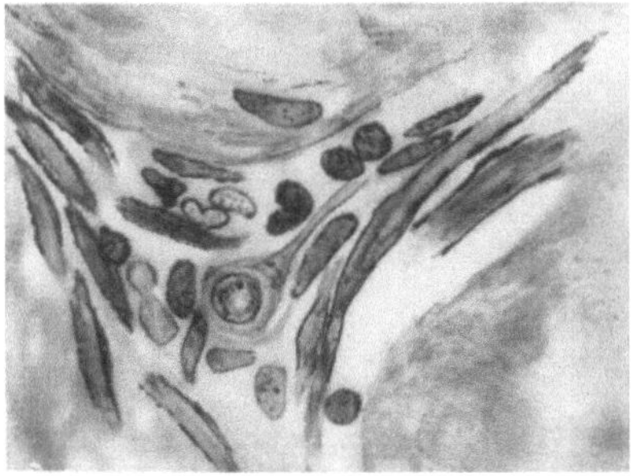

Abb. 125. Ganglienzelle umgeben von markhaltigen Nervenfasern in der Mitte des Ciliarmuskels des *Menschen*. Vergr. 405fach (KOLMER).

Im Strahlenkörper des *Menschen* sind im allgemeinen die Ganglienzellen äußerst
selten. Einmal fand KOLMER eine Gruppe von solchen Elementen, die längsoval
$0,027 \times 0,012$ mm groß waren und kugelige, 0,009 mm große Kerne besaßen,
am Rande der innersten Faserlagen des Ciliarmuskels im Bindegewebe, außerhalb der daselbst befindlichen, gewellten, elastischen Faserlagen. Es schien
dabei, daß einzelne Zellen mehrpolig seien. Im Ciliarmuskel selbst sind Ganglienzellen öfters zu finden, wie die Abbildungen (Abb. 125, 126, 127) zeigen. BOEKE
(1933) hat Zellen, die Ganglienzellen äußerst ähnlich sehen, im Verlaufe der

Nervenstämmchen vielfach angetroffen. Er hält sie aber nicht für Ganglienzellen, sondern für SCHWANNsche Zellen. Demgegenüber sei bemerkt, daß die abgebildeten Zellen doch von SCHWANNschen Zellen verschieden sind und nach ihrem Bau als Ganglienzellen gelten müssen.

Vom ringförmigen Plexus gangliosus ciliaris [W. KRAUSE (1861)] ziehen Äste in die Hornhaut und in die Regenbogenhaut. Der Rest dient der Innervation des Strahlenkörpers, wobei motorische, vasomotorische und sensible Fasern vorhanden sind. BIETTI (1897) und AGABABOW (l. c.) beschreiben einen Plexus auf der Oberfläche des Ciliarmuskels, der sich in ein sehr feinfaseriges Endnetz auflöst. Im gröberen Plexus finden sich zahlreiche, markhaltige Nervenstämmchen, die auch in den Ciliarmuskel selbst eindringen (Abb. 128). Die älteren Autoren beschreiben im Ciliarmuskel zum Teil Endplatten oder geben wie AGABABOW (l. c.) an, daß die Fasern in der Höhe des Kernes der Muskelfasern enden, ohne in die Zelle einzudringen.

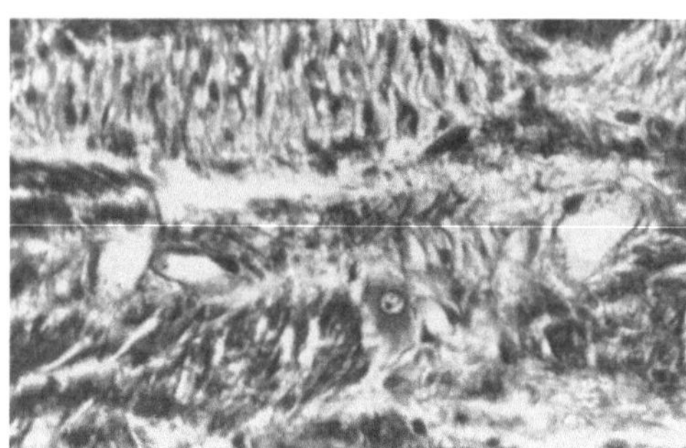

Abb. 126. Kleine Ganglienzelle zwischen Nerven- und Muskelbündeln im Ciliarmuskel des *Menschen* (KOLMER).

Im allgemeinen gelingt es, mit Methylenblau vital auffallend reiche, die zahlreichen Gefäße umspinnende Geflechte zu färben, die auch als äußerst zarte Plexus in die Media und Adventitia derselben eindringen. Dagegen werden durch die Silberfärbungen fast ausschließlich die die glatten Muskeln innervierenden marklosen Plexus ausgefärbt, während die Vasomotoren zumeist ungefärbt bleiben. In den breiteren Bündeln des Ciliarmuskels, in seinem caudalen Anteil, sieht man am häufigsten feinste Nervenverästelungen mit kleinsten Ösen endigen, und zwar sieht man die Fasern in längerem Zickzackverlauf sich außerordentlich verdünnen, bis auf etwa 0,0002—0,0003 mm und dann in die Endöse übergehen, deren Ring aus ebenso zartem Material gefügt erscheint; daneben findet man Ringe, die viel kompakter erscheinen. Diese Art von Endigungen sind zuerst von BOEKE (1915, 1922) im menschlichen Ciliarmuskel dargestellt worden. Nicht selten findet man, daß von einem solchen, etwas unregelmäßigen Ring oder Retikulare noch eine weitere, an der Grenze der Sichtbarkeit stehende „ultraterminale" Fibrille weiterzieht. Es ist meistens nicht möglich, sie bis zu ihrer Endigung zu verfolgen. Eine auffällige Beziehung dieser Ösen zu den Muskelzellkernen konnte KOLMER nicht beobachten; sie können in der Nähe des Kernes oder auch in größerer Entfernung von ihm an der Muskelzelle endigen.

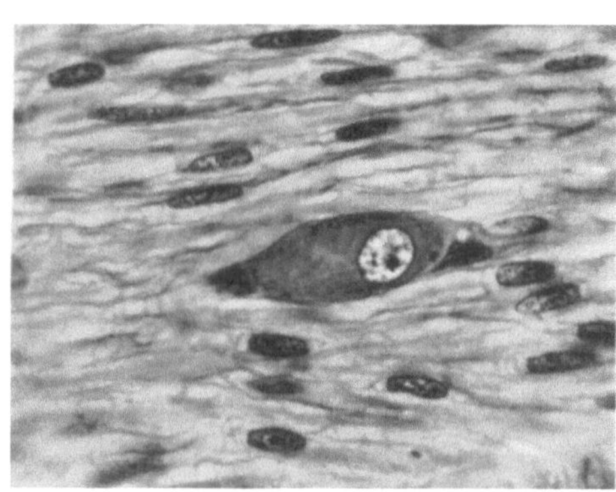

Abb. 127. Ganglienzellen im Ciliarmuskel des *Menschen* (KOLMER).

BOEKE (1933) dagegen beschreibt als nervöse Endigung im Ciliarmuskel Ringe und Retikularen, von denen mitunter noch feinste Fädchen sich ins

Cytoplasma der Muskelzellen hinein verfolgen lassen. Die in außerordentlicher Mannigfaltigkeit sich darstellenden Nervenendigungen liegen den Muskelkernen unmittelbar an und dellen sie vielfach ein (Abb. 129). Es kommen neben

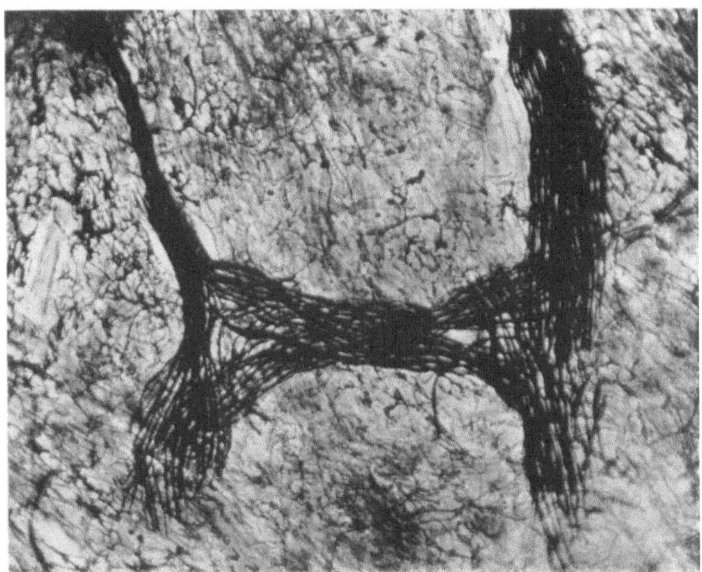

Abb. 128. Geflecht markhaltiger Fasern der Ciliarnerven im Strahlenkörper des *Menschen* (KOLMER).

wirklichem Endringen auch im Verlaufe der Nervenfasern eingeschaltete ringförmige Gebilde vor. PINES und PINSKY (1932) bestätigen auf Grund von

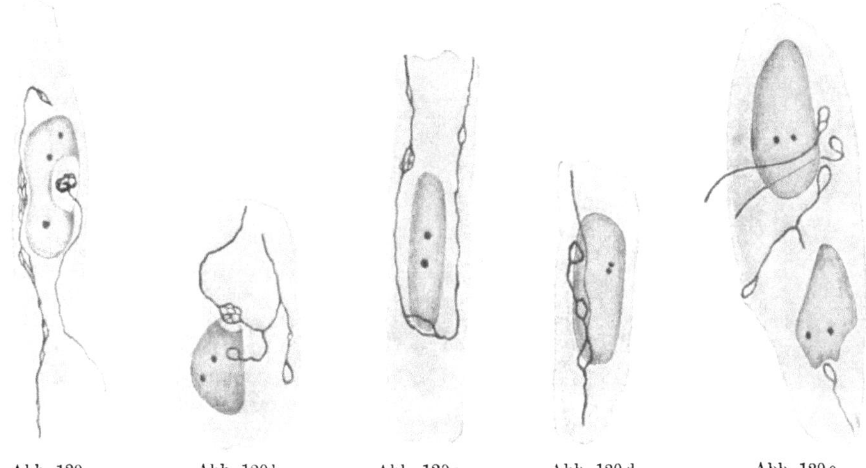

Abb. 129a.　　　Abb. 129b.　　　Abb. 129c.　　　Abb. 129d.　　　Abb. 129e.

Abb. 129a—e. Ring- und netzförmige Nervenendigungen im Musculus ciliaris des menschlichen Auges. Starke Vergrößerung. (Nach BOEKE.)

Silberimprägnation nach CAJAL und Methylenblaupräparaten BOEKES Befunde. STÖHR (1932) und REISNER (1932) beschreiben ein Terminalreticulum, das die Zellen umspinnt.

In den äußeren Bündeln des Ciliarmuskels, bei welchen glatte Muskelfasern in einer Ebene streckenweise hintereinander und parallel angeordnet sind, kann man den Verlauf der Nerven speziell beim *Affen* am besten auf große Strecken

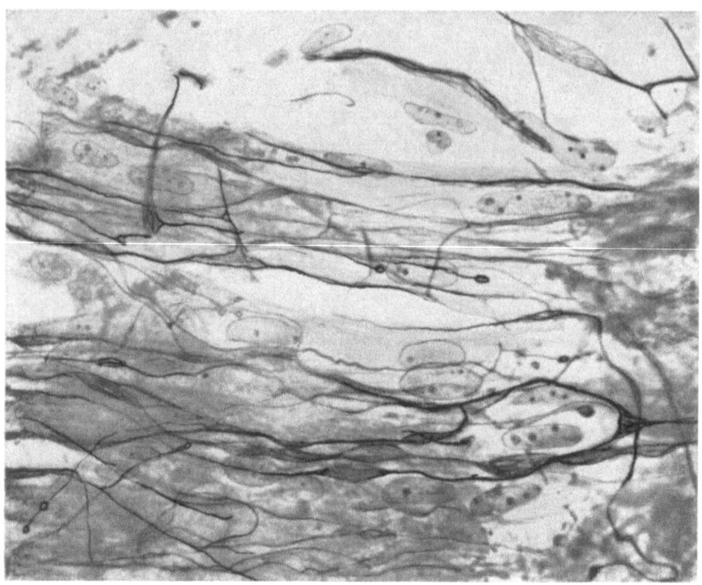

Abb. 130. 0,005 mm dicker Flachschnitt des Ciliarmuskels mit Verästelungen markloser Nervenfasern und Endretikularen. Färbung nach BIELSCHOWSKY-AGDUHR (KOLMER).

verfolgen. Die Menge der Nervenfasern ist so groß, daß erst Schnitte von 0,005 mm die Einzelheiten erkennen lassen, während auch bei der bestgelungenen Imprägnation 0,01 mm dicke Schnitte nicht mehr klar zu entwirren sind. Man

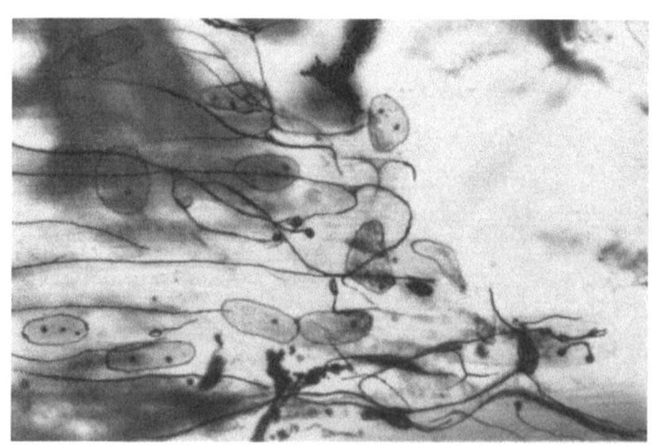

Abb. 131. Nervenplexus im Ciliarmuskel des *Menschen*. Vergr. 600fach (KOLMER).

sieht die Nerven weit an der Oberfläche der Muskelbündel ziehen, dann in diese eindringend sich oft ziemlich rechtwinklig teilen und zwischen einzelnen Muskelfasern verlaufen. Feinste Endästchen gehen von ihnen ab, die der Muskelfaser in der Gegend des Kernes dicht anliegen. Einzelne von diesen Ästchen kann man deutlich in der Nähe des Kernes mit einer Endöse, deren Substanz dicker ist als der Nervenast selbst, endigen sehen. In anderen Fällen wieder gewinnt man den Eindruck, daß eine unregelmäßige Retikulare das Ende bildet. Nicht selten sieht man von einer solchen noch weiter kaum mehr unterscheidbare Fäserchen abgehen. Andere dieser zartesten Ästchen kann man auf größere Strecken verfolgen, ohne ihr Ende wahrzunehmen. KOLMER konnte aber nicht beobachten, daß aus solchen feinen Ästen neuerlich gröbere hervorgehen, was der Fall sein müßte, wenn es sich um

Endnetze, wie sie von manchen Autoren angenommen wurden, handeln würde (Abb. 130, 131).

Auch im Ciliarmuskel der *Katze* konnte KOLMER mit Färbung nach DE CASTRO beobachten, daß jede Muskelfaser eine nervöse Endöse von sich verästelnden marklos gewordenen Fasern enthält.

KOLMER erreichte nach jahrelangen, fruchtlosen Versuchen beim *Menschen* mit der 1930 von AGDUHR angegebenen Modifikation der BIELSCHOWSKYSCHEN Färbung unübertrefflich klare und vollständige Bilder in manchen Gegenden des Auges. Überraschend viele markhaltige Nerven treten in kleinen, bandartigen Stämmchen in den Ciliarkörper ein; manche Achsenzylinder sind über 0,015 mm breit. Unter reichlicher baumartiger Verästelung ziehen sie in die Muskulatur weiter und bilden unzählige Endramifikationen, so daß tatsächlich jede einzelne Muskelfaser des Ciliarkörpers ihre getrennte Innervation durch eine Endöse bekommt. Diese Endösen können klein und relativ einfach sein, oder aber man findet das Bild von komplizierten Endretikularen mit mehrfachen, von Fibrillen gebildeten Schleifen. Überall werden die erwähnten Nerven reichlich von SCHWANNschen Zellen begleitet.

Die Verzweigung der motorischen Nervenfasern bietet ein sehr charakteristisches Bild dadurch, daß überall, wo dendritische Aufzweigungen zwischen den sehr platten Bündeln der Muskulatur stattfinden, die Verzweigungsstellen bald größere, längliche Platten, bald Dreiecksformen aus Neurofibrillengittern erkennen lassen. Von diesen gehen dann gröbere oder feinere Achsenzylinder aus, die schließlich in kaum meßbar feine Fibrillen übergehen, die zu den Endösen oder Knöpfen, wenn diese massiv imprägniert sind, hinführen. Erst ganz vollständig imprägnierte Präparate, wie sie KOLMER vorgelegen sind, machen die Bilder unvollständig imprägnierter Präparate verständlich und erst aus dem Studium solcher guter Präparate kann man verstehen, weshalb die unvollständige Färbung zu Mißdeutungen, wie Annahme kontinuierlicher Netze u. dgl. führen muß.

BOEKE (1933) hat die in Rede stehenden Innervationsverhältnisse neuerlich dargestellt. Er findet im Ciliarmuskel den schon von AGABABOW (1912) beschriebenen, weitmaschigen Nervenplexus, welcher eigentümliche, deutliche, von einer zarten Bindegewebskapsel (ohne deutliche Kerne) umhüllte Nervenendigungen aufweist. Diese winzigen Endknöpfchen liegen im Bindegewebe zwischen den Muskelfaserbündeln und können wohl nichts anderes sein als die bereits von AGABABOW (l. c.) erwähnten, sensiblen Endigungen. Sie kommen in großer Anzahl vor und liegen manchmal am Ende von eigentümlich verbreiterten Nervenfasern; daneben findet man innerhalb der Muskelfaserbündel des Ciliarmuskels ein äußerst zartes, feinmaschiges Netzwerk von feinsten Neurofibrillensträngen, welches sich zwischen den Muskelzellen ausstreckt, überall Anastomosen bildend, und intracytoplasmatisch in den Muskelfasern zu verfolgen ist. BOEKE hebt hervor, daß Grenzen der Muskelfasern auch bei der stärksten Vergrößerung nicht aufzufinden sind. Es finden sich nur Myofibrillenterritorien um die Kerne herum, so daß hier ohne Zweifel syncytiale Verhältnisse vorliegen. Innerhalb dieser syncytialen Stränge verlaufen die überall miteinander zusammenhängenden feinsten Fibrillenzüge des nervösen Netzwerkes ohne sich im geringsten um diese Territorien zu kümmern (Abb. 132). Das nervöse Netzwerk setzt sich aus miteinander zusammenhängenden feinsten Strängen zusammen. Die Neurofibrillen lösen sich in ein äußerst feines Netzwerk auf, das sich sofort zu einer anscheinend einheitlichen Neurofibrille zusammenschließt. Etwas erschwert werden diese Studien durch den Umstand, daß gerade bei der besten Auffärbung der Nerven die in den Geweben vorhandenen Chromatophoren durch das Silber auch noch stark geschwärzt werden.

Eine sichere Beziehung von Nerven zu den Chromatophoren, wie sie in der Iris zu erkennen ist, konnte KOLMER im Gewebe des Ciliarmuskels nicht beobachten. Außer den geschilderten, als motorisch deutlich charakterisierten Nerven und ihren Endigungen finden wir zwischen den einzelnen Lagen und Zügen der glatten Muskeln Endverbreiterungen von vorwiegend groben, markhaltigen Fasern, die einen ganz eigenartigen Charakter tragen, indem sie viel verzweigte, plattenförmige Telodendrien mit sehr deutlicher, neurofibrillärer Struktur darstellen, wie sie etwa von verschiedenen Autoren als sensible Endapparate in

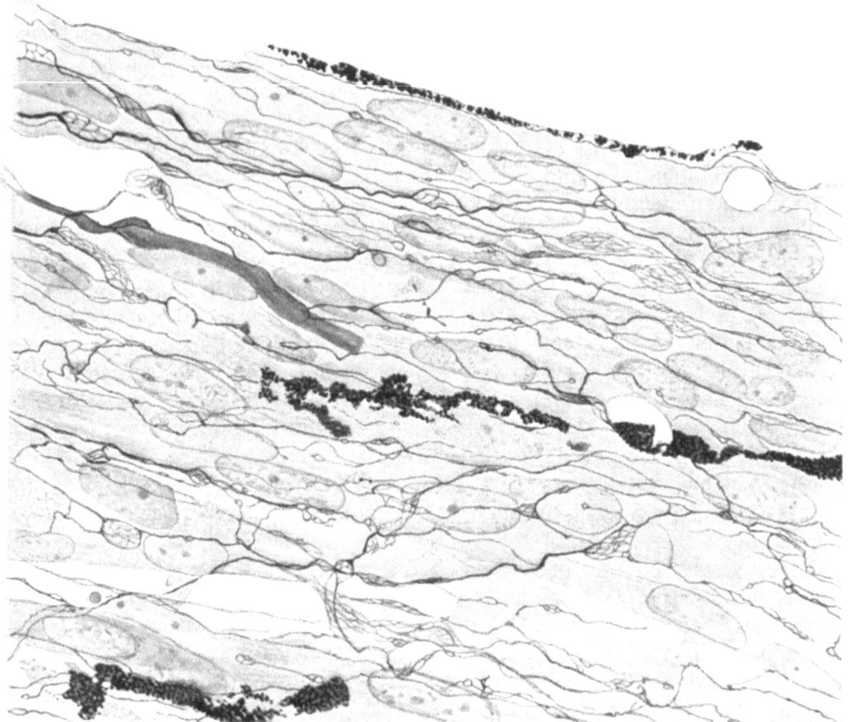

Abb. 132. Nervenplexus im Ciliarmuskel eines Macacus rhesus. BIELSCHOWSKY-Methode, vergoldet, Hämatoxylin. Vergr. 1200fach, auf ⁴/- verkleinert. (Nach BOEKE.)

manchen Gebilden der Haut, unter anderem in den Sinneshaaren großer Säugetiere mehrfach abgebildet wurden. Gelingt es, diese sehr platten Bildungen von der Fläche zu sehen, so zeigen sie das Bild von Platten, die durch gruppenartige Einschnürungen miteinander zusammenhängen; die letzten Enden dieser Plattenapparate sind oval und plattgedrückt. Hin und wieder aber sieht man auch von einer solchen Platte, deren Durchmesser 0,007—0,009 mm und darüber betragen kann, wieder schmale varicöse Äste abgehen, die noch weithin verlaufen. KOLMER beobachtete Platten, von bis zu 0,012 mm Breite und 0,04 mm Länge, also ganz auffallend große Gebilde; sie sind offenbar, da sie nur aus einer Lage feinster Fibrillen gebildet werden und sehr wenig Zwischensubstanz enthalten, so außerordentlich dünn, daß sie, wenn nicht die ausgezeichnete Darstellung dieser Methode sie hervorhebt, in gewöhnlichen Präparaten absolut verschwinden.

Die Silbermethode stellt, abgesehen von den Nerven und ihren Endverästelungen und Endösen und abgesehen von den Chromatophoren, die sie sehr stark schwärzt, noch häufig in der glatten Muskulatur 0,001—0,002 mm große, isolierte, dunkle Körnchen und Ringe dar, die häufig in der Nähe der Nerven-endösen liegen, ohne aber mit ihnen verbunden zu sein. Ihr Farbton ist ein schwarzer neben dem schwarzbraunen der Nervenendigungen.

Einigermaßen sicher feststellen kann man sensible Nerven bei vollständiger Imprägnation nur dadurch, daß man sie aus dem Bereiche des Ciliarmuskels in die Strahlenkörperbasis hineinziehen sieht, wo sie ganz unabhängig von den Fasern, die zur Iris ziehen, einen ringförmigen Plexus bilden.

Die Ausbreitung der Nerven zu den einzelnen Muskeln erfolgt im Binde-gewebe zwischen den flächenhaft ausgebreiteten Muskelbündeln, wobei ein großer Teil der Fasern bandartig, die gröberen Fasern selbst zu Bändern flächen-haft ausgebreitet, verlaufen. Auch bei guter Nervenfärbung sieht man deshalb auf Nervenlängsschnitten (Abb. 133) und erst auf fron-talen oder Schrägschnitten des Ciliarkörpers die er-wähnten breiten Bänder der markhaltigen Nerven. Auf Querschnitten sieht man auch vielfach die Nerven im Querschnitt neben einzelnen abbiegenden Fasern. Dabei scheint ihr Markmantel so dünn zu sein, daß im Mark-faserpräparat diese unge-wöhnliche Verbreiterung der Nervenfasern kaum hervor-tritt. Es muß somit zum richtigen Verständnis der Ciliarkörper auch auf Fron-talschnittserien studiert wer-

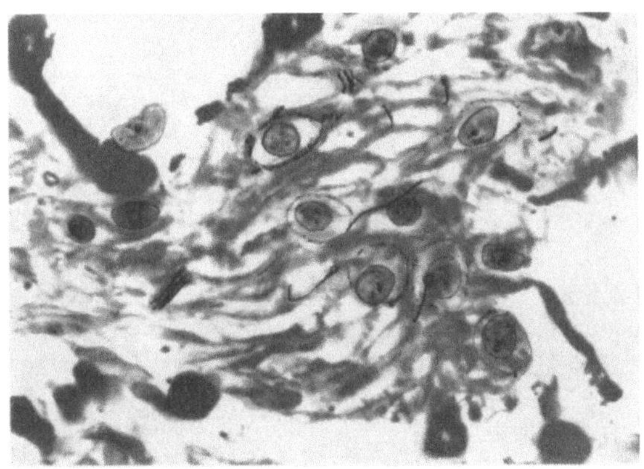

Abb. 133. Bündel des MÜLLERschen Muskels des *Menschen*. End-retikularen mit marklosen Fasern. Färbung nach BIELSCHOWSKY-AGDUHR (KOLMER).

den, und auch pathologische Veränderungen dürften an solchen Serien klarer hervortreten.

In die Ciliarfortsätze ziehen kleine Bündel markloser Fasern hinein, die reichlich mit SCHWANNschen Scheidenzellen versehen sind. Einzelne dieser Fasern treten zu den Gefäßen der Ciliarfortsätze in Beziehung, andere nähern sich mit Verzweigungen dem Epithel, ohne daß man jemals ein Austreten ins Epithel beobachten könnte. In dieser Hinsicht konnte KOLMER bei *Menschen* genau dasselbe Verhalten beobachten wie es in den Ciliarfortsätzen albinotischer *Kaninchen*, wo die Pigmentierung nicht stört, viel übersichtlicher zu erkennen ist.

Bei vollständiger Färbung der Nerven sieht man, daß die Umgebung des SCHLEMMschen Kanals und das Ligamentum pectinatum selbst einen großen Reichtum von Nerven beherbergen. Am lehrreichsten sind diesbezüglich Serien-schnitte, welche parallel zur Irisfläche durch den Kammerwinkel geführt werden, und das Ligamentum pectinatum in größerer Länge treffen. Man sieht auf ihnen sehr dichte, langgestreckte Verästelungen von Nervenfasern, die das Binde-gewebe der Skleralrinne durchziehen. Über das Vorkommen von Nerven im Gebiete des Ligamentum pectinatum hat KOLMER kaum Angaben gefunden, hat aber solche beim *Kaninchen* vereinzelt an Silberpräparaten schon beobachtet. Vorzügliche Ausfärbung der Nerven nach AGDUHR beim *Menschen* ließ ihn erkennen, daß durch das charakteristische Maschenwerk des Ligamentum pectinatum in ganz unregelmäßiger Weise sehr zahlreiche marklose Nerven ziehen und stellenweise auch Verbreiterungen des Achsenzylinders sich an das Balken-werk anlegen. Man findet solche Nerven, die sich auch vielfach in diesem Gebiete verzweigen, in schräger, nur selten in radiärer Richtung, im Ligamentum pectinatum verlaufen. Es gelang KOLMER aber nicht, Endigungen dieser vielfach verzweigten Elemente im Gebiet des Ligamentum selbst zu beobachten. Die Nerven überbrücken offenbar hier nur den Kammerwinkel, um ihre Endäste an andere Gewebe abzugeben. Gelegentlich sah KOLMER eine grobe Endkeule. Auch die Gegend des SCHLEMMschen Kanals ist reich an, wesentlich parallel zum Rande der Kammerbucht verlaufenden, Nerven, ohne daß man eine Beziehung zum Kanal selbst erkennen konnte. Auch im hinteren Teile des Strahlenkörpers lassen sich nach AGDUHR Nervengeflechte darstellen, die bis unmittelbar unter das Epithel reichen (Abb. 134).

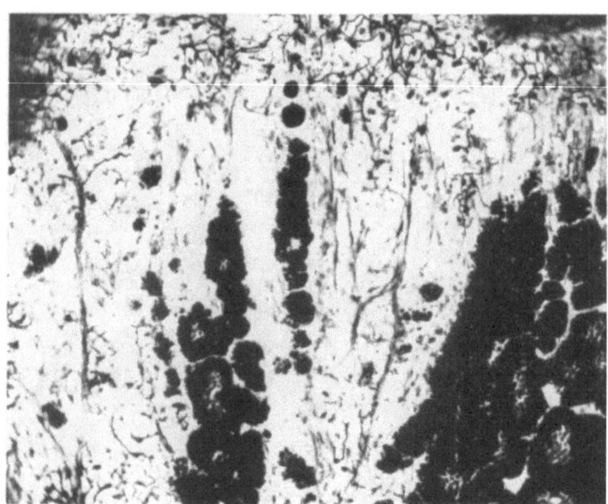

Die Gefäße, besonders die Capillaren des Strahlenkörpers, weisen eine äußerst reichliche Innervation auf, wobei die Capillaren von feinsten Nervenfibrillen mit zahlreichen varikösen Verdickungen umsponnen werden. Auch die größeren Arterien weisen eine reichhaltige Nervenversorgung ihrer Zellen auf. Nach diesen Untersuchungen ist als sicher anzunehmen, daß die Ciliarmuskelelemente eine außerordentlich reichhaltige Nervenversorgung besitzen, die bei technisch vollendeter Färbung eine nervöse Versorgung aller Kerne erkennen läßt. Die gleichen Verhältnisse wie beim *Menschen* (KOLMER) fand BOEKE (1933) auch beim *Affen (Macacus rhesus)*. MUÑOS URRA (1923) weist darauf hin, daß die Engmaschigkeit des motorischen Plexus in direktem Verhältnis zur Schnelligkeit des Fluges der betreffenden *Vogel*art steht. Außer den Nervenendigungen an den Muskeln und Gefäßen finden sich zahlreiche Nervenverzweigungen und Endigungen im Bindegewebe, das zwischen den Muskelbündeln des Ciliarmuskels und an seiner inneren Fläche liegt. Auch hier ist ein weitmaschiges Nervengeflecht vorhanden. Im Gewebe liegen spiralig gewundene oder knopfförmige, freie Endigungen. Besondere Endbäumchen sich aufsplitternder Nerven finden sich in der Nähe des Ciliarepithels und stellen nach AGABABOW (1912) sensible Endigungen dar.

Abb. 134. Nerven des flachen Teiles des Strahlenkörpers in der Gegend des MÜLLERschen Reticulums. Färbung nach AGDUHR (KOLMER).

E. Das Pigmentepithel des Strahlenkörpers.

Das Pigmentepithel der Netzhaut ändert sein Aussehen mit dem Übergang der visiven Netzhaut in die blinde. Schon mit dem Verschwinden der Stäbchen und Zapfen wird es niedriger und verliert seine gegen das Neuroepithel gerichteten Fortsätze. Das Pigment rückt nach innen gegen die Limitans externa der Netzhaut, so daß die mit ihrer Längsachse senkrecht zur Limitans liegenden Kerne ohne Bleichung des Pigmentes sichtbar werden. An der Ora serrata werden die Pigmentepithelzellen schmäler und höher (0,018—0,025 mm), und ihr Pigmentgehalt nimmt so stark zu, daß die ganze Zelle von Pigment erfüllt ist, welches den Kern verdeckt. Die Veränderung der Beschaffenheit der Zellen ergibt sich meist plötzlich, so daß zwischen den niedrigen und pigmentärmeren Zellen, die der Netzhaut im engeren Sinne entsprechen, und den hohen, pigmentreichen, die bereits im Strahlenkörper zugehören, nur eine oder zwei Zellen liegen, die in bezug auf Größe und Pigmentreichtum eine Zwischenstellung einnehmen. Die Kerne der zum Strahlenkörper gehörigen Pigmentzellen sind längsoval und stehen mit ihrer Längsachse senkrecht zur Basis der Zelle. Der Pigmentgehalt der Zellen ist fast immer so stark, daß der Kern ohne Entpigmentierung nicht sichtbar ist. Die Pigmentierung ist jedoch nicht immer gleichmäßig. Es finden sich hier und da Zellen eingestreut, deren Pigmentgehalt viel geringer ist als dies der Regel entspricht, so daß sogar der Kern sichtbar ist.

Der Übergang von dem der Netzhaut entsprechenden Pigmentepithel zu dem des Strahlenkörpers ist bei Flächenansicht deutlicher als an Meridionalschnitten. Hinter der Ora serrata sind die Pigmentzellen ausgesprochen vieleckig, fast regelmäßig sechseckig. Vor der Ora serrata, gekennzeichnet durch eine tief pigmentierte Linie, ist die Gestalt der Zellen höchst unregelmäßig, indem das Verhältnis des längsten zum kürzesten Durchmesser sich mitunter wie 1 : 3 verhält. Gerade beim Anblick von der Fläche ist die Ungleichmäßigkeit des Pigmentgehaltes der Zellen besonders auffallend, indem stark pigmentierte mit weniger pigmentierten abwechseln. Im hintersten Teile des Strahlenkörpers kann kein Zweifel an der Einschichtigkeit des Pigmentepithels bestehen. Diese Übersichtlichkeit der Anordnung der Zellen leidet durch die unregelmäßige Oberflächengestaltung der Unterlage in der Gegend des MÜLLERschen Reticulums. Die Beschaffenheit und Gestaltung der Leisten dieses Reticulums und der dadurch entstehenden Gruben ist bereits beschrieben worden. Da das Pigmentepithel sowohl die Vertiefungen wie die Leisten überzieht, wird die Lagerung der Zellen eine unregelmäßige, und es entsteht leicht der Eindruck einer Mehrschichtigkeit des Pigmentepithels. Man kann das Verhalten der Zellen mit dem der Fäden eines stark geknüllten Samtes vergleichen. Infolge dieser Verhältnisse ergeben sich auf meridionalen und frontalen Schnitten wenig übersichtliche und daher komplizierte Bilder. Auf tangentialen Schrägschnitten, die für das Studium des Reticulums besonders geeignet sind, läßt sich die Ausfüllung der Gruben durch Pigmentzellen leicht erkennen. Durch die Zusammenpressung in den Vertiefungen des Reticulums ändern die Pigmentepithelzellen ihre Gestalt. Die sonst regelmäßig zylindrischen Zellen werden stellenweise kegel- oder kolbenförmig, je nachdem ihre Basis oder ihr freies Ende mehr Raum zur Entfaltung besitzt. Die Gruben des Reticulums sind vielfach an ihrer Öffnung enger als an ihrem Grunde. Dadurch wird der Zusammenhang der Pigmentepithelzellen mit der Unterlage bedeutend verstärkt, da die Zellen nicht nur mit ihrer Basis, sondern an vielen Stellen auch mit ihrer Seite am Bindegewebe haften. Die Verengung der Grubenöffnung wirkt mechanisch im selben Sinne. Die Zellen sind gewissermaßen in den Gruben gefangen. Diese Verhältnisse sind zweifellos von großer Bedeutung für die Festigkeit der Verbindung der Zellen des Pigmentblattes mit der Unterlage. An manchen Stellen kann man erkennen, daß sich Fortsätze des Reticulums zwischen die Pigmentepithelzellen einschieben, ja, sie mitunter fast ganz umfassen. Es sind dies eben kleine Gruben, die nur eine einzelne Zelle einschließen. Manche dieser Zellen besitzen an ihrer Basis fast kein Pigment. In etwas größeren Gruben des Reticulums finden zwei oder drei Zellen Platz. Solche Zellen sind mitunter länger als der Durchschnitt der Zellen und erreichen eine Höhe von 0,03 oder 0,04 mm. Weiter vorne flacht sich das Reticulum ab, aber sogar noch an den Ciliarfortsätzen kann man erkennen, daß das unterliegende Gewebe zwischen die Pigmentepithelzellen eindringt und sie teilweise umfaßt. Daß die Pigmentepithelzellen besonders fest an ihrer Unterlage haften, ergibt sich auch aus der Beobachtung, daß bei Maceration die Oberfläche des Strahlenkörpers niemals ganz pigmentfrei bleibt. Erst gegen die vorderen Enden der Ciliarfortsätze zu wird die Unterlage der Pigmentepithelzellen glatt, so daß die äußere Grenze derselben eine glatte, fortlaufende Linie bildet, die nicht mehr durch vorspringende Zacken unterbrochen wird.

Die Pigmentierung der Zellen ist nicht immer die gleiche. Meistens sind, worin alle Autoren übereinstimmen, die Zellen des flachen Teiles des Strahlenkörpers so stark pigmentiert, daß weder Kern noch Zellgrenzen ohne Bleichung sichtbar sind. Diese Regel ist aber nicht ohne Ausnahme. Man findet mitunter auch normale Augen mit geringerem Pigmentgehalt in der Gegend des Strahlenkörpers. An Präparaten solcher Augen kann man erkennen, daß der äußere, basale Teil der Zellen weniger pigmentiert als der Rest der Zelle und der Kern oft überraschend gut sichtbar ist. Die Kerne sind rund, oder falls die Zellen niedrig sind, oval mit parallel zur Zellbasis liegender Längsachse. Sind die Zellen höher oder sind sie zusammengepreßt, so werden die Kerne oval und liegen meist in der Nähe der Zellbasis. Die großen, mit Pigmentepithel ausgekleideten Gruben besitzen Ähnlichkeit mit Drüsen und sind, wie erwähnt, seit TREACHER COLLINS (1892) wiederholt als Drüsen angesprochen worden. Sie werden jedoch von den unpigmentierten Epithelzellen glatt überbrückt, weisen keine Lichtung auf und sind lediglich als eine Anpassungserscheinung des Pigmentepithels an die Gestaltung der Unterlage aufzufassen, wodurch eine erhöhte Festigkeit der Verankerung der Zellen an der Unterlage herbeigeführt wird. Infolge dieser Beschaffenheit des Pigmentepithels in der Gegend der großen Maschen des Reticulums erhöht sich hier die Gesamtdicke der Schichte auf 0,06—0,08 mm: Gegen den gefalteten Teil des Strahlenkörpers zu sind schmale und tiefe Gruben vorherrschend. Nur selten reichen die Gruben mit ihrem Boden tiefer als bis zur äußersten Lamelle der Glashaut. An vereinzelten Stellen dringen die Gruben mit den sie ausfüllenden Pigmentepithelzellen weit nach außen vor und bauchen die Glashaut gegen die Grundplatte des Strahlenkörpers vor. Auf der anderen Seite dringen die Leisten des Reticulums niemals bis zur Limitans externa vor.

Im Bereiche des gefalteten Teiles des Strahlenkörpers sind die Pigmentepithelzellen im allgemeinen niedriger als im flachen Teil (Abb. 135). In den Ciliartälern sind die Zellen etwas höher, ihre Kerne annähernd rund und die Pigmentierung ebenso stark wie im Bereich des flachen Teiles des Strahlen-

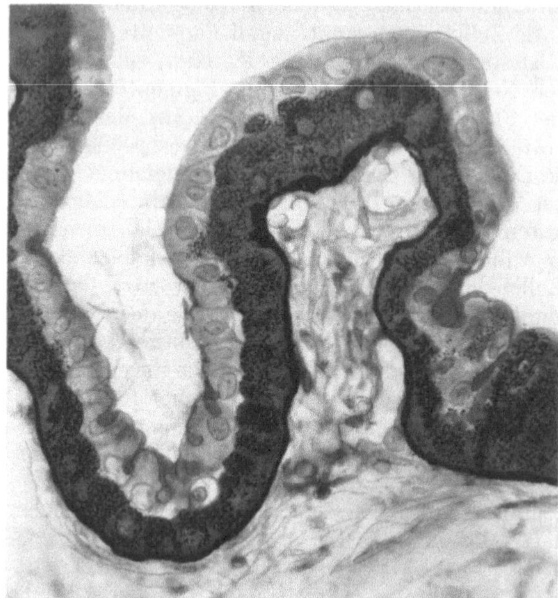

Abb. 135. Ciliarfortsatz eines erwachsenen *Menschen* mit Epithel. Vergr. 400fach (KOLMER).

körpers. Nur bei sehr alten *Menschen* nimmt auch hier die Pigmentierung ab. Auf den Seiten und besonders den Firsten der Ciliarfortsätze sind die Zellen niedriger, so daß ihre Breite die Höhe übertrifft und sie stellenweise etwas

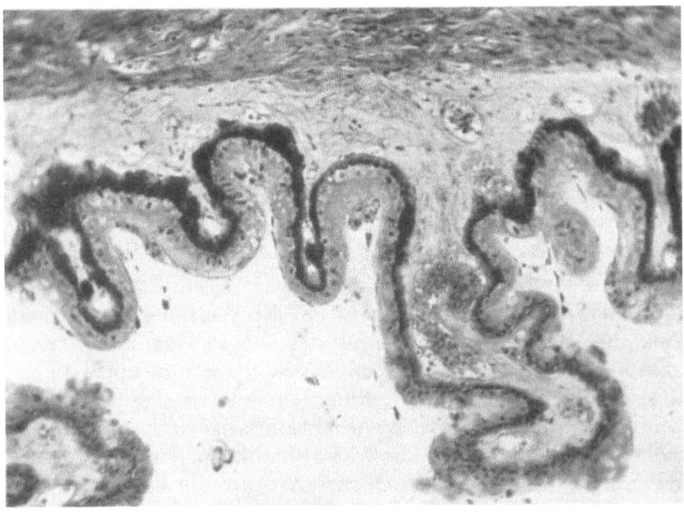

Abb. 136. Frontalschnitt durch die Ciliarfortsätze und die anliegenden Bündel der Fasern des Strahlenbändchens eines älteren Mannes (KOLMER).

abgeplattet erscheinen. Im jugendlichen Alter ist der Pigmentgehalt auf den Firsten ebenso stark wie in den Tälern des Ciliarkörpers, nimmt aber auf den Firsten mit fortschreitendem Alter immer mehr ab, so daß die Pigmentepithel-zellen dieser Gegend im Alter vollständig pigmentlos sind (Abb. 136, 137). Da die Oberfläche der Ciliarfortsätze mit dem Alter ständig zunimmt, ist der Gedanke nicht von der Hand zu weisen, daß die Entpigmentierung der Zellen als Folge der Oberflächenvergrößerung zu betrachten ist. Während der Zeit, in der die Zellen noch etwas Pigment enthalten, liegt dieses in den Köpfen der Zellen, d. h. in der Nähe der unpigmentierten Zellschichte.

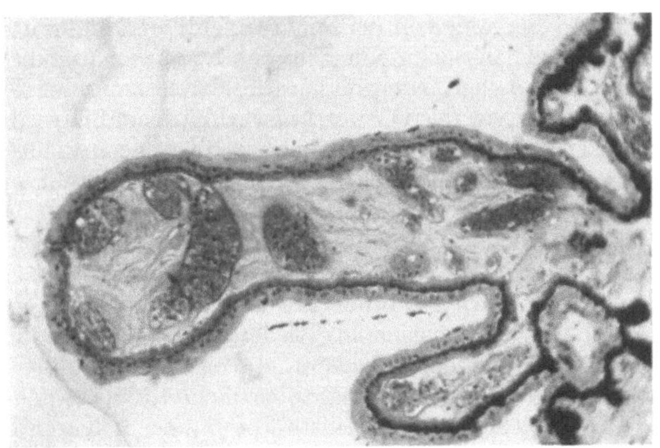

Abb. 137. Ciliarfortsatz eines 57jährigen Mannes. Das Epithel hat dem Alter entsprechend teilweise das Pigment eingebüßt. Starke Gefäßfüllung (KOLMER).

In den abgeplatteten Zellen sind die Kerne oval mit parallel zur Zellbasis liegender Längsachse. In den Pigmentepithelzellen des Strahlenkörpers liegt also der Kern mit seiner Längsachse stets entsprechend dem größten Durchmesser der Zelle.

Das Pigment der Epithelien des Strahlenkörpers ist das gleiche wie in der Netzhaut oder Regenbogenhaut. Die Pigmentkörnchen sind meist rund, selten

viereckig. Ihre Größe ist nicht gleichmäßig. Der Durchmesser einzelner
Körnchen übertrifft den Durchschnitt nicht selten um das 2—3fache, während
ein Unterschreiten der durchschnittlichen Größe seltener vorkommt. Der
durchschnittliche Durchmesser der Pigmentkörnchen beträgt 0,001—0,0015 mm;
der kleinste von mir gemessene Durchmesser betrug 0,0005, der größte 0,003 mm.
Die Pigmentkörnchen sind je nach dem Individuum heller oder dunkler, sind
aber niemals schwarz. Die Menge des Pigmentes ist sowohl individuell verschieden als auch Änderungen mit dem Alter unterworfen. Dies trifft allerdings
nicht für alle, sondern nur für die meisten Pigmentzellen zu. In Augen alter Leute
finden sich nicht selten Wucherungen des Ciliarepithels, die aus unpigmentierten
Zellen bestehen und oft eine ansehnliche Größe erreichen. Sie überlagern das
normale Epithel und kommen sowohl an den Firsten wie auf den Seitenflächen
der Ciliarfortsätze vor. Sie tragen dadurch oft wesentlich zur Veränderung
der Gestalt der Ciliarfortsätze bei.

Während beim *Menschen* das Pigment der Epithelzellen des retinalen Teiles
der Netzhaut, des Strahlenkörpers und der Regenbogenhaut morphologisch
gleich ist, nimmt das Pigment der Zellen des Strahlenkörpers nach D'AMICO
(1927) chemisch eine einzigartige Stellung ein. Wird das Pigment chemisch
gebleicht, und dann die Ferrocyankalireaktion angestellt, so erscheinen alle
Melaninkörnchen des Pigmentepithels des Strahlenkörpers intensiv blau, während
die anderen Pigmentzellen retinaler Abkunft vollständig ungefärbt bleiben. Die
Blaufärbung ist an den Firsten der Ciliarfortsätze am ausgesprochendsten und
nimmt gegen die Täler zu ab. Dieses eigentümliche Verhalten der Pigmentzellen
des Ciliarepithels fand D'AMICO nur beim *Menschen*. Bei *Affe, Hund, Katze,
Kaninchen, Meerschweinchen, Huhn, Eidechse, Frosch* und *Fisch* war es nicht
nachweisbar. Diese Befunde sind bisher nicht nachgeprüft worden.

F. Das unpigmentierte Epithel des Strahlenkörpers.

Der Übergang von der mehrschichtigen Netzhaut zum einschichtigen Ciliarepithel vollzieht sich beim Erwachsenen meist plötzlich. Prismatische Zellen mit
basal gelegenen Kernen bilden die Fortsetzung der Netzhaut. Diese Zellen sind
unmittelbar vor der Ora serrata verhältnismäßig niedrig, nehmen dann an Höhe
rasch zu; um dann wieder niedriger zu werden. Durch den Übergang der Netzhaut in das Epithel des Strahlenkörpers entsteht eine Stufe, die verschieden
gestaltet sein kann; einmal ist sie mehr abgerundet, ein andermal flach abfallend
oder steil, in einzelnen Fällen überhängend, besonders an den Spitzen der Zacken
der Ora serrata. Es kann dabei sogar die Netzhaut spornartig über das Epithel
des Strahlenkörpers hinüberragen. Ist der flache Teil des Strahlenkörpers lang,
so ist die Stufe meist flach. Ist der Strahlenkörper kurz, so springt die Netzhaut
spornartig über das Ciliarepithel vor, das als glatte Lage vorhanden ist oder
sogar auf die innere Netzhautoberfläche hinüberwachsen kann. R. STEIN (1932)
ist der Ansicht, daß ein Stillstand auf einer früheren Entwicklungsstufe vorliegt,
wenn der Strahlenkörper kurz und die Kerne des Ciliarepithels in mehreren
Reihen angeordnet sind. In einzelnen solchen Fällen hat E. FUCHS (1917)
innerhalb des Epithels des Strahlenkörpers Inseln atypischer Netzhaut gefunden
und sie als Analoga zu den Befunden von SEEFELDER (1908, 1909) und LINDEN-
FELD (1913) aufgefaßt, der in fetalen Augen ein Hinüberwachsen von Zylinderzellen auf die innere Oberfläche der visiven Netzhaut und eine Mehrreihigkeit
der Kerne gefunden hat. Infolge der geringen Dicke der Netzhaut an ihrem
vordersten Ende, wo sog. IWANOFFsche Cysten noch fehlen, vollzieht sich beim
Neugeborenen und beim Kinde der Übergang der Netzhaut zum Ciliarepithel
und der Ora serrata allmählich. Die Ciliarepithelzellen sind in der Kindheit

von gleicher Größe, und ihre etwas längsovalen Kerne liegen alle in derselben Höhe in der Nähe der Zellbasis. Beim Erwachsenen sind die Zellen höher und nur selten so regelmäßig wie beim Kinde. Die längsovalen Kerne sind mit dem inneren Pole nach vorne geneigt (Abb. 138); v. EBNER (1899) hat auch Zellen gefunden, deren Kerne nach hinten geneigt sind und sich daher mit denen der benachbarten Zellen kreuzen (Abb. 138). Die Breite der Zellen knapp vor der

Ora serrata beträgt 0,006 bis 0,009 mm, ihre Höhe 0,03 mm, weiter vorne in der Gegend der großen Maschen des Reticulums erreicht ihre Höhe 0,04 bis 0,05 mm. Ausnahmsweise [FUCHS (1917)] sind die Zellen niedriger als im Kindesalter, meist aber beträchtlich höher. Sind die niedrigen Zellen recht breit, so nimmt mit der Zunahme der Höhe die Breite nicht nur verhältnismäßig, sondern auch absolut ab. Die

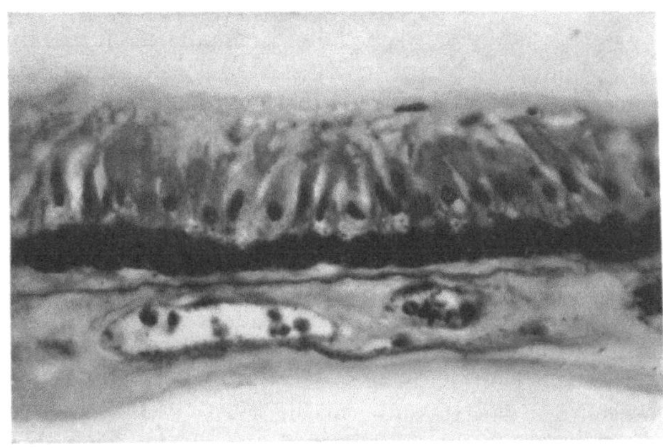

Abb. 138.   Flacher Teil des Strahlenkörpers des *Menschen* (KOLMER).

Höhe der Zellen kann das Doppelte des Normalen erreichen. Mit Zunahme der Höhe und Abnahme der Breite der Zellen nimmt ihre Zahl, auf die Flächeneinheit berechnet, mitunter etwas zu. Stehen die Zellen besonders gedrängt, so befinden sich die Kerne nicht mehr in derselben Höhe, sondern ordnen sich in mehreren Reihen an, wohl weil sie in einer Reihe nicht genügend Platz finden würden. E. FUCHS (l. c.) fand in solchen Fällen bis zum Vierfachen

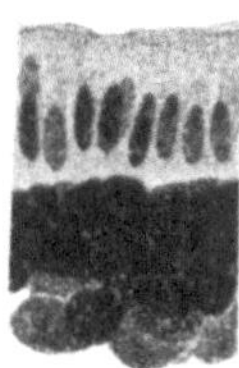

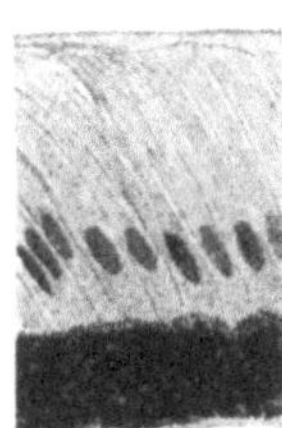

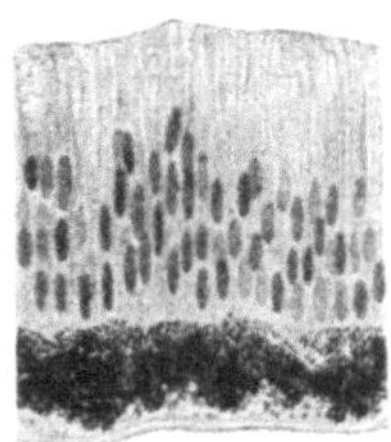

Abb. 139. Ciliarepithel des flachen Teiles des Strahlenkörpers beim Erwachsenen. (Nach E. FUCHS.)

Abb. 140. Ciliarepithelien des flachen Teils des Strahlenkörpers. Hohe Zellen. (Nach E. FUCHS.)

Abb. 141. Ciliarepithelien des flachen Teils des Strahlenkörpers vom Erwachsenen. Mehrreihige Anordnung der Kerne. (Nach E. FUCHS.)

der normalen Kernzahl. Trotzdem die Kerne in mehreren Reihen stehen, ist das Epithel stets einreihig, d. h. jede Zelle reicht vom Pigmentepithel durch die ganze Dicke der Zellschichte (Abb. 139—141). E. FUCHS (l. c.) beschreibt fließende Übergänge bis zu solchen, die das 5—10fache der normalen Höhe erreichen. Diese Veränderungen der Zellen, die ich auch an einem Präparate studieren konnte, bilden bereits einen pathologischen Befund, der von E. FUCHS der cystoiden Entartung der Netzhaut hinter der Ora serrata zur Seite gestellt wird. R. STEIN (1932) beschreibt ein etwas anderes Verhalten der Ciliarepithelien an der Ora serrata, indem einzelne Ciliarepithelzellen hoch und langgestreckt sind und sich vielfach dem Netzhautrand anschmiegen; dann erst folgt eine kurze Reihe niedriger, zylindrischer Zellen. In der temporalen Hälfte des Strahlenkörpers schließen sich über der Zone der großen Gruben des Reticulums die

hohen schmalen Zellen mit in mehreren Reihen angeordneten Kernen an. Auf
der nasalen Seite sind die Ciliarepithelien meist niedriger, erreichen aber doch
die Höhe von 0,04—0,05 mm. Weiter vorn sind überall die Zellen niedriger,
0,02—0,03 mm, zylindrisch oder kubisch mit in einer Reihe liegenden Kernen.
Bei Augen mit besonders langem, flachem Teil des Strahlenkörpers sind Unterschiede in der Höhe der Zellen gewöhnlich nicht anzutreffen, und auch die Kerne
liegen fast stets in einer Reihe. Ist aber der flache Teil des Strahlenkörpers
kurz, so finden sich sehr hohe, schmale, dichtgedrängte Zellen mit mehrreihiger
Anordnung der Kerne in der ganzen Ausdehnung des flachen Teiles des Strahlenkörpers. Dieses Verhalten ist besonders dann ausgeprägt, wenn der Strahlenkörper im Verhältnis zur Gesamtlänge des Augapfels besonders kurz ist. Dieser
Zustand kann entweder, wie E. FUCHS annahm, dadurch zustande kommen,
daß die Zellvermehrung nach der Geburt eine übermäßig starke war, so daß
zu viel Zellen auf einer Flächeneinheit stehen, oder wenn der flache Teil des
Strahlenkörpers kurz ist, die Zahl der Zellen eine normale, jedoch die für sie
bestimmte Fläche zu klein ist. Es können aber auch beide Möglichkeiten zusammentreffen. Da in allen Fällen von abnorm kurzem Strahlenkörper Mehrreihigkeit der Kerne im Epithel oder sogar vorgeschobene atypische Netzhaut-
inseln im Epithel des Strahlenkörpers festgestellt wurden, ist die Annahme
berechtigt, daß eine übermäßige Entwicklung der visiven Netzhaut auf Kosten
des blinden Teiles eingetreten ist, so daß sich die Zellen der letzteren nicht
entsprechend ausbreiten können und auf einen zu kleinen Raum zusammengedrängt sind. Tatsächlich findet sich in solchen Fällen ein Abstand der Ora
serrata von der Hornhaut-Lederhautgrenze von nur 3,5 mm auf der Nasenseite
und nur 5,25 mm auf der Schläfenseite. In einigen solcher Fälle lag die Ora
serrata entgegen dem gewöhnlichen Verhalten schläfenwärts weiter vorn als
nasenwärts.

Bei übermäßigem Längenwachstum der Zellen ist ihr Zusammenhang oft
geringer als unter normalen Verhältnissen. Es treten blasenartige Hohlräume
zwischen den Zellen auf, die der cystoiden Entartung der vorderen Netzhautteile
analog sind, was daraus hervorgeht, daß in Augen mit ausgesprochener cystoider
Entartung solche Bildungen besonders hervortreten.

Nach vorne zu werden die Zellen des Ciliarepithels niedriger. Ihre Kerne
nähern sich allmählich der runden Form, doch finden sich oft runde und ovale
Kerne in unmittelbarer Nachbarschaft nebeneinander. Die runden Kerne liegen
an der Zellbasis, während die ovalen stellenweise fast die ganze Länge der Zelle
ausfüllen. Im gefalteten Teil des Strahlenkörpers sind die Zellen kubisch und
haben in den Ciliartälern und den Ciliarfortsätzen gleiche Größe und Gestalt.
Ihre Kerne sind rund und liegen in der Nähe der Zellbasis. Auf der schmalen,
vorderen Seite des Strahlenkörpers, die makroskopisch auch beim Erwachsenen
braun aussieht, tritt im Ciliarepithel allmählich Pigment auf; die Pigmentierung
kann ganz allmählich zunehmen, bis die Zellen vollständig mit Pigmentkörnchen
angefüllt sind, oder es treten zwischen den unpigmentierten Zellen pigmenthaltige
auf, die nach vorne zu immer zahlreicher werden, bis schließlich alle Zellen
pigmentiert sind. Das Pigment, das von derselben Beschaffenheit wie in den
Pigmentepithelzellen ist, tritt zuerst in den basalen Teilen der Zellen auf, und
erst weiter vorn füllt es die ganze Zelle. Der Übergang vom unpigmentierten
zum pigmentierten Ciliarepithel, das die Hinterfläche der Regenbogenhaut
überzieht, vollzieht sich also nicht plötzlich, und die Grenze liegt nicht an der
Wurzel der Regenbogenhaut, sondern erheblich weiter nach hinten.

Der Zusammenhang der unpigmentierten Ciliarepithelzellen miteinander
scheint durch eine Kittmasse bewerkstelligt zu werden, welche die Zellen ziemlich fest miteinander verbindet. Der Zusammenhang der unpigmentierten und

der pigmentierten Epithelschichte ist viel fester als zwischen Netzhaut und Pigmentepithel hinter der Ora serrata. Unter pathologischen Verhältnissen und nach dem Tode macht die Trennung der Netzhaut vom Pigmentepithel an der Ora serrata halt, und die Epithelschichten des Strahlenkörpers bleiben miteinander in Zusammenhang. Auch im Bau findet sich ein wesentlicher Unterschied zwischen der eigentlichen Netzhaut und dem Strahlenkörper; die scharf gekennzeichnete Limitans externa hört mit dem Verschwinden der Stäbchen und Zapfen auf. Die beiden Epithelschichten des Strahlenkörpers sind durch eine Kittmasse miteinander verbunden, welche vielleicht ein Analogon der Limitans externa darstellt, jedoch deren regelmäßige Beschaffenheit vermissen läßt und sich den Unregelmäßigkeiten der Zellgrenzen anpaßt.

Besondere Sorgfalt ist auf das Studium des feinen Baues der unpigmentierten Epithelien des Strahlenkörpers verwendet worden. Die Kerne dieser Zellen unterscheiden sich voneinander sowohl durch ihre Gestalt wie durch ihren Bau. Man findet nebeneinander Zellen mit starkem Chromatingehalt, so daß sie ganz dunkel erscheinen, und ganz helle Kerne mit wenig oder keinem Chromatin. MAWAS (1910) hat die Polychromasie der Kerne hervorgehoben, die bei Doppelfärbungen bald die eine, bald die andere Farbe annehmen. Er hat auch zuerst darauf hingewiesen, daß in den chromatinhaltigen Zellen bei der Färbung nach REGAUD mit Hämalaun-Safranin sich im selben Kerne Chromatinkörnchen finden, die sich mit Hämalaun und solche, die sich mit Safranin färben. In bezug auf die Quantität und Qualität des Chromatins besteht eine große Mannigfaltigkeit in den Kernen des Ciliarepithels, was den Gedanken nahelegt, diese Verschiedenheit mit den verschiedenen Tätigkeitszuständen der Zellen in Zusammenhang zu bringen. Bei Untersuchung von frischen, nicht fixierten Zellen fällt im Kern ein stark glänzendes Kernkörperchen auf. Wenn MAWAS (1908, 1909) in den pigmentlosen Zellen des Innenblattes der Retina ciliaris, denen schon viele die Funktion der Sekretion des Humor aqueus zugeschrieben haben, Fettkörnchen und die Entstehung körniger Sekretionsprodukte, die wie Mitochondrien färbbar sind, nachgewiesen hat, so meint FRANZ (1913), daß es auffallen muß, daß hier in ungewöhnlicher Weise gegen die morphologische Basis der Zellen die Sekretion stattfinden würde. (Man muß hier daran erinnern, daß Ähnliches von der Zelleninnensekretion einiger Organe, wie Thyreoidea-Follikelepithel, angenommen wird.)

Bei Betrachtung frischer, nicht fixierter Zellen des Ciliarepithels erscheinen sie mit feinen, stark lichtbrechenden Körnchen angefüllt. Diese zuerst von MAWAS (1910) festgestellte Tatsache ist deshalb wichtig, weil sie beweist, daß die an fixierten und gefärbten Zellen nachgewiesenen Körnchen keine Kunstprodukte darstellen, sondern eine Fixierung der am nativen Präparat sichtbaren Gebilde. Für die Darstellung der betreffenden Gebilde im Dauerpräparat ist die Fixierung von Bedeutung, da die Körnchen sich in Essigsäure lösen, und alle Essigsäure enthaltenden Fixationsmittel ungeeignet sind. Günstig ist die Fixierung in 10%igem Formol oder in Osmiumsäuredämpfen. Seit v. EBNER (1899) zuerst fadenförmige Strukturen in den Ciliarepithelien erkannt hat, haben sich zahlreiche Forscher mit dieser Frage beschäftigt: MAWAS (1910), SEIDEL (1920), GILBERT (1921), CARRÈRE (1923), ALBRICH (1923), TIMOFEJEFF (1925), STELLA (1926), D'AMICO (1927), ROSCHTSCHIN (1929). Zur Verwendung gelangten nur Methylenblau und Neutralrot, am nativen Präparat die Färbeverfahren von REGAUD, ALTMANN, GALEOTTI, BENDA, Eisenhämatoxylin nach HEIDENHAIN. STELLA (l. c.) hat an lebensfrischen Zellen des albinotischen *Kaninchens* mit Methylenblau Mitochondrien gefärbt; gleichzeitig ließen sich Liposomen nur undeutlich darstellen, die sich aber mit Neutralrot gut färbten. Nach STELLA zeigt frisches, normales Epithel des ciliaren Retinaabschnittes runde Kerne und leuchtende Kernkörperchen, in der Umgebung des Kernes granuliertes oder faseriges Cytoplasma, in der Peripherie kleinste Vakuolen. Mit verschiedenen der erwähnten Farbverfahren lassen sich an fixierten Präparaten Fäden darstellen, die sich bei starker Vergrößerung in stäbchenförmige oder körnige Gebilde auflösen, durch deren Aneinanderreihung Fäden entstehen, die als Mitochondrien bezeichnet wurden. Die Fäden verlaufen in der Längsrichtung der Zellen, also vom Pigmentepithel zur freien Oberfläche. Sie sind in der Nähe des Kernes am zahlreichsten und nehmen gegen die Peripherie der Zelle an Zahl ab. Neben diesen aneinandergereihten Stäbchen und Körnchen finden sich auch einzelne Körnchen. In manchen Fällen tritt die fadenförmige Anordnung zurück und die Körnchen sind unregelmäßig angeordnet. Eine Zwischenform bilden die wellig verlaufenden Fäden. Außer Mitochondrien kommen in den Ciliarepithelien Vakuolen vor, die vielleicht durch Aufquellung und Lösung aus den Körnchen entstehen. Jedenfalls nimmt bei Auftreten von Vakuolen die Zahl der Mitochondrien ab und kann gelegentlich gegenüber den Vakuolen vollständig zurücktreten. Auch die Vakuolen finden sich ähnlich wie die Mitochondrien und Körnchen vorwiegend in der Nähe des Kernes und sind in der Zellperipherie spärlicher. Mitochondrien finden sich nicht nur beim *Menschen,* sondern in den Ciliarepithelien aller daraufhin untersuchten *Säuger.* FARINA (1928) untersucht ausschließlich an *Tier*augen *(Kaninchen, Ratten)* die Einwirkung der sauren Farbstoffe (Pyrrolblau auf den Augapfel), wobei er auf die je nach der *Tier*art verschiedene Reaktion hinweist. Vom Conjunctivalsack aus ließ sich durch Eintropfen keine Färbung erzielen, dagegen wurden durch Injektion in die Vorderkammer und den Glaskörper Färbungen erzielt, die an Paraffin- und besonders auch an Gefrierschnitten kontrolliert und auch mit Bildern von Tieren verglichen wurden, die Farbe in die Peritonealhöhle injiziert erhalten hatten, und mit solchen von nichtgefärbten Tieren. In einer weiteren Untersuchungsreihe wurde die Farbstoffwirkung auf lädierte Gewebe nachgeprüft, und zwar wurde als übersichtliche Verhältnisse bietend, eine einseitige Iridektomie bei *Kaninchen* gewählt, dann entweder die Vorderkammer mit dem Farbstoff gefüllt oder dieser vom Peritoneum aus in den Körper eingeführt. Bei Einführung in die Vorderkammer der *Ratte* gleichen die den Farbstoff aufnehmenden Zellen den Staubzellen der Lunge und sind von Lymphocyten abzuleiten. Beim *Kaninchen* findet die Farbstoffaufnahme rascher statt und es wird weniger Farbstoff in den Zellen angehäuft. Nach STELLA (1926) kann man an frischem Ciliarepithel mit Methylenblau deutlich, schwächer mit Neutralrot die Mitochondrien darstellen. Mit letzterem färben sich Liposomen deutlich. Im konservierten Präparat zeigt das dem Kern benachbarte Plasma der inneren Zellen fädige Struktur, welche sich bei stärkster Vergrößerung in feinste Stäbchen auflösen läßt, zwischen denen noch Vakuolen und Körnchen sichtbar sind. Körnchen und Stäbchen färben sich mit Eisenhämatoxylin. Das periphere Plasma zeigt nur ganz winzige Körner und sehr wenig Vakuolen. Unter experimentellen Bedingungen treten Veränderungen auf. STELLA (l. c.) zieht aus den Versuchen den Schluß, daß die Zellen des Ciliarepithels der Retina wahrscheinlich sekretorische Funktionen besitzen, welche an mitochondrale Bildungen geknüpft sind, die konstant in allen Zellen gefunden werden. Die Veränderungen bestehen in Verquellung der Zellen im ganzen, Umbildung der Chondriokonten in Chondriomiten und blasigen Veränderungen. Auch nach ROSCHTSCHIN (1929) bildet der Ciliarkörper eine Drüse des Auges vom Gesichtspunkte der Morphologie seines Epithelüberzuges. Nach ROSCHTSCHIN (l. c.), der das Epithel des Ciliarkörpers nach Pilocarpininjektion, nach fistelbildenden Operationen, nach Reizung der Ciliarnerven, nach Entfernung des Ganglion cervicale supremum, welcher Eingriff Hypotonie hervorruft, nach Unterbindung der Wirbelvenen und nach Einspritzung von Adrenalin in den Glaskörper, was ebenfalls zu Hypotonie führt, untersucht hat, ergibt sich kein wesentlicher Anhaltspunkt für eine sekretorische Tätigkeit. Er fand zwar neben den Zellen mit aufgelockertem gequollenem Cytoplasma schmälere mit kompakterem Cytoplasma. In allen ließen sich meist zur Längsachse der Zelle parallele Chondriosomen darstellen, die aber auch oft ganz regellos in der Zelle verstreut sind, sich hier und da zu Häufchen ansammeln und unregelmäßige rundliche Gestalten annehmen. In mehr kubisch geformten Zellen bilden sie gelegentlich einen Gürtel um den Kern. Sie scheinen in verschiedenen Zellen in ziemlich gleicher Zahl vorhanden zu sein, vielleicht in den großen Zelltypen etwas spärlicher. Einzelne Zellen können ganz frei von Chondriosomen sein, mitunter nur ihre untere Seite. In den Zellen des Ciliarepithels der *Katze* finden sich häufig Vakuolen, die mitunter von Chondriosomen umgeben sind. Öfters erscheinen Zellen in der Nähe der Ora serrata gelocht, was ROSCHTSCHIN (l. c.) als Degenerationszeichen auffaßt. Die geschilderten Erscheinungsformen finden sich in normalen Epithelzellen der Ciliarfortsätze und ändern sich nicht nach Pilocarpinzuführung.

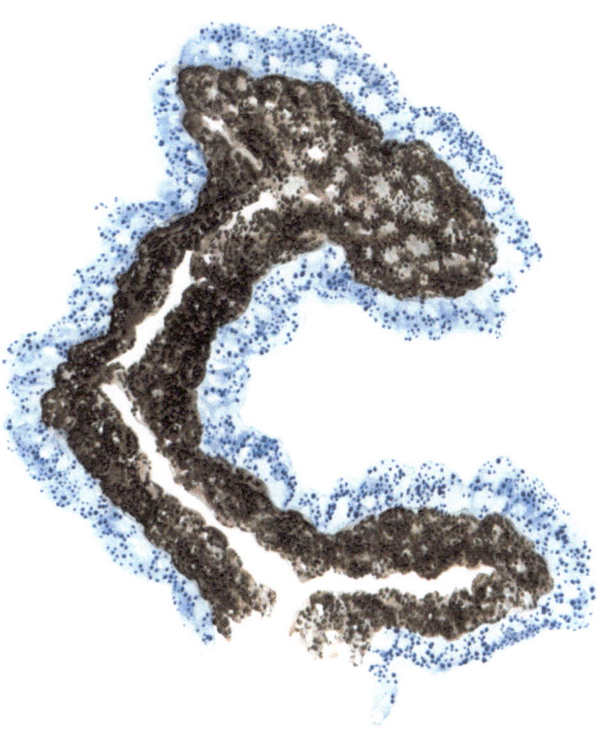

Abb. 142. Nadireaktion am Ciliarepithel des *Schweines*. (Nach SCHMELZER.)

Als Veränderungen nach Punktion der Vorderkammer und anderen Eingriffen zeigten sich bis zum vierten Tage GREEFFsche Bläschen und etwas Exsudat, später fehlt das Ödem der Epithelien, einige von ihnen gehen nach der Blasenbildung wahrscheinlich zugrunde; diese Veränderungen werden als rein mechanische Folgen verstärkter Transsudation aufgefaßt. Geringere derartige Veränderungen, wie nach Vorderkammerpunktion, kommen nach Ciliarnervenreizung zustande, schwere Veränderungen nach Unterbindung der Wirbelvenen. Die Exstirpation des Ganglion cervicale supremum führt zu Veränderungen wie nach Vorderkammerpunktion aber geringeren Grades. Oft aber bleibt das Bild normal

Beim *Hunde* nimmt das Epithel des inneren Blattes im Orbiculus ciliaris manche Farben ganz auffallend stark an, und man kann einen Wechsel von acidophilen und basophilen Zellen in sehr charakteristischer Weise beobachten.

SCHMELZER (1925) hat im Ciliarepithel des *Schweines* und des albinotischen *Kaninchens* mittels der Nadireaktion (Naphthol und Dimethyl-p-Phenylendiamin) eine große Zahl von blauen Körnchen dargestellt, die so zahlreich sind, daß der Strahlenkörper des albinotischen *Kaninchens* makroskopisch vollständig blau erscheint (Abb. 142). Da die Nadireaktion nur bei Anwesenheit von Sauerstoff eintritt, schließt SCHMELZER, daß nur im Ciliarepithel reichlich Sauerstoff vorhanden ist, der in anderen Epithelien fehlt, da sie keine Blaufärbung aufweisen. In welcher Beziehung diese mit der Nadireaktion dargestellten blauen Körnchen zu den Mitochondrien stehen, ist nicht klargestellt, doch dürfte es sich dabei nur um eine andere Art der Darstellung derselben Gebilde handeln, wobei eine ihrer chemischen Eigenschaften zum Ausdruck kommt.

Diese Tatsache des feineren Baues der Ciliarepithelien verschafft ihnen eine Sonderstellung gegenüber anderen Epithelien des Auges. Auch unter pathologischen Verhältnissen verhalten sie sich anders als die Epithelien der Nachbarschaft. MELLER (1928, 1929) und WEN CHAO MA und PILLAT (1929) haben auf verschiedene Weise nachgewiesen, daß die Ciliarepithelien bei der Wegschaffung von fremden Elementen eine Tätigkeit entwickeln, die gegenüber derjenigen anderer Zellen besonders hervorsticht. MELLER (l. c.) hat festgestellt, daß die Ciliarepithelien bei Beseitigung von Blut aus dem Kammerwasser und dem Glaskörper eine hervorragende Rolle spielen. WEN CHAO MA und PILLAT (l. c.) haben dieselbe Tatsache für die Resorption von Fett und Blut nachgewiesen. Die anatomischen und klinisch experimentellen Tatsachen sprechen also dafür, daß den Ciliarepithelien eine besondere Stellung zukommt, und daß sie in der Physiologie und Pathologie eine besondere Rolle spielen. Die Mehrzahl der Forscher, die sich mit dem feineren Bau dieser Zellen beschäftigt haben, sind der Ansicht, daß eben diese Beschaffenheit der Zellen ein Beweis dafür darstellt, daß sie das Kammerwasser absondern, während eine kleinere Zahl der Forscher dieser Auffassung widerspricht.

Die freie Innenfläche der Ciliarepithelien ist von einer homogenen Cuticularschichte überzogen, die am frischen Präparat der Oberfläche der Zellen dicht anliegt, am gehärteten und gefärbten sich oft von der Zelle abhebt. Diese als Fortsetzung der Limitans interna retinae gedeutete Cuticularschichte setzt sich an vielen Stellen zwischen die Zellen hinein fort, wobei sie vielfach kolbig verdickt endigt. Dieses Verhalten bedingt eine festere Verbindung der Cuticula mit den einzelnen Zellen und der Gesamtzellenschicht miteinander. Wird diese Membran vom Epithel abgezogen, so zeigt sich auf der äußeren, dem Epithel zugekehrten Seite eine Anzahl von Leisten und Vertiefungen, in welch letztere die Zellkuppen hineinpassen. Am deutlichsten ist die Cuticularschichte im Bereiche der kubischen Ciliarepithelien, d. h. im Bereiche des gefalteten Teiles des Strahlenkörpers; sie wird nach hinten zu dünner und in der Nähe der Ora serrata schwer unterscheidbar. Die schlanken, zylindrischen Zellen dieser Gegend sind nach vorne zu umgebogen, und ihre Cuticularbildung erscheint als Fortsetzung der Zellkuppe. Die Cuticularfortsätze der Zellen legen sich dachziegelförmig aufeinander, verschmelzen und bilden auf diese Weise eine ununterbrochene Cuticularschichte. Diese ist zwar nicht die direkte Fortsetzung der Limitans interna retinae, ihr aber homolog und verdient daher wohl die Bezeichnung als Limitans interna corporis ciliaris. Die Fortsätze zwischen den unpigmentierten Epithelzellen scheinen mit der intercellulären Kittsubstanz nicht besonders innig verbunden zu sein, da sie sich bei der Präparation leicht trennen. Ich habe die Fortsätze der Limitans interna zwischen den unpigmentierten Epithelien niemals so weit in die Tiefe reichen sehen, daß sie bis zur Basis dieser Zellen gereicht hätten. Die Limitans interna corporis ciliaris ist von größter Bedeutung, da in ihr die Fasern des Strahlenbändchens verankert sind.

Die Verbindung der Fasern des Strahlenbändchens mit den Epithelien des Strahlenkörpers gehört zu den stark umstrittenen Fragen. Die ältesten Forscher hielten das Strahlenbändchen für eine Fortsetzung der Membrana hyaloidea. Dann trat die Ansicht auf, daß die Fasern des Strahlenbändchens als Analoga zu den MÜLLERschen Stützfasern der Netzhaut zu betrachten seien, die sich zwischen den Epithelzellen befinden und deren Fortsätze zur Linsenkapsel zögen. Andere Forscher hielten die Fasern des Strahlenbändchens für direkte Fortsetzungen der Epithelien. MAWAS (1910) ist der Ansicht, daß die Fasern des Strahlenbändchens von einer zwischen den beiden Epithelschichten liegenden Limitans externa ausgehen, zwischen den Zellen der unpigmentierten Schichte durchtreten und so die freie Oberfläche gewinnen. WOLFRUM (1909) meint, daß die Zonulafasern durch die unpigmentierten Zellen hindurchtreten und in der Limitans interna verankert sind. CZERMAK (1885), SALZMANN (1900, 1912) und DEJEAN (1924, 1925), nehmen dagegen den Standpunkt ein, daß die Fasern des Strahlenbändchens in die Limitans interna des Strahlenkörpers eintreten und mit ihr verschmelzen. Dieser letzteren Ansicht möchte ich mich anschließen, da ich die von TERRIEN (1899) und WOLFRUM (1908) beschriebenen Befunde nicht habe sehen können. Die Fasern des Strahlenbändchens stehen dadurch in mittelbarem Zusammenhang mit der Kittsubstanz, welche die Ciliarepithelien miteinander und den Pigmentepithelien verbindet. Der Zusammenhang dieser beiden Zellschichten ist, wie aus anatomischen und klinischen Beobachtungen hervorgeht, ein sehr fester, und eine Trennung dieser beiden Schichten voneinander wird, wie erwähnt, nicht beobachtet.

Betrachtet man mit Molybdänhämatoxylin gut gefärbte Schnitte des Ciliarkörperepithels und der Pars coeca retinae, so kann man mit Immersionslinsen die Zonulafasern lange Strecken an der Oberfläche des acidophilen Grenzhäutchens des Epithels stark blaugefärbt verfolgen. Hin und wieder scheint dann eine Faser von der Spitze einer Epithelzelle besonders in den Buchten des Ciliarepithels zu entspringen. Doch lehrt dann die Betrachtung mit guten Immersionslinsen, daß auch hier nur eine spitz herausgezogene Epithelzelle cuticular von einer einer Basalmembran entsprechenden Substanz überlagert ist und diesem Kegelchen die feinsten Zonulafasern bloß angelagert sind, nie kontinuierlich in das Cytoplasma der Epithelzelle sich verfolgen lassen.

Nach CARRÈRE (1925) bildet beim albinotischen *Kaninchen* der äußere Epithelbelag der Ciliarfortsätze einen syncytiumartigen Überzug, der innere ist palisadenartig angeordnet, mit streifigem Cytoplasma. Es handelt sich offenbar um mitochondriale Sekretion, ähnlich wie sie GRYNFELTT und EUZIÈRES (1908) am Plexus chorioideus beschrieben haben.

Bei der Fixation mit Bichromat-Formol nach KOPSCH findet man am inneren Epithelblatt der Ciliarfalten häufig das Bild von Zellbrücken zwischen den einzelnen Epithelzellen, was möglicherweise mit leichten Schrumpfungsvorgängen zusammenhängt.

Soweit KOLMER sich aus eigener Anschauung und zahlreichen Präparaten von *Tieren* und am menschlichen Material diesbezüglich eine Meinung bilden konnte, weicht das cytologische Bild des Ciliarkörperepithels doch immerhin von allen Epithelien, denen wir eine Sekretion zusprechen und auch von denen, die wir als resorbierende auffassen, soweit ab, daß die Annahme von Sekretions- bzw. Resorptionsprozessen im Bereich der hinteren Kammer nur im weitesten Sinne des Wortes gelten könne, aber keinesfalls Prozesse, wie wir sie in den Nierenepithelien oder gar in Drüsenepithelien beobachten, mit den im Auge beobachteten direkt verglichen werden können. Über Erscheinungen von Ödem und von Cystenbildung im ciliaren Epithel, die an der Grenze des Pathologischen stehen, hat E. FUCHS berichtet.

VI. Die Regenbogenhaut (Iris).

Die Regenbogenhaut oder Iris ist derjenige Teil der mittleren Augenhaut, der sich von der Wand des Augapfels abhebt und frei gegen den Innenraum des Auges ausbreitet. Sie ist gleichzeitig derjenige Teil, der durch die Hornhaut hindurch sichtbar ist und dessen Pigmentgehalt sowie der Stromaaufbau die individuelle Augenfarbe bestimmt. Die Regenbogenhaut ist eine dünne Membran,

die als optische Blende dient und imstande ist, den Lichteinfall in das Augeninnere innerhalb gewisser Grenzen zu regulieren. Zu diesem Zweck ist sie in
hohem Grade lichtundurchlässig und mit einer zentralen und in ihrer Weite
regulierbaren Öffnung, der Pupille oder dem Sehloch versehen. Ihr peripherer
Rand (Margo ciliaris) steht in Verbindung mit dem Strahlenkörper an dessen
vorderem Umfange, in der Nähe seiner festesten Anheftung an die Lederhaut.
Er steht auch mit dem Balkenwerk der Kammerbucht und daher mittelbar mit
der Hornhaut in Zusammenhang. Der freie Rand der Pupille liegt auf der
vorderen Linsenoberfläche und trennt dadurch die vordere von der hinteren
Kammer, die durch die Pupille miteinander in Verbindung stehen. Da der
vordere Linsenpol merklich vor dem vorderen Rande des Strahlenkörpers liegt,
breitet sich die Regenbogenhaut nicht in einer Ebene aus, sondern bildet einen
flachen, nach vorne abgestutzten Kegel. Die vordere Fläche der Regenbogenhaut
ist der unmittelbaren Besichtigung zugänglich mit teilweiser Ausnahme des
periphersten Teiles, der von der überhängenden Lederhaut mehr oder weniger
verdeckt sein kann. Der Ciliarrand der Regenbogenhaut bildet ebenso wie die
Hornhaut keinen Kreis, sondern eine kurze Ellipse mit längerer Horizontalachse,
die 12,25—12,50 mm beträgt, während die kürzere senkrechte Achse 12—12,25 mm
mißt. Beim *Menschen* und bei den *Affen* ist unter normalen Verhältnissen die
Pupille kreisrund und liegt annähernd zentrisch. Sie ist nicht selten etwas nach
innen unten verlagert, H. WEBER (1921) gibt an, daß sie um ungefähr $^1/_6$ der
Irisbreite exzentrisch verlagert ist. Die Weite der Pupille hängt hauptsächlich
vom Kontraktionszustand der Irismuskulatur ab und schwankt zwischen
1,5 mm bei stärkster Zusammenziehung (Miosis) und 9—10 mm bei äußerster
Erweiterung (Mydriasis). Von wesentlichem Einfluß auf die Weite der Pupille
sind Alter und Bau des Auges. In der frühen Kindheit ist die Pupille eng und
läßt sich auch künstlich nur unbedeutend erweitern. Im jugendlichen Alter
bis gegen das 20. Lebensjahr ist sie verhältnismäßig weit, um sich mit zunehmendem Alter allmählich immer mehr zu verengern, so daß im Greisenalter
die enge Pupille die Regel bildet (senile Miosis). Im allgemeinen ist die Weite
der Pupille in kurzsichtigen Augen größer als in übersichtigen. Frauen haben
meist etwas weitere Pupillen als Männer. In der *Tier*reihe finden sich sehr verschiedene Pupillengestalten, die sich aber zum großen Teil von der runden
Gestalt der Pupille ableiten lassen.

Das ganze Gewebe, besonders der Oberflächenschichten der Iris scheint im
Leben ungemein weich und locker zu sein. WOLFRUM (1925) vergleicht seine
Konsistenz mit der einer im Wasser schwebenden Watteflocke, und so ist es
erklärlich, daß die relativ geringfügigen Kräfte des Dilatators und des Sphincters
dieses Gewebe, das den Verlagerungen minimalsten Widerstand entgegensetzt,
bald ausbreiten, bald ohne wesentliche Faltenbildung zusammendrängen.

Auf dem radiären Durchschnitt bildet die hintere Oberfläche der Regenbogenhaut eine annähernd gerade Linie. Die vordere Fläche erhebt sich vom verhältnismäßig dünnen Pupillarrande ziemlich steil bis zur sog. Iriskrause und
fällt von dort allmählich gegen die Wurzel der Regenbogenhaut ab. Die Regenbogenhaut ist also an der Stelle der Krause am dicksten. Ihre absolute Dicke
ist erstens individuell verschieden und hängt zweitens wesentlich vom Inner-
vationszustand der Muskulatur ab. Bei enger Pupille beträgt die Dicke der
Iris entsprechend der Krause 0,3—0,6 mm, und kann an der Wurzel bis zu
0,05 mm fallen.

Bei Betrachtung der vorderen Fläche der Regenbogenhaut unterscheidet
man im allgemeinen zwei Teile. Einen schmäleren Ring, den sog. kleinen Kreis
oder pupillaren Anteil der Regenbogenhaut (Annulus iridis minor, Pars pupillaris
iridis), der bis zur Iriskrause reicht und den großen Iriskreis (Annulus iridis

major, Pars ciliaris iridis), auch Ciliarzone genannt. Die Krause der Regenbogenhaut ist eine ungefähr konzentrisch zum Pupillenrand verlaufende Zone, die eine aus unregelmäßigen, annähernd kreisförmig verlaufenden Strängen zusammengesetzte, stellenweise auch durch Lücken unterbrochene leisten-artige Vorragung darstellt. Mehr oder weniger radiär von ihr abschweifende Stränge bilden stellenweise deutliche Verbreiterungen. Auch gegen die Vorder-kammer zu erheben sich die Stränge der Krause, die mitunter auch spitz gegen die Kammer zu auslaufen, sehr verschieden hoch. Mit der Krause hängen zahlreiche von der Peripherie gegen sie hinziehende und miteinander in Ver-bindung stehende Stränge zusammen, die in der Krausengegend in die radiäre Richtung umbiegen und vielfach miteinander anastomosieren, aber auch in den pupillaren Anteil der Iris übergehen können. Je nach dem Kontraktionszustande der Regenbogenhaut verlaufen diese Stränge mehr oder weniger gerade (enge Pupille, gestreckte Regenbogenhaut) oder stärker gewellt (weite Pupille, zu-sammengeschobene Regenbogenhaut). Die Krause liegt durchschnittlich am Übergang des inneren in die zwei äußeren Drittel der Regenbogenhaut, doch ist ihre Lage nicht nur individuell sehr verschieden, sondern liegt auch in der einzelnen Regenbogenhaut in verschiedener Entfernung vom Pupillenrand. Am häufigsten ist die Krause weiter peripher hin verschoben, so daß sie der Iris-wurzel näher liegt als dem Pupillenrand. Nur selten ist sie ganz nahe an den Pupillenrand hin verschoben. Es herrscht in bezug auf die Gestaltung der Iriskrause und daher der ganzen Irisvorderfläche die größte Mannigfaltigkeit. Die Krause ist die Stelle der Regenbogenhaut, an der diese mit der Pupillar-membran im fetalen Leben verwachsen ist. Infolge der verschiedenartigen Rückbildung der Pupillarmembran bleiben größere oder geringere Reste ihrer Verbindung mit der Regenbogenhaut erhalten, die als in die Vorderkammer hineinragende Stränge und Spitzen während des ganzen Lebens weiterbestehen und nicht selten in fadenförmige Gebilde auslaufen, die entweder frei enden oder sich mit anderen Fäden, wohl auch mit einer anderen Stelle der Krause ver-binden und die Pupille teilweise kreuzen, in anderen Fällen sich an die Linsen-vorderfläche ansetzen. STAEHLI (1913) fand solche Reste in 45,1% aller Fälle bei Erwachsenen. Die ganze Vorderfläche der Regenbogenhaut besteht aus weichen, biegsamen Strängen, die unter spitzen oder stumpfen Winkeln mitein-ander in Verbindung stehen und die vielfach als Leisten, Bälkchen, Trabekel benannt worden sind. Es ist wohl richtiger von Strängen zu sprechen, weil mit dem Begriff von Balken oder Leisten die Vorstellung von starren Gebilden verbunden ist, während sowohl die klinische als die anatomische Untersuchung lehrt, daß die betreffenden Gebilde große Biegsamkeit besitzen.

In den älteren Darstellungen galt die Krausengegend, auch Circulus arteriosus iridis minor genannt, als eine Stelle, an der ein Gefäßring aus miteinander anastomosierenden Teilstrecken zusammengesetzt sich befindet. Ein solches Ringgefäß oder Ringgefäßsystem ist jedoch beim Erwachsenen nicht nach-weisbar. Es bestehen nur kurze, bogenförmige Gefäßstrecken, die aus der Teilung der radiär verlaufenden Gefäße der Regenbogenhaut hervorgehen. Nur beim Neugeborenen bestehen mitunter noch Teile eines Ringgefäßes, das im fetalen Leben tatsächlich vorhanden ist und sich bis auf kleine Reste zurückbildet.

In bezug auf die Ausbildung der Stränge der Regenbogenhaut bestehen sehr große Verschiedenheiten. In manchen Fällen sind sie kaum angedeutet, in anderen sind sie vorwiegend breit und ziemlich plump, können in wieder anderen außerordentlich fein und zahlreich sein. Bei Betrachtung mit der Spaltlampe löst sich der vordere Teil der Regenbogenhaut meist in feinste Stränge auf, die sich unter spitzen Winkeln miteinander verbinden oder sich überkreuzen und denen oft gröbere, sich sonst ähnlich verhaltende Stränge aufgelagert sind. Die

Krause ist nach Lohmann (1906) in 7% der Fälle nicht konzentrisch zur Pupille gelegen; diese Exzentrizität findet sich in 3% der Fälle auf einer Seite, sonst auf beiden Seiten, und in der überwiegenden Mehrzahl der Fälle, in 95%, symmetrisch. In 84 von 100 Fällen war die Krause innen oben an den Pupillenrand herangerückt, in 10 Fällen nur oben, während in 6 Fällen sie so nahe am Pupillenrande lag, daß eine eigentliche Pupillenzone fehlte. Im Pupillenanteil der Regenbogenhaut, aber auch weiter in der Gegend ihrer Wurzel finden sich Vertiefungen (Krypten), oft mit überhängenden Rändern der sie überkreuzenden dickeren oder dünneren Gewebsstränge. Unmittelbar pupillenwärts von der Krause sind diese Krypten häufig am stärksten ausgebildet, dann folgt in bezug auf die Ausbildung der Krypten der unmittelbar peripher von der Krause liegende Teil, schließlich die Gegend der Wurzel der Regenbogenhaut. Die Krypten sind beim Neugeborenen spärlich, doch hat sie Kolmer deutlich ausgebildet gefunden. Sie entwickeln sich erst im 8. Fetalmonat mit der Rückbildung der Pupillarmembran; die an der Iriswurzel gelegenen mit der Rückbildung des Ligamentum pectinatum [Lauber (1908)]. Ihre Gestalt ändert sich mit dem Kontraktionszustande der Regenbogenhaut. In manchen, sehr stark pigmentierten Regenbogenhäuten können sie ganz fehlen. Sowohl die Krause der Regenbogenhaut als die Krypten kommen außer beim *Menschen* nur noch beim *Gorilla* vor [Wolfrum (1925)].

A. Der Pupillenteil der Regenbogenhaut.

Der Pupillenteil der Regenbogenhaut erstreckt sich von der Krause bis zum Pupillenrande. Seine Breite ist nach dem vorher Gesagten auch unabhängig von dem Kontraktionszustande der Iris sehr verschieden. Im allgemeinen ist die Abdachung von der Krause zum Pupillenrand ziemlich steil.

Am Pupillenteil lassen sich drei Abschnitte unterscheiden. Der Pigmentsaum, die Sphincterzone und die Kryptenzone in der Nähe der Krause selbst.

Der Pupillenrand wird von dem vordersten Ende des retinalen Anteiles der Regenbogenhaut gebildet, der sich weiter als das Stroma der Regenbogenhaut pupillenwärts vorschiebt, und ihn auch direkt umsäumt. Die Ausbildung des Pigmentsaumes ist eine individuell verschiedene, aber auch mitunter wechselnd in demselben Auge. Bei mittelweiter Pupille erscheint der Pigmentsaum festoniert, aus lauter kleinsten Kreissegmenten bestehend (Abb. 143), deren Größe individuell variiert. Auch untereinander können sich diese Bildungen unterscheiden. In manchen Augen sind sie auffallend regelmäßig, während sie in anderen beträchtliche Größenunterschiede aufweisen. Verengt sich die Pupille stark, so verkürzen sich die Sehnen der Kreissegmente, und diese wandeln sich in faltenförmige Bildungen um. Die Einkerbungen zwischen ihnen werden tiefer, die Höhe der Falten größer. Bei Erweiterung der Pupille verwischt sich die Kontur der Bogensegmente immer mehr, die Kerben werden seichter, die Bogen flacher, so daß bei maximal weiter Pupille eine Gliederung des Pigmentrandes kaum mehr wahrnehmbar ist. Da dieselbe Menge Gewebes sich auf sehr verschieden große Kreise zerteilt, ist auch die Breite des Pupillenrandes bei enger Pupille bedeutend, bei weiter Pupille sehr gering.

Abgesehen von den Kontraktionszuständen der Regenbogenhaut wechselt die Beschaffenheit des Pupillenrandes individuell. Beim Vergleich von rein radiären Durchschnitten durch die Regenbogenhaut verschiedener Augen findet man, daß das Pigmentblatt in der gleichen Flucht mit seinem Verlaufe auf der hinteren Fläche der Regenbogenhaut endet oder sich mehr oder minder nach vorne umwendet und den Rand des Sphincters mehr oder minder überdeckt [Lauber (1908)]. Damit hängt es auch zusammen, daß der Pigmentrand der Regenbogenhaut nicht nur gegen die Pupille zu festoniert ist, sondern auch verschieden weit nach vorne vorragt, so daß die vorher erwähnten Bogensegmente sowohl in der Ebene gegen die Pupille als auch in der senkrecht dazu liegenden Ebene nach vorne Ausbuchtungen bilden (Abb. 144—153). In der überwiegenden Mehrzahl, etwa 80% der Fälle, ist der Pigmentsaum am oberen Pupillenrande breiter und stärker entwickelt als im unteren Teil, wo er besonders bei Kindern Lücken aufweisen kann, die 0,25—1 mm breit werden können. Der Anteil des Pigmentblattes, des Sphincters und des Stromas ist dabei unabhängig von der Pupillenweite. Am untersten Punkte der Pupille (entsprechend der fetalen Augenspalte) können solche Lücken 2—3 mm Breite erreichen.

Die Breite des Pigmentrandes bei mittlerer Pupillenweite beträgt bei Kindern von 6—16 Jahren oben 0,05—0,06 mm, unten 0,01—0,02 mm; beim Erwachsenen oben 0,05 mm, unten 0,03—0,04 mm. Der Pigmentrand ist oben meist deutlich breiter als unten. Bei starker Verengung der Pupille steigt seine Breite bis zu 0,1 mm an. Beim Kinde kann das Pigmentblatt mitunter nicht in die Pupille hineinreichen und daher klinisch nicht sichtbar sein. Im Alter wird der Pigmentrand häufig breiter [VOGT (1921)] (Abb. 154). Entsprechend dem physiologisch breitesten Teil im Pupillensaum finden sich nicht selten Pigmentkuppen, die das durchschnittliche Maß beträchtlich überschreiten. Sie können dabei entweder einzeln oder gruppenweise in die Pupille vorragen oder sich auf das Irisstroma legen und so bei oberflächlicher

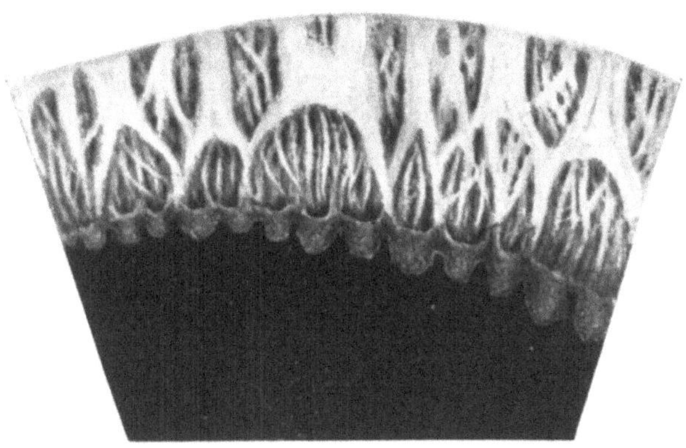

Abb. 143. Normaler Pupillensaum der Regenbogenhaut bei enger Pupille. Stärker vergrößertes Spaltlampenbild vom Lebenden. (Nach KOEPPE.)

Betrachtung sogar eine unregelmäßige Pupillenerweiterung vortäuschen. Sie werden als Flocculi iridis bezeichnet. Sie stehen wohl mit den physiologischerweise bei vielen *Tieren* am oberen Pupillenrande bestehenden Bildungen in Zusammenhang. Bei *Fischen* findet man das Operculum, bei *Pferd, Gemse, Tiger, Rind, Schaf* traubenkornähnliche Bildungen, die aber im Gegensatz zu den Bildungen beim *Menschen* einen bindegewebigen Bestandteil aufweisen; die beim *Menschen* vorhandenen Bildungen sind rein epithelialen Baues.

Der Sphincterteil des Pupillenabschnittes der Regenbogenhaut läßt seinen hauptsächlichsten anatomischen Bestandteil, den Schließmuskel, nur an wenig pigmentierten Regenbogenhäuten erkennen. Durch die radiär von der Krause gegen den Pupillenrand verlaufenden Gewebsstränge läßt sich ein ringförmiges Band von heller, gelblicher oder leicht rötlicher Farbe erkennen, das bei Lupen- oder Spaltlampenbetrachtung mitunter kleine Pigmentkörnchen enthält. Dieser Muskel tritt bei schräg einfallender Beleuchtung deutlich hervor und ist bei senkrechtem Strahleneinfall beinahe durchsichtig. Er reicht entweder bis zum Pigmentsaum heran oder ist durch einen ganz schmalen Streifen von Stromagewebe von ihm getrennt. Sein peripherer Rand reicht mitunter beinahe bis zur Krause, liegt aber in beträchtlicher Entfernung von ihr, falls sie sich besonders weit vom Pupillenrande befindet. Die Sichtbarkeit des Schließmuskels ist nicht nur vom Pigmentgehalt der Stränge der Regenbogenhaut abhängig, sondern auch von deren Entwicklung. In Fällen mit stärkerer Rückbildung der Pupillarmembran sind diese Stränge zwischen Krause und Pupillenrand zart

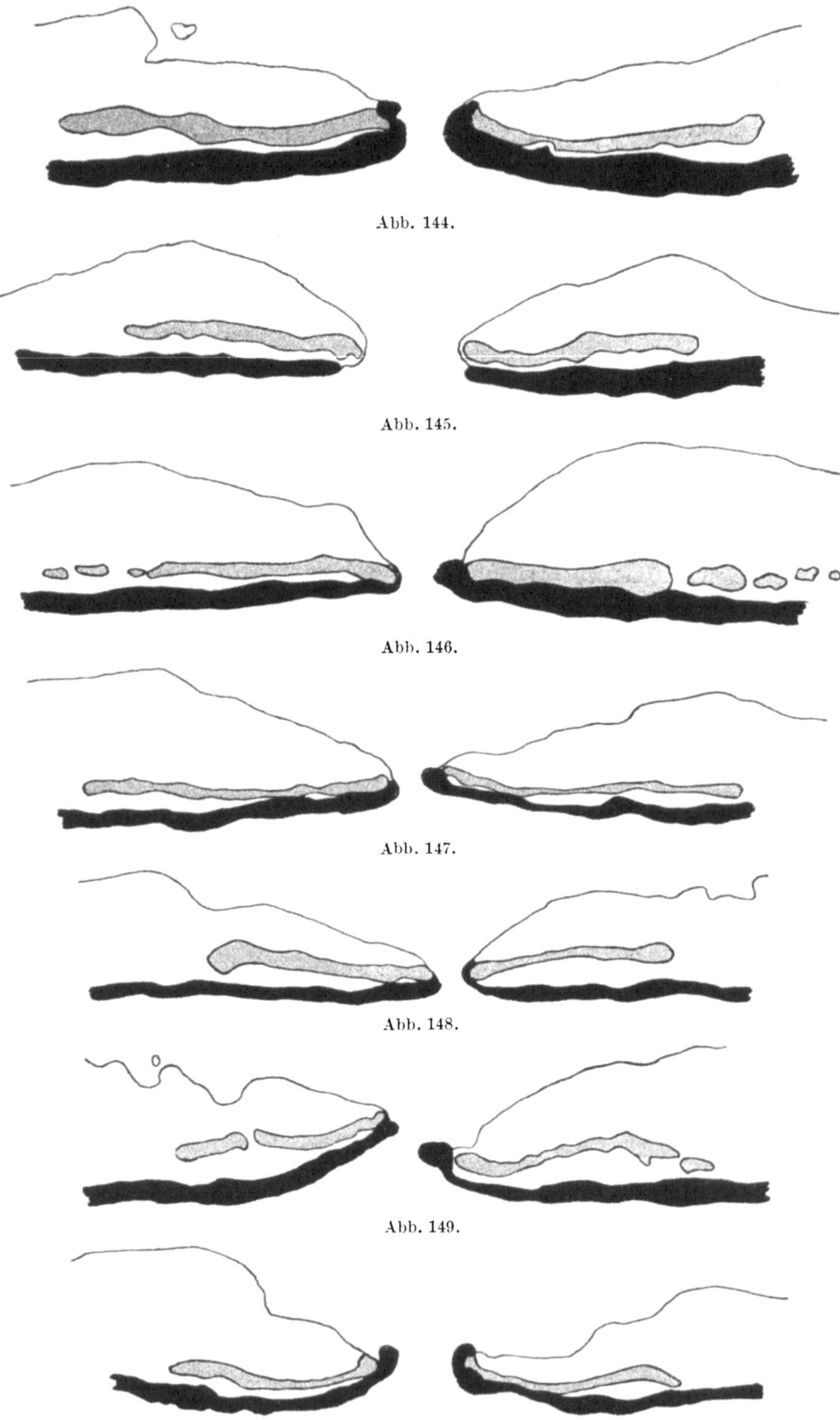

Abb. 144.

Abb. 145.

Abb. 146.

Abb. 147.

Abb. 148.

Abb. 149.

Abb. 150.

und spärlich, ihre Schichte daher durchsichtiger, während sie umgekehrt bei weniger vollkommener Rückbildung der Pupillarmembran eine so dicke und

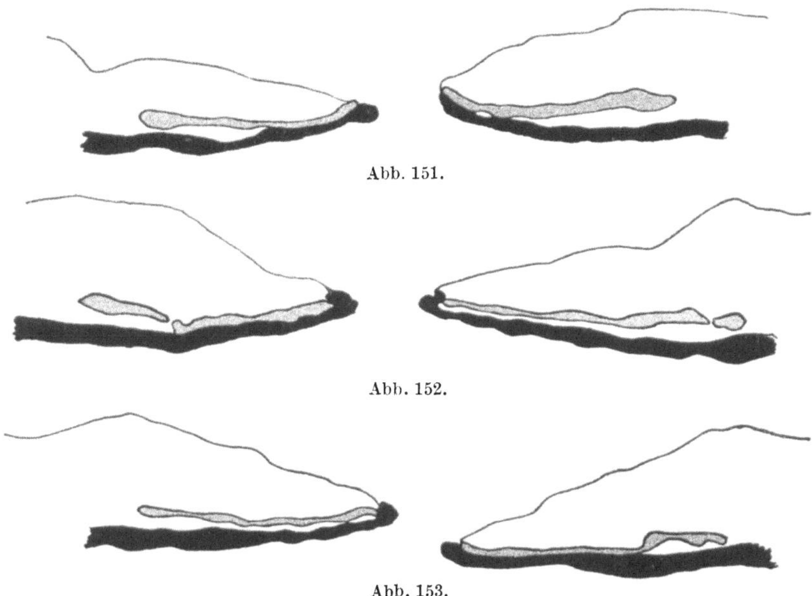

Abb. 151.

Abb. 152.

Abb. 153.

Abb. 144—153. Schematische Darstellung der Verhältnisse am Pupillenrand bei Erwachsenen. Verschiedener Anteil des Pigmentepithels, des Schließmuskels und des Grundgewebes der Regenbogenhaut an der Begrenzung des Pupillenrandes.

dichte Gewebsschichte bilden können, daß sie sogar in wenig pigmentierten Augen den Schließmuskel vollständig verdecken. Auch dort, wo die Krause dem Pupillenrand sehr nahe liegt, kann sie den peripheren Teil des Schließmuskels überdecken, so daß nur ein zentraler Randteil sichtbar ist. Bei Spaltlampenbetrachtung kann man in günstigen Fällen sogar eine zarte kreisförmig verlaufende Streifung des Schließmuskels erkennen. Die Breite desselben beträgt etwa 1 mm, doch ist sie selbstverständlich von der Pupillenweite abhängig.

Die von der Krause pupillenwärts verlaufenden Gewebssträge besitzen anfänglich meist keine direkt radiäre Richtung. Sie verflechten sich miteinander und bilden dadurch ein oft sehr zierliches, oberflächliches Maschenwerk, dessen Maschen mehr oder weniger rhombische Gestalt aufweisen. Diese Rhomben ziehen sich bei enger Pupille zu sehr langen und schmalen spindelförmigen Gebilden aus, während sie bei weiter Pupille

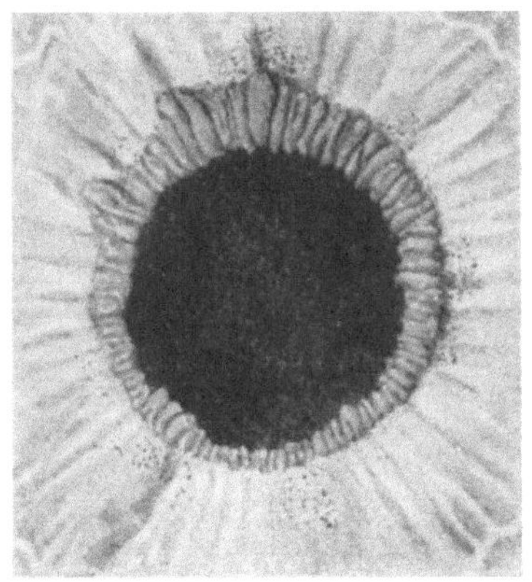

Abb. 154. Normaler Pigmentsaum eines 65jährigen Mannes. (Nach A. Vogt.)

breit und kurz, mitunter fast quadratisch erscheinen können. In Abhängigkeit von der stärkeren oder geringeren Rückbildung der Pupillarmembran springen sie mehr oder weniger hervor, wodurch die Vertiefungen zwischen ihnen auch verschieden ausgeprägt sind. Die Tiefe dieser Einsenkungen kann keine bedeutende sein, weil sie nur bis zum Schließmuskel reichen können. Jenseits des

peripheren Randes des Schließmuskels können die Krypten eine bedeutende
Tiefe erreichen, wobei ihr Grund dunkel erscheint.

B. Der Ciliarteil der Regenbogenhaut.

Dieser läßt sich auch in drei Abteilungen unterteilen. Unmittelbar an die
Krause schließt sich ein glatter, außen an diesen ein gewellter Teil an, und an
der Iriswurzel liegt der Randteil. Die Abdachung von der Krause als höchster
Hervorragung der Regenbogenhaut zur Iriswurzel ist eine viel allmählichere
als gegen die Pupille zu. Sie ist daher zum Teil von der Ausbildung der Krause
abhängig, zum Teil von der Dicke der die Hauptmasse der Regenbogenhaut
bildenden Gewebsmasse. Von der Krause verlaufen dickere und dünnere Stränge
unter verschiedenen Winkeln zueinander peripherwärts, vereinigen sich miteinander und lassen zwischen sich Vertiefungen, Krypten, von verschiedener Größe erkennen. Diese Gewebsstränge werden gewöhnlich gegen die Peripherie zu zarter, dünner und zahlreicher. In einiger Entfernung von der Krause wird die Oberfläche der Regenbogenhaut von kreisförmig verlaufenden Furchen durchzogen, welche die Oberfläche wellig machen. Diese Furchen bilden nur ausnahmsweise vollständige Kreise, meistens nur Teile von solchen, liegen zueinander annähernd parallel und verbinden sich nur ausnahmsweise unter spitzen Winkeln. Im jugendlichen Alter sind sie kaum sichtbar und treten

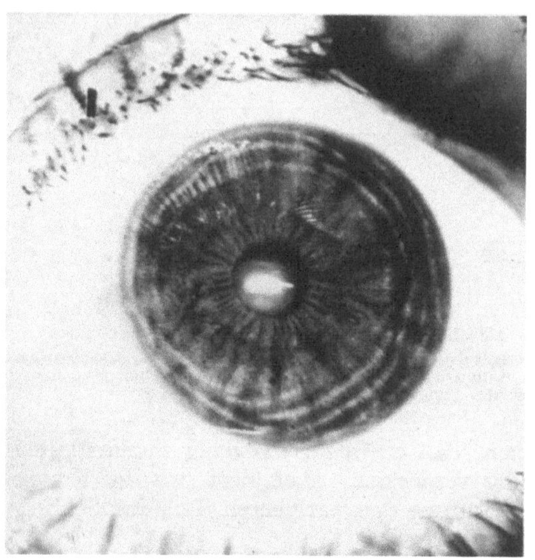

Abb. 155. Kreisförmige Raffungsfurchen der Regenbogenhaut.

mit den Jahren immer stärker hervor. Sie sind der Ausdruck der Raffung
des Gewebes der Regenbogenhaut bei Pupillenerweiterung. Ihre Zahl ist verschieden, es kommen bis zu acht vor (Abb. 155). In grauen und hellen Regenbogenhäuten unterscheiden sie sich kaum vom dazwischenliegenden Gewebe.
Bei hellbraunen Regenbogenhäuten erscheinen die Furchen oft viel heller,
mitunter graugrünlich. Bei dunkelbraunen Regenbogenhäuten tritt dieser
Farbenunterschied meist nicht so deutlich hervor. Die radiären Gewebsbündel werden durch diese Kontraktionsfurchen nicht unterbrochen. Gegen
die Wurzel der Regenbogenhaut zu treten die Gewebsbündel öfter unter
stumpfen Winkeln zusammen und schließen Krypten zwischen sich ein, die
in dieser Zone wohl zahlreich, jedoch niemals sehr tief sein können. Infolge
sehr zahlreicher Krypten kann dieser Teil der Regenbogenhaut mitunter
besonders dünn sein.

In den Fällen starker Rückbildung der Pupillarmembran kann die Krause
beinahe ganz fehlen, und es ziehen dann meist dünnere Gewebsstränge in fast
rein radiärer Richtung vom Pupillenrand gegen die Wurzel der Iris. In diesen
Fällen weist die Regenbogenhaut den sog. radiären Typus von STREIFF (1915)
auf. Die braune Regenbogenhaut kann ganz ähnliche Verhältnisse wie die helle
erkennen lassen, doch sind die feineren Strukturverhältnisse bei stärkerem
Pigmentgehalt gerade durch diesen mehr oder weniger verdeckt. Es treten

meistens die Krypten deutlich hervor, und die Krause ist daran erkennbar, daß gerade hier die Pigmentierung am stärksten ist. Bei pigmentierten Rassen ist eine Oberflächengliederung noch im Pupillenanteil angedeutet, während der Ciliarteil ein mehr samtartiges Aussehen besitzt. Solche sehr dunkel gefärbte Regenbogenhäute besitzen oft an ihrer Oberfläche kleine zipfel- oder warzenförmige Erhebungen, so daß ihre Oberflächengestaltung sich vollständig von der heller Regenbogenhäute unterscheidet. Regenbogenhäute dieses Typus finden sich auch gelegentlich bei sehr stark pigmentierten Individuen der weißen Rasse, wobei man vielleicht einen Einschlag pigmentierter Rassen vermuten kann. Im unteren Teile der Regenbogenhaut finden sich mitunter größere Krypten; auch ein teilweises Fehlen der Iriskrause kommt in der Gegend vor, ebenso eine geringere Ausbildung des gesamten mesodermalen Blattes der Regenbogenhaut. Diese Erscheinungen hängen mit der Bildung der fetalen Augenspalte zusammen, da gerade an dieser Stelle der mesodermale Anteil der Regenbogenhaut sich später bildet und auch nur unvollkommen zur Ausbildung gelangen kann. Solche Befunde bilden den Übergang zu wirklichen Kolombildungen, stehen also in der Mitte zwischen physiologischen Bildungen und wirklichen Mißbildungen. Die radiären Gewebsstränge der vorderen Fläche der Regenbogenhaut im Ciliarteile enthalten vielfach radiär verlaufende Gefäße, die mit der Spaltlampe in wenig pigmentierten Augen oft deutlich erkennbar sind. An hellen Augen Erwachsener finden sich manchmal in der Gegend der Iriswurzel an den radiären Gewebssträngen flache weißliche Knötchen mit etwas verwaschenem Rand. Sie treten mitunter in größerer Anzahl auf und bestehen aus feineren Strängen, die durch dichteres Bindegewebe zusammengehalten werden. Die größeren Gewebsbändchen stellen vielleicht verödete Blutgefäße dar.

Die Verengung der Pupille bewirkt hauptsächlich eine Verbreiterung des Pupillenanteiles der Regenbogenhaut, wobei der Verlauf der Krause eine besondere Veränderung erfährt. Indem ihre dickeren, pupillenwärts ziehenden Ausläufer gestreckt werden, wird sie stark zackig und oft infolge ihres unregelmäßigen Verlaufes exzentrisch zum Pupillenrande. Neben der stärkeren Streckung der pupillenwärts ziehenden Ausläufer der Krause wirken auch die peripherwärts verlaufenden Gewebsstränge durch ihre Streckung gestaltsändernd auf sie ein. Durch die Dehnung des Gewebes können die Krypten stellenweise fast ganz verschwinden. Am wenigstens werden die an der Wurzel der Regenbogenhaut gelegenen Krypten betroffen, die sich im Gegensatz zu den anderen sogar erweitern. Die Streckung des Gewebes wirkt auch ausgleichend auf die Kontraktionsfurchen im welligen Teil der Ciliarzone. In hellen Regenbogenhäuten verschwinden die sonst nur durch ihre Schattenwirkung bei schrägem Lichteinfall sichtbaren Kreisfurchen vollständig, während in braunen die Farbenunterschiede zwischen Furchen und dem übrigen Gewebe das Verschwinden der Zeichnung verhindert. Es treten sogar die heller gefärbten Furchen deutlicher hervor.

Bei stärkster Erweiterung der Pupille verschmälert sich vor allem der Pupillenanteil, so daß er mitunter fast vollständig verschwindet. Die radiären Gewebsstränge legen sich in Wellenlinien, und zwar sowohl in der ursprünglichen Ebene der Regenbogenhautoberfläche als auch in der Ebene senkrecht dazu. Die Niveauunterschiede werden dadurch an der Vorderfläche der Regenbogenhaut deutlicher. Die radiären Gewebsstränge werden dicker, die Krause bekommt eine fast regelmäßige Kreisgestalt, tritt deutlicher hervor, indem sie an Höhe zunimmt. Der Schließmuskel der Pupille liegt jetzt ganz hinter der Krause und ist meistens fast unsichtbar. Dort, wo er doch erkannt werden kann, erscheint er bedeutend verschmälert. Die Kontraktionsfurchen im peripheren Teil der

Regenbogenhaut treten deutlich hervor und sind tief eingeschnitten. Das Gewebe tritt dazwischen in Gestalt von Wülsten hervor. Sowohl im Pupillenanteil als im Wurzelanteil der Regenbogenhaut werden die Krypten kleiner. Es zeigt sich also, daß diese Bildungen bei mittlerer Pupillenweite am größten sind.

C. Die Farbe der Regenbogenhaut.

Die Farbe der Regenbogenhaut hängt im wesentlichen vom Pigmentgehalt ihres mesodermalen Anteiles ab. Beim Neugeborenen ist das Gewebe der Regenbogenhaut sehr wenig pigmenthaltig, durchsichtig, so daß der dunkle Hintergrund des Pigmentblattes deutlich durchschimmert. Daher erscheinen solche Regenbogenhäute dunkelgraublau mit verhältnismäßig geringer Oberflächenzeichnung. Infolge der Durchsichtigkeit des Stromas ist die Farbeninterferenz gering. Mit Zunahme des Bindegewebes und der Pigmentbildung wird das Stroma deutlicher. Die Entwicklung der Regenbogenhaut ist meistens mit zwei Jahren ziemlich abgeschlossen, doch können sich noch bis zum 15. Lebensjahre weitere Veränderungen ausbilden. Mit dem Fortschreiten der postfetalen Entwicklung nimmt der Pigmentgehalt in verschiedenem Grade zu, gleichzeitig auch die Dichte des Gewebes. Bleibt der Pigmentgehalt gering, so ist die Regenbogenhaut hell. Bei geringem Pigmentgehalt des Stromas tritt die Erscheinung der Farbeninterferenz hervor, welche die blaue oder bläuliche Färbung bedingt. Ist der Pigmentgehalt bedeutend, so wird die Regenbogenhaut braun. Diese Färbung kann so dunkel werden, daß sie sich dem Schwarz stark annähert. Es spielt hier nicht nur die Zahl der Chromatophoren eine Rolle, sondern vielmehr die Dichte ihres Pigmentgehaltes und die Farbe des Pigmentes, welche beide Faktoren große individuelle Verschiedenheiten aufweisen. Die drei Faktoren: Gewebsdicke, Menge und Farbe des Pigmentes, zum Teil auch die zartere oder derbere Beschaffenheit der Gewebsstränge bedingt eine außerordentliche Mannigfaltigkeit der Färbung der Regenbogenhaut. Für diese sind besonders von anthropologischer Seite Farbentafeln aufgestellt worden [MARTIN (1914), B. K. SCHULTZ (1930), SALLER (1931)]. Wenn schon die Gesamtfarbe der Regenbogenhäute außerordentlich verschieden ist, so finden sich auch in derselben Regenbogenhaut beträchtliche Unterschiede zwischen ihren verschiedenen Teilen, so zwischen Pupillenzone, Krause und Ciliarzone. Dazu kommen noch eingestreute hellere und dunklere Pigmentflecke von verschiedener Farbe, Größe und Gestalt. Alle die Umstände zusammen bedingen eine große Mannigfaltigkeit, so daß kaum eine Regenbogenhaut der anderen gleicht, und auch die beiden Augen desselben Individuums in dieser Beziehung beträchtlich voneinander abweichen können. Die beim Abschluß der Entwicklung herausgebildeten Verhältnisse erhalten sich bis gegen das 50. Lebensjahr ziemlich unverändert. In diesem Zeitpunkt oder einem späteren machen sich Altersveränderungen geltend; die Gewebsstränge im kleinen Kreis, aber auch im peripheren Teil der Regenbogenhaut treten nicht so deutlich hervor, werden flacher. Die Oberflächenzeichnung wird eintöniger und gleichmäßiger, die Farbe stumpfer und heller. In dunklen Regenbogenhäuten verliert sich der Farbenunterschied der Ringfurchen. Die Beweglichkeit der Regenbogenhaut nimmt ab. Nicht nur die hellen, auch die dunklen Regenbogenhäute werden heller. Am Pupillenrande wird der Pigmentsaum undeutlicher, verschwindet stellenweise, wobei an seine Stelle graue, hyaline Massen in Erscheinung treten. Es gehen aber vielfach die Pigmentzellen des Pupillenrandes verloren. Die Defektbildung des Pigmentepithels kann sich auf die ganze Hinterfläche der Regenbogenhaut mit geringerer oder größerer Intensität erstrecken. Bei Durchleuchtung kann man die Lichtdurchlässigkeit der Pigmentschichte leicht erkennen.

D. Die hintere Oberfläche der Regenbogenhaut.

Die hintere Fläche der Regenbogenhaut wird vom stark pigmentierten Epithel als Fortsetzung der Netzhaut gebildet, ist daher, Albinos ausgenommen, dunkelbraun, beinahe schwarz. In der überwiegenden Mehrzahl der Augen ist die Oberflächenbeschaffenheit dieser Pigmentschichte nur von hinten sichtbar. Wie aber ABRAMOWICZ (1933) gezeigt hat, kann sie unter Umständen auch beim Lebenden bei Spaltlampenuntersuchungen gesehen werden, wenn die vorderen Schichten der Regenbogenhaut entweder sehr dünn angelegt sind (unter physiologischen Bedingungen) oder wenn sie (unter pathologischen Bedingungen) verdünnt sind. An der Hinterfläche der Regenbogenhaut sind beim Erwachsenen zwei Faltensysteme sichtbar: ein gröberes, radiäres und ein feineres,

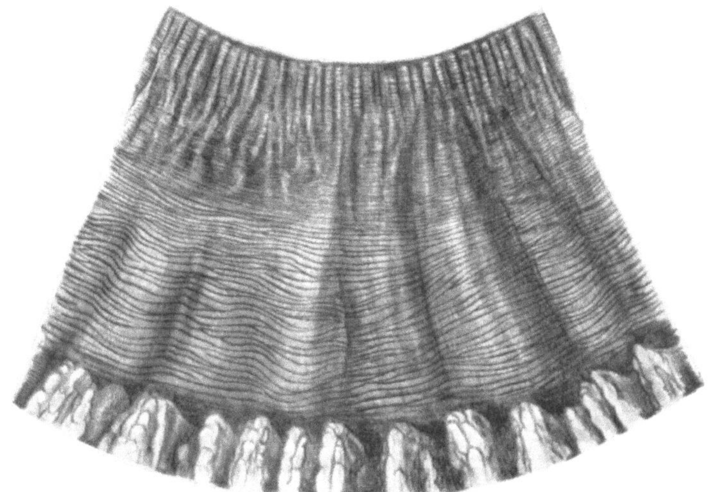

Abb. 156. Hintere Oberfläche der Regenbogenhaut. (Nach WOLFRUM.)

kreisförmig verlaufendes. Die radiären Falten sind nicht scharf begrenzt, von wechselnder Tiefe und verlaufen vom Pupillenrande bis zur Wurzel der Regenbogenhaut. Die Erhebungen zwischen den Einsenkungen sind sanft und wellig. Die Breite der Erhebungen ist verschieden, die Zahl der Falten bzw. Erhebungen ist bedeutend geringer als die der Fortsätze des Strahlenkörpers. Entsprechend dem Pupillenanteil der Regenbogenhaut, also ungefähr entsprechend der Gegend der Krause, entstehen zwischen den beschriebenen Furchen neue, die sich allmählich vertiefen und zum Pupillenrande verlaufen, ihn aber nicht immer erreichen. Diese Furchen sind so zahlreich, daß oft zwei oder drei einer am Pupillenrande sichtbaren Kuppe des Pigmentblattes entsprechen. Gegen den Pupillenrand werden die Furchen mitunter flacher, hören bisweilen auf oder vereinigen sich mit einer benachbarten. E. FUCHS (1885) vergleicht diesen Teil der Hinterfläche der Regenbogenhaut mit einer fein gefalteten Halskrause. In der Nähe der Wurzel der Regenbogenhaut treten die radiären Falten etwas auf die unmittelbar davor gelegenen Schichten der Regenbogenhaut über, was wahrscheinlich mit dem Bau des Musculus dilatator zusammenhängt. Das Ende dieser Furchen an der Iriswurzel ist wegen der überhängenden Kuppe der Fortsätze des Strahlenkörpers auch bei anatomischer Präparation nicht deutlich erkennbar (Abb. 156).

Die ringförmig verlaufenden Falten der hinteren Oberfläche der Regenbogenhaut sind schärfer ausgeprägt und stehen enger beieinander. Sie sind am

breitesten in der Gegend der Iriswurzel und werden pupillenwärts schmäler, so
daß sie in der Nähe des Pupillenrandes sehr dicht aneinanderstoßen. Dabei sind
sie hier seichter als in der Peripherie, und ihre Zeichnung ist stellenweise ganz
verwischt. Diese Furchen verlaufen nicht streng kreisförmig, ändern stellenweise
ihre Breite und vereinigen sich miteinander unter spitzen Winkeln. Im Pupillenteil werden sie durch die radiären Falten stellenweise unterbrochen und verschwinden ihnen gegenüber, während sie sich gegen die Wurzel auch über den
radiären Furchen deutlich abzeichnen. Man kann das Bild der Hinterfläche
der Regenbogenhaut mit einem radiären Korbgeflecht vergleichen. Die kreisförmigen Furchen betreffen nur das Pigmentepithel, greifen also zum Unterschiede von den radiären nirgends auf das davorliegende Gewebe über. Die
kreisförmig verlaufenden Furchen sind beim Neugeborenen noch nicht vorhanden, weil vor der Geburt jegliches Pupillenspiel fehlt, daher sich Kontraktionsfurchen nicht ausbilden können. Sie treten erst allmählich in Erscheinung
und sind erst ungefähr im 15. Lebensjahre vollständig deutlich entwickelt.
Anfangs stellen sie lediglich Kontraktionsfalten dar, die bei enger Pupille glatt
gestrichen und dann nicht sichtbar sind. Mit der Zeit werden aus den Kontraktionsfalten dauernde Strukturfalten, in denen sich an den Stauchungsstellen
die Pigmentzellen vermehren. Bei Verengung der Pupille treten die radiären
Falten der Unterfläche der Regenbogenhaut deutlich hervor, während die kreisförmigen breiter und flacher werden. Bei Pupillenerweiterung verstreichen die
radiären Falten im Pupillenanteile, können auch gegen die Wurzel der Regenbogenhaut zu sich ausgleichen, während umgekehrt die kreisförmigen Falten
deutlich hervortreten.

E. Das Bild der Regenbogenhaut auf dem Durchschnitt.

Die Untersuchung der Regenbogenhaut auf ihrem radiären Durchschnitt
bildet meist die Grundlage für die mikroskopische Untersuchung. Dabei gibt
sich eine außerordentliche Mannigfaltigkeit der Bilder zu erkennen, was der
Verschiedenheit im Leben entspricht. Auf dem Radiärschnitt hat die Regenbogenhaut meist die Gestalt eines unregelmäßigen Dreiecks, dessen längste
Seite die hintere Fläche, die zweitlängste die vordere Oberfläche von der Iriswurzel bis zur Krause und die kürzeste die vordere Oberfläche von der Krause
bis zum Pupillenrande bildet. Ebenso wie bei der Betrachtung von vorne läßt
sich auch auf dem Durchschnitt eine verschiedene Lagerung der Krause feststellen, von der die Gestaltung der vorderen Fläche und das Verhältnis der
beiden kürzeren Seiten des Dreiecks zueinander abhängen. Je näher die Krause
sich der Iriswurzel befindet, desto mehr gewinnt die kürzeste Seite des Dreiecks
gegenüber der zweitkürzesten an Länge. In extremen Fällen können die beiden
vorderen Seiten einander beinahe gleich sein. Die Dreiecksform des Durch-
schnittes der Regenbogenhaut kann stellenweise dadurch verwischt werden, daß
infolge großer Krypten die Vorderfläche Lücken aufweist, wodurch ihre Begrenzung ganz unregelmäßig erscheint. Auf dem Durchschnitt lassen sich das
vordere mesodermale oder uveale Blatt von dem hinteren ektodermalen oder
retinalen leicht unterscheiden, ferner lassen sich die Dickenverhältnisse der
Regenbogenhaut und die Gestaltung ihres Wurzelanteiles sowie seiner Beteiligung an der Bildung der Kammerbucht erkennen. Im mesodermalen Teil
der Regenbogenhaut kann in seinem ciliaren Teil meist eine Trennung in zwei
dichtere Schichten beobachtet werden, die von E. Fuchs (1885) als vorderes
und hinteres Stromablatt bezeichnet worden sind. Zwischen diesen zwei
Schichten liegt eine sehr lockere Zwischenschichte, in der dickwandige Blutgefäße verlaufen (die Fuchssche Spalte).

Man unterscheidet mit Fuchs (1885) und Wolfrum (1925) ein vorderes Stromablatt, das sich aus Bindegewebszellen, die teils pigmentiert, teils unpigmentiert sind, aus Bindegewebsfibrillen, aus Gefäßen, vielleicht auch lichtungslosen, obliterierten Gefäßen zusammensetzt. Diese bestehen aus einem Endothel und einer im wesentlichen in der Längsrichtung der meist gewundenen Gefäße ziehenden Hülle von äußeren feinen Bindegewebsfibrillen. Beim *Menschen* ist das vordere Stromablatt stellenweise an der Oberfläche von flacheren Deckzellen gegen die vordere Kammer abgeschlossen; sie bilden aber nirgends eine kontinuierliche Schichte und hängen immer vermittels ihrer Fortsätze mit tiefer gelegenen Bindegewebselementen zusammen. Niemals kann man eine kontinuierliche, einem Endothel oder gar Epithel vergleichbare Lage unterscheiden, wie sie bei *Tieren* angetroffen wird. Durch die Ausbildung von Lücken und größeren Defekten in diesen vorderen Gewebsschichten entstehen die Krypten. Auch diese sind nirgends durch eine abgrenzbare Oberflächenschichte gegen das Kammerwasser hin abgegrenzt. Nach E. Fuchs (1885) bildet eine lockere Gewebsschichte die Fuchssche „Spalte", die bald mehr nach vorne, bald mehr nach hinten liegt, den Grund der Krypten. Als solche wird eine Schichte, die sich aus äußerst locker gefügten feinsten Elementen aufbaut, bezeichnet, die so eine lockere Verbindung zwischen vorderem und hinterem Irisblatt darstellt. Aber auch durch diese sog. Spalte verlaufen Gefäße. Es bedingt aber diese lockere Schichte die relativ große Verschieblichkeit des vorderen Stromablattes gegenüber dem hinteren, was sich vor allem dadurch ausdrückt, daß bei Mydriasis sich die vordere Stromalage sehr stark und grob falten kann, ohne daß das hintere Irisblatt diese Verlagerungen bzw. Faltungen entsprechend mitmacht. Nach Lauber (1908) entwickelt sich die Fuchssche Spalte erst im 8. Lebensmonat und fehlt, ebenso wie die Krypten, dem Neugeborenen. Wolfrum (l. c.) sieht in ihr eine ausgesprochene Eigentümlichkeit der menschlichen Rasse. Nur der *Gorilla* zeigt nach Wolfrum Krypten, der sie bei allen *Affen*, die er untersuchte, auch den anderen *Anthropoiden,* vermißte. Auch Kolmer hat bei 25 *Primaten* nichts Ähnliches beobachtet. Bei manchen *Halbaffen, Chiromys,* bei *Carnivoren, Katze, Hund, Ungulaten, Schwein, Rind* ist das vordere Stromablatt viel kompakter und lückenloser; locker ist es dagegen bei *Nagern.* Bei den erstgenannten *Tieren* wies Salzmann (1912) später auch Wolfrum (1925) eine kontinuierliche, endothelartige Schichte unpigmentierter Zellen nach, die auch bei Silbernitratbehandlung, wenn auch in unvollständiger Weise, Zellgrenzen zeigen, wie sie sonst Endothelien zukommen. Wolfrum (l. c.) weist darauf hin, daß mit der Ausbildung der Fuchsschen Spalte und der Kryptenbildung von den niedern *Säugern* gegen den *Menschen* hin auch die Reduktion des Pigmentes einhergeht, die schließlich zum Auftreten der blauen Augenfarbe beim *Menschen* führt. Man müßte aber nicht unbedingt darin eine Art von Degeneration sehen. Die Einkerbungen der vorderen Schichte bei der Mydriasis fehlen bei den *Tieren* und beim Neugeborenen, sind also als ein Erwerb des *Menschen* im extrauterinen Leben anzusehen.

Der Beginn des vorderen Stromablattes in der Gegend der Krause unterliegt großen Verschiedenheiten, indem es verschieden weit vom Pupillenrand beginnen und auch peripher an der Wurzel der Regenbogenhaut verschieden früh enden kann. Das vordere Stromablatt besteht aus Chromatophoren, unpigmentierten Bindegewebszellen und kollagenen Fibrillen, schließlich auch aus Gefäßen, die stellenweise von der vorderen in die hintere Schichte hinüberführen (Abb. 157). Manche von diesen Gefäßen weisen keine Lichtung auf, hauptsächlich diejenigen, aus welchen die Krause aufgebaut wird, sowie die Stränge ihrer Umgebung. An der Oberfläche ist die vordere Schichte besonders dicht gefügt, wodurch ein teilweiser Abschluß gegen die Vorderkammer entsteht.

Die Gewebselemente sind hauptsächlich radiär gerichtet, besonders in der Nähe der vorderen Fläche folgen sie an tieferen Stellen mehr dem Verlauf der Gefäße.

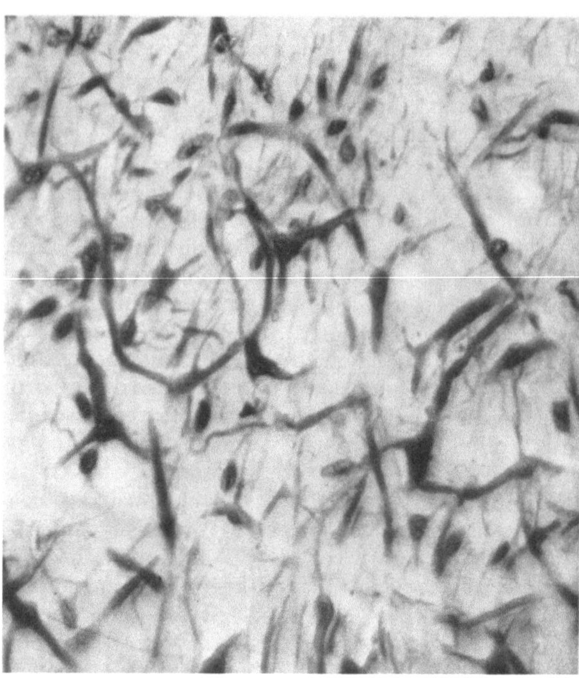

Abb. 157. Chromatophoren der Oberfläche der Regenbogenhaut des *Menschen* (KOLMER).

Dieses vordere Stromablatt ist bei seinem Beginn in der Nähe der Krause am dicksten und verdünnt sich sowohl gegen den Pupillenrand wie gegen die Iriswurzel zu ziemlich rasch (Abb. 158). Es wird durch Lücken verschiedener Größe, meist in der Umgebung der Krause und der Wurzel unterbrochen. Es können sich so große Ausfälle bilden, daß besonders in der Gegend der Iriswurzel das vordere Stromablatt vollständig fehlen kann. Gegen die Vorderkammer sind diese Lücken meistens vollständig offen, können aber durch verdünnte Teile des vorderen Stromablattes von der Vorderkammer abgegrenzt sein, wobei diese Gewebsteile mit überhängenden Rändern den Krypten entsprechen (Abb. 159). Die Lücken münden meist in die FUCHSSsche Spalte und reichen daher nur bis zum tiefen Stromablatt. In Abhängigkeit von dessen Dicke können sie mehr oder minder tief in die Regenbogenhaut hineinreichen.

Die dichte Vorderfläche des vorderen Stromablattes besteht aus einem dichten Netzwerk von Zellen und Zellausläufern, die meist parallel zu ihr verlaufen. An der Vorderfläche ist das Netzwerk ein so dichtes, daß nur kleine Zwischenräume vorkommen, und sie porös erscheint (Abb. 160). Die Fortsätze der Chromatophoren, die

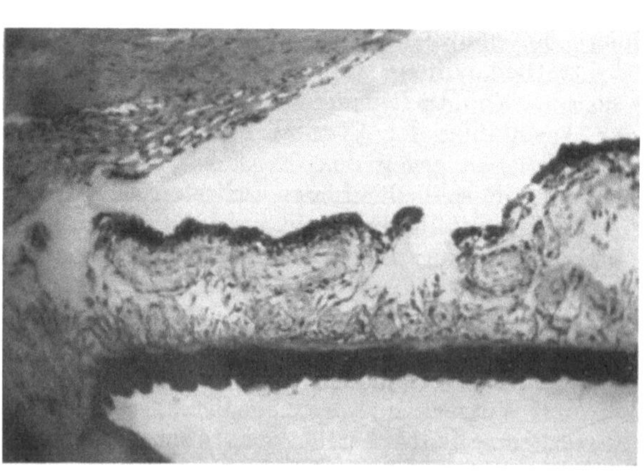

Abb. 158. Regenbogenhaut des *Menschen* mit Krypten (KOLMER).

hier in großer Zahl vorhanden und bei manchen Individuen besonders stark pigmenthaltig sind, anastomosieren vielfach miteinander. Da sie auch über- und untereinander vorbeiziehen und sich kreuzen, bilden die Zellen der obersten Schichten ein innig verfilztes, cytoplasmatisches Gerüstwerk. Es stehen also die Zellen verschiedener Lagen miteinander in Verbindung. Aus dieser Beschreibung geht hervor, daß ein besonderer Endothelbelag an der Oberfläche der Regenbogenhaut beim *Menschen* fehlt. Die eben besprochene Verfilzung von Zellen bildet die vordere Fläche. An den Stellen der Kontraktionsfurchen, an der Wurzel der Regenbogenhaut und am Pupillenrande

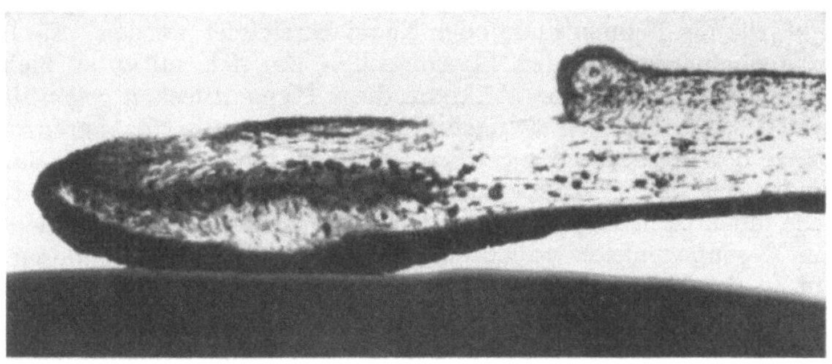

Abb. 159. Radiärschnitt durch die Iris des *Menschen*. Pupillarrand der Iris mit Sphincter, einer großen Krypte der Iriskrause der FUCHSschen Spalte, viele KOGANEIsche Klumpenzellen (KOLMER).

ist diese Grenzschichte oft sehr dünn, während sie zwischen den Kontraktionsfurchen besondere Mächtigkeit erreichen kann. Das vordere Stromablatt weist keinerlei Cuticularbildung auf. Die Intercellularräume bilden kleinste und kleine Krypten, große Verbindungen zwischen der Vorderkammer und den Räumen innerhalb der Regenbogenhaut selbst. An dem beschriebenen Netz und Gerüstwerk von Zellen nehmen auch kleine kollagene Bindegewebsfasern teil.

Die soeben gegebene Beschreibung der vorderen Grenzschichte kann als Grundtypus gelten, von dem es mannigfaltige Abweichungen gibt. Einerseits kann sie als eigene Schichte überhaupt fehlen, was nur bei schwach pigmentierter Regenbogenhaut vorkommt, wobei das Netz der Stromazellen an der Oberfläche der Regenbogenhaut nur soviel an Dicke zunimmt, daß eine Abgrenzung nach vorne zustande kommt. Andererseits kann die Grenzschichte sehr dicht und dick sein. Die letztere Abweichung von den durchschnittlichen Verhältnissen

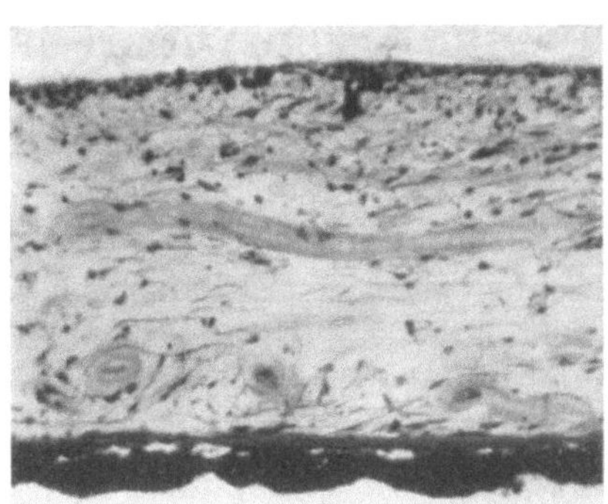

Abb. 160. Vordere Zellschichte der Regenbogenhaut des *Menschen* (KOLMER).

hängt mit einer starken Pigmentierung der Regenbogenhaut zusammen. Die Grenzschichte ist der am stärksten pigmentierte Teil der mesodermalen Regenbogenhaut. Es finden sich Fälle, in denen die vordere Grenzschichte stark pigmentiert und dick ist, während der übrige Teil der Regenbogenhaut fast kein Pigment enthält. Bei stark pigmentierten Regenbogenhäuten finden sich in der vorderen Grenzschichte außer Chromatophoren noch vielfach plumpe, stark pigmentierte Zellen ohne Fortsätze oder mit kurzen, stummelförmigen Fortsätzen, die von E. FUCHS (1913) als eine Abart von Chromatophoren aufgefaßt werden, während WOLFRUM (1925) sie zum großen Teil zu den Klumpenzellen zählt. Die Dicke und Ausbildung der Grenzschichte hängt mit dem Relief der Regenbogenhaut zusammen. In den Kontraktionsfurchen fehlt die Grenzschichte

fast vollständig, kann dazwischen stark verdickt sein. Es kommen auch bei
stark pigmentierten Regenbogenhäuten örtliche höckerförmige Verdickungen der
an und für sich dicken Grenzschichte vor. Je nach der Größe und Zahl der
Höcker hat dann die Oberfläche der Regenbogenhaut ein entweder samtartiges
oder warzenförmiges Aussehen. Es können dann die Pigmentzellen eine Spiegel-
form annehmen und dichtgedrängt aneinanderliegen.

Schwach pigmentierte Regenbogenhäute weisen mitunter dunkle Pigmentflecken auf, die als Pigmentmale oder Naevi bezeichnet werden. Sie bestehen
aus dicht aneinandergedrängten Pigmentzellen, die sich mitunter nicht mehr
voneinander abgrenzen lassen. Während diese Pigmentflecken gegen die Oberfläche zu glatt sind, besitzen sie nach hinten zu keine scharfe Abgrenzung, und
die Fortsätze der Pigmentzellen reichen weit nach hinten in das Stroma hinein.
Häufig finden sich in der Nachbarschaft reichliche Chromatophoren, unter ihnen
auch solche mit kurzen Fortsätzen, und Klumpenzellen. Solche Pigmentflecken
der hellen Regenbogenhaut verhalten sich wie Inseln einer dunkleren Regenbogenhaut in der helleren.

Während beim *Menschen* und bei einer Reihe von *Affen (Gorilla, Orang-
Utang, Schimpanse,* mehrere *Gibbonarten, Macasus nemestrinus, rhesus, maurus*
und *Ateles)* nach WOLFRUM (1925) die gleichen Verhältnisse herrschen, finden
sich bei *Halbaffen* und einer anderen Reihe von *Säugetieren* ein Belag von unpigmentierten Epithelzellen, der sich mit Silbernitrat gut darstellen läßt. Die
Frage des Endothelbelages der Regenbogenhaut beim *Menschen* ist bis in die
letzte Zeit hinein strittig gewesen. VALENTIN (1837), PAPPENHEIM (1842),
LUSCHKA (1852), HENLE (1851), FR. ARNOLD (1851), MICHEL (1875), FABER
(1876), KOGANEI (1885), MICHEL (1881, 1890), E. FUCHS (1885), BERGER (1894),
SCHWALBE (1897), GEGNBAUER (1898), BÖHM und DAVIDOW (1898), SELIG-
MANN (1899), BRÖSICKE (1900), VENNEMANN (1903), GINSBERG (1903), MELLER
(1904), HUWALD (1904), GREEFF (1902—1906), WINTERSTEINER (1908), STÖHR
(1910), OPPEL (1913), SZYMONOWICZ (1919), KÖPPE (1919) und THIEL (1927)
geben der Ansicht Ausdruck, daß die Vorderfläche der Regenbogenhaut in ein
Endothel gebettet ist. HENLE hat 1852 seine Ansicht geändert, und KÖPPE
drückt sich sehr ungenau aus. KRÜCKMANN (1908) stellt das Vorhandensein
des Endothels in Abrede und WOLFRUM (1925) schließt sich dieser Ansicht an.
Bei Anwendung der Färbung nach HEIDENHAIN, HELD und WEIGERT läßt sich
das Endothel der Regenbogenhautvorderfläche bei den *Tieren,* bei welchen es
wirklich vorhanden ist, sehr deutlich nachweisen, wogegen es bei den angeführten *Affenarten* und beim *Menschen* nicht darstellbar ist. Nach KOLMER
sind beim neugeborenen *Menschen* die oberflächlichsten, mesodermalen Elemente
der Regenbogenhaut in einer kontinuierlichen, epithelartigen Schichte angeordnet. Darunter findet sich das zarte Stroma. Beim erwachsenen *Menschen*
findet sich in der Regel keine kontinuierliche oberflächliche Zellenschichte,
sondern es kommunizieren Hohlräume, die in die vordere Kammer münden,
sog. Krypten, mit der vorderen Kammer, und die Hohlräume dieser Krypten
sind gegen das Stroma nicht irgendwie begrenzt. Doch fand KOLMER auch beim
Menschen gelegentlich wie bei *Tieren* auf Radiärschnitten eine kontinuierliche
vordere zellige Grenzlage. Mit der Angabe, daß das Endothel bei der Spaltlampenuntersuchung erkennbar ist, stehen KÖPPE (1920) und THIEL (1927)
allein, während VOGT (1931), HARRISON BUTLER (1927), MEESMANN (1927)
gegenteiliger Ansicht sind. Trotz besonders darauf gerichteter Aufmerksamkeit
habe ich die von THIEL (1927) beschriebenen Bilder niemals sehen können.
WOLFRUM (1925) gibt sehr belehrende Bilder über die Verhältnisse bei der
Katze, beim *Halbaffen Chiromys madagascarensis* an, auf denen die Endothelzellen sehr deutlich hervortreten. Hervorzuheben ist, daß die Kryptenbildung

eine nur dem *Menschen* und dem *Gorilla* zukommende Eigentümlichkeit der
Regenbogenhaut darstellt, und das Fehlen des Endothels bei den *Affen* gleich
einem Übergang von den Regenbogenhäuten mit Endothelbelag zu denen ohne
einen solchen und mit Kryptenbildung darstellt, welcher Typus in der höchsten
Entwicklung sich beim *Menschen* findet. Dieselben Strukturverhältnisse, die
an der Oberfläche der Regenbogenhaut bestehen, finden sich mit geringen
Abänderungen auch an den Wänden der Krypten, wenn man von solchen sprechen
kann, d. h. dieselben Gewebselemente bilden die Begrenzung der Vorderfläche
der Regenbogenhaut und der Krypten. Die Kryptenwände sind dort, wo sie
dicht sind, mindestens ebenso porös wie die Vorderfläche der Regenbogenhaut,

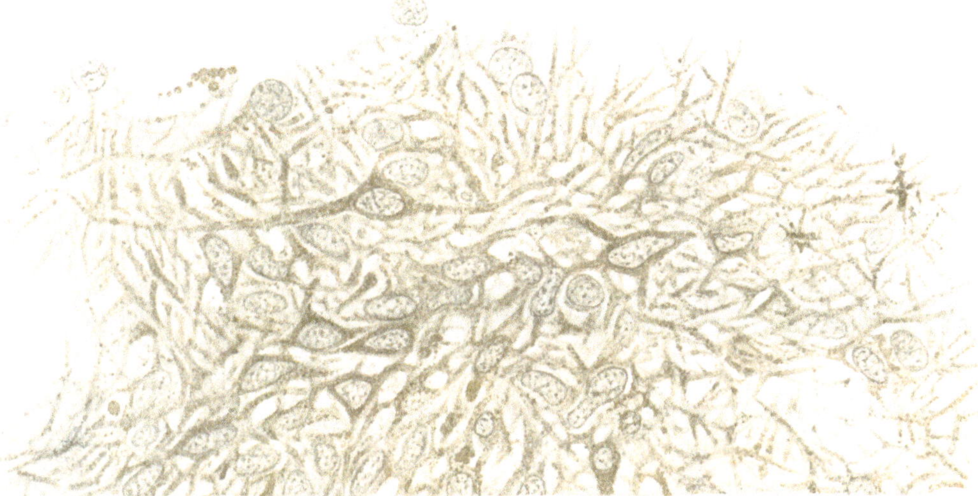

Abb. 161. Flachschnitt durch die oberflächlichste Schichte der Regenbogenhaut des *Menschen*. Fehlen des
Endothels, poröser Charakter der Oberflächenschichte. (Nach Wolfrum.)

weisen entsprechend der Auflockerung des Stromas der Regenbogenhaut mit
zunehmender Entfernung von ihrer Oberfläche gleichfalls eine Lockerung auf,
so daß eine Angrenzung der Krypten in der Tiefe überhaupt nicht mehr durchführbar ist, und eine offene Verbindung zwischen ihnen und den Intercellular-
räumen der Regenbogenhaut vorhanden ist. Sehr lehrreich ist das von Wolfrum
(l. c.) gebrachte Flächenbild der Regenbogenhaut, das hier wiedergegeben wird
(Abb. 161).

F. Die Fuchssche Spalte.

Das vordere Stromablatt der Regenbogenhaut, das in seiner vorderen Grenzschichte am dichtesten ist, wird nach hinten zu lockerer, und beim *Menschen*,
außerdem noch beim *Gorilla*, findet sich eine Stelle, an der die Auflockerung
soweit ausgesprochen ist, daß mitunter nur wenige Gewebselemente hier den
Zusammenhang des vorderen mit dem hinteren Stromablatte bilden. Diese
Stelle des lockersten Baues, deren Entwicklung außerordentlich verschieden ist,
läßt sich in jeder Regenbogenhaut des *Menschen* nachweisen. Es ist also die
Fuchssche Spalte kein wirklicher Hohlraum, weil er ja von Gewebselementen
durchzogen ist, er stellt aber eine Lockerung des Aufbaues dar, welcher die
Beziehungen des vorderen zum hinteren Stromablatte in hohem Grade beeinflußt,
indem die beiden Blätter eine verhältnismäßig große Unabhängigkeit voneinander
erlangen (Abb. 162). Die Fuchssche Spalte steht vielfach in Zusammenhang

mit den Krypten und ist in denjenigen Regenbogenhäuten am meisten ausgesprochen, in denen auch die Krypten am stärksten entwickelt sind. Das
Gewebe der FUCHSschen Spalte besitzt dieselben Elemente wie die anderen
Teile des Stromas der Regenbogenhaut, und hier verlaufen mitunter größere
Gefäße, die aber entweder vor oder hinter der FUCHSschen Spalte gelegen sind,
indem diese den Gefäßen gewissermaßen ausweicht. Wie bereits erwähnt, steht
die Ausbildung der FUCHSschen Spalte mit derjenigen der Krypten in Zusammenhang. Es gibt braune Regenbogenhäute, die keine Krypten besitzen, wohl aber
Poren an ihrer Vorderfläche, und in denen die FUCHSsche Spalte durch eine
verhältnismäßg unbedeutende Auflockerung des Gewebes angedeutet ist. Solche
Regenbogenhäute stehen in ihrem Bau denen der *Affen* (*Gorilla* ausgenommen)

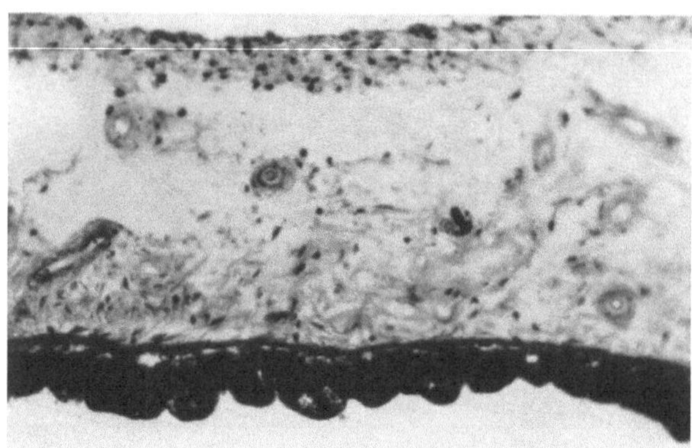

Abb. 162. Meridionalschnitt, deutliche Abgrenzung der vorderen und
hinteren Lage, dazwischen nur von feineren Bindegewebsfibrillen durchzogen. Region der FUCHSschen Spalte, in der einige Gefäße gelegen sind.
Mittlere Vergr. (KOLMER).

nahe, die keine Krypten
und keine FUCHSsche
Spalte aufweisen. Von
den Regenbogenhäuten
dieser *Affen* unterscheiden sich diejenigen ande-
rer *Säugetiere* durch das
viel dichtere Verhalten
des Bindegewebes und
das Auftreten von Tape-
tumzellen, welche bei den
eigentlichen *Affen* fehlen
und auch beim *Menschen*
nicht vorkommen. Diese
Verhältnisse beweisen,
daß die Regenbogenhaut
in bezug auf die Entwick-
lung ihres Stromas eine

Rückbildung aufweist, die beim *Gorilla* und insbesondere beim *Menschen* den
höchsten Grad der Entwicklung erreicht hat. Es stellen somit die hellen
Regenbogenhäute mit zahlreichen und großen Krypten und ausgesprochener
FUCHSscher Spalte den höchsten Grad dieser Rückbildung dar, bei dem das
vordere Stromablatt vom hinteren immer unabhängiger wird. Mit dieser Rückbildung hängt wohl auch die Blauäugigkeit infolge geringeren Pigmentgehaltes
zusammen, die sich außer beim *Menschen* nur noch bei domestizierten *Säugetieren* findet. Wahrscheinlich steht die Abnahme der Pigmentierung mit der Auflockerung des Gewebes in Zusammenhang, wie dies ja bei der menschlichen-
Regenbogenhaut erkennbar ist.

Die beim Neugeborenen noch fehlenden und erst im Laufe des Lebens sich
herausbildenden zirkulären Falten der Regenbogenhautvorderfläche prägen sich
auch im anatomischen Bilde des Querschnittes der Regenbogenhaut aus. Zwar
fehlen an den betreffenden Stellen keine der normalen Gewebsbestandteile der
Regenbogenhaut, da alle Schichten des vorderen Stromablattes die Faltungen
mitmachen; nur kann hier das vordere Stromablatt so dünn werden, daß es kaum
mehr erkennbar ist. Die Tiefe der Faltungen hängt von der absoluten Dicke der
Regenbogenhaut und ihrem Kontraktionszustande ab. Das hintere Stromablatt
bleibt glatt, und es schieben sich nur die Zellfortsätze näher aneinander.

G. Das hintere Stromablatt der Regenbogenhaut.

Das hintere Stromablatt der Regenbogenhaut erstreckt sich beim *Menschen*
vom Pupillenrande bis zur Wurzel. Es umfaßt im Pupillenanteile den Schließmuskel der Pupille. In diesem Teil ist keine Trennung zwischen vorderem und

hinterem Stromablatt vorhanden; dieselbe setzt erst dort ein, wo die FUCHSsche Spalte beginnt. Das lockere Gewebe der FUCHSschen Spalte geht in etwas dichteres Gewebe, das vor dem Netzhautanteil der Regenbogenhaut liegt, über. Das Gerüstwerk der Cytoplasmafortsätze der unpigmentierten Stromazellen ist weniger dicht als im vorderen Stromablatt. Die Zellfortsätze stellen sich in der Nähe der Blutgefäße, zum Teil radiär zu diesen, ein, während ein anderer Teil der Zellen die Gefäße umflicht. In der Gegend des Dilatators nehmen viele Zellfortsätze eine zum Muskel senkrechte Stellung an. Die leimgebenden Bindegewebsfasern, die ebenso fein sind wie im vorderen Stromablatt, sind vorwiegend radiär angeordnet und sind unmittelbar über dem Dilatator stärker entwickelt, so daß hier das nicht pigmentierte Bindegewebe am stärksten hervortritt. Dieses Bindegewebe ist fast ganz frei von elastischen Fasern, wie dies EPPENSTEIN (1911) und WOLFRUM (1925) angeben.

H. Der feinere Bau des Stromas der Regenbogenhaut.

Die Grundlage des Baues der Regenbogenhaut bildet ein sehr lockeres Gerüstwerk feinster leimgebender Bindegewebsfibrillen, neben denen Zellen mit langen Cytoplasmafortsätzen ein zweites Netzwerk bilden. Die Bindegewebsfibrillen sind außerordentlich dünn und ähneln in dieser Beziehung denen der Hornhautgrundsubstanz, nur ist ihre Anordnung in bezug auf Regelmäßigkeit der Lagerung, ganz abgesehen von der Dichte, von der in der Hornhaut ganz verschieden. Die Bindegewebsfibrillen beim *Menschen* färben sich mehr oder minder gut mit allen zur Darstellung des kollagenen Bindegewebes geeigneten Verfahren. Die HEIDENHAINsche Bindegewebsfärbung mit Rubin S gibt nach WOLFRUM (1925) die besten Bilder, doch muß hervorgehoben werden, daß auch die besten Färbungsverfahren bei Untersuchung mit stärkster Vergrößerung wahrscheinlich nicht alle Fibrillen sichtbar werden lassen. Die schwere Darstellbarkeit dieser Fibrillen ist wohl der Grund, daß in den älteren Beschreibungen von MICHEL (1881) und E. FUCHS (1885) verhältnismäßig große leere Räume in der Regenbogenhaut zwischen den Gefäßen erwähnt werden. Die Fibrillen sind von gleichmäßiger Dicke, doch ist ihre Lagerung in den verschiedenen Teilen der Regenbogenhaut sehr verschieden dicht. Dadurch kommt es stellenweise zu derber erscheinenden Bindegewebsmassen. Die Fibrillen verlaufen zwischen den Gefäßen in annähernd radiärer Richtung und sind dabei mehr oder weniger gewellt, je nach dem Kontraktionszustand der Regenbogenhaut. In der Umgebung des Schließmuskels der Pupille nehmen sie an Zahl zu, haben einen mehr gestreckten Verlauf und sind straffer als im sonstigen Stroma. Sie verlaufen dabei hauptsächlich in radiärer Richtung und nur in geringem Maße parallel zu den Muskelfasern. Der hauptsächlich radiäre Verlauf besteht auch über dem Dilatator, wo eine ziemlich dichte Schichte kollagenen Bindegewebes vorhanden ist. Allerdings finden sich hier auch zahlreiche Fibrillen, die senkrecht zur hinteren Oberfläche der Regenbogenhaut gerichtet sind. Die Verlaufsrichtung der Bindegewebsfasern steht in Abhängigkeit vom Verlauf der Gefäße und von der Muskulatur und stellt den Ausdruck der funktionellen Beanspruchung dar. Gerade mit den Gefäßen stehen die Bindegewebsfibrillen in besonders inniger Verbindung, da sie zum Teil in ihre Adventitia eintreten. Aus diesen Beziehungen ergibt sich wohl zum großen Teil ihre Anordnung. Im vorderen Stromablatt sind die Bindegewebsfibrillen spärlicher, doch erreichen sie auch die vordersten Schichten und sind stellenweise sogar direkt an der Begrenzung der Regenbogenhaut gegen die Vorderkammer beteiligt.

Die Bindegewebszellen selbst besitzen ein sehr fein granuliertes Cytoplasma, das in allen Teilen der Zellen sich gleichmäßig verhält. Zu betonen ist, daß innerhalb des Cytoplasmas sich Fibrillen nicht nachweisen lassen. Die Zellen besitzen mehrere Ausläufer, die beträchtliche Länge erreichen können, und das gleiche Verhalten wie die Fortsätze der Chromatophoren aufweisen. Die Bindegewebsfibrillen zweigen von den Längsseiten dieser Zellen ab. Die Bindegewebszellen lassen sich von den Chromatophoren leicht unterscheiden. Wie besonders WOLFRUM (1925) betont, ist dagegen die Unterscheidung von Nervenzellen in der Regenbogenhaut in der Regel nur sehr schwer durchführbar, und es bleibt oft nur eine offene Frage, ob eine nicht pigmentierte Zelle als Bindegewebs- oder Nervenzelle anzusprechen sei. Die Kerne sind meistens länglich, selten rund, was der gestreckten Form der Zellen entspricht. Innerhalb der gleichmäßig entwickelten Kernmembran findet sich eine gleichmäßige Verteilung des feinkörnigen Chromatins. In der Nähe des Kernes, der nur selten Kernkörperchen aufweist, findet sich innerhalb eines Hofes ein schwach gefärbtes Zentralkörperpaar.

Während bei den *Affen* die Bindegewebsfibrillen sich ähnlich wie beim *Menschen* verhalten, ist das Bindegewebe der Regenbogenhaut der anderen *Wirbeltiere* bedeutend derber und dichter. Das Gewebe ist daher auch härter, was aber das rasche und ausgiebige Pupillenspiel nicht beeinträchtigt; allerdings hängt dies auch mit der besseren Entwicklung der Muskulatur der Regenbogenhaut zusammen.

J. Die Chromatophoren.

Die Chromatophoren stellen in der mittleren Augenhaut eigentümliche, pigmentierte, mesodermale Zellen dar, die verzweigten Pigmentzellen der Haut nahestehen, sich jedoch von ihnen dadurch unterscheiden, daß ihr Pigmentgehalt von der Belichtung unabhängig ist. Der Zelleib ist rund, meist aber länglich und besitzt einen zentral gelegenen Kern, der sich vollständig wie die Kerne der Bindegewebszellen verhält. Er ist rundlich oder länglich und weist eine gleichmäßige Verteilung des feinkörnigen Chromatins im achromatischen Gerüstwerk auf. Der Kern der Chromatophoren ist im Gegensatz zum Cytoplasma stets pigmentfrei. Vom Zelleib gehen fast stets mehrere Fortsätze aus, die meist vorzugsweise nach zwei Richtungen verlaufen, obgleich sie sich auch unregelmäßig nach verschiedenen Richtungen orientieren können. Sie sind fast nie in einer Ebene gelegen, so daß die Zellen nicht zwei-, sondern dreidimensional gerichtet sind. Von diesem Grundtypus gibt es mannigfache Abweichungen, die hauptsächlich auf das Verhalten bei verschiedenen Rassen zurückzuführen, aber auch von individuellen Verhältnissen abhängig sind. HAUSCHILD (1919) und WOLFRUM (1925), denen ich in dieser Beziehung zustimmen kann, finden bei den melanotischen Rassen öfters besonders plumpe Formen mit kurzen Fortsätzen, mitunter sogar kugelförmige Gestalt der Zellen. HAUSCHILD (l. c.) ist der Ansicht, daß die runden Zellformen und diejenigen mit kurzen, stummelförmigen Fortsätzen dem negroiden Typus angehören. Bei dem mongoloiden Typus besitzen die Zellen meist schlankere Fortsätze, die aber für gewöhnlich gedrungener und kürzer sind als beim europäischen Typus. WOLFRUM (l. c.) vertritt die Ansicht, daß die angeführten Zellformen keine absolut charakteristischen Rassenmerkmale darstellen, da er auch ganz schlanke Formen bei Sudannegern gefunden hat, und sich mannigfache Übergänge zwischen HAUSCHILDs mongoloiden und dem europäischen Typus finden. In einer Beziehung unterscheiden sich aber die negroiden und melanotischen Rassen von dem mongoloiden und besonders europäischen Typus, nämlich dadurch, daß die Pigmentierung einen einheitlichen Typus aufweist.

Der Zelleib und die Fortsätze der Chromatophoren enthalten stets Pigmentkörnchen, die nur bei Albinos fehlen und in bezug auf Farbe, Größe und Dichte der Anordnung große Verschiedenheiten aufweisen. Die Pigmentkörnchen sind außerordentlich fein, nicht immer, wenn auch meistens von gleicher Größe. Die kleinsten lassen sich auch bei stärkster Vergrößerung kaum mehr messen. In den Chromatophoren desselben Individuums ist die Größe der Pigmentkörnchen fast immer die gleiche, dagegen finden sich sehr bedeutende individuelle Schwankungen. Diese betreffen gleichzeitig meist die Größe und die Farbe der Körnchen, indem das dunklere Pigment meist grobkörniger ist als das feinkörnige. Während die feinsten Körnchen eine annähernd regelmäßige Kugelgestalt aufweisen, sind die größeren oft von unregelmäßiger Gestalt. Ihr Umriß ist durchaus gleichmäßig, und es besteht kein Unterschied zwischen Rand und Mitte. Wie E. Fuchs (1913) beschreibt, ballen sich die kleineren Körnchen zu größeren schollenartigen Gebilden zusammen, deren Aufbau aus einzelnen Körnchen erkennbar ist, oder es entstehen rundliche, ziemlich homogene, tropfenartige Körper-Pigmentkugeln. Solche Pigmentkugeln finden sich meistens in rundlichen, in der Nähe der vorderen Grenzschichte liegenden Zellen. E. Fuchs (1913) meint, daß die kleinen Pigmentkörnchen wahrscheinlich eine feine Hülle besitzen, die sie in einem gewissen Grade gegen die Einwirkung von Reagentien, z. B. Entfärbungsmitteln, schützt, und begründet diese Annahme mit der Beobachtung, daß sich aus Einzelkörnchen zusammengesetzte größere Pigmentschollen leichter entfärben als die einzelnen Pigmentkörnchen. Bei der Eisenfärbung nach Perls bleibt das Pigment der Chromatophoren ungefärbt. Dies hebt E. Fuchs gegenüber Schieck (1906) hervor. Eigene Färbungsversuche bestätigen die Ansicht von Fuchs. Die Farbe des Pigmentes wechselt zwischen hellerem Rötlichbraun und recht dunklem Braun, das mitunter einen leicht grünlichen Stich aufweist. Schwarz ist das Pigment niemals. Schreiber und Schneider (1908) haben nach dem Verfahren von Levaditi und Bertarelli die Silberimprägnation zur Färbung des Pigmentes der Chromatophoren verwendet. Mittels dieses Verfahrens lassen sich auch die unpigmentierten Vorstufen des uvealen Pigmentes nachweisen. Diese Untersuchungen führten zum Ergebnis, daß die Chromatophoren auch unpigmentierte Fortsätze besitzen, und daß daher die Zahl der Zellfortsätze größer ist als gewöhnlich angenommen wird. Diese Angabe ist bis jetzt von anderer Seite nicht bestätigt worden. Die von Münch (1903, 1905) an Chromatophoren beschriebene spiralige Struktur des Cytoplasmas, die ich 1908 glaubte bestätigen zu können, hat sich bei nochmaliger Nachprüfung in Übereinstimmung mit M. Wolfrum (1925) und E. Fuchs (1913) nicht bestätigen lassen. Insbesondere sei hervorgehoben, daß sich nach Entpigmentierung eine solche Struktur des Cytoplasmas nicht erkennen läßt. Die Chromatophoren können regellos liegen an Stellen, wo das Gewebe keine ausgesprochene Architektonik besitzt, sonst passen sie sich der Richtung der benachbarten Gewebselemente an. In der unmittelbaren Nachbarschaft der Gefäße können sie diese mit einem geflochtenen Zellmantel umgeben, von dem aus sie dann radiär in das umliegende Gewebe ausstrahlen.

Die Zahl und die Pigmentierung der Chromatophoren ist für die Färbung der Iris bestimmend. E. Fuchs (1913) ist der Ansicht, daß die dunkleren Regenbogenhäute eine größere Zahl von Chromatophoren besitzen, die außerdem stärker pigmentiert sind als in helleren Augen. Wolfrum (1925) neigt mehr der Ansicht zu, daß die Zahl der Chromatophoren in den verschiedenen Regenbogenhäuten nicht wesentlich voneinander abweiche, sich vielmehr ein Unterschied hauptsächlich in der Anordnung finde, indem in dunkleren Augen die Chromatophoren sich in der vorderen Grenzschichte zusammendrängen. Hier finden sich neben Chromatophoren mit zahlreichen Fortsätzen, die zum Teil in der Ebene der vorderen Grenzschichte liegen, zum Teil sich in die tieferen Schichten einsenken, auch Zellen, die nur kurze Fortsätze besitzen oder deren fast vollständig entbehren. Wolfrum (l. c.) weist in Übereinstimmung mit

E. FUCHS darauf hin, daß diese Zellen gröbere Pigmentkörnchen und Pigmentschollen enthalten und sich dadurch von den gleichmäßig pigmentierten anderen
Chromatophoren unterscheiden. Es wird dadurch auch mitunter die Unterscheidung zwischen Chromatophoren mit rudimentären Fortsätzen und Klumpenzellen schwierig. Diese plumpen, fortsatzlosen Zellen sind in dunklen Regenbogenhäuten und in den Pigmentflecken (Pigmentnaevis) heller Regenbögen-
häute besonders zahlreich.

K. Die Tapetumzellen.

Beim *Menschen* und den *Anthropoiden* kommen Tapetumzellen in der Regen-
bogenhaut nicht vor, doch bilden sie einen in der *Tierreihe* weit verbreiteten
Bestandteil derselben und der Aderhaut. Auf ihrer Anwesenheit beruht der
prachtvolle Reflex der Regenbogenhaut der *Raubtier*augen, besonders bei enger
Pupille. Die *Wiederkäuer* besitzen zwar auch Tapetumzellen, doch ihnen sind
Chromatophoren vorgelagert, so daß sie nicht zur Geltung kommen. Das
Tapetum fibrosum kommt in der Regenbogenhaut nur ausnahmsweise vor,
dagegen ist das Tapetum cellulosum die Regel.

Diese Tapetumzellen sind längliche, manchmal multipolare Gebilde an den
Enden zugespitzt. Das Pigment ist in Form von äußerst feinen, nicht mehr
isoliert erkennbaren Nadeln der Länge nach darin angeordnet, wodurch eine für
diese Art Zellen charakteristische Längsstreifung entsteht. Das feinste derartige Pigment enthalten die oberflächlichen Elemente bei der *Katze,* die tiefer-
gelegenen gröberes. WOLFRUM (1925) sah beim *Löwen* dasselbe, vermißte ein
Tapetum beim *Hunde.* WOLFRUM fand auch bei *Halbaffen* Tapetumzellen, ohne
daß aber eine Tapetumwirkung in der Iris entsteht. Nach Depigmentierung
findet sich bei den verschiedensten Färbungen keine fibrilläre Struktur mehr
in ihnen, diese ist nur durch das Pigment bedingt.

Tapetumzellen finden sich nach WOLFRUM (l. c.) noch bei den *Halbaffen,*
doch sind sie auch hier durch Chromatophoren verdeckt. Bei *Makaken* finden
sich keine echten Tapetumzellen, dagegen sehr langgestreckte Zellen, die mit den
anderen anastomosieren, aber nur wenige Fortsätze aufweisen. Sie besitzen als
Charakteristikum eine ausgesprochene Längsstreifung, die durch die ganze Zelle
und ihre Verbindungen sich verfolgen läßt. WOLFRUM bestätigt die Angaben von
MÜNCH (1905) und LAUBER (1908) über die sehr reichliche Nervenversorgung
der Tapetumzellen, die von einem Gespinstwerk von Nerven umzogen sind.

L. Die Klumpenzellen.

KOGANEI (1885) hat zuerst Pigmentzellen in der Regenbogenhaut beschrieben,
die von den Chromatophoren abweichen und auch anderen Ursprunges sind.
Diese Zellen sind rund oder vielseitig, oft zu Gruppen geordnet, erscheinen
dunkler als die Chromatophoren und sind so mit dunklem Pigment angefüllt,
daß die Einzelheiten ihres Hauptbaues in ungebleichtem Zustande sich nicht
feststellen lassen. Sie liegen meistens in den hinteren Teilen der Regenbogenhaut, besonders in der Nähe des Schließmuskels (Abb. 163), den sie mitunter
in Verbindung von Zügen durchbrechen (Abb. 164), können sich aber auch in
den vordersten Schichten der Regenbogenhaut finden, wo sie zur Bildung von
Pigmentflecken wesentlich beitragen können. Die Unterscheidung dieser
Klumpenzellen ist, wie erwähnt, oft schwierig, ja beinahe unmöglich. Während
ELSCHNIG und LAUBER (1906, 1907) und LAUBER (1907) angegeben haben, daß die
Klumpenzellen wetzsteinförmige Pigmentkörnchen, die mit dem retinalen
Pigment gleichartig sind, enthalten, und daß dieses Pigment sich dadurch vom
uvealen unterscheidet, daß es sich schwerer bleichen läßt und sich auch färberisch
anders verhält, hat E. FUCHS (1913) diese Unterscheidungsmerkmale nicht
anerkannt. WOLFRUM (1925) gibt als untrügliches Unterscheidungsmerkmal

zwischen Klumpenzellen und fortsatzlosen Chromatophoren an, daß die ersteren
eine nach dem Verfahren von HEIDENHAIN oder HELD scharf sich abzeichnende
Außenmembran besitzen, die den Chromatophoren abgeht. Diese Eigenschaft
haben die Klumpenzellen mit Epithelien gemein, was begreiflich ist, da LAUBER
(l. c.) die Abstammung der Klumpenzellen vom Pigmentepithel nachgewiesen
hat. Es handelt sich
dabei wahrscheinlich um
Zellen, die aus dem Ver-
bande des äußeren Blat-
tes des Pigmentepithels
bei der Bildung des
Schließmuskels ausge-
wandert sind, jedoch
sich nicht zu Muskel-
zellen umgewandelt ha-
ben. WOLFRUM (1922)
ist auf Grund seiner
Untersuchungen an der
Katze zur Ansicht ge-
langt, daß bei den

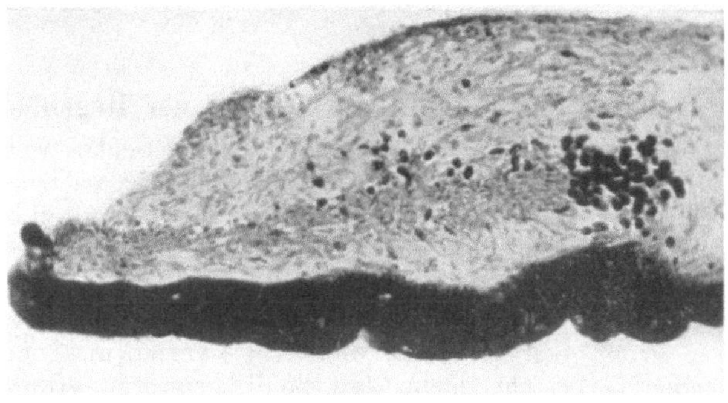

Abb. 163. Klumpenzellen der Regenbogenhaut des *Menschen* (KOLMER).

Klumpenzellen es sich nicht nur um Abkömmlinge des Pigmentepithels handelt,
sondern auch um Reste eines anderen Bildungsmaterials. Diese Ansicht begründet er damit, daß sich außer wetzstein- und nadelförmigem auch anderes
Pigment findet, das in späteren Stadien wieder verschwinden kann. Das

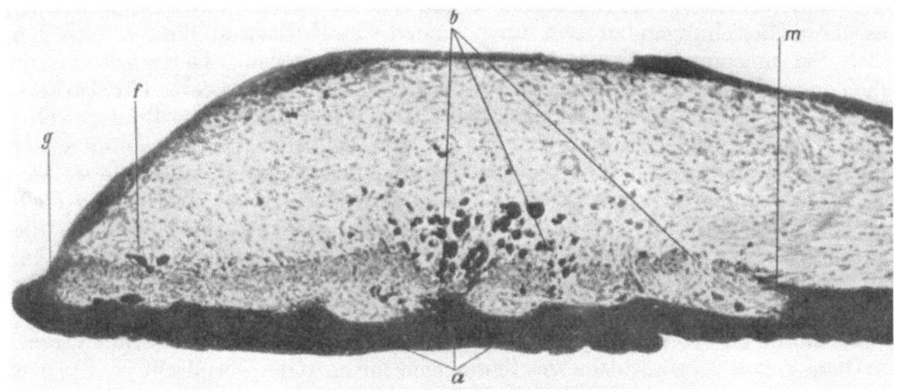

Abb. 164. Regenbogenhaut des Menschen. Deutliche Lücken im Sphincter, durch die das hinter dem Muskel
liegende Mesenchymgewebe mit dem davor gelegenen in Zusammenhang steht. Klumpenzellen, im Zusammenhang mit FUCHSschen Spornen stehend, durchbrechen den Sphincter und strahlen fontänenartig in das
Mesenchymgewebe aus. *a* FUCHSsche Sporne hinter dem Sphincter, *b* Lücken im Sphincter, *f* Klumpenzellen
in Verbindung mit Sphincter- und Dilatatorzügen, *g* Pupillenrand des retinalen Pigmentblattes,
m MICHELscher Pigmentsporn.

Pigment der Klumpenzellen ist tatsächlich oft nicht nur nadel- oder wetz-
steinförmig wie in den Pigmentepithelien, sondern schollen- und maulbeer-
förmig, indem auch hier eine Verklumpung stattfindet, wie besonders E. FUCHS
(1913) hervorgehoben hat. Diese Umwandlung des Pigmentes nimmt mit
der Entfernung der Klumpenzellen vom Pigmentepithel zu, so daß es in den
vorderen Schichten der Regenbogenhaut am ausgesprochensten ist. WOLFRUM
(1925) faßt diese Verklumpung des Pigmentes wohl mit Recht als eine Ent-
artungserscheinung auf. Er beschreibt auch eine zweite Erscheinung in den
Klumpenzellen, nämlich eine weitgehende Reduktion des Pigmentes, die so weit
gehen kann, daß die Zellen nahezu oder vollkommen pigmentfrei werden.

Klumpenzellen finden sich sowohl beim *Menschen* als auch bei vielen *Tieren.* WOLFRUM (1926) hat sie bei verschiedenen *Affen*arten, am reichlichsten beim *Gorilla* gefunden, sie sind sowohl bei antropoiden *Affen* als bei *Makaken,* bei *Ateles,* beim *Kronenaffen* und bei den *Halbaffen* vorhanden. LAUBER (l. c.) hat sie bei *Nagern, Kaninchen, Meerschweinchen,* auch an anderen *Tieren* gefunden, so daß sie als allgemeine Erscheinung der Regenbogenhaut der *Säuger* betrachtet werden können.

M. Die Nervenzellen der Regenbogenhaut.

In dem überaus reichlichen Nervengeflecht, welches die Regenbogenhaut aufweist, und das später ausführlicher beschrieben werden soll, finden sich zahlreiche Zellen, die einen wesentlichen Bestandteil der Zellen der Regenbogenhaut überhaupt bilden. PAUSE (1877), MÜNCH (1905), SCHOCK (1910), KIRPITSCHOWA-LEONTOWITSCH (1910) haben in der Iris zahlreiche Zellen beschrieben, die als Nervenzellen anzusprechen sind, wie dies auch WOLFRUM (1925) anerkennt. Die größte Schwierigkeit, die Nervenverhältnisse in der Regenbogenhaut zu studieren, besteht darin, daß die Silberimprägnationsverfahren verschiedenster Art wohl imstande sind die nervösen Elemente zu färben, die Chromatophoren jedoch eine solche Affinität zu den Silbersalzen besitzen, daß sie sich gleichfalls färben, wodurch eine Untersuchung der Gewebselemente nach ihrer wirklichen Art unmöglich wird. Auch andere Färbungsverfahren, so z. B. die vitale Methylenblaufärbung, versagten an pigmentierten Regenbogenhäuten und lassen sich mit Erfolg nur an albinotischen Augen anwenden. Es finden sich in der Regenbogenhaut Zellen in den Verlauf der Nervenfasern eingeschaltet, die Bindegewebszellen außerordentlich ähnlich sehen, so daß sich ihre wahre Natur hauptsächlich aus ihren Beziehungen zu den umgebenden Gewebsbestandteilen erschließen läßt. Sie umspinnen Chromatophoren und Muskelzellen. Färberisch unterscheiden sie sich von Bindegewebszellen durch ihre geringere Färbbarkeit, so daß sie viel blässer erscheinen als die sich besser färbenden Bindegewebszellen. Dies bezieht sich insbesondere auf den Zellkern. Die Ausläufer dieser Zellen sind außerordentlich fein, dabei aber nicht gleichmäßig, indem sie stellenweise Auftreibungen besitzen, wie sie sich weder bei Bindegewebszellen noch bei SCHWANNschen Zellen finden. Diese Zellen unterscheiden sich durch die deutliche Sichtbarkeit des Cytoplasmas, und das Fehlen der Einkerbungen von den SCHWANNschen Zellen. WOLFRUM (1925), ebenso KIRPITSCHOWA-LEONTOWITSCH (l. c.) weisen darauf hin, daß die Ausläufer dieser Zellen reichliche Anastomosen miteinander eingehen. Es handelt sich hier also um ein Syncytium.

Diese Zellen verschiedener Art finden sich miteinander vermischt im Stroma der Regenbogenhaut, das aus ihnen zusammengesetzt ist. Die Muskel- und Epithelzellen der Regenbogenhaut sind in so scharf umschriebenen und gesonderten Verbänden zusammengefaßt, daß sie in einem gewissen Gegensatz zum übrigen Stroma der Regenbogenhaut stehen.

N. Das elastische Gewebe der Regenbogenhaut.

In bezug auf das Vorkommen von elastischen Fasern im Stroma der Regenbogenhaut gehen die Ansichten der Forscher ziemlich auseinander. Als Vertreter der Ansicht, daß in der Regenbogenhaut elastische Fasern, abgesehen von den Gefäßwänden, regelmäßig vorhanden sind, können BAJARDI (1896), STUTZER (1898), KIRIBUCHI (1899), PROKOPENKO (1903), LODATO (1903), DE LIETO VOLLARO (1909), gelten. Die entgegengesetzte Ansicht vertreten EPPENSTEIN (1911) und WOLFRUM (1925). Bei sorgfältiger Färbung nach dem WEIGERTschen Verfahren, bei dem sich die elastischen Fasern der Gefäßwandungen vorzüglich darstellen lassen, finden sich elastische Fasern im Zwischengewebe nur ganz ausnahmsweise. Sie können also nicht als normale Bestandteile des Stromas der Regenbogenhaut gelten. Nur in der Gegend der Iriswurzel findet sich eine gewisse Menge elastischer Fasern. EPPENSTEIN (l. c.) fand elastische Fasern nur in einem von 70 Fällen, WOLFRUM (l. c.) bestätigte seine Angabe. DE LIETO VOLLARO (1910) beschreibt elastische Fasern zwischen Sphincter und Pigment-epithel, doch sind seine Angaben nicht bestätigt worden. Im späteren Alter kann das sklerotische Gewebe eine dem Elastin ähnliche Gewebsreaktion geben. Auch KOLMER ist es mit Färbungen mit den WEIGERTschen Farbstoffen und mit dem HELDschen Hämatoxylin und einigen anderen Methoden der verschiedenen Varianten der Elastinfärbung (nach UNNA) nicht gelungen, elastische Fasern dar-zustellen, nicht einmal im Bereich der eigentlichen Irisgefäße, an denen WOLFRUM (l c.) sie ausnahmsweise bis an die Capillaren beobachtet hat. WOLFRUM (l. c.) vermißt sie auch bei *Affen* und *Halbaffen,* fand sie bei *Kaninchen* und *Meer-schweinchen* vereinzelt; DE LIETO VOLLARO (l. c.) fand sie bei *Vögeln* und *Fischen.* Sie scheinen aber nirgends eine funktionelle Bedeutung zu haben.

Lymphgefäße sind in der Regenbogenhaut nicht vorhanden. Wohl hat KÖPPE (1920) Bildungen beschrieben, die er bei Spaltlampenuntersuchung gesehen hat, und die er als Lymphscheiden der Blutgefäße auffaßt. MAGNUS und STÜBEL (1922) haben bei Untersuchungen mittels Wasserstoffsuperoxyd auch Lymph-gefäße in der Regenbogenhaut sehen wollen. Die Nachuntersuchungen von SEIDEL (1923) widerlegen diese Ansicht und auch die anatomischen Befunde von WOLFRUM (1926) haben zur Ablehnung dieser Befunde geführt.

O. Nicht fixe Zellen im Stroma der Regenbogenhaut.

Außer den fixen, bereits beschriebenen Zellen finden sich in der Regen-bogenhaut vereinzelt Wanderzellen, die als kleine, runde, scharf umrissene Zellen erscheinen, deren Cytoplasma entweder homogen oder schwach gekörnt ist, und deren kleiner, stark färbbarer Kern rund oder gelappt sein kann. GILBERT (1910) und E. FUCHS (1918) haben eosinophile Zellen, E. FUCHS (1913) auch Mastzellen gesehen. BRÜCKNER (1919) hat granulierte Zellen und Plasmazellen in der normalen Regenbogenhaut beschrieben. A. FUCHS (1920) hat die granulierten Zellen als plasmacytoide Zellen angesprochen und ist der Ansicht, daß sie den Plasmazellen nahestehen. WOLFRUM (1925) ist der Ansicht, daß es sich dabei um keine einheitliche Zellgruppe handelt, weil die Größe der Zellen beträchtlich, und zwar zwischen 0,008 mm und 0,027 mm schwankt. Abgesehen davon bestätigt er das Vorkommen der von den erwähnten Beobachtern in der Regen-bogenhaut gefundenen Zellen. Er hebt jedoch mit Recht hervor, daß es außer-ordentlich schwer ist, eine Grenze zwischen normalem und pathologischem Verhalten zu ziehen, da die Regenbogenhaut bei entzündlichen Veränderungen der Nachbarschaft außerordentlich leicht an diesen teilnimmt, und ein gewisser pathologischer Zellgehalt noch längere Zeit nach dem Abklingen der Entzündung vorhanden sein kann, ohne daß sonst an der Regenbogenhaut irgendwelche krankhafte Veränderungen erkennbar wären. Solche Zellen treten meistens vereinzelt, gelegentlich gruppenweise auf, sie sind aber spärlicher als im Strahlen-körper.

P. Die Muskeln der Regenbogenhaut.

Die Regenbogenhaut enthält zwei Muskeln ektodermaler Abkunft, den Schließmuskel (Musculus sphincter pupillae) und den Erweiterer der Pupille (Musculus dilatator pupillae). Der letzere stellt eine kontinuierliche Lage dar, die von der Wurzel der Regenbogenhaut bis beinahe an den Pupillenrand sich erstreckt, während der Schließmuskel ringförmig um den Pupillenrand der Regenbogenhaut gelagert ist, wobei er teilweise den Dilatator überlagert, mit dem er auch in Verbindung steht. Der Schließmuskel der Regenbogenhaut wurde schon 1812 als solcher erkannt. 1844 hat Brücke an der Unterfläche der Regenbogenhaut eine zarte strukturlose Membran beschrieben, die er für die Fortsetzung der Glashaut der Aderhaut hielt. 1866 beschrieb Henle den Dilatator und Merkel (1873) stimmte seiner Beschreibung zu, was 1867 Luschka gleichfalls getan hatte. Grünhagen und seine Schule traten von 1864—1893 der Ansicht Henles entgegen und bestritten das Vorhandensein eines Dilatators. Merkel (1870) hatte schon mit verbesserter Technik muskelähnliche Zellen beschrieben, doch waren in der nachfolgenden Zeit die Gegner der muskulären Natur der hinteren Grenzschichte zahl- und einflußreicher als die Anhänger. Die entwicklungsgeschichtlichen Arbeiten begannen mit Vialleton (1897), der die Bruchsche Membran entwicklungsgeschichtlich vom Epithel ableitete. Sein Schüler Grynfeltt (1898, 1899) hat in den nachfolgenden 2 Jahren auch den Nachweis für die epitheliale Abstammung der Bruchschen Membran vom Epithel beim *Kaninchen* und bei der *Katze* erbracht. Die Arbeiten von Heerford (1900), v. Szily (1906), Levinsohn (1902—1906), Widmark (1901), Herzog (1902), Münch (1903, 1907) und Forsmark (1905) klärten auf entwicklungsgeschichtlichem Wege die Frage der Abstammung des Dilatators und ermöglichten das Verständnis für die morphologische Beschreibung, die Grunert (1898) gegeben hat.

1. Der Dilatator pupillae.

(Bruchsche Membran, Glaslamelle der Iris, hintere Begrenzungslamelle [*Schwalbe*], vorderes Epithelblatt der Pars iridica retinae).

Bei Betrachtung des retinalen Netzhautanteiles der Regenbogenhaut findet man zuerst hinten die Pigmentepithelschichte als Fortsetzung der inneren, pigmentlosen Epithelschichte des Strahlenkörpers. Vor dieser Epithelschichte erstreckt sich in der ganzen Breite der Regenbogenhaut die gleichfalls pigmentierte Dilatatorschichte von der Wurzel der Regenbogenhaut bis nahe zum Pupillenrande. Diese Schichte ist also die Fortsetzung des Pigmentepithels der Netzhaut und der pigmentierten Epithelschichte des Strahlenkörpers. Der Aufbau dieser Schichte ist in allen diesen Teilen ein gleichmäßiger, sie ist vollständig glatt und nimmt an den Faltenbildungen der hinteren Oberfläche der Regenbogenhaut nicht teil. Die Dicke dieser Schichte beträgt ungefähr 0,008 mm, die der Fibrillenschichte etwa 0,002 mm; die Breite der Zellen 0,007 mm, ihre Länge 0,06 mm. Die Länge der Kerne 0,014 mm (0,012 mm Kolmer), ihre Breite 0,004—0,006 mm [Salzmann (1912)].

Die Fasern des Dilatators stellen eine ganz besondere Form der glatten Muskulatur dar. Während bei der Bildung des Sphinctermuskels Zellen des äußeren Retinalblattes, also ektodermale, der ursprünglichen Anlage des Zentralnervensystems in letzter Linie entstammende Epithelien sich vollkommen in contractile glatte Muskelzellen umwandeln, finden wir bei der Bildung der Dilatatorelemente ebenfalls zwar eine Umwandlung von epithelialen Zellen des äußeren Augenbecherblattes, jedoch in der Weise, daß in jeder Zelle ein noch die epitheliale Anordnung zeigender, kerntragender und pigmenthaltiger Abschnitt im Verbande des Retinalblattes bleibt, während der gegen die Oberfläche der Regenbogenhaut gelegene Anteil sich verlängert und Fibrillen in sich differenziert. Man kann also an vollkommen flachliegenden Anteilen der Iris Flachschnitte so herstellen, daß streckenweise nur die fibrillären Anteile (Abb. 165), streckenweise nur die kernhaltigen Zellkörper mit dem Pigment auf dem Schnitte erscheinen und als geschlossene Schichte imponieren. Es sind diese Verhältnisse, die man sonst nur an den Muskelepithelien der *Coelenteraten* findet.

Zum Studium der feineren Verhältnisse des Dilatator pupillae ist die Entpigmentierung der Schnitte unbedingt erforderlich, da das Pigment die Struktur

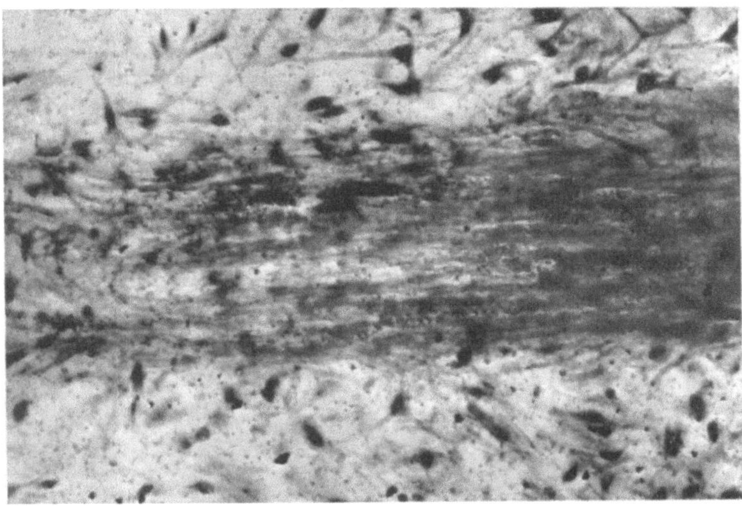

Abb. 165. Dilatator pupillae des *Menschen*. Flachschnitt (KOLMER).

vollständig verdeckt. Der Muskel besteht aus Zellen, deren Kerne mit einem gewissen Teil des Cytoplasmas unmittelbar der Pigmentepithelschichte anliegen, während die Muskelfibrillen sich vor der Kernschichte befinden, also dem Stroma der Regenbogenhaut zugekehrt sind. Die Kerne sind von länglicher Gestalt, wie aus den angegebenen Maßen ersichtlich, und mit ihrer Längsachse radiär gerichtet; es kommen gelegentlich auch runde Kerne vor (Abb. 166). Sie sind den Zellkernen mesodermaler Muskelzellen sehr ähnlich. Gelegentlich zeigen sie 1—2, etwas mehr acidophile, Nukleolen, manchmal auch Bilder von Einschnürung in der Längsrichtung, wie man sie in den Vorstadien amitotischer Teilung findet. Über Mitochondrien und Netzapparat läßt sich nichts Sicheres sagen. Das Chromatin des Kernes ist in Körnchenform vorhanden. Die Kerne sind von einer meist länglichen Cytoplasmamasse umgeben, die fein granuliert

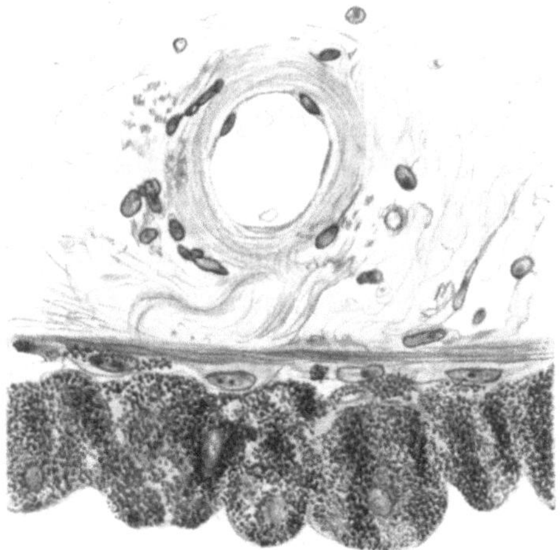

Abb. 166. Dilatator pupillae des *Menschen* (KOLMER).

ist, sich nach beiden Seiten zu auf radiären Schnitten verschmälert und allmählich in die Fibrillenlage übergeht. Die Kerne mit ihrer Cytoplasmaumkleidung finden sich ausnahmsweise auch in oder sogar vor dieser Fibrillenschichte (KOLMER). Das den Kern umgebende Cytoplasma ändert bei seinem Übergang in die Fibrillenschichte seine Beschaffenheit. Die Granulierung nimmt ab und hört in der Fibrillenschichte vollständig auf. Das Cytoplasma färbt sich an

der Grenze der Fibrillen schwächer als in der Nähe des Kernes und läßt sich
zwischen den Fibrillen nurmehr sehr undeutlich wahrnehmen. Die Verbindung
der Zellen mit dem Pigmentepithel scheint nicht besonders fest zu sein. Man
kann dies sowohl an Schnitten beobachten als auch insbesondere an klinischen
Fällen. Bei der Staroperation streift die Linse bei ihrer Entbindung oft größere
Mengen von Pigmentepithelzellen von der hinteren Oberfläche der Regenbogenhaut ab, ebenso tun es auch Instrumente, die an der Hinterfläche der Regenbogenhaut anstreifen. Diese Loslösung von Pigmentepithelzellen erfolgt leichter
und öfter mit zunehmendem Alter, um von pathologischen Verhältnissen nicht
zu sprechen. Stellenweise ist aber sicher der Zusammenhang zwischen beiden
Zellagen ein sehr fester. Die Fibrillen, in welche die Zellen auslaufen, liegen dem
kernhaltigen Teil des Cytoplasmas seitlich an. Sie verlaufen meist ebenso wie
das Cytoplasma nach beiden Richtungen der Längsachse des Kernes, d. h. die
Zellen sind bipolar (Abb. 167). Die eigentliche Muskelplatte der Zelle ist breiter
als der Kern, so daß sie sich nach beiden Seiten erstreckt und vielfach mit den

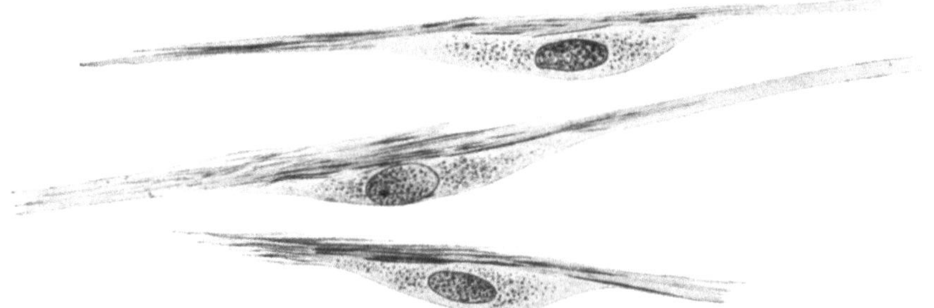

Abb. 167. Einzelne Dilatatorzellen bei etwa 1200facher Vergr. Die Myogliafibrillen sind weggelassen.
(Nach WOLFRUM.)

benachbarten zur Überdeckung gelangt. In der Längsrichtung verschmälern
sich die Muskelplatten nicht, sondern bleiben breit. Die Muskelplatte jeder
Zelle enthält feinste Fibrillen, die in der Mitte etwas dicker, gegen die Enden
zu immer feiner werden, so daß sich ihre Enden nicht mehr erkennen lassen.
Sie vereinigen sich aber nicht miteinander. Wenn also von der Fläche aus die
Zellen sich als Muskelplatten darstellen, so verjüngen sie sich auf radiären
Schnitten, d. h. in anteroposteriorer Richtung. Der größte Teil der Fibrillen
ist von gleichem Kaliber, und geringe Dickenunterschiede lassen sich nur bei
genauem Zusehen feststellen. Die Fibrillen liegen parallel zueinander, überkreuzen sich aber auch unter spitzen Winkeln, was besonders an radiären
Schnitten sichtbar ist. Daraus läßt sich schließen, daß sie in verschiedenen
Niveauhöhen liegen und diese wechseln. Es finden sich aber stets stellenweise
Fibrillen, die das um den Kern liegende Cytoplasma durchziehen und dieses
entweder in der Höhe des Kernes oder sogar zwischen diesem und dem Pigmentepithel tun. Dabei liegen ihre beiden Enden in der gemeinsamen Fibrillenschichte, so daß sie, aus dieser heraustretend, den Kern umziehen. Diese Fibrillen
sind meist etwas stärker als der Durchschnitt. Solche stärkere Fibrillen finden
sich aber auch in der Fibrillenschichte und sind zuerst von WIDMARK (1901)
beschrieben und von BENDA (1902) als Myofibrillen bezeichnet und als Stützsubstanz aufgefaßt worden, welcher Ansicht sich auch FORSMARK (1905) angeschlossen hat. WOLFRUM (1925) tritt für die muskuläre Natur dieser Myofibrillen
ein, da sie ebenso wie die Fibrillen von gewöhnlicher Dicke Kaliberschwankungen
aufweisen. Bei der Färbung nach HELD finden sich in ziemlich regelmäßigen
Abständen An- und Abschwellungen. Die ersteren sind spindelförmig und färben

sich dunkler als die helleren und dünneren Abschwellungen. WOLFRUM (l. c.)
deutet diese Erscheinung als Kontraktionswellen, die sich über die einzelne
Fibrille verteilen. WOLFRUM (l. c.) ist auch der Ansicht, daß diese dicken Fibrillen
sich immer lediglich auf eine Zelle beschränken und keine Fortsetzung in der
nächsten Zelle finden.

Neben den bipolaren Zellen kommen auch unipolare vor; bei diesen kann der
Zelleib ebenso wie bei den bipolaren lang ausgezogen sein, und dann schließt
sich an das eine Ende des länglichen Kernes die fibrilläre Substanz an, die auf
der anderen Seite des Kernes nicht vorhanden ist (Abb. 168). Andere unipolare
Zellen besitzen einen Zelleib, der dem der Epithelien ähnlich, annähernd kubisch
oder auch unregelmäßig ist, an dessen einem Ende die fibrilläre Substanz ange-
setzt ist. Diese Zellen sind meist in besonders fester Verbindung mit den Pigmentepithelien. Sie finden sich meist am peripheren und am pupillaren Ende des
Dilatators. Dabei ist der fibrilläre Anteil der Zellen an der Iriswurzel dieser,

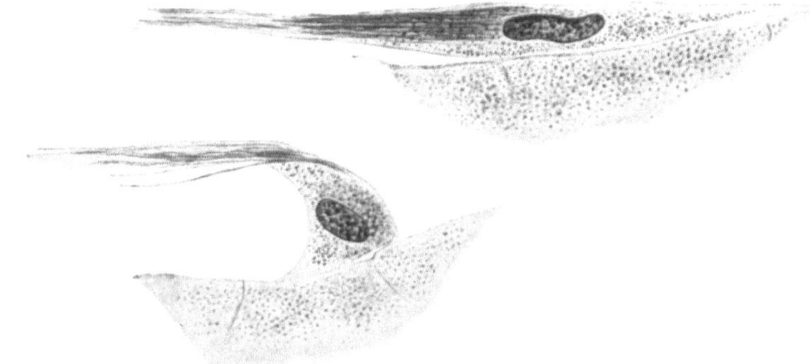

Abb. 168. Unipolardifferenzierte Dilatatorzellen bei etwa 1200facher Vergr. (Nach WOLFRUM.)

am pupillaren Teile der Regenbogenhaut der Pupille zugewendet. Zwischen den
Fibrillen findet sich im allgemeinen kein Pigment, vereinzelte Körnchen oder
kleine Klumpen von solchem gelegentlich in Cytoplasmapartien, die nach vorne
zu der Muskelfaser aufsitzen.

Der Dilatator besteht in seiner Gänze aus zwei Schichten: der kernhaltigen,
die dem Pigmentepithel anliegt, und der contractilen Platte, die fast keine
Kerne enthält und aus den fibrillenhaltigen Muskelplatten der Zellen besteht.
In dieser Platte finden sich aber gelegentlich Kerne, die eine länglichere Form
haben als diejenigen der meisten Zellen. Solche Kerne liegen in der Mitte einer
lang ausgezogenen Zelle, die in ihrem Verhalten den gewöhnlichen mesodermalen
Muskelzellen gleicht. FORSMARK (1905), WOLFRUM (1925) haben in vereinzelten
Fällen eine Verdickung der Dilatatorlage gefunden, die bis zu 6 Schichten
Zellen aufweisen kann. Dabei verhält sich die hinterste Schichte nächst dem
Pigmentepithel so wie in allen Augen, d. h. die Kerne liegen der Epithelschichte
an und vor ihnen befinden sich die Muskelplatten. Die Zellen der übrigen
Schichten weisen den Typus der mesodermalen Muskelzellen auf. Das Proto-
plasma dieser Zellen ist in geringem Grade pigmenthaltig, doch kommen auch
streckenweise pigmentlose Partien vor. Solche Verdickungen der Muskellage
des Dilatators finden sich entweder als bandförmige Bildungen, weshalb sie
FORSMARK als Verstärkungsbänder bezeichnet, oder sie können über den größten
Teil der Regenbogenhaut ausgedehnt sein. Dabei konnte WOLFRUM (1926)
eine entsprechende Verstärkung des Schließmuskels nicht finden. In einem
der WOLFRUMschen Fälle fand sich eine solche Verdickung des Dilatators beinahe in der ganzen Regenbogenhaut, und in diesem Teile fehlte vielfach auch

14*

der hintersten Schichte der gewöhnliche Bau, und fast alle Zellen dieser Schichte
waren vom Typus der mesodermalen Muskelzellen.

Für gewöhnlich beträgt die Dicke der Fibrillenplatten nach HENLE 0,006
bis 0,01 mm; WOLFRUM (1925) gibt die Dicke bei enger Pupille auf 0,003 mm,
bei weiter Pupille auf 0,0065 mm an.

Die Verbindung der Fibrillen des Dilatators mit dem Grundgewebe der
Regenbogenhaut ist von zweierlei Art: bei Färbung nach MALLORY läßt sich
erkennen, daß die Bindegewebsfibrillen sich zum Teil an die Oberfläche der
Muskelschichte anlegen, aber auch zwischen die Querschnitte der Fibrillen
eindringen und sie umgeben. Sie dringen bis in die Kerngegend vor; WOLFRUM

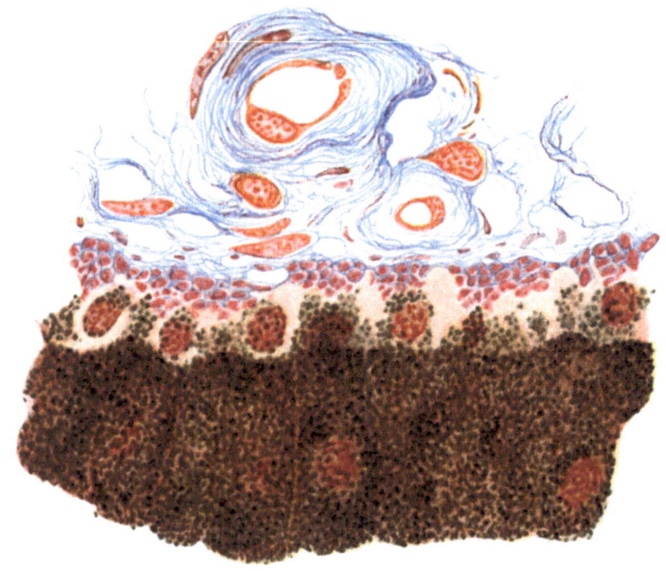

Abb. 169. Tangentialschnitt durch die hinteren Schichten der Regenbogenhaut. Pigmentepithel, darüber
der Dilatator, dessen Fibrillen in einer Grundsubstanz quer getroffen sind. Verbindung mit dem Bindegewebe.
Färbung nach MALLORY-MALL. (Nach WOLFRUM.)

(l. c.) meint sogar (Abb. 169), daß dünne Membranen zwischen den Fibrillen
vorhanden sind. Es ergibt sich daraus eine sehr innige Verbindung der Fibrillen
mit dem Stroma der Regenbogenhaut. Nebenbei gewährleisten die Bindegewebsfibrillen die parallele Lagerung der Fibrillen. WOLFRUM (1925) weist darauf hin,
daß sich hier ähnliche Aufbauverhältnisse finden, wie sie von der glatten Muskulatur allgemein angegeben werden, indem jede Fibrille von einer röhrenförmigen Membranlamelle umgeben ist, die untereinander durch Quermembranen
verbunden sind. Der Nachweis dieser Quermembranen im Dilatator ist nur
schwer zu führen.

Bei der Färbung nach HELD lassen sich zahlreiche Verbindungen zwischen
den Fibrillen und den cytoplasmatischen Fortsätzen der Stromazellen feststellen.
Die Kerne der Zellen liegen dabei oft ziemlich entfernt im Stroma, nur selten
in der Nähe der Muskelschichte. Von dem gleichmäßig granulierten Cyto-
plasma dieser Zellen ziehen Fortsätze senkrecht zur Muskelschichte nach hinten.
Die teilweise dünnen, teilweise sich verbreiternden Zellfortsätze treten an die
Fibrillen heran. Die Verdickungen liegen oft unmittelbar in der Nähe der
Fibrille, sind kolbenförmig und enthalten stark lichtbrechende Körnchen.
Andere Zellen liegen unmittelbar über dem Dilatator und legen sich mit ihren

sehr reichlichen dendritischen Verzweigungen den Fibrillen an und reichen
zwischen sie hinein. Die Deutung dieser Zellverbindungen geht dahin, daß es
sich zum Teil um einfache Bindegewebszellen handelt, teilweise aber um Nervenzellen, deren Fortsätze an die muskulären Elemente herantreten und als Endausbreitungen des Sympathicus zu betrachten sind.

An den beiden Enden der Muskelplatte des Dilatators, also am pupillenwärts
gelegenen Ende sowie an den entgegengesetzten, bestehen besondere Verhältnisse.
Aus der Fibrillenlage des Dilatators ergeben sich in der Nähe des Schließmuskels
schräge pupillenwärts ziehende Züge, die dem äußeren Ende des Schließmuskels
zustreben, sog. Speichenbündel. An vielen Stellen erhebt sich peripher vom
äußeren Rande des Schließmuskels in Gestalt zirkulär verlaufender Leisten ein
pigmentierter Fortsatz aus dem äußeren Blatt der retinalen Schichten der
Regenbogenhaut. Dieses auf Radiärschnitten spornartig erscheinende Gebilde

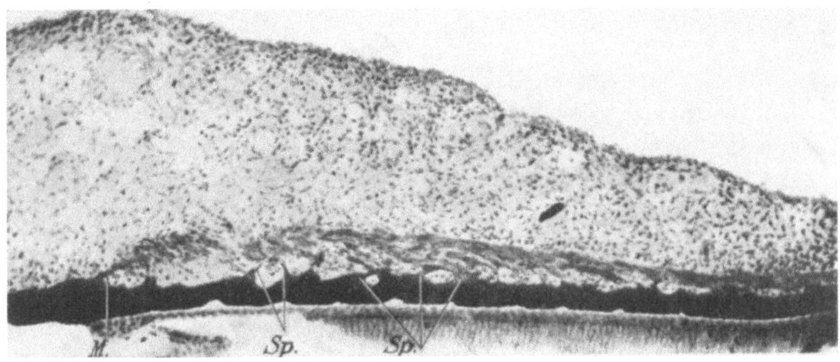

Abb. 170. Tangentialschnitt durch den Pupillarteil der Regenbogenhaut einer menschlichen Frühgeburt
(8 oder 9 Monate). Neben dem v. MICHELschen Sporn (*M.*) sind mehrere Pigmentsporne vorhanden, die zum Teil
miteinander in Verbindung stehen (*Sp.*).

wird nach seinem Entdecker der MICHELsche Sporn genannt. Es sei darauf
hingewiesen, daß dieser Sporn nur das stärkste und häufigst vorkommende
Gebilde dieser Art darstellt, da sich kleinere solche Erhebungen der Pigmentschichte auch an anderen Stellen gelegentlich finden (Abb. 170). Die den Pigmentsporn bildenden Zellen sind meist mit Pigment beladene Muskelfasern,
doch kommen auch undifferenzierte Pigmentzellen vor, während nach WOLFRUM
(1925) diese Fortsätze auch aus Bindegewebsfibrillen bestehen können. Ausnahmsweise bildet die Fortsetzung der Muskulatur nur Bindegewebe, das den
Schließmuskel nicht erreicht. Die Gebilde des MICHELschen Spornes erreichen
gewöhnlich den peripheren vorderen Rand des Schließmuskels und biegen dort
in die kreisförmige Richtung desselben um. Sie können aber eine kurze Strecke
weit über den Schließmuskel verlaufen und erst dort in die Kreisrichtung übergehen. Die Bindegewebsfibrillen vereinigen sich mit den bindegewebigen Septen
des Schließmuskels. Die Zellen, die zum Schließmuskel und in das Stroma der
Regenbogenhaut hineinziehen, weisen meist den Typus der mesodermalen
Muskelzellen auf, doch finden sich, wie erwähnt, gerade hier unipolar differenzierte
Muskelzellen vor, die deutlich ektodermalen Charakter besitzen. Es finden sich
hier einmal voll differenzierte Muskelzellen, ein andermal unvollständig differenzierte, mitunter unipolare Muskelzellen, schließlich auch völlig undifferenzierte
Pigmentepithelzellen. An diesen Stellen lebhafter Umwandlung von Epithel-
in Muskelzellen kann der Umwandlungsprozeß in den verschiedensten Stadien
zum Stillstand kommen und dadurch so mannigfache Bilder erzeugen. Die sich
nach vorn erhebenden Muskelzüge sind von Bindegewebsscheiden umgeben.

Alle Elemente dieser Gegend ziehen in derselben Richtung. Bei allen Kontraktionszuständen der Regenbogenhaut erscheinen diese Bündel stets gestreckt.

Dem MICHELschen Sporne ähnliche, nur weniger entwickelte Muskelzüge erheben sich auch hinter dem Schließmuskel vom Dilatator und streben schräg nach vorne und pupillenwärts. Mit der Abgabe dieser Züge wird der Dilatator schwächer und endet in der Entfernung einiger Zellbreiten vom Pupillenrande, so daß dieser von einer doppelten Schichte pigmentierter Epithelzellen gebildet wird, die eben am Pupillenrande ineinander übergehen. Die Zellen, die zwischen dem Ende des Dilatators und dem Pupillenrande liegen, 4—10 an der Zahl, sind niedriger als die Epithelzellen der hinteren Lage. Ihre Gestalt ist unregelmäßig, und sie bilden mitunter am Pupillenrande eine mehrschichtige Masse. Zwischen dem Dilatator und dem Schließmuskel liegt eine Bindegewebsplatte,

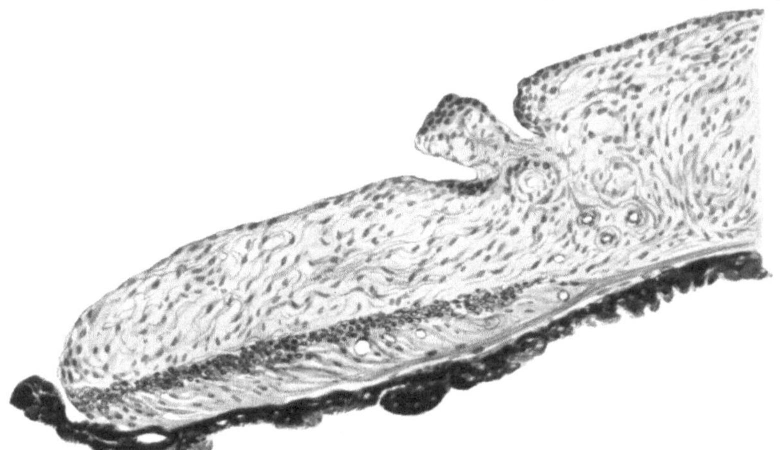

Abb. 171. Vom Sphincter zum Dilatator ziehende Muskelbündel aus der Regenbogenhaut des Menschen.

welche die eigentliche Verbindung zwischen diesen beiden Muskeln darstellt. Die Gefäßverhältnisse dieser Gegend sind bereits früher beschrieben worden. Zwischen dem Dilatator und dem inneren Teil des Schließmuskels bestehen Verbindungen ziemlich komplizierter Natur. Es finden sich Muskelzüge, die in der Richtung des Dilatators verlaufen, andere, kreisförmig ziehende und die Verbindung beider. Es biegen nämlich Muskelzellen aus der radiären in die zirkuläre Richtung um und bilden ein Geflecht untereinander. Dabei verlaufen die Muskelzüge teilweise vom Dilatator pupillenwärts (Abb. 171), aber auch von dem pupillaren Ende des Dilatators rückläufig, d. h. peripherwärts aufsteigend gegen den Sphincter. Es besteht hier ein so allmählicher Übergang des einen Muskels in den anderen, daß eine scharfe Grenze sich nicht ziehen läßt. Unter diesen verbindenden Fasern finden sich auch solche des dickeren Typus, sog. Myofibrillen.

Die Platte des Dilatators wird in der Gegend ihres peripheren Endes, ungefähr 0,5 mm davon, vollständig eben, d. h. sie verliert ihre radiäre Faltung. Erst kurz vor dem Ende üben die Ciliarfortsätze und -täler von hinten her einen Einfluß auf den Dilatator und bewirken dadurch eine leicht wellige Beschaffenheit. Dabei zweigen von der Dilatatorschichte einzelne Zellen und Muskelzüge ab, die peripherwärts und gleichzeitig schräg nach vorn in das Irisstroma hineinführen. Die bindegewebigen Fortsetzungen dieser Muskelzüge verstärken das uveale Gerüstwerk der Kammerbucht. Diese durchaus nicht überall, aber doch häufig vorkommenden Ausstrahlungen des Muskels nach vorn bilden aber nicht sein eigentliches Ende. In anderen Fällen findet man eine Variante, die darin besteht, daß über dem Ende des Dilatators sich Muskelzellen finden, die mit dem Muskel selbst in Verbindung stehen und einen kreisförmigen Verlauf nehmen oder auch mit dem Muskel in keinem direkten Zusammenhang stehen (Abb. 172). Sie stehen nur an wenigen Stellen gelegentlich mit dem Dilatator in Verbindung.

Gegenüber der Stelle, wo die Pigmentepithelschichte nach hinten gegen den Strahlenkörper abbiegt, findet sich die eigentliche Endigung des Dilatators. Die Fibrillenschichte wird spärlicher, der kernhaltige Teil der Zelle wird unregelmäßiger, und die Kerne rücken dichter aneinander. Die stellenweise mit Verstärkungsbändern vom mesodermalen Typus versehenen Fibrillen biegen aus der radiären in die kreisförmige Richtung um und bilden einen peripheren ringförmigen Muskelzug, den schon MERKEL (1901) beschrieben hat und WOLFRUM (1925) als konstanten ringförmigen Anteil besonders hervorhebt. Dieser Ringmuskel ist nicht so regelmäßig gebaut wie der Schließmuskel der Pupille. Die ihn zusammensetzenden Elemente gehören teils den epithelialen, teils den mesodermalen Schichten an. Die Dicke und die Dichte dieses Anteiles ist an den verschiedenen Stellen nicht gleich. Von diesem Ringanteil des

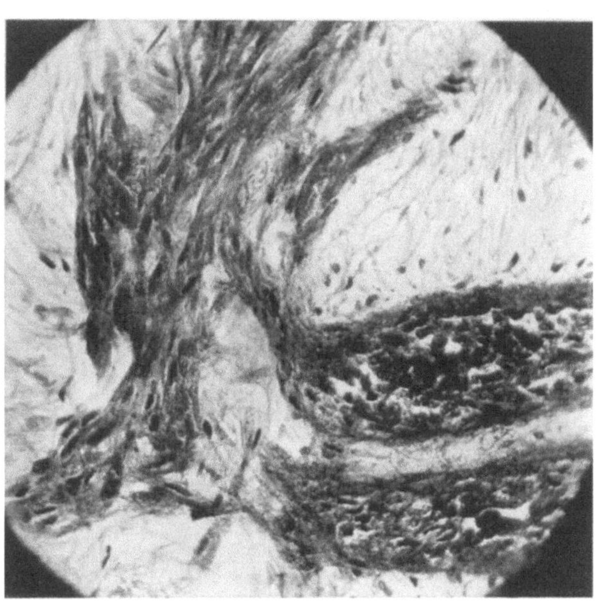

Abb. 172. Flachschnitt durch die menschliche Iris. Zwei Bündel von Dilatatorfasern, die flach getroffen sind, in zirkuläre Bündel nicht weit vom Irisansatz übergehend. Die Kerne der Muskelzellen von zahlreichen dunklen Pigmentgranulis umgeben (KOLMER).

Muskels strahlen Zacken nach der Peripherie aus, die in Bindegewebszüge übergehen. Diese Muskelzacken mit ihren Fortsätzen verlaufen vielfach schräg, mitunter sogar tangential und treten schließlichen Endes mit dem Bindegewebe des Ciliarmuskels in Verbindung [ELSCHNIG und LAUBER (1907)] (Abb. 173). Sie liegen dabei nicht in derselben Ebene; manche Züge biegen nach vorne in das uveale Gerüst der Kammerbucht, andere dagegen wenden sich mehr nach hinten. Ein gewisser Teil der Muskelplatte des Dilatators verläuft in der ursprünglichen Richtung weiter. v. SZILY (1906) beschreibt direkte muskuläre Verbindungen zwischen dem Dilatator und dem Ciliarmuskel. WOLFRUM (1925) fand die Muskelfortsätze weit in das Bindegewebe bis in die unmittelbare Nähe des Ciliarmuskels ziehend, jedoch ohne direkten Zusammenhang mit dem Ciliarmuskel selbst. Außer v. SZILY (1906) hat noch BERNER (1927) vom Dilatator ausgehende Verbindungsfasern aus pigmentierten Muskelzellen gesehen, die mit dem Ciliarmuskel verschmelzen. Infolge ihres schrägen Verlaufes lassen sie sich auf radiären Schnitten nicht verfolgen. EWING (1888) ist der Ansicht, daß die in der ursprünglichen Richtung verlaufenden Ausstrahlungen des Dilatators sich an den Stellen finden, die den Ciliartälern entsprechen. Entsprechend den Ciliarfortsätzen bilden die Endfasern des Dilatators Arkaden, welche die

Dilatatorschichte peripher abschließen. KOLMER fand, daß die aus dem engeren Verbande des Dilatators abzweigenden Zellen sich von den typischen Dilatatorzellen dadurch unterscheiden, daß viel größere Cytoplasmaportionen nicht mehr stäbchenförmige, sondern ovale Kerne enthalten, die manchmal einen großen nucleolusartigen Körper umschließen, wie er sonst nur in Zellen mit innerer Sekretion (Zirbel, Nebenniere) gefunden wird. Das Cytoplasma in der Umgebung des Kernes enthält gröbere Pigmentschollen und es finden sich in manchen Augen Übergänge solcher Muskelzellen in Klumpenzellen. Aus der gegebenen Beschreibung ergibt sich, daß die periphere Endigung des Dilatators ziemliche Verschiedenheiten aufweisen kann. Es findet sich aber doch eine Art peripherer

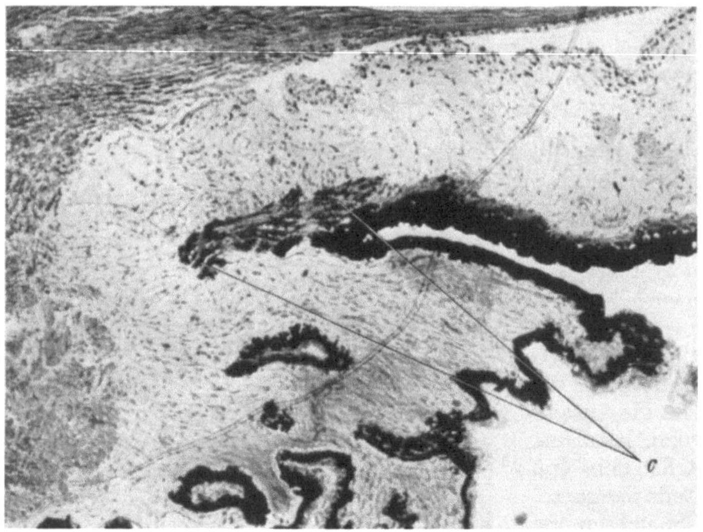

Abb. 173. Ansatz der Regenbogenhaut des *Menschen*. Ciliarsporn (c) vorwiegend aus pigmentierten Muskelfasern bestehend, denen sich Klumpenzellen hinzugesellen.

Endsehne des Dilatators. Diese ist teilweise durch den peripheren Ringanteil gegeben, der mit seinen bindegewebigen Ausläufern mit dem Bindegewebe des Strahlenkörpers verbunden und dadurch gewissermaßen ausgespreizt ist. Diese bindegewebigen Ausläufer gehen nicht immer vom eigentlichen Ende des Dilatators ab, sondern zweigen vielfach vorher von der vorderen Fläche des Muskels ab. Nur ausnahmsweise gehen radiäre Muskelzüge direkt in Bindegewebe über, weil meistens der Ringanteil des Muskels zwischengeschaltet ist. Die in Rede stehenden bindegewebigen Ausläufer des Dilatators weisen eine besondere und eigentümliche Beschaffenheit auf. Sie färben sich nicht mit elastischen Farbstoffen, und nur gelegentlich findet man in ihnen sehr dünne elastische Fasern. Das Gewebe färbt sich aber auch nicht so, wie das kollagene Bindegewebe, da es Färbungen nur schwach annimmt. Mit Cytoplasmafarbstoffen färbt es sich intensiver. WOLFRUM (1925) ist der Ansicht, daß es dem elastischen Gewebe nahesteht. Die Enden dieser Bindegewebsfasern verbinden sich mit elastischen Elementen, die am vorderen Ende des Strahlenkörpers ringförmig in der Tiefe der Kammerbucht angeordnet sind. Es besteht hier ein fast stets vorhandenes Bündel, das etwas verschieden gelagert sein kann und zwischen Ciliarmuskel und Kammerbucht in lockerem Bindegewebe liegt. Es kann sich dem skleralen Anteil des Gerüstwerkes der Kammerbucht stark nähern. Dieses Gewebe stellt den Ansatz des Dilatators dar, durch dessen Zusammenziehung und gleichzeitigem

Nachlassen des Schließmuskels der Pupille die Regenbogenhaut gerefft wird und sich in Falten legt bis auf die Schichte des Dilatators selbst. REDSLOB (1928) hat die dynamischen Verhältnisse, die zwischen den beiden Muskeln der Regenbogenhaut bestehen, neuerlich studiert. An Paraffin- und Celloidinschnittserien hat er die Länge und die Dicke der Dilatatorschichte bei 20 *Menschen* bestimmt, ebenso die des Schließmuskels und sein Volumen nach der Formel $p_H(R^2 - r^2)$ berechnet. Dabei ergaben die Messungen, daß das Mittel für die so gefundene gesamte Muskelmenge des Dilatators 1,0 cmm, für die Gesamtmasse des Schließmuskels 0,3 cmm beträgt, daß also der dünne, aber sehr ausgebreitete Dilatator der Masse nach ein Vielfaches des Schließmuskels darstellt. Bei der Zusammenziehung des Dilatators bewegt sich nicht nur der Pupillenrand selbst, sondern die ganze Masse der Regenbogenhaut, wenn auch das Ausmaß der Verschiebung in der Mitte am größten ist und gegen die Peripherie abnimmt. REDSLOB (l. c.) hat auch nachgewiesen, daß der Dilatator an seinem Ansatz seine größte Dicke erreicht, und daß die ihn mit dem Stroma verbindenden Bindegewebselemente in diesem Bezirke am stärksten sind. Es gelang ihm auch der Nachweis, daß der Dilatator im Polarisationsmikroskop Doppelbrechung zeigt, womit der objektive Beweis für seine muskuläre Natur erbracht ist.

Die bisherige Schilderung des Dilatators bezieht sich auf den Befund bei mittelweiter Pupille. Bei enger Pupille ist die Fibrillenlage des Dilatators verdünnt, sie liegt den Kernen der Zellen näher, so daß oft der Eindruck entsteht, daß die Kerne in die Fibrillenschichte einrücken. Die Kerne sind länger als bei mittelweiter Pupille, besonders in den mittleren Teilen, wogegen in den Endteilen des Dilatators diese Erscheinung weniger hervortritt.

Bei weiter Pupille ist die Fibrillenschichte dicker, ebenso wie die Kernschichte, die in ihrem Aussehen an das der Epithelzellen gemahnt. Die Kerne liegen in größerer Entfernung von den Fibrillen als bei mittelweiter Pupille. Sie sind auch teilweise rundlicher als sonst. Als mittleren Wert für die Dicke der Fibrillenschichte bei verschieden weiter Pupille gibt WOLFRUM (1925) an: bei weiter Pupille 0,0065 mm, bei mittelweiter 0,005 mm und bei enger Pupille 0,003 mm. An der Stelle der sog. Verstärkungsbänder kann die Dicke ein Mehrfaches der angegebenen Werte erreichen.

Bei der Geburt ist die Dilatatorschichte noch nicht vollständig ausgebildet. Die kernhaltigen Anteile der Zellen sind dicker, die Fibrillenschichte nur angedeutet, doch kann sie ausnahmsweise auch gut ausgebildet sein. Der Dilatator liegt dem Sphincter fast vollständig an und erst später rücken die beiden Muskeln voneinander weiter ab. Das periphere Ende verhält sich annähernd so wie beim Erwachsenen. Der Zustand des Dilatators ist noch einer dem embryonalen angenäherter, und die Entwicklung findet erst nach dem ersten Lebensjahre ihren Abschluß. Die mikroskopischen Bilder erklären die klinische Tatsache, daß in den ersten Lebensmonaten eine ausgiebige Erweiterung der Pupille durch pupillenlähmende Mittel sich nicht erzielen läßt. Die Lähmung des Schließmuskels erfolgt zwar, doch fehlt der Gegenzug des Dilatators, der erst die Pupille recht erweitert. Dieses ist auch daraus zu ersehen, daß die Reizung des Dilatators durch Adrenalin beim Erwachsenen eine viel stärkere Pupillenerweiterung hervorruft als die alleinige Wirkung des Atropins.

2. Der Schließmuskel der Pupille

(M. sphincter iridis) ist ein flacher, ringförmiger Muskel, dessen Breite nach WOLFRUM (1925) 0,6—0,8 mm, nach MERKEL (1890) 0,8—1,0, nach v. EBNER (1899) 0,6—1,2, nach VOGT (1931) 0,6—0,9 mm, nach SALZMANN (1912) 0,9 mm, nach E. FUCHS (1918) 0,45—1,06 mm beträgt. Die Dicke wird folgendermaßen angegeben: von WOLFRUM (1925) 0,1 mm, von MERKEL 0,07, 0,1, SALZMANN

0,1, 0,17, E. Fuchs 0,016—0,8. E. Fuchs berechnet die Größe des Querschnittes auf 0,018—0,077 qmm. Der Muskel ist gewöhnlich in seiner ganzen Ausdehnung von gleicher Breite, doch kann der periphere Rand etwas verdickt, ausnahmsweise der Muskel in seiner Mitte am dicksten sein. Auf dem radiären Durchschnitt erscheint der Muskel als ein Band von oben angegebener Länge und Höhe, das sich in der Nähe des Pupillenrandes dem Pigmentepithel stark nähert und sich peripherwärts meist etwas davon entfernt (Abb. 174). Es kommt aber auch vor, daß der periphere Rand sich dem Pigmentepithel wieder etwas nähert. Der Muskel bildet keine kontinuierliche Masse, sondern wird von Bindegewebszügen in eine größere oder geringere Anzahl von Bündeln unterteilt (Abb. 175). Die Lücken zwischen den einzelnen Muskelbündeln sind individuell verschieden ausgebildet. In ihnen liegen vielfach Gefäße (Abb. 176, 177) und man trifft nicht selten gerade hier Klumpenzellen, die sich dann weiter im Stroma ausbreiten. Auf Radiärschnitten kann man sich davon überzeugen, daß der Muskel in seiner Entwicklung individuell großen Schwankungen unterliegt. Die betreffenden

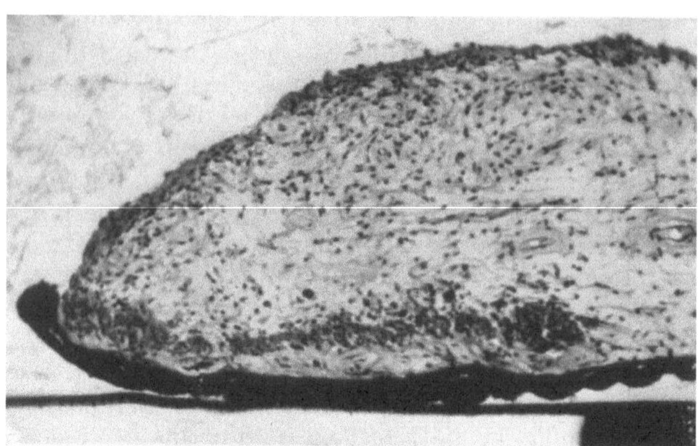

Abb. 174. Pupillenrand der Regenbogenhaut des *Menschen* mit Schließmuskel (KOLMER).

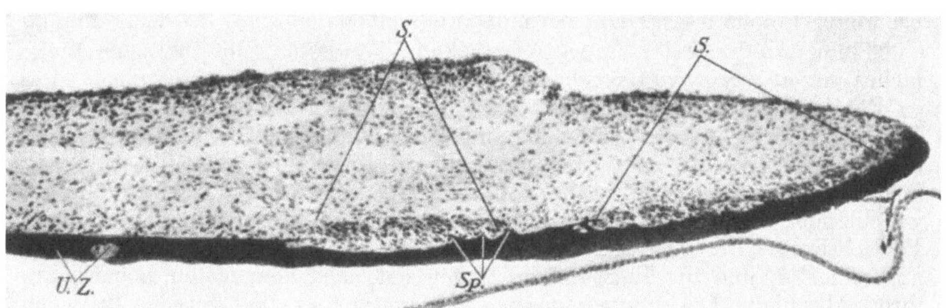

Abb. 175. Regenbogenhaut einer 8monatlichen menschlichen Frühgeburt. Die retinale Pigmentschichte der Regenbogenhaut ist hinter dem Sphincter (*S.*) niedriger als ciliarwärts von ihm oder zwischen seinen beiden Teilen. Hinter dem Sphincter ist die vordere Fläche des Pigmentepithels uneben und weist kleine spornartige Fortsätze auf (*Sp.*). Ciliarwärts vom Sphincter liegen im vorderen Epithelblatt unpigmentierte Zellen (*U. Z.*).

Verhältnisse hat E. Fuchs (1918) eingehender geschildert. Er hat mit einem Okularnetzmikrometer die Fläche des Muskelschnittes gemessen und den Flächeninhalt berechnet, und findet einen durchschnittlichen Wert von 0,030 qmm, als äußerste Werte 0,0112 und 0,077 qmm. Die größere oder geringere Flächenausdehnung ist vor allem auf die größere oder geringere Dicke zurückzuführen, daneben auf die größere oder geringere Entwicklung der die Muskelbündel unterbrechenden Bindegewebszüge. Es liegt nahe, auch den Kontraktionszustand für die Dicke des Muskels verantwortlich zu machen. E. Fuchs (l. c.) findet auch in seinen Fällen, daß bei einer Pupillenweite über 4 mm der

Muskelquerschnitt durchschnittlich 0,024 qmm hat, bei einer solchen unter 4 mm 0,0368 mm aufweist und bei einem Pupillendurchmesser von unter 3 mm auf 0,0448 qmm steigt. Dabei hebt Fuchs ausdrücklich hervor, daß die größere Flächenausdehnung auf die größere Dicke des Muskels zurückzuführen ist. Von diesem allgemeinen Verhalten gibt es vielfache Abweichungen. Bei gleicher Pupillenweite von 3,5 mm fand Fuchs (l. c.) in einem Fall einen Querschnitt von 0,027 qmm, in einem anderen Falle von 0,0423 qmm. Untersucht man genau durch die Pupillenmitte gelegte Durchschnitte, so findet man häufig auf beiden Seiten der Pupille verschiedene Größen des Querschnittes des Schließmuskels. Diese Unterschiede sind gewöhnlich gering, doch kann das Verhältnis bis zu 1 : 2 ansteigen. Die verschiedene Stärke des

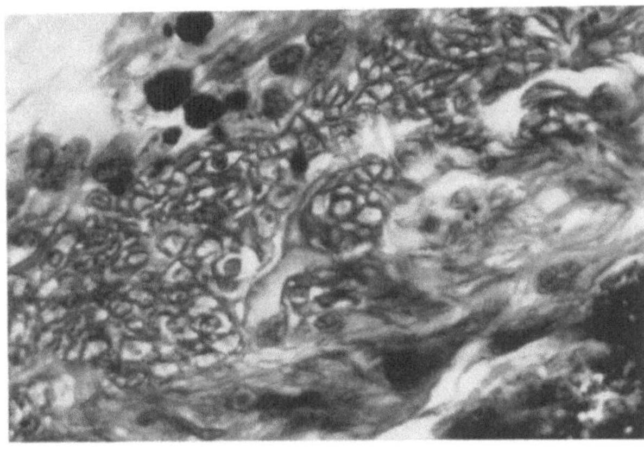

Abb. 176. Querschnitt durch den M. sphincter pupillae des *Menschen* (KOLMER).

Muskels hängt nicht nur von seiner Querschnittsgröße ab, sondern auch von der Dichte der Anordnung der Muskelfasern — anders gesagt von der Menge des dazwischenliegenden Bindegewebes. Dieses kann, wie schon oben hervorgehoben, spärlich oder reichlich vorhanden sein. Auf wirklichen Radiärschnitten werden die Muskelfasern nicht immer quer getroffen, sondern man sieht sie häufig schräg verlaufen, sowohl in bezug auf die Horizontale als auf die Vertikale. Je geringer die Dicke der Muskelbündel, desto schräger ist der gewöhnliche Verlauf. E. Fuchs (l. c.) hat besonders entwickelte Schließmuskeln in Fällen von echtem Hydrophthalmus gefunden. Die Länge des Querschnit-

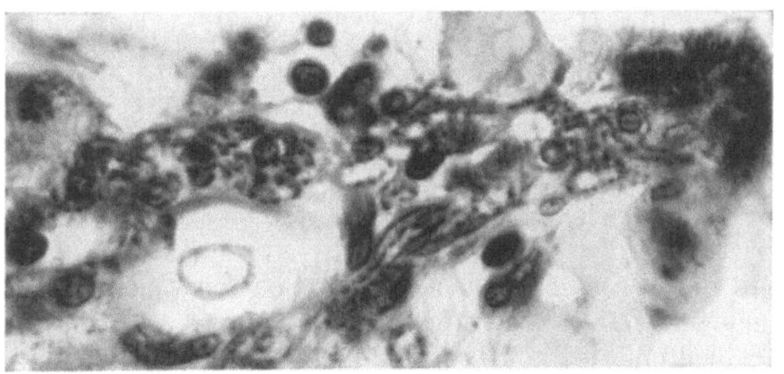

Abb. 177. Querschnitt von Fibrillen des Sphincter pupillae des *Menschen* (KOLMER).

tes betrug bis zu 1,5 mm, wobei der Muskel mitunter etwas dünner war als der Norm entsprechend, doch gelegentlich auch dicker, bis zu 0,12 mm. E. Fuchs führt diese auch von v. Hippel (1918) hervorgehobene Tatsache auf Arbeitshypertrophie des Muskels zurück.

Die Lage des Muskels zum Pupillenrande und zum Pigmentepithel kann eine recht wechselnde sein. Bei diesbezüglichen Untersuchungen hat Lauber (1908) festgestellt, daß unabhängig von der Weite der Pupille sich an der Bildung des eigentlichen Pupillarrandes mitunter nur das Pigmentepithel, mitunter das Pigmentepithel und der Muskel, wohl auch Pigmentepithel, Muskel und Stroma, seltener das Stroma allein beteiligen, wie dies aus schematischen Abbildungen hervorgeht. Aus diesen ergibt sich auch die verschiedene Entfernung des Muskels vom Pigmentepithel und seine Gestalt auf dem Radiärschnitt. Mitunter verläuft der Muskel gestreckt, vielfach aber auch leicht gekrümmt. Diese Krümmung ist in verschiedenen Schnitten desselben Auges ungleich, so daß E. Fuchs (1918) diese Gestaltung des Muskels mit einem Wellblech verglichen hat, nur sind die Wellen viel ungleichmäßiger als im Fabrikprodukt.

Es muß hervorgehoben werden, daß bei enger Pupille der retinale Pigmentsaum der Pupille zweifellos breiter ist als bei weiter Pupille. Es sind von verschiedenen Forschern, so von E. Fuchs (1918), Grunert (1898), Forsmark (1905), verschiedene Erklärungen dafür gegeben worden. Es hängt dies aber am ehesten, wie Eisler (1930) angibt, damit zusammen, daß bei Zusammenziehung des Schließmuskels die nach hinten und peripherwärts ziehenden muskulären und bindegewebigen Verbindungsfasern angespannt und bei fehlender Gegenwirkung des Dilatators durch ihren Zug die Pigmentschichte pupillenwärts gezogen wird. Untersucht man den Bau des Schließmuskels auf Flach- und Schrägschnitten, so ergibt sich, daß die Muskelbündel keineswegs kreisförmig verlaufen, sondern ein dreidimensionales Flechtwerk bilden (Abb. 178). Die peripher im Muskel liegenden Bündel ziehen nach innen zu, verbinden sich unter spitzen Winkeln mit benachbarten Muskelzügen,

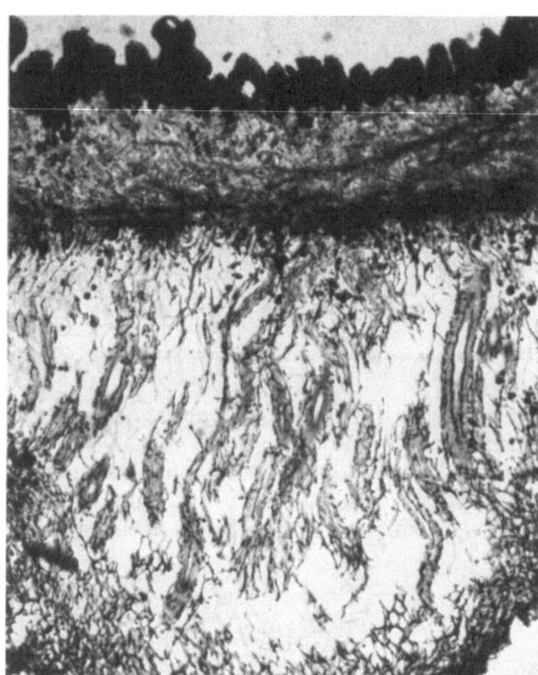

Abb. 178. Flachschnitt des Irisstromas im Pupillarbereich des Sphincters getroffen (Kolmer).

die ihrerseits mit anderen benachbarten Zügen ebensolche Verbindungen eingehen. Dabei treten die Muskelbündel auch von tieferen in oberflächliche Schichten über und umgekehrt, wobei sich eben das beschriebene Flechtwerk ergibt. In den annähernd rhombischen Zwischenräumen liegt Bindegewebe, das keine elastische Fasern enthält, und Gefäße (Abb. 179). Die eben beschriebene Anordnung begünstigt zweifellos die Kontraktion des Muskels, wobei, wie bei einem Scherengitter, die Größe der Zwischenräume sich verändert, indem bei Verengung der Pupille die Winkel zwischen den Muskeln spitzer, bei weiter Pupille weniger spitz sind. Die starke Durchflechtung der Muskelbündel ermöglicht eine viel ausgiebigere Längenveränderung des Muskels als sie bei rein ringförmiger Anordnung möglich wäre. Wenn wir als extreme Werte des Pupillenumfanges 3,14 bzw. 28,35 mm annehmen, können wir daraus die außerordentliche Verschiedenheit der Muskellänge bei vollständiger Entspannung und bei höchster Spannung entnehmen. Nach vorne und gegen die Pupille zu ist der Muskel in sich abgeschlossen, nach hinten zu dagegen steht er in Verbindung mit dem Dilatator, wie dies schon früher beschrieben worden ist. In der Nähe des Pupillenrandes ist die Durchflechtung der Muskelbündel weniger ausgesprochen, und sie liegen hier mehr parallel zueinander und konzentrisch zum Pupillenrande, es findet aber auch hier ein Austausch zwischen oberflächlichen und tiefen Schichten statt.

Die Zellen des Schließmuskels der Pupille zeigen den Typus der gewöhnlichen glatten Muskelzellen. In der Mitte der Zelle liegt der von einem fein gekörnten Cytoplasma umgebene Kern, während in der Peripherie des Cytoplasmas sich die Fibrillen finden, die nicht ganz gleichmäßig kalibriert sind. Die Fibrillen nehmen nicht die ganze Zelle ein. Die Zellen endigen breit, wenn sie auch gleichzeitig mit einer Verdünnung der Fibrillen in der Fläche dünner werden. Jede einzelne Zelle ist von einer feinen Bindegewebsscheide umgeben. GRYNFELTT (1931) hat beim albinotischen *Kaninchen* und bei *Chrysophris*, einem *Teleostier*, mit schwarzem Pikronaphthol (einer elektiven Kollagenfärbung) deutliche kollagene Scheiden an jeder Fibrille des Schließmuskels nachgewiesen. Diese sind nach Auffassung GRYNFELTTS (l. c.) vom bindegewebigen Stroma der Regenbogenhaut unabhängig. WOLFRUM (1925) nimmt an, daß sie an den Enden der Zellen wahrscheinlich sogar zwischen die Fibrillen eindringen. Durch diese Beziehungen des Bindegewebes zu den Muskelelementen ist eine besonders innige Verbindung beider gewährleistet. Stellenweise liegen die Muskelzellen dicht gedrängt, zu Bündeln angeordnet. Die Fibrillen zeigen bei Zusammenziehung des Muskels sämtlich Kontraktionsbäuche in Gestalt

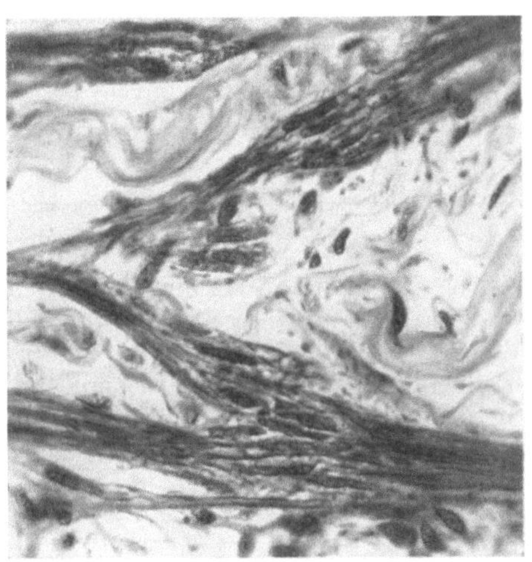

Abb. 179. Bündel des Sphincter pupillae des *Menschen*. (KOLMER).

mehr oder weniger stark spindelförmiger Auftreibungen, die in ziemlich regelmäßigen Abständen sichtbar sind. Die Kontraktionsbäuche sind bei starker Zusammenziehung des Muskels recht ansehnlich. Die Kerne des Muskels sind lang elliptisch und enthalten ziemlich reichliche Chromatinkörner. Das Verhalten der Nerven innerhalb des Schließmuskels beschreibt WOLFRUM (1925) eingehend. Es finden sich bei HELDscher Färbung radiär über große Strecken verlaufende Nervenfasern, mitunter bandförmig nebeneinander herziehend, und sich an die einzelnen Zellen anlehnend oder vielleicht sogar in sie hineindringend. Diese Nervenfasern stehen durch senkrecht zu den Zellen gerichtete Querausläufer und davon ausgehende feine Fibrillen miteinander in Verbindung. Es wird hier also jede einzelne Zelle innerviert. Der radiäre Verlauf weist darauf hin, daß die einzelnen Sektoren des Muskels relativ unabhängig voneinander innerviert werden können. Dies steht in Übereinstimmung mit der klinischen Beobachtung der wurmförmigen Kontraktionen in einzelnen Abschnitten des Pupillenteiles der Regenbogenhaut.

Q. Das Pigmentepithel der Regenbogenhaut.

Das Pigmentepithel überzieht die ganze hintere Fläche der Regenbogenhaut als einzellige Schichte. Die Zellen sind dermaßen mit Pigmentkörnchen beladen, daß ihr Bau erst nach Entpigmentierung studiert werden kann (Abb. 180). Sie bilden niedrige, unregelmäßige, sechsseitige Prismen. Es finden sich aber auch fünfeckige Zellen. Ihre Höhe ist verschieden. Sie schwankt zwischen 0,055 mm und 0,036 mm [SALZMANN (1912)]. Die verschiedene Höhe tritt besonders auf Radiärschnitten in Erscheinung und hängt davon ab, ob die Zellen in den Firsten oder den Tälern der Erhebungen der hinteren Regenbogenhautfläche angehören (Abb. 181). Auf Tangentialschnitten tritt der Höhenunterschied der Zellen nicht hervor, sie erscheinen vielmehr annähernd gleich hoch. Die Ab-

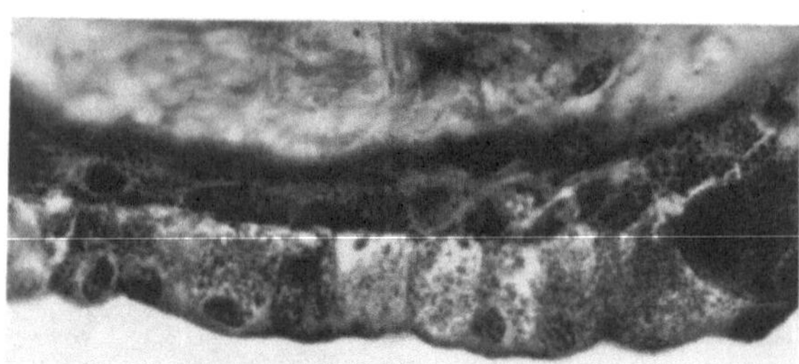

Abb. 180. Hintere Schichten der Regenbogenhaut des *Menschen*. Radiärschnitt (KOLMER).

grenzung der Zellen gegen die vor ihnen liegende Dilatatorschichte ist nicht immer scharf. An manchen Stellen löst sich das Epithel von der Dilatatorschichte etwas ab und läßt eine leicht angedeutete Grenzmembran erkennen, die an den Seiten der Zellen als Kittleistensystem erscheint. Die hintere Oberfläche der Zellen, welche der hinteren Kammer zugekehrt ist, weist eine sehr zarte Grenzmembran auf, die kontinuierlich auf die Zellen des Strahlenkörpers übergeht und als Produkt der Zellen selbst gelten muß. Da sie der Limitans interna der Netzhaut entspricht, wird sie als Limitans iridis bezeichnet. WOLFRUM (1925) hat diese Membran noch um den Pupillenrand bis an das Irisstroma verfolgen können. KOLMER sah sie am deutlichsten nach Depigmentierung. Infolge der unebenen

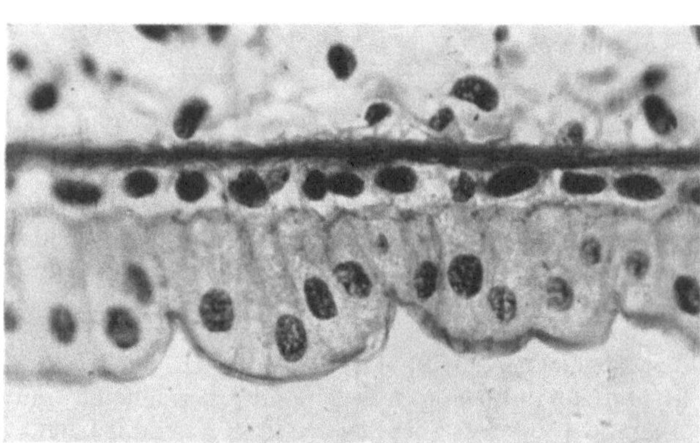

Abb. 181. Hintere Schichten der Regenbogenhaut des *Menschen*, depigmentiert (KOLMER).

Beschaffenheit der hinteren Oberfläche der Regenbogenhaut und wohl auch infolge der bei Veränderung der Breite auftretenden Faltenbildung besitzen die Zellen nicht immer die regelmäßige Prismengestalt; es finden sich vielmehr an den Firsten der Falten auf radiären Schnitten Zellen, deren Basis schmal ist, so daß sie keilförmig erscheinen. Dabei kann nur bei oberflächlicher Betrachtung der Eindruck einer Mehrschichtigkeit der Zellen entstehen, die aber in Wirklichkeit mit ihren Basen alle in derselben Ebene liegen. E. FUCHS (1913) und WOLFRUM (1925) finden an flachen Präparaten Längs- und Querzüge, die durch besondere Leisten eine Verstärkung erfahren. Diese Erscheinung hängt mit den radiären und längsverlaufenden Furchen zusammen. Bei Verschmälerung der Regenbogenhaut infolge Erweiterung der Pupille werden die Firste der Pigmentepithelfalten besonders erhöht gegenüber den ursprünglich niedrigeren Zellen der Täler, welche die höheren Zellen direkt in die Höhe zu drängen scheinen. Flachschnittserien durch den Rand des Dilatators lassen Bilder erkennen, wo Gruppen von Dilatatorfasern in kleine, dichte Bündel von Bindegewebe übergehen bzw. an ihnen nach Art einer Sehne verankert sind. Bei manchen *Tieren* setzen sich Leisten des Ciliarkörpers auch auf die Hinterfläche der Iris fort. Es sollen von ihnen aus noch Zonulafasern „entspringen“.

Wie bereits erwähnt, sind die Zellen von dicht gedrängten Pigmentkörnchen erfüllt. Diese sind entweder rundlich, von ungleicher Größe oder auch nadelförmig. Die Körnchen dieser letzteren Form sind niemals sehr zahlreich und treten gegen die unregelmäßig geformten bei weitem zurück. Das Pigment in den Zellen ist gleichmäßig verteilt, nur der Kern selbst ist pigmentfrei. Der Farbton des Pigmentes ist individuell verschieden. Das Braun ist bald mehr gelblich, bald mehr rötlich, und ist unter Umständen außerordentlich dunkel, beinahe schwarz. E. Fuchs (1913) hebt hervor, daß die Farbe des Pigments im Pigmentepithel von derjenigen der Stromazellen weitgehend unabhängig ist, und bei sehr hellem Pigment der Stromazellen das Pigment in den retinalen Zellen der Regenbogenhaut sehr dunkel sein kann und umgekehrt. Es sind die Zellen meist gleichmäßig mit Pigment beladen, doch finden sich bei manchen *Menschen* Aufhellungen in der Gegend des Kernes, die Fuchs geradezu als Lücken bezeichnet. Wolfrum (l. c.) betont, daß die Pigmentierung des Epithels von der Rasse unabhängig ist, und sowohl bei weißen als auch bei pigmentierten *Menschen* der Pigmentgehalt und dessen Beschaffenheit gleich sind. Es finden sich mitunter Augen, in denen die Pigmentierung spärlicher ist, wobei die Pigmentkörner dann in der Nähe der Zellwand liegen. Dies kommt bei vollständig normaler Pigmentierung des Stromas vor. Bei Halbalbinos beschreibt E. Fuchs (1913) ein ähnliches Verhalten des Pigmentes. Beim Neugeborenen kann der Pigmentgehalt ein verhältnismäßig geringer sein, doch findet man manchmal das Epithel von Pigment vollständig verhüllt. Es nimmt während des Lebens die Menge des Pigmentes noch zu, wogegen im Alter der Pigmentgehalt wieder abnimmt. Im Alter nimmt nicht nur der Pigmentgehalt der Zellen ab, sondern ihr Zusammenhang lockert sich, wie bereits früher erwähnt wurde. Nach E. Fuchs (l. c.) hängt die Durchleuchtbarkeit der Iris von vier Faktoren ab, der Pigmentierung des Stromas, der Dicke des Stromas, der Dunkelheit der einzelnen Pigmentkörnchen, der mehr oder weniger dichten Anordnung der Körnchen, der retinalen Lage. Nach E. Fuchs (l. c.) sieht das retinale Pigment der Iris des Erwachsenen bei schwacher Vergrößerung entweder ganz schwarz, dunkelbraun oder lichtbraun aus; es ist entweder gleichmäßig dunkel oder weist hellere Lücken auf, welche zumeist ungefähr der Gegend des Zellkerns entsprechen. Er hat auch in den Augen Neugeborener sowie sehr junger Kinder das retinale Pigment in der Regel ebenso beschaffen gefunden wie in Augen Erwachsener, obwohl das Stroma der Iris zu dieser Lebenszeit noch vollkommen pigmentfrei ist.

Ein Albino soll in Schottland auf 15—20 000, in Italien auf 29 000 kommen, in Sizilien auf 15 000, in der hellblonden Bevölkerung der Faröer mit 17 000 *Menschen* wurde keiner gefunden.

Der Kern der Pigmentepithelzellen ist rundlich, weist mitunter Furchen und Einkerbungen auf, welche Erscheinung Wolfrum (1926) auf den Einfluß der Kontraktion der Regenbogenhaut zurückführt. Das Chromatin ist ziemlich gleichmäßig in einem achromatischen Gerüstwerk verteilt. In manchen Zellen findet sich ein größeres Kernkörperchen. Wolfrum (l. c.) fand die Zentralkörper mit ihrer Sphäre auf der Basalseite der Zelle, während der frühen Jugend. Beim Erwachsenen war er nicht imstande diese Gebilde nachzuweisen.

R. Die Nerven der Regenbogenhaut.

Die Regenbogenhaut besitzt die Endausbreitungen dreier Nerven, des Trigeminus, des Oculomotorius und des Sympathicus. In die Regenbogenhaut treten die Nervenstämme aus dem Ciliarkörper ein in Gestalt kleiner Stämmchen, die zum Teil markhaltige Fasern, zum großen Teil aber marklose Fasern führen. Sie verlaufen anfangs hauptsächlich in radiärer Richtung, oft zusammen mit den Gefäßen. Sie treten vielfach miteinander in Verbindung, so daß ein Geflecht entsteht, das meist vor den großen Gefäßen liegt. BALADO und DE BARTEL (1926) haben nach einem Verfahren von BALADO (1926) an frischem menschlichen Material breite und blasse Fasern mit deutlichen RANVIERschen Einschnürungen dargestellt, die vorwiegend in den peripheren Iristeilen liegen. Die dünnen, stark gefärbten finden sich nahe am Pupillenrande, außen und innen vom Schließmuskel. Alle Fasern weisen deutliche Kerne der SCHWANNschen Scheide auf. In bezug auf die Nervenverteilung kann die Regenbogenhaut in drei Teile geteilt werden. Der Teil des Schließmuskels weist spärliche dünne Fasern auf. Der mittlere, freie Teil dient nur zum Durchzug der Nerven nahe der vorderen Fläche. Im peripheren Teil finden sich zahlreiche, dicke, von den vorderen Ciliarnerven stammende Stämme mit zahlreichen Anastomosen. Die von diesen Stämmen abzweigenden Äste bilden nahe der Oberfläche der Regenbogenhaut im mittleren Teile Anastomosen. Dieses Geflecht erstreckt sich gegen den Pupillenrand, wobei die radiär verlaufenden Nervenbündel dicker sind als die kreisförmig verlaufenden. Dabei kommt es zu vielfachen Teilungen, und schließlich splittern sich die feinsten marklosen Fasern auf, die wieder netzförmige Verbindungen miteinander eingehen, wobei die Netze dreidimensional sind. Wenn auch die in verschiedenen Ebenen liegenden Nervenäste miteinander in Verbindung stehen, so lassen sich doch viele hauptsächliche Ausbreitungsgebiete unterscheiden. Das oberflächlichste Netz liegt in den vorderen Schichten der Regenbogenhaut, ein zweites umspinnt die Gefäße, das dritte liegt auf der Vorderfläche des Dilatators und das vierte umspinnt den Sphincter pupillae.

Das vordere Netz ist nicht besonders dicht, jedenfalls weniger dicht als das in den hinteren Schichten der Regenbogenhaut gelegene. Es finden sich hier unendlich feine Fasern, die in allen Richtungen Maschen bilden. Endorgane sind in diesen Netzwerken nicht zu beobachten. Es hat den Anschein, daß dieses Geflecht fast ausschließlich aus marklosen Fasern hervorgeht und nur aus solchen besteht. Es ist wahrscheinlich, daß es hauptsächlich aus sensiblen Fasern gebildet wird. Eine besonders klare Darstellung der Nerven der Regenbogenhaut ermöglicht bei albinotischen *Kaninchen* die Methode von DE CASTRO. Hier fand KOLMER Bündel von markhaltigen und marklosen Fasern von allen Seiten in die Iriswurzel eindringen. Die einzelnen Bündel bilden miteinander durch kleinere Äste Anastomosen und verlaufen dann als Plexus bis in die Gegend des Schließmuskels. Man kann dabei unterscheiden, daß ein Teil der Fasern einen mehr oberflächlichen Verlauf nimmt, ein anderer Teil aber in leicht welligen Zügen das äußere Retinalblatt der Iris begleitet. Wie man besonders auch an Flachschnitten der so gefärbten ausgebreiteten Iris erkennen kann, bilden auch hier die im Durchschnitt 0,0005 mm messenden Bündel markloser Fasern einen außerordentlich feinen, auf der Vorderfläche des Dilatators verlaufenden Plexus, dessen Fasern häufig gabelige Teilungen eingehen (Abb. 182).

Das dichteste und reichst verzweigte Netz von Nervenfasern findet sich vor dem Dilatator. Bei guter Färbung findet sich ein außerordentlich reiches Gewirr von Nervenfasern, die nach allen Richtungen verlaufen und mit allen Zellen in Verbindung treten. Ihre äußersten feinen Aufsplitterungen treten an die Fibrillenschichte des Dilatators heran und verbinden sich durch Endfüßchen mit den contractilen Elementen. Hier finden sich auch vielfach stark lichtbrechende Körperchen in den fein granulierten Fortsätzen. Infolge der Feinheit der letzten Nervenfäserchen lassen sich diese nur sehr schwer in das Muskelstroma hineinverfolgen. Man findet vor der Dilatatorschichte auch in einiger Entfernung langgestreckte Zellen, deren lange Ausläufer oft mit einer stark lichtbrechende

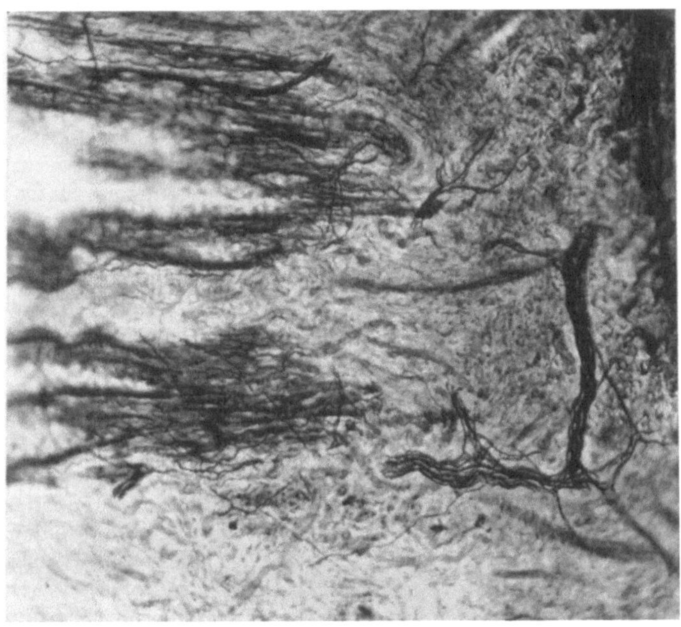

Abb. 182. Flachschnitt durch den Dilatator eines albinotischen *Kaninchens*, die Verteilung der Nerven zeigend. Färbung nach DE CASTRO (KOLMER).

Körnchen enthaltenden Anschwellung versehen sind, von der feine Fortsätze zu den Muskelfasern ziehen, diesen entlang laufen und sie teilweise umspinnen.

Es ist möglich, daß die verschiedenen Endigungsarten der Nerven von ihrer verschiedenen Natur, der motorischen oder sensiblen, abhängig sind.

Die zum Sphincter ziehenden Fasern bilden auch dort ein Netz, von dem radiär verlaufende, mit der HELDschen Färbung dunkel erscheinende Fasern von Zelle zu Zelle ziehen und durch querverlaufende Fasern miteinander in Verbindung stehen.

Auf Flachschnitten durch den Pupillenrand des *Affenauges*, die KOLMER nach AGDUHR gefärbt hatte (Abb. 183), sah er, daß die feinen marklosen Fasern in kleinen, wenige

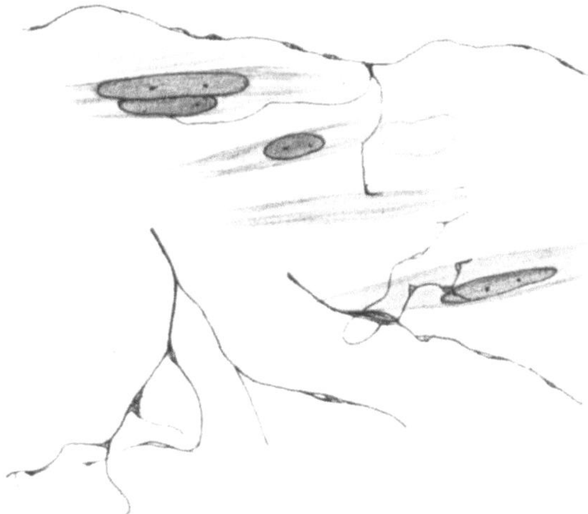

Abb. 183. Nervenverteilung im M. sphincter pupillae des *Macacus rhesus*. Färbung nach AGDUHR. Vergr. 1:1000 (KOLMER).

Achsenzylinder umfassenden Stämmchen annähernd radiär in den Schließmuskel eintreten, aber, der zirkulären Richtung der Muskelzüge entsprechend, fortwährend feine Fasern abgeben. Sie bilden untereinander in allen Schichten

einen äußerst komplizierten, unregelmäßig gebauten Plexus von Fasern, die fast
an der Grenze der Wahrnehmbarkeit liegen; von diesen gehen dann Seitenäste
zu den einzelnen glatten Muskelfasern ab. Ösenförmige Endigungen konnten
hier nicht mit Sicherheit beobachtet werden. Im Gebiete des Sphincter pupillae
des *Menschen* zieht der nervöse Faserplexus ausschließlich auf der Vorderseite
der glatten Muskelbündel, und die Äste senken sich in die Zwischenräume zwischen
den gröberen Bündeln ein, um erst von hier aus zu den Muskeln zu gelangen.
Der eigentliche Pupillenrand wird anscheinend nicht von Fasern erreicht. Deutliche Beziehungen der geschilderten Nerven zu den Gefäßen waren nicht zu
erkennen. Es ist nicht un-
wahrscheinlich, daß die Gefäßnerven, welche die Me-
thylenblaumethode so schön
darstellt, gegenüber den
Silbermethoden sich refrak-
tär verhalten, somit eine
morphologische oder chemische Differenz besitzen, was
auch in allen anderen Organen so häufig hervortritt.
Die Nervenfasern treten zum
Sphincter pupillae größtenteils von der distalen, vereinzelte aber auch von der
Innenseite heran und bilden
feine Endverzweigungen in
dessen Substanz.

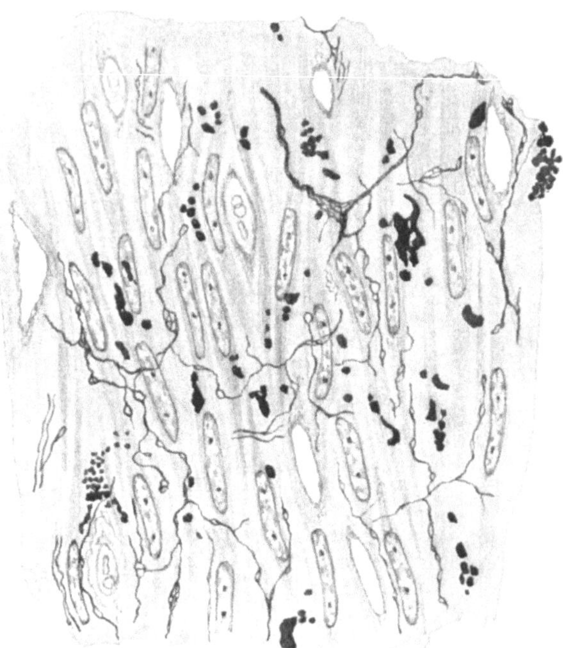

Abb. 184. Nervenplexus im Musculus sphincter iridis eines *Macacus
rhesus* bei starker Vergrößerung im Längsschnitt. Schnittdicke
0,01 mm. BIELSCHOWSKY-Präparat, Nachvergoldung, Hämatoxylin.
Randteil des Muskels. (Nach BOEKE.)

Die Innervation des
Sphinctermuskels ist eine
sehr reichliche. Es finden
sich sowohl Fasern, die an
der Außenseite der Muskulatur ziehen, als auch solche,
die sich innerhalb derselben
reichlich verästeln und so
viele feinste Äste abgeben,
daß offenbar jede einzelne
glatte Muskelfaser ihre gesonderte Innervation erhält. Stränge markhaltiger
Nerven kann man beim *Affen* bis in die Gegend des Sphincter verfolgen,
doch sind die Achsenzylinder außerordentlich dünn. Die SCHWANNschen
Scheidenkerne folgen sich in kurzen Abständen. Auch die Nervenfasern,
welche die Muskulatur unmittelbar innervieren, werden noch von den vereinzelten SCHWANNschen Kernen begleitet.

BOEKE (1933) findet im Sphincter ähnliche Verhältnisse wie im Ciliarmuskel.
Auch hier faßt er die Muskelmasse als syncytiales Gebilde auf. Die Muskelfasern
sind etwas dünner als im Ciliarmuskel, ihre Kerne schmäler. Es finden sich
auch hier dieselben dünnen, überall miteinander zusammenhängenden varikösen
Nervenfasern, welche zwischen den Muskelfasern hindurchziehen und mit ihnen
in Verbindung stehen. Auch hier dieselbe, ausgiebige Plexusbildung der Nervenfasern und Ausbildung von Ringen und Retikularen und der von den Zellterritorien unabhängige Verlauf der netzförmig anastomosierenden Nervenfasern (Abb. 184). Die oberflächlichen Fasern in der Iris weisen zahlreiche
Teilungen auf und dringen stellenweise bis zwischen die oberflächlich gelegenen

Zellelemente. Entlang der großen Gefäße finden sich zahlreiche Nervenfasern, welche zur Versorgung der Gefäße dienen. An diesen lassen sich zwei Ausbreitungsbezirke der Gefäße unterscheiden, ein gröberes Nervennetz liegt in der Adventitia, während sich das zweite unmittelbar auf dem Endothelrohr befindet. Die dem Gefäßrohr annähernd senkrecht zustrebenden Fasern endigen auf den Endothelien mit feinen Anschwellungen, die stark lichtbrechende Körner enthalten, oder sie splittern sich noch weiter auf und liegen als allerfeinstes Gespinst auf dem Endothelrohr. Dieses Verhalten findet sich in gleicher Weise bei allen Gefäßen, den größeren und den feinsten. WOLFRUM (1925) betont, daß man sich den Reichtum an Nerven in den Gefäßwänden nicht groß genug vorstellen kann. Er gibt zu, daß sich nicht entscheiden lasse, ob die Verbindung zwischen Nervenfasern und Gefäßwandzellen durch direkten Kontakt oder nur durch Auflagerung zustande kommt. Da sich aber vielfach Stellen finden, wo den Zellen Endhügel in Form von Anschwellungen aufsitzen, so nimmt WOLFRUM an, daß ein unmittelbarer Kontakt tatsächlich besteht.

Aber nicht nur die Gefäße der Regenbogenhaut werden von Nerven reichlich versorgt, auch die anderen Bauelemente weisen einen großen Reichtum an Nerven auf. Nervennetze umspinnen, wie schon früher erwähnt, Bindegewebszellen und Chromatophoren, so daß nach WOLFRUM (1925) wohl sämtliche Zellen eine direkte Nervenversorgung besitzen. BOEKE (1933) ist dagegen der Ansicht, daß WOLFRUM in dieser Beziehung zu weit geht. Die Verbindung der Nervenfasern mit den verschiedenen Zellen ist vielfach eine so innige, daß sich nur schwer entscheiden läßt, welche von diesen Zellen als wirkliche Nervenzellen aufzufassen sind. WOLFRUM (l. c.) ist geneigt, viele Zellen in der Regenbogenhaut als Nervenzellen anzusprechen, da sowohl ihre Kerne als auch ihr Cytoplasma sich viel blasser färben als die Bindegewebszellen. Es muß aber auf die

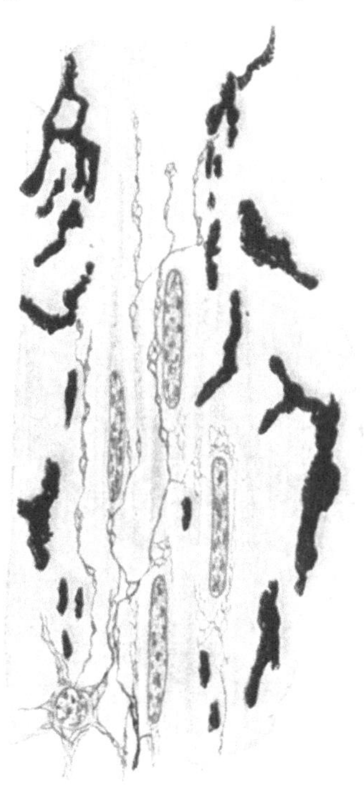

Abb. 185. Nervenplexus im Musculus sphincter iridis eines *Macacus rhesus* bei starker Vergrößerung im Längsschnitt. Schnittdicke 0,01 mm, BIELSCHOWSKY-Präparat, Nachvergoldung, Hämatoxylin. Mitte des Muskels. (Nach BOEKE.)

Feststellung von BOEKE (1915) hingewiesen werden, nach der die marklosen Nervenfasern sich Bindegewebszellen nicht nur äußerlich anlagern, sondern durch die äußeren Schichten des Cytoplasmas und durch die Zellfortsätze hindurchziehen und beim Austritt aus der Zelle feine Cytoplasmafäden mitnehmen. Man könnte also vielfach die an den Teilungsstellen von marklosen Fasern sich findenden blassen Zellen als Bindegewebszellen auffassen. Eine einheitliche Ansicht über die Natur dieser Zellen läßt sich derzeit nicht erreichen, und es bedarf diese Frage einer weiteren Nachprüfung. BOEKE (1933) beschreibt ein besonders in der Umgebung des Sphincters aus Chromatophoren und Bindegewebszellen bestehendes Netz, dessen einzelne Zellen sowohl im Zelleib als in den Zellausläufern mit einem deutlich ausgeprägten argentophilen Netze ausgestattet sind, wodurch sie vollkommen den Eindruck von „interstitiellen Zellen" machen, wie sie von LAWRENTJEW (1926) und ESVELD (1928) beschrieben worden sind. BOEKE konnte einwandfrei den Zusammenhang dieser Zellen mit Nervenfasern feststellen. Diese Zellen schicken ihre argentophilen Ausläufer bis in die

Muskelfaserbündel hinein (Abb. 185). Durch diese Beobachtungen hat BOEKE die Feststellungen WOLFRUMs (l. c.) bestätigt, wenn er auch nicht so weit wie dieser geht und der Ansicht ist, daß weniger nervöse Zellen in der Regenbogenhaut vorhanden sind als dies WOLFRUM annimmt.

Die Regenbogenhaut ist keineswegs der einzige Ort, an welchem auch in neuerer Zeit solche zweifelhafte nervöse Bestandteile beschrieben worden sind, doch glaubt KOLMER, daß man genau so wenig wie man alles, was sich etwa mit der Chromsilbermethode auch in den klarsten Präparaten imprägniert, als nervös auffassen darf, dieses auch keineswegs mit allen Elementen, die sich in einer albinotischen Iris etwa mit Methylenblau darstellen lassen, zu tun berechtigt ist. Die Histologie des Nervensystems steht heute auf dem Standpunkt, daß die mit Hilfe der modernen Nervendarstellungsmethoden sichtbar gemachten Elemente zumindest einen direkten Zusammenhang durch Neurofibrillen mit unzweifelhaften markhaltigen oder marklosen Nerven aufweisen müssen, damit wir sie als nervös ansehen. Dazu kommen überall im Bereiche der peripheren Nerven die echten SCHWANNschen Zellen und gewisse Formen, die als Lemmoblasten oder Leitzellen von HELD, BOEKE und Schülern des letzteren (besonders in neuerer Zeit im Darm) angesehen werden. Auf Grund eigener Erfahrung an der albinotischen *Kaninchen*iris mit der Methylenblaumethode (Abb. 186) und der Silbermethode nach DE CASTRO, an der Iris des *Menschen* und verschiedener *Affen* mit anderen Silber-

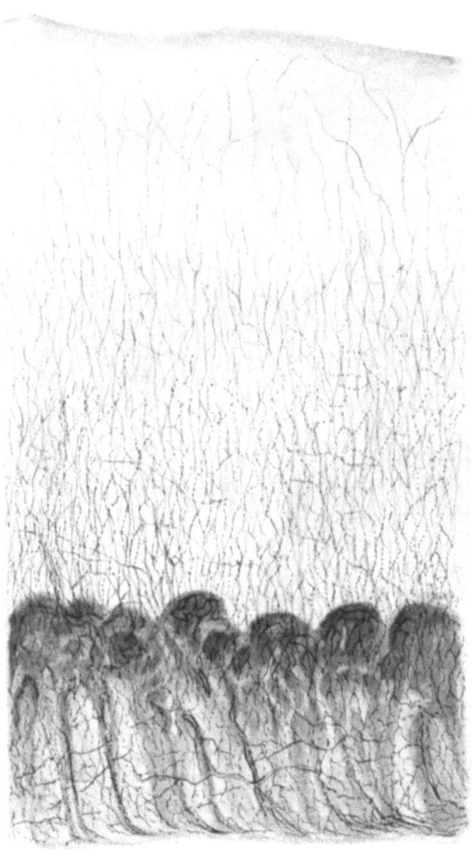

Abb. 186. Nerven der Ciliarfortsätze und der Regenbogenhaut eines albinotischen Kaninchens. Vitale Methylenblaufärbung.

methoden ist KOLMER der Ansicht, daß der Reichtum an Nerven, die man durch diese Methoden darstellen kann, tatsächlich ein außerordentlich großer ist, so daß man wohl berechtigt ist anzunehmen, daß jedes muskuläre Element eine getrennte Endigung erhält. Was die Gefäße betrifft, so konnte KOLMER mit der Methylenblaumethode eine Innervation nur soweit beobachten, als noch deutliche Muskelfasern erkennbar waren. WOLFRUM (1925) hält es für wahrscheinlich, daß jedes Zellelement der Iris eine Innervation erhalte, wobei er sich auf die Angaben von MÜNCH (1905) bezieht. Doch glaubt KOLMER, daß, soweit man es nach WOLFRUMS Zeichnung beurteilen kann, es durchaus nicht feststeht, daß die durch die HELDsche Hämatoxylinmethode an den kleinsten Gefäßen und an Chromatophoren dargestellten Bildungen wirklich Nerven waren, KOLMER hält sie eher für feinste Ausläufer bindegewebiger Elemente. Wenn WOLFRUM dagegen angibt, daß auch Capillaren in ähnlicher Weise innerviert seien, möglicherweise sensibel, d. h., daß das Endothel allein Nerven bekomme, so muß verlangt werden, daß dies erst mit unzweifelhaft Neurofibrillen darstellenden Silbermethoden bewiesen werde. KOLMER hat in der Schleimhaut der *Ratten*nase reichlich Nervenfasern an den präcapillaren Arterien, vereinzelte Fäserchen selbst echte Capillarschlingen begleiten gesehen, doch waren diese mit der AGDUHRschen Methode dargestellten Innervationen ganz anders beschaffen als WOLFRUM es abbildet. Sie stimmen ungefähr mit dem überein, was auch STÖHR an den Gefäßen der Pia mater darstellte. Durch die Methylenblaumethode werden verzweigte Zellen bei albinotischen *Tieren* dargestellt, die zum Teil gewöhnliche Stromabindegewebszellen sind, zum Teil pigmentfreie Chromatophoren. KOLMER hält es aber noch für nötig, für die Innervierung dieser Chromatophoren einen exakten Beweis zu erbringen, denn außer der Innervation der Chromatophoren in der Haut des *Hechtes* (BALLOWITZ) scheinen ihm alle bisherigen Angaben über Nervenendigungen an Chromatophoren noch nicht genügend bewiesen zu sein. Die neueren Methoden der Silberimprägnation wenigstens haben uns von solchen Nerven bisher nichts gesagt. Wenn auch KOLMER die Befunde WOLFRUMs skeptisch beurteilt, so hat er selbst solche erhoben, die WOLFRUM zum großen Teil Recht geben. So hat er beim albinotischen *Meerschweinchen* mittels der Vitalfärbung in der Iris einen außerordentlich dichten Nervenplexus gefunden, der von der Iriswurzel im wesentlichen mit radiären Maschen gegen den Irisrand sich erstreckt. Hier geht er in einen noch wesentlich dichteren zirkulären Plexus über, der wahrscheinlich in Beziehungen zur Innervation des Schließmuskels steht. Die Nerven liegen so dicht, daß man am Totalpräparat Vergrößerungen über 150 anwenden muß, um überhaupt Zwischenräume zu sehen. WOLFRUM (l. c.) schildert im Irisstroma die feinsten Verästelungen markloser Nerven, die er mit Molybdänhämatoxylin nach HELD darstellte, und zwar findet er, daß solche zu den Gefäßen bis nahe an ihre Intima herantreten, und daß auch zahlreiche Chromatophoren in solche Beziehungen zu den Nervenverästelungen treten, daß man dies als Innervation der Chromatophoren auffassen kann. KOLMER war sich lange darüber nicht klar, ob die durch das Molybdänhämatoxylin dargestellten feinen Verästelungen wirklich Nerven entsprechen und ob es nicht nur äußerst verdünnte Fortsätze mesenchymaler Zellen waren. Erst mit der neuen Silbermethode von AGDUHR erhielt KOLMER so klare Bilder, daß er glaubt, die Auffassung WOLFRUMs, daß es sich um eine Innervation der Chromatophoren und auch der Intima der Gefäße handelt, bestätigen zu können. Er fand wie WOLFRUM (l. c.) und MÜNCH (1905) kleine multipolare Zellen, von denen feinste Fäden zu den Gefäßen oder den Chromatophoren gingen. In einzelnen dieser Fäden, nicht in allen, ließen sich mit Silber Neurofibrillen ausfärben, und man konnte diese dann zum eigentlichen gröberen marklosen Nerven verfolgen. KOLMER gewann aber den Eindruck, daß es sich nicht um Ganglienzellen handle, sondern um SCHWANNsche Zellen (Lemmoblasten) welche die Nerven hier begleiten und den örtlichen Verhältnissen angepaßt, noch feine Fortsätze zeigen, die sie mit ihren Nachbarzellen verbinden. Niemals sah KOLMER irgend etwas von einem Neurofibrillengerüst oder auch nur von einer Teilung von Neurofibrillen im Bereich dieser Zellen, wie das bei Ganglienzellen zu erwarten gewesen wäre.

Die Ansichten der Forscher gehen in Beziehung auf das Vorhandensein von Nervenzellen in der Regenbogenhaut weitgehend auseinander. Es finden sich Anhänger dieser Ansicht und Gegner derselben. STEPANOFF (1892) und AGABABOW (1897, 1912) fanden spärliche Ganglienzellen der Regenbogenhaut. MÜNCH (1905) fand kleine Nervenzellen vom primitiven Typus CAJALscher Zellen in den Endausbreitungen des Sympathicus, die Knotenpunkte in einem aus Zellausläufern bestehenden Nervennetze bildeten. SALZMANN (1912) hat beim

Menschen und KIRPITSCHOWA-LEONTOWITSCH (1911), wie schon früher ANDOGSKY (1897) beim *Kaninchen* Ganglienzellen gefunden. HOSCH (1890) fand Nervenzellen im Nervennetz des Schließmuskels. POLLOK (1914) fand Zellen im Nervennetz des Dilatators. LANGLEY (1914) leugnet die nervöse Natur dieser Zellen und WOLFRUM (1925) gibt zu, daß dieser Zweifel vom rein morphologischen Standpunkt aus gerechtfertigt ist. Die Beschaffenheit der Zellen und ihr von den Bindegewebszellen abweichendes Verhalten Farbstoffen gegenüber, die Einlagerung in das Netz von Nervenfasern, wobei sie als direkte Fortsetzungen von Nervenfibrillen erscheinen, die außerordentlich reichen Anastomosen von Zellausläufern führt SCHOCK (1910), MÜNCH (l. c.) und WOLFRUM (l. c.) zur Annahme eines Nervensyncytiums in der Regenbogenhaut, zumal, wie auch AGABABOW (l. c.) festgestellt hatte, freie Nervenendigungen fehlen. JIRMAN (1929) fand bi- und multipolare Ganglienzellen in der Iris. Auf Flachschnitten durch die menschliche Iris fand KOLMER etwa in der Mitte ihrer Breite Stämmchen von schon marklos gewordenen Nerven, und in diesen findet sich hin und wieder eine kleine spindelförmige Zelle mit einem runden, etwas exzentrisch gelegenen Kern und einem Kernkörperchen. Der Kern ist auffällig zweimal größer als die Kerne aller sonst die Nervenstämme begleitenden SCHWANNschen Zellen. Das Cytoplasma der Zellen enthält meistens vereinzelte gröbere mit Silber geschwärzte Körnchen. Es ist KOLMER nicht gelungen, die Einschaltung dieser Zellen zwischen Nerven sicher zu beobachten, trotzdem ist zu vermuten, daß es sich um kleine bipolare Ganglienzellen handelt; es wären dies also die oft vermuteten von einigen Forschern erwähnten Ganglienzellen in der Iris, doch dürften schätzungsweise höchstens 20—40 derartige Gebilde in einer menschlichen Iris anzutreffen sein. Damit ist es schwer anzunehmen, daß sie allein das motorische Zentrum der Iris bilden.

VII. Die Augenkammern und die Kammerbucht.

Die vordere Augenkammer (Camera oculi anterior) nimmt den Raum zwischen Hornhaut, Lederhaut, Strahlenkörper, Regenbogenhaut und vorderer Linsenkapsel ein. Demgemäß hängt ihre Gestalt von der ihrer begrenzenden Teile ab. Den größten Einfluß hat dabei, neben der Hornhaut, die Linse, deren Gestalt im Laufe des Lebens Veränderungen unterworfen ist, und die während des Akkommodationsaktes gleichfalls ihre Gestalt verändert.

Das Auge enthält verhältnismäßig große, gewebsfreie Räume, die durch die Regenbogenhaut in zwei Teile geschieden werden: die vordere und die hintere Kammer. Seitdem HELMHOLTZ (1855) zuerst am Lebenden die Tiefe der Vorderkammer gemessen hat, haben sich zahlreiche Forscher mit dieser Frage befaßt: KNAPP (1860), ADAMJUK und WOINOW (1870), DONDERS (1872), MANDELSTAMM und SCHÖLER (1872), v. REUSS (1877), HORSTMANN (1879), STADFELD (1898), PLANTENGA (1898), AWERBACH (1900), SELENKOWSKI (1900), AMBERG (1900), HEGG (1901), GRÖNHOLM(1903), TSCHERNING (1904), SAUNTE (1905), CONTINO (1910), ZEEMAN (1911), ULBRICH (1914), LINDSTEDT (1916), WEVE (1916), HARTINGER (1921), VOGT (1930) und ROSENGREN (1930, 1931).

Die Ergebnisse in bezug auf Alter und Refraktion sind:

Nach LINDSTEDT	0—14 Jahre mm	15=30 Jahre mm	31—50 Jahre mm	51—80 Jahre mm	Nach RAEDER	0—19 Jahre mm	20—39 Jahre mm	40—59 Jahre mm	60—80 Jahre mm
Kurzsichtige . .	0,130	3,857	3,846	3,673	Kurzsichtige . .	3,83	3,85	3,63	3,78
Normalsichtige .	3,683	3,704	3,564	3,213	Normalsichtige .	3,63	3,46	3,14	2,94
Übersichtige . .	3,494	3,412	3,114	3,283	Übersichtige . .	3,37	3,28	2,99	3,03
	3,585	3,675	3,340	3,342					

Nach Rosengren, der die Untersuchten nur nach dem Alter gruppiert:

20—25 30—34 35—39 40—44 45—49 50—54 55—59 60—64 65—69 70—74 Jahre
3,57 3,52 3,42 3,39 3,32 3,15 3,12 3,11 3,13 3,19 mm

Es ergibt sich daraus, daß die Tiefe der Vorderkammer bei Kurzsichtigen am größten, bei Normalsichtigen gering und bei Übersichtigen am kleinsten ist. Sie ist in den ersten 15 Lebensjahren geringer als im Alter zwischen 15 und 25 Jahren, wo die Werte am höchsten sind, nimmt dann allmählich ab, um im hohen Alter etwas, aber nur unbedeutend zuzunehmen. Die Zunahme der Kammertiefe in den ersten Lebensjahren steht in Verbindung mit dem allgemeinen Wachstum des Auges. Die spätere Abnahme der Kammertiefe hängt wohl von der langsamen Vergrößerung der Linse und vielleicht auch des Strahlenkörpers ab. Die starke Linsensklerose im hohen Alter erklärt die neuerliche geringe Vertiefung der Vorderkammer. Von den angeführten Massen weichen die individuellen bis zu 25% ab. Die Vorderkammer ist bei Frauen um ein geringes (etwa 0,8%) seichter als dem Durchschnitt entspricht. Meist steht die Tiefe der Vorderkammer mit der Hornhautgröße in Zusammenhang. Bei größerem Krümmungshalbmesser der Hornhaut ist die Vorderkammer tiefer, bei kleinerem seichter. Nach Magitot und Mestrezat (1921) ist der Rauminhalt der Vorderkammer ungefähr gleich 4% des Rauminhaltes des Augapfels. Der größte Durchmesser der Vorderkammer reicht von der Kammerbucht der einen zu der der anderen Seite und beträgt 12 mm.

Die Vorderkammer ist gegen die Nachbarteile, ihre Begrenzung, durch den endothelialen Überzug der hinteren Hornhautfläche und des Balkenwerkes des Kammerwinkels abgeschlossen. Dieser geschlossene Endothelüberzug fehlt beim *Menschen* auf der vorderen Fläche der Regenbogenhaut. Hier steht die Vorderkammer durch die Krypten mit den Gewebsräumen der Regenbogenhaut in direktem Zusammenhang, was für die Abfuhr des Kammerwassers sicher von Bedeutung ist. In dieser Beziehung ist aber die Beschaffenheit der Kammerbucht noch wichtiger.

Die hintere Kammer (Camera oculi posterior) wird von der hinteren Oberfläche der Regenbogenhaut, der Innenfläche des Strahlenkörpers, der vorderen Oberfläche des Glaskörpers und von der Linsenoberfläche begrenzt. Die Gestalt der hinteren Kammer ist sehr unregelmäßig wegen der komplizierten Gestaltung des Strahlenkörpers, an den sich der Glaskörper von hinten anlegt, so daß hier in den Tälern zwischen den Wülsten des Strahlenkörpers enge, weit nach hinten bis zur Ora serrata reichende Ausläufer (Recessus) der hinteren Kammer entstehen, deren Tiefe nach Salzmann (1912) 0,01—0,1 mm, während ihre Länge etwa 0,5 mm beträgt. Der hintere Teil der hinteren Kammer wird zum großen Teil von den Fasern des Strahlenbändchens eingenommen.

Man unterscheidet den vor den Fasern des Strahlenbändchens liegenden präzonulären und den circumlentalen Raum, der vorne von den vordersten Fasern des Strahlenbändchens, seitwärts von den Firsten und Fortsätzen des Strahlenkörpers, hinten von der Vorderfläche des Glaskörpers und innen von der Linse begrenzt wird. Die größte Tiefe des präzonulären Raumes beträgt 0,4—0,6 mm, die des circumlentalen Raumes 0,5 mm. Der letztere Raum hat eine fast konstante Größe, da die Größe des Strahlenkörpers bei der Akkommodation sich nur wenig ändert, und die gleichzeitige Veränderung der äquatorialen Teile der Linse noch nicht beträchtlich ist. Der präzonuläre Raum dagegen ändert sich bedeutend bei den Veränderungen der Pupillenweite, da sein frontaler Durchmesser bei weiter Pupille bedeutend geringer ist als bei enger.

Die beiden Kammern stehen normalerweise durch einen capillären Spalt zwischen Regenbogenhaut und Linse miteinander in Verbindung.

Von den die hintere Kammer begrenzenden Teilen besitzen nur die Oberfläche der Regenbogenhaut und der Strahlenkörper einen epithelialen Überzug. Das Kammerwasser hat freien Zutritt zur Oberfläche der Linse und des Glaskörpers. Dies ist deshalb von Bedeutung, weil dem Epithel des Strahlenkörpers die Absonderung des Kammerwassers zufällt, die Ernährung der Linse durch Vermittlung des Kammerwassers vor sich geht, und innige Beziehungen zwischen Kammerwasser und Glaskörper bestehen.

A. Das Kammerwasser (Humor aqueus).

Das Kammerwasser ist eine klare, farblose Flüssigkeit von spezifischem Gewicht von 1,007 [Peters (1919)], 1,0053 [Vierordt (1893)], 1,0034—1,0036 [Leber (1901)]. Die in beiden Kammern enthaltene Menge beträgt nach Magitot und Mestrezat (1921) 0,15—0,3 ccm. Der Brechungsindex beträgt nach Freytag (1907) 1,33366—1,33485, nach Rados 1,31922—1,3351, nach A. C. Krause und Yudkin (1931) 1,33478—1,33532, unterscheidet sich daher kaum von dem des Wassers und des Glaskörpers.

Das Kammerwasser enthält nach Magitot und Mestrezat (1921):

Mineralische Substanzen	0,844%	Natrium bicarbonicum	0,165%
Organische Substanzen	0,234%	Phosphorsäure	0,0073%
Albumine	0,016%	Schwefelsäure	0,0031%
Harnsäure	0,046%	Nitrate	0,00037%
Ammoniak	0,000076%	Calciumoxyd	0,0105%
Traubenzucker	0,094%	Magnesiumoxyd	0,03%
Kochsalz	0,711%		

Krause und Yudkin machen folgende Angaben über das Kammerwasser des Hundes:

Refraktometerwert	1,33478—1,33532	Eiweißstickstoff	5—26 mg-%
NaCl	540—676 mg-%	Reststickstoff	12—40 mg-%
Anorganischer Schwefel	0,24—0,50 mg-%	Harnstickstoff	11—15 mg-%
Anorganischer P_2O_5	0,83—1,5 mg-%	Aminosäurenst.	8,2—10,3 mg-%
CO_2	58,4—62,5 Vol.-%	Kreatinin	1,0—1,9 mg-%
Gesamtstickstoff	27—55 mg-%		

Außerdem fanden Abderhalden (1926) und Sasaki (1931) Milchsäure, Grönvall (1930) Citronensäure, Accardi (1930) bei *Hund* und *Kaninchen* Purinkörperchen im Kammerwasser. Im Vergleich zum Blute ist der Mineralgehalt des Kammerwassers geringer. Nach Franceschetti (1927) beträgt der Eiweißgehalt refraktometrisch gemessen 0,019—0,030. Im sog. zweiten Kammerwasser, das sich nach Entleerung der Vorderkammer bildet, ist der Eiweißgehalt bedeutend größer. Der Traubenzuckergehalt ist dem des Blutes meist gleich, aber geringer als im Blutplasma; nach Ask (1927) ist das Verhältnis 1 : 1,2. Pagani (1926) gibt an, daß der Harnstoffgehalt sich dem des Blutes parallel verhält. Die normale Alkalescenz des Kammerwassers ist etwas stärker als die des Blutes: p_H ist nach Hertel (1921) und Meesmann (1934) 7,7—7,8, im Blute nur 7,3 bis 7,35. Kubik (1926) und Schall (1927) fanden eine Verschiebung des p_H im Alter nach der sauren Seite hin. Die Kohlensäurespannung des Kammerwassers ist nach Kubik (l. c.) höher als die des arteriellen Blutes, Kronfeld (1926) hält sie, ebenso wie die Sauerstoffspannung, für der des venösen Blutes gleich. Während H. Wolf (1922) mikroskopisch im Kammerwasser keine Zellen gefunden hat, weist Vogt (1930) darauf hin, daß sich bei Spaltlampenuntersuchung im normalen Kammerwasser, wenn auch spärlich, Wanderzellen finden, was ich aus vielfacher eigener Erfahrung bestätigen kann.

B. Die Kammerbucht (Angulus camerae anterioris).

Die Regenbogenhaut liegt mit ihrem freien Rand der Oberfläche der Linse auf und bildet infolgedessen einen nach vorne gerichteten stumpfen Kegel.

Die nach hinten konkave Oberfläche der Hornhaut läuft peripher mit der Iris zusammen. Dabei ändert sich die Wölbung der Hornhaut nicht nur dadurch, daß ihr Krümmungsradius zunimmt, sondern auch durch Gewebszuwachs, so daß ein leichtes Vorrücken der Hornhaut gegen die Kammerbucht stattfindet. Es kann aus der konkaven eine gerade oder sogar leicht konvexe Begrenzungslinie entstehen, indem das sklerale Gerüstwerk, das in der Flucht der hinteren Grenzschichte der Hornhaut liegt, auftritt. Es entsteht somit in der Peripherie kein spitzer Winkel. Die Regenbogenhaut tritt peripher zurück und verdünnt sich außerdem in der Nähe der Kammerbucht oft plötzlich, wobei die Verdünnung die vorderen Schichten betrifft. Durch das Vorrücken der Hornhaut und Lederhaut gegen die Vorderkammer und das Zurückweichen der Regenbogenhaut, entsteht die eigentümliche Gestaltung der Kammerbucht beim *Menschen,* dessen Verhältnissen die der *Affen* nahestehen. Im Verhalten der Regenbogenhaut besteht aber insofern ein Unterschied zwischen dem *Menschen* und den *Anthropoiden,* als bei diesen die Regenbogenhaut sich allmählich verdünnt, während die Verdünnung beim Menschen absatzweise, oft sprungweise erfolgt. Die Linien der Hornhaut-Lederhaut und der Regenbogenhaut treffen sich nicht in einem spitzen Winkel, sondern es erfolgt eine Abrundung der Kammerbucht durch das Hinzutreten des Strahlenkörpers, der sich als Übergang zwischen Lederhaut und Regenbogenhaut einschiebt und den Abschluß der Kammerbucht bildet. Das verschiedene Verhalten des Strahlenkörpers und des Balkenwerkes in der Kammerbucht bedingt individuelle Verschiedenheiten dieser Gegend. Die Variabilität der Verhältnisse hängt ontogenetisch mit Entwicklungs- bzw. Rückbildungsvorgängen zusammen, phylogenetisch mit der Rückbildung von Gewebsteilen der Kammerbucht bei den *Primaten,* wobei diese Rückbildung beim *Menschen* am meisten vorgeschritten ist.

Am Aufbau der Gebilde der Kammerbucht nehmen die äußere und die mittlere Augenhaut teil. Es ist somit vollständig gerechtfertigt einen skleralen und einen uvealen Teil des Gerüstwerkes zu unterscheiden, besonders, da bei verschiedenen *Tieren* diese Zusammensetzung aus zwei Bestandteilen sehr deutlich ausgesprochen ist und als Variante auch beim *Menschen* ausgeprägt sein kann. H. VIRCHOW (1905) hat diese Verhältnisse hervorgehoben, und die von ihm eingeführte Bezeichnungsweise ist vollständig zweckmäßig.

Die Gestaltung der Hornhaut-Lederhauthinterfläche gegen die Kammerbucht ist beim *Menschen* fast immer gleich, dagegen treten bedeutende Verschiedenheiten im Ansatze der Regenbogenhaut an den Strahlenkörper, der Reduktion des Gewebes der Vorderfläche der Regenbogenhaut und der Anordnung ihrer Gewebsteile gegen die Kammerbucht zu auf. Diese beiden Faktoren wirken bestimmend auf die Gestaltung der Kammerbucht. Gerade diese Verhältnisse führen zu einer gewissen Unabhängigkeit der Geräumigkeit der Kammerbucht von der Tiefe der Vorderkammer in ihrer Mitte, die, wie hervorgehoben, hauptsächlich von der Linse abhängig ist. Die Geräumigkeit der Kammerbucht ist in erster Linie abhängig von dem Anteil, den der Strahlenkörper an ihrer Bildung nimmt. Je stärker der Anteil des Strahlenkörpers ist, der in Beziehung zur Gewebsreduktion des Vorderblattes der Regenbogenhaut an ihrem Ansatze steht, desto geräumiger ist die Kammerbucht. Bei der anatomischen Beurteilung der einschlägigen Verhältnisse ist große Vorsicht geboten, weil bei der Herstellung von Präparaten sehr leicht Veränderungen der natürlichen Verhältnisse eintreten, welche die Beurteilung stark beeinflussen müssen. Die von WOLFRUM (1925) gegebene Schilderung der Verhältnisse hat die Sachlage wesentlich geklärt. Im Falle, daß die Gewebsreduktion an der Wurzel der Regenbogenhaut fehlt, kann die Kammerbucht verhältnismäßig eng sein, da sich die Regenbogenhaut in ihrer vollen Dicke an den Strahlenkörper ansetzt (Abb. 187).

Setzt sie sich dagegen ohne Gewebsreduktion weiter hinten an den Strahlenkörper an, so kann die Kammerbucht recht geräumig sein (Abb. 188). Noch geräumiger, aber anders gestaltet ist die Kammerbucht, wenn eine beträchtliche Gewebsreduktion an der Wurzel der Regenbogenhaut stattfindet (Abb. 189, 190). Wieder eine andere Gestalt der Kammerbucht entsteht bei ausgesprochener Gewebsreduktion der Regenbogenhaut und weiter vorne gelegenem Ansatz derselben an den Strahlenkörper. Diese Beispiele zeigen, wie sehr die Gestaltung der Kammerbucht von der Gewebsreduktion der Wurzel der Regenbogenhaut und von der Stelle ihres Ansatzes an den Strahlenkörper abhängig ist.

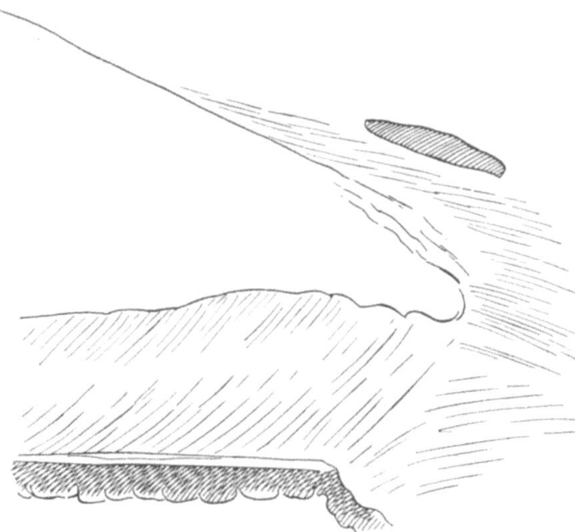

Abb. 187. Kammerbucht eines Auges eines Hottentotten. Ansatz der Regenbogenhaut an den Strahlenkörper in voller Dicke. (Nach WOLFRUM.)

H. VIRCHOW (1910) und WOLFRUM (1926) weisen darauf hin, daß die Verhältnisse bei den *Affen* denen beim *Menschen* nahestehen, indem bei ihnen, ebenso wie normalerweise beim *Menschen*, die innere Oberfläche der Hornhaut-Lederhaut leicht konkav, oft geradlinig und nur selten konvex an der Stelle des skleralen Balkenwerkes vorgetrieben ist. WOLFRUM hält den geradlinigen Verlauf für die Norm auf Grund des Vergleiches zahlreicher Schnitte verschiedener Rassen. Die Gebilde der Kammerbucht sind am Lebenden sichtbar. SALZMANN (1914, 1915), TRANTAS (1919), L. KOEPPE (1920), URIBE TRONCOSO (1925) haben Beschreibungen der normalen Kammerbucht gegeben. Mittels der Ophthalmoskopie, ohne oder mit Zuhilfenahme von Auflagegläsern, oder mittels der Spaltlampe, endlich mittels eines eigenen Apparates, des Gonioskopes, kann an geeigneten Augen die Kammerbucht ge-

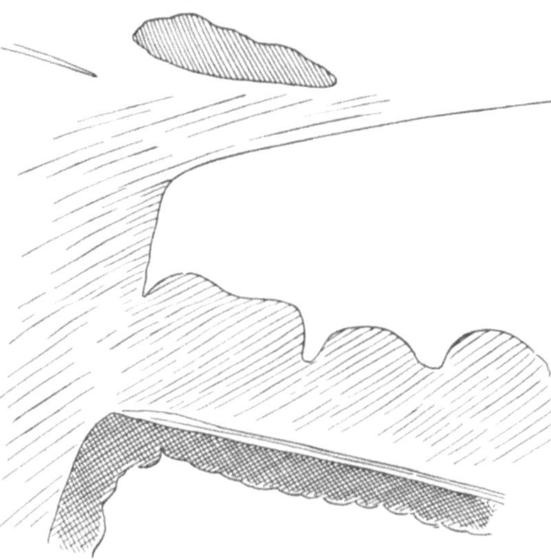

Abb. 188. Kammerbucht des Auges eines Fellahweibes. Ansatz der Regenbogenhaut wie in Abb. 170; geräumige Kammerbucht. (Nach WOLFRUM.)

sehen werden. Man blickt dabei möglichst parallel zur Oberfläche der Regenbogenhaut in die Kammerbucht hinein. Nächst der Regenbogenhaut wird die vordere Fläche des Strahlenkörpers sichtbar, die je nach ihrem Pigmentgehalt bräunlich-grau in hellen Augen oder mattbraun in dunkleren Augen ist. Die braune Farbe des Strahlenkörpers ist matter als die der Regenbogenhaut. An hellen Augen sieht man stellenweise Zacken sich von der Oberfläche erheben (Abb. 191); es sind dies die Anfänge der Regenbogenhautfortsätze, die an

braunen Augen als braune, streng meridional gerichtete, feine lange Fortsätze erscheinen (Abb. 192). Ihre Zahl ist individuell verschieden. Zwischen diesen Fortsätzen sieht man feine, braune Fransen oder Zäckchen. Die längeren Fortsätze können mitunter verzweigt sein und sich miteinander verbinden. Sie endigen vorne alle in derselben Entfernung vom Strahlenkörper mit schwach verdickten Enden. Das eigentliche Balkenwerk der Kammerbucht erscheint bei Vergrößerung zart meridional

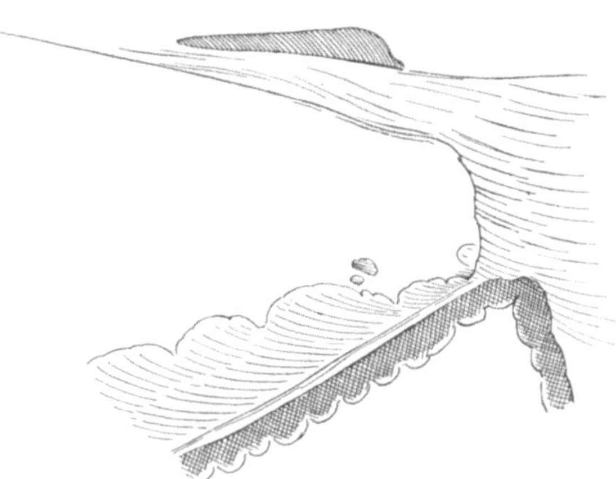

Abb. 189. Kammerbucht des Auges eines Herero. Starke Verdünnung der Regenbogenhaut an ihrem Ansatz an den Strahlenkörper. (Nach WOLFRUM.)

gestreift; durch diese Streifung schimmert noch eine äquatoriale durch. An der Zone der Fortsätze der Regenbogenhaut sieht man an braunen Augen, besonders bei älteren *Menschen* eine feine braune Sprenkelung als Ausdruck der Pigmentierung oder der Pigmentablagerung auf dem Gerüstwerk der Kammerbucht.

Mit diesen Befunden stimmen die durch stereoskopische Lupenbetrachtung am frischen Auge erhobenen Befunde überein, die z. B. W. FRITZ (1906) beschrieben hat. Es sind in der Kammerbucht dünne, strangartige Bälkchen sichtbar, die frei durch die Kammerbucht zur Hornhaut-Lederhautgrenze ziehen. In braunen Augen sind sie pigmentiert und daher leicht zu sehen. In hellen Augen sind diese Fortsätze gegen den weißen Hintergrund schwer zu erkennen, sie sind auch weniger ausgebildet als in reicher pigmentierten Augen. Die eigentliche seitliche Wand der Kammerbucht wird von einer weißlichen, etwas konkav eingezogenen Fläche gebildet, die eine feine radiäre Streifung erkennen läßt. Sie geht einerseits in das vordere Grenzgewebe der

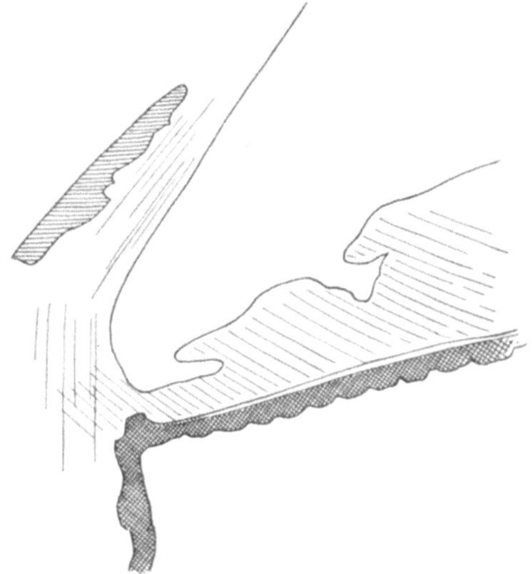

Abb. 190. Wurzel der Regenbogenhaut eines Hingerichteten. Kammerbucht durch starken Abfall des Stromas gebildet. (Nach WOLFRUM.)

Regenbogenhaut über, andererseits begrenzt sie sich gegen die äußere Aderhaut durch einen ringförmigen Saum, der in dunklen Augen hier und da pigmentiert, in hellen Augen aber weißlich erscheint. Nach hinten schließt sich der Strahlenkörper an, der in verschiedenen Augen verschieden intensive Pigmentierung zeigt.

Der vorderste Teil der Lederhaut, der in die Hornhaut übergeht, bildet den äußersten Teil der Kammerbucht. An dieser Stelle springt der Lederhautwulst vor, der auf S. 63 genauer beschrieben worden ist. Hier liegt eine verschieden stark ausgeprägte Rinne, die Lederhautrinne, welche den SCHLEMMschen Kanal (Circulus sive Sinus venosus sclerae) und das Balkenwerk der Kammerbucht enthält, und zwar seinen skleralen Anteil. Der Innenfläche der Lederhaut in der Rinne liegt der venöse Lederhautring an, so daß seine Lichtung nur durch eine Endothelschichte von der Lederhaut getrennt ist. Das Gewebe der Lederhaut besitzt an dieser Stelle allerdings ein etwas abweichendes Gefüge. Es ist reicher an Zellen und ärmer an Fasern als die übrige Lederhaut und liegt in dünnerer oder mächtigerer Schichte zwischen dem venösen Ringe und der eigentlichen Lederhaut. Bei Färbung nach VAN GIESON hebt sich dieses Gewebe durch seine gelbliche Färbung von der tiefroten Lederhaut ab. Es ist dem Gewebe des skleralen Gerüstwerkes sehr ähnlich, nur ist es viel dichter als dieses. Das Endothel bildet die einzige wirkliche Wand des venösen Ringes nicht nur gegen die Lederhaut, sondern auch gegen die Vorderkammer zu, d. h. das Endothel

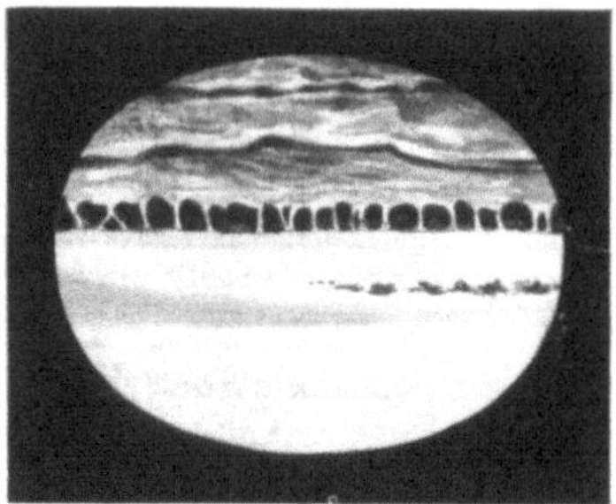

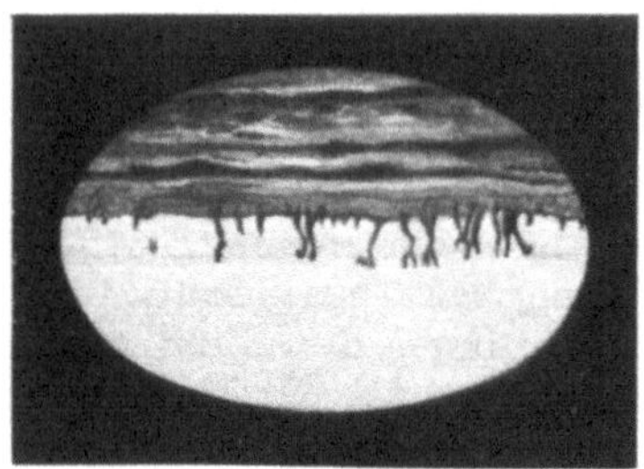

Abb. 191. Umgekehrtes Bild der Kammerbucht eines 85jährigen Mannes mit grauer Regenbogenhaut. Regelmäßige Anordnung der Fortsätze der Regenbogenhaut. (Nach SALZMANN.)

Abb. 192. Normale Kammerbucht mit stark ausgebildeten Fortsätzen der Regenbogenhaut, nasaler Teil; umgekehrtes Bild, 28jährige Frau. (Nach SALZMANN.)

schließt als einzige kontinuierliche, lückenlose Schichte die Lichtung des venösen Ringes von der Vorderkammer ab. Beim *Menschen* besteht der venöse Ring aus einer Vene, die mit keinen Capillaren in Zusammenhang steht, also keinen Zufluß aus Arterien auf dem Wege der Capillaren erhält. LEBER (1903) gibt an, er habe nicht mit Sicherheit ermitteln können, ob der venöse Lederhautring und die mit ihm zusammengesetzten Venennetze der Lederhaut in der Lederhaut auch einige arterielle Zuflüsse erhielten. SALZMANN (1912) betont, daß ein eigentliches Capillarnetz, aus dem der venöse Lederhautring gespeist würde, nicht existiert, es müßte denn sein, daß einige tiefe Limbuscapillaren ihr Blut dahin abgäben. Solche Verbindungen mit den Limbuscapillaren sind aber nicht nachgewiesen worden.

Der venöse Lederhautring ist bereits makroskopisch sichtbar: auf meridionalen Durchschnitten läßt sich eine feine Lichtung erkennen, in die eine Borste eingeführt und weit vorgeschoben werden kann. Dabei reißen die zarten Wände des Ringes allerdings ein. Am Lebenden ist der venöse Lederhautring (Circulus sive Sinus venosus sclerae, Canalis Schlemmi, SCHLEMMscher Kanal) bei Untersuchung der Kammerbucht sichtbar. SALZMANN (1915) beschreibt ihn als einen bald ganz verwaschenen grauen Streifen, bald als ein schärfer begrenztes graues Band, dessen Begrenzung besonders vorne deutlicher ist. In vereinzelten Fällen normaler Augen war statt einer grauen eine rötliche Färbung sichtbar, die verschieden stark ausgeprägt ist. SALZMANN schließt daraus, daß der venöse Lederhautring meistens farblose Flüssigkeit und nur ausnahmsweise Blut enthält. Sowohl die Sichtbarkeit eines grauen Streifens als auch die Blutfüllung sind in verschiedenen Teilen desselben Auges verschieden ausgeprägt. So kann die rote Färbung nur auf einer Seite des Auges vorhanden sein. Bei Betrachtung von Serienschnitten ergibt sich, daß der Ring stellenweise eine einzige Lichtung aufweist (Abb. 193), daß hier aber meist zwei oder mehrere Venendurchschnitte in verschiedener Anordnung zueinander liegen (Abb. 194). Bei Präparation von der Fläche aus erscheint der Ring wie ein Strom, der sich streckenweise in mehrere Arme teilt, streckenweise wieder ungeteilt fließt (Abb. 195). In diesem letzteren Falle beträgt die Breite des Ringes 0,25—0,32 mm, während sein radiärer Durchmesser 0,03 bis 0,048 mm ausmacht. Vom venösen Lederhautring ziehen Venen, deren Zahl zwischen 12 und 20 schwankt, nach außen und hinten durch die Lederhaut; MAG-

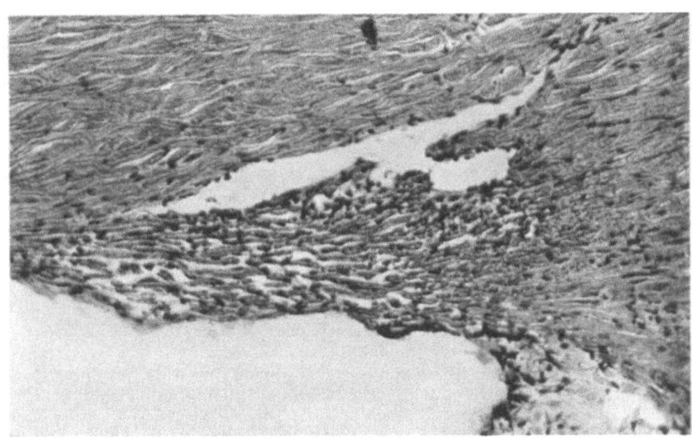

Abb. 193. Ligamentum pectinatum und venöser Lederhautring (Circulus venosus sclerae) des *Menschen* (KOLMER)

GIORE (1917) nennt sie Kollektoren. Die Öffnung dieser stets von dem konvexen Rand oder der Außenfläche des Ringes abgehenden Venen gegen diesen ist spaltförmig schmal (Abb. 196). Die Lichtung der Venen ist gleichfalls spaltförmig, so daß sich die Wände oft aneinanderlegen. Klappen fehlen im Ringgefäß sowie in den abführenden Venen. Ihr Durchmesser beträgt 0,024 mm. Sie stehen mit Venen, die aus dem Strahlenkörper nach vorne außen ziehen, und solchen, die im episkleralen Gewebe und im Randschlingennetz der Bindehaut verlaufen, in Verbindung. Diese Venen bilden in der Lederhaut ein Geflecht (Plexus intrascleralis) und ein zweites auf der Lederhautoberfläche (Plexus episcleralis). Der venöse Leder-

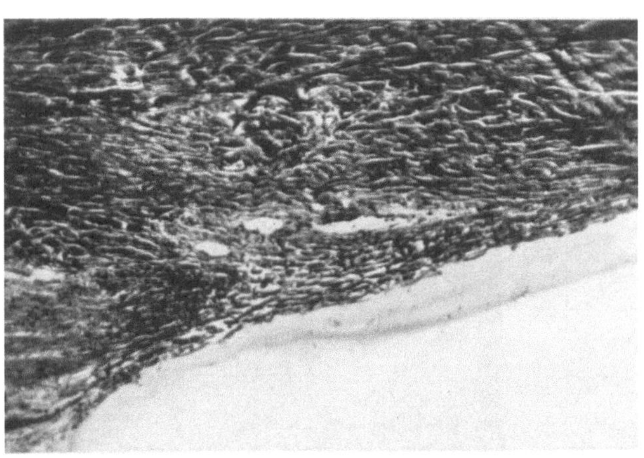

Abb. 194. Venöser Lederhautring des *Menschen* unterteilt (KOLMER).

hautring ist den benachbarten Venen seitlich in der Art eines Vorratbehälters angegliedert. Da die Lichtung des venösen Lederhautringes klafft und in die Lederhaut eingelassen erscheint, wird er als ein den Hirnblutleitern analoges Gebilde betrachtet und daher als Sinus bezeichnet. Da er aber durch seine vielfache Teilung vom Typus der Blutleiter der Hirnhäute abweicht, ist die Bezeichnung als Ring oder Circulus wohl die bessere, besonders da sie nach keiner Richtung hin unrichtige Eindrücke erwecken kann. Die Lage des venösen Lederhautringes ist nicht immer die gleiche. KUBIK (1920) hat in normalen

emmetropischen Augen den Ring einmal sehr weit vorn, unmittelbar an der
Vorderkammer liegend gefunden, ein anderes Mal in der Höhe des Ciliarmuskels tief in der Lederhaut.

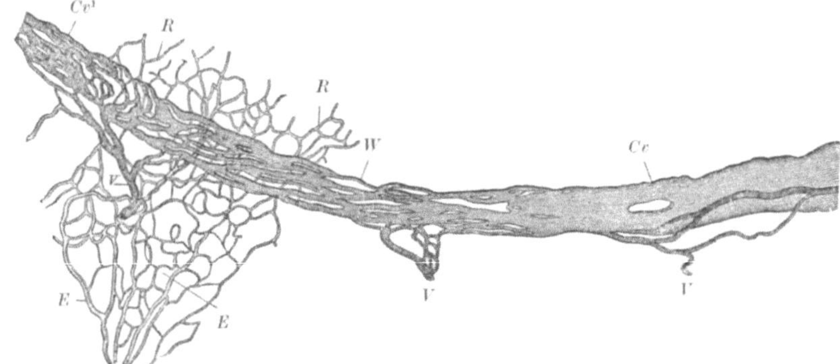

Abb. 195. Circulus venosus Schlemmii von einem durch die A. ophthalmica injizierten menschlichen Auge.
Flächenpräparat. Lederhaut mit Terpentinöl und Firniß aufgehellt. *Cv* Circ. venosus, an dieser Stelle hauptsächlich von einer breiten Vene gebildet. *Cv¹* Zerfall dieser Vene in mehr oder minder zahlreiche, netzförmig
verbundene Zweige, *VV* Venen des Ciliarmuskels, die sich mit dem Circulus venosus verbinden und auch mit
dem episkleralen Venennetz zusammenhängen. *R* Übergang des episkleralen Venennetzes *E* in das (unvollständig
injizierte) Randschlingennetz der Hornhaut. (Nach Leber).

An Präparaten ist der Ring meistens leer, nur gelegentlich enthält er einige
rote Blutkörperchen. Man kann ihn aber auf Schnitten desselben Auges auf
einer Seite leer, auf der anderen blutgefüllt finden. Dies hängt mit der Hypostase

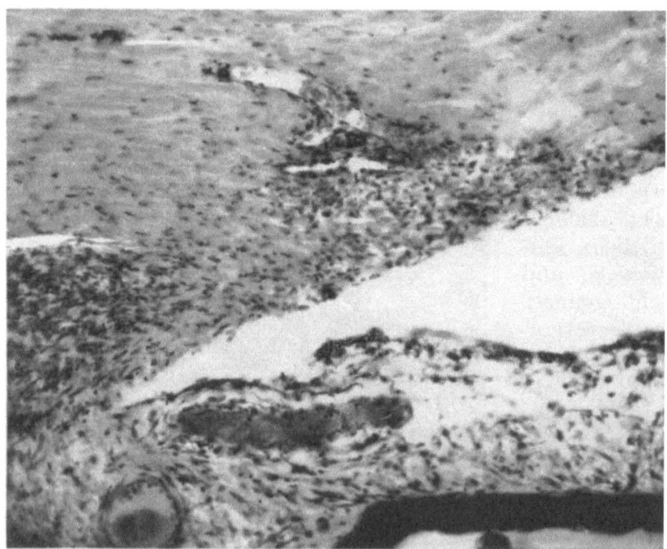

Abb. 196. Abführende Venen des venösen Lederhautringes, der Blut enthält (Kolmer).

zusammen. Bei starker venöser Blutüberfüllung am Lebenden kann der
Ring sich mit Blut füllen, ebenso wie er an Gehenkten blutgefüllt gefunden
wurde. Sowohl die Untersuchung mit der Spaltlampe als auch die diasklerale
Beleuchtung und die Untersuchung der Kammerbucht am Lebenden weisen
übereinstimmend darauf hin, daß der venöse Lederhautring normalerweise kein
Blut enthält. Da er bei der Abfuhr des Kammerwassers eine bedeutende Rolle

spielt, und auch die Stromrichtung des Blutes damit in Übereinstimmung steht, ist anzunehmen, daß er normalerweise mit Kammerwasser gefüllt ist.

Nach innen zu gegen die Vorderkammer ist der venöse Lederhautring durch das Gerüstwerk der Kammerbucht abgegrenzt. Dieses Gerüstwerk (Plattenwerk, Trabeculum corneosclerale, Ligamentum cribriforme, Ligamentum pectinatum) der Kammerbucht oder des Iriswinkels [H. Virchow (1910)] stellt ein dreiseitig prismatisches, ringförmiges Band dar, das drei Winkel aufweist. Der vorderste spitze Winkel liegt nach außen und vorne vom Ende der hinteren Grenzschichte der Hornhaut, man kann ihn den Hornhautwinkel nennen, der äußere hintere liegt am Lederhautwulst und verdient den Namen des sklerociliaren Winkels. Der hintere innere Winkel schließlich liegt an der Wurzel der Regenbogenhaut und kann als iridischer bezeichnet werden. Der erste Winkel ist stets sehr spitz, der zweite recht- oder stumpfwinkelig, der dritte meist spitzwinkelig. Am Gerüstwerk der Kammerbucht unterscheidet man zwei Anteile, einen skleralen, der beim *Menschen* die Hauptmasse ausmacht, und einen iridischen, der beim *Menschen* nur in geringem Maße entwickelt ist.

Um sich eine richtige Vorstellung der Verhältnisse der Kammerbucht zu verschaffen, ist die Präparation unter der Präparierlupe und die Herstellung von Zupfpräparaten unerläßlich. Weder die Betrachtung von meridionalen noch von frontalen Schnitten allein genügt, um die Verhältnisse richtig beurteilen zu können, es sei denn, man wähle den mühsamen Weg der Plattenrekonstruktion.

Der Lederhautanteil des Gerüstwerkes der Kammerbucht erscheint auf meridionalen Durchschnitten aus Bälkchen zu bestehen, die miteinander unter spitzen Winkeln in Verbindung stehen. Bei Betrachtung von der Fläche her und bei der Präparation erweist sich, daß es sich um durchlöcherte Platten handelt, deren Durchschnitte als Balkenwerk in Erscheinung treten. Schon 0,1—0,2 mm axialwärts vom Rande der hinteren Grenzschichte der Hornhaut finden sich zwischen den 2—3 hintersten Schichten der Hornhaut zahlreiche längliche Kerne. Sie gehören Zellen an, die den Übergang zwischen Bindegewebszellen und Endothelzellen bilden. Zwischen dem Bindegewebe und den Kernen findet sich bei geeigneter Färbung ein heller homogener Saum, der als Glashaut aufzufassen ist und den Zellen zugehört. Das Bindegewebe dieser Stelle weist einen meridionalen Verlauf auf, enthält aber noch keine elastischen Fasern. Diese treten weiter hinten auf, wo gleichzeitig die Bindegewebsbündel sich vielfach teilen und verflechten, und die Faserrichtung sich der äquatorialen immer mehr nähert. Schließlich geht das Gewebe in den vorderen Grenzring von Schwalbe über, d. h. in den Beginn des skleralen Gerüstwerkes, das der Lederhaut vor dem venösen Lederhautringe eng anliegt. Noch axialwärts vom Rande der hinteren Grenzschichte findet sich in Verbindung mit ihr ein plattes Bündel äquatorial verlaufender Bindegewebsfasern, das zahlreiche elastische Fasern enthält. Die Dicke und Breite dieses Bündels, des vorderen Grenzringes von Schwalbe, unterliegt an verschiedenen Stellen desselben Auges und bei verschiedenen Individuen großen Schwankungen. Es kann sogar stellenweise vollständig fehlen, was aber eine Ausnahme darstellt. Dieses Gewebe, das sich durch seine kompakte Beschaffenheit auszeichnet, bildet das vordere Ende des in das Balkenwerk der Kammerbucht übergehenden Gewebes. Hinter dem Grenzring finden sich die vordersten mit der Vorderkammer in Verbindung stehenden Lücken. Die vor dem Grenzring dicke hintere Grenzschichte verdünnt sich und überzieht den vorderen Grenzring mit einer dünnen Schichte. Nach hinten zu lockert sich das Gefüge des vorderen Grenzringes und geht in das Plattenwerk der Kammerbucht über, indem ein Überzug aus Endothelzellen auftritt. Verstärkt wird dieser Beginn des Plattenwerkes durch das Hinzutreten von Lamellen der hintersten Hornhautschichten. Nach Asayama (1902) und

W. Fritz (1906) beginnen hier Platten, die aus Bindegewebe bestehen, dem oberflächlich reichlich dicke elastische Fasern aufgelagert sind. Die Platten sind mit einem Endothelüberzug versehen. Sie liegen vorne eng aneinander und streben nach hinten zu auseinander, wobei aber gleichzeitig eine Vermehrung durch Aufspaltung stattfindet. Der Verlauf der Bindegewebsfibrillen in den Platten ist vorwiegend äquatorial gerichtet, doch finden sich viele schräg und wenige meridional gerichtete Fibrillen. Die Platten enthalten zahlreiche Löcher von verschiedener Größe, deren äquatoriale Achse länger ist als die meridionale. Die Gestalt dieser Löcher ist meist unregelmäßig, sie nähern sich aber Ellipsen, seltener Kreisen. Dies entsteht dadurch, daß die Winkel, welche sich infolge der oft spitzwinkligen Überkreuzung der Fibrillenbündel bilden, durch die ihnen aufliegende, homogene, mit Endothelien versehene Schichte abgerundet werden. Die Fibrillenbündel bilden Balken des Gerüstwerkes. Diese verschieden dicken Balken verbinden sich miteinander nicht nur entsprechend der Ebene einer Platte, sondern verbinden auch die Platten untereinander, so daß ein dreidimensionales Gerüstwerk entsteht, dessen Grundlage allerdings Platten bilden, welche als Hauptbestandteil des Gerüstwerkes anzusehen sind. Die innerste Platte, welche dem venösen Lederhautringe anliegt, weist eine etwas regelmäßigere Anordnung der Balken auf, die sich sternförmig miteinander verbinden. Die Platten des Gerüstwerkes dringen hinten in den Rand der Lederhautrinne ein und bilden mit den Bändern der Lederhaut den Lederhautwulst. Jeder Balken des Gerüst-werkes besteht aus feinen, gestreckten Fasern, welche von einer glasig homogenen, stark lichtbrechenden Substanz zusammengehalten werden. An der Teilungs-stelle der Balken weichen die Fasern derselben meistens spitzwinkelig ausein-ander. Die glasige Umhüllung der Balken formt hier schwimmhautartige Gebilde, welche die Löcher abrunden. Asayama (l. c.) gibt an, daß bei Neugeborenen die Bindegewebsfibrillen der Platten undeutlich und schwer zu sehen sind, die glasige Hülle überwiegt, und die Löcher kleiner und spärlicher erscheinen als später. Mit dem Alter werden sie deutlicher und auch feiner. Den Bindegewebs-bündeln der Balken des Gerüstwerkes sind reichlich dicke elastische Fasern aufgelagert. Dieser Umstand steht in Übereinstimmung mit der Anwesenheit reich-licher elastischer Fasern an den vorderen und hinteren Enden des skleralen Gerüst-werkes. Sowohl in den hintersten Lagen der Hornhaut in der Nähe des Randes der hinteren Grenzschichte als auch im Lederhautwulst und seiner unmittelbaren Umgebung finden sich zahlreiche elastische Fasern.

Bezüglich der Beziehungen der hinteren Grenzschichte der Hornhaut zum Gerüstwerk der Kammerbucht gehen die Ansichten der Untersucher auseinander. Die einen behaupten, daß die hintere Grenzschichte am Beginne des Balken-werkes zugespitzt aufhört [Fritz (1906), Asayama (1902), H. Virchow (1905), P. Eisler (1930), Nicolato (1933)], während Salzmann (1912), Teulières und Beauvieux (1930) der Ansicht sind, daß die hintere Grenzschichte sich auf die Platten des Gerüstwerkes fortsetzt. Nur dort, wo eine Lücke zwischen den Balken des Gerüstwerkes vorhanden ist, kann man von einem Rande der hinteren Grenzschichte sprechen. In Wirklichkeit ist es höchst wahrscheinlich, daß es sich bei der hinteren Grenzschichte und dem Überzug des Gerüstwerkes der Kammerbucht um die gleiche Substanz handelt, die als Produkt der Endothel-zellen gebildet wird. Daß dabei örtliche Unterschiede in der Ausbildung der Substanz vorhanden sind, wird weiter nicht wundernehmen. Dies ist um so wahrscheinlicher, als das Endothel selbst sich als Überzug des Gerüstwerkes der Kammerbucht anders verhält als auf der hinteren Grenzschichte. Nicht nur, daß in der Peripherie der hinteren Grenzschichte die Zellen des Endothels kleiner sind, sondern es werden auch die Zellgrenzen beim Übergang von der hinteren Grenzschichte auf das Gerüstwerk der Kammerbucht unsichtbar, so daß eine homogene Masse entsteht mit dicht eingelagerten Kernen, welche das Gerüstwerk überzieht. Es besteht daher hier ein schwammartiges Syncytium (Abb. 197, 198).

Der von der mittleren Augenhaut stammende Teil des Gerüstwerkes der Kammerbucht gehört teilweise dem Strahlenkörper, teilweise der Regenbogenhaut an. Vorne entspringt das uveale Gerüstwerk oder Ligamentum pectinatum aus der Innenfläche des skleralen Gerüstwerkes nahe dem Rande der hinteren Grenzschichte, aber auch zum Teil aus dem Rande der Grenzschichte selber. Zum Unterschied vom skleralen Teile des Gerüstwerkes besteht dieser Teil desselben nicht aus Platten mit abgeplatteten Balken, sondern aus einzelnen, sich nur spärlich miteinander verbindenden drehrunden Balken, die stellenweise wulstartige Verdickungen aufweisen. An

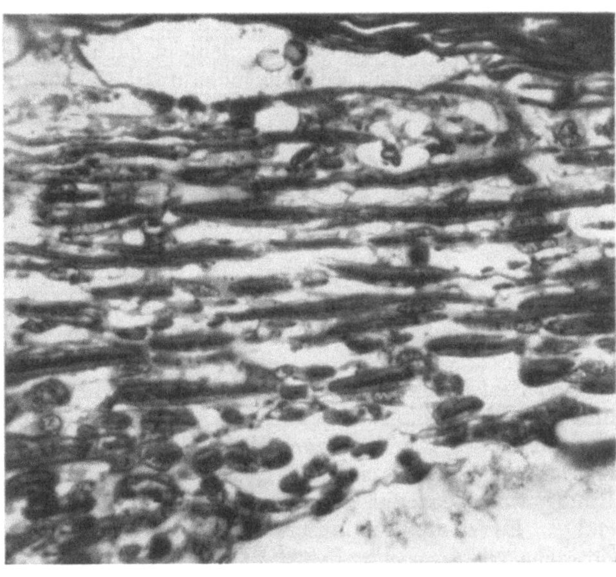

Abb. 197. Längsschnitt durch das Ligamentum pectinatum des *Menschen* in der Nähe der Regenbogenhaut (KOLMER).

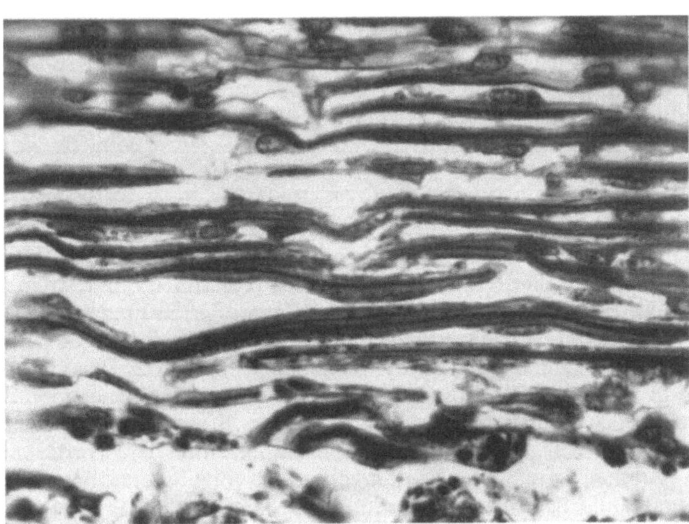

Abb. 198. Schnitt durch das Ligamentum pectinatum des *Menschen* senkrecht zur Augenachse (KOLMER).

Verbindungsstellen der Balken kommen Verbreiterungen vor. Die Balken bilden ein sehr lockeres Gerüst mit weiten vieleckigen Maschen, die in meridionaler Richtung länger sind als in äquatorialer. Die Grundlage der Balken bildet fibrilläres Bindegewebe, das ohne Belag von elastischen Fasern, die hier fehlen, den gleichen glasigen Überzug aufweist wie das sklerale Plattenwerk. Das Endothel besitzt dieselben Merkmale eines Syncytium ohne Zellgrenzen. Gegen die Regenbogenhaut hin verliert sich das Endothel mitsamt der Glashaut, das Bindegewebe fasert sich auf und geht in dasjenige der Regenbogenhaut über. Die Zugehörigkeit zur Regenbogenhaut ist daran zu erkennen, daß oft Chromatophoren dem Bindegewebe aufgelagert sind. Bei gröberen Balken können sie weit nach vorne bis in die Gegend des Hornhautansatzes der Balken reichen. Diese dickeren Balken bilden den Übergang zu den eigentlichen Fortsätzen der Regenbogenhaut oder den Irisfortsätzen. Diese erheben sich vom Ciliarrande der Regenbogenhaut als Stränge, die eine zeltförmige Basis haben können, oder als dünnere Stränge. Sie bestehen aus denselben Elementen wie das Gewebe der Regenbogenhaut und gleichen ihr an Pigmentgehalt, sind daher in dunklen Augen deutlich pigmentiert. Diese Balken überbrücken die Kammerbucht und verbinden sich mit dem vorderen Ende des skleralen Gerüstwerkes.

Die Beziehungen des Gerüstwerkes der Kammerbucht zur Regenbogenhaut und zum Strahlenkörper bedürfen noch einer genaueren Besprechung. Aus dem letzteren zieht von der Innenfläche des meridionalen Teiles des Ciliarmuskels fast bis zum Ende des skleralen Gerüstwerkes ein nach vorne zu sich auflockerndes Bindegewebe, das sich zum Teil mit dem Gerüstwerk verbindet, zum Teil frei endigt. Es ist dies der hintere Teil des uvealen Gerüstwerkes. Es erhält einen Zuwachs von faserigem Gewebe aus der Wurzel der Regenbogenhaut und zieht entlang der konkaven Innenfläche der Kammerbucht. Dies ist der vordere Teil des uvealen Gerüstwerkes. Die Züge dieses Gewebes verlaufen zuerst peripherwärts beinahe frontal und biegen dann in äquatorialer Richtung um. Die individuelle Entwicklung dieses Gewebes ist verschieden: einmal ist es reichlich vorhanden, wobei es sich um deutlich erkennbare Fortsetzungen des peripheren Endes des Dilatators handelt, ein anderes Mal ist es spärlich vorhanden und die Fortsetzungen des peripheren Endes des Dilatators lassen ihren Charakter nur undeutlich hervortreten. Der Dilatator endigt peripher mit einer Ringschichte, die wiederum mit teils mehr tangential, teils mehr genau radiär ziehenden bindegewebigen Ausläufern versehen ist. Es finden sich daher in dieser Gegend nicht nur Fibrillenbündel, die radiär, sondern auch solche, die mehr oder weniger senkrecht zur Schnittrichtung laufen. Den besten Aufschluß über die topographischen Verhältnisse liefern gute Flachschnitte vom Dilatator. Die von diesem oder seinen Fortsätzen schräg oder tangential abgehenden Bündel durchmischen sich und sind auf dem Durchschnitte kaum zu entwirren. Das Gewebe ist ziemlich dicht, größere Lücken sind nicht vorhanden, und wenn Recessus in ihm vorkommen, die mit der Kammer in offener Verbindung stehen, so stellen sie eine Ausnahme dar. Es herrscht große Mannigfaltigkeit, und die Unterschiede des Befundes bei verschiedenen Individuen sind sehr groß. Dies hat WOLFRUM (1925) durch mehrere lehrreiche Abbildungen belegt. In manchen Fällen sieht man unmittelbare Fortsetzungen des Dilatators, dessen Fibrillenbündel sogar Lücken zwischen sich lassen, die wahrscheinlich mit der Vorderkammer in Verbindung stehen. Auf ihnen liegt noch etwas vom Stroma der Regenbogenhaut herkommendes Gewebe, das sie auf eine große Strecke begleitet. In anderen Fällen sind die Fortsetzungen des Dilatators muskulärer Natur und zum Teil mit Pigment versehen; ihre fibrillären Fortsetzungen bilden sogar die direkte Begrenzung der Kammerbucht, um von da aus ins Gerüstwerk einzustrahlen und zum skleralen Gerüstwerk hinzuziehen. Schließlich kann das periphere Ende der Regenbogenhaut weiter zentral liegen, so daß der Strahlenkörper in großer Ausdehnung an der Begrenzung der Kammerbucht teilnimmt. Auch in solchen Fällen sind noch vom peripheren Ende des Dilatators abzweigende Fibrillenzüge nachweisbar, die sich allmählich im Gerüstwerk verlieren. Feine, aus dem Stroma der Regenbogenhaut stammende Fibrillenbündel sind entweder gar nicht vorhanden, oder nur in ganz geringer Menge. Bei Untersuchung von Serienschnitten, die parallel zur Oberfläche der Regenbogenhaut durch die Kammerbucht geführt und nach BIELSCHOWSKY-AGDUHR gefärbt waren, hat KOLMER wohl als erster Nervenfasern im Ligamentum pectinatum nachgewiesen. Dichte, langgestreckte Verästelungen von Nervenfasern durchziehen das Bindegewebe der Lederhautrinne. Zahlreiche marklose Nerven durchziehen in unregelmäßiger Weise das Maschenwerk des Ligamentum pectinatum, wobei sich stellenweise auch Verbreiterungen der Achsenzylinder an das Balkenwerk anlegen. Ihr Verlauf ist meist ein schräger, selten ein radiärer. Es gelang jedoch KOLMER nicht, Endigungen dieser vielfach verzweigten Nervengeflechte im Gebiete des Ligamentum pectinatum selbst zu beobachten. Es hat demnach den Anschein, daß die Nerven nur den Kammerwinkel überbrücken und in anderen Gebieten enden. Die Gegend des SCHLEMMschen Kanals ist reich an Nerven, die vorwiegend parallel zum Rande der Kammerbucht verlaufen, ohne daß man Beziehungen zum Kanal selbst erkennen könnte (Abb. 199).

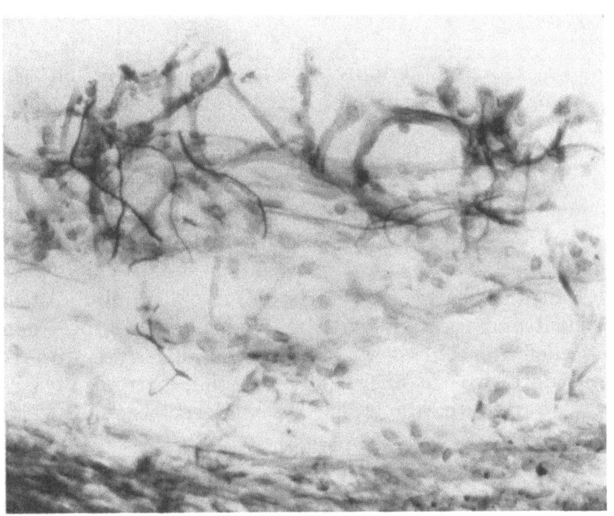

Abb. 199. Nerven im Balkenwerk des Ligamentum pectinatum des *Menschen*. Der SCHLEMMsche Kanal ist in der Mitte geteilt. Färbung nach AGDUHR (KOLMER).

KUBIK (1920) hat darauf aufmerksam gemacht, daß mit zunehmendem Alter sich feinste Pigmentbröckel auf dem Balkenwerk der Kammerbucht niederschlagen, auch bei vollständig normalen Augen.

Die Hauptmasse des Gerüstwerkes der Kammerbucht geht hinten in den hinteren Lederhautwulst über, den SCHWALBE als hinteren Grenzring bezeichnet hat. Sein Bau und sein Verhalten sind auf S. 63 beschrieben.

Die Verhältnisse der Kammerbucht, wie sie beim *Menschen* bestehen, stellen phylogenetisch einen Zustand der Rückbildung der Verhältnisse dar, die sich bei den *Säugetieren* vorfinden. Der uveale Teil des Gerüstwerkes der Kammerbucht ist bei ihnen weit stärker entwickelt als beim *Menschen*, und es finden sich besonders zahlreiche, große, von der Wurzel der Regenbogenhaut nach vorne ziehende Balken, die bei makroskopischer Betrachtung den Eindruck eines Gatters machen. Wegen dieses Aussehens hat HUECK (1841) den Namen „Ligamentum pectinatum" geprägt, der insofern unrichtig ist, als die Zähne eines Kammes nach einer Seite zu frei endigen, was bei den Balken der Kammerbucht nicht zutrifft. Der vordere Teil des uvealen Abschnittes des Gerüstes der Kammerbucht ist nur beim *Schimpansen* vorhanden [H. VIRCHOW (1905), WOLFRUM (1925)]. Bei den anderen *Affen* fehlt er. Schon bei den *Säugetieren* sind die Verhältnisse bei verschiedenen Gruppen wesentlich voneinander abweichend. Dies trifft in höherem Maße bei den anderen *Wirbeltier*klassen zu. Um die Verhältnisse zu schildern, bedürfte es einer umfangreichen monographischen Bearbeitung, die hier wohl nicht am Platze ist.

VIII. Die Linse (Lens cristallina).
A. Gestalt und Größe der Linse.

Die Linse (Lens cristallina) ist ein ähnlich einer optischen bikonvexen Linse gestalteter durchsichtiger Körper, dessen optische Achse sagittal gerichtet ist. Sie liegt hinter der Regenbogenhaut, zwischen dieser und dem Glaskörper und wird durch das Aufhängeband in ihrer Lage erhalten. Der Pupillenrand der Regenbogenhaut ruht ihrer Vorderfläche auf, so daß ihr mittlerer Teil mit der Regenbogenhaut die hintere Begrenzung der Vorderkammer bildet. Der periphere Teil der vorderen Linsenoberfläche entfernt sich zunehmend von der Hinterfläche der Regenbogenhaut und bildet einen wichtigen Teil der Begrenzung der hinteren Kammer. Die hintere Oberfläche der Linse liegt in einer Vertiefung der vorderen Oberfläche des Glaskörpers, der sog. Fossa patellaris. Die Achse der Linse durchstößt ihre vordere und rückwärtige Fläche in den beiden Polen, dem vorderen und hinteren. Die beiden Flächen der Linse gehen abgerundet ineinander über. Diese Stelle, die als Äquator bezeichnet wird, weist senkrecht zu ihr verlaufende Riefen auf, zwischen denen wulstartige Vorwölbungen liegen. Diese sind wohl durch den Zug der Fasern des Strahlenbändchens bedingt und als Ausdruck der Plastizität der Linse anzusehen, die besonders in der Äquatorgegend ausgesprochen ist. TOPOLANSKI (1892), C. RABL (1900) und nach ihnen andere Forscher sind der Ansicht, daß die Zahl der Wülste oder Leisten der der gegenüberliegenden Ciliartäler entspricht, in jedem von denen ein Bündel Fasern des Strahlenbändchens verläuft. Sie sind individuell verschieden stark entwickelt und verstreichen allmählich vor und hinter dem Äquator. Sie sind nicht an allen menschlichen Linsen vorhanden sind mitunter undeutlich ausgeprägt, und dort, wo sie ausgesprochen sind, beträgt ihre Zahl keineswegs, wie man erwarten sollte, ungefähr 70, sondern, wie ich wiederholt feststellen konnte, nur gegen 40. LODDONI (1929) macht dieselben Angaben bezüglich der Zahl der Kerben und Wülste des äquatorialen Linsenrandes. RABL (l. c.) hat sie außer beim *Menschen* nur bei *Affen* gefunden. Sie sind nicht nur am anatomischen Präparat zu sehen, sondern auch am Lebenden, wenn ein genügend peripher reichendes Kolobom der Regenbogenhaut besteht [TERRIEN (1907)]. HESS (1895) fand sie am atropinisierten Auge deutlicher als am cserinisierten. Wenn auch GALLEMAERTS und KLEEFELD (1921) sowie NAKAIZUMI (1922) angeben, daß der Linsenrand glatt ist, so stimmt diese Angabe nicht generell und auch nicht mit den neuerlich von MEESMANN (1922) gemachten Beobachtungen und meinen eigenen überein. Der Äquator der Linse liegt stets vor der Mitte der Linsenachse, da die hintere Linsenfläche stärker gewölbt ist als die vordere.

Da die Linse normalerweise ein elastischer Körper ist, der in einer Kapsel eingeschlossen liegt, die ihrerseits durch den Zug des Aufhängebändchens gespannt ist, wird ihre Gestalt vom Spannungsverhältnis dieses Bandes beeinflußt. Läßt die Spannung des Aufhängebändchens nach, so wölben sich dank der Elastizität der Linsensubstanz die beiden Flächen stärker, und sie erleidet eine bedeutende Gestaltsveränderung. Die innere Spannung der Linse wird durch ihren inneren Bau bedingt. Wird die Linse eines jugendlichen Individuums von ihren Verbindungen befreit, so nimmt sie infolge des völligen Ausgleiches ihrer elastischen Spannung die stärkste Wölbung an. Dieser Zustand ist als die Eigenform der Linse zu betrachten, da sie ihren eigentlichen Ruhezustand darstellt. Dieser deckt sich aber nicht mit der Gestalt bei physiologischer Ruhe der Akkommodation, bei der im Gegenteil die Linse ihre geringste Wölbung aufweist.

Infolge der Veränderlichkeit der Gestalt der Linse durch die verschiedene Anspannung der Akkommodation ergibt sich eine Veränderlichkeit ihrer Maße.

Dabei ist zu berücksichtigen, daß mit dem Alter des Individuums die Maße der Linse sich gleichfalls ändern, und für jedes Alter eigentlich andere Maße als die normalen zu gelten haben, ganz abgesehen davon, daß individuelle Unterschiede und sogar solche zwischen den Linsen beider Augen desselben Individuums bestehen können. Die von verschiedenen Untersuchern angegebenen Maße sind zum Teil durch Messungen am Lebenden, zum Teil durch Untersuchungen von Leichenmaterial gewonnen.

Der äquatoriale Durchmesser der Linse des Neugeborenen beträgt nach v. PFLUGK (1909) 6,77 mm, nach v. HESS (1910) 7,2—7,4 mm. Beim Erwachsenen ist das Maß nach SCHWALBE (1887) 9—10 mm, nach MERKEL (1901) 9,1 mm, nach W. KRAUSE (1885) 9,1 mm. Im Alter kann der Durchmesser der Linse 10 mm erreichen und unter Umständen sogar überschreiten. Der sagittale Linsendurchmesser oder ihre Dicke beträgt beim Neugeborenen nach v. PFLUGK 3,76 mm, beim Erwachsenen nach SCHWALBE 4,0 mm. W. KRAUSE fand die Dicke der Linse an der Leiche 4,9 mm. Nach TSCHERNING (1904) beträgt sie 3,7 mm, nach ZEEMAN (1908) 3,76 mm. Im Leben schwankt die Dicke der Linse je nach der Akkommodationsspannung zwischen 3,7 und 4,4 mm (MERKEL), 3,6 und 4,0 mm (KRAUSE), 2,9—5,1 mm (TSCHERNING). HESS (1905) berechnete die Oberfläche der Linse des Neugeborenen auf 143 qmm, die des Erwachsenen auf 250 qmm. MARGOTTA (1932) hat auf Grund der GULLSTRANDschen Konstanten die Dickenveränderungen der Linse bei Akkommodation berechnet. Bei Annahme einer paraboloiden Gestalt der vorderen Linsenfläche ergab sich eine Dickenzunahme von 0,40 mm und für die Parameter der Vorderfläche 8,20 mm und der Hinterfläche 5,59 mm. Bei Annahme einer sphärischen Wölbung der Linsenflächen würde die Dickenzunahme 0,41 mm bei Krümmungsradien von 8,24 mm bzw. 5,64 mm betragen. ALAJAMO und SALA (1932) haben die Dicke der Linse in verschiedenen Altersstufen bestimmt und kommen zum Ergebnis, daß sie im Alter von 10 Jahren 3,2 mm beträgt, mit 20 Jahren 3,7 mm, mit 30 Jahren 4,0 mm, mit 50 Jahren 4,0 mm, mit 60 Jahren 4,6 mm. Bis zum 30. Lebensjahre steigt die Dicke allmählich und deutlich an; zwischen 30 und 50 Jahren findet ein fast vollständiger Stillstand der Dickenzunahme statt, während nachher eine neuerliche deutliche Zunahme einsetzt. Etwas abweichend verhalten sich die Linsen bei hoher Kurz- oder Übersichtigkeit, da hier die Dickenzunahme vor dem 40. Lebensjahre stärker ist als in anderen Augen. J. GALLATI (1923) hat die Dicke der Rinde und des Kernes im Verhältnis zueinander in verschiedenen Lebensaltern gemessen und macht folgende Angaben für die Altersstufen bei Annahme einer Gesamtdicke von 1,0.

Alter	Dicke der Rinde	Dicke des Kernes
16—19	0,178	0,822
20—29	0,207	0,739
30—39	0,256	0,744
40—49	0,287	0,713
50—59	0,309	0,691
60—69	0,319	0,681
70—81	0,325	0,675

Aus diesen Maßen ergibt sich eine Abnahme der Kerndicke im Vergleich zur Rinde mit zunehmendem Alter. RAEDER (1922) hat die Dicke der Linse in verschiedenen Lebensaltern mit Berücksichtigung des Refraktionszustandes bestimmt und macht nebenstehende Angaben.

Nach seinen Angaben liegt der hintere Linsenpol des Normalsichtigen im 65. Lebensjahre 0,2 mm weiter hinten als im 25., während die Vorderfläche um 0,33 mm weiter vorne sich befindet.

Alter	Emmetropie	Hypermetropie	Myopie
0—20	3,92	3,95	3,90
21—40	4,05	4,28	4,84
41—60	4,40	4,65	4,45
über 60	4,84	4,84	4,45

Bei Zusammenfassung der Angaben von RAEDER einerseits und ALAJAMO und SALA andererseits ergibt sich kein einheitliches Bild über die Verschiedenheiten der Linsendicke bei Übersichtigen und Kurzsichtigen im Vergleich zu Normalsichtigen. RAEDER findet die Linsendicke der Übersichtigen im jugendlichen Alter um 0,2 mm größer als bei Normalsichtigen, während nach ALAJAMO und SALA die Linsendicke beim Normalsichtigen am größten ist. In bezug auf die größere Dicke der Linse in mittleren Lebensjahren bei Übersichtigen im Vergleich zu Normalsichtigen findet sich Übereinstimmung.

Die beiden Linsenflächen sind verschieden gekrümmt, die vordere weniger, die hintere stärker; daher liegt die Äquatorebene der Linse vor der Mitte der Linsenachse. Die Flächen bilden nicht Abschnitte von Kugeloberflächen. BRÜCKE (1847) fand, daß die Vorderfläche einen Abschnitt eines durch die Rotation einer Ellipse um ihre kleine Achse erzeugten Ellipsoids darstellt. Die sich auf die mittleren Partien der Vorderfläche der Linse beziehenden Angaben über die Krümmungsradien betragen bei Einstellung in die Ferne nach HELMHOLTZ (1892) 10,0 mm, nach KNAPP (1860) 8,3 mm, nach TSCHERNING (l. c.) 10,64 mm, nach ZEEMAN (l. c.) 11,5 mm. Nach J. NORDENSON (1913) scheint es berechtigt, als Annäherungswert für die Form der optischen Zone der beiden Linsenflächen ein Paraboloid anzunehmen, dessen Achse mit der ophthalmometrischen Achse der betreffenden Fläche zusammenfällt. Für die hintere Fläche sind die entsprechenden Maße nach HELMHOLTZ 6,9 mm, nach ZEEMAN 6,06 mm. Bei Einstellung für die Nähe beträgt der Krümmungsradius der vorderen Linsenfläche nach HELMHOLTZ 6,0 mm, nach ZEEMAN 5,2 mm, der der hinteren Fläche 5,5 mm bzw. 5,0 mm. Das Gewicht der Linse ist besonders von PRISTLEY SMITH (1833) und J. KUBIK (1930) untersucht worden. Es ergeben sich für die verschiedenen Altersstufen folgende Gewichte in Milligrammen:

Alter	P. SMITH	J. KUBIK	Zahl von KUBIKS Fällen
20—29	174		
30—39	192		
bis 45		166	24
40—49	204		
45—50		176	22
50—55		190	27
50—59	221		
55—60		194	59
60—65		204	79
60—69	240		
65—70		207	92
70—75		204	82
70—79	245		
75—80		204	34
80—85		218	14
80—89	266		

KUBIK bringt auch das Gewicht der Linsen mit der Körpergröße der Untersuchten in Beziehung und ist der Ansicht, daß die Linsen bei größeren *Menschen* entsprechend größer sind als bei kleineren. Das Durchschnittsgewicht der Linsen kleiner *Menschen* betrug 198 mg, das großer 208 mg. Auch Beziehungen zur Refraktion lassen sich nach KUBIK feststellen. Das Durchschnittsgewicht der Linsen Hypermetroper betrug 190 mg, das Emmetroper 196 mg, das Myoper 210 mg.

Der Abstand der Linsenvorderfläche von der Hornhaut ist bei Übersichtigen nach RAEDER (1922) am geringsten, indem die Tiefe der Vorderkammer von 3,38 mm im Alter von 15 Jahren auf 3,01 sinkt, während die betreffenden Maße für Normalsichtige 3,7 bzw. 3,02 betragen, bei Kurzsichtigen 3,83 mm bzw. 3,66 mm. Bezüglich des Abstandes des Linsenmittelpunktes vom Hornhautscheitel im Alter bis zu 40 Jahren und nach diesem Zeitpunkte macht RAEDER folgende Angaben:

Übersichtige . . . . . . 5,48 mm   5,43 mm
Normalsichtige . . . . 5,63 mm   5,42 mm
Kurzsichtige . . . . . . 5,83 mm   5,90 mm

Bei Übersichtigen und Normalsichtigen rückt also der Linsenmittelpunkt im Alter nach vorne, bei Kurzsichtigen verschiebt er sich nach hinten. Bei der ersteren liegt die Hinterfläche der Linse vor dem Krümmungsmittelpunkt der Linse, bei den letzteren dahinter, was übrigens für alle Altersstufen gilt. ZEEMAN

(1911) findet das Verhältnis der Lage des Linsenmittelpunktes zur Achsenlänge des Auges bei Übersichtigen wie 4,04, bei Normalsichtigen wie 2,27, bei Kurzsichtigen wie 4,28. Bei hochgradig Kurzsichtigen ist dieses Verhältnis nicht konstant.

Während nach Angaben von C. RABL (1900) die Linse des *Menschen* unter allen *Säugern,* auch den *Primaten,* die flachste wäre, hat KOLMER bei manchen *Affen,* wie etwa dem *Husarenaffen (Erythrocebus pata)* aber auch bei dem *Ameisenigel (Proechidna)* noch flachere Linsen gefunden. Relativ zur Größe des Bulbus ist die Linse des *Menschen* sehr klein; nur bei den *Wassersäugern* hat PÜTTER (1903) noch kleinere Linsen gefunden. Nach RABL (l. c.) drückt der Linsenindex, d. h. das Verhältnis der Achsenlänge zum Äquatorialdurchmesser die Entfernung von der Kugelform aus, er würde beim erwachsenen *Menschen* größer als 2 sein. RABL (l. c.) fand bei einer in Kaliumbichromat und Osmiumsäure fixierten Linse vom Erwachsenen einen Äquatorialdurchmesser von 8,0, eine Achsenlänge von 4,69 mm, somit einen Index von 1,7. Der Index wächst bis zum mittleren Lebensalter, die Linse wird also flacher. Das Verhältnis des Linsenvolumens zum inneren Bulbusvolum hat MATHIESSEN (1893) bei der *Katze* mit 7,8, beim *Menschen* mit 18, bei *Balaenophtera borealis* auf 26,4 angegeben. *Dunkeltiere* besitzen mit wenigen Ausnahmen besonders große Linsen (PÜTTER, HASSE). KOLMER konnte es für die *Lemuren,* 16 *Makrochiropteren*arten und *Beutelratten* bestätigen.

B. Physikalische und chemische Eigenschaften.

Infolge der verschiedenen Beschaffenheit von Rinde und Kern, wobei auch die einzelnen Rindenschichten sich voneinander unterscheiden, kann es einen einheitlichen Brechungsindex für die Linse nicht geben. Es läßt sich jedoch für sie ein Gesamtdurchschnittsindex bestimmen. Der Schichtenaufbau der Linse bedingt für sie eine höhere Brechkraft als wenn sie einheitlich nur aus der stärker als die Rinde brechenden Kernsubstanz bestände. Die Brechungsexponenten der Linsenkapsel, der Rinde und des Kernes sind von MATTHIESSEN (1879) mit 1,3576, 1,3886 und 1,4106 bestimmt worden. Die Angaben von HALBEN (1905) und PÜTTER (1912) lauten 1,36 und 1,3880 bzw. 1,4452 und 1,4107. Der Gesamtindex ist folgendermaßen angegeben worden: STADTFELD (1900) zwischen 1,4260 und 1,4434, PÜTTER (l. c.) 1,4367, GULLSTRAND (1909) 1,4085. FREYTAG (1908) hat die Brechungsindices der Rindensubstanz und der Kernzone bei verschiedenen *Tieren* und beim *Menschen* besonders sorgfältig bestimmt. Der Brechungsindex der Rinde ist nicht überall gleich; er ist am höchsten am vorderen und hinteren Pol und sinkt gegen den Äquator zu ab. Die Werte schwanken zwischen 1,36908 und 1,3984 für die Rinde und zwischen 1,4042 und 1,44129 für die Kernzone, wobei der Brechungsindex für die Kernzone mit dem Alter deutlich ansteigt, und zwar von 1,40559 für die 10 jüngsten Linsen auf 1,40835 für die 10 ältesten untersuchten Linsen. Nach STADFELDT (l. c.) ist der Brechungsindex bei Frauen durchwegs höher als bei Männern.

Die Lichtdurchlässigkeit der Linse ist je nach dem Alter verschieden. Dazu kommen noch geringe individuelle Unterschiede. In Übereinstimmung mit SCHANZ und STOCKHAUSEN (1909), HALLAUER (1909), SHOJI (1923), LO CASCIO und BERTUZZO (1933) gibt W. HOFFMANN (1927) an, daß für die Linse vor dem 35. Lebensjahre die Absorptionsgrenze im Ultraviolett nahe dem Violett bei 390—370 $\mu\mu$ liegt, während sie später ins Violett, sogar bis ins Blau bei 445 $\mu\mu$ rücken kann. SHOJI ist der Ansicht, daß die Fähigkeit der Absorption im direkten Verhältnis zum Eiweißgehalt steht. Daher absorbiert der eiweißreichere Kern stärker als die Rinde. Mit zunehmendem Eiweißgehalte im Alter steigt die Kernabsorption bedeutend.

ROGGENBAU und WETTHAUER (1927) untersuchten die Durchlässigkeit der durchsichtigen Augenmedien für Strahlen verschiedener Wellenlänge und fanden, daß mit abnehmender Wellenlänge der Anteil der Linse an der Absorption gegenüber dem der Hornhaut zunimmt. Bei einer Wellenlänge von 578—500 $\mu\mu$

ist die Absorption der Hornhaut stärker als die der Linse. Bei einer Wellenlänge von 405 $\mu\mu$ läßt die Linse des *Rindes* 38%, die des *Kalbes* 45% der Strahlen durch (Hornhaut 50% und 65%). Bei einer Wellenlänge von 312 $\mu\mu$ läßt die Linse des *Kalbes* noch 6% der Strahlen durch, die des *Rindes* keine Strahlen mehr. Für langwellige Strahlen fanden dieselben Forscher die stärkste Absorption der Linse bei einer Wellenlänge von 1000—1200 $\mu\mu$, die größte Durchlässigkeit bei 750 $\mu\mu$. KÖHLER und TOGBY (1928) haben Untersuchungen an Linsen mit dem Spektroskop, bzw. mit Licht verschiedener Wellenlänge durchgeführt und dabei photographische Aufnahmen gemacht. Bei Verwendung von 15 μ dicken, ungefärbten Schnitten erwies sich die Rinde für Mg 309 $\mu\mu$ als vollkommen durchlässig, bei Mg 293 $\mu\mu$ zeigte sich bereits stärkere, vom Rande gegen die Mitte zunehmende Absorption. Bei Cd 275 $\mu\mu$ war die Absorption noch geringer. Für kürzere Wellenlängen Cd 231 $\mu\mu$ und Cd 227 $\mu\mu$ ist die Linse wieder weniger durchlässig, wobei auch die äußeren Schichten der Linse die Strahlen dieser Wellenlänge kräftig absorbieren. Die Linsenkapsel ist bei Dd 231 $\mu\mu$ noch durchlässig, nicht aber bei Cd 227 $\mu\mu$. Das Epithel ist bei Cd 275 $\mu\mu$ nur teilweise durchlässig. Der Linsenkern ist für Strahlen von Mg 309 $\mu\mu$ gut, für Mg 293 $\mu\mu$ weniger, für Cd 257 $\mu\mu$ besser durchlässig, für Cd 275 $\mu\mu$ fast ganz undurchlässig. Aus diesen Untersuchungen ergibt sich, daß der Kern sich im ganzen ähnlich verhält wie die Rinde, nur allgemein weniger durchlässig ist.

KÜHNE (1868) fand, daß die Linse ohne Kapsel 60% Wasser, 35% wasserlösliche, 2,5% wasserunlösliche Eiweißstoffe, 2% Fett, Spuren von Cholestearin und höchstens 0,5% Asche enthält. JESS (1930) hat die Feststellungen von MÖRNER nachgeprüft und findet je nach dem Alter einen wechselnden Gehalt an wasserunlöslichen und wasserlöslichen Eiweißstoffen. Nach seinen Untersuchungen an *Rinder*linsen enthalten diese einige Wochen nach der Geburt 80% lösliches und 20% unlösliches Eiweiß, doch ändert sich dieses Verhältnis mit dem Alter bis auf 41 : 59. JESS macht folgende Angaben über die Bausteine des Linseneiweißes:

	Kry-stallin	B-Kry-stallin	Albu-moid
Glykokoll	0	0,	0,
Alanin	3,6	2 6	0,8
Valin	0,9	2,1	0,2
Leucin und Isomere	5,7	2,8	5,3
Asparaginsäure . .	1,2	0,4	0,5
Glutaminsäure . .	3,6	2,7	4 6
Tyrosin	3,5	3,7	3,6
Prolin	1,8	1,4	1,9
Phenylalanin . . .	5,5	4,1	4,6
Serin			
Tryptophan . . .			
Cystin			
Cystein	2,3	4,9	4,6
Histidin	3,6	2,6	2,7
Arginin	7,8	7,5	10,3
Lysin	3,7	4 6	3,8
Ammoniak . . .	7,1	11,4	6,0
Melanin	1,1	0,1	0,6

JESS fand einen zwischen 0,14% bei jungen und 0,63% bei alten Linsen schwankenden Cholesteringehalt. Nach GOLDSCHMIDT (1917, 1921, 1924) fand mit dem Alter eine Zunahme der Lipoide und eine Abnahme des Cysteins statt. Die Linsen aus dem ersten Lebensjahrzehnt unterscheiden sich von denen des siebenten durch ihren Elektrolytgehalt, der um 28% zunimmt, wobei sich besonders das Calcium um 15% und der Phosphor um 26% vermehrt. Außerdem soll der Gehalt an Cystinstickstoff um 39,2%, an Ammoniak-Stickstoff um 11,34%, an Arginin-Stickstoff um 10,8% sinken, wogegen eine Zunahme des Histidinstickstoffes um 63% und des Lysinstickstoffes um 132% erfolgt. Er schließt daraus, daß mit der Linsensklerose folgende physiologisch-chemische Vorgänge sich parallel abspielen: Abnahme der inneren Atmung (Cysteinverarmung), Lipoidanreicherung, Calciumvermehrung, Wasseranreicherung und Verschiebung der quantitativen Zusammensetzung der Aminosäuren. BÜRGER und SCHLOMKA (1928) bestätigen die Abnahme des Wassergehaltes, wobei er vom 1. bis zum 20. Lebensjahre von 68,5% auf 63,4% zurückgeht. Zu gleicher Zeit steigt der Stickstoffgehalt von 5,04% auf 5,89%. GOLDSCHMIDT (l. c.) fand einen Gehalt der Linse an anorganischen Bestandteilen von 2,62—3,16% in der Asche. F. P. FISCHER (1933) macht bezüglich des Mineralbestandes der Linse folgende Angaben:

Die Untersuchungen von SALIT (1931) bestätigen die Angaben von JESS, sowie von BÜRGER und SCHLOMKA. O'BRIEN und SALIT (1931) fanden in der Linse einen NaCl-Gehalt von 173—386 mg-%, einen Zuckergehalt von 126 bis

	Cl	PO$_4$	SO$_4$	Ca	Mg	K	Na
Kalb . .	225	49	225	7	3	101	247
Rind . .	260	42	282	10	3	66	263
Schwein .	330	39	225	5	4	120	288

Die Zahlen bedeuten Milligrammprozente.

143 mg-%, einen Harnstoffgehalt von 20,11, M. CAHNE (1931) bestimmte den Wassergehalt der Linse bei *Tieren* von 1,5—5 Monaten zu 60,47% und ein Cholestearingehalt von 1,02⁰/₀₀. Bei erwachsenen *Tieren* betrugen die entsprechenden Werte 59,47% und 1,21⁰/₀₀. Die Cholestearinwerte beim *Menschen* waren relativ hoch, betrugen bei Starlinsen 6,0—6,4⁰/₀₀.

SCALINCI (1908) fand, daß die Linse mit einer Kochsalzlösung von 1,15 bis 1,35% im Mittel von 1,25% isotonisch ist. Da die Proteine in der Linse ungleichmäßig verteilt sind, nämlich das Albumoid von der Peripherie gegen den Kern zu zunimmt, die Krystalline dagegen von der Peripherie gegen den Kern zu abnehmen, wobei das α-Krystallin in den äußeren, das β-Krystallin in den inneren Schichten überwiegt, bestimmte SCALINCI (1930) den isoelektrischen Punkt der verschiedenen Bestandteile der Linse. Für die Kernteile fand er den isoelektrischen Punkt bei p$_H$ 4,5, für die Rinde zwischen 3,5 und 4,0. Es liegt daher der isoelektrische Punkt der Linseneiweißkörper um so weiter im sauren Gebiet, je näher man sich der Peripherie befindet. O'BRIEN und SALIT (1931) fanden den isoelektrischen Punkt bei p$_H$ 5,16. Sie stimmen mit SCALINCI (l. c.) in bezug auf Unterschied zwischen Rinde und Kern überein, wobei sie für die Rinde p$_H$ 5,1, für den Kern 5,44 fanden. Diese Angaben weichen von denen von WOODS und BURKY (1927) nur unwesentlich ab. Dagegen stehen VLÈS und GONÇALVES (1931) mit der Angabe zweier isoelektrischer Punkte bei p$_H$ 4,6 und p$_H$ 8,5 allein da.

E. P. FISCHER (1933) hat festgestellt, daß sich die Linsenkapsel in n1-Natronlauge nach längerer Zeit auflöst.

Die Farbe und Durchsichtigkeit der Linse ändert sich fortschreitend im Laufe des Lebens. Während der Jugend ist die Durchsichtigkeit der Linse eine hohe, wegen der fehlenden Homogenität aber keine vollkommene. Die Zusammensetzung aus einzelnen Elementen, die noch dazu ein verschiedenes Brechungsvermögen aufweisen, verhindert eine vollständige Durchsichtigkeit der Linse. So wirft auch schon die Linse des Neugeborenen eine gewisse Lichtmenge zurück und weist eine deutliche innere Reflexion auf. Ihre Farbe ist in diesem Zeitpunkt ein sehr helles Gelb, das allerdings bei Betrachtung am Lebenden nicht zur Geltung kommt. Das von der Linse zurückgeworfene Licht hat in diesem Lebensabschnitte eine graubläuliche Farbe. Die aus dem Auge herausgenommene Linse ist zart gelb gefärbt. Im Laufe des Lebens nimmt die innere Reflexion der Linse zu; bei Betrachtung am Lebenden tritt der Linsenreflex immer deutlicher hervor und nimmt mit der Zeit einen gelblichen, später rötlichen Ton an. Diese Erscheinung steht in Zusammenhang mit der Absorption gewisser Spektralteile durch die Linse. Die Linse des Neugeborenen verschluckt zum Teil ultraviolette, violette und blaue Strahlen. Mit zunehmender Gelbfärbung nimmt die Absorption zu und ergreift auch blaue und grüne Strahlen. Dadurch wird der gelbe Farbton der Linse gesättigter, geht über Braun in Braunrot über. Diese

Erscheinung ist von physiologischer und praktischer Bedeutung, erklärt sie uns
doch die Gelbsichtigkeit und teilweise Blaublindheit des Alters, ebenso die Unsichtbarkeit der gelben Maculafarbe im Alter bei Untersuchung im rotfreien
Lichte. In bezug auf den Ablauf dieses Prozesses bestehen weitgehende individuelle Verschiedenheiten, ja sogar solche der beiden Augen desselben *Menschen*.
So wie andere Alterserscheinungen entwickelt sich auch das Altern der Linse

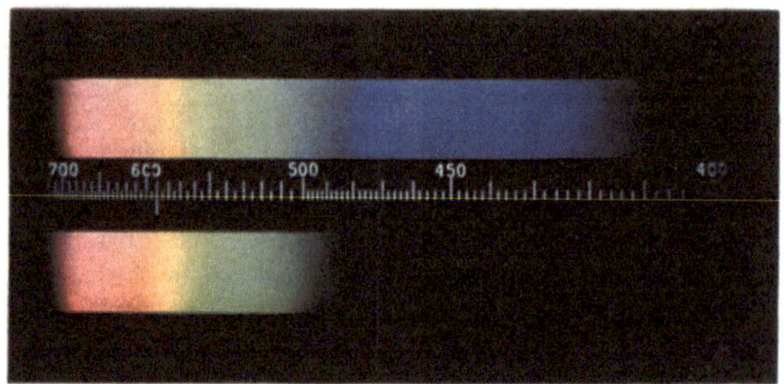

Abb. 200. Senile, gelb gefärbte
Linse eines 74jährigen.
(Nach BÜCKLERS.)

Abb. 201 und 202. Absorptionsspektrum der Linse Abb. 200. Darüber
normales Vergleichspektrum. (Nach BÜCKLERS.)

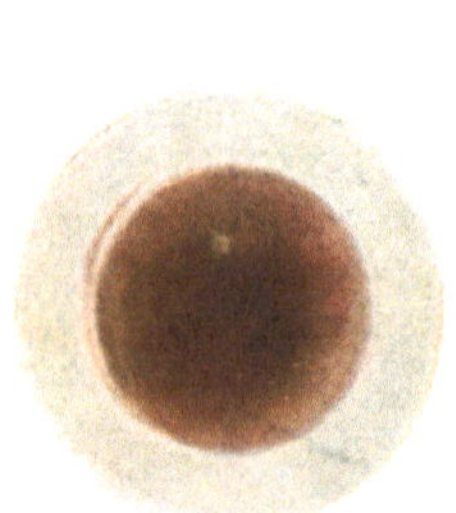

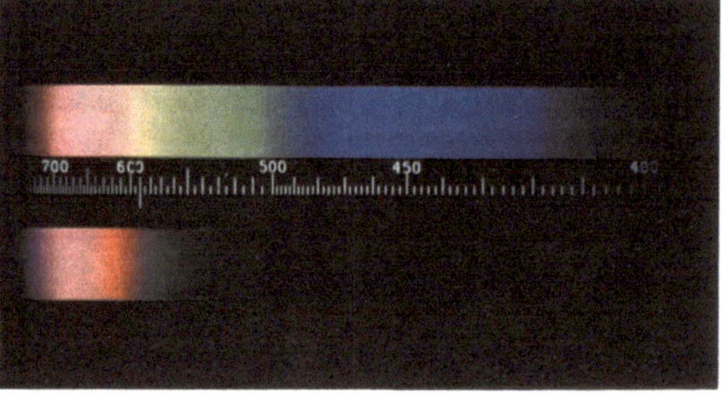

Abb. 203. Cataracta brunescens
eines 68jährigen.
(Nach BÜCKLERS.)

Abb. 204. Absorptionsspektrum der Linse Abb. 203, die nur rote Strahlen
durchläßt. Darüber normales Vergleichspektrum. (Nach BÜCKLERS.)

Abb. 200—204. (Aus A. VOGT: Atlas der Spaltlampenmikroskopie II, 2. Aufl.)

nicht in gleicher Weise. Die Gelbfärbung der Linse beginnt im Kerne und
breitet sich allmählich gegen die Oberfläche zu aus. Die jüngsten und oberflächlichsten Schichten sind nicht nur die durchsichtigsten, sondern auch die
am wenigsten gefärbten. Die Abnahme der Durchsichtigkeit ist daher nicht
nur für die ganze Linse, sondern auch für ihre einzelnen Elemente als Alters-
erscheinung aufzufassen.

BÜCKLERS (1930) hat diesen Prozeß spektroskopisch verfolgt und dargestellt,
nachdem schon früher andere Forscher wie MACDONALD (zit. nach BÜCKLERS),
GILLET DE GRANDMONT (1893), CIRINCIONE (1907), v. HESS (1909), KOEPPE
(1923) und F. P. FISCHER (1924) sich mit einschlägigen Untersuchungen befaßt
hatten. Die spektroskopischen Untersuchungen von BÜCKLERS ergaben eine
vom kurzwelligen Spektralende gegen das langwellige fortschreitende Absorption der Strahlen bei zunehmender Gelb- bzw. Braunrotfärbung der Linse, die
als Farbfilter wirkt. Bei höchsten Graden von Braunfärbung der Linse reicht
die Absorption bis in das Gebiet des Grüns (630 $\mu\mu$) (Abb. 200—204). Mit der

Gelbfärbung der Linse hängt ihre Fluorescenz zusammen. Die farblose Linse mancher *Tiere*, z. B. des *Kalbes*, weist nur im Ultraviolett weißblaue Fluorescenz auf. Die stets gelblich gefärbte menschliche Linse fluoresciert im Ultraviolett gelbgrün, in Violett gelbgrün bis gelb. Die Intensität der Fluorescenz steigt mit der Altersgelbfärbung der Linse. Auch blaues Licht erzeugt Fluorescenz in der Linse älterer *Menschen*, da sie nur bei intensiver Gelbfärbung auftritt [A. VOGT (1931), Y. HOSOYA (1929), JEANDELIZE (1935)].

LENHARD (1933) findet auf Grund der Doppelbrechung der Linse der *Säugetiere*, daß die Micellen in der Linse nicht in der Richtung der Linsenfasern liegen, sondern im allgemeinen senkrecht dazu angeordnet sind. Die Indexellipsen stehen überall senkrecht zur Tangente der Oberfläche. Dadurch kommt eine allseitig radiäre Anordnung zustande, bei der die Micellen sich nicht in einem Punkte vereinigen, sondern nach gemeinsamen Ebenen streben, und dort zum Teil zusammentreffen. In der Äquatorialebene ist die Anordnung der Micellen rein radial, und sie streben dem Mittelpunkte des Äquatorialkreises zu. Sie sind daher wie die Speichen eines Rades angeordnet (Abb. 205).

Die mikroskopische Untersuchung der Linse stößt auf ziemlich große technische Schwierigkeiten. Die Substanz der Linse läßt sich schwer fixieren und in Schnitte zerlegen. Um so schwieriger, je älter das Individuum ist, was nicht nur für den *Menschen*, sondern für fast alle *Wirbeltiere* gilt, vielleicht mit Ausnahme der *Vögel*, bei denen eine solche deutliche Konsistenzzunahme der Linse mit dem Alter anscheinend nicht beobachtet wird, was möglicherweise mit der hohen biologischen Bedeutung des *Vogel*auges zusammenhängt.

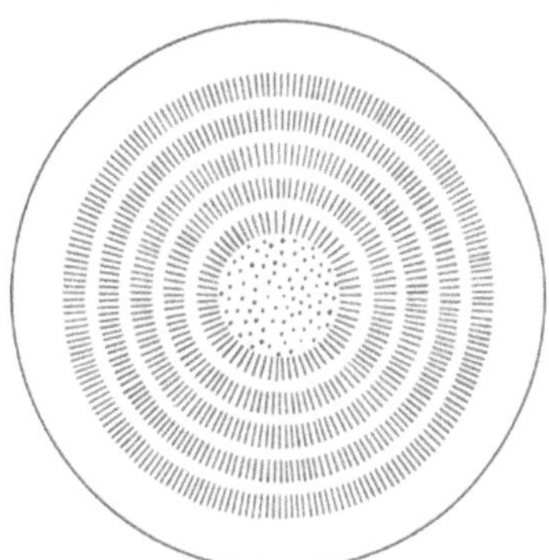

Abb. 205. Schema der Micellanordnung in der Linse des *Meerschweinchens*. (Nach LENHARD.)

Wir finden in fixierten Präparaten die einzelnen Schichten der Linse voneinander durch Zwischenräume getrennt, und es gelingt nur bei jüngeren *Säugern* solche Kontinuitätstrennungen in radiären und äquatorialen Schnitten zu vermeiden. Erst aus den Beobachtungen mittels der Spaltlampentechnik haben wir darüber ein Urteil gewonnen, wieweit solche Aufspaltungen der Linsensubstanz schon im Leben vorhanden, wieweit sie bloß als Kunstprodukte anzusehen sind. Das Studium der mikroskopischen Anatomie der kernbildenden Linsen des *Menschen* und mancher *Tiere* wird durch die Sprödigkeit der Linse bei der üblichen histologischen Technik sehr erschwert. Es ist unter Beibehaltung dieser Technik nicht möglich gute Schnitte, geschweige denn Schnittserien durch die Linse anzufertigen. PANICO (1928) hat mit Erfolg folgende Untersuchungstechnik angewendet: Fixation in 3% Formol durch 24 Stunden, wobei große Linsen nach 12 Stunden am Äquator angeschnitten werden müssen. Rasches Durchführen durch Alkohole steigender Konzentration, Aufhellung in Xylol, 1 Stunde in Ätheralkohol. Nach kurzem Aufenthalt in Paraffin im Thermostaten, Einbettung darin. Schneiden auf dem Mikrotom, wobei die Schnittfläche mit destilliertem Wasser befeuchtet werden muß, das Wasser muß 1—2 Minuten die Oberfläche aufweichen, worauf man 2—3 Schnitte anfertigen kann. Die Schnitte werden mit Eiweißglycerin aufgeklebt. Mit diesem Verfahren ist es möglich, Serien von 0,005—0,01 mm Dicke zu erhalten.

Es ist für die Ergründung der normalen Anatomie der Linse sehr zu begrüßen, daß die mikroskopische Untersuchung am Lebenden die Feststellung vieler Eigenheiten des Linsenaufbaues ermöglicht. Bei richtigem Lichteinfall erkennt man eine Chagrinierung der Linsenoberfläche, die durch die Unebenheiten der Kapselepithelien und der Rindenoberfläche bedingt ist. Die einzelnen Erhabenheiten, die im Reflexbild hervortreten, entsprechen Gruppen von Kapselepithelzellen und Endigungen der Linsenfasern. Die sichtbare grobe Felderung ist vielleicht als Diffraktionserscheinung aufzufassen. Die Felder erscheinen manchmal als Vertiefungen, manchmal als Prominenzen. Die Chagrinierung bringt zum Teil die Faserrichtung im betreffenden Teil der Linsenoberfläche zum Ausdruck, wobei Furchen und Firste in der Faserrichtung sichtbar sein können. Daß man im Bilde nicht nur die Epithelien, sondern auch die Faseroberflächen

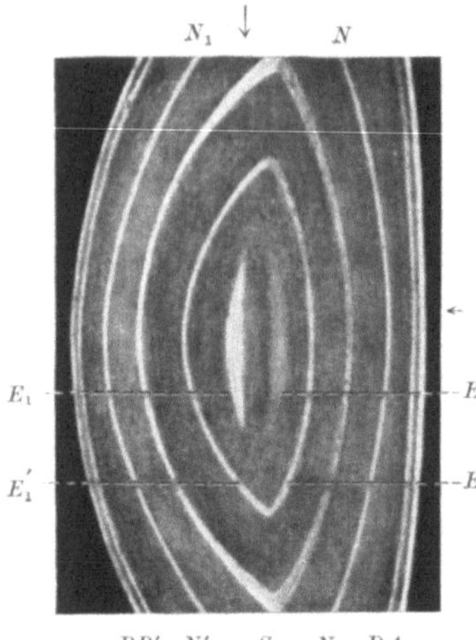

Abb. 206. Die normale Linse im dünnen optischen Sagittalschnitt beim Erwachsenen. Die optischen Diskontinuitätszonen *A* Vorderkapselfläche, *P* Hinterkapselfläche, *D D'* vordere und hintere Abspaltungszonen, *N N'* vordere und hintere Alterskernzonen, *S* vordere und hintere äußere Embryonalkernzone, *E' E'₁* vordere und hintere innere Embryonalkernzone, dazwischen das dunkle zentrale Intervall. (Nach A. VOGT.)

sieht, beweist die Sichtbarkeit der Nahtlinien, die als dunkle Linien erscheinen. Zu deren beiden Seiten ist der Chagrin verschieden, da die Fasern an beiden Seiten der Nahtlinie symmetrisch liegen, aber dem Beobachter als ungleich reflektierende Elemente erscheinen. Die Nahtlinien sind unter günstigen Verhältnissen als etwas erhabene Firste sichtbar. Im verschiedenen Verhalten des Chagrins an verschiedenen Stellen der Linsenoberfläche kommt das wechselnde Verhalten von Kapsel, Epithel und Linsenfasern in der Nähe des Linsenpoles und des Äquators zum Ausdruck. Es läßt sich sogar manchmal an Linsen Jugendlicher erkennen, daß der Pupillenrand der Regenbogenhaut eine minimale Eindellung der Linsenkapsel hervorruft [A. VOGT (1931)]. Die Kapsel als solche ist im Spaltlampenbilde nicht sichtbar, außer in pathologischen Zuständen. Die Kapselepithelzellen, insbesondere ihre Grenzen, sind, wenn auch schwer, sichtbar. Der sog. optische Schnitt, den man bei schmalem Spaltlampenbüschel erhält, erlaubt die Änderungen der Brechkraft zwischen verschiedenen Linsenschichten deutlich als sog. Diskontinuitätsflächen zu erkennen. In geringem Abstande unter der Linsenkapsel liegt bei älteren Individuen die erste Diskontinuitätsfläche, die in der Gegend der Linsenpole der Kapsel näher liegt als in der Äquatorgegend. Es folgt in einem vom Alter abhängenden Abstande die Alterskernfläche, die bereits vom 10. Lebensjahre an erkennbar ist. Tiefer liegt die periphere Embryonalkernfläche. Entsprechend diesen Diskontinuitätsflächen erhält man von der Linsensubstanz stärker reflektiertes Licht, so daß diese Flächen deutlich hervortreten. Die Diskontinuitätsflächen setzen sich, am Äquator umbiegend, auf die rückwärtige Seite der Linsenmitte fort. Sie liegen nicht streng konzentrisch zueinander, entfernen sich vielmehr in der Äquatorgegend mehr von der Oberfläche der Linse. Der Zwischenraum zwischen der zentralen Embryonalkernfläche und der peripheren ist hinten größer als vorne. Der eigentliche Embryonalkern besteht aus zwei, durch ein zentrales Intervall getrennten Teilen, die als Konvex-Konkavlinsen erscheinen (Abb. 206, 207). In der ersten Diskontinuitätsfläche kann man die Linsennähte deutlich erkennen und ihre oft komplizierten Verzweigungen wahrnehmen. Auf der Oberfläche des zentralen Embryonalkernes sind die embryonalen Nähte zeitlebens zu erkennen, wobei die vordere als aufrechtes, die rückwärtige als umgekehrtes Y erscheinen. Sie stehen mitunter nicht genau symmetrisch zueinander, es erscheinen die beiden dreistrahligen Figuren etwas gegeneinander gedreht. In vielen Fällen

kann man an einer Art Fiederung der embryonalen Linsennähte die senkrecht
zur Nahtlinie liegenden Linsenfasern erkennen. Sie ist unter pathologischen,
mitunter auch unter physiologischen Bedingungen an den Altersnähten erkennbar (Abb. 208). Diese Fiederung wird
durch die an der Naht endenden Linsenfasern hervorgerufen. Der Embryonalkern entspricht der bis zur Geburt gebildeten Linsenmasse; die Alterskern-
flächen sind vom 10. Lebensjahre an
erkennbar, werden aber erst 10—15 Jahre
später deutlich. Auf der Alterskernfläche
finden sich, besonders in den achsennahen
Teilen der Nahtstellen, Wälle und Firste,
die bei seitlicher Beleuchtung deutlich
hervortreten. Auf der Oberfläche des
Embryonalkernes sind solche Bildungen
nur vereinzelt vorhanden. Die eben angegebenen Verhältnisse der Rinde zum
Kern [GALLATI (1923)] beziehen sich auf
die klinischen Erscheinungen, d. h. auf das
optische Verhalten infolge der fortschreitenden Sklerosierung. Die Grenzen des
Linsenkernes sind von der Sklerosierung
vollständig unabhängig. VOGT (1931) studierte die Kernbildung in der Linse und
führt das größere Reflexionsvermögen des
Kernes auf dessen größere Dichte zurück,
indem er feststellte, daß derselbe ein
höheres spezifisches Gewicht als die Rinde
besitzt, da sein Wassergehalt geringer wird.
Mit dieser Eindickung geht die Gelbfärbung

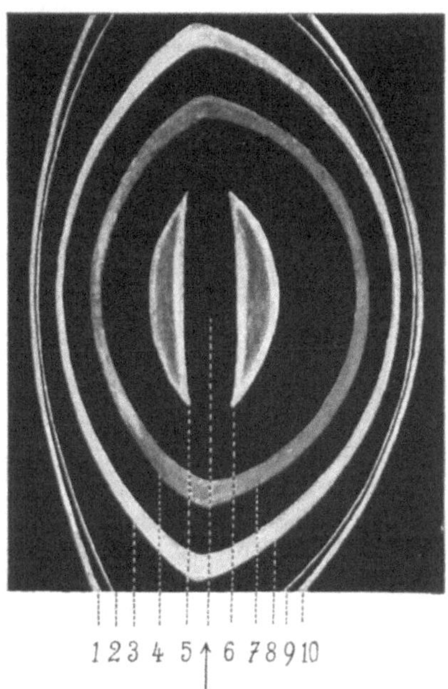

Abb. 207. Die Diskontinuitätsflächen der Linse
im optischen Schnitt. Zentrales Intervall, 1 und
10 Oberflächen der Linse, 2 und 9 vordere und
hintere Abspaltungszone, 3 und 8 Alterskern-
flächen, 4 und 7 periphere Embryonalkernflächen,
5 und 6 zentrale Embryonalkernflächen.
(Nach A. VOGT.)

bei der menschlichen Linse Hand in Hand. Bei alten Leuten findet sich
eine scharfe Trennung des Kernäquators von der Rinde, was auch HESS (1911)

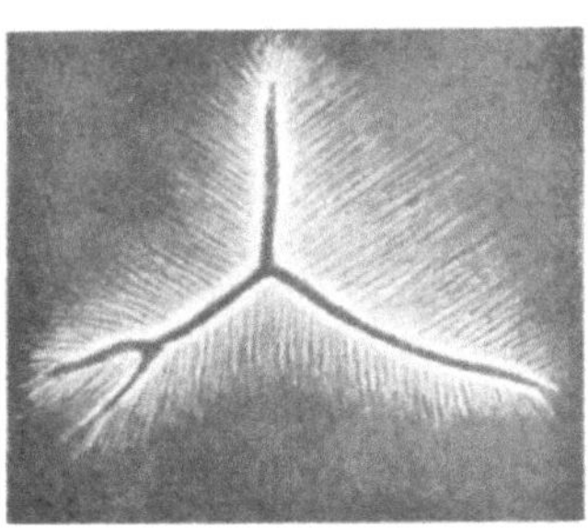

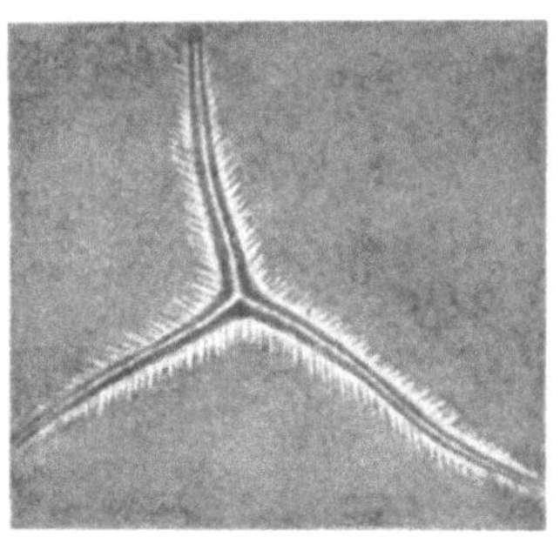

a   b

Abb. 208. a Hintere und b vordere Embryonalnaht bei einem 20jährigen. (Nach A. VOGT.)

mit Hilfe der Linsenkernbildchen festgestellt hatte. Dabei zeigte sich, daß
die Kernoberflächen nicht regelmäßig sind, sondern ein fächerartiges Relief
haben, das die Fasernähte nur undeutlich erkennen läßt. Im axialen Abschnitt
zeigt sich gelegentlich eine Ansammlung rundlicher oder streifiger Hervor-
ragungen, die als Folge eines Schrumpfungsprozesses gedeutet werden. Auch

Lüssi (1922) stellte dies fest, ebenso, daß die Firste in der Mitte schärfer
ausgesprochen sind als an der Peripherie. Es liegt der Kern wie ein Fremdkörper in der klaren Rindensubstanz. Nach Vogt zieht sich die vorne deutlicher als hinten hervortretende Alterskernfläche mehr und mehr von der
Linsenoberfläche zurück. Eine äquatoriale Verbindung der beiden Flächen
wird erst im Alter deutlich sichtbar (zit. nach Peters[1]).

Im Beginn der vierziger Jahre beginnt eine Reliefbildung an der vorderen
Alterskernfläche. Nach Vogt (1921) findet sich außer dem Alterskern in der
Linse eine weitere, während des ganzen menschlichen Lebens fast unveränderte
Kernbildung, deren Nahtsystem mit den beiden Nahtsystemen in der Linse
des Neugeborenen übereinstimmt. Diese anfangs dreistrahligen Nahtsysteme
verzweigen sich im Bereich der Vorderflächen später mehrstrahlig. Bis zum
4. Jahrzehnt übertreffen die Embryonalkernflächen die des Alterskernes an
Deutlichkeit. Nach dem 4. Jahrzehnt kann man die Vorderflächen des Alterskernes und des Embryonalkernes, sowie die Hinterflächen der beiden deutlich
auseinanderhalten. Höckerbildung und Veränderungen an den Kernflächen
weisen nach Vogt auf einen Schrumpfungsprozeß hin.

Die verschiedenen Zonen der Linse stellen die Linse in verschiedenen Stufen
ihrer Entwicklung dar und geben uns auch ein Bild des Verhaltens ihrer Oberflächen entsprechend dieser verschiedenen Stadien. Es zeigt sich, daß die Wölbung der Linsenoberfläche anfänglich viel stärker ist und mit der Entwicklung
abnimmt, also eine fortschreitende Abplattung der Linse in Erscheinung tritt.
Aus diesem Verhalten ergibt sich das Verhältnis der verschiedenen Zonen der
Linse zueinander, insbesondere die größere Entfernung der Diskontinuitätsflächen in der Nähe des Äquators im Vergleiche zur Polnähe. Diese Divergenz
der Linsenzonen führt Vogt (1931) auf den Zug des Strahlenbändchens zurück,
da sie bei dauernd fehlendem Zuge desselben nicht vorhanden ist. Entwicklungsmechanisch ist die Abplattung und die periphere Divergenz der Linse auf die
fortschreitende Entwicklung des Nahtsystems zu beziehen. Das ursprünglich
einfach dreistrahlige Nahtsystem unterliegt mit dem schichtenweisen Aufbau
neuer Linsenmassen einer Umwandlung. Es verzweigt sich, indem Nebenstrahlen zweiter und dritter Ordnung in den aufeinander nach außen zu folgenden
Rindenschichten auftreten. Am Lebenden können wir die oben beschriebenen
Nahtlinien auf der Oberfläche des zentralen Embryonalkernes sehen, ferner die
Nahtlinien der ersten Diskontinuitätsflächen, die beim Erwachsenen, besonders
aber beim Greise stark verzweigt sind. Wir müssen uns vorstellen, daß die
Nähte in jeder Linsenzone mit der Annäherung an die Oberfläche sich stärker
verzweigen, wobei die oberflächlicheren mit den tieferen in kontinuierlichem
Zusammenhang stehen. Die Sichtbarkeit der Diskontinuitätsflächen der Linse
ermöglicht die Messung der Dicke der Linsenschichten. Vogt (l. c.) gibt in
einer Tabelle diese Maße für verschiedene Altersstufen wieder.

Die Diskontinuitätsflächen sind sowohl in der Jugend wie im Alter das
Zeichen des Aneinanderliegens zweier Schichten von ungleichem Brechungsindex. Solche Unterschiede der Brechungsindices benachbarter Schichten sind
bereits beim Neugeborenen, ja sogar schon beim Embryo vorhanden. Natürlich
sagt das Vorhandensein der Diskontinuitätsflächen nichts über die absolute
Höhe der betreffenden Brechungsindices aus. Der während des ganzen
Lebens fortschreitende Prozeß der Sklerosierung der Linse ändert wohl die
Beschaffenheit der Linsensubstanz und auch den Brechungsindex ihrer Teile,
verwischt aber nicht den Unterschied der Brechungsindices der benachbarten
Schichten.

<hr>

[1] Peters: Pathologie der Linse. Erg. Path. **21**.

Jahre	Axiale Distanz zwischen Vorderkapsel und vorderer Alterskernoberfläche (vordere axiale Rindendicke)	Distanz zwischen Hinterkapsel und hinterer Alterskernfläche (hintere axiale Rindendicke)	Axialer Abstand der äußeren vorderen Embryonalkernzone von der Vorderkapsel	Axialer Abstand der vorderen (inneren) axialen Embryonalzone von der Vorderkapsel	Axiale Kerndicke	Distanz der hinteren (inneren) Embryonalnaht (Y-Naht) von der Hinterkapsel
12	0,08	0,08	0,18		0,84	
13	0,078				0,84	
14	0,056				0,88	
17	0,066				0,86	
18	0,09			0,34	0,81	
18	0,078				0,84	
19½	0,09				0,81	
21	0,107				0,79	0,36
23	0,08				0,84	
24	0,09			0,28	0,81	
25	0,11		0,16		0,74	
26	0,11				0,77	
27	0,09	0,08			0,82	
28½	0,10	0,1			0,8	
33	0,09				0,8	0,4
35	0,106				0,75	
38	0,17				0,68	
40	0,125			0,37	0,7	0,375
40	0,14				0,71	0,45
41	0,11				0,84	0,38
42	0,14				0,75	0,44
43	0,12	0,13				
45	0,17				0,66	
46	0,146				0,68	
47	0,11				0,74	
50	0,14				0,72	
52	0,14				0,66	
53	0,18				0,64	
58	0,18	0,18			0,64	
61	0,166				0,66	
65	0,175	0,162			0,67	
67	0,175				0,65	
69	0,186				0,6	
70	0,18	0,21			0,59	

Die Untersuchung äquatorial geschnittener Linsen zeigt, daß die Fasern bestimmter konzentrischer Zonen sehr ähnliche oder gleiche Querschnittsbilder der Linsenfasern besitzen. Die Betrachtung der Schnitte läßt erkennen, daß die peripherste 15 oder mehr Faserreihen umgreifende Zone von Fasern mit regelmäßigem Querschnitt zusammengesetzt ist. Die darunter liegende Zone ist aus dickeren Fasern zusammengesetzt, worauf sehr unregelmäßige, im Querschnitt polygonale Fasern folgen. Die Fasern dieser Zone übertreffen jene der periphersten Zone mehrfach an Dicke und zeigen vielfach sehr unregelmäßige Formen. Weiter nach innen von dieser Zone liegt eine aus regelmäßigen dünneren Fasern bestehende, worauf wieder dickere Fasern folgen, deren Umrisse undeutlich werden. Diese Zellen bilden den Übergang in die amorphe Zone, in der die Fasergrenzen schwer erkennbar sind, bis sie völlig unkenntlich werden. Da diese auf dem Querschnitt verschieden erscheinende Faserzonen bei mannigfachsten Fixierungsverfahren beim *Menschen* sich finden, während sie in den Linsen mancher niederer Tiere fehlen, sie außerdem im ganzen Umfang der Linse vorhanden sind, so handelt es sich wohl nicht um Kunstprodukte. Es ist sehr wahrscheinlich, daß die Diskontinuitätsflächen den optischen Ausdruck der Grenzen der verschiedenen Linsenzonen darstellen.

Sowohl der Vergleich von Linsen verschiedener *Tiere* als auch die Verfolgung der Veränderungen der Linse im Laufe des Lebens weist auf den innigen Zusammenhang der Gestalt der Linse zur Beschaffenheit der Nähte hin. Die stark gewölbten Linsen mancher *Tiere* und die kugelige Linse des Embryos haben einfache, unverzweigte Nahtlinien, die sich in Gestalt der Nahtlinien des zentralen Embryonalkernes zeitlebens beim *Menschen* erhalten. Mit der zunehmenden Abplattung der Linse nimmt die Verzweigung der Nahtlinie zu, und die am stärksten abgeflachte Linse des Greises weist das am stärksten verzweigte Nahtliniensystem auf. Vogt (1931), der die einschlägigen Verhältnisse besonders betont, ist der Ansicht, daß die fortschreitende Differenzierung des Nahtsystems das Problem der Linsenabplattung entwicklungsmechanisch löst. Es wird noch auf die Bedeutung des Nahtsystems für die Akkommodation zurückzukommen sein, ebenso auf die anatomische Grundlage der Diskontinuitätsflächen der Linse.

Für das Verständnis des Aufbaues der Linse ist die Kenntnis ihrer Entwicklung von ausschlaggebender Bedeutung. Zuerst bildet sich eine Ektodermverdickung über der Gegend der Augenblase, wobei diese vom Ektoderm durch eine einfache Lage von Mesenchymzellen getrennt ist. Die sog. Linsenplatte ist anfangs nach außen konvex, senkt sich aber bald als Grübchen in die Tiefe. Dieses stülpt sich tiefer ein, bildet das Linsensäckchen, das durch einen engen Porus mit der Amnionhöhle in Verbindung steht. Bereits in diesem Stadium finden sich im Linsensäckchen einzeln lose Zellen, die als Abfall zu betrachten sind. Die Länge der in der Tiefe des Linsensäckchens liegenden Zellen nimmt zu, so daß diese schon beträchtlich ist, wenn das Säckchen sich durch Entgegenwachsen der Ränder zum Bläschen abschnürt. Zuerst ist der anterioposteriore Durchmesser der Linsenanlage größer als der quere, doch geht dieses Verhältnis bald in ein umgekehrtes über. Das anfangs mit dem Ektoderm in Zusammenhang stehende Bläschen löst sich von ihm ab, und nur Zellfortsätze zwischen den Zellen der beiden Gebilde sind noch eine Zeitlang vorhanden und bilden den sog. vorderen Glaskörper. Die Zellen der hinteren Wand des Linsensäckchens wachsen zu langen Fasern aus, die bereits den Linsenfasern späterer Zeit gleichen. Sie bilden ein nach vorne zu konvexes Linsenpolster. Die Linsenzellen besitzen Cytoplasmafortsätze, die sich nach hinten in den Glaskörperraum erstrecken. Mit der Bildung der von den Linsenzellen ausgehenden Kapsel verschwinden diese Fortsätze (Linsenkegel). In diesem Stadium besitzt die Linse bereits eine kugelige Gestalt. Durch weiteres Längenwachstum der Fasern des Linsenpolsters kommt es zu einer vollständigen Ausfüllung des Linsenhohlraumes, so daß Linsenpolster und Epithel sich vollständig berühren. Die Vergrößerung des Linsenpolsters geschieht durch Neubildung von Zellen an der Stelle des Überganges der Epithelien in die Linsenfasern. Die Fasern des Linsenpolsters, die dauernd ihren axialen Verlauf beibehalten, bilden die Zentralfasern der voll entwickelten Linse. Sie werden nur mit der Zeit kürzer und dicker, und ihre anfangs glatte Oberfläche wird wellig und zackig. Auf dem Querschnitte erscheinen sie 6-, 5- oder gar 4eckig. Manche von den Fasern werden besonders dick und weisen dann einen fast runden Querschnitt auf. Mit der Massenzunahme der Linse rücken die Zentralfasern nach vorne, so daß sie der vorderen Linsenfläche näher zu liegen kommen als der hinteren. Mit dieser Verlagerung der Zentralfasern nach vorne hängt das Vorrücken der Kerne der Zellen in derselben Richtung zusammen. Die Kernreihe der Linsenfasern bildet dabei einen nach vorne zu konvexen Bogen. Durch Teilung der Epithelzellen sowohl auf der Linsenoberfläche als auch in der Äquatorialgegend vergrößert sich die Linse. Doch hört die Teilung der Epithelien in einem Zeitpunkte auf, in dem die Linsenfasern eine Länge von 0,18 mm erreichen. Von diesem Zeitpunkte an erfolgt die Zellteilung nur noch an der Übergangsstelle der Epithelien in Fasern. Es ordnen sich auch die Epithelien zu Zellreihen, aus denen Faserreihen hervorgehen. Da die später gebildeten Linsenfasern länger werden als die Zentralfasern, biegen sie sich, bilden nach außen zu konvexe Bögen und umschließen die Zentralfasern, indem sie sich mit ihren Enden vor und hinter sie schieben. Es sind dies die späteren Übergangsfasern. Hier beginnt zuerst in unregelmäßiger Weise die Bildung radiärer Reihen von Linsenfasern, welche Anordnung eines der Bauprinzipien der Linse darstellt. Da die später gebildeten Fasern, die sich über die früher gebildeten lagern, immer größere Bögen beschreiben müssen, kommt es schließlich dazu, daß die Fasern nicht mehr vom vorderen bis zum hinteren Pol der Linse reichen können. Sie beginnen mit ihren Enden auseinanderzuweichen, und auf diese Weise entstehen im dritten Monat die Anfänge der Linsennähte. Zuerst entsteht eine horizontal verlaufende hintere Naht, indem die vom Äquator von oben und unten nach hinten auswachsenden Fasern aufeinandertreffen. Es bildet sich dann bald die vordere vertikale Naht dadurch, daß die hinten bis zum Linsenpol reichenden Fasern vorne den Pol nicht erreichen und nach oben und unten vom Pol endigen, und zwar in einiger Entfernung von ihm. Diese nimmt für die vom Pole kommenden Zellen mit der Zeit immer mehr zu. Gleichzeitig endigen die vom vorderen Pole kommenden Zellen weitab seitwärts vom hinteren Pole. Indem sich dieses Bauprinzip weiter entwickelt, führt es zur Bildung neuer Nähte und ihrer Verzweigungen. Zu dieser Zeit besitzen noch alle Zellen Kerne. Die Kerne liegen nicht alle in einer Reihe, sondern in verschiedener Höhe, wenn sie auch in der Mitte weiter vorne stehen als in der Äquatornähe. Später unterliegen die Kerne der Auflösung, indem anfangs noch ihnen entsprechende Hohlräume vorhanden sind, die aber schließlich auch verschwinden.

Durch die Vergrößerung des Linsenumfanges vermehrt sich die Zahl der Zellreihen am Äquator, während die Epithelien der Linsenvorderfläche flacher und größer werden und dadurch imstande sind, sich der Vergrößerung der Linsenoberfläche anzupassen und sie ohne Zunahme ihrer Zahl zu bedecken. Die bis zur Geburt gebildeten Linsenfasern bilden teils die von RABL (l. c.) als Übergangsfasern bezeichnete Masse der Linse, teils die Haupt- oder Grundfasern von der Stelle an, wo die radiäre Anordnung der Fasern regelmäßig wird. Im Gebiet der Übergangsfasern sind Teilungen und Einschiebungen von Reihen sehr häufig; es kommen aber auch Verschmelzungen von Reihen vor. Die ganze Masse der Übergangsfasern verliert mit der Zeit ihre Kerne und bildet beim Abschluß der Entwicklung den Linsenkern. Die im weiteren Verlaufe der Entwicklung gebildeten Haupt- oder Grundfasern stellen die Hauptmasse der Linse dar. Die ungeordneten Epithelzellen in der Gegend vor dem Beginn der geordneten Reihen teilen sich fortgesetzt, was an den in der Jugend dort häufigen Mitosen erkannt werden kann. Durch die rasch erfolgende Zellteilung wird die Anzahl der Zellreihen beeinflußt und bestimmt. Da jede Reihe von Zellen das Material zur Bildung der radiären Faserreihen oder Radiärlamellen liefert, hängt die Zahl der Radiärlamellen von der Vermehrung der Epithelzellen ab. Die ungeordneten Zellen verschieben sich bei ihrer Teilung auf solche Weise, daß keine Lücken im Zellmosaik entstehen; infolgedessen nimmt die Zahl der Radiärlamellen mit der Zunahme des Äquatorialumfanges der Linse zu. Daher finden sich zur Zeit des raschen Größenwachstums der Linse Einschaltungen neuer Radiärlamellen zwischen die älteren. Diese Vermehrung der Radiärlamellen durch Teilung und Zwischenschaltung erfolgt nicht immer regelmäßig, was auf Äquatorialschnitten durch die Linse leicht erkennbar ist. Man kann Einschaltung ganz kurzer Faserreihen finden, seltener Verschmelzung von Lamellen, Einschieben sehr schmaler oder auch sehr breiter, die gewöhnlichen um das 2—3fache übertreffender Lamellen, schließlich das Auftreten ganz ungeordneter Linsenfasern. Die *Primaten* und der *Mensch* weisen unter allen *Säugern* die größte Unregelmäßigkeit des Radiärbaues der Linse auf, was bereits früher betont worden ist. Die Kerben des Linsenäquators, die durch den Zug der Fasern des Strahlenbändchens verursacht werden, beeinflussen auch die Epithelzellen gerade an der Stelle, wo sich die Zellteilungen abspielen. Die *Primaten* weisen die stärkste Akkommodation unter den *Säugern* auf. Die Beobachtungen STANKAS (1922) über die Verschiebungen peripherer Linsentrübungen bei der Akkommodation, zusammen mit den angeführten Tatsachen, sprechen für eine große Plastizität der Rindenschichte der Linse beim *Menschen*, die den regelmäßigen Aufbau mit stört. Die menschliche Linse wie die der *Primaten* weist nicht die Starrheit auf, welche die Linsen der anderen *Säuger* auszeichnet.

Nach G. LEVY hat die Linse bezüglich ihrer Entwicklung und ihres Wachstums viele Analogien mit anderen Organen, die aus unvergänglichen Elementen bestehen, so die frühe Differenzierung einiger Fasern, die frühzeitige Beschränkung der Vermehrungsvorgänge der jungen embryonalen Zellen auf eine bestimmte Gegend der Linse, d. h. anfangs am ganzen vorderen Epithel, später an einer noch engeren, genau dem Äquator entsprechenden Stelle. Die durch Wucherung neugebildeten Elemente sind dazu bestimmt, sich in neue Fasern zu differenzieren, die sich den älteren Fasern auflagern. Dadurch wird die Zunahme der Faserzahl bis in spätere Wachstumsstadien der Linse ermöglicht. Während einer langen Periode der Entwicklung kann man am Äquator Epithelmitosen zu sehen bekommen, auch beim Erwachsenen gibt es eine Übergangszone zwischen den kubischen Zellen des Epithels und den Linsenfasern.

SCHAPER und COHEN (1905) haben beobachtet, daß, je später es zu einer typischen Differenzierung der Zellen in Fasern kommt, um so später sich die undifferenzierten Zellen am Äquator lokalisieren. Das Wachstum der Linse ist während einer gewissen Periode zum Teil durch numerische Zunahme der Elemente charakterisiert, da ein Herd junger Elemente im vorderen Epithel bestehen bleibt, zum Teil wächst die Linse durch Zunahme der Länge und in geringem Maße auch der Dicke der einzelnen Fasern. Über den Zeitpunkt, in welchem die Vermehrung der jungen Elemente am Äquator aufhört, herrschen Meinungsverschiedenheiten. Manche Autoren [GAUPP (1904)] fanden Mitosen vereinzelt auch in der Linse Erwachsener, doch sind die Bilder, die als Mitosen angesprochen wurden, nicht ganz überzeugend. Nach PRIESTLY SMITH (1893), DUB (1891) u. a. nimmt das Volumen der Linse während des ganzen Lebens zu, was indirekt auf eine Vermehrung der Fasern an Zahl und Dicke schließen ließe. Aber DUCLOS (1895) hat in späteren Untersuchungen eine tatsächliche Volumzunahme des Organs nicht bestätigt. RABL (1900), der bei verschiedenen im Wachstum begriffenen *Vertebraten* auf Äquatorialschnitten der Linse Zählungen der radialen Lamellen vorgenommen hat, fand, daß bei *Reptilien* und *Vögeln* die Zahl der Lamellen in frühen Perioden sich stabilisiert, so daß Vermehrung des Durchmessers und der Länge der Fasern allein das Wachstum des Organs bedingen. Bei *Säugern* und beim *Menschen* ließ sich die Zunahme der Zahl der Lamellen bis in späte Perioden verfolgen, so zählte RABL (l. c.) beim 5 Monate alten Kinde 1474 Lamellen, beim Erwachsenen 2111—2258. PLENK (1911) hat festgestellt, daß nicht nur die Zahl der Fasern während des Wachstums zunimmt, sondern, daß auch die Breite der einzelnen Linsenfasern mit dem Alter sich vergrößert. Bei einer 24 mm langen Larve von *Salamandra maculosa* betrug die Breite einer Linsenfaser 0,015 mm, bei einem erwachsenen *Tier* von 18 mm Länge 0,03 mm. Senkrecht zum größten Durchmesser des Faserquerschnittes war eine Vergrößerung nicht feststellbar. Diese Angabe steht in Übereinstimmung mit derjenigen von C. RABL (1900), der bei verschieden großen *Hunden* ebenfalls einen Breitenunterschied der Fasern nachgewiesen hat. BUSACCA (1924) hat ausgedehnte Untersuchungen über das Wachstum der Linse beim *Menschen* mit einer besonderen Technik der Konservierung ausgeführt. Er hat die Zahl der radiären Lamellen in verschiedenen Wachstumsperioden festgestellt und deren Durchmesser gemessen, woraus sich ergibt, daß, wenn die Zahl der Lamellen sich fixiert, Neubildung von Fasern aufhört oder wenigstens vernachlässigenswert wird, so daß wir durch Zählung der Lamellen erfahren, bis zu welcher Periode eine numerische Zunahme der Linsenfasern stattfindet.

Schon im 3. Fetalmonat beginnen radiäre Lamellen sich zu ordnen, ihre Zahl wächst während des ganzen intrauterinen Lebens, auch in den beiden ersten Jahren nach der Geburt. Am Ende des 2. Jahres ist die definitive Zahl annähernd erreicht und bis zum Abschluß des Körperwachstums ist die Zunahme sehr gering, die Zahl der Lamellen beträgt dann etwa 2250.

Daß auch im postfetalen Leben die Linse wächst, ergibt sich aus der bedeutenden Vermehrung der Radiärlamellen der Linse. Auch klinisch kann das Wachstum der Linse bis ins höchste Alter hinein nachgewiesen werden. VOGT (1931) hat wiederholt beobachtet, daß im hohen Alter erworbene Linsentrübungen, die anfangs ganz oberflächlich lagen, mit der Zeit von der Kapsel in die Tiefe abrücken, da sie durch neugebildete Linsenfasern von der Kapsel abgedrängt wurden. Dieses ständige Wachstum der Linse ist daraus zu verstehen, daß die Linse als Abkömmling der Epidermis die Eigenschaft der ständigen Vermehrung der Epithelzellen beibehalten hat, die uns aus den epithelialen Gebilden der Haut genügend bekannt ist. Während aber die Vermehrung der epithelialen Hautzellen sich in nachweisbarem Längenwachstum (Haare) geltend macht oder aber wegen der ständigen Abstoßung der verhornten Zellen (Epidermis) nicht deutlich zum Ausdruck kommt, können die Zellen der Linse und die daraus hervorgegangenen Fasern nicht unbegrenzten Platz zur Weiterentwicklung finden, auch nicht nach außen abgestoßen werden. Daß trotz der ununterbrochenen Neubildung von Zellen die Linse sich nicht unbegrenzt vergrößert, beruht auf dem kompensatorischen Vorgang der Sklerosierung, der Verdichtung der Linsenfasern mit dem Alter. Die Kernbildung der Linse ist also mechanisch als kompensatorische Schrumpfung der Linsenelemente zu betrachten, welche der übermäßigen Vergrößerung der Linse entgegenwirkt.

Die Linse besteht aus dem eigentlichen Linsenkörper, der von einer durchsichtigen Kapsel umschlossen ist, an der sich die Fasern des Strahlenbändchens ansetzen. Unter der Kapsel liegt entsprechend der Vorderfläche der Linse ein einschichtiges Epithel, das in der Äquatorgegend zu Linsenfasern auswächst, aus denen sich während des ganzen Lebens neue Schichten von Linsensubstanz aufbauen.

C. Die Linsenkapsel

umschließt die Linse lückenlos. Sie ist zwar überall durchsichtig, aber ihre Dicke ist nicht überall gleich. In der Gegend der Vorderfläche der Linse werden folgende Dickenmaße angegeben: 0,011—0,015 mm [SCHWALBE (1887)], 0,02 mm [MERKEL (1901)], 0,02 mm [O. SCHULTZE (1900)], 0,0065 mm [RABL (1900)], 0,011—0,019 mm [v. EBNER (1902)]; an der Hinterfläche der Linse 0,005 bis 0,007 mm (SCHWALBE), 0,005 mm (MERKEL, SCHULTZE), 0,002 mm (RABL), 0,0045—0,0068 mm (v. EBNER). Die Angaben über das Verhalten der Linsenkapsel in ihren verschiedenen Teilen weichen einigermaßen voneinander ab. So gibt SCHULTZE an, daß ihre Dicke vom vorderen Pol der Linse gegen den Äquator zunimmt, bis hinter den Äquator gleich bleibt, sich aber dann rasch verdünnt. RABL ist dagegen der Ansicht, daß die Linsenkapsel vom vorderen Linsenpole gegen den Äquator an Dicke abnimmt, hinter dem Äquator wieder dicker wird (bis auf das Doppelte) und sich gegen den hinteren Linsenpol beträchtlich verdünnt. O. Schultze (l. c.) sah die Kapselverdickung hinter dem Äquator nur beim Neugeborenen, nicht beim Erwachsenen. Salzmann (1912) betont, daß die Linsenkapsel während des Lebens bedeutend an Dicke zunimmt. Die Kapsel ist vorne und in der Äquatorgegend dicker als rückwärts. In der Gegend des hinteren Linsenpoles ist die Kapsel unter allen Umständen am dünnsten. Die dicksten Stellen bilden zwei zum Äquator konzentrische Zonen, eine auf der vorderen, eine auf der hinteren Fläche. Die Zone des Maximums der hinteren Fläche liegt noch weiter peripher, etwas nach innen von den Ansätzen der hinteren Fasern des Strahlenbändchens und des Ligamentum hyaloideo-capsulare. Dieses Maximum übertrifft nicht selten das vordere, namentlich im kindlichen Auge. In der Äquatorialzone wechselt die Dicke vielfach. Unmittelbar hinter der Epithelgrenze liegt ein relatives Minimum, vor und hinter dem die Kapsel etwas dicker ist. Das größte Interesse knüpft sich an die Zonen der Maxima. Das vordere Maximum entspricht der Stelle, wo Tscherning (1898) bei der Akkommodation eine Abflachung der vorderen Linsenfläche gefunden hat; das hintere Maximum entspricht jener Stelle, wo Zeeman (1908)

Alter	Maximum der			Maximum der	
	Dicke der Linsenkapsel in μ am				
	vorderen Pole	vorderen Pole	Äquator	hinteren Pole	hinteren Pole
14 Tage	6	8	3	18	2,5
2,5 Jahre	8	12	7	18	2
7 ,,	8	13	9	17	2
9 ,,	8	15	8	22	2
15 ,,	9	14	14	23	3
19 ,,	12	23	17	26	3
23 ,,	11	18	14	21	3
26 ,,	10	18	14	21	3
32 ,,	12	16	16	21	2,3
35 ,,	14	21	17	23	4
36 ,,	9	21	16	22	3,4
40 ,,	16	22	16	18	3
41 ,,	11	18	18	23	3
48 ,,	11	22	15	28	3,4
53 ,,	14	25	16	23	3
56 ,,	18	23	14	16	3
71 ,,	14	21	9	9	2,3

und v. Pflugk (1909) Konkavitäten gesehen haben. Beide Maxima liegen einwärts von den Ansatzstellen der Fasern des Strahlenbändchens, sind aber nicht durch diese bedingt, denn an den Ansatzstellen selbst ist die Kapseldicke geringer. In der obenstehenden Tabelle gibt Salzmann die Dicke der Linsenkapsel in tausendstel Millimeter an.

Aus dieser Tabelle ist die bedeutende Dickenzunahme der Linsenkapsel mit dem Alter deutlich ersichtlich, wenn auch zu betonen ist, daß dieselbe nicht in allen Abschnitten in gleicher Weise stattfindet. Die Dickenverhältnisse der Linsenkapsel unterscheiden sich bei den einzelnen *Tierarten* bedeutend voneinander. Eine sehr dicke Kapsel findet sich bei *Selachiern,* so z. B. bei *Scymnus lichia* (Abb. 209).

Die Linsenkapsel erscheint auf Durchschnitten meist homogen. Rabl (l. c.) gibt dies für die meisten Fällen zu, hat aber in einzelnen Fällen eine deutliche und regelmäßige Schichtung gesehen. Am schönsten trat die Schichtung beim *Pferd* und beim *Fuchs* hervor, die beide eine sehr dicke Kapsel besitzen. Beim *Fuchs* konnten in einiger Entfernung vom vorderen Linsenpole 26, beim *Pferde* 22—24 Schichten gezählt werden. Dabei war die äußerste Schichte beim *Pferde* dicker und anscheinend dichter als die anderen. Rabl (l. c.) vermutet, daß bei geeigneter Untersuchungstechnik eine Schichtung sich überall wird nachweisen lassen. Die auf dem Durchschnitte sichtbare Schichtung wird als Ausdruck eines lamellären Baues aufgefaßt. Berger (1882) hat die Linsenkapsel in übermangansaurem Kali maceriert. Beim Zerzupfen solcher Präparate fanden sich Stellen, die wegen Fehlens eines Teiles der Schichte der Linsenkapsel heller erschienen als die übrigen. Es ließ sich auch an Bruchteilen ein treppenförmiges Verhalten feststellen, was für eine Schichtung der Kapsel spricht. Die Rißränder der äußersten Lamelle der Kapsel sind eher geradlinig, die der tieferen Schichten zackig. BERGER schließt daraus, daß die äußere Lamelle elastischer ist als die inneren. Da sich die Fasern des Strahlenbändchens ausschließlich an die äußere Lamelle der Linsenkapsel ansetzen, hat sie BERGER Zonulalamelle genannt. O. SCHULTZE und BECKER (1883) sind der Ansicht, daß das verschiedene Verhalten der einzelnen Schichten der Linsenkapseln beim Zerreißen als Alterszeichen aufzufassen ist. BUSACCA (1924) findet die Linsenkapsel auf dem Durchschnitte deutlich geschichtet. Die Lamellen schließen zwischen sich eine stark basophile Substanz ein. PESCHELs (1905) ultramikroskopische Untersuchungen

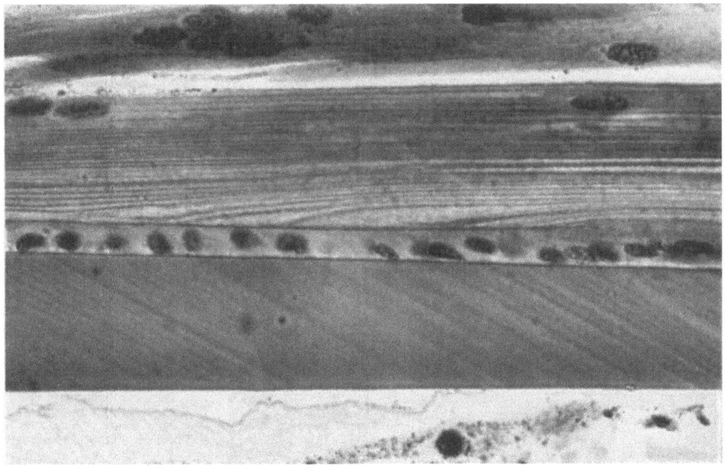

Abb. 209. Linsenkapsel von *Scymnus lichia* (KOLMER).

ergaben, daß die Linsenkapsel des Erwachsenen weder in ihrem vorderen noch in ihrem hinteren Abschnitte eine Struktur erkennen läßt. Beim Neugeborenen dagegen fand sich eine die ganze Dicke der Kapsel einnehmende faserige Struktur in der Kapsel der Vorderfläche der Linse; die Hinterkapsel zeigte dieses Verhalten nicht.

Neuerdings ist die Zonulalamelle von verschiedenen Untersuchern wie JESS (1926), KRAUPA (1922), ELSCHNIG (1922, 1923, 1926), WOLLENBERG (1926), STEIN (1926) THEOBALD (1927) CATTANEO (1929), HOLLOWAY (1931) klinisch und anatomisch beschrieben worden. Klinisch zeigt sich bei Glasbläsern eine Ablösung einer sehr dünnen sich einrollenden Lamelle im Bereiche der Pupille. In manchen Fällen von Linsensubluxation ist in der Äquatorgegend der Linse, besonders wenn diese geschrumpft ist, ein feines, oft gefaltetes Häutchen erkennbar, das meist mit den Fasern des Strahlenbändchens in Verbindung steht. Anatomisch ist gerade in der Äquatorgegend eine dünne Lamelle der Linsenkapsel sichtbar, die sich von dem Rest der Kapsel ablöst. ELSCHNIG (1929) hat sogar in einem Falle diese Lamelle sich in zwei spalten gesehen. Strittig ist die Frage, ob diese beiden Lamellen identisch sind, d. h. ob die sog. Feuerlamelle eine Fortsetzung der Zonulalamelle ist, die in der Äquatorgegend in Erscheinung tritt, oder ob diese nach Einstrahlen der Fasern des Strahlenbändchens aufhört, bzw. mit den anderen Schichten der Linsenkapsel verschmilzt. Nach den pathologischen Befunden zu urteilen, ist es wahrscheinlicher, daß die Zonulalamelle und die Feuerlamelle ineinander übergehen. BERGER (1882), RETZIUS (1894), O. SCHULTZE (1800), v. EBNER (1902), BEAUVIEUX (1922), BUSACCA (1927) beschreiben eine äußere Lamelle der Linsenkapsel, die sich auch färberisch von der übrigen Linsenkapsel unterscheidet. BUSACCA stellte sie mittels der BIELSCHOWSKYschen Silberimprägnationsmethode und mittels Vergoldung dar.

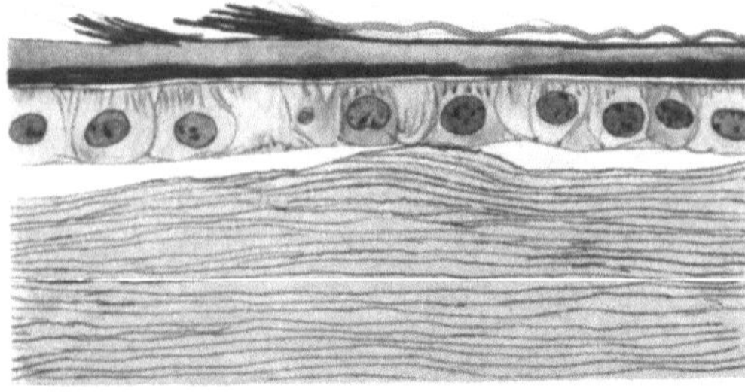

Abb. 210. Linsenkapsel und Epithel des *Menschen* 0.6 mm vom Äquator. Vergr. 507mal (KOLMER).

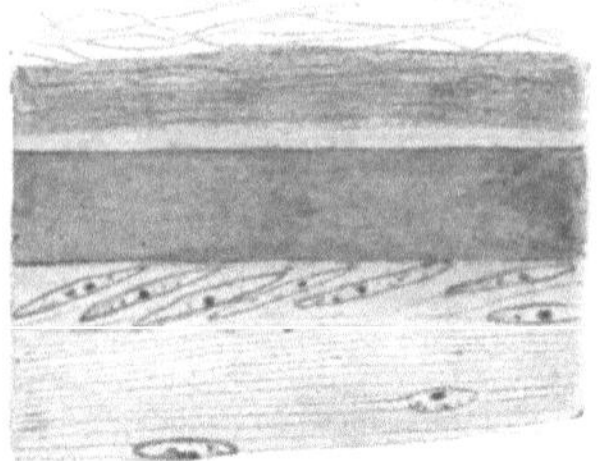

Abb. 211. Zonulalamelle von *Squatina angelus* (KOLMER).

ELSCHNIG (1929) bemerkt, daß besonders in Augen älterer *Menschen* bei Hämatoxylinfärbung eine deutliche blaue Linie über die ganze äquatoriale und vordere Linsenkapsel sich verfolgen läßt, die auch bei anderen Färbungsverfahren sichtbar ist. BUSACCA (1929) hat bei sorgfältigen Untersuchungen an der Linsenkapsel des *Rindes* und des *Menschen* gefunden, daß in der Äquatorgegend zuäußerst eine nach BIELSCHOWSKY sich dunkel färbende, auf dem Durchschnitte wellige oder gezähnelte Membran vorhanden ist, die aus den Fasern des Strahlenbändchens hervorgeht. Diese Zonulalamelle bedeckt nur ungefähr ein Viertel der Linse. Sie wird vorne und hinten mit zunehmender Entfernung vom Äquator dünner. Bei Flachschnitten durch die Äquatorgegend der *Rinder*linse erscheint diese Lamelle aus annähernd parallel verlaufenden Fasern zu bestehen, die parallel zum Äquator verlaufen. Von ihnen zweigen unter spitzen Winkeln

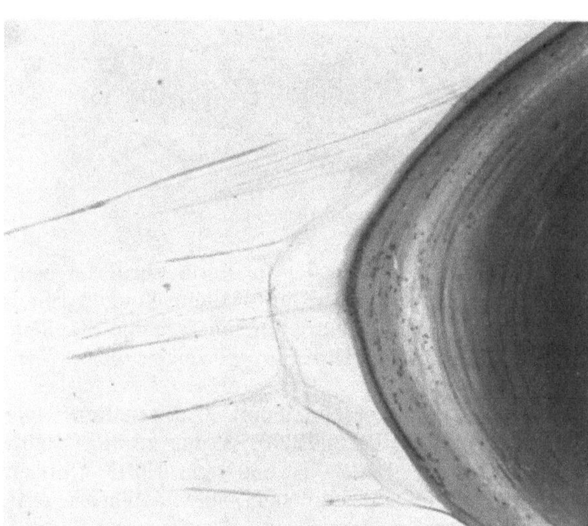

Abb. 212. Zonulalamelle des *Menschen* (KOLMER).

dünnere Fasern ab, die sich mit benachbarten verbinden, so daß ein Netzwerk mit langgestreckten Maschen entsteht. Unter dieser Zonulalamelle liegt eine die ganze Linsenoberfläche überziehende Membran, die BUSACCA als pericapsuläre Membran bezeichnet, in die manche Faserbündel des Strahlenbändchens einstrahlen. BUSACCA nimmt an, daß auch beim *Menschen* die Zonulalamelle aus Fasern besteht. Darunter liegt die eigentliche geschichtete Linsenkapsel. KOLMER hat dieselben Bilder wie BUSACCA bei optimal konservierten Augen von *Menschen* und *Affen* deutlich wiederfinden können (Abb. 210). Dabei erscheint die Zonulalamelle selbst wieder aus feinsten, den Zonulafasern durchaus ähnlichen

Fibrillen aufgebaut. Die Zonulalamelle läßt sich auch bei vielen *Tieren* nachweisen, oft ist sie bei ihnen leichter zu erkennen als beim *Menschen*. KOLMER hat sie z. B. auch beim *Selachier Squatina angelus* abgebildet (Abb. 211). In anderen Fällen scheint sie, wenn vorhanden, der Linsenkapsel so dicht aufzuliegen, daß sie weder optisch noch färberisch von ihr zu differenzieren ist. Besteht die neueste Darstellung BUSACCAs zu Recht, daß die Zonulafibrillen bis in die Kapselsubstanz hineinreichen, muß man wohl annehmen, daß sie bereits vorhanden sind, wenn die Kapselsubstanz vom Linsenepithel abgeschieden wird, also in der Entwicklung relativ frühzeitig. Es ist aber dann ziemlich schwierig, sich

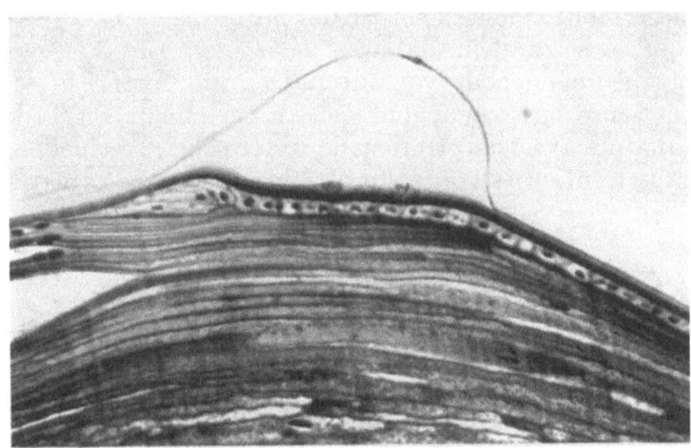

Abb. 213. Zonulalamelle des *Menschen* (KOLMER).

vorzustellen, wie die Wachstumsvorgänge der Linsenkapsel sich abspielen, da ja dabei die einmal umschlossenen Fasern auseinandergedrängt werden müssen, was aber nicht überall der Fall zu sein scheint. Die Befunde beim *Menschen* werden allerdings eher dafür sprechen (Abb. 212, 213).

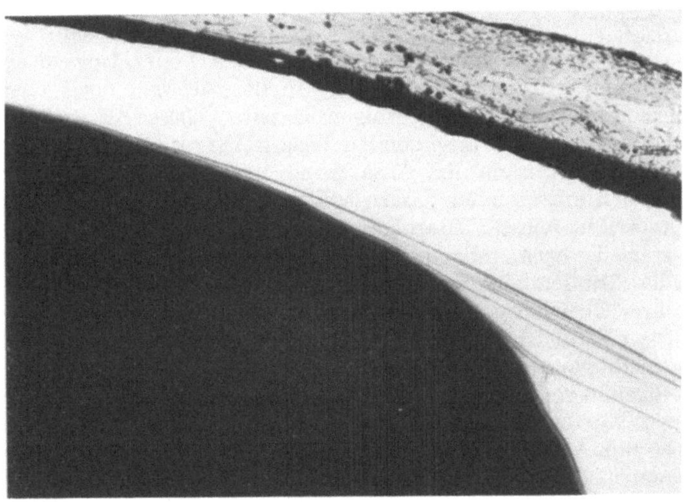

Abb. 214. Gruppe von Fasern eines vorderen Zonulabündels, die sich in verschiedener Weise an die Linsenkapsel ansetzen (KOLMER).

Aus diesen Untersuchungen folgt, daß die Linsenkapsel einen geschichteten Bau besitzt, und daß die äußerste, dünne Schichte, die Zonulalamelle, eine gewisse Sonderstellung beansprucht, da sie sich von der übrigen Kapsel leichter trennen läßt als die anderen Schichten voneinander, und sich die Fasern des Strahlenbändchens ausschließlich an ihr ansetzen.

Der Ansatz der Fasern des Strahlenbändchens erfolgt in einer kreisförmigen Zone, die den Äquator umgreift und zu ihm konzentrisch verläuft. Die vorderen Fasern reichen viel weiter auf die vordere Fläche als die hinteren auf die hintere, wo sie bis zur Ansatzstelle des Ligamentum hyaloideo-capsulare reichen. Der Fläche nach gemessen besitzt die Ansatzzone eine Breite von etwa 2 mm; die Sehne dieses Bogens beträgt je nach der Wölbung des Linsenäquators 1,3—1,9 mm. Der Linsenäquator liegt nicht in der Mitte dieser Zone, sondern hinter der Mitte, so daß der davorliegende Teil der Ansatzzone sich zu dem dahinter gelegenen wie 3 : 2 verhält. Da die Fasern des Strahlenbändchens von ihren Ursprungsorten in sehr verschiedener Richtung der Linse zustreben, und sich an verschiedenen Teilen in der Nähe des Linsenäquators ansetzen, treffen sie unter sehr verschiedenen Winkeln auf die Linsenkapsel auf. Die vorderste und hintersten Fasern treffen tangential unter einem von Null kaum abweichenden Winkel auf die Kapsel und verschmelzen mit ihr (Abb. 214). Die mittleren Fasern setzen sich beinahe senkrecht zur Kapsel an diese an. Dieser Winkel nimmt mit der Annäherung an den Äquator zu und erreicht an diesem selbst 90°. Die Fasern des Strahlenbändchens spalten sich entweder vor ihrem Ansatze an die Linsenkapsel in feinste Ausläufer oder tun dies während

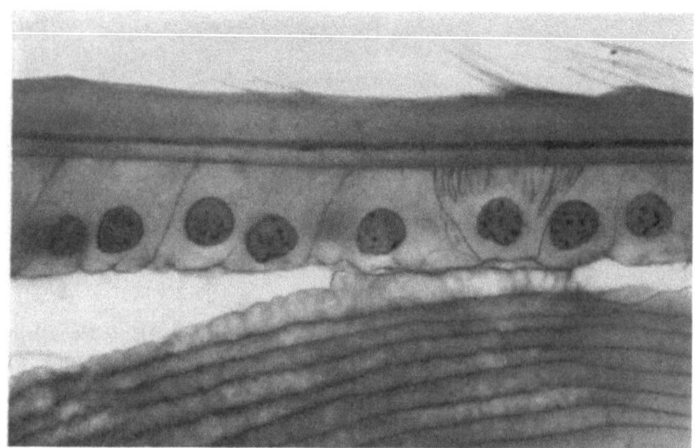

Abb. 215. Meridionalschnitt durch die Linsenkapsel mit Ansätzen der Fasern des Strahlenbändchens. Linsenepithel, *Mensch* (KOLMER).

ihrer Ausbreitung auf der Linsenkapsel, in der sie sich noch eine Strecke weit in meridionaler Richtung verfolgen lassen. Dieses Verhalten tritt besonders bei den tangential ansetzenden Fasern hervor, deren Ausläufer noch 0,4 mm über die Grenzen der Ansatzzone nachweisbar sind. Die nächst dem Äquator sich ansetzenden Fasern splittern sich vor ihrer Verbindung mit der Linsenkapsel in feinste Fäserchenbüschel auf, die auf der Oberfläche der Kapsel teils nach vorne, teils nach hinten in meridionaler Richtung ziehen. Die Fasern des Strahlenbändchens dringen nicht in die Zonulalamelle ein, sondern bleiben an ihrer Oberfläche, wie dies Äquatorialschnitte durch die Linsenkapsel erkennen lassen (Abb. 215). Von der Fläche gesehen erscheinen sie unter dem Bilde einer nicht ganz gleichmäßigen, meridionalen Streifung, in der stärkere und feinere Streifen vorhanden sind. Die äußersten Grenzfasern mit eingerechnet, umfaßt dieser Gürtel eine Breite von 2,7 mm. Seine Grenzen verlaufen als Parallelkreise zum Äquator, was besonders an der vorderen Linsenfläche deutlich hervortritt wegen der gleichen Länge der hier sich ansetzenden Fasern.

Die Linsenkapsel ist nicht eigentlich elastisch. Bei Verletzungen klaffen zwar ihre Wunden, doch finden sich dann in ihrer Nähe Falten, was der Natur wirklich elastischer Membranen widerspricht. Sie besitzt ferner die Eigenschaft, sich nach der konvexen Seite aufzurollen. Diese Eigenschaften sprechen nach EISLER (1930) dafür, daß sie als cuticulare Abscheidung des Linsenepithels zu betrachten ist.

Die Linsenkapsel entsteht schon in einem frühen Stadium der Linsenentwicklung. Da sie bereits vor dem Auftreten von mesodermalen Elementen und der Entwicklung der Gefäßkapsel der Linse vorhanden ist, wird gegenwärtig die Annahme, sie sei mesodermaler Abkunft, abgelehnt. Sie ist vielmehr als eine cuticulare Bildung der Linsenzellen, besonders des Linsenepithels zu betrachten. Sie wächst mit dem Wachstum der Linse auch nach der Geburt. Sie nimmt der Fläche nach, aber auch der Dicke nach zu. Diese Ansicht wird von KÖLLIKER (1867), KESSLER (1871), KEIBEL (1908), RABL (1900) und besonders von DRUAULT (1913) vertreten. Der letztere hat das Wachstum der Linsenkapsel besonders verfolgt. Zu Beginn wächst der hintere Abschnitt der Linsenkapsel schneller und wird auch dicker als die anderen Teile. Es folgt dann eine bis zur Geburt dauernde Verdickung der vorderen Kapsel. Noch vor der Geburt verdickt sich auch der periphere Teil der Kapsel, wobei die Dickenzunahme des äquatorialen Anteiles etwas langsamer erfolgt. Schon im 4. Monat hat die Kapsel in der Gegend des hinteren Poles ihre endgültige Dicke erreicht. 1—2 Wochen früher beginnt eine Dickenzunahme der peripheren Teile der hinteren Kapsel, die bis zur Geburt anhält, so daß zu diesem Zeitpunkte dieser Abschnitt der Kapsel die größte Dicke besitzt. Der verdickte Kapselabschnitt rückt im 7. Monat vom hinteren Pole ab und nimmt eine Lage mitten zwischen Pol und Äquator ein. Die Größenzunahme der Kapsel erfolgt hauptsächlich in der Gegend des Äquators. Die rasch wachsenden, jungen Linsenfasern scheinen besonders reichlich Cuticularsubstanz abzuscheiden. Fraglich ist die Richtigkeit von BEAUVIEUX' (1922) Ansicht, nach der zu der vom Linsenepithel abgeschiedenen Kapsel noch eine von der Gefäßkapsel stammende äußere Schichte hinzutritt. Die bedeutende Dicke des vorderen Kapselabschnittes der Linse ist wohl auf die während des ganzen Lebens dauernde Tätigkeit der Zellen des Epithels zurückzuführen.

Auf der Oberfläche der Linse finden sich in sehr vielen Fällen Reste der embryonalen Gefäßkapsel der Linse. Sie können in Gestalt vereinzelter, meist brauner, selten gelblicher oder grauer Flecken auftreten, die meist drei- oder viereckig, ausnahmsweise vieleckig sind und vielfach durch Fortsätze miteinander in Verbindung stehen. Sie ähneln etwas Chromatophoren. Manchmal finden sich auf den peripheren Teilen der vorderen Linsenkapsel radiäre graue oder pigmentierte zarte Streifen, die gleichfalls als Reste der fetalen Gefäßkapsel zu deuten sind.

Auf der hinteren Linsenoberfläche lassen sich bei Untersuchung mit der Spaltlampe und dem Hornhautmikroskop fast stets Reste der fetalen Gefäße nachweisen. Nasal und etwas nach unten vom hinteren Linsenpole findet man ein zartes, weißes Fädchen, das entweder gerade nach hinten gerichtet ist (bis zum 4. Lebensjahre) oder nach abwärts herabhängt. Es ist oft spiralig gewunden, kann mitunter ansehnliche Länge erreichen. Bei Bewegungen des Auges weist es flottierende Bewegungen auf. Ausnahmsweise lassen sich in Verbindung damit obliterierte Gefäßverzweigungen erkennen, die einen Übergang bilden zu den Fällen von Gewebsproliferation in der fetalen Gefäßkapsel, die in der Literatur als Fälle von Pseudogliom bekannt sind. Nicht besonders selten sind knopfförmige Verdickungen an der Ansatzstelle der Reste der A. hyaloidea.

Unter der Kapsel liegen auf der Vorderfläche der Linse

D. die Zellen des Linsenepithels

in einfacher Schichte. Die Ausdehnung des Epithel aufweisenden Bezirkes kann dadurch zur Ansicht gebracht werden, daß man Linse und Kapsel mit alkoholischem Boraxcarmin färbt und mit salzsaurem Alkohol differenziert. Es erscheint dann die ganze Vorderfläche der Linse rot gefärbt. Dieser Bezirk schneidet scharf am Äquator ab, wo die Färbung am intensivsten ist; die stark gefärbte Zonula ist von verschiedener Breite und geht allmählich in die weniger intensiv gefärbte Vorderfläche der Linse über. Dieses Verhalten, das bei allen

Säugetieren vorhanden ist, hängt damit zusammen, daß das Epithel in der Gegend des vorderen Linsenpoles am dünnsten ist, gegen den Rand zu dicker wird, bis es plötzlich in den Bezirk der Linsenfasern übergeht. Die Zellen haben meist die Gestalt sechsseitiger, nicht ganz regelmäßiger Prismen (Abb. 216). Sowohl ihr Oberflächenumriß als auch das Verhalten ihrer Seiten ist nicht regelmäßig. HOSCH (1874, 1901), DEUTSCHMANN (1877), BARABASCHEW (1892) und LEBER (1901) haben bei Silberimprägnation oder Behandlung mit Osmiumsäure nachweisen können, daß die Linsenepithelien in verschiedener Höhe Fortsätze besitzen, die eine Verbindung mit den benachbarten Zellen herstellen, indem sie ineinander greifen. Die Epithelien besitzen also keine glatten Seiten, wie dies mitunter dargestellt wird. Ihr Durchmesser wird von verschiedenen Forschern folgendermaßen angegeben: 0,013 bis 0,022 mm [v. EBNER (1902)], 0,019—0,021 mm [SCHWALBE (1887)], bis zu 0,032 mm [BECKER (1883)], 0,011—0,017 mm [SALZMANN (1912)]. Ihre Höhe am vorderen Linsenpole gibt RABL (1900) mit 0,0025 mm, SALZMANN (l. c.) mit 0,005 mm an. Ihre Kerne sind von der Fläche gesehen annähernd rund, auf dem Durchschnitte elliptisch mit oberflächenparallel gerichteter langer Achse und liegen in der Mitte der Zelle. Ihr Durchmesser wird von SALZMANN (l. c.) mit 0,007 mm, von EISLER (1930) mit 0,009—0,011 mm angegeben. Die Kerne besitzen ein zartes Chromatingerüst und 1 oder 2 Kernkörperchen. Beim Neugeborenen sind die Zellen höher und schmäler, werden mit der Größenzunahme der Linse größer und flacher. Mit der Entfernung vom vorderen Linsenpole werden sie kleiner und

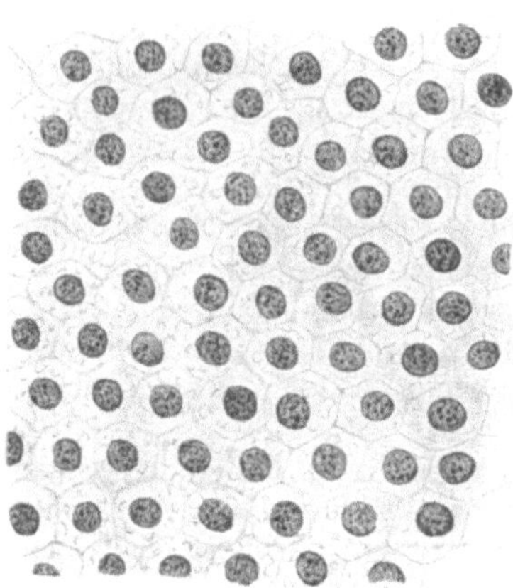

Abb. 216. Linsenepithel eines erwachsenen *Menschen* aus der Gegend des vorderen Linsenpoles.

höher, wobei diese Veränderung erst in der Nähe des Äquators besonders hervortritt. Hier beträgt der Durchmesser der Zellen 0,008—0,012 mm, die Höhe dagegen 0,009—0,015 mm. Dabei stellen sich die Kerne mit ihrer Längsachse parallel zu der Längsachse der Zellen und erscheinen demgemäß von der Fläche betrachtet dunkler und kleiner. Nach KOLMER haben die Zellen des Linsenepithels am Äquator etwa 0,009 mm Durchmesser, die Kerne sind leicht oval, häufig citronenförmig geformt. Sie enthalten staubförmig verteiltes Chromatin, selten einen winzigen Nucleolus. Die Anordnung der Epithelzellen ist im allgemeinen unregelmäßig. RABL (l. c.) gibt an, daß die Zellen eine Gruppierung in Nester erkennen lassen, was aber aus seinen Abbildungen nicht hervorgeht. In der Nähe des Äquators ordnen sich die Zellen in regelmäßige Reihen, die senkrecht zum Äquator verlaufen. Die Zone dieser regelmäßigen Anordnung unterscheidet sich durch ihre Breite bei verschiedenen Arten. Beim *Menschen* ist die Breite nur gering, wohl weil die Zellen sehr bald in Linsenfasern auswachsen. Während in der Polnähe die Kerne der Epithelzellen in der Mitte der Zelle gelegen sind, rücken sie mit der Höhenzunahme der Zellen von der Kapsel fort und werden dabei kugelig. BUSACCA (1924) gelang es mit Silberimprägnation an in der Flüssigkeit von MAXIMOW und LEVY fixierten Präparaten in den vorderen Epithelzellen der Linse bei *Menschen* und *Tieren* Tonofibrillen nachzuweisen. Dies gelang auch mit der BIELSCHOWSKYschen Methode und Eisenhämatoxylinfärbung an Schnitten und an der abgezogenen Kapsel anhaftenden Epithellagen. An Meridionalschnitten der Epithelien erscheinen in den Zellen deutliche fibrilläre Bildungen, die nach den Linsenfasern zu am vorderen Pol der Linse besonders klar sind, und dort mit einem verbreiterten Fuße enden. Im entgegengesetzten Teil der Zellen sind die Fasern weniger deutlich und dick. Die Zellen am Äquator der Linse, wo die vorderen Zonulafasern an der Kapsel ansetzen, haben besonders dicke Tonofibrillen in den peripheren Teilen des Cytoplasmas der Epithelzellen. Auch sieht man an Äquatorialschnitten der Zellen, daß starke Fasern in verschiedenen Richtungen durch die Zellen ziehen und benachbarte Zellen erreichen, wo sie sich dann auch in feinere Büschel auflösen können. Entsprechend der mechanischen Beanspruchung der Zellen der Vorderseite der Linse erkennt Busacca (l. c.) eine deutliche funktionelle Differenzierung, indem die Beanspruchung der Zellen in der Nähe des Äquators größer ist als am vorderen Pole, und dementsprechend auch die Anordnung der Tonofibrillen Verschiedenheiten zeigt. Druault und Toufesco (1914) haben das Linsenepithel in Flächenpräparaten bei starker Vergrößerung studiert, und gefunden, daß die Zellen mit der Entwicklung von der Geburt bis zur Geschlechtsreife an Größe zunehmen, dabei aber hauptsächlich das Cytoplasma und die Zellkerne der zentral am vorderen Pol gelegenen Elemente den größten Zuwachs zeigen, was bei *Katze, Ratte* und *Mensch* in ziemlich gleicher Weise hervortritt. Es wird ein Ruhestadium des Kernes unterschieden von einem Stadium, bei welchem der Kern Substanzen speichert, die als stärker brechende Tröpfchen hervortreten und auch am überlebenden frischen Gewebe erkennbar sind. Solange die Capillargefäße der Tunica vasculosa lentis die Linse umgeben, sollen die Kerne der Epithelzellen die Tendenz zeigen, sich annähernd der Lage der Gefäße nach zu dichteren Reihen anzuordnen.

Der bisher beschriebene Abschnitt der Linsenepithelien, der mit der Neubildung von Linsenfasern nichts zu tun hat, besitzt eine hervorragende Bedeutung für den Stoffwechsel der Linse. Diese Zellen sind nicht fähig Linsenfasern zu bilden, was daraus hervorgeht, daß sie ganz andere Gebilde hervorbringen, wenn sie zum Wachstum angeregt werden, wie dies unter pathologischen Bedingungen der Fall ist. Ihre Bedeutung für die Ernährung der Linse geht aus der Eintrübung der Linse bei Schädigung des Linsenepithels hervor. Auch hat man aus Befunden über die Aufnahme von Stoffen in die Linsensubstanz [Jess (1922)] geschlossen, daß durch die Kapsel ständig ein Diffusionsstrom von Flüssigkeit eindringt, wobei das Linsenepithel eine auswählende und schützende Wirkung ausüben soll, ehe die Substanz in die interlamellären Räume gelangt. Eine andere Bedeutung besitzt der Randteil des Epithels in der Nähe des Äquators. In der Zone, in der die Zellen kleiner und höher werden, sich aber noch nicht zu regelmäßigen Reihen geordnet haben, finden sich bei jüngeren Individuen Kernteilungsfiguren. Busacca (1924) hat sie bei Erwachsenen nicht gefunden, trotzdem unterliegt es keinem Zweifel, daß eine Neubildung von Linsenfasern während des ganzen Lebens stattfindet.

E. Die Linsenfasern.

Der Übergang vom Linsenepithel zu den Linsenfasern erfolgt in der Weise, daß die Zellen in der Äquatorgegend an der Oberfläche breiter werden und ihr inneres (axiales) Ende sich verschmälert. Dadurch entsteht ein Schiefstand der Zellachse, die sich immer mehr nach hinten wendet. Das dünnere Ende der Zelle schiebt sich axialwärts und in der Richtung nach vorne über das Ende der davorstehenden Zelle. Durch das Nachdrängen der neugebildeten Zellen werden die früher gebildeten, bereits schräg stehenden mit ihrem äußeren, basalen Ende auf der hinteren Kapsel gegen den hinteren Pol zu abgedrängt. Gleichzeitig werden sie länger und ihr Kern, der entsprechend der Verlängerung der Zelle oval geworden ist, rückt von der Kapsel gegen das Linseninnere ab. Während die ersten, zu Linsenfasern auswachsenden Zellen ein sehr schmales inneres, von der Kapsel abgewendetes Ende haben, verbreitert sich dieses mit dem Abrücken von der Oberfläche und gleitet gleichzeitig auf der hinteren Oberfläche der Epithelzellen nach vorne. Die dem Äquator zunächst gelegenen Fasern sind mit der Konkavität nach außen gerichtet und leicht abgebogen.

Diese Biegung nimmt zuerst mit der Abdrängung der Fasern von der Oberfläche ab; die Zellen strecken sich und biegen sich allmählich in der entgegengesetzten Richtung, so daß ihre Konkavität nun kernwärts gerichtet ist. Dies ist mit einer Verbreiterung der Enden der Zellen verbunden und teilweise deren Folge. Durch diese Umwandlung werden die Linsenfasern befähigt, sich in die konzentrische Schichtung der Linse einzufügen. Diese Stelle des Krümmungswechsels ist von SCHWALBE (1887) als Randwirbel der Linse bezeichnet worden. Die Kerne der Linsenfasern entfernen sich, wie erwähnt, von dem basalen (äußeren) Ende der Zelle, rücken damit von der Kapsel ab und gleichzeitig nach vorne. Dadurch entsteht eine auf dem meridionalen Durchschnitt zuerst nach hinten zu konvexe bogenförmige Linie, deren inneres Ende sich schließlich etwas nach hinten wendet. H. MEYER (1851) belegte diese Anordnung der Kerne mit der Bezeichnung der Kernzone, O. BECKER (1883) nannte sie den Kernbogen. Mit der Entfernung von der Linsenoberfläche werden die Kerne der Linsenfasern undeutlicher, bis sie sich schließlich auflösen. Die inneren Fasern der Linse sind daher kernlos. Im Laufe ihrer Entwicklung erfährt also die Zelle eine Drehung beinahe um 180°. Der Kernbogen ändert infolge langsamerer Zellneubildung mit

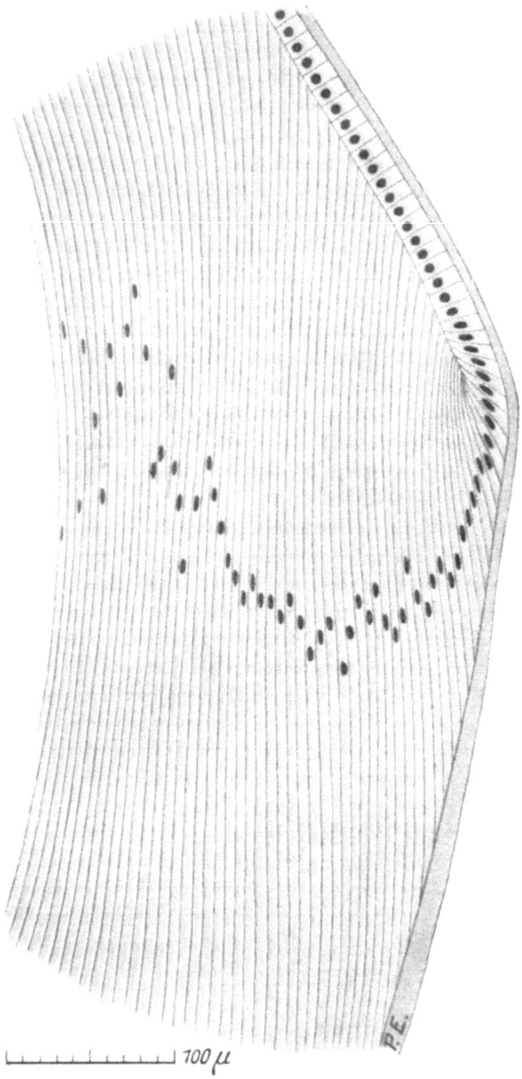

Abb. 217. Äquatorgegend der Linse eines 6monatigen Fetus. Epithelgrenze, Randwirbel, Kernbogen. (Präparat von Prof. STIEVE.) (Nach EISLER.)

zunehmendem Alter auch seine Gestalt. Er ist beim Fetus und in der Jugend länger und stärker geschwungen, wird später kürzer, kernärmer, flacher und unregelmäßiger, oft sogar eckig (Abb. 217).

RABL (1900) hat durch seine Untersuchungen gezeigt, daß entsprechend der reihenweisen Anordnung der Epithelzellen sich die neugebildeten Fasern auch reihenweise anordnen. Auf Äquatorialschnitten durch die Linse kann man

sich davon überzeugen, daß die Linsenfasern sich reihenweise stellen, so daß radiäre Faserreihen (Radiärlamellen) entstehen. Dieses Aufbauprinzip der Linse ist bei allen *Wirbeltieren* ausgesprochen, aber bei einzelnen Arten verschieden ausgeprägt. Beim *Menschen* ist die Regelmäßigkeit des radiären Aufbaues der Linse lange nicht so deutlich wie bei vielen *Tieren*. Die radiäre Anordnung ist in der Nähe der Oberfläche am deutlichsten, auch sind die Linsenfasern hier einander am meisten gleich, sind regelmäßiger gebildet als weiter von der Oberfläche. Es erfolgt auf die beschriebene Weise eine stete Auflagerung neugebildeter Zellfasern. Da diese Auflagerung wohl am ganzen Umfang der Linse gleichmäßig vor sich geht, sind die in gleicher Entfernung von der Mitte oder von der Peripherie gelegenen Fasern gleichalterig. Diese Annahme wird dadurch bestätigt, daß die Linsenfasern auf äquatorialen Durchschnitten gleicher Entfernung von der Kapsel dasselbe Aussehen haben.
Dies entspricht auch vollständig der am Lebenden sichtbaren Schichtung.

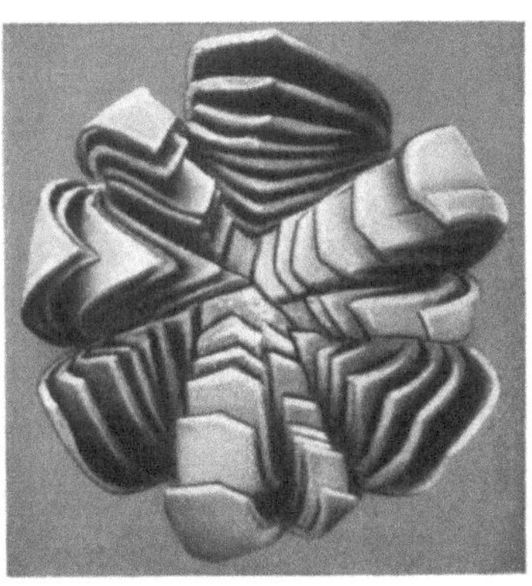

Abb. 218. *Pferde*linse, durch Maceration Zerfall in Sektoren durch Platzen der Nähte. (Nach A. VOGT.)

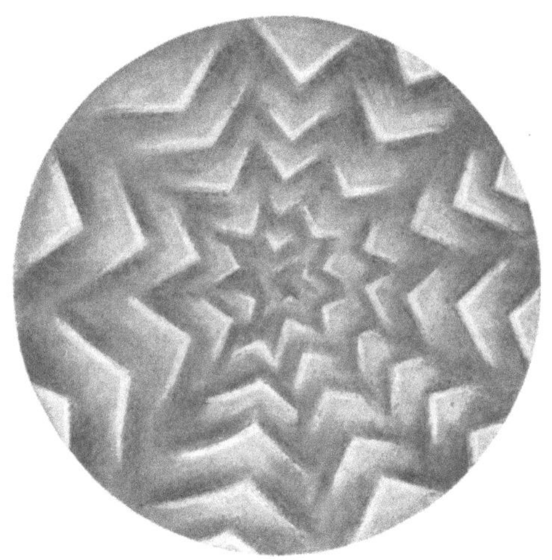

Abb. 219. *Pferde*linse, durch Maceration Zerfall in Sektoren durch Platzen der Nähte. (Nach A. VOGT.)

Unterwirft man die Linse der Maceration in Wasser, wie es E. A. MEIER (1898) gleich vielen früheren Untersuchern getan hat, so blättert sich die Linse auf, wobei die Zerklüftung von den Nähten aus beginnt. Es werden konzentrisch geschichtete Lamellen sichtbar, die dann wieder in Fasern zerfallen (Abb. 218, 219). Diese Erscheinung beweist, daß der Schichtenaufbau der Linse tatsächlich besteht, wobei die aus gleichaltrigen und gleich beschaffenen Fasern zusammengesetzten konzentrisch gelagerten Schichten sich gleich verhalten und in bezug auf ihre physikalischen Eigenschaften eine Einheit darstellen. Es besteht daher neben dem radiären Sektorenbau der Linse auch ein konzentrisch lamellärer, der unter Umständen deutlich hervortritt, und zwar im Spaltlampenbilde und bei der Maceration. Der Zerfall der Linse geht bei der Maceration von den Nähten aus, die eine besondere Bedeutung für die Größenzunahme der Linse besitzen, wie dies bereits hervorgehoben worden ist. Bei meridionalen Durchschnitten durch die Linse tritt der Schichtenbau zum Teil hervor, doch ist das Bild infolge des Abbiegens der Linsenfasern aus der rein meridionalen Richtung nicht deutlich. Das Zustandekommen der Biegung der Linsenfasern vollzieht sich folgendermaßen: Solange die Linsenfasern im Verhältnis zur Größe der Linse lang sind und vom vorderen zum hinteren Pol reichen, gibt es in der Linse keine Nähte. Beim weiteren Größenwachstum der Linse halten die Linsenfasern mit ihm nicht Schritt, und es kommt dazu, daß die Fasern nicht mehr

von einem Pole zum anderen reichen, sondern in einer gewissen Entfernung
vom Pole endigen. Sie bilden dabei durch das Aneinanderstoßen der aus zwei
verschiedenen Richtungen kommenden Fasern sog. Nähte. Diese sind anfangs
dreistrahlig, wie dies bereits beschrieben worden ist. Da alle Linsenfasern den
Äquator überschreiten, so befindet sich stets das eine Ende vor, das andere
hinter dem Äquator. Die vom vorderen Pole ausgehenden Fasern enden in einiger Entfernung vom hinteren Linsenpole. Berücksichtigt man die Verhältnisse der voll entwickelten Linse, so muß festgestellt werden, daß die Fasern nur etwa die Länge von zwei Dritteln der Meridianlänge aufweisen. Infolgedessen liegen die von einem Pole ausgehenden Fasern nur mit einem Sechstel auf der anderen Seite des Äquators.

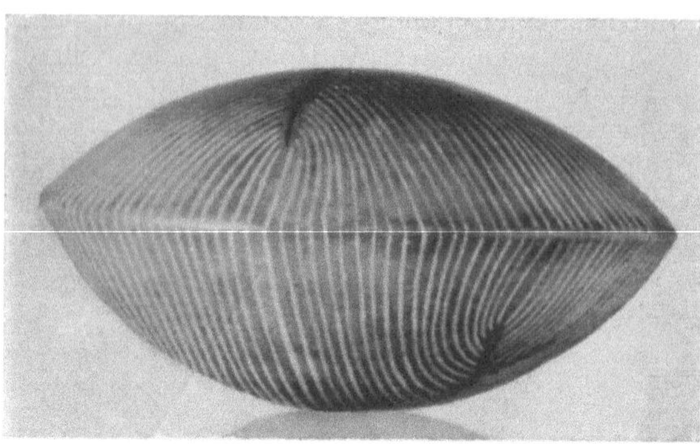

Abb. 220. Photographie des äquatorialen Abschnittes eines Gips-
modells der *Säuger*linse mit dreistrahligem Nahtsystem zur Darstellung
des Faserverlaufes. (Nach A. VOGT.)

Schon beim Neugeborenen bestehen solche Größenverhältnisse. Bei Zugrundelegung des dreistrahligen
Linsensternes für die Betrachtungen ergibt sich, daß jeder Strahl die Länge von
$^1/_3$ des Meridianes haben sollte, was auch tatsächlich zutrifft. In jeder Schichte
gleichen Alters, die Fasern von gleicher Länge enthält, können theoretisch
auf jeder Linsenfläche nur drei vorhanden sein, die vom Pole durch die Mitte der von den Strahlen gebildeten Winkel über den Äquator ziehen und an der Spitze der Strahlen endigen. Die übrigen Fasern reihen sich an den Strahlen in der Weise nebeneinander, daß z. B. die von der peripheren Hälfte des unteren vertikalen Strahles des vorderen Linsensternes beiderseits abgehenden Fasern an die Unterseite der zentralen Hälften der seitlichen Strahlen der hinteren Fläche ge-

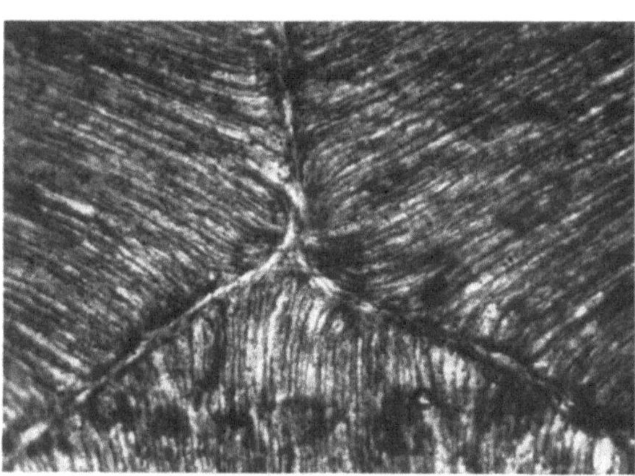

Abb. 221. Frontalschnitt des Linsensternes eines Kindes, die Enden
der zusammenstoßenden Linsenfasern im Zentrum (KOLMER).

langen. Wenn auch alle Fasern den Äquator in meridionaler Richtung überschreiten, so behalten nur die sechs Polfasern, drei vom vorderen und drei vom
hinteren Pole abgehende Fasern diese Richtung während ihres ganzen Verlaufes,
während alle anderen eine Biegung gegen die Strahlen ausführen müssen. Die
von beiden Seiten an einen Strahl herantretenden Fasern bilden infolgedessen
eine eigentümliche Zeichnung, die als Linsenwirbel (Vortex lentis) bezeichnet
wird. Bei dreistrahligen Linsensternen bestehen daher sechs solche Wirbel,
deren Zahl mit der Zunahme der Zahl der Linsennähte gleichermaßen zunimmt
(Abb. 220). Bei dreistrahligen Sternen ist die Länge zweier Strahlen geringer

als ein Drittel des Äquators. Es müssen daher die Fasern, um den Äquator ausfüllen zu können, hier breiter sein als an ihren Enden. Mit Zunahme der Zahl und Länge der Nähte im Vergleich zum Abstande ihrer Enden werden die Ansatzstellen der Fasern breiter. Auf diese Weise erklärt sich die kolbenförmige Anschwellung der Faserenden in der Rinde älterer Linsen. Vielleicht begünstigt diese kolbenförmige Anschwellung der Faserenden auch die intracapsuläre Akkommodation, indem das Protoplasma der Linsenfasern bei der Akkommodation aus der Äquatorgegend gegen die Faserenden ausweicht. Nun ist ferner die Äquatorlinie länger als die Äquatoriallinie durch die Strahlenenden

eines vielstrahligen Linsensternes, weshalb die Breite der Fasern am Äquator größer sein muß als an den Strahlenenden. Nach A. Vogt (1931) ist dies Verhältnis beim 5jährigen Kinde wie 18 : 13,5. Mit der Spaltlampe und mittels der Silberfärbung kann man feststellen, daß die Fasern sich an den Strahlen des primitiven dreistrahligen Linsensternes fast senkrecht ansetzen (Abb. 221). Bei den oberflächlichen Nähten des Erwachsenen verlaufen die Fasern fast überall unter spitzen Winkeln zu den Nähten.

Da die Nähte Zwischenräume zwischen den von zwei Seiten an sie herantretenden Fasern dar-

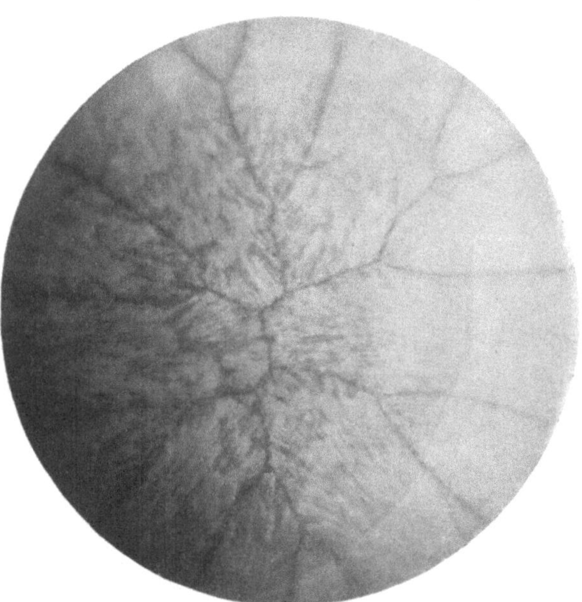

Abb. 222. Mikrophotographie der Vordernähte der Linse einer älteren Frau. Darstellung des Faseransatzes. (Nach A. Vogt.)

stellen, enthalten sie keine Fasern. Zwischen den Enden der Fasern findet sich eine teils gleichmäßige, teils feinkörnige Substanz, welche die Faserenden als Kitt miteinander verbindet. Mittels der Spaltlampe und des Hornhautmikroskopes gesehen, erscheinen die Nähte als optisch leere Räume zwischen den grauen Streifen der einander berührenden Faserenden, die sich am Ende jedes Linsenstrahles miteinander vereinigen. Infolge der kolbenförmigen Anschwellung der Linsenfasern an den Nähten ergibt sich eine feine Zähnelung der Reihen von Faserenden.

F. P. Fischer (1933) bestätigt die Befunde früherer Forscher, insbesondere die von Schwalbe, daß zwischen der Hinterfläche des Epithels und der vorderen Fläche der Fasermasse, also an der Stelle des ursprünglichen Hohlraumes des embryonalen Linsenbläschens sich in der frischen Linse eine dünne subepitheliale Eiweißschichte findet, welche Epithel und Linsenfasern lötet.

Es entstehen während der Entwicklung auf der vorderen und der hinteren Fläche der embryonalen Linse Nähte, von denen die vordere eine dreistrahlige Figur, einem Y ähnlich darstellt, wobei die drei Strahlen der Figur unter ungefähr gleichen, 120⁰ betragenden Winkeln zueinander stehen. Auf der hinteren Linsenfläche besteht eine ähnliche Figur, deren Strahlen aber gegenüber denen der vorderen Fläche um 60⁰ gedreht sind, so daß das Y umgekehrt steht. Dieses

Verhalten der Linsennähte ist mittels der Spaltlampe und des Hornhautmikroskopes auf der Oberfläche des Embryonalkernes zeitlebens sichtbar. In
den weiter peripher gelegenen Schichten der Linse können die Linsenfasern
wegen ihrer zu geringen Länge die Anordnung, wie sie in den tieferen Schichten
vorhanden ist, nicht mehr einhalten, und sie enden, wenn sie von einem polnahen
Orte einer vorderen Naht ausgehen, bevor sie eine um 60⁰ gegen den Ursprungs-
meridian gelegenen erreichen. Dadurch entsteht eine Unregelmäßigkeit der
Linsennähte, die, wie schon früher hervorgehoben, immer ausgeprägter wird,
je oberflächlicher die Schichten liegen. VOGT (1931) hat eine große Reihe von Nähten aus verschiedenen Altersstufen abgebildet, die verschiedenen Schichten der Linse entsprechen und eine gute Vorstellung von den einschlägigen Verhältnissen vermitteln. Beim Erwachsenen finden sich 6 bis 10 Haupt- und 10 bis 16 Nebenstrahlen (Abb. 222). Die Nähte haben eine große Bedeutung für die Architektonik der Linse und ermöglichen ein bedeutendes Wachstum, eine stetige Auflagerung neuer Linsenfasern und auch ihre bei den Primaten ausgesprochene Abplattung. Als

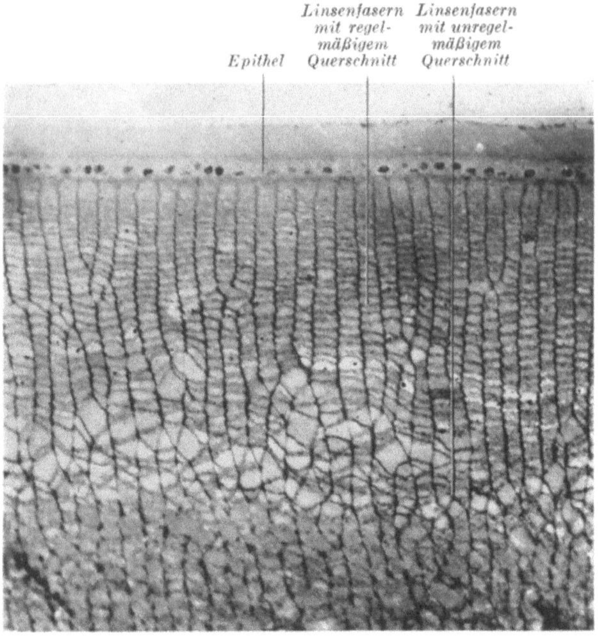

Abb. 223. Äquatorialschnitt durch die Linse des *Menschen*. Linsenfaserreihen (KOLMER).

Folge dieser beschriebenen Anordnung der Linsenfasern ergibt sich, daß wir an
meridionalen Schnitten durch die Linse stets Schrägschnitte durch die Linsenfasern bekommen, wobei die Winkel, unter denen die Fasern getroffen werden,
ungleich sind. Daher eignen sich solche Schnitte nicht für das Studium der
Linsenarchitektonik, die zum Teil an Äquatorialschnitten studiert werden muß,
zum größeren Teil unter Hinzuziehung der Silberimprägnation und des Studiums
der Verhältnisse am Lebenden mittels der Spaltlampe und des Hornhautmikroskopes.

    Die einzelnen Linsenfasern stellen sehr lange, prismatische Bänder von grund-
sätzlich sechseckigem Querschnitt dar, wobei das Sechseck in einer Richtung
stark abgeflacht ist, so daß es zwei lange und vier kurze Seiten besitzt. Die
breite Fläche steht parallel zur Linsenoberfläche. Dabei sind die Fasern in
Reihen angeordnet, die radiär stehen und einander so anliegen, daß die Kanten
der einen Zellreihe in die Einsenkungen der Nachbarreihe hineinpassen. Die
Länge der Linsenfasern beträgt beim Neugeborenen nach ROBINSKI (1882)
5,5 mm, beim Erwachsenen 7—8 mm, nach BECKER (1883) 7—10 mm, bleibt
aber hinter der Länge des Linsenmeridians beträchtlich zurück und erreicht
nur etwa ²/₃ von dessen Länge. An äquatorialen Durchschnitten sind die Maße
je nach der Lage der Zellen verschieden. Der breite, also der größte Querschnitt

der Zellen, der der Linsenoberfläche parallel liegt, beträgt in der Rinde nach
HENLE (1875), SCHWALBE (1887), O. SCHULTZE (1900) und RABL (1900) 0,01 bis
0,012 mm, nach v. EBNER (1899) 0,005—0,011 mm; im Kerne sinkt dieses Maß
auf 0,007—0,008 mm. Der dazu senkrechte Durchmesser, die Dicke, beträgt
in der Rinde nach HENLE und SCHWALBE 0,0045—0,0055 mm, nach O. SCHULTZE
0,002—0,004 mm, nach v. EBNER kaum 0,002 mm, während SALZMANN (1912)
die Dicke im Kerne mit 0,005 mm angibt gegen 0,0025 mm anderer Autoren.
Wenn man auch nicht imstande ist, an den Linsenfasern eine Zellmembran
nachzuweisen, so ist die Oberfläche der Linsenfasern zweifellos verdichtet,
so daß sie als Wandung eines flüs-
sigen Inhaltes wirkt. Bei Beschädi-
gung von Linsenfasern kann man
aus ihnen austretende Flüssigkeits-
tröpfchen sehen. Hätten die Linsenfasern nicht diese Beschaffenheit, so
würden sie miteinander zusammenfließen, besonders wenn sie durch
den Zug und Druck der Kapsel Gestaltsveränderungen erfahren. Während der Inhalt der Linsenfasern,
das Cytoplasma, zuerst flüssig sein
muß, wird es mit dem Altern der
Fasern und ihrem Hineinrücken gegen
den Linsenkern wohl allmählich dick-
flüssiger, um schließlich fest zu
werden. Dieser Prozeß, der durch
Flüssigkeitsverlust zu einer Eindickung des Zellcytoplasmas und
seiner gleichzeitigen Gelbfärbung
führt, bildet die Grundlage zur
Sklerosierung der zentralen Linsen-
teile und führt zur Bildung des
Linsenkernes. Dieser Vorgang be-

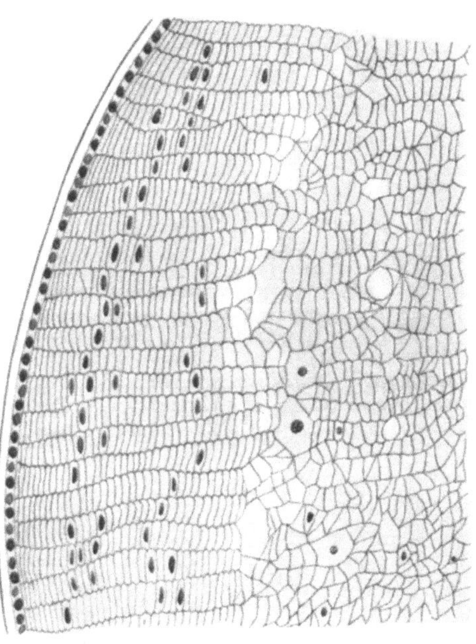

Abb. 224. Äquatorialschnitt durch die menschliche Linse.

sitzt große Bedeutung für die Gestaltung der Größenverhältnisse der Linse im
Laufe des Lebens. Die Linsenfasern sind nicht überall von gleichem Querschnitt.
Ihre Enden sind kolbig verdickt und gerade diese Enden bilden die Linsennähte. Bei Silbernitratschwärzung läßt sich diese Gestaltung der Linsenfaser-
enden leicht nachweisen.

Die Linsenfasern sind in radiären Reihen angeordnet und liegen innerhalb
dieser Reihen mit ihren breiten Seiten einander an. Die Reihen und ebenso
die Regelmäßigkeit der Zellquerschnitte gilt beim *Menschen* nur für die periphersten Teile der Linse, d. h. für etwa 15—25 Zellen. Die tieferen Linsenfasern
sind auf dem Durchschnitte unregelmäßig, sind sechs-, fünf- und viereckig.
Es folgt eine Zone, in der die Fasern dünner, aber von regelmäßiger Form sind,
worauf wieder dickere Fasern folgen, deren Umrisse allmählich undeutlicher
werden (Abb. 223, 224). Diese Fasern bilden den Übergang zur amorphen, zentralen Zone, in der die Umrisse immer undeutlicher, bis zur Unkenntlichkeit
werden. In den peripheren Schichten sind die Seiten der Linsenfasern glatt,
gegen die Tiefe zu werden sie leicht zackig. Dieser Umstand kann von funktio-
neller Bedeutung sein, da die glatte Beschaffenheit der Linsenfasern ihr Gleiten
gegeneinander möglich erscheinen läßt.

Bei *Tieren* mit kugeliger, sich bei der Akkommodation nicht verändernder Linse liegen
die Verhältnisse anders. So sieht man an Sagittalschnitten durch die Linse von *Umbra*

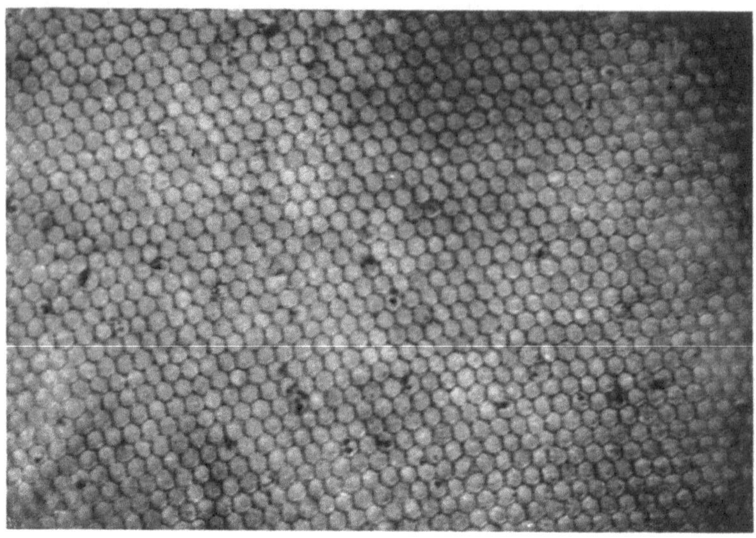

Abb. 225. Querschnitt von Linsenfasern des *Kaninchens*, die besondere Regelmäßigkeit ihrer Anordnung und ihre Querschnittsform zeigen. (KOLMER.)

Crameri Gi, daß die Linsenfasern, die gerade von vorne nach hinten verlaufen, auf ihrer ganzen Ausdehnung miteinander verzahnt sind. Hier liegt auch keine Notwendigkeit der Faserverschiebung vor; vielleicht ist sogar ein fester Zusammenhang der Fasern miteinander zweckmäßiger.

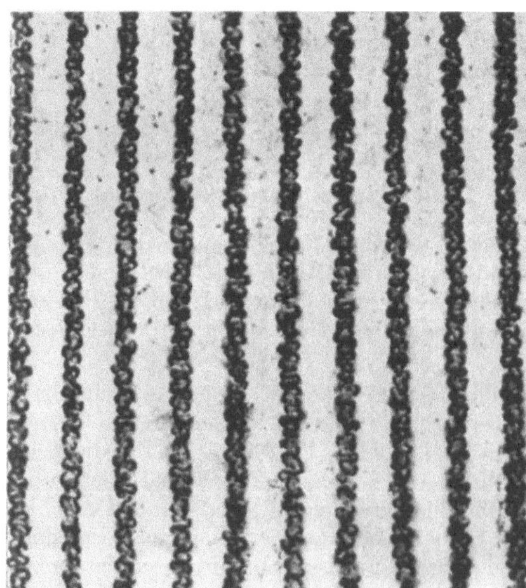

Abb. 226. Meridionalschnitt der Linse von *Umbra Crameri Gi.* (Silber) Grenzen der Linsenfasern und ihre Verzahnung (KOLMER).

Durch die große Unregelmäßigkeit der Faserquerschnitte unterscheiden sich die Verhältnisse beim *Menschen* und den *Primaten* von denen bei anderen *Säugetieren,* bei denen meist große Regelmäßigkeit der Fasern besteht (Abb. 225). Die Unregelmäßigkeit der Linsenfaserdurchschnitte steht in direktem Verhältnisse zur Akkommodationsbreite der betreffenden Arten. Es ist daher berechtigt, die Unregelmäßigkeit der Linsenfaserquerschnitte mit der größeren Elastizität der Linsenfasern in Zusammenhang zu bringen. Die Verschiebung der Linsenfasern ist auch von STANKA (1922) am Lebenden beobachtet worden, da er die Verschiebung von in der Rinde gelegenen Trübungen sehen konnte. Diese Beobachtung stimmt mit der Auffassung von GULLSTRAND (1912) überein, der sich sehr entschieden für die Verschiebung der Linsenfasern gegeneinander bei der Akkommodation ausspricht. Diese Tatsache steht auch in Übereinstimmung mit der Ausbuchtung des Linsenrandes am Äquator, entsprechend den Ansatzstellen der Fasern des Strahlenbändchens. Vogt (1931) ist zwar auch der Ansicht, daß eine intracapsuläre Akkommodation vorhanden ist, widerspricht aber der Ansicht, daß die Linsenfasern sich gegeneinander verschieben. Er meint vielmehr, daß innerhalb der plastischen peripheren Linsenfasern das flüssige Cytoplasma sich von den äquatorialen Teilen der Zellen gegen ihre Enden verschiebt.

Die Fasern bilden durch das Ineinandergreifen ihrer Querschnitte auf äquatorialen Schnitten in der Peripherie regelmäßige Zackenlinien, die sich mit Silbernitrat schwärzen lassen (Abb. 226). Dies weist auf das Vorhandensein einer Zwischensubstanz hin, die aber wohl nicht als Kittsubstanz in dem Sinne aufzufassen ist, daß sie die Fasern miteinander fest verbindet. Dies würde im Gegensatz zur Gleit-

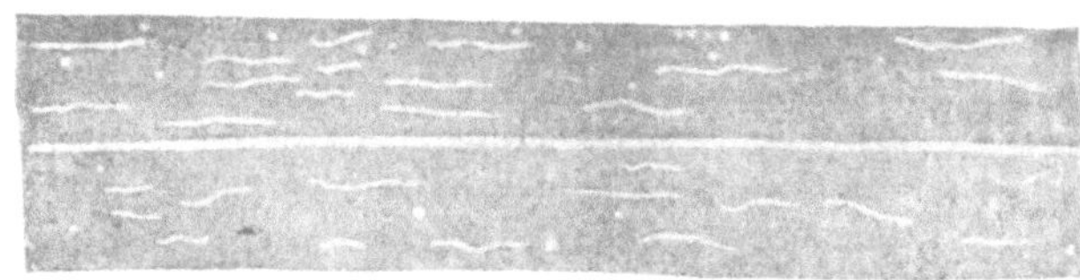

Abb. 227. Periphere Fasern der menschlichen Linse. Die Chondriosomen sind leicht gekrümmt und körnig. Im Cytoplasma sind einige stark lichtbrechende Körnchen und Kügelchen vorhanden, die wahrscheinlich als pathologisch gelten müssen. Nativpräparat. Vergr. 750fach. (Nach Busacca.)

fähigkeit der Linsenfasern stehen. Die Zwischensubstanz wäre in der Rinde der Linse eher als Schmiermaterial, denn als Kittsubstanz im strengen Sinne des Wortes aufzufassen. Sie ist nur in minimalen Mengen vorhanden. In den tieferen zum Kern gehörenden Teilen mögen sich ihre Eigenschaften ändern und sie zur wirklichen Kittsubstanz werden.

Busacca (1925) hat in den Zellen des vorderen Epithels der Linse zahlreiche lichtbrechende, wahrscheinlich festere Chondriosomen beschrieben, die länglicher Gestalt sind. In den Linsenfasern sind sie gleichfalls vorhanden, liegen aber weiter voneinander entfernt im sonst homogenen Cytoplasma der Zellen. Diese weitere räumliche Verteilung erklärt sich wohl durch die bedeutende Größenzunahme der Zellen bei gleichbleibender Menge von Chondriosomen. In den

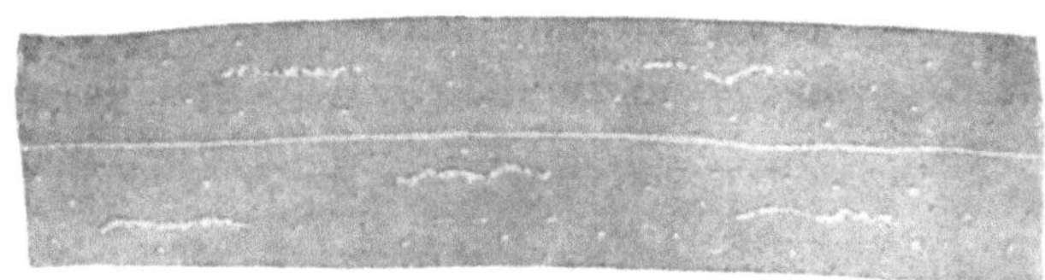

Abb. 228. Tiefe Rindenfasern der menschlichen Linse. Chondriosomen sind spärlicher als an der Oberfläche. Sie sind stark verunstaltet, körnig, bilden Ketten von Körnern. Im Cytoplasma zahlreiche stark lichtbrechende Körnchen. Die Körnelung der Chondriosomen ist auf einen pathologischen Zustand zurückzuführen. Nativpräparat. Vergr. 750fach. (Nach Busacca.)

Linsenfasern sind die Chondriosomen auf Längsschnitten lang, leicht gewellt, es finden sich jedoch auch punktförmige Körperchen von gleichem Aussehen (Abb. 227, 228). Im rotfreien Licht erscheinen sie hell grünlichgelb, im Gegensatz zum blaugrünen übrigen Cytoplasma. Die Zwischenräume zwischen den Linsenfasern sind ebenso grüngelblich gefärbt. Mit zunehmender Entfernung von der Kapsel werden die Chondriosomen spärlicher, dann auch undeutlicher und verschwinden schließlich vollständig ungefähr in derselben Tiefe, in der auch die Kerne unsichtbar werden. Es kann sich dabei entweder darum handeln, daß mit der Zunahme des Brechungsindex des Linsencytoplasmas dieses dieselbe Brechkraft erreicht, welche die Chondriosomen besitzen, so daß der Unterschied der Brechungsexponenten verschwindet, und die Chondriosomen infolgedessen unsichtbar werden, oder es handelt sich um eine Auflösung der Chondriosomen, bzw. eine Entquellung des Cytoplasmas.

Rauh (1933) hat die Verhältnisse bei der *Ratte* während des embryonalen und postembryonalen Lebens studiert, und in den Linsenepithelien und Rindenfasern zahlreiche

Chondriosomen gefunden. Er konnte auch nachweisen, daß in Übereinstimmung mit den Arbeiten von SCHALI (1925), bei Einlegen von Linsen in Nadi-Gemisch sich bald Blaufärbung einstellt, die an die Anwesenheit von zahlreichen blau gefärbten Körnchen in den Linsenfasern gebunden ist. Die Reaktion tritt mit fortschreitendem Alter immer später, d. h. nach längerer Einwirkung des Nadi-Gemisches, auf und beschränkt sich, während bei Linsen 2 Tage alter *Ratten* noch Körnchen in den Kernfasern der Linse sich nachweisen lassen, auf immer mehr peripher gelegene Rindenabschnitte. Die Reaktion setzt in der Äquatorgegend zuerst ein, von wo sie sich weiter ausbreitet. Auch die Färbung mit Janusgrün, das als spezifischer Farbstoff für Chondriosomen betrachtet wird, ergibt eine Färbung von Chondriosomen in den Epithelien und Linsenfasern der Rinde. Diese Befunde bilden eine mikroskopisch-anatomische Stütze für die Annahme einer Atmung der Linse.

Über die Zahl der Radiärlamellen und ihre Vermehrung im Laufe der Entwicklung besitzen wir Mitteilungen von mehreren Forschern. BUSACCA (1924) fand die Zahl der Radiärlamellen bei einem menschlichen Embryo von 45 mm Länge 430, bei einem solchen von 90 mm 635, beim Fetus von $4^{1}/_{2}$ Monaten 1118, bei einem aus dem 8. Monat 1300, zur Zeit der Geburt 1814, bei einem 2jährigen Kinde 2121, im 2. Lebensjahrzehnt 2173—2250. HARTING (1848, zit. nach EISLER) fand bei einem 4monatigen Fetus 1450, beim Neugeborenen 1475 und beim Erwachsenen 2058 Randfasern, was auf ebenso viele Radiärlamellen hinweist. RABL (1900) fand bei einem 3monatigen Kinde 1474 und beim Erwachsenen 2111 und 2258 Radiärlamellen. Aus diesen Angaben ist zu schließen, daß anfangs die Zahl der Radiärlamellen rasch zunimmt, am Ende des embryonalen Lebens sich diese Vermehrung wesentlich verlangsamt und nach der Geburt nur sehr gering ist. Dies beweist natürlich nichts gegen das weitere Wachstum der Linse durch Anlagerung neuer Fasern während des Lebens. Es ist zwar die Annahme zulässig, daß während des postfetalen Lebens die Zahl der Radiärlamellen nicht mehr zunimmt, es läßt sich aber nicht daraus folgern wie dies BUSACCA (l. c.) tut, daß die Linse während des Lebens zu wachsen aufhört, da sowohl direkte Messungen wie verschiedene klinische Beobachtungen zweifellos dartun, daß auch bis ins vorgerückte Alter die Neubildung von Linsensubstanz nicht aufhört.

RABL (1900) hat an Linsen, die einen regelmäßigen Bau aufweisen, die Anzahl der Linsenfasern zu ermitteln versucht. Beim *Eichhörnchen* mit 1286 Radiärlamellen erhielt er schätzungsweise 945210 Fasern, bei einem anderen mit 1233 Radiärlamellen 1006992 Fasern. Bei zwei *Katzen*linsen fanden sich 3441 und 3632 Radiärlamellen und 4945950 bzw. 5778685 Fasern. Für den Menschen liegen solche Zahlenschätzungen nicht vor, die bei dem höchst unregelmäßigen Bau und der starken Sklerosierung der Kernteile der Linse auf unüberwindliche Schwierigkeiten stoßen.

Die Untersuchung mit der Spaltlampe und dem Hornhautmikroskop zeigt, daß es keine Linse gibt, die vollständig durchsichtig wäre. In jeder Linse lassen sich bei genauer Untersuchung in den verschiedenen Teilen, meist in den äquatorialen Randteilen kleine trübe Stellen finden, die in ihrer Zahl recht wechselnd sind. Es ist daher begreiflich, daß auch bei der anatomischen Untersuchung, wie dies schon O. SCHULTZE (1900) gezeigt hat, Spalten mit homogenem oder körnigem Inhalte vorhanden sind, die bis zu einigen zehnteln Millimeter lang werden können. Bei darauf gerichteter Aufmerksamkeit findet man sie nicht selten. Sie stellen Unregelmäßigkeiten der Entwicklung mit wahrscheinlich stellenweisem Zerfall von Linsenfasern oder vielleicht fließende Übergänge zu ausgesprochen pathologischen Bildungen dar, die wir in Gestalt angeborener Starbildungen verschiedener Art kennen.

Jede *Tier*klasse besitzt ihren eigenen Linsentypus, der in innigem Zusammenhang mit dem Akkommodationsapparat des Auges steht. Es zeigt sich dabei, daß der Bau der Linse von den biologischen Verhältnissen des betreffenden *Tieres* abhängig ist. Die *Säugetiere,* deren Akkommodation gering ist, besitzen eine sehr regelmäßig gebaute Linse. Die *Sauropsidier* besitzen eine äußerst plastische Linse, die den dem Äquator aufsitzenden sog. Ringwulst aufweist, welcher den sehr raschen Ablauf des Akkommodationsvorganges ermöglicht, und dessen Größe in direktem Verhältnis zur Bewegungsgeschwindigkeit steht, wie dies

RABL (1900) gezeigt hat. Damit steht auch der Umstand in Verbindung, daß diese Tiere einen quergestreiften Ciliarmuskel besitzen, der sich viel schneller zusammenzieht als ein glatter. Der Ringwulst stellt ein eigentümlich umgewandeltes Linsenepithel dar.

Während der *Mensch* und die *Anthropoiden* sehr flache Linsen besitzen, weisen die anderen *Säugetiere* meist dickere, sich daher der Kugelgestalt mehr annähernde Linsen auf. Ja manche *Säuger*, wie z. B. die *Wale*, haben eine kugelige Linse wie sie den *Amphibien* und *Fischen* eigen ist, die einen den *Säugern* verschiedenen Akkommodationsapparat ausgebildet haben.

IX. Das Strahlenbändchen (Zonula).

Das Strahlenbändchen (Aufhängeband der Linse, Zonula ciliaris, Zonula Zinnii) erhält die Linse in ihrer Lage, stellt ihre Verbindung mit den Augenhäuten dar und spielt eine wichtige Rolle bei der Akkommodation. Es bildet einen Ring, dessen sagittale Breite etwa 6 mm beträgt, und reicht von der Ora serrata, sich dem Strahlenkörper anschmiegend, durch den sog. Orbicularraum bis zu den äquatorialen Teilen der Linsenkapsel. Man kann an ihm zwei Teile unterscheiden: der breitere hintere ist innig mit der Pars ciliaris retinae verbunden und liegt innen der vorderen Grenzschichte des Glaskörpers eng an. Der vordere Teil zieht durch den circumlentalen Raum vom vorderen Rande des Strahlenkörpers zum Linsenrande hin.

Der Bau des Strahlenbändchens muß sowohl durch Präparation als auch an mikroskopischen Schnitten studiert werden. Für die Präparation eignen sich frische oder in Formol bzw. 3%iger Salpetersäure, ZENKERscher Lösung, Osmium und Chrom-Essigsäure gehärtete Augen. Bei der Feinheit des Objektes ist für die Präparation ein binokuläres Präpariermikroskop und gute fokale Beleuchtung erforderlich. Der vordere Teil des Augapfels wird durch einen vor dem Äquator frontal geführten Schnitt gewonnen. Mittels feiner Pinzetten und Pinsel läßt sich der Glaskörper von der hinteren Oberfläche des Strahlenbändchens entfernen und dieses sich freilegen, so daß es bei ziemlich starker Vergrößerung betrachtet werden kann. BEAUVIEUX (1922) und EGGER (1924) haben zur Beleuchtung die Spaltlampe verwendet, wobei die Reflexe besonders gut ausgenützt werden konnten. Mir hat sich eine Punktlichtlampe, deren Licht mittels einer Sammellinse auf das Präparat geworfen wurde, als der Spaltlampe weit überlegen erwiesen. Nach Abtragung der Hornhaut und Entfernung der Regenbogenhaut läßt sich das Strahlenbändchen von vorne freilegen, und man gewinnt die Möglichkeit, es im durchfallenden Lichte zu untersuchen. BEAUVIEUX hat das ganze Präparat mit Orange G und Anilinblau gefärbt. Bei dieser Färbung heben sich die dunkelblauen Fasern von der gelb gefärbten Linse außerordentlich deutlich ab. EGGER wandte die WEIGERTsche Neurogliafärbung zu demselben Zweck mit Erfolg an (Abb. 229, 230).

Die vordere sowie die hintere Oberfläche des Strahlenbändchens stellen sich als glatte Flächen dar, was besonders bezüglich der letzteren hervorzuheben ist, zum Beweise, daß der Zusammenhang mit dem Glaskörper kein fester sein kann. DUKE-ELDER (1930) betrachtet das Strahlenbändchen als eine besondere Differenzierung des Glaskörpergels, indem faserähnliche Gebilde als Verdichtungen erscheinen, die sich noch besonders gegenüber den verdichteten vorderen und hinteren Oberflächen des Strahlenbändchens abheben. Der Raum zwischen den beiden Blättern ist von einem dem Glaskörper gleichen Gel eingenommen. Diese Auffassung DUKE-ELDERs schließt sich folgerichtig an seine Auffassung von der Natur des Glaskörpers an und stützt sich auf die Erkenntnis der entwicklungsgeschichtlichen Zusammengehörigkeit beider Gebilde.

Die hauptsächlich vom glatten Teil des Strahlenkörpers entspringenden Fasern des Strahlenbändchens liegen zuerst der Oberfläche des Strahlenkörpers an, biegen dann nach innen um und fangen dabei an in zwei Lagen, einer vorderen

und einer hinteren, die den entsprechenden Flächen der Linse zustreben, auseinanderzuweichen. Der größere Teil dieser Fasern verläuft zur vorderen, ein
geringerer zur hinteren Linsenfläche. Es sind dies die in den Tälern zwischen
den Ciliarfortsätzen und an deren Seitenflächen entspringenden Fasern. Nur
EGGER macht die Angabe, daß die zur hinteren Linsenfläche verlaufenden
Fasern vom flachen Teil des Strahlenkörpers stammen. Er hebt diesen Widerspruch zur Angabe aller anderen Forscher hervor.

Die zwei Lagen der Fasern des Strahlenbändchens begrenzen einen im
Querschnitt annähernd dreieckigen Raum, den HANNOVERschen Kanal. Dieser

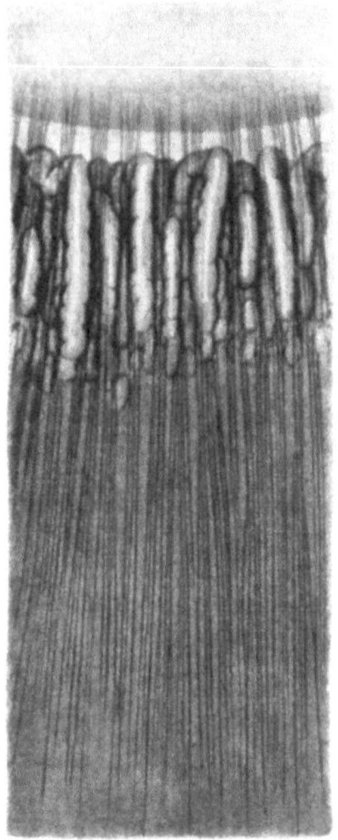

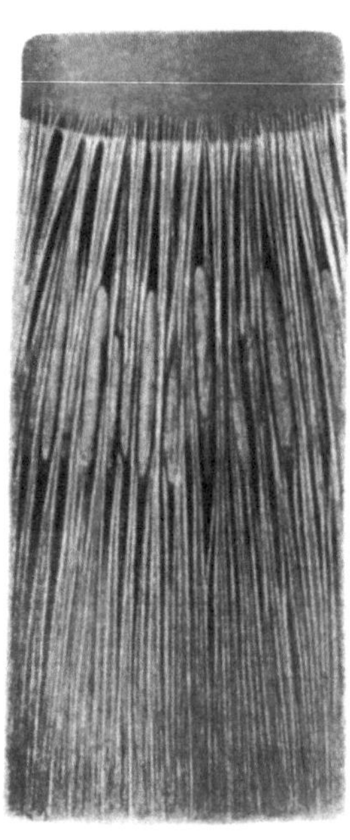

Abb. 229. Strahlenbändchen. Verhältnis zum Strahlenkörper und den Ciliarfortsätzen und der hinteren
Linsenfläche. 48jähriger Mann. Formol. Färbung mit
Orange und Anilinblau.

Abb. 230. Strahlenbändchen eines 36jährigen Mannes.
Gleiche Ansicht wie Abb. 229. FLEMMINGsche
Flüssigkeit. Färbung mit Orange und Anilinblau.

wird vielfach irrtümlich als PETITscher Kanal bezeichnet. PETIT (1732) hatte
aber einen hinter dem Strahlenbändchen zwischen diesem und der vorderen
Grenzschichte des Glaskörpers liegenden Raum beschrieben, der seinen Namen
mit Recht führen kann. Frühere Forscher, wie ULRICH (1880), AEBY (1882),
BERGER (1882), DESSAUER (1883) und neuerdings BEAUVIEUX (1922) und DUKE-
ELDER (1930) halten den HANNOVERschen Kanal für einen vollständig gegen
die Umgebung abgeschlossenen Raum, im Gegensatz zu allen übrigen Untersuchern. BEAUVIEUX hat zwischen den Fasern des Strahlenbändchens ein
dünnes, sich mit keinem Farbstoff färbendes Bändchen im Spiegelbezirk der
Spaltlampe gesehen, welches die Fasern des Strahlenbändchens miteinander
verbindet. Mittels einer feinen Glaskanüle hat er Luft in diesen Kanal einblasen
können, wobei sich Vorwölbungen und Einkerbungen bildeten, weshalb er
diesen Raum „canal godronné" — Kanal mit eierleistenartiger Oberfläche —
benannt hat. BEAUVIEUX gibt aber ausdrücklich zu, daß dieses Häutchen an
Schnittpräparaten nicht gesehen werden kann. Auffallend ist der Umstand,
daß alle Anhänger des geschlossenen HANNOVERschen Kanals sich bei ihrer

Ansicht auf makroskopische Präpara ε berufen (Abb. 231). Nur EGGER (l. c.), der das Strahlenbändchen an makroskop schen Präparaten studiert hat, nennt den HANNOVERschen Kanal ein Scheingebilde, tritt also der Ansicht entgegen, daß es sich um einen geschlossenen Kanal handle. Allerdings hat er der Frage des HANNOVERschen Kanals keine besondere Aufmerksamkeit gewidmet und auch keine Injektionsversuche gemacht. Die Arbeit von BEAUVIEUX (l. c.) ist ihm anscheinend unbekannt gewesen. Dieser letztere gibt als Inhalt des Kanals eine ihrer Konsistenz nach dem Glaskörper ähnliche Flüssigkeit an, die jedoch keine Struktur besitzt und sich daher mikroskopisch nicht nachweisen läßt. Auf Schnittpräparaten, deren sich BEAUVIEUX auch vielfach bedient hat, sind weder das die Fasern des Strahlenbändchens verbindende Häutchen, noch der

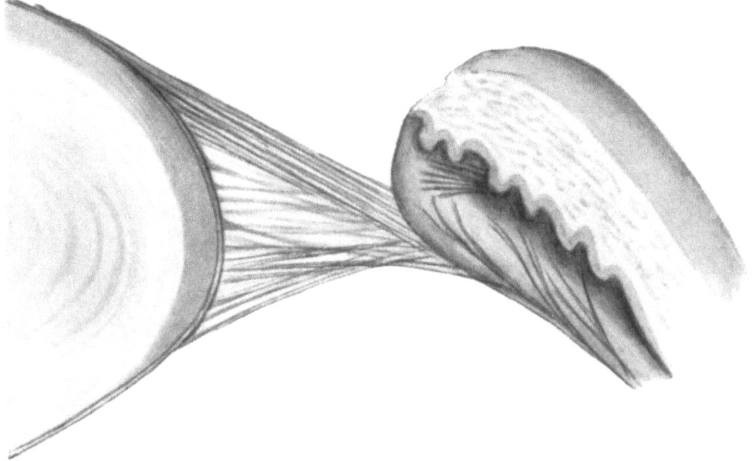

Abb. 231. Meridionalschnitt durch Linse, Strahlenbändchen und Strahlenkörper ohne Hornhaut. Querschnitt vom selben Präparat wie Abb. 229.

Inhalt des Kanales sichtbar. Dieser Umstand wäre geeignet, den Standpunkt der Gegner des geschlossenen HANNOVERschen Kanales zu erklären, die sich ausschließlich an Schnittpräparate gehalten haben. Bei meinen eigenen Untersuchungen habe ich das in Frage kommende Häutchen nicht feststellen können. Nach DEJEAN (1928) ist der HANNOVERsche Raum nicht vollkommen leer, sondern wo er als solcher erkennbar ist, am deutlichsten bei den *Primaten* und beim *Menschen*, von im wesentlichen senkrecht zum Äquator verlaufenden feineren Zonulafaserbündeln durchzogen. Nach KAHMANN (1930) soll er bei *Carnivoren* und *Ungulaten (Schwein)* eigentlich gar nicht vorhanden sein, da die Zonulafasern, dichter und gleichmäßiger verteilt, ihn ganz ausfüllen. KOLMER hat auch beim *Primaten Nictipithecus* ein solches Verhalten gesehen (s. Abb. 232), ebenso bei *Ratte* und *Ziege*.

Die Fasern des Strahlenbändchens entfernen sich so früh von der Oberfläche des Strahlenkörpers, daß die vorderen $^2/_3$ der Ciliarfortsätze vor dem Strahlenbändchen, also in der eigentlichen Hinterkammer liegen. Es entstehen hier entsprechend den Tälern des Strahlenkörpers die Recessus camerae posterioris von KUHNT (1881). An den Wänden der Täler, d. h. an den Seiten der Ciliarfortsätze, verlaufen die Faserbündel des Strahlenbändchens, die weiter hinten eine fast kontinuierliche Schichte bilden. Da jeder Seite eines Ciliarfortsatzes ein Faserbündel anliegt, sind doppelt so viele Bündel als Ciliarfortsätze vorhanden; ihre Zahl beträgt also 140. Je zwei Faserbündel, die zu beiden Seiten eines Ciliarfortsatzes verlaufen, und im circumlentalen Raum eine Strecke

weit voneinander getrennt zur Linse ziehen, vereinigen sich kurz vor ihrem
Ansatz an die Linse, breiten sich sodann wieder aus, so daß hier die Fasern
des Strahlenbändchens den breitesten Raum in ihrem freien Verlaufe einnehmen.
Sie splittern sich dann noch weiter auf, um sich an die Linsenkapsel anzusetzen.

Im Bereiche des flachen Teiles des Strahlenkörpers bilden die Fasern des
Strahlenbändchens eine ununterbrochene Schichte von eng aneinanderliegenden
Fasern, welche bei auffallendem Lichte dieser Gegend einen eigentümlichen,
starken Glanz verleihen. Der hintere Rand dieser Faserschichte liegt ungefähr
1,5 mm vor der Ora serrata und wiederholt ihre Wellenlinie annähernd getreu,

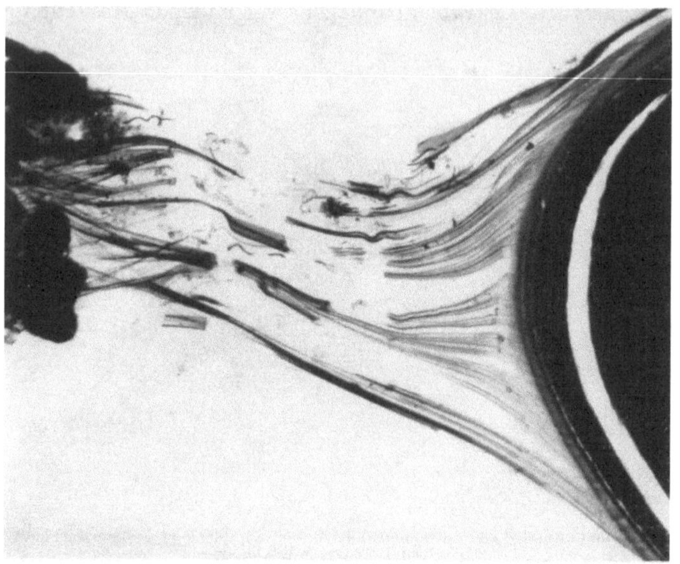

Abb. 232. Strahlenbändchen von Nictipithecus (KOLMER).

so daß der hintere Rand des Faseransatzes des Strahlenbändchens in derselben
Weise gezackt ist wie die Ora serrata selbst. Freilich ist dies nur die makroskopisch sichtbare Grenze des hinteren Faseransatzes des Strahlenbändchens.
Mikroskopisch lassen sich zahlreiche Fasern bis zur Ora serrata verfolgen, und
eine gewisse Anzahl reicht noch weiter nach hinten in den Glaskörper hinein.

Auch beim Lebenden kann man bei Untersuchung mit der Spaltlampe
und dem Hornhautmikroskop erkennen, daß die Fasern des Strahlenbändchens
aus den Tälern des Strahlenkörpers hervordringen und zur Linse ziehen. Nur
ausnahmsweise kann man Fasern erkennen, die über einen Ciliarfortsatz ziehen,
in der Regel sind die Kuppen der Firste der Ciliarfortsätze von Fasern vollständig frei, doch können besonders im jugendlichen Alter die Fasern des
Strahlenbändchens über sie hinwegziehen und sie bedecken (Abb. 233). Erst an
Schnittpräparaten ergibt sich, daß von den Seiten der Ciliarfortsätze bis
gegen den Sims des Strahlenkörpers Fasern des Strahlenbändchens entspringen
und entweder gegen die Linse zu verlaufen oder auch rückläufig gegen den
Strahlenkörper selbst.

Die zur Linse ziehenden Fasern setzen sich zum großen Teil entweder an
der vorderen oder der hinteren Fläche an die Kapsel an, wobei die vorderen
Fasern weiter gegen den Linsenpol reichen als die hinteren. Es entstehen auf
diese Weise zwei Blätter des Strahlenbändchens, das vordere und das hintere,

die aus einzelnen Faserzügen gebildet werden. Der zwischen diesen Blättern liegende Raum ist keineswegs frei von Fasern, die als äquatoriale Fasern des Strahlenbändchens sich an die Linsenkapsel anheften.

Die Fasern des Strahlenbändchens sind durchsichtig, homogen und lassen keinerlei Struktur erkennen. Im Gegensatz zu den meisten fibrillären Bildungen sind sie steif, verlaufen geradlinig oder leicht gebogen, weisen aber nirgends Neigung zu welliger Biegung auf, die den meisten Fibrillenarten eigen ist. Bei Entspannung biegen sie sich winkelig ab. Sie sind stark dehnbar, besonders, wenn die Dehnung langsam erfolgt; bei angeborener Linsenektopie kann man die allmähliche Dehnung der Fasern beobachten, die sich über Jahre erstreckt, bevor es zur Zerreißung kommt. Reißen die Fasern, wie bei traumatischer Linsenluxation, so schnurren die gerissenen Fasern auf dem Strahlenkörper zusammen und bilden hier Knäuel aus gewundenen Fasern. Die an der Linsenkapsel haftenden Teile rollen sich zusammen [BURG (1912)]. v. PFLUGK (1932) hat sorgfältige Untersuchungen über die Dehnbarkeit der Fasern des Strahlenbändchens angestellt, und zwar mittels des Deforden, eines in der Textilindustrie verwendeten Apparates zur Messung der Dehnbarkeit von Fasern. Aus den Versuchen ergab sich, daß die Dehnbarkeit des Strahlenbändchens etwa 9mal so groß ist wie die der Linsenkapsel. CALDERARO (1917) hat den

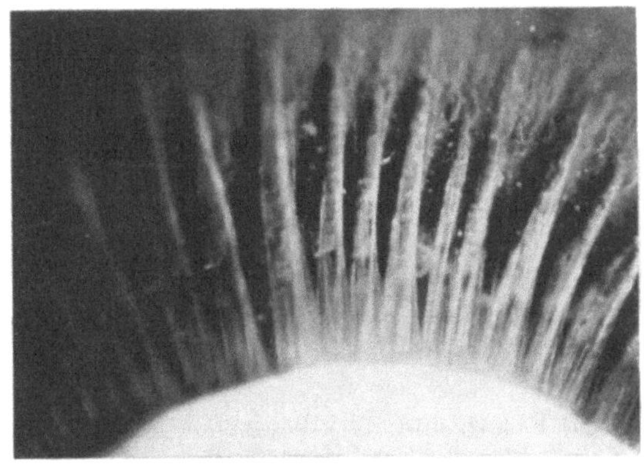

Abb. 233. Die Faserung der Zonula im Auge eines 9jährigen Knaben bei starker Lupenvergrößerung. Die Zonulafasern überziehen schleierartig die Firste der sehr dunklen Ciliarfortsätze, die hier noch sehr einfach erscheinen und stark pigmentiert sind. (KOLMER.)

gesamten Widerstand des Strahlenbändchens der Dehnung gegenüber gemessen. Beim Kinde wird die Widerstandskraft des Strahlenbändchens durch 100 g überwunden. Beim Greise genügen dazu 60 g. Dabei bedarf es eines um 6—18 g größeren Gewichtes um die Linse nach vorne, als nach hinten zu luxieren.

Die Dicke der Fasern ist außerordentlich verschieden. Die dünnsten sind wohl dicker als Glaskörperfibrillen, aber noch unmeßbar dünn, während die dicksten einen Durchmesser bis zu 0,04 mm aufweisen. Die dicken Fasern entstehen aber aus der Verschmelzung zahlreicher dünner. Dünne Fibrillen, die auch als Primitivfibrillen bezeichnet werden können, treten zusammen und verschmelzen zu dickeren Fasern. Aber auch die einzelnen Fibrillen, die nicht aus der Verschmelzung der Primitivfibrillen entstanden sind, weisen sehr verschiedene Dicken auf. Auch Fibrillen ungleicher Dicke verschmelzen miteinander, wenn sie einen gemeinsamen Verlauf einschlagen und sich aneinanderlegen. Der Zusammentritt kann auf verschiedene Weise zustande kommen. Es kann eine Faser nach der anderen an eine von hinten kommende herantreten und mit ihr verschmelzen, so daß ein Gebilde entsteht, das einer Faser mit einseitiger Fahne ähnlich sieht. Auf diese Weise verhalten sich die Fasern in der Nähe des Strahlenkörpers. Da die weiter vorne entspringenden Fasern von außen an die von hinten kommenden herantreten und mit ihnen vielfach verschmelzen, liegen im allgemeinen die stärkeren Fasern des Strahlenbändchens unten, d. h. auf der Seite des Glaskörpers, die feineren auf der Seite des Strahlenkörpers. Die Richtung dieser feineren Hilfsfasern [GARNIER (1891)] geht wie die der stärkeren im allgemeinen von hinten und außen nach vorn und innen. Über dem flachen Teile des Strahlenkörpers verlaufen sie fast parallel zu seiner Innenfläche, nach vorne zu steigen sie immer steiler auf, die vordersten stehen fast senkrecht zur Innenfläche des Strahlenkörpers [SALZMANN (1910)]. Fasern, welche die einzelnen Ciliarfortsätze untereinander verbinden, sieht man besonders an der Basis der Fortsätze des Strahlenkörpers; beim *Menschen* sind sie wenig auffallend, beim *Pferd* sieht man sie schon mit Spaltlampenbetrachtung von innen, auch beim *Kaninchen* sind sie deutlich.

Bei ihrer Annäherung an die Linse spalten sich die Fasern des Strahlenbändchens pinselförmig auf oder sie bilden einen in einer Ebene liegenden Fächer. Die Zusammensetzung dickerer Fasern aus einzelnen dünnen läßt sich aus ihrer Längsstreifung erkennen; ferner aus den oft sehr kompliziert aussehenden Querschnitten, deren vorspringende Leisten und einspringende Buchten an das Verhalten des Querschnittes eines Bündels kantiger Stäbe erinnert. Das Innere eines solchen Querschnittes läßt keine weitere Struktur erkennen, so daß die Annahme einer wirklichen Verschmelzung gerechtfertigt ist. Auffallend ist, daß sich kreuzende Fibrillen auch häufig miteinander verschmelzen. Die Neigung zu Verschmelzung ist also sehr ausgeprägt. Es kommt auch wiederholt vor, daß eine Faser an einer Stelle mit einer benachbarten verschmilzt, sich wieder von ihr löst und mit einer anderen verschmilzt, so daß stellenweise beinahe ein Gitterwerk entsteht.

Die Länge der Fasern des Strahlenbändchens ist sehr verschieden. Manche sind ganz kurz, während die längsten nach EGGER (1924) eine Länge von 7 mm erreichen.

Die Fasern sind stark lichtreflektierend, besitzen daher bei Betrachtung ihres Spiegelbildes bei intensiver Beleuchtung (Spaltlampe, Punktlichtlampe) sehr starken Glanz. In bezug auf Lichtbrechung stehen sie den elastischen Fasern nur wenig nach. Sie sind positiv einachsig doppelbrechend. Diese Eigenschaft wird durch Phenole und Phenolaldehyde nur abgeschwächt, nicht umgekehrt. Durch dieses Verhalten unterscheiden sich die Fasern des Strahlenbändchens von elastischen und leimgebenden Fasern, deren Doppelbrechung durch die genannten chemischen Körper umgekehrt wird. Die Fasern des Strahlenbändchens sind gegen Essigsäure und verdünnte Alkalien ziemlich widerstandsfähig [v. EBNER (1899)]. Dabei werden sie blaß, quellen aber nicht auf. Die Fasern des Strahlenbändchens färben sich mit Kernfarbstoffen nicht gut, wohl aber mit Cytoplasmafarbstoffen. Ihren physikalisch-chemischen Eigenschaften nach stehen sie den Cuticularbildungen (Glashäuten) am nächsten, daher nehmen sie auch Farbstoffe, die zur Darstellung elastischer Fasern geeignet sind, gut an (Orcein, WEIGERTsche Farblösung). Mit der HELDschen Eisenhämatoxylinfärbung färben sie sich gut, besonders aber mit der WEIGERTschen Neurogliafärbung, worauf AGABABOW (1897) hingewiesen hat. Doch ist die daraus gezogene Schlußfolgerung, daß die Fasern des Strahlenbändchens als Neurogliafasern anzusehen seien, nicht stichhaltig. Das Verhalten gegenüber den verschiedenen Farbstoffen gestattet nach unseren heutigen Kenntnissen keinen Schluß auf die Natur der Fasern des Strahlenbändchens. Zur Klärung dieser Frage können die anatomischen Beziehungen und besonders die entwicklungsgeschichtlichen Tatsachen herangezogen werden. Danach ist das Strahlenbändchen als ein besonders differenzierter Teil des Glaskörpers anzusehen, der zu den Epithelzellen des Strahlenkörpers in besonderer Beziehung steht. Auch die Tatsache, daß die Epithelien des hinteren Teiles des Strahlenkörpers gleichzeitig mit dem Glaskörper und den Fasern des Strahlenkörpers in Verbindung stehen, weist auf den gemeinsamen Ursprung der beiden Gebilde hin.

So wertvoll die Untersuchung des Strahlenbändchens als Ganzes mit dem Präpariermikroskop und besonderer Beleuchtung ist, die Einzelheiten im Verhalten des Strahlenbändchens offenbaren sich erst in Schnittpräparaten. Es erweist sich, daß feinste Fasern des Strahlenbändchens von der Ora serrata an entspringen, und zwar sind es diejenigen Fasern, die zuinnerst gegen den Glaskörper zu liegen. Erst in einer Entfernung von 1,0—1,5 mm von der Ora serrata tritt die Hauptmasse verhältnismäßig dicker Fasern auf, welche hauptsächlich zur vorderen Linsenfläche ziehen [orbiculo-ciliare Fasern von CZERMAK (1885)]. Weiter vorne in der gefalteten Gegend des Strahlenkörpers werden die hier entspringenden Fasern wieder dünner. Im Bereiche des gefalteten Teiles

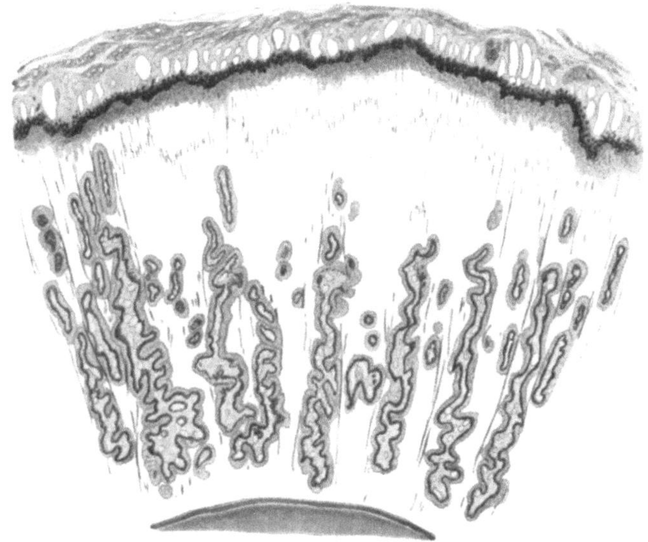

Abb. 234. Frontalschnitt durch Strahlenkörper und Linse. Fasern des Strahlenbändchens den Ciliarfortsätzen seitlich anliegend. Vergr. 20fach. (Präparat von Prof. KOLMER.)

des Strahlenkörpers entspringen sie in den Tälern und von den Seiten der Fortsätze bis gegen die Region des Simses des Strahlenkörpers. Von den Firsten der Fortsätze entspringen fast gar keine Fasern; nur LODDONI (1929) will sie öfters festgestellt haben. Vereinzelte meridionale Fasern spannen sich wohl über die Firste, es sind dies innerste Fasern des Strahlenbändchens. Die von hinten kommenden Fasern weichen in den Tälern des Strahlenkörpers seitlich auseinander und legen sich den Seitenflächen der Fortsätze an. An Querschnitten durch den Strahlenkörper erkennt man, daß die Fasern des Strahlenbändchens, soweit sie nicht gerade in unmittelbarer Nähe ihres Ursprunges getroffen worden sind, in einer geringen, zwischen 0,05 mm und 0,1 mm betragenden Entfernung von der Oberfläche des Strahlenkörpers liegen. Die innersten Fasern bleiben aber am Boden der Täler liegen. Es entsteht dadurch in jedem Falle eine U-förmige, der Gestalt des Tales sich anpassende Anordnung der Querschnitte der Fasern des Strahlenkörpers. Dabei nimmt die Höhe des U mit wachsender Höhe der Ciliarfortsätze zu. Dort, wo im vorderen Teil der Täler des Strahlenkörpers kleinere Längsfalten auftreten, weichen die Fasern des Strahlenbändchens diesen in ähnlicher Weise aus wie den Hauptfortsätzen des Strahlenkörpers. Die Teilung der Fasern in zwei den Seitenflächen der Täler, bzw. der Fortsätze des Strahlenkörpers anliegende Bündel wird nach vorne zu ausgesprochen, so daß beim Eintritt der Fasern in den freien Raum zwischen Strahlenkörper und

Linse sie beinahe als Fortsetzung der Ciliarfortsätze erscheinen. Bis in die vordersten Teile der Täler treten noch feine Fasern zu den von hinten kommenden hinzu und fixieren dadurch gewissermaßen die Bündel an die Seitenflächen der Ciliarfortsätze (Abb. 234, 235).

Weiter linsenwärts, d. h. nach dem Austritt aus den Tälern des Strahlenkörpers treten die Fasern des Strahlenbändchens wieder auseinander, indem sie sowohl in meridionaler wie in frontaler Ebene auseinanderweichen. Die zahlreichsten und stärksten Fasern liegen am meisten vorn und hinten und ziehen zur vorderen und hinteren Linsenfläche, während die zarteren Fasern in geringerer Zahl vorwiegend dem Linsenäquator zustreben.

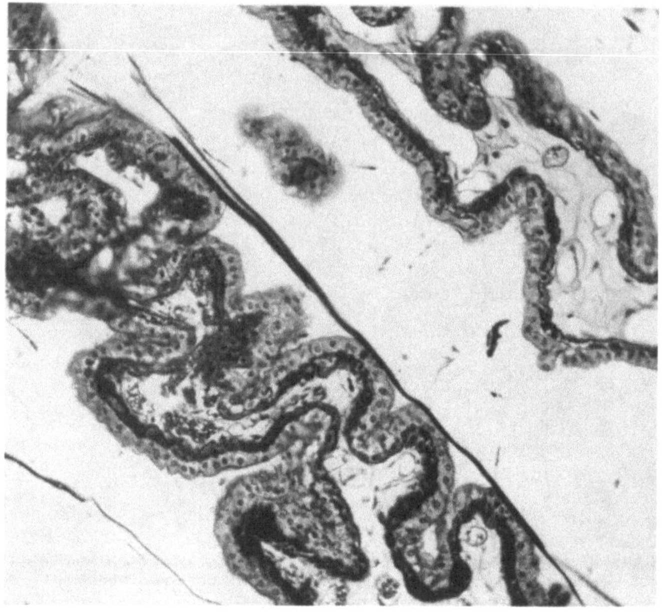

Abb. 235. Seitlich den Ciliarfortsätzen anliegende Fasern des Strahlenbändchens des *Menschen* (KOLMER).

Die zur vorderen Linsenfläche ziehenden Fasern sind die stärksten. Die aus ihnen bestehenden Bündel lösen sich verhältnismäßig spät auf, so daß die Fasern lange beieinander bleiben und dichte Bündel bilden. Sie liegen auch am längsten in den Tälern des Strahlenkörpers. Ihre vordersten Fasern legen sich tangential an die Linsenkapsel an, während die weiter hinten verlaufenden unter mehr oder minder spitzen Winkeln mit der Linsenkapsel in Verbindung treten. Dort, wo sich die Fasern des Strahlenbändchens der Linsenkapsel nähern, erleiden die einzelnen gröberen Faserbündel eine Aufsplitterung, die dazu führt, daß sie in äußerst zahlreiche feinste Teilfibrillen sich aufspalten, welche bei bester Konservierung schließlich so zart werden, daß man sie auch mit den besten Immersionssystemen nicht mehr verfolgen kann (Abb. 236). Diese Aufspaltbarkeit der Zonulafibrillen erinnert gewissermaßen an die anscheinend unbegrenzte Spaltbarkeit im Muskel und vielleicht auch von Neurofibrillen, welche die Grundlage für die Teilkörpertheorie HEIDENHAINS abgegeben haben. Beim *Menschen* zeigt die Zonula schon beim Neugeborenen die Zusammensetzung aus solchen getrennten Fibrillenbündeln, und das Bild, das man mit der Spaltlampe am lebenden iridektomierten Auge erhalten kann, erweckt im allgemeinen die gleichen Vorstellungen. Bei *Tieren* gelingt es dagegen, wie KOLMER beobachten

konnte, auch noch im postfetalen Leben, so bei 5 Monate alten *Zicklein*, bei
bester Fixation des Auges von den Gefäßen aus und guter Darstellung des
Glaskörpers unter möglichst schonender Celloidineinbettung, im Raume der
Zonula außerordentlich feine Fibrillenzüge darzustellen, die den gleichen Verlauf wie die Fasern des Strahlenbändchens haben, im Kaliber sich aber kaum
von den Fibrillen, die gleichzeitig im Glaskörper dargestellt werden, unterscheiden. Sie erfüllen ziemlich gleichmäßig dicht den dreieckigen Raum. KOLMER
glaubt daraus schließen zu dürfen, daß die Ausbildung der Zonulafasern aus
diesen ursprünglich ziemlich gleichmäßig ausgespannten feinsten Struktur-
elementen durch einen Prozeß der
Bündelbildung hervorgerufen wird, der
durch irgendwelche Ursachen, vielleicht
die Beanspruchung während der ersten
Akkommodationsvorgänge, erst nach
und nach zustande kommt. Wenn wir
beim *Menschen* schon bei der Geburt
deutlich ausgebildete Zonulafaserbündel
beobachten, so könnte sich hier der Vorgang der Bündelbildung nur früher abspielen. Ob dafür intrauterine Akkom-
modationsbewegungen in Frage kommen, wissen wir nicht. Erst durch diese
Bündelbildung entstehen dann Hohlräume zwischen den Zonulafaserbündeln. Ob dabei eine der Glaskörper-
grundsubstanz ähnliche hochgradig gequollene, kolloide Substanz dazwischen
übrigbleibt oder der Zwischenraum mit
verflüssigter Substanz erfüllt ist, ist
wohl sehr schwer zu entscheiden. Die
Aufspaltbarkeit der Zonulafasern und
ihre feinsten pinseligen Ausbreitungen
in der Ansatzstelle an der Linsenkapsel

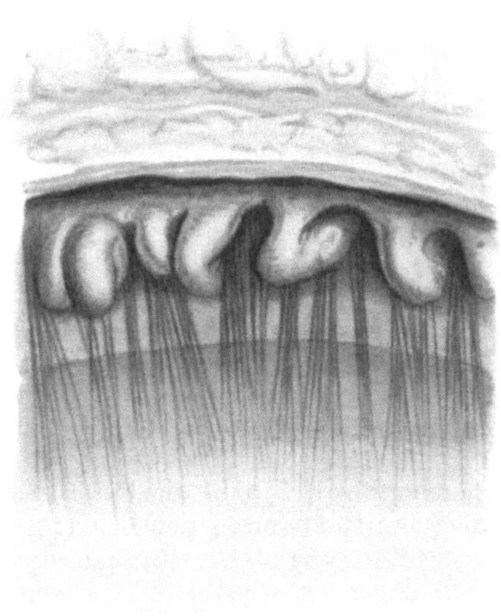

Abb. 236. Ansatz der Fasern des Strahlenbändchens
an die vordere Linsenkapsel. Vorderansicht des
Präparates Abb. 229.

beobachtete KOLMER am allerdeutlichsten bei den *Nachtaffen Nyctipitheus
tardigradus* (s. Abb. 232).

Der Verlauf der Fasern des Strahlenbändchens von ihrem Ursprunge nächst
der Ora serrata bis zur vorderen Linsenfläche [orbiculociliare Fasern von
CZERMAK (1885)] ist ein gerader oder leicht bogenförmiger. SALZMANN (1900)
ist der Ansicht, daß der vordere Teil der Zonulafasern dieser Gruppe mit den
hinteren einen stumpfen Winkel bildet, dessen Scheitel ungefähr der Mitte der
Fortsetzung des Strahlenkörpers entspricht. Dies hängt wohl damit zusammen,
daß die Faserbündel, welche anfangs der Seitenfläche der Fortsätze des Strahlenkörpers anliegen, in ihrem freien Teile sich mit dem Bündel der anderen Seiten
desselben Ciliarfortsatzes vereinigen, somit ihre Richtung etwas ändern. Aber
auch in den Meridionalebenen verlaufen die langen Fasern des Strahlenbändchens
nicht gerade, sondern leicht gebogen. Sie werden dabei von quer gespannten
Fasern, welche die gegeneinander gekehrten Seiten der Fortsätze des Strahlenkörpers miteinander verbinden, somit die Täler überqueren, in ihrer Lage erhalten.

Die an die hintere Linsenfläche herantretenden Fasern des Strahlenbändchens
sind feiner, aber zahlreicher als die zur vorderen Fläche ziehenden. Sie entfernen sich schon früher als die vorderen von der Oberfläche des Strahlenkörpers,
indem sie bereits in der Mitte der Täler den Weg gegen die Linse einschlagen.
Im Vergleiche zu den fast geradlinig verlaufenden vorderen Fasern bilden sie

einen stark gekrümmten Bogen, dessen Konvexität nach vorne gerichtet ist. Der Verlauf dieser Fasern wird durch die vordere Grenzschichte des Glaskörpers bedingt, zum Teil durch zahlreiche feine Fasern, die im vorderen Teile der Ciliartäler entspringen [ciliocapsuläre Fasern von CZERMAK (1885)] und sich unter spitzen Winkeln mit den Bündeln der von hinten kommenden Zonulafasern verbinden, sie also durch ihre Spannung in ihrer Lage erhalten (Hilfsfasern). Die Fasern des Strahlenbändchens, die zur hinteren Linsenfläche ziehen, nehmen mit ihren Ursprüngen am Strahlenkörper eine ziemliche Breite ein, konvergieren gegen den Scheitel des Bogens zu und treten dann wieder fächerförmig auseinander. Ihr Ansatz an der Linsenkapsel ist linear kürzer als der am Strahlenkörper, somit der linsenwärts gelegene Fächer kleiner als der ciliarwärts gelegene. An den Kreuzungsstellen sind die Fasern, wie RETZIUS (1894) festgestellt hat, miteinander verlötet. Die Anordnung dieser Fasern hat SCHÖN (1893) mit einer Reihe von Tangenten verglichen, die zu einer Kurve oder Evolute gezogen werden, was ein sehr zutreffendes Bild liefert. Da sich diese Fasern nahe am Äquator an die Linsenkapsel ansetzen, bilden sie mit dieser ziemlich große, die vordersten fast rechte Winkel, nur die hintersten verlaufen fast tangential zur Linsenoberfläche.

Die an den Linsenäquator herantretenden Fasern des Strahlenbändchens stammen zum größten Teil aus dem vorderen Abschnitt der Täler des Strahlenkörpers und nur zum geringeren Teil aus der Gegend des flachen Teiles des Strahlenkörpers. Es sind dies zarte Fasern, die sich unter großen Winkeln an die Linsenkapsel ansetzen. Ihre Zahl ist eine recht verschiedene und scheint im jugendlichen Alter größer zu sein als in späteren Jahren.

Schon aus dem bisher beschriebenen Verlauf der Fasern des Strahlenbändchens ergibt sich, daß die Fasern sich vielfach überkreuzen müssen, was auch an Schnittpräparaten deutlich erkennbar ist. Dieser Auffassung widerspricht einzig EGGER (1924), wenn man von den Angaben derjenigen Forscher absieht, nach denen das Strahlenbändchens ein Häutchen darstellt und seine Blätter für Spaltungsprodukte der Membrana hyaloidea gehalten werden.

Die Fasern des Strahlenbändchens setzen sich am ganzen äquatorialen Umfang der Linsenkapsel der Linse an und greifen auf die vordere und hintere Fläche der Linse über. SALZMANN (1900) bezeichnet die äquatoriale Zone der Linse als denjenigen Teil, dessen meridionale Krümmung die frontale übertrifft. Infolge der verschiedenen Krümmung der beiden Linsenflächen liegt die von beiden Linsenpolen gleich weit entfernte Fläche hinter der Mitte der äquatorialen Zone. Die Ebene jedoch des größten Durchmessers der Linse, der anatomische Äquator, liegt dem vorderen Pole bedeutend näher als die vorhin definierte Ebene. Die vorderen Fasern des Strahlenbändchens reichen weiter polwärts als die hinteren. Die Verbindungslinie der Ansatzpunkte der vorderen und hinteren, einander entsprechenden Fasern des Strahlenbändchens schließt mit der Augenachse einen nach vorne zu spitzen Winkel ein. Die Länge dieser Verbindungslinien beträgt nach SALZMANN (1900) 1,3—1,5 mm, während die entsprechende Oberflächenlinie der Linse 2,4—2,7 mm mißt, wenn man die in der Linsenkapsel noch sichtbaren Teile der Fasern in die Messung mit einbezieht. Tut man dies nicht, so ist von den letzten Maßen der Betrag von 0,2—0,5 mm abzuziehen.

Die Fasern des Strahlenbändchens setzen sich nicht gleichmäßig am ganzen Linsenumfange an. Betrachtet man ihre Ansätze an Frontalschnitten, so ist deutlich eine Gruppierung zu Bündeln, deren bereits früher Erwähnung getan wurde, erkennbar. Wohl als Folge dieser ungleichmäßigen Verteilung der Fasern des Strahlenbändchens ist das Vorhandensein mehr oder minder ausgesprochener leistenförmiger Vorsprünge oder Wülste des Linsenäquators aufzufassen, die sich entsprechend den Ansatzstellen der Bündel befinden und zwischen denen der Kreislinie des Linsenquerschnittes entsprechende Einkerbungen vorhanden sind. Die vorderen prääquatorialen, mittleren äquatorialen und hinteren postäquatorialen Faserbündel liegen nun annähernd hintereinander. Es findet sich seit TOPOLANSKI (1892) und RABL (1900) die Ansicht vertreten, daß die der Zahl der Täler des Strahlenkörpers entsprechende Anzahl von Einkerbungen und Wülsten des Linsenäquators vorhanden ist. Solche Vorsprünge sind nicht an allen menschlichen Linsen vorhanden, sind mitunter nur undeutlich ausgeprägt und dort, wo sie ausgesprochen sind, beträgt ihre Zahl keineswegs, wie man erwarten sollte, 70, sondern, wie ich wiederholt feststellen konnte, nur ungefähr 40. Auch LODDONI (1929) macht dieselben Angaben bezüglich der Zahl der Kerben und Wülste des äquatorialen Linsenrandes.

Meist ist der Verlauf der Fasern des Strahlenbändchens ein recht regelmäßiger, d. h. die Fasern verlaufen streng meridional vom Strahlenkörper zur Linse. Man findet jedoch gelegentlich neben Stellen, an denen der Verlauf den geschilderten Verhältnissen entspricht, auf solche, wo er unregelmäßig ist, die Fasern vom Strahlenkörper nicht geradlinig meridional weiter zur Linse ziehen, sondern von der meridionalen Richtung abweichen und die benachbarten Fasern kreuzen, wie dies Abb. 237 zeigt.

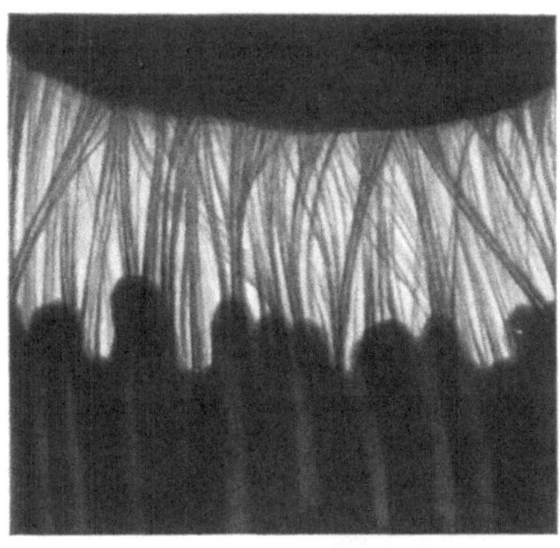

Abb. 237. Fasern des Strahlenbändchens zwischen Strahlenkörper und Linse bei durchfallendem Lichte. Eine andere Stelle des Präparates Abb. 229. Unregelmäßigkeit des Verlaufes der Fasern des Strahlenbändchens.

Bei Tieren läßt sich öfters eine Asymmetrie in der Entwicklung des Strahlenbändchens wahrnehmen. Es betragen die Unterschiede in der Länge der Zonula medial und lateral beim *Menschen* 1 mm, beim *Rind* 4 mm, beim *Pferd* 7 mm. Der Unterschied in der Länge der Zonula oben und unten beträgt beim *Menschen* 0,5 mm, beim *Rind* 2 mm, beim *Pferd* 1 mm. Diese Erscheinung hängt mit der Asymmetrie der Ciliarfortsätze und des flachen Teiles des Strahlenkörpers zusammen. Hochgradig asymmetrisch ist die Lage der Linse beim *Pferde*. Die Entfernung ihres Randes von der Sklera beträgt oben 15, unten 7 mm. Beim *Menschen* beträgt die Entfernung zwischen dem Linsenrande und den Ciliarfortsätzen 0,5—2 mm. Auch hier besteht eine geringe Asymmetrie in der Lage der Linse, was nicht ohne Einfluß auf den Akkommodationsmechanismus sein kann. Übereinstimmend mit den Beobachtungen am anatomischen Präparat kann man auch am iridektomierten menschlichen Auge mit dem Augenspiegel feststellen, daß die Ciliarfortsätze nicht an den Linsenrand heranreichen.

An dicken meridionalen Schnitten scheint der ganze, zwischen den vordersten und hintersten Fasern des Strahlenkörpers eingeschlossene Raum von Fasern ausgefüllt zu sein. Bei näherem Zusehen ergibt sich aber, daß die zwischen dem vorderen und dem hinteren Faserzug liegenden Fasern spärlich sind und nur infolge Überdeckung den Eindruck erwecken, als ob sie den ganzen Raum zwischen den Hauptfaserzügen ausfüllen würden.

Es sei ausdrücklich darauf hingewiesen, daß die in der soeben gegebenen Beschreibung gemachten Angaben vielfach individuellen Verschiedenheiten unterworfen sind, und eine absolute Regelmäßigkeit der Faseranordnung nicht vorhanden ist. Die Mannigfaltigkeit der natürlichen Erscheinungen läßt sich nicht in starre Formeln der Beschreibung einzwängen. Dieser Umstand, der niemals aus den Augen verloren werden sollte, erklärt die in mannigfachen Beziehungen voneinander etwas abweichenden Beschreibungen verschiedener Forscher. In dieser Hinsicht spielt das Alter der untersuchten Individuen eine

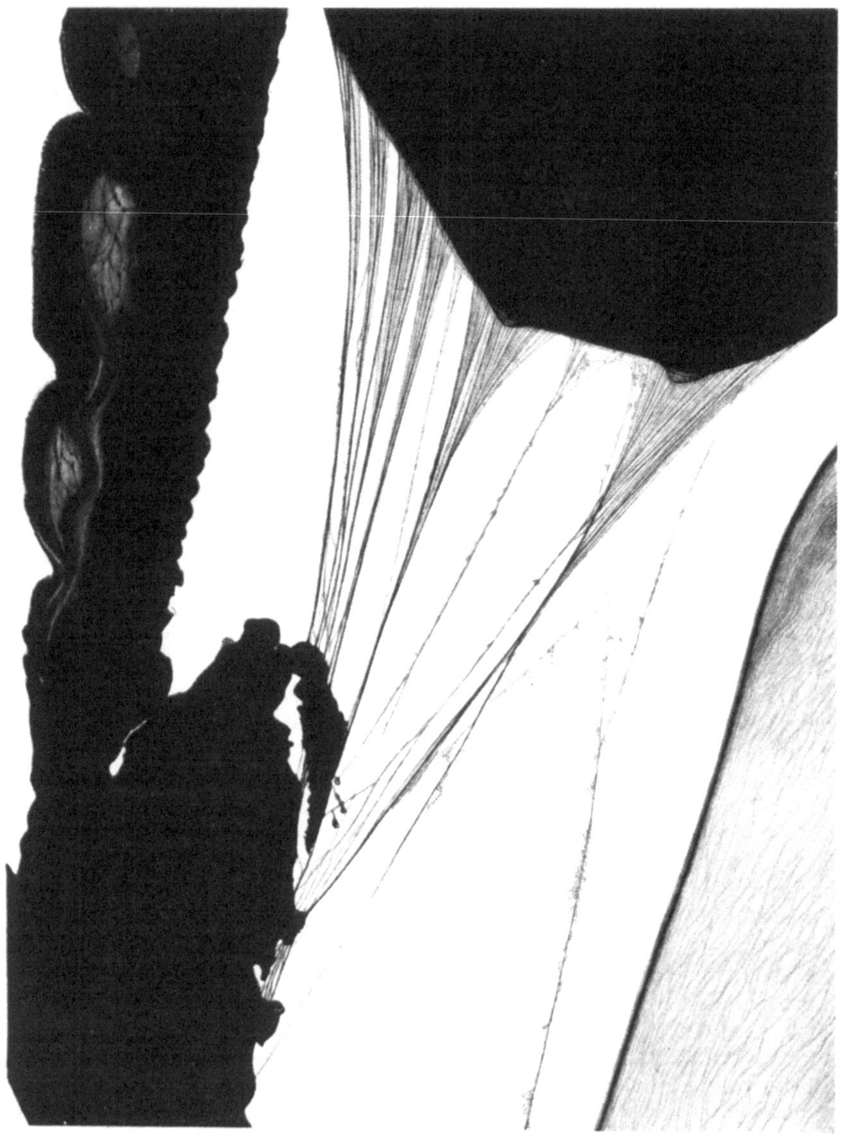

Abb. 238. Meridionalschnitt des Auges eines 32jährigen Mannes. Vergr. 42fach. (Nach JOKL.)

nicht zu unterschätzende Rolle. So finden sich in der Jugend regelmäßig Zonulafasern, die von der hinteren Fläche der Iriswurzel entspringen, wie ja zu dieser Zeit auch die Ciliarfortsätze vielfach auf die hintere Irisfläche übergreifen. JOKL (1927) bildet die betreffende Region eines 45 cm langen menschlichen Fetus ab, bei dem diese Verhältnisse sehr deutlich sind. Die Verbindung der Fasern des Strahlenbändchens mit der Linsenkapsel hängt zum Teil von der

Richtung der Fasern und dem Winkel ab, unter dem sie die Linsenkapsel treffen. Die tangential an die Linsenkapsel herantretenden Fasern verbinden sich nur mit der äußeren dünnen Lamelle der Kapsel (der Zonulalamelle), indem sie mit der Oberfläche der Kapsel verkleben. Nachdem sie in Verbindung mit der Kapsel getreten sind, spalten sie sich in schwach fächerförmig auseinanderstrebende Fäserchen. Die auf der Oberfläche der Linsenkapsel liegenden Fäserchen verleihen ihr im Bereiche der Ansatzzone (in der ungefähren Breite von 0,5 mm) eine feine meridionale Streifung. Dabei sind die einzelnen Streifen ungleich breit, entsprechend der verschiedenen Dicke der Fasern des Strahlenbändchens. An Schnitten, die durch den Äquator der Linse senkrecht zum Verlauf des Strahlenbändchens, d. h. parallel zur Tangente der betreffenden Äquatorgegend geführt sind, kann man die Fasern im Querschnitt als verschieden dicke und breite Leisten von unregelmäßigen Querschnitten der Linsenkapsel aufliegen sehen. Sie unterscheiden sich von der Linsenkapsel selbst durch stärkere Färbung. Die Verklebung der Fasern des Strahlenbändchens mit der äußeren Oberfläche der Zonulalamelle ist eine sehr feste. Bei starkem Zug löst sich die Zonulalamelle von den übrigen Schichten der Kapsel ab, lange bevor die Fasern des Strahlenbändchens reißen. Auch die unter größeren Winkeln an die Linse herantretenden Fasern des Strahlenbändchens verbinden sich nur mit der Zonulalamelle; durch ihren Zug bewirken sie die Unregelmäßigkeiten am Linsenäquator (s. S. 244). Die äquatorialen Fasern des Strahlenbändchens splittern sich pinselförmig auf (Abb. 238), d. h. die Aufsplitterung erfolgt sowohl in meridionaler wie in frontaler und in den dazwischen gelegenen Ebenen.

Neben Fasern, die vom Strahlenkörper zur Linse ziehen, gibt es auch solche anderen Verlaufes. Es gibt Fasern, die verschiedene Stellen des Strahlenkörpers miteinander verbinden. Es sind dies zum Teil Fasern, welche die Täler überqueren, von der Seite eines Fortsatzes des Strahlenkörpers zu der eines benachbarten oder auch von der Talsohle zur Seitenwand des Fortsatzes ziehen [interciliare Fasern von CZERMAK (1885)]. Es sind dies entweder einzelne Fasern, oder es treten mehrere Fäserchen zusammen, verschmelzen miteinander und splittern sich am anderen Ende ihres Verlaufes wieder auf. Diese erfüllen teilweise die Aufgabe, die von rückwärts kommenden Fasern des Strahlenbändchens in den Tälern des Strahlenkörpers festzuhalten. Sie sind aber keineswegs so regelmäßig angeordnet wie dies LODDONI (1929) angibt und abbildet. KOLMER fand, daß Fasern sowohl die Ciliarfortsätze untereinander verbinden als auch gelegentlich zu Faserüberkreuzungen führen können, was aber nicht in jedem Auge vorkommt. Beiden scheint eine wichtige funktionelle Rolle nicht zuzukommen. Es gibt ferner Fasern, welche vom hinteren Teile des glatten Abschnittes des Strahlenkörpers entspringen und bis zu seinem vorderen Ende oder einer Stelle seines gefalteten Teiles ziehen [orbiculociliare Fasern von CZERMAK (1885)]. Sie enden mitunter in den Tälern zwischen den Fortsätzen des Strahlenkörpers, mitunter aber auch an deren Firsten (Abb. 239). Diese Fasern sind an guten Präparaten recht zahlreich, ebenso wie solche, die verschiedene Teile des gefalteten Abschnittes des Strahlenkörpers miteinander verbinden. Eine Anzahl von Fasern des Strahlenbändchens, welche vom flachen Teil des Strahlenkörpers entspringen, ziehen in meridionaler Richtung nach vorne, biegen dann ungefähr rechtwinkelig um und treten mit der Grenzschichte des Glaskörpers in Verbindung. Sie splittern sich dabei pinselförmig auf und verlaufen kreisförmig in und auf der vorderen Grenzschichte. KOLMER sah beim *Affen* ein kräftiges Bündel ziemlich senkrecht aus der Gegend eines Ciliarfortsatzes zur vorderen Grenzschichte des Glaskörpers verlaufen. Ein Teil der Fasern dringt auch in den Glaskörper selbst ein, andere wieder ziehen durch den Glaskörper hindurch, erreichen die Linsenkapsel und verbinden sich mit ihr. Schließlich gibt es

noch Fasern, die im Glaskörper selbst enden. Verfolgt man Fasern des Strahlenbändchens nach rückwärts gegen die Ora serrata, so kann man stellenweise
solche finden, die mit der Oberfläche des flachen Teiles des Strahlenkörpers
und des anschließenden Teiles der Netzhaut einen nach hinten offenen Winkel
bilden, also sich von der Wand des Augapfels gegen dessen Mitte zu entfernen. Es ist aber nicht möglich ihre wirkliche Endigung zu finden, weil
sie nicht in derselben Ebene bleiben und außerdem sehr dünn sind, was
ihre Verfolgung außerordentlich erschwert. Deshalb ist ihr wirkliches Ende
bisher noch nicht festgestellt worden. Solche Fasern des Strahlenbändchens
lassen sich noch hinter der Gegend der Ora serrata erkennen. Manche von ihnen
nähern sich der hinteren Grenzschichte des Glaskörpers, und SALZMANN (1900)
läßt es unentschieden, ob sie mit ihr in Verbindung treten. Er erklärt dies
für möglich, hat aber eine Verbindung selbst nicht gesehen. Manche Fasern

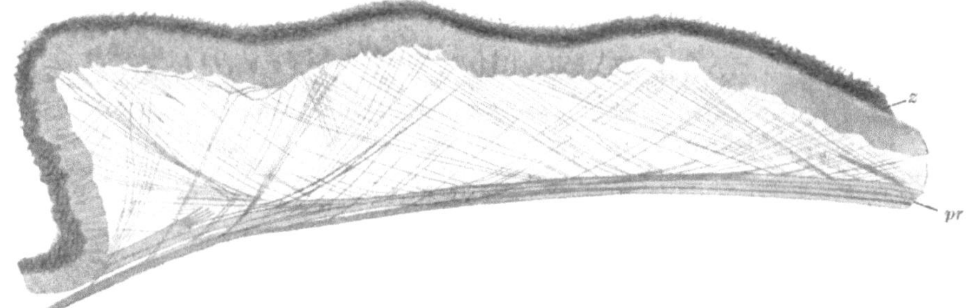

Abb. 239. Partie des Orbicularraumes vom Meridionalschnitt des Auges eines erwachsenen *Menschen*, mit sowohl
nach vorn, wie nach hinten ziehenden, aus der Glashaut der Pars ciliaris retinae (*z*) entspringenden Fasern
des Strahlenbändchens, welche sich den Zonulabalken (*pr*) anschließen. An einigen Stellen sicht man die
etwas abgelöste Glashaut mit dem Ursprung der Fasern. MÜLLERsche Lösung, Celloidin, Rubin.
2/3 des Originals. (Nach GUSTAF RETZIUS.)

lösen sich in der Nähe der hinteren Grenzschichte des Glaskörpers in Fibrillen
auf, die der Netzhaut zustreben. Es ist jedoch nicht festgestellt, ob sie die Grenzschichte des Glaskörpers erreichen. SALZMANN (l. c.) stellt aber bestimmt in
Abrede, daß sie mit der Netzhaut selbst in Verbindung stehen, bzw. in sie eindringen. Die Zahl solcher Fasern, die sich im Glaskörper nach hinten verfolgen
lassen, ist eine ungemein schwankende, nicht nur von einem Auge zum anderen,
sondern auch in verschiedenen Teilen desselben Auges.

Die Beziehungen der Fasern des Strahlenbändchens zum Glaskörper ver-
dienen noch in bezug auf ihre Durchsetzung durch Glaskörperfibrillen einige
Aufmerksamkeit. Unmittelbar vor der vorderen Netzhautgrenze liegt der
Innenfläche des Strahlenkörpers der Glaskörper an, der hier mit den Zellen
der pigmentlosen Epithelschichte in innigem Zusammenhang steht. Fasern des
Strahlenkörpers sind hier nur spärlich vorhanden und treten durch den Glaskörper hindurch. Es ist dies die Stelle, wo zwischen der vorderen und hinteren
Grenzschichte des Glaskörpers eine nicht verdichtete Zone liegt, die von SALZ-
MANN (1900) als Zonulaspalt der Grenzschichte bezeichnet worden ist. Dort,
wo die vordere Grenzschichte des Glaskörpers anfängt, und gleichzeitig die
Fasern des Strahlenkörpers eine fast ununterbrochene Schichte zu bilden beginnen, durchdringen die feinen Glaskörperfibrillen die Zwischenräume zwischen
den Fasern des Strahlenbändchens. Dieses Verhalten reicht verschieden weit
nach vorn; je jünger das Individuum, desto weiter nach vorn lassen sich zwischen
den Fasern des Strahlenbändchens die Glaskörperfibrillen verfolgen. Beim
Neugeborenen und Kleinkinde reichen Reste des Glaskörpers bis in die Gegend
des Simses des Strahlenkörpers. Durch solche Verbindungen des Glaskörpers

mit dem Strahlenbändchen und dem Ursprunge seiner Fasern von der Cuticularschichte der Ciliarepithelien entsteht auch ein mittelbarer Zusammenhang des
Strahlenbändchens mit dem vorderen Ende der Netzhaut.

Daß die Fasern des Strahlenbändchens mit den Epithelien des Strahlenkörpers in innigem Zusammenhang stehen und von ihnen entspringen, ist allgemein anerkannt. Die Art ihres Zusammenhanges gehört zu den stark umstrittenen Fragen. Die ältesten Forscher nahmen an, daß das Strahlenbändchen
eine Fortsetzung der Membrana hyaloidea sei. Dann trat die Ansicht auf, daß
es sich bei den Fasern des Strahlenbändchens um Analoga zu den MÜLLERschen
Stützzellen der Netzhaut handle, die sich zwischen den Epithelzellen befänden
und deren Fortsätze zur Linsenkapsel zögen. Während KLEBS (1861), M. SCHULZE
(1872), SCHÖN (1886, 1893 und 1895), C. RABL (1899, 1903, 1911, 1917), KÖL-
LIKER (1903 und 1904), MAWAS (1910), MAWAS und MAGITOT (1912) in den
Zonulafasern direkte Fortsätze der Zellen der Pars ciliaris retinae sahen, meinte
WOLFRUM (1909), daß die Zonulafasern sich in die Zellen der inneren Schichte
des Ciliarepithels hineinverfolgen lassen und an der Limitans externa zwischen
innerer und äußerer Zellschicht des Ciliarepithels endigen. AGABABOW (1897)
und BALDWIN (1912) lassen sie zwischen den Zellen der inneren Schichte des
Ciliarepithels endigen. TERRIEN (1848) und TOUFESCO (1906) lassen sie durch
beide Schichten des Ciliarepithels hindurchgehen, und sich an der die pigmentierte
Schichte vom Bindegewebe scheidenden Glashaut ansetzen, oder sogar in das
elastische Fasernetz des Corpus ciliare übergehen. METZNER (1903) glaubte sie
sogar durch das Bindegewebe des Ciliarkörpers hindurch bis zwischen die glatten
Muskelfasern des Akkommodationsmuskels verfolgen zu können. All diesen
Ansichten gegenüber wurde von MERKEL (1870), HENLE (1873 und 1880),
ANGELUCCI (1881), CZERMAK (1885), BERGER (1882), TOPOLANSKI (1891), RETZIUS
(1894), SALZMANN (1900, 1912), v. LENHOSSEK (1911), CARLINI (1911, 1912),
FRACASSI (1923), DEJEAN (1923 und 1925) die Ansicht ausgesprochen, daß die
Fasern des Strahlenbändchens an einer das Ciliarepithel bedeckenden Glashaut
(Basalmembran, Cuticula, nach anderen Limitans interna ciliaris) als Fortsetzung
der Limitans der Netzhaut endigen. KOLMER hat die gleiche Methodik wie
JOKL zum Studium dieser Frage angewandt (dünne Celloidin-Paraffinschnitte
der verschiedensten *Vertebraten* und des *Menschen*) und ist wie er zu der Ansicht
gekommen, daß überall die Fasern an der Oberfläche der Limitans interna des
Ciliarepithels geflechtartig umbiegend endigen. Dieser Ansicht schließe ich
mich an, da ich die von TERRIEN (1898) und WOLFRUM (1909) beschriebenen
Bilder nicht habe sehen können. Die Fasern des Strahlenbändchens stehen
durch die Vermittlung der Limitans interna in Zusammenhang mit der
Kittsubstanz, welche die pigmentlosen Ciliarepithelien untereinander und mit
den Pigmentepithelien verbindet. Der Zusammenhang dieser beiden Zellschichten ist ein sehr fester, wie aus anatomischen und klinischen Beobachtungen hervorgeht, aus denen im Gegensatz zur leichten Trennbarkeit
und häufigen Trennung der Netzhaut vom Pigmentepithel eine Loslösung
nicht beobachtet wird.

Auf den Fasern des Strahlenbändchens finden sich gelegentlich cytoplasmareiche Zellen, die sich mit langen Ausläufern, deren Enden verdickt sein können,
an die Fasern des Strahlenbändchens anlegen und wahrscheinlich bewegungs-
fähig sind. WOLFRUM (1909) beobachtet den Austritt solcher Zellen aus den
Epithelien des Strahlenkörpers. Er faßt daher diese Zellen als Gliazellen auf,
weil auch an der Ora serrata eine Durchwanderung der Limitans interna der
Netzhaut und der Gliazellen beobachtet worden ist. SALZMANN (1900) hält
diese Zellen für Wanderzellen. Sie sind beim Neugeborenen spärlich, kommen
in späterem Alter etwas häufiger vor, niemals aber in größerer Anzahl.

19*

Über die Genese der fädigen Elemente, welche das Strahlenbändchen bilden, sind sehr viele durchaus miteinander in Widerspruch stehende Ansichten ausgesprochen worden, indem die einen Untersucher diese Fäden als bindegewebig, andere als elastischen Fasern verwandt, wieder andere als einen Bestandteil des Glaskörpers ansehen und der Meinung sind, daß die Zonulafasern aus dem Anlagematerial des Glaskörpers sich allmählich entwickeln. SCHWALBE (1870, 1874) und RETZIUS (1894), lassen sie von einer Cuticula des Innenblattes der Netzhaut ausgehen. Nach SCHÖN (1886), RABL (1900), ADDARIO (1901) und KÖLLIKER (1903) sollen sie dagegen basale Ausläufer der Zellen dieses Innenblattes sein. WOLFRUM (1908) sah sie an der Fortsetzung der Limitans externa zwischen den beiden Zellagen der Retina ciliaris mit feinen Knöpfchen entspringen, um sich zwischen die Zellen des Innenblattes hindurch zu schieben; auch TERRIEN (1847) läßt sie zwischen den Zellen heraustreten, BALDWIN (1912) will dagegen die Zonulafasern aus Apicalfortsätzen von Mesenchymzellen hervorgehen und sich später an den inneren Epithelzellen des Strahlenkörpers anheften, endlich aber zwischen deren Zellen in die Intercellularsubstanz eindringen lassen. CARLINO (1911, 1912) läßt sie vom Glaskörper aus entstehen und an der die Fortsetzung der Membrana limitans interna darstellenden Glashaut entspringen. CARRÈRE (1925) betont, daß die Zonulafasern nur zwischen die Ciliarepithelien gelagert sind, nicht in den Epithelien. CARRÈRE (l. c.) vermißt am flachen Teil des Strahlenkörpers bei Behandlung mit Picroschwarz und Naphthol eine besondere Glasmembran. Nach ihm entspringen die Fasern des Strahlenkörpers von dünnen pericellulären Fasern des glatten Teiles des Glaskörpers. Diese verdichten sich an der freien Zellseite und bilden eine Platte. Sie werden am besten nach der Methode von CURTIS gefärbt und sind chemisch der DESCEMETschen Membran ähnlich. KOLMER vermutet, daß alle diese Bilder nur dadurch vorgetäuscht werden, daß die an der Limitans interna haftenden Fasern mit dieser zwischen die Oberfläche der Epithelzellen der Netzhaut hineingezogen werden, und durch die Färbungen dann ein kontinuierlicher Zusammenhang mit irgendwelchen Gebilden vorgetäuscht wird. Nach allem, was er an eigenen Präparaten beobachten konnte, glaubt er sich der letzteren Meinung anschließen zu sollen, indem er beobachten konnte, daß an der Stelle, an der in einem bestimmten Entwicklungsstadium die Fasern des Strahlenbändchens als solche erkennbar sind, noch unmittelbar vorher und in den früheren Entwicklungsstadien sich jene Strukturen befinden, die weitgehend mit dem Bau des Glaskörpers in Übereinstimmung stehen.

KOLMER glaubt nicht, daß diese Ansichten in absolutem Widerspruch dazu stehen, daß Untersucher wie BAURMANN in neuerer Zeit in dem Glaskörper nichts anderes als eine hochgequollene kolloidale Substanz sehen, die keine eigentliche mikroskopische, sondern nur eine ultramikroskopisch nachweisbare fädige Struktur aufweist. Von diesem Standpunkt aus werden alle an fixierten Präparaten vorhandenen Strukturen als Kunstprodukte durch fädige Fällung des Gels angesehen. Im Gebiete des Strahlenbändchens ist es nun sehr schwer nachzuweisen, daß jemals nur rein gallertige Substanz ohne fädige Struktur hier vorhanden ist, da dieses Stadium, wenn es überhaupt vorkommt, in eine recht frühe Entwicklungsperiode fallen müßte und in dieser eine ultramikroskopische Untersuchung des in Betracht kommenden Raumes mit großen technischen Schwierigkeiten verbunden sein dürfte, da die Freilegung dieses Raumes an sich schon möglicherweise Kunstprodukte schafft.

Es ist nicht ausgeschlossen, daß, wie dies von ganz anderen Kolloiden bekannt ist, in ihnen fädige Strukturen entstehen, besonders unter dem Einfluß von Zugkräften, wenn sie gespannt werden, und vielleicht ist das der Weg, auf dem allmählich aus ultramikroskopischen Strukturen feinste mikroskopische

Fäden werden, die selbst wieder zu den gröberen, schließlich im Spaltlampenbild leicht sichtbaren Fäden hinüberleiten.

DRUAULT (1913) ist der Ansicht, daß das Strahlenbändchen einem Anteil des primären Glaskörpers entspreche, und daß auch Fasern, strukturell mit diesen, eine besondere Ähnlichkeit zeigen, in einem zweiten Anteil des primären Glaskörpers, der dem Canalis hyaloideus entsprechen soll, vorhanden sind, worauf er besonders auch durch Untersuchungen über die Augenentwicklung bei der Maus und bei der Blindschleiche aufmerksam geworden ist. Diesbezüglich glaubt KOLMER gesehen zu haben, daß im allgemeinen die Fasern des Strahlenbändchens in einer früheren Entwicklungsperiode bei den meisten *Tieren* deutlich

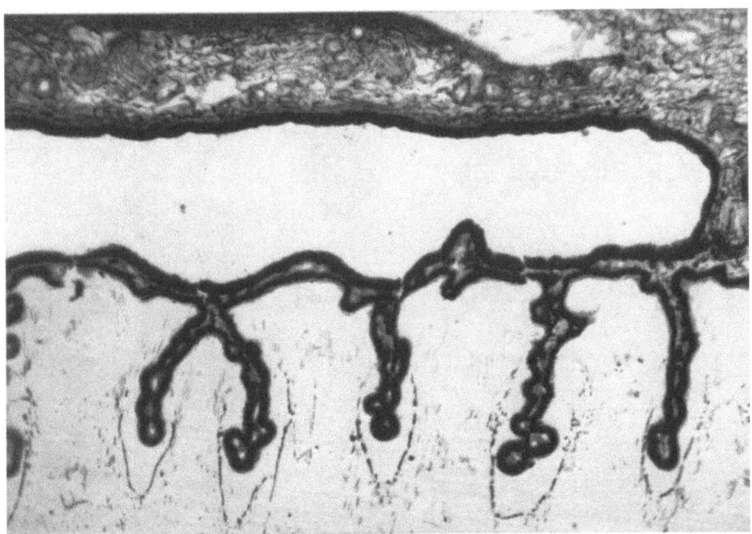

Abb. 240. Querschnitt durch die Ciliarfortsätze des *Schimpansen*. Der First jedes Ciliarfortsatzes wird von den Fasern des Strahlenbändchens, die durch ein zartes Häubchen zu bandartigen Zügen vereinigt werden, in einiger Entfernung umzogen (KOLMER).

hervortreten, während die faserigen Bildungen im CLOQUETschen Kanal zur gleichen Zeit eher zurücktreten und wahrscheinlich im postembryonalen Leben bei den *Säugetieren* zumindest sich verflüssigen. Bei den *Reptilien* allerdings, besonders *Tropidonotus,* scheinen sich diese von der Gegend der Papille ausgehenden Fasern deutlich ins spätere Leben hinein zu erhalten.

Es ist strittig, ob das aus den Fasern des Strahlenbändchens zusammengesetzte Gebilde eine vordere und vielleicht auch eine rückwärtige membranartige Grenzschichte aufweist. Es würde sich offenbar darum handeln, daß die gleiche Substanz, die die Grundlage der Fasern bildet, zwischen parallel ausgespannten gröberen Fasern in Form eines äußerst feinen Häutchens oder kaum unterscheidbarer parallel liegender feinster Fäserchen ausgespannt ist.

DEJEAN hat darauf aufmerksam gemacht, daß man solche Membranen auch an den Gruppen von Fasern findet, wo sie zwischen den Ciliarfortsätzen verlaufen, und tatsächlich hat KOLMER beim *Menschen* und bei *Tieren,* und zwar bei letzteren deutlicher *(Schimpanse* und andere *Affen)* auf den in Bändern angeordneten Querschnitten der Fasern eine solche membranartige feinste Lamelle beobachtet (Abb. 240, 241).

Mit diesen Fragen steht diejenige in Zusammenhang, ob man innerhalb des von den vordersten und hintersten Zonulafasern abgegrenzten Raumes einen abgeschlossenen Raum, den sog. PETITschen Raum, sehen kann.

Es ist verschiedentlich versucht worden, durch Injektion diesen Ringkanal im Zonulabereich darzustellen. Dies ist außerordentlich schwer zu entscheiden, da, wenn eine solche kontinuierlich vorhandene Membran vorhanden wäre, sie nach dem mikroskopischen Bilde so außerordentlich dünn sein müßte, daß die geringsten mechanischen Einwirkungen, wie sie eine solche Flüssigkeits- oder Lufteinblasung darstellen, sie an vielen Stellen zerstören würden. Dasselbe gilt von der Wasserstoffsuperoxydmethode von MAGNUS, bei der lokale, gewiß recht ansehnliche Druckkräfte im Spiele sind, wenn sich die Sauerstoffblasen explosiv entwickeln, was man unter der Lupe direkt beobachten kann.

Eingehende vergleichende Untersuchungen über Anordnung und Verlauf der Fasern des Strahlenbändchens zeigten KAHMANN (1930) unter anderem, daß diese wohl aus dem

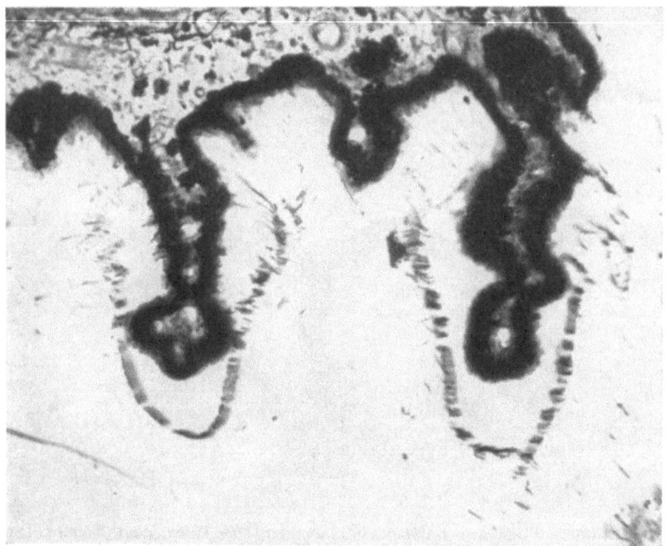

Abb. 241. Zwei Ciliarfortsätze des *Schimpansen* mit den zu Bändern angeordneten Fasern des Strahlenbändchens (KOLMER).

Glaskörper hervorgehen, jedoch nie weiter als bis zur inneren Glashaut zu verfolgen waren. Der Ansicht von FRANZ (1911), daß die schnell beweglichen *Tiere* wegen größerer Akkommo- dationsschnelligkeit ein starkes Strahlenbändchen und deshalb glatte Ciliarfalten besitzen müssen, wird widersprochen. Bei *Tarsus Nycticebus, Katze, Ratte, Igel, Fledermaus* findet sich ein rudimentär ausgebildeter Sims im Ciliarkörper. Bei *Nycticebus,* wo der Sims fehlt, reichen die Ciliarfalten weit auf die Iris und sind hoch. Je besser die Falten entwickelt sind, um so deutlicher sind die Bündel des Strahlenbändchens getrennt. Bei weniger stark ge- gliederten Ciliarfalten bilden die Fasern des Strahlenbändchens mehr eine kontinuierliche Schichte, was im einzelnen von KAHMANN (1930) näher geschildert wird. An Totalpräparaten wird das Verhalten der Fasern des Strahlenbändchens im zonulären Raum, im Orbiculus ciliaris an der Corona ciliaris und im circumlentalen Raum geschildert. Dabei findet KAHMANN auch das Gebilde, das SALZMANN (1900) als Zonulaspalt beschrieb, bei *Affen* und *Katzen* wieder. Die Ligaments cordiformes von CAMPOS, die SALZMANN (l. c.) beim *Menschen* fand, fehlten bei *Tieren.* Die Unterschiede des circumlentalen Raumes bei *Pri- maten, Raubtieren* und *Huftieren* werden schematisch dargestellt und hervorgehoben, daß ein Überkreuzen von Fasern aus dem Grunde der Ciliartäler zur Linsenhinterfläche, das sich bei *Primaten* und *Carnivoren* findet, beim *Schwein* fehlt. Am frischen *Säugetier- auge* fehlt auch ein PETITscher Raum zwischen hinterem Zonulablatt und Glaskörper; er scheint ein postmortales Kunstprodukt zu sein. Ein HANNOVERscher Raum existiert eigentlich nur bei *Primaten* zwischen der vorderen und hinteren Lage der Fasern des Strahlenbändchens, bei den übrigen *Säugetieren* wird er so von den in der Äquator- gegend ansetzenden Fasern durchzogen, daß von einem freien Raum nicht mehr die Rede sein kann.

Mit dem fehlenden Akkommodationsvermögen fehlt bei *Nagern, Insektivoren* und *Beuteltieren* jegliche Differenzierung des Strahlenbändchens. Sein Querschnitt ist im circumlentalen Raum gleichmäßig dreieckig, bandförmig. KOLMER erwähnt, daß es eigentlich nicht angeht vom Verhalten bei *Beuteltieren* zu sprechen, wenn man nur eine *Beutelrattenart* untersucht hat, da doch die *Beuteltiere* so außerordentlich abweichende Formen umfassen. Die Aufteilung des Strahlenbändchens in Bündel ist sehr deutlich bei *Primaten,* verhältnismäßig deutlich bei *Raubtieren,* sie fehlt den *Huftieren* und niederen *Säugern.* Die die Bündel des Strahlenbändchens verbindende Grundsubstanz, die BEAUVIEUX (1922) und DEJEAN (1928) beschreiben, vermißt KAHMANN (1932). KOLMER hat sie beim *Menschen* und *Schimpansen,* auch bei einigen anderen *Säugern* sehr deutlich gesehen.

Bei *Selachiern* kann über die Zugehörigkeit des Strahlenbändchens zum Glaskörper nach den Bildern, die JOKL (1927) von einem 12 cm langen *Akanthias*embryo gegeben hat, kein Zweifel sein. Ähnlich innige Beziehungen zum Glaskörper scheint auch das Strahlenbändchen bei den *Teleostiern* nach den Untersuchungen von MANZ (1885), H. VIRCHOW (1882), BERGER (1883), ZIEGENHAGEN (1895) zu besitzen, doch wären hier neuere Untersuchungen angezeigt.

Deutlich isolierte ausgespannte Fasern, vom hinteren Teil des Strahlenkörpers zur Linse ziehend, haben bei *Amphibien* ANGELUCCI (1881), RETZIUS (1894), TRETJAKOFF (1906), ST. GYÖRGY (1914) beschrieben. Aber auch hier gibt es allerlei Übergänge zu den ähnlichen Fasern, die sich im Glaskörper darstellen lassen. Dasselbe gilt von beiden Geweben bei den *Reptilien* nach den Untersuchungen von SZENT GYÖRGY (1914), bei diesen *Tieren,* besonders den *Schlangen,* fehlt ein retrozonulärer Raum vollständig; bei den *Eidechsen,* wo ein solcher vorhanden ist, erfüllt ihn ein Fibrillennetz wie im Glaskörper. Ebenso bei *Testudo graeca.*

Bei den *Vögeln* ist nach LENHOSSEK (1911) das Strahlenbändchen am schärfsten vom Glaskörper geschieden, wenn es auch viel schwächer als bei *Säugetieren* entwickelt ist. Anastomosen zwischen den Fasern und Ursprünge von Fasern aus dem Glaskörper kommen nicht vor. Bei den *Teleostiern* und *Ganoiden,* wahrscheinlich auch bei den *Selachiern,* besteht eine Verdichtung des Zonulagewebes an der Ansatzstelle des Retractor lentis an der Linse auf der Ventralseite; auf der Dorsalseite bildet eine etwas schwächere Verdichtung bei diesen *Tieren* das sog. Ligamentum suspensorium lentis. Etwas Entsprechendes existiert bei den *Amphibien* nach TRETJAKOFF (1906) in der Verlängerung des bei *Urodelen* ventralen, bei *Anuren* ventral und dorsal vorhandenen Musculus protractor lentis. Bei den *Reptilien* und *Säugern* sind im allgemeinen alle Fasern des Strahlenbändchens schwächer entwickelt, da wir aus den Untersuchungen von HESS (1908, 1909, 1912, 1913) wissen, daß bei diesen *Tieren* die Akkommodation durch Anpressen der Ciliarfortsätze an die Linse erfolgt, was keine starke Zugbeanspruchung der Fasern des Strahlenbändchens zur Folge hat.

Bezüglich der möglichen Herausbildung der Fasern des Strahlenbändchens durch Muskelbewegungen führte schon JOKL (1927) den Befund von BACH und SEEFELDER (1911 bis 1924) an, daß der Ciliarmuskel bei menschlichen Feten von 88 mm, das Strahlenbändchen erst bei solchen von 130 mm Länge erkennbar wird. Er selbst fand auch beim *Lachs* den Muskel früher entwickelt als dessen zonulare Sehne.

KOLMER hat bei *Tieren* folgende Befunde erhoben: Bei *Hyrax* sind die Fasern des Strahlenbändchens ziemlich spärlich, der stark gewölbten Linse entsprechend. Bei *Galago* bilden sie ein relativ schmales Bündel, in dem sich einzelne Fasern überkreuzen. Das Strahlenbändchen setzt sich am Äquator der Linse an. Bei den *Halbaffen,* so *Lemur catta,* sind die Fasern des Strahlenbändchens als gleichmäßiges Bändchen ohne eigentliche Bündelbildung angeordnet. Gleichwohl ist der Ciliarmuskel gut entwickelt. Beim *Rhesusaffen* beobachtete KOLMER Bündel von Zonulafasern, die von einem Ciliarfortsatze gestreckt zur vorderen Begrenzung des Glaskörpers hinzogen und dort im stumpfen Winkel abbiegend, an dieser Membran bis gegen die Ora serrata weiterzogen. Bei *Nyctipithecus* fand er deutlich von den Ciliarfaltentälern zur Hinterfläche der Linse ziehende Zonulafaserbündel.

X. Die Netzhaut (Retina).

Bei der Betrachtung am Radiärschnitt lassen die verschiedensten Netzhäute einen Aufbau aus zahlreichen Schichten erkennen, die nach Art und Ort der Netzhaut in ihrer Deutlichkeit und Dicke verschieden sind. Sie sind aber bei allen *Wirbeltieren* im wesentlichen übereinstimmend zu beobachten. Man unterscheidet im allgemeinen: 1. Das Pigmentepithel, funktionell zur Retina gehörig und mit ihr oft innig verbunden, aber dem äußeren Blatt des Augenbechers entsprechend; 2. in der eigentlichen Netzhaut die Schichte der Sehelemente; 3. die Limitans externa; 4. die äußere Körnerschichte; 5. die äußere plexiforme Schichte; 6. die innere Körnerschichte; 7. die innere plexiforme Schichte; 8. die

Schichte der Opticusganglienzellen; 9. die Schichte der Opticusfasern; 10. die
Limitans interna (Abb. 242, 243). Bei näherem Studium erkennt man, daß diese

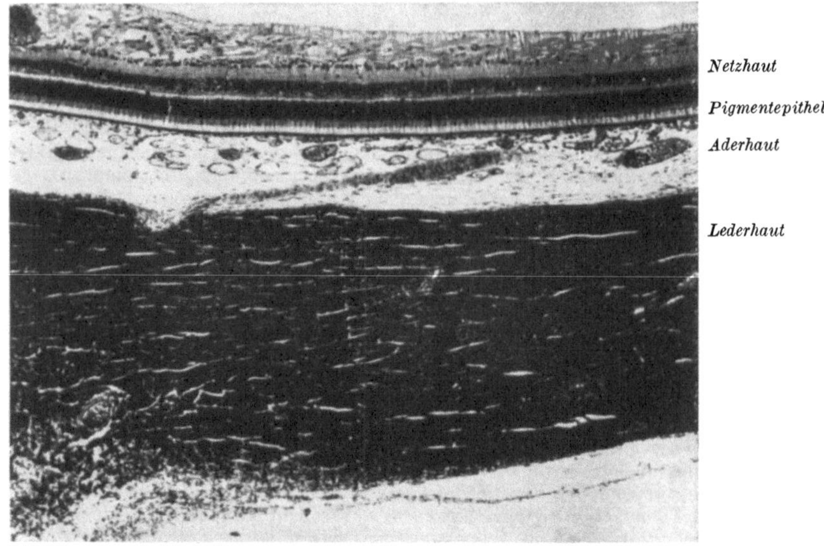

Abb. 242. Übersicht der Augenhäute des Erwachsenen. Fundusgegend (KOLMER).

Einteilung, die auch oft modifiziert wurde, nichts anderes ist als eine konven-
tionelle Bezeichnung, um die topographische Beschreibung von Einzelheiten zu
ermöglichen. Ganz anders fällt die Einteilung aus, wenn man wie in anderen

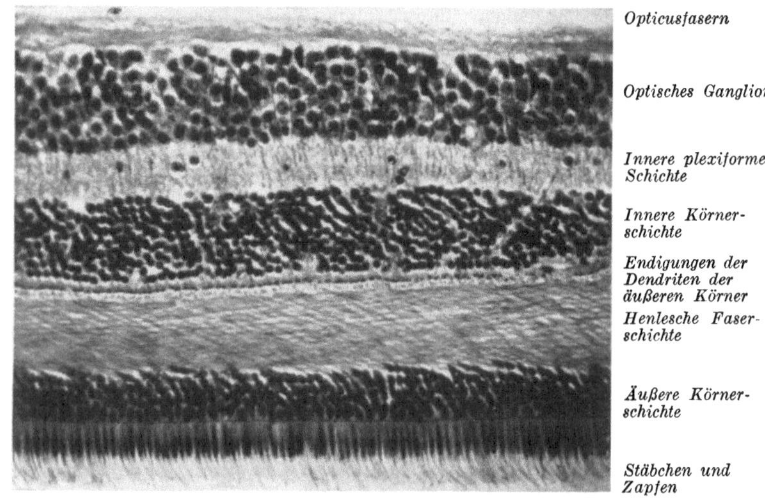

Abb. 243. Übersicht der Retinaschichten in der Maculagegend des Erwachsenen (KOLMER).

geschichteten Organen, den Aufbau aus Schichten von Zellelementen der Einteilung zugrunde legt. Da fallen, wie dies MENNER (1929) betont, die Limitans
interna und externa weg, da sie nichts anderes als Teile der MÜLLERschen
Stützzellen darstellen. Ebenso aber bilden auch die äußere und die innere

plexiforme Schichte nichts anderes als Anteile der nervösen Elemente. Ebenso bilden die Sehelemente Stäbchen und Zapfen und die äußeren Körner eine genetische und celluläre Einheit.

Überraschende Schwierigkeiten macht es, die Dicke der Netzhaut bei *Tieren* und *Menschen* anzugeben. Die zahlreichen Untersuchungen über die Beeinflussung der einzelnen Augengewebe durch verschiedene Fixierungsmittel haben, wie ich glaube, diesem Umstande noch nicht genügend Rechnung getragen. Wir machen leider die Erfahrung, daß bei topographisch scheinbar sehr vollkommen fixierten Präparaten, wie sie etwa die von SZENT GYÖRGYI empfohlene Technik uns liefert, die überall anliegende und von dem anscheinend vorzüglich konservierten Glaskörper nirgends abgelöste Netzhaut wesentlich dünner erscheint, als nach anderen Fixationsmethoden, die wieder andererseits den Glaskörper nicht so vollkommen darstellen, und es macht besondere Schwierigkeiten, sich dabei über das Ausmaß der Tiefenveränderungen der einzelnen Retinaschichten ein klares Bild zu machen. Vor allem darf man zu Messungen nur solche Präparate heranziehen, welche vollkommen radiärstehende Außenglieder der Stäbchen und Zapfen aufweisen, eine Forderung, die bei stärkster Vergrößerung und nur an dünnen Schnitten kontrolliert werden kann. Wie groß die Fehler sind, die bei solchen Messungen vorkommen können, beurteilt man am besten in der Gegend der Fovea. Wenn wir die Darstellungen der Form der Fovea, die die verschiedenen Autoren geben, vergleichen, erkennen wir ohne weiteres, daß die einen es mit stark gequollenen, wieder andere mit durch Schrumpfung abgeflachten Netzhäuten zu tun gehabt haben. Nur der Vergleich vieler optimal fixierter und weiter behandelter Objekte kann auf diesem Gebiete einigermaßen Aufschluß geben; eine vollkommen einwandfreie Beantwortung der Frage nach der Dicke der Retina erscheint mir derzeit noch nicht möglich.

A. Pigmentepithel.

Das Pigmentepithel bildet eine gleichmäßige Schichte im Augenhintergrund, welche der inneren Oberfläche der Chorioidea so aufliegt, daß sie mit dieser fast immer verbunden bleibt, wenn man die Netzhaut ablöst, oder wenn diese durch pathologische Vorgänge abgelöst wird, weshalb die Anatomen sie oft zur Chorioidea rechnen. Das Pigmentepithel geht aus dem äußeren Blatt des Augenbechers hervor, ist also bis zur Ausbildung des Sehepithels durch einen anfangs weiten, später spaltförmigen Raum von der eigentlichen Netzhaut getrennt, seine Zellen erreichen erst zur Zeit der Entwicklung der Sehelemente ihre definitive Form und Größe.

Betrachten wir das Pigmentepithel von der Fläche, so setzt es sich aus polygonalen Elementen zusammen, die durch den Gehalt von Pigmentkörnern dunkelbraun gefärbt erscheinen, eine zentral gelegene Zone in jeder Zelle, die den Kern enthält, erscheint heller (Abb. 244).

Auf Radiärschnitten sehen wir die Zellen gegen die Retina zu mit deutlichen Grenzen versehen, in welchen sich mit Hämatoxylin und anderen Farbstoffen Kittleisten darstellen lassen.

Es ist offenbar dieses System von Kittleisten, welches VERHÖFF (1903) als gefensterte Membran von gleicher Farbreaktion wie die Membrana limitans externa im Pigmentepithel beschrieben hat.

Bei starker Vergrößerung erkennt man, daß diese Kittleisten die Territorien der Zellen in einer gewissen Höhe erkennen lassen, daß wir aber unterhalb dieser Kittleisten eine gegenseitige Abgrenzung der aneinander stoßenden epithelialen Elemente nicht deutlich wahrnehmen können. Es ist daher zu erwägen, ob nicht zumindest stellenweise eine syncytiale Verbindung des Cytoplasmas dieser Elemente besteht.

Die Tatsache, daß das Pigmentepithel sich leicht durch Zerzupfen isolieren läßt und auch einzelne Epithelzellen isoliert werden können, spricht aber einigermaßen gegen ein Syncytium.

Man beobachtet bei möglichst guter Konservierung, daß die der BRUCHschen Membran aufsitzenden Basen der Pigmentepithelzellen eine enge syncytiale Verbindung bilden, während die Schlußleisten 0,002—0,003 mm höher die einzelnen Zellterritorien außerordentlich scharf abgrenzen. An mit Osmium behandeltem Pigmentepithel läßt sich zeigen, daß auch die oft so augenfällige Isolierbarkeit der Epithelien sich nicht auf die ganze Epithelzelle bezieht, sondern daß der aus senkrechten Rippen bestehende basale Zellanteil beim Isolieren zusammenhängend erhalten bleiben kann.

Häufig finden sich in den polygonalen Zellen, welche einen Durchmesser von 0,012—0,018 mm aufweisen, 2 Zellkerne. Diese Elemente erscheinen dann größer, 0,02—0,03 mm, zwischen die kleineren Elemente eingestreut. Die Pigmentzellen nehmen im allgemeinen gegen die Ora serrata an Größe zu, sie sind am kleinsten im Bereiche der Fovea.

Ich beobachtete bei manchen Individuen häufiger als bei anderen, daß einzelne besonders große Pigmentepithelzellen sich finden, die dann stets zweikernig sind. Bei manchen *Menschen* finden sich auch einzelne Punkte, wo auf große Strecken hinaus die meisten Zellen 2 Kerne aufweisen.

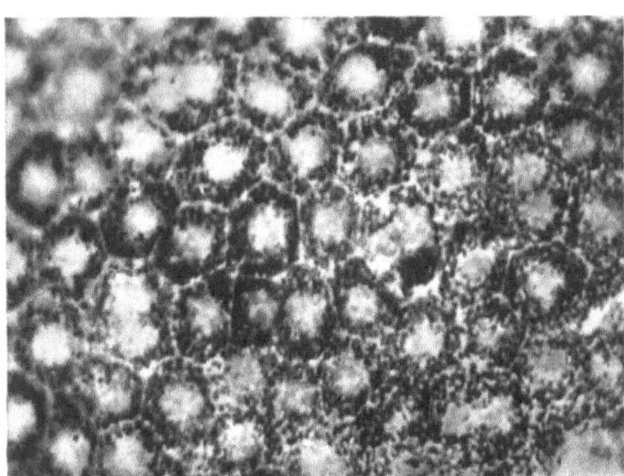

Abb. 244. Flachschnitt durch das Pigmentepithel des Erwachsenen aus dem Fundus (KOLMER).

Vergleichen wir die Größe der Zellen bei einem Kinde von 7 Jahren und Greisen, so scheint es im Durchschnitt noch im Alter zu einer Zunahme der Zellgröße zu kommen. Es finden sich dann Elemente, die bis zu 0,06 mm und darüber messen können. Sie scheinen im allgemeinen etwas weniger Pigment zu enthalten als die Nachbarzellen.

Auf dünnen Radiärschnitten sieht man im Cytoplasma gegen die Glashaut der Chorioidea zu eine Zone, die weniger Pigmentkörnchen enthält. Es folgt eine solche in der Umgebung des Kernes, die dicht mit Pigmentkörnchen erfüllt ist. Nach WETZEL[1] finden sich im Pigmentepithel der Netzhaut Fünf-, Sechs- und Siebeneckformen, die dadurch entstehen, daß ursprünglich kugelförmige plastische Gebilde gegeneinandergepreßt und räumlich eingeengt werden. Theoretisch ist zu erwarten, daß in einem einschichtigen Epithel die ursprüngliche Gestalt von Zellen, die allseitig und gleichmäßig zusammengepreßt werden, einem hexagonalen Prisma entsprechen. Werden aber in derartigen Zellen durch eine neuentstehende Scheidewand die 2 gegenüberliegenden vertikalen Flächen halbiert, und gilt der Satz der minimalen Flächen, so haben die Tochterzellen im allgemeinen die Gestalt von pentagonalen Prismen anzunehmen, benachbarte Zellen können aber unter Umständen auch zu heptagonalen Prismen werden.

Beim *Frosch* sind nach MORANO (1874) die peripheren Pigmentzellen größer als die des Zentrums der Netzhaut und können in Beziehung zu 8—15 Sehelementen treten. Nach KALT (1905) stehen beim *Kaninchen* etwa 20 Zapfen

---

[1] WETZEL zitiert nach GURWITSCH: Die histologischen Grundlagen der Biologie. Jena: Fischer 1930.

und etwa 100 Stäbchen in Beziehung zu einer Pigmentzelle. Beim *Menschen* tritt eine Pigmentzelle, wenn sie klein ist mit etwa 15 Sehelementen, wenn sie groß ist mit etwa 20 in Beziehung, was wohl beides noch nicht die Extreme darstellt.

Gegen die Schichte der Sinneselemente zu gehen von jeder Pigmentzelle zahlreiche äußerst zarte cytoplasmatische Fortsätze ab, in welchen Pigmentkörnchen liegen, die zumeist in Reihen angeordnet sind.

Es handelt sich um stabförmige oder beiderseits zugespitzte kristallartige Gebilde von dunkelbrauner Farbe und 0,001—0,005 mm Länge. Sie bestehen aus Fuscin [KÜHNE (1877)]. Dieses unterscheidet sich von anderen Melaninen durch chemisches Verhalten und durch geringere Lichtbeständigkeit. Chlor depigmentiert das Retinaepithel viel rascher als die benachbarten Zellen der Aderhaut. Während in den Fortsätzen die Fuscinstäbchen ziemlich genau der Längsrichtung der Außenglieder der Sehelemente parallel angeordnet erscheinen, trifft man im kernhaltigen Teil der Zelle die verschiedensten Formen und Anordnungen der Pigmentelemente an. Auch erscheinen hier die Körnchen vielfach rundlich.

Im Pigmentepithel mancher *Vögel* (*Singvögel*) fand ich ausschließlich feinste Nadelformen, aber keine runden Körner in den Körpern der Zellen, ebenso bei *Geckonen*.

Im *Primaten*auge nehmen nach Fixation mit OsO_4, Bichro-

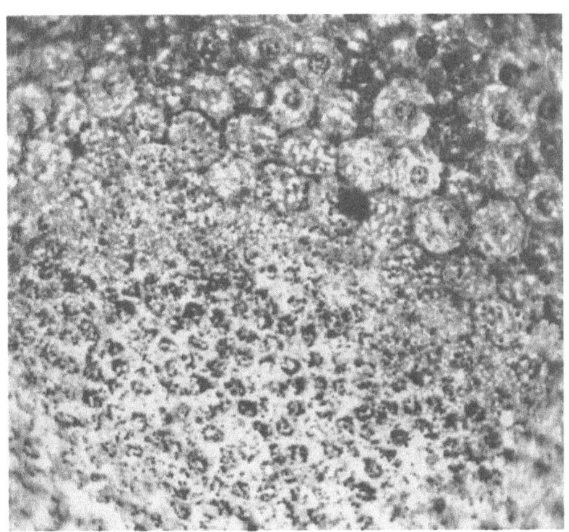

Abb. 245. Tangentialschnitt des Pigmentepithels eines *Affen*. Links die Körper der Pigmentepithelzellen, darin Pigmentkörnchen und helle Räume, die den Außengliedern der Sehelemente entsprechen, rechts Querschnitte der in jeder Pigmentzelle annähernd den Zapfen gegenüberstehenden kegelförmigen Anhäufungen von Pigmentkörnern (KOLMER).

mat-Formol-Eisessig die Pigmentkörnchen des Auges, wenn man sie depigmentiert (mit nascierendem Chlor nach KOPSCH), das Eisenhämatoxylin elektiv an, so daß offenbar ein geformter Träger des Pigments dafür eine besondere Affinität besitzt.

Bei besonders guter Fixation überlebender Netzhäute sieht man oftmals das Bild, daß die Pigmentkörnchen nicht nur die Außenglieder der Stäbchen beim *Menschen* eine geringe Strecke weit einhüllen, sondern auch die der Zapfen. Gelegentlich beobachtete ich beim *Menschen*, und zwar weniger ausgesprochen beim Neugeborenen, deutlicher in den Augen verschiedener Erwachsener (Abb. 245), daß das Cytoplasma und die Pigmentgranula in optimal erhaltenen Augen im Pigmentepithel so angeordnet sind, daß sie einen dem jeweils gegenüberstehenden Zapfen zugeordneten und speziell die Spitze des Zapfens umhüllenden Kegel bilden. Gleichzeitig werden die Zwischenräume zwischen den Stäbchenaußengliedern pigmentfrei gefunden. Bei *Tieren* habe ich dieses Verhalten bei einem lebend durchspülten *Cebus capucinus* und bei *Meerkatzen*, wie *Cercopithecus Diana*, ebenfalls sehr deutlich beobachtet, es ist meines Wissens dieses Phänomen sonst nirgends beschrieben worden. Es findet sich aber nicht an allen Punkten der Netzhaut.

Auch auf entsprechenden Tangentialschnitten durch Retina und Pigmentepithel erhält man, wie die Abbildung zeigt, das eigentümliche Bild von ringartig angeordneten Pigmentkriställchen, die der Ausdruck der quergetroffenen in der Mitte der Zelle um einen Zapfen liegenden kegelförmigen Anordnung sind.

Während wir bei *Tieren* in der Umgebung des Kernes im Cytoplasma verschiedene mit Hämatoxylin färbbare sog. Aleuronidkörner finden, können wir beim *Menschen* etwas derartiges nicht konstant nachweisen.

Sie sind sehr auffallend bei *Salamandern*. Bei vielen *Wirbeltieren* ist das Vorkommen dieser Bildungen inkonstant.

In einigen *menschlichen* Augen fand ich solche Körnchen in ziemlich reichlicher Menge, vermißte sie aber in der Mehrzahl der untersuchten Objekte vollständig. Nach SUGITA (1922) enthält das Pigmentepithel bei weißen *Kaninchen* lipoide Substanzen in Kugelform, bei weißen *Ratten* in Form kleiner Tröpfchen. Während beim *Affen* und *Meerschweinchen* das Pigmentepithel kein Lipoid enthält, enthält die Epithelzelle bei den weißen *Ratten* nach SUGITA (1922) mehrere, beim *Kaninchen* je ein Lipoidkorn. Die Lipoide bestehen aus Cerebrosin, Ölsäure, Sphingomyelin und Cephalin. Neutralfett, Cholesterin und Cholesterinester fehlen.

v. SZILY (1911) hat beschrieben, daß bei der Embryonalentwicklung das Pigment durch Austritt und Umwandlung von Kernsubstanzen entstehe. JELIASKOWA-PASPALEWA (1930) hat in jüngster Zeit wieder angegeben, daß man imstande sei, deutlich zu beobachten, daß während der Embryonalentwicklung Chromatin aus den Kernen bei Embryonen von *Schafen*, *Hühnern* und *Unken* durch die Kernmembran durchtritt und sich dabei in die charakteristischen Pigmentkörner umwandelt. Ja, sie behauptet sogar, daß die Chromosomen sich während der Mitose unmittelbar in Pigment umwandeln können. Eine Angabe, die eingehend nachgeprüft zu werden verdient; vom chemischen Standpunkt spricht wenig für eine solche Umwandlung. Es wäre sehr merkwürdig, wenn gerade im Pigmentepithel eine andere Genese des Pigments stattfinden würde als in anderen Körperzellen. Wir wissen, besonders aus den Untersuchungen von MIESCHER (1923), daß zuerst eine farblose Vorstufe des Pigments, ein Propigment auftritt, das erst durch fermentative Vorgänge Farbe annimmt.

Solche Propigmentkörnchen kann man auch bei albinotischen *Tieren* in den unpigmentierten Zellen, die sonst Pigment enthalten, mit verschiedenen Silbermethoden nachweisen.

Es können Albinos bei allen *Menschen*rassen vorkommen. Beim *Menschen* ist *Albinismus* eine Mißbildung und hat nichts mit der Hellfarbigkeit mancher Rassen normaler *Menschen* zu tun [MANZ (1878)].

Es gelang KAPEL (1927) bei 10—15 Tage alten *Hühner*embryonen das Pigmentepithel in *Hühner*plasma und Embryonalextrakt mit typischem Membranwachstum 2 Monate lang zu kultivieren, ohne daß sich das Pigment verminderte. Es geht aus diesem Versuch wohl evident hervor, daß die Pigmentepithelzelle ohne Mithilfe anderer Zellen imstande ist, Pigment zu bilden.

Jedenfalls scheint das Pigment im Auge bei allen *Wirbeltieren* die erste Pigmentbildung im Körper darzustellen, soweit nicht solches schon im Ei vorhanden. Das Auftreten der Pigmentkörnchen erfolgt etwas ungleichmäßig, und zwar bei *Selachiern* (*Spinax*) zuerst beiderseits am oralen Rande des Augenbechers und schreitet dann caudalwärts fort. Beim *Menschen* treten zuerst vereinzelte Körnchen auf; ob sie nur in unmittelbarer Nähe des Kernes sich befinden, konnte ich nicht entscheiden. Die Masse der die Pigmentzelle erfüllenden Körnchen und Pigmentgranula macht es kaum möglich, das Centrosom der Zelle, eine Sphäre oder einen Netzapparat nachzuweisen. Im Embryonalstadium ist letzterer vorhanden.

UYAMA (1922) wies an Embryonen von *Huhn, Maus, Hund, Katze* nach, daß Chromidien oder Mitochondrien als solche keine Quelle für Retinapigment darstellen. Über die Struktur des Cytoplasmas der Pigmentzellen sind wir durch

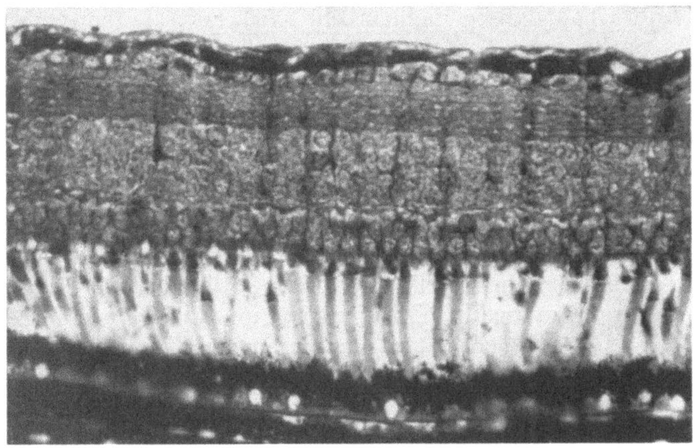

Abb. 246. Netzhaut des *Frosches,* Dunkelstellung des Pigments und der Zapfen, sowie der grünen Stäbchen (KOLMER).

die Arbeiten von LUNA (1918) unterrrichtet, es finden sich darin angeblich Mitchondrien.

Während bei niederen *Wirbeltieren* je nach dem Belichtungszustande des Auges die Lage der Fuscinnadeln wechselt, indem sie innerhalb der

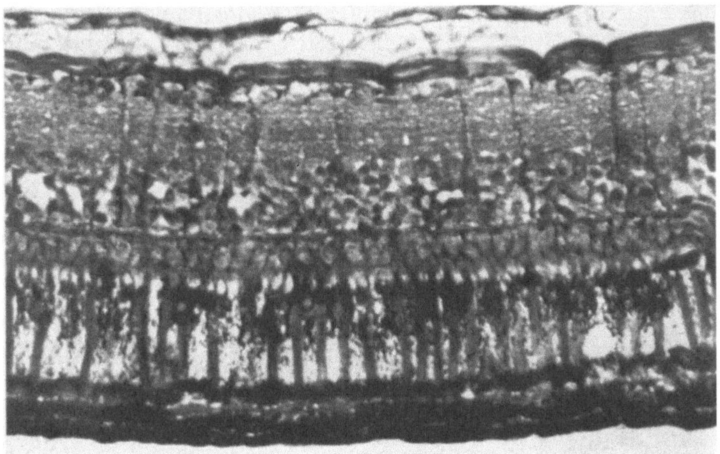

Abb. 247. Netzhaut des *Frosches.* Lichtstellung des Pigments und der Schelemente (KOLMER).

Fortsätze der Pigmentzellen bei Belichtung gegen die Netzhaut verschoben werden, bei Verdunkelung aber in die Umgebung des Zellkernes durch Cytoplasmaströmungen (HEIDENHAIN) transportiert werden (Abb. 246, 247), findet sich dieser Vorgang bei den Säugern wenig deutlich ausgebildet, besonders gering bei den *Primaten,* und ist beim *Menschen* nicht mehr mit Sicherheit nachzuweisen [GARTEN (1908), DITTLER (1928)]. Nur bei der in Japan beobachteten sog. OGUCHIschen Krankheit, die bisher erst einmal in

Europa beobachtet wurde, kommt es auch zu einem ausgiebigen Vorwärts-
wandern des Pigmentes, zwischen die Innenglieder der Sinneselemente, wobei
dann diese Retinen im Spiegelbilde grau erscheinen, was auch nach Verdunkelung beobachtet wird und welcher Zustand mit Hemeralopie einhergeht.

Früher glaubte man, daß die Pigmentzelle selbst Fortsätze entsende und wieder
einziehe. Bei optimal konservierten *Affen*retinen sieht man auf Schnitten,
die genau senkrecht auf die Achse der Fovea orientiert sind, daß jedes Zapfenaußenglied eine Strecke weit von einem äußerst zarten Hof des Cytoplasmas
der Pigmentzelle umgeben ist, der vollkommen frei von Pigmentkörnern ist,
so daß die Möglichkeit einer geringgradigen Wanderung von Pigment in diesen
Säumen jedenfalls gegeben ist. Dieselben erwähnten Querschnittserien lassen
auch in der Höhe des Pigmentzellkerns außerordentlich feine kohlschwarze
Körnchen erkennen, möglicherweise handelt es sich um osmiertes Fett, sie
haben höchstens 0,0005 mm Durchmesser, und 3—6mal dickere Pigmentkörner
erscheinen dagegen braungelb. Fettkörnchen im Epithel bei *Rochen* erwähnt
VERRIER (1929). Das Pigmentepithel im Zentrum der Fovea ist gelegentlich eine Spur höher als das übrige und besonders in pigmentarmen Augen
mit blauer Iris wesentlich pigmentreicher als das der Peripherie, doch ist diese
Erscheinung nicht konstant.

Über das Verhalten des Diplosoms und der Sphäre in den Pigmentzellen ist
so gut wie nichts bekannt.

Löst sich, wie es häufig geschieht, bei der Fixation das Pigmentepithel von
der Stäbchen-Zapfenschichte beim Erwachsenen, so sieht man winzige Vertiefungen im Cytoplasma, die offenbar das Negativ der Außenglieder der Sehelemente darstellen. Häufig aber reißen auch Stücke dieser Außenglieder bei
vorzüglicher Fixation ab und bleiben im Pigmentepithel stecken, so daß man
dann Mühe hat, zu unterscheiden, was Fortsätze der Pigmentepithelzellen sind,
und was abgerissene Stücke der Außenglieder. Letztere erkennt man an der
stärkeren Färbbarkeit mit Plasmafarbstoffen.

Das Pigmentepithel ist relativ sehr widerstandsfähig gegen postmortale
Einflüsse.

Pigmentepithel der *Tiere* kann überlebend isoliert und explantiert werden.
Über Vitalfärbung am Pigmentepithel ist wenig bekannt.

1. Funktion des Pigmentepithels.

Seit den Untersuchungen von KÜHNE (1877) wissen wir, daß das Pigmentepithel unter anderem für die Bildung des sog. Sehpurpurs bei Verdunkelung
in den Außengliedern der Stäbchen (vielleicht in farblosen entsprechenden
Substanzen auch der Zapfen mancher *Tiere*) von Bedeutung ist.

Es läßt sich beim *Frosch* zeigen, daß die Netzhaut vom Pigmentepithel
getrennt, am Licht den Sehpurpur durch Ausbleichung einbüßt, dagegen ihn
wieder erhält, wenn die ausgebleichte Netzhaut im Dunkeln wieder mit dem Pigmentepithel in Kontakt gebracht wird. HOSOYA (1929) beobachtete, daß auch
das pigmentlose Epithel bei den *Plagiostomen Cynias* und *Raja* den Sehpurpur
regenerieren kann, somit müssen wir diesen Vorgang als unabhängig vom Pigmentgehalt der Zelle ansehen.

Dieser Vorgang wird beschleunigt durch Pilocarpin. Er wird verzögert durch
Avitaminosen (bei der Hemeralopie des *Menschen*).

Während früher speziell durch ENGELMANN (1884) und seinen Schüler VAN
GENDEREN-STORT (1887) gezeigt wurde, daß beim *Frosch* die Belichtung des
einen Auges auf die Pigmentwanderung im zweiten verdunkelten Auge von

Einfluß sei und diese Beobachtung dazu führte, eigene pigmentmotorische Fasern, die von dem einen Auge durch das Chiasma zum anderen ziehen sollten, anzunehmen, wurde diese Beobachtung späterhin nicht bestätigt oder aber auf hormonale Einflüsse zurückgeführt. Bei höheren *Wirbeltieren* wurde bisher etwas Entsprechendes nicht beobachtet. Die Pigmentwanderung wird auch durch Erwärmung bei vielen *Tieren* in ausgiebigem Maße veranlaßt. Das Pigment nimmt beim *Frosch* nach DETWILER und LEWIS (1926) bei niedrigen und hohen Temperaturen in der Dunkelheit Lichtstellung ein, in den Zwischentemperaturen wurden sehr wechselnde Verhältnisse gefunden.

Nach GERTZ gibt elektrische Reizung phototrope Netzhautreaktion bei Abramis brama (1911).

Irgend etwas, was dafür sprechen würde, daß das Pigmentepithel nervös beeinflußt wird, ist bisher nicht gefunden worden. Wenn daher Beziehungen bestehen, indem durch Belichtung des einen Auges auch im anderen Auge Veränderungen des Pigmentes beobachtet werden, so müssen diese durch eine Art hormonale Beeinflussung auf humoralem Wege veranlaßt werden, dabei wird man in jedem Falle sorgfältig noch den Einwand widerlegen müssen, ob bei der Belichtung des einen Auges das beschattete andere nicht doch auf dem Wege durch den Kopf ebenfalls vom Lichte oder der Wärme beeinflußt wird, was bei der Durchleuchtbarkeit der zwischen den Retinen gelegenen Partien einerseits, bei der hohen Empfindlichkeit einer dunkel adaptierten Netzhaut andererseits für manche *Tiere*, beispielsweise *Vögel* jedenfalls mehr in Betracht kommt, als es bisher bei den Beobachtungen der Autoren in Rechnung gezogen wurde. Nach G. KOLLER und E. MAYER (1930) wirken mit Meerwasser hergestellte Extrakte aus den Augen von helladaptierten *Crangonkrebsen* injiziert bei *Fischen* wie *Gobius* und *Pleuronectes* kontrahierend auf das Hautpigment. Dies wäre ein Beispiel für die Wirkungsweise einer hormonalen Substanz aus Wirbellosen auf *Wirbeltiere*. Es wäre zu untersuchen, ob auch das Augenpigment dieser *Tiere* dabei eine Stellungsänderung erfährt.

Die einzelnen Pigmentzellen zeigen gegen die BRUCHsche Membran eine flache Kuppe, die für gewöhnlich gar kein Pigment enthält. Das Pigment, Fuscin genannt, unterscheidet sich gegenüber dem sonst im Auge vorkommenden Melanin dadurch, daß es gegen chemische und thermische Einflüsse widerstandsfähiger ist, aber im Lichte bei Sauerstoffzutritt weiter ausbleicht [KÜHNE (1877), MAYS]. RAEHLMANN (1907) sah, daß im Ultramikroskop die rundlichen Pigmentkörner rotbraun, die stäbchenförmigen dagegen hellbraungelb erscheinen. Außer ihnen zeigt das Ultramikroskop noch feinste kurze ultramikroskopische Stäbchen von hellgelblicher Farbe, die sehr zahlreich vorhanden sind. Sie sollen sich an der Bildung der Fuscinnadeln beteiligen, indem eine cytoplasmatische Masse eine Anzahl von ihnen mit einem längeren Stäbchen verbindet. Diese Masse fand RAEHLMANN (1907) bei *Dunkeltieren* rot, sie bleicht wie der Sehpurpur im Licht aus, weshalb er sie als diesem gleich ansieht. Die seitliche Begrenzung der Pigmentzellen ist scharf und farblos, nach ANGELUCCI (1878) und KÜHNE (1879) überzieht die Seitenfläche und die Kuppe eine dünne Neurokeratinschichte, was das festere Haften der Zellen an der Glashaut der Chorioidea bedingen soll [EISLER (1930)]. HOLM fand im Dunkelauge der *Ratte* während der Wiederbildung des Sehpurpurs einen festeren Zusammenhang des Pigmentepithels mit der Netzhaut als im belichteten Auge.

HALBEN (1910) sieht in der Ablösbarkeit der Netzhaut vom Pigmentepithel ein Zeichen von Schädigung. Man beobachtet die Trennung um so leichter, je länger die Zirkulation aufgehört hat.

Wenn LINDSAY-JOHNSON (1927) an der Außenfläche des Pigmentepithels eine Membrana terminans retinae beschreibt, die durch feine Fibrillen mit der Glashaut verbunden ist, so konnte ich bei den *Primaten* und den *Menschen* auf Flachschnittserien diesbezüglich nichts Deutliches sehen; WOLFRUM (1908) beschrieb die Abstammung der Lamina basalis der Chorioidea vom Pigmentepithel.

Beobachtet man das Verhältnis des Pigmentepithels zur Retina in der *Tierreihe*, so gewinnt man unwillkürlich den Eindruck, daß es außer seiner Funktion der Bildung des Sehpurpurs, auch noch als Vermittler der Ernährung von den Blutgefäßen der Choriocapillaris aus, zumindest bei der weitaus größten Mehrzahl der *Wirbeltiere* in Funktion stehen muß. In den paurangischen Netzhäuten mancher *Tiere*, etwa des *Pferdes*, und den anangischen, z. B. des *Rhinoceros*, fehlen ernährende Gefäße teilweise oder vollständig und die Netzhäute sind, wie das Foveazentrum beim *Menschen*, ganz auf die Ernährung durch das Pigmentepithel hindurch angewiesen.

Die Tatsache, daß beim *Menschen* bei Wiederanlegung der abgelösten Netzhaut gelegentlich annähernd volle Funktion selbst im Gebiet der Macula und Fovea sich einstellt, muß so gedeutet werden, daß die Zirkulation in den Ästen der Centralis retinae einerseits, die Ernährung durch die Flüssigkeit hinter der abgelösten Netzhaut andererseits wenigstens zeitweise ausreicht, um die Neuroepithelschichte funktionstüchtig am Leben zu erhalten. Doch soll sie im abgelösten Zustande durch starkes Licht besonders leicht geschädigt werden können.

SCHANZ (1922) betont, daß überall, wo Sehfunktion im *Tierreich* angenommen wird, die Photoreceptoren, wie in der *Wirbeltier*netzhaut die Stäbchen und Zapfen unmittelbar einer Pigmentschichte gegenüberstehen und meint, das Licht wirke nur da, wo es absorbiert wird, wobei er sich vorstellt, daß das Pigment dabei nach Art lichtelektrischer Zerstreuung Elektronen aussende, die erst die Außenglieder der Stäbchen und Zapfen reizen. Dem Licht verschiedener Wellenlänge würden Elektronen verschiedener Geschwindigkeit entsprechen, und die Wanderung des Pigments in der Hellretina würde zur Folge haben, daß eine größere Menge Elektronen herausgeschleudert würde. SCHANZ stützt sich auf Untersuchungen von BROSSER, KOHLRAUSCH und LADENBURG. Gegen diese Theorie von SCHANZ läßt sich einwenden, daß auch albinotische Augen, die kein Pigment enthalten, Licht empfinden und bei allen *Tieren*, die ein Tapetum chorioideale cellusosum oder fibrosum besitzen, im Bereiche dieses Tapets das Pigmentepithel mehr oder minder pigmentfrei ist, was von den *Carnivoren* und *Ungulaten* schon lange bekannt, in neuerer Zeit besonders von HOSOYA (1929) bei verschiedenen *Selachiern* nachgewiesen wurde. Es sei übrigens erwähnt, daß bei einigen Photoreceptoren mancher *Würmer*, wie etwa der *Hirudineen* und mancher *Planarien*, keineswegs alle sog. Lichtzellen in Kontakt mit Pigment treten, sondern bloß ein Pigmentbecher deren Gesamtheit außen umschließt.

SCHIRMER gibt 1890 für albinotische *Menschen* an, daß die Reizschwelle am FÖRSTERschen Photometer geprüft, eine normale Lage zeigt und die Adaptationsdauer normal sei.

KRÜCKMANN (1905) hob hervor, daß ein Absterben oder ein Ersatz der Pigmentzellen etwa durch Mitose oder Amitose bisher nicht beobachtet wurde.

2. Vergleichendes.

Das Pigmentepithel ist bei allen *Wirbeltieren*, wenn auch mit zahlreichen Varianten, entwickelt. Bei sehr vielen aber ist es in manchen Abschnitten des Augenhintergrundes pigmentfrei, in anderen pigmentarm, in wieder anderen stark pigmentiert. Fast immer hängt dies damit zusammen, daß hinter den nicht bzw. schwach pigmentierten Abschnitten Tapetumeinrichtungen liegen,

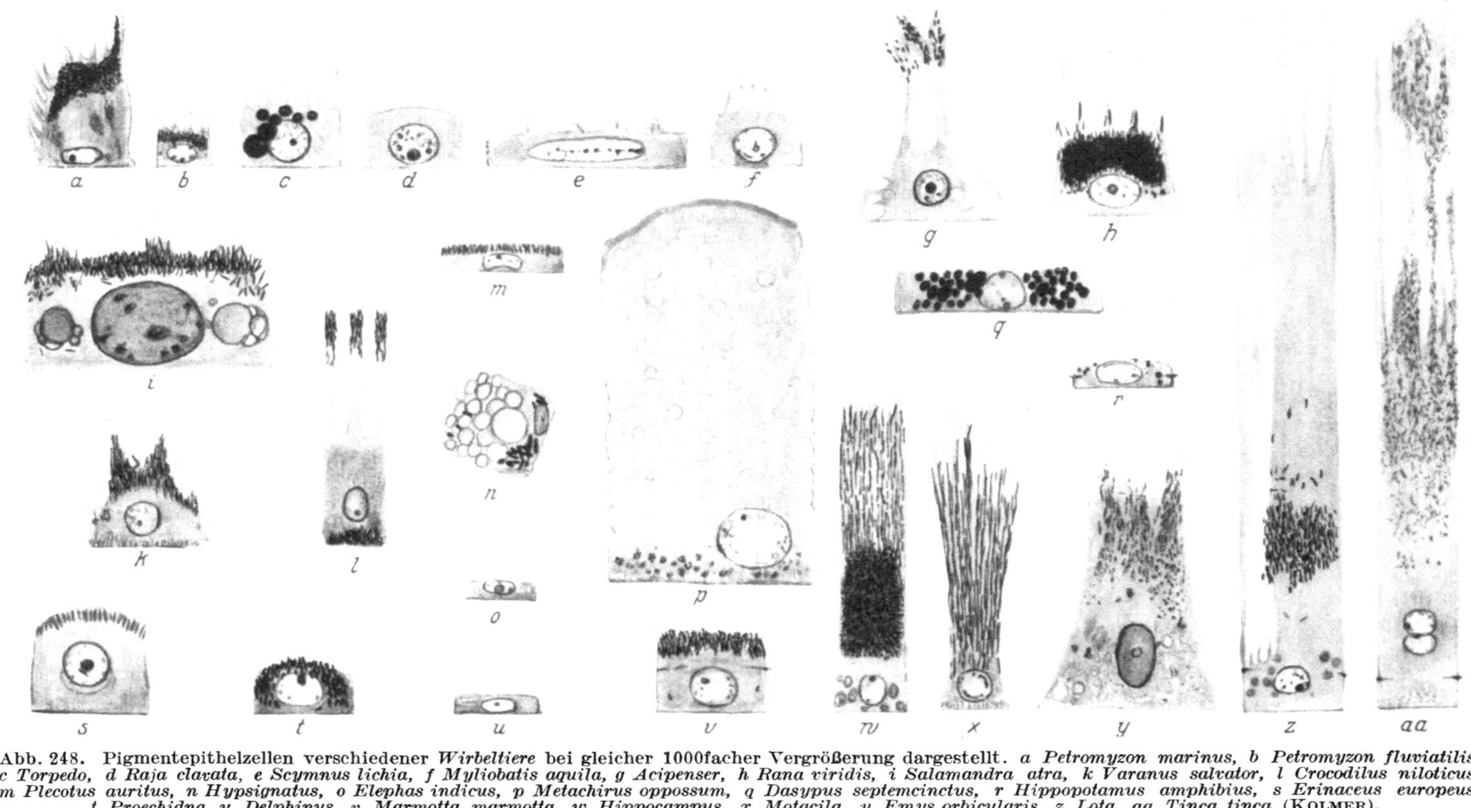

Abb. 248. Pigmentepithelzellen verschiedener *Wirbeltiere* bei gleicher 1000facher Vergrößerung dargestellt. *a Petromyzon marinus, b Petromyzon fluviatilis, c Torpedo, d Raja clavata, e Scymnus lichia, f Myliobatis aquila, g Acipenser, h Rana viridis, i Salamandra atra, k Varanus salvator, l Crocodilus niloticus, m Plecotus auritus, n Hypsignatus, o Elephas indicus, p Metachirus oppossum, q Dasypus septemcinctus, r Hippopotamus amphibius, s Erinaceus europeus, t Proechidna, u Delphinus, v Marmotta marmotta, w Hippocampus, x Motacila, y Emys orbicularis, z Lota, aa Tinca tinca* (KOLMER).

die das die Netzhaut und das Pigmentepithel passierende Licht reflektieren, somit nochmals den Außengliedern der Sehelemente zuführen. Daneben kommt Pigmentmangel bzw. Fehlen von Pigment bei den verschiedenen Arten von partiellem bis zum vollkommenen Albinismus vor (Abb. 248).

Schon die *Cyclostomen* besitzen ein gut ausgebildetes Pigmentepithel, es entwickelt sich im sog. Seitenaugenstadium des *Ammocoetes* besonders dort, wo sich die ersten Sehelemente differenzieren. Die *Selachier* haben zumeist die dorsale Hälfte des Augenhintergrundes mit pigmentlosen Epithelzellen ausgekleidet, unter denen sich ein Tapetum lucidum in Elementen der Chorioidea befindet. Bei *Petromyzon marinus* (ich konnte überlebend frisches Material untersuchen) sind die Zellen des Pigmentepithels ziemlich hoch, zeigen eine kuppelförmige Vorwölbung an der freien Oberfläche, daneben meist einen grubig ausgehöhlten Teil, in den die Außenglieder der sehr langen Zapfen hineinreichen. Die ganze Zelloberfläche ist von feinsten Cytoplasmafortsätzen eingenommen, die sehr dicht stehen wie ein Flimmersaum und feinste Pigmentkörnchen enthalten; der nahe der Zellbasis gelegene Kern ist umgeben von zahlreichen mit Hämatoxylin sehr deutlich färbbaren, in der Form an NISSLschollen erinnernden unregelmäßigen Aleuronidkörnern. Viele Pigmentzellen sind mehrzipfelig ausgebildet.

Eigene Untersuchungen an *Selachiern* habe ich bei *Chimära, Scyllium canicula* und *catulus, Ethmopterus spinax, Galeus, Centrophorus, Somniosus microcephalus, Pristiurus, Scymnus lichia, Carcharias, Akanthias, Torpedo, Raja, Trygon, Myliobatis* und anderen ausgeführt. Ich konnte im wesentlichen die Befunde der Autoren wie FRANZ (1905, 1906) und HOSOYA (1929) bestätigen, die unter anderem dahin gehen, daß im Bereich des Tapetum das Pigmentepithel kein Pigment enthalte. VERRIER (1929) geht noch weiter und meint, daß überhaupt den *Plagiostomen* das Pigment vollkommen fehle. Ich kann dies nicht bestätigen, denn ich habe bei *Raja punctata, clavata* und *asterias* in einem Teile des Fundus zumindest sehr grobkörniges Pigment beobachtet, allerdings scheint es niemals in eigentlichen Fortsätzen der Pigmentzellen wie bei anderen Wirbeltieren vorzukommen.

Eine ganze Anzahl *Knochenfische*, am eingehendsten wurde diesbezüglich *Abramis brama* von EXNER und JANUSCHKE (1906) untersucht, besitzen im Pigmentepithel neben den Pigmentkörnchen noch eine Einlagerung von Guanin. Da dieses das Licht reflektiert, muß man von einem Tapetum retinale sprechen. Das Verhalten beider Bestandteile bei den Pigmentwanderungsvorgängen während der Belichtung wurde in neuerer Zeit besonders von FRISCH (1923) und seinen Schülern studiert. Bei den *Ganoiden* ist das Pigmentepithel, wie ich beobachten konnte, besonders geeignet zum Nachweis, daß nicht die Cytoplasmafortsätze vorgestreckt und zurückgezogen werden, sondern Cytoplasmabewegungen innerhalb der Fortsätze nach dem Vorgang, wie ihn M. HEIDENHAIN beschrieb, vor sich gehen.

Bei den *Amphibien* wurde die Pigmentwanderung besonders von ENGELMANN (1884) und VAN GENDEREN-STORT (1887) zum ersten Male eingehend geschildert. Es sei darauf hingewiesen, daß bei den albinotischen *Amphibien* wie beim *Axolotl* die Augen niemals pigmentfrei sind. Selbst beim *Grottenolm* bleibt die Fähigkeit, Pigment zu bilden, ebenso wie in der Haut, im rudimentären Auge erhalten. Die Wanderung des Pigmentes bei den *Amphibien* bei Licht- und Dunkelaufenthalt wurde verschiedentlich unter dem Einflusse der in Betracht kommenden Faktoren wie Licht, Dunkelheit, Wärme, Erstickung, Hunger studiert.

Unter den *Reptilien* finden sich solche, bei denen wie bei den *Fischen* das Pigmentepithel erhebliche Mengen von Guanin enthält, was bei den *Krokodilen* in einzelnen Augenabschnitten besonders hervortritt (Tapetum retinale).

Rhynchocephalen, Schildkröten, Eidechsen, besonders aber die nächtlichen *Geckos* besitzen sehr lange, dicht mit nadelförmigen Pigmentkörperchen erfüllte Pigmentfortsätze.

Bei den *Vögeln* ist das Pigmentepithel besonders reich an Pigment. Tapetumsubstanzen sind bisher nicht beschrieben worden, wenn auch das *Vogel*auge, wie ich fand, die Fähigkeit Guanin zu bilden, in einzelnen Fällen besitzt. Das Auge des *Straußes* soll im Innern Reflexe zeigen, doch scheint dies nur von einer verdickten derben BRUCHschen Membran hinter dem Pigmentepithel verursacht zu werden [SATTLER (1876)].

Bei den *Monotremen* verhält sich das Pigmentepithel wie bei den übrigen *Säugern,* wie ich bei *Proechidna* beobachtete.

Unter den *Marsupialiern* findet sich bei den *Beutelratten,* die vielleicht von sämtlichen *Wirbeltieren* das höchste Pigmentepithel bis zu 0,06 mm Länge besitzen, ein eigenartiges, schaumiges Tapetum retinale in den regionär des Pigments entbehrenden riesigen Zellelementen. Es ist zu vermuten, daß auch diese Bildung eine Art von Tapetum retinale darstellt, da es sich ja um ein Dämmerungs*tier* handelt. Bei einem *Känguruh* fand ich keine Spur einer derartigen Einrichtung.

Ob etwas Entsprechendes bei irgendwelchen anderen Arten von *Marsupialiern* zu konstatieren ist, konnte ich nicht ermitteln, da mein Material dieser Tiere nicht frisch genug dazu war.

Alle europäischen *Insectivoren* besitzen ein gut entwickeltes Pigmentepithel. Ebenso die *Mikrochiropteren* aller Erdteile, die ich untersuchte. Unter den *Makrochiropteren* fand ich das merkwürdigste Verhalten des Pigmentepithels, das bei einigen Arten die stark pigmentierten in die Retina vorgelagerten Kegel der *Chorioidea* an der Peripherie pigmenthaltig, im Zentrum pigmentlos, als dünne Schichte überzieht. Bei anderen Arten dagegen bilden die außerordentlich vergrößerten Elemente des Pigmentepithels um einen farblosen schmalen gefäßhaltigen Zapfen der Chorioidea angeordnet, selbst Kegelmäntel. Diese sind von einer vermutlich als Tapetum wirkenden Substanz erfüllt, die sich aus intensiv gelb gefärbten Kugeln zusammensetzt, teilweise mit, teilweise ohne gleichzeitigen Gehalt von Pigment. Die Natur dieser in den meisten Reagenzien vollkommen unlöslichen Farbkügelchen der Pigmentzellen ist bisher ganz unbekannt.

Unter den *Nagetieren* finden sich zahlreiche Albinos, die aber wohl zumeist statt des Pigmentes ein mit Silber anfärbbares Propigment im Epithel besitzen. Das Pigmentepithel ist pigmentlos auch entwickelt, wenn wie bei durch Mutation entstandenen Mäuserassen, Stäbchen und Zapfen vollkommen fehlen. Bei den *Huftieren,* ebenso bei den *Raubtieren* ist im Augenabschnitte, der ein Tapetum chorioideale besitzt, das Pigment mehr oder minder aus den Zellen verschwunden.

Das Pigmentepithel des *Murmeltieres* zeigt Epithelzellen von 0,01 mm Höhe, welche noch 0,006 mm lange cytoplasmatische Fortsätze entsenden. In letzteren findet sich das kristallinische Pigment, das beim *Menschen* sehr ähnlich ausgebildet ist, im eigentlichen Zellkörper ausschließlich 0,001—0,002 mm große rundliche Pigmentkörner.

Über die *Pinnipedier* und die *Wale* finden sich Angaben bei PÜTTER (1901). Verschiedene von mir untersuchte *Lemuren* besitzen gut entwickeltes Pigmentepithel, auch wenn bei ihnen eine Entwicklung von Tapetumsubstanz vorhanden ist. Die *Affen* und *Menschenaffen* stimmen, was das Pigmentepithel betrifft, weitgehend mit dem *Menschen* überein (Abb. 248).

MAWAS glaubt, daß dem Pigmentepithel im Gebiete der optischen Retina auch eine ernährende und drüsige Funktion zukomme. Er stützt sich dabei außer auf pathologische Beobachtungen auf Untersuchungen am albinotischen und pigmentierten *Kaninchen,* wo er mitochondrale Körnchen namentlich im äußeren, der Chorioidea benachbarten Teil der Zellen nachwies, ferner auf die Anwesenheit großer fettiger Sekretkörner bei niederen *Vertebraten,* sowie auf die verschiedenartige Chromatizität der Kerne der Zellen [FRANZ (1911)].

Auf Grund der vergleichenden Literatur weist ADLER (1928) darauf hin, daß für jedes Pigment, das sich im *Säugerauge* findet, Analogien der Struktur und Funktion mit den Pigmenten des gesamten *Tierreichs* feststellen lassen; ihre Funktion sind: Lichtschutz, Isolierung der lichtempfindlichen Elemente, Absorbtion, Sensibilisation und phototaktische Bewegung.

Nach WALLS (1928) ist bei den *Säugetieren* die Stellung des Pigmentes im Hell- und Dunkelauge die gleiche, der Abblendungseffekt der Wanderung des Pigments ist bei den höheren *Säugern* durch Pupillenspiel ersetzt.

3. Zur Kenntnis der Tapetumsubstanzen im Tierreiche.

Der Begriff der Tapetumsubstanz wurde seinerzeit physio-cytologisch von E. BRÜCKE (1845) dahin definiert, daß es sich um Einrichtungen handelt, welche zur Folge haben, daß das Licht, das in das Auge eindringt, hinter den Photoreceptoren, wie wir heute sagen, nicht ganz oder teilweise absorbiert, sondern in mehr oder minder vollkommenem Grade reflektiert wird und auf diese Weise noch einmal die lichtempfindlichen Substanzen zu reizen Gelegenheit hat. Im allgemeinen hat sich das Vorkommen solcher Tapetumsubstanzen in Übereinstimmung mit der Lebensweise der *Tiere,* welche sie besitzen, gezeigt. Es darf teleologisch als eine Einrichtung aufgefaßt werden, die dem *Tiere* ermöglicht, geringe zur Verfügung stehende Lichtmengen in einem für die Durchführung seiner biologischen Bedürfnisse ausreichenden Weise zu verwerten.

Es zeigt sich im allgemeinen, daß jene *Tiere* die Tapetumeinrichtungen zeigen, welche auch in der Dämmerung, wenn nicht ihre Hauptaktivität, so doch einen Teil ihrer Aktivität, sei es zur Nahrungsaufnahme, sei es zur Abwehr feindlicher Angriffe, besitzen, und daß für den Beobachter die Augen dieser *Tiere* bei entsprechendem Lichteinfall in der Dämmerung, natürlich nicht im wirklichen Dunkeln, leuchten. Reflektierende Einrichtungen sind aber im *Tier*reich noch allgemeiner verbreitet, da, abgesehen von der allgemeinen Hautdecke, bei niederen *Wirbeltieren* auch spezifisch entwickelte Leuchtorgane reflektierende Schichten besitzen, deren Bau und Anordnung mit den echten Tapetumsubstanzen ziemlich nahe Verwandtschaft zeigen.

Schon unter den *Wirbellosen* finden sich als Tapeta aufzufassende Einrichtungen, wie sie besonders eingehend bereits von SIEG. EXNER (1891) geschildert wurden. Da sind es die *Arthropoden* und *Schmetterlinge, Käfer, Spinnen* und *Krebse,* welche in ihrem Auge solche reflektierende Substanzen besitzen und bei den *Tracheaten* scheint die Grenzfläche zwischen Luft und dem Körpergewebe, wie sie an den Verzweigungen der *Tracheen* vorliegt, schon für das Zustandekommen eines Tapetumeffektes zu genügen. Denn wir finden bei manchen *Schmetterlingen* eine reflektierende Tapetumsubstanz, die sich bloß aus dichten Anhäufungen fein verzweigter *Tracheen* zusammengesetzt erweist, an deren Oberfläche das Licht durch totale Reflexion an dem mit Luft gefüllten Raume zurückgeworfen wird.

Auch bei *Mollusken* finden wir schon Tapetumeinrichtungen, wie etwa im Auge von *Pecten.*

Unter den *Wirbeltieren* ist bei *Cyclostomen* von einer Tapetumsubstanz nichts bekannt. Bei den *Selachiern* sind Tapeta vielfach und eingehend geschildert worden, besonders von FRANZ (1905, 1906), neuerdings von HOSOYA (1929).

Die *Ganoiden* besitzen ein Tapetum, das auch makroskopisch wie bei den *Selachiern* das Licht reflektiert [FRANZ (l. c.)].

Tapetumsubstanzen der *Knochenfische* scheinen einigermaßen Varianten unterworfen zu sein.

Bei den *Plagiostomen* haben wir es mit einem eigenartigen Tapetum chorioideae zu tun, indem Schichten in der Chorioidea, welche proximal zur Choriocapillaris gelagert sind, die reflektierenden Bestandteile eingelagert tragen. Bei den *karpfen*artigen *Fischen* finden sich Formen, die ein sog. Tapetum retinale besitzen. Dasselbe war bei *Abramis brama* Gegenstand eingehender Untersuchungen von seiten EXNERS und JANUSCHKES (1906). Es handelt sich in diesem Fall darum, daß das voluminöse Cytoplasma der Pigmentepithelzellen dieser *Fische* neben Pigmentkörnchen als reflektierende Substanz Guanin in feinst verteilten Körnchen enthält, und es ergab die Beobachtung solcher Augen im Hellen und im Dunklen, daß dabei in den zwischen Stäbchen und Zapfen der Netzhaut hineinreichenden langen Fortsätzen der Pigmentepithelzellen zwar das Pigment bei Belichtung vorwandert, im Dunklen gegen den Zellkörper sich zurückzieht, das Guanin aber an dieser Bewegung sich nicht beteiligt. Es müßte somit hier durch irgendeine Einrichtung für die in der Zelle sich abspielenden Verlagerungsprozesse die Möglichkeit einer Auswahl zwischen den Körnchen beiderlei Substanzen gegeben sein, eine Tatsache, die unserem Verständnis sehr große Schwierigkeiten bereitet [vgl. WUNDER (1930)].

Bei anderen *Fischen*, insbesondere Tiefsee*fischen* [siehe BRAUER (1908)], scheinen auch andere Formen der Tapeta vorzukommen. Ich selbst hatte Gelegenheit von Tiefseeformen, *Argyropelecus hemigymnus*, *Scopelus maderensis*, *Chauliodus Sloanei* und andere zu untersuchen.

Wir wissen heute mit ziemlicher Bestimmtheit, daß es sich bei dieser Kategorie von Tiefsee*fischen* immer darum handelt, daß ihr Auge das geringe durch Phosphorescenz der Leuchtorgane produzierte Licht der Tiefseeorganismen entsprechend ausnützen kann.

Übrigens scheint in bezug auf das Vorkommen von Tapeten nur eine verschwindend geringe Anzahl von *Fischen* bisher untersucht worden zu sein.

Über Tapetumsubstanzen bei *Amphibien* ist meines Wissens bisher nichts bekanntgeworden. Es ist dies insofern überraschend, als gerade hierher zahlreiche Vertreter der Dämmerungs*tiere* gehören, *Kröten* usw. und das Dämmerungssehen auch bei den typischen Tagformen jedenfalls gut ausgebildet zu sein scheint.

Bei den *Reptilien* kennen wir nur vereinzelte Formen, die ein Tapetum, und zwar wieder ein Tapetum retinale besitzen, die *Krokodile;* es handelt sich dabei um eine ganz ähnliche Einrichtung wie etwa bei *Abramis*, wo ebenfalls das in den Pigmentzellen vorhandene Guanin das Licht reflektiert und gleichzeitig von den Verlagerungsprozessen in der Zelle ausgeschlossen zu sein scheint [vgl. ABELSDORFF (1898), DETWILER (1926), FRANZ (1913)]. Bei den anderen *Reptilien* ist nichts von Tapetumsubstanz bekannt (siehe HESS). Die *Geckonen*, typische Dämmerungs*tiere*, haben keinerlei Tapetumeinrichtungen.

Bei *Vögeln* wurden reflektierende Einrichtungen angeblich ausschließlich beim *Strauß* beobachtet.

Die *Nachtvögel*, soweit sie bisher untersucht worden sind, d. h. die *Eulen*, besitzen kein Tapetum, Angaben über *Crex*, den *Wachtelkönig*, die *Nachtreiher*, die *Rohrdrommel*, den *Ziegenmelker* habe ich nirgends gefunden. Ich habe leider bisher keine Möglichkeit gehabt, diese angeblich in der Nacht sehr aktiven *Tiere* selbst zu untersuchen. Die *Nachtigall*, die ja wohl nur in hellen Nächten aktiv ist (ob sie dabei Nahrung aufnimmt, weiß ich nicht), habe ich untersucht und in ihrem Auge keine Abweichung von dem Verhalten bei verwandten *Singvögeln* in dieser Hinsicht gefunden.

Sehr große Varianten zeigt das Tapetum bei den *Säugetieren,* bei denen es ja überhaupt entdeckt wurde (siehe Aderhaut).

B. Sehelemente.

1. Stäbchen.

Die Elemente, welche die äußerste Schichte der Netzhaut bilden, werden auch als Stäbchen-Zapfenschichte bezeichnet, diese Schichte gemeinsam mit den dazugehörigen kerntragenden Anteilen dieser Zellelemente als Sehepithel, wozu auch die nervösen Fortsätze dieser Zellen die Stäbchen-Zapfenfasern gehören, im Bereich der Macula bei den *Primaten* also die ganze Schichte der HENLESCHEN Fasern. Beim *Menschen* finden sich in der oberflächlichen Schichte der eigentlichen Netzhaut zwei durch ihre Konfiguration deutlich unterscheidbare Gebilde, die Stäbchen und die Zapfen.

Diese Bezeichnung hat ihre Berechtigung darin, daß entwicklungsgeschichtlich tatsächlich besonders deutlich beim *Menschen* diese Zellen vorübergehend die Anordnung eines typischen Epithels zeigen [SEEFELDER (1910)]. (Beim *Menschen* etwa im 6.—8. Monat.) Dieses Epithel entspricht entwicklungsgeschichtlich dem Ependym der Anlage des Zentralnervensystems und ist in seinen frühesten Anlagestadien von diesem nicht zu unterscheiden. Die Bedeutung der Stäbchen für das Sehen ist schon von E. BRÜCKE (1844) erkannt worden.

Die Stäbchen besitzen ein längliches zylindrisches Außenglied, welches im Hintergrunde des Auges 0,038—0,05 mm hoch ist (die ganze Schichte). Das Außenglied, das etwa durchschnittlich die Hälfte dieser Länge ausmacht, ist in frischem Zustande und auch konserviert, stärker lichtbrechend. Es stellt ein radiär auf die Augenoberfläche stehendes zylindrisches Gebilde dar, das zwischen 0,0015 und 0,002 mm Dicke besitzend, im Querschnitt kreisrund ist. Das distale Ende, welches in Vertiefungen des Cytoplasmas der Pigmentzellen gelegen ist, zeigt eine flache rundliche Kuppe. Da die Stäbchen, besonders ihre Außenglieder, nach dem Aufhören der Zirkulation sehr rasch postmortalen Veränderungen unterliegen, sind Messungen nur am überlebenden Präparat maßgebend. Bei dem Zerfall, der sich bald einstellt, kommt es zu einer Krümmung der Substanz des Außengliedes, und man erkennt dabei verschiedene Formen von Zerfallsbildern.

Bald zeigen sich scheinbar von einer äußerst zarten zerreißlichen Membran umhüllt, im Innern des Stäbchenaußengliedes Querstrukturen, so daß von einem Zerfall in Scheiben gesprochen wurde; bald sieht man kleine Tröpfchen von ungleich lichtbrechenden Substanzen an der Oberfläche des Stäbchens austreten, Bildung von sogenannten Myelinfiguren. Das Verhalten der erwähnten membranartigen Substanz zu den Reagenzien ließ KÜHNE (1877) annehmen, daß sie aus Neurokeratin besteht. SCHWALBE (1883) definierte das ganze Außenglied als eine Art Cuticularbildung der Sehzellen.

Das Bild des fixierten Stäbchens ist außerordentlich verschieden, je nach der Anwendung der verschiedenen Fixierungsflüssigkeiten. Die Güte einer Fixierungsflüssigkeit kann nur so geprüft werden, daß wir die von ihr gelieferten Bilder mit dem vergleichen, was uns überlebend frische Zupfpräparate ohne Zusatzflüssigkeit an den Sehelementen erkennen lassen. Auch Belichtung oder Verdunkelung hat auf die Struktur und die Fixierbarkeit der Stäbchen einen gewissen Einfluß.

Nach Sugita (1922, 1925) ergibt eine Lipoidfärbung die stärkste Färbung in den Außengliedern der Netzhaut, schwächer in der Ganglienzellenschichte, noch schwächer in den Innengliedern der Sehzellen und in den inneren Körnern, schließlich in der Nervenfaserschichte.

Bei *Tieren* erkennt man eine oberflächliche Längsstruktur, die an die Kannelierung dorischer Säulen erinnert.

Eine Gruppe von *Wirbeltieren* zeigt, wie Franz (1919) angibt, am Ende der Stäbchen Verdickungen; ich sah sie nur bei Myliobatis deutlich.

Seit Max Schulze (1866, 1867, 1871) wissen wir, daß eine der besten Konservierungen für die Außenglieder der Stäbchen und Zapfen die Osmiumsäure ist, besonders wenn man auf die bloß vom Pigmentepithel bedeckte Außenseite der Netzhaut nach rascher Entfernung der Chorioidea die Dämpfe dieser Säure und eine schwache Lösung derselben in Ringerlösung nachher einwirken läßt. W. Krause (1875) empfahl auch 10% Chloralhydrat. Rochon-Duvigneaud (1907) läßt Osmiumsäuredämpfe von innen nach Entfernung des Glaskörpers einwirken, dann Zenkersche Flüssigkeit.

Als die beste Fixation, die die verschiedensten Färbungen erlaubt (osmierte Netzhäute sind selten gut färbbar), fand ich die Konservierung in Bichromat-Formol-Eisessig in dem Verhältnis, wie ich es angegeben habe oder in der Zusammensetzung, die Held empfahl. Auch 10%iges Formalin verändert die Stäbchen verhältnismäßig wenig, dagegen bewähren sich die sonst vielseitig brauchbaren Fixierungslösungen an den Sehelementen gar nicht.

Bei der Fixation in den empfohlenen Flüssigkeiten läßt sich mittels Eisenhämatoxylins oder des Heldschen Molybdänhämatoxylins, nach Formalinfixierung vor allem durch die Silberimprägnation nach Bielschowsky im Außenglied ein fadenartiges Gebilde nachweisen, das aus einem oder zwei winzigen Pünktchen oder Körnchen an der Grenze zwischen Innen- und Außenglied hervorzugehen scheint, sich längs der Kante des Außengliedes fast bis ans Ende aber nicht in die Kuppe des Stäbchens verfolgen läßt, zumeist gegen das Ende hin kleine Unregelmäßigkeiten der Kontur aufweist.

Auch die Goldsublimat-Gliamethode Cajals stellt an Gefrierschnitten diesen „Außenfaden" beim *Menschen* recht deutlich dar.

Dieses Gebilde, das zuerst von Fürst (1904) bei *Lachs*embryonen gesehen dann von mir beim *Frosch*, bald nachher von Held bei diesem und beim *Menschen* entdeckt wurde, wurde von Retzius (1908) als Fürst-Kolmerscher Außenfaden bezeichnet. Er wurde später bei *Selachiern* von Retzius (1908) dargestellt, wo die Elemente recht groß sind. Ich selbst habe ihn dann noch bei *Vögeln, Fischen* und *Reptilien* beobachtet. Es besteht kaum ein Zweifel, daß er in sämtlichen *Wirbeltier*sehelementen vorkommt. Da er von einem doppelten Korn, das an der Grenze des Innen- und Außengliedes gelegen ist, seinen Ausgang nimmt, ist er als ein Homologon einer von einem Diplosom entspringenden Außengeißel aufgefaßt worden; tatsächlich hat Leboucq (1909) in Studien bei der *Katze*, Seefelder (1910) bei *menschlichen* Embryonen und Neugeborenen die Entwicklung des Außenfadens mit Hämatoxylinfärbungen verfolgt und diese Forscher haben gezeigt, daß sich zuerst bei der Entwicklung des Außengliedes aus dem Sehepithel das Diplosom der Zelle nahe zur Oberfläche stellt, aus ihm ein kleiner Außenfaden herauswächst, während ins Innenglied sich ein noch zarterer Innenfaden einsenkt, den ich auch seinerzeit beim *Frosch* in den Sehelementen beschrieben habe und den Held bald auch beim *Menschen* nachwies. Auch P. Eisler (1930) hat ihn neuerdings an Material von Hingerichteten abgebildet. Retzius (1905) der ihn an Selachiern studierte, nannte ihn den Kolmer-Heldschen Innenfaden.

Es handelt sich somit um das Auswachsen eines Zentralgeißelapparates aus einer den Ependymzellen homologen Zelle, und es ist bekannt, daß auch zahlreiche Ependymzellen zeitlebens bloß ein Diplosom mit einer Außengeißel und einem Innenfaden besitzen. Die Ausbildung dieser Geißel bildet die Einleitung der Ausbildung des Innen- und Außengliedes aus dem Sehepithel sowohl bei dem Stäbchen als bei den Zapfen, so daß wir in den Außengliedern selbst, wohl nicht eine modifizierte Geißelsubstanz wohl aber eine Bildung vor uns haben, die mit einer Geißel zu einer Einheit verbunden ist. Die Tatsache, daß mit vielen Silbermethoden der Außenfaden, schwerer der Innenfaden, sich elektiv färbt, und dabei der Außenfaden wesentlich dicker erscheint, als die sonst an epithelialen Elementen des *Menschen* und der *Wirbeltiere* für gewöhnlich darstellbaren Geißelbildungen, erlaubt die Vermutung, daß vielleicht die Geißel noch von einer besonderen Silbersalze reduzierenden Substanz umschlossen ist. Wir wissen, daß auch in anderen Zellen, die aus der Gehirnanlage hervorgehen, solche stäbchenartige Bildungen durch ähnliche Silberfärbung ziemlich elektiv, wenn auch nicht gerade leicht, dargestellt werden können, wie es in den Arbeiten von CAJAL über die PURKINJEschen Zellen des Kleinhirns und von RIO-HORTEGA mitgeteilt wurde. Wie ich an anderem Orte[1] ausgeführt habe, sehen wir, daß auch in anderen Sinnesorganen, wie Geruchsorgan, Geschmacksorgan, den Sinneszellen der Maculae und Cristae und dem CORTIschen Organ, die Aufnahmeapparate der Zelle Abkömmlinge des Diplosoms und der Geißel enthalten, neben Bildungen wie den Riechbläschen, den Geschmacksstiften und den Hörhaaren, die im weitesten Sinne mit modifizierten Epithelzellhaaren homologisiert werden können. Es würde also das Außenglied der Stäbchen und Zapfen auch in dieser Hinsicht als eine analoge Zellbildung von Ektodermzellen aufgefaßt werden dürfen.

KAPPERS (1927) sieht unter anderem auch in der Entstehung der vom Diplosom ausgehenden Gebilde eine „Reizempfindlichkeit des Centrosoms" für die Organplastik.

Das Innenglied des Stäbchens ist eine zylindrische Bildung, die einen größeren Querschnitt aufweist als das Außenglied, so daß die Stäbcheninnenglieder auch bei guter Fixation nahezu vollkommen aneinander schließen, während zwischen den Außengliedern ein freier Raum enthalten ist.

Ob der letztgenannte freie Raum nur von einer intercellularen Gewebsflüssigkeit erfüllt ist oder ob eine zarte weiche Masse diese Zwischenräume ausfüllt, wie es schon seinerzeit JAKOB HENLE (1863, 1864) angenommen hat und VAN DER STRICHT (1922) in neuerer Zeit wieder vermutete, ist zweifelhaft. Jedenfalls lassen sich die Außenglieder nach den verschiedensten Fixationen, die eine eiweißhaltige Flüssigkeit zur Fällung bringen würden, isolieren, ohne daß eine solche gefällte Zwischensubstanz erkennbar wäre. Bei den *Wirbeltieren* lassen sich die Fortsätze der Pigmentzellen in der Lichtstellung mit Pigment nach längerem Dunkelaufenthalt ohne Pigment bis in die Gegend der Innenglieder nachweisen. Ihr Cytoplasma kann zwischen den Außengliedern, in einigen Fällen auch zwischen dem distalen Teil der Innenglieder wahrgenommen werden, so daß entweder alle Zwischenräume als vom Cytoplasma der Pigmentzellen ausgefüllt anzusehen sind, oder falls, wie besonders früher angenommen wurde, die Fortsätze der Pigmentzellen selbst contractil wären, beim Aus- und Einziehen dieser Fortsätze eine flüssige Zwischensubstanz verschoben werden müßte (Abb. 249).

Das Innenglied ist nicht wie das Außenglied doppelbrechend und weniger stark lichtbrechend wie das Außenglied [v. EBNER (1902)]. Im frischen Zustande erscheint es wie letzteres homogen, nach der Fixation aber feinkörnig

---

[1] Handbuch der mikroskopischen Anatomie, Bd. 3 I, S. 280.

getrübt und an der Verbindungsstelle mit dem Außenglied etwas verdickt. Es färbt sich mit sauren Farben und mit Carmin. In Osmiumsäure, wo das Außenglied bei langer Einwirkung stark gebräunt wird, nimmt es nur einen lichtbraunen Farbenton an.

Gewisse Fixationen lassen, mit der Eisenhämatoxylinfärbung HEIDENHAINs kombiniert, verschiedene Strukturen in den Außengliedern hervortreten. Sie werden von den einen so gedeutet, daß innerhalb eines zarten Oberflächenüberzuges oder Häutchens eine zur Längsrichtung des Außengliedes senkrecht gestellte Scheiben- oder Plättchenstruktur besteht, die sich bei postmortaler Veränderung besonders deutlich ausdrückt. Andere [HESSE (1904), K. C. SCHNEIDER (1906)] erblicken in diesen und ähnlichen Strukturen den Ausdruck eines oder mehrerer in engen Spiraltouren innerhalb des Außengliedes aufgewundener Spiralfäden. Insbesondere hat HESSE, der unter dem Einfluß der APATHY-BETHEschen Fibrillenlehre stand, sich bemüht, regelmäßige Strukturen, die Fibrillen entsprechen oder regelmäßige Strukturen, die mit Fibrillen nachweisbar in Verbindung stehen, bei *Wirbeltieren* und *Wirbellosen* in allen Lichtreceptoren nachzuweisen.

Jüngst stellte MENNER (1929) wieder ein spiraliges Gebilde in den Außengliedern der seltenen Zapfen der *Maus* dar.

Andere Untersucher, beispielsweise LUNA (1911, 1912), G. LEVI (1900) stellten besonders nach Fixation mit neutralen oder sehr schwach sauren chromhaltigen Gemischen mitochondrienartige Gebilde im Außenfaden dar.

Aus eigener Erfahrung glaube ich sagen zu können, daß es sich im wesentlichen darum handelt, daß bei mehr neutraler oder mehr saurer Fixation und gleichzeitiger Chromeinwirkung Hämatoxylinlackverbindungen so an die Substanzen gebunden werden, daß bei Differenzierungsverfahren bald die einen bald die anderen Gebilde die Farbe stärker festhalten, und dadurch die verschiedenen Varianten der Extraktionsbilder zustandekommen, ohne daß wir bisher dafür den Beweis erbringen können, daß die eine oder die andere der angeführten Strukturen tatsächlich im Außenglied im Leben präformiert ist.

Trotz der zahlreichen Methoden, die zur Darstellung von Neurofibrillen angegeben worden sind, die Vitalfärbungsmethoden, Imprägnation mit Silber in ihren unzähligen Varianten, Goldfärbungen, das Molybdänhämatoxylin und anderes mehr, hat niemand bisher es erreicht, fibrilläre Strukturen im Außenglied sicher als Neurofibrillen zu identifizieren oder auch nur Neurofibrillen zu solchen Strukturen hin mit Sicherheit zu verfolgen.

Ein in früherer Zeit von den Autoren beobachteter zentraler Faden (RITTERsche Faser) dürfte wohl nur ein durch ungünstige Fixation entstandenes Kunstprodukt in den Stäbchen darstellen.

An der äußersten Grenze des Innengliedes beschrieb MAX SCHULTZE (1871) nach Fixation in Osmiumsäure ein undeutlich abgegrenztes streifiges Gebilde, das er als Fadenapparat bezeichnete. Niedere *Wirbeltiere* besitzen an dieser Stelle einen abgegrenzten Inhaltskörper. Während v. EBNER (1902) angibt, dieses Gebilde beim *Menschen* nicht deutlich nachweisen zu können, glaube ich eine Andeutung davon in gut fixierten *menschlichen* Netzhäuten gesehen zu haben. Deutlicher treten sie bei *Affen* hervor. EISLER (1930) beschreibt hier, das Innenglied des Stäbchens setze sich in einen äußerst zarten fadenförmigen Teil fort, der die Membrana limitans externa durchbohrt und in das kaum nachweisbare Cytoplasma, das das Stäbchenkorn, den Kern der Zelle, umgibt, übergeht. Dieser Anteil ist um so länger, je tiefer innerhalb der äußeren Körnerschichte der kerntragende Teil der Zelle gelegen ist, und nimmt dementsprechend, da der Faden den anderen Kernen ausweichen muß, einen mehr oder minder geschlängelten Verlauf an. Jenseits des Kernes geht das Cytoplasma in einen ebenso feinen Fortsatz über, die Stäbchenfaser, die mit einem feinen Endknöpfchen in der distalen Lage der äußeren plexiformen Schichte endet. Der Kern der Stäbchenzelle ist eiförmig, 0,006—0,009 mm lang und 0,006 mm breit. Die den Kern umgebende Cytoplasmamasse ist kaum meßbar dick. Im frischen Zustande und bei Fixierung in Osmiumsäure finden sich 1—2 Kernkörperchen (FLEMMING). Ein Kerngerüst läßt sich nicht sehr deutlich darstellen. Nach anderen Fixationen ist das Chromatin beim Menschen in Form eines feinen Gerüstwerkes angeordnet, dessen Stränge das Kernkörperchen mit der Kernmembran verbinden, auf ihnen sind einzelne gröbere Körnchen aufgelagert. Eine Anordnung in zwei getrennten, bei schwacher Vergrößerung als quergestellte Scheiben oft beschriebenen Anteilen des Chromatins, wie sie viele *Säugetiere* zeigen, wird durch keine Art der Fixation beim *Menschen* zur Darstellung gebracht. Sie kommt auch bei anderen *Primaten* (ich untersuchte *Macacus rhesus, Cynocephalus papio, Simia satyrus, Troglodytes niger, Hylobates* und 20 andere *Affen*) nicht vor.

Bei verschiedenen *Tieren* läßt sich nachweisen, daß die Substanz des Innengliedes, soweit sie außerhalb der Limitans externa liegt, contractil ist und daß infolge ihres verschiedenen Kontraktions- bzw. Dehnungszustandes das Stäbchen verkürzt oder verlängert sein kann, damit das Außenglied weiter in die Pigmentzelle hineingedrückt, oder aus dieser herausgezogen wird (Abb. 249); die Möglichkeit, daß durch diesen Vorgang auch die Distanz Limitans externa — BRUCHsche Membran geändert werden kann, scheint in der Literatur nicht erörtert zu sein.

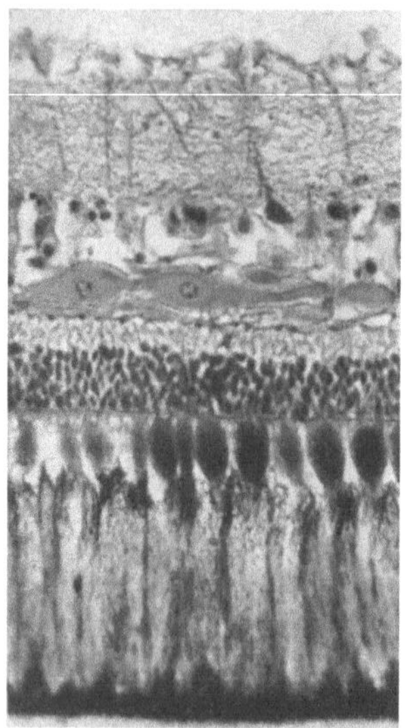

Abb. 249. Netzhaut von *Perna*. Lichtstellung (KOLMER).

Für den *Menschen* und für die *Primaten* scheint diese Contractilität schwach ausgebildet und nicht von besonderer Bedeutung zu sein [vgl. GARTEN (1908)], während sie bei vielen *Tieren* offenbar eine bedeutende physiologische Rolle spielt.

Bewegungen der Stäbchen sind besonders ausgesprochen bei Tag*vögeln,* wo sich bei starkem Licht die Stäbchen verlängern; nach GARTEN (1908) soll diese Bewegung bei Nacht*vögeln* fehlen. Sehr deutlich sind diese Verlängerungen der Stäbchen bei belichteten Retinen vieler *Knochenfische* [EXNER und JANUSCHKE (1906), GARTEN (l. c.), v. FRISCH (1923)]. Es scheint sich um einen mehr aktiven als passiven Prozeß zu handeln (VAN GENDEREN-STORT).

Die Außenglieder sind gegen jede Änderung ihres Milieus enorm empfindlich, die in ihnen enthaltene Substanz erleidet schon beim bloßen Aufhören der Zirkulation Veränderungen durch Quellung, wobei die ihre Oberfläche überziehende widerstandsfähigere Membran gewöhnlich zerreißt und auf diese Weise deutlich hervortritt. Solche Vorgänge treten schon an den Sehelementen auf, wenn man sie im Blutplasma des gleichen *Tieres* beobachtet.

Die Außenglieder lösen sich sehr leicht vom Innenglied ab, da sie im allgemeinen auch nach dem Tode etwas widerstandsfähiger erscheinen.

Das Außenglied zeigt im überlebenden Zustand fettartigen Glanz und bricht das Licht stärker als das Innenglied; es ist positiv doppelbrechend mit längsgerichteter optischer Achse.

Untersuchen wir Netzhäute, die dem Auge nach Aufenthalt im Dunkeln entnommen sind, so erscheinen sie im ganzen je nach der Länge des Aufenthaltes im Dunkeln hellrot, bis purpurrot, welche Farbe nach etwa zweistündigem Aufenthalt im Dunkeln das Maximum ihrer Sättigung zeigt. Man kann sie bei dem gelblichen Licht einer Natriumflamme beobachten. Unter dem Einfluß diffusen weißen Lichtes bleichen sie langsam, im direkten Sonnenlicht momentan aus, wobei sie kurze Zeit eine gelbliche Nuance, das Sehgelb KÜHNEs zeigen. Die Purpurfärbung, die bei verschiedenen *Tieren* ungleich intensiv ist, ist auch beim *Menschen* deutlich wahrzunehmen und wird durch eine Substanz hervorgerufen, die von ihren Entdeckern [BOLL (1877) und KÜHNE (1877)], die sie genau studierten, als Sehpurpur, Erythropsin oder Photaestesin bezeichnet wurde. Der Sehpurpur kann durch Fixation mit Alaunlösung und durch Platinchlorid erhalten werden. Er läßt sich durch Galle, welche die Stäbchenaußenglieder dabei löst, extrahieren, was seit KÜHNE angewendet wird, um ihn rein darzustellen.

Der Sehpurpur kann sich, wenn ausgebleicht, innerhalb von 10—15 Min. wieder regenerieren, vorausgesetzt, daß die Stäbchen in Kontakt mit dem Pigmentepithel, besonders mit der basalen Partie der Pigmentzelle stehen [KÜHNE (l. c.)]. Bei diesem Vorgang scheint das Pigment selbst keine Rolle zu spielen, da der Sehpurpur auch bei albinotischen Individuen vorhanden ist und dort, wo ein Tapetum lucidum besteht und gleichzeitig das Pigmentepithel pigmentfrei ist [GARTEN (1906), HOSOYA (1929)]. Die Geschwindigkeit der Regeneration ist abhängig vor allem von der Temperatur; so können nach Untersuchungen von GATTI (1897) bei *Rana esculenta* Temperaturen von 1, 2, 3, 4^0 und solche von 35—40^0 das Vermögen der Regeneration deutlich herabsetzen, die Temperatur von 20^0 stellt das Optimum dar.

Ist einmal der Sehpurpur gebildet, spielen niedrige und höhere Temperaturen keine Rolle bei seinem Verschwinden. In jedem Falle stimmt die optimale Temperatur für die Sehpurpurregeneration mit der Optimaltemperatur für die sonstigen Funktionen des Tieres überein.

Nach KÜHNE (l. c.) wechselt die Menge des Sehpurpurs bei den einzelnen *Tier*arten sehr stark, besonders reichlich ist sie in den Stäbchen der *Nachtraubvögel*. Dagegen soll der Sehpurpur bei typischen *Tagvögeln* in der Netzhaut fehlen. Weniger reich an Sehpurpur sind *Tiere*, wie viele *Säugetiere* und der *Mensch*, welche neben einem ausgebildeten Tagessehen, auch ein Dämmerungssehen besitzen.

Einzelne *Tiere*, die sich im Halbdunkel bewegen, sollen gleichwohl Stäbchenretinen ohne Sehpurpur besitzen[1]. Nach ROCHON-DUVIGNEAUD (1917) ist das Sehpurpur ein Sensibilisator für Licht und das Stäbchenaußenglied, das es enthält, das Organ für das Dämmerungssehen und das in dem Maße als es Sehpurpur enthält.

Weitere Beobachtungen über Ausbleichen des Sehpurpurs und Bildung von Sehgelb aus dem Purpur beschrieb in neuerer Zeit HOLM (1922).

Ich beschrieb (1909) bei *Salamander, Frosch, Axolotl, Gans, Ratte* und *Rhesusaffe,* daß nach Fixation mit stark sauren Flüssigkeiten bei Retinen, welche nach Dunkelaufenthalt die Pigmentstellung des Dunkelauges zeigten, an der Oberfläche der Stäbchenaußenglieder mit Eisenhämatoxylin sich färbende Tröpfchen, anscheinend in unmittelbarem Zusammenhang mit den Fortsätzen der Pigmentepithelzellen sich finden. Dagegen vermißte ich solche Tröpfchen fast ganz in stark belichteten Augen, in denen das Pigment die extreme Hellstellung aufwies. In ganz exzessiver Weise traten solche Tröpfchen auch zwischen den Stäbchen

---

[1] PRENANT: Histologie, Bd. 4, S. 678.

in ganzen Konglomeraten auf, wenn *Frösche* mit Pilocarpin vergiftet und nach langem Aufenthalt in der Sonne auf eine Stunde ins Dunkle gebracht und dort getötet wurden (Abb. 250). Da wir seit Kühne wissen, daß gleichzeitig mit den Vorgängen der Pigmentwanderung gegen die Zellbasis die Regeneration des Sehpurpurs stattfindet, andererseits Pilocarpin diese vom Pigmentepithel ausgehenden Regenerationsvorgänge beschleunigt, sah ich in diesen Tröpfchen den Ausdruck einer sekretorischen Funktion des Pigmentepithels, die mit der Sehpurpurbildung zusammenfällt. In den reinen sehpurpurfreien Zapfennetzhäuten, wie sie *Eidechsen* und *Schlangen* darbieten, habe ich bei gleicher Behandlung die Tröpfchen an den Außengliedern vermißt. Ich fand sie aber später auch an Außengliedern von Zapfen bei *Primaten* oder zumindest in deren unmittelbarer Nähe, besonders auch in der *Schimpansen*fovea. Sie könnten somit auch hier der Ausdruck einer sekretorischen Funktion, wenn auch nicht der Sekretion des Sehpurpurs von seiten des Pigmentepithels sein.

Später machte Detwiler (1916, 1923), der mit meiner Technik dieselben Gebilde speziell an den Stäbchen von nächtlichen *Tieren* erkennen konnte, die Beobachtung, daß auch gleichzeitig mit dem Auftreten dieser Tröpfchen im Dunkelauge eine geringere Färbbarkeit der Außenglieder, mit ihrem Seltenerwerden bei Belichtung eine stärkere Färbbarkeit der Außen-

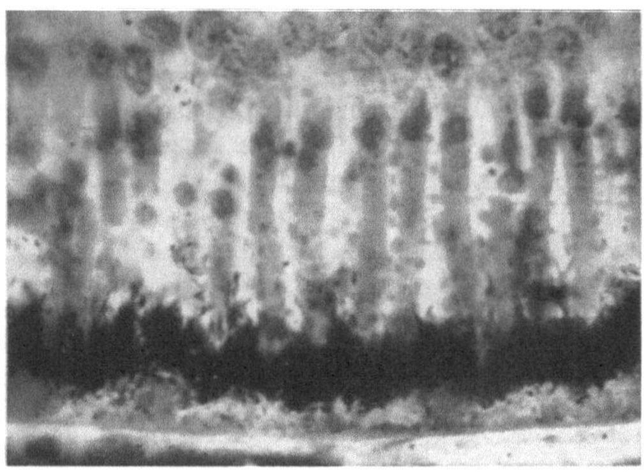

Abb. 250. Stäbchen aus der Dunkelnetzhaut des *Frosches*, zwischen den Außengliedern sekretartige Tropfen (Kolmer).

glieder Hand in Hand geht; Detwiler hat diese Gebilde als ein Produkt aus der Substanz der Außenglieder gedeutet. Dieser Anschauung hatte ich mich auch eine Zeitlang angeschlossen. In jüngster Zeit fühle ich mich aber veranlaßt, meine ursprüngliche Annahme wieder aufzunehmen: ich konnte nämlich bei gut konservierten *menschlichen* Augen, ebenso bei manchen anderen *Wirbeltier*augen feststellen, daß diese Tröpfchen nur in dem distalen Teil des Außengliedes, wo dieses vom Cytoplasma der Pigmentepithelzelle direkt umhüllt wird, auftreten, dagegen nicht im proximalen, dem Innenglied zunächst gelegenen Anteil, was meines Erachtens darauf hindeutet, daß eine für die Bildung der Körnchen ursächliche Wechselbeziehung zwischen dem Außenglied und dem Pigmentzellcytoplasma der Erscheinung zugrunde liegt.

Sugita (1925) konnte durch Färbungsreaktionen (Lipoidfärbungen) qualitativ bestimmen, daß bei verschiedenen *Tieren, Kaninchen, Meerschweinchen, Ratten* und *Affen* durch Lipoidfärbungen die Außenglieder der Sehzellen am meisten gefärbt waren, wobei sich Cephalin, Ölsäure und Seife nachweisen ließen, die mit Cerebrosiden und Sphingomyelin etwas vermischt waren. Die Innenglieder der Sehzellen enthalten dieselben lipoiden Substanzen in geringerem Maße. In der äußeren Körnerschichte sind sie kaum wahrnehmbar.

In der *Frosch*netzhaut finden sich, wie Engelmann (1884) zuerst nachwies, neben purpurroten eine geringe Anzahl von grünen Stäbchen. Bei anderen *Tieren* wurde nichts Entsprechendes gefunden. Die Physiologen haben nachgewiesen, und zwar nicht nur beim *Menschen,* sondern auch in Experimenten an verschiedensten *Wirbeltieren,* besonders klar in neuerer Zeit konnte es v. Frisch (1923) bei *Teleostiern* zeigen, daß die Netzhaut um so lichtempfindlicher ist, je größer der Gehalt an Sehpurpur in den Außengliedern der Stäbchen gefunden wird. Nachdem man in früherer Zeit deshalb in dem Sehpurpur eine Sehsubstanz erkennen wollte, durch deren Zersetzung der Vorgang des Sehens verursacht wird, hat man in Analogie mit Substanzen, die die Lichtempfindlichkeit der Silberhaloide in der photographischen Platte für bestimmte Strahlenarten erhöhen, später im Sehpurpur eine sensibilisierende Substanz gesehen. Tatsächlich scheinen die Augen aller *Tiere* um so mehr Sehpurpur zu enthalten, je mehr das *Tier* auf den Nahrungserwerb im Dämmerlicht angewiesen ist: Nächtliche *Säuger, Nachtvögel, Tiefseefische* usw. Auch die Photoreceptoren wirbelloser *Tiere* enthalten eine Art von Sehpurpur, und nach den Untersuchungen von Hess (1910) zeigen alle die so sensibilisierten Apparate eine besondere Empfindlichkeit für den gelbgrünen Strahlenbezirk des Spektrums. Die Sehelemente, die wir bei wirbellosen *Tieren* nachweisen können, weisen mehr oder minder eine Ähnlichkeit mit den als Stäbchen bezeichneten Elementen der *Wirbeltiere* auf. Doch ist diese Ähnlichkeit wohl nur als „Analogie" [Nowikoff (1910)] oder als Konvergenzerscheinung anzusehen. Bei allen *Tieren,* die ausschließlich auf das Sehen in der Dämmerung eingerichtet sind, auch bei *Fischen,* die tiefer als 200 m leben, finden wir ausschließlich Stäbchen in der Netzhaut. Sehr große Stäbchen finden sich bei manchen *Selachiern,* den *Anuren*; besonders groß sind sie bei einzelnen *Urodelen,* die größten dürfte *Amphiuma* besitzen. Die dünnsten Stäbchen besitzen manche *Tiefseefische,* noch kleinere die *mäuseartigen Tiere* und die *Siebenschläfer.*

Beim *Frosch* kann man [Engelmann (1884), van Genderen-Stort (1887), Garten (1906)] zweierlei Arten von Stäbchen unterscheiden: die Hauptmasse bilden lange Stäbchen mit kurzem Innengliede, halbmondförmigem Paraboloid und langem durch Sehpurpur gefärbtem Außenglied, das mit einer Kuppe endet. Daneben finden sich ohne regelmäßige Verteilung kürzere Stäbchen, deren Außenglied nur etwa die Hälfte der Länge der anderen Stäbchen besitzt, dagegen ist das Innenglied schlank, konisch, gegen die Limitans zulaufend, und ein kleineres, halbmondförmiges Paraboloid ist vorhanden. Im Innenglied sehen wir einen quergestreiften inneren Anteil. Viele *Reptilien* besitzen als typische Tagtiere überhaupt keine Stäbchen, so manche *Schildkröten,* die meisten *Schlangen.* Die *Geckonen,* die ihre spaltförmige Pupille in der hellen Sonne, in der sie sich sonnen, vollkommen geschlossen halten, in der Dämmerung und bei Nacht auf Nahrungsfang ausgehen, besitzen Stäbchen, und zwar Doppelstäbchen, wobei zwei in der Größe wenig verschiedene Außen- und Innenglieder einem gemeinsamen Stäbchenkorn zugeordnet sind und diese Elemente in der Netzhaut regelmäßige Reihen bilden.

2. Zapfen (Abb. 251).

Die Zapfen des *Menschen* besitzen eine annähernd flaschenförmige Gestalt mit einem schmalen, konisch zulaufenden, aber stumpf abgeschlossenen Außenglied und einem bauchigen wesentlich breiteren Innenglied (Abb. 252). Länge und Querdurchmesser variieren stark je nach der Region der Netzhaut. Die meisten Autoren geben an, daß die Zapfenaußenglieder nicht die Länge der Stäbchenaußenglieder erreichen, sondern, abgesehen von dem Gebiete der Macula lutea, kürzer sind, nach Heinrich Müller (1858), 0,032—0,036 mm, aber schon v. Ebner (1902) erwähnt, daß auch einzelne die gleiche Länge haben können.

Fortin (1925) hebt gegenüber der ähnlichen Darstellung von Cajal hervor, daß er die Außenglieder der Zapfen ebenso lang wie die der Stäbchen gefunden habe (Abb. 253). Nach meinen besten Präparaten scheint diese Ansicht zutreffend und das Bild kürzerer Zapfen nur dadurch zustande zu kommen, daß der oberste Teil der Zapfen [von Rochon-Duvigneaud (1905, 1907) und Fortin (l. c.) auch

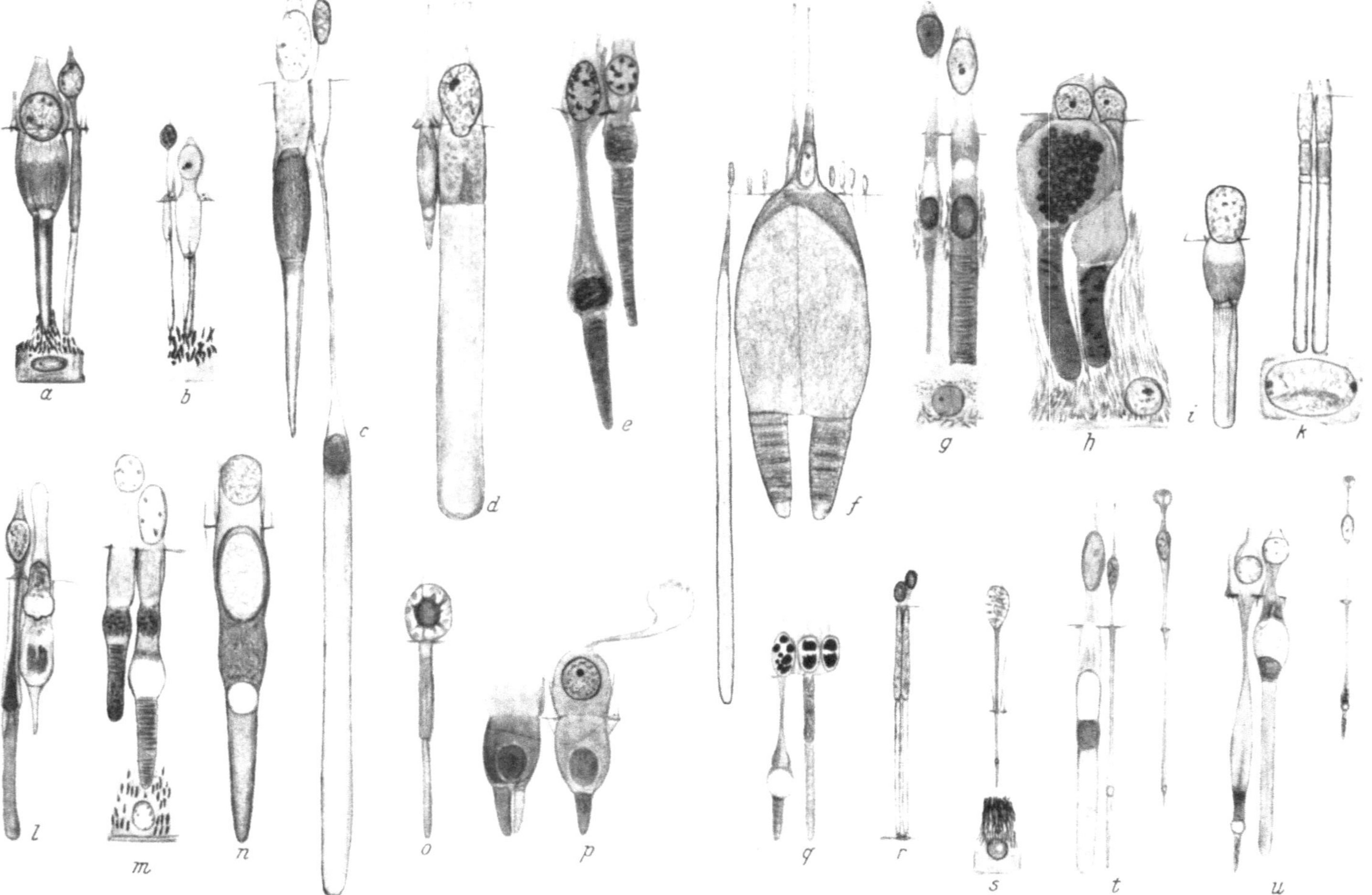

Abb. 251. Stäbchen und Zapfen verschiedener *Wirbeltiere*, alle bei gleicher 1000facher Vergrößerung dargestellt. *a* Erwachsener *Mensch*, *b* Neugeborener, *c* Esox lucius, *d* Rana viridis, *e* Petromyzon marinus, *f* Gadus merlangus, *g* Crocodilus niloticus, *h* Platydactylus mauretanicus, *i* Raja punctata, *k* Mustelus vulgaris, *l* Myliobatis aquila, *m* Petromyzon fluviatilis, *n* Hatteria punctata, *o* Dasypus septemcinctus, *p* Tropidonotus natrix, *q* Metachirus oppossum, **r** Scopelus

als „Panache" bezeichnet] bei etwas weniger günstiger Fixation ungemein leicht zerfällt, somit undeutlich wird. Diese Bilder lassen darauf schließen, daß das

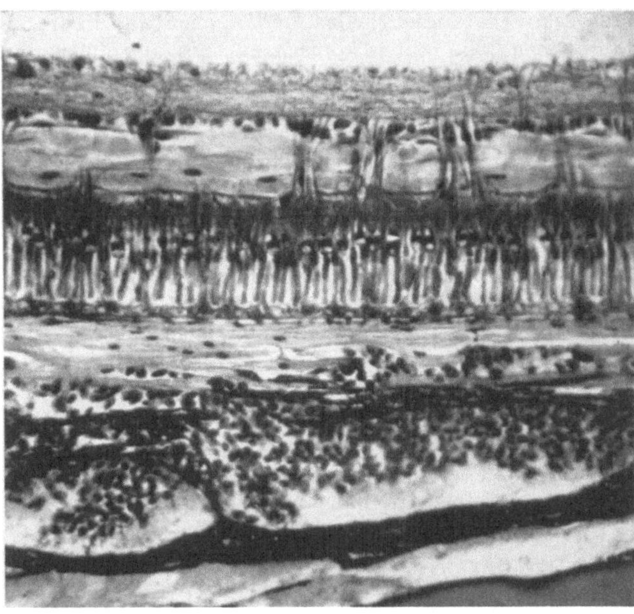

Abb. 252. Retina des *Sterlets,* Accipenser ruthenus, zwischen den längeren keulenförmigen Stäbchen etwas kürzere Zapfen in den Pigmentepithelzellen, die Wanderung des Pigments im Cytoplasmafortsatz deutlich, Horizontalzellen, darunter „horizontale Fulcrumzellen". Über der Choriocapillaris die Schichten des Tapetum cellulosum (KOLMER).

Zapfenende, wenigstens beim *Menschen* und den *Primaten,* aber auch bei anderen *Säugern,* noch labiler gebaut ist als das Außenglied im übrigen. Es sei hier

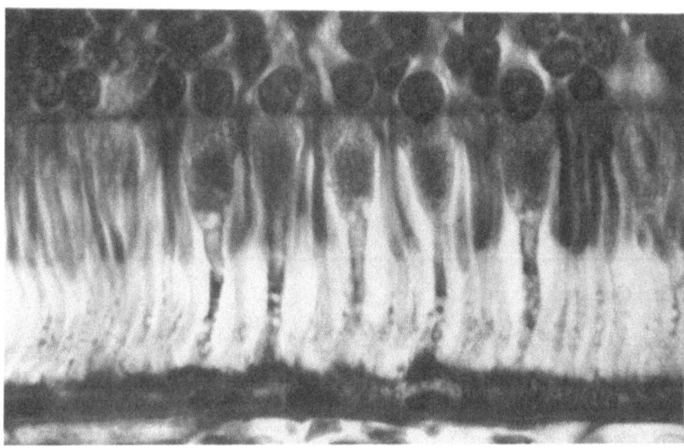

Abb. 253. Stäbchen und Zapfen eines frischen enucleierten menschlichen Auges, das sofort fixiert wurde. Die Spitzen der Zapfen erreichen auch außerhalb des Maculagebietes das Pigmentepithel und sind so lang wie die Stäbchen (KOLMER).

hervorgehoben, daß man häufig beim *Menschen* (ich konnte dies bei überlebend frisch konservierten Augen kraniotomierter Neugeborener ebensowohl als bei durchspülten enucleierten Augen Erwachsener beobachten) in der extramacularen Retina eine girlandenartige Anordnung der Pigmentkörnchen, speziell zu den Außengliedern der Zapfen verfolgen kann (Abb. 254).

Die Zapfen sind wesentlich breiter als die Stäbchen, mit Ausnahme der Elemente der Fovea. Die Außenglieder sind auch etwas breiter wie die der benachbarten Stäbchen. Sie laufen konisch zu. Im allgemeinen werden vom Zentrum der Fovea angefangen, alle Zapfen gegen die Peripherie zu kürzer und breiter und sind schon am Äquator, noch mehr in der Nähe der Ora serrata bauchige Elemente. Man beobachtet in ihnen an der Peripherie, daß der äußere, dunkler färbbare Abschnitt des Innengliedes gegen den helleren proximalen mit einem schrägen Winkel abgegrenzt ist.

An der Peripherie einer fixierten *menschlichen* Retina fand ich in einem Quadrat von 0,023 mm Seitenlänge 35—65 Stäbchen, wenn ich eine Stelle ein-

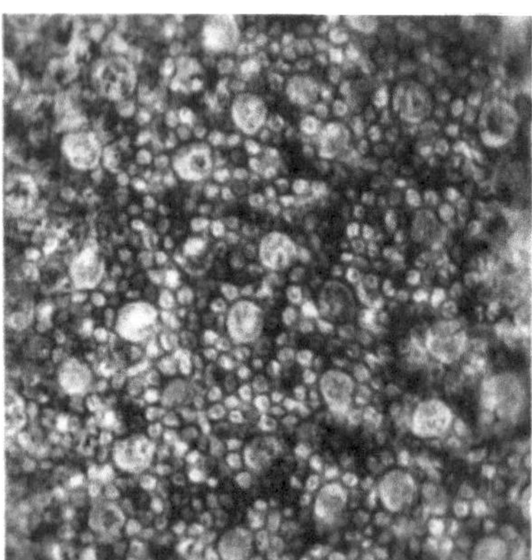

Abb. 254. Querschnitt der Netzhaut nahe dem Äquator in der Höhe der Limitans externa. Die Zapfen treten durch die größeren Öffnungen, die Stäbchen durch die zahlreichen kleineren Öffnungen des Rahmenwerkes durch (KOLMER).

stellte, wo keine Zapfen waren. Wurde ein Zapfen in die Mitte des Quadrates eingestellt, fanden sich etwa 26 Stäbchen um ihn (Abb. 254). Im Gebiete der Macula fanden sich in einem gleichen Quadrat 5 Zapfen und 26 Stäbchen. In unmittelbarer Nähe der Papille finden wir bei manchen Individuen ausschließlich relativ kurze Zapfen mit langen HENLEschen Fasern verbunden, bei anderen geht die Retina in ihrer Struktur ziemlich unverändert bis an den Opticus heran, wieder andere zeigen schmälere und lange Elemente, so daß hier offenbar entwicklungsgeschichtlich verschiedene Varianten zustande kommen. H. MÜLLER (1858) und M. SCHULTZE (1867) haben die Länge der Zapfen im Fundus außerhalb der Fovea centralis mit 0,03—0,036 mm angegeben, WOLFRUM (1908) mit 0,05 mm. Davon entfallen zwei Drittel auf das Innenglied. Die größte Dicke desselben gibt SCHWALBE (1883) mit 0,006—0,007 mm, GREEFF (1901) mit 0,007—0,0075 mm, HEINE (1926) mit 0,006 mm an. GREEFF hat Messungen an Osmiumpräparaten frisch enucleierter Augen vorgenommen. Sie stammen von mit Osmiumsäure isolierten Elementen.

Ort	Länge des Außengliedes μ	Länge des Innengliedes μ	Dicke des Innengliedes μ
1. Dicht an der Ora serrata	6	16	7,5
2. 3 mm von der Ora	6,5	21	7
3. Mitte zwischen Ora und Papille . . .	7	24	7
4. Peripherie der Macula	13	41	5,5
5. Macula	22	42	4
6. Fovea centralis	38	47	2,5

Der Inhalt des Außengliedes zeigt, wie bei den Stäbchen, die Neigung zur Zerklüftung, zur Plättchenbildung und beim *Menschen* besonders leicht zu tropfigem Zerfall im spitzen Teil, während der proximale Anteil zumeist viel besser erhalten ist.

Das Außenglied der Zapfen weist dieselben Struktureigentümlichkeiten wie das Stäbchenaußenglied beim *Menschen* und den *Primaten* auf. Man kann eine unmeßbar dünne Oberflächenmembran unterscheiden, unter Umständen wie in jenen einen Zerfall der Substanz in Querscheiben. An der Grenze zwischen Innen- und Außenglied findet sich ein Diplosom; die Körnchen oder eine sie umhüllende Substanz werden bei der Behandlung nach BIELSCHOWSKY möglicherweise zur Quellung gebracht und erscheinen daher voluminöser als bei Hämatoxylinfärbung. Von den Körnchen geht ein mit Silbermethoden intensiv färbbarer Außenfaden fast bis ans Ende des Außengliedes, ein äußerst dünner Faden, der Innenfaden, in das Innenglied, dieser erreicht aber nicht die Limitans externa. LEBOUCQ (1909) beschrieb von den Centrosomen ausgehende, durch das Zapfenellipsoid bis in die Gegend des Kernes der Zelle ziehende Fäden. Das Innenglied erscheint vom Außenglied des Zapfens durch eine helle, kleine Vakuole getrennt, die beim *Menschen* knapp erkennbar, beim *Affen* sehr deutlich ist. Der distale Teil des Innengliedes ist mit basischen und sauren Farbstoffen dunkler färbbar als der proximale.

Die supravitale Methylenblaufärbung bringt beim *Menschen* im Ellipsoid des Zapfens dichtgedrängte feine Granula zur Darstellung; an der Grenze gegen das Außenglied wird manchmal eine dunklere blaue Linie gefärbt. Auch der Außenfaden tritt gelegentlich deutlich blau gefärbt hervor. Während verschiedene Untersucher, so HESSE (1904) und K. C. SCHNEIDER (1906) fibrilläre Strukturen in den Außen- und Innengliedern der Zapfen beschrieben, habe ich eigentlich keine Angaben darüber gefunden, daß sich unterhalb des Kernes in den Zapfenfüßen deutliche fibrilläre Strukturen hätten darstellen lassen. Andeutungen davon bildete bloß HESSE in den Zapfen der Retina von *Thalassochelys* ab. Es gelang mir beim *Menschen* und vielen *Affen* besonders in der peripheren Netzhaut mit großer Deutlichkeit an gut fixierten Netzhäuten Fibrillen zu sehen, welche vom Innenglied herkommend, am Zapfenkorn vorüberziehen, annähernd parallel im Zapfenfuß verlaufen und sich in dessen Endkugel oberflächlich aufsplittern, um dann in den distalsten dunkler gefärbten Anteil dieser Endkugel überzugehen, wo sich auch durch Vitalfärbung Granula nachweisen lassen.

Beim *Menschen,* bei *Affen* und den verschiedensten *Säugern* finden sich gelegentlich Zapfenkerne außerhalb der Limitans externa gelagert, ohne daß dies etwas Pathologisches bedeuten würde. Die Zapfen gehen mit einem nur wenig verschmälerten Teil durch die Lücken der Limitans durch und in den zarten Cytoplasmabelag des Zapfenkornes über. Diese Einzelheiten studiert man am besten auf Flachschnittserien tangential zur Bulbusoberfläche, doch dürfen die Schnitte nicht über 0,002 mm dick sein. FÜRST (1904) sah bei *Lachsembryonen,* HELD (1904) beim *Menschen* an den Zapfen einen vom Diplosom vom äußeren Korn aus längs der Hüllschichte des Außengliedes ziehenden Faden. Ich konnte ihn (1904) beim *Menschen* und allen untersuchten *Wirbeltieren* (1910) mit der Silberfärbung nach BIELSCHOWSKY nachweisen. Schwieriger ist der vom inneren Korn nach innen ziehende feinere Faden zu erkennen, den ich aber beim Neugeborenen bis zur Mitte des Innengliedes verfolgen konnte. SEEFELDER fand 1910 bei einem Fetus von 34 mm Länge einen solchen Faden, der hin und wieder bis in die Nähe des Kernes verfolgbar war.

Das Diplosom liegt in einer Region zwischen der Basis des Außengliedes und dem Innenglied, in der ich gerade bei bester Fixation beim *Menschen* und den *Affen* (bei letzteren nach Durchspülung des lebenden *Tieres* von den Gefäßen aus und sofort anschließender Osmiumeinwirkung) rundliche Vakuolen beobachten konnte, die größer oder kleiner in allen Zapfen aber nicht deutlich in den Stäbchen der Netzhaut bei *Mensch, Affe, Meerschwein* zu erkennen waren.

Die meisten, auch die eingehendsten Untersuchungen der älteren Autoren, sprechen beim *Menschen* und bei den *Primaten* nur von einem Außen- und Innenglied der Zapfen. Immer wird dabei erwähnt, daß diese Gebilde bei niederen

Wirbeltieren weit komplizierter gebaut erscheinen, besonders durch die Einschaltung eines kleinen kugeligen Gebildes zwischen Innen- und Außenglied, das als die bekannten Ölkugeln bei *Amphibien, Reptilien*, besonders bei den *Vögeln* hervortritt. Die Beobachtung an möglichst sorgfältig fixierten Netzhäuten beim *Affen* und beim *Menschen* haben mich nunmehr gelehrt, daß ein ähnliches Gebilde auch in den Zapfen der *Primaten* vorhanden ist, wenn es auch beim *Menschen* nur an der Peripherie der Netzhaut deutlich erscheint; bei *Macacus* ist es aber beispielsweise auch noch in der Macula leicht zu sehen. Niemals aber enthält es eine stark lichtbrechende oder Fettreaktionen zeigende Substanz. Auf Schnittpräparaten erscheint es als rundliche Vakuole, über deren Oberfläche der erwähnte Außenfaden zieht. Es dürfte sich vielleicht um ein Gebilde handeln, das wohl den Ölkugeln homolog ist, vielleicht aber ein Glykogen enthält, das bei den Maßnahmen, die zu einer vollkommenen Erhaltung der Sehelemente führen, vermutlich in Lösung geht, so wie wir es durch Schmitz-Moormann (1927) von dem Glykogen wissen, das dieser durch direkte Injektion von Alkohol in die *Froschretina* nachweisen konnte. Eisler (1930) bildet nach einem Präparat von Prof. Held um die Diplosomen in den Stäbchen sowohl wie in den Zapfen ziemlich gleichartig eine helle Area ab. Ich konnte diese Area eigentlich in keinem Präparate vom *Menschen* oder *Primaten* in dieser Weise erblicken, doch mögen Differenzen in der Fixation dafür die Ursache sein.

Das Innenglied wird seit Engelmann (1885) auch als Zapfenmyoid bezeichnet, da es besonders bei *Knochenfischen* und *Amphibien* außerordentlich contractil ist. Es kann sich bei diesen *Tieren* im Lichte von 0,05 auf 0,005 mm kontrahieren und streckt sich wieder in der Dunkelheit. Diese extremen Verlagerungen wurden besonders in neuerer Zeit von Frisch (1923) und von Wunder (1930) an *Teleostiern* studiert. Beim *Menschen* ist eine solche Kontraktion kaum nachzuweisen [van Gendern-Stort (1887); Garten (1902)].

Nach Fujita (1911, 1921) hat Wärme ähnliche und gleiche Wirkung auf die Bewegungen von Pigment und Zapfen in der *Frosch-* und *Fischnetzhaut* wie das Licht. Chinin ist ohne Einfluß, Adrenalin bewirkt auch in starker Verdünnung Lichtstellung im Dunkelauge, elektrische Reizwirkung bewirkt geringes Zurückziehen des Pigmentes beim *Frosch*, unwesentliches beim *Fisch*. Belichtung der hinteren Extremität, Kälte und Strychnin sind ohne jeden Einfluß.

Mit den durch Kontraktion der Innenglieder der Sehelemente zustandekommenden Verlagerungen der Stäbchen und der Zapfen und mit den dabei konstatierbaren chemischen, hauptsächlich das Glykogen und die Bildung von Phosphorsäure betreffenden Umsetzungen, haben sich Brammertz (1915), Dittler (1928), Engelmann (1884), Garten (1906), van Gendern-Stort (1887), Herzog (1905), Lodato (1891), Matsuoka (1909), Mori (1927), Nakashima (1926) und Steindorff (1929) befaßt.

Bei *Hecht, Frosch, Taube* und *Kaninchen* wies Brammertz (1915) in der Stäbchen- und Zapfenschichte Glykogen nach. Nach Müller (1926) findet sich in der Retina des *Frosches* Glykogen, im Paraboloid der Nebenzapfen bei den Doppelzapfen. Dieses Glykogen ist homogen. Die körnige Form des Glykogens im Paraboloid ist als ein durch die Fixation entstandenes Kunstprodukt aufzufassen. Der Glykogengehalt läßt sich experimentell nicht beeinflussen, auch die Form des Paraboloids ist konstant, plankonvex, mit der planen Seite chorioidealwärts, mit der konkaven Seite vitrealwärts gelegen. Ovale Formen sind Kunstprodukte. Das Paraboloid hat vermutlich rein physikalische optische Aufgaben. Sein Glykogen ist deshalb im Gegensatz zu dem der übrigen Zellen des Körpers aus dem Stoffwechsel gänzlich ausgeschaltet.

Glykogen findet sich in der äußeren Körnerschichte der Henlesschen Faserschichte, in der äußeren retikulären Schicht, sowie in der äußeren Zone der inneren Körnerschichte. Dieses Glykogen ist in seiner Menge abhängig vom Ernährungszustand des *Tieres*. Es läßt sich durch enterale und parenterale Traubenzuckerzufuhr vermehren, durch Hunger vermindern. Die Jahreszeitschwankungen finden hierdurch ihre Erklärung. In ganz seltenen Fällen fand sich auch Glykogen in Innengliedern von Stäbchen.

Nach Schmitz-Moormann (1927) kommt Glykogen beim *Frosch* im Zapfenmyoid vor, bei der *Taube* im Myoid der Haupt- und Nebenzapfen, aber nicht in den Stäbchen. Zu seinem Nachweis muß man absoluten Alkohol in die lebende Netzhaut injizieren, da es sehr labil ist. Bei *Säugern* gelang der Nachweis bisher nicht. Schmitz-Moormann (l. c.) glaubt auf Grund seiner Befunde die scheinbar konträren Theorien von Garten (1906), Dittler (1928), Lange und Simon (1922) einerseits und von Engelmann (1884) andererseits so vereinigen zu können, daß die Kontraktion des Myoid eine selbständige wäre, und auf chemischen Umsetzungen in dem Myoid beruhe.

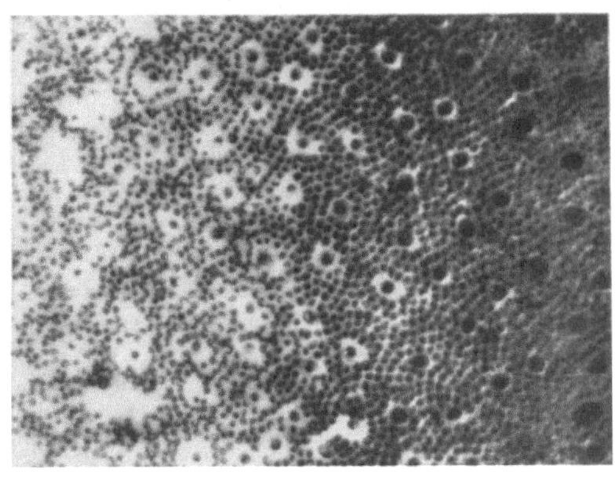

Abb. 255. Querschnitt der Stäbchen und Zapfen in der Höhe der Innenglieder rechts, der Außenglieder links. Äquatorialgegend (Kolmer).

Er meint, daß die Säurebildung in der Netzhaut auf die Kontraktionsvorgänge des Myoids zu beziehen ist; die durch die Belichtung entstehende retinomotorisch wirksamen Produkte liefert, soweit sie die Zapfen betreffen, das Myoid selbst. Da die Stäbchen frei von Glykogen sind und kein dem Myoid ähnliches contractiles Gebilde besitzen, dürfte die Stäbchenbewegung, wo sie festgestellt ist, im wesentlichen eine passive sein.

Die Autoren sehen im Glykogen eine Kohlehydratreserve für die Wiederbildung von Hexosephosphorsäure und Laktazidogen, wenn bei der Kontraktion des Myoids im Lichte Phosphorsäure und Spuren von Milchsäure gebildet worden sind [Eisler (1930)].

Salzer gab 1880 bei Neugeborenen die Anzahl der Zapfen mit 3 360 000 an. W. Krause be

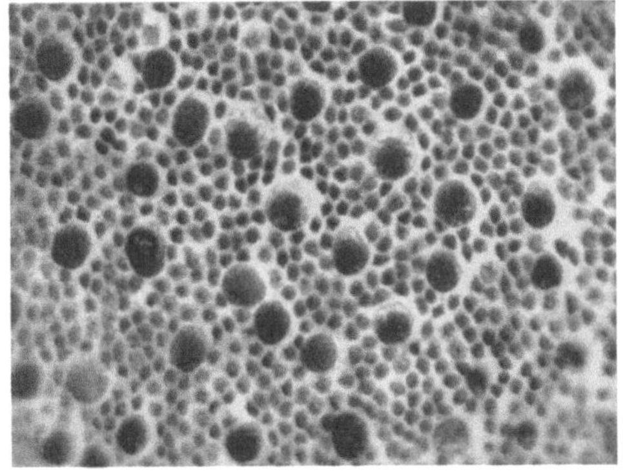

Abb. 256. Schnitt durch die Innenglieder der Stäbchen und Zapfen, *Mensch*, Äquator (Kolmer).

rechnete 7 000 000, davon 13 000 in der Macula, 4000 im Gebiet der Fovea (W. Krause, Becker, 1881). Daneben wird die Anzahl der Stäbchen mit 75 000 000—170 000 000 angegeben.

Auf Tangentialschnitten, die die Retina flach treffen, erkennt man deutlich (Abb. 255), daß an der Peripherie wenige Zapfen von vielen Stäbchen umgeben werden, so daß 5—6 Stäbchen auf Radiärschnitten zwischen 2 Zapfen stehen, daß aber die relative Häufigkeit der Zapfen um so mehr zunimmt (Abb. 256), je mehr man von der Peripherie gegen das Zentrum der Netzhaut, zur Papille, noch mehr (Abb. 257), wenn man in die Gegend der Macula und Fovea fortschreitet. Gleichzeitig nehmen die Sehelemente etwas an Länge zu und die bauchige Form des Innengliedes geht allmählich in eine zylindrische über; alle Elemente werden schmäler.

In den Außengliedern typischer Zapfen wurde bisher nirgends Sehpurpur nachgewiesen, doch nehmen manche Physiologen, wie etwa S. Hecht (1920), aus ihren Versuchen die Möglichkeit an, daß auch in den Zapfen durch eine sehpurpurartige, wenn auch nicht gefärbte Substanz die Erscheinung der Adaptation, die unter Umständen auch für die Fovea nachweisbar ist, veranlaßt werde.

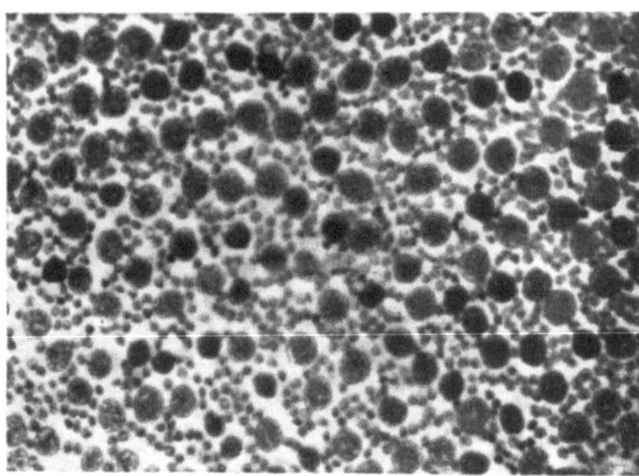

Abb. 257. Schnitt durch die Innenglieder der Sehelemente, Maculagegend des Erwachsenen (Kolmer).

Sowie es reine Stäbchennetzhäute bei Dämmerungs*tieren* gibt, so gibt es reine Zapfennetzhäute bei ausschließlich in hellem Licht aktiven *Tieren*, so bei der *Brückenechse, Hatteria* (Abb. 258), vielen einheimischen und tropischen *Sauriern*, den meisten *Schlangen*. Bei letzteren finden sich Zapfen auch verbunden mit vorwiegend nächtlichem Nahrungserwerb, der möglicherweise durch andere Sinnesorgane im wesentlichen vermittelt wird *(Typhlops)*.

Typische Zapfen sind bei *Wirbellosen* nicht nachgewiesen. Schon die *Cyclostomen (Petromyzon)* besitzen neben Stäbchen typische Zapfen. Bei den *Selachiern* fand Verrier (1929) Zapfen, ebenso wie ich gegenüber obigen positiven Angaben, nur bei *Myliobatis* solche sah. Die *Ganoiden* besitzen sehr schön ausgebildete Zapfen, die zwischen

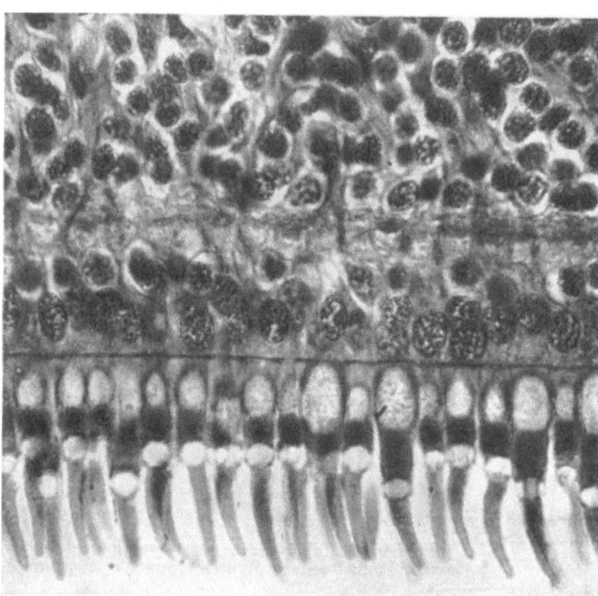

Abb. 258. Ausschließlich zapfenhaltige Sehelementschicht der *Brückenechse Hatteria*, die großen Zapfen enthalten Ölkugeln zwischen Innen- und Außenglied (Kolmer).

Außen- und Innenglied eine gelbgefärbte Ölkugel enthalten [Dogiel (1881)].

Die meisten *Teleostier*, die nicht die großen Tiefen aufsuchen, besitzen neben sehr contractilen Stäbchen ebenfalls Zapfen mit sehr contractilen Myoiden. Häufig werden auch Doppelzapfen gefunden, und nicht selten sind, wie beim *Barsch* und bei *Gadiden*, die Zapfen um ein vielfaches größer und dicker als die Stäbchen. Bei heller Beleuchtung sind die Zapfen dem Lichte ausgesetzt, im Dunkelauge dagegen von Pigment umgeben, dem Lichte wenig zugänglich.

Die Zapfen gelten im allgemeinen als Organe des Farbensinnes, was nicht nur aus der Übereinstimmung mit der Dichte der Zapfenstellung und der perimetrisch feststellbaren Erkennbarkeit und Unterscheidbarkeit der Farben im menschlichen Auge hervorgeht, sondern auch in Experimenten von FRISCH (1923) an *Knochenfischen* nachgewiesen wurde.

Gefärbte Ölkugeln fehlen im *Fischauge*.

Alle *Amphibien*, sowohl *Urodelen* als *Anuren*, besitzen neben Stäbchen auch kleine mit sehr contractilem Myoid versehene Zapfen; in diesen findet sich im distalen Teil des Innengliedes ein stark lichtbrechender Abschnitt, als Ellipsoid oder Paraboloid bezeichnet, zwischen diesem und dem Außenglied eine kleine durch Lipochrom gelb gefärbte Ölkugel, die sich durch Osmiumsäure schwärzt. Auch bei den *Reptilien* sind in sämtlichen Zapfen Ölkugeln vorhanden. Physiologisch wird angenommen, daß die Ölkugeln bestimmt sind, die zu den Außengliedern gelangenden Lichtstrahlen im Zentrum des Außengliedes zu konzentrieren und dabei als Lichtfilter zu wirken, so daß nur bestimmte Lichtstrahlen zu den Außengliedern gelangen. Dies gehört zu den Beweisen dafür, daß die Außenglieder die eigentlichen Lichtaufnahmeapparate darstellen.

Bei den *Vögeln,* die weitaus die höchstentwickelten Netzhäute besitzen, finden wir stets Stäbchen neben Zapfen, und es zeigen die Zapfen die höchste Differenzierung überhaupt, indem große und kleine Elemente vorkommen, in vielen *Vogel*augen auch Doppelzapfen, bei welchen ein kleinerer Nebenzapfen neben einem größeren Hauptzapfen zumeist in ungleicher Höhe steht. Alle Zapfen bei den *Vögeln* enthalten Ölkugeln, die bei manchen (bei *Hühnervögeln, Tauben*) durch Lipoide rot, orange und gelb gefärbt sind, bei anderen, wie etwa *Singvögeln*, noch mit blau und grün gefärbten Elementen in einem unregelmäßigen Mosaik untermischt sind. Die Anordnung besonders der roten und gelben Elemente ist in den einzelnen Netzhautbezirken verschieden, so daß bei *Hühnern* und *Tauben* ein Netzhautbezirk durch Vorwiegen der roten Ölkugeln makroskopisch in frischem Zustande als rotes Feld unterschieden werden kann. Dieser Bezirk wird als rotes Feld bezeichnet [KÜHNE (1877), WÄLCHLI (1881), HAHN (1916), HEINEMANN (1877) u. a.]. Es wurde von ZAWADOWSKY sogar gezeigt, daß bei *Fasanen* die größere Ausdehnung dieses roten Feldes im Auge des *Hahnes* ein sekundäres Geschlechtsmerkmal darstellt.

Bei *Reptilien, Amphibien* und den *Monotremen, Marsupialiern* unter den *Säugern*, wurden bisher nur gelbgefärbte Ölkugeln beschrieben. Die Farbstoffe sind offenbar fettlösliche Carotine. Sie sind bei manchen *Vögeln (Taube)* auch im Innenglied diffus erkennbar [KÜHNE (1877), WÄLCHLI (1881), HAHN (1916) usw.].

Dauerpräparate der farbigen Ölkugeln lassen sich, wenigstens bei manchen *Vögeln*, sehr einfach durch Einschluß der ganzen Netzhaut oder von Gefrierschnitten nach Formolfixation oder Fixation in molybdänsaurem Ammonium und kurzem Waschen in dem Lävulose-Gelatinebalsam von HERINGA erzielen.

Das Vorhandensein der gefärbten Ölkugeln zwischen Innen- und Außenglied bei *Reptilien, Vögeln* und *Marsupialiern* spricht unbedingt für die Rolle der Außenglieder der Zapfen als Lichtreceptoren, denn nur so kann man die Bedeutung dieser Kugeln als Lichtfilter verstehen. Gleichzeitig muß man annehmen, daß die äußerst zarte cytoplasmatische Umhüllung des Öltropfens die Erregung weiterleitet.

Bei den *Säugetieren* kommen ganz reine Zapfennetzhäute selten vor, doch dürfte dies beim *Eichhörnchen*, wie ich beobachtete, der Fall sein. ROCHON-DUVIGNEAUD (1897) beschrieb es für das *Murmeltier,* wo ich es bestätigen konnte. Es ist noch strittig, ob bei Nacht*tieren* sich nicht doch vereinzelte, äußerst kleine und wahrscheinlich rudimentäre Zapfen zwischen den Stäbchen nachweisen lassen. Bei der *Maus* glaube ich solches, ebenso wie MENNER (1929), gesehen zu haben. Sie fehlen sicher bei *Fledermäusen* und *Siebenschläfern*. Bei allen *Säugern* mit Zapfen in der Netzhaut sind die Elemente an der Peripherie am größten.

Über die *Monotremen* liegen keine neueren Untersuchungen vor; HOFF-MANN (1883) fand auch Zapfen mit Ölkugeln *(Ornithorhynchus, Echidna)*. Auch bei den *Marsupialiern* wurde das Vorhandensein von gelb gefärbten Ölkugeln von HOFFMANN entdeckt; ich konnte es bei *Didelphys* und *Metachirus crassicauda* in den nur vereinzelt vorhandenen sehr kleinen Zapfen deutlich erkennen.

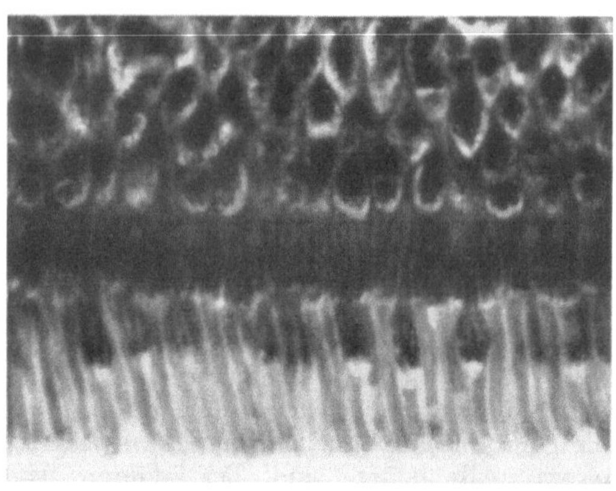

Abb. 259. Stäbchen und Zapfen des *Meerschweinchens*, Vakuole zwischen Innen- und Außenglied in den Zapfen (KOLMER).

Bei den europäischen *Insektivoren* konnte ich Zapfen bei *Crossopus* und *Crocidura* sicher sehen. Bei den *Nagetieren* sind sie recht verschieden entwickelt, indem sie beim *Ziesel* mit Stäbchen untermischt, beim *Eichhörnchen* und *Murmeltier* allein vorhanden sind. Beim *Kaninchen* sind sie den Stäbchen ähnlich, sehr schwer fixierbar; infolge der größeren Länge der Innengliederzapfen ragen diese über die Innenglieder der Stäbchen hinaus. *Meerschweinchen* besitzen in den Zapfen nichtlipoide Kugeln (Abb. 259).

Bei den *Carnivoren* sind die Zapfen zumeist klein und nur mit Aufmerksamkeit zu finden [MURR (1930)]; auffallend groß sind sie nach meinen Beobachtungen in der Peripherie bei *Thalassaretos maritimus*.

Bei den *Ungulaten* hat ZÜRN (1902) ihr regionär verschiedenes Verhalten ausführlich beschrieben, bei den *Pinnipediern* beschrieb sie PÜTTER (1903). FLOWER fand sie bei *Cetaceen*, was ich für *Zahnwale* bestätigen konnte.

Von den *Edentaten* fehlen sie bei *Orycteropus* [FRANZ (1909)], ich fand sie auch nicht bei *Dasypus* und *Manis*. Unter den *Lemuren* fand ich sie bei *Lemur rufifrons catta* und *macaco*, nicht bei *Chirogaleus, Loris, Nycticebus, Tarsius*.

Alle *Affen* der alten und der neuen Welt besitzen Zapfen und Stäbchen wie der *Mensch* mit Ausnahme des Nacht*affen Nyctipithecus*; besonders reich daran sind die *Paviane*, am reichsten die *Meerkatzen* mit dem vielleicht am höchsten entwickelten *Primaten*auge.

Die Netzhäute der *Anthropoiden* sind der des *Menschen* sehr ähnlich, was ich selbst beim *Schimpansen*, beim *Orang* und *Gibbon* beobachtete. Genaue Angaben über den *Gorilla* fehlen.

Für das von manchen Sehtheorien angenommene Vorhandensein verschiedener Zapfen beim *Menschen* zur Analyse der Farben, wie es die verschieden gefärbten Ölkugeln bei den *Vögeln* als Analogon bei den *Primaten* vermuten ließen, ist bisher keinerlei morphologischer Anhaltspunkt gefunden worden. Ich fand deutliche Färbungsunterschiede zumindest von 2 Zapfenarten bei der *Dianameerkatze* (Abb. 260).

ROAF (1927) nimmt in seinen Versuchen an, daß die Farbenempfindung beim *Menschen* durch bisher nicht nachgewiesene Farbfilter bedingt sein könnte.

Vielleicht könnte eine geringe chemische Verschiedenheit des Cytoplasmas der Zapfen in diesem Sinne wirken.

Das Vorhandensein von Zapfen mit verschiedener Affinität zu den Farben, die wohl als chemische Differenzen letzten Endes zu deuten sind,

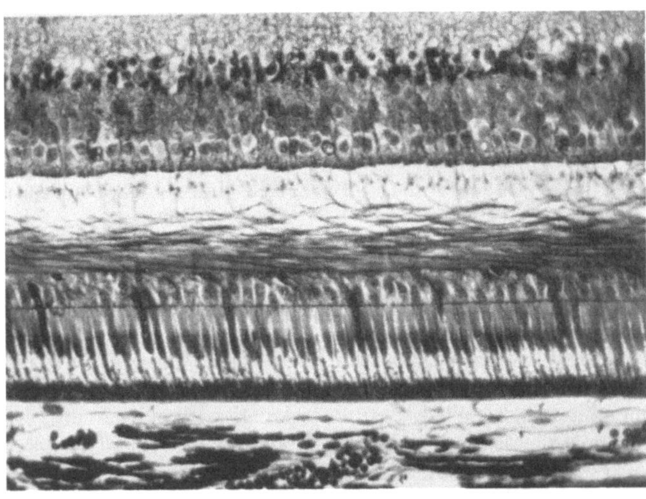

Abb. 260. Macula der *Dianameerkatze*, die die einzelnen verschieden färbbaren Arten von Zapfen durch verschiedenen Farbenton hervorheben (KOLMER).

tritt auch bei vorsichtiger Differenzierung von Flachschnitten durch die Macula und deren Umgebung des *Menschen* deutlich hervor (Abb. 261). Wir sehen dann dunklere Zapfenquerschnitte in der Mitte von einer Anzahl hellerer mosaikartig angeordneter umgeben. Auch dünne Querschnitte der zentralen Zapfen des *Menschen* zeigen unter Umständen für verschiedene Farbstoffe eine wechselnde Affinität, so daß man auch hier bis zu einem gewissen Grade eine chemische Verschiedenheit der einzelnen receptorischen Elemente der Theorie entsprechend nachweisen kann.

Der sog. Fadenkörper in den Stäbchen und Zapfen wird von den Autoren als feinstreifige Substanz geschildert. Ich konnte mit den verschiedensten Methoden eine

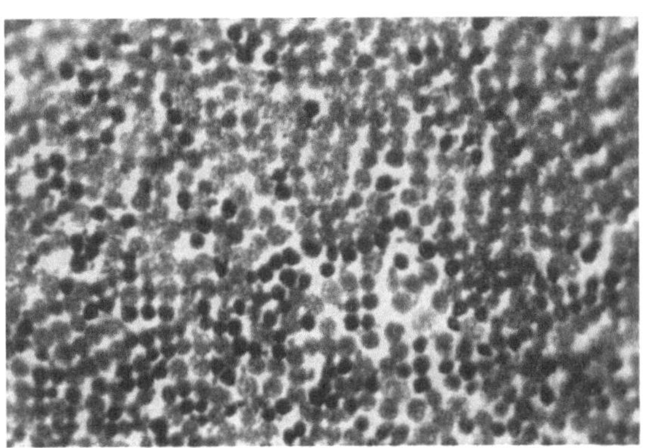

Abb. 261. Querschnitt der Innenglieder der Zapfen im Zentrum der Fovea, um das Mosaik der Querschnitte zu zeigen. Verschiedene Verteilung heller und dunkler Zapfen (KOLMER).

genau diesen Darstellungen entsprechende Bildung niemals zu Gesicht bekommen, ihre Substanz erschien submikroskopisch fein granulär. Auch EISLER (1930), SCHWALBE (1883) und W. KRAUSE (1875) sahen in dem Fadenapparat des Innengliedes, den M. SCHULTZE (1871) beschrieb, ein Analogon des linsenförmigen Körpers, der sich bei *Fischen*, *Amphibien* und *Reptilien* an derselben Stelle findet. „Stäbchenellipsoid" nach M. SCHULTZE, „Opticusellipsoid" nach W. KRAUSE. Ich fand, wie es auch EISLER abbildet, in manchen Präparaten eine leicht vacuoläre Tüpfelung im distalen Anteil des Innengliedes, in anderen Präparaten wieder Andeutung von Granulis. Querschnitte durch das Innenglied zeigen seine Substanz jedenfalls aus verschieden färbbaren Teilchen zusammengesetzt, und die Ansicht von MERKEL (1885), daß die Streifung durch eine Längsfaltung einer glashellen oberflächlichen Schichte bedingt sei, scheint dadurch nicht gestützt. Die Faserkörbe, die, von der Membrana limitans als gliöser Anteil aufsteigend, das Innenglied umgeben, lassen sich in manchen Präparaten deutlich, in anderen wieder kaum erkennen.

Gelegentlich gelingt es, an der Peripherie des Innengliedes der Zapfen des *Menschen* eine grobe, mit Eisenhämatoxylin darstellbare Streifung in der ganzen Retina darzustellen. Vielleicht handelt es sich um Veränderungen der Faserkörbe.

Vielfach ist die Frage erörtert worden, ob die Begriffe Stäbchen und Zapfen gegeneinander ganz scharf abgegrenzt sind, oder ob es Übergänge von der einen Form in die andere gibt. Während man beispielsweise beim *Menschen* und beim *Affen* kaum jemals in die Lage kommt, die beiden Arten der Gebilde zu verwechseln, sind zweierlei Zellarten etwa bei *Nagetieren* nur bei allerbester Fixation zu unterscheiden und besonders wenn die einen Elemente, die Zapfen, wie bei manchen nächtlichen *Tieren,* außerordentlich klein und vereinzelt zwischen zahlreichen Stäbchen vorkommen, erkennt sie der eine Beobachter, der andere glaubt aus physiologischen Analogien, daß auch stäbchenartige Gebilde die Funktion der Zapfen ausüben können *(Igel, Ratte, Maus?)* [MAX SCHULTZE (l. c.), W. KRAUSE (l. c.)].

Manche Autoren wie STEINLIN (1868) glauben, daß es Übergangsformen zwischen Stäbchen und Zapfen gäbe, auch GREEFF (1901) will nicht immer Unterschiede feststellen können und glaubt an Übergangsformen. Wenn bei gleichen *Tieren,* z. B. MAX SCHULTZE (1867) beim *Aal* nur Stäbchen beschreibt, während KRAUSE, GRYNFELTT und EUZIÈRES (1911) auch Zapfen gefunden haben, wenn KRAUSE bei *Lepidosiren* beide Elemente nicht unterscheiden kann, wenn M. SCHULTZE bei *Sauriern* keine Stäbchen, KRAUSE aber solche finden konnte, und der erstere Autor bei der *Eule* wenige, der letztere viele Zapfen findet, so mag vielfach die Art der Fixation und die Weiterbehandlung an diesen Widersprüchen schuld sein.

ALT ist nicht in der Lage, bei *Typhlotriton spelaeus* Stäbchen und Zapfen zu unterscheiden. GARTEN (1906) beschreibt bei *Alligator lucius* verschiedene morphologische Übergänge zwischen Stäbchen und Zapfen, während LAURENS und DETWILER (1921) bei *Alligator mississipiensis* glauben, beide Arten der Neuroepithelzellen voneinander trennen zu können.

Wenn trotz der zahlreichen Unterschiede zwischen Stäbchen und Zapfen einzelne Untersucher doch die Möglichkeit von Übergängen erwägen, ist dies vielleicht darauf zurückzuführen, daß manchmal die Außenglieder äußerst ähnliche Strukturen zeigen. Durch gewisse Färbungen, beispielsweise UNNAS Orcein-Polychrom-Methylenblau-Tanninfärbung, gelang es mir, beim *Menschen* und manchen *Tieren,* die Außenglieder der Zapfen ganz elektiv tiefblau zu färben, während die Stäbchen vollkommen ungefärbt waren. Es läßt sich somit auch eine physikalisch-chemische Differenz dieser Apparate nachweisen (Abb. 262).

Mit der Färbung nach MALLORY, manchmal auch „Azan" nach HEIDENHAIN, läßt sich auch ein deutlicher Unterschied in der Färbung der Zapfenkerne, die sich mit Fuchsin rot färben, und der Stäbchenkerne, die sich ausnahmslos orange färben (Abb. 263), feststellen, so daß auch diesbezüglich sichere Unterschiede bestehen. Sie sind schon bei *Cyclostomen,* wie *Petromyzon marinus* nicht weniger deutlich erkennbar als beim *Menschen.*

Daß die Zapfen auch ihrer Substanz nach etwas von den Stäbchen ganz Verschiedenes sind, gelang mir beim *Menschen* und *Primaten* dadurch zu beweisen, daß es nach Fixation in chromhaltigen Flüssigkeiten und Nachbehandlung mit nascierendem Chlor gelang, mit der UNNAschen Epithelfaserfärbung die Innen- und Außenglieder der Zapfen intensiv mit Wasserblau, daneben die Innen- und Außenglieder der Stäbchen mit Saffranin rot zu färben. Die Foveagegend erscheint dabei, wie zu erwarten, natürlich ganz blau.

SCHAFFER berichtete schon 1890 darüber, daß er mit der Fixation von KULSCHITZKY und einer der WEIGERTschen Markscheidenfärbung analogen Behandlung ziemlich elektiv Zapfen und Zapfenfasern der *menschlichen* Netzhaut, in anderen Fällen besonders die Außenglieder und die Ellipsoide zur Darstellung bringen konnte. Auch bei manchen *Fischen* zeigt sich der chemische Unterschied beider Substanzen

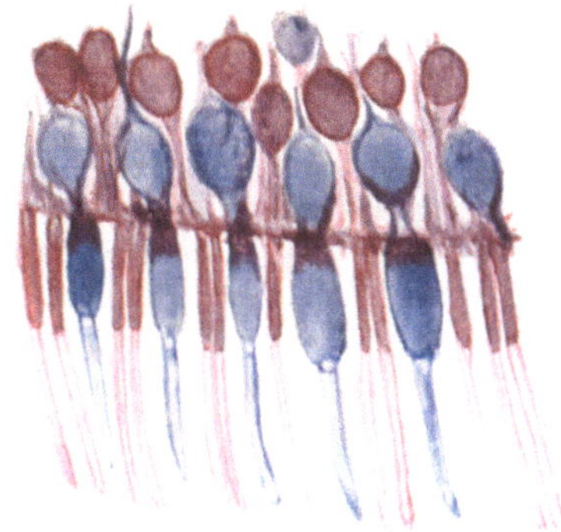

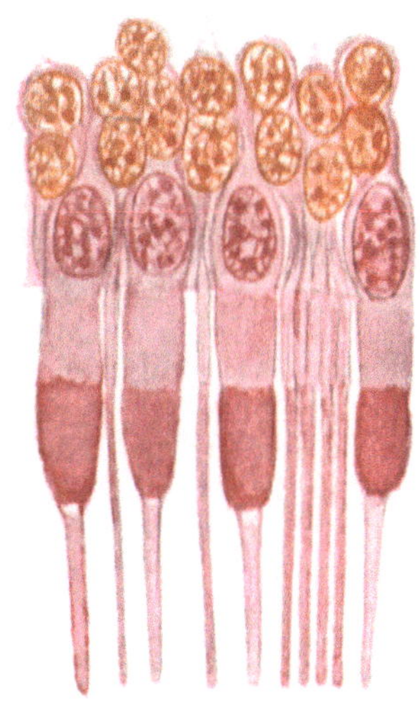

Abb. 262. Zapfen blau, Stäbchen rot, mit Hilfe der Färbung nach UNNA im Fundus der menschlichen Netzhaut dargestellt (KOLMER).

Abb. 263. Stäbchen und Zapfen aus dem Fundus von *Macacus rhesus*, Azanfärbung, Stäbchenkerne orange, Zapfenkerne violettrot (KOLMER).

auffallend; so lassen sich beim *Brosmius*, einem den *Schellfischen* nahestehenden *Fische*, die Stäbchen sehr leicht schneiden, die größeren Zapfen werden bei der gleichen Fixierung offenbar durch besonders großen Eiweißgehalt so hart, wie etwa der Linsenkern und springen beim Schneiden aus dem Schnitte aus. Die hier angeführten Kriterien scheinen mir auf Grund eines das ganze *Wirbeltier*reich genügend umfassenden Vergleichsmaterials, von ganz wenigen Ausnahmefällen abgesehen, für die Unterscheidung der beiden Typen vollkommen auszureichen.

ROCHON-DUVIGNEAUD (1917) schildert am Beispiel der mauretanischen *Schildkröte*, des *Grasfrosches* und des *Chamäleons* das Vorkommen von rein zapfenhaltigen, rein stäbchenhaltigen Netzhäuten und solchen mit beiden Bestandteilen, betont, daß das *Chamäleon* eine besonders hoch entwickelte Fovea und die relativ kleinste Cornea 35⁰ (gegen 60⁰ beim *Menschen*) besitze, daß beim *Chamäleon* keinerlei Pupillarbewegung existiere, beim Dämmerungstier *Gecko* bei Tage der Pupillarverschluß dagegen die Unmöglichkeit eines Lidschlusses (Brillenbildung) ersetze. Er betont auch, daß bei den Dämmertieren, wie schon MAX SCHULTZE es bemerkte, die Stäbchen sich relativ verlängern, d. h. die ganze Masse der Außenglieder wird vermehrt. Je größer diese Masse pro Flächeneinheit, um so besser sei sie imstande, die Lichtschwingungen in Nervenenergie umzuwandeln, schon dadurch, daß mehr Sehpurpur vorhanden ist. Demgegenüber wären die Außenteile der ausschließlich tagsehenden *Tiere*, wie des

Chamäleons und mancher *Schlangen*, klein, die starken Lichtwirkungen würden in einem wenig voluminösen Receptor genügend verwertet, während schwache Lichter eine größere Menge der Substanz in Aktion setzen müßten. Die Lichtschwingungen würden um so besser erfaßt, je länger die Photoreceptoren wären und je dicker deren Schichte. Das wäre in guter Übereinstimmung mit der beim *Menschen* konstatierten Tatsache, daß bis zur äußersten Grenze des Gesichtsfeldes das Minimum perceptibile des Lichtes unabhängig von der sonst so hochgradigen Vereinfachung der Netzhaut das gleiche bleibe.

Für alle *Wirbeltiere* wird von LINDSAY-JOHNSON (1901) ein gewisser Grad von Farbenempfindlichkeit angenommen, der mit der Höherentwicklung zunimmt. Vier primäre Farben werden auf Grund der Ölkugelfilter angenommen. Die gelbe Farbe der Macula bei den *Affen* und beim *Chamäleon* ist keineswegs, wie Physiologen behaupten, eine Leichenerscheinung, sondern es ist tatsächlich ein Kanariengelb vorhanden. Histologische Angaben fehlen.

Wenn JOHNSON angibt, daß Ölkugeln 4—5mal größer seien als die gefärbten Stärkekörnchen der Autochromplatten, so ist das wohl ein Irrtum. Gerade das Umgekehrte ist der Fall.

C. Äußere Körner.

Betrachtet man Radiärschnitte von Netzhäuten bei schwacher Vergrößerung, so scheinen die Stäbchen und Zapfen auf einer die übrige Netzhaut abgrenzenden Schichte zu stehen, die manchmal deutlich, ein anderes Mal wieder weniger deutlich hervortritt. Diese als Limitans externa retinae bezeichnete äußerst dünne Schichte ist schon in der embryonalen Anlage der Netzhaut als ein System von Kittleisten an der Oberfläche der Sehzellen bei *Mensch* und *Tier* erkennbar. Diese Kittleisten liegen zwischen den Köpfen der später als gliöse Stützelemente erkennbaren Zellen, die von vornherein äußerst schmal sind und den epithelialen Sehzellen, die, wie oben erwähnt, dem Ependym entsprechen. Da aus letzteren im späteren Embryonalleben die Stäbchen und Zapfen zuerst in Form eines Hügelchens mit einer Geißel vorwachsen, werden die Zwischenräume zwischen den Kittleisten verbreitert. In späten Entwicklungsstadien gehen aus den gliösen Zellen feine Fortsätze, die um Stäbchen und Zapfen die Faserkörbe bilden, hervor, die nunmehr auf der Limitans aufgepflanzt zu sein scheinen. Diese *Faserkörbe* lassen sich mit Isolationsmethoden mit Chromsilberimprägnation nach der Methode von KOPSCH, auch leicht an frischer *menschlicher* Leichenretina mit direkter Silberfärbung, auch mit dem HELDschen Hämatoxylin darstellen. Viel leichter als bei *Säugetieren* sind die Faserkörbe bei niederen *Wirbeltieren* zu sehen, ich fand sie am deutlichsten bei *Schildkröten* und beim *Frosch*. Wenn MENNER (1929) behauptet, daß die Limitans in reinen Stäbchennetzhäuten undeutlich ist, so kann ich dies an den fast vollkommen reinen Stäbchennetzhäuten bei *Nycticebus* und *Nyctipithecus* nicht bestätigen. Auch MANZ (1875) hat schon auf die Unrichtigkeit dieser Angabe hingewiesen. Doch spielen hier auch Zufälligkeiten der Fixation eine Rolle. Die Limitans externa entspricht, wie schon verschiedene Autoren hervorgehoben haben [LEBOUCQ (1909), EISLER (1930)], den entsprechenden Gebilden an der Oberfläche anderer Sinnesorgane wie Membrana olfactoria und den Endstellen des Labyrinths, ist also nur eine Schichte von Zellanteilen, was auch MENNER (1929) neuerdings betont. Das Bestehen einer gemeinsamen Cuticula der Retinalanlagen, die erst bei der Entwicklung von den Stäbchen und Zapfen durchlöchert wird, wie es v. EBNER (1902) angab, konnte ich bei keinem *Tiere* sicher beobachten.

Die äußere Körnerschichte, die nach innen von der Limitans externa gelegen ist, besteht aus den schon bei den Stäbchen geschilderten Stäbchenkörnern und den bei den Zapfen erwähnten Zapfenkörnern. Die Dicke

dieser Schichte nimmt von der Ora serrata bis zum Äquator mit 0,025—0,03 mm
gegen den Fundus auf 0,05—0,06 mm zu, verdickt sich weiter im Bereiche der
Macula bis zum Fovearand, um dort achtschichtig zu werden. Bei allen *Wirbeltieren*, mit Ausnahme der *Amphibien*, liegen die Zapfenkörner unmittelbar unter
der Limitans, darunter die Stäbchenkörner, bei den *Amphibien* ist es umgekehrt.

Es macht große Schwierigkeiten, die relative Anzahl der äußeren Körner in
einem Bezirke der Netzhaut mit der Zahl der vorhandenen Stäbchen und Zapfen
dieses Bezirks exakt zu vergleichen. PÜTTER (1903), der bei *Wassersäugern* und
andern solche Untersuchungen angestellt hat, glaubt die anscheinend die Endorgane an Zahl weit übertreffende Zahl der äußeren Körnerelemente nur so
erklären zu können, daß er annimmt, daß hier auch Schaltelemente vorhanden
seien. Doch haben, mit Ausnahme der von anderer Seite nicht bestätigten Untersuchungen DOGIELs (1891) mit der Methylenblaumethode, die neueren Untersuchungen mit der Chromsilber- und Silbermethode, keine Aufklärung darüber gebracht, ob alle vorhandenen Kerne nur zu den vorhandenen Stäbchen
und Zapfen gehören. Hiezu möchte ich bemerken, daß bei der Durchsicht von
Retinapräparaten, die einen genügenden Überblick über die gesamte *Wirbeltier*-
reihe bieten, mir selbst, abgesehen von den schon erwähnten gelegentlichen
Verlagerungen von Horizontalzellen in die äußere Körnerschichte, die schon
DOGIEL (l. c.) beschrieben hat, niemals Elemente aufgefallen sind, die nicht als
Zapfen oder Stäbchenkörner zwanglos sich hätten auffassen lassen und nirgends
drängte sich der Eindruck auf, daß mehr Kerne vorhanden sind als Sehelemente,
da immer mit vielreihigen Körnerschichten sehr dichtstehende, schmale Sehelemente sich vergesellschaftet finden. MENNER (1929) hat darauf aufmerksam
gemacht, daß man aus der verschiedenen Größe und Struktur der Zapfenkörner und der Stäbchenkörner auch bei solchen Netzhäuten für das Vorhandensein von Zapfen neben Stäbchen einen Hinweis erhält, wo bei gewöhnlicher Betrachtung Zapfen nicht aufzufinden sind. Aus eigenen vergleichenden
Studien möchte ich diesbezüglich bemerken, daß vorhandene Zapfen bei entsprechender Fixation, sehr dünnen Schnitten (0,002 mm) und Heranziehung von
Flachschnittserien kaum übersehen werden. Im *Affen*auge gelingt es nach
Depigmentierung mit Chlor und Färbung nach MALLORY die Kerne sämtlicher
Z a p f e n orangerot, die der S t ä b c h e n fuchsinrot gefärbt zu erhalten,
was für eine chemische Differenz der beiden Kernarten spricht. Das Kerngerüst und die Größe der Kerne lassen selbst mit der stärksten Vergrößerung
nur wenig Unterschiede erkennen.

Eine richtige Querstreifung der Kerne *menschlicher* Sehelemente konnte ich
niemals feststellen, jede beliebige Fixation zeigte höchstens Kerngerüste, wie sie
schon STÖHR (1899) aus der *menschlichen* Macula abgebildet hat.

Die Anordnung des Chromatins in 2—3 quergestellten Schollen ist für
Dasypus, viele *Carnivoren* und *Ungulaten* charakteristisch, aber nicht für alle.

Nach MENNER (1929) zeigen die Kerne der Sehzellen in der Hell- und in der
Dunkelretina eine verschiedene Färbbarkeit, ähnliche Beobachtungen wurden
schon von früheren Untersuchern [GARTEN (1906)] gemacht.

DOGIEL (1891) fand mit der Methylenblaumethode in der Netzhaut des *Menschen*
in der äußeren Körnerschichte dicht oberhalb der äußeren plexiformen S c h i c h t e
v e r ä s t e l t e k l e i n e G a n g l i e n z e l l e n mit Fortsätzen in die Plexiformis
externa und einem Fortsatz, der vollkommen entsprechend den Fortsätzen der
Bipolaren, die innere Körnerschichte durchzieht und sich innerhalb der inneren
plexiformen Schichte ganz ähnlich wie die Bipolaren verästelt. Spätere Angaben
über derlei Zellen bei *Menschen* und *Primaten* liegen nicht vor. Da DOGIEL (l. c.)
bei einer dieser Zellen auch einen in der Richtung gegen die Limitans aufsteigenden varicösen Fortsatz abbildet, so dürfte es sich wahrscheinlich um

verlagerte bipolarenartige Zellen handeln. Dogiel bildete auch Bipolare ab, von denen entweder ziemlich gerade oder in gewundenem Verlauf ein scharfer

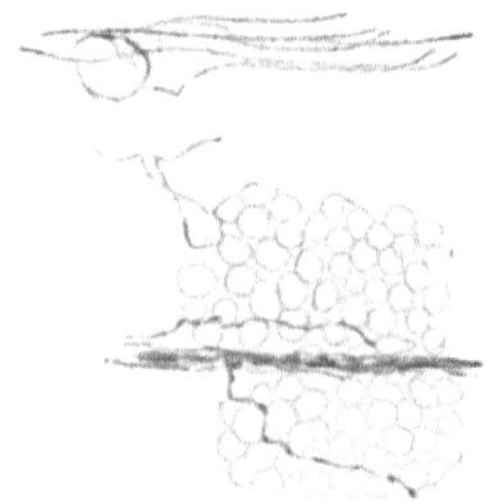

Abb. 264. Schräg aufsteigende variköse Fasern innerhalb der äußeren Körnerschichte einer vital gefärbten menschlichen Netzhaut, etwa einer Landoltschen Keule entsprechend (Kolmer).

langer Fortsatz bis zur Limitans externa oder in deren Nähe aufsteigt und dort mit einer Endvaricosität endet; somit wären auch beim *Menschen* Landoltsche Keulen vorhanden. Da aber Cajal (1892) das Vorkommen solcher bei *Säugern* überhaupt in Abrede stellt, wurde der Befund Dogiels seither angezweifelt und von niemandem wieder beobachtet (Abb. 264). Ich selbst habe an Schnitten nach Vitalfärbung einer exenterierten Netzhaut, die von Dogiel beschriebenen Fasern einmal ganz deutlich gefärbt erhalten. An anderen derartigen Präparaten konnte ich nichts davon sehen, auch nicht bei *Affen*netzhäuten. Ein einziges Mal sah ich in einem Silberpräparat (Cajal I) eine solche Faser beim *Pferd.*

Sowohl die Technik der Chromsilberfärbung, wie sie Cajal anwendete und später Kallius und andere, als auch die vitale Färbung mit Methylenblau, wie sie Dogiel verwendete, stellen an den Stäbchenfasern keulenförmige Endknöpfe dar, die in der äußeren plexiformen Schichte liegen und anscheinend vollkommen glatt sind. Auch feine Schnitte von gut fixiertem Material und Isolationspräparate zeigen dasselbe. Die Endknöpfe haben eine glatte Oberfläche und keinerlei Fortsätze (Abb. 265). In den Regionen, wo vorwiegend Stäbchen vorhanden sind, liegen diese Kügelchen, wie man bei bester Konservierung auf sehr dünnen Schnitten sieht, sehr dicht nebeneinander und scheinen durch eine Art Zwischensubstanz miteinander verkittet zu sein. Dieses Bild stimmt mit dem, was die Methylenblaumethode und die Chromsilberimprägnation an diesem Orte darzustellen erlaubt, weitgehend überein.

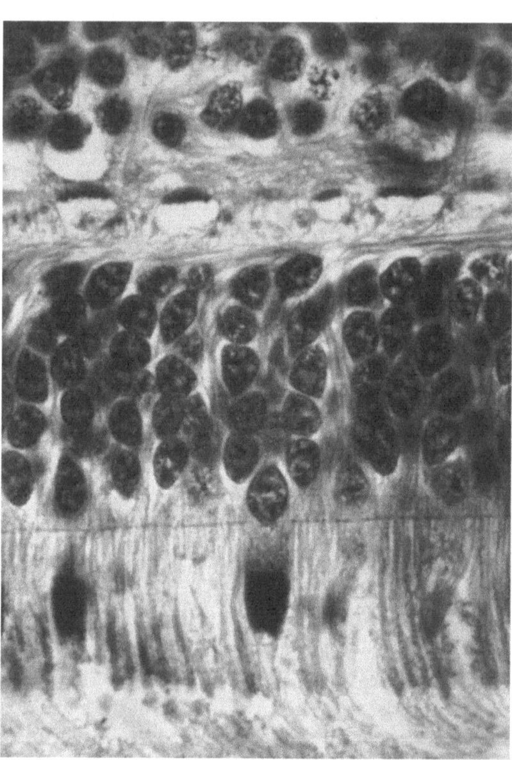

Abb. 265. Innenglieder der Stäbchenzapfenschichte, innere Körner, Zapfenfasern, die mit groben Keulen endigen, Stäbchenfasern, welche ebenfalls fibrillär strukturiert, etwas höher als die Zapfenkeulen, mit kleinen Knöpfchen endigen. In beiden Arten Endknöpfen ein stark färbbarer, aus Granulis zusammengesetzter, der Schichte der Horizontalzellen zugewendeter, stark färbbarer Körper (Kolmer).

Von den Zapfenkörnern, die fast ausschließlich in der obersten Lage der Körnerschichte vorkommen, ausnahmsweise beim *Menschen,* häufiger bei *Tieren* vereinzelt auch dicht außerhalb der Limitans externa angetroffen werden, geht ein dickerer 0,002—0,0025 mm im Durchmesser zeigender Fortsatz ebenfalls bis in die äußere plexiforme Schichte hinein. In den Präparaten, die im übrigen auch optimale Konservierungsverhältnisse zeigten, ging dieser Fortsatz stets auch in eine bläschenförmige Endanschwellung, eine Art Endkeule über. Nicht übereinstimmende Bilder geben Methoden bei den Zapfen; man sieht auf den Schnitten bei allen *Tieren* ebenfalls Kügelchen oder Keulen mit scheinbar glatter Oberfläche. Dagegen stellt die Chromsilbermethode nach CAJAL typisch dendritisch verzweigte Zapfenfüße bei *Tieren* dar. DOGIEL (1881) hat an Isolationspräparaten nach Osmiumfixierung zuerst bei den *Ganoiden,* dann beim *Menschen* feinste Knöpfchen, offenbar von anderen Elementen herrührend, im innigen Kontakt mit den Oberflächen der Zapfenendknöpfe abgebildet (Abb. 266). In einer späteren Mitteilung (1883) bildet er ein dendritisches Bild des Zapfenendfußes auch nach einem Methylenblaupräparat des *Menschen* ab. Das stimmt mit der Auffassung überein, die von diesen Gebilden speziell in neuerer Zeit FORTIN gegeben hat (Abb. 267). Die Einzelheiten der Anordnung dieser Zapfenfasern treten viel deutlicher als in der Peripherie der Netzhaut in der Gegend der Macula und der Fovea beim *Menschen* und den *Primaten* hervor, da hier Stäbchen- und Zapfen-

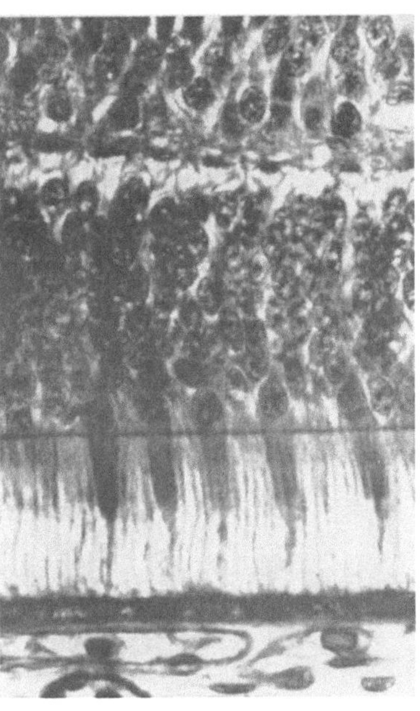

Abb. 266. Choriocapillaris und äußere Netzhautschichten eines Neugeborenen. Zapfenendfüße (KOLMER).

fasern, besonders aber die letzteren sehr stark verlängert erscheinen, und durch sie eine deutliche Schichte, die sog. HENLEsche Faserschichte, gebildet wird, die an den peripheren Teilen der Retina weniger deutlich hervortritt. Man

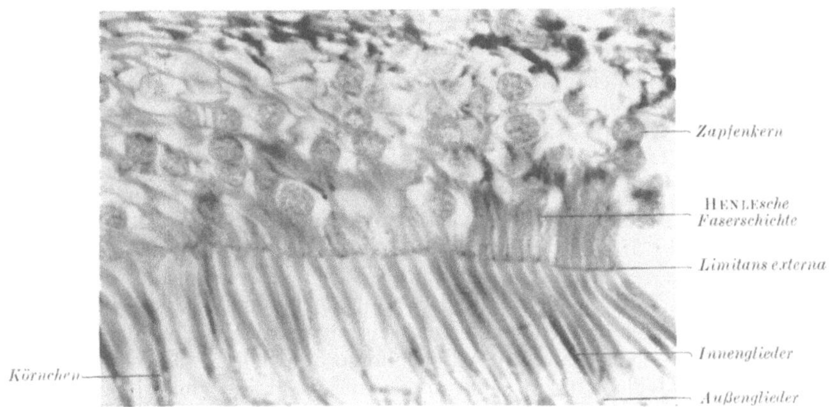

Abb. 267. Querschnitt der Schichte der HENLEschen Fasern am Rand der Fovea, in jeder Faser zentral eine oder mehrere Neurofibrillen (KOLMER).

kann daher im Bereich der Macula, besonders dort, wo es nur Zapfenfasern gibt, auf jedem Schnitt ganze Reihen von diesen kugeligen Endanschwellungen der Zapfenfasern durch ganze Gesichtsfelder verfolgen, und da sie von gleicher Größe sind, bilden sie eine äußerst regelmäßige Schichte, die FORTIN (1926) besonders beschreibt und der er auf Grund von Feststellungen an entoptischen subjektiven Beobachtungen eine besonders wichtige Rolle zuschreibt (s. physiologische Bemerkungen). Während FORTIN glaubt, diese Schichte zum erstenmal als solche beschrieben zu haben, kann man beispielsweise in den älteren Arbeiten von DOGIEL diese Elemente schon sehr deutlich auch an Isolationspräparaten von *Tier*netzhäuten abgebildet sehen. Es ist nun sehr merkwürdig, daß mit der Chromsilberimprägnation an den Zapfenfasern nicht diese Gebilde dargestellt werden, sondern kurze dendritische Verzweigungen, wie dies besonders CAJAL hervorhob. Ja es werden von letzterem und vielen Forschern nach ihm diese Verzweigungen charakteristisch für Zapfenfasern überhaupt gehalten (Abb. 268). Bei bester Fixation konnte ich bei *Primaten, Reptilien,* am schönsten wohl bei *Stellio stellio* erkennen, daß die HENLEsche Faser eine zentrale Fibrille ent-

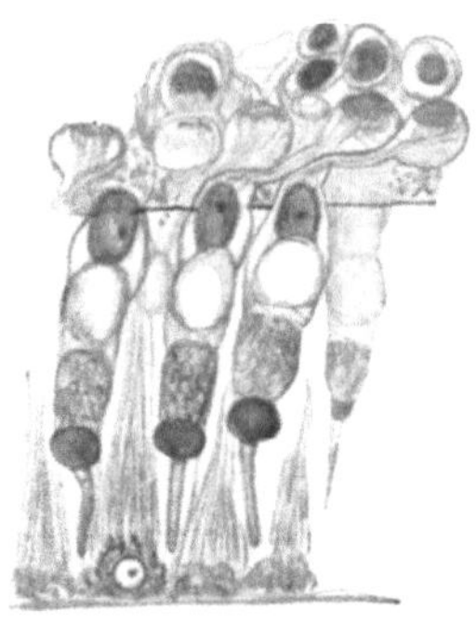

Abb. 268. Pigmentepithel und Zapfen der *Agame Stellio stellio*, Öltropfen mit Osmium geschwärzt, Paraboloide im Innenglied, die Zapfenfasern fibrillär gegliedert, gehen deutlich in dicht aneinander- liegende Endkeulen über (KOLMER).

hält, und es hat den Anschein, daß diese Fibrille sich an der inneren Oberfläche des erwähnten Endbläschens ausbreitet, und dabei ihre Endfibrillen sich bis zur Unsichtbarkeit verschmälern. Es wäre nun denkbar, daß nur die genannten Anteile durch die Chromsilbermethode als dendritische Verzweigungen zur Darstellung kommen, aber nicht das ganze Bläschen. Andererseits finden wir unter den Abbildungen von Isolationspräparaten der *Ganoiden*netzhaut von DOGIEL Bilder, in denen von der Oberfläche solcher Keulen ausgehende feinste dornartige Fortsätze dargestellt sind, und es ist außerordentlich schwer zu entscheiden, ob es sich um verklebte Endauffaserungen von Zapfenbipolaren handelt, die etwa bloß hier abgerissen sind, oder um etwas anderes. Diese Stelle als Kontaktbeziehung zwischen dem ersten und zweiten Neuron der Retina verdient noch ihrer großen Wichtigkeit halber ein besonders eingehendes Studium.

Bei optimaler Fixation wird durch die gewöhnlichen Färbungsmethoden wie Eisenhämatoxylin, Molybdänhämatoxylin, HEIDENHAINS Azanfärbung, die UNNAsche Epithelfibrillenfärbung in der äußeren, plexiformen Schichte deutlich nichts anderes dargestellt, als die proximalen Anteile der Stäbchen und Zapfenfasern. Sie entsprechen im Maculabereiche der HENLEschen Faserschichte, und ihre Endknöpfe sind bei den meisten *Säugetieren* so angeordnet, daß die kleineren Endknöpfe der Stäbchenfasern dicht neben den größeren Endknöpfen der Zapfenfasern liegen. Daß etwas dazwischen liegt, ließ sich an Gliapräparaten nicht erkennen, so daß ich nicht aussagen kann, ob diese Endapparate durch eine Zwischensubstanz getrennt werden. Deutlich sieht man aber zwischen ihnen in ziemlich regelmäßigen Abständen, besonders auf genau diese Schichte treffenden Flachschnitten der Netzhaut Anteile der MÜLLERschen Stützfasern hindurchtreten. Von den dendritischen Verzweigungen der Horizontalzellen und vor allem der Bipolaren, die das Chromsilberbild so deutlich zur Darstellung bringt, läßt sich nichts wahrnehmen. Es müssen diese Gebilde von außerordentlicher Feinheit sein, und das Chromsilberbild muß sie wesentlich vergröbert zur Darstellung bringen. Macht man sehr dünne Serienschnitte, in denen nur die einzelnen Schichten der Netzhaut isoliert vorliegen, so kann man auch Flachschnitte jener Schichte bekommen, in der sich die Zapfenfüße dicht nebeneinander anordnen. Man sieht dann, daß jene Gebilde, die auf dem Radiärschnitt der Netzhaut als kugelige Endteile der Zapfenfasern erscheinen, unregelmäßige sphärische Gebilde sind. Unregelmäßig deshalb, weil sie durch den Druck der

Nachbarelemente anderer Zapfenfüße und der dazwischen liegenden Endkügelchen der Stäbchenfasern offenbar auch bei der Fixation deformiert werden (Abb. 269). In der Basis des Zapfenfußes kann man 15 bis 30 Granula unterscheiden, in die die aus der Zapfenfaser hereinziehenden Fibrillen übergehen.

Die Chromsilberimprägnation zeigt von den Zapfenfüßen ausgehende dendritenartige, horizontal verlaufende kurze Fäserchen; in Methylenblaupräparaten, sowie in den bestfixierten Schnittpräparaten nach den gewöhnlichen Methoden gelang es mir nie, etwas Derartiges zu erkennen. Manche Autoren, auch PÜTTER (1908), sehen in ihnen ein Charakteristikum der Zapfen (Abb. 270).

Die Art und Weise, wie sich die Endkugeln des ersten Neurons der Netzhaut in der äußeren plexiformen Schichte mit den Endigungen des zweiten Neurons, den Bipolaren verbinden, ist durch die Chromsilberimprägnationsmethoden anscheinend ziemlich klargestellt worden. Die Resultate der seither entdeckten Methoden, vor allem der verschiedenartigsten Silberimprägnationsmethoden, scheinen in diesem Punkte uns nicht recht vorwärts gebracht zu haben, da aus unbekannten Gründen hier eine Imprägnation nie in genügendem Maße stattfindet, so daß diesbezüglich Einzelheiten kaum erkennbar sind. Die Methode der vitalen Methylenblaufärbung scheint im allgemeinen an dieser Stelle die Resultate der Chromsilbermethode zu

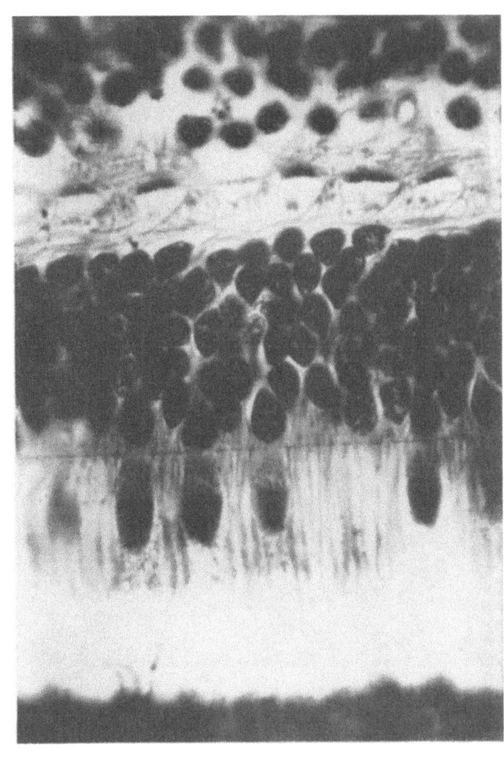

Abb. 269. Zapfenendfüße der Netzhaut von *Macacus rhesus* (KOLMER).

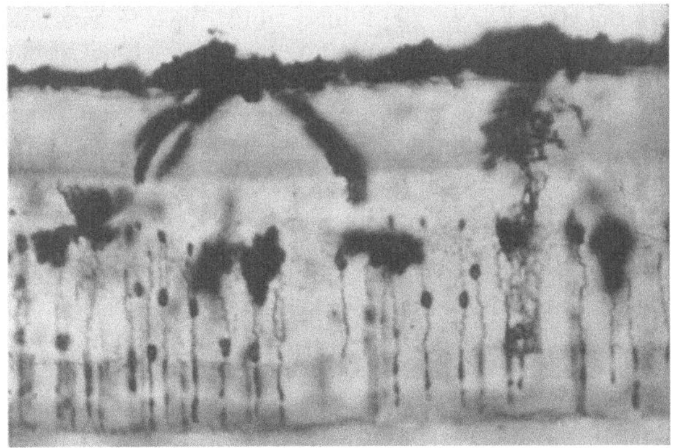

Abb. 270. Stäbchen der *Katze*. Silberimprägnation nach GOLGI (KOLMER).

bestätigen. Ihre Bilder lassen sich aber nicht optimal konservieren. Wenn wir aber das Bild der Endkügelchen, wie wir es durch die besten Fixationen (Bichromat-Formol-Eisessig in Kombination mit Osmiumräucherung) bekommen können, mit den typischen Darstellungen der genannten Methoden vergleichen, so ergeben sich nicht leicht verständliche Differenzen. Wenn wir Material, das so fixiert wurde, wie es die Chromsilbermethode erfordert, betrachten, die gebräuchlichen Fixationen nach Methylenblaufärbung anwenden und etwa mit Molybdänhämatoxylin nachfärben, und dann die Präparate mit solchen nach den obenerwähnten besten Fixationen vergleichen, gewinnen wir doch den Eindruck, daß eben an diesem Punkte die Fixation eine recht unbefriedigende ist. Die gut fixierten Präparate zeigen viel eher Bilder, wie sie durch die älteren Dissoziationsmethoden zur Anschauung kamen: man vergleiche etwa die Bilder in der ausgezeichneten Untersuchung Dogiels (1881) an der *Ganoiden*netzhaut. Hier sollen einzelne Elemente zwei Fortsätze und zwei Knöpfe besitzen. Er zeichnet einzelne im Zusammenhang mit mehreren feinen Fäserchen und stellt auch in ihnen eine basale granuläre Verdichtung deutlich

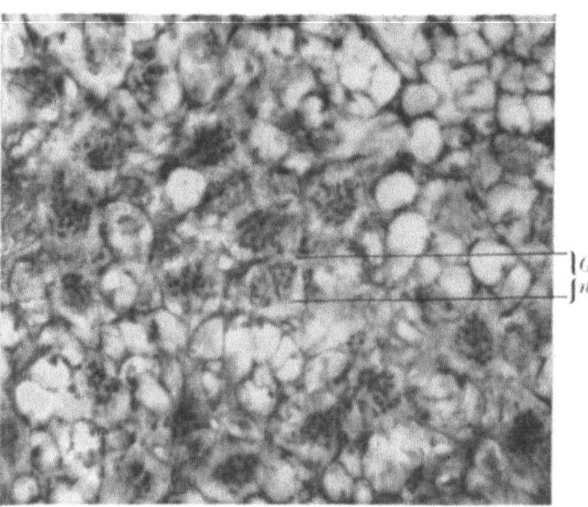

Abb. 271. Flachschnitt durch die Zapfenfaserendknöpfe, in jedem zahlreiche Granula. Starke Vergrößerung. Maculagegend (Kolmer).

dar. So dürfen wir sagen, daß hier noch vieles der Aufklärung bedarf, und man wird sich bei neuerlicher Bearbeitung dieser Frage vielleicht dem Studium mancher *Reptilien*netzhäute zuwenden müssen, die gerade in dieser Hinsicht wegen der Größe der Endkugeln besonders günstige Verhältnisse darbieten (so *Stellio*).

Bei allen *Wirbeltieren* fand ich kleinere oder größere solche Endkügelchen. Diese Kügelchen zeigen immer gegen die Stäbchen zu einen helleren homogenen Anteil; gegen die Bipolaren der inneren Körnerschichte findet sich ein feinnetziger dunklerer Körper. Die Enden der Zapfenfasern zeigen in ihren Kügelchen dieses Bild viel größer, die der Stäbchenfasern ein verkleinertes Abbild derselben Struktur (Abb. 271).

Bei den *Vögeln* sieht man, daß diese Körperchen eine Schichte bilden, die nicht eben liegt, sondern auf dem Radiärschnitt stellenweise eine zickzackförmige Figur bildet, besonders in der unmittelbaren Umgebung oder bei der Fovea, wo eine oder zwei solche vorhanden sind. Eine Verfolgung der Zapfenfaser vom Zapfenkorn bis zum Endkügelchen gelingt nur dann, wenn der Schnitt so geführt ist, daß er die Verbindungslinie zwischen Zentrum der Fovea und Ausstrahlungszentrum der Opticusfasern von der Papille möglichst genau trifft. Bei der unregelmäßigen Form der Papille und bei den unvermeidlichen, wenn auch bei vollkommenster Fixation minimalen Verziehungen des Retinagewebes bei den Einbettungsvorgängen, ist dies natürlicherweise immer nur in gewissen Bezirken des Schnittes durchführbar. Am schwierigsten natürlich dort, wo die Zapfenfasern, wie etwa in der Henleschen Faserschichte der *Primaten*, sehr lang sind.

Beigenauer Beachtung dieser Anordnung macht man dabei die Erfahrung, daß die ganze Netzhaut der mit Fovea versehenen *Tiere* nach einem äußerst genau festgehaltenen Bauplan gebildet ist, offenbar jedes einzelne Element eine genaue Ausrichtung erfährt und weniger wie in anderen Geweben von seinen Nachbarelementen beeinflußt wird (Abb. 272). Bei *Stellio* erkennt man auch, daß die zwischen Limitans externa und den genannten Endkügelchen der Zapfenfasern gelegenen Anteile der Müllerschen Stützfasern sehr feine mit Hämatoxylin färbbare Granula enthalten. Auch die Faserkörbe, die die Basis des Innengliedes als gliöse Umhüllungen stützen, treten, von der Limitans ausgehend, deutlich hervor.

Wenn in den älteren Darstellungen der verschiedensten Autoren die Stäbchen und Zapfenfasern fast ausschließlich auf Grund der Bilder der Silberimprägnationsmethoden, insbesondere der GOLGI-Methode als kleine Telodendrien zumeist dargestellt werden, so liegt dies vorwiegend daran, daß bei der Fixation wahrscheinlich die beiden Anteile des Endkügelchens der Zapfenfasern wohl durch Schrumpfungsprozesse getrennt werden und dann nur der distale Anteil im Zusammenhang mit der Faser sich imprägniert. Ich glaube nicht, daß die Chromsilberbilder den viel besser fixierten der oben angegebenen Technik gegenübergestellt werden können [wie es etwa ROZEMEYER und STOLTE (1930) beim *Frosch* taten].

Auch in vitalgefärbten Präparaten kann man beim *Menschen* bei guter Ausfärbung der äußeren plexiformen Schichte die keulenförmigen Endigungen der

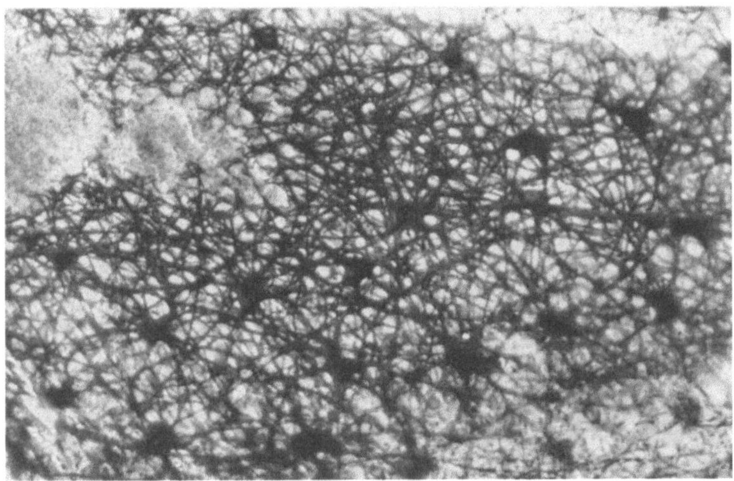

Abb. 272. Flachschnitt durch die Schichte der Horizontalzellen und der äußeren plexiformen Schichte des *Pferdes* (KOLMER).

Zapfenfasern erkennen, und zwar sieht man dann die Ausläufer kleiner sternförmiger Zellen, die in ziemlich regelmäßigen Abständen in der inneren plexiformen Schichte gelegen sind und somit den Bipolaren entsprechen dürften, in inniger Kontaktbeziehung zu diesen kleinen Körperchen stehen, die etwa 15—20 isoliert gefärbte blaue Körnchen enthalten; diese entsprechen möglicherweise den HELDschen Neurosomen. Beim *Menschen* und beim *Pferd* werden die gleichen Gebilde in typischer Lagebeziehung zu den radiären Dendriten der großen Horizontalzellen bei der gleichen Behandlung gefunden. Äußerst feine Verbindungsfäden, die sich nie ganz scharf färben, verbinden die einzelnen Körperchen untereinander. Diese Gebilde sind schwer zu deuten.

Bei wirklich guter Fixation mit entsprechenden Reagenzien bietet die äußere plexiforme Schichte auch dort, wo in ihr die HENLEsche Faserschichte nicht so deutlich hervortritt wie im Gebiet der Macula und ihrer Umgebung, keineswegs ein so unentwirrbares Bild, wie es vielfach von den Autoren dargestellt worden ist. Allerdings ist dazu nötig, daß man zum Verständnis dieser Schichte vor allem Schnitte untersucht, die durch das Zentrum der Papille und der Fovea geführt sind. Denn nur auf diesen Schnitten sind die Zapfen- und Stäbchenfasern in überwiegender Zahl der Länge nach getroffen und man kann sehen, daß die Stäbchenfasern mit kleinen Knöpfen, die Zapfenfasern mit dazwischen gelegenen größeren Knöpfen endigen, und zwar liegen die größeren Endknöpfe

oder Keulen der Zapfenfasern fast überall mehr nach innen. Alle diese Endknöpfe berühren sich gegenseitig und grenzen so die HENLEsche Faserschichte
gegen die übrige Plexiformis externa ab. Auf Schnitten in anderer Richtung
allerdings bildet die Plexiformis externa einen unentwirrbaren Faserfilz, von
dessen Zusammensetzungen erst GOLGI- oder Methylenblaupräparate annähernd
einen Begriff geben.

Nach den Untersuchungen, die mit der Chromsilberimprägnation und der
vitalen Methylenblaufärbung ausgeführt wurden, wie sie besonders in der zu-
sammenfassenden Darstellung von CAJAL (1904) ihren Ausdruck gefunden haben,
hat man in den Stäbchen und Zapfen nervöse Elemente gesehen, die als das
erste Neuron der Neuronenkette des optischen Systems anzusehen wären.
Demgegenüber wurde geltend gemacht, daß nach den jetzigen Auffassungen
gerade das Vorhandensein von Neurofibrillen als Charakteristikum eines Neurons
angesehen werden müsse und somit der mangelnde oder strittige Nachweis
von Neurofibrillen in den Stäbchen und Zapfen dieser Auffassung entgegensteht.
Es würden also die äußeren Körnerzellen mit den aus ihnen hervorgehenden
Sehelementen nicht als eigentliche nervöse, sondern als Sinneszellen aufzufassen
sein, die dem Wesen nach den Ependymzellen des Zentralnervensystems am
nächsten stünden. Der Nachweis einer fibrillären Struktur schon im Gebiete
der Zapfenkerne in der Achse der HENLEschen Fasern und in deren Endkeulen,
die morphologische Verwandtschaft der Sehelemente mit den ebenfalls aus dem
Ependym hervorgehenden Zellen des Saccus vasculosus der *Fische* [BOEKE (1902),
DAMMERMANN (1910)], der Nachweis von Neurofibrillen in ebenfalls aus dem
Ependym hervorgehenden Sinneszellen des Zentralkanals des Rückenmarks
[TRETJAKOFF (1913), KOLMER (1914), AGDUHR] scheinen mir aber doch die
Auffassung der Sehelemente als des ersten Neurons des optischen Systems zu
rechtfertigen.

Auf Querschnitten, welche die HENLEsche Faserschichte am Rande der
Fovea senkrecht durchschneiden, erkennt man sehr deutlich, daß tatsächlich
jede einzelne Faser eine oberflächliche membranartige Abgrenzung besitzt, und
im Zentrum lassen sich 1—2, manchmal 3 Neurofibrillen in gut konservierten
Präparaten unterscheiden, ja das deutliche Hervortreten dieser Fibrillen kann
geradezu als Maßstab einer guten Fixation gewertet werden. In den Längsschnitten der HENLEschen Fasern kann man zwar auch die Fibrillen unterscheiden, doch ist es wesentlich schwerer, sie deutlich zu sehen.

D. Innere Körnerschichte.

1. Horizontalzellen.

DOGIEL (1891) unterscheidet in der inneren Körnerschichte des *Menschen*
vermittels der Methylenblaumethode Horizontalzellen, die einen verzweigten
Fortsatz bis in die innere plexiforme Schichte entsenden. Es sind bipolare
Zellen, deren einer Fortsatz als LANDOLTsche Keule bis unter die Limitans
reichen kann, oder mit einem Knöpfchen zwischen den äußeren Körnerzellen
endigt; daneben gehen andere Fortsätze in die äußere plexiforme Schichte; am
anderen Pol entsendet die Zelle einen verzweigten Fortsatz in die innere plexiforme Schichte, der dort mit einem Dendriten endigt. Andere Formen von
Bipolaren, große sternförmige Zellen, entsenden nach allen Seiten in der äußeren
plexiformen Schichte Dendriten, die sich mit Endknöpfchen verzweigen.

Die polare Orientierung der einzelnen Elemente in der Netzhaut kommt
bei Darstellung des Netzapparates, worauf schon CAJAL (1892) aufmerksam
gemacht hat, dadurch zum Ausdruck, daß in der äußeren Körnerschichte alle
Netzapparate nach außen, in der inneren Körnerschichte, schon in den späteren

Embryonalstadien die Netzapparate der Bipolaren und der Horizontalzellen nach außen, die der amakrinen Zellen auffallenderweise nach innen zu vom Kern gelegen sind, während alle Opticusganglienzellen, auch die versprengten, den Netzapparat wieder nach außen gerichtet zeigen. Es erlaubt so der Netzapparat, die einzelnen Kategorien der Zellen etwa in der Netzhaut der neugeborenen *Katze* zu identifizieren, wo sie mit gewöhnlichen Färbemethoden noch kaum zu unterscheiden wären.

In die äußere plexiforme Schichte reichen nur die Fortsätze jener Zellen hinein, welche die innere Körnerschichte zusammensetzen. Hier finden sich 3 Typen, deren deutliche Unterscheidung durch die Chromsilber- und Methylenblaumethode ermöglicht wird, während die gewöhnliche Methode nur 2 Typen leicht unterscheiden läßt. Am weitesten nach außen finden wir beim *Menschen* und fast allen *Tieren* Elemente, die als große Horizontalzellen bezeichnet werden. Sie sind dadurch charakteristisch, daß sie auf dem Radiärschnitt eine annähernde Dreiecksform aufweisen und durch ihre Größe sich von den übrigen Elementen dieser Schichte beim *Menschen* auffällig unterscheiden. Zahlreiche dendritische Fortsetzungen dieser Zellen verzweigen sich unmittelbar in der äußeren plexiformen Schichte, ein von einem Fortsatz ausgehender Achsenzylinder erstreckt sich in der gleichen Schichte horizontal zu den Elementen in einiger Entfernung, wo er feine Telodendrien bildet. Bei seinen Isolationspräparaten fand Dogiel (1891) in der *menschlichen* Retina, daß diese Zellen an ihrem Körper einen horizontal gestellten leistenartigen Vorsprung besäßen. Er fand ihn später auch in Methylenblaupräparaten. Bei guter Fixation und entsprechender Färbung erkannte ich später, daß es sich keineswegs um Leisten handle, sondern daß hier im Zellcytoplasma ein krystalloides Gebilde eingeschlossen liegt. Dieser Einschluß hat offenbar an Isolationspräparaten den Eindruck einer Leiste hervorgerufen.

Im Jahre 1918 beschrieb ich[1] als Krystalloide in der *menschlichen* Netzhaut eigenartige Gebilde, die sich in den großen Horizontalzellen der inneren Körnerschichte nachweisen lassen. Es war mir seither möglich, diesen Befund an einer Anzahl pathologischer Bulbi, aber auch an überlebend frischem, ausgezeichnet konserviertem Material zu erheben. Es handelt sich durchwegs um Augen, welche wegen in die Orbita übergreifender Tumoren der Stirnbeinhöhle mit unmittelbar vorher geprüftem normalem Visus und normalem Fundusbild bei der Exenteration der Orbita entfernt und von mir noch am Operationstisch, teilweise unter gleichzeitiger Injektion der Gefäße des Bulbus mit Kalium-Bichromat-Formol-Eisessig konserviert wurden. Da an einzelnen dieser Bulbi, die bei älteren Leuten nicht als pathologisch geltende cystische Degeneration peripherer Netzhautpartien entwickelt war, kann ich nunmehr auch über das Verhalten der Krystalloide in diesen Netzhautpartien berichten.

Betrachten wir bei einer gut konservierten Netzhaut 0,01 oder 0,005 mm dicke Schnitte in horizontaler Richtung, so bemerken wir, daß die äußerste Lage der inneren Körnerschichte von Elementen gebildet wird, die im Durchschnitt einen Zellkörper von 0,012 mm Durchmesser und einen kugeligen Kern von 0,007 mm Durchmesser besitzen. Diese Zellen können wir, von den peripheren Partien der Netzhaut angefangen, bis in die Nähe der Papilla nervi optici auf der temporalen Seite verfolgen. In der Umgebung der Macula ebensowohl wie in der darin enthaltenen Fovea finden wir diese großen Zellen nicht, und es ist für den *Menschen* noch nicht ganz entschieden, ob dieser Typus im eigentlichen Maculabereiche fehlt oder bloß vereinzelte Typen der sog. kleinen Horizontalzellen überhaupt vorkommen. Besonders bei Färbung mit Eisenhämatoxylin, aber auch bei Anwendung

---

[1] Über Krystalloide in Nervenzellen der *menschlichen* Netzhaut. Anat. Anz. **51**, 314 (1918).

anderer Farbstoffe, die gute Cytoplasmafärbungen geben, wie etwa das Azan-
gemisch, Methylgrün-Pyronin und die von mir mit großem Vorteil für die Netzhaut angewandte sehr empfehlenswerte Färbung mit der Epithelfasermethode von
UNNA, sehen wir nun, daß das Cytoplasma der Horizontalzellen in einer Dimension
wesentlich umfangreicher ist als in den anderen, und hier ein dunkelfärbbares,
stäbchenförmiges, an beiden Enden zumeist zugespitztes oder abgeschrägtes
Gebilde liegt. Wie ich schon seinerzeit betonte, erinnern diese Gebilde außerordentlich an die in den Zwischenzellen des Hodens beim *Menschen* unter dem
Namen Krystalloide den Anatomen und Pathologen wohlbekannten, zuerst von
REINKE beschriebenen Gebilde. Nach meinen neueren Erfahrungen unterscheiden
sie sich von diesen etwa dadurch, daß die REINKEschen Krystalloide nicht selten
rundlich abgestumpfte Enden aufweisen. In jüngerer Zeit hat A. KOHN (Prag)
solche auch in Zwischenzellen des Hilus des Ovariums beim *Menschen* abgebildet.

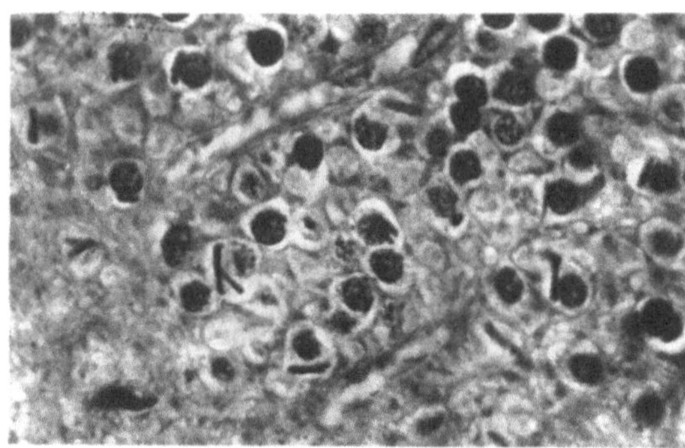

Abb. 273. Flachschnitt durch die Schichte der Horizontalzellen des *Menschen* mit zahlreichen Krystalloiden und
Capillaren (KOLMER).

Die Krystalloide der *menschlichen* Horizontalzellen zeigten
spitzere Enden und können
manchmal ganz nadelförmig
zulaufen. Nicht selten findet
man nicht nur ein Krystalloid
in der Zelle, sondern 2, selten 3,
die sich dann im Winkel überkreuzen oder aber wie Krystall-
drusen nebeneinander liegen
(Abb. 273). Während in anderen Geweben, wo solche
Krystalloide gefunden wurden,
sie im Cytoplasma der Zelle
meist von einem vakuolen-
artigen Raum umgeben sind,
habe ich dies in *menschlichen* Netzhäuten nie beobachtet. Außer den Krystalloiden
kommen gelegentlich kleinste, färbbare Substanzportionen vor, die den Tigroid-
körpern in den anderen Nervenzellen der Netzhaut entsprechen. Ich habe diese
Gebilde in allen frischfixierten *menschlichen* Netzhäuten, die ich darauf untersuchte, seither wieder finden können; am deutlichsten treten sie natürlich auf
Flachschnitten durch die Netzhaut hervor. Man kann bei günstiger Schnittrichtung, wenn etwa in 0,005 mm dicken Schnitten gerade nur die Schichte der
äußeren großen Horizontalzellen getroffen erscheint, in einem Immersionsgesichtsfeld dicht nebeneinander 10—20 solche Zellen, jede ihr Krystalloid
oder mehrere davon enthaltend, nebeneinander erblicken. Die Tatsache, daß
man auch an ausgebreiteten, exenterierten *menschlichen* Netzhäuten bei Zusatz von einer Lösung von Methylenblau in Ringerlösung diese Gebilde überlebend färben kann, ja selbst vor dem Zusatz der fixierenden Ammonium-
molybdatlösung deutlich erkennt, spricht gewiß dafür, daß es sich nicht um
Kunstprodukte handelt. In allen untersuchten Netzhäuten finden sich diese
Gebilde im ganzen Bereiche der Netzhaut mit Ausnahme des Maculagebietes,
also auch des Bereiches einer deutlichen HENLEschen Faserschichte. Ihre Häufigkeit nimmt an der Peripherie stark zu.

Ich hatte seither Gelegenheit, entsprechend gut fixierte Netzhäute der
Menschenaffen — *Schimpanse*, *Orang-Utan* und *Gibbon* — zu untersuchen,
und fand die Krystalloide, wenn auch weniger auffallend, ausschließlich in
der Netzhaut des *Schimpansen*. Kein anderes *Wirbeltier* — ich untersuchte
zahlreiche *Alt-* und *Neuweltaffen*, *Halbaffen*, *Carnivoren*, *Nagetiere*, *Insektenfresser*, einige *Beuteltiere* und *Zahnarme*, 32 Arten *Fledermäuse* — zeigte mir

bisher von diesen Gebilden irgendeine Spur. Von Interesse ist es, daß die Krystalloide sich gerade in jener Schichte der *menschlichen* Netzhaut befinden, in der wir die meisten der gegen die Sehzellenschichte zu vorgeschobenen Capillaren finden. Trotzdem erscheint es mir noch zweifelhaft, ob man in ihnen eine Art von Reservestoff sehen soll, da ihr Fehlen in der Macula mit dieser Annahme in einem gewissen Widerspruch stünde.

Für eine solche Anschauung würde aber am ehesten ihr Verhalten in Netzhautpartien mit cystischer Degeneration sprechen. Wir können von diesen peripheren Partien normaler Netzhäute annehmen, daß sie funktionell wenig beansprucht werden und auf diese Weise sich hier leichter als anderswo Reservematerialien anhäufen könnten.

Die Tatsache, daß die genannten Krystalloide sich gegen zahlreiche saure und basische Farbstoffe durchaus ähnlich verhalten, wie die Eiweißstoffe des Zellkörpers, spricht für die Annahme, daß es sich um eiweißartige Gebilde handelt. Ich habe mich gewundert, daß niemand die immerhin auffallenden Gebilde bisher beschrieben hat. Bei der Durchsicht der Literatur fand ich, daß DOGIEL diese Gebilde in seinen Untersuchungen über die *menschliche* Netzhaut allerdings bemerkt und 2mal richtig abgebildet hat. Es hat aber dieser so ausgezeichnete Forscher auf Grund von Zupfpräparaten einer vorgefaßten Meinung folgend, ihre Natur nicht erkannt, und bezeichnet sie als leistenartige Vorsprünge des Cytoplasmas [1].

Die cystische Degeneration an der Netzhautperipherie scheint bei *Primaten* ein gewissermaßen normaler Vorgang zu sein. Ich habe Andeutungen davon schon in der Netzhaut neugeborener *Menschen* und einjähriger *Rhesusaffen* gesehen. Da sich der Vorgang der Cystenbildung anscheinend äußerst langsam vollzieht, und dabei die Zellelemente der Netzhaut ganz allmählich auseinandergedrängt werden, scheinen sie sich in vielen Fällen allmählich zu verlängern und zu dehnen, so daß wir bei gutem Erhaltungszustande Einblicke in den Aufbau dieser Netzhautteile bekommen, wie sie sonst nur Macerations- und Isolationspräparate bieten. In meinen Objekten war stellenweise die Schichte der äußeren Horizontalzellen auf größere Strecken ganz von den peripheren Netzhautschichten abgedrängt und sowohl am Radiärschnitt als besonders an tangentialen Serien dieser Region hatte man Gelegenheit, die Horizontalzellen und ihre krystalloiden Einschlüsse zu studieren. Dabei zeigt es sich, daß die Horizontalzellen sehr vergrößert werden und auch die in ihnen gelegenen Krystalloide zu auffallenden nadelartigen Formen heranwachsen, die ausnahmslos in jeder Zelle zu finden sind. Auf diese Weise kommen Krystalloide von 0,015, ja sogar von 0,02 mm Länge in einzelnen dieser Zellen zur Beobachtung. Sie sind hier sehr häufig längsgespalten. Der Querschnitt des Krystalloids ist polyedrisch. Nachdem, was wir von der Rolle der äußeren Horizontalzellen in der Netzhaut anderer *Säugetiere* auf Grund der vitalen Methylenblaufärbung und der Chromsilberimprägnation wissen (unsere darauf bezüglichen Kenntnisse für den *Menschen* sind leider noch vollkommen unzureichend), dürften diese Elemente in einer funktionellen Beziehung zu den Endfüßen der Stäbchen und Zapfen stehen. Es ist recht wahrscheinlich, daß im Gebiete der cystischen Degeneration diese Beziehung allmählich gestört ist. Deshalb ist die Annahme nicht von der Hand zu weisen, daß das Entstehen so besonders großer Krystalloide im Sinne einer Aufstapelung von Reservesubstanz infolge mangelhaften Verbrauchs einer solchen in einem nicht funktionierenden Retinagebiet aufgefaßt werden darf. Es wird Aufgabe der pathologischen Histologie sein, das Verhalten der Krystalloide bei Krankheitsprozessen verschiedener Gebiete der Netzhaut zu prüfen.

[1] Arch. mikrosk. Anat. **58**, 517; internat. Mschr. f. Anat. u. Hist. **1**, 145.

Durch die autolytischen Vorgänge in der Leichenretina werden mit den übrigen Strukturen der Zellen auch die Krystalloide weitgehend zerstört und sind nicht mehr auffindbar.

Die Krystalloide fanden sich schon in der Retina des neugeborenen *Menschen;* sie sind allerdings da noch sehr klein, und nur aufzufinden, wenn man ihr Bild aus der Retina des Erwachsenen kennt. Die Horizontalzellen nehmen im Verlauf des individuellen Lebens wesentlich an Größe zu.

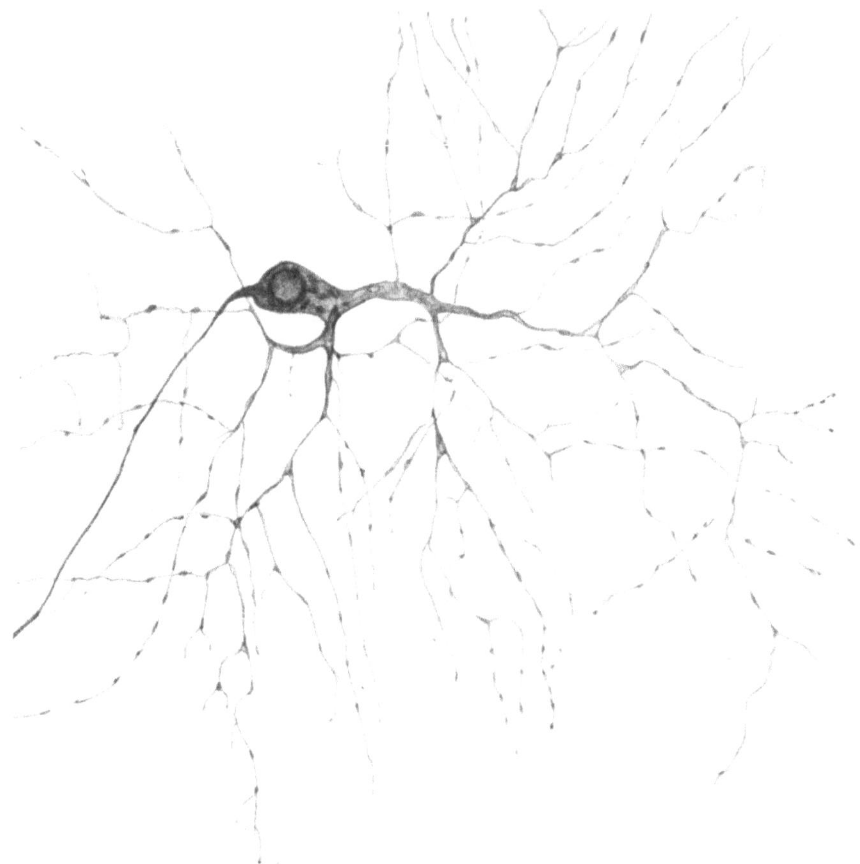

Abb. 274. Horizontalzelle aus der Netzhaut von *Macacus rhesus* (KOLMER).

Bei den *Säugetieren* bilden die Horizontalzellen nach CAJAL (1892), der ihre Endausbreitungen insbesondere beim *Hund* und beim *Ochsen* studiert hat und nach MARENGHI (1904), KALLIUS (1894) beim *Kalb*, äußerst komplizierte dendritische Verästelungen mit feinsten kleinen Endkeulen, die ziemlich genau in einer Schichte der äußeren plexiformen Schichte gelegen sind, so daß man sie speziell bei Flächenansichten der ganzen Netzhaut außerordentlich schön in einer optischen Ebene zur Ansicht bekommt. Es ist mir mit der vitalen Methylenblaufärbung gelungen, sehr zahlreiche derartige Endausbreitungen ziemlich elektiv in dieser Schichte beim *Rhesusaffen* ausgefärbt zu bekommen, was einen höchst überraschenden Anblick bietet. Man sieht, daß der Achsenzylinder, bevor er die ganze komplizierte Endigung bildet, bei seinem Verlauf horizontal durch die Schichte, zu beiden Seiten abwechselnd Kollateralen abgibt. Bei günstiger Imprägnation der Schichte der äußeren Horizontalzellen mit

Silber erkennt man, daß die zahlreichen reich verzweigten Fortsätze der Dendriten sich außerordentlich flächenhaft in einer Ebene ausbreiten und

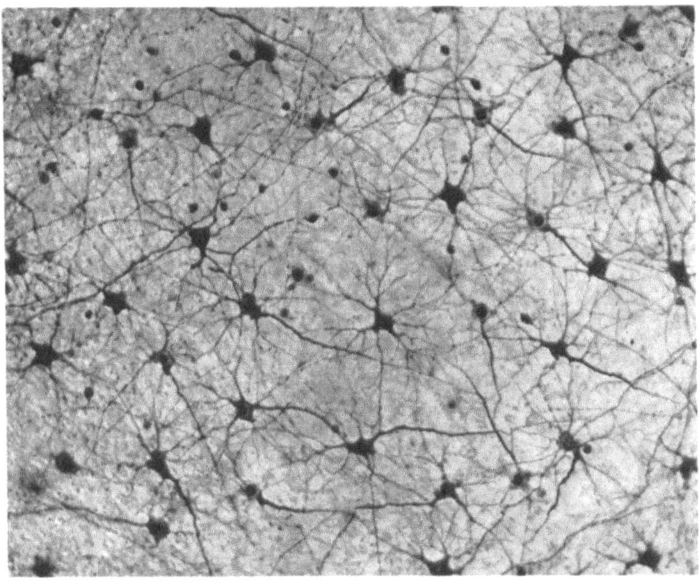

Abb. 275. Horizontalzellen aus der inneren Körnerschichte einer ausgebreiteten vital gefärbten Netzhaut des *Pferdes* (KOLMER).

infolgedessen so dicht aneinander vorüberziehen, daß man nur mit der Immersionslinse feststellen kann, daß echte Anastomosen, die manche zu sehen glaubten, nicht vorkommen.

In der *Anthropoiden*netzhaut gelang es mir, Achsenzylinder darzustellen, die einen außerordentlich reichen Baum von Endverästelungen aufwiesen (Abb. 274). Das Charakteristische dieser Art ist, daß Stamm, Zweige, Äste und kleinste Verästelungen ungefähr alle von gleichem Kaliber sind, nur zum Schluß eine Menge von sehr zarten Endästen gebildet werden, die alle wieder mit kleinsten birnenförmigen Varicositäten besetzt

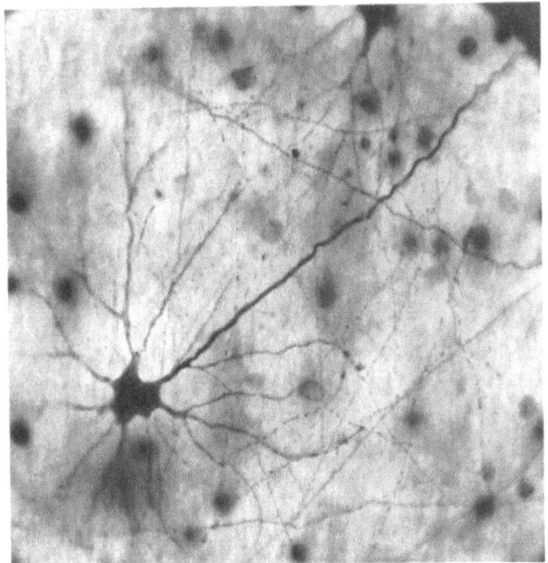

Abb. 276. Eine Horizontalzelle mit Achsenzylinder und Dendriten auf einer vital gefärbten Netzhaut des *Pferdes* (KOLMER).

sind. Auffallend ist, daß diese ganze Endausbreitung streng in einer horizontalen Schichte gefunden wird. Es ist mir leider nicht gelungen, diese Fasern zu irgendwelchen Ganglienzellen zu verfolgen. Am ehesten entsprechen sie

noch den von Cajal abgebildeten Dendriten der großen Horizontalzellen der
*Rinder*netzhaut, sind aber noch zarter und ausgebreiteter als diese.

Beim *Pferde* gelingt es bei vitaler Methylenblaufärbung, am besten nach
Anwendung einer Methylenblaulösung im Humor aqueus des *Tieres*, die Endverzweigungen der Achsenzylinder der Horizontalzellen ziemlich elektiv
ausgefärbt zu bekommen. Man ist dann überrascht über den außerordentlichen
Reichtum der an den gröberen Ästen hängenden unzähligen erst mit der Immersion überhaupt beobachtbaren Kollateralen mit weiteren Nebenverästelungen,
die sich mit kleinsten Knöpfchen in einer horizontalen Schichte dendritisch

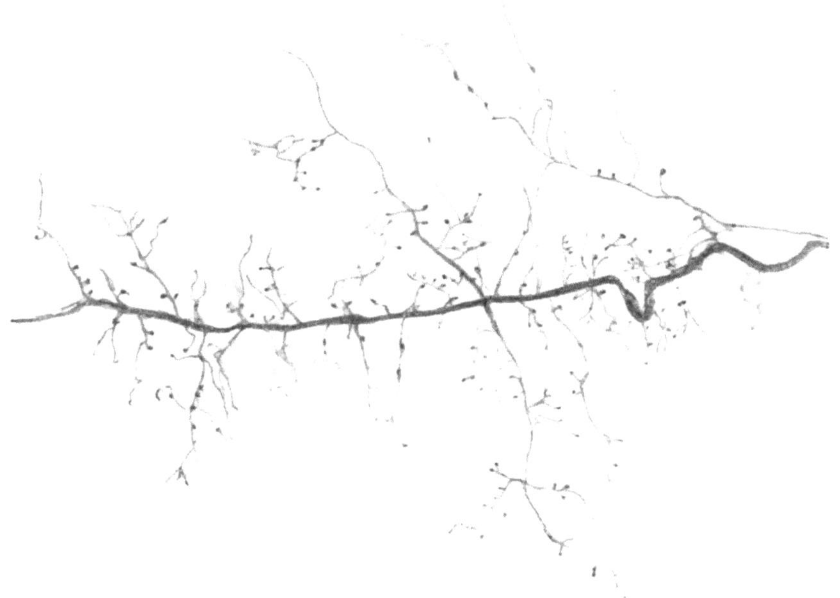

Abb. 277. Kollateralen bildender Endausläufer einer großen Horizontalzelle des *Pferdes*, vitale
Methylenblaufärbung. 400mal vergrößert (Kolmer).

verzweigen. Da diese Achsenzylinder so lang sind, daß sie über mehrere Zentimeter
der *Pferde*netzhaut reichen, machte es zumeist außerordentliche Schwierigkeiten,
ihren Abgang von einer bestimmten Zelle festzustellen (Abb. 275, 276, 277).

Horizontalzellen der inneren Schichte mit absteigenden Dendriten wurden
von Tartuferi (1887), Baquis (1890) und besonders von Dogiel (1891) beschrieben. Sie besitzen zahlreiche aufsteigende dichte und kurze Cytoplasmafortsätze, die mit fingerförmigen Verästelungen bis zur äußeren Grenze der
äußeren plexiformen Schichte aufsteigen. Ferner ist für sie charakteristisch,
daß sie seltener zwei absteigende Verästelungen besitzen, welche die innere
Körnerschichte durchsetzen, um in der ersten oder zweiten Lage und der
inneren plexiformen Schichte frei zu enden. Häufiger als die erstgenannte
Varietät findet Cajal (1892) bei *Katze, Hund* und *Rind* innere Horizontalzellen
ohne absteigende Dendriten. Sie gleichen dem ersten Typus durch die Größe
des Zellkörpers, die Zahl und Kürze der aufsteigenden Dendriten und die Eigenart des Achsenzylinders. Es scheint Übergänge zwischen diesem Typus und den
äußeren Horizontalzellen zu geben. Dieser Übergangstypus wird von inneren
Neuronen gebildet, deren Dendriten sich unter fortwährenden Teilungen
horizontal ausbreiten.

Alle inneren Horizontalzellen besitzen einen starken Achsenzylinder, der horizontal unter der äußeren plexiformen Schichte verläuft, um nach einem verschieden langen, oft beträchtlichen Verlauf in dieser Schichte unter den Endknöpfchen der Stäbchen mit einer eleganten Verästelung, die kompliziert und sehr ausgebreitet ist, zu enden. Auf den varikösen Verästelungen dieser Endverzweigung sind Anhänge angewachsen, welche zwischen die Füßchen der Stäbchen hineinragen. Dieser Achsenzylinder kann sich in seinem Verlauf gabeln, er kann auch Kollateralen abgeben, die sich ebenfalls in flacher Verästelung auflösen (Abb. 278). Die Achsenzylinder der inneren Horizontalzellen imprägnieren sich mit Methylenblau und Chromsilber sehr gut. Am besten sieht man alle ihre Einzelheiten, wenn man nach CAJAL die aufgerollte Retina, mit Kollodium überzogen, behandelt. KALLIUS (1894) und DOGIEL (1891) haben

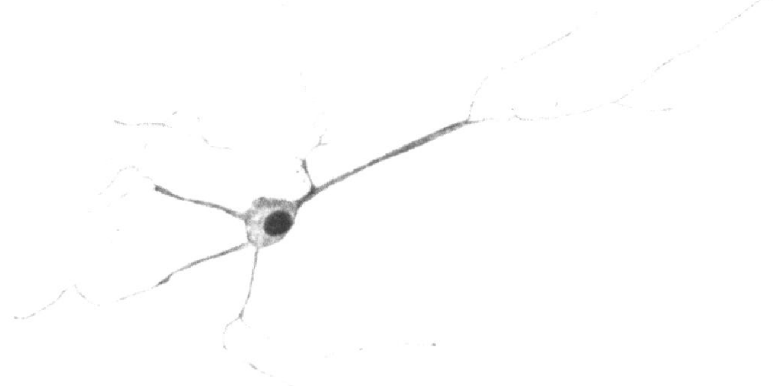

Abb. 278. Kleine Horizontalzelle aus einem vital gefärbten Flächenpräparat der menschlichen Netzhaut (KOLMER).

die Angaben von CAJAL bestätigt. Sogenannte kleine Horizontalzellen konnte ich beim *Menschen* nie so deutlich unterscheiden wie beim *Pferde*.

Die Horizontalzellen, sowohl die äußeren wie die inneren, werden in die Kategorie mit kurzem Achsenzylinder gerechnet. Man darf vermuten, daß sie die an einem Punkte der Netzhaut aufgenommene Erregung durch Licht über eine große Partie der Verbindungen der äußeren plexiformen Schichte verbreiten. Beim *Pferd* sind ihre Axone sehr lang.

Diese Horizontalzellen wurden früher auch als basale Zellen, von TARTUFERI (l. c.) und DOGIEL (l. c.) auch als Sternzellen, bezeichnet. Ich bin nicht vollständig überzeugt, daß die Elemente, die SCHIEFFERDECKER (1886) als konzentrische Zellen bezeichnete, mit ihnen identisch sind. Sie liegen in einer nicht ganz kontinuierlichen Schichte; stellenweise sind sie auch zweireihig angeordnet. Sie sind dann in ihrer Schichte sehr flach ausgebreitet. CAJAL glaubt, daß ihre Dendriten, die sich mehrfach verzweigen, mit glatten Ästen unter den Zapfenfüßen endigen und mit ihnen eine spezielle Beziehung eingehen. Man erkennt in diesen Zellen mit den Fibrillenmethoden BETHEs und CAJALs deutliche Neurofibrillenzüge, die nach EMBDEN (1901) in derselben Zelle von einem Dendriten in den anderen hinüberziehen sollen. VAN DER STRICHT (1904), SALA (1904, 1905), REBIZZI (1905) und CAJAL (1892) haben sie mit Silbermethoden untersucht. EMBDEN (l. c.) und neuerdings UYAMA (1926) glauben bei *Tieren* Anastomosen der Zellausläufer gesehen zu haben, was CAJAL aber ablehnt.

Bei der Betrachtung mit guten Immersionslinsen erkennt man erst, daß tatsächlich ein Zusammenhang der letzten Verzweigungen der Dendriten der Horizontalzellen bzw. eine kontinuierliche Verbindung durch Neurofibrillen in diesen außerordentlich flächenhaft angeordneten Elementen nicht vorhanden ist.

Während bei den meisten *Säugern*, den *Vögeln* und den *Reptilien* die den Horizontalzellen entsprechenden Elemente in Bau und Anordnung mit denen des *Menschen* übereinstimmen, finden wir bei niederen *Wirbeltieren,* vor allem bei den *Knochenfischen* und den *Selachiern*, hier Zellelemente, von denen schwer zu entscheiden ist, ob sie zu den nervösen Elementen zu rechnen sind, oder ob sie als sog. konzentrische Stützzellen anzusehen sind, wie sie von Schieffer-decker (1886) im Gegensatz zu den radiären Müllerschen Stützzellen bezeichnet werden. Bei manchen *Fischen* und *Selachiern* bilden sie mit ihren auffallend großen detailarmen Zellkörpern eine 1—2reihige Schichte großer Elemente in der ganzen Netzhaut, deren Zwischenräume den Durchtritt der Bipolaren und der Müllerschen Stützfasern ermöglichen. Solche Elemente habe ich als besonders hervortretende Schichte auch bei gewissen *Vögeln*, so der *Lumme, Uria aalge* gefunden. Es gelingt bei *Fischen* manchmal, in ihnen mit Silber fibrilläre Strukturen darzustellen, in anderen Fällen nicht und ich kann noch nicht entscheiden, ob man auch ohne diesen Nachweis hier die Elemente für nervös ansehen kann.

In der inneren Körnerschichte beschrieb Sala (1905) beim *Kalb* eine Art von Zellen, welche mehrere Fortsätze entsendet, deren Endausläufer krallenartig mehrere Stellen arterieller Gefäße umgreifen. Dieser eigentümliche Befund wurde seither von keiner Seite bestätigt.

2. Bipolare.

Die Schichte der Bipolaren. Die Bipolaren wurden schon von Müller (1856), Max Schultze (1871) und W. Krause (1875) geschildert. Genaueres über ihre auf- und absteigenden Fortsätze haben Tartuferi (1887), Dogiel (1891), der sie am besten beim *Menschen* dargestellt hat, und besonders Cajal (1892) berichtet. Er betont, daß bei allen *Wirbeltieren* die auf- und absteigenden Ausbreitungen der Bipolaren nicht wie die ersteren Untersucher glaubten, in parallele und zusammenhängende Netzwerke übergehen, sondern durch freie und sehr klare Verästelungen für jede Zelle endigen. Es lassen sich ferner zwei Typen erkennen. Zapfenbipolare und Stäbchenbipolare, was auch Schieffer-decker (1886) betonte.

Die Zapfenbipolaren stellen ein ovales Zellkörperchen von geringer Größe dar, das wenig Cytoplasma in der Umgebung des Kernes zeigt; sein aufsteigender oder äußerer Fortsatz ist dick, häufig doppelt oder dreifach und zerfällt in der unteren Lage der äußeren plexiformen Schichte in eine Verzweigung mit langen Ästchen, die gewunden sind und horizontal mit den Endfüßchen und den basalen Fadenanhängen verschiedener Zapfen in Kontakt stehen. Vom anderen Pol geht der absteigende oder innere Fortsatz, der viel zarter ist, bis in die innere plexiforme Schichte, um sich dort in eine kurze, flache und variköse Verästelung aufzulösen. Diese Verästelungen der absteigenden Fortsätze breiten sich in verschiedenen Lagen der inneren plexiformen Schichte aus, die als granulierte Linien bezeichnet werden; bei den *Säugern* sind es 3—4. Sie sind beim *Menschen* nie recht deutlich. In jede dieser Lagen reicht ein aufsteigendes, dendritisches Bukett der Opticusganglienzellen. Zu den Zapfenbipolaren muß man auch einzelne voluminöse Zellkörper, die dicht an der äußeren plexiformen Schichte liegen, rechnen, die in ihr einen horizontalen Strauß ausgedehnter, sehr reichlicher Verästelungen abgeben. Sie werden als Riesenbipolare bezeichnet. Bei niederen *Wirbeltieren* geben diese Bipolaren vom absteigenden Fortsatz Kollaterale ab, was bei *Säugetieren* eine große Seltenheit ist. Außerdem geben sie vom aufsteigenden Fortsatz einen langen in der Gegend der Limitans externa mit einer Verdickung endigenden Fortsatz ab, die sog. Landoltsche Endkeule. Dogiel (l. c.) hat solche Landoltsche Endkeulen auch in der *menschlichen* Netzhaut mit der Methylenblaumethode abgebildet, Cajal (l. c.) stellt aber in Abrede, daß bei *Säugetieren* Landoltsche Keulen überhaupt vorkommen und vermutet einen Irrtum von seiten Dogiels.

Da ich Derartiges, wie schon erwähnt, ein einzigesmal bisher beim *Menschen* gesehen habe, soll man wohl vorläufig die Landoltschen Endkeulen in Schemata, die die Leitungsverhältnisse für den *Menschen* erläutern sollen, nicht aufnehmen dürfen.

Stäbchenbipolare. Die Stäbchenbipolaren sind im allgemeinen voluminöser als die Zapfenbipolaren und sind daran kenntlich, daß dicke kurze Stämme, die zu zweit oder dritt vom oberen Zellpol abgehen, an die äußere Grenze der Plexiformis externa gelangen, wo sie sich in ein Bukett kurzer dünner glatter Verästelungen auflösen. Letztere gelangen bis zur äußersten Lage der Plexiformis, um zwischen sich die Endkügelchen der Stäbchen aufzunehmen (Abb. 279). Ihre absteigende, ziemlich dicke Ausbreitung

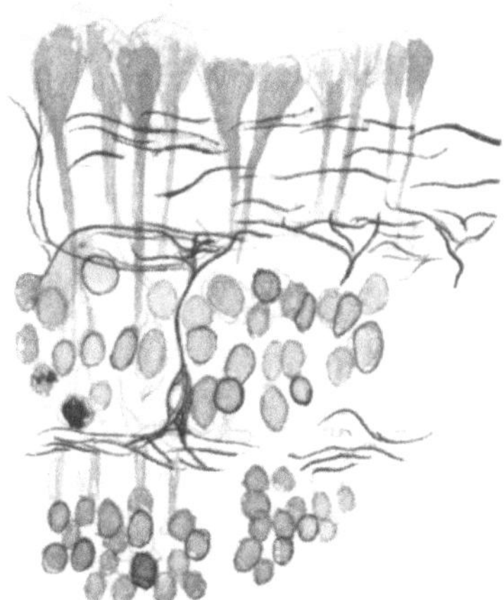

Abb. 279. Neurofibrillen in einer bipolaren Zelle der *Meerschweinchen*retina (Kolmer).

durchsetzt die ganze innere plexiforme Schichte und löst sich, vor deren innersten Grenze angelangt, in eine einfache fingerförmige Verästelung auf, deren kurze dicke und variköse Äste bald mit dem Körper, bald mit den aufsteigenden Dendriten der Ganglienzellen in Beziehung treten (Abb. 280). In unvollständiger Weise hat schon Tartuferi (1867) diese Bipolaren gesehen, Kallius (1894) hat die Befunde von Cajal bestätigt. van der Stricht (1904) hat in den Bipolaren ein Neurofibrillengerüst nachgewiesen, was mit stärkeren Silbernitratlösungen nach Cajals Methoden ermöglicht wird. Man sieht dabei, daß die Fibrillen um den Kern einen lockeren Plexus, ein aufsteigendes und ein absteigendes Bündel bilden.

Balbuena (1922) hat mit einer modifizierten

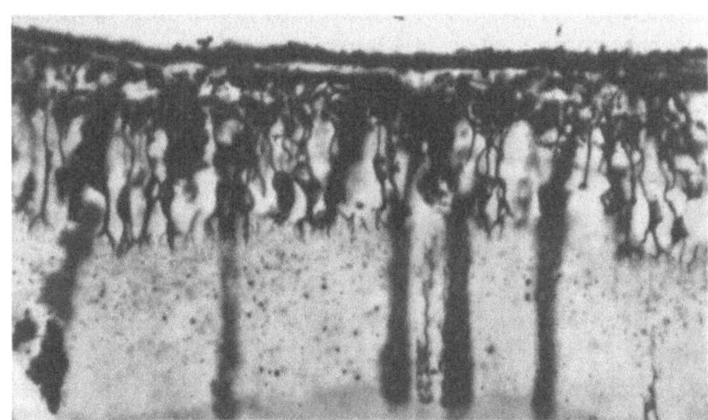

Abb. 280. Bipolare Zellen der *Katze*. Silberimprägnation nach Golgi (Kolmer).

Silberfärbung, an Celloidinschnitten ausgeführt, die Verhältnisse beim *Menschen* in der äußeren plexiformen Schichte neuerdings einer Diskussion unterzogen und meint, daß hier die Lagerung der Stäbchenendknöpfe und die der Zapfen eine derartige ist, daß eine Berührung mit den Stäbchen- bzw. Zapfenbipolaren, wie sie Cajal für die *Säuger* angibt, nicht überall möglich erscheint und vermutet, daß manche Bipolare die Erregungen der Zapfen und die aus den Endkügelchen der Stäbchen gemeinsam aufnehmen. Da seine Befunde nicht sehr klar und bisher nicht mit genügenden Abbildungen belegt sind, wird man weitere Untersuchungen dieser Frage abwarten müssen.

BALBUENA (l. c.) findet in der *menschlichen* Retina die Zapfenfüße immer über der Plexiformis externa. Die Mehrzahl der Stäbchenfüße steht in Kontakt mit einem Zapfenendfuß. Nur vereinzelte können die Stäbchenbipolaren erreichen. Er findet in der *Menschen*netzhaut eine neue Art von Bipolaren, die BALBUENA als „synaxische" bezeichnet, da sie anscheinend gemeinsam die Lichterregungen der Stäbchen und Zapfen übertragen. Die Stäbchenbipolaren CAJALS scheinen hauptsächlich eine Assoziationsfunktion der Erregungen, die die synaxischen Bipolaren fortleiten, zu vermitteln.

Daß die Bipolaren Gebilde sui generis darstellen, möchte ich daraus folgern, daß sie mit großer Konstanz bei Methylenblaufärbung und den meisten Modifikationen der Neurofibrillenmethoden stets ungefärbt bleiben, wenn Horizontalzellen, die Amakrinen und die Opticusganglienzellen gut ausgefärbt sind.

Ob Stäbchenerregungen durch besondere Bipolare, Zapfenerregungen durch Zapfenbipolare isoliert, zu eigenen Ganglien an der Peripherie geleitet werden, darüber liegen für die höheren *Wirbeltiere* noch keine genügenden Angaben vor.

CAJAL bemerkt, daß die äußere plexiforme Schichte sich aus zwei Lagen zusammensetzt, einer äußeren Lage, wo sich besonders die Verzweigungen der Stäbchenbipolaren mit den Endknöpfen dieser Sehzellen verbinden, und einer inneren Lage, in der sich die basalen Füßchen der Zapfen und die Dendriten der Zapfenbipolaren verfilzen, wozu noch die cytoplasmatischen Ausläufer einzelner Horizontalzellen hinzukommen. Selten steigen in diese Schichte auch vereinzelte Fasern, die aus tieferen Schichten stammen, auf. Sie stammen manchmal bei *Säugern* von kleinen in der Schichte der Amakrinen gelegenen Zellen. In anderen Fällen gelingt es aber nicht, sie bis zu ihrem Ursprung zurück zu verfolgen.

3. Die übrigen Zellformen.

Außer den Bipolaren finden sich verschiedene Formen von Zellelementen in der inneren Körnerschichte, die von den verschiedenen Autoren, nach dem Vorschlag von CAJAL, als amakrine Zellen bezeichnet werden, da man an ihnen keinen besonders langen Zellfortsatz darstellen kann. Die sehr variable Entwicklung dieser Zellen bedingt in erster Linie die großen Unterschiede im Bau der Netzhaut der einzelnen *Wirbeltier*klassen. CAJAL unterscheidet einschichtige Amakrinen, birnförmige Zellen, die nur eine große absteigende dendritische Ausbreitung besitzen und ihre Verzweigungen nur in die erste Lage der inneren plexiformen Schichte entsenden. Nur ausnahmsweise sind sie sternförmig mit mehreren divergierenden Fortsätzen versehen. Andere amakrine Zellen entsenden ihre in einer Schichte flach ausgebreiteten Verzweigungen gerade in jene Höhen, wo sich die inneren Verzweigungen der Zapfenbipolaren und die cytoplasmatischen Aufzweigungen der Elemente der Opticusganglienzellen anordnen.

Bei *Säugetieren* kann man 3, 4 höchstens 5 solche Schichten, die man von außen nach innen zählt, erkennen. In jeder solchen Lage der inneren plexiformen Schichte gibt es somit eine komplizierte Wechselbeziehung von 3 Neuronen.

Außer dem Unterschied, der durch die Verschiedenheit der Lage gegeben wird, in der sie sich verästeln, zeigen die einschichtigen Amakrinen auch andere Unterschiede, die sich auf das Volum des Zellkörpers und die Art der Verästelungen des Stammfortsatzes beziehen. Es gibt Riesenamakrinen, deren Stammfortsatz in horizontale, dicke und sehr lange Äste zerfällt, andere kleine, deren Stamm in eine Menge horizontaler feinster Fasern ausstrahlt, die wegen ihrer besonderen Glätte an Achsenzylinder erinnern. Dazwischen liegen Zellen mittlerer Größe, deren absteigender Fortsatz in eine große Zahl kleiner, winkeliger und stark variköser Fortsätze zerfällt.

Eine weitere, in der *Säuger*netzhaut recht seltene Form der Amakrinen wird als zweischichtige bezeichnet, indem sie ihre Endverästelungen in die erste und in die letzte Lage der inneren plexiformen Schichte entsenden. Ihre Endfortsätze breiten sich ziemlich weit aus.

Ferner gibt es als diffuse Amakrine bezeichnete Formen, die nach CAJAL das Methylenblau besonders stark speichern, mittelgroße, dreieckige oder halbmondförmige Zellen, deren unterer Pol 2—3 Fortsätze entsendet, die während des absteigenden Verlaufes sich immer und immer mehr verzweigen (Abb. 281). Ihre sekundären, auffällig varikösen Fortsätze verbreiten sich in der ganzen inneren plexiformen Schichte, und zwar die längsten Fortsätze in deren innersten Lage, wo sie einen ziemlich dichten, horizontalen Plexus bilden. Eine Variante dieses Typus zeigt einen birnförmigen Zellkörper, von dem ein kurzer Fortsatz rasch in eine Endverbreitung übergeht, ihre schrägen, varikösen und absteigenden Äste haben eine geringere Ausbreitung als bei den großen diffusen Amakrinen und sammeln sich besonders in den zwei unteren Dritteln der plexiformen Schichte. In der plexiformen Schichte selbst und noch tiefer kommen weiter versprengte sog. interstitielle Amakrinen vor, die lange, stark verzweigte, zumeist in Zellhöhe sich ausbreitende Verästelungen zeigen.

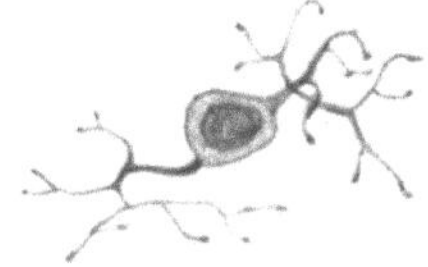

Abb. 281. Diffuse Amakrine des *Menschen*, Vitalfärbung (KOLMER).

CAJAL (1892) entdeckte ferner auch in der Schichte der Opticusganglienzellen versprengte, aber bei *Säugetieren* nur selten vorkommende Amakrine. Die Neurofibrillenmethoden stellen das Fibrillengerüst bei den Amakrinen gewöhnlich, besonders in den voluminösen Elementen im Zellkörper und in den Fortsätzen deutlich dar. DOGIEL (1891) hat beim *Menschen* mit der Methylenblaumethode hauptsächlich die diffuse Varietät der Amakrinen (unter dem Namen „MÜLLERsche Spongioblasten") beobachtet. Bei der einen Art verbreiten sich die Cytoplasmafortsätze auf mehrere Lagen der Plexiformis interna, während ein Achsenzylinder sich mit den Opticusfasern absteigend vereinigen soll, bei anderen Formen ging ein Achsenzylinder aus der Vereinigung mehrerer verschmolzener Dendriten hervor. Doch meint CAJAL, daß es sich hier um einen Irrtum handle. Neuere Beobachtungen liegen diesbezüglich nicht vor.

Man bemerkt in manchen *menschlichen* Netzhäuten bei Vitalfärbung in der inneren Körnerschichte birnförmige Zellen, die in die innere plexiforme Schichte einen bzw. zwei längere Fortsätze aussenden, die sich erst in einer Entfernung vom Zellkörper, die das 2—3fache des Zelldurchmessers beträgt, dendritisch verzweigen, offenbar eine besondere Form von Amakrinen.

Bei der *Katze* finden sich in der inneren Körnerschichte außerordentlich dicht gestellte zahlreiche Amakrine, mit einem in der Höhe der Ganglienzellenkörper der Opticusschichte sich verzweigenden außerordentlich reichlich verästelten Fortsatz. Diese Verästelungen, die so dicht sind, daß man auch mit den besten Immersionslinsen zu unterscheiden Mühe hat, ob die Fortsätze verschiedener Elemente getrennt sind oder Zusammenhänge besitzen, zeigen nur minimale Varicositäten. Dagegen gehen von vielen dieser Zellen, und zwar von ihrem kleinen, birnförmigen Zellkörper, wo sich dieser verjüngt, kürzere nur wenig verzweigte Fortsätze aus, die stets blattartige Endvaricositäten aufweisen. Die beiden verschiedenartig geformten Arten von Fortsätzen endigen in verschiedenen Schichten der Plexiformis interna (Abb. 282, 283).

Unter den diffusen Amakrinen des *Pferdes* ist ein Typus, der dadurch ausgezeichnet ist, daß der Zellkörper unregelmäßig längsgestreckt ist, und der Kern in einem birnförmigen Anhang ganz exzentrisch seinen Sitz hat. Die weit ausgebreiteten Dendriten dieser Zellen liegen in gleicher Höhe mit den Dendriten der großen Opticusganglienzellen und tragen viele kleine Varicositäten.

Nach UYAMA (1927) weisen die Horizontalzellen ziemliche Verschiedenheiten bezüglich der Zellkörperanordnung und der Verzweigung ihrer Fortsätze je nach Lokalisation bei den verschiedenen *Tier*arten auf; unmittelbare Verbindung zwischen deren Fortsätzen sowie den terminalen Enden der Neurofibrillen sind nicht besonders selten. Direkte Anastomosen zwischen Fortsätzen ein und derselben Zelle oder zwischen Fortsätzen einer Horizontalzelle und Endramifikationen von Bipolaren, die sich in einer Horizontalebene verbreiten, wurden niemals beobachtet. Bei *Säugern* können die Horizontalzellen einen vitralwärts gerichteten, manchmal sehr dünnen Fortsatz besitzen, der häufig ebenso gut entfaltet ist, wie die horizontal verlaufenden Fortsätze. Seine ziemlich dicken Neurofibrillen laufen in Endfibrillen aus,

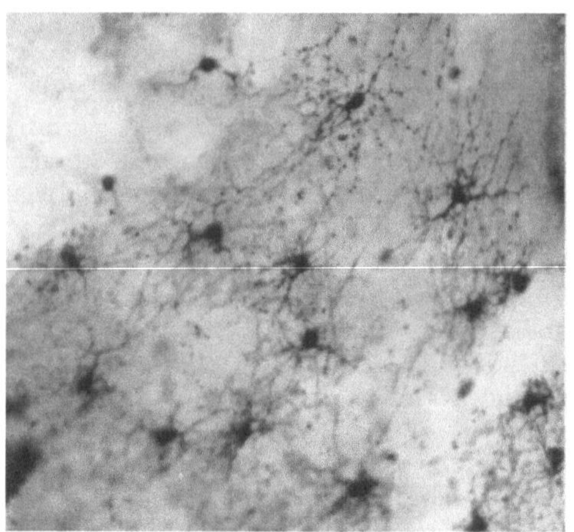

Abb. 282. Gruppe von amakrinen Zellen der *Katze*, vitale Methylenblaufärbung, Flächenpräparat.

die sich mit den aus den amakrinen Zellen stammenden in der inneren plexiformen Schichte durchflechten. Die Neurofibrillen, die in dem Zelleib der Horizontalzellen liegen, beteiligen sich teils an der Bildung des peripheren Netzes, teils aber, besonders die tiefgelagerten, ziehen sie bald dicht zusammengeschlossen, bald voneinander getrennt ohne weiteres von einem Fortsatz in den anderen. In den Bipolarzellen lassen sich diejenigen, welche den Zapfenbipolaren entsprechen und hauptsächlich in der äußeren Etage der inneren Körnerschicht ihren Platz finden, leicht von den übrigen, den Stäbchenbipolaren vergleichbaren, unterscheiden. Ihr zarter Cytoplasmamantel besitzt nicht überall, bloß am skleralen Pol, ein fibrilläres Netzwerk, das einerseits mit den zarten Neurofibrillen der skleralen Fortsätze, andererseits durch Vermittlung eines oder mehrerer dicht an der Kernoberfläche entlang ziehender Balken mit einer starken Neurofibrille des vitralen Fortsatzes zusammenhängt, welch letzterer stets in der skleralen Hälfte der inneren plexiformen Schichte endet. In den amakrinen Zellen charakterisieren ansehnliche Dicke und eigentümlich spiralige Windungen die Neuro-

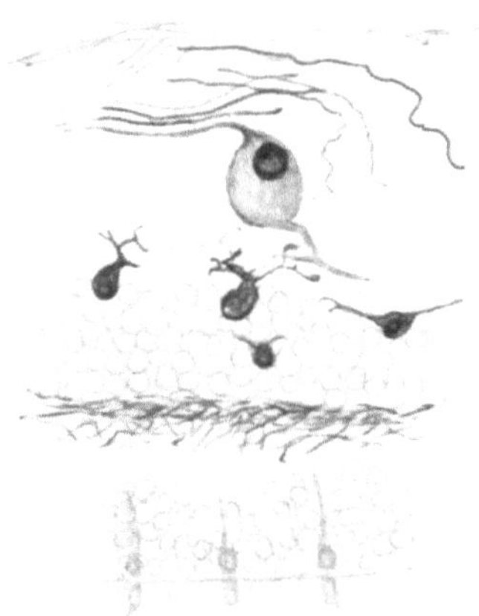

Abb. 283. Querschnitt der Netzhaut des Erwachsenen, vitale Methylenblaufärbung, faserige Elemente in der äußeren plexiformen Schichte, 4 Amakrine in der inneren Körnerschichte, eine Opticusganglienzelle und einige Opticusfasern sind gefärbt.

fibrillen innerhalb des Zellkörpers, was dadurch zustande kommt, daß eine am Pol in den Zellkörper eingedrungene Fibrille um die quere Zellachse mehrmalige große Spiraltouren ausführt, um wieder am gleichen Pole auszutreten. Diese Fibrillen bilden außerhalb des Zellkörpers mit denen der angrenzenden Zelle Gewirre, aber keine Anastomosen.

Die horizontalen Amakrinen zeigen sich nicht nur bei *Vögeln,* wo sie schon 14 Tage nach der Bebrütung den erwachsenen Zustand erreichen, sondern auch bei *Säugetieren* sehr verbreitet. Sie liegen im vitralen Teil der inneren Körnerschichte dicht unterhalb der gewöhnlichen amakrinen Zellen, haben einen langen Nerven- und mehrere Cytoplasmafortsätze in horizontaler Richtung. Bei den *Vögeln* setzt sich durch Anastomosen zwischen den Fortsätzen, ferner zwischen diesen und den Enden der Neurofibrillen und endlich zwischen den Enden der Neurofibrillen untereinander ein ausgedehntes Netzwerk zusammen. Bei den *Säugetieren* kommen sie nur zerstreut vor und hängen nirgends zusammen. Ihre Neurofibrillen sind verhältnismäßig dick, ziemlich locker angeordnet, was an das Verhalten bei Horizontalzellen erinnert, doch ist ihr Verlauf bei *Vögeln* in den Fortsätzen auffallend gekräuselt und verwickelt. In der inneren Körnerschichte finden sich beim *Meerschweinchen* riesige amakrine Zellen ohne Neuriten mit zwei sehr starken Dendriten, die an der Bildung der Etagen der inneren plexiformen Schichte teilnehmen. Die zugehörigen Neurofibrillen stimmen morphologisch mit denen der Ganglienzellen überein. In der inneren plexiformen Schichte der *Säuger* finden sich interstitielle amakrine Zellen vereinzelt, die nach Form und Neurofibrillenbeschaffenheit an die horizontalen Amakrinen erinnern. Verf. hält sie nicht für ausgewanderte Ganglienzellen, im Gegensatz zu CATTANEO (1922). In der Ganglienzellenschichte kommen bei *Säugetieren* verhältnismäßig zahlreiche amakrine Zellen vor, ihrem Aussehen und der Beschaffenheit der Neurofibrillen nach den Amakrinen der inneren Körnerschicht ähnlich, besitzen aber besser entwickelte Fortsätze und Neurofibrillen, die vor dem Austritt aus dem Zellkörper in dessen Pol eine mehrmals in horizontaler Richtung gewickelte Spiralwindung machen.

E. Opticusganglienzellen (Ganglion opticum).

Die innere plexiforme Schichte wird gebildet durch eine Reihe horizontaler paralleler Plexus, die die Kontakt- oder Beziehungsstellen verschiedener Neurone darstellen. Während bei *Säugern* höchstens 4—5 solche Lagen unterscheidbar sind, kann man bei *Vögeln* und *Reptilien* davon 6—7 erkennen. Das geht parallel mit der weit größeren Zahl der Bipolaren und Amakrinen bei den letzteren Tierklassen. Beim *Menschen* sind Lagen überhaupt kaum angedeutet.

Wird der Bau dieser Schichte durch das Zusammentreffen der unteren Verzweigungen der Bipolaren, der Amakrinen und der aufsteigenden Verzweigungen der Opticusganglienzellen schon kompliziert, so wird dies noch gesteigert, durch die zahlreichen schwammartigen Anhänge, die die MÜLLERschen Stützfasern seitlich abgeben.

Wir bemerken besonders in der Netzhaut der *Vögel* und *Reptilien,* weit weniger deutlich bei manchen *Säugern* (*Carnivoren*) in der inneren plexiformen Schichte Streifungen, parallel zur Oberfläche. Aus dem Chromsilberbild geht hervor, daß hier Ausbreitungen der Dendriten besonderer schichtbildender Amakrinen und der Ganglienzellen vorhanden sind. Bei der *menschlichen* Netzhaut ist es mir nicht gelungen, etwas von solcher Schichtung zu sehen.

Schichte der Opticusganglienzellen. Die Schichte der Opticusganglienzellen zeigt einen verschiedenen Bau an der Peripherie der Netzhaut und an den bevorzugten Stellen, wie der Macula und der Fovea oder bei *Tieren,* welche diese nicht besitzen, an der Area centralis schlechtweg. Während wir an der Peripherie die Ganglienzellen bloß in einer Schichte nebeneinander angeordnet sehen, finden wir sie an den bevorzugten Stellen in mehreren Schichten liegen und die Anzahl dieser Schichten ist ceteris paribus ein direkter Gradmesser für die Feinheit der Auflösung des Bildes, dessen die betreffende Netzhautstelle fähig ist. Die Größe der Ganglienzellen wechselt beim *Menschen* zwischen 0,01—0,03 mm. In der Macula und in der Fovea sind sie kleiner, wie schon MÜLLER (1856), SCHWALBE (1883) und RITTER (1864) bemerkt haben. Es hängt somit die Verkleinerung mit der größeren Empfindlichkeit dieser Netzhautstellen direkt zusammen. Diese Ganglienzellen, die sich im Embryo auffallend frühzeitig ausbilden, zeigen eine Struktur, wie große Neurone des Zentralnervensystems, nur noch klarer. Die NISSLfärbung zeigt in ihnen einen Kern, mit spärlichem Chromatin und einem großen Nucleolus. Das Cytoplasma enthält Tigroidschollen, die um so größer und auch zahlreicher sind, je größer

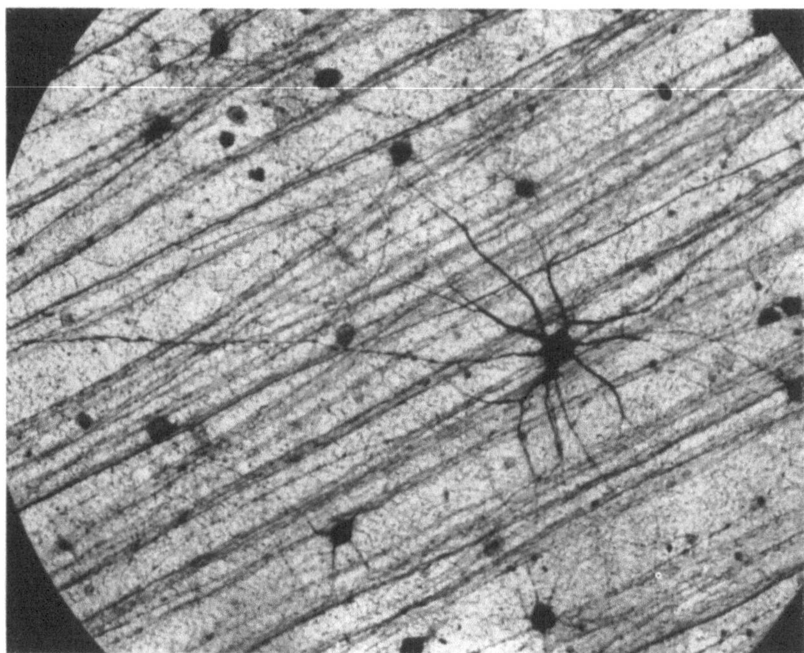

Abb. 284. Opticusfasern, eine große und mehrere kleine Opticusganglienzellen. Abgang des Achsenzylinders und der Dendriten. Vital gefärbte ausgebreitete Netzhaut des *Pferdes* (KOLMER).

die Zelle ist. Für gewöhnlich bilden die NISSLschollen nur einen ziemlich an der Peripherie des Perikaryons gelegenen Ring. In den kleinen Ganglienzellen ist das Cytochromatin lichter, zarter und mehr diffus angeordnet (Abb. 284).

Die ganz großen Exemplare der Opticusganglienzellen der *Säuger*netzhaut zeigen das Cytochromatin in ziemlich großen Schollen kreisförmig angeordnet (Abb. 285), so daß ein etwa 0,005 mm breiter Raum um den Kern ausgespart bleibt; das übrige Cytoplasma enthält die Schollen ziemlich gleichmäßig durch hellere Straßen getrennt. Im Gegensatz zu anderen großen Nervenzellen finden wir wenigstens beim *Pferd* und bei der *Katze* solche NISSLschollen auch noch in den Dendriten eine Strecke weit oft bis an den Abgang von Nebenästen. Wie etwa in motorischen Ganglienzellen bleibt auch hier der Achsenzylinderhügel davon frei.

Wenn immer betont wird, daß die NISSLkörper ein zwar morphologisch für die Zellart konstantes, aber im Leben nicht präformiertes Fällungsprodukt sind, so muß hervorgehoben werden, daß gerade sie die vitale Methylenblaufärbung in der Netzhaut ohne Zusatz eines Reagens, wie schon DOGIEL (1891) bemerkte, oft deutlich zur Darstellung bringt (Abb. 286). Nach der Behandlung mit entsprechenden Methoden lassen sich kleine rundliche Mitochondrien in fast allen Elementen der Retina nachweisen, sie treten in den Elementen der Körnerzellen in der Gegend der Stäbchenfüße deutlich hervor, besonders dicht stehen sie in den Fußkegeln der MÜLLERschen Stützfasern, dagegen fand ich sie nicht in den plexiformen Schichten (Ganglien).

In den Ganglienzellen wurde zuerst von EMBDEN (1901) mit BETHES Fibrillenmethode, später auch von CAJAL (1904) mit seinen verschiedenen Methoden das Neurofibrillengerüst dargestellt. In den größten Zelltypen zeigen sich Neurofibrillenstränge in ähnlicher Anordnung wie in motorischen Neuronen, in den kleineren Exemplaren sind die Neurofibrillen eher als Netzwerk um den Kern angeordnet, das sich in die Fibrillenzüge der Ausläufer fortsetzt. Im Achsenzylinder erwähnt CAJAL ein einziges seitliches Fibrillenbündel, das besonders

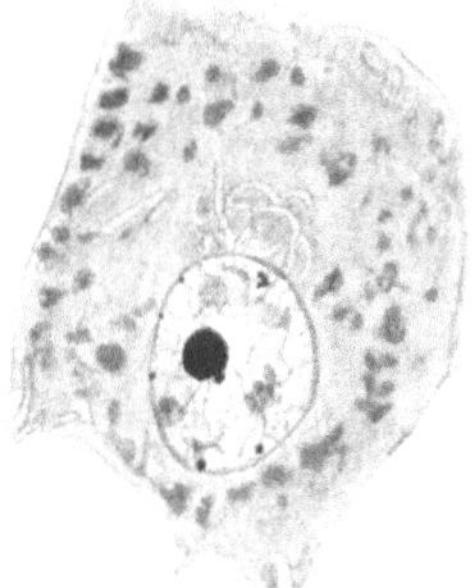

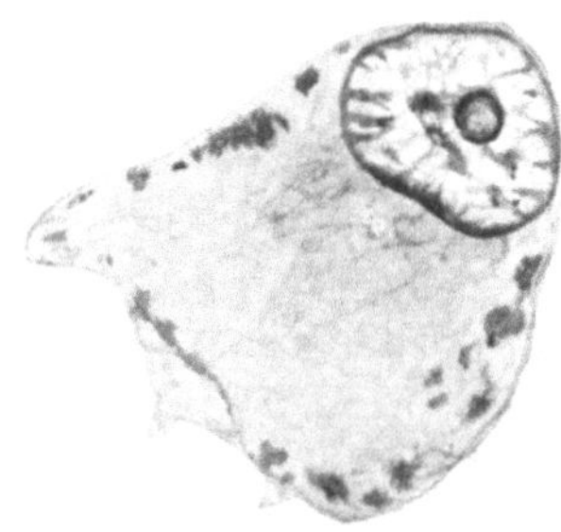

Abb. 285. Große Ganglienzelle von *Delphinus delphis* mit Cytochromatinschollen. An einem Pole des Kernes helle Kanälchen in der Art von HOLMGRENS Trophospongium (KOLMER).

Abb. 286. Große Ganglienzelle der Opticusganglienschichte mit Kern- und NISSLkörpern (KOLMER).

bei ganz jungen *Tieren* hervortritt. Auch HELD (1904) hat diese verschiedenen Anordnungen des Neurofibrillengerüstes in den Ganglienzellen beschrieben.

Bei der vitalen Methylenblaufärbung frischer Netzhäute werden gelegentlich einzelne Ganglienzellen ohne Ausläufer als Silhouetten dargestellt und bieten einen Anblick wie Nervenzellen im Zentralnervensystem bei Darstellung des sog. GOLGInetzes. Gleichwohl möchte ich nach meinen Erfahrungen nicht mit Sicherheit behaupten, daß es etwas, was dem GOLGInetz der Autoren entsprechen würde, wirklich in der Netzhaut gibt.

Das Diplosom, das sehr klein ist, wird mit einer schwer deutlich wahrzunehmenden Sphäre zuweilen neben dem Kern in der Richtung zum Achsenzylinderabgang hin gefunden, wird aber in dickeren Schnitten häufig dem Blick durch die überdeckenden NISSLschollen entzogen.

Was Form und Anordnung der Dendriten betrifft, unterscheidet CAJAL bei *Tieren* Ganglienzellen, deren bipolarer Körper einen starken Fortsatz nach oben entsendet, wo er sich in schräge Äste aufteilt, die sich horizontal innerhalb der inneren plexiformen Schichte ausbreiten. Diese Zellen werden als schichtbildende Ganglienzellen bezeichnet. Der vom anderen Pol absteigende Achsenzylinder zieht in die Schichte der Opticusfasern. Es kommen auch Zellen vor, die zwei Hauptdendriten entsenden und diese in der letzten Lage der Plexiformis verbreiten. Unter diesen gibt es Riesenelemente mit besonders großem Zellkörper und auffallend langen und dicken Verästelungen, andere besonders kleine mit stark gewellten wenig ausgebreiteten verfilzten Fortsätzen. Es ist auch eine Einteilung möglich, die diese Neurone nach der Ausbreitung ihres Dendritenapparates als Ganglienzellen der 1., 2., 3., 4. und 5. Lage der inneren plexiformen Schichte unterscheidet.

Es gibt ferner mehrere Schichten bildende Ganglienzellen, deren Dendriten in verschiedenen Lagen der plexiformen Schichte Verzweigungen abgeben. Bei den *Säugetieren* bilden die häufigsten Neurone dieser Type 2 Plexus in der 2. und 4. Lage, selten in der 5. und 3. oder 5. und 2. Lage. Häufig sind dagegen Typen, die sich in 2 übereinanderliegenden Lagen, in der 1. und 2. oder 3. und 4. Schichte verästeln.

DOGIEL (1891) unterscheidet 2 Haupttypen der Ganglienzellen in der *menschlichen* Netzhaut, einen 1. Typus, bei dem die Dendriten nach allen Seiten vom Zellkörper abgehen, und einen 2. Typus, bei welchem alle Dendriten von einem gemeinsamen Hauptfortsatz ausgehen und sich, ähnlich wie bei einer PURKINJEschen Zelle, hauptsächlich nach einer Richtung hin ausbreiten (Abb. 287). Jedenfalls gibt es zahlreiche Übergänge zwischen den beiden Zelltypen. Nicht nur bei *Säugern*, besonders bei *Ungulaten*, sondern auch bei

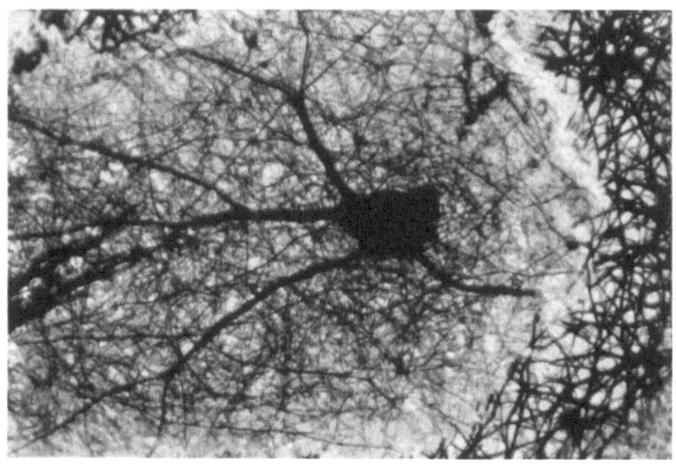

Abb. 287. Große Opticusganglienzelle des *Pferdes*, Silberimprägnation nach BIELSCHOWSKY (KOLMER).

Vögeln finden sich Opticusganglienzellen verschiedener Typen, deren Dendriten nach allen Seiten hin, vom Zellkörper 0,4 mm und darüber weit verfolgt werden können, so daß man annehmen muß, daß auch hier, beispielsweise bei der *Gans*, Elemente entfernter Netzhautpunkte mit einer großen Ganglienzelle in Beziehung stehen. Hier ist ein Feld für breitere genaue Untersuchungen.

Ein weiterer nach CAJAL leicht erkennbarer Typus kleinerer Ganglienzellen ist der mit diffusen Ausbreitungen. Er ist wenig häufig, die Zellen entsenden 3—4 schräg aufsteigende Dendriten, die sich ohne besondere Auswahl in allen Lagen verästeln.

Wie weit alle diese Varianten, die hauptsächlich bei *Wiederkäuern* und *Hunden* beobachtet wurden, auch für den *Menschen* zutreffen, ist noch immer nicht erforscht. An der äußersten Peripherie der Retina und im Bereich der cystischen Degeneration fand ich ausschließlich Ganglienzellen des ersten DOGIELschen Typus mit allseitig abgehenden Fortsätzen.

DOGIEL (1891) und GREEFF (1900) haben Zwillingsganglienzellen beschrieben, die zu zweit angeordnet sind und ihre Verzweigungen in die gleiche Gegend entsenden.

Der Achsenzylinder der Ganglienzellen ist nach den verschiedensten Präparationsmethoden leicht erkennbar (weshalb ihn schon CORTI im Jahre 1850 in

der Leichennetzhaut erkannte). Er entspringt gewöhnlich am unteren Zellpol,
seltener von der Basis eines Dendriten, verläuft dann ziemlich horizontal in
der Opticusfaserschichte, radiär zur Papille konvergierend, wo er sich nach dem
Durchtritt durch die Lamina cribrosa in einen markhaltigen Nerven des Opticus
verwandelt. Während seines langen Verlaufs in der Netzhaut gibt der nackte
Achsenzylinder weder kollaterale noch sonstige Fortsätze ab.

Während ich in jahrzehntelangen Untersuchungen an zentralen und peripheren
Teilen des Nervensystems immer Befunde erheben konnte, die mit der Neuronenlehre im Einklang standen, glaubte ich, die von Dogiel behauptete Kontinuität
ganz deutlich an Methylenblaupräparaten mit dem Objektiv 4 mm von Zeiss
und voller Öffnung unter Anwendung des stereoskopischen Okulars zu beobachten. Aber das Objektiv 2 mm, 1,40 zeigte deutlich, daß es sich auch hier nur
um eine Täuschung durch nahe aneinanderliegende feinste Fortsätze handle.

Dogiel erwähnt auch zahlreiche Fälle, wo der Achsenzylinder nicht von
der Zelle selbst abgeht, sondern durch Vereinigung
mehrerer dendritischer Fortsätze gebildet wird. Auch
diesen Befund hält Cajal für irrtümlich.

Die Zeichnungen Dogiels erinnern an die Spinalganglienzellen großer *Knochenfische*, bei denen durch
sekundäre netzförmige Auflösung des ursprünglichen
Achsenzylindermaterials ein solches Netzwerk entsteht.
Die Befunde Dogiels sind nur mit starken Trocken-
objektiven erhoben, ihre Bestätigung mit Immersionslinsen bleibt noch abzuwarten, da seither niemand
derartiges beobachtete.

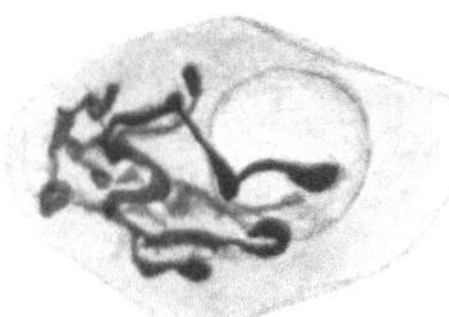

Abb. 288. Netzapparat einer
kleinen Ganglienzelle der Opticusganglienzellenschichte
der Macula des *Menschen.*
Zeiß 3 mm, 1,40 Compens.
ok. 18 (Kolmer).

Unter Anwendung bestimmter Modifikationen der Silbermethoden läßt sich
ein Netzapparat in den Ganglienzellen nachweisen, der in ziemlich komplizierter
Form angeordnet in den großen Zellen den Kern umgibt, dagegen in den kleineren
Neuronen nur den peripheren Pol des Zellkörpers einnimmt (Abb. 288). Zwei
verschiedene Darstellungsformen des Netzapparates sollen nach Cajals Ansicht
möglicherweise verschiedenen Funktionsphasen entsprechen, indem einmal das
Balkenwerk deutlich hervortritt, ein andermal die Verbindungsstrecken der
einzelnen geschwärzten Anteile kaum erkennbar sind.

Trotz zahlreicher Untersuchungen an den verschiedensten Zellen im *Tier-*
und Pflanzenreich sind wir über die Bedeutung dieser Gebilde noch immer
im unklaren.

Wie in den übrigen Ganglienzellen, so finden sich auch in den Ganglienzellen
der Netzhaut Golgiapparate, sie wurden zuerst von Ramon y Cajal bei jungen
Hunden dargestellt und erstrecken sich in der Opticusganglienzelle im Cytoplasma rings um den Kern. Sie bilden wie in anderen Ganglienzellen richtige
verzweigte Netze mit einzelnen freien Ausläufern in der Richtung des Dendriten-
abganges hin. Cajal fügt seiner Beschreibung ausdrücklich hinzu, daß er Netzapparate ausschließlich in den Opticusganglienzellen darstellen konnte, in anderen
Zellelementen der Netzhaut aber niemals etwas entsprechendes beobachtet habe.
Es ist mir gelungen, an der exenterierten Netzhaut eines erwachsenen *Menschen*
die Netzapparate nicht nur in den Opticusganglienzellen darzustellen, sondern
in der gleichen Weise auch in den versprengten Ganglienzellen der inneren
Körnerschichte. Enthalten die mehr einzelstehenden Opticusganglienzellen ein
recht dichtes, aus feinen Bälkchen aufgebautes Netz, so ist in den Zellen kleinerer
Ganglienzellen der Macula, die dicht aneinandergedrängt sind, das Netzwerk
weniger kompliziert, vielleicht auch etwas gröber. Wo die Reaktion gut gelungen
war, fand ich auch mit großer Regelmäßigkeit ein geschwärztes Bälkchenwerk,
in den inneren Körnern genau am chorioidealen Pol des Kernes diesem dicht

anliegend (Abb. 289). Dieser Netzapparat scheint wesentlich einfacher zu sein, als in den anderen nervösen Elementen. In ähnlicher polarer Lage fand sich eine ganz regelmäßige Schwärzung auch an den Elementen der äußeren Körner, und zwar handelte es sich hier um ein konisches Bündel schwarzer Bälkchen am chorioidealen Pol, d. h. im Cytoplasma zwischen dem Zapfenkern und der Limitans externa gelegen, aber nicht bis an die Limitans heranreichend. Wo diese Schwärzung eingetreten war, war sie in ganzen Reihen von Elementen in genau der gleichen Weise nachweisbar, dagegen bin ich nicht sicher, sie in Stäbchenkörnern beobachtet zu haben. In typischer Weise wurde in den gleichen Präparaten auch der Netzapparat des Capillarenendothels gut ausgefärbt, wie er schon in anderen Geweben verschiedentlich beschrieben wurde, vereinzelte den Capillaren anliegende Zellen, wahrscheinlich Pericyten, dargestellt, so daß die Homologie der in den äußeren und inneren Körnern dargestellten

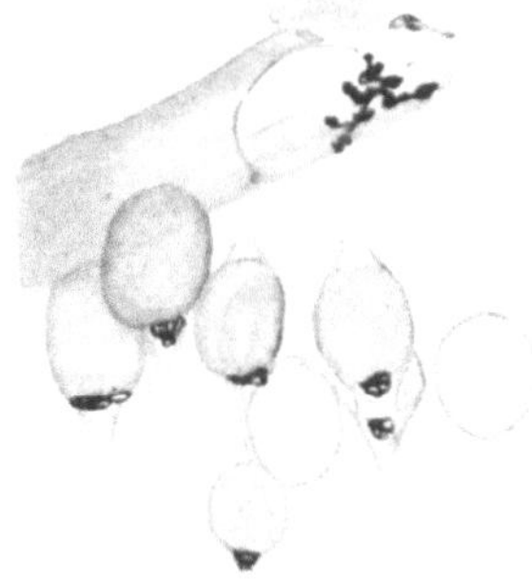

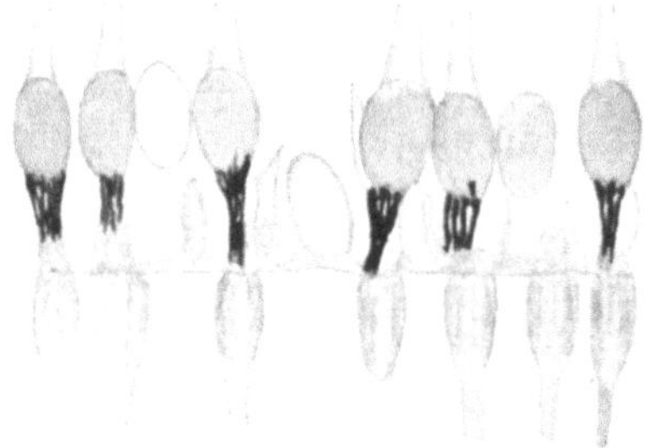

Abb. 289. Gruppe von inneren Körnerzellen mit kleinen polständigen Netzapparaten, daneben ein solcher im Capillarendothel (KOLMER).

Abb. 290. Gruppe von äußeren Körnern, wahrscheinlich Zapfenkörnern unter der Limitans der Macularegion mit bündelförmiger GOLGIapparatsubstanz. Gleiche Vergrößerung (KOLMER).

geschwärzten Gebilde mit der Netzapparatsubstanz eine recht überzeugende war (Abb. 290). Der GOLGIapparat liegt also in den äußeren Körnern ganz ähnlich wie in Ependymzellen der Hirnventrikelauskleidung, was mit der Homologie der Sehzellen mit dem Ependym entsprechend übereinstimmt.

Mitochondrien in den Ganglienzellen und ihrem Achsenzylinder beschrieb COLLIN (1913).

Bei guter Färbung der Schichte der Opticusganglienzellen, d. h. wenn nur einzelne Zellen in jedem Areal, diese aber mit ihrem ganzen Dendritenwerk vollständig imprägniert sind, gewinnt man den Eindruck, daß die Dendriten einer solchen Zelle beim *Menschen* Erregungen aus einem Gebiete von 1—1$^1/_2$ mm Durchmesser, vielleicht noch mehr aufnehmen und sammeln können, wofern wir das ziemlich allgemein angenommene Schema der Querleitungsverhältnisse diesen Überlegungen zugrunde legen. Dabei überkreuzen sich die Dendritengebiete benachbarter Neuronen außerordentlich, so daß wir annehmen müssen, daß Erregungen eines kleinen Netzhautbezirkes zu verschiedenen Opticuszellen abgeleitet werden, welche Sammelstationen darstellen, daß andererseits auch die einzelne Zelle Erregungen von weit entfernten Punkten der Netzhaut summiert. Jedenfalls müssen viele hunderte bis tausende gereizter Sinneselemente ihre Erregungen einer der großen Ganglienzellen zusenden. Leider erlauben die genannten Präparate uns darüber kein Urteil, ob daneben die kleineren Opticusganglienzellen etwa nur aus beschränkteren Netzhautbezirken Erregungen aufnehmen bzw. weiterleiten, was für die Entscheidung, ob das *Tier* distinkt sieht, oder in seiner ganzen Netzhaut nur eine diffuse Bewegungsempfindung, wie sie uns etwa die periphersten Netzhautpartien noch vermitteln, erhält, wichtig wäre.

BIRCH-HIRSCHFELD (1904) zeigte, daß nach Durchschneidung der Opticusfasern die Zellen der Ganglienzellenschichte Chromatolyse zeigen.

In der inneren plexiformen Schichte finden sich versprengte Ganglienzellen, die ihre Dendriten in der äußersten Lage dieser Schichte ausbreiten.

Bei der Vitalfärbung frischer Retinen treten die Achsenzylinder der Opticusfaserschichte als vollkommen glatte, feine Züge hervor (Abb. 291). Ist die Retina nicht ganz frisch oder muß längere Zeit gewartet werden, bis ein genügend deutliches Hervortreten der Achsenzylinder eintritt, so entstehen mehr oder minder grobe Varicositäten längs der Achsenzylinder, die als Kunstprodukt infolge von Absterbeerscheinungen aufzufassen sind. Die erste Strecke des Achsenzylinders in der Nähe der Ganglienzelle zeigt sie seltener. Möglicherweise ist hier weniger interfibrilläre Substanz vorhanden, als näher zur Papille hin. Bei Anwendung der Silbermethoden bekommt man zumeist das Bild ganz glatter Achsenzylinder.

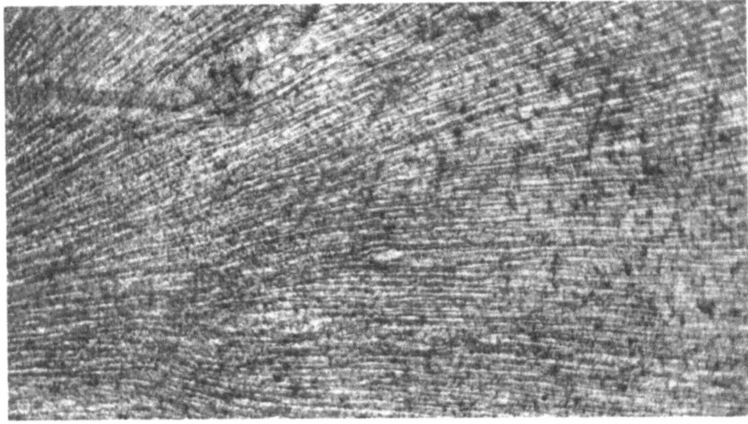

Abb. 291. Schichte der Opticusfasern von einer flach ausgebreiteten vital gefärbten menschlichen Netzhaut (KOLMER).

Auch hier dürfte bis zu einem gewissen Grad ein Zusammenschnurren der Fibrillen bei der Fixation stattfinden, so daß der Achsenzylinder dünner erscheint, als im Leben oder bei der Fixation mit Osmiumsäure, die hier wie an anderen Nerven am besten die Dimensionen der überlebenden Nervenfasern erhält.

Dafür, daß eine Kollaterale des Achsenzylinders einer Opticusganglienzelle mit dem Zellkörper einer anderen Opticusganglienzelle in ihrer Nachbarschaft durch Dendriten in Beziehung tritt, was in manche schematische Darstellung aufgenommen wurde, habe ich weder in Silber-, noch in Methylenblaupräparaten eine Andeutung gesehen.

KIKAI (1930) gibt an, daß Methylenblau die großen Ganglienzellen, Toluidinblau speziell die kleinen Ganglienzellen in der *Kaninchen*netzhaut färbt, während Brillantkresylblau besonders die markhaltigen Fasern und amakrinen Zellen bevorzugt. Krystallviolett, auch Methylenblau und Methylengrün färben diffus.

Zumeist wird die Annahme gemacht, daß die Bipolaren mit ihren Fortsätzen nur mit den Körpern der Opticusganglienzellen, nicht mit deren Dendriten in Beziehung treten. In dieser Hinsicht ist es überraschend, daß die neueren Silbermethoden CAJALS und seiner Schüler und die verschiedenen Modifikationen der BIELSCHOWSKYSCHEN Methode an den Opticusganglienzellen nie etwas von derartigen Endigungen anderer Neurone zur Darstellung bringen, wenn man bedenkt, wie dies verhältnismäßig leicht an Elementen wie den motorischen Zellen des Rückenmarks, an den PURKINJESCHEN Zellen des Kleinhirns oder an manchen Kernen der Oblongata und des Mittelhirns geschieht.

Gelegentlich findet man, wenn auch nicht gerade in den besterhaltenen Präparaten das Bild, als ob die Kontur des Ganglienzellenkörpers noch mit einer
feinen Membran überzogen wäre. Aber es gelang mir nicht, das Bild von Endknöpfen an den Ganglienzellen, oder eines oberflächlichen, durch Zusammenhang
mit Nervenfasern als sicher nervös zu erkennenden Netzes oder etwas dem
GOLGInetz der Autoren Entsprechendes jemals mit Sicherheit nachzuweisen.
Alle Angaben über Endigungen von Neuronen an der Oberfläche der Ganglienzellen scheinen auf Bildern der Chromsilbermethode zu beruhen.

SALA (1905) hat in der Netzhaut Ganglienzellen beschrieben, deren Ausläufer mit krallenartigen Endverästelungen die Capillaren umgreifen. Es scheint,
daß kein anderer Beobachter bisher diese Gebilde wiedergefunden hat. Es ist
meines Erachtens nicht ausgeschlossen, daß die gleichzeitige, zufällige, kräftige
Imprägnation von Ganglienzellausläufern und Pericyten solche Gebilde vor-
täuschte.

Verschiedene physiologische Beobachtungen scheinen darauf hinzuweisen,
daß nervöse Beziehungen zwischen beiden Retinen, bzw. zwischen Pigmentepithelien des einen Auges und der Retina des anderen Auges bestehen, besonders
seitdem nachgewiesen wurde, daß Belichtung des einen Auges auch Veränderungen
in der Stellung der Sehelemente und im Pigmentepithel des anderen Auges
hervorrufen kann. Nicht alle hierher gehörigen Beobachtungen werden heute
in der gleichen Weise gedeutet, auch ist die Möglichkeit einer hormonalen Beeinflussung der genannten Bewegungsvorgänge in einem unbelichteten Auge durch
Substanzen, die im anderen Auge unter dem Einfluß der Lichtstrahlen gebildet
werden, erwogen worden.

Derartige Nervenfasern, mögen sie nun direkt durch das Chiasma von einem
Auge zum anderen ziehen, oder sei es, daß erst nach Umschaltung in den optischen
Zentren, letztere effektorische Fasern zur Netzhaut schicken, werden als efferente
oder zentrifugale Fasern im Opticus bezeichnet. Eine Innervation des
Pigmentepithels ist niemals nachgewiesen worden. Die Tatsache, daß zentrifugale
Fasern im Opticus verlaufen, geht daraus hervor, daß bei Durchschneidung
desselben nicht sämtliche Fasern zugrunde gehen, was ich selbst bei *Frosch* und
Ratte beobachtete, und bei der nachher einsetzenden Regeneration auch im
proximalen Stumpf Fasern mit distal gerichteten Wachstumskeulen nicht selten
sind. CAJAL (1892) hat die zentrifugalen Fasern besonders bei *Vögeln* dargestellt
und nachgewiesen, daß sie mit den Amakrinen durch Endigungen in Beziehung
treten. Bei *Säugern*, speziell beim *Hund*, sah er solche Fasern aus der Opticusfaserschichte bis in die innere plexiforme Schichte aufsteigen und dort mit einem
Dendritenbüschel endigen. Sie scheinen feiner zu sein, als die meisten Achsenzylinder dieser Schichte. Beim *Vogel* steigen zahlreiche gröbere Achsenzylinder,
zweimal rechtwinklig umbiegend, bis in die Schichte der äußeren Körner, ja fast
bis an die Limitans externa auf, um dort mit mehreren keulenartigen Verdickungen
zu enden. Beim *Vogel* wurden auch Fasern beobachtet, die durch ihre Verzweigungen eine Art Korb um Amakrine der inneren Körnerschichte bilden.
Es handelt sich nach CAJAL um Assoziationsamakrine. Für den *Menschen* ist
der Nachweis zentrifugaler Fasern bisher nicht einwandfrei erbracht, doch habe
ich einzelne Faserverläufe in Methylenblaupräparaten beobachtet, die die Möglichkeit, daß zentrifugale Fasern vorhanden sind, nicht ausschließen lassen. Beim
Frosch hat ROZEMEYER (1930) neuestens solche Fasern gesehen. Am normalen
Rande der cystisch entarteten Partie einer vital gefärbten Netzhaut des *Menschen*
beobachtete ich sehr zahlreiche, in der Höhe der Opticusganglienschichte gelegene,
sehr komplizierte dendritische Endigungen mit Endvaricositäten. Sie gingen
stets von einer äußerst zarten Nervenfaser aus, die sich in ein innerhalb der
Retina schräg aufsteigendes Bündel gleich gearteter Nervenfasern verfolgen ließ.

Es war mir nicht möglich zu entscheiden, ob diese charakteristischen Endapparate von entfernt liegenden Ganglienzellen einer mehr außen gelegenen
Schichte herstammen, oder ob es sich etwa um die Endigungen zentrifugaler
Fasern handelte, da das Bild mit den Darstellungen CAJALs bezüglich der als
zentrifugal bezeichneten Fasern bei *Säugern* große Ähnlichkeit aufwies.

Beim *Pferde* beobachtete ich eine kräftige, durch Silber geschwärzte Faser,
die schräg durch die ganze äußere Körnerschichte bis zur Limitans externa
aufstieg. Ihre Endigungsweise konnte nicht genau festgestellt werden, sie war
mit der Methode der direkten Silberfixation von CAJAL für sich allein in der
betreffenden Serie zur Darstellung gebracht worden.

F. Opticusfaserschichte.

Alle Axone, die aus den Ganglienzellen hervorgehen, ordnen sich
zu dicken Bündeln an, die von
den Zellkörpern und Verästelungen
der Neurogliazellen auseinanderge-
halten werden. Für gewöhnlich bilden diese Bündelchen nur eine einzige Lage in der 10. Schichte. Sie
bestehen aus feinen, mitteldicken
und einer geringeren Anzahl gröberer
Fasern, die aus den größten Zellen
hervorgehen (Abb. 292). Alle Fasern,
ungeachtet ihres Kalibers, zeigen
unregelmäßig angeordnete Varicositäten, die auch bei der raschesten
Fixierung sowohl an Methylenblau-
als an GOLGIpräparaten hervortreten.
Trotzdem sind diese wahrscheinlich,
wie KALLIUS (1894) und MARENGHI
(1904) betonten, Kunstprodukte.
Zahlreiche Kollaterale, die MARENGHI
in dieser Schichte nachgewiesen
haben will, leugnet CAJAL (1904) mit
voller Bestimmtheit. Er will sie

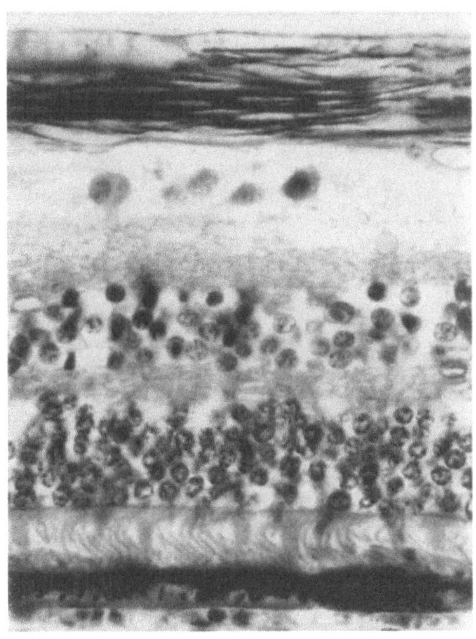

Abb. 292. Netzhaut des Erwachsenen. Nervenfaserschichte nach BIELSCHOWSKI gefärbt (KOLMER).

höchst ausnahmsweise nur bei *Vögeln* und *Reptilien* beobachtet haben. Neben den
zentripetalen Opticusfasern wurden zuerst von CAJAL bei *Vögeln*, später bei *Säugetieren*, später von DOGIEL (1892) und von RESSNIKOFF (1897) auch zentrifugale
Fasern nachgewiesen, beim *Hund* sieht man sie durch die innere plexiforme
Schichte aufsteigen und in der Zone der Amakrinen sich mit einer freien varikösen
Endigung verzweigen. Die Endästchen, die daraus hervorgehen, scheinen sich
mit dem Körper und den großen Verästelungen der Spongioblasten zu berühren.

Die Achsenzylinder der Opticusfasern ordnen sich zu Bündeln, deren Bau,
von der Peripherie gegen das Zentrum fortscheitend, immer dichter wird. Während die Schichte der Nervenfasern an der Peripherie sehr dünn ist, nimmt sie
anfangs rascher, später langsamer gegen die Papille hin an Dicke zu. Dabei liegen
an der Peripherie die relativ wenigen vorhandenen Ganglienzellen mit den
Opticusfasern untermischt; in der gleichen Schichte bilden die Fasern mehr
zentralwärts eine immer dicker werdende eigene Schichte. Zwischen den Strängen
der Fasern treten nur die Basalkegel der MÜLLERschen Stützfasern zur Limitans
interna durch. Einzelheiten bei stärkerer Vergrößerung zeigen am besten Präparate frisch ausgebreiteter Netzhäute unter Anwendung der Methylenblaumethode,

womit zuerst Dogiel (1892) den Verlauf der Fasern zur Fovea darstellte. Man kann die Züge der marklosen Fasern der Opticusschichte in ihrem leicht welligen Verlauf, auch an der lebenden Retina mit dem Augenspiegel bei entsprechender Vergrößerung unter Anwendung rotfreien Lichtes erkennen [Vogt (1913, 1921)] [1].

Auch für das Verständnis der Leitung in der Retina und besonders in der Macula und der Fovea des Menschen sind radiäre, die Papille und die Fovea treffende Schnitte am günstigsten, daneben natürlich auch Retinen, welche von der Innenfläche betrachtet werden, bei Darstellung der Opticusfasern durch die Methylenblaumethode (Abb. 294). Man erkennt dann, daß vom Zentrum des Opticus ein schmales Bündel von Fasern in leichten Wellenlinien, aber fast

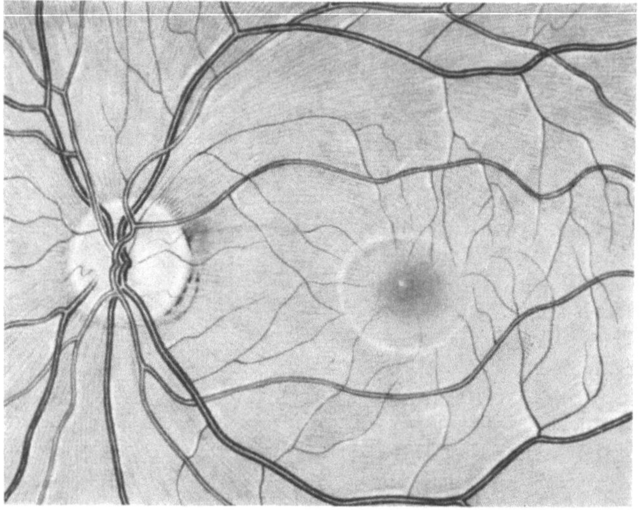

Abb. 293. Augenhintergrund in rotfreiem Lichte. Sichtbarkeit der Nervenfasern, der Netzhautreflexe und der Farbe der Macula (Lauber).

geradlinig zum Rand der Macula zieht, die übrigen Fasern aber zu beiden Seiten die Fovea bogenförmig umgreifen, am Fovearand angelangt, gegen deren Mitte zustreben, die aber nur eine Minderzahl der Fasern erreicht, während zahlreiche Fasern distal von der Fovea zum Teil auch sich überkreuzend, gegen ihr Zentrum umkehren und so eine feine guillochierungartige Zeichnung der Innenflächen der Netzhaut durch die Nervenfasern zustande kommt.

---

[1] Der Verlauf der Nervenfasern in der Netzhaut läßt sich heute am besten am Lebenden durch Augenspiegeluntersuchung im rotfreien Lichte studieren. Bei diesem Untersuchungsverfahren sind die Nervenfasern der Netzhaut vollständig deutlich sichtbar und lassen sich bis weit in die Peripherie hinein verfolgen. Es läßt sich feststellen, daß vom temporalen Rand der Sehnervenscheibe die Fasern in gerader Richtung zur Macula ziehen. An dieses schmale, fast genau horizontal verlaufende Nervenfaserbündel schließen sich oben und unten bogenförmig verlaufende Bündel an, wobei die Konkavität des Bogens gegen die Macula gekehrt ist. Es strahlen dabei die Bündel gegen die Macula zu. Weiter ausladende Bögen umgreifen die Macula und stoßen schläfenwärts von ihr in einer Linie, der sog. Rhaphe, zusammen. Fast alle über den äußeren Rand der Sehnervenscheibe austretenden Fasern schlagen diesen bogenförmigen Verlauf ein. Erst die Fasern, die schon in der Nähe des senkrechten Meridians der Sehnervenscheibe deren Rand überschreiten, schlagen einen fast genau radiären Verlauf ein, der für alle Fasern gilt, welche den nasalen Rand der Sehnervenfasern überschreiten (Abb. 293). Diese Anordnung der Sehnervenfasern in der Netzhaut besitzt eine große physiologische und pathologische Bedeutung [Rönne (1919)].

Ganz ausnahmsweise (nach den Untersuchungen von MEYERWEG (1902) in 4 von 1000 Fällen) sind die Opticusfasern, die normalerweise erst im Nervenstamm, und zwar erst zwischen Lamina cribrosa und Chiasma eine zarte Markscheide besitzen, auch im Bereiche der Papille und der Netzhaut selbst mit einer Markscheide versehen, und zwar oft nur streckenweise, wobei die Fasern als weiß aufleuchtende Bündel im ophthalmoskopischen Bild und auch an einem fixierten Augenhintergrund vom Papillenrand ausstrahlend hervortreten. Sie sind von der Sehnervenpapille, vorwiegend nach oben, ein Stück weit zu verfolgen, kommen aber auch in der Area vor (NAKAIZUMI 1902), sie können isolierte Felder oder Büschel in der Umgebung der Papille bilden, oder auf die Papille

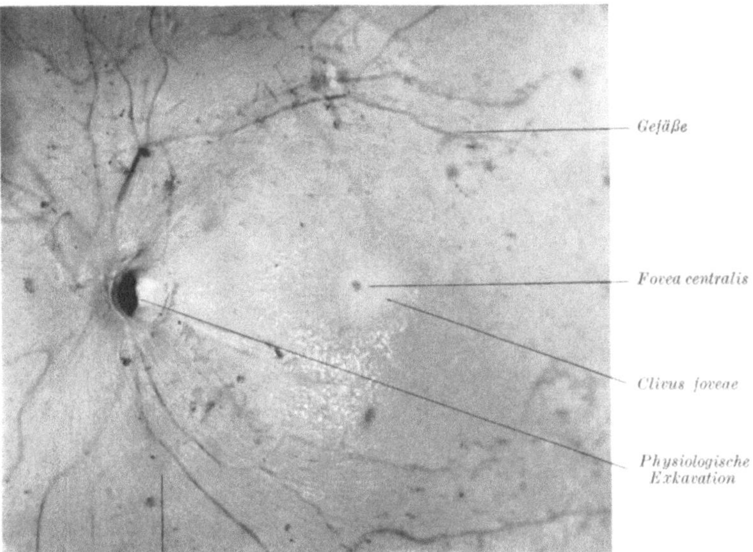

Abb. 294. Lupenaufnahme des Augenhintergrundes eines frisch eröffneten exstirpierten Auges. Physiologische Exkavation der Papille, radiäre Faserzüge, Fovea und Gefäßverteilung (KOLMER).

beschränkt bleiben [KRAUPA (1920)]. Gelegentlich findet man, so wie ich es in einem Falle an einem frisch der Leiche entnommenen Auge beobachten konnte, das ganze Fundusgebiet frei davon, dagegen diffus verteilt, kleine radiäre Bündelchen erst in der Gegend des Äquators. Das Auftreten der Markscheide im Opticus findet nach den Untersuchungen von FLECHSIG (1876), BERNHEIMER (1889), WESTPHAL (1897), v. HIPPEL (1899), DEGNER (1912) und SATTLER (1915) erst nach der Geburt statt, dieses ungewöhnliche Verhalten in der Netzhaut ist also nicht angeboren. Es soll nach KISO (1928) gelegentlich familiär gehäuft vorkommen [vgl. BLASCHEK (1903), CAPELLINO (1900), CASPAR (1900)]. *Kaninchen* und *Hase* haben ein auffallend hervortretendes horizontales Bündel markhaltiger Fasern zu beiden Seiten der Papille. Bei *Perameles lagotis* und anderen *Beuteltieren* kommen nach JOHNSON (1901) markhaltige Fasern vor, auch bei *Teleostiern*. Ich sah sie bei *Dentex*, *Lophius* und anderen. Die Fibrillen in den Achsenzylindern der Netzhaut sind selten einzeln zu erkennen. Bei den schon in der Netzhaut enorm dicken Achsenzylindern der *Cetaceen* konnte ich sie von Pseudofibrillen umgeben erkennen.

URRA (1920) fand bei Studien über die Regeneration von Achsenzylindern bei Verletzungen der Netzhaut, daß neue Sprossen sehr rasch wachsen, sich teilen und mit Auftreibungen endigen. Sie dringen in die anderen Schichten der Netzhaut ein, besonders in die plexiformen und bilden dort komplizierte Netze. Einige Achsenzylinder durchsetzen die ganze Dicke der Netzhaut und dringen in die bindegewebigen Narbenzüge der Aderhaut ein. Untersuchungen darüber wurden am *Frosch, Kaninchen, Huhn, Sperling* und *Ochsen* unternommen, bei denen die erwähnten Erscheinungen zu erkennen waren. Besonders rasche Ausbreitung der Achsenzylinder waren beim *Karpfen* und der *Barbe* zu sehen. Am besten konnte URRA die Regeneration der Achsenzylinder am Auge des *Bienenfressers* erkennen.

URRA hat stereoskopische Photogramme solcher Präparate angefertigt, welche die Verhältnisse besonders deutlich zu erkennen erlauben. Diese Beobachtungen beweisen die Regenerationsfähigkeit der Nervenfasern der Netzhaut. Wenn sie nicht wie in den angeführten Bildern sich in falsche Schichten verirren, so können sie eine Wiederherstellung der Funktion in geringem Umfang vermitteln. Der Druck des Narbengewebes verhindert die Bemühungen der sprossenden Achsenzylinder; das Narbengewebe entwickelt sich besonders reichlich bei *Säugern*. Die neugebildeten Achsenzylinder haben meist keine bestimmte Richtung, werden von den Hindernissen im

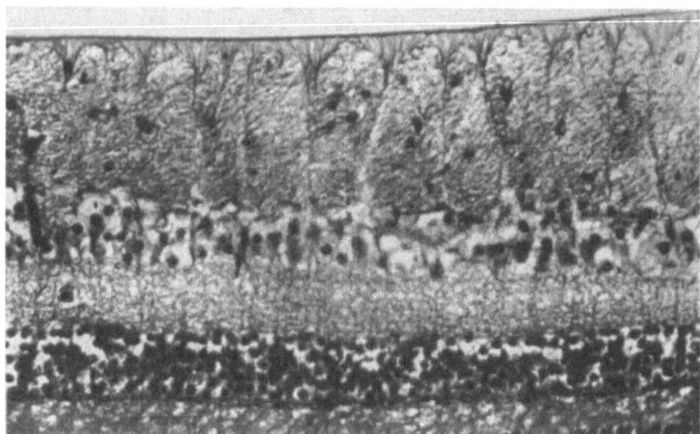

Abb. 295. Limitans interna, Füße der MÜLLERschen Stützfasern und Querschnitt der Opticusfaserbündel sowie der inneren Retinaschichten, *Mensch* (KOLMER).

Gewebe leicht aufgehalten und abgelenkt, benützen die Lücken im Gewebe um weiter zu wachsen. Durch die Verletzung der Netzhaut oder die Bindegewebsbildung werden vielleicht chemotaktische Stoffe gebildet, die die Entwicklung der Achsenzylinder anregen. Das spätere Fehlen dieser Stoffe führt dazu, daß die Achsenzylinder welken und absterben, so daß sie unsichtbar werden.

G. Die Limitans interna.

Die Limitans interna macht durchaus den Eindruck einer von der Retina abgesonderten homogenen Schichte. Bei guter Konservierung und Azanfärbung bildet sie eine tiefblaue Schichte, die eine leichte Verzähnelung gegen die Basen der Stützfasern zeigt. Gegen den Glaskörper zu ist die Membran glatt abgegrenzt, und es liegt ihr dicht und gleichmäßig eine zarte homogene aber ungefärbte Schichte auf, die wohl der Membrana hyaloidea der Autoren entspricht. Die Limitans nimmt bei Bindegewebsfärbungen stets die Farbe des Kollagens an.

Wieso einzelne Autoren das Vorhandensein einer Limitans in Zweifel ziehen konnten, erscheint mir kaum begreiflich. Die Limitans ist im Fundusgebiet etwa 0,002 mm dick, im Bereiche der Macula über 0,003 mm und verdünnt sich innerhalb der Fovea außerordentlich, löst sich hier gelegentlich ein Stück weit los; ebenso verdünnt sie sich gegen das Zentrum der Papille, wo sie im Bereiche des embryonalen Gliakegels der Hyaloidea nicht nachweisbar ist. Auch an der Ora serrata wird sie sehr dünn.

Bei *Tieren* ist die Limitans interna meist nicht so kräftig entwickelt, wie beim *Menschen*.

Nach meinen Präparaten sind nicht die Basen der MÜLLERschen Stützfasern in ihren Verkittungen selbst die Limitans, sondern sie liegen nur der Limitans unmittelbar dicht an, so daß sie bei vielen Fixationen ganz untrennbar verbunden sind (Abb. 295). Gleichwohl läßt sich gelegentlich die Limitans ohne Verletzung der Basen der MÜLLERschen Stützfasern auch bei sehr guter Fixation abheben, in wieder anderen Fällen reißen Stücke von den Basen mit ab.

Je nach dem angewendeten Fixierungsmittel ist das Bild verschieden. Versilberte Flächenpräparate lassen die die Basen der Stützfasern verkittende Substanz als dunkel gefärbte Linien bei der Betrachtung von der Innenfläche her, durch die ungefärbte Substanz der Limitans interna hindurch erkennen.

Das Mosaik, das die Basen der MÜLLERschen Stützfasern, miteinander durch eine verkittende Substanz verbunden, als inneren Abschluß der eigentlichen Retinasubstanz bilden, und das beispielsweise in Azanpräparaten der sehr

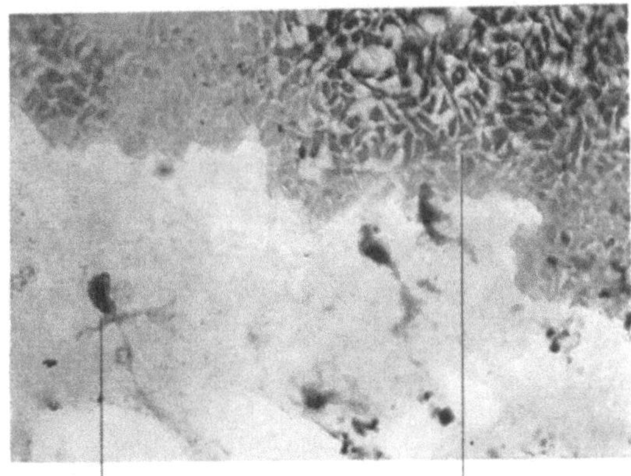

Abb. 296. Tangentialschnitt der Innenfläche der Netzhaut mit dem Mosaik der Basen der MÜLLERschen Stützfasern und einigen verzweigten Zellen im Glaskörper (HORTEGAzellen) (KOLMER).

intensiv blau leuchtenden Limitans interna unmittelbar anliegt, besteht aus sehr kompliziert geformten länglichen Plättchen (Abb. 296, 297). Ich habe dieses Bild auf Flachschnittserien durch die verschiedenen Stellen der Retina vieler gut konservierter Augen untersucht, aber niemals ein Bild angetroffen, wie es nach einem Präparat von HELD, EISLER (1930) abbildet. Ich bin nicht imstande, mir zu erklären, wie letzteres Bild zustande kommt.

Nach KREIKER (1930) werden manche Einzelheiten der Reflexe der Netzhautoberfläche durch die Struktur der Limitans interna bedingt.

H. Ora serrata. Papillengegend.

An der Peripherie der Netzhaut, oft in sehr weitem Bereich, finden wir fast konstant in normalen Augen die sog. cystoide Degeneration. Sie ist so verbreitet, daß sie nicht als pathologische

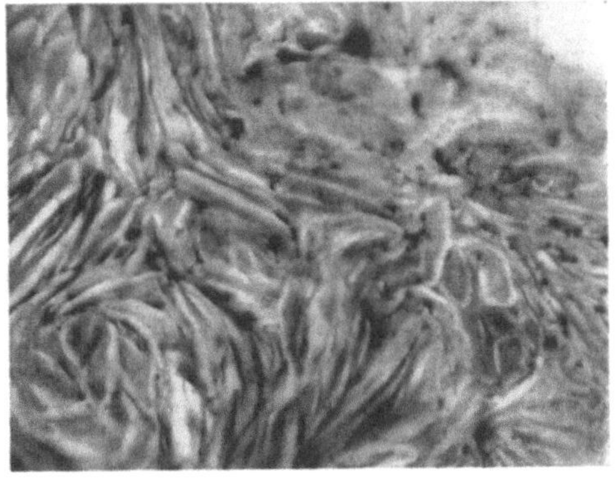

Abb. 297. Flachschnitt der Limitans interna und der Endfüsse der MÜLLERschen Fasern (KOLMER).

Erscheinung angesehen werden kann. Ich fand sie, wenn auch etwas anders als beim *Menschen,* bei *Rhesusaffen.* Die ersten Spuren der sog. BLESSIGSchen Hohlräume treten hie und da schon am Retinarande neugeborener *Menschen* auf. Jedenfalls nehmen sie aber mit dem Alter zu. Wir finden mit Flüssigkeit gefüllte Höhlen, die unter vollkommen normalen Sehelementen und der Limitans externa in der äußeren plexiformen Schichte liegen, und bis in die äußere Körnerschichte oder auch in die innere reichen können (Abb. 298). Nicht selten sind 50—100 solche Höhlen nebeneinander, die größtenteils untereinander kommunizieren und so auf große Strecken der peripheren Netzhaut ein zusammenhängendes Höhlensystem bilden. Zwischen den Höhlen bleiben Pfeiler, bestehend aus MÜLLERschen Stützfasern, aus Bündeln von Stäbchen und Zapfenfasern, die seitlich komprimiert erscheinen, übrig. Man sieht auch horizontal durch die Hohlräume Elemente, die wahrscheinlich den Horizontalzellen angehören, strangförmig ausgespannt verlaufen. In den großen Horizontalzellen fand ich (1930) reichlich besonders große Krystalloide.

Bei älteren Individuen können dann Hunderte von solchen kleinen Hohlräumen miteinander ein zusammenhängendes Höhlensystem bilden, ohne daß dabei jemals die Kontinuität der Limitans externa durchbrochen wird. OCHI (1927) nimmt als Ursache dieser Erscheinung eine Lymphstauung an.

OCHI (1927) beobachtete diese „cystoide Entartung" nach GREEFF (1900) oder das „Ödem der Netzhaut" nach M. SCHULZE (1866) und IWANOFF (1874)

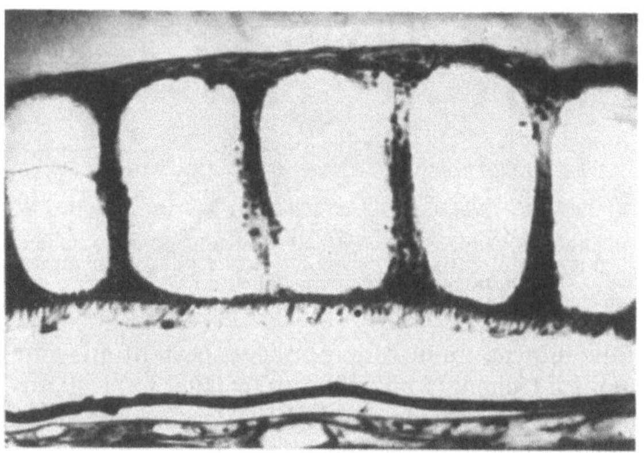

Abb. 298. Sog. cystoide Degeneration der Netzhaut in der Peripherie (KOLMER).

schon bei Kindern vor dem 4. Jahre; ich sah davon Andeutungen beim Neugeborenen und jungen *Affen*. Nach O. SCHULTZE (1900) tritt diese Veränderung in der Jugend zuerst an der temporalen Seite auf.

Der vorderste Abschnitt der Retina, Pars optica retinae geht innerhalb einer ungefähr 0,1 mm breiten Zone [H. MÜLLER (1856)] unmittelbar in die einfache unpigmentierte Epithelschichte der Pars ciliaris retinae über, die auch als Pars coeca bezeichnet wird. Die Netzhaut verdünnt sich dabei samt dem Pigmentepithel von 0,14 auf 0,03—0,05 mm. Temporal vollzieht sich der Übergang rascher als nasal. Nach SALZMANN (1912) 5,6 mm vom Kammerwinkel temporal, 4,6 mm nasal, was als Exzentrizität der Ora [BRÜCKE (1845)] bezeichnet wird. Die Umwandlung erfolgt früher gegenüber den Processus ciliares als gegenüber den Tälern zwischen diesen. Der Übergang kann sich mit einer Rundung manchmal als Steilrand [v. EBNER (1902)] sogar mit überhängender Kante besonders an den Spitzen der Zacken [SALZMANN (l. c.)] vollziehen. Mit der Lupe sieht man mehr oder weniger lange, immer zarter werdende Zacken, die durch unregelmäßige, nach vorne offene Buchten am Rande getrennt sind, ihre Zahl entspricht der der Ciliartäler. Sie sind in der Regel nasal deutlicher als temporal, wo häufig nur eine leichte Wellenlinie die Grenze der Netzhaut kennzeichnet. Das Bild variiert stark individuell.

Die Ausbildung der Zacken der Ora serrata ist bei den einzelnen *Menschen* eine recht wechselnde. Gelegentlich sind sie sehr fein und lang, dann können sie wieder breit, dreieckig an der Retina ansetzen und verlaufen bis direkt in einen Ciliarfortsatz. In solchen sah ich schon bei 18jährigen deutliche cystische Degeneration.

Die als Ora serrata bezeichnete Einrichtung, d. h. diese mit spitzen Streifen auslaufende Anordnung längerer Retinaelemente im Gebiete der Pars coeca retinae ist eine Eigenheit des *menschlichen* Auges. Bei den *Affen* und den übrigen *Wirbeltieren* mit verschwindenden Ausnahmen ist die Stelle, wo die Netzhaut sich plötzlich verdünnend in die Pars coeca übergeht, nicht gezackt, sondern ein glatter Kreisbogen und wird deshalb als Ora terminalis bezeichnet [PÜTTER (1908)].

Nach FRANZ (1911) soll die Ora serrata beim *Schimpansen* angedeutet sein, allen anderen *Affen* fehlen, dagegen bei *Elephas, Tapir, Giraffe, Rhinoceros* schwach erkennbar sein. Für ihre Entwicklung gab O. SCHULTZE (1902) eine entwicklungsmechanische Erklärung.

Fast alle *Säuger* besitzen im Gegensatz zum *Menschen* an der Pars optica einen glatten Rand, Ora terminalis [PÜTTER (1908)] oder Limbus retinae [ALEXANDER (1921)]. Die von H. VIRCHOW (1886) beim *Schimpansen* beobachteten Zacken fand ich an 4 *Schimpansen*augen ebensowenig, als bei den zahlreichen anderen von mir untersuchten *Primaten*. Nach HIPPEL (1897) und O. SCHULTZE (1901) finden sich die Zacken der Ora serrata schon beim Fetus und Neugeborenen manchmal stärker als beim Erwachsenen entwickelt. Nach WOLFRUM liegt die

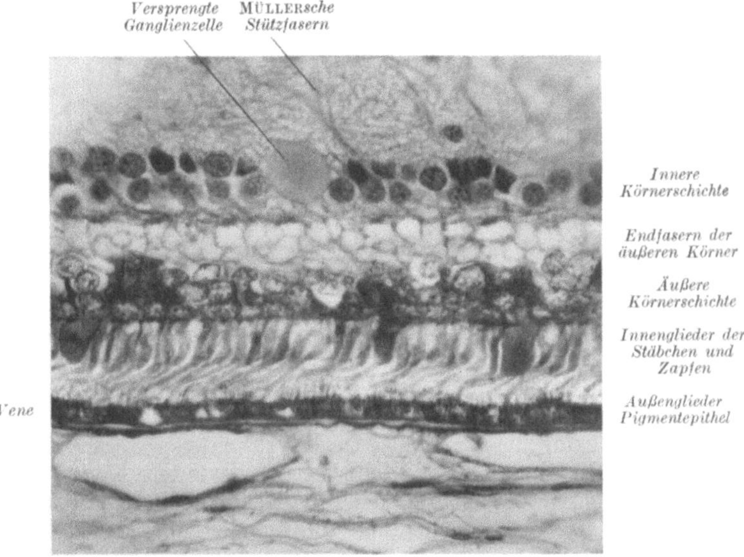

Abb. 299. Querschnitt der Netzhaut der Peripherie, 100 μ von der Ora serrata entfernt (KOLMER).

Ora im 7. Lunarmonat noch über der Mitte des Ciliarmuskels und entsteht durch scheinbare Zurückziehung der Netzhaut, die in frühere Entwicklungszeit unverdünnt über den Ciliarkörper reicht, dann aber bei der Weiterentwicklung dieser Gegend zur Pars ciliaris retinae verdünnt wird.

Nach SALZMANN (1912) verlieren bereits in der Entfernung von 0,5—1 mm vom Netzhautrand die Ganglienzellen- und die Nervenfaserschichte ihre Selbständigkeit, einzelne Ganglienzellen kommen aber noch bis zum Rande hin vor (Abb. 299). Die äußere plexiforme Schichte verschwindet allmählich, indem in sie und die HENLEsche Faserschichte Elemente der äußeren und inneren Körnerschichte eindringen, schließlich sind die beiden Körnerschichten verschmolzen. Damit endet auch die schon vorher undeutlich gewordene innere plexiforme Schichte. An die vereinigten Körnerschichten schließt noch im Bereiche des Randwulstes die innere Zellschichte der Pars ciliaris an, wo sich die Membrana limitans externa unter spitzem Winkel an das Pigmentepithel anlegt und dann verschwindet [EISLER (1930)]. Am Rande gehen gewöhnlich die Stäbchen verloren und es bleiben auf der Limitans nur kurze stummelförmige Bildungen ohne Außenglied übrig, die zwischen Limitans und Pigmentschichte hinein immer niedriger werden, in anderen Fällen sind noch Stäbchen zu unterscheiden. Die Stützfasern sind bis unmittelbar an den Rand erkennbar und gehen direkt in die unpigmentierte innere Zellschichte der Pars ciliaris retinae über, nach außen bedeckt von der direkten Fortsetzung des Pigmentepithels, die deren äußere Zellschichte bildet. Die Pigmentzellen werden höher, unregelmäßig in meridionaler Richtung verlängert. WOLFRUM hat eine Fortsetzung der Membrana limitans zwischen beiden Schichten 1908 nachgewiesen. Nach MAGGIORE (1924/25) reicht die Stäbchen- und Zapfenschichte nasal näher an die Ora heran, als temporal. Ihre typische Ausbildung hört temporal 0,9—2 mm, nasal 0,1—0,9 mm, oben und unten 0 bis 25 mm hinter der Ora auf.

Wenn SALZMANN (1912) darüber sein Erstaunen ausdrückt, daß die äußerste Peripherie der Netzhaut blind ist, trotzdem die histologische Beschaffenheit uns dafür keinen Anhaltspunkt gibt, so muß man ihm beistimmen. Wir finden in allen normalen Augen bei *Mensch* und *Tier* die eigentlichen Lichtreceptoren, die Stäbchen und Zapfen bis an den Rand der Pars optica heranreichen. Allerdings stehen sie weniger dicht, werden immer dicker und kürzer, und wie schon GREEFF (1900) darstellte, nimmt die Zahl der Stäbchen stärker ab als die der Zapfen. Ich finde gerade sogar die am meisten an der Peripherie gelegenen Zapfen sehr gut entwickelt; sie enthalten eine besonders große Vakuole zwischen Außen- und Innenglied. Einzelheiten, wie etwa die streifige Zeichnung des Innengliedes und die Neurofibrillen des Zapfenfußes, lassen sich in ihnen besonders deutlich erkennen.

Wo die Stäbchen-Zapfenschichte endigt, biegt die Limitans externa gegen das Pigmentepithel herunter, sie soll nach WOLFRUM (l. c.) in die Kittleisten zwischen dem Pigmentepithel des Ciliarkörpers und dem farblosen Ciliarepithel übergehen. Der vordere Rand der Limitans externa soll genau der Grenze im Pigmentepithel entsprechen.

Die beiden Körnerschichten werden gegen den Rand der Netzhaut entsprechend dünner, zeigen aber sonst keine auffallenden Veränderungen. In der äußeren plexiformen Schichte treten gleichfalls Körner auf [SALZMANN (1912)]; entweder handelt es sich um verlagerte innere Körner oder um eine unvollständige embryonale Differenzierung der Schichten. Allmählich wird die Abgrenzung beider Körnerschichten voneinander undeutlich und schließlich fließen sie am Rande selbst in eine zusammen. Die innere plexiforme Schichte läßt keine Änderung erkennen. Die Ganglienzellen und mit diesen die Nervenfasern hören 0,5—1 mm hinter der Ora serrata auf.

In demselben Maße, in dem diese Elemente schwinden, nimmt das Stützgewebe an Masse zu; die äußerste Peripherie der Netzhaut enthält daher an Stelle der Ganglienzellen nur zerstreute Neurogliazellen, an Stelle der Nervenfasern nur dicht gedrängte Basalkegel von MÜLLERschen Fasern und sieht daher quer oder schief gestreift aus. Die Limitans interna retinae wird gegen die Ora serrata hin bedeutend dünner und dadurch oft undeutlich [SALZMANN (l. c.)]. Am Rand setzt sich die Retina beim Erwachsenen scharf gegen das Ciliarepithel ab. Da dieses viel dünner als die Retina ist, bildet hier die Netzhaut eine Stufe, die je nach der Fixationstechnik und äußeren Umständen, wohl auch anatomisch variierend, bald abgerundet, bald scharf über das Ciliarepithel überhängt. SALZMANN (l. c.) hebt hervor, daß nicht nur individuelle Differenzen vorhanden sind, sondern die Gestalt des Netzhautrandes an verschiedenen Schnitten desselben Auges wechselt. Je mehr sich nämlich der Schnitt der Spitze des Zahnes der Ora serrata nähert, desto stärker wird das Überhängen des Netzhautrandes. An solchen Schnitten sieht man an der Innenfläche der Netzhaut eine Art von Sporn aus einem lockeren Reticulum mit wenigen regellos angeordneten Kernen, die in den Glaskörper vorragen. Geht der Schnitt gerade durch die Spitze eines Zahnes, so liegt dieser Sporn der Innenfläche des Ciliarepithels auf [SALZMANN (1912)].

Es fällt die Grenze des Gesichtsfeldes beim *Menschen* nicht mit der Ora serrata zusammen, sondern sie liegt auf der temporalen Seite des Auges hinter ihr. Dementsprechend ist der peripherste Teil der Netzhaut manchmal nicht voll entwickelt. Die Stäbchen und Zapfen sind rudimentär entwickelt, was auf der nasalen Seite nicht zutrifft. Hier liegt die Grenze des Gesichtsfeldes nur ganz unbedeutend hinter der Ora serrata [MAGGIORE (1924)].

Die Pars coeca stellt in den Augen sehr zahlreicher *Wirbeltiere* einen erheblichen Teil der Netzhaut dar. Bei der Analyse ihrer Struktur finden wir, daß sie sich nur gradweise durch eine gewisse Vereinfachung, aber nicht prinzipiell im Aufbau von den peripheren, noch als Projektionsebene dienenden Netzhautabschnitten unterscheidet, und nur beim *Menschen* und vereinzelten *Säugetieren* ausschließlich die alleräußersten Partien Charaktere von Rückbildung zeigen. Diese Tatsachen müssen bei uns Zweifel erwecken, ob diese Netzhautpartie wirklich vollkommen funktionslos sei. Wir werden darauf besonders deshalb hingewiesen, weil es sich bei der histologischen Analyse ergibt, daß die Opticusganglienzellen normale, offenbar funktionierende Achsenzylinder zum Sehnerven entsenden und auch die in der Pars coeca gelegenen Horizontalzellen, in der gleichen Weise wie im übrigen Netzhautbereich anatomisch und wahrscheinlich auch funktionell mit den Elementen der benachbarten, sehenden Partien durch nervöse Fortsätze in Verbindung stehen. Nun ist keineswegs bewiesen, daß nicht auch von dem vom Licht getroffenen Teile des Fundus eine bestimmte Menge von Strahlen auf die Pars coeca reflektiert werden. Ja für die Augen, die ein Tapetum besitzen, ist dies unbedingt anzunehmen, wenn dieses, wie HOSOYA (1929) zeigte, ein Fluorescenzlicht aussendet. Wir würden also das Erhaltenbleiben einer gewissen Funktion und damit der Struktur der Pars coeca uns dadurch erklären können, daß wir annehmen, daß auch von ihr, wenn sie auf schwache Reize reagiert, mit Hilfe ihrer nervösen Verbindungen die sehende Netzhaut vielleicht im Sinne des Auftretens von Kontrasterscheinungen beeinflußt werden kann.

Die Frage, ob etwa ein verlängertes myopisches Auge auf seinem eine größere Fläche einnehmenden Fundus eine entsprechend größere Anzahl von Sehelementen besitzt, da diese in solchen Augen nicht weniger dicht zu stehen scheinen, und wie die Vermehrung der Elemente zu erklären sei, legt die Vermutung nahe, daß analog wie bei niederen *Wirbeltieren* möglicherweise die periphersten Anteile der Netzhaut eine Region darstellen, in welcher auch postembryonal noch Zellteilungen vor sich gehen könnten. Ein Materialnachschub könnte hier bei den genannten Wachstumsvorgängen allerdings so langsam vor sich gehen, daß er nur ausnahmsweise morphologisch sich ausdrücken würde. Diesbezüglich wären besondere Untersuchungen am Platze. Bei niederen *Tieren (Amphibien)* sehen wir hier während des Wachstums Mitosen noch lange auftreten, in transplantierten Augen gibt es von hier aus offenbar Regeneration aus einem „Zellkeimlager".

Im Gebiet des Sehnervenaustrittes zeigt sich die Netzhaut durch die aus ihrer innersten Schichte in den Sehnerven übergehende Masse der Nervenfasern in allen übrigen Schichten kreisförmig durchbrochen: „Blinder Fleck der Netzhaut". Der Rand verhält sich hier individuell verschieden, in der Regel ist er temporal und unten steil abgeschnitten oder leicht gerundet und von dem Umbiegungswinkel der Nervenfasern durch ein spongiöses intermediäres Gewebe gliöser Natur getrennt [KUHNT (1879)]. Die Schichten gehen teilweise und etwas unbestimmt in dieses Gewebe über, nachdem die Ganglienzellenschichte sich mehr oder weniger mit der inneren Körnerschichte vereinigt hat. Die Sehzellen erscheinen als ziemlich breite zylindrische Körper an der Innenfläche der Limitans externa und schicken durch diese nur Rudimente von Stäbchen nach außen

[EISLER (1930)]. Ich habe oft beobachtet, daß in dieser Gegend besonders durch Hämatoxylin einzelne Zapfen samt ihren Zellen und der Zapfenfaser ganz isoliert elektiv dunkel gefärbt werden wie in Methylenblaupräparaten. Die Pigmentzellen sind hier ziemlich hoch, pigmentarm und fortsatzlos. Nasal und oben schärft sich der Rand allmählich zu, indem die Schichten, mit der Ganglienzellenschichte beginnend, zurückbleiben, so daß nur die Pigmentschichte in den Umbiegungswinkel der Nervenfasern vorstößt. Das intermediäre Gewebe ist sehr spärlich oder fehlt ganz. Dies kann einmal rundum der Fall sein, ebenso wie die Stäbchen-Zapfenschichte gelegentlich fast unverändert bis zum Rande reicht, nur daß dann auffallend viel Zapfenkerne nach außen von der Limitans externa liegen [EISLER (l. c.)].

J. Stützelemente. Glia.

Außer den eigentlichen nervösen Elementen, den Neuronen, finden sich in der Netzhaut, sowie in jedem Teile des Zentralnervensystems, als wesentliche Bestandteile statischen und vielleicht auch trophischen Zwecken dienende gliöse Elemente, die meist als Stützgewebe gewertet werden.

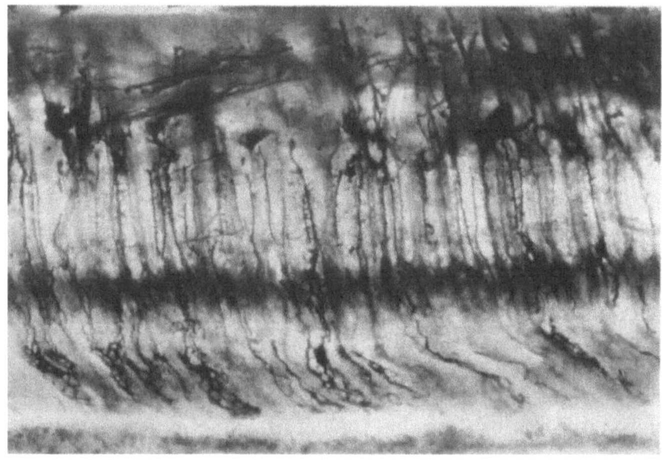

Abb. 300. MÜLLERsche Stützfasern im Fundus des *Menschen*. Chromsilberpräparat (KOLMER).

Die neueren Methoden der Gliadarstellung haben uns gelehrt, daß auch in der Netzhaut, wie im Zentralnervensystem mehrere Arten von Gliazellen unterschieden werden können: die Oligodendroglia, die Mikroglia Rio Hortegas, neben den eigentlichen Fibrogliazellen, die durch die MÜLLERschen Stützfasern repräsentiert werden. Wie in den embryonalen Zentren lassen sich Stützelemente unterscheiden, die die ganze Dicke der Retina durchsetzen, die sog. MÜLLERschen Stützfasern, neben kleineren spärlicheren Elementen, die besonders erst in der Nähe der Papille deutlicher hervortreten und in ähnliche Zellelemente des Opticusstammes übergehen, die GOLGIschen Spinnenzellen. Die MÜLLERschen Stützfasern durchsetzen die ganze Dicke der Netzhaut von der Limitans externa zur Limitans interna (Abb. 300). Es sind außerordentlich lange schmale, höchst kompliziert geformte Gebilde. Der kerntragende Teil der Zelle liegt innerhalb der inneren Körnerschichte und tritt zumeist durch seine länglich ovale Form und die Eigenart seines Kerngerüstes in dieser Schichte erkennbar hervor (Abb. 301). Das den Kern umgebende spärliche Cytoplasma gibt in dieser Schichte kurze, spitze oder blattförmige Fortsätze ab, durchsetzt die äußere plexiforme Schichte und verbreitet sich in der äußeren Körnerschichte derart, daß vom Zellkörper bienenwabenartige, feinste Vertiefungen gebildet werden, die die Körper der äußeren Körnerzellen dicht umschließen. Auch glaskörperwärts entsendet die Zelle einen Fortsatz, der äußerst zahlreiche kurze feine Seitendornen innerhalb der plexiformen Schichte abgibt, dann eine kurze Strecke ohne Fortsätze verläuft, um bald darauf in mehrere Äste zu zerfallen, die mit dreieckigen Verbreiterungen an der Limitans interna der Netzhaut sich ansetzen (Abb. 302). Auf Flächenpräparaten der Netzhautinnenfläche, die mit schwachen Silbernitratlösungen behandelt und belichtet wurden, erkennt man, daß diese Fortsätze hier ausgebreitet aneinanderstoßen, und die innerste Schichte der Netzhaut nach Art eines Mosaiks bilden. In den Zwischenräumen dieser fußartigen Verbreiterungen laufen die Bündel der Opticusfasern, ein Verhältnis wie es den oberflächlichen Nervenfaserzügen des sog. Randschleiers und den Gliazellen im Zentralnervensystem entspricht. Die Sternzellen oder Astrocyten finden sich vereinzelt in der Schichte der Opticusganglienzellen, dichter in der Papille und im Opticusstamm.

Die basalen Kegel der MÜLLERschen Fasern enthalten gliöse Stützfibrillen, die mit Eisenhämatoxylin und den Methoden der Gliafaserdarstellung sich hervorheben lassen.

An BIELSCHOWSKY - Präparaten, in denen der Innen- und Außenfaden der Stäbchen und Zapfen und das Diplosom, von denen diese ausgehen, scharf imprägniert sind, gelingt es auch, in der gleichen Weise dargestellt, das Diplosom der MÜLLERschen Stützfasern zu erkennen; es liegt meist unmittelbar unter

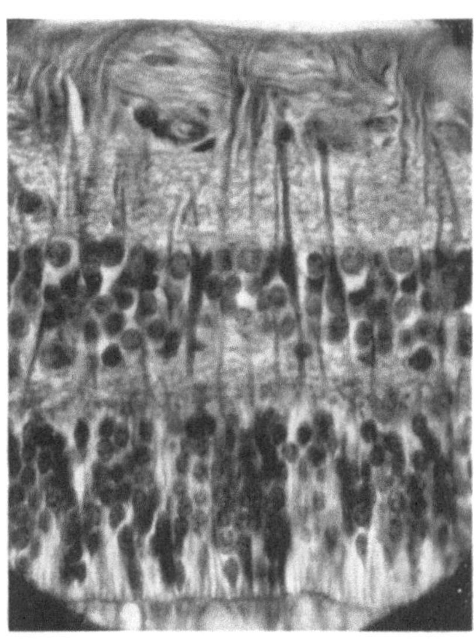

Abb. 301. Querschnitt der Netzhaut des Erwachsenen mit stark gefärbten MÜLLERschen Stützfasern und deren Kernen (KOLMER).

der Limitans externa in dem minimal verbreiterten Kopf des Stützelementes. Ich konnte bei neugeborenen *Menschen*, besonders die zwei meist schräg, seltener senkrecht gegen die Oberfläche gestellten Pünktchen in allen Abschnitten der Netzhaut erkennen. Sollte in früheren Entwicklungsstadien auch von diesem Diplosom eine Geißel ausgehen, so scheint sie jedenfalls in der späteren Embryonalzeit, wenn sich Stäbchen und Zapfen entwickeln, zu verschwinden. Das winzige Diplosom ist aber auch in der Grube der Fovea zwischen den Basen der Zapfen beim Neugeborenen noch deutlich nachzuweisen.

Wenn wir im Zentralnervensystem und im Opticus beobachten, daß die Astrocyten mit Endfüßchen sich in typischer Weise an der Wandung der Capillaren ansetzen, so vermissen wir ein entsprechendes Verhalten an den Capillaren der Retina. Wenigstens die MÜLLERschen Stützfasern, die allerdings auch nur den großen Ependymfasern des Zentralnervensystems, nicht wie MARCHESANI (1926) meint, den Astrocyten homolog sind, scheinen auch mit ihren lateralen Fortsätzen keinerlei Beziehung zu Gefäßen zu haben.

Dadurch, daß in manchen Regionen der Netzhaut die Bündel der Sehnerven gröber, in anderen feiner sind und durch diese Bündel die MÜLLERschen Stützfasern auseinandergedrängt werden, scheinen sie je nach der Schnittrichtung bald mehr vereinzelt, bald zu pfeilerartigen Bündeln zusammengedrängt.

So treten beispielsweise die Stützfasern am wenigstens in horizontalen, das
Zentrum von Macula und Papille verbindenden Schnitten hervor, weil hier das
papillo-maculare Bündel längs und die diese Bündel einscheidenden Gliazellen
nur teilweise getroffen sind, dagegen treten die Bündel in sagittalen Vertikal-
schnitten in der Nähe der Papille viel deutlicher hervor.

Außer den MÜLLERschen Stützfasern kommen in der Retina von gliösen
Elementen Spinnenzellen vor, d. h. kleine Gliazellen mit rundlichem bis ovalem
Kern und sehr zahlreichen cytoplasmatischen Fortsätzen, wie sie in der
grauen und weißen Substanz des Zentralnervensystems auch vorkommen.

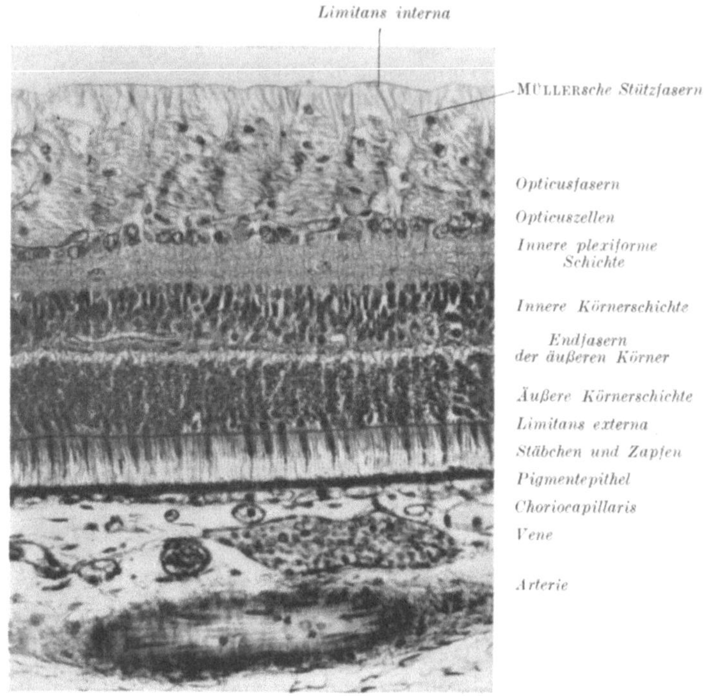

Abb. 302. Chorioidea und Retina. Nasale Fundusgegend des Neugeborenen (KOLMER).

Sie finden sich in der Nähe der Papille hauptsächlich in der inneren plexiformen
Schichte, der Ganglienzellenschichte und in der Nervenfaserschichte innerhalb
der Bündelchen und sind durch die Chromsilbermethoden und die Methode von
RIO HORTEGA darstellbar. Goldsublimat nach CAJAL läßt sie nicht hervortreten.
Reichlich treten sie innerhalb der Papille und im Sehnerven als typische Astrocyten auf. Man darf sie nicht mit Kunstprodukten verwechseln, wie sie bei der
Chromsilbermethode als strahlige Gebilde in den verschiedensten Organen
zustande kommen können, worauf schon GREEFF (1900) aufmerksam machte.
Den echten Gliafasern entsprechen offenbar nur Fasern, die in den MÜLLER-
schen Stützzellen gebildet werden, gewöhnlich kommen derartige Elemente nur
im Bereiche der Papille und des Opticus vor.

Die Gliafasern treten aber in manchen Retinen sehr stark, auch im Bereiche
der Opticusganglienschichte und der inneren plexiformen Schichte, auch in
horizontalen Zügen hervor, und begleiten präcapillare und capillare Gefäße in
ganzen Bündeln, doch scheint es mir nicht möglich dies in allen Retinen nachzuweisen.

Es scheinen die in der inneren plexiformen Schichte und der Schichte der Ganglienzellen vorkommenden Gliazellen und -fasern nicht so deutlich zu erscheinen, daß man sie zu sehen bekommt, wenn die entsprechenden fibrillären Gebilde in den MÜLLERschen Stützfasern klar hervortreten. Nur ganz ausnahmsweise habe ich sie in einer *menschlichen* Netzhaut beobachtet, aber auch bei den *Tieren* im allgemeinen vermißt. Die *Delphin*netzhaut zeigt sie in besonderer Entwicklung.

Wenn Gliafasern in einer anderen als in der radiären Richtung in der Netzhaut vorhanden wären, so müßten sie auf geeignet gefärbten Flachschnitten besonders deutlich hervortreten; dies kommt aber nur ausnahmsweise zur Beobachtung, und es dürfte sich dann um eine relative, vielleicht entsprechenden Prozessen im Gehirn vergleichbare Vermehrung der gliösen Elemente handeln, die nicht in allen Augen vorkommt.

Bei verschiedenen *Wirbeltieren*, am wenigsten auffallend aber bei *Säugetieren* und dem *Menschen*, kommen auch Elemente vor, die als konzentrische Stützzellen von SCHIEFFERDECKER (1886), der sie mit Isolationsmethoden und Chromsilberimprägnationsmethoden darstellte, bezeichnet wurden, da sie im wesentlichen konzentrisch um den Augenmittelpunkt dem Verlauf der Schichten, d. h. der inneren Körnerschichte folgen. Sie zeigen um einen rundlichen Kern ein voluminöses Cytoplasma und verzweigte Ausläufer und sind bei *Säugern* nur ganz vereinzelt nachgewiesen worden [SCHIEFFERDECKER (l. c.), siehe FRANZ (1911)].

SCHIEFFERDECKER hat gewisse Elemente in den Netzhäuten verschiedener *Wirbeltiere* unter dem Namen konzentrischer Stützzellen zu den Stützelementen der Retina gerechnet und sie den MÜLLERschen Fasern als Radiärstützzellen gegenübergestellt. Zu der Aufstellung dieses Begriffes haben Studien an Isolationspräparaten, an Chromsilberimprägnationen, vor allem aber an den Netzhäuten niederer *Wirbeltiere*, insbesondere der *Fische* geführt. Es sind sehr große voluminöse Elemente, die bei *Teleostiern* und *Selachiern* eine eigenartig hervortretende Schichte bilden. Zellen mit relativ sehr reichlichem Cytoplasma und kleinen Kernen, in denen die verschiedensten Methoden weder granuläre, noch fibrilläre Strukturen zur Darstellung bringen. Gegenüber dieser von den meisten Autoren geteilten Auffassung SCHIEFFERDECKERs, beobachtete ich die sehr gleichmäßige Schwärzung dieser Elemente bei manchen *Knochenfischen* (so etwa *Umbra crameri*), mit den CAJALschen Silberimprägnationsmethoden, die erfahrungsgemäß gliöse Elemente nicht schwärzen. Hervorzuheben ist dies überraschenderweise auch bei einzelnen *Vögeln*, die eine solche auffallend ausgebildete Schichte besitzen, wie die *Lumme (Uria troile)*, während bei der Mehrzahl der anderen *Vögel* diese Elemente leicht übersehen werden. Das letztere gilt auch für die *Säugetiere*, wo man Mühe hat, überhaupt das Vorhandensein solcher Elemente zu demonstrieren, und dies nur an Chromsilberpräparaten einigermaßen gelingt. Kernlose Elemente fand ich aber nirgends.

Nirgends drängt sich uns deutlicher als in der Netzhaut die gleichzeitig stützende und isolierende, vielleicht auch ernährende Funktion des Neurogliagewebes auf, die die herrschende Hypothese annimmt. Man sieht, daß die einzelnen Sehelemente, Stäbchen und Zapfen, ihre Fasern und ihre Endfüße fast unmittelbar aneinanderstoßen, wenn sie isoliert gefärbt oder imprägniert werden. Man sieht aber in guten Chromsilberpräparaten der Gliazellen, speziell der MÜLLERschen Stützfasern, daß außerordentlich dünne Anteile dieser Fasern ähnlich wie *Bienenwaben* zwischen die einzelnen Sehelemente eingeschoben sind und sie umhüllen, ja daß der Faserkorb der Stützfasern noch die Basen der Stäbchen und Zapfen trennt, auch in Netzhäuten, wo man überhaupt Mühe hat, zwischen den Innengliedern der Stäbchen einen Zwischenraum zu erkennen. Erst im

Gebiete der äußeren Körnerschichte ragt das untere Ende der Stäbchen und Zapfenendkugel aus diesem gliösen Mantel heraus, und hier ist Gelegenheit zu einer Berührung mit den Bipolaren und den Anteilen der Horizontalzellen, so wie es die Neuronenlehre in ihren Vorstellungen voraussetzt.

O. VAN DER STRICHT (1922) stellte Kittleisten und Felder der MÜLLERschen Stützfasern durch Einwirkung von 1% Silbernitrat im Licht auf die frische Netzhaut dar.

Die faserige Glia stellte DOGIEL (1901) mit der KULSCHITZKIschen Hämatoxylinlösung und der WEIGERTschen Differenzierungsflüssigkeit dar.

An der Limitans externa angelangt, gibt jede MÜLLERsche Stützfaser eine Reihe feinster, glatter, spitzer, unmeßbar feiner Spitzchen nach außen hin gegen die Sehelemente ab, die in ihrer Gesamtheit so angeordnet sind, daß für die Stäbchen und Fasern deren Basis umfassende Faserkörbe entstehen. Diese sind bei den *Primaten* und bei den meisten *Säugern* mit gewöhnlichen Methoden schwer, relativ leicht mit den Chromsilbermethoden darzustellen, bei *Reptilien* mit großen Zapfen *(Schildkröten)* zeigen sie auch die gewöhnlichen Methoden leicht. Die Silbermethode, besonders die Chromsilbermethode, stellt die Zapfenkörbe deutlich dar, wahrscheinlich dicker als sie eigentlich sind. So wird die Limitans externa im wesentlichen von den Enden des gliösen Stützgerüstes gebildet. Ihr deutliches Hervortreten beruht aber darauf, daß zwischen den sich entwickelnden Zellen sich schon in der embryonalen Anlage Kittleisten, die sich stark färben, ausgebildet haben.

Jede Stützfaser bildet in der Limitans externa beim erwachsenen *Tier* offenbar eine kleine am Rande gekerbte Platte, die sich mit den Nachbarplatten verbindet. MENNER (1930) hat in einer neuen schematischen Darstellung einer MÜLLERschen Stützfaser diese sich unter der Limitans externa mehrfach aufteilen lassen. Von so einem Verhalten habe ich nie, bei keinem *Wirbeltier* etwas gesehen.

Gelegentlich kann das Gitterwerk der Limitans externa ganz elektiv durch Silbernitrat gefärbt werden.

Bei einem *Halbaffen* kann man die Limitans interna auf der Oberfläche der Papille noch deutlich erkennen, was beim *Menschen* und anderen *Tieren* nicht leicht möglich ist.

Nach MARCHESANI (1926) kann man mit der HORTEGAschen Silbercarbonatmethode in elektiver Weise alle gliösen Elemente des Nervensystems darstellen und bei ihrer Anwendung am Auge kann man schließen, daß die Glia im Opticus sich zweckmäßig in Astrocyten, Oligodendroglia und HORTEGAzellen einteilen läßt. Bei Anwendung dieser Methode färben sich je nach der Zeitdauer in progressiver Reaktion Oligodendroglia, dann HORTEGA zellen und Astrocyten. Die Astrocyten bilden im Opticus ein regelmäßiges Gerüstwerk, sie stehen mit ihren Endfüßen, wie im Zentralnervensystem, in Kontakt mit den Capillaren, ohne daß zu entscheiden wäre, ob ihre Füße eine kontinuierliche gliöse Randzone gegenüber den Blutgefäßen miteinander bilden, wie dies HELD im Zentralnervensystem annimmt. MARCHESANI (l. c.), der hauptsächlich das *Kaninchen* untersucht hat, findet die Oligodendroglia im Opticus in enger Beziehung zum Verlauf der Nervenfasern, in der Retina zum Vorkommen der großen Ganglienzellen. Sie dürfte während des ganzen Lebens eine für den Bestand dieser Gebilde wichtige Funktion ausüben. Die HORTEGAschen Zellen imprägnieren sich normalerweise in der Retina und im Opticus aus unbekannten chemischen Ursachen unvollständig oder nur mit verstümmelten Fortsätzen.

Sie finden sich regelmäßig verteilt im ganzen Opticus und in den inneren Schichten der Retina. Sie haben phagocytäre und amöboide Fähigkeiten und dürften die Wegschaffung normaler und pathologischer Stoffwechselprodukte besorgen. Besonders deutlich ist die Oligodendroglia im Chiasma darzustellen.

Eigentliche Astrocyten hat MARCHESANI (1926) nur in der Gegend der Papille, nicht in der Retina angetroffen.

Mit der Gold-Sublimatmethode von CAJAL lassen sich die Astrocyten im Opticus, in der Retina bloß die MÜLLERschen Stützfasern, aber ohne ihre cytoplasmatischen Seitenfortsätze darstellen.

Darstellungen der Netzhautglia des *Menschen* gab bei Studien über Gliom URRA (1924) mit der Methode von RIO HORTEGA und von ACHUCARRO.

Als Zellen von RIO HORTEGA werden in neuerer Zeit besonders bestimmte Arten von Gliazellen bezeichnet, welche durch eine besondere Modifikation der Silbercarbonatimprägnation, welche dieser spanische Forscher angegeben hat, in elektiver Weise dargestellt werden. Was die Retina betrifft, so machte ich die Beobachtung, daß Zellen, welche genau der Beschreibung der HORTEGAzellen entsprechen, auf der inneren Oberfläche der Netzhaut vieler *Säuger*, besonders des *Pferdes*, weniger deutlich auch des *Schweines* mit der vitalen Methylenblaufärbungsmethode unter Umständen in ziemlich elektiver Weise zur Darstellung gebracht werden und, soweit mein Material es zu beurteilen zuläßt, besonders reichlich bei älteren Individuen hervortreten. Breitet man beispielsweise eine *Pferde*netzhaut mit der Glaskörperseite nach oben auf das Tragglas aus, so sieht man Zellen, die dadurch charakterisiert sind, daß von einem kleinen unscheinbaren Zellkörper kurze, dendritisch verzweigte Fortsätze ausgehen, deren Enden mit flachen Varicositäten besetzt sind, die eine charakteristisch körnig-wabige Struktur aufweisen. Diese flachen Plättchen hängen mit den Verzweigungen zumeist durch außerordentlich zarte Verbindungsbrücken zusammen. Längere Fortsätze werden nie beobachtet. Der Farbton, in dem sich die genannten Zellen darstellen, weicht durch leichte Metachromasie manchmal ein wenig von dem ab, in welchem gleich große nervöse Zellelemente (Ganglienzellen, Amakrinen, Horizontalzellen) gelegentlich gleichzeitig durch die Farbe zur Darstellung gebracht werden. Sehr auffallend ist es, daß, wenn einmal diese Zellen zur Darstellung kommen, sie nicht vereinzelt, sondern zu Tausenden in einem cm² ausgebreiteter *Pferde*netzhaut und ziemlich elektiv dargestellt werden, und es ist charakteristisch, daß alle Elemente vollkommen flach in einer Schichte mit Zellkörper und Ausläufern gelegen, angetroffen werden, die man leicht als Limitans interna der Netzhaut oder äußerste Schichte der Membrana hyaloidea des Glaskörpers identifizieren kann, wenn, wie es manchmal geschieht, eine äußerst zarte Schichte des Glaskörpers bei der Präparation auf der Netzhautoberfläche zurückbleibt. Dasselbe, nur weit weniger auffallend, fand ich auch bei Neugeborenen und erwachsenen *Menschen*, konnte es aber merkwürdigerweise nicht bei *Affen* finden.

RIO HORTEGA und zahlreiche Untersucher, die seine Ausführungen bestätigt haben, sehen in diesen Zellen Elemente der sog. Oligodendroglia und man wird sich dabei erinnern, daß für viele Autoren, wie beispielsweise FRANZ (1912) und MAWAS und MAGITOT (1911, 1912), der Glaskörper als eine von der Retina ausgehende Bildung angesehen wird. FRANZ vergleicht den Glaskörper mit einer verdickten Basalmembran. MAWAS und MAGITOT (1911, 1912, 1915) lassen ihn aus gliösen Fortsätzen der MÜLLERschen Stützfasern hervorgehen.

Die HORTEGAschen Zellen sind nach LÓPEZ (1927) durch einen kleinen Zelleib und einen in der Gestalt sehr veränderlichen rundlänglichen, ovalen, eckigen, stabförmigen oder gebogenen Kern ausgezeichnet, der ein Kernkörperchen und mehrere Stückchen Chromatin enthält; die Gestalt der Zelle hängt von der Zahl und Stellung der Fortsätze ab. Einschlüsse von Fett und Pigment sind häufig. Die Fortsätze sind sehr verschieden, nach Länge, Verlauf und Dicke, verdünnen sich meist mit der Entfernung von der Zelle und haben zahllose Verzweigungen. Die HORTEGAschen Zellen sind mesodermale Elemente, zum Unterschied von der Neuroglia, die ektodermalen Ursprungs ist. Sie besitzen die Fähigkeit der Phagocytose und der Wanderung, wobei die Zellen die verschiedensten Wandlungen erfahren. LÓPEZ (l. c.) hat in der Netzhaut und im Sehnerven beim *Menschen, Affen, Kaninchen* und *Schwein* HORTEGAsche Zellen mit allen ihren Charakteren gefunden, die in der Nervenfaser- und Ganglienzellenschichte vorkommen. Auch in der inneren Körnerschichte finden sich Kerne, die denen der HORTEGAschen Zellen gleichsehen. Die Unmöglichkeit Fortsätze zu entdecken, ist vielfach auf die dichte Lagerung der Kerne zurückzuführen, die die Fortsätze verdecken könnten. Das Vorhandensein von Capillaren in der inneren Körnerschichte macht es wahrscheinlich, daß HORTEGAsche Zellen sich in allen cerebralen Schichten der Netzhaut finden. Die Fortsätze der Zellen sind in der Nervenfaserschichte mehr gestreckt, während sie in der plexiformen Schichte mehr geschlängelt sind. Im Sehnerven sind die Kerne in Anpassung an die Gewebsanordnung meist länglich, stäbchen- oder spindelförmig. Die bipolaren Formen überwiegen. Ein Vergleich von Schnitten durch den Sehnerv und das Chiasma läßt deutlich die Anpassung der HORTEGAschen Zellen an die Anordnung der Nervenfasern erkennen. Bei pathologischen Veränderungen der Netzhaut und im Sehnerven sind diese Zellen in der Nähe der Krankheitsherde vermehrt, was ihre migratorische Fähigkeit beweist.

Nach LÓPEZ (l. c.) wandeln sich bei pathologischen Prozessen die HORTEGAzellen, wenn sie beweglich werden, zunächst in wenig verzweigte und dornenlose Elemente um, dann in Stäbchenzellen und schließlich in vakuolisierte granuloadipose Körper, die mit Inhalten wie Blutkörperchen, Melanin, Fuscinkristallen, Blutpigment, Fett und Lipoiden, silberbindenden Substanzen gefüllt sind und somit deutliche Kennzeichen für die phagocytäre Tätigkeit dieser Zellen abgeben. WELLS und CARMICHAEL fassen die Mikroglia als einen Teil des reticuloendothelialen Systems auf und glauben ebenfalls, daß sie aus Mesoderm hervorgeht. Sie konnten sie in Explantaten vom Gehirn des *Hühnchens* in typischer Weise nachweisen, erhielten aber keine solchen Zellen bei Kultivierung embryonaler Netzhaut. Gegenüber der Vitalfärbung mit Trypanblau verhalten sich die Zellen der Mikroglia wie Wanderzellen.

Macht man Flachschnitte durch die Retina, welche die Limitans interna, bzw. die äußerste Schichte des Glaskörpers treffen, so findet man eigenartige Zellelemente mit unregelmäßig ovalem, leicht eingedelltem, häufig etwas polymorphem Kern und einem stark färbbaren Zellkörper, der den Kern nur ganz wenig einhüllt und dann in bizarre Fortsätze, die meist so ziemlich in einer Ebene liegen, ausgeht, die bald wenig, bald sehr stark dendritisch verzweigt sind und auffallend grobe Varicositäten tragen. Man trifft diese Zellen ebensogut in den Augen Neugeborener, die nach der Kraniotomie am Lebenden unmittelbar gewonnen wurden, als auch in den exstirpierten Augen Erwachsener. Ganz auffallend häufig sieht man sie, wenn man Vitalfärbung der Netzhaut, besonders bei alten *Pferden* vornimmt und an der in toto ausgebreiteten Netzhaut deren innere Oberfläche durchmustert. Besonders hier entsprechen diese Zellen durchaus dem Typus der HORTEGAzellen, wie sie in jüngster Zeit vielfach geschildert worden sind. Man sieht sie gelegentlich in außerordentlich großer Zahl äußerst regelmäßig, annähernd schachbrettartig, über große Strecken der inneren Oberfläche der Retina ausgebreitet. Eine Beziehung zu den Schichten der Retina selbst, etwa durch Hineinsenden von Fortsätzen, konnte ich nicht feststellen. Wir werden uns erinnern, daß MAWAS und MAGITOT (1915) zellige Elemente des Glaskörpers geschildert haben, die in allen Epochen des Embryonallebens in 2 Schüben besonders in größerer Anzahl auftreten und die zwar gewöhnlich

rundliche Formen aufweisen, aber auch häufig dendritische amöboide Verästelungen zeigen. Nach ihrer Ansicht handelt es sich stets um gliöse Elemente,
die der gliösen Anlage der Netzhaut entstammen.

Da nun die HORTEGAzellen von anderer Seite als Wanderzellen von bindegewebiger Abkunft bezeichnet werden und vielleicht an manchen Örtlichkeiten
des Auges mit dem übereinstimmen, was als ruhende Wanderzellen bezeichnet
wird, ist besonders hier sehr schwer zu entscheiden, ob die Elemente wirklich
gliös sind. Sehen doch andere, wie etwa DEJEAN (1925), im Glaskörper einen rein
mesodermalen Abkömmling. Man muß also die Frage aufwerfen, ob die an der
Oberfläche der Netzhaut gelegenen HORTEGAzellen nicht wenigstens eine Modifikation von gliösen Elementen darstellen, die mit den Glaskörperzellen der älteren
Autoren [SCHWALBE (1887)] identisch sind.

Studien über carminspeichernde Zellen im Auge und besonders Gliazellen
und Ganglienzellen in der Retina führten OGUCHI und MAJIMA (1923) am
*Kaninchen*auge, das durch Einspritzen von Carminlösung in den Glaskörper
gereizt war, aus und fanden dabei Mitbeteiligung gangliöser und gliöser
Elemente der Netzhaut.

K. Macula und Fovea centralis.

1. Macula lutea.

Als Macula lutea wird seit alters die Region der Umgebung der Fovea
beim *Menschen* und bei *Affen* bezeichnet. An der Tatsache, daß hier ein diffuser,
anscheinend alle Elemente der Netzhaut gleichmäßig durchtränkender Farbstoff vorhanden sei, hat bis vor einigen Jahren niemand gezweifelt, bis GULL-
STRAND (1902, 1905, 1918) auf Grund seiner Befunde mit seinem Ophthalmoskop
die Behauptung aufstellte, daß ein gelber Farbstoff überhaupt im Leben nicht
vorhanden sei, sondern die gelbe Färbung dieser Stelle darauf beruhe, daß die
dünnere Partie der Netzhaut die dahintergelegenen Partien der Augengewebe
nach dem Wegfall der Zirkulation gelb durchscheinen lasse. Die Farbe würde
also nur eine Leichenerscheinung darstellen, und zwar sei die Färbung um
so intensiver, je mehr Gewalt bei der Enucleation auf die Foveagegend eingewirkt habe.

VOGT (1913, 1921) behauptet, daß man schon im ophthalmoskopischen Bild
am Lebenden unter Anwendung von durch Spezialfilter geschicktem, rotfreiem
Licht die gelbe Farbe der Macula ophthalmoskopisch nachweisen könne. Diese
Beobachtung wurde seither von verschiedenen Seiten bestätigt [CHEVALLEREAU
und POLACK (1907)].

HOLM (1922) konstatierte ebenfalls wie VOGT im rotfreien Licht und bei Ophthalmoskopie im direkten Sonnenlicht die Gelbfärbung der lebenden Macula
und führte eine Anzahl von entoptischen Beobachtungen an, die sich nur durch
das Vorhandensein des gelben Farbstoffes im lebenden Auge erklären lassen.
Nach eigenen Erfahrungen, die mir gezeigt haben, daß die gelbe Farbe am
frisch eröffneten Auge von *Menschen* und *Affen* im gleichen Ausmaß wie am
Leichenauge sichtbar ist, daß ferner diese gelbe Farbe auch hervortritt, wenn
wir die Netzhaut mittels Durchspülung von der Aorta aus mit Formalin fixieren,
wobei sie wesentlich undurchsichtiger wird, daß ferner unter der Anwendung
mancher Fixierungsmittel, wie beispielsweise Cerium nitricum, diese gelbe
Farbe sich in eine mehr orangegelbe umwandeln läßt, die wir auch wahrnehmen,
wenn die Netzhaut von ihrer Unterlage abgelöst wird, ist es mir nicht recht
verständlich, wie man das Vorhandensein der gelben Farbe ableugnen kann.
Unter den genannten Umständen sieht man in der Fovea und deren Umgebung
und der ähnlich gebauten Area der *Vögel* und *Reptilien* niemals eine ähnliche

Farbe, trotzdem offenbar die gleichen physikalischen Bedingungen, die GULL-
STRAND (1902, 1905) für ursächlich hält, hier auch vorhanden sein dürften.

Die gelbe Farbe der Macula wird für gewöhnlich teleologisch so aufgefaßt,
daß es sich um eine Substanz handle, die die kurzwelligen Lichtstrahlen partiell
absorbiert und verhindert, daß die Macula und Fovea von diesen am stärksten
chemisch wirksamen Strahlen allzu kräftig beeinflußt werde.

NORDENSON und NORDMARK (1927) haben eine Anzahl von Leichenaugen
untersucht und glauben die gelbe Farbe der Macula, ähnlich wie GULLSTRAND,
als Leichenerscheinung deuten zu müssen.

Ich konnte mit Sicherheit beobachten, daß die gelbe Farbe der Macula und
Fovea besonders den inneren Schichten angehört. Legt man eine frische Netzhaut
auf ein Glas und beleuchtet sie von oben, so sieht man auf der Innenseite die
gelbe Farbe intensiv, betrachtet man sie auf demselben Glas von der Außenseite, erscheint die Macula bei reiner Flächenbeleuchtung farblos, erst im durchfallenden Licht gelblich. Nach meinen Erfahrungen beim *Menschen* und zahlreichen *Affen* kann es sich keinesfalls um Leichenerscheinungen handeln.

An frisch enucleierten, wie an frischeren Leichenaugen beobachtete ich,
daß die Färbung aller Elemente der Fovea, aber auch der zentralen Macula-
bezirke durch das Methylenblau viel schwieriger und seltener zustande kommt,
als die Färbung der peripheren Netzhautpartien. Bei den Färbungs- und Fixa-
tionsprozessen zeigt sich die gelbe Farbe der Macula, die offenbar nur die 4
innersten Schichten diffus durchtränkt, gegen die Reagenzien recht widerstandsfähig und erhält sich auch im Damarharz jahrelang. An zahlreichen pathologischen Augen fand HEINE, daß die Macula immer der am leichtesten verwundbare
Teil der Netzhaut ist, besonders auch beim juvenilen Glaukom Kurzsichtiger.
Ich konnte das auch an Augen beobachten, die wegen beginnenden Sarkoms
der Iris enucleiert wurden.

2. Fovea centralis.

Ungefähr im Zentrum der Area und der gelben Macula liegt die Fovea
centralis. Die Form der Fovea centralis beim *Menschen* und den *Affen* ist
außerordentlich schwer zu erkennen. Wenn wir die Bilder, die die verschiedenen
Autoren über die Form der Fovea gegeben haben, miteinander vergleichen,
so sehen wir, daß nicht zwei derselben übereinstimmen. Wer über die Fixations-
vorgänge der Netzhaut nur einigermaßen Erfahrung besitzt, wird allerdings
die am meisten abweichenden Angaben, ganz seichte abgeflachte Fovea einerseits,
trichterförmige Fovea mit wulstigen Rändern andererseits, auf Veränderungen
zurückführen, die in das Gebiet der Fixationskunstprodukte gehören.

Es ist außerordentlich schwer, über die Form der Fovea bei *Mensch* und *Tier*
eine richtige Vorstellung zu gewinnen. Alle Verfahren, die zur Fixation empfohlen
worden sind, haben gewisse Vor- und Nachteile: Selbst wenn wir am un-
eröffneten Bulbus operieren, gelangen manche Fixierungsmittel, auch die gas-
förmigen, wie die Osmiumsäuredämpfe zu langsam zur Netzhaut, um postmortale Veränderungen verhindern zu können. Den frischen Bulbus zu eröffnen,
ist ohne jede Schädigung und Verlagerung der Retina, auch wenn man das
Auge in genau passend ausgehöhlten Kork- oder Gipsklötzen mit den schärfsten
Gilletteklingen durchschneidet, nur zufällig möglich.

Die sich anschließende Entfernung des Glaskörpers zur Räucherung der Netzhaut mit Osmium von innen, wie sie etwa ROCHON-DUVIGNEAUD (1907) empfiehlt,
ist immer ein gewagter Eingriff. Am schonendsten ist wohl bei allen gefäßhaltigen Netzhäuten die Fixation durch Injektion der Zentralgefäße, was im
allgemeinen nur dann durchführbar ist, wenn ein Stück der Arteria ophthalmica,

wie bei Exenteration der Orbita, für die Injektionsnadel zugänglich ist. Die besten Resultate liefert die Injektion von der Carotis oder Durchspülung des ganzen *Tieres* vom Herzen aus; sie ist an der *menschlichen* Leiche, wenn überhaupt, meist zu spät durchführbar. Selbst bei einwandfreier Fixation, bei der die Netzhaut vollkommen faltenlos anliegt, ist die Gegend der Fovea durch ihre besondere Quellbarkeit noch speziell gefährdet; wird sie im Zusammenhang mit den

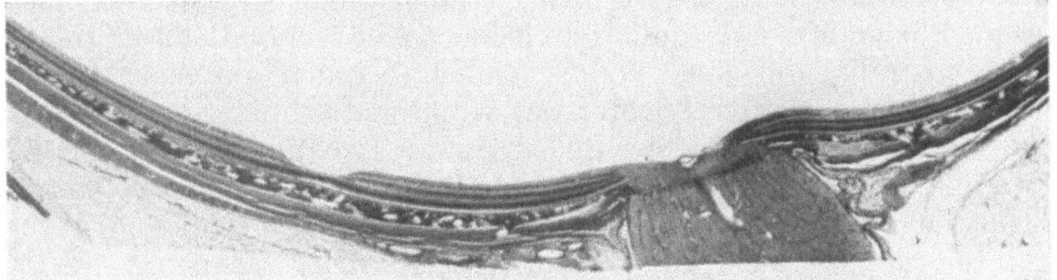

Abb. 303. Schnitt durch die Papillenmitte und die Fovea von *Macacus rhesus*. Übersicht (KOLMER).

übrigen Augenhäuten auch noch so schonend in Celloidin eingebettet, unterliegt sie außerdem noch den Schrumpfungsvorgängen bei der Alkoholhärtung und Celloidindurchtränkung, nicht nur ihres eigenen Gewebes, sondern den viel stärkeren, besonders der Sklera. So können auch tadellos fixierte Foveae noch bei der Einbettung zentrale Einrisse oder Lockerung der Elemente erleiden.

Erst der Vergleich von frisch fixierten Fundi mit starker binokulärer Lupe mit Radiärschnitten nach verschiedenen Arten von Fixation und Einbettung

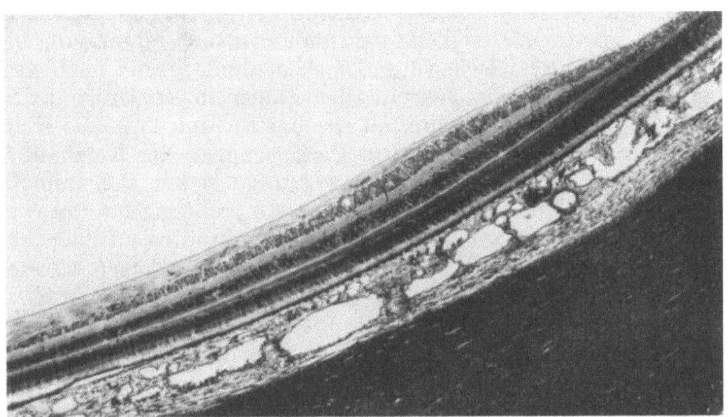

Abb. 304. Macula und Fovearand des Erwachsenen (KOLMER).

läßt uns erkennen, daß die wirkliche Form der Fovea eine nicht zu tiefe Delle ist, die im Zentrum eine kleine trichterartige Vertiefung, die Foveola enthält. Die von verschiedenen Autoren geäußerte Vermutung, daß die Form der Fovea und der Foveola individuell wechselt, dürfte dabei auf Richtigkeit beruhen, doch dürften alle extremen Abweichungen in das Gebiet der Kunstprodukte fallen (Abb. 303, 304). (Was von der Fovea der *Primaten* gilt, gilt natürlich noch mehr von der bei *Vögeln* und *Reptilien,* die ebenfalls sehr leicht durch Fixationseinflüsse in ihrer Form wesentlich entstellt wird. Erschwerend kommt dabei in Betracht, daß auch die Durchspülung an diesen gefäßlosen Netzhäuten, da sie nur von der Choriocapillaris aus wirkt, das Resultat der Fixation nicht in dem Maße günstig beeinflussen kann, wie es die Durchspülung in den bestgelingenden Fällen bei den *Primaten* imstande ist.)

FRITSCH (1908) weist darauf hin, daß die Fovea wesentlich kleiner ist als
die Papille und daß die Darstellungen, wie beispielsweise die von EBNER (1902)
in KÖLLIKERs Handbuch, der DIMMER (1894) gefolgt ist, die Fovea in unrichtiger
Weise viel zu groß erscheinen lassen. Nach allem, was ich an guterhaltenen
Präparaten zu sehen Gelegenheit hatte, muß ich vollkommen dieser Meinung von
FRITSCH zustimmen.

Durch die Untersuchungen von CHIEVITZ (1889) haben wir gelernt, eine Area
centralis auch beim *Menschen* zu unterscheiden; erst innerhalb dieser findet sich
die Fovea centralis, die einen wahrscheinlich bei den einzelnen Individuen
verschieden stark vertieften Trichter mit wechselnd schräg gestellten Wänden
darstellt. Der etwas abgeflachte Boden dieses Trichters enthält ein kleines
Grübchen, die Foveola. Nach dem, was ich mit der binokulären Lupe an frischen
Augen von etwa 30 *Affen* feststellen konnte, wechselt bei diesen *Tieren* die
Konfiguration des fovealen und Foveolatrichters nicht sehr stark; es ist fast
unmöglich, diese Gebilde ohne geringe Deformation am fixierten Präparate
zu Gesicht zu bekommen. Beim *Menschen* dürfte aber, wie schon die Augen-
spiegelbefunde lehren, die Form der Fovea etwas größere Varianten zeigen.
Die unvereinbaren Differenzen dagegen, welche die mit verschiedenen Fixierungs-
mitteln hergestellten Bilder der verschiedenen Autoren diesbezüglich zeigen,
sind aber wohl zum großen Teil auf die ungünstige Wirkung der angewendeten
Fixierungsmittel zurückzuführen. Am günstigsten erwies sich, soweit meine
Erfahrungen am *Affen*auge dies beurteilen lassen, die Injektion mit Bichromat-
Formol-Eisessig in das Gefäßsystem des Auges, sofortige, sehr schonende
Herausnahme des Bulbus, den man von Muskeln und Fett befreit, Räucherung
mit Dämpfen 2%iger Osmiumsäure durch eine Viertelstunde und Nachfixierung
in der gleichen Fixationsflüssigkeit, der man etwas Osmiumsäure beimischt.
Betrachtet man nach der Räucherung den Augenhintergrund nach sorgfältiger
Entfernung des Glaskörpers, so liegt in allen Fällen im *Affen*auge die Netzhaut
vollkommen glatt an und man kann mit der binokulären Lupe die Einzelheiten
der Fovea genau studieren. Minimalste Verlagerungen der Netzhaut während
der weiteren Härtungs- und Einbettungsvorgänge lassen sich mit Sicherheit
nie vollkommen vermeiden und erst, wenn man ein größeres Material verarbeitet,
summieren sich glückliche Zufälle, um ganz einwandfreie Bilder zu liefern.
Doch muß bemerkt werden, daß die Einbettung ganzer Augen, so wie es etwa
die für die Glaskörperdarstellung so ausgezeichnete Methodik von ST. GYÖRGY
vorschreibt, zwar topographisch tadellose Bilder ergibt, Messungen aber zeigen,
daß infolge einer dabei stattfindenden, wenn auch nur geringfügigen Quellung
des Augeninhaltes, die Netzhaut in allen Punkten wesentlich verschmälert und die
Fovea deformiert erscheint, wobei am meisten die Außenglieder der Sehelemente
geschädigt zu werden scheinen.

Alle Angaben über Faltenbildung in der Fovea und deren Bilder mit ganz
flachem Inneren muß man wohl in das Gebiet der Kunstprodukte verweisen.
Letztere Form kommt durch extremen Zug, den die peripheren Partien bei der
Gerinnung auf die Netzhautgrube ausüben, zustande und ist vergesellschaftet
mit lokalen Abhebungen an irgendwelchen Stellen des Bulbus, fast immer auch
mit zumindest leichten S-förmigen Verbiegungen der Sehelemente, die, wenn
sie innerhalb der Macula noch dem Pigmentepithel dicht anliegen, gegen das
Foveazentrum in charakteristischer Weise konzentrisch angeordnet erscheinen.
Um sie zu erkennen, sind Schnitte unter 0,006 mm und stärkste Vergrößerungen
notwendig. Der erstere, extreme Fall ist bedingt durch Quellungsvorgänge,
bei welchen entweder die ganze Netzhaut mehr quillt als Aderhaut und Sklera,
weshalb dann gleichzeitig mit dem Bilde der wulstigen, trichterförmigen Fovea
irgendwo, oft nur an der Peripherie der Netzhaut, wenn auch geringfügige Falten

derselben sich finden. Gelegentlich aber tritt der Fall ein, wenn der Glaskörper im geschlossenen Auge unter Quellungsdruck steht (ich fand dies bei sonst topographisch ausgezeichnet erhaltenen *menschlichen* und *tierischen* Augen bei der Fixation mit acetonhaltigen Lösungen), daß der quellende Glaskörper die Netzhaut gegen die Chorioidea andrückt, welch letztere infolge ihres Gefäß-gehaltes auch bei den Fixationsvorgängen ein relativ elastisches Polster bildet. In diesen Fällen finden wir bei überall vollkommen faltenlos anliegender Netz-haut gleichwohl die Außenglieder der Sehelemente verbogen. Es kann vor-kommen, daß bei Schrumpfungstendenz, trotz topographisch normaler Lage der Netzhaut ein Zug auf das Zentrum der Fovea in der Weise ausgeübt wird,

daß ihr tiefster, dünn-ster und am wenig-sten widerstandsfähiger Punkt einreißt. In ande-ren Fällen kann es zu einem Auseinanderwei-chen der Sehelemente, speziell am Grund der Fovea kommen. Auf solche Vorkommnisse hat speziell auch schon FRITSCH (1906) hinge-wiesen. Wenn anderer-seits einzelne Unter-sucher [FRITSCH (l. c.), HEINE (1926)] es er-örtern, ob durch dichte Lagerung eine gegen-seitige Abplattung der Sehelemente zustande komme und so sechs-

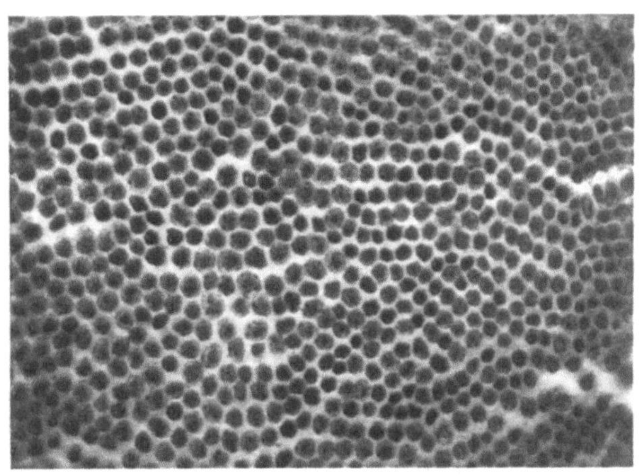

Abb. 305. Flachschnitt senkrecht auf die Achse der Fovea centralis, der die proximalen Anteile der zentralen Foveazapfen trifft; bei genauem Zuschen sieht man, daß die Querschnitte der Innenglieder zumeist kreisrund sind und die Polygone nur durch die Anordnung vorgetäuscht werden (KOLMER).

eckige Prismen aus ihnen entstehen sollen, so vermute ich, daß diese Bilder speziell durch Veränderungen infolge der Fixation mit Salpetersäure bedingt sind, bei welcher, trotz faltenlosen Anliegens der Netzhaut, ein Quellungsdruck innerhalb der Netzhaut zustande kommt (Abb. 305). Reichliche Erfahrung an Augen von *Affen,* die mit den verschiedensten Fixationsflüssigkeiten von den Gefäßen aus fixiert worden waren, haben mich gelehrt, daß diese Maßnahme wohl die einwandfreieste ist. Will man aber ganz dünne Schnitte der Fovea erhalten und wendet die hierzu notwendige doppelte Einbettung an, so sind die erwähnten Veränderungen, besonders kleinste Zerreißungen im Zentrum der Fovea nicht in allen Fällen zu vermeiden.

3. Schichten.

Schon im Gebiete der Macula verändert sich die Stäbchen-Zapfenschichte von der Peripherie gegen das Zentrum zu in der Art, daß die Stäbchen allmählich immer mehr zurücktreten und somit die Zapfen dichter aneinander rücken, so daß außen 2 Stäbchen zwischen 2 Zapfen, dann 1 Stäbchen zwischen 2 Zapfen, schließlich 2 Zapfen zwischen 2 Stäbchen gelegen sind. Am Rande der Fovea verlieren sich die Stäbchen vollständig und das Zentrum der Fovea wird nur von Zapfen eingenommen. Alle diese Elemente verlängern und verschmälern sich gegen die Fovea gleichzeitig, so daß wir im Gebiete, das bloß Zapfen enthält, wenigstens bei den *Primaten* die dünnsten und längsten Elemente der ganzen

Netzhaut entwickelt finden. Am Rande der Fovea finden sich noch Stäbchen von 0,001 mm Dicke [HEINE (1905)].

Nach den Untersuchungen von MAX SCHULTZE (1871) finden sich im Zentrum der Fovea auf einem Raume von 0,2 mm, nach ROCHON-DUVIGNEAUD (1907) von 0,15 mm keine Stäbchen. DIMMER (1894) und KOSTER (1895) nehmen diese Stelle größer an. Sie entspricht 0,5—0,7° im Gesichtsfeld. 0,4 mm vom Zentrum finden sich schon überwiegend Stäbchen, 0,2 mm 4° davon 10mal, 3—4 mm 10° davon 20mal soviel Stäbchen wie Zapfen.

KOSTER (1895) gibt den ausschließlich zapfentragenden und stäbchenfreien Bezirk mit 0,5 mm im Durchmesser an, WOLFRUM (1908) mit 0,44 mm. Hier

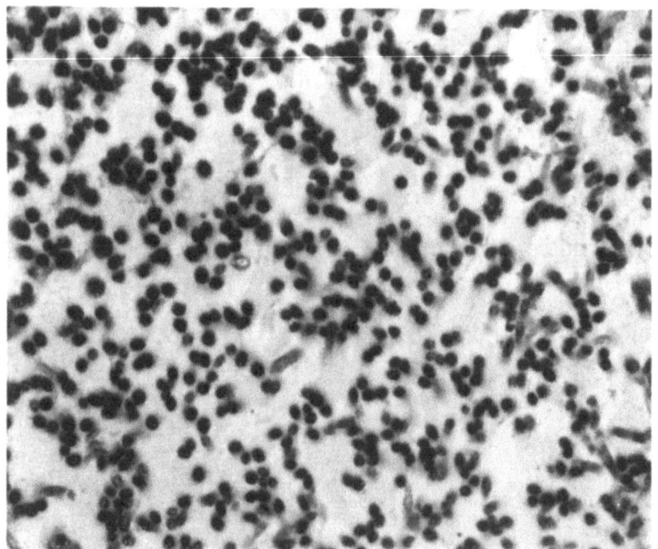

Abb. 306. Querschnitt der Außenglieder der zentralen Zapfen der Fovea; lockere Stellung (KOLMER).

dürften wesentliche individuelle Schwankungen vorkommen. Im Zentrum der Fovea haben die Zapfen Stäbchenform, indem Außen- und Innenglied fast die gleichen Durchmesser aufweisen, die von den verschiedenen Autoren ganz verschieden angegeben werden. H. MÜLLER (1856) und WOLFRUM (l. c.) maßen 0,0015 mm, MAX SCHULTZE (1867), SCHWALBE (1883), ROCHON-DUVIGNEAUD (1907) über 0,003 mm, HEINE (1926) sogar 0,004 mm an den zentralen Elementen, was, abgesehen von Verschiedenheiten der Fixation, wohl auf individuelle Variationen hinweist. Ebenso wird die Länge der zentralen Elemente verschieden von SCHWALBE (l. c.) mit 0,06—0,075, von GREEFF (1901) bis 0,085, von ROCHON-DUVIGNEAUD (l. c.) mit 0,08, von WOLFRUM (l. c.) mit 0,09 mm angegeben.

Auf einem Flachschnitt der Fovea zählte ich in einem Quadrat von 0,025 mm Seitenlänge im Schnitte, wo bloß die Außenglieder getroffen waren, 25 sehr locker stehende Elemente und auch in einem Schnitt der unmittelbar distal von der Limitans externa die zentralen Zapfeninnenglieder getroffen hatte, fand ich 25 Elemente (Abb. 306).

Die mir zur Verfügung stehenden *menschlichen* Foveae zeigten die Erscheinung, auf die FRITSCH (1908) aufmerksam gemacht hat, ganz ebenso wie die Foveae zahlreicher *Affen,* auch solcher *Affen,* bei denen die Fixation von den Gefäßen überlebend durchgeführt worden war, nämlich, daß die Zapfen an der Peripherie dichter, im Zentrum schütterer standen. Eine so dichte Lagerung der distalen Zapfen, daß sie sich gegenseitig durch ihre Lagebeziehung abplatten würden, wie sie einige Autoren [HEINE (1926)] angenommen haben, scheint mir, auch wenn die Lockerung in meinen Präparaten durch Schrumpfungsvorgänge bedingt sein sollte, ganz ausgeschlossen. Ebenso sicher aber müssen wir individuelle Varianten in der Dichte der zentralen Foveaelemente annehmen, was angesichts der sich postembryonal in diesem Punkte abspielenden Vorgänge einigermaßen verständlich ist. Leider sind die Vorgänge bei der definitiven Ausbildung der Fovea in den ersten 6 Monaten des extrauterinen Lebens noch nicht genau bekannt.

ROCHON-DUVIGNEAUD (1907) betonte, daß er bei der Untersuchung gut fixierter menschlicher Foveae einen stäbchenfreien Abschnitt stark verlängerter (0,07—0,075 mm) und verdünnter (0,00252 mm) Zapfen gefunden habe, die ein

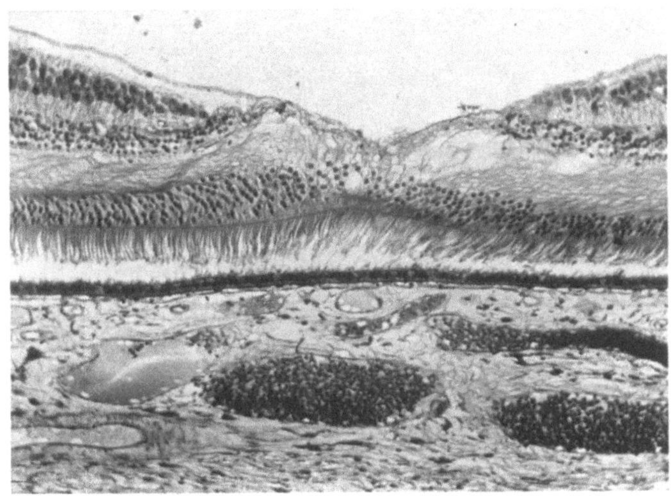

Abb. 307. Fovea centralis eines enukleierten Auges mit Fovea externa und Foveola (KOLMER).

zentrales Bukett bilden, mit einem Durchmesser von 0,15 mm. In diesem Abschnitt zeigten sich bei den verschiedenen Individuen bald relativ spärliche Zapfenkerne, bald ein ganzer Kuchen von dichtgedrängten Kernen, die im Zentrum in zahlreicheren Schichten angeordnet sind, als in den peripheren Abschnitten der Fovea. Es ist noch zu entscheiden, ob nur Zapfenkerne oder noch andere Zellkerne durch ihr gehäuftes Vorhandensein diese Variante bedingen; sie können auch im Zentrum mehr verteilt und etwas exzentrisch in einer Art Kranz angesammelt sein, ohne daß wir bisher weder das Wesen noch die Bedeutung dieser Varianten kennen. Auch sonst findet er in den übrigen die Fovea bildenden und unmittelbar umgebenden Schichten die schon mehrfach beschriebenen Varianten.

Dadurch, daß sich im Zentrum der Fovea eine Menge von Zapfen dicht aneinander drängen (auch diesbezüglich scheinen weitgehende individuelle Varianten vorzukommen), und daß dabei die zentralen Zapfen wesentlich verlängert sind, das Pigmentepithel, das auf der Chorioidea liegt, aber nicht ausweichen kann, wird im Zentrum der Fovea, die Membrana limitans externa gegen das Augeninnere konvex vorgewölbt. So entsteht das Bild einer Fovea externa retinae, die beim *Menschen* höchstwahrscheinlidh erst bei den zur Fertigstellung der Fovea führenden letzten Entwicklungsprozessen nach der Geburt entwicklungsgeschichtlich zustande kommt, beim Neugeborenen aber von mir noch kaum angedeutet gefunden wurde (Abb. 307).

Wenn M. Schultze (1867) die Zapfen im Zentrum der Fovea in sich rechtwinklig schneidenden Bogenlinien angeordnet sein läßt, wenn Fritsch (1900 und 1908) angibt, daß das Zentrum von 50—60 regellos angeordneten Zapfen eingenommen wird, im übrigen Grund der Fovea aber das Flächenbild spiralige sich unter 45° kreuzende Reihen aufweist, die im Randgebiet meridionale Richtung einschlagen, wenn Heine (1901) ein fast mathematisch genaues Mosaik sechseckiger Zapfenquerschnitte großenteils in geraden Reihen angeordnet beobachtete, so dürften diese Unstimmigkeiten wohl alle auf verschiedene teils zufällige Einflüsse bei der Konservierung zurückzuführen sein. Nach allem, was ich an den mittels Durchspülung des überlebenden *Tieres* meines Erachtens

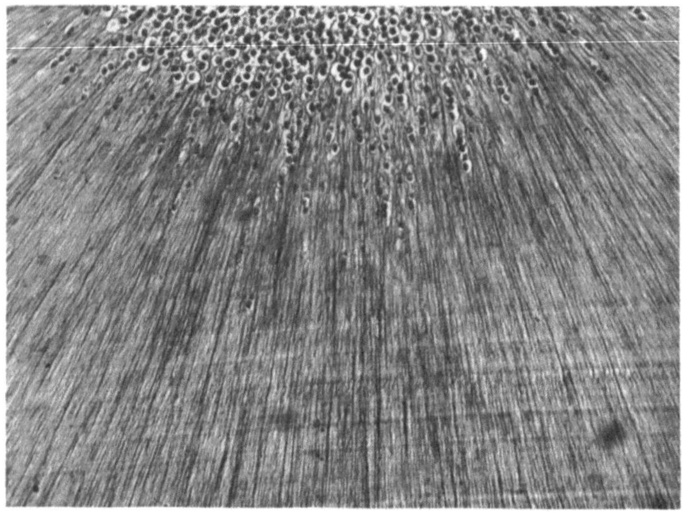

Abb. 308. Flachschnitt der halben Fovea des *Menschen*. Radiär ziehende Henlesche Fasern, dazwischen „Kernreihe" von Fritsch (Kolmer).

optimal konservierten Foveae zahlreicher *Affen* großenteils auf 0,002—0,003 mm dicken Serienschnitten beobachtete [Fritsch (l. c.) machte seine Angaben an 0,025 mm dicken Celloidinserien], muß ich gegenüber den erwähnten Autoren, auch gegenüber Max Schultze (l. c.) und Greeff (1901), Wolfrum (1907) recht geben, wenn er die drehrunde Form der Foveazapfen bei *Menschen* und *Affen* betont. Je mehr wir uns der Tiefe der Fovea nähern, um so vollkommener treten in der äußeren Körnerschichte die Stäbchenkörner zurück und es bleiben nur Zapfenkörner übrig, aber auch diese unterscheiden sich von denen der übrigen Netzhautregionen durch eine eigenartige spindelige Veränderung und weniger deutliche Kernstruktur. Da sie relativ breiter sind als die dazu gehörigen Zapfen, werden sie von der Limitans weg nach innen verdrängt und übereinander geschichtet. Dabei variiert diese Anordnung fallweise, indem manchmal im Zentrum nur wenige, an der Peripherie der Fovea 4—5 Reihen Kerne übereinanderliegen, in anderen Fällen, wie Rochon-Duvigneaud (1907) hervorhob, im Zentrum eine kuchenförmige Ansammlung derselben gefunden wird. Jeder Zapfen hängt mit dem Korn durch einen im Zentrum kürzeren, an der Peripherie der Fovea längeren fadenartig ausgezogenen Anteil zusammen.

Die an der Peripherie der Macula noch reichlich vorhandenen, im Zentrum immer seltener werdenden Stäbchen besitzen, ebenso wie die Zapfen dieser Region, eine sehr lange Stäbchenfaser, die parallel mit den Fasern der Zapfen der Gegend verläuft.

Von diesen spindeligen Kernen strahlen die verlängerten basalen Fortsätze nach allen Seiten vom Zentrum der Fovea in sehr schräger Stellung gegen die Plexiformis interna in ziemlich genau radiärer Richtung aus, auf diese Weise die HENLEsche Faserschichte bildend (Abb. 308). Daß dazwischen auch reichlich gliöse Elemente, d. h. sehr verlängerte Fortsätze modifizierter MÜLLERscher Stützfasern verlaufen, ist mit spezifischen Imprägnationen nachzuweisen. Die Endstücke dieser Stützfasern aber sieht man an dünnsten (0,002 mm dicken) Schnitten des Zentrums der Fovea zwischen den Basen der zentralen Zapfen und man kann mit Mühe erkennen, daß auch hier wegen ihrer Feinheit kaum nachweisbare Faserkörbe von diesen Elementen an die Zapfenbasen abgegeben werden.

Jede HENLESche Faser, die einem Achsenzylinder eines nervösen Elementes gleichzuachten ist, läßt bei optimaler Fixation eine fibrilläre Struktur erkennen, und diese Fibrillen lassen sich bis zu den in dieser Region fast kugeligen Zapfenendfüßen verfolgen, wo sie in deren granulärer Verdickung endigen.

Auf Tangentialschnitten des Fovearandes sieht man, daß im Zentrum der hier genau quer getroffenen HENLEschen Fasern ein Bündel von 2—3 feinen Fibrillen verläuft. Dieses Bild kann geradezu als charakteristisch für optimale Fixierung der Sehzellen gelten.

Die Struktur der Schichte dieser Endknöpfe ist hier besonders deutlich, da sie am Fovearand allein, nicht mit Stäbchenendknöpfen vermischt, den äußeren Teil der Plexiformis externa bilden. Letztere ist im übrigen im Gebiet der Fovea kaum recht abzugrenzen, da in ihr offenbar nur die Endigungen von Zapfenbipolaren, nicht die von Horizontalzellen zu finden sind, da anscheinend Horizontalzellen im Bereiche der eigentlichen Fovea bis zu deren Rande für gewöhnlich fehlen. Die Schichte der inneren Körner verdünnt sich auch allmählich von 5—6 Reihen gegen das Zentrum der Fovea auf 1—2 Reihen, ebenso die innere plexiforme Schichte. Erstere ist am Rande der Fovea dafür auf 0,06—0,07 mm verbreitert und zeigt 9—10 Lagen von Körnern. Die Amakrinen scheinen darunter vertreten zu sein [DOGIEL (1892), DIMMER (1894)]. Die innere plexiforme Schichte ist in manchen Augen 0,1—0,3 mm von der Foveamitte nicht mehr sicher nachzuweisen.

Wie schon DIMMER (l. c.) beschrieben hat, verdickt sich am Rande der Fovea nasal die Ganglienzellenschichte auf 0,057—0,085 mm, temporal auf 0,045—0,075 mm mit 6—8 Zellagen, verdünnt sich am Clivus bis auf eine Körnerlage. Im Zentrum der Fovea finden sich nur vereinzelte Ganglienzellen, was DOGIEL (l. c.) auch auf Flächenbildern mit der vitalen Färbung feststellte; in manchen Fällen fehlen streckenweise die Ganglienzellen ganz. Die Ganglienzellen am Rande des Foveagebietes sind ziemlich gleichmäßig rund, vereinzelte spindelförmig und liegen dicht aneinandergedrängt; sie zeigen bei guter Fixation kleine NISSLschollen.

Durch die im vorstehenden geschilderte Reduktion der Schichten wird erzielt, daß den receptorischen Elementen am Grunde der Fovea möglichst wenig, im Leben zwar sehr durchsichtige, aber doch immerhin lichtzerstreuende Anteile anderer Netzhautschichten vorgelagert sind, so daß in den Fällen vorzüglichster Ausbildung nur Zapfenkerne und HENLEsche Fasern den Grund des Foveatrichters bilden, die Verbindung zur Weiterleitung der empfangenen Erregung sich aber außerhalb des eigentlichen Foveazentrums findet. Wo Ganglienzellen sind, gehen natürlich von ihnen auch Opticusfasern aus; diese treten aber schon 0,4—0,7 mm von der Mitte der Fovea als geschlossene Schichte auf. Am Fovearand ist die Nervenfaserschichte nach DIMMER (l. c.) temporal etwas dicker als nasal. Es scheint recht zahlreiche Varianten im Bau der Fovea in bezug auf ihre Tiefe und die Verdünnung der inneren Schichten zu geben, sie können selbst in beiden Augen des gleichen Individuums verschieden sein (LINEBACK 1927). Flache Foveae sind auch sonst weniger differenziert, was auch bei Albinos vorzukommen scheint [ELSCHNIG (1913)]. Ich beobachtete eine unvollkommen ausgebildete Fovea ohne sonstige Anomalien im Fundus bei einem Kind, dessen Cornea in früher Jugend verletzt worden war.

EISLER (1930) gibt 160 000 Zapfen auf 1 qmm, gegenüber 132 000 außerhalb der Fovea an. Ich fand, bezogen auf die Menge der zentralsten Zapfen, bloß etwa 50 000 Elemente auf 1 qmm.

SALZER (1880) zählte beim Neugeborenen auf $1/_{100}$ qmm 132—138 Zapfen, CL. DUBOIS-REYMOND gab 152 an einer ausgestanzten Fovea vom Erwachsenen an. Dies wären auf 1 qmm 15 200.

Auch ich konnte in meinen Präparaten sehr große Varianten der Länge und Dicke der zentralen Zapfen beobachten.

Die Bedeutung der Fovea wurde am meisten durch CAJALs (1892) Untersuchungen geklärt, der beim *Vogel* und beim *Chamäleon* das Prinzip der isolierten Leitung, der Querleitung in der Netzhaut von einer Zapfenfaser zu einer Bipolare und von jeder Bipolare zu einer Ganglienzelle, somit eine isolierte Bahn für die Erregung jedes reizaufnehmenden fovealen Endapparates nachwies. Auch für den *Menschen* ist dies höchst wahrscheinlich; der exakte histologische Beweis ist für den *Menschen* leider bis heute noch nicht erbracht.

Es besteht also in der Fovea eine isolierte Querleitung im Gegensatze zu der konzentrierten Querleitung und damit möglichste Verkürzung des Radius des Innervationskreises in der Retina [PÜTTER (1908)].

Es stimmt dies mit der physiologisch beobachteten Tatsache überein, daß in der Fovea 2 Punkte um eine viel geringere Strecke voneinander entfernt sein müssen, um noch als getrennt vom Auge unterschieden zu werden, und daß diese Entfernung vom Zentrum der Fovea nach außen fortschreitend, außerordentlich rasch zunimmt.

4. Opticusfaserbild.

DOGIEL (1891) hat mit vitaler Methylenblaufärbung den Verlauf der Opticusfasern auch an der *menschlichen* Netzhaut dargestellt, was auch mir fast regelmäßig am enucleierten und an frischen Leichenaugen gelang. Man sieht an solchen Übersichtspräparaten, daß die Fasern von der ganzen Peripherie der Netzhaut in ziemlich regelmäßiger Anordnung gegen den Rand der Papille radiär hinlaufen, mit Ausnahme einer zwischen Papille und Fovea gelegenen Region, in der man erkennt, daß mit einigen unregelmäßigen Wellungen die Fasern so verlaufen, daß sie im Gebiet der Macula die Fovea umziehen. Temporal von der Papille sieht man die Nervenfasern im Bogen gegen die Fovea zurückverlaufen, so daß in unmittelbarer Nähe der Fovea Fasern von allen Seiten gegen ihre Mitte konvergieren. Im Zentrum der Fovea ist dann die Anordnung der Fasern, wie DOGIEL (l. c.) abgebildet hat, eine unregelmäßige. Besonders dichte Faserzüge ziehen auch radiär von der Papille zur Macula und Fovea, sie werden als maculopapilläres Bündel betrachtet, und man weiß, daß ihr Ausfall die Erscheinungen eines typischen zentralen Skotoms hervorruft, daß sie somit für das zentrale Sehen von größter Bedeutung sind.

Auf Flächenpräparaten der mit der Methylenblaumethode behandelten *menschlichen* Retina fand DOGIEL (l. c.), daß Nervenfasern in unregelmäßiger Anordnung sich vielfach durchkreuzend, wenn auch nur vereinzelt, von dem den Fovearand umziehenden dichten Plexus abzweigen und bis zur Mitte der Fovea vordringen. Es ist also kein Punkt der Fovea absolut nervenfrei, dementsprechend finden sich auch eine Anzahl von Ganglienzellen, von denen offenbar diese Achsenzylinder ihren Ausgang nehmen. Der Befund dürfte allerdings individuell stark wechseln.

Es sei erwähnt, daß die Fovea des *Menschen* und der *Menschenaffen* der Vitalfärbung mit Methylenblau gewisse Schwierigkeiten entgegensetzt, da ich wiederholt beobachten konnte, daß die Färbung auch bei frischen, durch Trauma losgelösten Retinen Verunglückter an ihr später und viel schlechter eintritt, als an der Peripherie der Macula oder am Äquator. Möglicherweise sind Unterschiede in der Permeabilität des Netzhautgewebes für den Farbstoff dadurch angedeutet.

Die oben geschilderte Anordnung der Opticusfasern ist übrigens dafür ein Beweis, daß im Bau der zentralen Region der Netzhaut eine bilaterale Symmetrie besteht (ganz unabhängig von der von C. RABL hervorgehobenen embryonalen Symmetrie des Auges), wobei die Symmetrieebene das Zentrum der Papille mit dem Zentrum der Fovea verbindet. Diese Symmetrieebene reicht aber auch noch etwas über die Macula hinaus, indem man leicht beobachten kann, daß auch noch temporal von der Fovea seitlich um diese im Bogen herumlaufende Fasern durch unregelmäßige Überkreuzungen eine Art lokales Chiasma in der Nervenfaserschichte bilden (die Rhaphe). Man kann sich überzeugen, daß auch der Bau der anderen Netzhautschichten in der genannten Region die gleiche bilaterale Symmetrie aufweist, insbesondere gilt dies auch für die Faserelemente der HENLEschen Schichte. Will man also einen richtigen Radiärschnitt der Netzhaut sehen, auf dem die Wahrscheinlichkeit gegeben ist, daß man ein ganzes Element des ersten Neurons, bestehend aus Zapfen, Zapfenkorn, der langen, die HENLEsche Schichte bildenden Zapfenfaser und deren Endkeule, der Länge nach getroffen übersehen kann, so bieten nur gleichzeitig das Zentrum der Papille und das der Fovea treffende senkrechte Schnitte durch die Augenhäute hierfür die Möglichkeit. Man muß sich vor Augen halten, daß alle anderen Schnittführungen durch Netzhäute, die eine zentrale Fovea besitzen, immer nur Schrägschnitte des ersten Neurons liefern; eine Ausnahme bilden nur genau radiäre Schnitte durch den nasalen Quadranten der Netzhaut.

Auf die hier vorliegende Symmetrie hat RÖNNE (1919) vom ophthalmoskopischen Standpunkt bereits hingewiesen, worauf mich Prof. LAUBER aufmerksam machte.

5. Stützelemente und Gefäße der Fovea.

Während die MÜLLERschen Stützfasern in den extrafovealen Bezirken der Retina ziemlich genau senkrecht, also radiär in bezug auf den Bulbus von der äußeren zur inneren Limitans sich erstrecken, verlaufen sie in der Nähe der Fovea zunehmend schräger, ohne genau die Neigung des Clivus der Fovea zu besitzen. Diese Neigung ist im Bereiche der äußeren Faserschichten am stärksten, nimmt in den übrigen Schichten ab, so daß das ganze Gebilde der Stützfasern dabei eine flach S-förmige Biegung zeigt. FORTIN (1925, 1926) bezweifelt, daß die Limitans externa bloß ein Produkt seitlicher Fortsätze der MÜLLERschen Stützfasern sei. Er sieht in der Limitans externa eine Art von stegartig funktionierender äußerst dünner Membran, die er von besonderer Bedeutung hält, da er bei den Akkommodations- und Fixationsvorgängen die Möglichkeit einer Abflachung oder Vertiefung der Foveagegend, also einer Bewegung im Bereiche der HENLEschen Faserschichte, diskutiert. Er meint, daß die Substanzen der MÜLLERschen Stützfasern im Foveagebiet nicht ausreichen, hier die Limitans zu bilden. MENNER (1930) wies darauf hin, daß die Limitans um so deutlicher wird,

je mehr Zapfen eine Retina enthält, um so weniger hervortritt, je ausschließlicher Stäbchen die Sehelemente bilden. Meine eigenen Beobachtungen geben
aber diesbezüglich nicht die Evidenz der Parallelität beider Verhalten. Auch
MURR (1930) hat dem widersprochen. Auch in sehr dünnen, gutgefärbten Eisenhämatoxylinpräparaten kann man diese Anteile der Stützfasern sehr deutlich,
bald gerade, bald geschwungen oder mit Knickungen zwischen den HENLEschen
Zapfenfasern verlaufend, isoliert gefärbt erhalten.

FORTIN (l. c.) legt großen Wert darauf, nachzuweisen, daß die Schichte
der HENLEschen Fasern ausschließlich aus diesen aufgebaut ist, d. h. daß hier
die Stäbchen- und Zapfenfasern äußerst verlängert und parallel wie ein System
von Drahtleitungen, in einzelnen Präparaten vollkommen gestreckt, in anderen
möglicherweise infolge von Fixierungseinflüssen sehr regelmäßig parallel wellig
gelagert erscheinen. Es sind offenbar aber nirgends in dieser stellenweise mehr
als die Hälfte der Netzhautdicke bildenden Schichte Kerne vorhanden, und
somit scheinen Stützelemente zu fehlen und überhaupt die Fasern nur in einer
Gewebsflüssigkeit suspendiert zu sein, nicht aber durch gliöse oder anderweitige
Strukturen gegeneinander fixiert. Man muß FORTIN darin recht geben; insbesondere weiß man, seit HENLE, daß bei den *Primaten* und beim *Menschen*
keinerlei Blutgefäße in den Bereich dieser Schichte gelangen. Genaue Untersuchungen an der Macula zahlreicher *Affen* und des *Menschen* haben mich aber
darüber belehrt, daß bei den *Primaten* wohl auch den MÜLLERschen Stützfasern
entsprechende Elemente in dieser Schichte vorhanden sind, wie dies zuerst
DOGIEL (1891) dargestellt hat.

Das Verhalten der Stützelemente auch im Zentrum der Fovea konnte ich
beim *Menschen* an Leichenmaterial durchaus klarstellen, von den nervösen
Elementen dagegen war ich nicht imstande, mit der Chromsilbermethode gute
Bilder zu bekommen.

Daß auch im Zentrum der Fovea die nach FORTINs Anschauungen wie ein
Steg gegenüber den als Saiten aufzufassenden HENLEschen Fasern wirkende
Limitans externa sich aus den periphersten Anteilen der MÜLLERschen Stützfasern und den äußerst zarten zwischen diesen Zellenden gelegenen Kittleisten
zusammensetzt, scheint mir gegenüber FORTIN außer Zweifel.

Die Zellkörper dieser MÜLLERschen Fasern liegen an der Peripherie der Fovea
und ihre außerordentlich verlängerten distalen Fortsätze, die stellenweise
schmäler sind als 0,0005 mm, queren im Gebiete der Macula und Fovea die
HENLEschen Fasern nicht, sondern laufen mit ihnen parallel bis zur Limitans.
FORTIN (1925) hat die Hypothese erörtert, ob nicht gleichzeitig mit den Akkommodationsvorgängen eine Verlagerung der HENLEschen Faserschichte in dem
Sinne stattfindet, daß sie sich einander parallel verschieben würden und gleichzeitig die Fovea einmal vertieft, einmal abgeflacht würde. Eine Beobachtung,
die ich an einem nach einem Trauma enukleierten Auge anstellen konnte, scheint
im Sinne von FORTINs Annahme zu sprechen. Es war in diesem Auge die Fovearegion durch zwischen die Fasern ausgetretene seröse Flüssigkeit und vereinzelte
rote Blutkörperchen kegelförmig erhöht, ohne daß irgendwo die Limitans externa oder interna zerrissen gewesen wäre oder die HENLEschen Fasern irgendwelche Kontinuitätstrennungen aufgewiesen hätten, und die Schichte der
HENLEschen Fasern erschien in zur Augenachse parallele, gestreckte Bündel
aufgeteilt, in denen man, vom Zapfen angefangen, die einzelnen Fasern zu
ihren Endknöpfen senkrecht ausgespannt verfolgen konnte.

All dies ist nur denkbar, wenn tatsächlich diese Teile sich nebeneinander
verschieben können. In den bei solchen Affektionen etwas verbreiterten Zellkörpern der Zapfenkerne tritt rings um den Kern eine fibrilläre Struktur deutlicher als sonst zutage.

Bei *Affen (Schimpanse* und *Macacus)* fand ich hin und wieder ganz vereinzelte Kerne in der HENLEschen Faserschichte, kann aber nicht ausschließen, ob es sich dabei nicht um amöboide Gliaelemente oder andere Wanderzellen handeln könne.

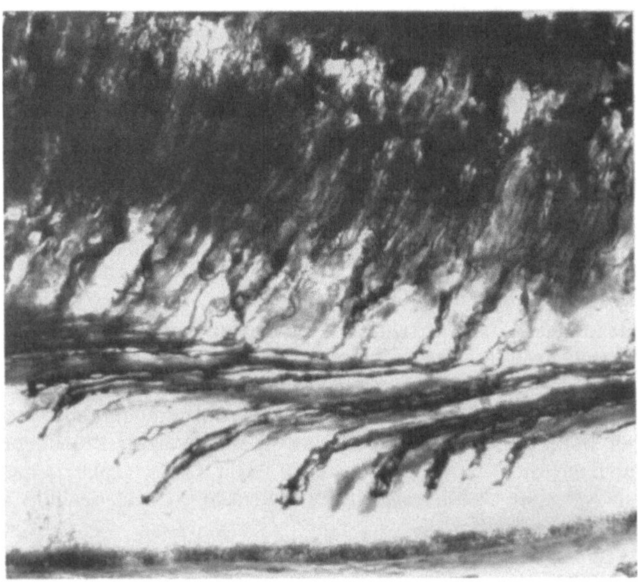

Abb. 309. MÜLLERsche Stützfaser der Fovea nach einem Chromsilberpräparat des Erwachsenen (KOLMER).

Am *menschlichen* Leichenmaterial läßt sich auch noch 4—5 Stunden nach dem Tode mit der GOLGImethode nachweisen, daß die Darstellung DOGIELs (1891) bezüglich der Stützelemente der Fovea vollkommen richtig ist. Man sieht die Basen der MÜLLER- schen Stützfasern nur etwa bis in eine Ent- fernung von 0,42 mm an die Fovea heran- reichen. Innerhalb der Retinaschichten zieht die MÜLLERsche Stütz- faser bis zu ihrem in der inneren Körner- schichte schräg stehen- den, kerntragenden An- teil schräg auf, oberhalb des Kernes zieht sie, in einem Winkel von 30—40⁰ gegen die Fo- vea geneigt, bis an die

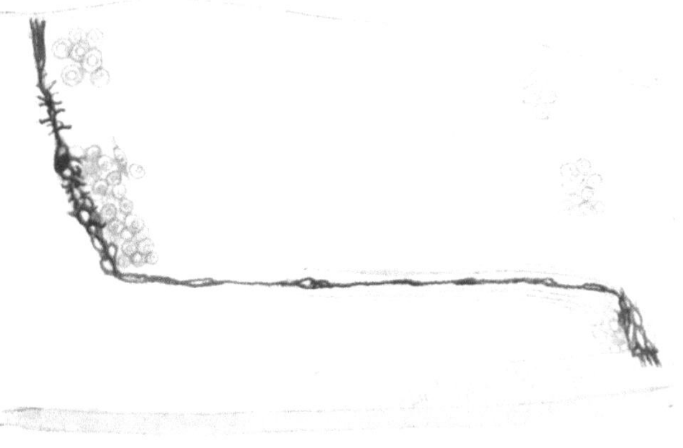

Abb. 310. MÜLLERsche Stützfasern am Rande der Fovea centralis des *Menschen.* Chromsilberpräparat (KOLMER).

Grenze der inneren Körnerschichte. Dort knickt sich die Faser ab und verläuft schräg, mit den HENLEschen Fasern parallel zur äußeren Körnerschichte, wobei sie offenbar noch weit dünner ist als die HENLEschen Fasern. Sie erreicht nach einem sehr langen Verlauf die Schichte der Zapfenkerne, in welcher sie ebenso wie in der Schichte der inneren Körner mit ihren cytoplasmatischen blattartigen

Fortsätzen die Körper der Zapfenzellen, meistens nur von 2—3 Elementen, umhüllt, wobei sie wieder bloß eine Neigung von 30—40° gegen die Retinaoberfläche
aufweist. Sie endigt schließlich an der Limitans externa der Fovea mit einer
kleinen Platte, die selbst wieder mehrfache Einkerbungen besitzt. Von der
Platte gehen 2—5 Faserkörbe bildende Dorne zwischen die Innenglieder der
Zapfen ab (Abb. 309, 310).

Aus dieser Beobachtung geht somit hervor, daß die von FORTIN vorgebrachten
Einwände gegen die bisherige Auffassung, was die Limitans externa betrifft,
unberechtigt sind. Auch hier in der Fovea kann man nachweisen, daß die Limitans
sich aus den kleinen Plättchen modifizierter MÜLLERscher Stützfasern zusammensetzt, daß sie somit keine selbständige Membran ist.

Die Limitans interna verdünnt sich im Zentrum der Fovea sehr stark,
ist aber noch gut wahrnehmbar, gelegentlich löst sie sich von der Netzhaut
ab und ist dann deutlich als getrennte Lage zu erkennen; auch bei *Vögeln* überzieht sie oft losgelöst die eine oder beide Foveae.

Die Capillaren lassen das Zentrum der Fovea vollkommen frei. Es wird somit
nur von der Choriocapillaris aus ernährt. Daß die Capillaren rings um die Fovea
mit Endschlingen endigen, läßt sich auch im entoptischen Bilde mit rein blauem
Licht erkennen, wo man ein zentrales feines Mosaikfeld, umgeben von dunklen
Gefäßschlingen bemerkt, in denen man gruppenweise die Blutkörperchen mit
dem Puls synchrom sich bewegen sehen kann [FORTIN (1929)]; das Zentrum
wird ·somit nur von der Choriocapillaris aus ernährt, es ist deshalb bei Ablatio
retinae besonders empfindlich.

Während Foveae innerhalb einer Macula lutea nur bei *Primaten* beobachtet
werden, finden sich andere Formen von Netzhautgruben bei *Vögeln,* sogar
zwei, eine zentrale und eine temporale, bei vielen *Reptilien* zentrale Foveae;
sie werden auch bei einigen *Teleostiern* beobachtet, aber ohne Verbindung mit
gelbem Farbstoff.

Viel weiter verbreitet sind nicht so vollkommen ausgebildete Stellen deutlicheren Sehens. Sie werden als Area centralis der Netzhäute bezeichnet
und sind charakterisiert durch dichter stehende schmälere Sinneselemente,
relatives Vorwiegen der Zapfen, dichtere Stellung der Kerne in beiden Körnerschichten und Vermehrung ihrer Kernreihen, besonders aber durch Anhäufung
der Opticusganglienzellen, oft in mehreren Schichten. Bei *Vögeln,* bei denen
diese Areae, wie übrigens bei den verschiedensten *Wirbeltieren,* in einem mittleren horizontalen Streifen entsprechend der Lidspalte angeordnet sind, sind sie
häufig etwas vertieft, auch wenn daneben eine oder sogar zwei Foveae gleichzeitig vorhanden sind.

6. Individuelle und Rassenvariabilität der Fovea.

FRITSCH (1908) hat in außerordentlich eingehender Weise den Versuch
gemacht, die zentrale Region der Fovea bei verschiedenen *Menschen*rassen in
bezug auf die feinere Anordnung der Zapfen, ihre feinste Ausbildung und die
Regelmäßigkeit ihrer Anordnung zu vergleichen, wozu er eigens alle Erdteile
besuchte und nach Tunlichkeit frisches Material konservierte. Er setzt selbst
die außerordentlichen Schwierigkeiten bei der Konservierung eingehend auseinander, und es muß bei der Beurteilung seiner Resultate natürlich erwogen
werden, inwieweit sie durch technische Unvollkommenheiten, Zufälligkeiten
bei der Konservierung beeinflußt wurden. Immerhin wird nicht so leicht jemand
wieder Gelegenheit haben, eine solche Fülle von Augen der verschiedensten
Rassen zu untersuchen, und man muß daher die Angaben von FRITSCH als das
derzeit Beste über dieses Thema eingehend berücksichtigen. Nachdem FRITSCH

auch mit Sehproben die Sehschärfe der einzelnen untersuchten Rassen festgestellt hat, konnte er in bezug auf die histologischen Ergebnisse seiner Untersuchung, welche neben Augen von *Affen* und *Menschenaffen,* Hottentotten,
Haman Ali in Oberägypten, Bedauin, Ägypter, Nubier, Fellahs, Wangoni, Suda-
nesen, Makonde, Owambo, Hereros, Admiralitätsinsulaner, Papuas und Mela-
nesier aus Neupommern, Beining aus Neupommern, Bihl, Hindus, Radschputen,
Birmanen in Hinterindien, Javanen und Chinesen in Sumatra, Japaner und
Europäer umfaßte, folgendes feststellen: Die Zapfen der *menschlichen* Retina
sind von zylindrischem Bau. Diese Gestalt zeigen sie im ganzen peripherischen
Teil der Netzhaut, wo sie von den Stäbchen ringsum eingefaßt sind. Auch im
Zentrum der Fovea ist bei sehr vielen *Menschen,* vermutlich bei der Mehrzahl, die zylindrische Form der Foveazapfen erhalten. Kantige Formen der
Zapfen entstehen durch gegenseitige Abplattung; sie bedingen daher eine
Anlagerung aneinander und die Zahl der Flächen ist abhängig von der Art
dieser Anlagerung. Regelmäßig sechskantige Zylinderformen verlangen eine
allseitige Anlagerung von Foveazapfen gleichen Durchmessers. Solche sechskantige Zylinder kommen nur in beschränkter Ausdehnung vor, und zwar
in den peripherischen Zonen der Fovea bis zu der Gegend, wo die ersten
Stäbchen zwischen den Zapfen auftreten. Stehen die Foveazapfen im Zentrum dicht genug, um gegenseitig Pressungen auszuüben, so nehmen sie
ebenfalls Kanten an, aber wegen der ungleichen, wechselnden Anordnung kommt
es auch dann meist nicht zur Bildung von sechskantigen Prismen, sondern
sie sind häufig vierkantig oder unregelmäßig fünfkantig, oder der zylindrische
Körper zeigt nur ein- oder mehrseitige Abplattungen. In einer Mehrzahl von
Fällen ist die Anordnung von Foveazapfen im Zentrum so locker, daß eine Anlagerung aneinander absolut ausgeschlossen ist, und sie sind alsdann vollkommen
zylindrisch. Die Anordnung derselben in der Mitte der Fovea erscheint häufig
ganz regellos, in anderen Fällen bemerkt man eine Neigung zur Gruppierung,
welche zur Bildung von Bündeln führen kann, deren Querschnitt unregelmäßig
geordnete, kurze Reihen von vierkantigen Elementen erkennen läßt. Nach außen
geht die Anordnung in radiäre Reihen über, welche zuweilen so locker gestellt
sind, daß zwischen ihnen 2 oder selbst 3 Reihen gleichen Kalibers Platz finden
würden. In den meisten Fällen gehen die Foveazapfen in der Peripherie der
Grübchen in Formen über, welche etwa den doppelten Durchmesser der zentralen
Zapfen zeigen und zu dichter Anlagerung, sowie entsprechender Abplattung
gelangen. Der Einfluß der Fixierung und Entwässerung macht sich nur in geringem Maße durch Auseinanderweichen der einzelnen Zapfen und Gruppen bemerkbar, was der Augenschein deutlich erkennen läßt, da die lockere Anordnung
an denselben Präparaten und Elementen gleicher Konsistenz in die geschlossene
übergeht. Selbst die gänzlich unerweisliche Annahme, daß die zentralen Foveazapfen eine viel weichere Konsistenz hätten als die mehr peripherischen, würde
nicht imstande sein, die lockere Anordnung im Präparat zu erklären, da die
Zwischenräume häufig größer sind, als daß sie von Zapfen, deren Durchmesser
den peripherischen entspräche, ausgefüllt werden könnten. Außerdem hat
die frische Untersuchung an *Menschen-* und *Affen*augen, die lockere Anordnung
der zentralen Foveazapfen in einer Reihe von Fällen bestätigt. Die Wirkung
der locker gestellten Seheinheiten in der Fovea kann nur eine Herabsetzung
der Sehschärfe sein, da die einzelnen Elemente durch ihren Abstand isolierte
Eindrücke von benachbarten Lichtstrahlen nur unter einem Sehwinkel aufnehmen können, wie er auch bei gröberen den Raum erfüllenden Zapfen wirksam
wäre. Die lockere Stellung der Foveazapfen geht nicht einher mit Feinheit
der Elemente, sondern es wurden bisher die locker gestellten auch als die
gröberen, von größerem Durchmesser befunden. Die dichtgestellten waren bisher

auch die feinsten im Durchmesser, und es kommt auf diese Weise in solchen Netzhautgrübchen die Feinheit der Form der Anordnung zu Hilfe, um eine höchste Sehleistung zu ermöglichen. Die angedeuteten Unterschiede sind so schwerwiegend, daß die beobachtete große individuelle Variation in der Sehschärfe vollkommen verständlich erscheint. Wie weit die Unterschiede der Bildung als Rassenmerkmale betrachtet werden können, ist zur Zeit noch eine offene Frage. Es scheint, daß sich der Rassentypus in diesem Punkte nur auf dem Wege der Durchschnittsberechnung feststellen lassen wird.

Die Untersuchung eines albinotischen Augenpaares von einem Herero (Südwestafrika), offenbarte keine Foveabildung bei Lupenvergrößerung; eine solche scheint den Albinos abzugehen, wie schon ARTHUR KÖNIG (1903) nach Beobachtungen am Lebenden vermutete. Die mikroskopische Untersuchung des Augenhintergrundes dieses Albino enthüllte eine unvollkommene Ausbildung der Area centralis, indem in einer gewissen Region die Stäbchen bis zum völligen Verschwinden seltener wurden, während der Durchmesser der Zapfen etwa auf zwei Drittel des allgemein verbreiteten sank. Die Bildung erinnert dadurch auffallend an diejenige in der Area centralis des *Schweines*. Die Stäbchen der Albinoretina erscheinen auffallend zahlreich und kräftig entwickelt.

Die tatsächlich vorhandene Vorwölbung der Limitans externa mit der Stäbchen-Zapfenschichte erlaubt die horizontale Abtragung der dadurch gebildeten Kuppe, von der aus die Zapfenfasern strahlenförmig nach allen Seiten verlaufen und Reihen an ihrer Bildung nicht beteiligter Zwischenkerne einfassen. Nach den allgemeinen Ergebnissen der Beobachtung sieht sich FRITSCH (1908) veranlaßt, im Anschluß an CHIEVITZ (1890) und ABELSDORFF (1905), welche auf die sehr frühzeitige Entwicklung der Sehzellen und ihrer Anhänge in der Area centralis des Embryo hingewiesen haben, die unvollkommene Ausfüllung im Zentrum der Fovea, der sog. Foveola, mit Zapfen als den Ausdruck eines verfrühten Stillstandes der Sehzellenvermehrung des Embryo zu betrachten. Die Elemente rücken durch das spätere Wachstum des Bulbus auseinander. Auch die innersten Schichten der Netzhaut sind durch die ganze Fovea bis zur Foveola hin nachweisbar, d. h. es lassen sich Ganglienzellen als Fortsetzung des Opticusganglions in vereinzelten Exemplaren regelmäßig bis zum Zentrum des Grübchens hin nachweisen. Da den Ganglienzellen ganz sicher ihre von den Opticusfasern herzuleitenden Neuriten folgen, so müssen auch vereinzelte solche Fasern in dem Gebiet des Grübchens vorhanden sein. Die bekannten Schichten der Netzhaut sind also in der Anlage auch im Gebiet der Fovea sämtlich vorhanden, nur sind die Elemente derselben stark rarefiziert. „Die Foveola ist somit, vom histogenetischen Standpunkt betrachtet, tatsächlich eine physiologische Narbe."

Das Material von FRITSCH (l. c.) umfaßt 174 Augen, die ziemlich gleichmäßig, die Mehrzahl innerhalb der ersten Stunde, manche auch rascher nach dem Tode fixiert waren. Es wird also nicht leicht sein, diesbezüglich ein gleich gutes oder besseres Material zu beschaffen. FRITSCH berechnet, daß nach seinen histologischen Befunden eine achtfache Sehschärfe, wie sie durch COHN behauptet worden ist, sich mit den üblichen theoretischen Annahmen über die Grundlagen der Sehschärfe nicht erklären lasse, sondern eine in seinem Material nicht aufgefundene Feinheit der Elemente voraussetzt, dagegen eine sechsfache Sehschärfe durch die histologischen Tatsachen erklärbar ist.

7. Alterserscheinungen.

Da ich Gelegenheit hatte, überlebend frisches Material eines normalen Greisenauges (72 Jahre) zu untersuchen, in dem auch im vorderen Abschnitt im Gebiete der Choriocapillaris als typisch gedeutete Altersveränderungen erkennbar waren, und die Netzhaut vorzüglich konserviert war, richtete ich meine Aufmerksamkeit besonders darauf, ob auch in den nervösen Elementen der Retina Veränderungen nachzuweisen wären, die man mit den als Altersveränderungen in Nervenzellen der Zentren gedeuteten vergleichen könnte. Ich fand aber nichts dergleichen. Die Opticusganglienzellen wiesen ganz normale Kerne auf, im Cytoplasma deutlich ziemlich scharf abgegrenzte Tigroidschollen, auch die Gegend der Sphäre war erkennbar, und Pigment im Sinne von Alterspigment ließ sich nicht nachweisen. Stäbchen und Zapfen, auch die der Fovea, waren sehr gut erhalten, ohne jede Abweichung von jüngeren Individuen. Unter den großen Horizontalzellen waren vielleicht einzelne besonders große Exemplare, die große Krystalloide enthielten. Die Krystalloide in den kleineren Exemplaren waren etwas weniger auffallend als bei jüngeren Individuen. Man gewinnt also den Eindruck, daß die Zellen des Retinafundus, die allem Anschein nach weder mitotisch noch amitotisch nach den ersten Kindheitsmonaten einen Zuwachs oder einen Ersatz erhalten, ganz unverändert in einer gesunden Netzhaut bis ins höchste Greisenalter erhalten bleiben und funktionieren. Das Auge wäre demnach gegenüber den Sinnesapparaten des Ohres bevorzugt, in denen ebenfalls von Geburt an kein Ersatz von Aufnahmeapparaten stattfindet, physiologischerweise aber wahrscheinlich vereinzelte Elemente im Greisenalter ausfallen. Es zeigt somit der eigentliche Sinnesapparat des Auges bei ganz normalen Greisen keine Alterserscheinungen, während die übrigen Gewebe des Auges solche in deutlicher Weise erkennen lassen.

8. Die Inversion der Wirbeltiernetzhaut.

SLEGGS (1926) hat ausgeführt, daß als Gründe für die Inversion der *Wirbeltier*retina besonders der Umstand von Bedeutung ist, daß die Stäbchen und Zapfen einen lebhaften Stoffwechsel besitzen und infolgedessen bei den *Wirbeltieren*, um vollkommen zu funktionieren, offenbar sehr gut mit Blut versorgt sein müssen, was u. a. auch dadurch begründet wird, daß die Fovea eine besondere Ausbildung des Choriocapillarisnetzes aufweist. Eine solche Versorgung mit Blut kann aber nur zustande kommen, wenn die Spitze der perzipierenden Außenglieder unmittelbar der blutgefäßhaltigen Schichte bzw. durch die Vermittlung des Pigmentepithels angenähert wird. Dies ist aber nur möglich bei Inversion der Retina, wie sie im *Wirbeltier*auge vorhanden erscheint. Würde ein solches Capillarnetz etwa an die perzipierende Schichte eines nicht invertierten Auges, wie es etwa das Parietalauge von HATTERIA darstellt, angelagert werden, so würde die Bildwahrnehmung bis zur Unbrauchbarkeit beeinträchtigt werden.

Die Netzhaut der *Wirbeltiere* und des *Menschen* ist eine aus einem Teil der Anlage des Zentralnervensystems, dem Augenbecher, hervorgegangene Bildung, die man als invertierte Netzhaut bezeichnet. Es geschieht dies im Gegensatz zur Netzhaut des Parietalauges und der meisten Becher- und Blasenaugen der wirbellosen *Tiere,* bei denen die lichtaufnehmenden Elemente dem Lichte zugewendet sind. Bei den *Wirbeltieren* stehen alle Receptoren vom Lichte abgewendet, und die Lichtstrahlen müssen alle die den Sehelementen glaskörperwärts vorgelagerten Zellschichten passieren, bis sie die offenbar allein durch das Licht erregbaren Stäbchen- und Zapfenaußenglieder erreichen. Trotz des hohen Grades der Durchsichtigkeit tritt in der Netzhaut dabei eine nicht ganz zu vernachlässigende Lichtzerstreuung ein. Dort, wo, wie in der Fovea, diese vorgelagerten Schichten, auch die in ihnen vorkommenden Blutgefäße mehr oder weniger vollständig fehlen, muß deshalb das von den brechenden Medien entworfene Bild wesentlich klarer ausfallen. Dies ist einer der Gründe, weshalb die Fovea als Ort des deutlichsten Sehens funktionieren kann. Die Lichtstrahlen gehen auch durch die unmittelbar den Zapfenaußengliedern in der Richtung des Lichteinfalles bei *Amphibien, Reptilien, Vögeln* und *Marsupialiern* vorgelagerten mehr oder minder gefärbten Ölkugeln als Lichtfilter. Auch bei anderen *Säugern (Cavia, Macacus)* und dem *Menschen* sind hier vielleicht als Filter wirksame, wenn auch nicht nachweislich gefärbte Vakuolen vorgelagert, die die Strahlen lokal wieder konvergent machen müssen.

L. Beziehungen der Netzhautelemente in ihrer Flächenausdehnung.

1. Die Leitungsverhältnisse.

Das Studium jeder Netzhaut sollte nach eingehender Betrachtung von meridionalen Schnitten und Flachschnittserien durch das Studium mit vitaler Methylenblaufärbung dargestellter Elemente in Toto-Flächenpräparaten der Netzhaut ergänzt werden. Das ist bisher nicht allzu reichlich geschehen, wenn auch diesbezüglich Angaben über den *Menschen* von DOGIEL (1891), über das *Pferd* von KÖHLER (1926) gemacht worden sind. Denn nur diese Präparate können uns eine Vorstellung davon geben, wie die einzelnen Punkte der Netzhaut untereinander durch Zellausläufer verbunden sind und somit Gelegenheit gegeben ist, daß ein an einer Stelle erregtes Element durch Wirkungen, die von einer benachbarten, aber auch von fernliegenden Stellen der Netzhaut ausgehen, beeinflußt wird. Am fruchtbarsten, weil technisch äußerst günstig, ist diesbezüglich die Netzhaut des *Pferdes*, schon weniger die der großen *Wiederkäuer*. Beim *Pferde* spielt der Mangel an Gefäßen in großen Gebieten der Retina und das relativ lange Überleben der Netzhaut eine für das Gelingen der Vitalfärbung begünstigende Rolle. Man erkennt in solchen Flächenpräparaten, daß schon kleine Opticusganglienzellen mit ihren Dendriten ein relativ großes Gebiet versorgen, die bei diesem *Tiere* vorhandenen großen Ganglienzellen aber ein noch viel ansehnlicheres Gebiet, daß sich die Gebiete der Dendriten verschiedener Ganglienzellen vielfach überkreuzen, daß eine Ganglienzelle mit einer großen Zahl von Amakrinen in den verschiedenen Schichten in Beziehung stehen kann, vor allem, daß die großen sowie die kleinen Horizontalzellen mit ihren Achsenzylindern über Entfernungen von vielen Millimetern bis 1 cm verfolgbar sind, somit Relationen auch sehr entfernter Retinagebiete vermitteln können, alles Einzelheiten, die für die theoretische Erklärung physiologischer Erscheinungen, wie Simultankontrast, Irradiation usw., gewiß von großer Bedeutung sein können. Solche Präparate sind eines der erfolgreichsten Anwendungsgebiete stereoskopischer Mikroskope.

Die Untersuchung von gut aufgehellten Totopräparaten nach der vitalen Methylenblaufärbung erfordert aber zur Beurteilung der einzelnen darin erkennbaren Zellformen eine besonders große Erfahrung, da es auch für den Geübten schwer ist, die Lage der einzelnen gefärbten Zellelemente, besonders in der inneren Körnerschichte zu beurteilen; es wird dies erleichtert durch die Beobachtung mit stereoskopischen Okularen, und meist gelingt es, wenn man durch eine Randpartie der gleichen Netzhaut Paraffinschnitte macht, die Schichte der gefärbten Elemente zu identifizieren. Die größte Schwierigkeit bereitet in dieser Hinsicht die Gegend der Macula und Fovea wegen der relativen Kleinheit und außerordentlich dichten Lagerung der Elemente, besonders am Fovearand.

Bei guter Färbung stellen die zahlreichen Achsenzylinder und Dendriten, die sich in der Opticusganglienzellenschichte zwischen den verschiedenen Lagen der Zellkörper ausbreiten, ein kaum auflösbares Gewirre dar.

Von seiten der Physiologen wird selbstverständlich die Forderung erhoben, daß man von Zeit zu Zeit den Stand der histologischen Erkenntnis über den

Aufbau der Netzhaut in einem Schema wiedergeben soll. Solche schematische
Darstellungen wurden wiederholt gegeben, so schon von TARTUFERI (1887),
von RAMON Y CAJAL (1894) für die *menschliche* Retina speziell auch von
GREEFF (1900). SCHAFFER hat dieses Schema übernommen und etwas modifiziert.
Auch HOLMGREN hat ein solches Schema in seinem Lehrbuch wiedergegeben. Es
erscheint noch heute ein gewagtes Unternehmen, für physiologische Folgerungen

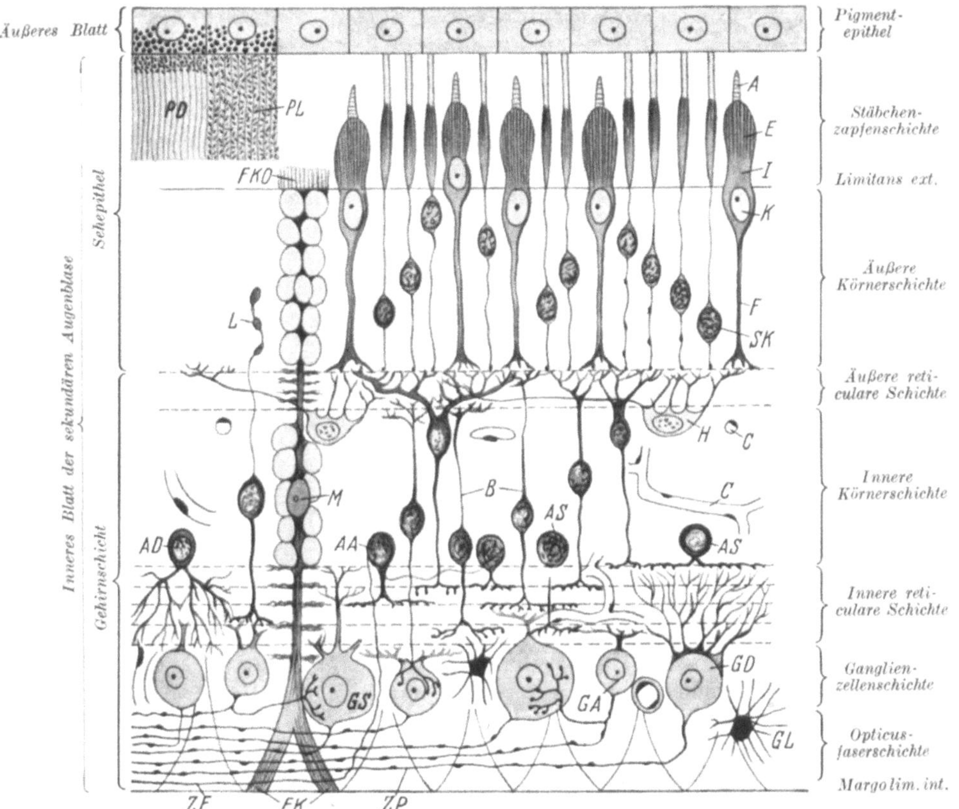

Abb. 311. Schema der menschlichen Netzhaut, nach Ergebnissen der GOLGISchen Silberimprägnation
zusammengestellt.
A Außenglied. *AA* Assoziationsamakrine. *AD* diffuse Amakrine. *AS* schichtbildende Amakrine. *B* Bipolaren.
C Capillaren. *E* Ellipsoid. *F* Zapfenfaser. *FK* Faserkegel. *FKO* Faserkorb. *GA* Ganglienzelle mit Assoziations-
kollaterale. *GD* diffuse Ganglienzelle. *GL* Gliazelle. *GS* schichtbildende Ganglienzelle. *H* Horizontalzelle.
I Innenglied (Myoid). *K* Zapfenkorn. *L* LANDOLTsche Keule. *M* Kern einer MÜLLERschen Stützfaser. *PD* Pig-
mentzelle in Dunkelstellung. *PL* Pigmentzelle in Lichtstellung. *SK* Stäbchenkorn. *ZF* zentrifugale Faser.
ZP zentripetale Faser.

ein solches Schema zur Verfügung zu stellen, selbst von Netzhäuten, wie
etwa der des *Pferdes,* die aus technischen Gründen viel leichter zu untersuchen
sind wie die des *Menschen.* Die Tatsache aber, daß die Einzelheiten mancher
Zellelemente, wie etwa der Bipolaren, in relativ geringen Größendimensionen
eine wichtige Rolle spielen dürften, Einzelheiten anderer Zellelemente, wie etwa
der Achsenzylinder und Ausbreitungen der Endverästelungen der großen Horizontalzellen, bei entsprechender Vergrößerung in einem Schema kaum wiedergegeben
werden können, bieten der schematischen Darstellung kaum überbrückbare
Schwierigkeiten.

Denn ein auch nur 200mal vergrößertes Schema einer *Pferde*netzhaut im
Horizontalbild müßte Elemente umfassen, deren Achsenzylinder innerhalb der

Netzhaut bei dieser Vergrößerung 400 cm Länge hätten, woraus klar hervorgeht, daß eine solche Darstellung in Buchformat unmöglich ist[1] (Abb. 311).

Es soll hier nicht verschwiegen werden, daß man sich fragen muß, ob die Leitungsverhältnisse und die topographisch anatomischen Beziehungen zwischen den Elementen, die die Netzhaut zusammensetzen, schon als genügend bekannt angesehen werden dürfen, um Erörterungen, wie den geistvollen Ausführungen von GURWITSCH über die „Theorie des Feldes" in seinem Buche, S. 286 f., als Grundlage zu dienen. Gerade die *menschliche* Netzhaut, die allein Anknüpfungspunkte für derartige anatomisch-psychologische Erörterungen gewähren soll, ist in ihren Einzelheiten aus technischen Gründen, die hier darzulegen versucht wurden, leider noch weniger eingehend bekannt als die anderer *Wirbeltiere*.

Für die Auffassung, daß die Netzhaut sich aus zellulär getrennten, nur durch Kontakt verbundenen, nervösen Zellen, im Sinne der Neuronenlehre zusammensetzt, darf die Erfahrung angeführt werden, daß bei der Bearbeitung mit der Methylenblaumethode (ich habe Hunderte von *Pferde*netzhäuten studiert) die Färbung sehr vollständig die Opticusganglienzellen, gewisse Formen von Amakrinen und Horizontalzellen darstellt. Ganz ausnahmsweise färben sich auch die Elemente des Sinnesepithels, das erste Neuron. Niemals aber ist es mir geglückt, auch nur eine einzige Bipolare vital gefärbt zu bekommen, so daß man offenbar die zur Färbung bzw. Nichtfärbung führenden Prozesse als streng auf das Territorium einzelner Zellarten beschränkt ansehen muß, der nie auf das nächste übergreift. Dies ist sehr geeignet, die Anschauungen der Neuronenlehre zu stützen.

2. Die Leitungsverhältnisse in der Netzhaut.

Auf Grund seiner umfassenden Erfahrungen an GOLGIpräparaten hat CAJAL (1894) ein Schema entworfen, das unter den Voraussetzungen der Neuronentheorie das Verständnis der Funktionen der Retina in einer recht befriedigenden Weise ermöglicht und im wesentlichen weder eine Korrektur, noch eine wichtige Ergänzung durch spätere Untersuchungen seither erfahren hat. Danach würden Stäbchen und Zapfen durch die physikalischen Lichtvorgänge erregt werden, und die Erregungen des Außengliedes durch das Licht, das die gesamte Dicke der Netzhaut passiert hat, würden in den Stäbchen- und Zapfenfasern bis zu deren knöpfchenartigen bzw. dendritischen Endigungen in der äußeren plexiformen Schichte fortgeleitet. Dieses wäre das 1. Neuron. Von hier würde, offenbar durch Kontakt, und zwar von mehreren Endknöpfchen der Stäbchen, der Dendrit einer Stäbchenbipolare erregt, und über deren Zellkörper und inneren Fortsatz die Erregung bis zu den Dendriten oder dem Zellkörper einer Opticusganglienzelle fortgeleitet: 2. Neuron. In der gleichen Weise erfolgt die Fortleitung der Zapfenerregung durch die Zapfenbipolaren bis in die innere plexiforme Schichte. In dieser wird von Dendriten oder dem Zellkörper der Opticusganglienzellen selbst die Erregung einer oder mehrerer Bipolaren aufgenommen und durch den Achsenzylinder, der die Opticusfaser darstellt, durch das Chiasma hindurch bis zum Corpus geniculatum fortgeleitet: 3. Neuron. Diese 3 Neuronen stellen somit die direkten Leitungsbahnen quer durch die Schichten der Netzhaut dar. Man beobachtet dabei, daß, je nachdem der Bau

---

[1] KOLMER hatte die Absicht, zwei Schemata der Netzhautelemente zu zeichnen: eines, in welchem nur jene Einzelheiten aufgenommen werden sollten, die unzweifelhaft auch in der menschlichen Netzhaut bereits beobachtet worden sind, wie sie sich besonders mit der Chromsilberimprägnation und der Methylenblaufärbung darstellen lassen. Ein zweites Schema sollte sich eng an das hier abgebildete Schema von SCHAFFER anschließen. KOLMERs plötzlicher Tod hat die Ausführung seiner Absicht vereitelt. Es wird daher nur das SCHAFFERsche Schema abgebildet.

der einzelnen Netzhäute der *Tiere,* je nachdem eine Differenzierung in ein bevorzugtes Gebiet, eine Area, eine Macula oder gar eine Fovea entwickelt ist, um so weniger Stäbchen bzw. Zapfenfasern mit einer einzelnen Stäbchen- bzw. Zapfenbipolare in Beziehung treten, während an der Peripherie, besonders bei ausgebreiteten Retinen großer Augen sehr viele Sehelemente ihre Erregung auf eine Bipolare übertragen. Dieses Verhältnis erhält seine höchste Durchbildung im Zentrum der Fovea von *Tieren,* die eine solche besitzen, wo wahrscheinlich — entsprechende Untersuchungen für *Menschen* und *Affen* sind noch ausständig — für jeden Zapfen eine eigene Bipolare zur Fortleitung zur Verfügung steht. In entsprechender Weise nehmen an weniger differenzierten Retinastellen die Opticusganglienzellen Erregungen mehrerer Bipolaren in sich auf, in den zentralen Gebieten von nur wenigen, in der Fovea dürfte für jede Zapfenbipolare eine eigene Ganglienzelle vorhanden sein, die einen gesonderten Nervenfortsatz — Opticusfaser — ins Zentrum entsendet. Diese Vorstellung, die einerseits ein Zusammenfassen der Erregungen vieler, vielleicht tausender erregter Netzhautelemente in peripheren Netzhautpartien etwa beim *Pferd* annimmt, die dann durch eine einzelne Faser dem Zentrum zugeführt werden, anderseits für das Gebiet der Fovea des *Menschen* und des *Affen* für jedes zentrale foveale Element eine gesonderte Leitungsbahn zum Gehirn voraussetzt, steht in sehr guter Übereinstimmung mit den Erfahrungen der physiologischen Optik.

Weitaus schwieriger ist es, die Rolle der Horizontalzellen und ihrer Ausbreitungen sowie der Amakrinen zu erklären. Man darf wohl annehmen, daß es sich bei diesen Elementen um Einrichtungen handelt, um die von den Sehelementen an einem Punkte empfangenen Erregungen auf die Elemente der Umgebung des betreffenden Netzhautpunktes auszubreiten, wobei vielleicht die Anordnung der Amakrinen für eine Rolle der Abstufung dieser Erregungen verantwortlich gemacht werden darf. Doch ist diesbezüglich unser Wissen noch viel zu gering, um etwa für das Zustandekommen von Erscheinungen, wie die des Kontrastes etwa durch Hemmung und Bahnung in benachbarten Elementen in diesen Apparaten der Retina selbst ein physisches Korrelat zu erkennen.

CAJAL hat schon darauf hingewiesen, daß es schwer ist, sich vorzustellen, daß in der Netzhaut einerseits ein Apparat ausgebildet sei, der zur Differenzierung der Einzelheiten bestimmt ist, und daneben eine zweite Einrichtung bestehen sollte, die dieses Differenzierungsvermögen vernichtet, unterdrückt oder wenigstens schwächt, wie wir es von der Leistung der in der Netzhaut horizontal verlaufenden Zellfortsätze und Achsenzylinder, etwa der großen Horizontalzellen, vielleicht auch manchen Formen der Amakrinen, anzunehmen geneigt sind. Man könnte natürlich sich in allerlei Hypothesen ergehen über die Mitwirkung der fraglichen Elemente bei manchen Erscheinungen, wie beispielsweise des Simultankontrastes, doch scheinen solche Spekulationen durchaus verfrüht, so lange unsere Vorstellungen in anatomischer Hinsicht nicht weit besser fundiert sind.

Bezüglich der zentralen Partien der Netzhaut, insbesondere der Fovea, sind überraschenderweise unsere Kenntnisse bei *Menschen* und *Affen* noch sehr dürftig. Die so aufschlußreichen Untersuchungen über die Zusammenhänge der Elemente und ihre Rolle bei der Querleitung durch die Netzhaut sind CAJAL (1909) vor mehr als 20 Jahren nur bei *Vögeln* und *Reptilien* gelungen, und es ist eigentlich zu verwundern, daß an dem gelegentlich leicht zugänglichen Material der *Affen* diese so ungemein wichtige Frage weder mit der Methylenblaumethode noch der GOLGImethode geklärt ist, wenigstens vermissen wir alle einschlägigen Angaben in der Literatur. Wir sind also darauf angewiesen, an guten Präparaten mit den gewöhnlichen Methoden zu studieren, wie weit der Bau der *Säuger*fovea Übereinstimmung mit derjenigen der *Vögel* und *Reptilien* aufweist.

CAJAL[1] betont, daß die graduelle Verkürzung der Basalfäden der Zapfen gegen das Zentrum der Fovea hin, ihr vollständiges Verschwinden in der Fovea und die starke Verschmälerung des Zapfenfußes, der sich hier nur mit einer einzelnen Bipolare verbindet, auf die Bedeutung dieser Verbindungen hinweisen. Er meint, auf Grund seiner Beobachtungen in der Fovea der *Vögel* und in der Macula (er nennt ausdrücklich die Fovea nicht beim *Menschen*) hervorzugehen scheint, daß an diesen Stellen die Horizontalzellen keineswegs fehlen, sondern sich bloß sehr verkleinern und sich wahrscheinlich auf den abgeflachten kleinen Typus reduzieren, der nur mit den Zapfen allein in Verbindung steht.

Wir müssen stets bedenken, daß die Fovea „der kostbarste Teil des *menschlichen* Körpers", wie sie FORTIN (1925) mit Recht nennt, beim Sehen des *Menschen* und der *Primaten*, wahrscheinlich aller mit einer Fovea begabter *Tiere*, eine überragende Rolle spielt, da das neuromuskuläre System der Augenmuskeln dafür sorgt, daß alles, was der großen Menge der Retinaelemente auffällt, möglichst rasch der Untersuchung und Beurteilung durch diese „Elite der Retinaelemente" automatisch zugeführt wird.

Das Verständnis des Aufbaues jeder Netzhaut ist erst möglich, wenn man neben Radiärschnitten in verschiedener Richtung und Flachschnitten, auch flächenhaft ausgebreitete Stücke mit der vitalen Methylenblaufärbung studiert. Denn nur auf diese Weise ist man imstande, das Ausbreitungsgebiet vieler in horizontaler Richtung weithin mit Fortsätzen sich erstreckender Elemente, wie Opticusganglienzellen, große Horizontalzellen, den Verlauf der Sehfasern u. dgl. zu erfassen, Beziehungen, die aus dem sorgfältigsten Studium guter Radiärschnitte sich niemals erschließen lassen.

PÜTTER (1908) wies schon darauf hin, daß es natürlich nicht dasselbe sein muß, ob die Erregungen einer Anzahl von Endelementen, bei der Querleitung durch eine oder durch mehrere Bipolare einer Ganglienzelle zugeführt werden, und auch diesbezüglich könnte sich der funktionelle Bau verschiedener Netzhauttypen bei gleicher Anzahl von Receptoren und Opticusganglienzellen unterscheiden.

M. Bau der Netzhaut und Sehschärfe.

Wenn die Anschauungen, welche über die Querleitungen in der Netzhaut sich derzeit entwickeln können, richtig sind, so ist zu vermuten, daß die Sehschärfe bei gleich großen Augen parallel geht mit der Anzahl der Opticusfasern, sowohl was die Auflösung des ganzen Auges als die bevorzugter Gebiete betrifft. Da andererseits die Anzahl der Fasern im Sehnerven, die nicht von Opticusganglienzellen kommen, nach dem jetzigen Stande unseres Wissens eine relativ geringfügige ist, so ist auch die Anzahl der Opticusganglienzellen ein annähernder Maßstab für die Sehschärfe. Wir können also die *Tiere* in bezug auf die Sehschärfe etwa entsprechend einem Bruch ordnen, dessen Zähler, die Flächengröße der Pars optica, dessen Nenner die Anzahl der Opticusfasern wäre. Je kleiner dieser Quotient ist, um so größer dürfte die Sehschärfe des *Tieres* veranschlagt werden, wenn wir den Bau der Netzhaut und die Durchmesser der Sehelemente als gleich annehmen. Praktisch wird sich eine solche Ermittlung nur in seltenen Fällen, bei sehr gleichmäßigem Bau des gesamten Fundus, durchführen lassen.

Nach PÜTTER (1908) wird ein Gegenstand in 1 m Entfernung bei einem *Menschen* mit 16,2 mm Linsenbrennweite auf $^1/_{62}$ seiner Größe, beim *Schwein* mit 13,3 mm auf $^1/_{76}$, beim *Kaninchen* mit 10 mm auf $^1/_{112}$ verkleinert, was eine Folge der abnehmenden Brennweite der Linse ist, mit der das Maß der linearen Verkleinerung zunimmt.

---

[1] CAJAL: Histologie des Nervensystems, Bd. 2, S. 365.

ALEXANDER SCHÄFER (1907) zählte die Sehelemente auf einem Quadrat von 0,023 mm Seitenlänge. Er fand beim *Delphin* 14—16 Sehelemente mit einer Breite von 0,0057—0,0062 mm, bei der *Ziege* 14—16 Sehelemente, beim *Schwein* 20—25, beim *Pferd* 16, beim *Schaf* 18, beim *Rinde* 18—20, bei der *Fledermaus* (Vespertilio murinus) 25 Sehelemente, beim *Igel* 18, bei der *Katze* 20—22, beim *Hund* 12, beim *Meerschweinchen* 16, bei der *Ratte* 27, beim *Hasen* 20, beim *Kaninchen* 25, bei der *Gans* 15 Sehelemente, beim *Huhn* 14, beim *Hänfling* 16, beim *Kauz* 36, beim *Grünling* (Fringilla chloris) 9, beim *Rotkehlchen* 15—16, beim *Bussard* 16—18, beim *Karpfen* 27 Sehelemente bei *Lucioperca sandra* 8—10, bei der *Forelle* 16, beim *Frosch* 4—6, beim *Ochsenfrosch* 7—8 Sehelemente, bei der *Schildkröte* 4.

Diese Angaben sind schwer zu beurteilen, da der Punkt der Netzhaut, in dem gezählt wurde, nicht näher angegeben wurde und zwischen Zentrum und Peripherie große Unterschiede bestehen.

BUCCIANTE und LORENZI (1929) untersuchten mit Hilfe von graphischen Rekonstruktionen der Zellen und Zellkerne, beim *Rind* und bei der *Maus* vergleichend, das Verhältnis der Stäbchen und Zapfen zu den Ganglienzellen. Bei Berücksichtigung des hinteren Drittels der Netzhaut ohne Macula bzw. Area, fand sich beim *Rinde* ein Verhältnis von 27 624 Sinneselementen auf 60 Ganglienzellen, also das 4604fache, für die *Maus* von 25 656 Sinneselementen auf 288 Ganglienzellen, also das 8908fache. Die Durchschnittszahl der Stäbchen und Zapfenkörner in einer Fläche von 1687 μ^2 beträgt für die *Maus* 115,8, für das *Rind* 117. Die Oberfläche der Ganglienzellen mit dem Polarplanimeter, an Schnitten parallel zur Oberfläche der Netzhaut gemessen, ergab an nach HEIDENHAIN gefärbten Präparaten für das *Rind* 608 μ^2, für die *Maus* 109 μ^2, an nach CAJAL versilberten Zellen gemessen, also mit den Dendriten 2165 μ^2 beim *Rind*, 440 μ^2 für die *Maus* im Durchschnitt. Es geht daraus hervor, daß die numerische Beziehung zwischen Sehzellen und Ganglienzellen bei der *Maus* und beim *Rind* sehr verschieden ist. Bei letzterem ist jede Ganglienzelle mit 5mal mehr Sehzellen verbunden als bei ersterer. Die Zahl der äußeren Körner ist jedoch bei beiden *Tier*arten in der Flächeneinheit annähernd die gleiche, d. h. die absolute Zahl der Sehzellen ist in der Netzhaut des *Rindes* viel größer als bei der *Maus*, die relative Zahl in bezug auf die Oberfläche der Netzhaut dagegen bei beiden Arten gleich. Daraus ergibt sich, daß die Verschiedenheit der numerischen Beziehungen zwischen Sehzellen und Ganglienzellen bei beiden *Tieren* von der Tatsache abhängt, daß beim *Rinde* die Zahl der Ganglienzellen absolut größer ist als bei der *Maus*, in Wirklichkeit jedoch kleiner ist, wenn relativ zur Oberfläche der Retina betrachtet. Die Beziehung zwischen der mittleren Oberfläche einer multipolaren Ganglienzelle und der Durchschnittszahl der Sinneszellen, die zu ihr gehören, ergibt sich zu 4,70 für das *Rind* und zu 4,93 für die *Maus*, ist also ungefähr für beide *Tier*arten gleich.

Eine wirklich exakte Feststellung des gegenseitigen Verhältnisses begegnet äußerst großen Schwierigkeiten. Es fällt zwar nicht schwer, in einem bestimmten Areal die Anzahl der Stäbchen und Zapfen festzustellen, besonders wenn man Flachschnitte etwa 0,001 mm außerhalb der Limitans externa durchzählt; es ist aber sehr schwer, selbst in technisch vollkommenen Serien einer solchen Flächeneinheit entsprechend, die Anzahl der Zellkerne auf den folgenden Schnitten der Serie festzustellen, da die Struktur der Sehzellenkerne eine derartige ist, daß man es nicht wie bei ähnlichen Zählungen an anderen nervösen Gebilden durch das bloße Zählen der Kernkörperchen vermeiden kann, denselben Kern in zwei verschiedenen Schnitten mitzuzählen.

Gegenüber der erdrückenden Fülle von Beweisen, die uns Physiologie und Klinik liefern, daß Stäbchen und Zapfen die eigentlichen Receptoren sind, haben einzelne Forscher, wie FORTIN (1926), auf Grund der entoptischen Beobachtung des Schattens der Blutkörperchen im eigenen Auge Einwendungen erhoben, und die Schichte der Zapfenfüße für den Ort der deutlichsten Lichtaufnahme gehalten.

Bei den *Primaten* sieht man mit aller wünschenswerten Deutlichkeit, daß im Zentrum der Fovea die Zapfenfasern die Schichte der HENLEschen Fasern bilden, mit einer außerordentlichen Regelmäßigkeit trichterförmig radiär angeordnet sind, und zwar so, daß annähernd die Fasern der zentralsten Elemente am weitesten radiär verlaufen, also am längsten sind, bevor sie in ihrer Endkugel ihr Ende erreichen. Mißt man die Distanz der dem tiefsten Punkt der Fovea zunächst gelegenen Endkugeln, so ergibt sich daraus der Durchmesser eines Kreises, der von diesen Bildungen vollkommen frei ist, in dem somit nach der Annahme FORTINS (l. c.) keine Wahrnehmung des Lichtes stattfinden müßte. Somit müßte mitten in der Fovea ein erhebliches z e n t r a l e s S k o t o m existieren, davon ist aber gar nichts nachzuweisen gewesen.

Auch einen a n d e r e n E i n w a n d gegen FORTINS Ansicht müssen wir anführen. Nämlich die farbigen Ölkugeln bei den *Vögeln* und die farblosen bis gelb gefärbten bei den *Reptilien* und den niederen *Säugetieren* (*Monotremen, Marsupialiern*). Die allgemein angenommene Vorstellung, daß die Außenglieder der Zapfen das perzipierende Element darstellen, wird nicht wenig durch folgende Überlegung gestützt. Es ist physikalisch ohne weiteres verständlich, daß diese in den Weg des Lichtstrahls eingeschalteten Kugeln nicht nur einen sehr schmalen Lichtkegel genau in das Außenglied konzentrieren, sondern dabei auch eine Filtration des Lichtes bewirken, und somit in besonderer Weise die Fehler der chromatischen Aberration, die dem dioptrischen Apparat anhaften, korrigieren können. Diese Öltropfen finden sich, wie wir wissen, auch in der Fovea der *Vögel*, während sie bei den *Primaten* fehlen. Erscheint es nun ganz unwahrscheinlich, daß prinzipiell bei den *Primaten* eine andere Projektionsfläche vorhanden wäre als bei den übrigen *Wirbeltieren*, so wird durch die Annahme FORTINS absolut nicht erklärt, welche Rolle die farbigen Ölkugeln spielen könnten.

Auch die Verlängerung und Verdünnung der zentralen Zapfen der Fovea, die bei so zahlreichen *Wirbeltieren* sich übereinstimmend findet, läßt sich, wenn die Zapfenaußenglieder nicht die perzipierenden Elemente wären, absolut nicht befriedigend erklären. Deshalb müssen wir diesen Teil der Ausführungen von FORTIN entschieden ablehnen.

N. Vergleichendes über Foveae.

Für das Verständnis weniger Organe hat sich die vergleichend histologische Betrachtung so wichtig und fruchtbar erwiesen wie beim Auge. Es sollen deshalb hier vergleichend histologische Einzelheiten näher ausgeführt werden.

Der wechselnde Bau der Netzhaut, wie wir sie bei vergleichend-histologischen Betrachtungen kennenlernen werden, zeigt nun, daß Bedingung der Verlängerung und Verdünnung der zentralen Zapfen der Fovea in ganz verschiedenem Grade bei den einzelnen Foveae der *Wirbeltiere* durchgeführt wird. Auf dem Querschnitt der Netzhaut finden wir eine große Anzahl von Schichten, die der Ausdruck der Querleitung in der Netzhaut durch die kernhaltigen Anteile der 3 Neurone und ihrer bipolaren Dendriten, bzw. Achsenzylinder, samt Telodendrien sind. Von den verhältnismäßig nicht sehr gut bekannten Schaltelementen und assoziativen Elementen soll vorläufig hier abgesehen werden.

Dazu kommen noch Einrichtungen zur Verfestigung des Gewebes, die Elemente der gliösen MÜLLERschen Stützfasern und der wohl wahrscheinlich wesensverwandten konzentrischen Stützzellen der Autoren.

Wollen wir uns im Sinne der herrschenden Lehren eine Vorstellung davon machen, welche Fovea, gleiche Güte des dioptrischen Apparates vorausgesetzt, das gleiche entworfene Bild am vollkommensten auflösen kann, so müssen wir untersuchen, bei welchen *Tieren* die Schichten vor den lichtperzipierenden Elementen am meisten reduziert sind, und wie groß etwa die Anzahl der zentralen Elemente ist, welche von dieser partiellen oder vollkommenen Reduktion den Vorteil genießen. Daraus und aus den relativen Durchmessern der zentralen Elemente muß sich cet. par. die eigentliche Sehschärfe ergeben.

Gehen wir von der allgemein herrschenden Theorie der Funktion des Sehepithels aus, so kommen wir etwa zu folgenden Anschauungen: Zur Erzielung eines möglichst scharfen Sehens, wie es wahrscheinlich allen Foveae besitzenden *Tieren* gegeben ist, würden wir eine Anzahl möglichst schmaler isolierter, für das Licht empfindlicher Elemente anordnen und jedes derselben mit einer gesonderten Leitung versehen.

Tatsächlich stimmt die Dimension der feinsten Sehelemente der Fovea etwa bei der *Meerkatze Cercocebus fuliginosus* oder dem *Chamäleon* mit dem überein, was wir überhaupt als feinstes starres Cytoplasma kennen. Nur Geißelbildungen sind noch wesentlich feiner, dargestellt durch das Bukett der zentralen Zapfen in der *menschlichen* Fovea und die von ihnen als Leitung ausgehenden Henleschen Fasern. Die Abbildung wird um so schärfer sein, je weniger schattenwerfende oder zerstreuende Körper diesen erregten Apparaten auf dem Wege des Lichtstrahls vorgeschaltet sind.

Ganz in der gleichen Lagerung wie der *Mensch* besitzen alle *Anthropoiden* und die bisher untersuchten *Affen* der alten Welt, auch die meisten *Affen* der neuen Welt, eine Area und eine Macula lutea, in derselben eine mehr oder minder gut ausgebildete Fovea, welche histologisch im allgemeinen die gleichen Einzelheiten im Bau aufweist, wie die Fovea des *Menschen*. Die übrigen *Säugetiere* besitzen nur einen Retinabezirk, der bloß als Area bezeichnet werden muß und der schon am Präparat des frischen Augenhintergrundes dadurch hervortritt, daß hier die Retina fast stets eine streifenförmige Verdickung im horizontalen Durchmesser aufweist und dieser Areabezirk durch die vorwiegend längeren und zarteren Zapfen, das Zurücktreten der Stäbchen, Vermehrung der Schichten der inneren und äußeren Körner und vor allem Vermehrung der Opticusganglienzellen gegenüber der anderen Netzhaut ausgezeichnet ist. Unter den Haus*säugetieren* finden wir bei *Hund* und *Katze*, besonders bei scharfsichtigen *Hunde*rassen nach Zürn (1902) (*Rattler* und *Jagdhunden*) eine nicht sehr charakteristische, kleine Fovea. In dieser soll nach Zietschmann (1906) ein vollkommen stäbchenfreier Bezirk vorhanden sein. Man findet diese Fovea bei *Hund* und *Katze*, wie ich mich überzeugte, am leichtesten, wenn man bei Vitalfärbung der Opticusfaserschichte den Augenhintergrund mit mittlerer Vergrößerung betrachtet, da die Opticusfasern, wie beim *Menschen*, nur weniger deutlich, der kleinen Fovea bogenförmig ausweichen und außerhalb derselben sich dann überkreuzen.

Am wenigsten geklärt ist bisher dabei die Rolle der streifenförmigen Area, wo solche sich neben einer oder gar 2 Foveae vorfinden. Sie sind nur bei ganz vollkommener Fixation und Betrachtung mit der Lupe an dem freigelegten Augenhintergrund zu bemerken, werden leicht übersehen und liegen dann fast stets genau horizontal, somit in der Bewegungsrichtung des *Tieres*.

In der Fovea der *Affen* finden wir im allgemeinen die gleiche Anordnung der Elemente wie beim *Menschen;* beim *Schimpansen* fand ich die zentralen Elemente gröber, bei den meisten *Affen* wesentlich feiner; überraschend schmal und etwa doppelt so lang wie beim *Menschen* fand ich die Außenglieder bei der *Rauchmangabe (Cercocebus fuliginosus)*. Auch die *Paviane* haben sehr lange zentrale Sehelemente.

Inwiefern der Faktor der Tiefenschärfe des Sehens bei der Verlängerung der zentralen Sehelemente in Betracht kommt, ist außerordentlich schwer zu beurteilen.

Besonders im Gebiet der Fovea zeigt sich eine bilaterale Symmetrie in der Weise, daß mit Ausnahme der in der Verbindungslinie Zentrum der Fovea — Zentrum der Papille gelegenen Elemente, sowohl die HENLEschen Fasern als die Opticusfasern regelmäßig bogenförmig gegen das Zentrum der Fovea hin konvergieren. Nur auf Schnitten, die die ebengenannten Zentren meridional verbinden, kann man einen Zapfen mit seinem Zapfenkorn und der ganzen HENLEschen Faser und gleichzeitig auch die Opticusfasern, die der Länge nach getroffen waren, beobachten, was für alle Untersuchungen wichtig ist. Alle anderen Schnittrichtungen der Netzhaut geben, insbesondere von der HENLEschen Faserschichte und der äußeren plexiformen Schichte, verworrene, schwer deutbare Bilder, wie man etwa aus den Abbildungen, die EISLER (1930) jüngst gegeben hat, erkennen kann.

Recht schwierig zu verstehen ist die überraschende Tatsache, daß bei allen *Säugern*, die eine Fovea besitzen, die zentralen Elemente stark verlängert sind und die peripheren um ein vielfaches übertreffen, also ein scharfes Bild im optischen Sinne hier in recht differenten Ebenen der Zapfenaußenglieder entworfen werden kann. Ganz die gleiche Einrichtung verlängerter zentraler Elemente finden wir auch bei den *Reptilien*, welche Foveae besitzen, bei *Hatteria*, bei *Stellio*, *Chamäleon*, wie ich mich überzeugte und *Phrynosoma*, wo dies DETWILER (1920) abbildete. Ganz im Gegensatz dazu zeigen die Foveae und die vertieften Areae bei *Vögeln* eine Verkürzung der zentralen Elemente, die ich besonders hochgradig bei manchen *Singvögeln*, wie der *Amsel*, noch extremer bei der zentralen Fovea des *Sperbers* fand.

Unter der Voraussetzung, daß die wesentliche Aufgabe des dioptrischen Apparates darin bestehe, ein ebenes und scharfes Bild in der Ebene der Zapfenaußenglieder als Projektionsebene zu entwerfen, müssen wir folgende Überlegung anstellen: Bei gleicher Schärfe des entworfenen Bildes muß es gleichgültig sein, ob es etwas weiter vorn oder etwas weiter rückwärts die Außenglieder trifft. Andererseits muß, je kürzer die Außenglieder sind, um so exakter die Akkommodationseinrichtung funktionieren, um innerhalb der reizaufnehmenden Schichte die Projektion des Bildes zu erreichen. Die immerhin in Betracht kommende Aberration wird im *Vogel*auge durch die verschiedenen Farben der Ölkugeln weitgehend korrigiert, und somit wird das Bild hier in einer viel schmäleren Schichte entworfen werden. Einen Spezialfall stellen die Foveae jener *Reptilien* wie *Stellio* dar, deren zentralste Foveazapfen anscheinend keinen Farbenfilter enthalten. Hier stimmt die Verlängerung der Zapfen mit unserer Erklärung sinngemäß überein.

Bei den *Singvögeln* könnte man nun vielleicht annehmen, daß die scharfe Einstellung des Bildes auf diese in der Tiefendimension sehr geringe Projektionsfläche möglicherweise durch einen sekundären Akkommodationsmechanismus mittels der quergestreiften Muskeln der Chorioidea ermöglicht werden kann, das trifft aber beim *Sperber* nicht zu.

Nur die Beobachtung der überlebenden Netzhaut, nach Entfernung des Glaskörpers, bei sorgfältiger Abtrennung des vorderen Bulbusabschnittes, ohne Verletzung der peripheren Netzhautpartien, erlaubt ein Urteil über Vorhandensein, Lage und Tiefe der Area, sowie einer oder 2 Foveae. Keine der bisher gekannten Fixationsmethoden gibt diesbezüglich beim *Vogel* vollkommen verläßliche Bilder.

Die Ausbildung der Foveae variiert bei den *Vögeln* in geringerem Grade in bezug auf die Ausdehnung, viel mehr in bezug auf die Tiefe und die dadurch bedingte Durchsichtigkeit der den zentralen Zapfen vorgeschalteten Elemente, indem, wie bei der *Säugerfovea*, die einzelnen Schichten bis auf die der Zapfenkerne und Zapfenfasern zurücktreten können, oder aber, wenn auch verdünnt, sich alle bis in die Tiefe der Fovea verfolgen lassen. In dieser Hinsicht finden wir die tiefste Fovea mit dem stärksten Zurücktreten der inneren Retinaschichten bei *Singvögeln* und bei *Raubvögeln* (Abb. 312) [CHIEVITZ (1889), ROCHON-DUVIGNEAUD (1919), KOPIKAWA (1923)], bloß Verdünnung der Schichten aber bei *Tauben* und bei *Papageien*, die ich eingehend untersuchte, und die geringste Reduktion der Schichten in der Fovea temporalis der *Eulen*. Wenig differenziert sind die Foveae bei den *Schwalben* und *Seglern*. Sehr flach sind sie bei den *Hühnervögeln*.

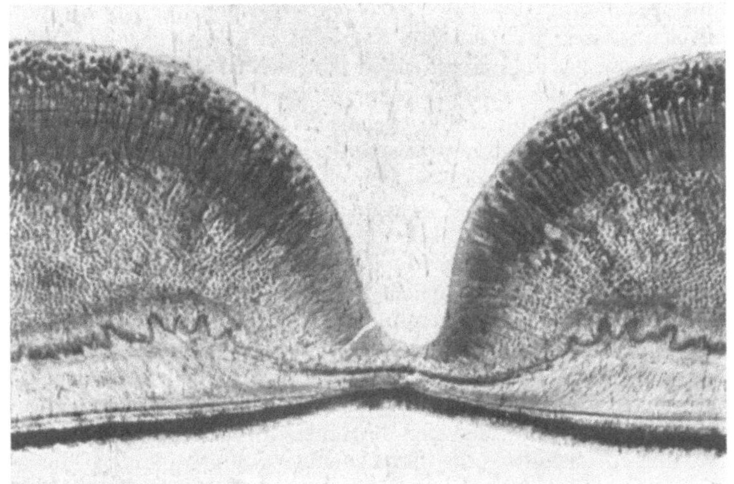

Abb. 312. Fovea centralis des *Bussards* (KOLMER)

Bei der vergleichenden Betrachtung der *Wirbeltier*augen können wir einen Typus unterscheiden, bei dem der ganze Augenhintergrund außer einer geringen konzentrischen Verfeinerung der Elemente keinerlei regionäre Differenzen aufweist, einen 2. Typus, bei welchem innerhalb der Netzhaut durch Ausbildung einer Area, d. h. einer Region mit Verhältnissen komplizierterer Querleitung und Vermehrung der Sinneselemente in der Flächeneinheit, gleichzeitig eine meist makroskopisch schon erkennbare lokale Verdickung eines Feldes oder eines Streifens der Netzhaut zustande kommt, und einen 3. Typus. Hier wird dieses Feld streifenförmig vertieft, oder an einem Punkte trichterförmig verdünnt, was das Wesen der Foveabildung darstellt. Je mehr Typen der Retina, entsprechend konserviert, bekannt sein werden, um so mehr wird man wahrscheinlich Übergänge von dem einen Typus zum nächsten finden. Wir kennen Typen mit zentraler Fovea ohne Area und mit Area, Typen mit 2 Foveae, ohne Area *(Schwalben, Eisvögel)*. Als Typus der höchsten Differenzierung sind wir vorläufig berechtigt, die Netzhäute der *Raubvögel* und *Seeschwalben* anzusehen, von denen wir seit CHIEVITZ' (1889) Untersuchungen wissen, daß sie neben einer streifenförmig vertieften Area zwei gut ausgebildete Foveae besitzen. So weit wir aus den Beobachtungen am *Menschen* und den diesbezüglich noch sehr lückenhaften an *Tieren* schließen dürfen, funktioniert das Auge so, daß Dinge, welche das Interesse erregen (wir können vorläufig schwer diesen anthropomorphistischen Ausdruck vermeiden), durch äußerst rasche, beim *Menschen* wohl stets unter der Schwelle des Bewußtseins bleibende reflektorische Muskelaktionen in das Gebiet der speziell differenzierten Retinaorte gebracht werden, wofern die Augenmuskeln überhaupt funktionsfähig sind, darüber hinaus auch noch durch die Mitwirkung der Kopfmuskulatur. Es wäre von großem Interesse, die verschiedenen im *Wirbeltier*reich vorkommenden Varianten dieses Fixationsprozesses eingehend zu erforschen. Er dürfte bei vielen *Tieren* so rasch vor sich gehen, daß ohne besondere optische Hilfsmittel, vielleicht Zeitlupe, bei gleichzeitiger Vergrößerung kaum darstellbar sein wird. Jedenfalls dürfen wir annehmen, daß bei den Formen mit Foveae auch fortwährend ein foveales Sehen stattfindet, das wahrscheinlich sich, abgesehen vom Dämmerungssehen, wesentlich von dem der nichtdifferenzierten Netzhäute, beispielsweise bei *Igel, Makro-* und *Mikrochiropteren, Eichhörnchen* unterscheidet.

Bei der Ausbildung der Foveae scheint bei den verschiedensten *Wirbeltieren* auf den ganzen Bauplan der Netzhaut ein derartiger Einfluß ausgeübt zu werden, daß die gesamte Netzhaut in gewisser Hinsicht auf die tiefste Stelle der Fovea und die Papilla nervi optici hin zentriert wird, und daher mit ziemlich weitgehender Exaktheit die Linie, welche das Zentrum der Papille mit dem Zentrum der Fovea verbindet, gewissermaßen zu einer Symmetrieachse des ganzen Auges wird. Daß dies nicht ganz exakt durchgeführt ist, hängt natürlich damit zusammen, daß sowohl die Papille, schon durch die individuell wechselnde Ausbildung der Gefäße, ein geometrisch unregelmäßiges Gebilde ist, und auch die Fovea offenbar während der individuellen Entwicklung in ihrer Konfiguration von *Tier* zu *Tier* nicht unwesentliche Formabweichungen aufweist. So stellt beispielsweise natürlich die Verbindung zwischen Papille und Fovea in der Opticusfaserschichte ein Faserbündel dar, das dem maculopapillaren Bündel des *Menschen* bis zu einem gewissen Grade entspricht, in dem aber die Fasern nicht eben parallel verlaufen, sondern leicht konvergierend bogenförmig. Immerhin läßt sich in den verschiedenen *Wirbeltier*ordnungen, wo eine Fovea entwickelt ist, nur ein Schnitt oder ganz wenige Schnitte finden, die senkrecht gleichzeitig etwa die Mitte der Papille und die Mitte der Fovea treffen, auf denen man so ziemlich der ganzen Länge nach Opticusfasern ausgestreckt im Längsschnitt erkennen kann. In diesen Schnitten und den wenigen benachbarten ist es auch möglich die faserförmig verlängerten Anteile der Zellen der äußeren Körnerschichte, seien es nun bei einer *Tier*art die äußeren Fortsätze, Stäbchen und Zapfenfasern, bei einer anderen wieder die verlängerten Fortsätze zur äußeren plexiformen Schichte, die die HENLEsche Faserschichte bilden, bei wieder anderen *Tieren* die verlängerten Fortsätze der Bipolaren im Längsschnitt zu treffen und auf diese Weise erst ihren Verlauf und ihre Morphologie klar zu erkennen. Ich glaube nicht fehlzugehen in der Annahme, daß die ungenügende Erkenntnis dieses Verhaltens häufig dazu geführt hat, daß von vielen Untersuchern bei der Wahl der Schnittrichtung nicht genügend exakt vorgegangen wurde, und daß infolgedessen bei der dann an den Schnitten vorgenommenen Analyse des Netzhautaufbaues manche Einzelheiten nicht klar erfaßt werden konnten. Einen besonderen Fall stellen in dieser Hinsicht natürlich die komplizierten Netzhäute jener *Vögel* dar, bei denen durch die Ausbildung einer vertieften Area neben einer Fovea, oder gar zwei Foveae neben einer Area, die Leitungsverhältnisse und die Anordnung der Elemente der einzelnen Schichten gegen 2 Punkte und evtl. noch ein linienförmiges Zentrum (die Area) hin, beeinflußt werden. Hier ist es noch außerordentlich viel schwieriger von vorneherein Schnittrichtungen festzulegen, welche die für das Verständnis des Aufbaues der Netzhaut in seinen feinsten Einzelheiten gerade die aller günstigsten sind, ein Umstand, dem auf seinen, auf die *Raubvögel* sich beziehenden Abbildungen auch ROCHON-DUVIGNEAUD (1919, 1920) Rechnung trägt.

Nicht ganz gleichmäßig ist das Verhalten der Ölkugeln in den Zapfen der Netzhaut. Während bei den meisten *Vögeln* die einzelnen Bezirke der Netzhaut bekanntlich ein Mosaikwerk von verschieden gefärbten Ölkugeln zwischen Zapfeninnen- und -außenglied enthalten, das aus 3 oder 4 Farbenkomponenten sich zusammensetzt (rot, grün, blau, gelb), weiß man, daß bei manchen, wie *Huhn* und *Taube*, einzelne Regionen der Netzhaut durch Überwiegen der einen oder anderen Farbe gekennzeichnet sind. Versucht man es, im Gebiet der Fovea die Ölkugeln zu erkennen, stößt man speziell in deren Zentrum auf erhebliche Schwierigkeiten, da die Elemente sehr klein werden und gerade bei guterhaltenen Retinen sehr dicht von Pigment eingehüllt sind. Aber man kann erkennen, daß hier alle Farben zurücktreten und bloß gelbliche Kugeln das Zentrum der Fovea einnehmen, ein Umstand, der in den Arbeiten von ROCHON-DUVIGNEAUD (l. c.) schon ganz richtig hervorgehoben wird.

Anders verhält sich dies bei manchen *Reptilien*. So beobachtete ich bei *Stellio*, daß gerade die zentralsten, sehr zarten Elemente überhaupt keine Ölkugeln mehr enthalten; dasselbe beobachtete DETWILER (1920) bei *Phrynosoma*. Da diese Elemente aber doch sehr weitgehend im Bau mit den sie umgebenden tropfenhaltigen Zapfen übereinstimmen, glaube ich, daß keine Notwendigkeit vorliegt, die Frage zu erörtern, ob diese zentralsten Elemente noch als Zapfen anzusehen sind (bei *Hatteria* sind sie deutlich). Allerdings würden dann bei dem von ROCHON-DUVIGNEAUD (l. c.) auseinandergesetzten Mechanismus der Analyse der farbigen Einzelheiten der Bilder durch die Netzhaut die der Ölkugelträger für das eigentliche foveale Sehen keine Geltung haben. Sie würden also mit Hilfe des feinen Farbenunterscheidungsvermögens, besondere Aufmerksamkeit auf eine vielleicht nicht so farbenempfindliche Stelle zentrieren. Vielleicht kommt auch bei ihnen ein Abtasten des Bildes mit dem Rande der Fovea in Betracht, wie es für die Fovea des *Menschen* angegeben wurde.

Bei den *Vögeln* sehen wir tatsächlich, daß auch die tiefsten Punkte des Foveatrichters die Endkügelchen der Zapfenfasern in einer dünnen Schichte enthalten, indem die Zapfenfasern der zarten zentralen Sehelemente äußerst kurz sind. Bei den *Reptilien* sind sie aber länger und das Zentrum der Fovea ist demnach wie bei den *Primaten* von diesen Körperchen frei. So hat dies DETWILER (l. c.) für *Phrynosoma* dargestellt, wenn er auch nur die Faseranteile und nicht die Endknöpfchen in seiner Zeichnung wiedergibt. Bei den *Reptilien* sind die MÜLLERschen Stützfasern im Zentrum der Fovea, wenn auch sehr zart ausgebildet, doch stets vorhanden; am Rande des Foveatrichters stehen sie sogar besonders dicht. CAJAL (1904) hat sie in der Fovea des *Chamäleons* schon vor Jahren mittels Imprägnation isoliert dargestellt.

Bei den *Vögeln* sind sie sehr deutlich vorhanden, und ihre so charakteristischen Kerne fehlen nicht im Zentrum der Fovea, auch ihre Füßchen an der Limitans interna treten besonders deutlich im Zentrum der Fovea hervor, bei der *Taube*, noch mehr in der Fovea temporalis der *Eulen*. Sie verlaufen hier quer zur HENLEschen Faserschichte.

In keiner der untersuchten Foveae, sowohl der *Raubvögel* wie der *Singvögel* oder *Tauchvögel (Wildgans)*, wurden diese Elemente jemals vermißt.

0. Gefäße der Netzhaut und des Opticus.

Was die Gefäßversorgung der Netzhaut betrifft, so folgen wir den Ausführungen EISLERS (1930).

Den interkranialen Abschnitt des Sehnerven versorgen die Arteria ophthalmica und A. cerebri-anterior mit kleinen Zweigen. Das Chiasma empfängt Gefäße von der A. cerebri-anterior und A. communicans anterior an der Vorderseite, lateral von der Carotis interna am hinteren Umfange von dieser und der A. communicans posterior, der Tractus opticus von den beiden letzgenannten und der A. chorioidea. Die Gefäßchen verbinden sich in der Pia zu einem feinen Plexus, aus dem sich zarte Zweige in den Nerven senken. Der intraorbitale Abschnitt liegt im Versorgungsgebiete der A. ophthalmica und ihrer Äste. Die Zweige bilden auf der Dural- und Pialscheide langmaschige Netze, die untereinander, ferner im Canalis opticus mit den intrakranialen Netzen und am Bulbus einesteils mit dem episkleralen Netz, andernteils mit den skleralen und choroidalen Gefäßen am Rande der Lamina cribrosa zusammenhängen. Von den Vasa centralia retinae, gibt die Arterie an der Stelle, wo sie in die Längsrichtung umbiegt, kleine Ästchen rückwärts und einen oder zwei größere Ästchen meist im axialen Bindegewebsstrang vorwärts ab, deren Verzweigungen sich in den Scheidewänden mit den von der Pialscheide her eindringenden vereinigen. Der Stamm der A. centralis bleibt dann in der Regel bis an die Lamina cribrosa astfrei, während die Vena centralis mehrfach Zuflüsse erhält, auch aus dem hinteren Teile des intraorbitalen Nervenabschnittes. Die in diesem und dem intracaniculären Teile des Sehnerven axial gelegene V. centralis posterior (KUHNT 1881) kann fast die Stärke der V. centralis anterior erreichen. Sie tritt entweder im Canalis opticus unten neben der A. ophthalmica aus dem Nerven und um seinen Lateralumfang nach hinten in den Sinus cavernosus [VOSSIUS (1883)] oder noch in der Orbita in eine Vene der Pialscheide. Im intraokularen Abschnitt schickt die A. centralis Zweige in das dichte Gefäßnetz der Lamina cribrosa und verbindet sich dabei, aber nur capillär mit Zweigen aus dem Circulus arteriosus sclerae, Nervi optici (ZINNI oder HALLERI); dieser in der Sklera dicht neben dem Sehnerven gelegene Arterienring wird aus mehreren Ästchen der A. ciliares posticae breves gebildet, und gibt außer in die Lamina cribrosa Zweige rückwärts in die Pialscheide und stärkere vorwärts in die Chorioidea ab, Begleitvenen fehlen dem Arterienring und seinen Ästen, die ebenso wie die Äste der Zentralarterie Endarterien sind. Das Blut der Lamina cribrosa fließt in die Vena centralis retinae ab. Mit dieser von LEBER (1903) vertretenen Darstellung des Verhaltens der Gefäße erklärte sich MAGITOT (1907) nicht einverstanden. BEAUVIEUX und RISTITCH (1924) injizierten die Zentralgefäße gesondert und fanden, daß die A. centralis allein den Sehnerven bis zum Augapfel versorgt und von ihrem Eintritt rückwärts auf eine Länge von 5—6 mm Kollateralen in den Nerven, auch an dem unteren Umfang der Pialscheide schickt. Die übrige Pialscheide wird von außenher mit Blut versehen. Nach MAGITOT bestehen in der Lamina cribrosa keine Anastomosen zwischen der Zentralarterie und dem Circulus arteriosus, sondern die ganze Lamina gehört zu dessen Gebiet. Dagegen hat die Vena centralis zahlreiche Verbindungen mit den Chorioidealvenen in der Nachbarschaft der Papille mit den Skleral- und den kurzen hinteren Ciliarvenen. In die Zentralvene münden auch Zweige aus dem Sehnerven, während andere in die Venen der Pialscheide und damit in die V. ophthalmica gehen.

In das lockere Gefäßnetz des schwächeren vorderen Teiles der Lamina cribrosa unter der Basis der Papille ziehen zahlreiche feine Arterien aus der Chorioidea und dem Circulus arteriosus. Sie nehmen auch an der Versorgung der Papille und einer schmalen Randzone der Retina teil. Die zugehörigen Venen gehen in der Regel in die Chorioidea zurück. Hin und wieder ist eines, seltener zwei von diesen Gefäßen, Arterie oder Vene, stärker ausgebildet, meist auf der temporalen Seite und wird dann ophthalmoskopisch sichtbar und als ,,cilioretinales Gefäß'' bezeichnet. ELSCHNIG (1897) beobachtete derartiges in einem auf 7, JACKSON (1920) in einem auf 5 Fälle, wobei nach ELSCHNIG die Arterien stets aus dem Circulus arteriosus stammen; gelegentlich versorgen sie auch einen größeren Teil des temporalen Netzhautgebietes als Ersatz für fehlende

Ästchen der Zentralarterie (Aa. maculares). Die retino-ciliaren Venen biegen um
den Netzhautrand in die Chorioidea um, treten nur selten in die Sklera und
durch diese nach außen (KUHNT 1881). KRAUPA (1914) beobachtete an Stelle
der völlig fehlenden Vena centralis eine starke cilio-retinale Vene. Umgekehrt
erschien in einem Falle von BLOCH (1906) die fehlende A. centralis durch cilioretinale Arterien ersetzt. Aus der oberen Hälfte der Netzhaut wurde das Blut
einer Vena centralis zugeführt, aus der unteren einer am unteren Rande der
Papille verschwindenden Vene. Zu den Seltenheiten gehört auch der Übergang
einer optico-ciliaren Vene aus der Chorioidea durch die Papille in die Vena
centralis retinae [KUHNT (1881), ELSCHNIG (1888, 1898)], KRÄMER (1920). Die
Gefäße der Netzhaut bleiben nach den oben geschilderten Verbindungen vollkommen unabhängig von dem ciliaren Gefäßsystem. Die Vasa centralia teilen
sich beim Auftauchen an die Oberfläche der Papille zunächst in je einen auf- und
absteigenden Hauptast, die A. und V. papillaris superior und inferior [MAGNUS
(1873)]. Meist liegt die Teilung der Vene noch im Sehnerven, so daß auf der
Papille nur die beiden Äste sichtbar sind. Nach HERTEL sind die Venen stärker
als die Arterien, im Mittel 0,245 : 0,21 mm. Noch im Bereiche der Papille zerfällt
jeder der Hauptäste in einen nasal- und einen temporalwärts gerichteten Ast, die
A. und V. nasalis und temporalis superior und inferior, von denen die nasalen
die schwächeren sind. Die erste Teilung der Arterie erfolgt zuweilen innerhalb
des Opticus, seltener ist dies bei der zweiten Teilung beider Gefäße der Fall,
so daß auf der Papille nur die Äste austreten. Ganz selten liegt die zweite
Teilung über den Rand der Papille hinaus in der Netzhaut [EISLER (1930)]. Die
nasalen Gefäße nehmen einen annähernd meridionalen Verlauf nach vorn, nachdem meist eines von ihnen noch auf der Papille einen transversalen Ast, die
A. und V. mediana [MAGNUS (1873)] ausgesandt hat. Die temporalen Gefäße
umziehen die Fovea oben und unten bogenförmig und schicken von ihrer
Konkavität Zweige hinein. Außerdem kommen von der Papille zwei kleine
transversale Aa. maculares superior und inferior nebst entsprechenden Venen
dazu. Die Arterien entspringen in der Regel schon im Sehnerven von der
Zentralarterie, sofern sie nicht von den Ästen des Circulus arteriosus abzweigen.
Die Venen gehen entweder in die Zentralvene oder biegen in die Chorioidea um.
Über der Fovea selbst ist nur höchst selten ein größeres Gefäß (Vene) gesehen
worden [MAUTHNER (1868), RANDALL (1887)].

Nach der Verteilung der Gefäße lassen sich 3 Ernährungsgebiete in der Netzhaut unterscheiden, das des oberen, das des unteren Hauptastes der A. centralis
und das papillo-maculare Dreieck (HIRSCH 1896). Die Grenzen der Gebiete
bilden gemeinsam ernährte neutrale Streifen.

Solche finden sich aber auch zwischen nasalem und temporalem Ast des
oberen und unteren Gebietes. Das papillo-maculare Dreieck hat als Basis die
Papillenbreite und darüber hinaus die Breite des Netzhautstreifens, den die
beiden temporalen Arterien als ungeteilte Stämme durchlaufen. An der Spitze
des Dreiecks liegt die Fovea, an der Grenze der 3 selbständigen Ernährungsgebiete und daher in der Regel (in 70,18%) auch von allen dreien versorgt.
Außer den beiden kleinen Aa. maculares beteiligen sich 2—3, auch mehr Zweige
der temporalen Arterien des oberen und unteren Hauptastes, die im Bogen gegen
die Fovea ziehen. In 24,5% aller Augen wird die Fovea nur von solchen Zweigen
versorgt, d. h. die Aa. maculares fehlen. Der Rest entfällt auf Monstrositäten,
wie z. B. sehr seltene Versorgung der Fovea bloß von Zweigen des unteren
Hauptastes.

Über ein atypisches Verhalten der Zentralarterie auf der Papille wurde
des öfteren berichtet. Ein Ast erster Ordnung dringt schlingenförmig in den
Glaskörper vor und kehrt, ein oder mehrere Male um sich selbst gewunden, zur

Papille zurück [GÜNZBURG (1899), BONDY (1899), HIRSCH (1899)]. In dem Fall von HIRSCH war die Schlinge 2,31 mm lang. COPPEZ (1908) sah beiderseits fast gleich einen Gefäßring um die Papille, der stellenweise doppelt oder dreifach war und vor dem Pigmentepithel, aber hinter den Ästen der Zentralgefäße lag,

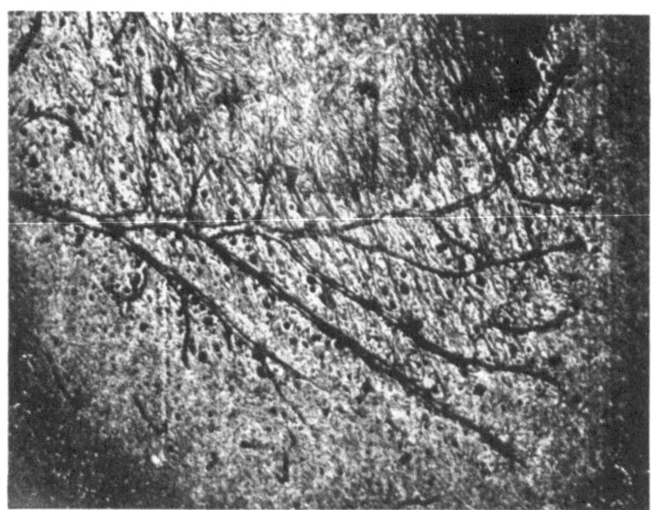

Abb. 313. Flachschnitt durch die Nervenfaserschichte der Netzhaut des Erwachsenen, eine kleine Arterie mit ihren charakteristischen Verzweigungen auf eine größere Strecke angeschnitten (KOLMER).

ohne mit ihnen zu anastomosieren. Von dem Ringe gingen 6 Gefäße nach verschiedenen Richtungen ab.

Im allgemeinen erscheinen die Arterien gestreckter, weniger geschlängelt als die Venen, doch trifft man gelegentlich ein- oder beiderseitig angeborene starke Schlängelung, selbst Windungen der Gefäße, die dann mehr oder weniger in den Glaskörper vorspringen können (Tortuositas vasorum congenita).

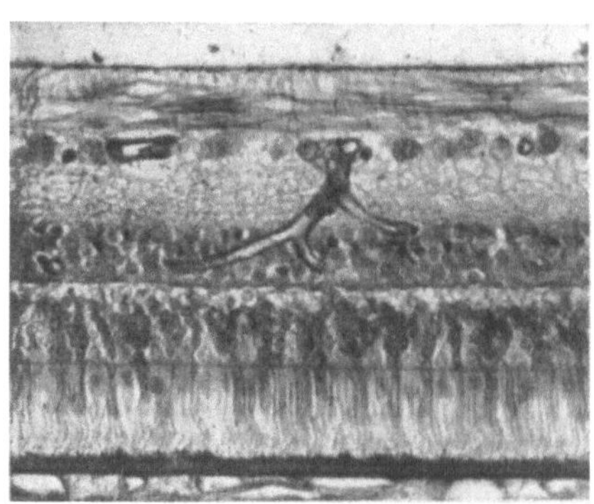

Abb. 314. Verteilung der Blutgefäße in der Netzhaut des Erwachsenen (KOLMER).

Auf Grund von 150 Netzhautphotogrammen findet GAUSS (1930), daß die physiologische Variationsbreite des angeborenen Verlaufs der Netzhautgefäße, insbesondere der Schlängelung der Gefäße, sehr groß ist. Sie schwankt zwischen fast geradem und hochgradig geschlängeltem Verlauf aller Gefäße. Eine schematische Einteilung des Gefäßverlaufs ist trotzdem in Gruppen möglich, da das Gesamtbild meist ein bestimmtes Gepräge trägt, indem bei normalem Verlauf die Variation vorwiegend gleichmäßig, entweder die Arterien oder Venen oder beide Gefäßarten betrifft. Unterschiede bei beiden Augen sind selten. 70% aller Fälle weisen normalen Gefäßverlauf, 30% Schlängelung auf, die Unterschiede bei Altersgruppen sind gering.

Arterien und Venen verlaufen nicht dicht nebeneinander, sondern in Abständen, überkreuzen sich aber vielfach. Anastomosen kommen zwischen den

Arterien nie, bei den Venen nur in der Nähe der Ora serrata, zwischen benachbarten Wurzelvenen vor. Im ophthalmoskopischen Bilde sind die Arterien durch ihre hellrote Farbe und einen breiteren helleren Längsstreifen ausgezeichnet, gegenüber den dunkelroten Venen, die nur einen sehr schmalen, helleren Streifen aufweisen. Diese Reflexstreifen und das Fehlen der Anastomosen bilden Unterscheidungsmerkmale gegen etwa sichtbare Chorioidealgefäße. Eine Pulsation der Arterien ist bei der üblichen Ophthalmoskopie nicht wahrzunehmen, nur im Spaltlampenmikroskop werden auf der Papille die arteriellen Pulswellen deutlich (KÖPPE 1922). Dagegen besteht ein individuell verschieden starker Venenpuls negativer Art, bei dem die Verengerung des Gefäßes unmittelbar vor dem Radialispuls, die Erweiterung nach ihm eintritt.

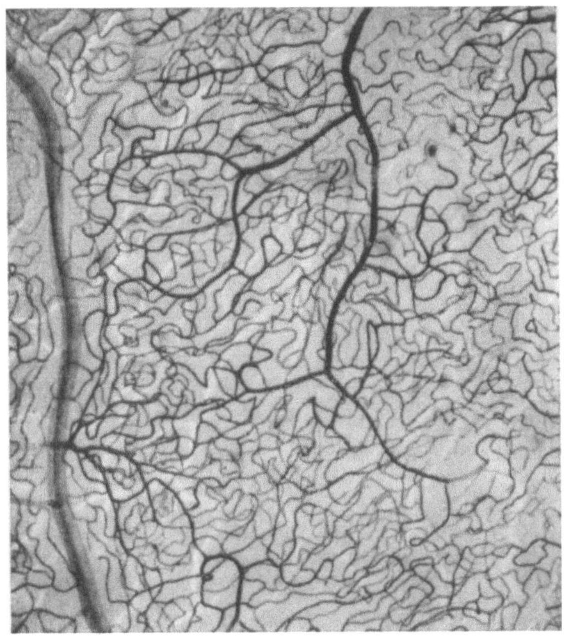

Abb. 315. Vollständige Injektion der Gefäße der *Katzen*netzhaut, schwache Vergrößerung (KOLMER).

Die stärkeren Gefäße verlaufen in der Nervenfaserschichte gewöhnlich dicht an der Membrana limitans interna, diese mehr oder weniger gegen den Glaskörper vorwölbend und teilen sich in dieser Schichte bis zu präcapillaren Arterien und postcapillaren Venen (Abb. 313, 314, 315). Die präcapillaren Arterien entspringen in verhältnismäßig weiten Abständen, rechtwinklig aus den Arteriolen, beginnen noch in der Nervenfaserschichte mit der Abgabe von Capillaren, ziehen durch die Ganglienzellenschichte, innere plexiforme (Abb. 316) und innere Körnerschichte und lösen sich dabei in Capillaren auf, die besonders an der äußeren und inneren

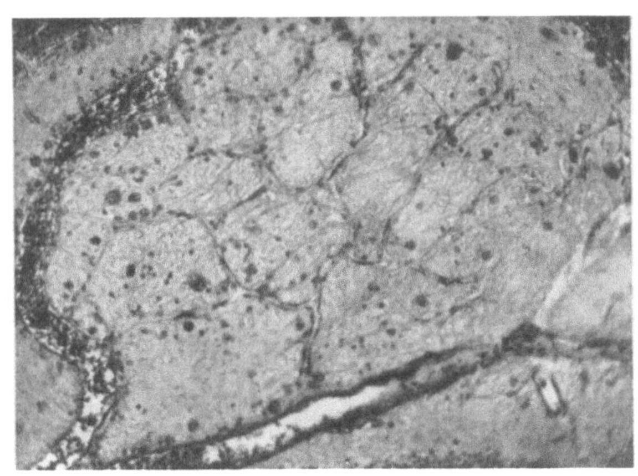

Abb. 316. Flachschnitt der inneren plexiformen Schichte mit Arterien. Venen und Capillarnetz (KOLMER).

Grenze der inneren Körnerschichte geschlossene Netze bilden (Abb. 317, 318). Aus diesen entwickeln sich postcapillare Venen, die ebenfalls radial bis zur Nervenfaserschichte verlaufen, um dort annähernd rechtwinklig in die Venenstämmchen zu münden. Die äußere Grenze der inneren Körnerschichte wird nicht überschritten. Alle weiter nach außen gelegenen Schichten, d. h. das Gebiet des ganzen ersten Neurons, sind gefäßlos, was besonders Fortin (1927) erörterte.

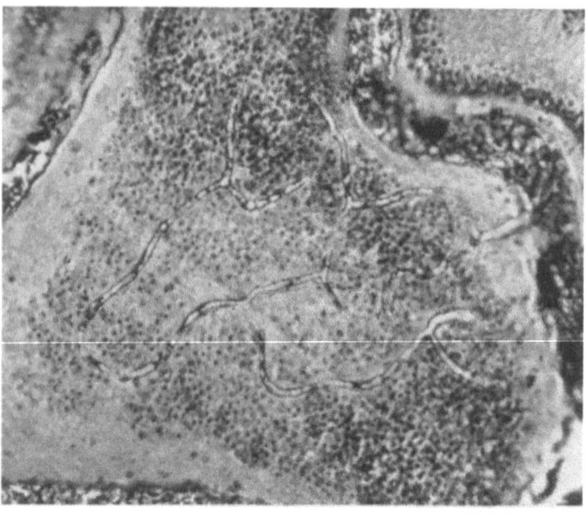

Abb. 317. Flachschnitt durch die innere Körnerschichte mit Capillarnetz (Kolmer).

Die Capillaren messen 0,005 bis 0,006 mm, vereinzelt bis 0,01 mm in der Breite, die Maschenweite der Netze schwankt zwischen 0,02—0,075 mm, wobei das Netz an der äußeren Grenze der inneren Körnerschichte verhältnismäßig am engsten erscheint. Fortin (1926) betont, daß die Capillaren der Netze in der inneren Körnerschichte allesamt die gleiche Breite besitzen, die er nach entoptischen Beobachtungen am eigenen Auge beim Lebenden auf 0,003 mm schätzt. Die Blutkörperchen werden beim Durchgang in ellipsoide Form gepreßt, erscheinen aber stets durch eine schmale Plasmaschichte voneinander getrennt, als ob sie sich gegenseitig abstießen.

Ich fand in Horizontalflachschnittserien die Capillaren beim *Menschen* etwas weiter. Im Gebiet der Fovea enden die Capillarschlingen am Rande der inneren Körnerschichte. Der Durchmesser des gefäßlosen Teils der Fovea zeigt erhebliche individuelle Verschiedenheiten auch für beide Augen. Zwischen 0,3 mm [Schaper (1893)] und 0,8 mm [Dimmer (1894)] im anatomischen Präparat, 0,13—0,28 mm [Dimmer], 0,75 mm [Becker (1881)] im entoptischen Bild. In der Regel beträgt er ein Drittel der Foveabreite.

Gegen die Ora serrata hin verhalten sich die Gefäße einfacher. Schon in der Nähe des Äquators ziehen sich die Capillaren allmählich nach innen zurück, schließlich lösen sich die Arterien baumförmig in arterielle Capillaren auf, die noch in den inneren Netzhaut-

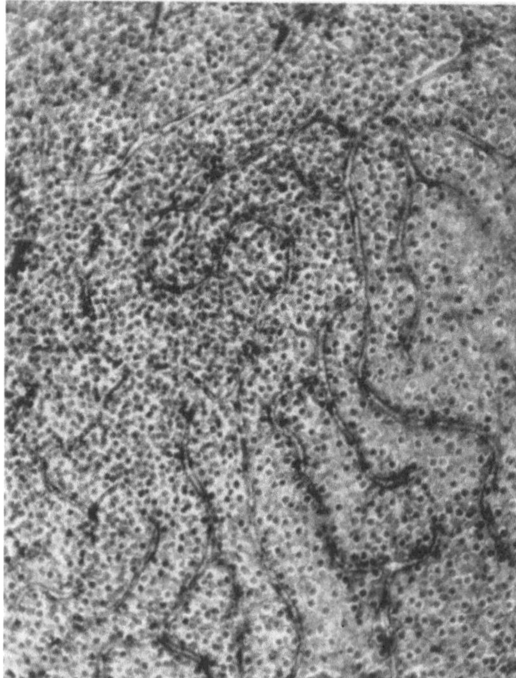

Abb. 318. Flachschnitt durch die äußerste Lage der inneren Körnerschichte des erwachsenen *Menschen,* die Verästelungen der Capillaren und deren Anastomosenbildung, ist dargestellt, als dunklere Stellen an ihnen treten zwischen den heller gefärbten Kernen der inneren Körner die Pericyten hervor (Kolmer).

schichten in flachen Bögen in die venösen Capillaren übergehen. Die Wurzelvenen verlaufen zunächst noch eine Strecke mit der Ora serrata parallel, ehe sie rückwärts umbiegen, bilden aber keine zusammenhängende Ringvene.

Während im 2. Lunarmonat die Netzhaut des Embryos noch gefäßlos ist, erreichen die Gefäße erst zwischen dem 3. und 5. Monat, von der Arteria hyaloidea, der späteren A. centralis ausgehend, die Ora serrata, so daß die oberflächliche Vascularisation im 6. Monat vollendet ist (O. SCHULZE 1892). Dann erst dringen mit dem Dickerwerden der Netzhaut senkrechte Ästchen in die Tiefe [J. MANN 1928)]. Der feinere Bau der Arterien zeigt im Bereiche der Papille noch eine geschlossene Media aus 3 Lagen von Ringmuskelzellen, in den kleineren Arterien bis zu 0,03 mm ist noch eine Lage vorhanden. Die Adventitia ist anfangs ziemlich mächtig, wird aber an den kleinen Arterien sehr zart. Auf der dünnen Wand der präcapillaren Arterien, der Capillaren und der postcapillaren Venen findet man bei gewöhnlicher Färbung Pericyten.

Es ist mir nie gelungen, an den Gefäßen in der Netzhaut selbst Nerven nachzuweisen, die Beziehungen zur Muskulatur hätten. Die Frage der Innervation ist hier ähnlich schwer zu lösen wie an den entsprechenden Gefäßen des Gehirns, denn auch bei diesem ist es strittig, ob weiter als im Bereiche der Pia sich solche Nerven verfolgen lassen.

Wie in anderen Gefäßen ist auch in den Zentralgefäßen ein sehr auffallender Unterschied der Formen des Endothels zu bemerken, man findet in der Arteria centralis langgestreckte Polygone, in der Venenbreite sinuös aneinander grenzende Zellplatten.

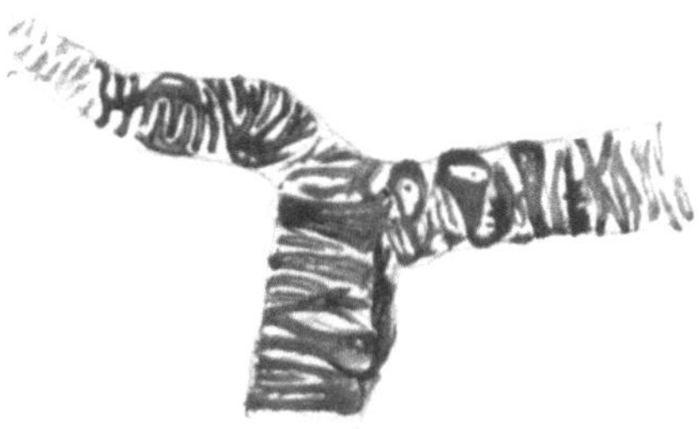

Abb. 319. Verhalten der Muskulatur und der Übergang in Pericyten, die sich verschränken, die kleineren Äste umgreifen, Netzhautarterie der *Katze*, Silberfärbung nach DE CASTRO. 570mal vergrößert (KOLMER).

Die in der Netzhaut vorkommenden Capillaren werden von sehr zarten adventitiellen Zellen begleitet, die offenbar den Pericyten entsprechen; sie sind mit spezifischen Methoden dargestellt worden (Abb. 319). Manche Silbermethoden und auch intensive Azanfärbungen zeigen vereinzelte feine Fäserchen von Bindegewebe, die die Capillaren begleiten. Die Zellen können auch mit Molybdänhämatoxylin einigermaßen dargestellt werden, sind aber nur in dünnen Schnitten zu erkennen.

Für die Verästelung der Gefäße in der *menschlichen* Netzhaut erscheint es mir charakteristisch, daß es auch in einer ausgebreiteten Netzhaut in Schnitten von weniger als 0,01 mm nur ganz ausnahmsweise einmal gelingt, Verästelungen oder gar eine Capillarschlinge in einen Schnitt zu bekommen, das gilt sowohl von dem relativ dichten Capillarnetz in der inneren Körnerschichte, als von den etwas gröberen in der Ganglienzellschichte. Dies beweist, daß alle Gefäße innerhalb der Netzhaut einen mehr oder minder sinuösen Verlauf besitzen.

Die Arterien zeigen sich beim *Schwein* von eigenartigen verzweigten Zellen, wahrscheinlich gliöser Natur, die bei Vitalfärbung mit Methylenblau deutlich hervortreten, dicht umwoben. Es gelang mir bisher nicht, in anderen Netzhäuten eine solche Zellschichte nachzuweisen.

Eine ähnliche Gefäßversorgung der Netzhaut durch die A. centralis und eine entsprechende Vene wie bem *Menschen* findet sich bei allen *Primaten*, einem Teil der *Huftiere*, bei manchen *Nagern, Insectivoren* und *Beuteltieren*. Besonders reichlich ist die Gefäßversorgung bei den *Carnivoren*. Für die *Cetaceen* wurde eine Zentralarterie beschrieben, die aus einer Wundernetzbildung der Aa. ciliares posteriores im Intervaginalraum hervorgeht. Bei manchen *Carnivoren*, den *Pinnipediern*, bei *Eichhörnchen, Ziesel* und *Murmeltier* geschieht die Versorgung durch zahlreiche am Rande der streifenförmigen Papille durchtretende cilioretinale Arterien. Beim *Hasen* und *Kaninchen* finden sich reichlich Gefäße in dem horizontalen Streifen, der mit markhaltigen Nervenfasern versehen ist. Sie überschreiten aber nicht die Nervenfaserschichte. Beim *Murmeltier (Arctomys marmotta)* sehen wir, daß die Gefäße nur in den innersten Schichten sich ausbreiten, und zwar die gröberen Äste in der Schichte der Opticusganglienzellen, die spärlichen Capillaren, auch bei gelungener arterieller Injektion, nirgends weiterreichen als in den inneren Rand der inneren Körnerschichte; diese selbst sowie die übrige Netzhaut ist vollkommen frei von Capillaren. Es ist dies eine Anordnung, wie sie bisher bei keinem anderen *Tier* beschrieben wurde, an den Capillaren finden sich sehr deutliche Pericyten. Nur auf die Papille beschränkt oder wenig darüber hinausreichend sind die Gefäße in der Netzhaut bei *Pferd, Tapir, Elefant* und *Hyrax*, bei den *Mikrochiropteren*, manchen *Nagern*, einigen *Edentaten* und einigen *Beuteltieren*. Ganz gefäßlos ist die Retina bei *Rhinoceros, Hystrix, Dasypus Bradypus, Echidna* und *Proechidna*. Bei den *Siebenschläfern Myoxus* und *Eliomys* fand ich 1928 dagegen Capillaren aus den bogenförmig miteinander verbundenen, senkrecht die Netzhaut durchbohrenden Arteriae perforantes hervorgehend, ein dichtes Netz unter der Limitans externa, in der äußeren Körnerschichte bildend, ein ähnliches Netz, wenn auch weniger dicht, in der Netzhaut des *Waschbären* (1930). Auch bei den *Beutelratten*, dem *Opossum* dringen Capillarschlingen stets mit parallelem rückläufigem, venösem Schenkel versehen, weit in die äußere Körnerschichte vor, aber ohne Anastomosen zu bilden. Ein solches Vorkommen der Gefäße ist unter den niederen *Wirbeltieren*, bei den *Aal*arten beschrieben worden [H. VIRCHOW (1881), GRYNFELTT und EUZIÈRE (1908)]. Alle übrigen *Wirbeltiere* besitzen keine Gefäße in der Netzhaut selbst. Beim *Aal* stammen die Capillaren von einem oberflächlichen Netz von Ästen der A. hyaloidea, das den Glaskörper umschließt [W. KRAUSE (1876), KÜHNE und SEWALL (1880), DENISSENKO (1882), LINDSAY-JOHNSON (1901)]. Alle gefäßfreien Netzhäute sind somit auf die Versorgung, bezüglich Ernährung und Sauerstoff, durch die Gefäße der Choriocapillaris angewiesen, mit Ausnahme der *Vögel* und solcher *Reptilien*, bei denen die Gefäße der zum Pecten umgebildeten A. hyaloidea wahrscheinlich auch eine Versorgung von innen her ermöglichen.

Nach Beobachtungen, die ich anstellte, scheinen die gut vascularisierten Netzhäute viel empfindlicher gegen die Unterbrechung der Zirkulation zu sein, als die wenig oder nichtvascularisierten, wenn man solche Schlüsse aus dem Erhaltenbleiben der supravitalen Färbbarkeit der Netzhaut am isolierten Auge ziehen kann. Diese erlischt bei Zimmertemperatur in der gefäßreichen Netzhaut der *Katze* und des *Schweins* nach einer Stunde, ebenso etwa beim *Menschen*, in der Netzhaut des *Pferdes* erst nach 2—3 Stunden. Ganz ungewöhnlich ist die Gefäßversorgung der Netzhaut aller *Makrochiropteren*. Diese bekommen die Gefäßschlingen, die nach innen fast bis zur Limitans interna reichen, von der Choriocapillaris aus [KOLMER (1909 und 1925), FRITSCH (1910), ROCHON-DUVIGNEAUD (1929)].

BEAUVIEUX und RISTITCH (1924) wiesen durch Injektion in die A. ophthalmica und A. centralis nach, daß die Zentralarterie bei ihrem Eintritt in den Sehnerven einen kollateralen Ast in die Duralscheide abgibt, dann noch 1—5 weitere Äste. Die obere Hälfte der Pia wird dagegen von Ästen der Ciliararterien und der A. ophthalmica versorgt. Die Zentralarterie versorgt den ganzen retrobulbären Teil des Opticus durch rückläufige Kollateralen auch 5—6 mm hinter ihrer Eintrittsstelle. Sie hat aber keine Äste innerhalb der Lamina cribrosa und bildet keine Anastomosen mit anderen arteriellen Systemen. Die Lamina cribrosa wird von hinteren kurzen Ciliararterien versorgt, auch mit den Arterien der Chorioidea gibt es keine Anastomosen. Die Zentralvene verläuft temporal mit der Arterie, empfängt Blut auch aus cilio-retinalen Venen aus der Chorioidea. Es bestehen im Niveau der Papille zahlreiche Anastomosen zwischen dem System der Vena centralis und den hinteren Chorioidealvenen durch Vermittlung feinster Venenäste. Aber auch Verbindungen mit Skleralvenen, in die die hinteren Chorioidealvenen münden, kommen vor. Nach dem Durchtritt durch die Lamina cribrosa werden venöse Äste aus der Nervensubstanz aufgenommen, somit versorgt die Vena centralis, wie die Arterie 12—15 mm des Sehnerven. Sie mündet schließlich in die Vena ophthalmica oder in Netzwerke, die auch das retrobulbäre Fett versorgen.

Nach Beauvieux und Ristitch (l. c.) ist auf Grund dieser Untersuchungen anzunehmen, daß die Zentralarterie der Retina eine Endarterie im Sinne der Endarterien, wie sie im Gehirn vorkommen, darstellt, was dadurch erklärt werden soll, daß ja der Sehnerv nichts anderes als eine Commissur zwischen Netzhaut und Gehirn ist. Die Injektionsversuche ergaben, daß Kommunikationen im Bereiche der Lamina cribrosa durch arterielle Anastomosen mit dem Zinnschen Gefäßkreis wie sie von Sichel, Wecker (1880), Nuel (1896), Knapp, Nettleship (1875, 1876), Dufour und Gonin und Leber (1903) angenommen wurden, überhaupt nicht vorkommen. Die Lamina cribrosa ist in bezug auf ihre Gefäßversorgung vollständig vom Zinnschen Gefäßkreis und den Aa. ciliares posteriores breves abhängig.

Ebenso wie die venösen Gefäßgebiete im Gehirn miteinander in Verbindung stehen, finden sich auch Gefäßbeziehungen zwischen der Vena centralis und dem venösen Gefäßnetz der Chorioidea und Sklera im Gebiete des Skleralkanals. Aber die Bedeutung dieser dünnen Gefäße ist gering.

Alle *Anuren* haben gefäßlose Netzhäute und besitzen nur eine breite Hyaloidea und periphere Glaskörperarterien und Venen. Bei den *Urodelen* und *Sphenodon* fehlen Gefäße überhaupt. Bei den niederen *Reptilien* finden sich capillare Gefäße, die auf die Papille beschränkt sind und diese mehr oder weniger bedecken. Tritt Pigment hinzu, wird ein Pecten gebildet. Nur bei den *Schlangen* findet sich ein unvollkommenes Netzhautgefäßsystem, bei *Python* deutliche Chorioidealgefäße. Bei den *Urodelen*, vielen *Fischen* und *Reptilien*, bei *Vögeln* und vielen *Säugern* wird die Retina osmotisch versorgt.

Alle untersuchten *Amphibien* haben nach Lindsay Johnson (1927) eine Vena media mit zahlreichen lateralen Ästen, die in der Hyaloidea unmittelbar vor der Netzhaut liegen. Man kann bei *Rana catesbiana* und *Hyla versicolor* im Hauptgefäß die Blutkörperchen, die in Doppelreihen durchgleiten, bei 20facher Vergrößerung einzeln beobachten. Die Papille ist lang und schmal senkrecht nach abwärts gerichtet, Macula und Pecten kommen nie vor. Der Augenhintergrund der *Reptilien* unterscheidet sich von dem der anderen *Wirbeltiere*, mit Ausnahme des *Geckos* und der *Brückenechse*; ersterer hat manche Gemeinsamkeiten mit dem *Kiwi*, mit Ausnahme der vorhandenen Macula, während *Sphenodon* an die *Kröten* und auch an *Echidna* erinnert. Die *Lacertiden* haben einen schiefergrauen Fundus, fast überall von undurchsichtigen Nervenfasern, die radiär von der Papille ausgehen, überzogen. Die letztere ist durch einen stark pigmentierten Pecten verdunkelt. Die *Schlangen* unterscheiden sich von andern *Reptilien* durch den Besitz eines sehr auffallenden Retinagefäßsystems. Bei anderen Familien kommen nur vereinzelte Gefäße in der Umgebung der Papille vor.

P. Vergleichende Anatomie der Netzhaut.

1. Primaten.

Über das Auge der *Primaten* machten M. Schultze (1887), Fritsch (1908), Hess (1910), Garten (1908), Fortin (1925, 1926), Heine (1906), Levinson, Johnson (1896), Lineback (1927), Woolard (1927), Wolfrum (1908) Angaben.

Ich habe die Augen folgender 25 *Primaten* untersucht: Von *Anthropoiden:
Simia satyrus, Troglodytes niger, Hylobates leuciscus*; von *Ostaffen: Macacus rhesus,
Macacus sinicus, Macacus nemestrinus, Erythrocebus pata, Cercopithecus griseo-
viridis, Cercocebus fuliginosus, Cynocephalus babuin, Cynocephalus leucophreus*;
von *Westaffen: Ateles hypoxanthus, Cebus capucinus, Hapale jacchus, Nyctipithecus trivirgatus*; von *Halbaffen: Lemur macao, Lemur rufifrons, Lemur catta,
Loris gracilis, Chirogaleus, Nycticebus tardigradus, Tarsius spectrum, Galago pan-
ganiensis*.

Die Netzhaut der *Affen* steht in ihrem Bau der des *Menschen* außerordentlich
nahe, wir finden eine ganz ähnlich ausgebildete Papille. Ferner finden wir eine
Macula lutea mit Fovea und Foveola und annähernd die gleiche Anordnung des
maculo-papillären Bündels wie beim *Menschen*. Die Fovea scheint noch etwas
regelmäßiger gebaut und enthält zentral dichtere und zartere Elemente als beim
Menschen, so daß ceteris paribus, ihre Auflösungskraft der *menschlichen* vielleicht
überlegen ist. Außerordentlich ähnlich in allen Einzelheiten der menschlichen
Fovea ist die Fovea des *Schimpansen*, die ich beschrieb und abbildete. Die
Fovea des *Orang* und des *Gibbon*, die mir leider nicht in so gutem Konservierungs-
zustand zur Verfügung standen, scheinen ebenfalls sehr *menschen*ähnlich zu sein.
Die von mir beschriebenen Krystalloide der äußeren Horizontalzellen fand ich
beim *Menschen*, und unter den *Affen* nur beim *Schimpansen*. Die Fovea des
Gorilla wurde von HEINE (1906) beschrieben. Sehr eingehend untersuchte ich
die Fovea des *Rhesusaffen* an mehr als 30 Augen. Ihre Struktur ist sehr regelmäßig und zeigt weniger Varianten als beim *Menschen*. Alle Einzelheiten im
Aufbau der Netzhaut scheinen sehr weitgehend mit der des *Menschen* über-
einzustimmen.

Die vergleichende Betrachtung der *Primaten*netzhaut zeigt, daß das *Anthropoiden*auge im allgemeinen mit den Augen stark pigmentierter *Menschen*rassen
im Bau weitgehend übereinstimmt. Auch jene Einzelheiten im Bau, die die Sehschärfe in den verschiedenen Regionen bedingen, zeigen im wesentlichen die
gleichen Verhältnisse. Auch die Gefäßversorgung ist dieselbe. Letztere ist auch
ein besonders hervortretendes charakteristisches Merkmal, das die
verschiedensten *Primaten* untereinander verbindet. Diesbezüglich und
auch bezüglich des prinzipiellen Netzhautbaues stimmen auch die *Affen* der
alten und der neuen Welt überein. Was Feinheit und Länge der Sehelemente
betrifft, erscheinen die *Cynocephalusaffen* und besonders die *Meerkatzen* den
Rhesusaffen, letztere in geringem Grade den *Menschen* und den *Anthropoiden*
überlegen.

Wir sehen, daß wir unter den *Halbaffen* dem Bau der Netzhaut nach 2 Kategorien unterscheiden können. Reine Stäbchennetzhäute besitzen offenbar vollkommen nächtlich lebende Formen. Netzhäute, die reichlich Zapfen enthalten,
dürften *Tieren* angehören, die auch bei Licht ihrem Nahrungserwerb nachgehen
und bei denen die Farbenunterscheidung dabei eine Rolle spielt (*Lemur macaco,
catta* und *rufifrons*). Alle *Tiere*, die Zapfen besitzen, lassen in der äußeren Körnerschichte Zapfenkerne erkennen.

Nur die *Lemuren* mit reinen Stäbchenretinen besitzen ein Tapetum; dieses
Tapetum gehört in die Kategorie des Tapetum cellulosum, stellt aber eine
besondere Kategorie dieser Bildungen dar. *Lemur catta* besitzt das höchst
entwickelte Tapetum, aber trotzdem an der Peripherie pigmentiertes Pigmentepithel.

Die Frage, ob in einem Auge Zapfen neben Stäbchen vorkommen,
glaube ich in der Weise gelöst zu haben, daß das Vorkommen von Zapfen
in jenen Fällen als gesichert gelten kann, in denen ihre auffallenden Endkeulen,
wenn auch vereinzelt, in der äußeren plexiformen Schichte vorhanden sind.

Es gelingt dann, bei gut konservierten Präparaten und Behandlung der
Schnitte mit nascierendem Chlor und folgender Färbung mit Wasserblau,
Orcein, Saffranin, nach UNNA, die Stäbchen rot, die Zapfen intensiv blau
nebeneinander gefärbt zu erhalten. Es besteht also eine mikrochemische
Differenz zwischen beiden Elementen, die sich in manchen Fällen
auch auf die Kerne erstreckt.

Mit diesem Nachweis einer histochemischen Verschiedenheit der
Stäbchen und Zapfen glaube ich die ohnehin kaum mehr bezweifelte Duplizitätstheorie endgültig gestützt zu haben.

Die Vorstellungen der YOUNG-HELMHOLTZschen Theorie nehmen das Vorhandensein verschiedener Receptoren für Farben an. Es ist bisher, meines
Wissens, niemals eine dieser Annahme entsprechende morphologische Differenz
der als Receptoren für die Farbempfindungen geltenden Zapfen nachgewiesen
worden, die man sich in einer mosaikartigen Anordnung in der Netzhautfläche
vorstellen muß. Es ist mir nun speziell bei *Cercopithecus diana* gelungen, durch
sorgfältige Farbdifferenzierung nach verschiedener Beizung Farbunterschiede
auch zwischen mindestens zwei Kategorien von Zapfen zu erhalten. Auch bei
Behandlung nach BIELSCHOWSKY zeigen sich Unterschiede in den Zapfen,
deren Anordnung, d. h. dichteres Mosaik von der Peripherie gegen die Fovea hin,
mit solchen theoretischen Annahmen in annähernder Übereinstimmung sich
erweist. Vielleicht werden weitere Untersuchungen in dieser Richtung — auch
die Zapfenfasern zeigen die entsprechenden Färbbarkeitsdifferenzen — tatsächlich
zum Nachweis von unterscheidbaren Arten von Farbreceptoren bei *Primaten*
führen.

Es hat sich gegenüber den Angaben MENNERs (1930) bei der vorliegenden
Untersuchung gezeigt, daß man überall dort, wo auch nur vereinzelte Zapfen vorhanden sind, diese keineswegs durch die Verschiedenheit der Kerne findet. Das
gelingt nicht einmal dort unbedingt, wo viele Zapfen vorhanden sind. Findet
man aber verschiedene Kerne in der äußeren Körnerschichte, so gelingt es stets,
auch die dazu gehörigen Zapfen bei einiger Aufmerksamkeit zu finden. Der
sicherste Hinweis auf das Vorkommen auch nur ganz vereinzelter Zapfen sind
die Zapfenfaserendknöpfe in der äußeren plexiformen Schichte. Die Ausbildung einer deutlichen Limitans externa ist, wie schon MURR (1930) gegenüber
MENNER betont hat, ganz unabhängig von dem Vorhandensein weniger oder
vieler Zapfen.

Der amerikanische *Nachtaffe (Nyctipithecus trivirgatus)* zeigte eine fast reine
Stäbchennetzhaut, nur sehr vereinzelte, sehr kleine und dünne Zapfen sind gleichwohl in ihr anzutreffen. Man findet sie, wenn man die Stellen untersucht, wo ihre
Endfüße auffallen, und auf Tangentialschnitten der Netzhaut. Der *Plumplori
(Nycticebus tardigradus)* schließt sich den übrigen *Lemuren,* die vollkommen
zapfenlos sind, durchaus an. Die höchst ausgebildete Netzhaut mit der best-
differenzierten Netzhautgrube, den schmalsten und gleichzeitig längsten Zapfen
in Macula und Fovea scheinen die *Meerkatzen* zu besitzen. Ihnen müssen wir die
erste Stelle unter den Tag*tieren,* was die Augenbildung betrifft, zuerkennen.
Im allgemeinen darf nach den bisherigen Kenntnissen als richtig gelten, was
WOOLLARD (1926, 1927) betont, daß nämlich Foveabildungen nur bei *Primaten*
mit Zapfen sich nachweisen lassen. Gleichwohl fand sich bei dem amerikanischen
Nachtaffen Nyctipithecus eine deutlich erkennbare Area mit verlängerten zentralen
Stäbchen, vermehrten Zellen in allen Schichten und mehrschichtiger Opticus-
ganglienzellenschichte. Diese Stelle ist es, die im Lupenbild des fixierten Augen-
hintergrundes mit 20facher Vergrößerung wie eine ganz schwach vertiefte
Fovea hervortritt, und die offenbar im ophthalmoskopischen Bilde LINDSAY-
JOHNSON (1901) ganz richtig beschrieben hat. WOOLLARD (l. c.) hat diese Area

übersehen, da sein Material wohl nicht ganz erstklassig konserviert war, und er nicht den Augenhintergrund mit der Lupe durchmustert hat. Merkwürdigerweise liegt diese Area genau dort, wo bei allen anderen *Affen* die Fovea sitzt, und wir müssen uns fragen, ob wir es beim *Nachtaffen* mit einer **rückgebildeten Fovea**, also einem Rudiment einer solchen Bildung zu tun haben, oder ob wir die Anfänge dieser Sonderbildung als ein „Oliment" im Sinne der Paläobiologen ansehen sollen. Auch bei *Lemur catta* findet sich eine entsprechende, wenn auch etwas von der Papille entfernter gelegene Area mit verdickter Opticuszellenschichte.

Als besonders hochstehend muß die Fovea der *Meerkatze* gewertet werden. Warum sich bei dieser und bei dem *Drill (Cynocephalus leucophaeus)* so besonders lange und dünne Außenglieder der Zapfen und Stäbchen ausgebildet haben, dafür fehlte vorläufig jede Erklärungsmöglichkeit. Sie scheinen bei guter Erhaltung der Retina und der Topographie trotzdem auffallend gebogen zu sein. FORTIN (1927) hat die Annahme ausgesprochen, daß durch Kräfte, die bei der Akkommodation tätig sind, die Fovea in ihrer Konfiguration verändert wird. Vielleicht sind die Elemente wegen ihrer Länge nur schwer gestreckt zu fixieren. Diesbezüglich ist auf einen sehr feinfaserigen, quergestreiften Muskel, der bei den *Meerkatzen* **in die Sklera** eingelagert ist, hinzuweisen. Es ist nicht ausgeschlossen, daß dieser Muskel tatsächlich die Foveagegend irgendwie topographisch verändert. Dies exakt festzustellen, dürfte allerdings äußerst schwierig sein. Überwiegen der Zapfen in der ganzen Netzhaut weist am auffallendsten *Hapale* auf. *Lemur catta* steht zwischen beiden, da er gleichzeitig Zapfen und ein gut ausgebildetes Tapetum besitzt, wie manche *Carnivoren*.

Das Auge der *Lemuren* ist nur durch seine Gefäßverteilung dem der *Affen* ähnlich, sonst in seinen Charakteren sehr verschieden. Man muß dem Baue der Netzhaut nach *Nachtlemuren* mit typischem Dämmerungssehen unterscheiden: *Chirogaleus, Loris, Nycticebus*, wahrscheinlich *Galago*, und *Lemuren* mit vielen Zapfen, die wohl auch **ein gutes Tagessehen und Farbunterscheidung** besitzen, wie *Lemur macaco* und *Lemur rufifrons* und *catta*. Die erstgenannten haben ausschließlich stäbchentragende Netzhäute (man hat Mühe, das Vorhandensein rudimentärer Zapfen nachzuweisen), wie etwa bei der *Maus*. Die letzteren haben reichlich Zapfen in der Netzhaut, wie etwa die *Wiederkäuer*. In Übereinstimmung mit LINDSAY-JOHNSON (1901) ließ sich bei den nächtlichen *Lemuren* ein Tapetum cellulosum nachweisen, das aber gegenüber dem der *Carnivoren* nur als rudimentäre Bildung bezeichnet werden muß. Die Iris der *Lemuren* weicht in mancher Hinsicht von der *Affen*iris ab, ganz abweichend ist die Form und der Aufbau der Linse, eine auffallende Besonderheit bildet die dicke Linsenkapsel. *Lemur catta* besitzt das höchstentwickelte Tapetum unter *Primaten*, aber trotzdem an der Peripherie Pigmentkörner im Pigmentepithel.

Für die Frage phylogenetischer Verwandtschaft zwischen *Lemuren* und *Affen* ergibt sich im Bau des Auges kein sicherer Anhaltspunkt.

LINDSAY-JOHNSON (l. c.) hat bei *Galago* eine Pigmentation der Papille beobachtet, in den Augen der von mir untersuchten *Halbaffen* und aller anderen *Primaten* war von einer solchen Pigmentierung nichts zu sehen.

Bei *Lemuren* finden wir pigmentreiche Formen mit viel Pigment im Pigmentepithel und in der Chorioidea, wie *Lemur rufifrons* und *Lemur macaco*, daneben pigmentarme, wie *Lemur catta*. Pigment im Pigmentepithel neben einem Tapetum cellulosum zeigen an der Peripherie *Lemur catta* und *Nycticebus*.

Vergleicht man die Bilder der Querschnitte der *Taglemuren*-Retina mit der der *Nachtlemuren*, so sieht man, daß ein Überwiegen der Schichte der inneren Körner eher bei den *Taglemuren* gefunden wird, daß aber bei allen Formen, außer *Lemur catta*, die Ganglienzellen äußerst spärlich sind. Man darf vermuten, daß manche Ganglienzellen, die ihren Achsenzylinder in die Opticusfaserschichte entsenden, in die innere Körnerschichte verschoben sind. Die Menge der MÜLLERschen Stützfasern ist bei den verschiedenen *Lemuren* annähernd die gleiche. Überall, wo Zapfen vorhanden sind, findet sich auch ein pigmenthaltiges Pigmentepithel; bei den eigentlichen nächtlichen Formen ist es größtenteils pigmentarm bis pigmentfrei, was mit der Ausbildung des Tapetums zusammenhängt. Eigenartig ist das Vorkommen grobkugeliger Pigmentkörnchen bei einzelnen *Lemuren,* wie *Galago,* und das fast ausschließliche Vorkommen in den Pigmentfortsätzen bei *Lemur catta.* Ein Charakteristikum aller *Lemuren* scheinen die stark pigmentierten Schichten der Lamina suprachorioidea zu sein, die auf Schnitten besonders deutlich hervortreten und noch in den Fundus reichen.

2. Carnivoren.

Das Auge der *Carnivoren* ist dadurch ausgezeichnet, daß es wohl eine Area, aber nur ausnahmsweise eine undeutliche Fovea besitzt, die Retinastäbchen und Zapfen zeigt.

Bei der *Katze* hat CHIEVITZ (1889) in der dorsalen Augenhälfte, die das Tapetum lucidum enthält, auf dieser etwas caudal, eine mit bloßem Auge nicht wahrnehmbare rundliche Area mit sehr schwacher Fovea beschrieben, die zapfenreicher ist als die übrige Retina. Ich konnte mit vitaler Methylenblaufärbung deutlich ganz ähnlich wie in den Foveae der *Primaten* ein maculo-papilläres Bündel und Fasern, die diese Area von beiden Seiten umgreifen, erkennen, aber makroskopisch keine deutliche Delle. Auch der *Hund* hat etwas caudal auf dem Gebiete des Tapetums eine dem bloßen Auge nicht kenntliche runde Area [ZÜRN (1902)]; hinsichtlich der Fovea und der Verteilung von Stäbchen und Zapfen in ihr bestehen Rassenunterschiede unter den *Hunden.*

Es ist eine seichte Fovea externa, die bei einzelnen Rassen nur Zapfen enthält, mit schräg seitlich ziehenden HENLEschen Fasern vorhanden. Beim *Tiger* soll nach BORYSIEKIEWICZ (1881) eine runde Area 4 mm lateral von der Papille vorhanden sein. Bei *Fuchs, Mustela, Mephitis, Putorius, Phoca* fanden CHIEVITZ (l. c.) und SLONAKER (1897) eine Area, wie bei der *Katze,* aber keine Fovea darin. Bei den *Huftieren* beschreiben die genannten Untersucher streifenförmige Areae, aber ohne Fovea, mit Verschmälerung der Elemente, starker Anreicherung der Zapfen, Verdünnung der äußeren Körnerschichte, Verdickung der inneren Körnerschichte und Mehrreihigkeit der Opticusganglienschichte.

Das Auge des *Steinmarders (Mustela martis)* ist dem der *Katze* in vielem ähnlich, aber wesentlich kleiner. Die Netzhaut unterscheidet sich von der *Katzen*netzhaut dadurch, daß die Zapfen viel deutlicher unter den Sehelementen hervortreten, indem ihre Innenglieder breiter sind als bei der *Katze.* Während die Innenglieder der Stäbchen kaum dicker sind als die Außenglieder, ungefähr 0,001 mm, sind die Zapfeninnenglieder über 0,003 mm dick. Die äußere Körnerschichte besteht aus 8 Reihen von Kernen in einer Breite, die am Äquator 0,04 mm, im Fundus 0,06 mm beträgt. Die innere Körnerschichte ist an der Peripherie zweireihig, überall im Fundus aber vierreihig. Die Ganglienzellenschichte ist überall einreihig, nur in einem kleinen peripheren Bezirk zweireihig. Ich konnte nicht entscheiden, wieweit es sich um eine Area handelt. Überall aber liegen die ziemlich großen Opticusganglienzellen sehr nahe aneinander. Die Blutversorgung ist wie bei der *Katze.*

Die Retina des *Wiesels* [BAQUIS (1890)] zeigt eine sehr regelmäßig ausgebildete Stäbchenzapfenschichte, bei der die Zapfen sehr gleichmäßig mit etwa der doppelten Anzahl von Stäbchen alternieren. Alle Zapfenkerne liegen mit großer Regelmäßigkeit dicht unterhalb der Limitans externa und unterscheiden sich durch die längere ovale Form und die geringere Größe des in ihnen enthaltenen zackigen Chromatinklumpens von den kürzeren ovalen, eine größere zackige Chromatinmasse enthaltenden Stäbchenkernen, die etwa in 8 Reihen, erst nach außen vom Äquator bloß in 6 Reihen angeordnet sind. Der Übergang der Netzhaut in die Pars coeca ist ein sehr unmittelbarer. Die Sklera ist mit 0,05 mm gegenüber der Cornea, die am Scheitel 0,24 mm mißt, am Limbus nur etwas dünner ist, auffallend verdünnt. In ähnlicher Weise habe ich das bei den *Löwenäffchen* gefunden.

Das Auge von *Viverra malaccensis* zeigt einen interessanten *Raubtier*augentypus. Es ist nicht besonders groß. Die Dicke der Augenhäute beträgt im Fundus 0,56 mm, wovon 0,23 mm auf die Sklera, 0,072 mm auf die Chorioidea, 0,24 mm auf die Netzhaut entfallen. Die vorzüglich konservierte Netzhaut enthält auf den ersten Blick ausschließlich Stäbchen, die an Feinheit die der *Ratte* ungefähr erreichen, etwa 0,001 mm. Die Innenglieder derselben sind ein wenig breiter 0,0012 mm, eine deutliche Limitans externa ist vorhanden. Die Länge der Stäbchen beträgt im Fundus 0,034 mm. In 0,002 mm dicken Schnitten erkennt man sehr seltene zarte kleine Zapfen mit Vakuole. Die Schichte der äußeren Körner ist sehr mächtig ausgebildet. Sie erscheint 15—16reihig im Fundus und ist noch in unmittelbarer Nähe der Ora serrata 7—8reihig. Nur ein Typus von Kernen ist unterscheidbar: 0,005 mm lange, 0,0035 mm breite Kerne mit 2, seltener 3 quergestellten kompakten Chromatinbrocken. Einzelne dieser Kerne sind nicht selten in der äußeren plexiformen Schichte verstreut; letztere besteht zum größten Teil aus den Enden der Stäbchenfasern. Elemente, die man als Zapfenfaserenden ansehen könnte, vermißte ich.

Die Retinen des *Löwen*, der *Pardelkatze (Felis pardalis)* fand ich im wesentlichen mit denen der *Katze* übereinstimmend. Die der *Bären*, wie *Thalassarctus maritimus, Ursus labiatus, Clursus ursinus* stehen denen des *Hundes* näher. Der *Waschbär (Procyon lotor)*, der wie die *Mäuse* winzige Zapfen in geringer Anzahl besitzt, sonst nur Stäbchen zeigt, hat Capillaren, die bis zur Limitans externa in der Retina aufsteigen, was ich sonst nur bei *Siebenschläfern* nachwies.

PÜTTER (1903) berichtete ausführlich über die Augen der *Pinnipedia*; er hebt besonders bei ihnen die Dicke der Netzhaut und die der besonders in vielen Reihen entwickelten äußeren Körnerschichte hervor. Bei *Phoca* fand ich sehr kleine Sehelemente, Zapfen konnte ich nicht mit Sicherheit feststellen.

3. Ungulaten.

Beim indischen *Elefanten* ist, besonders im dorsalen Abschnitt, das sehr dünne Pigmentepithel pigmentarm, stellenweise pigmentlos. Im übrigen Auge sehen wir dagegen eine der BRUCHschen Membran unmittelbar anliegende 0,003 mm dicke Schichte sehr dicht gelagerter, kohlschwarzer, ovaler Pigmentkörnchen. Die Kerne der Pigmentzelle sind relativ klein, 0,006 × 0,004 mm, und über die Sehelemente ist eine genaue Aussage nicht möglich, da das zur Verfügung stehende Material nicht frisch genug war. Die Limitans externa ist sehr deutlich, die innere Körnerschichte enthält durchschnittlich 5 Reihen von Kernen, die durchwegs das Chromatin in 2—3, im wesentlichen quergestellten Klumpen angeordnet tragen. Diese Schichte ist 0,024 mm dick. Zweierlei Kerne, etwa Stäbchen- und Zapfenkernen entsprechend, zu unterscheiden, war im vorliegenden Material nicht möglich. Die äußere plexiforme Schichte ist 0,008 mm dick, die innere Körnerschichte 0,015 mm und enthält zumindest zwei verschiedene Zell- und Kerntypen. Auch einzelne größere Ganglienzellen, 0,015 mm mit kugeligen 0,009 mm großen Kernen und Tigroidschollen; die innere plexiforme Schichte, 0,021 mm, zeigte nur undeutliche Schichtung. Die

Opticusganglienzellenschichte enthält sehr verschieden große, darunter kolossale Elemente, deren Zellkörperdurchmesser bis über 0,045 mm betragen kann, mit ovalen 0,018 × 0,015 mm großen Kernen und sehr zahlreichen Nissl-schollen, die weit in die Dendriten hineinreichen. Besonders an der Peripherie liegen die Ganglienzellen nahe der Limitans interna zwischen den sehr kräftigen Fußstücken der Müllerschen Stützfasern. Die ganze Dicke der Netzhaut beträgt bei einem 7 Monate alten *Elefanten* an den verschiedensten Stellen der Netzhaut ungefähr 0,12 mm; bei einem ausgewachsenen alten Männchen scheint sie sogar noch wesentlich dünner zu sein. Die Netzhaut entspricht ungefähr dem *Ungulaten*typus.

In der äußeren Körnerschichte des *Elefanten* sieht man zweierlei Kernelemente. Die Mehrzahl der 4—5 Schichten im Fundus zeigt in regelmäßiger Art 2—3 Querbänder von Chromatin, die nur durch feine Lininfäden miteinander vereinigt sind; daneben findet sich eine zweite, schlankere ovale Kernform, in deren Inhalt die einzelnen Chromatinpartikel an dem Leichenmaterial schlechter zu unterscheiden waren und die nicht ausnahmslos unter der Limitans lagen. Vermutlich dürften dies die Zapfenkerne sein. Die Sehelemente selbst waren nicht genügend erhalten. In der inneren Körnerschichte sind neben den Bipolaren viele große Horizontalzellen und Amakrine und vereinzelte verlagerte Ganglienzellen vorhanden. Die Schichte der Opticusganglienzellen ist nicht besonders reichlich mit Elementen versehen, dagegen erreichen manche Typen von ihnen eine außerordentliche Größe und dürften die größten Zellen des *Pferdes* noch an Größe übertreffen. Kleine Ganglienzellen sind selten. Häufig stehen die Ganglienzellen gruppiert. Die Opticusfaserschichte ist verhältnismäßig dünn, die Müllerschen Stützfasern sind sehr kräftig entwickelt und überall sehr reichlich.

Die Netzhaut des *Zwergmoschustieres (Tragulus javanicus)* ist von auffallender Breite, 0,216 mm; davon entfällt auf die Stäbchen-Zapfenschichte 0,048, auf die äußere Körnerschichte 0,039 mm, auf die äußere plexiforme 0,015 mm, auf die innere Körnerschichte 0,033 mm, auf die innere plexiforme 0,039 mm. An dem konservierten Material war es nicht möglich, eine Area zu unterscheiden; die Stäbchen-Zapfenschichte scheint annähernd überall gleich entwickelt zu sein, wenn auch fleckweise die Zapfen etwas dichter stehen. Die Stäbchen überwiegen, so daß etwa 5—7 Stäbchen auf einen Zapfen kommen. Die Außenglieder der Stäbchen sind 0,0015 mm dick und 0,024 mm lang. Die Zapfeninnenglieder enthalten eine körnige, basophile Substanz, die nahe an der Limitans sitzt, darüber eine Vakuole. Die Zapfenaußenglieder sind zwischen den außerordentlich dichtstehenden Stäbchen auch in 0,003 mm dicken Schnitten kaum deutlich abzugrenzen. In der äußeren Körnerschichte lassen sich die Zapfenkerne, die 4—5 locker gestellte kleinere Chromatinbrocken enthalten, von den viel zahlreicheren, 2—3 quergestellte Chromatinstücke enthaltenden Stäbchenkernen sehr deutlich unterscheiden, und es stimmt dieses Verhalten ungefähr mit der Beschreibung, die Menner (1930) von dieser Schichte in der Netzhaut des *Rehes* gibt, überein. Die Kerne der inneren Körnerschichte sind, soweit sie nicht *(Tragulus)* den Müllerschen Stützfasern angehören, ziemlich gleichartig. In der Chorioidea ist, wie bei allen *Wiederkäuern*, ein in der dorsalen Hälfte gegen den Äquator zu am stärksten entwickeltes Tapetum fibrosum vorhanden, das sich bei Azanfärbung genau so färbt, wie die Bindegewebselemente der Chorioidea und Sklera. Während die Lamina fusca viele Kerne enthält, ist die im übrigen relativ sehr gefäßarme Chorioidea auch sehr kernarm. Über dem Tapetum ist das Pigmentepithel pigmentarm, stellenweise auch ganz pigmentfrei. Die Retina von *Hyrax* enthält relativ grobe Zapfen, die an dem vorliegenden Leichenmaterial nur schlecht erhalten waren, neben zarteren Stäbchen; die äußere Körnerschichte enthält 2 Kerntypen, in der inneren kann man

Horizontalzellen, Bipolare und Amakrine unterscheiden; die Opticusganglien-schichte enthält ziemlich reichliche Elemente selbst an der Peripherie.

LINDSAY-JOHNSON (1901) beschreibt den Augenhintergrund des britischen *Wildrindes* und des *Zebus* und erwähnt, daß, in bezug auf die Papille und die Gefäßverteilung, das *Schaf* ähnliche Verhältnisse aufweist; die *Ziege* zeigt etwas Ähnlichkeit mit dem *Ochsen* und hat auch Ähnlichkeiten mit den *Cerviden*. Bei *Wildziegen* findet sich ein mehr grünblauer Fundus, während er bei der *Haus-ziege* mehr lavendelfarbig ist. Statt der kleinen braunen Stippchen auf dem Hintergrund von *Ochse* und *Schaf* finden sich bei der *Ziege* ausgebreitete orange-gelbe Flecken mit gelbem Rand. Bei all den genannten *Ungulaten* hört das Pigment gegen die Ora serrata unregelmäßig auf.

Bei den *Hirschen* findet sich die gleiche Gefäßverteilung wie bei den anderen *Wiederkäuern*, doch ist die Papille ein horizontales Oval. Bei *Cervus porcinus* findet LINDSAY-JOHNSON (l. c.) scheinbar drei getrennte aneinandergrenzende und miteinander verschmolzene Papillen, deren jede eine zentrale Arterie und Vene besitzt. Ähnlich ist die Papille beim *Renntier*, doch das pigmentierte Netzwerk weniger ausgesprochen. Pinselförmig strahlen von hier auch von der Mitte der Scheibe dunkelrandige Nervenfasern aus. Auch die *Dorkasgazelle* hat ein solches langes Oval, mit einem pigmentierten Netzwerk bedeckt, aber die undurchsichtigen Nervenfasern sind weniger deutlich. Auch hier finden sich 3 Quellen der Retinagefäße. LINDSEY-JOHNSON (l. c.) erwähnt bei allen *Cerviden* ein fibröses weißes Band, das sich von der Papille zur hinteren Linsenkapsel erstreckt.

Kamel und *Dromedar*, auch das *Lama*, haben in bezug auf den Augenhinter-grund große Ähnlichkeiten und sind die einzigen *Huftiere* bei welchen man Aderhautgefäße sehen kann. Sie besitzen einen braunroten Fundus mit grauen Fleckchen, eine runde vertiefte Papille, horizontal und abwärts ziehende mark-haltige Fasern. *Kamel* und *Lama* haben kein Tapetum lucidum.

Der Hintergrund bei *Tragulus* ist durchaus dem der *Cerviden* ähnlich, doch ist die Papille stärker pigmentiert und vollkommen oval, und alle Gefäße ent-springen aus deren Mitte. Keine undurchsichtigen Nervenfasern sind vor-handen, dagegen eine gefäßlose, gut ausgesprochene Area. Ähnlich wie bei den *Leporiden* verlaufen Gefäße oberflächlich, deren Scharfeinstellung 4 Dioptrien gegenüber der Netzhaut erfordert, so daß sie offenbar 1,25 mm oberflächlicher liegen. Das Auge des *Hippopotamus* wird nur äußerlich beschrieben, der Fundus schien gleichförmig gefärbt und retinale Blutgefäße waren vorhanden. Die Nickhaut ist gut entwickelt, liegt in losen Falten, überdeckt aber nie mehr als die Hälfte des Auges. Das *Tier* reinigt das Auge durch Schließen beider Lider über dem Bulbus. Das Auge wird aber nicht, wie beim *Rhinoceros*, nach oben und außen gedreht.

Von den *Schweinen* wird hervorgehoben, daß sich ihre Retina ganz von der-jenigen der *Wiederkäuer* unterscheide. Ihr Augenhintergrund ähnelt mehr dem von *Suricate* und *Cynictis*. Beim *Wildschwein* ist der Augenhintergrund purpur-grau grob gekörnt, ähnlich wie bei den genannten *Carnivoren* und manchen *Affen*. Die große horizontal ovale Papille läßt Arterien und Venen radial aus ihrer Mitte hervorgehen, wobei die Venen die Arterien um das Sechsfache an Dicke übertreffen. Es fehlt ein Tapetum, auch irgendeine gefäßlose Area.

Beim *Rhinoceros* findet sich im Fundus nur eine weiße Scheibe inmitten eines violettbraunen leicht gekörnten Hintergrundes. Gefäße fehlen. Die Augen werden zwinkernd alle paar Sekunden nach außen und oben rasch gehoben. Die runde 9 mm breite Pupille wird von einer dunkelbraunen Iris umgeben, die Cornea ist nicht rund, sondern wird von 2 sich schneidenden Kreisbögen begrenzt. Die gutentwickelte Nickhaut überdeckt aber nie das ganze Auge.

Pferd, Zebra und *Wildesel* zeigen 2 Zonen ihres Fundus, ähnlich wie die *Wiederkäuer;* die zentrale Zone um die Papille ist mit purpurbraunen sternförmigen Fleckchen auf gefärbtem Grund bedeckt. Die wohlentwickelten Traubenkörner am Irisrand sind bei wilden Formen besser entwickelt als bei domestizierten.

KÖHLER (1926) gab eine Beschreibung der Ganglienelemente der *Pferde*retina, die nach der Methodik DOGIELs vital mit Methylenblau gefärbt, einfach auf dem Objektträger und in Canadabalsam angetrocknet und photographiert wurde. Dargestellt werden die großen Zellen des Ganglion nervi optici des ersten Typus DOGIELs, die kleinen Ganglienzellen des 2. DOGIELschen Typus, ferner kleine feinästige Nervenzellen und eine Form, die dem 3. Typus DOGIELs mit Abgang eines dicken Achsenzylinders vom Zelleibe ähnlich ist, ferner eigenartige Zellen eines 4. Typus mit einem langen Achsenzylinder und kurzen im Kreis ringsum entspringenden Dendriten. Ferner einzelne Details der Schichte der Amakrinen (merkwürdigerweise nicht Assoziationsamakrinen, die ich im gleichen Falle gesehen habe). KÖHLER (l. c.) betont, daß die auffallenden Riesenganglienzellen speziell für die Retina des *Pferdes* charakteristisch sind; nur beim *Rinde* findet sich Ähnliches, bei den anderen *Haustieren* aber nicht.

Speziell mit der vitalen Methylenblaufärbung lassen sich fast alle Einzelheiten, die durch die Chromsilbermethode dargestellt werden, ebenfalls nachweisen, was natürlich den Wert der Beobachtungen mit der ersteren zu kontrollieren gestattet. Besonders günstig für solche Studien ist die Netzhaut des *Pferdes*, die sich in Stücken von mehreren Quadratzentimetern isoliert färben, aufhellen und einschließen läßt, und dann ein Studium der gegenseitigen Lagerungsverhältnisse der Elemente in den einzelnen Schichten in vorzüglicher Weise gestattet, wozu besonders die stereoskopischen Okulare mit Vorteil dienen.

Man sieht beim *Pferd* reich mit Dendriten versehene amakrine Zellen mit einem äußerst langen Achsenzylinder, den man kaum zu seinen Endverästelungen verfolgen kann. Man sieht ferner, ebenfalls in der inneren Körnerschichte, zahlreiche äußerst kleine Elemente mit sehr zarten gewundenen weitreichenden und dabei wenig verästelten Dendriten; einen Achsenzylinder kann man nicht unterscheiden. Auch Amakrine, die den diffusen Charakter zeigen und keinen Achsenzylinder erkennen lassen, werden leicht und häufig dargestellt.

An den großen Horizontalzellen sieht man an den Dendriten kleine cytoplasmatische Fortsätze, die mit außerordentlicher Regelmäßigkeit annähernd in Quincunxstellung kreisförmig und in regelmäßigen Abständen den Zellkörper umgeben. Jedes solcher Cytoplasmaknötchen enthält eine dichte Gruppe das Methylenblau speichernder Körnchen (HELDsche Neurosomen?). Dieses Bild läßt sich an der *Pferde*netzhaut gelegentlich ganz regelmäßig über viele Gesichtsfelder verfolgen.

Am schwierigsten ist beim *Pferde* anscheinend die Darstellung der Bipolaren, die man nur stellenweise mit Methylenblau und offenbar nicht sehr vollständig imprägniert zu Gesicht bekommt.

Die *Wiederkäuer* scheinen nur ein geringes Unterscheidungsvermögen für Farben zu besitzen, wenn man sie mit der pupilloskopischen Methode von HESS (1912) oder mit der Methode der gefärbten Objekte [BRAUER (1908), NICATI (1875), SACK und ABELSDORFF] untersucht, so daß die Erregung des *Stiers* durch Rot eine Legende ist (VERRIER).

4. Glires.

Angaben über die Augen der *Nagetiere* machten ASHIKAGA (1924) *(Kaninchen)*, BACH (1896), BALDWIN (1912), BAURMANN (1929), BLOTEVOGEL (1926), CARRÈRE (1885), FRANZ (1913), GREGORY (1929), GROSSKOPF (1893), GRYNFELLT (1910),

Harms (1928), Hess (1910), Guist (1923) *(Ratte)*, His (1880), Hoffmann (1883), Kalt (1905), Kolmer (1931) *(Siebenschläfer,* Laboratoriums*nager)*, Krause (1867) *(Kaninchen)*, Lor (1898), Menner (1929), Pick (1900), Reisek (1894) *(Ziesel*papille*)*, Rochon-Duvigneaud (1930) *(Murmeltier)*, Rubert (1914) *(Cavia)*, Schleich (1922), Uyama (1927), Zaboj-Bruckner (1924), Woollard (1926) *(Tupaja)*.

Die *Nagetiere* weisen ziemlich große Varianten in der Ausbildung ihrer Augen auf, sowohl in bezug auf die Ausbildung der Netzhaut als des Akkommodationsapparates. Haben wir etwa bei *Kaninchen* und *Meerschweinchen* Retinen mit ziemlich gleichmäßig gemischtem Bestande von Stäbchen und Zapfen,

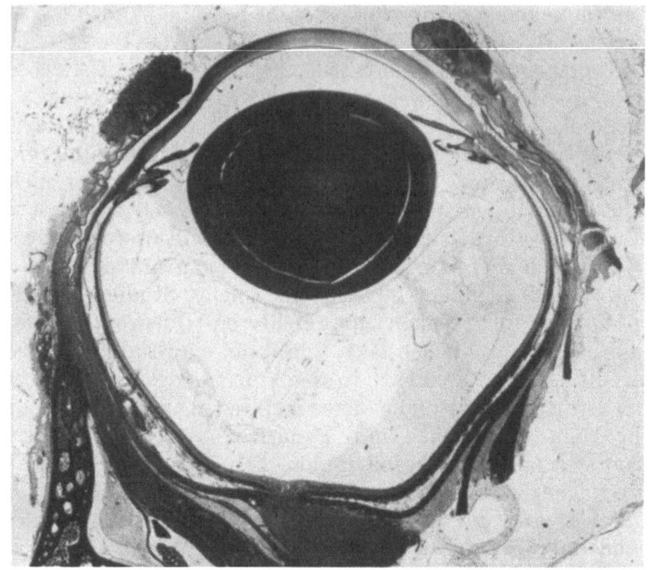

Abb. 320. Axialschnitt durch das Auge von *Sciurus vulgaris* (Kolmer).

so finden wir bei *Tieren,* wie *Eichhörnchen (Sciurus)* (Abb. 320) und *Ziesel (Citillus)* fast ausschließlich Zapfen, aber in zweireihiger Anordnung, bei typischen Dämmerung*stieren* wie der *Ratte* und den *Siebenschläfern Myoxus* und *Eliomys* ausschließlich sehr lange Stäbchen, beim *Murmeltier* finden sich dagegen ausschließlich Zapfen.

Tupaja zeigt nach Woollard (1926) den allgemeinen Typus der Retina eines Tagtieres mit monokularer Abbildung, ohne erkennbare Ausbildung einer höher entwickelten Area, doch scheint dieses Auge nicht so konserviert gewesen zu sein, daß Stäbchen und Zapfen unterscheidbar gewesen wären.

Ich selbst untersuchte *Mus musculus, silvaticus, Mus avellanarius, Cricetus, Glis norvegicus, Fiber cibethicus, gerbillus, Dipus aegypticus, Cavia, Hydrochoerus, Tachyonyx, Myoxus, Eliomys, Sciurus, Citillus, Arctomys marmotta, Spalax typhlus.*

Beim *Meerschweinchen* findet man, wenn man die Netzhaut mittels Durchspülung mit Bichromat-Formol-Eisessig in situ fixiert und noch Osmiumräucherung anwendet, überall und zwar ziemlich regelmäßig Zapfen zwischen den Stäbchen angeordnet. Es scheint dies bisher den Untersuchern mangels entsprechender Fixation entgangen zu sein. Es sind etwa 4—5mal so viel Stäbchen als Zapfen vorhanden. Das bauchige Innenglied des Zapfens zeigt eine oberflächliche auffallend acidophile Längsstreifung und auf diesen Längsstreifen.

aber auch im Innern des Innengliedes liegen acidophile Granula. Zwischen Außen- und Innenglied sieht man bei optimaler Fixation eine kleine helle Vakuole eingeschlossen; möglicherweise enthält sie im Leben Glykogen, doch gelang es mir bisher nicht, dasselbe darzustellen. Trotzdem bei *Meerschweinchen* zwischen Stäbchen und Zapfen der geschilderte deutliche Unterschied nachzuweisen ist, zeigen alle Kerne der äußeren Körnerschichte fast absolut gleiche Bilder, was Größe, Form der Kernmembran, quere Anordnung der sehr stark färbbaren Chromatinbrocken betrifft. Ein Unterschied zwischen Stäbchen- und Zapfenkernen war mir hier aufzufinden nicht möglich.

Das Auge des *Murmeltiers (Arctomys marmotta)* schließt sich in seinem ganzen Verhalten auffällig seinen beiden nächsten Verwandten, unter den *Nagetieren*, dem *Ziesel (Citillus)* und dem *Eichhörnchen (Sciurus)* an. Wir finden bei diesem Tiere eine ausschließlich zapfentragende Netzhaut, die kein einziges Stäbchen enthält, dabei eine wenig auffallende bevorzugte Zone, eine Area besitzt. Ganz charakteristisch ist der Sehnerveneintritt, der ähnlich wie bei den beiden verwandten Tieren in Form einer länglichen Grube erfolgt, die fast zwei Drittel des Augenfundus durchzieht. Es bietet deshalb der Fundus des Tieres ein merkwürdiges Augenspiegelbild, indem wir eine vertiefte, schwarzweiß marmorierte Rinne den Augenhintergrund durchziehen sehen, von deren Rändern aus zahlreiche Gefäße sich in der Netzhaut ausbreiten, was ich an einem lebenden gezähmten Tiere mit dem THORNERschen Spiegel feststellen konnte. Auf Schnitten erkennt man, daß dieses Bild dadurch bedingt ist, daß der in zahlreiche Einzelbündel aufgelöste Opticus sichelförmig den Fundus umgreift, und zwischen den Eintrittsstellen der einzelnen Bündel Bindegewebsbrücken eingeschoben sind.

Von großem Interesse ist die Konfiguration des Fundus beim *Murmeltier (Arctomys marmotta)*, das schon von ROCHON-DUVIGNEAUD untersucht worden ist. In dem relativ sehr großen Auge sehen wir nämlich, daß der Opticuseintritt einen vertieften langen Streifen darstellt, der durch den Fundus etwas schräg zur Horizontale zieht, um an beiden Enden etwa 2 mm von der Ora serrata zu enden; gleichzeitig sieht man, daß von diesem vertieften Streifen nach beiden Seiten zahlreiche Blutgefäße, Arterien und Venen in ziemlich senkrechter Richtung abgehen, an beiden Enden des genannten Papillenstreifens geht je ein Bündel von Netzhautgefäßen ab.

Wir haben es somit beim *Murmeltier* mit genau dem gleichen Verhalten zu tun, das der Opticuseintritt beim *Ziesel (Citellus citellus)* zeigt, wo dieses Verhalten schon vor langer Zeit von REJSEK (1902) beschrieben wurde. Da meines Wissens bisher bei keinem anderen *Nager* und *Wirbeltier* überhaupt dieses eigentümliche Verhalten festgestellt wurde, so müssen wir darin einen Hinweis erblicken, daß zwischen den *Murmeltieren* und den *Zieseln* eine besonders nahe Verwandtschaft besteht, was vielleicht sonst nicht so allgemein bekannt ist.

Ich habe schon an anderem Orte hervorgehoben, daß die genaue Analyse der Augenhäute uns in die Lage versetzt, Verwandtschaftsverhältnisse besonders genau festzustellen. Demnach ist der *Baumschläfer* nahe verwandt mit dem *Siebenschläfer*, nicht näher verwandt mit der *Haselmaus* (auf Grund des Augenbefundes).

Nach ROCHON-DUVIGNEAUD (1930) sind beim *Murmeltier* nur Zapfen vorhanden, hier fand auch ich in der Neuroepithelschichte ausschließlich relativ kleine, aber sehr gut ausgebildete Z a p f e n, deren Außenglied 0,006—0,007 mm, deren Innenglied 0,011—0,012 mm mißt, die äußere Hälfte entspricht dem Paraboloid. Jeder dieser Zapfen hängt durch einen kürzeren oder längeren, ziemlich dicken cytoplasmatischen Fortsatz mit einem längsovalen Kern zusammen; diese Zapfenkerne, die, alle untereinander gleich, ein schön ausgebildetes lockeres Kerngerüst zeigen, sind in 2 Reihen angeordnet. Die Zapfenfaser, die fast überall 0,01—0,012 mm lang ist, endet in einer kleinen unscheinbaren Keule in der äußeren plexiformen Schichte.

Beim *Murmeltier* sind große Horizontalzellen vorhanden; Bipolare und Amakrine bilden mit ihnen zusammen die innere Körnerschichte. Die Schichte der Opticusganglienzellen ist etwa wie beim *Kaninchen* entwickelt; in vielen Ganglienzellen zeigen sich randständige polymorph eingebuchtete Kerne, eine Erscheinung, die wir sonst in anderen Retinen nicht gesehen haben. Die Opticusfaserschichte ist stark entwickelt. In bezug auf den Reichtum an Opticusganglienzellen in großen Abschnitten der Netzhaut muß das Auge der *Murmeltiere* zu den bestentwickelten überhaupt gezählt werden, da mit Ausnahme der äußersten Peripherie ihre Anordnung fast überall eine mehrreihige ist. Eine Area ist deutlich, wo neben dem Ganglion opticum die inneren Körner ganz auffallend vermehrt sind. Dementsprechend ist auch der Sehnerv mächtig entwickelt.

MENNER (1929) hat Augen von *Mäusen*, aus der Zucht der „Rodless"-*Mäuse* von HOPKINS (1927) stammend, untersucht und stellt fest, daß das Verhalten der Stäbchen- und Zapfenzellen in der Nachbarschaft so variiert, daß bald *Mäuse* beobachtet werden, denen die äußeren Körner vollkommen fehlen, wo also die Netzhaut mit den äußeren Horizontalzellen dem Pigmentepithel aufliegt, dann solche, die er als normal bezeichnet, mit Stäbchen und Zapfen und 4—6schichtiger äußerer Körnerschichte, ferner solche, die er als übernormal bezeichnet (nach meiner Ansicht sind diese die normalen, da sie den Augen der grauen *Maus* am ehesten entsprechen), wo sogar bis 10 Schichten Körner vorhanden sind. Er stellt die schon oft erwähnten sehr kleinen Zapfen mit charakteristischen Zapfenkernen fest. Ihr Außenglied steckt noch zwischen den Stäbcheninnengliedern. Er schätzt die Zahl der Sehelemente auf dem 25 mm betragenden Fundus auf 51 250 000, davon wären 25 000 Zapfen. In den Außengliedern sieht er ein dunkleres spiraliges Element.

Nachdem HOPKINS (1927) physiologische Untersuchungen mit stäbchenlosen *Mäusen* angestellt hatte, die zur Annahme führten, daß sie Lichtempfindung haben und vielleicht auch noch rot unterscheiden können, zeigten KEELER und seine Mitarbeiter (1928), daß die beim normalen *Tier* mit dem Saitengalvanometer nachweisbaren Stromschwankungen bei Belichtung, die mit denjenigen bei *Frosch*, *Kaninchen* und *Mensch* im Wesen übereinstimmen, bei den stäbchenlosen *Mäusen* vollkommen ausbleiben. Es müssen demnach solche Augen blind sein.

MENNER (1929) hat versucht, an einem größeren vergleichend anatomischen Material den Nachweis zu erbringen, daß bei *Tieren*, die ausgesprochen verschiedene Stäbchen- und Zapfenkerne besitzen, diese Unterschiede genügen, um das Vorhandensein zweier verschiedener Sehelemente auch in solchen Netzhäuten zu beweisen, wenn auch morphologisch Stäbchen und Zapfen nicht unterscheidbar sind. Er behauptet unter anderem, daß beim *Kaninchen* nur einerlei Sehelemente erkennbar wären, wohl aber zweierlei Kernformen, daher einige Sinnesepithelien Zapfen sein müssen. Es ist bisher immer angegeben worden, daß das *Kaninchen* Stäbchen und Zapfen besitzt. Allerdings ist in der Literatur meines Wissens keine einzige Abbildung gegeben worden, die beim *Kaninchen* einwandfrei beiderlei Sehelemente erkennen ließ. Auch die ausgezeichnete Mikrophotographie in HOLMGRENS Histologie, zeigt eigentlich nur Stäbchen. Mir ist es gelungen, ganz einwandfrei Stäbchen und Zapfen nebeneinander nachzuweisen. Überraschenderweise stehen in den guterhaltenen Präparaten die Zapfen mit dem sehr kurzen, ins Pigmentepithel hineinragenden Außenglied und dem kolbig verdickten Anteil des Innengliedes in der Höhe der Außenglieder der Stäbchen in einer Reihe, während die offenbar sehr dünnen und verlängerten Myoide des Innengliedes zwischen den Innengliedern der Stäbchen gelegen, nur mit Mühe nachzuweisen sind. ASHIKAGA (1924) hat die Elemente der *Kaninchen*retina mittels Vitalfärbung untersucht.

Es wäre noch zu untersuchen, ob nicht die einzelnen *Kaninchen*rassen erkennbare Verschiedenheiten im Bau der Netzhaut aufweisen.

In der ausschließlich stäbchentragenden Netzhaut der *Bilches (Myoxus myoxus)* fand ich, im Gegensatz zu sämtlichen anderen, bisher untersuchten *Wirbeltieren*, Blutgefäße in der äußeren Körnerschichte. Es handelt sich um ein ziemlich dichtes Capillarsystem, das von die ganze Dicke der Retina durchbohrenden Arterien gebildet wird. Gleichzeitig fehlt eine eigentliche Choriocapillaris in der Aderhaut des *Tieres*. Ein solches Vorkommen war bisher nur beim *Aal* bekannt. Die Ursache dieser ungewöhnlichen Erscheinung läßt sich nicht

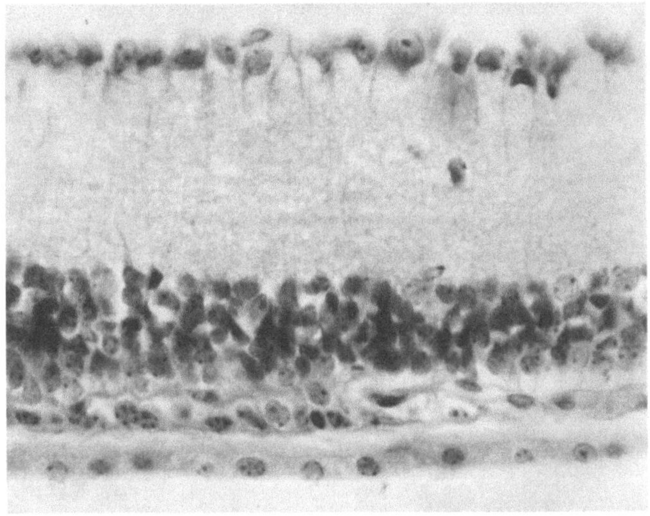

Abb. 321. Retina und Pigmentepithel der stäbchenlosen Mutation der weißen *Maus* (KOLMER).

angeben. Die systematisch und biologisch nahestehende *Haselmaus* zeigt keine Capillaren in den äußeren Netzhautschichten.

KEELER (1927) untersuchte in physiologischen Versuchen, ob die Mutationen, die bei *Mäusen* in den Zuchten auftreten und zu mehr oder minder unvollkommener Entwicklung der Netzhaut der albinotischen *Tiere* führen, noch mit dem Sehen vereinbar sind (Abb. 321).

Als Resultat der Versuche ergab sich: Die äußere Körnerschichte wies einen einreihigen, dreireihigen und sechsreihigen Typus auf, im Gegensatz zum 15reihigen Typus der normalen Retina. Beim einreihigen Typus fehlen die Stäbchen gänzlich. Diese *Tiere* sind blind. Nicht so sicher ist ihr Fehlen beim sechsreihigen Typus, auch ließ sich hier das Fehlen des Gesichtssinnes nicht so deutlich zeigen. Der drei- und sechsreihige Typus zeigen Schwankungen. Erst nach der Geburt lassen sich diese Typen unterscheiden, nicht in der Embryonalform. Was die Vererblichkeit betrifft, zeigt das „Stäbchenfehlen" alle Zeichen eines recessiven Mendelmerkmales ohne Geschlechtsgebundenheit oder Geschlechtsbeschränktheit. Es zeigt auch keine genetische Verbindung mit anderen bekannten Mendelcharakteren der *Mäuse*, wie „Aguti", „Albinismus", „Rotauge", „Dilution", „Piebald spotting", „Schwarzauge", „Weißgefleckt", „Tanzen", „Kurzohr", „Knickschwanz". Zwischen normalen und stäbchenlosen *Tieren* zeigt sich kein Unterschied in ihrem Verhalten auf kleinen nahestehenden Plattformen oder beim Springen, wenn sie dazu angeregt werden. Ebensowenig, wenn die Tiere in einen Raum voller Hindernisse gejagt werden. Ebensowenig, wenn starkes Licht auf eine der Tierarten geworfen wurde. Das Sehen ist zweifellos auch bei der normalen *Maus* ein sehr stumpfer Sinn. In einer F_3-Generation sind sehr ausgesprochene individuelle Differenzen. In einer Inzuchtpopulation kommen sehr verschiedene Temperamente vor. Deshalb sind manche Individuen sehr schwer zu dressieren. Die Gravidität erhöht bedeutend die Erregbarkeit in den Versuchen. Versuche mit einem Y-förmigen Rohr scheinen anzudeuten, daß normale *Tiere* negativ phototaktisch sind. Diese

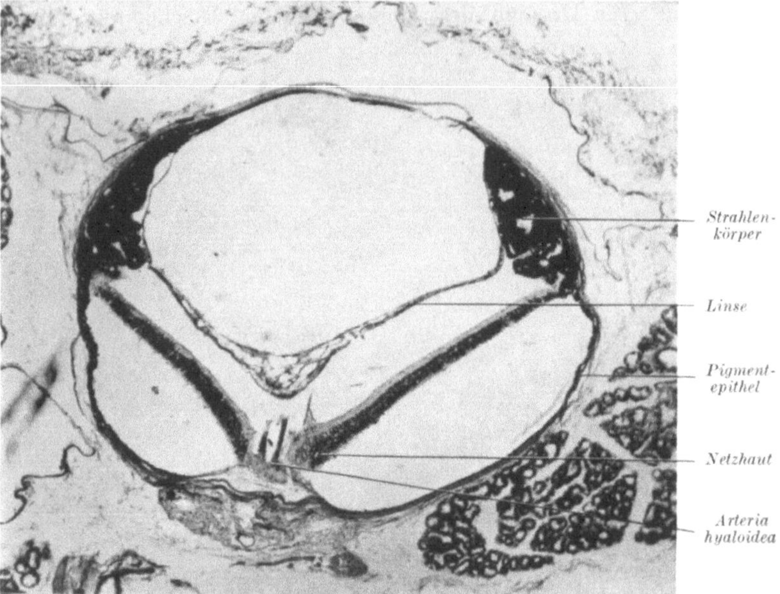

Abb. 322. Rudimentäres Auge der *Blindmaus,* Spalax typhlus. Der Schnitt geht durch die Papille; die Retina bildet einen Trichter, dessen Mitte eine Arteria hyaloidea einnimmt, welche zu dem Rudiment der Linse hinführt, das eine dünnwandige Blase darstellt, und das ringsum von dem stark pigmentierten Ciliarkörper umgeben ist. Die Cornea äußerst verdünnt, ihr Epithel geht in die einschichtige Auskleidung des geschlossenen Conjunctivalsackes über. Die Orbitaldrüsen stark entwickelt (KOLMER).

Versuche zeigen auch, daß das Vorwärtsgehen in einer Richtung so zu einer Gewohnheit wird, daß selbst ein starkes Licht die *Maus* nicht von ihrem Weg ablenkt. Versuche mit einem Wahlkästchen zeigen, daß die stäbchenlosen Tiere durch einen anderen Sinn als den Gesichtssinn geleitet werden. Daß dieser Sinn in den Tasthaaren gelegen ist, ging aus Resultaten hervor, wenn ein „Schlagbrett" in die Wahlkammer eingebaut war, und bei der Annäherung an das falsche Loch Schläge ausgeteilt wurden, was auch durch Versuche an Tasthaarlosen bewiesen wurde. Beide Versuchsreihen zeigen, daß die normalen Tiere das beleuchtete Loch öfter fanden als die stäbchenlosen. Versuche mit der mehrfache Wahl gestattenden Kammer setzten den wahrscheinlichen Fehler bei den Beobachtungen herab. Die Normalen konnten sich auch dann noch in Sicherheit bringen, die Stäbchenlosen aber waren nicht imstande, das beleuchtete Loch zu unterscheiden. Es wurde ferner gezeigt, daß Gehör, Geruch und Tastsinn für den Gesichtssinn eintreten, auch nachgewiesen, daß augenlose Tiere beider Typen das beleuchtete Loch nicht finden konnten. Verf. sieht sich zur Annahme gezwungen, daß stäbchenlose Netzhäute als Sehorgane funktionslos sind. Bei einzelnen *Mäusen* konstatierte er eine Art von Pectenzapfen im Auge auf der Papille.

Ein eigentümlich rudimentiertes Auge weist das einzige wirklich blinde *Säugetier* Europas, die *Blindmaus (Spalax typhlus)* (Abb. 322) auf, mit einer bläschenförmigen degenerierten Linse, einer Netzhaut mit wenig ausgebildeten embryonalen Sehelementen, einem blind endigenden rudimentären Opticus, Fehlen der Augenmuskeln und Augenmuskelnerven in einem mohnkorngroßen Auge, das unter der Haut gelegen ist, an dem Lider nicht mehr zu unterscheiden sind, wohl aber noch ein geschlossener mit einschichtigem dünnem Epithel ausgekleideter Bindehautsack [HANKE (1900), SZAKÁLL (1902), eigene Untersuchungen].

Das Auge des *Wasserschweins (Hydrochoerus capybara)*, des größten südamerikanischen *Nagers*, fand ich, abgesehen von seiner Größe, in allen Einzelheiten dem des *Meerschweinchens* sehr ähnlich.

Bei den *Mäusen* kommen vereinzelte Zapfen vor, wie neuerdings wieder MENNER (1929) sicherstellte. Ich untersuchte *Cricetus* und fand ähnliche Retinen wie bei den *Ratten.*

WALLS (1928) entnahm der *Maus* Peromyscus maniculatus nach 5stündigem Hellaufenthalt ein Auge in Narkose, nach 20stündigem Dunkelaufenthalt das zweite Auge bei schwachrotem Licht; da er bei Schnittuntersuchungen keinerlei Pigmentwanderung im Dunkeln fand, vertritt er die Auffassung, daß in der aufsteigenden Reihe der *Wirbeltiere* der langsam arbeitende Schutz der Sehzellen gegen zu intensives Licht durch Pigmentwanderung und Sehzellenverlagerung schrittweise vom schneller arbeitenden Pupillenspiel ersetzt wird.

5. Insectivora.

a) Edentata.

Die *Insectivoren* zeigen recht verschiedene Augen. Die Augen sind bei *Igel* und *Spitzmaus* relativ zur Körpergröße klein. Am genauesten ist das Auge des *Maulwurfs* bearbeitet [CIACCIO (1884), KOHL (1892), ROCHON-DUVIGNEAUD (1925)]. Es gibt in Südeuropa *Maulwürfe*, die die Augenlider öffnen können, daneben eine Varietät mit verwachsenen Augenlidern, *Talpa coeca.*

Die Retina des Auges nimmt beim *Maulwurf* nach ROCHON-DUVIGNEAUD (l. c.) 175° ein. Die Ora serrata ist etwas entfernter von den Ciliarfortsätzen als bei anderen kleinen Augen. Die Netzhaut ist ebenso dick wie bei der *Ratte* oder dem *Igel* (0,14—0,15 mm), dazu noch 0,015 mm für das Pigmentepithel. Das Pigmentepithel ist sehr gesättigt mit schwarzem Pigment, Fortsätze zwischen den Sehelementen wurden nicht gefunden. Die Sehelemente ähneln eher den Zapfen, typische Stäbchen wurden nicht gesehen. Die äußere Körnerschichte ist dreireihig, die äußere plexiforme Schichte enthält wie bei *Igel, Spitzmaus* und *Fledermaus* einzelne Zellkerne. In der vier bis sechsreihigen Schichte der Bipolaren finden sich auch die Kerne der MÜLLERschen Stützfasern. Relativ dick ist die innere plexiforme Schichte; sie enthält einzelne Zellen. Die Ganglienzellenschichte enthält 2—3 Reihen dicht aneinander gelagerter Zellen. Die Opticusfasern sind aber äußerst spärlich. Der Opticus hat nur 0,2 mm Durchmesser und sein Bau erinnert an embryonale Verhältnisse. Offenbar entsenden nicht alle Ganglienzellen Opticusfasern in den Nerven. Rechnungen ergeben, daß vergleichsweise ein 12—15 m langer *Walfisch,* wenn man die 3 cm dicke Sclerotica von seinem Auge abrechnet, mit 50 mm Augenlänge ein relativ viel kleineres Auge hat als der *Maulwurf.* Embryonale Vergleiche ergeben, daß das *Maulwurf*auge schon früh in der Entwicklung gegenüber denen anderer, gleich großer *Tiere* zurückbleibt.

Die nochmalige Aufzählung der verschiedenen Rudimentierungen ergibt, daß das *Maulwurfauge* ein nicht vollkommen entwickeltes, aber doch nicht irgendeinem Embryonalstadium entsprechendes Auge ist.

Das Auge des *Maulwurfs* (Abb. 323) ist nach ROCHON-DUVIGNEAUD (l. c.) rückgebildet, immerhin kann man von einem Sehen, nicht nur von einer Lichtwahrnehmung, wenigstens bei den in Frankreich vorkommenden *Maulwürfen* sprechen, da beispielsweise ein in ein langes Rohr gesetzter *Maulwurf,* der daraus zu entfliehen sucht, darin zurückgehalten wird, wenn vor der freien Öffnung bloß ein Finger bewegt wird. Auch könne sich beim Schwimmen der *Maulwurf* mit dem Auge orientieren. Später hat man neben den *Maulwürfen* mit offener Lidspalte (Talpa vulgaris) solche mit verschlossener Lidspalte (Talpa

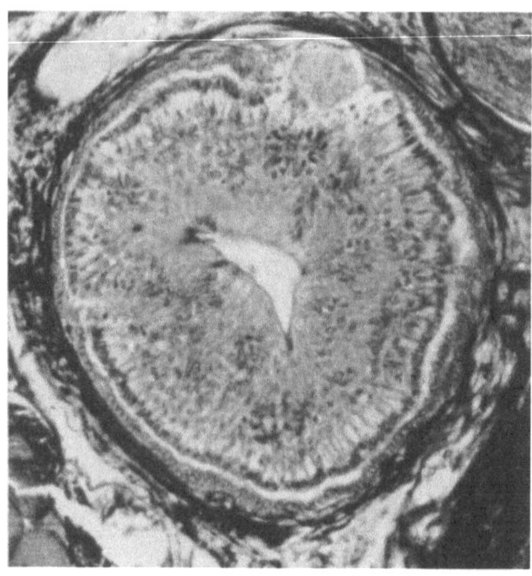

Abb. 323. Auge von *Talpa europea,* Radiärschnitt (KOLMER).

coeca) unterschieden, die höchstens eine quantitative Lichtempfindung haben können. Anschließend wird nach anscheinend sehr guten Präparaten das *Maulwurfauge* neuerdings beschrieben, welches in einer Fettmasse in der Orbita eingebettet liegt und häufig eine konische Hornhaut nach Art eines Keratokonus aufweist und zwischen 0,8—9 mm Durchmesser besitzt. Übrigens wechseln die Augen in ihrer Größe sehr stark. Da der *Maulwurf* 15 cm lang ist und ein Auge von 0,9 mm besitzt, ist sein Körper 180mal länger, während beim *Menschen* der Körper 70mal so lang ist. Sollte beim *Menschen* das gleiche Größenverhältnis herrschen, so müßte das Auge mit 9 mm Durchmesser auf der Größe des 5. Lunarmonates

beharren. Die einfach gebaute Cornea des *Maulwurfes* nimmt ein Drittel der Augenoberfläche ein und ist in der Mitte verdünnt. Die Sklera ist sehr dünn, die Augenmuskeln sehr dick, die vordere Kammer infolge des Keratokonus sehr vertieft, man findet in ihr bindegewebige Filamente als Embryonalreste. Die Pupille ist vertikal gestellt, elliptisch. Die Iris ist relativ dick, und die dicken Zellen der Pars ciliaris retinae bilden nur unvollkommene Falten auf der Rückseite. Chorioidea und Ciliarfortsätze sind, wie die Iris, stark rückgebildet, dagegen das Pigmentepithel so gut ausgebildet, wie in anderen Augen. Gefäße der Chorioidea scheinen an manchen Orten ganz zu fehlen, an anderen finden sich zerstreute Capillaren. 40 rudimentäre Ciliarfortsätze sind rundlich und springen kaum vor. Dem Ciliarmuskel entspricht ein Bündel verlängerter Zellen. Die Iris ist 0,15—0,22 mm breit. Der freie Irisrand ist keulenförmig verdickt und besteht aus teilweise pigmentierten Zellanhäufungen, Gefäße fehlen fast vollkommen. Bezüglich der aus embryonalen Zellen bestehenden Linse wird nichts Neues mitgeteilt. Zonulafasern sind vorhanden. Der etwas reduzierte Glaskörper enthält zonulaähnliche Fasern und auch beim erwachsenen Tiere immer Gefäße im Zusammenhang mit den centrales retinae. Die Gefäße berühren die Linsenhinterfläche ohne ein Netzwerk zu bilden. Der *Maulwurf* behält somit den gefäßhaltigen Glaskörper.

ROCHON-DUVIGNEAUD hat diskutiert, ob die Rückbildung des *Maulwurfauges* durch die Anschauung des Darwinismus oder Lamarkismus irgendwie erklärbar ist, wobei besonders betont wird, daß häufig Fälle beobachtet wurden, wo in den gleichen dunklen Höhlen Tiere mit Augen unter den gleichen Bedingungen neben blinden Tieren leben; so die *Mäuse Neotoma* der Mammuthöhle und *Peromyscus*, der Grotten von Indiana, die *Molche Spelerpes Steinygeri* und *Maculicaudus*, die *Fische Chologaster Agassii* und *papillipheres* der Vereinigten Staaten, auf welche Vorkommnisse unter anderen CUÉNOT die vollkommene Ablehnung der lamarkistischen Anschauungen und Gedankengänge begründet. Auch die experimentellen Mutationen mit Augendefekten, wie sie BAGG und LITTLE sowie J. LOEB erzielten, scheinen für die Erklärung des Rückbildungsvorganges des *Maulwurf*auges nicht herangezogen werden zu können. Auch eine orthogenetische Entwicklungsreihe scheint nicht den Fall von *Talpa* erklären zu können, bei welcher Gelegenheit erwähnt wird, daß auch der Ganges*delphin (Platanista)* bei einer Körperlänge von 180 cm nur erbsengroße Augen besitzt, ein *Tier,* bei dem ein Ersatz des Sehens durch das fehlende Riechorgan nicht in Frage kommt. ROCHON-DUVIGNEAUD meint, daß vorläufig keine der üblichen biologischen Betrachtungsweisen das Rätsel des *Maulwurf*auges (wohl auch anderer Rudimentierung) in genügend befriedigender Weise zu erklären imstande ist.

Die Netzhaut des *Igels* ist ein typisches Beispiel der Netzhaut eines *Dämmerungstieres,* bei dem das Auge biologisch keine hervorragende Rolle spielt. Wir finden in ihr nur Stäbchen, eine nicht sehr stark entwickelte äußere Körnerschichte, keine Zapfenfaserkugeln in der äußeren plexiformen Schichte. Besonders charakteristisch ist die Unregelmäßigkeit der inneren Körnerschichte, von der einzelne Elemente in die äußere plexiforme Schichte, andere wieder, und zwar häufig, in die innere plexiforme Schichte verlagert sind, so daß die innere Körnerschichte eine sehr unscharfe Abgrenzung erfährt. Es weist diese unklare Abgrenzung der inneren Körnerschichte nach außen und innen das häufige Verlagertsein von einzelnen Zellelementen der Netzhaut in benachbarte Schichten offenbar auf einen geringen Grad von Rudimentierung der Netzhaut hin, die im Leben dieses nächtlichen *Tieres* keine große Rolle spielt.

Das Auge der *Spitzmäuse* (ich untersuchte *Sorex* und *Crossopus*) gehört zu den kleinsten Augen, die noch gut entwickelt sind. Wir finden bei ihnen eine sehr gut entwickelte Netzhaut, in der alle Schichten deutlich ausgebildet sind.

Die Dicke der Retina beträgt im Fundus 0,16 mm, bei einem Äquatorialdurchmesser des Auges von kaum $1^1/_2$ mm. Wir finden eine Stäbchen-Zapfenschichte von 0,014 mm Dicke, ein ziemlich flaches, gut entwickeltes Pigmentepithel; es sind etwa dreimal soviel Stäbchen wie Zapfen vorhanden. Alle übrigen Schichten der Retina sind gut ausgebildet, auch reichlich Ganglienzellen vorhanden; eine kräftige, bis in ihre Äste mit Muskeln versehene Zentralarterie versorgt in gewöhnlicher Weise die Netzhaut. Der Opticus der *Spitzmaus* dürfte schätzungsweise etwa 2000 Nervenfasern enthalten.

Die sich untereinander sehr wenig nahestehenden sog. zahnarmen Tiere sind in bezug auf ihre Netzhaut noch wenig untersucht. FRANZ (1909) untersuchte *Orycteropus* und ich *Orycteropus* und *Dasypus septemcinctus,* sowie *Manis javanica* und *Myrmecophaga.*

Das Auge des *Gürteltiers (Dasypus septemcinctus)* ist relativ klein. Die Augenhäute weisen in der Nähe des Opticuseintrittes eine Dicke von 0,344 mm auf, wovon 0,12 mm auf die Sklera, 0,056 mm auf die Chorioidea und 0,152 mm auf die Retina entfallen. Das Auge ist annähernd kugelig. Die Netzhaut zeigt keine deutliche Area oder eine sonstige Stelle des Vorzugs der Struktur. Schon bei schwacher Vergrößerung sind an ihr die besonders großen, in allen Körnerzellen vorkommenden zentralen Chromatinbrocken aufallend. Die Schichte der Sehelemente ist am Fundus 0,03 mm dick und nimmt gegen die Peripherie um ein geringes an Dicke ab, beträgt am Äquator noch 0,024 mm. Es scheinen ausschließlich Stäbchen entwickelt zu sein, deren Außenglied 0,0016 mm dick ist, während das Innenglied 0,0025 mm Dicke besitzt. Trotzdem die Zapfen zu fehlen scheinen, ist die Limitans deutlich entwickelt. Das Pigmentepithel zeigt in mancher Hinsicht einen ganz eigenartigen Typus, der sonst bei keinem *Tier* beobachtet wurde. Die flachen Epithelzellen, die an der Peripherie 0,006 mm hoch werden, enthalten kugelrunde, dunkelbraune 0,0015—0,002 mm große Körnchen; die den Stäbchen zugewendete leichtgewölbte Fläche der Pigmentzellen läßt keinerlei Fortsatzbildung erkennen. Auch wären die Pigmentgranula viel zu grob, um in Fortsätzen, wie wir sie bei anderen *Säugetieren* finden, sich zu verschieben. Im Fundus wird das Pigmentepithel stellenweise höher, die Zellen enthalten kleinere, rundliche Pigmentkörnchen, stellenweise sind sie fast pigmentfrei. Die innere Körnerschichte enthält 6—7 Reihen sehr gleichmäßig großer, elliptischer 0,005 × 0,007 mm messender Kerne, die 1—2 zentrale sphärische bis ovale Chromatinbrocken enthalten, die mit der Kernmembran durch feinste Fädchen verbunden sind. Nicht selten finden sich Kerne bis in die Schichte der Außenglieder der Stäbchen verlagert, was vielleicht ein Kunstprodukt darstellt. Die äußere plexiforme Schichte ist sehr schmal, es finden sich nur Stäbchenfaserendigungen darin, sowie wir auch nur eine Art von äußeren Körnern erkennen können. Die innere Körnerschichte ist an der Peripherie zweireihig, im Fundus drei- bis vierreihig. Horizontalzellen, Bipolare und Amakrine zeigen geringfügige Größen- und Kernunterschiede. Die innere plexiforme Schichte ist 0,015 mm dick, die Ganglienzellenschichte überall einschichtig. Dabei stehen die Ganglienzellen in der Umgebung der Papille nahe nebeneinander, an der Peripherie finden sich einzelne, besonders große Elemente durch große Abstände getrennt. Unter der deutlichen Choriocapillaris finden sich im Fundus regelmäßig angeordnete, rotbraunes Pigment enthaltende Schichten; eine Lamina fusca ist schwer abgrenzbar. Ein Tapetum ist nicht entwickelt.

In der Netzhaut von *Orycteropus* fand FRANZ (l. c.) nur 72 000 Stäbchen auf 1 mm². Eine 6schichtige äußere Körnerschichte wird abgebildet, wo jeder Kern 2 getrennte zackige Chromatinkörper enthält. Die äußere retikuläre Schichte ist sehr dünn, die Kerne der inneren retikulären sind sehr vielgestaltig. Opticusganglienzellen bilden kein eigentliches Ganglion opticum; sie sind so spärlich, daß auf 1 mm² nur etwa 100 gefunden werden, und ein Innervationsbezirk der Netzhaut läßt sich hieraus als 10 000 µ² groß berechnen.

Ich fand in der Retina von *Orycteropus* eine äußere Körnerschichte mit sehr deutlichen aus quergeschichteten, 2—3 Chromatinpartikelchen enthaltenden Kernen, ganz vereinzelt einen Kern, der im Aufbau etwas abweichend war, weshalb ich vermuten möchte, daß vereinzelte Zapfen vorkommen. Die innere Körnerschichte läßt 3 Typen von Zellkernen neben den senkrecht gestellten, längeren Kernen der MÜLLERschen Stützfasern erkennen; in den Ganglienzellen finden sich ziemlich große Elemente. Über die *Faultiere* habe ich keinerlei Angaben gefunden.

b) Chiroptera.

Für die *Fledermäuse* stellte ich fest, daß in äußerst gleichförmiger Ausbildung bei den europäischen *Kleinfledermäusen* und denen anderer Länder (im ganzen 19 Arten) nur kleine Augen gefunden werden, die im Typus den Augen der *Insectivoren* nahestehen und im wesentlichen stark sehpurpurhaltige Stäbchen besitzen. Zapfen dürften vermutlich ganz fehlen. Dagegen konnte ich bei den *Großfledermäusen* oder *fliegenden Hunden* aus Asien, Afrika und Australien (untersucht wurden 18 Arten) überall ziemlich große Augen finden, mit einem von allen übrigen vollkommen abweichenden Bau, der dadurch charakterisiert ist, daß dem Auge mit stark sphärischer Linse wahrscheinlich eine Akkommodation fehlt. Die hochdifferenzierte Netzhaut wird durch Tausende von Kegeln, die von der Chorioidea ihren Ursprung nehmen, durchbohrt, so daß im Gegensatz zu allen anderen *Wirbeltieren* die perzipierenden Elemente, ausschließlich Stäbchen, nicht in einer Projektionsebene, sondern auf der Oberfläche von Trichtern mit etwa 0,2 mm Niveauunterschied angeordnet erscheinen. Es gibt *Makrochiropteren*formen mit Chorioideakegeln, die mit Pigment vollgepropft und von pigmentiertem Epithel überzogen sind, und Formen, bei denen die Kegel von nicht pigmentiertem Epithel überzogen sind; andere besitzen dünne pigmentierte Kegel mit einem Überzug von sehr hohem Pigmentepithel, das neben Pigmentkryställchen intensiv gelb gefärbte Kügelchen einer in den meisten Reagenzien unlöslichen Substanz als eine Art Tapetum enthält, schließlich Formen, bei denen fast der ganze Kegel nur aus den Pigmentepithelien, die bloß die gelben Tapetumkugeln enthalten, aufgebaut ist. Bei manchen Formen sind die erwähnten Typen nur in einzelnen Regionen vertreten. Aber in allen Fällen liefert die Chorioidea lange arterielle Capillarschlingen, die die Achse des Kegels bilden, aus seiner Spitze austretend, die Retina durchboren, in der inneren Körnerschichte derselben, wo sie von einer gabelförmigen MÜLLERschen Sützfaser festgehalten werden, scharf umbiegen und in die unter dem Pigmentepithel gelegene Choriocapillaris zurückkehren. Ich konnte auch nachweisen, daß die sonderbare Einrichtung des *Makrochiropteren*auges sich aus einer ursprünglich keinerlei auffallende Besonderheiten aufweisenden Embryonalanlage erst spätembryonal entwickelt. FRITSCH (1911) untersuchte mit gleichem Resultat *Spectrum condopense*.

ROCHON-DUVIGNEAUD (1925), der *Epomophorus* untersuchte, fand hier ein stark hypermetropes Auge und meint, daß die Sehschärfe durch die Verlagerung der Stäbchen nicht wesentlich beeinflußt werden könne, da sie sowieso sehr gering sei. Auch glaubte er, daß auf der Kegelfläche bei der senkrechten Anordnung gegen das einfallende Licht nicht mehr Stäbchen Platz finden können als auf der Basis des Kegels.

Das Vorkommen der Kegel habe ich als verläßliches Charakteristikum für das Auge aller *Makrochiropteren* bezeichnet, was ich jüngst wieder auch bei *Xantharpya* ermitteln konnte.

c) Cetacea, Marsupialia, Monotremata.

Die meisten Angaben über das Auge der *Cetaceen* stammen von MATTHIESSEN (1886) und PÜTTER (1901), der sich eingehend damit befaßte, RITTER (1864) beschrieb die Netzhaut des *Bartenwales*.

PETIT und ROCHON-DUVIGNEAUD (1929) schließen aus den Verhältnissen eines schlechterhaltenen *Dugong*auges, daß ein Tapetum lucidum, dessen Anlage PÜTTER (1903) bei einem Fetus von *Halicore* festgestellt hatte, fehlt. Man könne aus dem Bau des Auges schließen, daß es nicht für das Sehen unter Wasser eingerichtet sei, aber auch beim Sehen in der Luft nur eine mäßige Sehschärfe gewährleiste. Die Retina von *Tursiops* wird von etwa 10 radiär von der Papille ausstrahlenden, etwas gewundenen Gefäßen versorgt. Beim *Delphin* sah ich nur Stäbchen und besonders große Opticusganglienzellen, wohl die größten von allen *Tieren*.

Die ältesten *Säuger*, *Monotremen* und *Marsupialier*, besitzen wie die *Reptilien* kaum gefärbte Ölkugeln [HOFFMANN (1883)], wie ich es bei *Beutelratten* selbst beobachten konnte. (Auch die Zapfen der *Meerschweinchen* lassen nicht eben leicht Vakuolen, wie die der *menschlichen* Retinaperipherie, erkennen, und zwar in allen Punkten der Netzhaut.)

Die Versorgung der Netzhaut der *Beutelratten* mit Blutgefäßen ist eine sehr eigenartige, indem ähnlich wie ich es von der Netzhaut der *Siebenschläfer (Myoxus)* und des *Baumschläfers (Eliomys)*, im Gegensatz zu den anderen *Säugern*, nachweisen konnte, Gefäße, auch im Bereiche der äußeren Körnerschichte und bis hart an die Limitans externa heran sich vorfinden. Aber wir sehen, daß das Verhalten dieser Gefäße vollkommen von dem verschieden ist, das wir bei den genannten *Nagern* gefunden haben. Wir sehen relativ dicke, von zartem adventitiellem Bindegewebe begleitete Arterien mit Capillaren, die in unregelmäßiger Weise schräg die innere plexiforme Schichte durchbohren und eine Capillarschlinge zumeist schräg, im Endverlauf manchmal waagrecht dicht unter der Limitans zwischen den äußeren Körnern entsenden. Es ist dabei charakteristisch, daß wir stets Quer-, Schräg- oder Längsschnitte von 2 Capillaren, die dicht nebeneinander verlaufen, antreffen, niemals eine Capillare allein. In Präparaten, die nicht mittels Gefäßdurchspülung konserviert sind, fällt es recht schwer, diese Capillaren zu sehen, obwohl einzelne von ihnen, wenn sie gefüllt sind, an Querdurchmesser die äußeren Körner übertreffen. Diese Einrichtung erinnert an die eigenartigen Gefäßverhältnisse, die wir in dem Zentralnervensystem mancher *Saurier* vorfinden, wo ebenfalls, besonders im Pallium, immer eine arterielle Capillare von ihrer venösen Rückflußcapillare begleitet wird, wie immer auch die Lage und Richtung der Capillarschlinge sei. Untereinander aber bilden diese Capillaren keinerlei Anastomosen. Man darf also vermuten, daß sich vielleicht bei den Capillaren der *Marsupialier*netzhaut, die genau das gleiche Verhalten zeigen, ancestrale Verhältnisse erhalten haben.

Metachirus zeigt dorsal eine Lage gelblichen Tapetums, allmählich bogenförmig in Pigment übergehend. Die Retina ist ziemlich dick. Von der wenig vertieften Papille strahlen radial nach allen Seiten von weißen Streifen (Markfasern) begleitete Gefäße aus; sonst fehlen Markfasern. Keine Fovea, kein Kegel an der Papille, Arterien oder Venen.

Bei *Metachirus* kommt auf 50—80 der etwa 0,0015 mm dicken, 0,034 mm langen Stäbchen ein gleich langer Zapfen, in den ein gelbgefärbter Öltropfen zwischen Innen- und Außenglied mit Osmiumsäure dargestellt werden kann.

Wir sehen bei *Metachirus* die ganze ventrale Hälfte des Augenhintergrundes mit stark pigmentiertem Epithel versehen, welches vom Äquator mit etwa 0,016 mm Höhe bis in die Gegend des Opticuseintrittes sich auf 0,02 mm Höhe erhebt und dabei langsam einen abnehmenden Pigmentgehalt zeigt, so daß am Rande der Papille nur mehr die Kuppen der Pigmentepithelzellen Pigment enthalten; flächenweise dorsal vom Opticus erhöhen sich die Zellen bis auf 0,075 mm bei ungefähr gleichbleibender Breite; man findet dabei Spuren von Pigment nur in der Nähe der Zellbasis. Es handelt sich um eine Art von Tapetum retinale.

Bei einem *Känguruh (Macropus)* fand ich eine einfach gebaute Netzhaut, keine Spur von Tapetum, eine relativ dünne Chorioidea, im Sehnervenkopfe eine zentrale gliöse Masse im Zusammenhang mit einem bindegewebigen Septum, das unterhalb der Papille den Sehnerven in 2 Stränge unterteilt und ebenso wie die Septen der Lamina cribrosa sehr kräftig pigmentiert ist. Im Bereiche der Papille fanden sich nur zarte Gefäße, die Retina scheint fast ganz gefäßfrei zu sein.

Von den *Monotremen* untersuchte ich eine *Proechidna* und fand ein 0,003 mm dickes Pigmentepithel mit reichlich krystalloidem Pigment. Eine gleichmäßig 0,17 mm dicke Retina. Es entfielen etwa 0,04 mm auf die schlecht erhaltenen Sehelemente, 0,024 mm auf die äußere (4 Kernreihen) 0,016 mm auf die innere Körnerschichte (3 Kernreihen). Die äußere plexiforme Schicht war 0,012 mm, die innere 0,04 mm stark, die Opticusschicht sehr dünn. Die Opticusganglien sind ziemlich groß, liegen zum Teil sehr nahe der Limitans interna. Die MÜLLERschen

Stützfasern sind stark entwickelt. Im ganzen ist eine typische *Säuger*netzhaut ausgebildet. Gefäße fehlen.

6. Aves.

Die *Vogel*netzhaut zeigt die größte Mannigfaltigkeit in der Ausbildung der Sehelemente. Es finden sich besonders an der Peripherie bei manchen *Vögeln* sehr grobe Stäbchen; sie werden gegen die Area und die Foveae hin zarter; dasselbe gilt von den Zapfen. Auch Doppelzapfen wurden beschrieben *(Taube)*. Innen- und Außenglieder zeigen einen komplizierten Aufbau [CHIEVITZ (1889, 1890), HESSE (1904), KAJIKAWA (1923)], dessen Einzelheiten schon in den Abschnitten über Stäbchen und Zapfen erwähnt wurden. Die Netzhäute der *Vögel* enthalten immer Stäbchen neben Zapfen, bei keiner der bisher gut untersuchten Formen nur das eine Sehelement allein. Ebenso wie das Auge des *Huhnes* nicht ganz stäbchenfrei ist, findet ABELSDORFF (1910) auch das Auge der *Eulen* nie ganz zapfenfrei. Stäbchen- und Zapfenkörner sind oft weniger deutlich verschieden wie bei *Säugern*. Besonders reich ist die *Vogel*retina an Bipolaren, worauf schon CAJAL (1904) eingehend hinwies. Ferner sind die zentrifugalen Fasern besonders auffallend ausgebildet und scheinen nur mit bestimmten Arten von Amakrinen in Beziehung zu stehen.

Im ganzen ist die *Vogel*netzhaut relativ dick. Sie enthält niemals Gefäße.

Bei der *Gans* fand ich rote Ölkugeln von 0,006 mm, gelbe von 0,004 mm und gelbgrüne von 0,003 mm Durchmesser im Fundus, in den Zapfen, reichlich durch Stäbchen getrennt, und zwar etwa $2^{1}/_{2}$ mal soviel gelbliche und grüne als rote.

Es ist bisher allgemein angenommen worden, daß die Ölkugeln aus einem Fett- oder Öltropfen bestehen, dessen verschiedenartige Farbe durch darin gelöste Lipochrome bedingt ist. Wenigstens ist meines Wissens diese ursprüngliche Auffassung, die schon in den grundlegenden ersten Untersuchungen von KÜHNE (1877) festgelegt wurde, eigentlich niemals modifiziert worden. Behandelt man die Netzhaut eines *Raubvogels (Tinnunculus tinnunculus)* nach Durchspülung mit Bichromat-Formol-Eisessig und sofortiger Herausnahme aus der Orbita mittels Osmiumräucherung und legt dann die nach einigen Stunden erhärtete Retina noch in stark osmiumhaltige Flüssigkeit ein, so findet man einige, aber keineswegs alle farbigen Kugeln der Zapfen geschwärzt, wie man es doch erwarten sollte, wenn in allen Triglyceride von Fettsäuren die Grundlage der Substanz bilden würden. Eine solche gleichmäßige Schwärzung habe ich beispielsweise bei manchen *Reptilien, Eidechsen* und *Schlangen* gefunden. Beim *Turmfalken* fand ich nur eine leichte Dunkelfärbung der roten und der im frischen Zustande gelben Tropfen, die übrigen wurden zwar sehr gut erhalten, aber nicht geschwärzt. Auch nicht, wenn man kleinste Partien der Zapfenschichte direkt mit 2%iger Osmiumsäure unter dem Deckglas behandelte. Man muß deshalb annehmen, daß wenigstens bei manchen *Vögeln* die Farbkugeln nicht durchwegs Fette enthalten.

Die Untersuchungen mit der Chromsilbermethode, die mit großem Erfolge CAJAL (1904) seinerzeit durchgeführt hat, und mit der Vitalfärbung, die besonders DOGIEL (1895) am *Vogel*auge anwandte, haben den Beweis geliefert, daß die *Vogel*netzhaut weitaus den kompliziertesten Aufbau zeigt. Dies geht vor allem aus dem besonderen Reichtum an amakrinen Zellen, besonders an schichtenbildenden Amakrinen, hervor und der damit verbundenen hochgradigen Entwicklung der inneren plexiformen Schichte, ferner aus der Ausbildung von Ganglienzellen, die in mehrere Schichten hinein ihre Dendriten entsenden, und aus der auffallend starken Ausbildung von zentrifugalen, durch Endverästelungen mit den Ganglienzellen und Amakrinen in Beziehung tretenden Opticusfasern.

FRANZ (1909) hat betont, daß als Maß des Differenzierungsgrades einmal die Zahl der Zellen pro Flächeneinheit, in zweiter Linie der verschiedene Differenzierungsgrad der MÜLLERschen radialen Stützfasern anzusehen ist. In den hochentwickelten Netzhäuten finden sich weniger, bei den *Vögeln* gar keine versprengten Zellelemente, d. h. aus einer Schichte in die andere verlagerte. FRANZ (l. c.) meint, daß dieser Parallelismus zwischen Schichtenreinheit und Sehschärfe gesetzmäßig sei.

ROCHON-DUVIGNEAUD (1919) gibt an, daß bei den *Raubvögeln* die Augen in der Orbita unbeweglich sind und divergierende Achsen besitzen. Sie können deshalb nur auf sehr exzentrischen Punkten ihrer Retina ein binokuläres Sehen besitzen. Er hat (1928) unter anderem auch das sehr große Auge von *Aquila chrysaëtos occidentalis* untersucht, daß eine Achsenlänge von 29 mm, einen horizontalen Durchmesser von 31,5 mm besitzt. Der Abstand beider Foveae beträgt hier 7 mm.

Ich untersuchte selbst zahlreiche Vertreter der verschiedensten *Vogel*arten, die Ergebnisse sind großenteils in der Arbeit meines Schülers KAJIKAWA (1923) niedergelegt, der auch eine Zusammenstellung über alles bisher über *Vogel*retina Bekannte gegeben hat.

ROCHON-DUVIGNEAUD (1920) hebt hervor, daß die Fovea der *Nachtraubvögel* ebensoviel Stäbchen und Zapfen enthält, wie ihre übrige Netzhaut, somit hier eine Fovea vorliegt, die wie die übrige Netzhaut dieser Tiere infolge des Reichtums an Sehpurpur einer erheblichen Dunkeladaptation fähig ist, wodurch sie sich von der Fovea der *Tagvögel*, ebensowohl wie von derjenigen der *Primaten* grundlegend unterscheidet.

Will man die Tiefe der *Raubvogel*fovea beurteilen und ihre Konfiguration richtig erkennen, so muß man sich klar darüber sein, daß auch bei Anwendung der geeignetsten Fixationsflüssigkeiten nicht in jedem Fall, selbst bei der Durchspülung von den Gefäßen aus, eine einwandfreie Fixation erzielt wird, und gar nicht selten kleine Verlagerungen vorkommen, die man makroskopisch kaum erkennen kann, und man muß sich ebenfalls darüber klar sein, daß Schrumpfung der Retina, noch mehr aber schon die leichtesten Grade der Quellung, die sich noch nicht in einer mit freiem Auge wahrnehmbaren Fältelung der Netzhaut ausdrücken muß, die Konfiguration speziell der Fovea erheblich verändern kann. Erst derjenige, der häufig Gelegenheit gehabt hat, an vielen *Vogel*augen nach sofortiger Eröffnung ohne jeden Zusatz und nach der Einwirkung von Flüssigkeiten verschiedener Art, die in die Chorioidealgefäße eingespritzt wurden, die Foveae zu betrachten, wird ein einigermaßen sicheres Urteil haben, welche Anordnung der Norm entspricht, und es ist beispielsweise die Frage, ob die einzelnen Foveae eine rundliche oder ovale Vertiefung bilden, außerordentlich schwierig zu entscheiden, da kaum jemals zwei fixierte Foveae vollkommen in der Konfiguration übereinstimmen. Die vielfach hervorgehobene Tatsache [WOOD (1917), KAJIKAWA (l. c.)], daß die PERENIYsche Flüssigkeit, die beispielsweise der viel erfahrene PAUL MAYER für eine keineswegs einwandfreie Fixierungslösung erklärte, selbst dann, wenn man die ganzen *Vogel*köpfe bloß einlegt, verhältnismäßig die beste faltenloseste Darstellung makroskopisch liefert, kann ich bestätigen, ohne sie erklären zu können.

Aus der Schilderung der *Singvogel*fovea, wie wir sie bei der *Nachtigall* antreffen und dem Vergleich mit der Fovea (centralis?) des *Turmfalken* sehen wir, daß bezüglich der Verlängerung der Fortsätze der äußeren Körnerzellen wesentliche Unterschiede innerhalb der *Vögel* vorkommen, da bei den *Raubvögeln* ein Analogon der HENLEschen Faserschichte durch Verlängerung dieser Fortsätze vorkommt, was bei manchen *Singvögeln* zu fehlen scheint. Es erklärt sich so der Unterschied meines Befundes mit der Darstellung der *Vogel*fovea von CAJAL (1904).

Ganz überraschend verkürzt sind die im Zentrum der Fovea befindlichen Zapfen beim *Sperber (Accipiter nisus)*, wo die Länge der Innen- und Außenglieder, auch die Höhe des Pigmentepithels gegen die Peripherie der Fovea enorm vermindert erscheint. Es sind die kürzesten Sehelemente, die ich bisher beobachtete.

Bei dem im Gegensatz zum *Haushahn* sich streng sexuell periodisch verhaltenden *Fasanenhahn* geht als sekundäres Geschlechtsmerkmal eine Veränderung des Augenfeldes während der Balzzeit nach REGNIER vor sich, während die histologische Untersuchung des Augenfeldes bei *Hahn* und *Henne* nur quantitative Unterschiede ergibt. Die Rotfärbung des Feldes ist durch einen Farbstoff sowie das Durchschimmern der zahlreichen Blutgefäße bedingt. Die Ausbildung des Augenfeldes schwankt beim *Fasanenhahn* mit den Jahreszeiten. Das Augenfeld eines im erwachsenen Zustand kastrierten *Hahnes* entspricht dem eines normalen *Hahnes* während der Winterruhe. Wird der *Hahn* vor der Ausfärbung jung kastriert, so nimmt das Augenfeld das Aussehen wie bei einer kastrierten *Fasanenhenne* an, das rote Augenfeld gehört somit hier zu den abhängigen Geschlechtsmerkmalen.

Die Netzhaut der *Lummen* [HESS (1910) untersuchte *Uria troile*, ich untersuchte *Uria aalge*] unterscheidet sich von den meisten übrigen *Vogel*retinen ganz auffällig durch die in besonders dicker Schichte ausgebildeten konzentrischen Stützzellen „Fulcrumzellen", die darin ebenso auffallen, wie in der *Teleostier*netzhaut [KAJIKAWA (1923)].

In der Netzhaut der *Lumme (Uria aalge)* fanden sich ganz eigentümliche Bildungen in der Stäbchen-Zapfenschichte. Bei Fixation in PERENIYScher Flüssigkeit zeigten sich Außen- und Innenglieder der Zapfen und Stäbchen gut erhalten. Die Ölkugeln waren deutlich, das Pigmentepithel vielleicht etwas weniger gut konserviert. Nun fanden sich zwischen den Myoiden der Stäbchen und Zapfen acidophile kernartige Gebilde, die von 0,006 bis zu 0,021 mm Länge und 0,009 mm Breite aufwiesen und durchaus so aussahen, als ob hier Kerne vorlägen, die teilweise in mehrfacher amitotischer Zerschnürung begriffen wären. Die benachbarten Zellelemente und die darunterliegende Limitans, erschienen durchaus unverändert, so daß dieser Befund mit allem was mir sonst an Netzhäuten bekannt ist, vollkommen unvereinbar ist; die für das Auge oft sehr vorteilhafte UNNAsche Wasserblau-Orcein-Saffraninfärbung hob diese Elemente leuchtend rot neben den übrigen, im wesentlichen blaugefärbten Gebilden der Schichte hervor.

Beim *Alpensegler (Cypselus apus)* betont MENNER (1929), daß nur Zapfen vorhanden sind. Dabei ist ihm entgangen, daß KAJIKAWA (1923) bei diesem *Vogel* auch Stäbchen erwähnt und auch ROCHON-DUVIGNEAUD (1919) solche erwähnt.

Eine ganze Anzahl von Mitteilungen, die sich auf das Auge der *Vögel* beziehen, stammen von dem französischen Augenarzt ROCHON-DUVIGNEAUD. Nach seinen Abbildungen zu schließen, verfügt er über eine ganz vorzügliche Technik, über die er allerdings fast nichts angibt. Er spricht von Fixation in ZENKER, hat aber auch Gelegenheit gehabt, auf der Jagd an frisch getöteten *Tieren* unmittelbare Beobachtungen an der frisch herausgenommenen *Vogel*netzhaut mit dem Mikroskop durchzuführen.

Er findet bei den *Tagraubvögeln Bussard, Weihe, Sperber, Milan, Turmfalke* und bei *Hirundo rustica*, eine zentrale Fovea im hinteren Augenpol, die übereinstimmt mit der bei *Krähen* gefundenen. Daneben eine laterale Fovea, die 1—2 mm in der Horizontalrichtung des Kopfes tiefer, somit näher auch zum Pecten gelegen ist. Beim *Bussard* beträgt die Entfernung beider Foveae in einem Auge, dessen Achse 21 mm hat, 6,5 mm. Bei der *Weihe* bei 20 mm Achsenlänge 5,5 mm, beim *Sperber*, wo die Achse 15 mm beträgt, 4,5 mm. Bisher wurde angenommen, daß der *Sperber* nur eine Fovea besitze. Es entspricht also diese Entfernung beim *Bussard* 36°, bei den beiden letztgenannten *Vögeln* 33°. Rochon-Duvigneaud stanzte die Gegend der Fovea mit einem Locheisen aus, präparierte vorsichtig die Pigmentlage mit einem Pinsel ab. In der *Tagvogel*netzhaut findet er das zentrale Büschel der feinen Zapfen, d. h. die zentrale Region, die ausschließlich aus solchen Zapfen besteht, deutlich stärker ausgebreitet als beim *Menschen*, ohne daß er imstande wäre, für irgendeine Art die genaue Ausdehnung dieser Region anzugeben, da eine vollkommene Konservierung der Zapfen beim *Vogel* sehr schwer ist.

Beim *Turmfalken* findet er in der Fovea winzig kleine hellgelbe Kugeln, vereinzelte rote. Im allgemeinen besitzt dieses Tier wenige rote Kugeln und hauptsächlich an der Peripherie, wo auch die gelben Kugeln dunkler erscheinen, was vielleicht nur von ihren größeren Dimensionen herrührt. Beim *Regenpfeifer* findet er auch im Zentrum nur gelbe Kugeln, in der Peripherie sehr viele Stäbchen, in den Zapfen größere Kugeln, auch viele rote.

Beim *Finken* finden sich in der Fovea und ihrer Umgebung auch rote Kugeln, aber nur spärlicher als an der Peripherie; die Hauptmasse in den zarten Sehelementen ist gelb und orange. Bei der *Elster* findet er in der Fovea rote, orange und gelbe Kugeln, die ersteren bilden $1/4$—$1/5$ der Gesamtzahl; am häufigsten sind die orangefarbenen, noch häufiger die gelben. Im übrigen findet Rochon-Duvigneaud die wechselnde topographische Verteilung der Farbkugeln, wie sie schon längst bekannt war, bei allen *Vögeln*. Er betont, daß ein Farbfilter, wie es die gelbe Farbe der Macula lutea des *Menschen* darstellt, bei den *Vögeln* fehlt und nur durch die Ölkugeln repräsentiert wird, dagegen die *Meisen*, *Zaunkönige* und andere kleine *Insektenfresser*, bei denen die Kugeln häufig farblos sind, eine Ausnahme bilden. Bei *Schleiereulen* und *Ohreulen* sind die Kugeln farblos oder schwach gelblich. Wenn man aber annehmen will, daß dies darin begründet ist, daß die *Nachtvögel* möglichst vollständig das Dämmerlicht ausnützen, widerspricht dem, daß der *Segler*, ein *Tagvogel*, ebenfalls farblose oder schwach gelbe Kugeln besitzt.

Beim *Bussard* findet Rochon-Duvigneaud auf 0,01 mm Entfernung 9 bis 10 Zapfen. Er berechnet also, daß die Außenglieder auf der gleichen Fläche beim *Raubvogel* viermal so dicht stehen wie beim *Menschen*. Die Zapfenkörner bilden beim *Vogel* eine gelegentlich unterbrochene Schichte; im Zentrum der Fovea ringsherum liegen sie in 4—5 Reihen und sind spindelförmig. Die Schichte der inneren Körner ist im Zentrum nicht wie beim *Menschen* unterbrochen, sondern nur verdünnt. Ihre Dicke und ihre komplizierte Zusammensetzung sind ganz unvergleichlich größer als beim *Menschen*. Was die übrigen Schichten betrifft, wird nur Bekanntes gebracht. Bezüglich der Ganglienzellenschichte wird angegeben, daß sie im Zentrum vollkommen unterbrochen ist und die Anzahl der ringsum die Fovea in mehreren Reihen angeordneten Opticusganglienzellen auch die der entsprechenden Elemente beim *Menschen* übertrifft. Bei den übrigen einheimischen *Vögeln*, *Rabenvögeln* und *Singvögeln*, bestehen ähnliche Verhältnisse, nur mit dem Unterschiede, daß die äußere plexiforme Schichte und die Schichte der Sehelemente vielleicht gegenüber den *Raubvögeln* leicht vereinfacht erscheinen.

In der lateralen Fovea der *Tagraubvögel* scheinen die zentralen Zapfen weniger zahlreich, weniger fein und besonders weniger lang zu sein, als in der zentralen Fovea. Die innere Körnerschichte ist etwas dünner, im allgemeinen aber bestehen keine wesentlichen Verschiedenheiten, nur daß die Ausdehnung dieser Fovea etwas geringer ist. Die Fovea der *Nachtraubvögel* entspricht der seitlichen der *Tagraubvögel* topographisch, nur liegt sie etwas höher. Sie liegt so exzentrisch, daß sie nur durch den 6. oder 7. Teil der Retina von ihrem Rande getrennt ist. Dieselben Verhältnisse bestehen bei den *Eulen* und beim *Segler*, trotzdem letzterer keinerlei *Nachtvogel*charaktere besitzt. Die Abweichung der Augenachse von der Fovea lateralis wird als unerklärtes merkwürdiges Problem der physiologischen Optik angeführt. Die übrigen Schichten der Retina sind bei den *Nachtvögeln* um ein geringeres einfacher gebaut, als bei den *Tagraubvögeln*. Das auffallendste ist aber, daß die *Nachtraubvögel* in der Fovea ebensoviel Stäbchen besitzen als in der übrigen Netzhaut. Es gibt somit auch stäbchenhaltige Foveae. Bei den *Nachtvögeln* sind die sehr kurzen Zapfen gleichsam zwischen den langen Stäbchen versteckt, die weitaus in Überzahl vorhanden sind. Immerhin gibt es auch recht viele Zapfen. Nach ROCHON-DUVIGNEAUDs Annahme hängt das Auftreten der lateralen Fovea bei *Tag-* und *Nachtraubvögeln* mit der Annäherung der Augenachsen zusammen, die mit Hilfe dieser Foveae ein, wenn auch beschränktes, binokuläres Sehen gestattet. Gegen diese Annahme spricht allerdings die Unabhängigkeit der Pupillarreaktion auf beiden Augen, das Fehlen von Konvergenzbewegungen der Augen für sich annähernde oder entfernende Gegenstände und die totale Sehnervenüberkreuzung. Er meint, daß man sich das Sehen mit 2 Foveae beim *Vogel* so vorstellen muß, wie das dem *Menschen* mögliche gleichzeitige Tasten mit den verschiedenen Fingern beider Hände, wobei doch ein gemeinsamer Sinneseindruck durch Addition der einzelnen Sinnesempfindungen zustande kommt. Er hält es für möglich, daß ein *Vogel* mit einem Auge den Boden betrachten kann, um in der Nähe Nahrung zu suchen, mit dem anderen Auge, dessen Akkommodation entspannt ist, dabei den Himmel absucht, um einen *Raubvogel* nicht zu übersehen, was besonders bei *Vögeln* mit seitlich gestellten Augen denkbar wäre. Die beiden Foveae der *Tagraubvögel* könnten aber eine Art optischen Tasterzirkels darstellen, indem sie 2 Punkte scharfen Sehens ergeben, die sich annähern oder entfernen, je nach der Entfernung der betrachteten Ebenen. Er vermutet, daß das Sehen beim Fluge mit der doppelten Fovea einen ausgezeichneten Apparat zum Abschätzen der Distanzen darstellt. Vorläufig müsse man an der Unabhängigkeit der beiden Foveaepaare bei den *Tagraubvögeln* festhalten, und auch eine assoziative Verwendung der äußeren Fovea der *Nachtraubvögel* besitzt keine größere Wahrscheinlichkeit.

Untersuchen wir einen 0,003 mm dicken Schnitt in einer gut fixierten *Falken*netzhaut, der so geführt ist, daß beide Foveae in ihrer Tiefe getroffen werden und auch noch ein Teil der Papille in den Schnitt fällt (es ist recht schwierig, diese Schnittrichtung zu treffen), so sieht man, daß an der Peripherie ziemlich grobe Zapfen mit vereinzelten zarteren Stäbchen abwechseln. Das Zapfenaußenglied ist 0,01—0,012 mm lang, 0,002 mm dick, das leicht ausgebauchte Innenglied enthält einen äußeren Teil, der sich mit Hämatoxylin ziemlich diffus blau färbt und von dem Innenteil durch eine Querscheibe getrennt ist. Diese Querscheibe ist bikonkav und, wie man an sehr dünnen, mit Eisenhämatoxylin gefärbten Schnitten sehen kann, aus einzelnen Stäbchen aufgebaut. Nach innen schließt sich konstant ein heller Spaltraum an. Der innere Teil des Innengliedes enthält eine ovale große Vakuole. Sein Plasma ist feinstreifig gebaut. Die zwischen Innen- und Außenglied befindlichen Öltropfen sind 0,002 mm groß. Bis zum Rande der Fovea nehmen die Sehelemente von etwa 0,033 auf 0,03 mm Länge ab, im Zentrum der Fovea werden die darin befindlichen sehr feinen Zapfen nur mehr 0,018—0,02 mm lang. Diese auffallende Verkürzung der zentralen Sehelemente läßt sich in den Übersichtsbildern beider Foveae des *Bussards*, die ROCHON-DUVIGNEAUD abbildet, eben auch erkennen, ohne daß er auf diese Eigentümlichkeit aufmerksam macht. Die Limitans externa ist überall außerordentlich zart. Jenseits derselben, nur ganz vereinzelt über sie hervorragend, liegen die Zapfenkerne. Eine Unterscheidung von den an der Peripherie vorhandenen Stäbchenkernen ist nicht leicht möglich. Die Kerne der Sehelemente stehen an der Peripherie beim *Turmfalken* in 2, 3 und stellenweise in 5 Reihen in der Umgebung der Fovea, im Zentrum der Fovea bloß in einer Reihe, die auch stellenweise Lücken zeigt. Die Verbindungen dieser Kerne zu den Sehelementen sind im Foveabereich bis 0,03 mm lange Fäden; am Fovearand stehen die Kerne bald näher, bald weiter von der Limitans, so daß eine girlandenartige Anordnung resultiert.

Auch die Fortsätze zur äußeren plexiformen Schichte, die in länglichen, etwas acidophilen Keulen im Zentrum und an der Peripherie endigen, sind im Foveabereich in der Mitte sehr kurz, an der Peripherie relativ lang, einzelne bis 0,045 mm und bilden infolge ihrer verschiedenen Länge in der Fovea eine unregelmäßige Zickzacklinie, was vollkommen mit der Darstellung in den Zeichnungen ROCHON-DUVIGNEAUDS vom *Bussard* übereinstimmt. Die außerordentliche Verdünnung der inneren Körnerschichte am Grund der Fovea, die beim *Turmfalken* nur durch eine Zellenreihe repräsentiert wird, sowie der plexiformen und Ganglienzellenschichte, die im Zentrum beider Foveae auf eine ziemliche Distanz vollkommen fehlen, so daß nur die Basen feinster Stützfasern hier den Grund der Fovea bilden, zeigen noch einen höheren Grad von Differenzierung der Fovea des *Falken* gegenüber der von ROCHON-DUVIGNEAUD abgebildeten *Bussard*fovea. Es sei erwähnt, daß ich auch hier, wie es schon mein Schüler KAJIKAWA (1923) hervorhob, wieder konstatieren konnte, daß die Limitans interna retinae und die Membrana hyaloidea des Glaskörpers als sehr deutliche Schichte wenig eingedellt über die Tiefe der Fovea hinüberzieht, so daß deren Raum offenbar von einer zwischen Hyaloidea und Retina liegenden Flüssigkeitsschichte ausgefüllt ist.

Die zentralen Zapfen sind halb so dick oder noch dünner als die peripheren. Ihr Innenglied enthält ein dunkel färbbares Stäbchen, aber im Bereiche der ganzen Fovea kein Ellipsoid mehr. Das Stäbchen scheint eine Modifikation der dunkel färbbaren Scheibe der peripheren Zapfen zu sein.

Es sei hier der Aufbau der Fovea der *Singvögel*, als Beispiel die einer jungen *Nachtigall (Luscinia)*, eingehender geschildert. Die Dicke der Netzhaut beträgt, am Austritt des Pecten gemessen, samt dem Pigmentepithel 0,228 mm, nimmt gegen den Rand der Fovea bis auf 0,352 mm an Dicke zu, verdünnt sich innerhalb der Fovea bis auf 0,105 mm an der tiefsten Stelle. Die Dicke der Stäbchenzapfenschichte samt dem Pigmentepithel beträgt in der Äquatorialgegend zwischen 0,045 und 0,05 mm und ist am Fovearand von gleicher Stärke, im Zentrum der Fovea dagegen nur 0,036 mm dick. Während am Äquator eine große Überzahl von Stäbchen mit etwa 0,003 mm dickem Außenglied neben wenigen Zapfen mit etwa 0,0015 mm dicken Außengliedern vorhanden ist, konnte ich im Umkreise der Fovea schon in ziemlicher Entfernung Stäbchen mit Sicherheit überhaupt nicht mehr nachweisen; die Zapfen nehmen an Zartheit und an Dichte der Anordnung langsam aber konstant bis gegen die Mitte der Fovea zu. Innen- und Außenglieder der Zapfen sind überall durch die Öltropfen getrennt, die in die Substanz des Außengliedes eingeschaltet sind; soweit eine Messung überhaupt möglich war, scheinen die zentralen Zapfen wenig über 0,0003 mm dick zu sein. Trotz der anscheinend sehr guten Konservierung des Objektes fand ich in der lückenlosen Serie von 0,002 mm dicken Schnitten im Zentrum der Fovea nirgends eine Stelle, in der die allerzentralsten Elemente vollkommen gestreckt gewesen wären. Damit wiederholt sich auch hier eine Erscheinung, die ich nunmehr an Hunderten von *Vogelaugen*, seien sie wie immer fixiert und eingebettet, beobachtet habe. Es ist mir nicht einmal möglich zu entscheiden, ob nur im Bereiche des Zentrums

der Fovea eine besonders große Alterabilität der Sehelemente vorliegt, als deren
Ausdruck die leichte gegen den tiefsten Punkt der Fovea konzentrische Schrägstellung und gleichzeitige Verkrümmung angesehen werden muß, oder ob diese
Lagerung bis zu einem gewissen Grade physiologischen Verhältnissen entspricht.
Die Bilder, die die entsprechende Stelle in den Arbeiten mir bekannter anderer
Autoren wiedergeben, scheinen mir im wesentlichen, soweit es sich um Mikrophotogramme handelt, dieselbe Unregelmäßigkeit darzustellen; was die Zeichnungen anbetrifft, so läßt es sich schwer entscheiden, ob die Autoren nicht bis
zu einem geringen Grade an dieser Stelle beim Zeichnen schematisiert haben
(so auch Rochon-Duvigneaud, der weitaus die besten Darstellungen der
*Vogel*fovea bisher geliefert hat). Äußerst schwierig ist es auch, im Zentrum der
Fovea das Vorhandensein der Öltropfen festzustellen, aber 0,1 mm vom Zentrum
entfernt, konnte ich die extrahierten Vakuolen noch deutlich erkennen, so daß
ich die Beobachtung Rochon-Duvigneauds, die er an der frischen Netzhaut
machte, wohl für alle *Singvögel* für richtig halte. In den Innengliedern der Zapfen
findet sich im mittleren Drittel ein quergestellter dunkler Körper von rechteckiger
bis trapezartiger Form, der das Hämatoxylin besonders festhält. Zwischen
ihm und der Limitans liegt eine hellere, gelegentlich vakuolisierte Plasmapartie.
Die äußerst regelmäßige Limitans externa erscheint als ein System feinster
Kittleisten ohne eigentlich meßbare Dimension, zwischen denen das Cytoplasma
vom Innenglied zum kerntragenden Teil der Zelle überall, auch in den zentralsten Partien, als etwa 0,001 mm dicker Strang gegen den Kern hin sich fortsetzt. Während im Bereiche des ganzen Bulbus die Limitans absolut regelmäßig
ununterbrochen verläuft, finden sich im Zentrum der Fovea in der Umgebung
des zentralsten Bündels der Sehelemente kleine Unregelmäßigkeiten und Unterbrechungen — eine Erscheinung, die ich an den verschiedensten *Vogel*augen
übereinstimmend immer nur an dieser Stelle beobachten konnte. So wie die
Schichte der Sehelemente zeigt auch die äußere Körnerschichte eine leichte Verbreiterung vom Äquator (0,03 mm), bis zum Rand der Fovea (0,048 mm). Im
Zentrum der Fovea wird sie etwas dünner mit 0,036 mm. Zwischen der Limitans
und den äußersten Zellkernen sind durchschnittlich, vom zentralen Gebiet abgesehen, 0,006 mm lange Fäden ausgespannt, diese verlängern sich bis auf
0,012 mm in der mittleren Tiefe der Fovea und bis auf 0,015 mm im Zentrum.
Die Kerne sämtlicher Sehelemente lassen mit den angewendeten Methoden kaum
Unterschiede erkennen und sind im wesentlichen spitz zulaufende, spindelförmige
Körperchen von 0,007 mm Länge und 0,0015 mm Breite. Ein zartes, ziemlich
dunkel färbbares Kerngerüst ist vorhanden, darin ein unscharf abgegrenzter
Nucleolus, um den feinste Körperchen herumliegen. Der distale Anteil dieses
Neurons wird von einem kaum 0,001—0,002 mm langen Fädchen des Kernes
repräsentiert, das unmittelbar in eine kleine keulenförmige Blase übergeht, welche
distalwärts eine Anhäufung von dunkel färbbarem Plasma enthält. Diese Keulen
liegen an allen Punkten der Netzhaut zumindest in 2 Reihen. Die Deutlichkeit
dieser beiden Reihen nimmt von der Peripherie der Netzhaut gegen die Peripherie
der Fovea zu; beide Reihen lassen sich auch im Zentrum der Fovea, aber nur
noch mit einiger Mühe, erkennen. Die Entfernung vom Kerne ist fast überall
genau gleich, so daß der Anteil dieser Zellen, der in der *Säuger*fovea durch seine
außerordentliche Verlängerung die Bildung der Henleschen Faserschichte hervorruft, hier überhaupt nicht zur Entwicklung gelangt ist. Es sei hervorgehoben,
daß sich beim Schneiden stellenweise die Stäbchen-Zapfenschichte mit der Limitans vollkommen glatt auf etwa 0,001 mm von der darunterliegenden Schichte
trennen kann, was jedenfalls für die besondere Festigkeit der Limitans externa
als Bildung an sich, unabhängig von den sie angeblich liefernden gliösen Stützelementen, spricht. Die innere Körnerschichte zeigt am Äquator eine Dicke

von 0,045 mm und verdickt sich am Fovearand auf 0,140 mm. Im Zentrum
der Fovea verdünnt sie sich außerordentlich, auf 0,018 mm. Die Kerne, die
diese Schichte zusammensetzen, lassen 4 Typen unterscheiden: 1. rundliche,
auffallend dichtgebaute Kerne, in denen das Chromatingerüst kaum aufzulösen
ist, in den Elementen, die ganz oberflächlich der äußeren plexiformen Schichte,
die eigentlich nur durch die früher erwähnten 2 Reihen von Keulenbläschen
repräsentiert wird, anliegen. 2. Ovale Elemente, die am Äquator etwa in
5 Reihen, im Zentrum der Fovea schätzungsweise in 18 Reihen übereinander
liegen und ein wenig dunkles Kerngerüst zeigen; ferner glaskörperwärts, am
Äquator 2—3, am Fovearand 3—4 Reihen größerer, kugeliger, hellerer Kerne mit
deutlichen Kernkörperchen, von 0,006 mm Durchmesser, von deutlichem Cytoplasma umgeben, in dem auch Andeutungen von Tigroidschollen sich finden.
Die Kerne der 3. Kategorie sind mit ihren Achsen alle, vom Äquator angefangen,
genau gegen das Zentrum der Fovea hin orientiert. Diese Orientierung erfolgt
offenbar durch faserige Anteile der Schichte, welche ebenfalls sehr regelmäßig
konzentrisch gegen das Centrum foveae konvergieren. Als 4. Kategorie von Kern-
elementen sehen wir lange, spindelförmige, etwa 0,01 mm große Kerne mit fein-
krümmeligem Chromatin, offenbar die Kerne der MÜLLERschen Stützfasern.
Sie sind in allen Anteilen der Retina eigenartigerweise so orientiert, daß ihre
Längsachse ziemlich genau quer auf den ebenerwähnten Zügen der miteinander
konvergierenden Fasern stehen. Da die genannten faserigen Anteile, die proximalen und distalen im Bereiche der Fovea, besonders aber nahe deren Zentrum
die stark verlängerten Fortsätze der bipolaren Zellen darstellen, und die gegen
die äußere plexiforme Schichte ziehenden Fortsätze nahe dem Zentrum der
Fovea gegen die plexiforme Schichte bogenförmig gekrümmt sind, ändert sich
auch hier die Lage der Kerne der MÜLLERschen Fasern, wie die Richtung der
MÜLLERschen Fasern selbst, die im Zentrum der Fovea immer im Innern fast
in einem Winkel von 90⁰ divergieren. Verfolgen wir die innere Körnerschichte
ins Zentrum der Fovea hinein, so sehen wir, daß die Schichte der erstgenannten
oberflächlichen Elemente mit dem tiefdunklen Kerngerüst sich gleichmäßig
einschichtig über das Zentrum der Fovea hinweg verfolgen läßt und diese Elemente (sie dürften am ehesten den Horizontalzellen der entsprechenden Schichte
der *Säuger*netzhaut entsprechen) ganz dicht den 2 Reihen Keulen der zentralen
Sehelemente anliegen. Es folgt eine Reihe von vereinzelten helleren Kernen,
die höchstwahrscheinlich Bipolaren angehören (auch mit der Immersion war
dies nicht sicher festzustellen). Glaskörperwärts liegen, mit den ebenerwähnte
Kernen alternierend, spindelförmige, teilweise flaschenförmige Kerne der MÜLLER-
schen Stützfasern, die ebenfalls eine kontinuierliche Schichte im Zentrum bilden.

Die innere plexiforme Schichte läßt nur einen dichten Faserfilz erkennen,
der stellenweise wabigen Bau vortäuscht. Sie ist am Äquator 0,045 mm dick,
nimmt gegen den Rand der Fovea bis zu 0,066 mm zu und verdünnt sich im
Zentrum der Fovea bis auf etwa 0,006 mm, so daß sie an der tiefsten Stelle
nicht mehr ganz sicher zu erkennen ist. Die horizontale Streifung dieser Schichte,
die bekanntlich auf die etagenweise Anordnung der Fortsätze der größeren und
kleineren Bipolaren zurückzuführen ist, wird gleichfalls nahe dem Fovearande
undeutlich.

Die Schichte der Opticusganglienzellen weist am Äquator mit einer Reihe
von Ganglienzellen eine Dicke von etwa 0,009 mm auf. Verfolgen wir sie gegen
die Fovea zu, so sehen wir die Ganglienzellen in 2, 3, 4, schließlich in 5 Schichten
am Fovearand liegen, wobei diese Schicht 0,032 mm dick wird. Innerhalb der
Fovea verdünnt sich die Schichte auf drei-, zwei-, schließlich auf einreihigen
Typus und es fehlen die Ganglienzellen auf einem kleinen Bezirk des tiefsten
Punktes vollständig. Der Grund der Fovea wird hier ausschließlich von feinsten

Parallelfäserchen, den MÜLLERschen Stützfasern gebildet. Es ist somit für das *Vogel*auge das Erhaltenbleiben der MÜLLERschen Stützfasern in allen Punkten der Fovea charakteristisch.

Die Schichte der Opticusfasern, die durch den von den aufgespaltenen basalen Verbreiterungen der MÜLLERschen Stützfasern gebildeten Randschleier hindurch ziehen, präsentiert sich auf horizontalen Schnitten der Netzhaut durch die Fovea so, daß sämtliche Fasern fast geometrisch genau quer getroffen erscheinen. Am Äquator dürfte die Faserschichte 5—6, am temporalen Rand der Fovea 7—8 Reihen markloser Achsenzylinder im Querschnitt zeigen, und es verdünnt sich diese Schichte auf den zwei- und einschichtigen Typus, so daß im Zentrum der Fovea gar keine Faserquerschnitte mehr angetroffen werden. Schreiten wir von der Fovea gegen den Opticus zu weiter, treten auch vereinzelte längsgetroffene Achsenzylinder (maculopapilläres Bündel?) am Rand der Fovea selbst zutage, und immer mehr und mehr Schrägschnitte von Fasern, so daß am Rande des Pecten die Schichte der Opticusfasern 0,06 mm Dicke erreicht und hier die Achsenzylinder schätzungsweise in 50—60 Schichten auf dem Querschnitt angeordnet sind.

Die zentrale Fovea der *Haubenlerche* zeigt einen nicht sehr tiefen Trichter, an dessen Rande diese Opticusfaserschichte einschichtig wird, die Ganglienzellenschichte 5 Schichten zeigt, die innere plexiforme Schichte sich nur wenig verbreitert; die innere Körnerschichte dagegen weist 18—22 Reihen von Kernen auf, von denen die innersten ziemlich großen Ganglienzellen entsprechen, auf die eine Reihe hier dicht gedrängter palisadenförmig angeordneter spindelförmiger Stützzellenkerne folgt, nach außen dann kleinere Kerngebilde, zuerst dicht gedrängt, dann gegen die plexiforme Schichte lockerer, sich angeordnet finden. Die äußere plexiforme Schichte zeigt rings um die Fovea symmetrische Faltenanordnung, die dadurch gebildet wird, daß die Verbreiterungen der Bipolaren einerseits, die keulenförmigen Verdickungen der Zapfenkörner andererseits, leichte Unregelmäßigkeiten aufweisen. Das Zentrum der Fovea enthält 3 Reihen von Zapfenkörnern; in der Umgebung finden wir bis zu 7 Reihen, am Rande der Fovea den etwa 4reihigen Typus, den auch die übrige Retina, mit Ausnahme der Peripherie, aufweist. Die zentralen Elemente sind sehr fein, ohne daß es gelungen wäre, sie zu messen; die Anordnung der Limitans ist in der Umgebung der Fovea nahezu ungestört. Das Pigment reicht nach innen bis über die Ölkugeln der Zapfen; MÜLLERsche Stützfasern sind auch bis ins Zentrum der Fovea hinein ausgebildet.

Nur ein ganz geringes Gebiet, etwa der Breite von 10 Ganglienzellen entsprechend, ist im Zentrum der Fovea ganglienzellenfrei. Die ziemlich massiven Stäbchen mit einem Ellipsoid und Paraboloid im inneren Anteil und acidophilen Außengliedern reichen bis an den Fovearand auf der Opticusseite heran.

Es ergibt sich somit aus der vorstehenden Beschreibung, daß die Fovea beim *Singvogel* durch eine geringe Verkürzung, Neigung und Verdünnung der Außen- und Innenglieder der Sehelemente, durch eine weitgehende Verdünnung der 3 inneren Retinaschichten bei gleichzeitigem Erhaltenbleiben der Stützelemente ausgezeichnet ist. Unter der Annahme des Querleitungsschemas, wie es die Neuronenlehre für die Fovea annimmt, ist die Verdünnung der Schichten in der Fovea anders wie beim *Säugetier* durchgeführt, indem an Stelle einer Verlängerung der Fortsätze des ersten receptorischen Neurons eine Verlängerung der Fortsätze des 2. Neurons, nämlich der bipolaren Zellen, die Möglichkeit ergeben hat, daß die Perikaryen dieser Zellen an der Peripherie der Fovea wulstförmig angehäuft sind. Wir müssen diese verlängerten Zellfortsätze als eine Konvergenzerscheinung zur Bildung der HENLEschen Faserschichte bei den *Säugetieren* (und den *Fischen*) ansehen.

Rochon-Duvigneaud (1925) verglich schematisch die Fovea des *Menschen* mit der des *Vogels* und läßt bei letzterer die zentralen Zapfen viel dünner sein und viel dichter stehen, zeichnet sie aber verlängert wie beim *Menschen* (Abb. 2). Die zentralen Foveazapfen enthalten bei *Raubvögeln* nur gelbe Kugeln. Er erörtert die Analyse der Farben durch die farbigen Ölkugeln, indem er meint, daß diese die *Vögel* befähigen, den Chromatismus ihrer Augenmedien auszunützen, um außerordentlich scharfe Bilder kleiner farbiger Objekte zu entwerfen; sie wären also ein Element der Scharfsichtigkeit der *Vögel,* indem sie die kleinsten Abbildungen auf der Netzhaut von jeder chromatischen Dispersion befreien und von jedem farbigem Saum der die Klarheit der Konturen verändern könnte.

Während die Mehrzahl der *Vögel* eine zentrale Fovea besitzt, zeigen zahlreiche Arten neben dieser Fovea noch eine, meist ventral nahe an der Fovea vorüberziehende, horizontal in der Richtung der Lidspalte sich erstreckende streifenförmige Area. Diese besitzt, wenn man sie auf Querschnitten untersucht, einen ähnlichen Bau wie die Fovea, nur mit viel geringerer Differenzierung der Elemente der einzelnen Schichten. Aber ebenso wie am Rande der Foveae ist auch am Rande der Area die Schichte der Ganglienzellen und die Schichte der inneren Körner etwas verdickt.

Raubvögel, viele *Sumpfvögel,* die *Möven,* die *Schwalben,* die *Eisvögel* und zahlreiche andere besitzen neben einer Area eine zentrale nasale und eine periphere temporale Fovea. Am höchsten scheint diesbezüglich die Netzhaut der *Seeschwalben (Sterna)* entwickelt. Die diesbezüglichen Verhältnisse hat tabellarisch mein Schüler Kajikawa (1923) nach dem Stande des damaligen Wissens und eigener Untersuchungen übersichtlich zusammengestellt und die Angaben von Chievitz (1920), Franz (1909), Hess (1910), Ischreyt (1913), Parreidt (1901), Hoffmann (1883), Krause (1894), Cajal (1884), Schultze (1871), Fritsch (1911), Heinemann (1877), Boll (1877), Hannover (1852) wiedergegeben. Die Augenhintergrundbilder, die die Lage der Foveae und der Area zum Pecten ausgezeichnet illustrieren, wurden in einem großen Atlas von Casey Wood (1917) auf prachtvollen Tafeln wiedergegeben. Wood unterscheidet 5 Typen des Augenhintergrundes: solche ohne Macula und Fovea, *Lophortyx californicus, vallicola,* solche mit nasaler zentraler Fovea, *Cyanocitta stelleri,* solche mit einer temporalen einfachen Fovea wie bei der *Schleiereule (Strix flammea)* einen Typus mit zwei großen tiefen Foveae, die exzentrisch liegen, wie beim *Eisvogel (Alcedo ispida)* einen 5. mit runder Fovea mit streifenförmiger Area, *Totanus melanoleucus,* einen 6. mit zwei streifenförmigen Foveae in streifenförmiger Area wie beim *Flamingo (Phoenicopterus roseus);* er fand eine zweite temporale Fovea bei der *Rohrdommel (Botaurus),* bei der amerikanischen *Spottdrossel,* bei *Scalia,* bei *Lanius ludovicianus;* ich habe bei deren europäischen Verwandten nichts derartiges gesehen. 2 Foveae in ziemlich zentraler Lage fand Wood bei *Serpentarius,* beim *Lämmergeier (Gypaëtus),* beim *Seeadler (Haliaëtus leucogaster)* und beim *Falken (Falco spavoerius).*

Aus den Bildern von Wood geht hervor, daß der Pecten gegen den Ciliarkörper hin recht verschieden ausgedehnt ist, daß bei nächtlichen Formen, wie beim *Eulenpapagei,* der Pecten vereinfacht ist, etwa nur 4 größere und 2 kleinere Falten besitzt.

Wood schloß bei ophthalmoskopischer Untersuchung von *Vogel*augen aus Abwehrbewegungen und reflektorischen Atemstörungen der Tiere auf eine besondere Empfindlichkeit der Foveae, wenn er sie beleuchtete.

Wood gab Abbildungen des Augenhintergrundes von *Struthio camelus, Rhea americana, Casuarius occipitalis, Apteryx mantelli, Calodroma elegans, Crax globosa, Leukosarcia pacata, Columba palumbus, Goura victoria, Fulica*

cristata, Aramides ypecaha, Spheniscus demersus, Oedicnemus scolopax, Rhino-
chetus jubatus, Cariama cristata, Nycticorax nycticorax, Botaurus stellaris,
Canchroma cochlearis, Plegadis falcinellus, Mycteria americana, Platea leucorodia,
Dendrocygna autumnalis, Chen coerulescens, Phalacrocorax carbo, Sula bassana,
Pelecanus conspicillatus, Serpentarius serpentarius, Gypaëtus barbatus, Haliaëtus
leucocephalus, Haliaëtus leucogaster, Tinnunculus alaudarius, Tetrax tetrax, Syr-
nium aluco, Strix flammea, Chrysotis amazona, Stringops habroptilus, Cacatua
galerita, Dacelo gigas, Cuculus canorus, Rhamphastus loematus, Centurus uropy-
gialis, Dendrocopus major, Pitangus derbianus, Hirundo rustica, Sialia sialis,
Saxicola oenante, Passer domesticus, Cyanospiza versicolor, Parotia lawii, Cyano-
citta cristata, Turdus merula, Corvus corax.

BIRCH-HIRSCHFELD (1906) studierte die Veränderungen der Ganglien der
Taubennetzhaut unter dem Einfluß des Lichtes, CARLSON (1903) ähnliche Vorgänge im Auge des *Cormoranus phalacrocorax penicillatus.*

7. Reptilia.

Die Retina der *Brückenechse (Sphenodon punctatus) (Hatteria)* ist schon
mehrfach [KALLIUS (1898), BAGE (1912)] beschrieben und abgebildet worden
und ist bekanntlich deshalb von besonderem Interesse, da das Tier einer sonst
vollkommen ausgestorbenen *Reptilien*gruppe angehört, somit als das primitivste
unter den lebenden *Reptilien* angesehen wird. Die bisherigen Darstellungen der
Fovea scheinen aber alle nicht an vollkommen fixiertem Material gewonnen
worden zu sein, weshalb ich im Zusammenhang mit den hier erörterten Fragen
die in vieler Beziehung interessante Netzhaut nochmals beschreiben will.

Das Objekt wurde schon im Jahre 1910 in der von mir empfohlenen Art mittels
Durchspülung mit Bichromat-Formol-Eisessig konserviert und mir von Professor
TANDLER damals ein Auge des überlebend fixierten *Tieres* überlassen, wofür
ich ihm zu Dank verpflichtet bin (Abb. 324, 325).

Die Fovea ist ziemlich groß, aber nicht sehr tief, im Gegensatz zu dem, was
die an offenbar deformiertem Material bisher gegebenen Beschreibungen gezeigt
haben. Der Durchmesser der eigentlichen Fovea beträgt 0,8 mm, die Tiefe
0,194 mm. Am Rande der Fovea finden sich die ausschließlich vertretenen
Zapfen noch in ziemlich großen Exemplaren. Die Außenglieder sind etwa
0,004 mm dick, ein Außenfaden ist auch in Hämatoxylinpräparaten angedeutet,
die Ölkugel, die zwischen Außen- und Innenglied gelegen ist, ist 0,004—0,005 mm
groß. Das Innenglied besteht aus einem dunkel färbbaren äußeren Teil von
ziemlich homogener Struktur, 0,007 mm dick, und einem inneren Teil, der ein
senkrecht gestelltes scharf konturiertes Ellipsoid enthält. Die Zapfenaußenglieder reichen im vorliegenden Fall mit ihren Spitzen bis in die Körper
der Pigmentepithelzellen, in denen sie stecken; diese enthalten gelegentlich
zwei sich an einem Pol abplattende Kerne. Die Fortsätze des Pigmentepithels
umgeben die Außenglieder sehr dicht und erstrecken sich noch etwas über
den Öltropfen hinaus ins Innenglied. Gegen das Zentrum der Fovea zu verschmälern und verlängern sich die Zapfen vom Fovearand 0,069 mm bis zum
Zentrum auf 0,081 mm. Der Querschnitt des Außengliedes beträgt 0,002 mm,
der des Innengliedes knapp 0,003 mm. Die zentralen Zapfen entbehren bis
fast an den Rand der Fovea des Ellipsoids im Innengliede. Im Zentrum der
Fovea reichen die Pigmentnadeln deutlich bis an den äußeren dunklen Teil des
Innengliedes heran. Die überall sehr zarte kontinuierliche Limitans externa
ist in der Tiefe der Fovea vitrealwärts um etwa 0,007 mm eingebuchtet und
zeigt nirgends Unterbrechungen. Sie wird durchbohrt von den im Zentrum
der Fovea eine Spur gewellten 0,033 mm langen Zapfenfortsätzen, die zu den

äußeren Körnerzellen führen; diese Fortsätze sind auch bis zur Peripherie der
Fovea sehr deutlich entwickelt und sind wesentlich kürzer, so daß eine Art

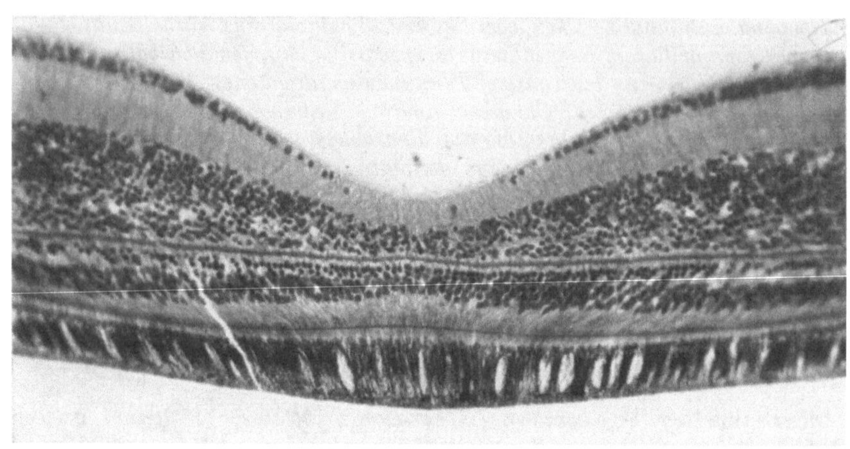

Abb. 324. Fovea von *Hatteria punctata* (KOLMER).

HENLEsche Faserschichte zustande kommt. Die äußeren Körner sind sehr
deutlich in der ganzen Netzhaut gegliedert, in eine der Limitans näher liegende,

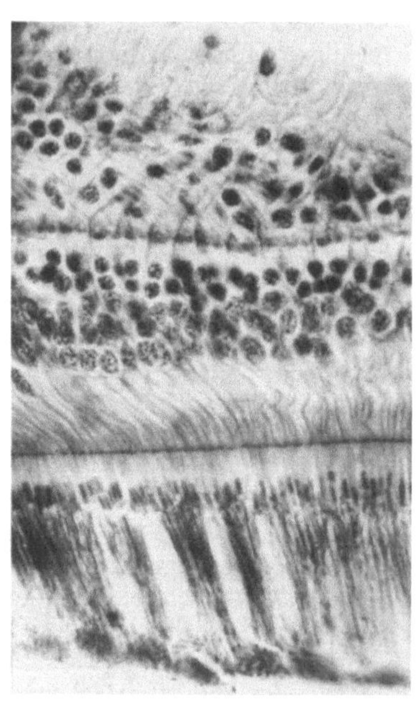

Abb. 325. Mitte der Fovea von *Hatteria
punctata* (KOLMER).

im Zentrum 4 Reihen, an der Peripherie
2 Reihen aufweisende Schichte spindelförmiger
Kerne mit etwas zarterem, diffus verteiltem
Chromatinnetz und einer Schichte von ovalen
dunkleren Kernen, die von einem im Foveazentrum minimalen, an der Peripherie aber
sehr deutlichen Cytoplasmahof umgeben sind.
Letztere sind im Zentrum der Fovea in
2 Reihen, an der Peripherie bloß in einer
Reihe angeordnet, wobei am Fovearand faserige Zellanteile beide erwähnten Kernschichten
trennen. Nun folgt eine ganz ununterbrochene
Schichte der Endkeulen, die in typischer
Weise vitrealwärts eine Verdichtung zeigen.
Diese Schichte wird ziemlich regelmäßig
von Fortsätzen der MÜLLERschen Stützfasern
durchbohrt. Die innere Körnerschichte läßt
mit einiger Mühe Horizontalzellen in einer
Reihe, Bipolare an der Peripherie der Fovea
in 14 Reihen, im Zentrum der Fovea in
1—2 Reihen angeordnet erkennen, daneben
noch 2 kaum abweichende innere Reihen,
die möglicherweise Amakrinen entsprechen;
letztere Elemente scheinen im Zentrum der
Fovea zu fehlen. Die äußere plexiforme
Schichte ist am Rande der Fovea 0,066 mm
dick und verschmälert sich im Zentrum auf etwa 0,014 mm, die Opticusganglienzellen bilden an der Peripherie bis zum Fovearand 2 Lagen, gehen dann in
eine Lage über und fehlen im Foveazentrum bis auf vereinzelte Kerne. Die
Opticusfaserschichte ist an der Peripherie ziemlich ansehnlich, bis zu 0,03 mm

dick. Die Kerne der MÜLLERschen Stützfasern, welche im peripheren Teil der
Fovea deutlich divergieren, in der übrigen Retina alle Schichten senkrecht
durchbohren, liegen zwischen den bipolaren Kernen, sie sind 0,015 mm lang
und von sehr wechselnder Form.

Wir haben es also bei *Sphenodon* mit einer nicht sehr hochgradig differenzierten
einigermaßen primitiven Fovea zu tun.

Wir erkennen also, daß bei diesem *Tier*, das von allen Beobachtern als
typisches *Tag*tier beschrieben wird, sehr deutliche Zapfen als Sehelemente ausschließlich vorhanden sind, nichts was irgendwie an Stäbchen erinnern würde;
dies tritt bei diesen auffallend großen Elementen besonders deutlich hervor, da
überall Ölkugeln vorhanden sind, die ja als Bestandteile von Stäbchen niemals
bisher beschrieben wurden. Trotzdem finden sich zweierlei Sehzellenkerne.

Die Zapfenschichte setzt sich an der Peripherie aus unregelmäßig vermischten,
größeren und wesentlich kleineren Zapfen zusammen. Die großen Elemente
erreichen außerhalb der Limitans externa die Höhe von 0,051 mm, gehören
somit zu den größten Zapfen, die wir überhaupt bei den *Wirbeltieren* antreffen.
Das konische Außenglied ist 0,02 mm lang, dann folgt ein kugeliger 0,006 mm
dicker Öltropfen, das Innenglied besteht aus einem 0,006—0,008 mm langen
ziemlich homogenen dunklen Außenteil und einem Innenteil, der ein bis
0,015 mm langes Ellipsoid enthält, das in seinem Innern stellenweise feinste
Körnchen erkennen läßt. Man gewinnt den Eindruck, daß es sich hier um
Niederschläge in der Flüssigkeit einer Vakuole handeln dürfte. Die Faserkörbe,
die diese Portion des Innengliedes umfassen, sind in zarten Schnitten eben zu
erkennen. Von LANDOLTschen Keulen konnte ich in den vorliegenden Präparaten
nichts erkennen. Im Pigmentepithel sind Aleuronidkörner eben erkennbar.
Sehr auffällig ist das Verhalten des Pigmentepithels in der Fovea, indem hier
die Fuscinnadeln ganz gleichmäßig in Strängen angeordnet, bis zum mittleren
Abschnitte des Innengliedes der Zapfen diese einhüllen, während der Zellkörper
der Pigmentepithelien von innen ziemlich frei ist. Zwischen Limitans externa
und den Zapfenkörnern der Fovea besteht ein auffällig großer Abstand, im Zentrum 0,033 mm. Die zentralen Zapfenkörner sind oval und stehen in 5 Reihen.
Die 2 innersten Reihen sind mehr rundlich und besitzen ein dichteres Chromatingerüst. Der Peripherie der Fovea entsprechend werden die Zapfenkörner
deutlich spindelig und länger in den 3 äußeren Reihen, während die 2 inneren
Reihen nur langsam eine ovale Form annehmen. Gegen die Peripherie zu sieht
man dann die äußeren Reihen zuerst in den zweireihigen, dann in den einreihigen
Typus übergehen, während die inneren Reihen nunmehr als einzige Reihe, häufig
durch Lücken unterbrochen, nachzuweisen sind. Eine bestimmte Beziehung
dieser inneren Elemente zu bestimmten Aufnahmeapparaten war mir nicht
möglich zu erkennen. Der Axonabschnitt der Zapfen ist im Zentrum der
Fovea sehr kurz, 0,008—0,009 mm, nimmt an der Peripherie nur wenig zu; erst
an der äußeren Peripherie verlängert er sich auf 0,012—0,015 mm. Es ist somit
in dieser Fovea auch ausnahmsweise der äußere Anteil der Sehzelle besonders
verlängert.

Im übrigen ist auch die Fovea der *Hatteria* nicht sehr vollkommen ausgebildet. Was die übrigen Schichten betrifft, sehen wir bezüglich der äußeren
plexiformen Schichte zwischen Peripherie und Zentrum keinen meßbaren Unterschied; so finden wir in bezug auf die innere Körnerschichte, die aus recht
gleichmäßigen Elementen sich zusammensetzt, die nur gegen den Glaskörper zu
etwas an Durchmesser zunehmen, an der Peripherie eine Schichte von 0,066 mm
eingenommen, die sich am Rand der Fovea auf 0,112 mm verbreitert, um dann
rasch im Zentrum der Fovea auf 3 Schichten herabzusinken, aber nicht vollständig zu verschwinden. Die innere plexiforme Schichte nimmt von 0,06 mm

der Peripherie zum Fovealrand bis auf 0,072 mm zu, um im Foveazentrum auf 0,012 mm herabzusinken. Die Opticusganglienzellenschichte ist in der ganzen Netzhaut dicht gedrängt, einreihig an der Peripherie, ein- bis zweireihig bis zum Fovearand, hier drei-, dann zweireihig, um den Foveatrichter nur einreihig zu erreichen; im Zentrum fallen Ganglienzellen auf. Die Stützfasern nehmen an Dicke gegen das Zentrum der Fovea ab, sind aber auch darin reichlich vorhanden. Die Limitans interna begleitet die Membrana hyaloidea bis in den tiefsten Punkt des Trichters.

Bei den *Agamen (Agama Tournevillii)* betont VERRIER (1930), daß schon makroskopisch in dem etwa 4 mm tiefen Auge ein gelbliches Hügelchen von etwa 1 mm Durchmesser, das die Fovea enthält, vorhanden ist. In der extrafovealen Region ist viel Pigment vorhanden, indem das Pigmentepithel $1/_3$ der ganzen Netzhautdicke ausmacht; ausschließlich sind Zapfen vorhanden, die Ganglienzellen ziemlich reichlich. Die Zapfen sind 0,02 mm hoch, besitzen ein kurzes Außenglied, einen stark färbbaren Kern. Ihre Länge nimmt gegen den Fundus zu, ihre Breite ab. Auf 0,1 mm fanden sich 22 Zapfen auf 8 Ganglienzellen an der Peripherie, am Papillenrand 28 Sehzellen auf 16 Ganglienzellen. Die Fovearegion zeigt ohne Vergrößerung der Pigmentzellen dichtere Anhäufung des Pigments in diesen. Die Zapfen sind in der Fovea 3mal so lang, das Myoid stark gestreckt. Die Zapfen sind radienförmig um den tiefsten Punkt der Fovea angeordnet. Das Außenglied ist mit seiner Achse senkrecht auf die Netzhautfläche gestellt. Die äußere Körnerschichte weist bis zu 12 Zellreihen auf; am Fovearand finden sich auf 0,1 mm 90 Sehzellen auf 85 Ganglienzellen. Die Tiefe des Foveazentrums ist 0,2 mm. Somit ist diese Fovea der des *Chamäleons*, der *Raubvögel* und des *Menschen* ähnlich und zeigt einen hohen Grad von Sehschärfe; die Peripherie der Retina ist besser entwickelt als beim *Menschen*. Es ist ein ausgesprochenes Tagauge. Eine Beziehung zur Hautfarbe wie bei dem *Chamäleon* ist nicht nachweisbar.

Bei *Stellio stellio*, einer *Agamide* aus Cypern, die ich lebend durchspülte, lassen sich in der Netzhaut in besonders günstiger Weise die Verbindungen der Sehelemente (die Retina enthält ausschließlich Zapfen) mit den tieferen Schichten erkennen. Besonders deutlich sieht man diese Verhältnisse in der Äquatorialgegend und noch weiter peripherwärts, wo die Zapfen auffallend groß sind, wie ja überhaupt bei den *Reptilien*, und infolgedessen auch etwas weiter voneinander entfernt stehen. Trotzdem ist es zum Verständnis der Zusammenhänge nötig, 0,002 mm dicke Schnitte herzustellen. Man sieht dann ein nur leicht konisches Außenglied, meistens an einer oder der anderen Stelle eine Spur winkelig eingeknickt, was wahrscheinlich bei der Fixation schwer vermeidbar ist, dann eine gelbliche Öl-kugel, darunter im Innenglied einen teilweise vakuolisierten dunkel färbbaren, annähernd faßförmigen Abschnitt, eine hellere Region, der Querscheide mancher Autoren entsprechend, darunter, dem Zellkern dicht anliegend, ein aufrecht stehendes Ellipsoid, das im Innern nur wenige zarte Strukturen erkennen läßt. Der ebenfalls axial stehende ovale Kern berührt das Ellipsoid in einzelnen Elementen nur an einer Stelle, an anderer wird er durch dasselbe eingedellt. Der kerntragende Teil und das Ellipsoid werden von dem Faserkorb, der sich von der Limitans erhebt, dicht umschlossen; die Kerne liegen fast ausnahmslos mit ihrem größeren Anteil oberhalb der Limitans. Unterhalb der Limitans sieht man den Zellkörper etwa in einem Winkel von 120° sich zu einem Faden verschmälern, der zu einer großen rundlichen Keule mit sehr scharfer Kontur anschwillt. Aus diesen verbindenden Fädchen ziehen feinste fibrilläre Strukturen in den Raum der Keule hinein, um sich darin aufzusplittern. Innerhalb der Keule finden wir ganz regelmäßig vitrealwärts eine dunkle, scharf abgegrenzte, der Hülle der Keule anliegende Masse. Zwischen den kerntragenden Anteilen der Zapfen erkennen wir stets einen körnigen Anteil des Cytoplasmas der Stützelemente. Die Keulen der Zapfen und ihre Fortsätze verlaufen teilweise radiär orientiert, in der Richtung gegen die Fovea hin. Streckenweise schließen sie sich ganz dicht aneinander. Dann ist aber in der Äquatorialgegend diese regelmäßige Anordnung von anders ziehenden und gelagerten Zwischenstücken und Keulen unterbrochen, was man nur durch starkes Bewegen der Mikrometerschraube klar erkennen kann. An vielen Stellen bilden die Keulen 2 Reihen übereinander. Der 2. Reihe anliegend finden sich die inneren Körnerzellen; zwischen denen und den Keulen der äußeren Schichte liegt dagegen meist ein von fibrillären Massen erfüllter Raum, dessen Zugehörigkeit zu irgendwelchen Zellelementen festzustellen mir nicht möglich war. Die inneren Körner bilden in der Äquatorialgegend eine etwa 3fache Schichte, wobei zu äußerst einzelne größere cytoplasmareiche Elemente vorkommen, vermutlich den Horizontalzellen entsprechend, unten und innen cytoplasmareichere Zellen mit kleinen NISSLschollen, die offenbar die amakrinen Elemente repräsentieren. Unter diesen liegen, ganz vereinzelt mit deutlichen Fortsätzen in die innere plexiforme Schichte hineinreichend, größere Ganglienzellen. Die innere plexiforme Schichte selbst erscheint mit den gewöhnlichen Methoden nur wenig gegliedert; in ihr treten deutlich die Mittelteile der MÜLLERschen Stützfasern hervor, deren Kerne größtenteils am unteren Rande der inneren Körnerschichte angetroffen werden. Die MÜLLERschen Fasern verlaufen fast nie gestreckt, sondern meist bogenförmig, wobei der kerntragende Teil in der Mitte des Bogens liegt. Die innersten Schichten enthalten, immer nur einreihig, vereinzelte Ganglienzellen und Bündel zarter Achsenzylinder. Der aus den Basen der MÜLLERschen Fasern gebildete Randschleier ist ziemlich grob gebaut.

Ich selbst untersuchte das Auge von *Chamaeleon vulgare*, kann im allgemeinen, was die Konfiguration des ganzen Auges betrifft, die älteren Beschreibungen von H. MÜLLER (1862) und die obenerwähnten von ROCHON-DUVIGNEAUD (1925) bestätigen. Allerdings erscheint in meinen Präparaten die Fovea als weiterer Trichter und ihre Ränder nicht so sehr vorgebuchtet, wie sie in der Abbildung von ROCHON-DUVIGNEAUD dargestellt werden. Dieses Bild möchte ich mit ziemlicher Sicherheit als Quellungseffekt bei der Fixation des Auges bezeichnen, besonders da aus der Abbildung geradezu ein wallförmiges Vorragen des Fovearandes hervorgeht, von dem ich mich bei *Vögeln* recht häufig überzeugt habe, daß es sich um ein Kunstprodukt handelt, das bei optimaler Konservierung (Durchspülung von den Gefäßen aus, wenn man den Isotoniegrad der Netzhaut genau getroffen hat), sich häufig, wenn auch nicht immer vermeiden läßt. Kaum in einem anderen Auge ist der Unterschied zwischen Peripherie und Zentrum der Netzhaut ein so ausgesprochener wie bei disem *Tagreptil* und der ganze Bau der Netzhaut weist uns darauf hin, daß alles darauf angelegt ist, daß die Fovea unaufhörlich das Bild der interessierenden Gegenstände verfolgt, was durch die so auffallenden Augenmuskelbewegungen bewerkstelligt wird. Interessant ist das Auge des *Chamäleons* für uns schon deshalb, weil hier der Fall vorliegt, daß eine hoch entwickelte Fovea in einem Auge gefunden wird. das vom Organ der Gegenseite in seinen Bewegungen weitgehendst unabhängig ist, da ja bei keinem anderen Tier eine auffallendere Unabhängigkeit der Bewegungen beider Augen vorhanden ist. Das binokuläre Sehen wird willkürlich offenbar nur bei nahen Objekten ausgeführt.

Die Netzhaut des *Chamäleons* verdünnt sich an der Peripherie außerordentlich langsam und nimmt gegen den Rand der Fovea ganz gleichmäßig an Dicke zu. Charakteristisch ist dabei, daß an diesen Veränderungen die einzelnen Lagen in ganz verschiedener Weise Anteil haben. An der Ora serrata finden wir Elemente, die nur den Charakter von Stützelementen tragen. Dann folgen in der ausschließlich zapfenhaltigen Schichte der Sehelemente ganz kurze unvollkommen ausgebildete Zapfen mit Innengliedern von 0,007—0,009 mm Durchmesser. Die Zapfen verlängern und vergrößern sich gegen den Äquator hin, so daß wir Elemente antreffen, die ein nahe der Limitans ausgebauchtes Innenglied tragen, das 0,012 mm dick ist, und ein bis 0,018 mm langes Ellipsoid enthält. Es folgt nach außen zu ein dunkel färbbarer, feinwabiger Abschnitt, der konisch zuläuft und bis 0,015 mm lang wird, an diesen schließt sich ein bloß 0,002—0,0025 mm dicker Öltropfen an und an diesen das Zapfenaußenglied, das bei 0,001 mm Dicke 0,01—0,012 mm lang werden kann. Jenseits des Äquators werden diese Elemente, die locker stehen, immer dichter, und am Rande der Fovea, wo die Netzhaut am dicksten ist, finden sich Zapfen, deren Innenglieder nurmehr 0,001 mm dick und 0,018 mm lang sind. Die Länge der hier schon sehr verschmälerten, weniger als 0,001 mm dicken Außenglieder ist wegen der äußerst starken Pigmentierung kaum zu messen. Gegen das Zentrum der Fovea zu werden die zentralen Elemente noch länger und schmäler, so daß sie über 0,06 mm lang werden. Die Außenglieder sind nur wenig über 0,0005 mm dick, so daß wir es wahrscheinlich hier mit den dünnsten Zapfen im Tierreiche überhaupt zu tun haben, die die zentralen Zapfen der meisten *Vögel* noch an Feinheit übertreffen.

Ob die zentralen Zapfen der Fovea noch Ölkugeln enthalten, konnte ich nicht sicher wahrnehmen. An der Peripherie ist die äußere Körnerschichte streng einreihig, zwischen Äquator und Fovearand vermehrt sie sich bis auf 15 Reihen, um dann in der Fovea auf eine Reihe abzunehmen, und auch diese weist auf meinem Schnitte eine vollständige Unterbrechung von 0,135 mm auf, so daß in diesem Bereich überhaupt kein Kern vorhanden ist, da auch die anderen Schichten hier keinerlei Kerne aufweisen.

Vielleicht ist es erlaubt, zu behaupten, daß die Fovea des *Chamäleons* durch ihren Bau sich als die vollkommenste aller lebenden *Tiere* erweist, da wir bei ihr jene Prinzipien, die wir als maßgebend für die beste Auflösung des Bildes innerhalb der Netzhaut betrachten, am vollkommensten durchgeführt finden.

Detwiler und Laurens (1921) haben eine besonders genaue Schilderung der Netzhaut der amerikanischen *Echse (Phrynosoma cornutum)* gegeben und deren zentrale Partien sogar im Modell rekonstruiert. Sie finden, daß die Netzhaut im ganzen außerordentlich ähnlich der des *Chamäleons* ist, wie sie von Garten (1908) und Rochon-Duvigneaud (1925) beschrieben wurde. Es ergibt sich, daß die Stäbchen vollkommen fehlen, eine ausgesprochene Area centralis entwickelt ist und darin eine hochgradig entwickelte Fovea sich befindet. Am Grunde dieser Fovea ist nach einem beigegebenen Mikrophotogramm die Schichte der Zapfen um ein geringes durch deren Längenzunahme verdickt, die Schichte der äußeren Körner verdünnt, die der inneren Körner außerordentlich reduziert, ebenso die äußere plexiforme Schichte und die der Ganglienzellen fast vollkommen geschwunden. Nach Zeichnungen, die leicht schematisierte Zapfen aus der Peripherie der Netzhaut einerseits, andererseits eine Gruppe der zentralsten Zapfen darstellen, muß man annehmen, daß die zentralen Elemente, sowohl was das Innen-, als das Außenglied betrifft, sich in der Länge kaum wesentlich von den peripheren unterscheiden, dagegen geben die Autoren an, daß sie so dünn sind, daß sie im Zentrum der Fovea auch mit 3000facher Vergrößerung ihre Dicke nicht exakt feststellen konnten. Sie beobachteten bei gewöhnlichen Beleuchtungsverhältnissen eine Einhüllung der Zapfen bis zu den Paraboloiden hinab, durch die Pigmentfortsätze des Pigmentepithels, in der Fovearegion aber nur eine Einhüllung der Außenglieder. Sie finden in den Zapfen Paraboloide, aber nicht in allen, neben diesen eine stark brechende Scheibe, jedoch kann in einzelnen Elementen das eine oder das andere,

seltener auch beide fehlen. Während sonst überall Öltropfen zwischen Außen-
und Innenglied der Zapfen vorhanden sind, fehlen diese im Bereiche der
Fovea ebenso auch die Paraboloide. Sie betonen, daß die zentralen Elemente eine
weitgehende Ähnlichkeit mit denen des *Menschen* nach MAX SCHULTZE zeigen.

Über das Verhalten der Zapfenfasern unterhalb des Kernes finden wir in den
zahlreichen Arbeiten von DETWILER (1916, 1920, 1923, 1924), über *Amphibien-*
und *Reptiliennetzhäute (Chrysemys picta, Chelopus insculptus, Chelopus guttatus,
Sceloporus undulatus, Eremias argus* und *Phrynosoma cornutum, Amblystoma
punctatum)* nichts Näheres. Die eingehenden, detailreichen Zeichnungen umfassen überall nur den Kern der Zelle und gehen nicht weiter einwärts.

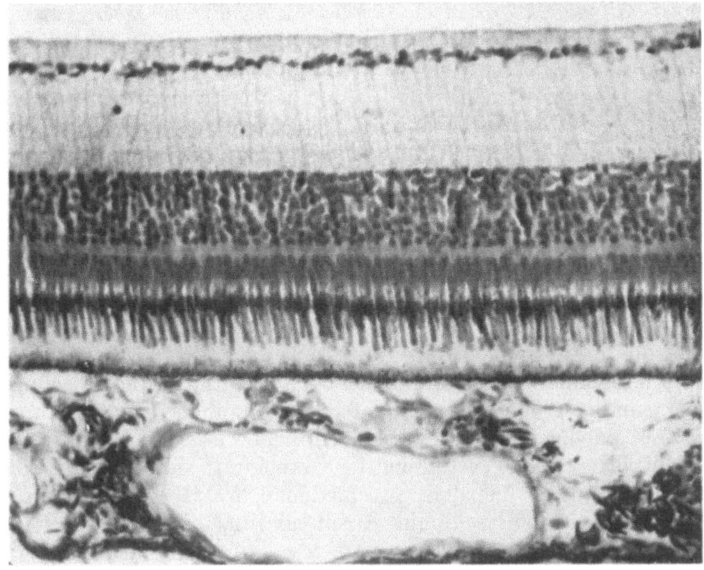

Abb. 326. Netzhaut des *Krokodils* mit fast ausschließlichen Stäbchen; in der Pigmentepithellage
Guanin neben dem Pigment (KOLMER).

Denselben Mangel weist auch die sonst sehr genaue Arbeit von HOWARD (1908)
auf, da auch hier diese Region der Zelle nur andeutungsweise abgebildet wird.

Auch in der nach Silberimprägnationspräparaten schön illustrierten Arbeit
von CATTANEO (1922) finden wir keine deutliche Darstellung der Stäbchen
und Zapfen.

Während ich beim *Nilkrokodil* fast ausschließlich Stäbchen fand (Abb. 326),
hat LAURENS (1921) beim *Alligator* in den oberen Partien der Netzhaut, die
ein Guanintapetum besitzen, wenige Zapfen, im unteren Anteile eine größere
Menge von Zapfen gefunden. TAFANI (1882) hat auch Zapfen beobachtet,
besonders reichlich in der Gegend einer Fovea.

Sehr abweichend von den Sehelementen der übrigen *Reptilien* finden wir bei
den *Geckonen* die ganze Netzhaut aus relativ groben Doppelstäbchen aufgebaut,
d. h. es ist immer ein größeres Stäbchen mit dickem Innenglied mit einem zweiten
kleineren asymmetrisch zu einer Zwillingsbildung vereinigt. Das Pigmentepithel
hüllt beide in seine stark pigmentierten langen Cytoplasmafortsätze ein. Zu jedem
Doppelstäbchen scheint nur ein Kern zu gehören.

Die *Geckonen*, die ihren Nahrungserwerb bei Nacht vollziehen, halten
sich gleichwohl, um sich zu sonnen, im prallsten Sonnenlicht auf. Ihr

Pupillarrand ist aber mit genau korrespondierenden Zacken des spaltförmigen Randes ausgestattet, die miteinander korrespondierend, während des Aufenthaltes in der Sonne die Pupille vollkommen zugeschlossen halten [ROCHON-DUVIGNEAUD (1927)].

LINDSAY-JOHNSON (1901) untersuchte Augenlider, Iris und Pupille, Bewegung, Richtung der Augen und ihre Brechkraft, den Augenfundus, Form und Farbe der Papille, den Pecten, die Blutversorgung des Fundus und den Farbensinn, bei folgenden *Reptilien: Sphenodon punctatus, Chelydra longicollis* und *serpentina, Testudo radiata, Cynixys erosa, Chrysemis scripta, Emyda granosa, Alligator sinensis* und *mississipiensis, Crocodilus frontatus* und *americanus, Pachydactylus maculatus, Hemidactylus turcicus* und *Cocteaui, Moloch horridus, Chlamydosaurus kingi, Anolis alligator, Topocerus cornutus, Conolophus subcristatus, Zonurus giganteus, Ophisaurus apus, Varanus bengalensis, gouldi, varius, acanthurus, Tupinambis nigropuncatatus, Lacerta viridis, galloti, simonii, Lygosoma quoi, Egernia, cuninghami, Cyclodus nigroluteus, Macroscincus cocteani, Chalcides ocellatus, Pygopus lepidopus, Chamaeleon vulgaris, Boa constrictor, Tropidonotus fasciatus, piscator, natrix* und *guttatus, Heterodon madagascariensis, Naja tripudians Crotalus horridus.* Von *Amphibien: Salamandra maculosa, Bombinator pachypus, Ceratophrys cornuta, Hyla versicolor* und *caerulea, Rana clamata, tigrina, catesbiana, esculenta, halecina, temporaria, Bufo boreas, marinus* und *melanostictus.*

HESSsche[1] Untersuchungen über den Lichtsinn der *Reptilien* und *Amphibien* fanden bei der *Schildkröte (Chelydra serpentina)* im oberen Abschnitt ein gelbes Feld, das vorwiegend gelbe bis grünlich-gelbe, nicht sehr stark gefärbte Ölkugeln, dazwischen rote und orangefarbige in verhältnismäßig kleiner Zahl enthielt. Makroskopisch erschien der Abschnitt blaßgelb. Im mittleren Abschnitt fanden sich verhältnismäßig größere Mengen roter Kugeln, auch reichlich orangefarbige, in geringer Zahl gelbe, fast vereinzelt blaugrünliche. Dieser Netzhautteil erscheint deutlich mehr rötlich. Die Verteilung der Ölkugeln in den verschiedenen Teilen der Netzhaut fand HESS bei den verschiedenen *Schildkrötenarten* nicht gleich; bei manchen fand sich ein schmales Streifende, das oberhalb der Papille horizontal ungefähr durch die Netzhautmitte zog, indem die farbigen Ölkugeln beträchtlich dichter beieinander standen, kleiner waren, als in der übrigen Netzhaut. Bei einer *Cyclemis palustris* erschien diese Partie im frischen Präparat als makroskopisch deutliche gerade Linie. Mikroskopisch waren darin die Zapfen und die Ölkugeln, sowie die Elemente der äußeren Körner bloß $^2/_3$ so breit wie die in den übrigen Netzhautteilen. Es handelt sich also um eine Area des deutlichsten Sehens. Ein ähnlicher, weniger deutlicher Streifen fand sich auch bei *Nicoria triuga,* einer auch des Nachts munteren *Schildkröte.* CHIEVITZ (1889) beschrieb bei *Emys europaea* eine kreisrunde Area centralis, von etwa 0,16 mm Durchmesser, 0,8 mm oberhalb des Opticusrandes (Abb. 327). Eine ähnliche rundliche Stelle fand HESS bei *Damonia Revesii,* mit kleineren und dichteren Zapfen und Kugeln. HESS gibt an, daß man in kleinen *Schildkröten*augen mit lichtstarkem elektrischem Augenspiegel im aufrechten Bilde die einzelnen Ölkugeln bei 80facher Vergrößerung sehen kann.

Neben Zapfen mit Ölkugeln erwähnt PÜTTER (1908) bei *Schildkröten* auch solche ohne Ölkugeln. In der angeführten Arbeit von HESS (1910) finden sich die Angaben, welche *Schildkröten* Tag- und welche Nachttiere sind, zusammengestellt. Auch für rein zapfentragende Formen hat HESS Dunkeladaptation festgestellt.

Es sei hervorgehoben, daß ich bei *Reptilien* am deutlichsten von allen *Tieren* sehen konnte, daß die Zapfenfaser vom Zapfenkorn ausgehend, in die Faserung

---

[1] HESS: Pflügers Arch. **132,** 255 (1910).

der HENLEschen Schichte übergeht, und nicht, wie nach Chromsilberpräparaten zu schließen wäre, in einen dendritischen Zapfenfuß, sondern in eine auffallend große kugelige Endkeule, die gegen die inneren Körnerzellen hin, aus dichterem Cytoplasma besteht. Möglicherweise ist die dendritische Verzweigung nur eine unvollständige Imprägnation des einen Teiles der Keulenoberfläche.

Ich sah besonders deutlich bei *Schildkröten*, daß die durch Bichromat-Formol-Eisessig dargestellten Zapfenendkugeln mit runder Kontur bei Anwendung stark osmiumhaltiger Fixierungsflüssigkeiten unregelmäßige homogene Gerinnungsfiguren zeigen, welche auch kleine Fortsätze aufweisen und ungefähr mit dem Bild der Chromsilbermethoden übereinstimmen.

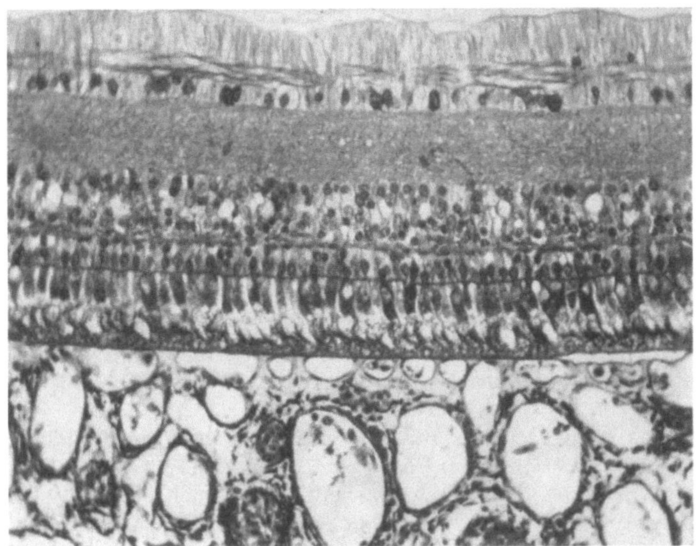

Abb. 327. Querschnitt der Netzhaut von *Emys orbicularis* (KOLMER).

Bei *Schildkröten* erhielt ich mit der Chromsilberimprägnation sehr deutlich die Bilder allseitig von der Endkeule der Zapfenfaser abgehender, unverzweigter Dendriten. Solche Bilder, welche keine Strukturanalogie in mit anderen Methoden hergestellten Präparaten besitzen, schließen es nicht absolut aus, daß die mit dargestellten Dendriten mitimprägnierte Stückchen irgendwelcher anderer in der äußeren plexiformen Schichte verzweigter Elemente sind. Doch könnte man sie evtl. auch mit den Dornen, die allein die Chromsilbermethode an den PURKINJEschen Zellen des Kleinhirns zur Darstellung bringt, vergleichen. Werden ja auch diese Strukturen durch keine der zahlreichen Varianten unserer Technik sonst zur Darstellung gebracht.

Wird die in Bichromat-Formol-Eisessig fixierte Netzhaut von *Thalassochelys* osmiert, so schwärzt sich in einem Bezirk neben den Öltropfen der großen Zapfen auch das Innenglied intensiv, in der peripherischen Zone nur der Öltropfen.

Doppelzapfen, die wir bei den *Schlangen* antreffen, sind kurz, gedrungen, tonnenförmig und bestehen aus einem Hauptzapfen und einem asymmetrischen Nebenzapfen; ein zweiter Kern ist nicht immer als zum Doppelzapfen gehörig nachzuweisen. Auch bei den *Vögeln* sind Doppelzapfen sehr weit verbreitet, wobei auch immer ein Nebenzapfen einem Hauptzapfen von etwas verschiedener Struktur dicht angelagert erscheint.

Unter den *Schlangen* finden sich typische Tag- und Nachttiere. Vereinzelte, wie die *Typhlopiden* und andere Gruppen, leben lichtabgeschlossen als wühlende Tiere oft mehrere Meter tief in der Erde und haben dann einigermaßen rudimentäre, aber der Struktur nach doch noch funktionierende Sehorgane. Eine genauere vergleichende Analyse der *Schlangen*augen mit Hinsicht auf diese biologischen Beziehungen ist noch ausständig.

PÜTTER (1908) findet bei *Typhlops vermicularis* die Dicke der Retina 0,08 mm, bei *Tropidonotus* 0,13 mm, bei *Schildkröte* und *Chamäleon* über 0,02 mm. Diese Dickendifferenz ist nicht durch die Entwicklung der Sehelemente bedingt, sondern durch die verschieden hohe Ausbildung der inneren Retinaschichten.

Die Cornea erscheint ziemlich dick, meistens wellig gefaltet, aus sehr regelmäßigen Schichten aufgebaut. Sie ist von einem äußerst dünnen 2—3schichtigen ganz flachen Epithel überkleidet; auch das Endothel ist kaum meßbar dünn; eine BOWMANsche oder DESCEMETsche Membran ist nicht entwickelt.

Die Netzhaut der *Schlangen* trägt ausschließlich Zapfen, die sehr kurz sind. Das Pigmentepithel ist niedrig, sehr pigmentreich. Viele *Schlangen* besitzen Doppelzapfen. Die Zapfenfasern sind in der ganzen Netzhaut auffallend lang. Die innere Körnerschichte enthält kleine Horizontalzellen, noch kleinere Bipolare und nach innen gelegene große Ganglienzellen, wahrscheinlich Amakrine [CAJAL (1892)]. Die innere plexiforme Schichte ist sehr breit, die Schichte der Ganglienzellen durchwegs einreihig, die Ganglienzellen selbst auffallend klein. Die Opticusfaserschichte ist schwach entwickelt. Der Limitans interna der *Nattern*, die identisch ist mit der sog. Membrana hyaloidea, liegt ein ziemlich dichtes Capillarnetz auf, das in der Gegend der Ora serrata eine größere Randvene aufweist.

HESCHELER (und VICTOIRE BOVERI) (1923) versuchte in der gleichen Weise, wie BOVERI sen. (1904) das *Wirbeltier*auge von dem intramedullären Augentypus des *Amphioxus* theoretisch abgeleitet hat, auch das Parietalauge von der gleichen Anlage abzuleiten, wobei er unter anderem annimmt, daß bei den Vorfahren der *Wirbeltiere* nicht etwa die Augen sich nach außen vorgestülpt haben, sondern in der ursprünglichen Lage geblieben sind, dagegen das Gehirn sich in die Tiefe zurückgezogen habe. Er hält es für möglich, daß aus einer ganz ursprünglichen, in der ganzen Circumferenz Sehzellen und Pigmentzellen führenden Augenblase aus jenem Teil, aus dem beim Seitenauge die Retina sich entwickelt hat, bei der Bildung des Parietalauges die dort gelegene Linse entstanden ist, während jene Partie, die beim Seitenauge das Pigmentblatt liefert, beim Parietalauge zur Retina geworden wäre, was durch Schemata einiger hypothetischer Umwandlungsstadien illustriert wird. Die Tatsache, daß der Irisrand, der Rand des Augenbechers, bei den *Amphibien* noch die Fähigkeit besitzt, unter Umständen eine Linse zu regenerieren, wird als Hinweis darauf aufgefaßt, daß auch vielleicht die vordere entsprechende Partie der Seitenaugenanlage in früherer Zeit die Fähigkeit zur Linsenbildung besessen habe. An seine Ausführungen schließen sich Untersuchungen von VICTOIRE BOVERI über das Parietalauge der *Reptilien* an, die besonders am Material von *Chalcides tridactylus*, der *Erzschleiche*, an erwachsenem Material und Embryonalstadien angestellt worden sind. Ihre Ergebnisse stimmen im großen und ganzen mit denen von NOWIKOFF (1910) an den *Lacertiden* und *Anguis* gewonnenon überein, wobei sie gegenüber den Untersuchungen von GIANELLI (1904) betont, daß sie auch beim erwachsenen Tier zumindest die Austrittsstelle des Parietalnerven noch feststellen konnte, daß das Parietalauge bis zur Reife an Größe zunimmt, somit von einer Degeneration nicht gesprochen werden dürfe. Im Laufe seiner Entwicklung flacht sich das Parietalauge mehr und mehr ab.

Spezifische Neurofibrillenmethoden ergaben kein Resultat, das die Leitungsverhältnisse im Auge näher zu beleuchten imstande gewesen wäre. Die als
Glaskörperzellen imponierenden Elemente des Parietalauges dürften von der
Retinawand sich loslösen und entsprechen ähnlichen Elementen im Innern der
ebenfalls vom Verfasser untersuchten Epiphyse der *Reptilien,* deren Bau
vielfach mit dem Parietalauge Homologien aufweist, wenn sie auch in ihrer
Funktion von diesem ganz verschieden ist. Die Parietalaugen von *Lacerta
viridis, Varanus griseus, Agama bibronii, Mabuia striata, Lygosoma moco, Conurus cataphractus, Chamaeleon
vulgaris* und *pumilus* zeigten im
wesentlichen die gleichenCharak-
tere mit wenigen Varianten.
Nur *Chamäleon* besitzt eine ziemlich gleichmäßige runde Blase,
die nicht in Linse und Retina
differenziert ist (Abb. 328).

Es sei darauf verwiesen, daß
bei *Reptilien,* und zwar unter
den lebenden bei den *Rhynchocephalen, Hatteria* und den *Lacer-
tiliern* aus dem Mittelhirndache
sich eine augenähnliche Bildung
entwickelt, die streng median
gelegen, mit einem vor dem Abgang der Zirbel gelegenen Nerven N. parietalis an dem
Mittelhirndach entspringt und
als Parietalauge bezeichnet
wird. Dieses 3. Auge ist bei
manchen der genannten *Reptilien* in einer Lücke des Parietal-
knochens gelegen und von einem
durchsichtigen Teil der Epidermis und Cutis der Haut überzogen. Die das im wesentlichen
bläschenförmige Organ auskleidenden Zellen sind distal zu

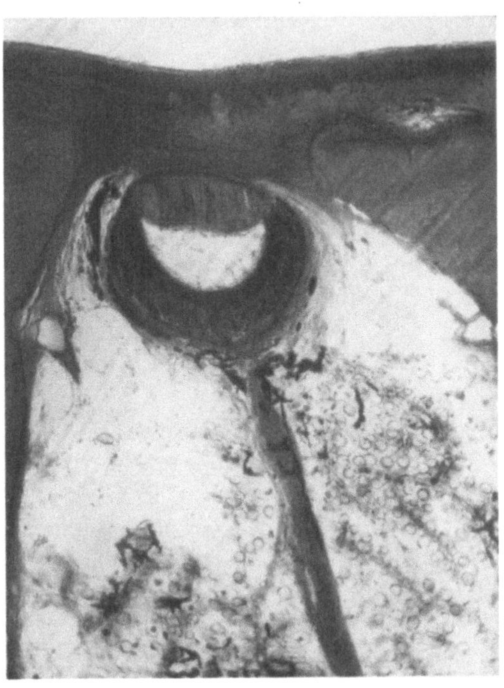

Abb. 328. Genauer Sagittalschnitt durch den Schädel
des *Scheltopusik Pseudopus apus,* Öffnung im Os. parietale, Cornea, Parietalauge und Nervus parietalis, letztere
von Pigmentzellen umgeben im Längsschnitt (KOLMER).

einer flachen, am besten bei *Hatteria* ausgebildeten Linse aus senkrecht
gestellten schmalen hohen Epithelien umgebildet; der becherförmige proximale Teil enthält nach innen Sinneszellen, die im Bau den Sinnesepithelien
der schlauchförmigen Epiphyse niederer *Vertebraten* sehr nahe stehen. Sie
sind von Pigment, das von anderen Abkömmlingen des Ependyms produziert
wird, dicht umgeben; dann folgen vereinzelte Ganglienzellen, von denen die
Fasern des N. parietalis nach NOWIKOFF (l. c.) ausgehen. Vielleicht gehen solche
auch direkt von den als primäre Sinneszellen zu deutenden Elementen der sog.
Retina aus. Ein Glaskörper wird von sekretartigen Massen gebildet. Das Parietalauge ist in pigmenthaltiges Bindegewebe eingebettet, ohne daß charakteristische
Hüllen vorhanden wären. Das Vorhandensein eines oder sogar mehrerer, oft ganz
rudimentärer Nebenparietalaugen bei *Anguis fragilis* wurde als Rest einer ursprünglich symmetrischen Anlage von einzelnen gedeutet [vgl. LEYDIG (1873), SPENCER
(1886), VIRCHOW (1901), STUDNIČKA (1905), STADERINI (1902)].

Eine augenartige Bildung, die unter der Haut gelegen ist, wird als Parietal-
organ, als Homologon des Parietalauges der *Säuger* bei den *Petromyzonten*

gefunden; neben ihr liegt eine ähnliche kleine Bildung, das Nebenparietal-
organ. Bei der Lebensweise der meisten *Cyclostomen* scheinen sie als Sehorgane
wenig funktionelle Bedeutung zu haben. Über Makrophtalmia ist diesbezüglich nichts bekannt. KLINKOWSTRÖM (1895) fand bei Embryonen von *Leguanen*
2 Parietalnerven mit dem Auge verbunden.

8. Amphibia.

Das Auge der *Amphibien* ist dadurch charakterisiert, daß es eine relativ
dicke Netzhaut besitzt, eine sehr schwach entwickelte Chorioidea und eine

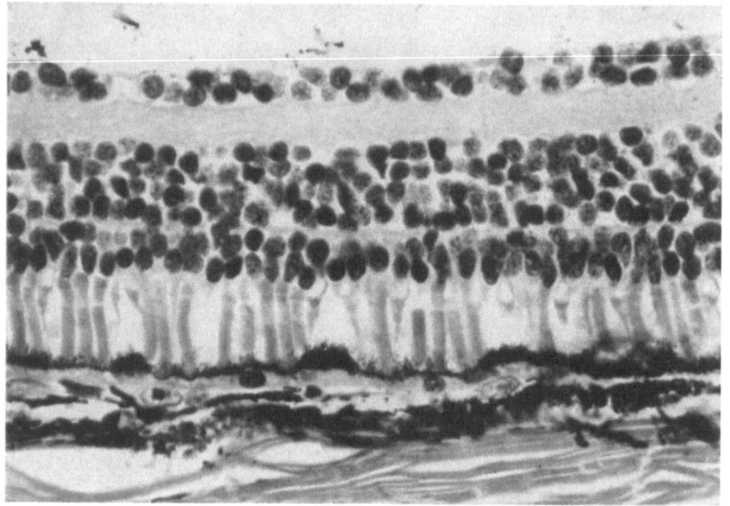

Abb. 329. Netzhaut von *Salamandra maculosa* (KOLMER).

eigenartige knorpelige Sklera. Die Tatsache, daß die Zellelemente und besonders
ihre Kerne bei den *Amphibien* im allgemeinen größer sind als in den anderen
Tierklassen, und daß speziell die Sinneselemente auffallend groß sind, haben
von jeher dazu geführt, daß diese Objekte anatomisch und physiologisch vielfach studiert worden sind. Dazu kommt, daß die Gewebe der *Amphibien* vom
Gesamtkörper isoliert, eine größere Überlebensdauer zeigen als die vieler anderer
Tiere, was sie natürlich auch besonders für physiologische Zwecke geeignet
macht. Wir können unter den *Amphibien,* was die Netzhaut betrifft, zwei wenig
verschiedene Typen unterscheiden, den Typus der *Urodelen* oder *Schwanzlurche*
und den Typus der *Anuren* oder *Frösche* (Abb. 329). Beide besitzen auffallend
große Stäbchen, vermischt mit wesentlich kleineren Zapfen. Unter den *Urodelen*
besitzt der amerikanische *Salamander Amphiuma* wahrscheinlich die größten
Stäbchen überhaupt, die wir kennen, sowie viele andere Zellarten dieses *Molches*
alle Verwandten an Größe übertreffen. Auch der amerikanische *Molch Necturus*
besitzt besonders große Zellelemente. Dies gilt aber nur für die Stäbchen-
Zapfenschichte.

Die Stäbchen sind dadurch charakterisiert, daß ihr Außenglied ein langes zylindrisches Gebilde darstellt, das mit einer stumpfen Kuppe endigt. Der Zylinder
ist außen von einer deutlichen Membran abgegrenzt, welche wieder parallele
Riefen nach Art einer dorischen Säule besitzt. Wie bei anderen *Wirbeltieren*
läßt sich eine Zusammensetzung des in der genannten Membran eingeschlossenen

Materials aus parallel angeordneten Plättchen mit manchen Reagenzien nachweisen, während mit anderen eine homogenere Substanz dargestellt wird,
aus der besonders bei Anwendung stark saurer Fixationslösungen kleine Tröpfchen austreten, die manchmal durch die unversehrte Membran, manchmal durch
Unterbrechungen der Grenzmembran hindurchtreten. An der Grenze des Außen-
und Innengliedes wies ich zwei Körnchen nach, die sich mit Silber färben; es
handelt sich wahrscheinlich um das Diplosom oder eine das Diplosom umhüllende
Substanz. Von ihnen geht ein feiner, leicht gewundener Faden schräg in das
Innenglied hinein; ein viel stärkerer, unter der Kuppe des Außengliedes
meist ziemlich spitz endigender, durch
Silberverfahren darstellbarer Außenfaden durchzieht das Außenglied in seiner äußersten Schichte. Wenn manche
Autoren im Außenglied der *Amphibien*
ein als neurofibrillär gedeutetes Netzwerk sehen wollten, so glaube ich, beruht dies bloß darauf, daß ihre Fixa-
tions- und Färbungsmethoden die Substanz des Außengliedes als mit feinen
Vakuolen durchsetzt darstellten, deren
Grenzwände die Farben besonders fest-
hielten. Das an das Außenglied sich
anschließende Innenglied läßt einen
nach außen zu geradlinig, nach innen
zu parabolisch geformten, stark lichtbrechenden Körper erkennen, der aber
bei manchen Fixationen ganz undeutlich wird. Er ist rings von einer
zarten Membran umschlossen und
wurde von den Autoren als Paraboloid
bezeichnet. Nach vielen Fixationen
finden wir zwischen Außen- und Innenglied einen Spalt, und in Macerationspräparaten, auch nach Einwirkung
von Osmiumsäure, trennt sich das
Außenglied sehr leicht vom Innenglied ab.

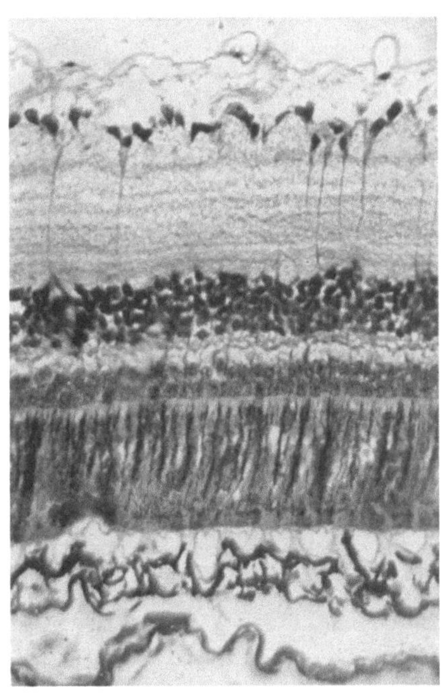

Abb. 330. Querschnitt der Netzhaut, der Choriocapillaris, und, glaskörperwärts der Capillaren,
der Arteria hyaloidea, Lichtstellung des
Pigments. *Frosch* (Kolmer).

An der überlebend frischen Netzhaut erkennen wir, wie zuerst Kühne (1877)
eingehend beschrieb, daß die Mehrzahl der Stäbchenaußenglieder, wenn wir sie
Netzhäuten entnehmen, die im Dunkeln oder bei schwacher Beleuchtung aufgehoben waren, durch einen rötlichen Farbstoff, den sog. Sehpurpur, deutlich
rot gefärbt erscheint. Speziell bei den *Fröschen*, finden sich daneben kürzere
Stäbchen mit kürzeren Außengliedern, deren innere Begrenzung stets außerhalb
der Reihe der übrigen Stäbchen gefunden wird, und diese erscheinen überlebend
grün gefärbt (,,Grüne Stäbchen" der Autoren). Zwischen den roten und grünen
Außengliedern scheint auch sonst noch eine mikrochemische Strukturdifferenz
zu bestehen; denn es gelang mir, durch Färbung mit Molybdänhämatoxylin
und vorsichtige stufenweise Differenzierung mit nachfolgender Fuchsinfärbung,
in der *Frosch*netzhaut alle grünen Stäbchen in einem blauen Farbton, alle
übrigen mehr rötlich gefärbt zu erhalten. Die grüne Substanz ist nicht
näher bekannt (Abb. 330, 331).

Das Innenglied der Stäbchen dürfte ebenso wie das Myoid der Zapfen beim
Frosch contractil sein. Neben den Stäbchen findet sich beim *Frosch* nur eine

Art Zapfen mit deutlichem contractilem Innenglied, einem kleinen Öltropfen von gelber Farbe und einem 0,006—0,007 mm langen Außenglied. Die Anordnung der Zapfen ist eine nicht ganz regelmäßige zwischen den Stäbchen, sie stehen möglicherweise im Gebiete der Area etwas dichter [GAUPP (1904)]. Eine bloß zapfenhaltige Netzhautstelle beim *Frosch,* die W. KRAUSE (1875) erwähnte, scheinen spätere Untersucher nicht gefunden zu haben.

Neben Einzelzapfen kommen Doppelzapfen vor, bei welchen sich nur der Hauptzapfen im Licht verlängern soll; zwischen Außen- und Innenglied der Zapfen sind ungefärbte oder leicht gelb gefärbte Ölkugeln eingeschoben; nur im Hauptzapfen der Doppelzapfen bei *Hyla arborea* fehlen sie.

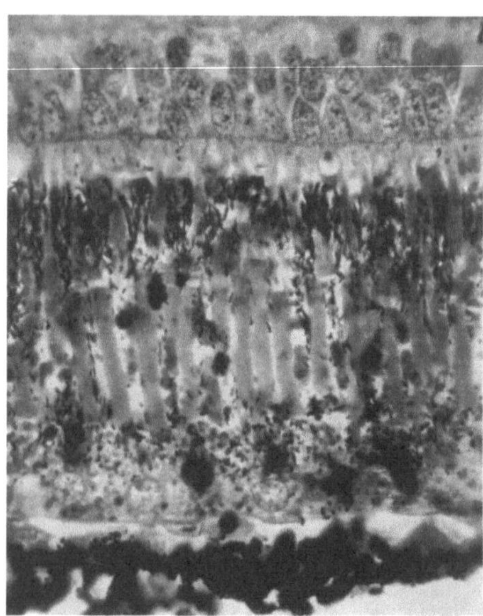

Abb. 331. Netzhaut des *Frosches,* Übergang von Belichtung in die Dunkelheit, Pigment im Rückwandern, Sekrettropfen zwischen den Außengliedern der Stäbchen (KOLMER).

BIRNBACHER (1894) machte darauf aufmerksam, daß eine belichtete, mit Salpetersäure fixierte *Frosch*netzhaut durch saure Farbstoffe diffus schwach gefärbt wird, während die Dunkelnetzhaut die Zapfenellipsoide tief rosarot durch Eosin gefärbt zeigt. MAJIMA (1925) studierte die Netzhaut des *Frosches* in Ausstrichpräparaten.

FUJITA (1921) zeigte, daß bei der Toluidinblauerythrosinfärbung nach OGUCHI sich beim Dunkel*frosch* das Stäbchenaußenglied tiefblau, beim Hell*frosch* hellblau färbt, das Zapfenaußenglied bei letzterem sich nicht mit Toluidinblau färbt, und daß die Öltropfen im Zapfen des Dunkel*frosches* sich nicht, wohl aber beim Hell*frosch* färben. Auch besteht bei der Färbung mit Chromlösung ein Unterschied, indem Ausstriche der Dunkelnetzhaut tiefbraun gefärbt werden. Die Dunkelnetzhaut wird durch Eosin, Erythrosin und Säurefuchsin, die Hellnetzhaut besonders durch Methylgrün, Thionin, Gentianaviolett gefärbt, während Toluidinblau, Methylenblau, Bismarckbraun, Fuchsin und Carbolfuchsin beide Netzhäute ungefähr gleich färben.

Bei lichtadaptierten *Fröschen* zeigt das retinale Pigment nach DETWILER und LEWIS (1926) folgende Temperaturveränderungen in der Dunkelheit: Nach 1 Stunde Aufenthalt zwischen 18⁰ und 23⁰ kontrahiert es sich zu einem proximal gelegenen dichten Band. Zwischen 15⁰—17⁰ wird nach 1 Stunde unvollständige Kontraktion beobachtet, feine Fortsätze mit Pigment erstrecken sich zur Membrana limitans externa. Nach 2 Stunden wird stärker ausgesprochene Kontraktion hervorgerufen. Bei 10⁰ ist die Kontraktion des Pigments noch nicht so ausgesprochen wie bei 15⁰ und 17⁰ nach 2 Stunden. Bei 5⁰ ist die Kontraktion unvollständig und es bleiben noch bedeutende Mengen von Pigment in der Nähe der Limitans externa. Zwischen 24⁰ und 26⁰ kommt es zu einer unvollständigen Kontraktion nach 1 Stunde, nach 2 Stunden ist bis auf ganz wenige Pigmentfortsätze das meiste zu einem dichten proximalen Band zusammengezogen. Zwischen 27⁰ und 28⁰ ist schon nach 1 Stunde eine ausgesprochene starke Expansion vorhanden, besonders bei 28⁰ und nach 2 Stunden bei 27⁰, dasselbe auch bei 30⁰. Bei höheren Temperaturen wird eine geringere Kontraktion im

Dunkeln beobachtet als bei niederen. Diese Resultate zeigen im allgemeinen Übereinstimmung mit denen von AREY (1916) über Temperaturbeeinflussung an der dunkeladaptierten *Frosch*retina. Die Pigmentkontraktion wurde in einem größeren Temperaturintervall beobachtet als in den von HERZOG (1905) mitgeteilten Experimenten.

Die Netzhaut der *Amphibien* unterscheidet sich prinzipiell von allen übrigen Netzhäuten dadurch, daß die Stäbchenkörner näher zur Limitans externa liegen als die Zapfenkörner.

In der *Amphibien*netzhaut finden sich beim *Frosch* Stäbchen- und Zapfenfüße, die nach CAJAL (1892) beide an den Endknöpfen noch dendritische Verzweigungen besitzen. Zweierlei Typen von Horizontalzellen, die eine mit gedrungenen sekundär verästelten Fortsätzen, die andere mit weithin reichenden zarten Fortsätzen treten zu den Endfüßen in Beziehung; dann finden sich sehr zahlreich Bipolare, die einen Fortsatz in die äußere plexiforme Schichte entsenden. Von diesem dringt in sehr vielen Fällen ein leicht variköser Fortsatz bis zur Limitans externa empor, die LANDOLTsche Keule darstellend. Die nervösen Fortsätze dieser Zellen bilden dendritische, variköse Verzweigungen in verschiedenen Lagen der inneren plexiformen Schichte, manche auch gleichzeitig in 2—3 verschiedenen Lagen. Amakrine Zellen werden gefunden, die sehr komplizierte Verzweigungen in den einzelnen Lagen der inneren plexiformen Schichte aufweisen. Sog. spongiöse nervöse Spongioblasten werden beobachtet, die auch einen Achsenzylinder abgeben. Die Typen der Amakrinen sind sehr verschieden. Die Verästelung der Ganglienzellen ist eine sehr komplizierte, wobei solche Zellen unterscheidbar sind, die in vielen Schichten der Plexiformis interna und solche, die nur in einzelnen Schichten, bald sehr feine, bald wieder wesentlich gröbere, dendritische Verästelungen ausbreiten.

ROZEMEYER und STOLTE (1930) haben die *Frosch*netzhaut mit Hilfe der COXschen Sublimatimprägnation untersucht. Im allgemeinen konnten sie die Angaben von CAJAL bezüglich der Elemente bestätigen. Sie halten es auf Grund ihrer Bilder vom Sehepithel für nicht möglich, beim *Frosche* zwischen Stäbchen und Zapfen zu unterscheiden. (Ich glaube, daß dies wohl nur bedeutet, daß die angewandte Methodik beim *Frosche*, für sich allein angewendet, eine unzureichende Aufklärung gibt.) Sie beschreiben also nur verschiedene Typen von Neuroepithelien. Sowohl an Fasern, die man früher zu Stäbchen, als solchen, die man zu Zapfen rechnete, sahen sie basale Dendriten in der äußeren plexiformen Schichte. Sie beschreiben eine große Anzahl von Varianten der Neuroepithelien. Doppelzapfen erscheinen nur als Verklebungen zweier Elemente. Sie finden einzelne versprengte Bipolare in der äußeren Körnerschichte, welche wie die der inneren Körnerschichte mit LANDOLTschen Keulen versehen sind. In der inneren Körnerschichte fanden sie im Gegensatz zu CAJAL die Horizontalzellen nur in einer Größe, unterscheiden aber unter ihnen nach dem verschiedenen Typus der Fortsätze 4 Kategorien. Die sternförmigen Zellen von DOGIEL mit auf- und absteigendem Fortsatz, die CAJAL beim *Frosch* nicht fand, haben sie gefunden, auch erwähnen sie Zusammenhänge mehrerer solcher Elemente durch cytoplasmatische Fortsätze. Sie vermuten, daß alle Bipolaren LANDOLTsche Keulen bis an die Limitans externa oder etwas darüber entsenden, wenn diese auch nicht stets zur Darstellung kommen. Mehrere Typen von Amakrinen werden beschrieben, auch eine zu den normalen symmetrisch umgekehrt gelagerte Amakrine. Ferner fanden sie versprengte Ganglienzellen oder nervöse Amakrinen, in der inneren plexiformen Schichte bisher nicht beschriebene innere Horizontalzellen. In der Schichte der Ganglienzellen fanden sie die Einteilung CAJALs in diffuse und schichtenbildende Ganglienzellen zutreffend, auch bilden sie eine zentrifugale Opticusfaser ab, die sich in der äußeren plexiformen Schichte verzweigt, haben aber derartige im Bereich der Amakrinen endende Fasern vermißt. Bezüglich der gliösen Elemente bestätigen sie das Bekannte, haben aber keine konzentrischen Stützzellen unterscheiden können.

Rabl (1917) wies darauf hin, daß die Region des scharfen Sehens bei der Mehrzahl der *Wirbeltiere* durch den horizontalen Meridian der Netzhaut dargestellt wird; so fand er bei *Salamandra maculosa* eine bandförmige horizontal verlaufende Area. (Dieselbe Stellung der Area findet sich fast durchwegs genau, wo eine solche bei *Vögeln* und bei manchen *Säugern, Huftieren, Kaninchen* ausgebildet ist.)

In der Netzhaut der *Axolotl* kommen nach Police (1927) Stäbchen und Zapfen vor, die in ihrem feineren Bau weitgehend übereinstimmen. Die

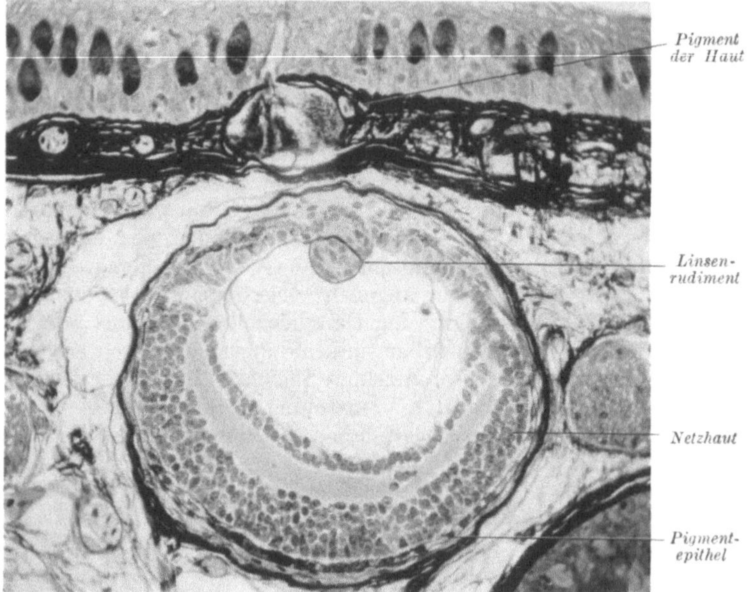

Abb. 332. Rudimentäres Auge des *Grottenolms, Proteus anguineus:* keine Sehelemente in der Netzhaut entwickelt, die Sklera fehlt, ebenso die vordere Kammer, von der Iris ist nur ein Rudiment zu sehen, dem als rundliche Zellgruppe ein Linsenrudiment anhängt (Kolmer).

Sehelemente sind vollständig überzogen von einer feinen Hülle, welche mit der Membrana limitans externa in direktem Zusammenhang steht. Entwicklungsgeschichtlich sollen die Stäbchen und Zapfen, zunächst diesseits dieser Membran gelegen, als kleine Höckerchen gegen sie vorwachsen und sich so allmählich mit der Hülle überziehen, welche nichts anderes sei als die vorgestülpte Membrana limitans externa selbst. Die Hülle ist über den Außengliedern der Sehelemente sehr zart und schwer darstellbar. So weit sie die Innenglieder überzieht, zeigt sie derbere Beschaffenheit und Längsstreifung. Unter dieser Hülle findet sich über die ganzen Sehelemente hinziehend eine Lage von Längsfibrillen. Das Außenglied der Stäbchen und Zapfen wird nicht durch stark lichtbrechende Scheiben, sondern durch eine wendeltreppenartige Bandspirale gebildet, die in ihren einzelnen Abteilungen Scheiben vortäuschen kann. In den Radialfasern, die durch die ganze Netzhaut von der Limitans interna zur Limitans externa ziehen, soll sich ein Bündel von Fibrillen am oberen Ende der Zelle pinselartig ausbreiten; diese Fibrillen sollen direkt in die Fibrillen, welche unter der Hülle der Sehelemente ziehen, sich fortsetzen. Stützfunktionen der Radiärfasern werden abgelehnt, vielmehr contractile Funktionen angenommen.

Bei *Proteus* findet sich eine hochgradige Rückbildung des Auges, die offenbar bei den einzelnen Exemplaren verschiedene Grade erreicht. Während KOHL (1889) bei *Proteus* eine Chorioidea unterscheidet, soll sie nach HESS fehlen. Wenn, wie KAMMERER (1912) gefunden hat, unter dem Einfluß dauernder roter Beleuchtung, bei welcher die das Auge überdeckende Haut nicht starkes Pigment bildet, das Auge zu einem höheren Grade von Entwicklung in einzelnen Fällen gebracht werden kann, so mag dies, wie JOSEPH (1929) auseinandergesetzt hat, darin seine Ursache haben, daß eben das Auge von vornherein bei solchen Tieren weniger stark rudimentiert war (Abb. 332).

Im allgemeinen fand ich hier die Retina auf einem früheren Entwicklungsstadium stehen geblieben, die beiden Körnerlagen unvollständig getrennt, nur vereinzelte Opticusganglienzellen gebildet, und einen sehr zarten, aus wenigen Fasern bestehenden Opticus. In einem rudimentären Glaskörper finden sich gleichwohl vereinzelte außerordentlich deutliche, glatte Fasern, die die Längsachse des Auges durchziehen. Die Chorioidea ist bloß durch eine Lage pigmentierter Zellen, fast ohne Gefäße, angedeutet, die Iris wird nur durch die epithelialen Blätter des Augenbecherrandes repräsentiert, eine Pupille ist nicht deutlich vorhanden. Die rudimentäre Linse fand ich, von einer Spur Linsenkapsel umgeben, aus wenigen unregelmäßigen Epithelzellen bestehend, der Iris ansitzen, ähnlich wie bei einem Linsenregenerat eines *Tritons*.

9. Teleostier.

Das Auge der *Teleostier* bearbeiteten BERGER (1881) *(Luvarus)*, BRASS; eine ausführliche Bearbeitung der Augen zahlreicher *Tiefseefische* gaben CHUN (1903) und BRAUER (1908). COPE (1864) schilderte das Auge der *Siluriden,* andere *Teleostier* wurden von DEICHSEL (1908), DENNISSENKO (1880) bearbeitet. KITLITZ (1907) schilderte die *Forelle*; die Entwicklung des *Forellen*auges wurde eingehend von V. SZILY (1921) dargestellt, KLINKOWSTRÖM (1895) beschrieb das Auge von *Anablebs* DEYL (1896) *Siluriden* und *Akantopsiden,* EIGENMANN (1899, 1900, 1902, 1909) Augen zahlreicher höhlenbewohnender *Fische,* EMERY (1878) (reflekt. *Tapeta*), R. KRAUSE den *Hecht,* KOHL (1889) rudimentäre *Fisch*augen, H. VIRCHOW (1882) und GRYNFELTT (1910) die Gefäße im Auge der *Aale,* EXNER und JANUSCHKE (1909) das retinale Guanintapetum von *Abramis,* WUNDER (1930) die Retina verschiedener *Süßwasserfische,* die in verschiedenen Tiefen leben, besonders der im trüben Wasser des Plattensees lebenden *Teleostier,* ferner GULLIVER (1868) und KAPPERS (1906). Zahlreiche Angaben finden sich bei FRANZ (1910), KUPFFER (1868) *(Forelle).* LEYDIG (1853) *(Polypterus),* MAYERHOFF (1912) *(Pleuronectes),* H. MÜLLER (1863), PARKER (1903), PAYNE (1907) *(Amblyopsis),* PUTNAM (1872), RABL (1890) (Linse), REICH (1874) *(Hecht),* RITTER (1891), ROSENTHAL (1811), ROTH (1911), SCHENK, SCHIEFFERDECKER (1887) *(Aal),* SCHNEIDER-ORELLI (1908), *(Periophthalmus),* STANNIUS (1849), THILENIUS (1892) *(Cypriniden),* TRETJAKOFF (1926) *(Tetrodon),* VERRIER (1927) (Akkommodation), VOLZ (1910) *(Periophthalmus* und *Boleophthalmus),* HARMS (1914), WAEHLE (1901), WYMANN (1853), ZIEGENHAGEN (1895).

Die *Knochenfische* besitzen eine durch Zahl der Elemente und Schichten besonders kompliziert gebaute Netzhaut mit contractilen Stäbchen und Zapfen. Die Zapfen endigen nach CAJAL (1892) mit kleinen Dendriten in der äußeren plexiformen Schichte. Es lassen sich deutliche Stäbchenbipolare und eine zweite Schichte, vielleicht Zapfenbipolare, unterscheiden. Zweierlei Arten von Horizontalzellen sind entwickelt, von denen die einen mit zahlreichen feinen Dendriten in Beziehung zu den Stäbchen- und Zapfenendfüßchen stehen, die anderen, spindelförmigen, keine Fortsätze in die Plexiformis externa entsenden.

Die amakrinen Zellen zeigen zumindest 3 verschiedene Typen. In der inneren Körnerschichte werden besonders sternförmige Zellen, die Dendriten in die äußere plexiforme Schichte, wenige verästelte vereinzelte Fortsätze in die innere plexiforme Schicht senden, aber einen Achsenzylinder besitzen, beschrieben. Die Ganglienzellen breiten ihre Fortsätze in 4 verschiedenen Unterschichten aus, einzelne stellen besonders riesige Zelltypen dar.

Beim *Hecht* sind das Diplosom und der Außenfaden in den Zapfen auch mit Eisenhämatoxylin sehr leicht nachweisbar, der Außenfaden erscheint nahe von seinem Abgangspunkt lanzettförmig verdickt. In den Stäbchen ist er schwer nachzuweisen. Die Doppelzapfen enthalten 2 Diplosomen und 2 Außenfäden.

Sog. Doppelzapfen kommen bei vielen *Fischen* in besonders schöner Ausbildung vor *(Barsche* und *Gadiden).* Die beiden auffallend symmetrischen Anteile dieser Doppelzapfen sind durch eine gemeinsame Trennungsfläche dicht aneinander gelagert, die Außenglieder konvergieren etwas. Das Material des Zapfens ist sehr widerstandsfähig. Die dazu gehörigen Kerne sind außerordentlich klein. Während manche *Teleostier* relativ sehr große Sehelemente zeigen (Stäbchen beim *Hecht* und bei *Lophius),* insbesondere die *Perciden* und *Gadiden* (letztere besitzen nach meiner Erfahrung die größten Zapfen und besonders Doppelzapfen), finden wir andererseits bei *Tiefseeteleostiern* extrem zarte relativ lange Stäbchen, wie wir sie sonst nur von typischen Dämmerungstieren wie *Maus* und *Ratte* kennen. BRAUERS (1908) Feststellung, daß Tiefseeformen nur Stäbchen besitzen, konnte ich bei den *Tiefseefischen Argyropelecus, Scopelus maderensis* und *Chauliodus sloanei,* die ich lebend konservierte, bestätigen. Nach VERRIER besitzen *Forellen, Hechte, Stichlinge* und *Bitterlinge* eine Area im Auge.

Nach VERRIER (1927) gibt RAUBAUD an, daß der *Sonnenbarsch* die rote Farbe unterscheidet. KÜHNE (1877) und TORELL stellen eine Vorliebe für Grün fest, während GRABER und LÖB dies bestreiten.

Die meisten Zapfen unter den *Fischen* soll der ans Land gehende *Periophthalmus* haben [BAUMEISTER (1913)].

VERRIER (1927) hebt die nächtliche Lebensweise der *Siluriden Clarias lacera* und *Clarias batrachus* hervor, die bei Nacht aus dem Behälter entschlüpfen und sich in einen dunklen Winkel verkriechen.

Nach WUNDER (1930) kommt es in der *Fisch*retina mit der Zunahme des Alters zu einem Durchtreten der Zapfenkerne durch die Limitans und zu einem allmählichen Wachstum der Zapfen und der Doppelzapfen der *Teleostier.* Er glaubt, daß man die größten Zapfen in der Netzhaut als die ältesten Elemente auffassen dürfe. WUNDER macht Angaben über die Sehelemente bei 24 Arten deutscher *Süßwasserfische* und über das Verhalten der Stäbchen und Zapfen, sowie die Pigmentwanderung unter dem Einfluß des Lichtes.

Bei den untersuchten *Tiefseefischen* des Süßwassers fand WUNDER nur geringe Abweichungen im Bau der Augen von den im Flachwasser vorkommenden Verwandten. Die Augen sind etwas kleiner. Am kleinsten beim *Bodenseekilch.*

WUNDER hat die Augen einiger *Fisch*arten im Plattensee untersucht, dessen Wasser das ganze Jahr hindurch in auffälliger Weise getrübt ist. Er stellt fest, daß in diesem See besonders jene *Fisch*arten massenhaft vorkommen, welche im Netzhautpigment Guanin führen, und zwar *Lucioperca sandra* und *volgensis, Blicca björkna, Pelecus cultratus, Abramis brama, Acerina cernua.* Bei ihnen wirkt das Guanin im Dämmerlicht als Reflektor, der den Lichtreiz verstärkt. Bei *Lucioperca sandra* findet sich ein ovales Feld in der Netzhautmitte, das hauptsächlich Guanin, daneben feines Melanin enthält. Hier ist die Netzhaut am dicksten. Der Bezirk reicht weiter nach oben als nach unten. An diese Zone schließt sich eine ringförmige Zone, wo neben Guanin und feinem Melanin noch grobe Melaninstäbchen in den Zellen vorhanden sind. Die äußerste Randzone enthält nur Melanin. In der Dunkelheit sind die Stäbchen vorne kontrahiert, die Zapfen hinten gestreckt, die verkürzten Pigmentzellen haben Rechteckgestalt. Ein Zwanzigstel der Zelle um den Kern ist pigmentfrei, das folgende Zehntel der Zelle enthält das Melanin angesammelt. Der übrige Zelleib ist von Guanin erfüllt. Bei Dämmerlicht sind die Zapfen kontrahiert, die Stäbchen nach rückwärts verlagert; in den verlängerten Pigmentzellen ist die pigmentfreie Zone größer, das Melanin erfüllt den stielartigen dünnen Teil, etwa $1/4$ der Zelle. Alles übrige ist voll Guanin. Bei hellstem Licht sind die Zapfen kontrahiert, die Stäbchen in dreieckigen Räumen hinter der Hauptpigmentmasse nach rückwärts verlagert. Guanin und Melanin erfüllen gleichmäßig das keilförmige Stück der Zelle, das mit dem stumpfen Ende die Zapfenaußenglieder umgreift. Es verändert also die Guaninzelle amöbenartig ihre Gestalt und gleichzeitig wandert das Pigment innerhalb dieser Zelle. Ähnliche Veränderungen sieht man nicht nur im Zentrum, sondern auch in der ersten Randzone.

Die Bildung einer Fovea ist bei verschiedenen *Fischen* nachgewiesen worden, die keine nähere Verwandtschaft zeigen. Zuerst wurde bekanntlich eine solche schon von CARRIÈRE (1885) und BIAGI (1898) bei *Hippocampus*, später auch bei *Syngnathus* nachgewiesen.

W. KRAUSE (1886) beobachtete eine Fovea bei *Syngnathus*, HESS (1910) beschrieb sie bei *Scyllium* und bei den *Teleostiern Rutilus* und *Leuciscus*.

ROCHON-DUVIGNEAUD und ROULE (1927) beschreiben das Auge des besonders im Süden des Mittelmeeres vorkommenden *Blennius basilicus,* der sich von anderen dadurch unterscheidet, daß der Kopf nackt ohne Hautanhänge erscheint. Bei diesem *Fisch* stehen die Augen beiderseits nahe einer Leiste oberhalb der Schnauze. In ihren Bewegungen koordiniert, drehen sie sich gleichzeitig zum fixierten Punkt hin, so daß sie ein binokuläres Sehen zu vermitteln scheinen. Auch der Kopf, was sonst bei *Fischen* selten ist, kann der Richtung des Blickes seitlich folgen. Das Auge zeigt ungefähr den Typus wie *Salmo, Esox, Cottus* und *Labrus.* Das Ligamentum annulare im Iriswinkel besteht aus zellig faserigen Gebilden wie bei den genannten (nicht aus blasigen Zellen wie bei den *Cypriniden*). Die Retina dieses *Blennius* bildet einen Becher, der etwa einer Halbkugel entspricht. ihre Dicke ist ansehnlich, etwa 0,25 mm. Die Pigmentfutterale, die Stäbchen und Zapfen einhüllen, sind wie bei der Mehrzahl der *Teleostier* sehr pigmentreich, und erst nach Depigmentierung kann man die Stäbchen und Zapfen gut erkennen. Außerhalb der Fovea stehen die Stäbchen in Gruppen von 12—15, dazwischen vereinzelte Zapfen, über denen ein auffälliger freier Raum ausgespart ist. Sie sind viel kürzer als die Stäbchen, ihr Außenglied ist sehr spitz. Im Augenhintergrund besteht eine leichte Vertiefung, eine Fovea, zumindest im mikroskopischen Sinne. Hier sind ausschließlich stark verlängerte Zapfen mit langem Außenglied vorhanden, die 0,07 mm lang sind; 15—16 stehen auf 0,04 mm Breite, so daß die Innenglieder etwa 0,0025 mm Durchmesser besitzen, die Außenglieder 0,002 mm, also ähnliche Größenverhältnisse wie beim *Menschen* aufweisen, nur mit dem Unterschied, daß bei *Blennius* das zapfenhaltige Gebiet ein Gebiet von etwa 0,2 mm im Durchmesser, also 2—3mal ausgedehnter wie beim *Menschen* ist. Es ist eine Art von HENLEscher Faserschichte ausgebildet; die Schichte der inneren Körner zeigt eine leichte Verdickung am Fovearand; eine etwas stärkere Verdickung weisen auch die Opticusganglienzellen in dieser Gegend auf, sie fehlen aber keineswegs in der Tiefe der Fovea. Der dioptrische Apparat scheint auf Grund skiaskopischer Untersuchungen stark hypermetrop zu sein, somit kann das Bild nur klein und diffus sein. Da nach dem Bau der Netzhaut eine individuelle Querleitung für die zentralen Elemente nicht ausgebildet zu sein scheint, dürfte die Sehschärfe dieser Fovea nicht sehr hochgradig sein.

Auch *Serranus cabrilla* besitzt nach VERRIER (1927) eine Fovea in seiner Netzhaut, die etwa 0,5 mm lang ist. Hier zeigt sich auf Schnitten das Pigmentepithel stärker entwickelt, die Zellen sind verlängert. Während sonst Stäbchen und Zapfen vorhanden sind, finden sich in der Fovea nur Zapfen, die außerhalb der Fovea 0,03 mm lang sind, mit einem 0,007 mm breiten Innenglied; häufig finden sich Doppelzapfen. Im Zentrum der Fovea sind die dicht stehenden Zapfen bis auf 0,07 mm verlängert, ihre Breite beträgt 0,002 mm; man kann auf 0,1 mm von ihnen 40 zählen. Doppelzapfen fehlen. Die Schichte der äußeren Körner ist von der Limitans durch eine Art HENLEsche Faserschichte getrennt, deren Fasern radiär um die Fovea angeordnet sind. Die Innenkörnerschichte verdickt sich leicht an der Peripherie der Fovea, die Schichte der Ganglienzellen, die in der übrigen Retina nur 1—2 Reihen aufweist, umgibt die Fovearänder mit 3—4 Schichten. Nach dieser Schilderung, wie sie VERRIER gibt, ist somit eine ähnliche Anordnung wie bei *Blennius* vorhanden, doch scheint eine isolierte Querleitung in der Fovea von *Serranus* nicht ausgebildet zu sein. Auch ich sah bei *Serranus cabrilla* eine ganz besonders komplizierte Netzhaut.

Auch bei *Dentex* wurde eine Fovea beschrieben und ebenso bei *Pagellus erythrinus*.

Ich selbst habe versucht, bei der nahe verwandten Form *Pagellus acarus* an einigen gut fixierten Augen eine Fovea zu entdecken, doch fand ich davon keine Andeutung.

An einigen Exemplaren von *Hippocampus guttulatus* sah ich die Fovea nach Fixation in Osmium-Bichromat-Formalin-Eisessig in ähnlicher Weise wie sie von anderen *Hippocampus*arten bereits beschrieben wurde. Die Dicke der Netzhaut dieses Tieres beträgt 0,208 mm in unmittelbarer Umgebung der Fovea, am Rande der Fovea 0,252 mm, während sie am tiefsten Punkt der Fovea bloß 0,16 mm dick ist. Was die Schichten betrifft, so finden sich an der Peripherie Stäbchen und Zapfen, die in ihrem morphologischen Typus weit weniger unterschieden sind, als es sonst bei den meisten *Fischen* der Fall ist. Doppelelemente scheinen nicht vorzukommen. Das Pigmentepithel ist mit seinen Fortsätzen etwa 0,036 mm dick; sehr auffällig sind die neben dem kugeligen 0,004 mm großen Kern gelegenen mit Hämatoxylin stark färbbaren rundlichen oder scholligen Einschlüsse, die offenbar den sog. Aleuronidkörnern bei anderen *Wirbeltieren* entsprechen und bei homogenem Bau oft die Längsdimension von 0,015 mm aufweisen, wenn auch die Mehrzahl der Körner wesentlich kleiner ist als der Kern. Die Außenglieder der Sehelemente reichen bis unmittelbar an die Kernmembran der Pigmentzelle heran. In ihrer Umgebung finden sich eigenartige deutliche Myelintropfen, die wir auch regelmäßig bis etwa zur halben Höhe der Außenglieder der Sehelemente hinab zu verfolgen in der Lage sind. Die Pigmentstäbchen sind 0,0003 mm breit, bis zu 0,006 mm lang und sehr dunkel gefärbt. Die Zapfen unterscheiden sich von den Stäbchen hauptsächlich nur durch die etwas breiteren Innenglieder, die das Eisenhämatoxylin etwas stärker festhalten. Die Stäbchen werden gegen die Fovea zu immer seltener und man darf wahrscheinlich, ganz sicher gelang mir das nicht festzustellen, die zentralen Elemente der Fovea als modifizierte Zapfen auffassen. Wir finden hier die Limitans von 0,066 mm langen Elementen überragt. Die Außenglieder dieser zentralen Sehzellen sind etwa 0,001 mm dick. Die äußere Körnerschichte enthält durchwegs spindelförmige, ziemlich chromatinarme Kerne, in deren Umgebung kaum Cytoplasma nachweisbar ist. Eine Unterscheidung von Zapfen- und Stäbchenkörnern kann in der der Fovea gegenüber-

liegenden Augenhälfte insofern gemacht werden, als eine Reihe von etwas dunkler
färbbaren, ovalen Kernen, den hier in 2 Reihen angeordneten spindelförmigen
Kernen in geringer Distanz vorgelagert ist. Nur diese dunkleren Kerne liegen
in unmittelbarer Nähe der Limitans externa. Derartige Kerne werden nur
vereinzelt auf der Augenhälfte, die die Fovea trägt, in unmittelbarer Umgebung
des Opticuseintrittes, getroffen. Sonst finden wir in der Fovea und ihrer Umgebung ausschließlich spindelförmige Elemente, so daß es berechtigt erscheint,
die spindelförmigen Kerne als Zapfenkerne, die ovalen als Stäbchenkerne aufzufassen. Die Innenglieder der Zapfen enthalten eine dunkle, gegen die Limitans in Körner leicht aufgelöste Masse, die Innenglieder der Stäbchen mehr
getrennte dunkle Granula. Sonstige Differenzierungen konnte ich nicht nachweisen. Während im Bereiche der Fovea und ihrer Umgebung von der Limitans
zu den Zapfenkernen ziemlich lange radiär gestellte feine Fasern ziehen, die
den HENLEschen Fasern entsprechen, und von diesen Kernen gegen die äußere
plexiforme Schichte ebenfalls sehr regelmäßig, parallel leicht gewellt verlaufende
radiär gestellte Fasern ziehen, die in deutlichen kleinen Endkeulen endigen,
sind auf der gegenseitigen Netzhauthälfte beide Fortsätze der Zapfenzellen,
besonders aber der periphere, wesentlich kürzer. Ein Unterschied zwischen den
Fortsätzen der Stäbchen und Zapfen zur plexiformen Schichte läßt sich mit
der gewöhnlichen Methodik nicht nachweisen. Im Zentrum der Fovea sind
beide Fortsätze der Zapfenzellen kurz, die Kerne liegen hier noch in 2 Reihen,
in der unmittelbaren Umgebung in 3 Reihen. Die sich anschließende Schichte
der inneren Körnerzellen ist sehr deutlich in 2 Schichten gegliedert, die äußere,
die aus den Horizontalzellen mit ovalen Kernen in einer Schichte besteht, und
die innere, bestehend aus in 4—5 Schichten gelegenen, fast kugelrunden chroma-
tinreichen 0,003 bis 0,004 mm großen Kernen der Bipolaren, die in der Umgebung der Fovea in 6—7 Reihen angetroffen werden. Von hier leitet eine aus
schräg radiär ziehenden Fasern gebildete Schichte, welche die ovalen bis zu
0,009 mm langen Kerne der MÜLLERschen Stützelemente enthält, über zu der
Schichte der amakrinen Zellen, die wir an der Peripherie in 3, am Rand der
Fovea in 6 Reihen angeordnet finden. Beide genannten Schichten sind im
Zentrum der Fovea zu einer Schichte von Kernen von bloß 0,015 mm Dicke
verschmolzen, die bloß 3—4schichtig erscheint. Die innere plexiforme Schichte
ist an der Peripherie 0,045 mm, am Fovearand 0,075 mm, in der Tiefe der
Fovea bloß 0,039 mm dick und wird besonders deutlich hier von senkrecht
verlaufenden MÜLLERschen Stützfasern durchbohrt. Man erkennt Gliafasern
bei einzelnen *Teleostiern* in der äußeren plexiformen Schichte mit horizontalem
Verlauf. Die Opticusganglienzellen, die an der Peripherie in 1 Schichte, in der
Umgebung der Papille in 3 Schichten liegen, bilden stellenweise 4 Reihen am
Fovearand, 1—2 Reihen am Foveagrund. Die Opticusfaserschichte ist im
Bereich und der Umgebung der Fovea kaum nachzuweisen, deutlich auf der
Gegenseite durch eine 0,009 mm dicke Schichte repräsentiert, die auch die
Basen der MÜLLERschen Stützzellen enthält. Dieser Schichte liegen die spär-
lichen Gefäße der Membrana hyaloidea dicht an.

Wir sehen somit, daß die Fovea bei *Hippocampus* einen recht unvollkommenen
Typus darstellt, indem die Verdünnung der Schichten gering ist und somit
nur eine nicht sehr wesentliche Verbesserung des Bildes an dieser Stelle zur
Folge haben kann. Dagegen sehen wir auch hier die Ausbildung der HENLEschen
Faserschichte auffallend deutlich.

Die Stellung der Augen im Kopfe von *Hippocampus* läßt vermuten, daß
möglicherweise auch hier ein binokuläres Sehen über den stark verschmälerten
Vorderkopf hinüber zum mindesten in einem Teil des Gesichtsfeldes stattfindet,
somit wahrscheinlich die beiden exzentrischen Foveae an diesem beteiligt sind.

REMOTTI (1928) untersuchte das Gefäßsystem von *Conger*, *Anguilla* und deren *Leptocephaluslarven* und von einzelnen *Cypriniden (Carassius auratus)* und beschreibt das innere Gefäßsystem der Augen der *Muraeniden*, Entwicklung und Bedeutung der Arteria hyaloidea, das Gewebe der Guaninschichte und einzelne Strukturverhältnisse in der Cornea.

Bei dem, nach Anlegen des Hochzeitskleides bedeutend vergrößerten Auge des *Flußaales*, sind nach D'ANCONA (1927) die verschiedenen Schichten der Retina deutlich verdünnt, am wenigsten die Stäbchen. Die Zellen des Pigmentepithels haben dieselbe Größe wie im kleinen Auge, die Netzhautcapillaren und die Chorioidealgefäße sind stark hyperämisch. Die bekannte starke Gefäßversorgung des Auges der *Aale* wird, da auch bei anderen *Teleostiern* embryonale Blutgefäße vorkommen, als eine Art von Persistieren des Embryonalzustandes aufgefaßt, damit dieses mit Hilfe der Vascularisation beim geschlechtsreifen Tier die volle Ausbildung erlangen kann. Wie WUNDER (1930) bemerkt, sollte man beim erwachsenen Auge eher eine Rückbildung der Capillaren zur Erlangung einer besseren Funktion erwarten.

Ein im Jahre 1831 aus einem über 30 m tiefen Brunnen bei Caën zutage geförderter *Aal* zeigte nach MERCIER und POISSON (1927) auffallend groß entwickelte Augen, trotzdem, wie die Untersuchung zeigte, bei dem Tier keine entwickelten Geschlechtsdrüsen vorhanden waren. Verf. glaubt, daß es sich in diesem Falle darum handelt, daß die normalerweise erst zur Zeit der Geschlechtsreife in Erscheinung tretende Makrophthalmie beim *Aal* ein latenter Artcharakter ist, der gelegentlich unabhängig von der Geschlechtsreife durch äußere Faktoren, wie in diesem Brunnen Finsternis, Tiefe und konstante Temperatur ausgebildet werden kann.

Bei *Höhlenfischen* wie den *Amblyopsiden, Hologaster, Amblyopsis, Typhlichtys* und *Troglychtys* sind nach KOHL (1889) und EIGENMANN (1899) sehr stark rückgebildete Augen vorhanden. Bei diesen Formen ist auch meistens die Linse rückgebildet. Bei manchen ist der Opticus nicht mehr bis zum Gehirn zu verfolgen. Einzelheiten siehe bei FRANZ (1911). Bei japanischen Formen wie *Trypauchenophrys* und *Trypauchen*, die FRANZ beschrieb, ist eine gut entwickelte Linse vorhanden, das Auge liegt unter der Haut und ist sehr klein [COPE (1864)]. AREY (1916) beschrieb retinopetale Nerven im *Fisch*opticus.

10. Selachier, Ganoiden.

Die Netzhaut der *Selachier* erscheint unter allen *Wirbeltier*netzhäuten als die einfachste, bei der die geringsten Komplikationen der Schichtung vorhanden sind. Auch ist sie bei den verschiedenen *Selachiern* auffallend gleichartig ausgebildet.

Die Retina der *Ganoiden* schilderte eingehend besonders an Isolationspräparaten GORONOWITSCH (1888), KERR (1903) das Auge von *Lepidosteus*. Das Auge der *Selachier* fand seine Bearbeitung durch ADDARIO (1902), eine eingehende Bearbeitung von FRANZ (1905) schildert die Konfiguration des Auges vieler *Selachier*, dessen Tapetum, die Verhältnisse der vorderen Kammer und die Retina. Letztere schilderte auch SCHIEFFERDECKER (1887) an Chromsilberpräparaten, RETZIUS (1905) beschrieb sie bei *Acanthias*. VERRIER (1930) beschrieb in neuerer Zeit verschiedene *Selachier*retinen und deren Pigmentepithel. Mit letzterem und der Sehpurpurbildung befaßte sich bei japanischen *Selachiern* HOSOYA (1927), ferner R. KRAUSE *(Torpedo)*, LEYDIG (1851) *(Chimära)*, NEUMAYER (1886), RABL (1887), SCHAPER (1899), SCHNAUDIGEL (1905), VIRCHOW (1890). Unter den *Dipnoern* wurde das Auge von *Ceratodus* von BEAUREGARD (1881) und SANDERS beschrieben; das Auge von *Protopterus* wird

in Arbeiten von Hosch (1904), Grynfeltt (1911), Fouliquet (1886), Burghardt (1847), Pinkus (1895) geschildert.

Bei den *Selachiern Raja clavata* und *asterias, Torpedo marmorata* und *ocellata,
Squatina angelus, Scymnus lichia, Ethmopterus spinax, Centrophorus granulosus,
Acanthias vulgaris, Pristiurus melanostomus, Scyllium canicula stellare* und
cattulus, Mustelus vulgaris, Galeus canis und *Carcharias* sowie bei *Chimaera
monstrosa,* fand ich überall eine sehr einfache im wesentlichen übereinstimmende
Netzhaut (Abb. 333). Überall waren ausschließlich Stäbchen entwickelt. Nach
den Untersuchungen von Schiefferdecker (1887), Retzius (1905), Neumayer
(1896) und Schaper (1899) finden sich unter der äußeren Körnerschichte, die
fast durchwegs zweischichtig ist, Horizontalzellen und Bipolare, von denen
manche Landoltsche Keulen bis
nahe an die Limitans schicken; vereinzelte Bipolare sind in die äußere
Körnerschichte disloziert; nervöse
Horizontalzellen eines großen und
kleinen Typus zwischen innerer
und äußerer Körnerschichte, sehr
große, horizontale Fulcrumzellen,
die Franz nicht zu den nervösen
Elementen rechnet, in der inneren
Körnerschichte neben Bipolaren
sternförmige Ganglienzellen, verschiedene Formen von Amakrinen,
und Opticusganglienzellen lassen
sich erkennen. Die Glia wird
durch Müllersche Stützfasern repräsentiert.

Verrier (1930) untersuchte
Scyllium catulus und *canicula, Mustelus vulgaris, Acanthias, Raja clavata, asterias, miraletus, punctata,
Myliobatis aquila, Torpedo marmo-*

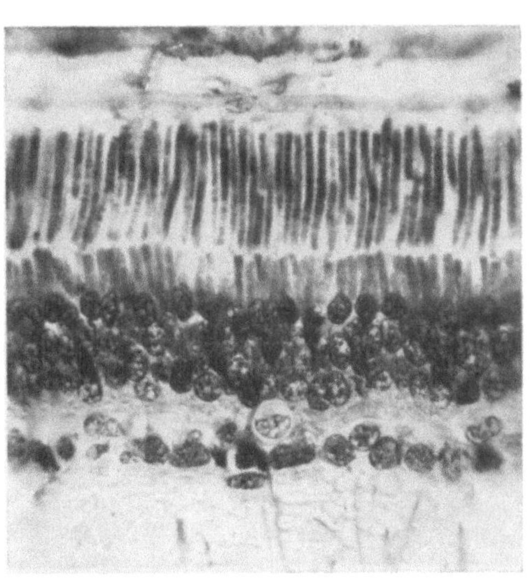

Abb. 333. Ausschließlich stäbchenhaltige Netzhaut
des *Tiefseehaifisches, Scymnus lichia* (Kolmer).

rata. Für die *Selachier* sind die geringe Menge oder das vollständige Fehlen
des Pigmentes, die geringe Dicke der Netzhaut, das ausschließliche Vorkommen
von Stäbchen und der primitive Bau der Area Haupteigentümlichkeiten, welche
ihre Netzhaut von der der *Teleostier* unterscheidet. Unter den Stäbchen finden
sich bei *Acanthias* und *Myliobatis* fadenförmige dünne Gebilde mit langgestrecktem
Außenglied, bei *Raja* und *Torpedo* zylindrische Stäbchen mit kurzem Außenglied, weniger deutlich bei *Scyllium.* Bei *Scyllium* entsprechen einer Ganglienzelle 8 Sehzellen, bei *Acanthias* 5, bei *Myliobatis* 14, bei *Raja miraletus* 12 Sehzellen in einer der Mitte der Netzhaut benachbarten Region. Die Area ist,
wenn sie überhaupt angetroffen wird, wie bei *Raja* und *Scyllium,* nur wenig
deutlich; den meisten Arten fehlt sie vollständig.

Verrier (l. c.) hebt hervor, daß das Pigmentepithel der *Selachier* kein
Pigment enthält. Nur bei *Raja clavata* fanden sich Öltropfen, in anderen Aleuronidkörner (ich fand bei *Raja clavata* und *asterias,* sowie viele Untersucher, in einem
Teil der Netzhaut grobe Pigmentkörner). Es bestehen keine eigentlichen Fortsätze der Pigmentzellen und es fehlt natürlich jede Pigmentwanderung (Abb.334).
Unter den Sehelementen werden fadenförmige Stäbchen bei *Torpedo* und *Acanthias* unterschieden, keulenförmige bei *Myliobatis.* Unter den untersuchten
Formen besitzt allein *Myliobatis* reichlich große deutliche Zapfen,
ähnlich wie die *Teleostier.* Die großen Horizontalzellen besitzen Fortsätze und

einen Kern, entgegen den Angaben von Schiefferdecker (1887). Sie, die
Bipolaren und die Stützfasern, werden an Golgipräparaten geschildert.

   Die Retina von *Myliobatis aquila* enthält Stäbchen, die an ihrem Ende
leicht keulenförmig verdickt sind und daneben sehr zahlreiche Zapfen, wie ich
mich am Material, das mir Frau Dr. Verrier in liebenswürdiger Weise zur
Verfügung stellte, überzeugen konnte. Diese Zapfen besitzen ein kurzes Myoid
und ein Ellipsoid, das nicht bis zur Oberfläche des Innengliedes reicht. Zwischen
dem Ellipsoid und dem Kern findet sich eine größere Vakuole. Das Außenglied
ist etwas kürzer als das Außenglied der Stäbchen, man erkennt in ihm deutlich
den Außenfaden. Während die Kerne sämtlicher Stäbchen die Limitans externa

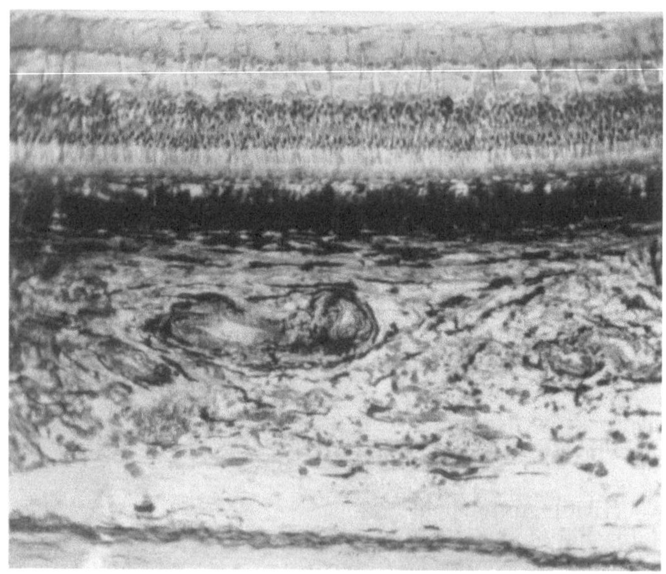

Abb. 334. Retina und Chorioidea von *Myliobatis aquila* (Kolmer).

nicht überschreiten und an der Peripherie in 2, gegen den Fundus zu in 3 Lagen
angeordnet sind, sehen wir die Zapfenkerne vereinzelt außerhalb der Limitans,
ganz selten unmittelbar unter der Limitans liegen, die meisten aber treten durch
die Limitans durch und erscheinen durch sie gleichsam eingeschnürt, wie ein
durch die Gefäßwand durchschlüpfender Leukocytenkern. Bei vielen dieser
Zapfenkerne erscheint das Chromatin im Abschnitte nach innen von der
Limitans zusammengepreßt. Zwischen der Schichte der Kerne der Sehelemente und der sehr stark hervortretenden, 2—3 Reihen von Elementen
enthaltenden Schichte der horizontalen Fulcrumzellen sind die Stäbchen- und
Zapfenfasern mit ihren Endigungen kaum zu unterscheiden. Außerhalb der
Fulcrumzellen liegen vereinzelte Horizontalzellen, die weit geringere Dimensionen aufweisen. Die Kerne der Fulcrumzellen zeigen häufig Lappungen,
wie wir es von Spinalganglienzellen kennen und wie es mein Schüler Takahashi (1923) im Nucleus magno-cellularis mancher *Knochenfische*, Scharrer
(1929) im Mittelhirn derselben, Speidel im Schwanzmark von *Fischen* beschrieben haben.

   Die *Selachier* besitzen ein Tapetum cellulosum, das schräg von den zur
Choriocapillaris ziehenden Gefäßen durchbohrt wird.

   Hosoya (1927) fand bei dem *Haifisch Cynias* und bei *Raja* die Tapetumzellen mit feinen durchsichtigen unter 0,001 mm dicken Täfelchen erfüllt, so

daß auch hier die Schillerfarbe nach dem Prinzip der Lichtinterferenz in dünnen Blättchen zustande kommt. Die Tapetumsubstanz der *Selachier* zeigt Guaninreaktion, die beim *Säuger* fehlt. HOSOYA fand, daß frisch abgeschälte Tapetumschichten im Mikroskop im durchfallenden und im auffallenden Licht komplementärfarbig erscheinen. Sowohl die Zelleinschlüsse des Tapetum cellulosum wie auch die Fibrillen des Tapetum fibrosum zeigen Doppelbrechung. Bei letzteren wechselt die Farbe mit der Drehung des Analysators. Am *Säuger*tapetum läßt sich durch die Strahlenbezirke des Spektrums von 3950—3800, schwächer zwischen 3700 und 3400, am schwächsten bei 2540—2500 und bei 4250—4100 ÅNGSTRÖM-Einheiten Fluorescenz auslösen. Wird geschabte Tapetumsubstanz in Alkali gelöst, zeigt sie eine besonders starke Fluorescenz, entsprechend behandelte tapetumfreie Anteile der Chorioidea aber nicht.

Bei *Pristiurus* ähneln die Schichten des Tapetum denjenigen der *Säuger*.

Die Tapetumsubstanz der *Selachier* zeigt mit ihren Mikrokrystallen weder Fluorescenz noch Doppelbrechung nach HOSOYA.

Das Fluorescenzlicht, das das *Säuger*tapetum aussendet, zeigt ein von 6500—4500 ÅNGSTRÖM-Einheiten sich erstreckendes kontinuierliches Spektrum, dessen Helligkeitsmaximum für das dunkeladaptierte *menschliche* Auge bei 5400 ÅNGSTRÖM-Einheiten gelegen ist. HOSOYA wies auch nach, daß bei allen untersuchten *Säugetier*augen die optischen Medien jene ultravioletten Strahlen gut durchlassen, die die Fluorescenz des Tapetums erregen, und somit auf dem letzteren in sichtbare umgewandelt werden.

Es ist somit die Annahme berechtigt, daß die Fluorescenz des Tapetums durch die Verstärkung der Lichtwirkung beim Dämmerungssehen von besonderer biologischer Bedeutung ist.

HOSOYA konnte am lebenden Auge des *Selachiers Cynias* im Gebiete der einer Area entsprechenden sog. Sehleiste den Sehpurpur, der hier stark angehäuft ist, und der eine purpurne Farbe aufweist, ophthalmoskopisch nachweisen. Er konnte auch nachweisen, daß dort, wo das Pigmentepithel der *Säugetier-* und *Selachier*retina kein Pigment enthält, Sehpurpur vorhanden ist, dessen Regeneration ohne Mitwirkung des Pigmentes sich nachweisen läßt. Er meint deshalb, daß W. TRENDELENBURG (1904), sowie LAURENS und DETWILER (1921) recht haben, daß bei den ein Tapetum besitzenden Tieren der Netzhautanteil, dessen Pigmentepithel pigmentlos ist, die wichtigste Sehfunktion besitzt. Die Tatsache, daß somit die Adaptation durch den Sehpurpur auch ohne Mitwirkung des Pigments zustande kommt, spricht, wie schon GARTEN (1908) hervorgehoben hat, gegen die Theorie von SCHANZ (1922), daß die Lichtenergie zuerst vom Netzhautpigment absorbiert wird und dann erst die Reizwirkung auf die Sehzellen entfaltet.

Der Sehpurpur des lebenden *Selachiers* regeneriert nach HOSOYA vollkommen nach einstündigem Dunkelaufenthalt, im enucleierten Auge in 2 Stunden, in der wahrscheinlich nicht ganz epithelfreien Netzhaut nach 5 Stunden Aufbewahrung im Dunklen.

Die *Ganoiden*retina zeichnet sich dadurch aus, daß neben leicht konisch zulaufenden Stäbchen besonders schöne Zapfen ausgebildet sind, denen DOGIEL (1883) eine sehr eingehende Studie auf Grund von Isolationspräparaten gewidmet hat, und die auch SCHIEFFERDECKER (1887) beschrieben hat. In beiden Arten der Sehelemente findet sich am äußeren Ende des Innengliedes ein stark lichtbrechendes Ellipsoid, welches bei den Stäbchen gelblich, bei den Zapfen olivengrün ist und in frischem Zustand einen, in seltenen Fällen mehrere Öltropfen von gelber Farbe enthält. DOGIEL (l. c.) und W. KRAUSE (1886) beschreiben glaskörperwärts vom Zapfenellipsoid noch ein Paraboloid. Zwischen äußerer

Körnerschichte und der tieferen, besonders durch sog. konzentrische Stützzellen charakterisierten Schichte, liegen große versprengte Bipolare, die ebenso wie tiefer gelegene bis über die Limitans externa hinaus eine LANDOLTsche Keule entsenden. Es folgen 2 Lagen der sog. horizontalen Fulcrumzellen; die Bipolaren sind nicht sehr deutlich entwickelt. Dann folgt die innere plexiforme Schichte und die Schichte der Ganglienzellen.

Nach W. KRAUSE (l. c.) bilden markhaltige Nervenfasern einen weitmaschigen Plexus in der Nervenfaserschichte der Netzhaut. Die MÜLLERschen radialen Stützfasern stehen in Gruppen und weichen nach außen, wie nach innen arkadenförmig auseinander. Sie liefern Faserkörbe um die Innenglieder der Sehelemente. Bei *Accipenser ruthenus* beobachtete ich besonders deutlich die Fortsätze des Pigmentepithels, die auch gut darstellbar sind, wenn das Pigment in ihnen von der Netzhaut wegwandert.

11. Cyclostomen.

Angaben über das Auge der *Cyclostomen* machten bezüglich der Entwicklung STUDNIČKA (1912), der bei *Ammocoetes* besonders die Bildung der primären Retina des Seitenauges bearbeitete, ferner KEIBEL (1928), der auch die vorderen Abschnitte berücksichtigte. Die ausführlichste Darstellung über *Petromyzon planeri* gab TRETJAKOFF (1926) in einer mit vorzüglichen Tafeln versehenen ausführlichen russischen Arbeit über die Sinnesorgane des *Flußneunauges*, in der alle Gewebe ihre Behandlung finden. Das rudimentäre Auge von *Myxine* schilderte RETZIUS (1899). Angaben über *Bdellostoma* machten ALLEN DEAN (1895), KUPFFER und PRICE (1896). WALLS (1928) beschrieb *Entosphenus*.

Die Augen der *Cyclostomen* sind Organe, die während des Larvallebens sich unter der Haut, selbst von der Muskulatur überlagert, finden und erst zur Zeit der Geschlechtsreife des *Tieres* sich vollständig ausbilden. Auch dann sind sie klein; nur bei *Macrophthalmia*, die in den Seen von Chile vorkommt, hat PLATE (1902) eine Form mit recht großen Augen beschrieben. Die nächstgroßen Augen fand ich bei *Petromyzon marinus*. Die Netzhaut, die am eingehendsten von TRETJAKOFF (1926) in seiner russischen Abhandlung dargestellt wurde, besitzt Stäbchen mit einem Stäbchenellipsoid, Zapfen mit einem Zapfenellipsoid. Beide haben sehr ähnliche Kerne, dagegen verschiedene geformte Stäbchen- und Zapfenfasern. Es findet sich dann eine Schichte von Bipolaren, darunter eine Schichte äußerer „Fulcrumzellen". In der inneren Körnerschichte eine Stützfaserschichte, dann kleine Amakrine und die Schichte der Ganglienzellen. Die MÜLLERschen Stützfasern gehen durch die ganze Dicke von der Limitans interna bis zur Limitans externa. Die fulkralen Zellen bilden eine kontinuierliche Schichte, welche von den Bipolaren durchbrochen wird. Im äußeren Glied der Stäbchen ist ein Spiralfaden, in den Stäbchen und Zapfen mit Silber ein Außenfaden wie bei den anderen Tieren nachweisbar. Auch LANDOLTsche Keulen an Bipolaren und die MÜLLERschen Stützfasern wurden von TRTEJAKOFF dargestellt. An der Zapfenfaser fand er mit der GOLGImethode dendritische Ausläufer. Die LANDOLTschen Keulen gehen aus einfacheren kleinen oder auch größeren bipolaren Zellen distal hervor. Auch die anderen Zelltypen der Netzhaut hat TRETJAKOFF sehr eingehend mit der GOLGImethode dargestellt.

Die Retina des *Meerneunauges Petromyzon marinus* scheint bisher noch nicht eingehend beschrieben worden zu sein. Sie ist offenbar viel vollkommener ausgebildet als die Netzhäute der *Bach-* und *Flußneunaugen*, was möglicherweise mit der längeren Lebensdauer des geschlechtsreifen Tieres in Beziehung stehen könnte. Wir sehen bei dieser in der Tierreihe tiefstehenden Form schon mit größter Deutlichkeit zwei ganz verschiedene Arten von Sehelementen, die sich durch besondere Größe auszeichnen, nämlich Zapfen von 0,064 mm Länge. Davon entfallen 0,018 mm auf das konisch zulaufende an der Basis 0,005 mm breite Außenglied, dann folgt ein granulär gebautes 0,008 mm dickes Ellipsoid von 0,01 mm Länge, daran schließt sich ein 0,03—0,04 mm langes Myoid an. Das Außenglied des Zapfens ist acidophil. Die Stäbchen haben eine große Ähnlichkeit mit denen der *Selachier* und sind durchschnittlich nur 0,049 mm lang, dabei entfallen 0,03 mm auf das Außenglied, das sich aus sehr regelmäßigen basophilen Plättchen aufbaut, und 0,01—0,012 mm auf das Innenglied, das sich ebenfalls aus einem körnigen Ellipsoid und einem acidophilen proximalen Anteil auf der Limitans aufbaut. Es war mir nicht möglich, mit Sicherheit einen Unterschied zwischen Stäbchen- und Zapfenkörnern mit Eisenhämatoxylinfärbung zu finden. Jedenfalls sind aber die beiden Sehelemente absolut verschieden und jeder Übergang fehlt bei diesen niedersten *Wirbeltieren*.

Wir haben somit bei diesen niedrig stehenden *Wasserbewohnern* schon ein Auge vor uns, in dem so ziemlich alle Schichten und Elemente, die wir bei höheren *Wirbeltieren* antreffen, vorhanden sind, ja es scheint in vieler Beziehung höher entwickelt als das Auge der meisten *Selachier*. STUDNIČKA (1912) hat den wichtigen Nachweis geliefert, daß in den Larvalstadien schon frühzeitig, ehe das Auge weiter ausgebildet ist, in der Umgebung des Opticusstieles eine Gruppe von Sehelementen sich entwickelt, noch ehe die Augenbecherbildung und Inversion vollendet ist. Er bezeichnet dies als Bildung eines Richtungsauges.

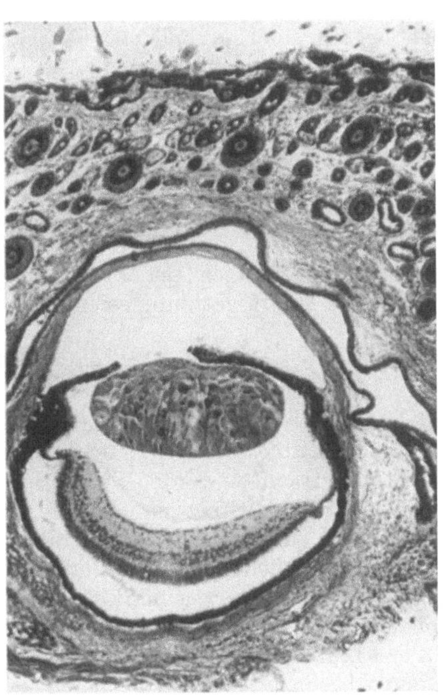

Abb. 335. Auge von *Myxine* (KOLMER).

Ein Akkommodationsapparat scheint dem Auge der *Cyclostomen* vollkommen zu fehlen.

Das Auge von *Myxine* — das *Tier* lebt parasitisch in der Tiefsee — ist stets rudimentär entwickelt: keine Linse, die Retina bleibt im embryonalen Stadium und liegt unter der Haut zwischen den Kopfmuskeln (Abb. 335).

Bei *Ammocoetes* ist die Nervenfaserschichte nach außen von der retikulären inneren Schichte verlagert, was schon KOHL (1889) für *Petromyzon* festgestellt hatte.

Nach KOHL (l. c.) bleibt die Netzhaut von *Myxine* in der Entwicklung auf einem Stadium stehen, wie sie *Ammocoetes* bei 6 cm Tierlänge aufweist. Der Opticus zeigt bei den *Cyclostomen* eine zentrale Säule von Gliazellen mit radiär zur Oberfläche ausstrahlenden Gliafasern, zwischen denen die Sehnervenfasern verlaufen [DEYL (1896)]. Der Opticus von *Myxine*, den STUDNIČKA (1896) auch untersucht hat, ist sehr rudimentär.

KEIBEL (1928) hat neuerdings ausführlich die Entwicklung des Auges bei *Petromyzon planeri* untersucht.

WALLS fand bei dem *Cyclostomen Entosphenus* keine Pigmentwanderung, da das Tier stets im Dunklen lebt. Die Anzahl der Stäbchen verhält sich zu der der Zapfen wie 1 : 4.

Dücker (1924) gibt eine genaue Beschreibung der Augen von *Petromyzon fluviatilis*, seiner Larvenform des *Ammocoetes*, von *Bdellostoma Dombeyi* und von *Myxine*. Aus seinen Befunden zieht der Autor den Schluß, daß entgegen den Annahmen von Kohl bei *Ammocoetes* bloß ein noch unvollkommen entwickeltes, aber funktionsfähiges Organ, bei *Petromyzon* ein voll funktionierendes Auge, keinesfalls ein rudimentäres vorhanden ist. Es entspricht in der Ausbildung seiner Gewebe, in dem Vorhandensein einer von der Körperhaut gebildeten „Brille" durchaus dem Auge mancher *Fische*. Das Auge von *Bdellostoma* und *Myxine* ist rudimentiert durch Fehlen der Muskeln, der Augenkapsel, der Linse, des Ciliarkörpers, der Iris, die mangelhafte Ausbildung der Retinaschichtung, das Fehlen einer gesonderten Nervenfaserschichte, die gleiche Beschaffenheit von Sklera und Chorioidea, den Mangel an Pigment in diesen Geweben und im Deckepithel. Doch ist das Auge von *Bdellostoma* durch unmittelbare Berührung mit der Augendeckhaut, flächenhafte Ausbreitung der Netzhaut mit geordnetem Aufbau, Vorhandensein von Sehzellen, eines Glaskörpers und stärkeren Sehnerven gegenüber *Myxine* besser ausgebildet, welches letztere auf tieferer embryonaler Stufe stehen bleibt. Die Verlagerung der Sehnervenschichte unter die der Ganglien und andere Einzelheiten aller *Cyclostomen* werden als primitive Charaktere gedeutet. Die Augen der *Petromyzonten*, die von den *Myxinoiden* überhaupt durch eine Kluft getrennt seien, stehen bedeutend höher.

XI. Der Sehnerv (Nervus opticus).

Der Sehnerv, Nervus opticus, bildet die Verbindung zwischen Netzhaut und Gehirn, stellt also eine Hirnbahn dar, da ja die Netzhaut als vorgeschobener Hirnteil betrachtet werden muß. Seinem Bau nach unterscheidet er sich daher auch von den Hirnnerven. Im allgemeinen pflegt man den Sehnerven in vier Abschnitte einzuteilen: den intrabulbären, den retrobulbären oder orbitalen, den intracaniculären und den intrakraniellen. Es ist aber rationeller mit Salzmann (1912) einen marklosen und einen markhaltigen Abschnitt zu unterscheiden. Die Grenze zwischen den beiden bildet die Siebplatte (Lamina cribrosa), da erst hinter dieser die Sehnervenfasern von Markscheiden umschlossen werden. Diese Abgrenzung ist nicht gleich mit der zwischen intrabulbärem und retrobulbärem Teil, da die Siebplatte vor der Ebene liegt, welche der äußeren Oberfläche der Lederhaut entspricht. Diese Ebene wird aber als Grenze des intraokularen und retrobulbären Sehnervenabschnittes betrachtet. Die Grenze zwischen dem markhaltigen und marklosen Teil ist keine ganz scharfe, weil die Sehnervenfasern ihre Scheiden nicht alle in derselben Höhe erhalten. Die Salzmannsche Einteilung hat aber den Vorteil, daß sie sich einer natürlichen und nicht einer künstlichen Grenze bedient. Auf einem Längsschnitt durch die Sehnervenscheibe und den vorderen Abschnitt des Sehnerven erscheint makroskopisch der vorderste Teil als schmäler durchscheinende Masse, während der äußere breiter ist und eine weiße Färbung besitzt. Beide Teile sind durch einen weißen Querstreifen, die Lamina cribrosa, voneinander getrennt. Die weiße Farbe des Sehnerven hinter der Lamina cribrosa ist durch die Markscheiden bedingt. Der Augenhöhlenteil des Sehnerven läßt einen vorderen und hinteren Abschnitt erkennen, die sich durch das Vorhandensein der Blutgefäße im vorderen Abschnitt voneinander unterscheiden. Innerhalb der Augenhöhle ist der Sehnerv annähernd zylindrisch und einschließlich seiner Scheiden 4,5—5 mm dick. In der Schädelhöhle ist der Durchschnitt quer elliptisch, die Durchmesser der Ellipse betragen 4 und 3 mm.

Der Sehnerv entsteht im Auge durch das Zusammenströmen der Nervenfasern der Netzhaut, welche die Sehnervenscheide oder die Papille bilden

(Papilla nervi optici). Die Nervenfasern ziehen durch den Aderhaut-Lederhautkanal, erhalten bei ihrem Austritt aus diesem die Sehnervenscheiden und verlaufen als geschlossene Masse — Sehnerv — durch das Fettgewebe der Augenhöhle zum Sehnervenkanal. Die Einpflanzung des Sehnerven befindet sich 2,5—3 mm nach innen und 0,5—1 mm nach unten vom hinteren Augenpol. Der Sehnerv verläuft zuerst etwas nach oben und nasenwärts, beschreibt eine leicht S-förmige Biegung, indem er in seinem hinteren Abschnitt schläfenwärts zieht, um ganz rückwärts, wieder nach ein- und aufwärts verlaufend, in den Sehnervenkanal einzudringen. Die Länge des Sehnerven innerhalb der Augenhöhle schwankt zwischen 25 und 35 mm, was sich aus der wechselnden Länge der Augenhöhle und des Augapfels ergibt. Im Sehnervenkanal ist die Verlaufsrichtung eine nach hinten und in geringerem Grade nach oben und innen gerichtete. Nach Eintritt in die Schädelhöhle und seinem Verlauf innerhalb derselben, der zwischen 4 und 17 mm Länge besitzt, bildet der Sehnerv mit dem der anderen Seite die Kreuzung — das Chiasma nervorum opticorum. Dieses liegt 8—10 mm oberhalb des Tuberculum sellae. Die Verhältnisse der Sehnervenkreuzung und der dahinter liegenden Abschnitte der Sehbahn liegen außerhalb des Rahmens dieses Handbuchkapitels.

Der Verlauf des Sehnerven innerhalb der Augenhöhle weist nicht nur eine Biegung in der Horizontalebene auf, sondern ebenfalls eine, wenn auch schwächere in der Vertikalebene. Der vordere Bogen der Biegung richtet seine Konvexität nach unten, der hintere nach oben. Es entsteht dadurch eine Schraubenwindung, die für den rechten Sehnerven rechts herum, für den linken links herum verläuft. Da nach WEISS (1897) der direkte Abstand zwischen dem Austritt des Sehnerven aus dem Augapfel und seinem Eintritt in den Sehnervenkanal beträchtlichen Schwankungen unterliegt und der Nerv den genannten Abstand um 3—9 mm überschreitet, ergeben sich bei verschiedenen Individuen beträchtliche Unterschiede im Verlauf der Sehnerven. Der Überschuß der Länge des Sehnerven über den direkten Abstand zwischen Augapfel und Sehnervenkanal kann in Analogie mit Muskeln als Abrollungsstück bezeichnet werden. Seine Bedeutung liegt darin, daß es Augenbewegungen ohne Zerrung des Sehnerven ermöglicht. Das Abrollungsstück ist bei Frauen meist etwas größer als bei Männern. SCHAEFFER (1924) hat die Größenverhältnisse des Sehnerven bei 12 Erwachsenen untersucht und gefunden, daß seine Länge vom Augapfel bis zur Sehnervenkreuzung 35—55 mm mißt. Die Sehnerven sind nur ausnahmsweise gleich lang (in 4 von den erwähnten 12 Fällen). Der Unterschied in der Länge beider Sehnerven beträgt 1—7 mm.

Dem Wesen des Sehnerven als Hirnteil entsprechend besitzt er außerhalb der Schädelhöhle eine Umhüllung von 3 Scheiden, die den Hirnhäuten entsprechen und deren Fortsetzung darstellen. Sie treten vorn mit den Hüllen des Augapfels in Verbindung. Die dünne Hirnhaut (Pia mater) ist nur in der unmittelbaren Nähe der Sehnervenkreuzung locker mit dem Sehnerven verbunden, so daß sie sich hier ohne Verletzung seiner Substanz abziehen läßt. Schon in kurzer Entfernung von der Sehnervenkreuzung, noch innerhalb der Schädelhöhle, wird die Verbindung zwischen dünner Hirnhaut und Sehnerven so fest, daß eine Loslösung nur unter Zerreißung der Nervenfasern möglich ist. Die zarte Hirnhaut bedeckt als dünne Sehnervenscheide den Sehnerven bis zum Augapfel und läßt sich bis zu den vordersten Schichten der Lederhaut, auch stellenweise bis zur Aderhaut verfolgen. Die Spinnwebenhaut, Arachnoidea, tritt erst knapp vor dem inneren Ende des Sehnervenkanals an den Nerven heran und verläuft gleichfalls bis zur Lederhaut. Die dicke Hirnhaut, Dura mater, verschmilzt mit der Beinhaut des Sehnervenkanals, trennt sich an dessen vorderem Ende von ihr, verläuft bis zum Augapfel und verschmilzt hier mit der Lederhaut. Zwischen Dura- und Piascheide besteht ein verhältnismäßig weiter Raum, Spatium intervarginale, der durch die Arachnoidea in einen engeren, subduralen, und einen weiteren, subarachnoidealen Raum unterteilt wird. Der erstere bildet für gewöhnlich nur einen capillaren Spalt. Die Sehnervenscheiden stehen durch ein System von gröberen und feineren Balken miteinander in Verbindung.

A. Die Sehnervenscheibe.

Die Sehnervenscheibe (Sehnervenkopf, Papilla nervi optici) ist derjenige Teil der Sehnervenfasern, die an einer Stelle zusammenströmen und durch eine annähernd kreisförmige Lücke der Netzhaut, der Aderhaut und der vordersten Teile der Lederhaut aus dem Auge austreten. Die vordere Begrenzung bildet der Glaskörper, die hintere die Siebplatte. Durch das Zusammendrängen der Sehnervenfasern gegen den Sehnervenkopf zu wird die Nervenfaserschichte der Netzhaut dicker und hebt sich mehr oder weniger über die Ebene der Netzhautinnenfläche empor. Es entsteht dadurch eine geringe wallartige Erhebung, deren äußere Abdachung flach, deren innere infolge der Umbiegung der Sehnervenfasern aus der frontalen in die sagittale Richtung steil ist. Der Grad der Vorwölbung hängt von den Größen- und Gestaltsverhältnissen des Aderhaut-Lederhautkanales ab. Die Sehnervenscheibe verdient diese Bezeichnung, weil sie wirklich ein scheibenförmiges Gebilde darstellt, dessen Dicke von der vorderen Fläche bis zur Siebplatte un-

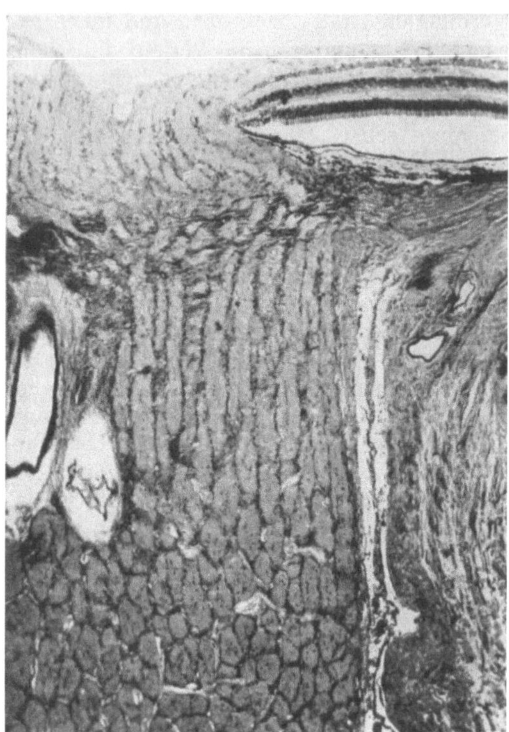

Abb. 336. Längsschnitt des halben Sehnerven mit Siebplatte, den drei Sehnervenscheiden und ihren Gefäßen (KOLMER). Kleine Sehnervengrube.

gefähr 0,5 mm beträgt. Infolge der Umbiegung des Sehnerven entsteht in der Mitte eine Vertiefung, die entsprechend der Größe des Aderhaut-Lederhautkanals entweder eine trichterförmige Eindellung bildet (Abb. 336) (Gefäßtrichter) oder eine grubenartige Vertiefung, die verschiedene Gestalt aufweisen kann (Sehnervengrube, physiologische Exkavation). Es ist dies die Stelle, an welcher die Gefäße zusammen mit dem axialen Bindegewebsstrang aus dem Sehnerven an die Oberfläche treten, um sich dann weiterhin in der Netzhaut zu verzweigen. Die Schichten der Netzhaut, die Nervenfaserschichte ausgenommen, die Limitans externa hören schon in einiger Entfernung vor der Umbiegungsstelle der Sehnervenfasern auf. Das Pigmentepithel schiebt sich gewöhnlich noch mehr an die Achse des Sehnerven heran; am weitesten gegen die Achse reicht die Grenzmembran der Aderhaut, wogegen die Aderhaut selbst etwas weiter peripher endet, ebenso die innersten Schichten der Lederhaut. Es ist folglich die Glashaut dasjenige Gebilde, welches die kleinste Öffnung für den Durchtritt der Nervenfasern besitzt, so daß hier die engste Stelle des Durchtrittskanales sich findet. Der eigentliche Lederhautkanal erweitert sich nach hinten zu, anfangs bis zur Gegend der Siebplatte nur wenig, dann stärker, und erreicht entsprechend der äußeren Oberfläche der Lederhaut seinen größten Durchmesser, der dem des Sehnerven außerhalb des Augapfels gleicht. Dieses Verhalten ergibt sich aus der Volumzunahme des Sehnerven hinter der Siebplatte, weil die Sehnervenfasern hier Markscheiden erhalten (Abb. 337).

Die Sehnervengrube kann verschiedene Gestalt und Tiefe haben, ihr Boden reicht öfter bis zur Siebplatte, die dann bei der Augenspiegeluntersuchung

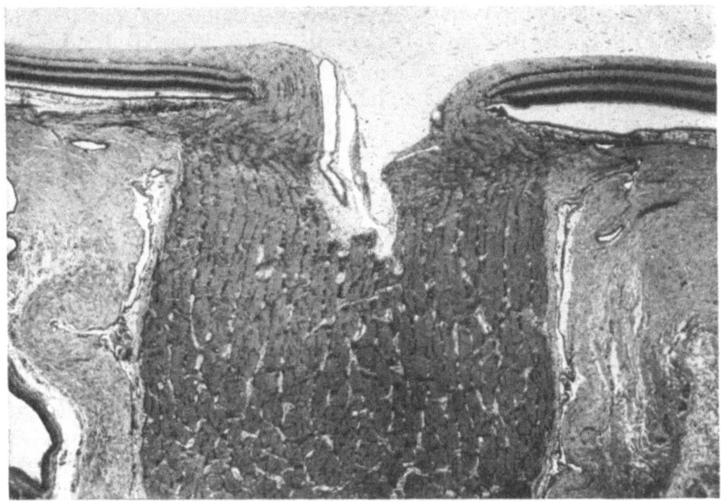

Abb. 337. Horizontaler Längsschnitt durch den Schnerven und die Sehnervenscheibe im horizontalen Meridian (KOLMER).

sichtbar ist. Diese Grube liegt etwas nach außen von der Mitte der Sehnervenscheibe. Ihre nasale Wand ist meist steiler als die temporale. Die Gefäße liegen an der nasalen Wand und steigen ihr entlang an die Oberfläche. Die Größe und Gestalt der Sehnervengrube ist außerordentlich verschieden und hängt mit der Größe, Gestalt und Verlaufsrichtung des Lederhautkanales zusammen. Da die Sehnervenfasern stets der Wand des Lederhautkanales anliegen, und ihre Menge keinen allzu großen Schwankungen unterworfen ist, so bedingt eine größere Geräumigkeit des Kanals eine größere Ausdehnung der Sehnervengrube. Wie insbesondere ELSCHNIG (1900) gezeigt hat, ist die Gestalt des Sehnervenkanals recht verschieden. Die oben gegebene Beschreibung gibt die durchschnittlichen Verhältnisse an. Über Abweichungen von diesem Typus wird noch zu sprechen sein. Die Größe der Sehnervenscheibe steht in gewissem Zusammenhang mit der Größe des Augapfels. Wir sehen in den kleineren, übersichtigen Augen kleinere Sehnervenscheiben, die auch nur Gefäßtrichter aufweisen, während bei den normalsichtigen, größeren Augen die Sehnervenscheibe und damit auch die Sehnervengrube größer sind. BEDNARSKI (1924) fand bei hoher Übersichtigkeit (über 6 Dptr.) eine Sehnervengrube in 34% der Fälle, bei Übersichtigkeit zwischen 3,5 und 5 Dptr. solche in 74%, bei Übersichtigkeit bis zu 3 Dptr. und ebenso bei Normalsichtigkeit in 86% der Fälle; bei Kurzsichtigkeit bis zu 3 Dptr. in 84%, bei Kurzsichtigkeit zwischen 3 und 8 Dptr. in 3% und bei Kurzsichtigkeit über 9 Dptr. in 5% der Fälle. Die extrem

kurzsichtigen Augen sollten aus dieser Betrachtung ausscheiden, da es sich hier
nicht mehr um normale Verhältnisse handelt. BEDNARSKI hat auch gleich festgestellt, daß bei ungleicher Refraktion das der Normalsichtigkeit nähere Auge
eine größere Sehnervengrube besitzt als das von der Normalsichtigkeit mehr
abweichende; weist nur ein Auge eine Sehnervengrube auf, so ist es das der
Normalsichtigkeit nähere. Die Verteilung der Menge der Sehnervenfasern nach
dem Übertritt aus der Netzhaut in den Sehnerven ist nicht gleichmäßig. Über
den äußeren Rand treten weniger Nervenfasern als über den oberen, inneren
und unteren. Daher ist außen der Wall am niedrigsten, und der Übergang
aus der Netzhautebene in die Sehnervengrube ist meist ein allmählicher,
während er auf der anderen Seite steiler ist.

Mit dem Augenspiegel gesehen, erscheint die Sehnervenscheibe annähernd
rund, öfters leicht elliptisch mit längerem senkrechten Durchmesser. Ihre
Farbe ist hellrosa bis dunkelrot, auch in der äußeren Hälfte, und entsprechend
der Sehnervengrube heller. Sie hebt sich durch ihre Farbe vom übrigen Augen-
hintergrunde deutlich ab und erscheint meist heller als dieser. Dies rührt
daher, daß das weiße Bindegewebe der Siebplatte durch die halb durchsichtigen
marklosen Nervenfasern und die Capillaren hindurchschimmert. Je dicker die
Gewebsschichte ist, welche die Siebplatte bedeckt, desto dunkler die Farbe,
daher sind auch kleine Sehnervenscheiben ohne Grubenbildung dunkler gefärbt
als große mit deutlicher Grubenbildung. Im Augenspiegelbilde besitzt die
Sehnervenscheibe an einzelnen Teilen oder ringsherum eine Begrenzung durch
eine weiße, ringförmige Linie, an die sich außen eine Pigmentlinie anschließen
kann. Die erstere ist verschiedentlich als Bindegewebsring, Skleralring, Scheiden-
fortsatz oder Grenzgewebe bezeichnet worden. Da sich mit dem Augenspiegel
nicht erkennen läßt, um was für ein Gewebe es sich handelt, es aber meist die
Sklera ist, die man sieht, ist die Bezeichnung „Skleralring“ oder auch „Grenzring“
die beste. Man sieht hier tatsächlich den Rand der Lederhaut oder das sie von
den Sehnervenfasern trennende Grenzgewebe, das von Aderhaut und Pigmentepithel entblößt ist. Das Pigmentepithel verhält sich in der Umgebung des
Sehnervenkanals verschieden. Die Zellen sind oft niedriger, enthalten weniger
Pigment und sind sogar mitunter pigmentlos. In solchen Fällen tritt der Rand
der Pigmentepithelschichte im Augenspiegelbilde nicht hervor, ja es kann sogar
die Aderhaut durchscheinen und daher sichtbar werden. In manchen Fällen
ist im Gegenteil das Pigmentepithel stärker pigmentiert, die Zellen groß. Es
tritt dann der Rand des Pigmentepithels als Pigmentring im Augenspiegelbild
in Erscheinung. In bezug auf Gestalt, Größe, Deutlichkeit der Begrenzung,
Verhalten der Grubenbildung, Gefäßverteilung und -verlauf in der Sehnervenscheibe besteht eine unendliche Mannigfaltigkeit, so daß zwei vollständig gleiche
Sehnerveneintritte nicht zu finden sind. Die Zahl derjenigen Augen, in denen
der Sehnerv nicht senkrecht durch die Wand des Augapfels hindurchtritt,
sondern einen schrägen Verlauf nimmt, ist nicht gering. In solchen Fällen
kann sich von innen her das Pigmentepithel mit der Glashaut über den Rand
des Lederhautloches gegen die Sehnervenachse hin verschieben und dadurch
einen Teil des Sehnerven beim Blick nach vorn überlagern. Diese Bildung wird
als Supertraktionssichel oder -ring bezeichnet und erscheint als rötlich-gelbe oder
rötlich-graue Sichel im Augenspiegelbilde. In solchen Fällen reicht auf der
entgegengesetzten Seite das Pigmentepithel mitsamt der Glashaut nicht bis an
den Sehnerven heran, so daß die Lederhaut hier freiliegt und im Augenspiegelbild ein sichelförmiges, weißes Feld sichtbar wird (Distraktionssichel). Der
Geübte ist meist in der Lage, aus dem Augenspiegelbild sich eine ziemlich zu-
treffende Vorstellung von dem anatomischen Bau der Sehnervenscheibe und
des Sehnervenkanales zu bilden.

Die Zentralarterie des Sehnerven erscheint nach ihrem Durchtritt durch die Siebplatte gewöhnlich als einheitlicher Stamm und teilt sich meist erst in der Netzhautebene in einen oberen und unteren Hauptast, die sich dann weiter zuerst in je einen nasalen und temporalen, später in mehrere Äste teilen. Entweder an der Teilungsstelle oder bald nachher biegen die Arterien unter ungefähr rechtem Winkel in die Netzhautebene um. Die annähernd in gleicher Weise in der Netzhaut verlaufenden Venen liegen in der Sehnervengrube fast stets temporal von der Arterie und vereinigen sich erst in der Siebplatte zur Vena centralis. Es ist also hier das Verhalten der Arterien und Venen kein ganz gleiches. In der Sehnervenscheibe liegen die Blutgefäße an der Oberfläche, von Nervenfasern nicht gedeckt. Sie sind gegen den Glaskörper zu nur von einer dünnen Schichte von Gliagewebe gedeckt, das am Boden der Sehnervengrube besondere Mächtigkeit erreicht. Es bildet hier den Abschluß des die Zentralgefäße im Sehnerven begleitenden Gewebes. KUHNT (1879) bezeichnet dieses Gewebe als zentralen Bindegewebsmeniscus. Er setzt sich mitunter längs der Zentralgefäße weit in den Sehnerven hinein fort. Diese Bildung ist von ELSCHNIG (1900) als Schaltgewebe bezeichnet worden.

Da im fetalen Leben die Zentralarterie sich in die Glaskörperschlagader fortsetzt, die sich später zurückbildet, findet sich ent-

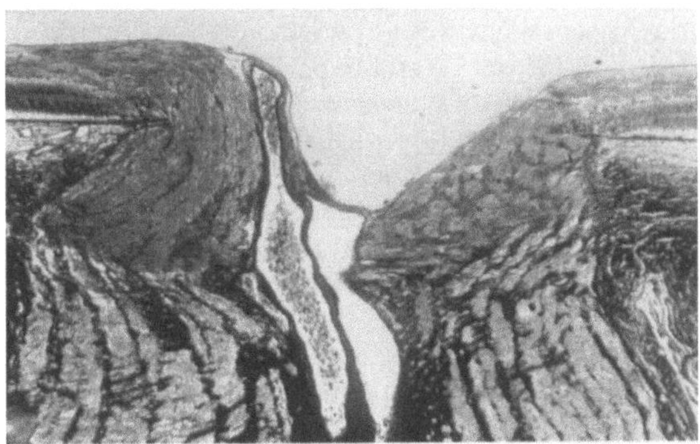

Abb. 338. Sehnervenscheibe und Sehnerv eines Erwachsenen mit tiefer physiologischer Grube und den Zentralgefäßen (KOLMER).

sprechend der physiologischen Exkavation keine Limitans interna. Hier liegt die Area Martegani, welche sich nach vorn in dem sog. Glaskörperkanal fortsetzt, in dessen Bereich die Struktur des Glaskörpers ganz besonders locker ist. Bei genauer Augenspiegeluntersuchung Neugeborener findet sich regelmäßig auf der Sehnervenscheibe ein Rest der Arteria hyaloidea. Dieses wird durch anatomische Untersuchungen bestätigt, da nicht nur bei Neugeborenen [TERRIEN (1897), KOEPPE (1918), VOGT (1919)], sondern mitunter auch bei Erwachsenen [SALZMANN (1934) sich am Rande des Gefäßtrichters ein Rest der Arteria hyaloidea findet; sie ist obliteriert und von Gliazellen umgeben, die einen Überrest des Kegels darstellen, der das Gefäß während seiner höchsten Entwicklung im 7.—9. Lunarmonat umgibt. Gelegentlich erhält sich auch ein längerer Rest, der im Glaskörper bei Augenbewegungen ebenfalls Bewegungen ausführt. LEBOUCQ hat solche Reste beim *Affen* gesehen und sie mit den bei *Vögeln* und *Reptilien* vorhandenen Bildungen analogisiert. KOLMER hat solche Reste beim *Schimpansen, Gibbon, Meerkatzen* verschiedener Art, bei *Rhesusaffen* und einigen *Halbaffen* beobachtet.

Am häufigsten weicht die Achse des Sehnerven mit ihrem vorderen Ende nach außen ab, infolgedessen wird die äußere Wand des Sehnervenkanals im Augenspiegelbild sichtbar, während der nasale Rand sich über den Sehnerven hinüberschiebt und diesen beim Blick nach vorne teilweise verdeckt (Abb. 338). Es wird in solchen Fällen die nasale Wand der Sehnervengrube steil oder sogar überhängend sein, während die äußere Wand unter mehr oder weniger stumpfem Winkel zur Netzhautebene strebt. Es kommt aber auch das umgekehrte Verhalten vor, bei dem die innere Wand des Sehnervenkanals und der Sehnervengrube mitsamt den darauf liegenden Gefäßen im Augenspiegelbild sichtbar ist;

die Hauptstämme der Arterie und der Vene sind dann nasal gerichtet, während die Äste bogenförmig nach der temporalen Seite umbiegen (verkehrte Gefäßverteilung). Es kann dabei ähnlich wie bei der häufigeren Form der Abweichung der Achse des Sehnerven nach außen ein sichelförmiges Feld sich an dem nasalen Rand der Sehnervenscheibe anschließen. In noch anderen Fällen ist der obere Rand der Sehnervengrube steil oder überhängend, der untere Rand flacht sich gegen die Netzhautebene ab, und auf ihm liegen die Hauptstämme der Sehnervengefäße. Vielfach schließt sich hier an den unteren Rand des Sehnerven eine helle Sichel an (Conus nach unten, Conus inferior). Diese angeborenen Bildungen weisen auf Entwicklungsanomalien hin, die nicht nur den Sehnerven und dessen Scheiden, sondern auch die Lederhaut und teilweise Ader- und Netzhaut mitbetreffen. Auf Einzelheiten dieser Bildungen näher einzugehen, würde hier zu weit führen.

Steht die Sehnervenachse senkrecht zur Lederhaut oder weicht sie nur wenig von dieser Richtung ab, so hängt die Gestalt und Größe der Sehnervengrube vom Verlauf der Wandungen des Lederhautkanals ab. Es kommen Fälle vor, in denen der Kanal sich rasch erweitert und sich weiter hinten wieder verengt. Infolge dieser Gestalt wird die Sehnervengrube kesselförmig mit ringsum überhängenden Rändern, so daß sogar Gefäße oder deren Äste durch denselben bei der Augenspiegeluntersuchung verdeckt werden. Dabei können auf einem horizontalen Querschnitt die beiden Wände der Sehnervengrube entweder vollständig symmetrisch gestaltet sein oder leichte Abweichungen infolge Schrägstellung aufweisen.

Der im Augenspiegelbild mitunter sichtbare Skleralring oder das Grenzgewebe ist auf der temporalen Seite meist stärker entwickelt als auf der nasalen. Dieses Bindegewebe gehört der Lederhaut an und schiebt sich nach vorne leistenförmig zwischen die Aderhaut und die Sehnervenfasern bis zur Glashaut vor. Infolgedessen treten mit Ausnahme der Glashaut keine Bestandteile der Aderhaut mit dem Sehnerven in direkte Berührung. Das Grenzgewebe ist entsprechend der Innenfläche der Lederhaut am mächtigsten, verjüngt sich nach hinten zu rasch und reicht nicht bis zum äußeren Ende des Sehnervenkanals, geht auch nicht in die Pialscheide des Sehnerven über. Von dem Grenzgewebe tritt das Bindegewebe in den Sehnerven selbst ein und bildet in der Ebene der Innenfläche der Lederhaut ein Balkenwerk von bedeutender Mächtigkeit, das die Bündel der Sehnervenfasern voneinander trennt und ringsum umgibt. Da sich die Bindegewebsbalken durchflechten, bilden sie eine Art Maschenwerk eines Siebes, weshalb dieses Gebildes als Siebplatte (Lamina cribrosa) bezeichnet wird. Schon vor dem Durchtritt durch die Siebplatte sind die Sehnervenfasern in Bündel getrennt. Anfangs finden sich zwischen ihnen außerordentlich feine Gliafasern, welche die Nervenfasern stützen und sich mit ihnen verflechten. Sie verlaufen meist quer zur Längsachse des Sehnerven, während ein Teil in der Längsrichtung der Fasern oder schief zu ihnen verlaufen. Die quer zur Richtung der Sehnervenfasern verlaufenden Gliafasern sind leicht erkennbar; die Bündelung der Sehnervenfasern wird deutlicher durch das Auftreten von Gliazellen, die in den Nervenfaserbündeln nur ausnahmsweise vorkommen, zwischen den Bündeln dagegen zahlreich sind. Sie ordnen sich auf Längsschnitten zu Reihen, welche der Faserrichtung parallel laufen, bilden in Wirklichkeit beinahe Röhren, welche die einzelnen Sehnervenstränge voneinander trennen. Auf der großen Zahl der Gliazellen beruht der Zellreichtum der Sehnervenscheibe im mikroskopischen Bilde. Diese Gliazellen sind sternförmig unregelmäßig und besitzen einen ovalen Kern von 0,006—0,009 mm Länge. Die Gliafasern sind vom Cytoplasma der Zellen verschieden, wie sich mit der WEIGERTschen Färbung nachweisen läßt. Sie durchziehen vielfach das

Cytoplasma, stehen dadurch mit den Zellen in inniger Verbindung, und besitzen einen sehr langen extracellulären Verlauf. Bei der GOLGI-Färbung tritt der Unterschied zwischen Zellen und Gliafasern nicht hervor, so daß die Zellen mit ihren Ausläufern von den Gliafasern spinnenförmige Gebilde mit sehr langen Ausläufern darstellen. Das Gliagewebe spielt im Sehnervenkopf eine bedeutende Rolle, da vor der Siebplatte Bindegewebe fehlt und sowohl das intermediäre Gewebe als auch der zentrale Bindegewebsmeniscus von KUHNT aus Gliagewebe bestehen. Auch im Grenzgewebe, besonders in dessen innerem Teil, findet sich viel Gliagewebe, das mitunter der Masse nach den größten

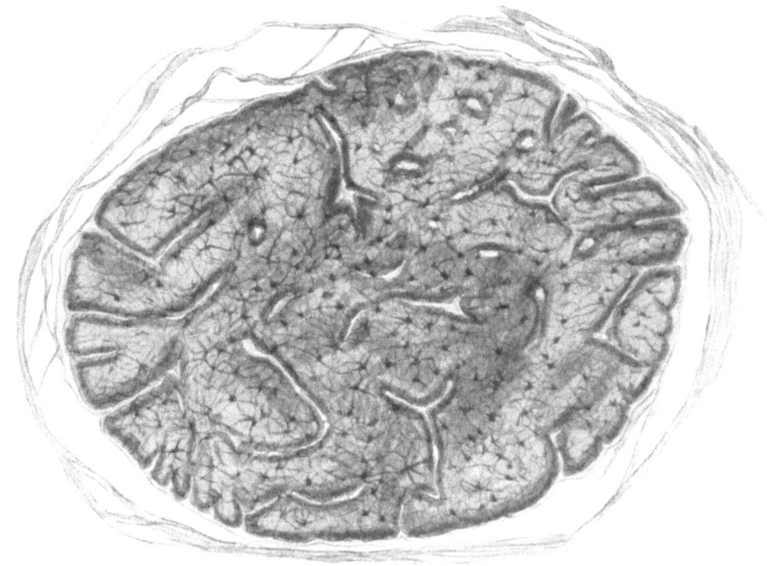

Abb. 339. Querschnitt des Sehnerven vom *Kaninchen*. CAJALS Goldsublimatfärbung. Verteilung der Astrocyten im Sehnerven. (Nach MARCHESANI.)

Teil des Gewebes darstellen kann. Hier vermischen sich Gliafasern mit kollagenem Bindegewebe, so daß eine stärkere Trennung dieser beiden Gewebsarten nicht immer möglich ist. Der zentrale „Bindegewebsmeniscus", die Auskleidung der physiologischen Exkavation und das intermediäre Gewebe von KUHNT bestehen aus reinem Gliagewebe, das keine Nervenfasern enthält.

In der Papille sind die Gliafasern dünn und ziehen hauptsächlich senkrecht zum Verlauf der Nervenfasern, wobei sie sich vielfach überkreuzen. An der Oberfläche der Sehnervenscheibe bilden sie ein dichtes Geflecht, das mit dem KUHNTschen Bindegewebsmeniscus zusammenhängt, an den Glaskörper grenzt und, dünner werdend, am Beginn der Limitans interna endet. Diese Gliamasse stammt vom Gliamantel der Arteria hyaloidea ab, dessen Rest den „Bindegewebsmeniscus" darstellt. In der Höhe der Lamina elastica verlaufen die Gliafasern fast genau radiär, doch ergibt sich an Längsschnitten durch den Sehnerven, daß die zentral in verschiedenen Frontalebenen liegenden Fasern gegen die Lamina elastica konvergieren. Die Dicke der Gliafasern ist individuell verschieden, nimmt gegen die Lamina cribrosa meist zu. Wenn die Fasern auch im allgemeinen senkrecht zu den Nervenfasern ziehen, so finden sich auch solche, welche in deren Längsrichtung verlaufen oder sich dieser annähern [JACOBY (1905)].

Für das Verständnis der Strukturverhältnisse des Sehnerven ist die Kenntnis
seiner Entwicklung von Bedeutung. Er entsteht aus dem Augenblasenstiel, der den

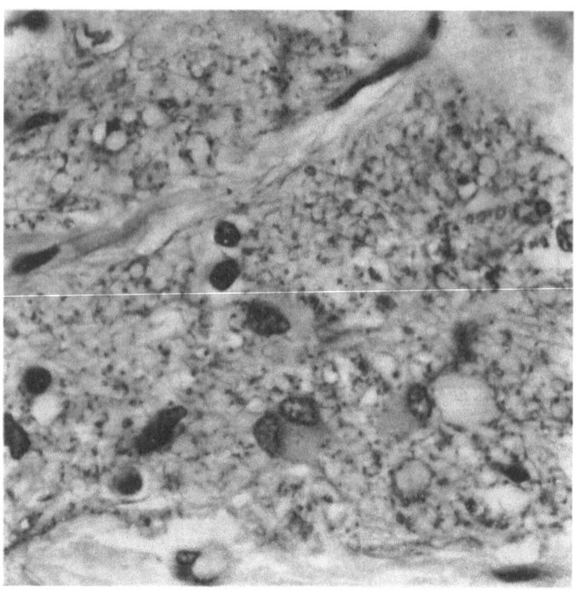

Bau der embryonalen Vorderhirnwand aufweist;
seine Zellen entwickeln
sich allmählich zu Gliazellen, und in das von
ihnen gebildete gliöse
Gerüst dringen erst später die von der Netzhaut
auswachsenden Achsenzylinder und auch die
vom Gehirn auswachsenden zentrifugalen Fasern
hindurch. Erst sekundär
dringen, gleichzeitig mit
der Entwicklung der Gefäße, Bindegewebszellen
und -fasern in den Sehnerven ein. Lópes Enriquez (1926) beschrieb
das Vorkommen von Oligodendroglia im Sehnerven. Marchesani (1926)
ist der Ansicht, daß die
Astrocyten hauptsächlich
das gliöse Gerüstwerk

Abb. 340. Gliazellen aus einem Querschnitt des menschlichen Sehnerven; eine zweikernige Zelle, zwischen den Kernchen ein deutliches Diplosom (Kolmer).

des Sehnerven darstellen (Abb. 339). Er meint, daß die Fortsätze der Astrocyten
vorwiegend senkrecht zum Verlauf der Nervenfasern sich ausbreiten. Jeder

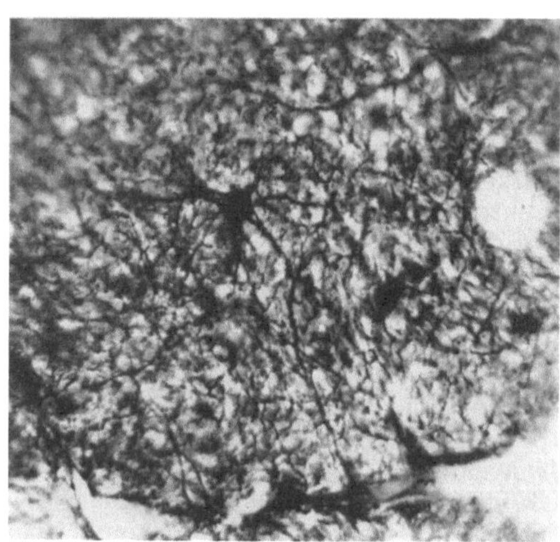

Astrocyt haftet mit einem
Fortsatze, der eine plattenartige Verbreiterung aufweist,
an der Wand einer Capillare.
Das Zusammentreten dieser
Endfüßchen an den Gefäßen
führt zu einer membranartigen
Ausbreitung ihrer Enden und
zu einem zusammenhängenden
Abschluß des ektodermalen nervösen Gewebes gegen das mesodermale Bindegewebe der Pia in
Übereinstimmung mit den Feststellungen Helds. Es kommen
auch Astrocyten mit zwei Kernen vor. Kolmer konnte darin
auch ein zwischen den Kernen
liegendes Diplosom darstellen
(Abb. 340).

Abb. 341. Gliazelle (Astrocyt) aus dem menschlichen Sehnerven, Goldsublimat nach Cajal. Ein Fortsatz geht zu einer Capillare (Kolmer).

Die Astrocyten und ihre Fortsätze haben aber nicht nur eine
rein statisch-architektonische Aufgabe: sie dienen vielmehr auch der Ernährung der Sehnervenfasern. Die Zellen fußen mit einem ihrer Fortsätze an
den Wänden der Capillaren (Abb. 341), die nicht in Sehnervenbündel selbst

eindringen, während die anderen Fortsätze in innige Verbindung mit den Nervenfasern treten.

Die Oligodendroglia steht in naher Beziehung zum Verlauf der Nervenfasern. Die HORTEGAschen Zellen sind unregelmäßig im ganzen Sehnerven verteilt. Die späteren Arbeiten von FAVALORO (1927), BULAČ (1931) und PENTA (1931) haben die Befunde MARCHESANIs bestätigt. FAVALORO (1932) findet beim *Menschen*, daß das Neurogliagewebe aus Oligodendroglia besteht. Die Fortsätze dieser Zellen bilden untereinander Anastomosen, so daß ein reiches fibrilläres Netz entsteht, welches das hauptsächliche Stützgewebe des Sehnerven darstellt. Jede Nervenfaser ist von zwei Arten von irregulärem Gliagewebe umgeben, einem interstitiellen Netz und einem perimyelinen, das von feinen, radiären Fibrillen gebildet wird, die vom interstitiellen Netz abgehen und an der Myelinscheide sich ansetzen.

E. FUCHS (1916) bezeichnet das zwischen den Sehnervenfasern und den Wänden des Aderhaut-Lederhautkanals liegende Gewebe als Skleralring und hebt dabei hervor, daß es zum Teil aus Bindegewebe bestehen kann, jedoch meistens zirkulär verlaufende Gliafasern enthält. Dieser Mantel kann verschieden weit nach vorne reichen, so daß mitunter die Aderhaut nirgends mit den Nervenfasern in Berührung kommt, und auch aus ihr keine Gewebselemente in den Sehnerven eintreten. In anderen Fällen jedoch treten zarte Bindegewebsfasern und auch Blutgefäße aus der Aderhaut in den Sehnerven. Nach außen zu von dem gliösen Mantel liegt meistens Bindegewebe. Das Gliagewebe ist eine Fortsetzung der an dieser Stelle die Lederhaut selbst durchsetzenden Gliamasse. An dieser Stelle der Lederhaut verlaufen die Bindegewebszüge zirkulär und ebenso die dazwischenliegende Glia. Erst weit im hinteren Teile der Lederhaut folgen auf die zirkulären Züge längsverlaufende, welche in geringem Abstande an der Wand des Lederhautkanals parallel zu dieser ziehen. Hier ist auch die Menge der Glia viel geringer. In ihrem weiteren Verlauf nach hinten gehen die Gliafasern in die peripheren Septen des Sehnerven über. ELSCHNIG (1900) hat die längsverlaufenden Faserbündel als Fortsetzung der Pialscheide in den Lederhautkanal aufgefaßt, was FUCHS bestreitet, nachdem sie ausschließlich in die peripheren Septen des Sehnerven und nicht in die Glia übergehen.

B. Die Siebplatte (Lamina cribrosa).

Hinter der engsten Stelle des Aderhaut-Lederhautkanales, die der Glashaut der Aderhaut entspricht, fangen zur Sehnervenachse senkrecht verlaufende Glia- und Bindegewebsbündel an den Sehnerven zu durchsetzen. Die Gesamtheit dieser Bündel bildet die Siebplatte (Lamina cribrosa). Dieses Gebilde nimmt nicht immer dieselbe Lage ein und weicht auch bezüglich seiner Gestalt in vielen Augen voneinander ab. Bezieht man die Entfernungen der vorderen und hinteren Fläche der Siebplatte auf die Innenfläche der Lederhaut, so lassen sich topographische Daten aufstellen: In manchen Fällen entspringen die vordersten Balken der Siebplatte in der Ebene der inneren Lederhautfläche oder selbst vor dieser aus der Aderhaut. Manchmal liegt die Abgangsstelle der vordersten Balken bis zu 0,5 mm hinter der inneren Lederhautfläche. Die Abgangsstelle der hinteren Balken der Siebplatte liegt durchschnittlich 0,4 mm hinter der inneren Lederhautfläche, kann aber weiter vorn, sogar bloß 0,2 mm hinter der angegebenen Fläche liegen. In solchen Fällen befindet sich die Abgangsstelle der hinteren Balken der Siebplatte erheblich (bis zu 0,2 mm) vor dem Ende des Zwischenscheidenraumes, welches sonst in gleicher Ebene mit dem hinteren Ende der Siebplatte zu liegen pflegt. Mitunter ist die Lage der Siebplatte eine ungewöhnlich tiefe, ihre vordersten Balken können bis 0,3 mm hinter der inneren Lederhautfläche, die hintersten sogar 1,2 mm hinter dieser Fläche

entspringen und liegen dann erheblich hinter dem vorderen Ende des Zwischenscheidenraumes. Will man die Lage der Siebplatte genau feststellen, so muß
man auch ihren hinteren Scheitelpunkt bestimmen, da sie mehr oder weniger
nach hinten durchgebogen verläuft. Als hinterster Scheitelpunkt ist der am
weitesten hinten liegende Punkt der hinteren Fläche der Siebplatte zu bezeichnen, der gewöhnlich der Sehnervenachse entspricht. E. Fuchs (l. c.) findet
als Durchschnitt der Entfernung dieses Punktes von der inneren Lederhautfläche 0,53 mm, bei Vorhandensein einer größeren physiologischen Sehnerven
grube 0,57 mm. Bei flachem Verlauf der Siebplatte ist der Wert geringer
und kann auf 0,28 herabgehen. In solchen Fällen ist die Siebplatte gewöhnlich dünn.

Um über den Bau der Siebplatte Klarheit zu gewinnen, muß man sowohl
Längs- wie Querschnitte durch den Sehnerven untersuchen. An Längsschnitten
sieht man Glia- und Bindegewebsbündel, die annähernd senkrecht zur Achse
des Sehnerven, nach hinten zu etwas durchgebogen, verlaufen, sich mit dem
Bindegewebe, das die Zentralgefäße umgibt, verbinden und den zur Papille
gehörenden Teil des Sehnerven, dessen Fasern keine Markscheiden besitzen, von
dem Markscheiden besitzenden Anteil des Sehnerven trennen. Auf solchen
Schnitten ist die Mächtigkeit der den Sehnerven durchsetzenden Bündel verschieden: in manchen Sehnerven ist die Masse groß, die Bündel dicht und ziemlich
nahe aneinander gelagert; in anderen Fällen ist die Zahl der Bündel geringer,
sie sind auch zarter und weisen scheinbare Unterbrechungen auf. Diese sind
folgendermaßen zu erklären: da man sich an Querschnitten davon überzeugen
kann, daß die Maschen der Siebplatte zum Teil rundlich sind, so trifft ein Querschnitt stellenweise, wenn das Bindegewebe nicht sehr dicht ist, Querschnitte
durch die Nervenbündel, so daß an dieser Stelle das Bindegewebe fehlt und
unterbrochen erscheint. Es bestehen also ganz beträchtliche Variationen in
der Lage, Dicke und Dichte der Siebplatte.

Während man an Längsschnitten den Eindruck hat, daß die Gewebszüge
der Lederhaut und auch der Aderhaut, ohne ihren Verlauf zu ändern, in den
Sehnerven einstrahlen und die Siebplatte bilden, erkennt man an Querschnitten,
daß der Sehnerv von zirkulären Fasern eingeschlossen ist, von welchen einzelne
im rechten Winkel abbiegend in den Sehnerven eindringen und hier die Siebplatte bilden helfen. Radiäre Fasern sind viel spärlicher und lassen sich erst
bei genauerer Nachforschung erkennen. Das Verhältnis der einen und anderen
Fasern ist von Fall zu Fall verschieden. An Querschnitten erkennt man auch,
daß die von der Lederhaut abgehenden Falten zuerst einen dreieckigen verbreiterten Fuß besitzen und dann beim Eindringen in den Sehnerv sich verschmälern. Die in den Sehnerv eingedrungenen Faserbündel verflechten sich
miteinander, kreuzen sich, wobei an den Kreuzungsstellen sich abgerundete
Winkel bilden, so daß die Lücken der Siebplatte rundliche Gestalt erhalten.
An Querschnitten erkennt man auch, daß die hintereinander liegenden parallelen
Faserzüge ungleich dick sind. Dies betrifft besonders die dickeren Balken,
während die dünneren, sekundären, oft ebenso breit wie hoch sind und daher
einen annähernd rundlichen Querschnitt besitzen. Die meisten Balken sind
aber im Querschnitt viel breiter als sie im Längsschnitt dick sind. Aus diesem
Grunde ist der Name Siebplatte, Lamina cribrosa gut gewählt. Allerdings
handelt es sich dabei nicht um eine einzelne Membran, sondern um die Aufein-
anderfolge einer Anzahl von Platten, wobei die Zwischenräume zwischen ihnen
ebenso groß wie die Platten dick sind. Da sich aber an Längsschnitten erkennen
läßt, daß Fasern aus einer Lage in die andere unter spitzen Winkeln übertreten,
bilden die Platten zusammen ein Ganzes, was sich sowohl auf den anatomischen
Bau als auf die physiologische Funktion bezieht.

In ihrem vordersten Teil besteht die Siebplatte aus gliösen Zügen (Abb. 342), die ziemlich zart sind, und deren Lücken größer sind als die der weiter hinten liegenden bindegewebigen Balken, denen übrigens stets gliöse Elemente in geringerer oder größerer Menge beigemischt sind. Die Menge der Glia nimmt von vorne nach hinten immer mehr ab. Da die stärkeren Balken der Sieb-platte ungefähr radiär ver-laufen, haben die Lücken zwischen ihnen einen ra-diär größeren Durchmesser und sind daher länglich. Die Lücken zwischen den Bindegewebsbalken der Siebplatte sind von einem zarten Glianetz durch-zogen, das in den rand-ständigen Nervenbündeln eine radiäre Anordnung der Fasern erkennen läßt (Abb. 343). Gegen die Mitte des Sehnerven zu wird die radiäre Anordnung der Bal-ken vollständig. In den

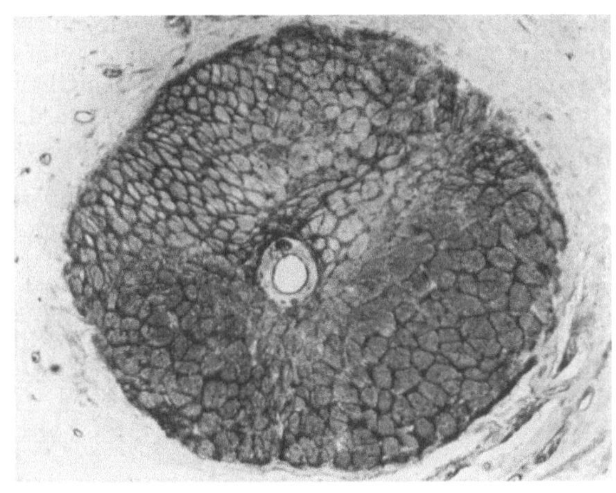

Abb. 342. Gliafasern auf dem Querschnitt des Sehnerven in der Gegend der Siebplatte. Färbung nach POLLACK (KOLMER).

hinteren Teilen der Siebplatte werden ihre Lücken weiter, und am hinteren Ende tritt diese Erweiterung beim Übergang der Siebplatte in das Septen-system des Sehnerven unvermittelt auf, wobei gleichzeitig die radiäre An-ordnung der Lücken fast vollständig verschwindet. Die sich unmittelbar an

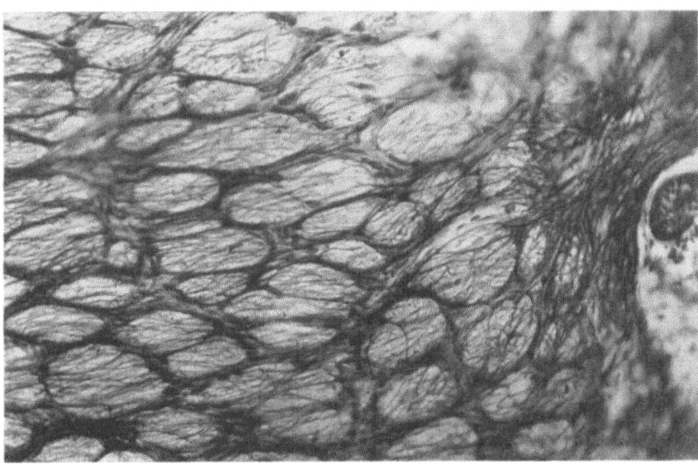

Abb. 343. Querschnitt durch den Sehnerven mit sehr dichtem Gliagerüst im Bereich des gliösen Anteils der Siebplatte des *Menschen* (KOLMER).

die Siebplatte anschließenden Septen sind dicker als die weiter hinten liegen-den, weisen auch weniger Unterbrechungen auf. Vergleicht man die Dicke der Septen bei VAN GIESON-Färbung, wobei sich nur das Bindegewebe färbt, mit ihrer Dicke bei WEIGERT-Färbung, bei der sich Bindegewebe und Glia zusammen von den Nervenfasern abheben, so erkennt man, daß bei letzterer Färbung die

Septen viel dicker erscheinen als bei der ersteren, was eben auf Rechnung der gliösen Bestandteile zu setzen ist (Abb. 344).

In der Papille besteht die Stützsubstanz der Nervenfasern ausschließlich aus Gliafasern, welche auch die Zentralgefäße umhüllen. Nach hinten zu beim Beginn des bindegewebigen Teils der Siebplatte nimmt das Gliagewebe an Masse ab, durchsetzt aber als Netzwerk die einzelnen Nervenbündel, welche durch die Lücken der Siebplatte hindurchtreten. Im hinteren Teile der Siebplatte besitzen die Zentralgefäße keinen zirkulären Gliamantel mehr, das Netzwerk der Gliafasern setzt sich vielmehr stark von dem die Gefäße umziehenden Bindegewebe ab. Auch hier wie an allen anderen Stellen tritt die Glia nicht plötzlich zurück, sondern man findet eine Schichte von Zwischengewebe, das aus Glia und Bindegewebe zugleich besteht. Das Gliagewebe weist zahlreiche Zellen auf, während das Bindegewebe verhältnismäßig zellarm ist. Wie erwähnt, sind die vorderen zarteren Balken der Siebplatte rein gliös. Die darauffolgenden Balken bestehen aus Bindegewebe, das von Glia umhüllt ist, und erst weiter hinten wird die Beteiligung der Glia an den Balken immer geringer. Nur dort, wo Gefäße verlaufen, werden sie stets von etwas kollagenem Bindegewebe begleitet, das auf diese Weise in den sonst rein gliösen Balken der Siebplatte erscheinen kann.

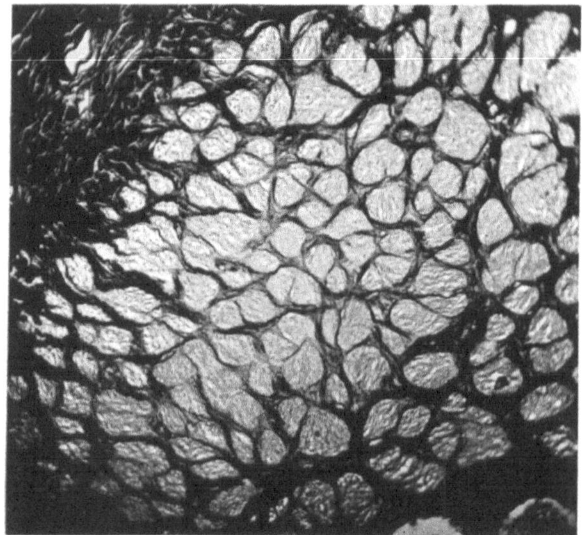

Abb. 344. Querschnitt durch den Sehnerven in der Höhe der Siebplatte. Glia- und Bindegewebsfärbung nach POLLAK (KOLMER).

Entwicklungsgeschichtlich tritt das Gliagewebe im Sehnerven viel früher auf als das Bindegewebe, das als spätere Beimischung zu betrachten ist [KLECZKOWSKI (1913), BEHR (1915)].

Am Aufbau der Siebplatte beteiligen sich auch elastische Fasern, die in gleicher Richtung verlaufen wie die Bindegewebsfasern. Ihre Menge ist individuellen Schwankungen unterworfen. Sie sind meistens im jugendlichen Alter spärlicher und zarter, im späteren Alter zahlreicher und dicker, nur ausnahmsweise kommt es vor, daß sie den überwiegenden Bestandteil der Siebplatte bilden, wie dies SATTLER (1897) und BIETTI (1899) beschrieben haben. Gelegentlich dringen auch elastische Fasern aus der Aderhaut in die Papille ein und liegen im gliösen Teil der Siebplatte. In anderen Fällen fehlen sie darin vollständig. Die Hauptmasse der elastischen Fasern stammt aus der Lederhaut, wobei sie jedoch sowohl zirkulär als vereinzelt auch in der Längsrichtung verlaufen können. Kurze elastische Fasern sind auch in den gliösen Balken der Siebplatte nachgewiesen worden. Genau so wie das Bindegewebe an der Oberfläche des Lederhautkanals kreisförmig verläuft, so tun es auch hier die elastischen Fasern. Unmittelbar an der Wand des Lederhautkanals liegen sie am dichtesten beieinander, sind hier dünn, wogegen sie etwas weiter peripher dicker erscheinen. Auch sie biegen, ebenso wie die Bindegewebsfasern, aus der zirkulären in die radiäre Richtung um, und dringen in den Sehnerven ein. Gegen die Mitte der Siebplatte nimmt die Zahl der elastischen Fasern gewöhnlich ab. In der Gegend der Zentralgefäße nehmen sie einen zirkulären Verlauf. Die elastischen Fasern verlaufen kreisförmig um die Zentralgefäße. In der Adventitia finden sich neben einigen längsverlaufenden auch kreisförmig verlaufende Fasern. Es findet ein Übergang der die Gefäße umgebenden mit den in der Gefäßwand liegenden Fasern statt.

C. Die Scheiden des Sehnerven.

Die Siebplatte bildet die Grenze zwischen dem vor und in ihr liegenden marklosen und dem hinter ihr liegenden, von Markscheiden umhüllten Teil der Sehnervenfasern. Der Beginn der Markscheiden findet nicht für alle Nervenfasern in derselben Höhe statt, wenngleich im allgemeinen eine ziemlich scharfe Grenze der Markscheiden mit der hinteren Oberfläche der Siebplatte zusammenfällt. In den nicht seltenen Fällen, wo als angeborene Anomalie Nervenfasern in der Sehnervenscheibe und in der Netzhaut Markscheiden aufweisen, bildet die Siebplatte keine Grenze zwischen markhaltigem und marklosem Teil der Nervenfasern. Im Bereich der Siebplatte selbst besitzen die Nervenfasern keine Markscheiden, die sich also nicht kontinuierlich durch die Siebplatte nach vorne fortsetzen, wie dies BORELLO zuletzt (1926) gezeigt hat. Hinter der Siebplatte wird der Sehnerv breiter, und zwar noch innerhalb der Lederhaut. Er erreicht ungefähr entsprechend der hinteren Fläche der Lederhaut seinen größten Durchmesser, den er weiterhin unverändert beibehält. Wie schon früher erwähnt, entspricht die durch den hinteren Scheitel der Siebplatte durchgehende Frontalebene ungefähr dem vorderen Ende des Zwischenscheidenraumes der verschieden weit in die Lederhaut eindringt. Mit dem Beginn des Zwischen-

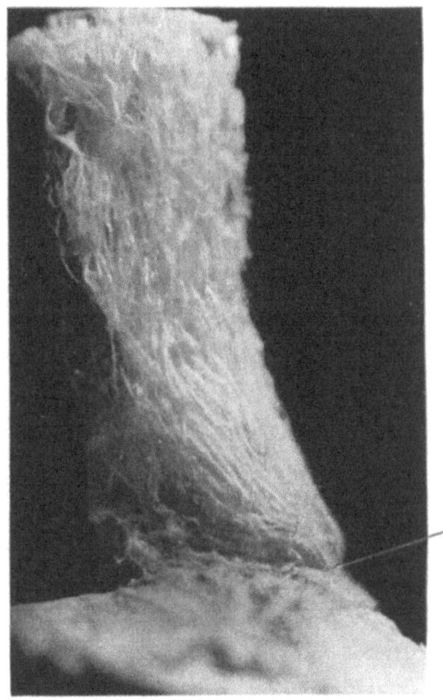

Abb. 345. Eintritt des Sehnerven in den Augapfel mit äußerer Längsfaserschichte der Duralscheide und Einstrahlung der Faserbündel in die Lederhaut (an der ventralen Circumferenz [v] des Sehnervenscheidenansatzes). Vergr. 4,5mal. (Nach E. FISCHER.)

scheidenraumes fängt auch eine andere Umhüllung des Sehnerven an, der jetzt von drei Scheiden, der harten (Duralscheide), der spinnwebigen (Arachnoidealscheide) und der weichen (Pialscheide) umschlossen wird, welch letztere sich der Oberfläche des eigentlichen Sehnerven eng anschmiegt. Da der Zwischenscheidenraum bis zum Übergang des vorderen in das mittlere Drittel der Lederhaut reichen kann, so nimmt anfangs die Lederhaut an seiner Begrenzung teil. Ihre Fasern gehen zum Teil in die harte Sehnervenscheide über, und zwar biegen mitunter die Fasern der Lederhaut um und verlaufen in der Längsrichtung der harten Nervenscheide. Aber nicht alle Fasern der Lederhaut nehmen diesen Verlauf, ein großer Teil verläuft kreisförmig und zieht in flachen Bogen in den Sehnerven. Eine Verflechtung beider Faserarten ist deutlich vorhanden. Es ist dann die Verbindung zwischen Lederhaut und harter Sehnervenscheide breit und tief (Abb. 345). Mitunter bilden die kreisförmig verlaufenden Fasern eine mehr zusammenhängende Masse, an der sich die längsverlaufenden Fasern schärfer abheben. Es kann dabei vorkommen, daß nur die Fasern des mittleren Drittels der Lederhaut in die Längsrichtung des Sehnerven umbiegen, während die der hinteren Lederhautschichten kreisförmig verlaufen. Infolge des ungleichen Verhaltens der Lederhaut kann der vordere Teil des Zwischenscheidenraumes sehr verschieden groß sein. Er ist in seinem vorderen Ende immer weiter als im Augenhöhlenteil des Sehnerven, weil ja der Sehnerv in seinem vorderen Anteil noch nicht seine voll Dicke besitzt. Die vordere Wand des Zwischenscheidenraumes bilden stets die vorderen Lederhautschichten, die nur mit der weichen Scheide und der Siebplatte in Verbindung treten. Die Gestalt des vorderen Endes des Zwischenscheidenraumes ist außerordentlich verschieden, oft an beiden Seiten des Längsschnittes durch den Sehnerven ungleich, besonders dann, wenn der Sehnerv die Augenhäute nicht senkrecht durchsetzt. Wenn der Sehnervenkanal schräg schläfenwärts verläuft, so ist eine Erweiterung des Zwischenscheidenraumes meistens auf der Nasenseite des Sehnerven deutlich vorhanden. Das von der Lederhaut in die harte Sehnervenscheide übergehende Bindegewebe bildet mitunter keine einheitliche Masse, sondern es finden sich mehrere Blätter, die erst bei ihrer Vereinigung weiter hinten zu einer Einheit verschmelzen, so daß zwischen ihnen offene Spalten bestehen. Eine deutliche Spaltung der harten Sehnervenscheide entsteht dort, wo eine hintere Ciliararterie in ihr verläuft. Die harte Sehnervenscheide besteht, ähnlich wie die Lederhaut, aus etwas geschlängelten Bündeln leimgebender Bindegewebsfibrillen mit reichlicher Beimengung elastischer Fasern. Diese letzteren verzweigen sich öfters und zeigen an den Verzweigungsstellen membranöse Verbreiterungen. Sie sind meist dicker als die elastischen Fasern in der Lederhaut. Die Anordnung der Bindegewebsbündel ist in der Nähe des Zwischenscheidenraumes eine vorwiegend kreisförmige, an der Außenfläche eine längsverlaufende. Im Bindegewebe finden sich Bindegewebszellen, die meist an der Oberfläche der Bindegewebsbündel liegen. Sie unterscheiden sich in keiner Weise von den Bindegewebszellen der Lederhaut. Die Dicke der harten Sehnervenscheide beträgt beim Übergang in die Lederhaut ungefähr 0,7 mm. Sie wird dann dünner (0,35—0,5 mm) und verschmilzt im Sehnervenkanal mit der Beinhaut. Nur unterhalb des Sehnerven, dort, wo die Arteria ophthalmica im Sehnervenkanal liegt, bildet sie zwei Blätter, von denen eines zwischen der Ophthalmica und dem Sehnerven gelegen ist, das andere mit der Beinhaut zusammenhängt. Unmittelbar vor dem Sehnervenkanal ist sie innig mit dem sehnigen Ursprungsring der Augenmuskeln verbunden. Auf der Innenfläche ist die harte Sehnervenscheide von einem Endothel überzogen. Sie enthält nur spärliche Blutgefäße, die an ihrer Oberfläche ein Netz mit vorwiegend längsgezogenen Maschen bilden, von dem kleinere Äste in die Tiefe dringen und spärliche Capillaren bilden (Abb. 346).

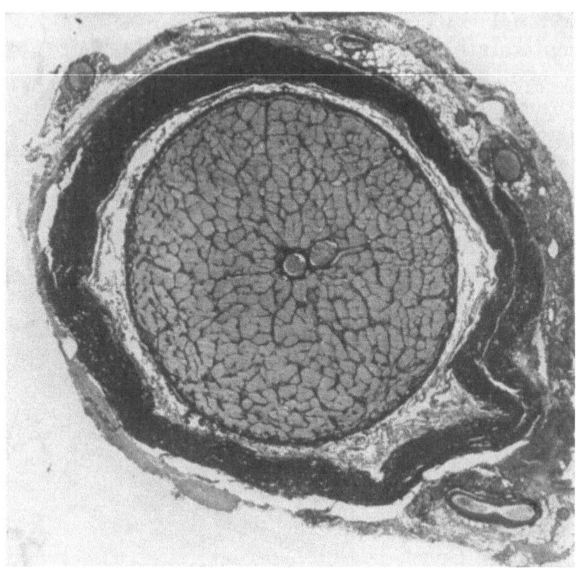

Abb. 346. Querschnitt des Sehnerven und seiner Scheiden, 1jähriges Mädchen (KOLMER).

Die Arachnoidealscheide ist ungefähr 0,01 mm dick, besteht aus zwei Lagen sehr dünner Endothelzellen mit flachen, großen Kernen, von denen gelegentlich zwei oder sogar drei in einer Zelle liegen. Zwischen diesen zwei Zellagen liegt ein Gitterwerk feiner Fasern, die aus der harten Sehnervenscheide stammen, kurze, auf dem Durchschnitt rundliche Bündel bilden und sich in der Arachnoidea pinsel- oder strahlenförmig ausbreiten. Die äußere Endothelschichte weist in ganz normalen Augen Wucherungen auf, so daß das Endothel mehrschichtig wird. Es bilden sich nicht selten aus konzentrischen Endothelschichten bestehende kugelige Gebilde, sog. Perlkugeln, die entarten können und so geschichtete Konkretionen, sog. Corpora arenacea bilden. Die innere Endothelschichte weist diese Neigung zur Vermehrung nicht auf. Nach innen von diesen Ausbreitungen entsteht durch geschlängelte Bündelchen von Fasern, die mitunter zueinander parallel verlaufen, sich aber auch überkreuzen und durchflechten, eine zweite Bindegewebslage; aus ihr entstehen durch Zusammenlegen von Fibrillen zu stärkeren Bündeln Bälkchen, die einen Endothelüberzug besitzen, aus der Arachnoidealscheide austreten und in die weiche Sehnervenscheide eindringen. Es entsteht somit ein Zusammenhang der Arachnoidea sowohl mit der harten wie mit der weichen Sehnervenscheide. Im Subarachnoidealraum vereinigen sich die Bälkchen zu einem Gerüst, das sich gegen die weiche Sehnervenscheide verdickt, wobei auch Zellen und elastische Fasern auftreten. Die Bälkchen gehen in das Gewebe der weichen Sehnervenscheide über, wobei die Binde-

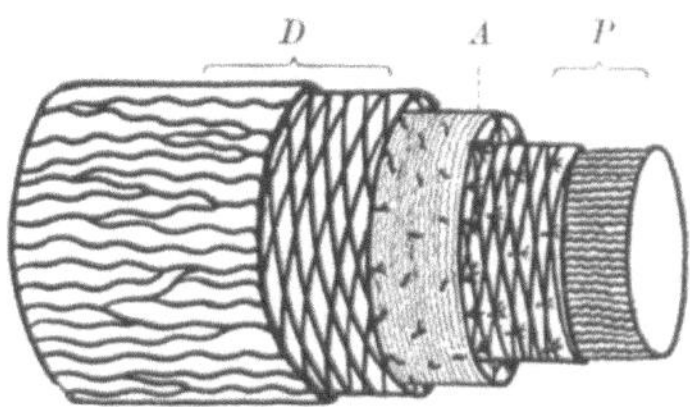

Abb. 347. Konstruktive Anordnung der kollagenen Fasern in den Sehnervenscheiden. Schematische Zeichnung. Dura (*D*), Arachnoidea (*A*), Pia (*P*). (Nach E. FISCHER.)

gewebsfasern einen kreisförmigen Verlauf nehmen und das Endothel der Bälkchen in das der weichen Sehnervenscheide übergeht.

Diese letztere besitzt eine äußere, kreisförmig verlaufende Faserschichte, während die innere in der Längsrichtung zieht. Zwischen beiden sieht man gelegentlich sich schräg überkreuzende Bündel. Ist die weiche Sehnervenscheide besonders dick, so treten die Längsfasern besonders hervor. Die äußere Fläche dieser Scheide ist von einer Schichte Endothelzellen bedeckt. Außer den früher beschriebenen Bindegewebsbälkchen, die von der Arachnoidea zur weichen Sehnervenscheide verlaufen, gibt es auch Verbindungen zwischen der harten und der weichen Scheide. Es sind dies ziemlich dicke, zylindrische Stränge aus dicken Bündeln längsverlaufender, leimgebender Bindegewebsfibrillen, die mit starken, elastischen Fasern untermengt sind und einen Endothelüberzug aufweisen. Diese Verbindungsbalken verlaufen in sehr schiefer Richtung durch den Zwischenscheidenraum, so daß man auf den Schnitten nur Schief- oder Querschnitte zu sehen bekommt. Durch diese Verbindungsbalken werden der weichen Sehnervenscheide Blutgefäße zugeführt.

Die Arachnoidealscheide endet vorne durch den Übergang ihres Gewebes in die Lederhaut. Infolgedessen und des Umstandes, daß die Arachnoidea nirgends durchbrochen ist, ist der Raum nach außen von ihr, der Subduralraum, von dem innerhalb von ihr gelegenen, dem Subarachnoidealraum, vollständig getrennt. Diese beiden Räume stehen mit den entsprechenden Räumen des Gehirnes in Zusammenhang. EISLER (1930) ist der Ansicht, daß die Verbindung nicht offen ist, sondern nur durch Druck zustande kommen kann, so daß es nicht sicher sei, ob die Flüssigkeit in den Zwischenscheidenräumen des Sehnerven als Cerebrospinalflüssigkeit anzusehen ist. E. FISCHER (1933) vergleicht zutreffend den Sehnerven mitsamt seinen Hüllen mit einem Kabel (Abb. 347). Die Nervenfasern sind von den Scheiden und mit Flüssigkeit gefüllten

Zwischenscheidenräumen umgeben. Die Sehnervenscheide und ihre Verbindung mit der Lederhaut weisen einen Bau auf, der ihre Beanspruchung im Sinne von Zug-, Druck und Dehnung geeignet macht. Der gebogene Verlauf des Sehnerven spielt hier eine Rolle, weiters aber der Bau der harten und weichen Sehnervenscheide, die beide aus je zwei Schichten mit gekreuztem Faserverlauf bestehen. In der harten Sehnervenscheide liegt die Schichte der längsverlaufenden Fasern außen, die der kreisförmig verlaufenden innen, während in der weichen Sehnervenscheide die Anordnung der Fasern gerade entgegengesetzt ist. Zwischen beiden liegt die Arachnoidea, die mit der harten Scheide durch einzelne, schräg gespannte, derbere, mit der weichen Scheide durch einzelne, reich verzweigte, dünnere Bälkchen verbunden ist. Nach FISCHER (l. c.), ist die harte Sehnervenscheide als ein Rohr anzusehen, das den äußeren Abschluß und gleichzeitigen Schutz des Sehnerven darstellt, der am Balkenwerk des Zwischenscheidenraumes aufgehängt ist. Die innere Schichte der harten Scheide widersteht vor allem der Druckbeanspruchung, die äußere der Zugbeanspruchung. Die innere, aus längsverlaufenden Fasern bestehende Schichte der weichen Scheide wirkt dem Längszug am Nerven entgegen. Sie schiebt sich polsterartig zwischen die Nervenfaserbündel einerseits und die Ringfaserschichte der weichen Scheide andererseits ein. Die ringförmig verlaufende äußere Schichte der weichen Sehnervenscheide widersteht, gleich der inneren Schichte der harten Scheide, der Druckbeanspruchung. Physiologischen Druckschwankungen zwischen der Schädelhöhle und der Augenhöhle, die durch das Rohr der weichen Scheide miteinander in Verbindung stehen, kann diese infolge der

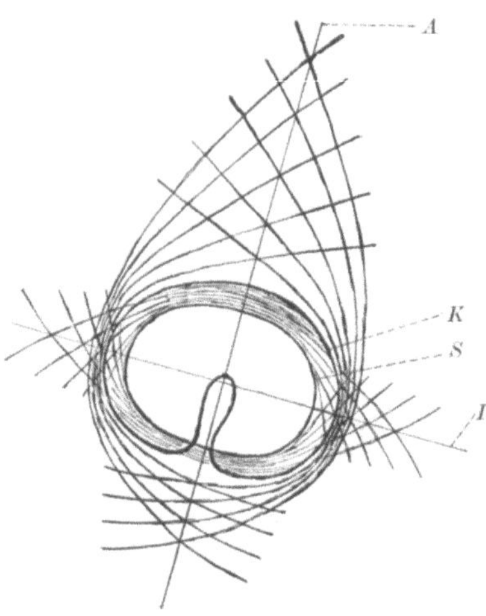

Abb. 348. Darstellung der äußeren (*A*) und inneren Lederhautfaserzwinge (*I*) mit der Sehnervenscheide (*S*) und einem Querschnitt des Sehnervenkopfes (*K*). Rechtes Auge in der Ansicht von vorn, bzw. linkes Auge in der Ansicht von hinten. (Nach E. FISCHER.)

Dehnung ihrer Wand nachgeben. Die auf den Gesamtnerven übertragenen Bewegungen des Augapfels werden am eigentlichen, von dünnen Sehnervenscheiden umhüllten Nerven durch den Aufhängemechanismus erheblich abgeschwächt, so daß der Sehnerv geringere Bewegungen ausführt als die Scheiden. Die Arachnoidealscheide liefert die Flüssigkeit des Zwischenscheidenraumes und schwächt als flottierende Verschiebeschichte die Bewegungen der äußeren Sehnervenscheide gegenüber dem Nerven selbst ab.

Die äußeren Längsfasern der harten Sehnervenscheide dringen hauptsächlich am hinteren Pol des Sehnerveneintrittes in die Lederhaut und verästeln sich unter Kreuzung in ihren äußeren zwei Dritteln. Die zu unterst gelegene Stelle des Sehnerveneintrittes steht daher in besonderer Beziehung zu den stark gewellten Längsfasern der harten Sehnervenscheide, die hauptsächlich auf Zugbeanspruchung gebaut erscheint. Die kreisförmig verlaufenden Fasern der harten Scheide umgreifen den vordersten Abschnitt des Sehnerven gurtartig und halten dadurch den Nerven in seiner Schräglage zum Augapfel fest. Dicht hinter dem Augapfel ist die Ringfaserschichte der weichen Sehnervenscheide stark ausgebildet und schützt daher die Nervenfasern in ihrem Übertritt aus dem Augapfel in den Sehnerven. Die längsverlaufenden Fasern der weichen Sehnervenscheide bilden nach rechtwinkeliger Umbiegung einen Teil der Siebplatte. Der zutiefst liegende Teil der Verbindung zwischen Sehnerven und Augapfel wird bei Augenbewegungen am meisten auf Druck und Biegung beansprucht, weil der Sehnerv nach unten und außen abbiegt. An dieser Stelle weist der Zwischenscheidenraum besonders reichlich verzweigte und feine Balken auf, die eine Art Polster bilden. Zwei spindelförmige Zwingen von Lederhautfasern, deren Hauptachsen senkrecht zueinander verlaufen, umgeben den Sehnerveneintritt, wodurch eine ringförmige Begrenzung und infolgedessen eine sichere Umschließung des Sehnervenkanals durch dichte Faserbündel erfolgt (Abb. 348). Die Siebplatte befindet sich gerade zwischen den erwähnten Faserzwingen der Lederhaut. SANNA (1930) hebt hervor, daß die Größe und Dicke der Verbindung zwischen harter Sehnervenscheide und Lederhaut im unteren Umfang zu finden ist, wobei die innersten Fasern der Scheide in die inneren Schichten der Lederhaut übergehen, während die äußeren Fasern der Scheide sich fächerförmig in den äußeren Schichten der Lederhaut verzweigen. In manchen Fällen enden die Fasern der mittleren Schichte ganz plötzlich, so daß sie eine Art Wall bilden.

Nach STÖHR jun. (1922) ist die harte Sehnervenscheide reich an Nerven. In ihrem derben Bindegewebe verlaufen bis zu 0,064 mm dicke Bündel, die sich dichotomisch unter spitzen Winkeln teilen und sich mit benachbarten

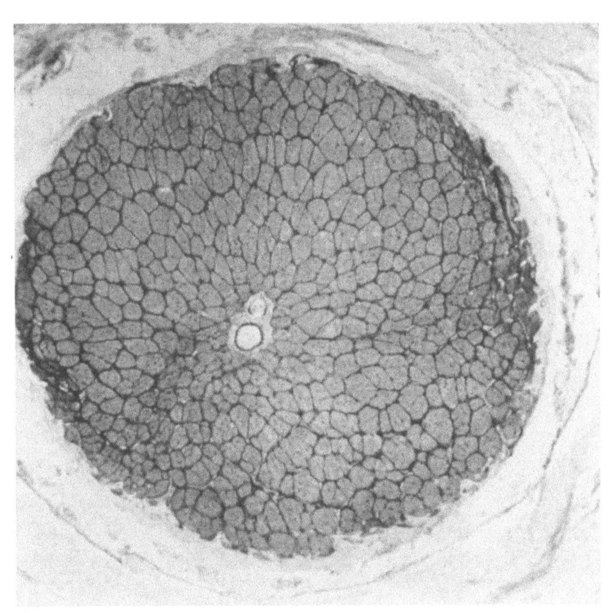

Abb. 349. Querschnitt durch den Sehnerven etwa 1 mm hinter der Siebplatte. Glia-Bindegewebsfärbung nach POLLACK (KOLMER).

Bündeln stellenweise zu einem förmlichen Maschenwerk verbinden. In der weichen Sehnervenscheide werden die Gefäße von feinen, längsverlaufenden Fasern, die sich spitzwinkelig aufspalten und wieder verbinden, ziemlich spärlich versorgt. Sie weisen, abweichend vom Verhalten in der weichen Hirnhaut, keine freien Endigungen auf. Die meisten Nerven verlaufen von den Gefäßen unabhängig und sind an Zahl und Stärke viel geringer als in der harten und weichen Hirnhaut. In der weichen Sehnervenscheide messen die Nervenbündel bis zu 0,04 mm in der Breite, verlaufen mehr oder weniger geschlängelt, stehen meist durch feine Äste miteinander in Verbindung und bilden ein unregelmäßig verteiltes, geschlossenes Netz. Es fehlen sowohl Ganglienzellen als freie Nervenendigungen. Die Gefäßnerven stammen wahrscheinlich aus dem Plexus caroticus durch Vermittlung der Arteria ophthalmica, die Nerven der eigentlichen weichen Sehnervenscheide nach BOCHDALEK (1849) vom Oculomotorius, der schon in der Schädelhöhle Zweige zur weichen Hirnhaut abgibt.

D. Die Septen des Sehnerven.

Der innerhalb der Sehnervenscheiden eingeschlossene, markhaltige Teil des Sehnerven ist auf dem Durchschnitt annähernd rund und besitzt einen Durchmesser von 3—3,5 mm; mit Hinzurechnung der Sehnervenscheiden beträgt der Durchmesser 4—4,5 mm. Von der weichen Sehnervenscheide dringt gefäßführendes Bindegewebe in Gestalt von sich zentralwärts verschmälernden und miteinander verbindenden Balken in den Sehnervenstamm ein und unterteilt ihn in eine größere Zahl von Bündel (Abb. 349). Diese Septen sind nicht alle gleich dick, teilen sich auch und verbinden sich miteinander. Die stärkeren Septen werden als primäre, die schwächeren, oft unvollständigen, unterbrochenen, als sekundäre Septen bezeichnet. Die auf einem Schnitte als unterbrochen erscheinenden Septen sind dies nur scheinbar, weil schief zur Schnittrichtung verlaufende Balken nur teilweise in die Schnittebene fallen, so daß der weitere Verlauf sich nicht verfolgen läßt. Auf dem Querschnitt sieht man,

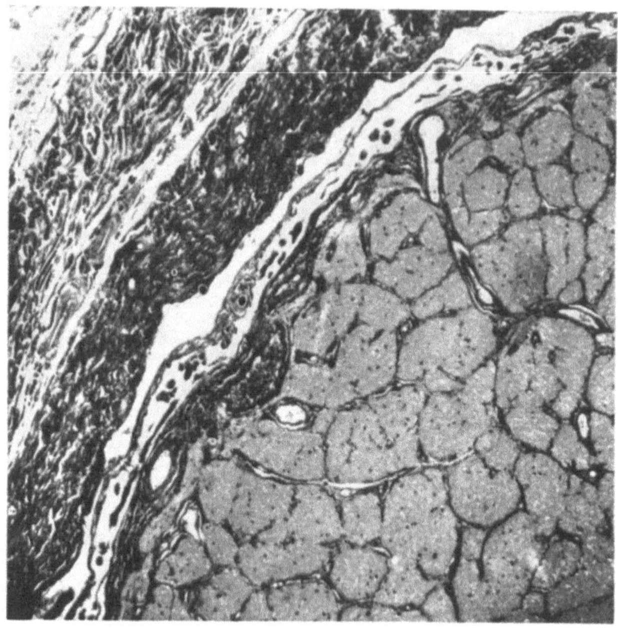

Abb. 350. Querschnitte der Randteile des Sehnerven. Dural-, Arachnoideal- und Pialscheide; aus letzterer dringt eine kleine Arterie in die bindegewebigen Septen des Sehnerven ein (KOLMER).

daß solche unvollständige Septen von Gliagewebe fortgesetzt werden. Ein feineres Netz von Gliafasern durchsetzt auch die einzelnen Sehnervenbündel, hält diese zusammen und ernährt sie, während die Bindegewebsbalken mehr trennend in Erscheinung treten. Allerdings ist die Trennung der einzelnen Bündel voneinander keine vollständige, da einzelne Nervenfaserbündel hie und da Fasern austauschen. Nach SCHWALBE (1874) sind es etwa 800 Bündelchen, die durch unvollständige, von der Pia ausgehende Bindegewebssepten voneinander gesondert werden. Innerhalb der einzelnen Bündel fehlt kollagenes Bindegewebe vollständig, während überall Gliazellen mit ihren Ausläufern vorhanden sind. Die bindegewebigen Septen führen dem Nervengewebe Blutgefäße zu (Abb. 350) und bilden ein geschlossenes System, das einerseits mit der weichen Sehnervenscheide, andererseits mit dem zentralen Bindegewebsstrang in Zusammenhang steht, soweit ein solcher vorhanden ist. Dieser Bindegewebsstrang umhüllt die Zentralarterie und -vene, die axial im vorderen Teil des Sehnerven verlaufen, und steht vorne mit der Siebplatte in Zusammenhang. Die Septen schließen die Nervenfasern nicht von allen Seiten ein, sondern fassen immer nur Gruppen von Bündelchen zusammen; selbst zwischen solchen Grüppchen bilden sie keine kontinuierlichen Scheidewände, sondern nur strecken-

weise solche, sonst aber ein aus schiefen und queren Balken zusammengesetztes
Gerüst. Die durch die Septen bewirkte Gruppierung der Bündel wechselt mit
jedem Querschnitt, und die aus Gliagewebe bestehenden Scheidewände bauen sich
über den Septen auf, gewissermaßen ihre Fortsetzung bildend und ihre Zwischenräume überbrückend [SALZMANN (1912)]. In der Flächenansicht erscheinen
die Septen bald als ausgiebige Platten, bald als schlanke Bündel von Bindegewebe, die Blutgefäße verschiedenen Kalibers führen. Sie überbrücken etliche
Nervenfaserbündel, biegen aber dann aus der Schnittfläche ab, so daß sie sich
nicht weiter verfolgen lassen. Der Längsschnitt der Septen erscheint als ein
schmaler Bindegewebsstreifen oder als eine durch größere Lücken unterbrochene

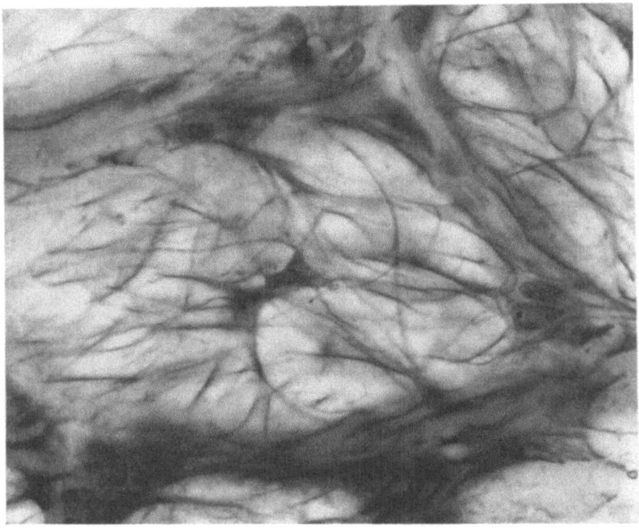

Abb. 351. Gliazellen und Gliafasern aus dem Querschnitt des Sehnerven des *Menschen* in einem Bündel zwischen
bindegewebigen Septen (KOLMER).

Reihe von Querschnitten rundlicher Bindegewebsbündel. Die Zwischenräume
sind durch Reihen von Gliazellen ausgefüllt. Nach einer gewissen Strecke
hören die Bindegewebsdurchschnitte überhaupt auf, und an ihrer Stelle findet
sich als Fortsetzung eine Reihe von Gliazellen. An anderer Stelle treten wieder
Bindegewebsschnitte auf, und dieser Wechsel kann sich mehrfach in einer
Schnittebene wiederholen. Die Gliazellen erscheinen daher in regelmäßigen
längsverlaufenden Streifen angeordnet, und wenn man einen solchen Streifen
verfolgt, so kommt man früher oder später auf ein Bindegewebsseptum.

Auf Querschnitten ist das Septensystem mehr zusammenhängend und
umgrenzt unregelmäßig viereckige Felder mit abgerundeten Ecken. Die Um-
grenzung ist aber auch auf dem Querschnitt keine allseitige, da viele Septen,
auch wenn sie eine Strecke weit in die Nervenfasermasse eingedrungen sind,
aufhören. Da die Bindegewebssepten eine gliöse Fortsetzung besitzen, die
keine Nervenfasern enthält, so erhält man bei Färbungen, z. B. nach WEIGERT,
die Bindegewebe und Glia gleichmäßig färbt und von den Nervenfasern abhebt,
eine viel schärfere und vollständigere Abgrenzung der Nervenfaserbündel voneinander. Es finden sich aber Gliazellen in der Nervenfasermasse selbst. Ihre
Verteilung scheint auf dem Querschnitte eine regellose zu sein, ist dies in Wirklichkeit aber nicht, da man auf Längsschnitten längsverlaufende Reihen dieser
Zellen erkennt, die mit Bindegewebsbalken in Zusammenhang stehen. Es ergibt

sich also, daß die Gliazellen auch im markhaltigen Sehnervenabschnitt an der Oberfläche der einzelnen Nervenfaserbündel liegen, namentlich dort, wo bindegewebige Septen nicht vorhanden sind. Es entstehen also rein gliöse Scheidewände als Fortsetzung der Septen. Ein vollständiger Abschluß durch das Gliagerüst kommt auch nicht zustande, da ein Faseraustausch zwischen den einzelnen Faserbündeln stellenweise vorkommt. Die im Inneren der Nervenfasermasse liegenden Gliazellen sind nichts anderes als Enden des gliösen Gerüstes an Verbindungsstellen der Nervenfaserbündel (Abb. 351).

Die bindegewebigen Septen bestehen aus leimgebenden Bindegewebsfibrillen, die zarte Bündel bilden, welche je nach dem Verlauf der Balken quer oder schief ziehen. In den größeren Septen bildet sich auch ein Verlauf in einer der Längsrichtung des Sehnerven entsprechenden Richtung. Dem leimgebenden Bindegewebe sind elastische Fasern reichlich beigemischt. Schmale, stark färbbare Bindegewebskerne sind spärlich. Entsprechend der Dicke der Septen bilden sich darin größere und kleinere Blutgefäße, die meist aus den Sehnervenscheiden stammen. Das Gliagewebe im markhaltigen Teil des Sehnerven besitzt dieselben Eigenschaften wie im marklosen. Die Kerne liegen zwischen den Sehnervenbündeln meist in Fortsetzung der Septen, so daß sich hier Zellen

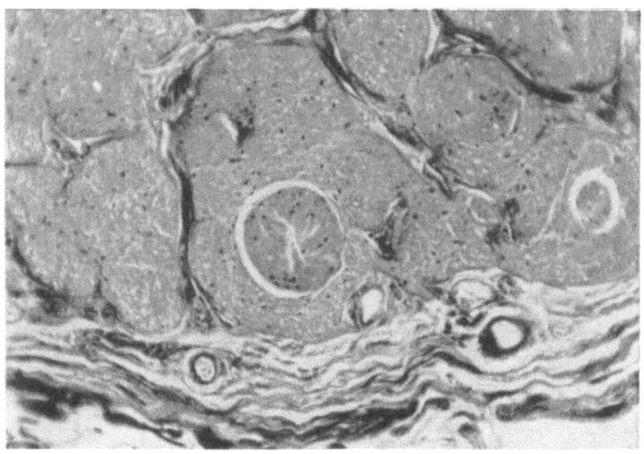

Abb. 352. Rand eines Querschnittes des Sehnerven eines Erwachsenen mit weicher Sehnervenscheide. In zwei Bündeln findet sich ein Konservierungsprodukt, die sog. FUCHSsche Atrophie (KOLMER).

und ein Geflecht von Gliafasern finden. Letztere durchsetzen überall das Innere der Sehnervenfasern, verlaufen darin längs, schief und quer. Das Gliagerüst ist in der Peripherie der Nervenfaserbündel am dichtesten, wird nach innen zu lockerer, doch finden sich überall Gliafasern zwischen den Nervenfasern. Bindegewebsfasern und Gliafasern vermischen sich nicht. Im vorderen Teil des Sehnerven bis 14—18 mm hinter den Bulbus reichend, verlaufen die weichen Sehnervenscheiden parallel; in einer Entfernung von 0,4—0,8 mm von ihr entfernt eine Reihe dünner, aus Bindegewebe bestehende Scheidewände, die häufige Unterbrechung aufweist und mit den Septen ebenso wie mit der weichen Sehnervenscheide verbunden ist. Es sind die von E. FUCHS (1885 und 1916) als periphere Septen beschriebenen Bildungen, die vorn mit der Siebplatte in Verbindung treten, indem sie mit den längsverlaufenden Faserbündeln des Lederhautkanales zusammenhängen. Sie lassen sich sowohl an Quer- wie an Längsschnitten nachweisen. Es sind Längsscheidewände, die von hinten nach vorne verlaufen und sich nacheinander der weichen Sehnervenscheide nähern und mit ihr verschmelzen. Zwischen den peripheren Septen und der Sehnervenscheide liegt nach GREEFF (1899) nur Gliagewebe, und zwar Fasern und Zellen, weshalb er diesen Teil [periphere Atrophie nach E. FUCHS (1885)] des Sehnerven als peripheren Gliamantel bezeichnet (Abb. 352, 353). Dieser ist schon beim Neugeborenen andeutungsweise vorhanden wie in den Zentralorganen. Er wird später nach Ausbildung der Markscheiden deutlicher [KIRIBUCH (1899), GREEFF (l. c.)]. FAZZARI (1928) fand bei seinen Untersuchungen, daß im Alter die Menge des Bindegewebes im Sehnerven nicht zunimmt, nur die einzelnen Fasern dicker werden, was auch für die elastischen Fasern zutrifft.

E. Die Zentralgefäße des Sehnerven.

Der vordere Abschnitt des markhaltigen Sehnervenstammes enthält die Zentralgefäße. Die Arterie und die Vene dringen von unten und nasal nach DEYL (1896) oder gerade von unten nach HENCKEL (1898) und STRAHL (1927) in den Sehnerven ein, verlaufen zuerst fast senkrecht zu seiner Achse, biegen dann nach vorne um und verlaufen in der Achse durch die Siebplatte bis zu ihrer Teilung in der Papille. Beim Eintritt in den Sehnerven liegt die Vene meist weiter vorn und legt sich dann schläfenwärts an die Arterie an, behält diese Lage auch fernerhin bei. Die Eintrittsstelle der Gefäße in den Sehnervenstamm

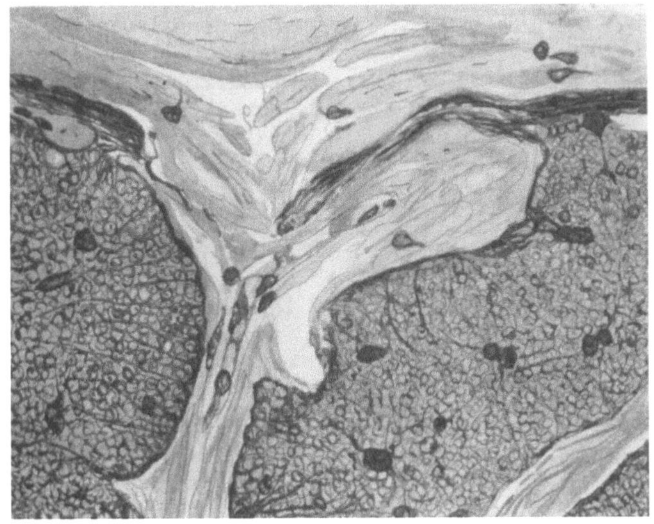

Abb. 353. Sehnerv eines Erwachsenen. Bindegewebs- und Gliafärbung. Randständige Glia. (KOLMER.)

wird verschieden angegeben. Sie liegt nach DEYL (1896) 6—15 mm, nach SCHWALBE (1874) 10—20 mm, nach MERKEL (1885) 10—12 mm hinter dem Augapfel. Y. YOSHIDA (1930) hat 47 Sehnerven von Japanern untersucht und gefunden, daß die Zentralarterie zwischen 4,5 und 15 mm Entfernung in den Sehnerven eintritt; in 70% der Fälle liegt die Eintrittsstelle 6—8 mm hinter dem Augapfel. Meist liegt sie im inneren unteren Quadranten (16mal), selten unten (4mal). In 10 von 19 Fällen zieht die Arterie in stumpfem Winkel nach oben und vorn, seltener (in 7 Fällen) rechtwinkelig oder (in 2 Fällen) in nach vorn konkavem Bogen, um die Mitte des Sehnervenstammes zu erreichen. Beim Eindringen der Zentralgefäße in den Sehnerven erleidet der runde Querschnitt des Sehnerven eine teilweise Abflachung von unten her; es kann sich sogar eine deutliche Eindellung zeigen, die einfach ist, wenn beide Gefäße gleich nebeneinander in den Sehnerven eindringen, doppelt, wenn die Eintrittsstellen der Gefäße etwas voneinander entfernt sind. Die Gefäße verlaufen zuerst unter einem Winkel von 70—80°, wobei der Winkel, den die Arterie mit der Achse des Sehnerven bildet, etwas größer ist als den die Vene bildet. Bei ihrem Eintritt in den Sehnerven werden die ganze weiche Sehnervenscheide und der periphere Gliamantel miteingestülpt, und sie ist es, die den sog. zentralen Bindegewebsstrang des Sehnerven bildet. Die Bedeutung dieser Einstülpung liegt vorzugsweise darin, daß sie dem hinteren Ende der Augenbecherspalte entspricht und die

einzige im vollentwickelten Auge sichtbare Spur dieser für die Lehre von den
Mißbildungen so wichtigen Phase der Embryonalentwicklung darstellt. Der
zentrale Bindegewebsstrang besteht der Hauptsache nach aus einer röhrenförmigen Fortsetzung der Pialscheide als Hülle und den beiden Zentralgefäßen
als Inhalt. Die Hülle besteht aus längsgefasertem Bindegewebe und stimmt
histologisch ganz mit dem Septensystem überein, in das sie sich unmittelbar
fortsetzt [SALZMANN (1912)]. Die perifaszikulären Gliascheiden stehen in Zusammenhang mit den intrafaszikulären Gliascheiden, die die Opticusbündel in
Bündelchen unterteilen. An Längsschnitten konstatiert man, daß die Zellen der
intrafaszikulären Glia in rechtlinigen Säulen angeordnet sind. Sie gehören zur
Kategorie der Astrocyten mit langen Fortsätzen oder der sog. faserigen Glia
der Autoren, und man kann in diesen Zellen neben dem Kern mitochondrienartige Körnchen, die Gliosomen, nachweisen, ebenso die langen Gliafasern, die

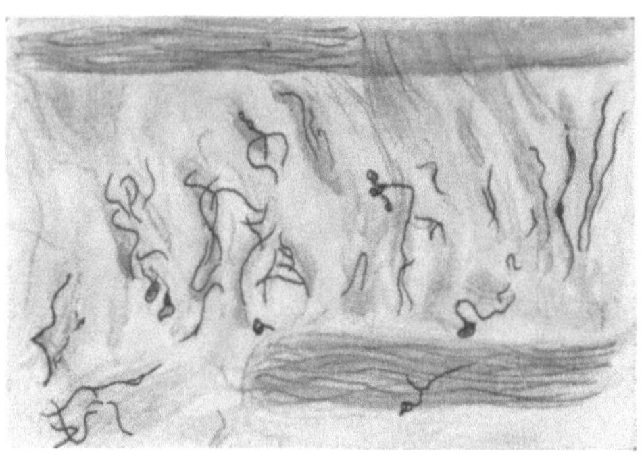

Abb. 354. Nerven und ihre Endigungen im zentralen
Bindegewebsstrang des Sehnerven. Färbung nach
BIELSCHOWSKY (KOLMER).

von RANVIER und WEIGERT beschrieben worden sind. Die einzelnen Astrocyten anastomosieren miteinander, bald mit ihrem Zellkörper,
bald mit ihren Fortsätzen und bilden auf diese Weise einen interstitiellen, cytoplasmatischen Zellverband mit zarten Bälkchen, in
welchen die Gliafasern auf weite
Strecken verlaufen. Die Gliafasern
kreuzen sich überall ohne je miteinander zu anastomosieren. Sie bilden also einen Plexus, der in einem
cytoplasmatischen Netzwerk eingeschlossen ist. Auf diese Weise
sind die markhaltigen Nervenfasern

durch ein unregelmäßiges Gitterwerk gliöser Bälkchen voneinander getrennt,
das aus Cytoplasmasträngen gebildet wird, welche einzelne oder in Bündel
gruppierte Gliafasern enthalten. Die Gliazellen des Sehnerven scheinen eine
gewisse physiologische Aktivität zu besitzen, was man aus den Kernformen,
die gelegentlich amitotische Teilungen eingehen, erschließen kann.
    Die den Zentralgefäßen parallel verlaufenden Arterienäste sind somit als
Gefäße der weichen Sehnervenscheiden aufzufassen. Nach W. KRAUSE (1875)
und KUHNT (1879) dringen gleichzeitig mit den Gefäßen und der weichen Sehnervenscheide zarte Nervenbündel in den Sehnerven ein, welche das zentrale
Bindegewebsbündel versorgen. Es sind dies 2 oder 3 gesonderte Nervenstämmchen von 0,015—0,035 mm Durchmesser, die aus 2 oder 3 sehr starken
Fasern, 3 oder 4 dünnen, markhaltigen und einer Anzahl markloser bestehen.
Die markhaltigen Fasern weisen deutliche RANVIERsche Einschnürungen auf.
Diese Nervenfasern bleiben mit ihren Ausbreitungen ausschließlich auf dem
Bindegewebsstrang und die Zentralgefäße beschränkt (Abb. 354). Die Gefäße,
besonders die Arterie, sind im Sehnervenstamm von mehreren übereinander-
gelagerten Blättern von Bindegewebe umhüllt, welches reich an meist längsverlaufenden elastischen Fasern ist (Abb. 355). Nach FAZZARI (1928), der das Verhalten des Bindegewebes im Mittelstück des Sehnerven bei Individuen verschiedenen Alters und Geschlechtes untersuchte, unterscheidet sich der Sehnerv in
bezug auf das Verhalten des Bindegewebes von den übrigen Nerven. Das kollagene Bindegewebe nimmt mit dem Alter des Individuums an Quantität nicht zu,
wohl aber lassen sich Anzeichen einer Verdickung der Fasern beobachten wie
im Bindegewebe anderer Organe bei zunehmendem Alter. Retikuläres Binde-

gewebe findet sich weder in der Scheide noch im Inneren des Sehnerven. Das elastische Gewebe verhält sich wie das kollagene. Seine Fasern nehmen im Alter nicht an Quantität, wohl aber an Dicke zu. Fettgewebe ist nicht konstant im Sehnerven vorhanden, es liegt nur in der äußersten Zone der Scheide (Epineurium) und hat keinerlei Beziehung zum Stoffwechsel des Nerven. Im Gegensatz zu anderen Nerven ließen sich p-Granula von REICH niemals nachweisen. Das Bindegewebe und die elastischen Fasern stehen einerseits in Verbindung mit den Septen, andererseits mit den Balken der Siebplatte, während elastische Fasern vereinzelt bis zur Aderhaut gelangen. Beim Umbiegen in die

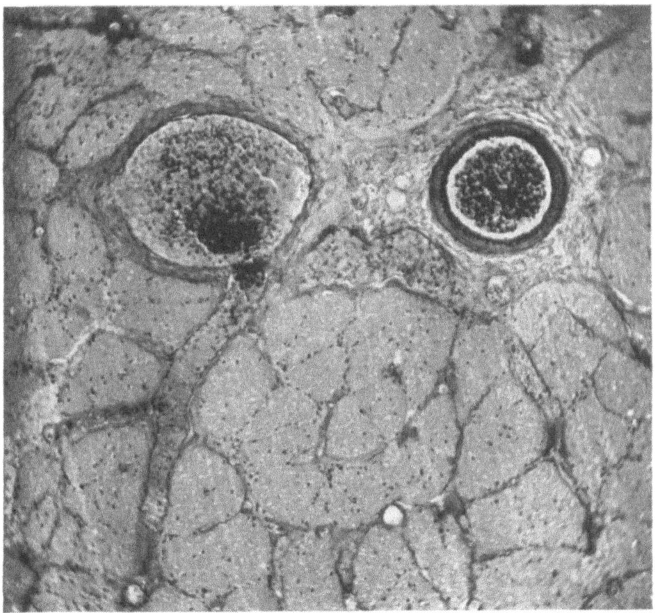

Abb. 355. Querschnitt der Zentralgefäße des Sehnerven etwa 1 mm hinter der Siebplatte. In die Vene mündet eine aus den Septen kommende kleine Vene. 7jähriges Kind (KOLMER).

Längsrichtung, also bald nach dem Eintritt in den Sehnervenstamm, gibt die Zentralarterie kleine Ästchen nach rückwärts ab und einen oder zwei größere Ästchen, die im axialen Bindegewebsstrang nach vorne ziehen und von hier aus in den Septen sich verzweigen, um mit den von der weichen Sehnervenscheide stammenden Gefäßen in Verbindung zu treten. Im weiteren Verlauf bis zur Siebplatte gibt die Zentralarterie meist keine Äste mehr ab, wogegen die Zentralvene sowohl vom hinteren als auch vom vorderen Teil des Sehnerven mehrere Zuflüsse erhält. Innerhalb der Siebplatte gibt die Zentralarterie Äste ab, deren Capillarausläufer mit Ästen aus dem Circulus arteriosus sclerae, dem sog. ZINNschen oder HALLERschen Gefäßkranz in Verbindung treten. Dieser Gefäßkranz, der in der Lederhaut dicht in der Nähe des Sehnerven gelegen ist, wird durch mehrere Ästchen der hinteren, kurzen Ciliararterien gebildet und versorgt mit seinen Ästen teilweise die Aderhaut, teilweise die Siebplatte und die weiche Sehnervenscheide. Entsprechende Venen fehlen. Das aus der Gegend der Siebplatte stammende venöse Blut ergießt sich in die Zentralvene. Dieser von LEBER (1903) stammenden Beschreibung stellen sich BEAUVIEUX und RISTITSCH (1924) entgegen, die behaupten, die Zentralarterie versorge den Sehnerven bis zum Augapfel und durch kollaterale Äste von 5—6 mm Länge auch den hinter ihrem Eintritt liegenden Teil sowie auch einen Teil der weichen Sehnervenscheide. Diese Autoren leugnen auch Anastomosenbildung zwischen der Zentralarterie und dem ZINNschen Gefäßkranz. Sie geben aber an, daß die Zentralvene in der Nähe der Sehnervenscheibe zahlreiche Verbindungen mit den Venen der Aderhaut, der Lederhaut und den kurzen, hinteren Ciliarvenen besitze.

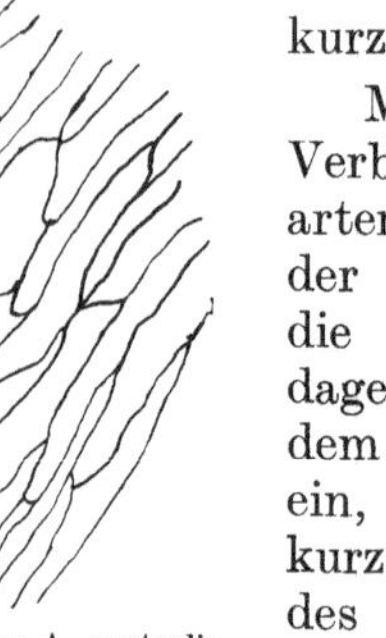

Abb. 356. Endothel der A. centralis retinae des *Menschen*. Silber-imprägnation (KOLMER).

MAGITOT (1907) leugnet das Vorhandensein von Verbindungen zwischen dem Gebiete der Zentralarterie und dem des ZINNschen Gefäßkranzes in der Gegend der Siebplatte; der letztere versorgt die ganze Siebplattengegend. Die Zentralvene dagegen geht zahlreiche Verbindungen mit den dem Sehnerven benachbarten Venen der Aderhaut ein, ebenso mit den Venen der Lederhaut und den kurzen, hinteren Ciliarvenen. Die kleinen Venen des Sehnerven münden zum Teil in die Zentralvene, zum Teil in die Venen der weichen Sehnervenscheide und durch sie in die Vena ophthalmica. Über das weitere Verhalten der Äste der Zentralvene s. S. 405, wo auch Abweichungen vom gewöhnlichen Verhalten berücksichtigt sind.

Die Zentralarterie ist an ihrem Ursprung von der Arteria ophthalmica nach HENLE (1888) 0,28 mm stark, hat beim Eintritt in den Sehnerven nach SCHWALBE

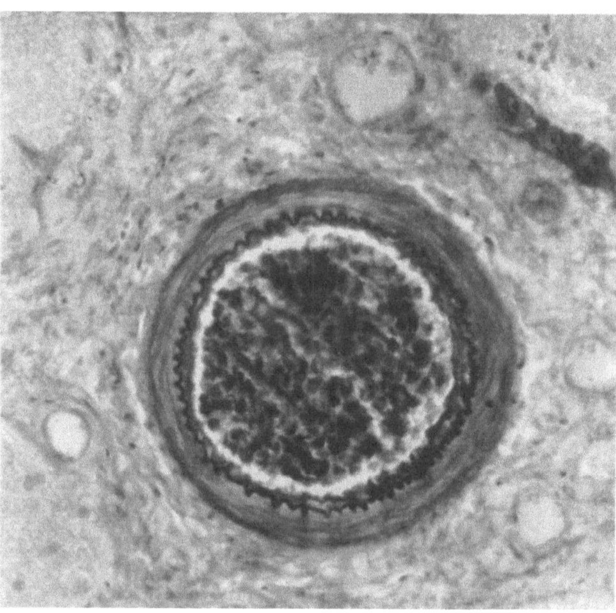

Abb. 357. Querschnitt durch die Zentralarterie des Sehnerven (KOLMER).

(1874) eine lichte Weite von 0,23 mm. Sie besitzt gut entwickelte Schichten. Das Endothel (Abb. 356) läßt sich auf dem Querschnitt deutlich an den rundlichen Kernen der Zellen erkennen. Darüber liegt die Intima in Gestalt einer dünnen Schichte leicht faserigen Bindegewebes, über dem die sehr deutliche Elastica interna liegt, auf dem Querschnitt als gefaltete Membran erkennbar.

Die Media besteht aus mehreren Schichten von vorwiegend kreisförmig angeordneten Muskelfasern mit geringer Menge interstitiellen Bindegewebes. Dieses setzt sich in das gleichfalls zirkulär angeordnete Bindegewebe der Adventitia fort. Zwischen diese Züge legen sich aber auch Züge längsverlaufender Bindegewebsfasern. In dieser Schichte der Arterienwand finden sich reichlich elastische Fasern, die sowohl in der Längs- wie in der Kreisrichtung verlaufen. In der Muskelschichte sind sie nur vereinzelt nachweisbar (Abb. 357).

Die Venenwand ist bedeutend dünner als die Arterienwand. Die zarten Endothelien der Intima besitzen im Gegensatz zu der der Arteria flache Kerne. Eine elastische Intima ist nicht vorhanden. Die Media besteht aus spärlichen, kreisförmig verlaufenden Muskelfasern [HERTEL (1901)], worauf die bindegewebige Adventitia folgt, in der die Bindegewebszüge zuerst kreisförmig, dann in der Längsrichtung angeordnet sind. Elastische Fasern finden sich in der Media zahlreicher als in der Adventitia.

Im hinteren Teil des Sehnerven sammelt sich das Blut in einer Vene, die gleichfalls in der Achse des Sehnerven verläuft, jedoch nach hinten gerichtet ist. Sie kann mitunter [KUHNT (1881)] so stark werden wie die Zentralvene. Sie wird als Vena centralis posterior bezeichnet. Sie tritt unten aus dem Sehnerven aus, entweder im Canalis opticus oder in der Nähe der Arteria ophthalmica und verläuft in den Sinus cavernosus oder mündet in eine der Venen der Augenhöhle.

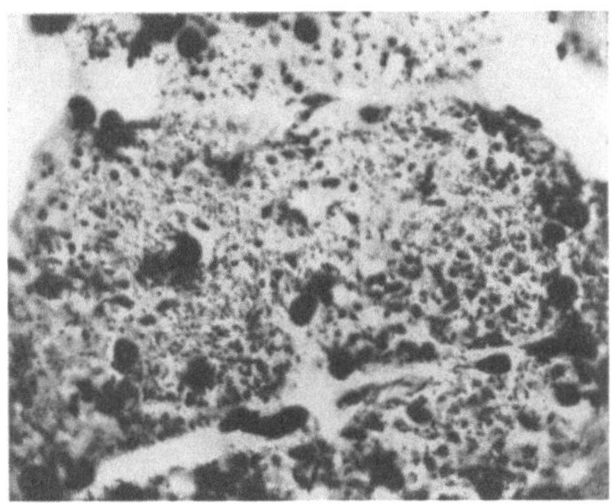

Abb. 358. Querschnitt durch den Sehnerven des *Menschen.* Verschiedene Achsenzylindergattungen. Silberimprägnation nach BIELSCHOWSKY (KOLMER).

F. Die Nervenfasern des Sehnerven.

Die Nervenfasern des Sehnerven sind meist außerordentlich dünn und den einzelnen markhaltigen Nervenfasern zuzurechnen. Ihre Dicke wird verschieden angegeben: KUHNT (1879) gibt 0,002 mm an, W. KRAUSE (1875) 0,0011—0,0045, C. H. SATTLER (1915) 0,001—0,0015 mm. Es gibt aber noch feinere, kaum meßbare Fasern und außerdem bedeutend dickere, die bis zu 0,01 mm dick sein können (Abb. 358). Die Zahl der Sehnervenfasern wird ebenfalls verschieden geschätzt: KUHNT (l. c.) nahm 40000 an, SALZER (1880) 438000 und W. KRAUSE ungefähr 800000. Nimmt man die letztere Zahl an, so müßten 7—8 Zapfen oder etwa 130 Stäbchen und Zapfen auf eine Nervenfaser entfallen. Die Dicke der Nervenfaserbündel ist in der marklosen Strecke geringer und beträgt 0,03 bis 0,05 mm, während sie hinter der Siebplatte im markhaltigen Abschnitte nach W. KRAUSE 0,108—0,144 mm beträgt. Es ist anzunehmen, daß im Sehnerven sowohl zentralwärts wie peripherwärts verlaufende Fasern nebeneinander bestehen, die sich morphologisch aber nicht voneinander unterscheiden lassen. Bei Betrachtung von Querschnitten durch den Sehnerven erhält man den Eindruck, daß die Nervenfaserbündel ausschließlich aus markhaltigen Fasern zusammengesetzt sind (Abb. 359). Verwendet man zur Darstellung der Achsenzylinder die Verfahren von BIELSCHOWSKY, CAJAL und deren Abänderungen, so erkennt man bloß die Achsenzylinder, und die äußerst zarten Markscheiden bleiben unsichtbar. Man findet nun außerordentlich dünne Fasern, was den Gedanken nahelegt, das neben den markhaltigen vielleicht auch marklose Fasern im Sehnerven verlaufen, zumal die Darstellung der Markscheiden und der feinsten Fasern sehr schwierig sein kann. Die Beobachtung lehrt, daß z. B. Osmiumsäure auch nach langer Einwirkung nur sehr langsam in den

Sehnerven eindringt, so daß eine vollkommen gleichmäßige Schwärzung aller
Markscheiden in einiger Entfernung vom Nervenquerschnitt fast niemals zu
erreichen ist. Wenn wir auch keinen Anhaltspunkt dafür besitzen, daß Axone
der Elemente des Ganglion retinae marklos sein können, so ist es immerhin
nicht ausgeschlossen, daß unter den zentrifugalen, retinopetalen Fasern sich
auch marklose Elemente finden. Dafür, daß, wie vermutet wurde, abgesehen
von den mit den Gefäßen verlaufenden Nerven, auch in den eigentlichen Sehnervenbündeln sympathische Fasern verlaufen, liegt kein Anhaltspunkt vor.

Wie schon aus der Entwicklungsgeschichte des Opticus hervorgeht, ist der
Sehnerv eine interzentrale Commissur, da ja die Netzhaut entwicklungsgeschicht-

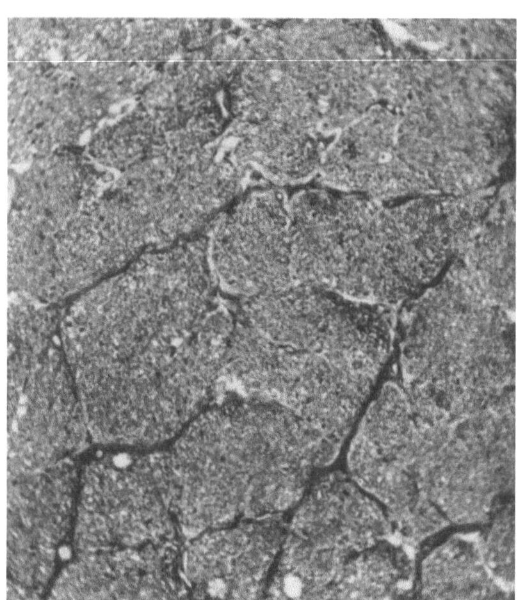

Abb. 359. Querschnitt einiger Bündel des Sehnerven mit
gefärbten Markscheiden (KOLMER).

lich ein modifizierter Hirnteil ist. Wie diese Commissuren-
fasern entbehren die Nerven-fasern des Sehnerven der
SCHWANNschen Scheiden, der SCHWANNschen Scheidenzellen
und der Lemmoblasten. Das besondere Verhalten der Sehnervenfasern bei Verletzungen und Degeneration, die in der
Regel nicht zu einer Regenera-tion der Verbindung zwischen
den Opticusganglien und Hirn-zentren führt, ist durch diesen Umstand erklärt worden. v. GUDDEN (1889) und WEST-
PHAL (1898) sahen in den dün-neren Fasern die eigentlichen
Sehfasern, in den dickeren die Pupillenbahnen. Gelegentlich
sieht man an den Nervenfasern Varicositäten, die als Kunstprodukte zu betrachten sind, entstanden durch wohl postmortale örtliche Quellung der
perifibrillären Substanz während der Fixierung. Dieser Zustand kann dazu
beitragen, daß auf dem Querschnitte die einzelnen Fasern sehr verschieden
dick erscheinen können. Mit Silbermethoden wurden von BARTELS (1908),
EMBDEN (1901) und CAJAL (1892) in den einzelnen Achsenzylindern Primitivfibrillen erkannt. KOLMER fand innerhalb der Bündel des Sehnerven
beim *Menschen* ungefähr annähernd gleich viel gröbere, 0,0005 mm dicke
Achsenzylinder zahlreichen und wesentlich dünneren beigemischt (Abb. 360).
Niemals konnte er ein Überwiegen gröberer Fasern in irgendeinem Bündel
erkennen. WESTPHAL (1898) vermutet, daß aus den Ciliarnerven stammende
Fasern über den ganzen Querschnitt des Sehnerven unregelmäßig verteilt
sind. Sie sollen dicker sein als die eigentlichen Fasern und ihre Markscheide
früher erhalten. BERNHEIMER (1889) und C. H. SATTLER (1915) stellen fest,
daß die Markscheidenbildung vom Gehirn aus gegen das Auge zu hin erfolgt,
also nicht von den Ganglienzellen der Netzhaut ausgeht. Während der Bildung
der Markscheiden besteht kein sicherer Unterschied in der Dicke oder im Ablauf
der Markscheidenbildung zwischen einzelnen Fasern, so daß diese Eigenschaften
nicht zur Unterscheidung von zentripetalen und zentrifugalen Fasern herangezogen werden können. Die Markscheidenbildung im Augenhöhlenteil des

Sehnerven ist bei der Geburt meist noch nicht erkennbar. Sie ist gewöhnlich 9—10 Wochen nach der Geburt abgeschlossen. Es finden sich aber große individuelle Schwankungen, so daß anscheinend weniger entwickelte Neugeborene bereits Markscheiden aufweisen, während stärker entwickelte ihrer entbehren. Zur Zeit der Geburt beträgt die Dicke der Sehnervenfasern zwischen 0,0005 und 0,0015 mm. Im Anfang ihrer Bildung bestehen die Markscheiden nicht aus gleichmäßigen Röhren, sondern aus Lecithinkörnchen. Nach FLECHSIG (1876) und HELD (1896) hat wahrscheinlich die Einwirkung des Lichtes einen beschleunigenden Einfluß auf die Markscheidenbildung.

Im ganzen verlaufen die Sehnervenfasern annähernd parallel zueinander, doch finden sich, wie schon erwähnt, Übertritte von Fasern aus einem Bündel in ein anderes. Bezüglich der Lagerung der aus verschiedenen Teilen der Netzhaut stammenden Fasern läßt sich nach HENSCHEN (1912, 1926) folgendes feststellen: Die von der Maculagegend stammenden, über den äußeren Rand der Sehnervenscheibe in diese eintretenden Fasern (papillomaculares Bündel) nehmen zuerst die Gestalt eines annähernd dreikantigen prismatischen Bündels an, dessen eine Spitze gegen die Achse des Sehnerven, die gegenüberliegende Basis nach außen gerichtet ist. Unmittelbar hinter dem Augapfel nehmen die von der nasalen Netzhauthälfte stammenden Fasern, die sich später kreuzen werden, den medialen Quadranten des Sehnerven ein. Die vom temporalen Teil der Netzhaut stammenden, nicht dem papillomaculären Bündel zugehörigen Fasern, die weiterhin ungekreuzt

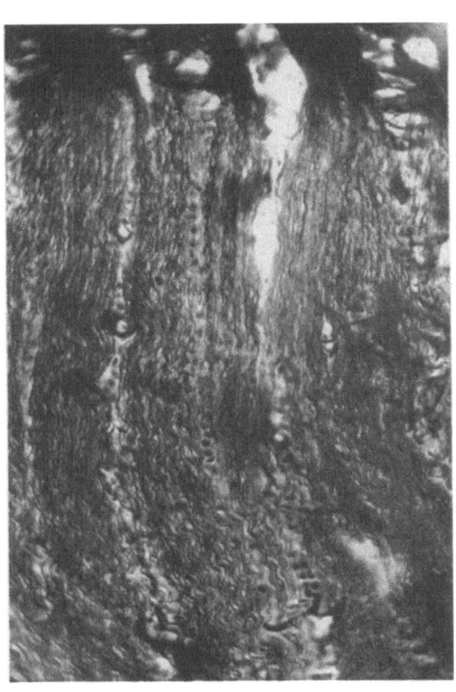

Abb. 360. Längsschnitt der Sehnervenfasern. Silberimprägnation nach BIELSCHOWSKY (KOLMER).

verlaufen, werden durch das papillomaculäre Bündel in einen dorsalen und einen ventralen Teil geschieden, welche den dorsalen und ventralen Quadranten des Sehnerven einnehmen. Dies bedingt eine Umlagerung der von der Netzhaut kommenden Fasern im Sehnerven in dessen Beginne, da gekreuzt und ungekreuzt verlaufende Fasern den Rand der Sehnervenscheibe zusammen überschreiten. Von dem Teil der Netzhaut, welcher zwischen einer Senkrechten, die durch die Mitte des gelben Fleckes geht, und der Sehnervenscheibe eingeschlossen ist, entspringen Fasern, die später die Seite wechseln. Sie ziehen mit Ausnahme des papillomaculären Bündels in den oberen und unteren Teil der Sehnervenscheibe, zusammen mit den von den oberen und unteren temporalen Quadranten der Netzhaut stammenden Fasern. Falls diese Fasern schon unmittelbar hinter dem Augapfel voneinander gesondert sind, müssen sich die gekreuzt verlaufenden Fasern von den ungekreuzt verlaufenden in der Gegend der Siebplatte scheiden.

Weiter hinten, dort, wo das papillomaculare Bündel, das einen rundlichen Querschnitt angenommen hat, sich gegen die Achse des Sehnerven verschoben hat, schließen sich die zwei Bündel der ungekreuzt verlaufenden Fasern aneinander, so daß in der Gegend des Eintrittes der Zentralgefäße die papillomacularen Fasern einen zentralen Strang bilden, während der innere und äußere Teil des Sehnerven von den gekreuzt bzw. ungekreuzt verlaufenden Fasern eingenommen wird. An dieser Stelle entspricht die Lagerung der Fasern auf dem Querschnitt durch den Sehnerven ungefähr der in den Ursprungsgebieten der Fasern in der Netzhaut, und jeder Teil des Sehnervenquerschnittes enthält die Fasern, welche vom entsprechenden Teil der Netzhaut stammen. Diese Verhältnisse bleiben bis zum Sehnervenkanal erhalten.

Während die Frage des Verlaufes der Fasern des papillomaculären Bündels geklärt ist, bestanden lange Zeit Meinungsverschiedenheiten darüber, ob die von der Peripherie der Netzhaut stammenden Fasern im Sehnerven mehr zentral liegen, wie dies LEBER (1868), BUNGE (1884), FUCHS (1885) annahmen, oder peripher im Sehnerven verlaufen, wie dies JATZOW (1885), UHTHOFF (1886, 1887), WIDMAK (1898) und WILBRAND-SAENGER behaupten. VAN DER HOEVE (1919) hält die Frage für ungelöst. SJAAF und ZEEMANN (1924) wiesen durch Untersuchungen mittels des MARCHI-Verfahrens nach Durchschneidung des Sehnerven nach, daß die den peripheren Netzhautpartien entstammenden Fasern sich weder an die Innen-, noch an die Außenseite der Faserlage halten. Die einem Sektor entstammenden Fasern legen sich papillenwärts über die aus einem dorsalen Quadranten stammenden Fasern und werden von den ventralen Fasern überdeckt. Die am Papillenrand zusammengedrängten Faserbündel bleiben im Sehnerven nicht beisammen, wie bereits erwähnt wurde. Der Querschnitt des Sehnerven ähnelt nicht etwa einem genauen Abklatsch der Netzhaut.

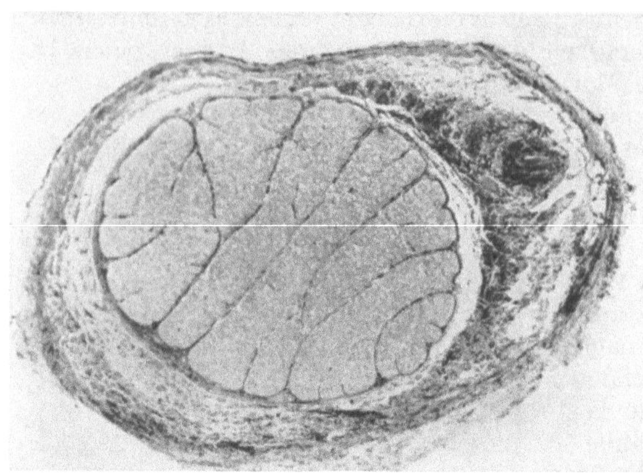

Abb. 361. Querschnitt des Sehnerven von *Galeus canis* (KOLMER).

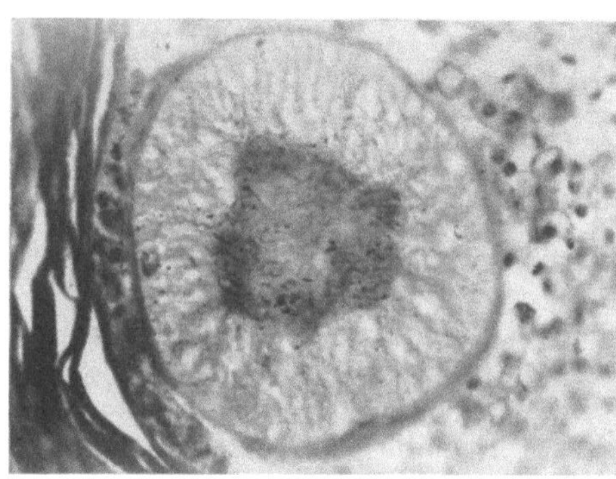

Abb. 362. Querschnitt des Sehnerven von *Petromyzon Planeri* (KOLMER).

Es gibt nur eine gröbere topographische Übereinstimmung zwischen Netzhautsektoren und Sehnervenquadranten.

ESTABLE (1928) vermutet, daß im Sehnerven Fasern verschiedenster Funktion zu finden sind: Axone der Lichtwahrnehmung, die mit den Rindenzentren durch den äußeren Kniehöcker verbunden sind, ferner solche der primären Reflexe, die mit dem vorderen Vierhügel in Verbindung stehen: Mit ihnen, d. h. mit ihren Ursprungsneuronen würden retinopetale Fasern in Beziehung treten, die eine verschiedene Funktion besitzen. Es ist denkbar, daß die retinopetalen Fasern für die Ganglienschichten, die Beziehungen zum Vierhügel haben, bei den Akkommodationsreflexen durch Beeinflussung der Sehzentren eingreifen, wenn das Bild auf der Netzhaut undeutlich abgebildet ist.

Mit der Methode von DE CASTRO gelingt es nach KOLMER gelegentlich an Längsschnitten des Sehnerven (bei der *Katze*) Nervenfasern nachzuweisen, welche von der Pialscheide des Sehnerven ziemlich senkrecht längs der bindegewebigen Septen in die Substanz des Nerven hineinziehen und dabei natürlich die Sehnervenfaserbündel kreuzen. Besonders deutlich treten einzelne solcher Fasern in den Bindegewebsbündeln der Siebplatte hervor. Auch wenn man die meist sehr stark reduzierten zentralen Gefäße im Längsschnitt untersucht, findet man in der Adventitia derselben den gleichen Farbenton aufweisende Nerven. Insbesondere weist die bindegewebige Umscheidung der Zentralgefäße unmittelbar außerhalb der Querzüge der Siebplatte einen überraschend großen Reichtum feiner, markloser Fäserchen auf, die darin unregelmäßig gewunden, vorwiegend in der Querrichtung auf die Nervenachse ziehen und schließlich in kleinen Plättchen endigen. Manche von diesen Nervenfasern zeigen auch Varicositäten. Es dürfte sich um echte Gefäßnerven handeln. Man gewinnt den Eindruck, daß einzelne dieser Nervenfäserchen in der Nähe des Gefäßstranges selbst noch durch die Siebplatte aufsteigen und, wenn auch unregelmäßig, bis in die Gegend der eigentlichen Sehnervenscheibe gelangen. Ihre letzte Endigung konnte KOLMER nicht feststellen.

ZEIDLER (1932) hat bei der Veraschung des Sehnerven festgestellt, daß die harte Sehnervenscheide eine reichliche, weißglänzende Asche bildet, die weiche Sehnervenscheide und ihre in den Sehnerven eindringenden Fortsätze auch reichliche Asche hinterlassen, die eigentlich nervöse Substanz sehr aschearm ist.

Die Verhältnisse des Sehnerven bei verschiedenen *Tieren* unterscheiden sich wesentlich voneinander. Bestimmend für die Verschiedenheiten ist hauptsächlich das Verhalten des Bindegewebes. Neben Sehnerven, in denen das Bindegewebe fehlt, die somit nur einen aus Nervenfasern bestehenden Strang bilden, wie dies bei *Chimaera monstrosa* der Fall ist, kommen bei *Selachiern* bindegewebige Septa vor (Abb. 361). Bei *Teleostiern* kommen neben Nerven mit spärlichem Bindegewebe solche vor, in denen das Bindegewebe reichlich vorhanden ist, wobei die Lage der Nervenfasern vielfach gefaltet ist, und zwischen diesen Falten das Bindegewebe liegt. Bei *Petromyzon* bleiben die Zellen des embryonalen Sehnervenstieles erhalten und liegen als zentraler, aus großen Zellen gebildeter Strang ohne Lichtung in der Achse des Nerven, der von einer Schichte von Nervenfasern umgeben ist (Abb. 362). Sehr ausgesprochen sind die gliösen Septen bei den *Sauriern,* bei denen auf dem Querschnitt scharf gegeneinander abgegrenzte Felder sichtbar sind.

XII. Der Glaskörper (Corpus vitreum).

A. Der Glaskörper bei makroskopischer Untersuchung.

Der Glaskörper (Corpus vitreum) ist eine weiche, gallertige, durchsichtige Masse, welche den zwischen der Hinterfläche der Linse, dem rückwärtigen Teil des Strahlenkörpers und der Netzhaut eingeschlossenen Raum, den Glaskörperraum, ausfüllt. Er dient der Aufrechterhaltung der Spannung des Augapfels und übt von innen her einen Druck auf die Häute des Augapfels aus, wodurch er zur Erhaltung ihres Zusammenhanges beiträgt, stützt das aus Linse und Strahlenbändchen bestehende Diaphragma und ist gleichzeitig ein Bestandteil der lichtbrechenden Teile des Auges. Zur Erfüllung dieser Aufgaben besitzt er eine bestimmte Konsistenz und einen hohen Grad von Durchsichtigkeit. In Anpassung an seine Umgebung ist die Gestalt des Glaskörpers die einer in sagittaler Richtung leicht abgeplatteten, vorne eingedellten Kugel. Die Kugeloberfläche liegt der inneren Netzhautfläche an. Die runde Delle (Fossa patellaris) stellt einen Abdruck der hinteren Linsenfläche dar, der sie anliegt. Der Übergang von der Fossa patellaris zur Kugeloberfläche besitzt die Gestalt eines abgerundeten, niedrigen Walles, der entsprechend den Fortsätzen des Strahlenkörpers, deren hinteren Teilen er anliegt, seichte radiäre Eindrücke aufweist. Der hintere

Abschnitt liegt der Netzhaut im engeren Sinne dicht an. Vor der Ora serrata hebt er sich vom flachen Teil des Strahlenkörpers leicht ab und legt sich wieder an den hinteren Abschnitt der Ciliarfortsätze an. Das Verhältnis im vorderen Abschnitt des Glaskörpers und seine Beziehung zu den Nachbarteilen läßt sich nach Salzmann (1900) präparatorisch darstellen, wenn man die vordere Grenzschichte des Glaskörpers zu isolieren trachtet. Ein gut in Müllerscher Flüssigkeit fixierter Augapfel wird äquatorial durchschnitten und die lockeren Teile des Glaskörpers aus seiner vorderen Hälfte vorsichtig mit einer Pinzette entfernt. Die Netzhaut wird stumpf von der Ora serrata abgelöst und alle mit ihr in Zusammenhang stehenden Gebilde von der Unterlage abgezogen. Stärkerer Widerstand ergibt sich am hinteren Rande des gefalteten Teiles des Strahlenkörpers und am Linsenrande. Das abgelöste Gewebe wird stark gefärbt, radiär eingeschnitten und auf einem Objektträger ausgebreitet. Ein solches Präparat enthält die vordere Grenzschichte des Glaskörpers, die hintere Hälfte des Strahlenbändchens, die Glaskörperbasis und den vorderen Teil der Netzhaut. An einem solchen Präparat weist die vordere Grenzschichte zahlreiche zirkuläre Fältchen auf. Entsprechend den Ciliarfortsätzen finden sich flache radiäre Furchen, zwischen denen sich mitunter zarte, meridional gerichtete, membranöse Fortsätze, die Ligaments cordiformes von Campos (1898) anschließen. Es finden sich auch feine, radiär verlaufende Rinnen, die von den Fasern des Strahlenbändchens herrühren. Ein Teil der letzteren haftet oft am Glaskörper, und die Fasern biegen nach ihrem Eintritt in die Grenzschichte in zirkulärer Richtung um. An der Stelle der Verbindung der Grenzschichte mit der Linsenkapsel findet sich mitunter eine dunklere Linie, die sich bei genauerer Betrachtung als ausgefranster Saum erweist — Rest des Ligamentum hyaloideo-capsulare von Wieger (1883). Dieses Band verbindet in geringem Abstande vom Linsenäquator den Glaskörper mit der Linsenkapsel, dabei verläuft diese Anheftungsstelle kreisförmig. Das Ligamentum hyaloideo-capsulare liegt unmittelbar neben dem hinteren Ansatz der Fasern des Strahlenbändchens an die hintere Linsenkapsel. Innerhalb der ringförmigen Zone, in welcher der Glaskörper fester mit der Linsenkapsel zusammenhängt, liegt ein Raum von 8 bis 9 mm Durchmesser, innerhalb dessen der Glaskörper der Linsenkapsel nur lose angelagert ist. Hier besteht virtuell ein capillarer Spalt, der postlentikulare Raum von Berger (1887). Untersuchungen mit der Bogenspaltlampe, auf die noch zurückzukommen sein wird, zeigen, daß normalerweise während des Lebens hier nirgends ein leerer Raum besteht. Stellenweise dringen einzelne Züge des Glaskörpers zwischen den Fasern des Strahlenbändchens nach vorne und erreichen den Linsenäquator. Sie sind als Reste des faisceau isthmique von Druault (1913) anzusehen. Beim Fetus tritt die Arteria hyaloidea an die Hinterfläche der Linse heran, verödet aber bereits vor der Geburt und läßt in der Regel bloß geringe Reste zurück, die nur bei Spaltlampenuntersuchung nachweisbar sind.

Der vordere Teil des Glaskörpers besitzt eine dichtere Oberflächenschichte, die vordere Grenzschichte, welche die innere Wand eines Raumes bildet, des Orbicularraumes [v. Garnier (1892)], der rückwärts an der Ora serrata als schmaler Spalt beginnt, sich nach vorne erweitert und in die Ciliartäler übergeht. Dieser Raum enthält die hinteren Abschnitte des Strahlenbändchens und hängt zwischen den Fasern des vorderen Abschnittes des Strahlenbändchens mit der hinteren Augenkammer zusammen. Die vordere Grenzschichte des Glaskörpers liegt der hinteren Fläche des freien Teiles des Strahlenkörpers an, so daß hier ein freier Raum nicht vorhanden ist. Die früher erwähnten Ligaments cordiformes sind brückenartige Fortsätze des Glaskörpers, welche den Orbicularraum durchsetzen und zur Limitans interna des Ciliarepithels ziehen. Mit der

Anlagerung an die Oberfläche der Netzhaut endet die vordere Grenzschichte, da hier die äußeren Schichten des Glaskörpers nicht so verdichtet sind wie in seinen vorderen Abschnitten. Daher entstehen bei Freilegung des Glaskörpers hier leicht Einrisse. Unmittelbar hinter den rückwärtigen Enden der Ciliarfortsätze haftet der Glaskörper besonders stark am flachen Teile des Strahlenkörpers und der Ora serrata. Dieser Zusammenhang ist normalerweise sehr fest und erhält sich auch unter krankhaften Verhältnissen. Es ist dies die Stelle, an welcher der Glaskörper mit seiner embryonalen Bildungsstätte in innigem Zusammenhang bleibt. Diese Stelle ist von SALZMANN (1900) als Glaskörperbasis von ADDARIO (1904) als Matrix und von WOLFRUM (1907) als Glaskörperursprung bezeichnet worden. Die Verbindung des Glaskörpers mit den Fasern des Strahlenbändchens, die der Entwicklung nach zu ihm gehören, ist beim Erwachsenen keine so innige wie während der Entwicklung. Wohl bleiben die hinteren Fasern des Strahlenbändchens in Zusammenhang mit dem Glaskörper, wenn man diesen aus dem Augapfel zu entfernen versucht, die vorderen Fasern aber bleiben in Zusammenhang mit der Linse.

Im frischen Zustand hat der Glaskörper ein gleichartiges Aussehen und ist im Gegensatz zum Glaskörper vieler *Säuger* von leicht klebriger Beschaffenheit. BÜNAU (1932) hat bei Untersuchung des Glaskörpers verschiedener Tiere auffallende Unterschiede der Konsistenz gefunden. Der Glaskörper des Rindes ist eine starre, höchst elastische Gallerte, die sich ohne Konsistenzänderung aus den Augenhüllen auslösen läßt. Geringer ist die Konsistenz des Glaskörpers von *Hammel, Schwein, Hund, Katze,* dann folgt der des *Menschen* und zuletzt der des *Kaninchens.* Dieser ist ohne Konsistenzänderung überhaupt nicht zu gewinnen und bereits beim Herauspräparieren tritt das Phänomen des Fadenziehens auf. BÜNAU fand, daß die Spinnbarkeit in Beziehung zur Konsistenz steht. Je fester der Glaskörper, desto weniger ist er spinnbar. Beim Kinde ist seine Konsistenz eine gleichmäßige, beim Erwachsenen ist er in der Mitte weicher als in seinen Randteilen, so daß man Mark und Rinde unterscheidet. Die Konsistenz des Glaskörpers des *Menschen* genügt nicht, um seine Form nach Entfernung der ihn umhüllenden Teile bestehen zu lassen, wenn er auf einer festen Unterlage aufruht. Er breitet sich auf der Unterlage aus und fließt langsam auseinander. Nur in Flüssigkeiten erhält sich seine Form einigermaßen durch kurze Zeit. Seine Zug- und Druckfestigkeit nach allen Richtungen ist gleich. Die Fixation mit verschiedenen Mitteln läßt eine makroskopische Struktur hervortreten. Diese ist in verschiedener Weise beschrieben worden. BRÜCKE (1843, 1845) und HANNOVER (1845) haben eine apfelsinenartige radiäre Struktur beschrieben, indem sich von der Oberfläche, den Meridiankreisen entsprechend, zahlreiche Membranen gegen die Achse des Glaskörpers erheben. Diese Struktur wurde nur beim *Menschen* gefunden. PAPPENHEIM (1842) hat als erster eine konzentrische Schichtung beschrieben, die von HANNOVER (l. c.) auch bei *Tieren* gefunden wurde. FINKBEINER (1855) hat zuerst der Ansicht Ausdruck gegeben, daß die Membranen des Glaskörpers aus feinsten Fasern zusammengesetzt sind. Diese Ansicht erfreute sich eine Zeitlang großer Verbreitung, obgleich es nicht an Gegnern fehlte, welche die Fasern als Kunstprodukte erklärten. Diese Streitfrage steht auch heute im Vordergrunde der Erörterungen und soll später noch beleuchtet werden.

Hinter der Ora serrata liegt der Glaskörper der Innenfläche der Netzhaut an und steht mit der Membrana limitans interna durch feinste Fädchen in Zusammenhang. Diese Fädchen können als die Überbleibsel der Verbindung des Glaskörpers mit seiner Hauptbildungsstätte, der Netzhaut, angesehen werden. Am Papillenrande haftet der Glaskörper ziemlich fest. Hier hängt die Begrenzung des sekundären Glaskörpers mit dem Ende der Limitans interna zusammen, wodurch die Area Martegiani entsteht. Es ist dies der Beginn eines durch eine verdichtete Grenzschichte des sekundären Glaskörpers gebildeten, von zartesten Fibrillen durchzogenen Kanals, der sich zuerst schnell verjüngt und sich erst an seinem vorderen Ende wieder erweitert. Sowohl die Area Martegiani als das vordere Ende des Glaskörperkanals haben einen Durchmesser von 1 mm. In seinem übrigen Verlauf ist der Glaskörperkanal (Canalis hyaloideus) enger, seine Lichtung oft spaltförmig, seltener rund. Im Kindesalter, bis etwa zum 4. Lebensjahr verläuft der Kanal gerade. Später biegt er sich in der Mitte durch, so daß er einen nach unten zu konvexen Bogen beschreibt. Er durchzieht den Glaskörper seiner ganzen Länge nach und endet etwas nasenwärts vom hinteren Linsenpole. Der ihn ausfüllende primäre Glaskörper ist sehr zart, setzt beim Injektionsversuch Flüssigkeiten so gut wie keinen Widerstand entgegen, läßt sich daher leicht füllen und dadurch zur Darstellung bringen. STILLING (1868, 1869, 1909) hat zwei Verfahren angegeben, um das Vorhandensein eines zentralen Glaskörperkanals oder CLOQUETschen Kanales nachzuweisen. Der von den Augenhäuten befreite Glaskörper eines frischen Auges wird so in ein Schälchen mit Wasser eingelegt, daß sein hinterer Pol aus dem Wasser herausragt. Läßt man einen Tropfen Carminlösung entsprechend der Stelle des Sehnerveneintrittes auf den Glaskörper fallen, so füllt sich sofort oder bei geringem Rütteln ein bis zur Linse ziehender Kanal. Auch wenn man den aus dem Auge herausgenommenen Glaskörper frontal entzweischneidet und auf der Schnittfläche der vorderen und hinteren Fläche Carminlösung mit feinem Pinsel auftropft, so füllt sich der Kanal bis zum vorderen Pole des Glaskörpers. Außer STILLING haben SCHAAFF (1907, 1909), BRIBACH (1910) und DEJEAN (1926, 1927) dieses Verfahren mit Erfolg angewendet und den Kanal beim *Menschen* und verschiedenen *Tieren* füllen können. Der Prozentsatz gelungener Versuche ist verschieden und beträgt zwischen 80 und 100. WOLFRUM (1908, 1909) hatte nur in 5—20 von 100 Erfolg bei diesen Versuchen. DEJEAN (1926) konnte nachweisen, daß der Kanal mitunter zarte Scheidewände besitzt und nicht der ganzen Länge nach frei ist. Derselbe Untersucher konnte ferner zeigen, daß die Wände des Glaskörperkanals recht widerstandsfähig sind, da sie beträchtlichem Druck standhalten können: Wird Flüssigkeit unter Druck in den Glaskörperkanal eingetrieben, so erweitert er sich ballonartig. DEJEAN hat den STILLINGschen Versuch auch darin abgeändert, daß er bei unversehrten Augen den Sehnerven an der Lederhaut abschnitt, mit einer feinen Glaskanüle die Papille durchstach und gefärbte Flüssigkeit in den Kanal einbrachte, worauf sich dieser füllte. BAURMANN (1932) tritt diesen Ansichten entgegen. Bei seinen ultramikroskopischen Untersuchungen des unversehrten Glaskörpers hat er den Kanal an verschiedenen Objekten gesehen und findet ihn in der Regel leer. Nur gelegentlich findet sich darin ein Rest der Arteria hyaloidea und davon ausgehend eine gewisse Zahl von gestreckt verlaufenden Fäden, die in der Kanalwandung untertauchen. Diese Befunde sind von größter Wichtigkeit. Aber nicht nur anatomisch, sondern auch klinisch haben verschiedene Beobachter den Glaskörperkanal nachweisen können. In einem Fall von Erhaltenbleiben der Arteria hyaloidea hat DEJEAN (1930) die Wände des Kanals bei Spaltlampenuntersuchung mit dem Hornhautmikroskop gesehen. Die seiner Beschreibung beigefügte Skizze läßt die Verhältnisse recht gut erkennen. (In diesem Falle handelt es sich allerdings um keinen normalen Zustand, da die Persistenz der Arteria hyaloidea eine, wenn auch nicht seltene, Entwicklungsanomalie darstellt.) VOGT (1924) hat die Wanderung von glitzernden Gebilden in der Gegend vor der Papille zur hinteren Linsenfläche beobachtet und schließt daraus auf das Vorhandensein eines freien Glaskörperkanals. H. HOFFMANN (1926), O. BARKAN (1928) und L. PAVIA (1934) haben bei Blutungen die Wände des Glaskörperkanals infolge der darauf niedergeschlagenen Blutkörperchen sehen können. E. FUCHS (1919) hat anatomische Befunde erhoben und sie auch in demselben Sinne gedeutet, der den angeführten klinischen Beobachtungen entsprach. Die angeführten Tatsachen sprechen dafür, daß, wenn auch nicht immer, so doch in einer gewissen Zahl von Fällen der Glaskörperkanal beim Erwachsenen erhalten ist.

B. Die physikalisch-chemischen Eigenschaften des Glaskörpers.

Der Glaskörper ist nach dem Kammerwasser das durchsichtigste Medium des Auges. Er ist besonders für kurzwelliges Licht durchlässig, was SHOJI (1923) auf seinen geringen Eiweißgehalt zurückführt. Sein Brechungsindex beträgt beim *Menschen* nach BREWSTER (1819) 1,3394, CYON (1869) 1,3464, FLEISCHER (1872), 1,3364—1,337, HIRSCHBERG (1874) 1,3354, AUBERT (1876) 1,3348, VALENTIN (1879) 1,3364—1,3395, MATTHIESSEN (1891) 1,3347—1,3348, KUNST (1895) 1,3371—1,3383, HELMHOLZ (1896) 1,3382, HEINE (1897) 1,3315 bis 1,3361, STADTFELD (1898) 1,3365, FREYTAG (1907) 1,3350, GULLSTRAND (1909) 1,336, HALLAUER (1913) 1,3345—1,3350.

ROBERTSON und DUKE-ELDER (1933) haben die Elastizität des Glaskörpers nach dem Verfahren von FREUNDLICH und SEIFRITZ untersucht und finden eine große Ähnlichkeit mit den von POOLE erhaltenen Ergebnissen an Gelatinegallerte. Es besteht eine große Analogie zwischen dem Bau von Gelatine- und Glaskörpergallerte. Beide bestehen aus einem Netzwerk von elastischen Fibrillen, die in einer viskösen Flüssigkeit suspendiert sind. Das spezifische Gewicht des Glaskörpers beträgt beim *Menschen* nach GIACOSA (1882) 1,0089, JESS (1922) 1,0053; FELCHLIN (1926) fand beim *Rind* 1,014, beim *Schwein* 1,006. Die Viscosität wird von CAVAZZANI (1905) mit 1,336—1,376 angegeben. Die elektrische Leitfähigkeit des Glaskörpers wird von VAN DER HOEVE mit $176,03 \times 10^{-4}$ bei 37^0 angegeben, von SCALINCI (1907) mit 180×10^{-4} bei 35^0. BAURMANN (1924) gibt den isoelektrischen Punkt bei etwa 1 : 15 nHCl an. Die Wasserstoffionenkonzentration des Glaskörpers ist nach SCALINCI (1925) 7,77, nach BAURMANN (1925) 4,4, nach MEESMANN (1926) 6,5. Dabei befindet er sich in einem alkalischen Quellungszustande. BRÜNAU (1932) hat die Spinnbarkeit des Glaskörpers untersucht und sie zur Konsistenz in Beziehung gebracht (s. S. 499). Der in situ belassene Glaskörper ist vor Veränderungen, die ihn spinnbar machen, geschützt. Entmischt er sich bei Herausnahme *(Kaninchen)* oder beim Zerschneiden oder Zerreiben *(Rind)*, so wird er spinnbar. Der abgetropfte oder gesponnene Teil des Glaskörpers enthält dieselben Bestandteile wie der konsistentere Gelrückstand, nur in anderen Dispersistätsverhältnissen. Die im Kardioid-Ultramikroskop sichtbaren Entmischungsvorgänge, die Synärese, führt zu einer Neuordnung der Teilchen unter Zerfall der Fibrillen zu neuen Teilchenketten, wobei die Micellen nicht mit den Polen, sondern mit den Flächen aneinanderliegen. Dieselbe Synärese tritt auch im Alter auf und führt zur Verflüssigung des Glaskörpers.

Nach dem DEBYE-SCHERRERschen Röntgendiagramm [HERTEL (1930)] ist der Glaskörper ein amorpher Körper. Das Diagramm gleicht dem von Flüssigkeiten, würde also den Schluß auf eine Micellenlösung gestatten. Die Änderung des Röntgendiagrammes beim Trocknen spricht dafür, daß der Glaskörper sich normalerweise in höchstgradiger Quellung befindet, was mit den Angaben von BAURMANN (1927) übereinstimmt. Die Menge der festen Bestandteile bestimmte LOHMEYER (1845) für das *Kalb* mit 1,36%, MICHEL und WAGNER (1886) für den *Ochsen* mit 1,19%, JESS (1922) für den *Ochsen* mit 1,13%. Der durch Abpressen der Flüssigkeit gewonnene Rückstand ist außerordentlich gering, beträgt nach LOHMEYER (l. c.) 0,021%, nach BAURMANN beim *Rind* etwa 0,93%. BARBIERI (1924) gibt an, daß der Glaskörper durch Schlagen vollständig verflüssigt werden kann und dann restlos durch ein Filter geht. Wird der frische Glaskörper zentrifugiert, so erfolgt nach der Angabe von VOGT keine Trennung der Flüssigkeit von den geformten Bestandteilen.

Die durch Dialyse gewonnene Flüssigkeit des Glaskörpers ist frei von Eiweißkolloiden, gerinnt in der Hitze nicht, reagiert mit Phenolphthalein neutral, stellt sich also als Lösung von Krystalloiden in Wasser dar. Der feste Rest ist eine gelatinöse Masse, die aus Eiweiß besteht und in der Hitze gerinnt.

Die chemische Zusammensetzung des Glaskörpers ist nach DUKE-ELDER (1929) im Vergleich zum Blutserum beim *Pferde:*

Gewichtsteile in Gramm auf 100 ccm.

	Glas-körper	Blut-serum		Glas-körper	Blut-serum
Wasser	99,6813	93,3283	Gesamtstickstoff	0,0301	—
Trockensubstanz			Harnstoff	0,029	0,027
(Trocknung bei 100°)	1,1087	9,5362	Aminosäuren	0,030	0,035
Gesamteiweiß	0,0652	7,3692	Milchsäure	0,019	vorhanden
Albumin	0,0077	2,9557	Kreatinin	0,001	0,002
Globulin	0,0115	4,4135	Zucker	0,0973	0,0910
Mucoprotein	0,0211	—	Natrium	0,2731	0,3351
Restprotein	0,0250	—	Kalium	0,0192	0,0201
Fibrinogen	Spuren	Spuren	Calcium	0,0068	0,0101
Immunkörper	Spuren	vorhanden	Magnesium	0,0020	0,0028
Fermente	Spuren	vorhanden	Chlor	0,4168	0,3664
Fette	0,007	0,13	Phosphor (anorganisch)	0,0062	0,0058
Cholesterol	0,0005	vorhanden	Schwefel (anorganisch)	0,0062	0,0058
Stickstoff (nicht aus					
Eiweiß)	0,0264	0,0239			

O'BRIEN und SALIT (1930) haben bei der chemischen Untersuchung des Glaskörpers folgende Ergebnisse in Milligramm pro 100 ccm erzielt:

Gesamter Stickstoff 22,4
Nicht an Eiweiß gebundener Stickstoff 15,2
Eiweißgehalte (berechnet) 45,0
Chloride (wie NaCl) 681,6
Zucker 55,5
Calcium 7,2
Harnstoff 14,23
Kreatinin 1,10

C. Die mikroskopische Untersuchung des Glaskörpers.

Wenige Teile des Körpers haben wie der Glaskörper so verschiedene Anschauungen über ihre Beschaffenheit hervorgerufen. DEMOURS (1741), ZINN (1753) und ARNOLD (1853) haben einen kammerigen oder wabigen Bau mit unsichtbaren Scheidewänden angenommen. PAPPENHEIM (1842) nahm, wie oben erwähnt, als erster eine konzentrische Anordnung feinster Membranen an. BRÜCKE (1843, 1845) legte den Glaskörper in Bleizuckerlösung ein und fand konzentrische Membranen, daneben jedoch auch Meridianebenen entsprechende. Eine solche radiäre Anordnung von Membranen im Glaskörper fand auch HANNOVER (1845) bei Chromsäurefixation des menschlichen Glaskörpers. BOWMAN (1848) sah die konzentrischen Membranen als Fällungserscheinungen an, da bei beliebig aus dem Glaskörper geschnittenen Teilen solche Membranen stets parallel zur Oberfläche verlaufen. GERLACH (1853), SMITH (1868) schließen sich HANNOVER an. FINKBEINER (1855) fand, daß die radiären und konzentrischen Membranen sich aus feinsten Fasern zusammensetzen. C. O. WEBER (1860) und BLIX (1868) beschrieben ein Netzwerk feiner, sich in verschiedensten Richtungen kreuzender und miteinander verbundener Fasern mit gröberen Knotenpunkten an den Kreuzungsstellen, die als Zellen oder Kerne anzusehen seien. IWANOFF (1865, 1872) fand eine dünne Lage locker miteinander ver-

bundener Schichten aus Fasern bestehend, die in der Gegend der Ora serrata
beginnen und in welligen Bündeln parallel zur Oberfläche nach vorne streben
und hier die vordere Grenze des Glaskörpers bilden. Membranen sind im Glaskörper nicht vorhanden. Auch CIACCIO (1870) sah dünne, eng miteinander
verfilzte Fasern als Gerüstwerk des Glaskörpers in einer klebrigen, homogenen
Masse. Denselben Bau nimmt VIRCHOW (1885) an. HAENSELL (1886 und 1888)
fand im Glaskörper neugeborener *Säuger* und auch des *Menschen* Zellen, deren
cytoplasmatische, fädige Ausläufer ein Netz bilden, und sich zu Lamellen
ordnen. Im späteren Verlauf bleibt nur das Gerüst mit Knotenpunkten übrig.
Es finden sich sowohl konzentrische Membranen als auch radiäre, vom Glaskörperkanal gegen die Rinde ziehende. Auch STRAUB (1888) nimmt einen membranösen Bau des Glaskörpers an. RAUBER (1894) fand konzentrische lamellöse
und radiäre Fibrillenzüge. Für den faserigen Aufbau des Glaskörpers traten
ein: RETZIUS (1894), TORNATOLA (1897, 1898), ADDARIO (1901—1904), HAEMERS
(1903), V. LENHOSSEK (1903), WOLFRUM (1907, 1908), GULLSTRAND (1911),
MAWAS und MAGITOT (1912), SALZMANN (1900, 1912), STUDNIČKA (1913),
ERGGELET (1914), SZENT-GYÖRGYI (1917), KOEPPE (1918), KOBY (1920), VOGT
(1921), COMBERG (1922), LEWIS (1922), DEJEAN (1923), LEBOUCQ (1924),
CONTINO (1925), HEESCH (1927), LAUBER (1931) und KALLIUS (1931). Aber
schon zu einem frühen Zeitpunkt traten entgegengesetzte Ansichten auf.
R. VIRCHOW (1852, 1853) hielt den Glaskörper für eine strukturlose Gallerte
und seinen Ansichten schlossen sich HENLE (1866), KÖLLIKER (1867), STILLING
(1869), LIEBERKÜHN (1872), SCHWALBE (1874, 1887), BEAUREGARD (1880),
SCHIEFFERDECKER (1891), V. BAMBECKE (1899), BERTACCHINI (1901), MERKEL
(1901), KEIBEL (1906), BAURMANN (1923, 1926), SCALINCI (1925), FRACASSI
(1925), DUKE-ELDER (1930), STRÖMBERG (1931), LEPLAT (1931) an. In den
letzten 10 Jahren haben die Anhänger dieser Ansichten auf Grund kolloid-
chemischer Forschungen den Glaskörper für ein strukturloses Gel angesehen
und lehnen konsequenterweise einen eigentlichen anatomischen Aufbau ab.

Der mikroskopische Bau des Glaskörpers kann auf verschiedenem Wege
untersucht werden. Durch das Studium makroskopischer und mikroskopischer
Präparate, durch Untersuchung am Lebenden mit Spaltlampe und Hornhautmikroskop, durch ultramikroskopische Untersuchungen des frischen Glaskörpers.
Infolge der außerordentlichen Zartheit des Glaskörpers und seines sehr großen
Wassergehaltes stößt die anatomische Untersuchung auf beträchtliche Schwierigkeiten. Es ist daher auch wiederholt die Ansicht ausgesprochen worden, daß
im mikroskopischen Schnittpräparate an Stelle des Glaskörpers nur Kunstprodukte erscheinen, die keinen Aufschluß über den wirklichen Bau, bzw. die
Natur des Glaskörpers geben können. Der erste Teil des Satzes ist sicherlich
richtig, da jedes mikroskopische Schnittpräparat die Gewebe nicht in ihrem
natürlichen Zustande zeigt, sondern als „Präparat", d. h. in künstlicher Darstellung vorbringt. Alle mikroskopischen Präparate mit einziger Ausnahme der
nativen, sind Kunstprodukte. Wenn als Beweis für die Auffassung des mikroskopischen Bildes des Glaskörpers als Kunstprodukt der Umstand angeführt
wird, daß sich Verschiedenheiten bei Verwendung verschiedener Fixationsflüssigkeiten ergeben, so gilt dasselbe für alle fixierten anatomischen Gebilde,
für Zellen, Kerne und Cytoplasma, weshalb auch bei genauer Darstellung
und Abbildung von Präparaten die Art der Fixierung und Färbung genau
angegeben wird. In dieser Beziehung unterscheidet sich also der Glaskörper
nur graduell von anderen anatomischen Gebilden. Je wasserreicher ein Gewebe
ist, desto größere Veränderungen macht es bei Fixierung, Härtung, Einbettung
und Färbung durch. Wir sind aber in den meisten Fällen nur durch die Darstellung der durch diese Verfahren gewonnenen Kunstprodukte imstande, uns

eine Vorstellung vom Bau der Gewebe zu verschaffen. H. Virchow sagt, daß sich den im mikroskopischen Präparat sichtbaren Linien eine bestimmte Anordnung der zugrunde liegenden Struktur verrät. Anatomen, Histologen und Ophthalmologen sind übereinstimmend der Ansicht, daß die Untersuchung des Glaskörpers zu den schwierigsten Aufgaben der Histologie gehört. Wir sind berechtigt alle mikroskopischen Befunde nicht nativer Präparate kritisch zu betrachten, und sicher sind die mikroskopischen Bilder fast durchwegs durch Fällung von Eiweiß und verschiedenartigste chemischen Veränderungen anderer Bestandteile der Gewebe zustande gekommen. Würden wir sie logischerweise als Kunstprodukte für das Verständnis des Aufbaues der Gewebe und der Organe ablehnen, so müßten wir die ganze Histologie als Lehre von Kunstprodukten gleichfalls ablehnen. Auffallend bleibt, daß die in sorgfältig fixierten Augen sich darbietende mikroskopische Struktur des Glaskörpers mit der Beschaffenheit des Glaskörpers am frischen Präparat übereinstimmt: so in bezug auf das Vorhandensein des Glaskörperkanals, der verschiedenen Dichte in verschiedenen Teilen des Glaskörpers, seines festen Zusammenhanges mit der Umgebung in der Gegend des flachen Teiles des Strahlenkörpers. Auch wenn wir den Glaskörper als ein Ausscheidungsprodukt der ihn umgebenden Zellen betrachten, so besitzt er dieselbe Dignität wie Zwischensubstanzen der Zellen, die häufig bestimmt geformte Gebilde darstellen, wie z. B. Bindegewebsfibrillen oder Muskelfibrillen, deren Zugehörigkeit zu den Geweben im engeren Sinne sicher von jedem Forscher zugestanden werden muß. Aus diesen Gründen ist man wohl berechtigt, von einer Anatomie des Glaskörpers zu sprechen. Man kann ferner in Anbetracht der angeführten Tatsachen nicht behaupten, daß die im anatomischen Präparate nachweisbaren Bildungen lediglich Niederschläge darstellen, die dem im Leben bestehenden Zustand in keiner Weise entsprechen.

Von den Forschern, die sich für die entgegengesetzte Ansicht über die Beschaffenheit des Glaskörpers einsetzen, haben sich insbesondere Baurmann, später auch Duke-Eder und Strömberg der Ansicht widersetzt, daß der Glaskörper als ein Gewebe zu betrachten sei. Von den Lehren der Kolloidchemie ausgehend, haben sie die Gebilde im Glaskörperraum betrachtet und sind zur Ansicht gekommen, daß der Glaskörper eine ähnliche ultramikroskopische Struktur besitzt wie sie in Gelen, besonders Seifengelen vorhanden ist. Baurmann (1923) fand, daß bei Fällungsversuchen an solchen Gelen mikroskopische Bilder entstehen, die denen des fixierten Glaskörpers außerordentlich ähneln: es lassen sich dabei nicht nur raumgitterartig angeordnete Fibrillen erkennen, sondern man findet bei entsprechender Versuchsanordnung, daß die Fibrillen sich mittels konischer Fortsätze an die Wände des Gefäßes ansetzen, wobei diese Fortsätze große Ähnlichkeit mit den Basalkegeln des embryonalen Glaskörpers besitzen. Auf Grund dieser Untersuchung kommt Baurmann zum Schluß, daß der Glaskörper kein Gewebe, sondern ein Zellsekret ist. Dieses Zellsekret hat die Eigenschaften eines Gels, und das im mikroskopischen Präparat sich darbietende Bild zeigt nur die Fällungsprodukte des Gels. Die regelmäßig wiederkehrenden Eigentümlichkeiten des Glaskörpers (dichtere Grenzschichte, Glaskörperkanal, zwiebelschalenförmiger und apfelsinenschalenartiger Aufbau) ließen sich zwanglos aus der Art der einwirkenden Fixationsflüssigkeit auf das Gel erklären. Baurmann (1932) betont besonders, daß die sich innerhalb der Glaskörpermasse findenden, aus bevorzugten Verlaufsrichtungen der Fäden sich ergebenden Strukturen keine periodische Anordnung nach einem erkennbaren System aufweisen. In den peripheren Teilen des Glaskörpers sind die ultramikroskopischen Bilder von außerordentlicher Gleichmäßigkeit. In der Nähe des axialen Gebietes des Glaskörpers treten Wellen und Lockenstrukturen auf, die Baurmann auf bevorzugte Verlaufsrichtung der Fadenzüge zurückführt. Es handelt sich dabei nicht um Moiréeffekt, weil bei starker Verengerung der Spalte sich das Bild nicht ändert, abgesehen von geringerer Lichtstärke. Infolge dieser Befunde lehnt BAURMANN sowohl radiäre wie konzentrische Schichtungen des Glaskörpers ab.

Wer der Ansicht beipflichtet, sollte eine Anatomie des Glaskörpers überhaupt ablehnen. Dem Einfluß entsprechend, den das kolloidchemische Denken in den letzten Jahren gewonnen hat, schließt sich eine ganze Reihe von Forschern,

so auch GREEFF (1928), DUKE-ELDER (1930), STRÖMBERG (1931), den Ansichten BAURMANNS an. LEPLAT (1932) betrachtet den Glaskörper gleichfalls als Gel auf Grund von Injektionen von alkoholischen Orcein- oder Krystallviolettlösungen in den Glaskörper. Es treten dabei den LIESGANG-schen Ringen ähnliche Bildungen auf. Bei Färbung des Glaskörpers nach BIELSCHOWSKY-PERDREAU erhält man ähnliche Bilder wie wenn man homogenes Eiweiß auf gleiche Weise behandelt.

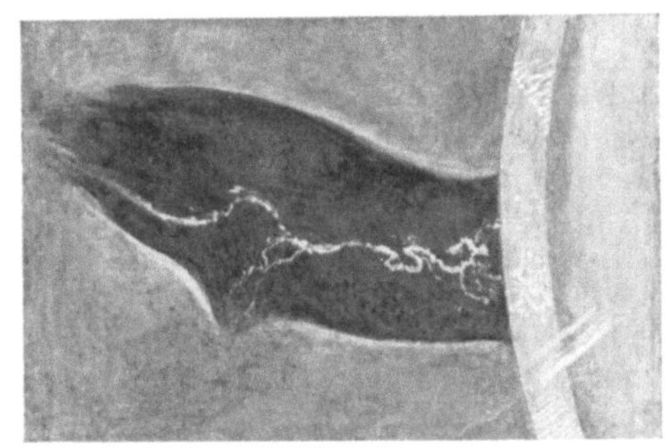

Abb. 363. Glaskörperkanal des *Hundes*. (Nach WILDI.)

Neben den anatomischen Befunden spielt in den letzten Jahren die ultramikroskopische Untersuchung, zu der auch die Spaltlampenuntersuchung zu rechnen ist, eine besondere Rolle, da die anatomischen Untersuchungsergebnisse mittels dieses Verfahrens mit den Ergebnissen der Kolloidchemie oder denen der anatomischen Präparate in Übereinstimmung gebracht werden können. Es ergibt sich dabei eine Übereinstimmung zwischen den mittels der Spalt-

lampe und der ultramikroskopischen Untersuchung an frischem, nicht fixiertem Glaskörper erhaltenen Befunden und denen am fixierten und gefärbten mikroskopischen Schnittpräparat in bezug auf die Topographie der verschiedenen Dichte der Glaskörperstruktur. Wenn sich, was tatsächlich der Fall ist, nachweisen läßt, daß der Glaskörperkanal am Lebenden sichtbar ist, daß er sich am frischen

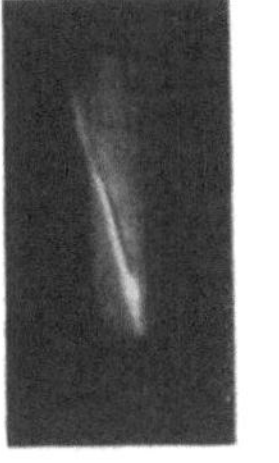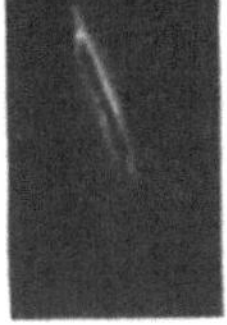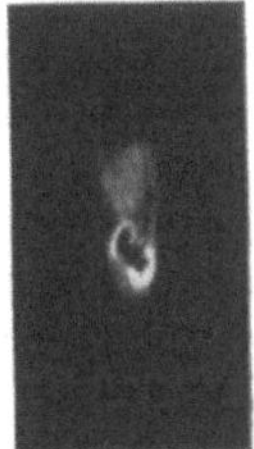

Abb. 364 a.   Abb. 364 b.   Abb. 364 c.
Abb. 364 a—c. Glaskörperkanal des *Menschen* bei Untersuchung mit dem Ultramikroskop. (Nach BAURMANN.)

Glaskörper unter bestimmten Bedingungen füllen läßt, so ist die Behauptung, daß er ein durch Fixation entstandenes Kunstprodukt darstellt, nicht berechtigt. Sowohl am frischen *Tier*auge hat ihn WILDI (1924) mit der Spaltlampe und dem Hornhautmikroskop gesehen und auf Grund der Befunde abgebildet (Abb. 363), und auch BAURMANN (1926) selbst ist es gelungen, ihn ultramikroskopisch zu sehen (Abb. 364 a—c). In Übereinstimmung mit I. MANN (1928) kann ich bestätigen, daß er insbesondere bei Kindern mittels Spaltlampe und Hornhautmikroskop deutlich nachweisbar ist.

Diese Überlegungen führen zum Schluß, daß die im mikroskopischen Schnittpräparat sichtbare Glaskörperstruktur nicht lediglich ein Kunstprodukt in dem Sinne ist, daß aus einem Gel infolge Einwirkung der stets auf denselben Bahnen eindringenden Fixationsflüssigkeit ein Fällungsnetz von immer gleicher Anordnung entsteht. Dieser Ansicht ist LINDNER (1934) entgegengetreten, der gezeigt hat, daß die Fällungsfibrillen bei beliebiger Fixation in der die äußeren Augenhüllen füllenden Gelatine anders verlaufen als im Glaskörper. Insbesondere könnten die Fibrillen unmittelbar hinter der Linse nicht konzentrisch zur Linsenoberfläche verlaufen wie dies im Glaskörper tatsächlich der Fall ist. Die den Glaskörperraum ausfüllende Masse ist bereits am Lebenden in ihren verschiedenen Teilen ungleich, welche Ungleichheit nach Einwirkung der Fixationsflüssigkeit auch im Schnittpräparat hervortritt. Es besteht daher die Berechtigung von einer Anatomie des Glaskörpers zu sprechen. Mit dieser Auffassung stimmen die Feststellungen der Forscher überein, die ultramikroskopische Untersuchungen des Glaskörpers durchgeführt und dabei festgestellt haben, daß sein Gefüge an verschiedenen Stellen ungleich dicht erscheint. Auch BAURMANN (l. c.) ist dieser Ansicht, was ihn nicht hindert, die Ergebnisse der mikroskopischen Untersuchung abzulehnen und hervorzuheben, daß wir im Glaskörper lediglich ein Gel zu sehen haben, während die mikroskopischen Präparate Kunstprodukte darstellen. Allerdings sagt BAURMANN nirgends expressis verbis, daß es keine Anatomie des Glaskörpers gäbe. Auch während der embryonalen und fetalen Entwicklung läßt sich eine gesetzmäßig immer wiederkehrende Anordnung der Fibrillen feststellen, die ebenso wie beim Auge nach Abschluß seiner Entwicklung die im Leben vorhandene Struktur wiederspiegeln. STUDNIČKA (1934) hat auf verschiedene Art den Beweis für das Vorhandensein einer fibrillären Struktur des Glaskörpers erbracht. Er hat (1933) zur Darstellung des Baues des Glaskörpers folgenden Weg eingeschlagen: ein höchstens 5 mm breites Stück Glaskörper, das mit der Schere ausgeschnitten wird, wird in 3—10mal verdünnter, gelöster chinesischer Tusche feinster Art eingelegt. Kurzes Abspülen in Wasser, worauf das Glaskörperstück auf den Objektträger gelegt und mit einem Deckglas, das mit Deckglassplittern unterlegt ist, bedeckt, um stärkeren Druck zu vermeiden. Bei Untersuchung mit einer starken Wasserimmersion erscheinen einmal Reihen von größeren Koagulaten der Tusche, welche ganz deutlich die Stellen andeuten, an denen sich Glaskörperstrukturen befinden. Ein anderes Mal gerinnt die Tusche in kleinen Körnchen, welche die Glaskörperstruktur mehr oder weniger bedecken und sie auf diese Weise sehr deutlich machen. Findet man Stellen, in denen sich die Tusche nicht verändert hat, so sieht man alle Strukturen des frischen Glaskörpers, auch die kleinste von ihnen mit allen ihren Einzelheiten grau gefärbt; offenbar handelt es sich auch hier um Adsorption der kleinen, in der Tusche enthaltenen Rußpartikelchen. Auch mittels des kolloidalen Silbers sowie mittels Imprägnation nach BIELSCHOWSKY lassen sich die gleichen Bilder erzielen. Nach SIGMUND MAYER legt man Glaskörperstücke in Neutralrotlösung und behandelt sie nachher mit Ammoniumpikrat und erhält deutliche Bilder. STUDNIČKA hat auch frischen Glaskörper mit 1%igem Methylenblau oder Neutralrotlösung gefärbt. Dabei färbt sich nicht nur das Glaskörpergerüst, sondern auch das dazwischenliegende eiweißreiche Material. Man sieht daher nur an den dünneren, durchsichtigeren Stellen das eigentliche Glaskörpergerüst. Trotzdem STUDNIČKA die Präparate stundenlang im Wasser liegen ließ, konnte er ein Dichterwerden der Glaskörperstruktur nicht beobachten. Auf Grund seiner Untersuchungen kommt er zum Schluß, daß der Glaskörper ein von einer Membrana hyaloidea begrenztes Netzbzw. Gerüst ist, dessen verschieden dicke Bälkchen verschieden breite Maschen bilden. Dabei gibt es breitmaschige und engmaschige Partien des Glaskörpers. Von den Bälkchen sind einige ganz dünn und enthalten, soweit sich beurteilen läßt, keine weitere Struktur, andere sind dicker oder sogar sehr dick. In diesen verlaufen Fasergebilde, die bekannten Glaskörperfibrillen. Diese liegen also in dem Glaskörpergerüst oder es ist hier von ihm wenigstens ein Bindemittel übriggeblieben, welches sie miteinander verbindet und nicht zuläßt, daß sie sich bei Anwendung eines stärkeren Druckes auf das Gewebe gegenseitig verschieben oder daß sie sich zu leicht aus dem Netz loslösen. Die Maschen des Glaskörpergerüstes ändern sich bei Anwendung eines stärkeren Druckes in der Tat nicht bedeutend. Es scheint, daß es im Glaskörper Fasergebilde verschiedenen Grades gibt; doch wirkliche, wenigstens ganz deutliche Fibrillenbündel bekommt man in typischen Fällen nicht zu sehen. Neben den gewöhnlichen Glaskörperfibrillen gibt es auch Riesenfasern, welche sich bei starker Vergrößerung über den Bereich mehrerer Sehfelder verfolgen lassen; erst diese stellen Fibrillenbündel vor. STUDNIČKA fand manchmal eigentümliche Fibrillenbüschel und aus ihnen bestehende arkadenartige Gebilde (bzw. Bilder von solchen), die er mit den „asteroiden" Gebilden von CONTINO identifiziert. STUDNIČKA faßt den Glaskörper als ein im Prinzip zellfreies Gewebe auf, das ein persistierendes, primäres Mesostroma vorstellt.

Die Gegenüberstellung der Tatsache erlaubt den Schluß, daß die ultramikroskopischen Strukturbilder, die Spaltlampenbefunde und das Verhalten der mikroskopischen Schnittpräparate miteinander in Zusammenhang stehen. Es steht außer Zweifel, daß das im mikroskopischen Präparat sichtbare Fibrillennetz, das eigentlich ein Raumgitter darstellt, und ebenso die mit der Spaltlampe sichtbaren Fibrillen und Membranen nicht mit den ultramikroskopisch sichtbaren Fibrillen identisch sind. Sie sind dazu viel zu dick, das Raumgitterwerk viel zu großmaschig. Dasselbe gilt auch in bezug auf die Spaltlampenbefunde. Infolge der zu schwachen Beleuchtung und der geringen möglichen Vergrößerung wäre es auch ganz unmöglich ultramikroskopische Bilder zu erhalten.

Im Gegensatz zu BAURMANN, der diese Auffassung ausdrücklich ablehnt, muß ich mich doch auf den Standpunkt stellen, daß das im mikroskopischen Schnittpräparat sichtbare Fibrillengitter ein vergröbertes Abbild des äußerst feinen ultramikroskopisch sichtbaren Fibrillennetzes darstellt. Es kann dadurch zustande kommen, daß die ultramikroskopischen Fibrillen des Glaskörpers sich unter der Einwirkung der Fixationsflüssigkeiten zusammenlegen — indem wohl tatsächlich eine Fällung ihrer Eiweißsubstanz stattfindet —, wodurch Fibrillen von mikroskopischen Größenverhältnissen entstehen, die in der verschiedenen Dichte ihrer Anordnung die Verhältnisse der ultramikroskopischen Fibrillen wiedergeben. HEESCH (1929) und DUKE-ELDER (1929) haben die Umwandlung der ultramikroskopischen Fibrillen durch Einwirkung von ZENKERscher Flüssigkeit in mikroskopisch sichtbare Aggregate beobachtet und auch STRÖMBERG (1931) hat diesen Vorgang bei Einwirkung verschiedener Mittel (Formalin, 3% Kaliumbichromatlösung, 1% Essigsäure) gleichfalls verfolgt. Es ist sehr schwierig, die Spaltlampenbefunde, die auch ultramikroskopische Befunde darstellen, mit den ultramikroskopischen Befunden im engeren Sinne und den Befunden am mikroskopischen Schnittpräparat in Einklang zu bringen. Die größte Schwierigkeit liegt wohl darin, daß im Gegensatz zu der ultramikroskopischen Untersuchung des dem Auge entnommenen Glaskörpers es am Lebenden nur möglich ist, das Licht in ganz bestimmten Richtungen in das Auge einfallen zu lassen, wobei auch der Einblick in den Glaskörper nur in einer von der optischen Achse des Auges wenig abweichenden Richtung möglich ist. Diese Umstände stellen besondere Bedingungen an die Sichtbarkeit der im Glaskörper enthaltenen Gebilde.

HEESCH (1929) hat gezeigt, daß verschiedene Umstände für die Sichtbarkeit der ultramikroskopischen Gebilde mittels der Spaltlampe maßgebend sind. Durch die Überlagerung gitteriger Strukturen und die dadurch auftretende Interferenz entsteht sowohl der Moiréeffekt als auch eine anscheinende Vergröberung der Strukturen, die dann bei verhältnismäßig schwacher Vergrößerung sichtbar werden. Auffallend ist für jeden Spaltlampenbeobachter, daß der Glaskörper bei Spaltlampenbeobachtung aus frontal liegenden Membranen zu bestehen scheint, für deren Existenz weder das mikroskopische Präparat noch die Untersuchung am frischen Glaskörper Anhaltspunkte gibt. Gemeinsame Untersuchungen mit LUSTIG haben mir gezeigt, daß, wenn man frischen Glaskörper in ein Glasgefäß von kugeliger Gestalt oder ein solches mit planparallelen Wänden einfüllt, man stets das gleiche Spaltlampenbild erhält, von welcher Seite man auch den Glaskörper betrachten mag. REDSLOB (1931) ist zu dem gleichen Ergebnis gekommen. Aus dieser Tatsache läßt sich folgern, daß der Glaskörper nicht aus frontal orientierten Membranen bestehen kann, da man sonst gezwungen wäre, anzunehmen, daß im Glaskörper solche Membranen nach allen Richtungen des Raumes orientiert sein müßten, was sicherlich nicht zutrifft. Man muß vielmehr aus diesen Beobachtungen schließen, daß dieses Aussehen des Glaskörpers die Folge der Beobachtungsbedingungen ist, unter denen man ihn am Lebenden untersucht. Die frontal ausgespannten Membranen sind bei Seitenansicht überhaupt nicht vorhanden, doch läßt sich diese Feststellung am Lebenden nicht durchführen. Die Erscheinungsweise des Glaskörpers am Lebenden stellt gewissermaßen nur einen Spezialfall der möglichen Erscheinungsweise dieses Körpers bei ultramikroskopischer Untersuchung dar. Während BAURMANNs Ansicht sich auf rein histologischem Wege nicht widerlegen läßt, zeigt das Studium des Glaskörpers am Lebenden, ebenso die ultramikroskopische Untersuchung des frisch aus dem Auge herausgenommenen Glaskörpers, schließlich auch entwicklungsgeschichtliche Studien, daß eine kritische Wertung der histologischen Befunde möglich ist. Zur Beleuchtung dieser Tatsache folgt die Darstellung der entwicklungsgeschichtlichen Befunde des Glaskörpers.

D. Die Entwicklung des Glaskörpers.

An menschlichen Embryonen von 5 mm Länge finden sich zwischen der inneren Wand der sekundären Augenblase und der proximalen Fläche der Linsengrube zarte Fasern, die sich als Fortsätze kegelförmiger Bildungen der Linsen- und Netzhautzellen erkennen lassen. Mit zunehmender Entfernung zwischen Netzhaut- und Linsenanlage nimmt Zahl und Länge dieser Fasern zu, die sich auch verzweigen können. Anfangs überwiegen die Linsenkegel, doch bald erhalten die Netzhautkegel ein zahlenmäßiges Übergewicht. Mit der Bildung der Linsenkapsel hört der Zusammenhang zwischen Linsenzellen und Glaskörpergerüst auf, während der Zusammenhang der letzteren mit der Netzhaut weiterhin bestehen bleibt. Die erste Anlage des Glaskörpers ist also ektodermaler Natur. Zwar ist das Auftreten von fibrillären Bildungen zwischen benachbarten Zellen eine Erscheinung, welche beim Embryo allenthalben erkennbar ist (Mesostroma von STUDNIČKA), doch ist sie im Raume zwischen Netzhaut und Linsenanlage deshalb besonders auffallend weil die Entfernung dieser beiden Gebilde voneinander rasch zunimmt, ohne daß der zwischen ihnen liegende Raum von Zellen ausgefüllt wäre. Die Auffassung über die Natur der Fibrillen ist eine verschiedene. Sie sind sowohl für Fortsätze der Gliazellen gehalten worden, während von anderer Seite diese Bildungen als Fällungsprodukte eines Zellsekretes angesehen wurden, dessen Menge mit der Größenzunahme des Glaskörperraumes gleichfalls zunimmt. DEJEAN (1931) beschreibt außerdem im Glaskörperraum eine amorphe Masse, die als Sekret der Zellen gedeutet wird. In den Glaskörperraum dringen einzelne mesodermale Zellen ein, einerseits durch die Augenbecherspalte, anderseits durch den Raum zwischen Linsenanlage und Rand der sekundären Augenblase. Durch die Becherspalte tritt mesodermales Gewebe mit Blutgefäßen ein; die mesodermalen Zellen senden Fortsätze aus, die mit denen der Linsen- und Netzhautzellen in Verbindung treten.

Auf diese Weise beteiligt sich das Mesoderm schon frühzeitig am Aufbau des Glaskörpers. REDSLOB (1931) glaubt ebenso wie DEJEAN (1931), daß sich von der Basalmembran Lamellen abspalten, die später zerfallen und das Material für den Glaskörper bilden.

Beim 13 mm langen Embryo schließen sich die Endplatten der MÜLLERschen Zellen zu einer Limitans interna zusammen, ohne daß aber der Zusammenhang zwischen Netzhautzellen und Glaskörperfibrillen aufgehoben würde. Der Zusammenhang der Netzhautzellen mit den Glaskörperfibrillen ist stärker als der zwischen Limitans interna und den MÜLLERschen Fasern selbst. Dies beweisen besonders pathologische Fälle, da bei präretinalen Blutungen die Limitans mit dem Glaskörper verbunden bleibt, während sich das Blut zwischen Netzhautgewebe und Limitans ausbreitet. Ähnliche Verhältnisse bestehen auch beim präretinalen Ödem.

Die in den Glaskörperraum eingedrungenen Gefäße verzweigen sich und es entstehen auf diese Weise die Vasa hyaloidea propria und als ihre vorderste Ausbreitung die Tunica vasculosa lentis. Diese Gefäße sind bei Embryonen von 25 mm Länge voll ausgebildet. Die Wandzellen dieser Gefäße entsenden Fortsätze in den Glaskörper, die sich mit den Fibrillen epithelialen Ursprunges innig verbinden, so daß eine Unterscheidung der Fibrillen nach ihrer Abstammung unmöglich ist. Bei der geringen färberischen Differenzierung der Gewebe im frühen Entwicklungsstadium läßt sich ein Unterschied von Fibrillen verschiedenen Ursprunges nicht nachweisen. Der Glaskörper vergrößert sich durch die Neubildung von Glaskörperfibrillen, so daß der gefäßhaltige Teil, der an Größe kaum mehr zunimmt, im Verhältnis zum gefäßlosen immer kleiner wird. Bei Embryonen von 40 mm Länge beginnt die Rückbildung der Gefäße. Glaskörperfibrillen werden immer weiter neu gebildet, so daß der gefäßhaltige Teil des Glaskörpers im Verhältnis zur Gesamtgröße des Auges immer kleiner wird. Der gefäßlose, periphere Teil des Glaskörpers ist dichter als der gefäßhaltige. Im gefäßlosen oder sekundären Glaskörper ordnen sich die Fibrillen immer regelmäßig, indem sie sich einerseits parallel zur Netzhautoberfläche, anderseits senkrecht zu ihr anordnen. Mit zunehmendem Wachstum des Auges scheint der gefäßhaltige Teil des Glaskörpers immer kleiner zu werden, so daß leicht der Eindruck entsteht als werde er vom sekundären Glaskörper zusammengedrückt, was jedoch sicher nur in ganz geringem Grade der Fall ist. Die rasche Größenzunahme des sekundären Glaskörpers läßt diesen Eindruck entstehen. Es zeigt sich, daß die absolute Größe des Durchmessers des gefäßhaltigen Teiles bzw. des daraus entstehenden zentralen Teiles des Glaskörpers auch beim Erwachsenen dieselbe ist wie im fetalen Leben [I. MANN (1927)]. Nach DEJEAN (1926, 1927) findet sogar eine Vergrößerung des Volumens des primären Glaskörpers während der Entwicklung statt (Abb. 365). Der primäre Glaskörper ist stets lockerer als der sekundäre, welcher Umstand auch dagegen spricht, daß er durch Druck verkleinert werde. Nach Rückbildung der eigentlichen Glaskörpergefäße bleibt die Arteria hyaloidea noch lange erhalten. Sie ist von einem dünnen Gewebsmantel umgeben, der sich gegen die Papille zu verbreitert, in der Mitte sehr dünn ist und sich vorn unter trichterförmiger Erweiterung an der Hinterfläche der Linse ansetzt. Die Begrenzung dieses Ansatzes ist am Auge des Erwachsenen in Gestalt einer Kreislinie oder kreisförmig angeordneter radiär gestellter Striche mit der Spaltlampe und dem Hornhautmikroskop erkennbar [Bogenlinie von VOGT (1912, 1922)]. Die hintere Linsenoberfläche bleibt zeitlebens mit dem primären Glaskörper in Berührung. Dieser erleidet eine Rückbildung in verschieden hohem Grade, ist aber unter normalen Umständen bei Untersuchung mit der Bogenspaltlampe stets im retrolentalen Raume nachweisbar, während sein oft überaus zartes

Gewebe bei weniger intensiver Beleuchtung unsichtbar bleibt, so daß unter solchen Bedingungen der retrolentale Raum leer zu sein scheint. Die hintere Wand des retrolentalen Raumes, der richtiger als Raum des primären Glaskörpers bezeichnet werden sollte, wird von der Begrenzung des sekundären Glaskörpers gebildet. Sie hat bei verschiedenen Individuen ein überaus mannigfaltiges Aussehen. Gewöhnlich tritt sie als eine sehr zarte, aus individuell sehr verschieden dicken und verschieden angeordneten Fibrillen bestehende Membran

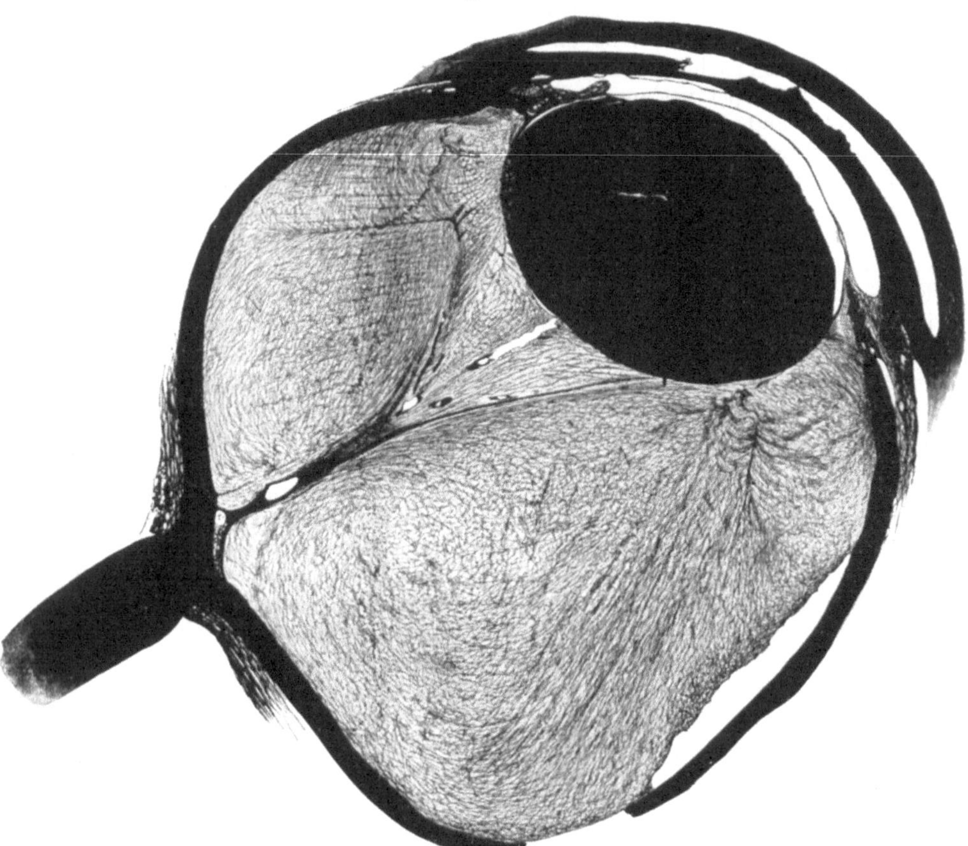

Abb. 365. Horizontaler Meridionalschnitt durch das Auge eines 150 mm langen menschlichen Fetus. Präparat von Prof. KOLMER. Vergr. 15,7fach.

hervor, die vielfach gefaltet erscheint. Bei Bewegungen des Auges flottiert diese Membran; die sie zusammensetzenden Elemente sind von gleicher Beschaffenheit wie die dahinter liegenden Gebilde des sekundären Glaskörpers, sind aber gröber und dichter angeordnet als die Fibrillen, die den Raum des primären Glaskörpers ausfüllen. In diesem letzteren sind sehr häufig Reste der Glaskörpergefäße und der Gefäßkapsel der Linse sichtbar. Bei der Geburt sind Reste der Arteria hyaloidea und der Gefäßkapsel der Linse, ebenso auf der Papille Reste der Arteria hyaloidea deutlich sichtbar und verlieren sich mit fortschreitendem Alter immer mehr. Dabei ändert sich auch der Glaskörperkanal (Canalis hyaloideus), der nichts anderes ist als der Rest des primären Glaskörpers an dessen Oberfläche der sekundäre Glaskörper verdichtet ist [Limitante intravitréenne von DEJEAN (1926, 1927)]. In den ersten Jahren nach der Geburt verläuft dieses Gebilde gestreckt durch den Glaskörper von der Papille bis zur hinteren Linsenoberfläche, wo es etwas nasal und unten vom hinteren Linsenpole endet. Später senkt sich der mittlere Teil des Kanals. Seine Durchbiegung wird immer stärker und bildet ein Hindernis für seine Untersuchung. Der an der hinteren Linsenoberfläche haftende Rest der Arteria hyaloidea verläuft anfangs in axialer Richtung gerade nach hinten, senkt sich mit der Zeit allmählich und nimmt schließlich die von der Untersuchung beim Erwachsenen bekannte annähernd vertikale Lage ein. Läßt man das Auge rasch nach oben blicken und dann in die Primärstellung zurückkehren, so kann man bei Spaltlampenuntersuchung durch das Hornhautmikroskop in den Kanal hineinblicken und beobachten, daß seine Wände sich senken, so daß die ursprüngliche

Oberwand des Kanals zur hinteren Begrenzung des retrolentalen Raumes wird [I. Mann (1927)].

Die Verhältnisse des Glaskörpers in der Gegend des Linsenäquators erfordern eine besondere Betrachtung. Es besteht hier zwischen dem Rande der sekundären Augenblase und der Linse ein Zwischenraum, durch den, wie früher erwähnt, mesodermales Gewebe in den Augenbecher eindringt. Mit dem Wachstum des Auges wird das mesodermale Gewebe spärlicher. Die hier liegenden Glaskörperfibrillen nehmen eine regelmäßigere Lagerung parallel zur Innenfläche der Augenblase an und bilden einen dichteren Fibrillenzug, der von Druault (1914) als faisceau isthmique bezeichnet wurde.

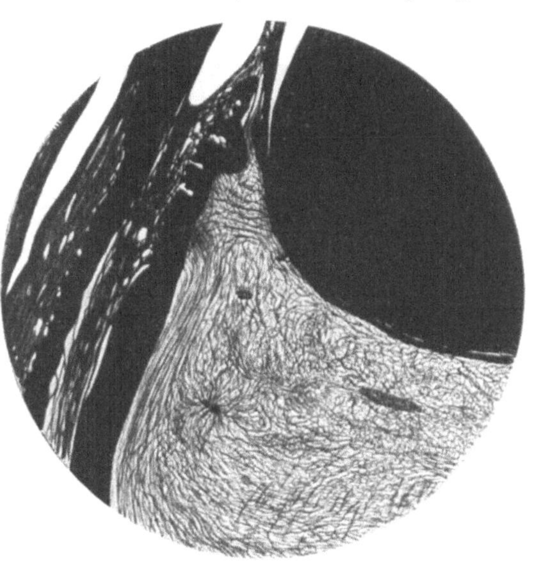

Abb. 366. Gebiet des Strahlenbändchens desselben Auges wie Abb. 235. Präparat von Prof. Kolmer. Vergr. 36fach.

Diese Vorgänge spielen sich nach dem 3. Monat ab und sind bei Embryonen von 47 mm Länge deutlich sichtbar. Unterdessen tritt ein vermehrtes Wachstum des ciliaren Teiles der sekundären Augenblase ein. Die Zellen dieser Gegend sind mit ebensolchen Kegeln versehen wie dies zu Beginn der Entwicklung des Glaskörpers die Netzhautzellen des hinteren Teiles der Netzhaut waren (Abb. 366). Diese Kegel der Zellen des Ciliarteiles der Netzhaut setzen sich in derbere Fibrillen fort, die senkrecht zu den Fasern des faisceau isthmique zum Linsenäquator ziehen und hier mit der Linsenkapsel in Verbindung treten. Es sind dies die Fasern des Strahlenbändchens, die auch als tertiärer Glaskörper bezeichnet werden können. Mit ihrer fortschreitenden Entwicklung bilden sich die Fibrillen des faisceau isthmique zurück und verschwinden fast vollständig. Ihr hinterster Teil, der sich an der Stelle der späteren Ora serrata anheftet, bleibt erhalten, und die ursprüngliche Verlaufsrichtung dieser Fibrillen läßt sich zeitlebens erkennen. Die während der Entwicklung stets deutlicher werdenden Fasern des Strahlenbändchens und die Abgrenzung des sekundären vom tertiären Glaskörper hängen mit der vor sich gehenden Veränderung der Beziehungen der Ora serrata zum Linsenäquator zusammen. Der sekundäre Glaskörper wird in seinem vorderen Anteile dichter und grenzt sich dadurch von den vor ihm liegenden Fasern des Strahlenbändchens, dem tertiären Glaskörper, ab. Die verdichtete

Oberfläche des sekundären Glaskörpers tritt an einer Stelle in Verbindung mit der Linsenkapsel, wobei die Vogtsche kreisförmige Linie entsteht (Abb. 367). Die Ansätze des Strahlenbändchens an die Linsenkapsel reichen bis zu dieser Stelle. Die Reste des faisceau isthmique sind in die vordere Verdichtungsschichte des sekundären Glaskörpers einbezogen. Diese Verdichtung läßt sich entlang der hinteren Linsenoberfläche an der Grenze des primären Glaskörpers verfolgen und begleitet ihn in seinem axial verlaufenden Teile, die Wand des Glaskörperkanals bildend. Diese Verdichtung ist auch entlang der Netzhautoberfläche ausgeprägt. Aus dieser Schilderung ergibt sich, daß der sekundäre Glaskörper an seiner gesamten Oberfläche eine Verdichtungszone besitzt, die als Glaskörpermembran (Membrana hyaloidea) angesprochen worden ist. KOLMER

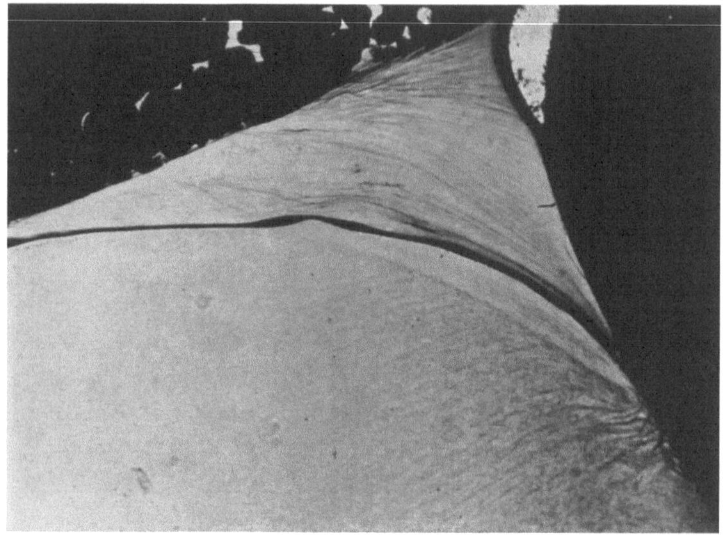

Abb. 367. Glaskörper und Strahlenbändchen eines 3monatlichen *Ziegen*fetus (KOLMER).

hat gefunden, daß zwischen den Fortsätzen der Linsen- und Netzhautkegel sich frühzeitig eine anders färbbare kolloide Substanz findet, aus der sich später Fibrillen entwickeln. Es wirken also bei der Entstehung des Glaskörpers sowohl Fibrillen mit, die aus den Zellfortsätzen entstehen, als auch solche, die sich aus der Kolloidsubstanz selbst ausscheiden. Diese Tatsachen würden mit den Feststellungen von STUDNIČKA (1929) über den Zusammenhang des Cytoplasmas bei jungen Embryonen (Mesostroma) übereinstimmen und finden eine Stütze in den Beobachtungen von MAXIMOW (1928), der bei Gewebskulturen sich Fibrillen aus einer homogenen Zwischenmasse differenzieren sah (Abb. 368).

Diese entwicklungsgeschichtlichen Angaben ermöglichen eine Stellungnahme zum Problem der Glaskörperstruktur. Die Anhänger der Gelnatur des Glaskörpers finden das Gel schon in den frühesten Stadien der Glaskörperentwicklung. Es ist aber wohl kaum anzunehmen, daß in einem Gel so komplizierte Differenzierungen entstehen könnten, wie es sich aus dem Studium entwicklungsgeschichtlicher Vorgänge ergibt. Es liegt viel näher, anzunehmen, daß es sich hier um die Ausbildung bestimmter anatomischer Elemente in besonderer Anordnung handelt. Diese Auffassung läßt sich noch durch die Beobachtungen am Lebenden mit Spaltlampe und Hornhautmikroskop stützen, welche bei entsprechender Technik eine Übereinstimmung der sichtbaren Bilder mit den anatomischen erkennen läßt. Die „Artefakte" der histologischen Technik im Glaskörper sind mithin nicht zufällige Erscheinungsformen von Fällungen einer strukturlosen homogenen Substanz, sondern Bilder, die aus bestimmten

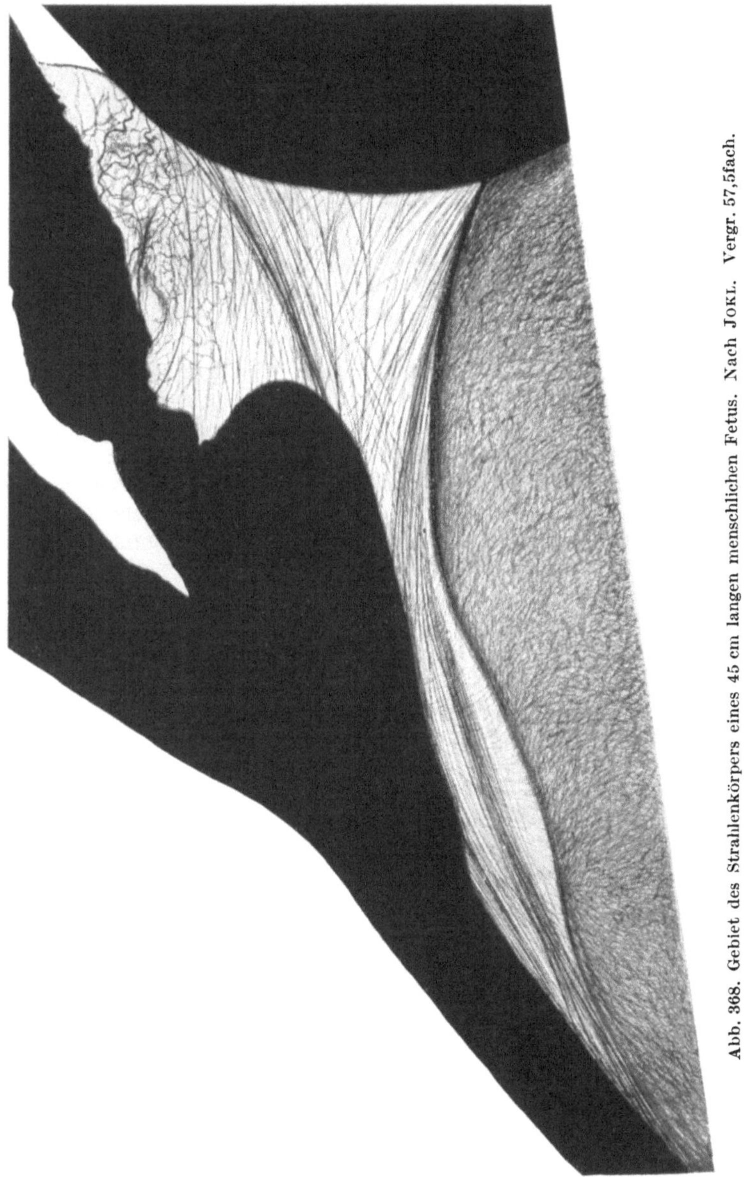

Abb. 368. Gebiet des Strahlenkörpers eines 45 cm langen menschlichen Fetus. Nach JOKL. Vergr. 57,5fach.

vorgebildeten Strukturen entstehen und bei kritischer Betrachtung dieselbe Dignität beanspruchen dürfen wie alle anderen histologischen Kunstprodukte, deren Beziehungen zu vorgebildeten anatomischen Elementen nicht angezweifelt werden. Die Anhänger der Gelnatur des Glaskörpers, zu dem auch das Strahlenbändchen gerechnet wird, dürften Schwierigkeiten haben, gewisse pathologische

Befunde zu erklären. Bei Linsenkolobomen findet man nicht selten entsprechend dem Kolobom der Linse ein solches des Strahlenbändchens. Wäre das Strahlenbändchen (und der Glaskörper) ein Gel, so würde es unverständlich sein, daß dieses Gel gerade an der Stelle der Linsenmißbildung fehlt. Ein Zellsekret würde sich wohl überall hin ausbreiten. Sind aber die Fasern des Strahlenbändchens so wie die des Glaskörpers Fortsetzungen der Linsen- und Netzhautkegel, so ist es wohl verständlich, daß dort, wo solche Kegel fehlen, auch die Fasern nicht vorhanden sind.

E. Der Glaskörper bei ultramikroskopischer Untersuchung.

Das Spaltlampenbild.

Die ultramikroskopische Untersuchung des Glaskörpers kann am Lebenden mit Spaltlampe und Hornhautmikroskop oder am frischen, aus dem Auge herausgenommenen Glaskörper mit dem Ultramikroskop (Immersions- oder Spaltultramikroskop) vorgenommen werden. Da man den Glaskörper am Lebenden in unversehrtem Zustande untersuchen kann, so wäre der Untersuchung am Lebenden der Vorzug zu geben, wenn nicht die Untersuchungsbedingungen dabei ungünstige wären. Sie sind dies infolge der verhältnismäßig geringen Intensität der Lichtquelle und der kaum veränderbaren Richtung der Belichtung und der Beobachtung, wobei die praktisch möglichen Vergrößerungen nur gering sind, und die Beobachtung noch dazu durch nicht vollkommen durchsichtige Medien hindurch erfolgen muß. Die eben erwähnten Schwierigkeiten und Beschränkungen fallen bei der Untersuchung des herausgenommenen Glaskörpers fort. Da bei der ultramikroskopischen Untersuchung nur solche Bilder sichtbar gemacht werden können, die senkrecht zum Lichteinfall liegen, müssen am Lebenden alle Elemente unsichtbar bleiben, die in sagittaler oder annähernd sagittaler Richtung verlaufen. Liest man die Beschreibungen der Erscheinungsweise des Glaskörpers bei Spaltlampenuntersuchung, sieht man die Bilder in den Atlanten und Zeitschriften an, so kann man die gegebene Beschreibung nur bestätigen. Sie geben die am Lebenden sichtbaren Erscheinungen getreu wieder. Wir sehen immer nur Elemente, die in mehr oder weniger frontaler Richtung verlaufen. Daher ist die Ansicht entstanden, daß der Glaskörper, wenigstens in seinem vorderen Teil aus frontal stehenden Membranen besteht. Es fiel aber den Beschreibern merkwürdigerweise nicht auf, daß die Elemente vollständig fehlen, welche die Membranen auseinanderhalten. Die Erklärung liegt in dem Umstande, daß infolge der optischen Bedingungen diese Elemente nicht hervortreten und daher dem Beobachter unsichtbar bleiben, ihr Bestand somit geleugnet werden muß, solange man sich lediglich auf das unmittelbar Wahrnehmbare beschränkt. Ist man sich aber darüber im Klaren, daß unter den gegebenen Umsänden die sagittal verlaufenden Elemente unsichtbar bleiben müssen, so wird man instand gesetzt, die am Lebenden beobachteten Befunde mit den Ergebnissen der ultramikroskopischen Untersuchung des herausgenommenen Glaskörpers in Übereinstimmung zu bringen. Erst nach Zusammenfassung aller ultramikroskopischen Tatsachen kann man an die Aufgabe herantreten, sie mit den im histologischen Präparat gewonnenen Tatsachen in Einklang zu bringen und diese Kunstprodukte zu deuten.

Die ultramikroskopischen Untersuchungen haben ergeben, daß sich der Glaskörper aus allerfeinsten Fibrillen zusammensetzt, die in allen Richtungen des Raumes verlaufen, deren Dichte aber an verschiedenen Stellen des Glaskörpers bedeutend voneinander abweicht (Abb. 369, 370). In den Randteilen des Glaskörpers, besonders in der Nähe der Ora serrata, ist die Dichte der Fibrillen eine sehr große und sie bilden an der ganzen Oberfläche des Glaskörpers eine

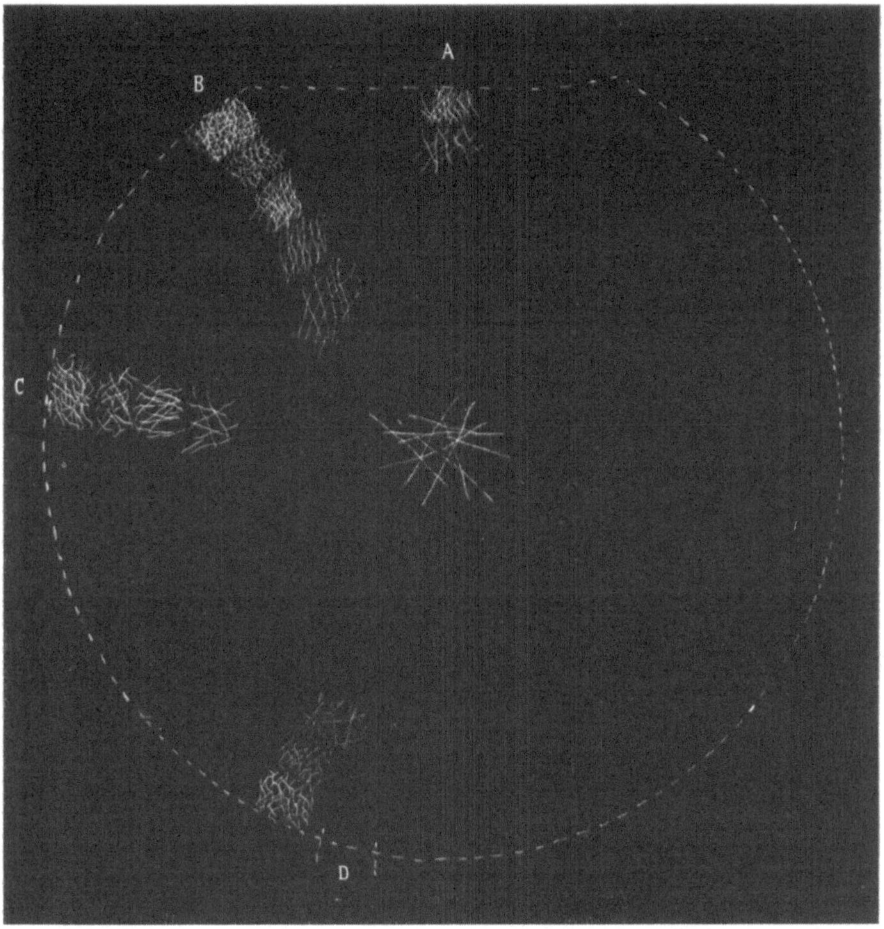

Abb. 369. Topographie des Glaskörpers nach Untersuchungen mit dem Immersionsultramikroskop. *A* Fossa patellaris, *B* Gegend der Ora serrata. *C* Gegend des Äquators, *D* Sehnervenpapille. (Nach Heesch.)

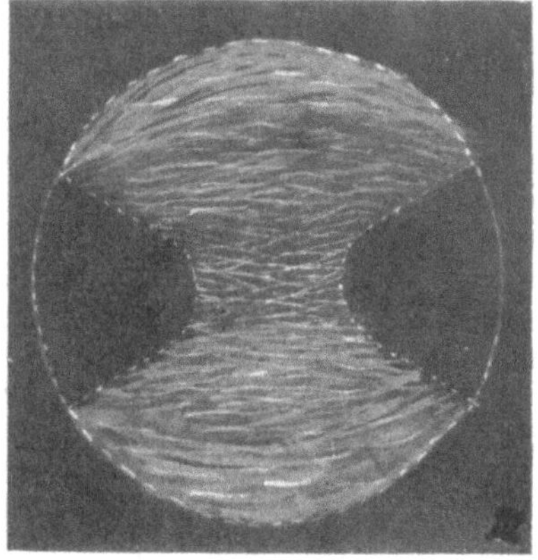

Abb. 370. Ultramikroskopisches Bild des Glaskörpers nahe der Glaskörpermitte. (Nach K. Heesch.)

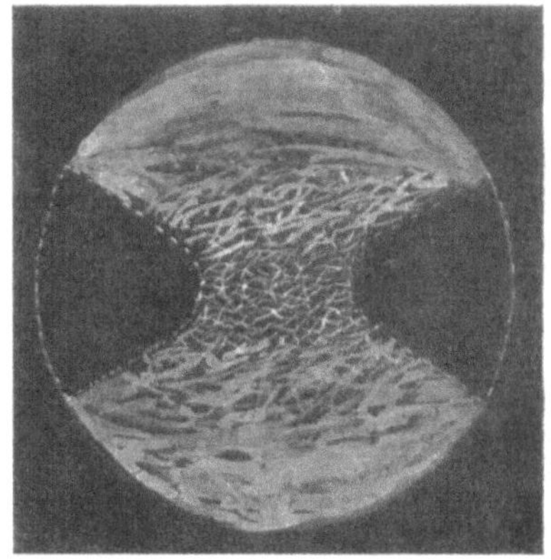

Abb. 371. Dasselbe wie Abb. 370. Periphere Grenzschichte. (Nach K. Heesch.)

33*

verdichtete Grenzschichte (Abb. 371), die am histologischen Präparat vielfach
ein membranartiges Aussehen besitzt. Es ist dies die sog. Membrana hyaloidea,
die als homogenes, vom Faserwerk des Glaskörpers getrenntes Gebilde jedoch
nicht existiert. Bereits KÖPPE (1917), besonders aber BAURMANN (1926) haben
der Meinung Ausdruck gegeben, daß die vordere Grenzschichte des Glaskörpers
aus Glaskörperfibrillen bestehe, die aus ihrer Verlaufsrichtung in die Ebene der
Grenzschichte umbiegen und hier sichtbar werden. Ähnlich verhält es sich auch
mit der Wand des Glaskörperkanals, d. h. überall an der Grenze des sekundären
Glaskörpers. HEESCH (1929) hat überzeugend nachgewiesen, daß innerhalb des
Glaskörperkanals das Fibrillennetz weitmaschig und locker ist (Abb. 372), was
mit der Beobachtung am Lebenden übereinstimmt. Bei relativ schwacher Beleuchtung ist der retrolentale (BERGER-
sche) Raum optisch leer, bei starker

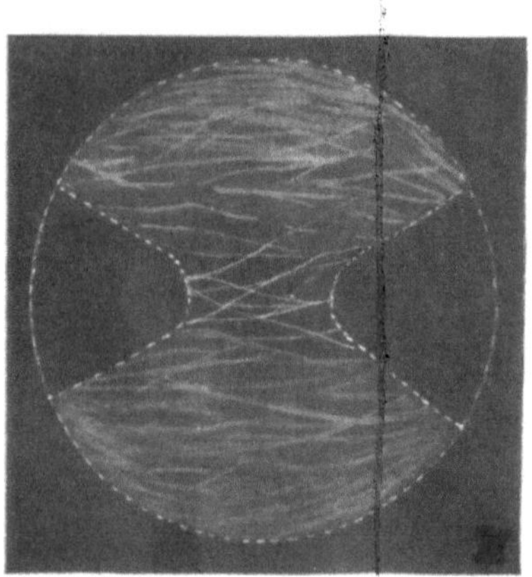

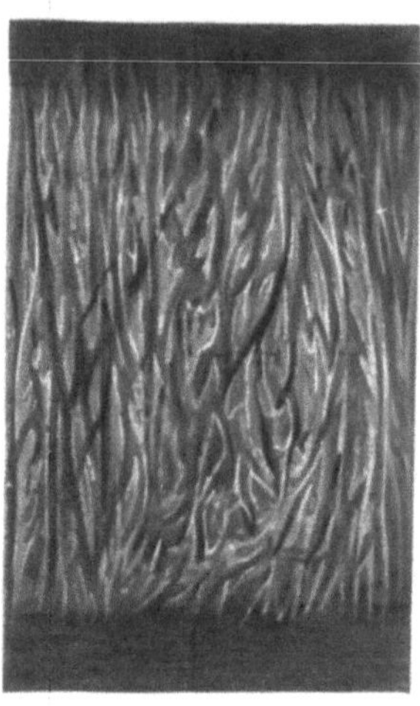

Abb. 372. Dasselbe wie Abb. 370 in der Mitte des
Glaskörpers. (Nach K. HEESCH.)

Abb. 373. Normales Glaskörpergerüst eines 10jährigen
Knaben. Die sog. Membrana hyaloidea. (Nach A. VOGT.)

Beleuchtung ergibt sich aber, daß er von sehr zarten und ein weitmaschiges
Netzwerk bildenden Glaskörperfasern ausgefüllt ist. Es ist dies der primäre
Glaskörper, der vor der sog. Grenzschichte des Glaskörpers, richtiger Grenz-
schichte des sekundären Glaskörpers liegt. Diese Grenzschichte wird als eine
zarte, oft fein gefältelte Membran beschrieben, die sich etwas schräg hinter der
Linse ausspannt und unten von der Linse weiter absteht als oben (Abb. 373).
Diese schon von ERGGELET (1914) gegebene Beschreibung ist richtig. Der
Grund der größeren Entfernung der Grenzschichte des Glaskörpers von der
Linse unten als oben liegt darin, daß die trichterförmige Begrenzung des primären
Glaskörpers beim Erwachsenen infolge Durchbiegung des Glaskörperkanals
hinabsinkt, so daß man die obere Wand des Glaskörperkanals zu Gesichte
bekommt. Ihr oberer Ansatz ist an der Linsenkapsel befestigt. Die Wand des
Glaskörperkanals hängt nicht gerade nach unten hinab, sondern entfernt sich
nach unten hin mehr von der Linse. Wie schon erwähnt, kann man durch
Augenbewegungen den Glaskörperkanal dazu bringen, sich soweit zu heben,
daß man tief in ihn hineinblicken und dann wahrnehmen kann, wie seine obere
Wand sich allmählich herabsenkt. Bei Kindern, bei denen die Reste der Arteria
hyaloidea horizontal gerichtet sind, verläuft die Grenzschichte des sekundären
Glaskörpers schräg nach hinten und nur wenig nach unten [I. MANN (1929)].
Schon KÖPPE (1918) hatte beobachtet, daß sich der Glaskörper bei vertikaler
Bewegung des Auges lebhafter bewegt als bei horizontaler. Er hatte eben einen
Teil der Erscheinungen richtig beobachtet, ohne den Zusammenhang zu erkennen.

Die Feststellungen von I. MANN (l. c.) stehen in Übereinstimmung mit den Untersuchungen WILDIS (1924) bei *Hund* (Abb. 363), *Katze, Rind, Kaninchen* und *Mensch*. Die an frischen Leichenaugen ausgeführten Untersuchungen, die zum Teil nach Entfernung von Hornhaut und Linse vorgenommen wurden, gestatten infolge der günstigeren Beobachtungsbedingungen als sie am Lebenden vorhanden sind, tief in den Glaskörperkanal hineinzublicken. WILDI (1924) hält den Glaskörperkanal für optisch leer. In sehr schönen und eindrucksvollen Abbildungen hat BAURMANN (1932) beim *Schwein* mittels Ultramikroskopie am unversehrten Glaskörper den Zentralkanal als leeren Raum photographisch festgehalten. Er hat ihn auch regelmäßig beim *Kalb* und *Kaninchen* nachweisen können. Auch COMBERGS (1922) Beobachtungen stehen mit diesen Befunden im Einklang. An Augen, aus denen die Linse mit der Kapsel unter Schonung des Glaskörpers entfernt worden war, ist eine äußerst zarte, leicht glänzende Membran zu sehen, die leicht gefältet sein kann, wenn sich der Glaskörper nicht stark in die Vorderkammer vorwölbt.

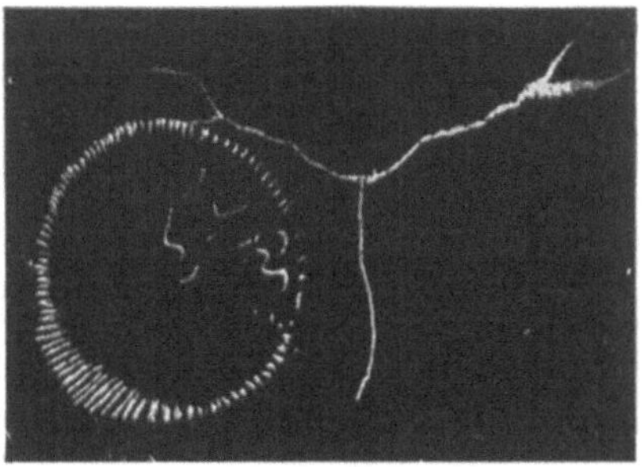

Abb. 374. Die den postembryonalen Hyaloidea-Ansatz normalerweise umgebende weiße Bogenlinie. (Nach A. VOGT.)

Hinter dieser vorderen Begrenzung des Glaskörpers liegt ein bei wenig intensiver Beleuchtung optisch leerer Raum: Der retrolentale Raum, der sich bei Verwendung intensiven Lichtes als von feinsten Fibrillen durchzogen erweist. Solche Befunde sind nach Starextraktionen in der Kapsel unschwer zu erheben. Es gelingt hie und da sogar eine leichte trichterförmige Einsenkung in der vorderen Begrenzung des sekundären Glaskörpers zu erkennen, wobei die Spitze des Trichters nach unten und hinten gerichtet ist.

Die von VOGT (1919) zuerst beschriebene Bogenlinie, welche die Reste der Arteria hyaloidea umgibt und öfters aus radiären Streifen besteht, stellt den mittels der Spaltlampe und Hornhautmikroskops sichtbaren Ansatz der Grenzmembran des sekundären Glaskörpers an die Linsenkapsel dar (Abb. 374). Die Befunde von WILDI (1924) bilden für diese Ansicht eine Stütze. Die erwähnte Linie stellt die Abgrenzung des primären Glaskörpers nach vorne dar. Im Raum des primären Glaskörpers, der mit dem retrolentalen identisch ist, liegen die bei Spaltlampenuntersuchung in den meisten Fällen sichtbaren Reste der Arteria hyaloidea, die unter sehr verschiedener Gestalt auftreten. Sie bleiben zeitlebens erhalten. Die Ausdehnung des vom primären Glaskörper eingenommenen Bezirkes und der hinteren Linsenfläche ändert sich während des Wachstums nicht.

Die den geschilderten Befunden entsprechenden anatomischen Verhältnisse hat v. SZENT-GYÖRGYI (1917) bis zum 2. Lebensmonat in gleicher Weise wahrnehmen können. Er gibt aber an, daß die Wand des Zentralkanals und der ihn erfüllende primäre Glaskörper verschwinde und beim Erwachsenen ein dem Zentralkanal homologes Gebilde fehle. JOKL (1927) gibt zwar keine Beschreibung des Glaskörpers beim Erwachsenen, erwähnt aber, daß nach seinem Material die Verhältnisse beim Erwachsenen der von v. SZENT-GYÖRGYI gegebenen Beschreibung entsprechen. Dieser findet allerdings beim Erwachsenen eine zentrale Partie im Glaskörper, deren Gefüge wesentlich lockerer ist als in den übrigen Teilen des Glaskörpers und sich von der Hinterfläche der Linse bis zur Gegend des Sehnerveneintrittes erstreckt. Das lockere Gefüge dieses Teiles geht ganz allmählich in das dichtere Gefüge der Umgebung über. Diese

Feststellung steht im Widerspruch zu den klinisch an der Spaltlampe von verschiedenen Beobachtern [VOGT (1922), MANN (1927)] vielfach erhobenen Befunden, die ich aus eigener, häufiger Erfahrung bestätigen kann. Dabei ist zu berücksichtigen, daß sowohl JOKL (l. c.) wie v. SZENT-GYÖRGYI (l. c.) das Vorhandensein des Glaskörperkanals bei verschiedenen *Säugetieren,* beim menschlichen Fetus und auch beim Neugeborenen beschrieben, ihn nur beim *Menschen* in späterem Alter nicht gefunden haben, was sicher auffallend ist. Merkwürdig ist auch, daß bei der Häufigkeit der bei der Spaltlampenuntersuchung erkennbaren Reste der Arteria hyaloidea diese bei den zahlreichen histologischen Untersuchungen nicht gefunden worden sind. Die Verhältnisse bei ophthalmoskopisch sichtbarer Persistenz der Reste der Arteria hyaloidea bedürfen noch der weiteren Erforschung durch die Spaltlampenuntersuchung und im anatomischen Präparat.

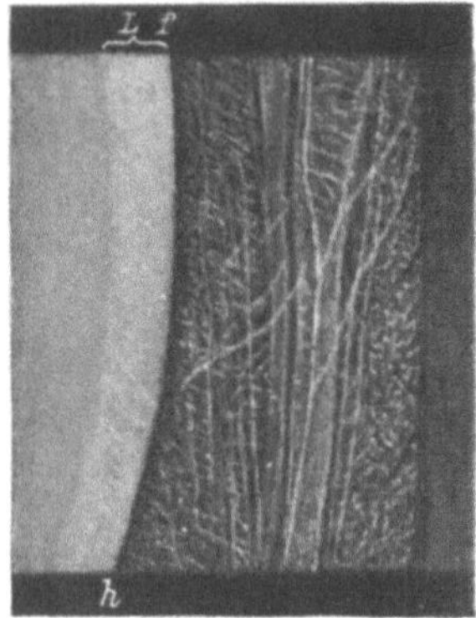

Abb. 375. Normales Glaskörpergerüst eines 26jährigen im optischen Meridionalschnitt. (Nach A. VOGT.)

Die auf diesem Gebiete vorhandenen Widersprüche werden durch weitere Untersuchungen beseitigt werden müssen.

Der der Linse anliegende Bezirk des primären Glaskörpers ändert sich vom Zeitpunkte der vollen Entwicklung der Glaskörpergefäße (Embryo von 48 mm Länge) in seiner Größe nicht, wie MANN (1928) festgestellt hat. Sein Durchmesser beträgt stets ungefähr 1 mm. Die Abbildungen der Gegend des retrolentalen Raumes wie sie RETZIUS (1894) und JOKL (1926) beim Fetus im histologischen Präparat geben, stimmen mit den Spaltlampenbefunden gut überein[1].

Es stehen sich hiernach zwei Ansichten gegenüber: nach der einen (WILDI, BAURMANN, STILLING, SCHAAFF) besteht ein Glaskörperkanal, der von Glaskörperfibrillen auch bei ultramikroskopischer Untersuchung frei ist; nach der anderen Ansicht ist ein wirklicher Kanal, d. h. ein von Fibrillen freier, daher wirklich leerer Kanal nicht vorhanden. Es besteht jedoch eine anatomisch differenzierte Zone im Glaskörper entsprechend der Verbindung zwischen der Papille und einer Stelle der hinteren Linsenkapsel, die etwas nach innen unten vom hinteren Linsenpole liegt. Diese Zone stellt den Rest des primären Glaskörpers dar und wird von einer verdichteten Schichte des sekundären Glaskörpers begrenzt, die eine kanalartige Lichtung bildet, welche von dem äußerst zarten, weitmaschigen Fibrillenwerk des primären Glaskörpers ausgefüllt ist.

Bei Spaltlampenuntersuchung ist man nicht imstande die Glaskörperfibrillen zu sehen, weil diese dazu viel zu fein sind. Man sieht vielmehr ein sich oft zu scheinbaren Membranen zusammenschließendes Balkenwerk feinerer und gröberer Fäden, die vorwiegend annähernd senkrecht verlaufen und sich oft spitzwinkelig kreuzen. Waagrecht verlaufende Fasern sind spärlicher, jedoch bei guter Dunkeladaptation und intensiver Beleuchtung stets sichtbar. Sagittal verlaufende Fasern sind für gewöhnlich nicht sichtbar. Nur an großen Glaskörperhernien, die sich gelegentlich nach Entfernung der Linse in der Kapsel und sicherlich nur sehr geringer Verletzung der vordersten Glaskörperschichten bildet, gelingt es bei tangential zur Irisebene einfallendem Lichte sagittal verlaufende Fibrillen des Glaskörpergerüstes zu sehen, die bei spitzwinkeligem Lichteinfall unsichtbar bleiben.

---

[1] O. GASSER [Über die Existenz des Canalis hyaloideus bei *Mensch* und *Tier*. Graefes Arch. **134**, 297 (1935)] hat neuerdings durch Injektionsversuche das Vorhandensein des Glaskörperkanals beim *Schwein, Rinds*fetus und beim menschlichen Neugeborenen nachgewiesen.

Das Aussehen des Glaskörpers ändert sich mit den Jahren. Beim Kinde ist er fast homogen im Gegensatz zum Verhalten beim Erwachsenen. Bei starker Belastung der Bogenspaltlampe erkennt man beim Kinde einen sehr feinen und dicken Filz sich in verschiedensten Richtungen überkreuzender feinster Fibrillen. In diesem Filz sind oft weiße Pünktchen eingelagert, die als Zellen aufzufassen sind. Es handelt sich um Wanderzellen, die auch im Kammerwasser des normalen Auges, besonders bei Kindern regelmäßig zu finden sind. Infolge des geringen Unterschiedes zwischen primärem und sekundärem Glaskörper beim Kinde ist die Unterscheidung der vorderen Grenzschichte des sekundären Glaskörpers viel schwerer als beim Erwachsenen. Mit zunehmendem Alter treten dickere Falten hervor, die dichtere Membranen bilden, wogegen die Zwischenräume ärmer an geformten Bestandteilen werden. Dieses beruht zum Teil auf dem Kontrast zwischen den stärker hervortretenden Elementen und deren Umgebung. In der Ausbildung dieser Veränderung entstehen sicher beträchtliche individuelle Verschiedenheiten, was man aus dem verschiedenen Aussehen des Glaskörpers beim Erwachsenen entnehmen kann (Abb. 375). Im höheren Alter erscheint der Glaskörper nur ausnahmsweise annähernd so homogen wie in der Kindheit. Die Vergröberung seiner Struktur tritt immer mehr hervor und schließlich werden die ihn zusammensetzenden Elemente sogar mit dem Augenspiegel als senile Glaskörpertrübungen sichtbar. Kolloidchemisch gedacht, handelt es sich dabei um Altern des Glaskörpergels, das auch genau beschrieben worden ist. Aus den angegebenen Gründen läßt sich daher eine absolute Norm für das Aussehen des Glaskörpers nicht geben, weshalb die Unterscheidung zwischen normalen und pathologischen Befunden auch bei großer Erfahrung nicht immer sicher durchführbar ist.

F. Ultramikroskopie des Glaskörpers im engeren Sinne.

BAURMANN (1926, 1932), HEESCH (1928), STRÖMBERG (1931) haben sich besonders mit der ultramikroskopischen Untersuchung des Glaskörpers beschäftigt und sind zur Übereinstimmung in ihren Ergebnissen gekommen. Im engsten Teile des ultramikroskopischen Lichtkegels erscheint eine Menge von außerordentlich feinen, fast asbestglänzenden Fäden, die hauptsächlich senkrecht zum einfallenden Licht verlaufen und parallel zueinander angeordnet sind, sich aber auch unter spitzen Winkeln schneiden. Bei vorsichtiger Einstellung mittels der Mikrometerschraube lassen sich die Fäden zuweilen verfolgen, so daß man feststellen kann, daß sie eine beträchtliche Länge erreichen können. Sie bilden ein mehr oder minder dichtes Netzwerk, dessen Maschenräume dunkler sind als die Fäden. In bezug auf die Länge, die Dichte der Lagerung, die Gestalt der Maschenräume, die bald spaltförmig sind, bald rhombisch, bestehen beträchtliche Verschiedenheiten. Indes ist die Intensität des von den Fäden abgebeugten Lichtes so gut wie immer die gleiche. BAURMANN (1922) fand einen mittleren Abstand zwischen den Fäden von 0,0021 mm, 1929 lautet seine Angabe 0,0098 mm. STRÖMBERG findet, daß bei einer Struktur von mittlerer Dichte ein Faden auf 0,0074—0,0059 qmm und bei dichterer Struktur ein Faden auf 0,0038—0,0025 qmm kommt. BAURMANN und THIESSEN (1922) haben im frischen Glaskörper Fäden von 0,003 mm Länge beobachtet. STRÖMBERG (1931) hat Fäden bis zu 0,05 mm Länge messen können.

HEESCH (l. c.) sowohl wie STRÖMBERG (l. c.) geben an, daß die Dichte der Glaskörperstruktur in verschiedenen Teilen des Glaskörpers sich voneinander unterscheidet, wobei sich die Übergänge allmählich vollziehen. In den peripheren Teilen des Glaskörpers, besonders in der Nähe der Ora serrata, weist der Glaskörper eine dichtere Anordnung der Fäden auf, während in den

mittleren Teilen das Gefüge lockerer ist. Die Grenzschichte in der Fossa patellaris
weist lange, hauptsächlich parallel zueinander angeordnete, sehr dicht liegende
Fasern auf, die allmählich in die lockere Struktur übergehen, die bereits einige
Millimeter von der Oberfläche vollständig zur Geltung kommt. Auch in der
Gegend der Ora serrata finden sich lange, parallel angeordnete Fäden von großer,
aber wechselnder Dichte. Diese parallel geordnete Struktur zieht sich wie ein
Kranz längs der Ora serrata und erstreckt sich kaum 5 mm weit nach dem
Zentrum zu, wird dann lockerer (Übergangsstruktur) und schließlich noch
schütterer (Zentralstruktur). Die aus parallel gelagerten Fasern gebildete
Schichte nimmt gegen den Äquator immer mehr ab, so daß zuerst die Über-
gangsstruktur, später die Zentralstruktur immer mehr zur Geltung kommt.
Bezüglich dieser Strukturverhältnisse stimmen HEESCH und STRÖMBERG mit-
einander überein.

Sehr wichtig sind die Feststellungen, die STRÖMBERG über die Einwirkung
von Fixationsmitteln auf den ultramikroskopischen Bau der Fibrillen des Glaskörpers gemacht hat. Sowohl Formalin in verschiedener Konzentration (4%,
10%, 20%, 40%) als auch 3%ige Kali- und Bichromatlösung und 1%ige Essigsäure führen langsamer oder rascher eine Veränderung im ultramikroskopischen
Bilde herbei. Im Gesichtsfeld tritt ein Nebel auf, die Fibrillen werden unsichtbar
und an ihre Stelle treten unter lebhafter Bewegung gröbere Fasern auf, die sich
bei Kontrolle unter dem Mikroskop als die aus den anatomischen Präparaten
bekannten Glaskörperfäden erkennen lassen. Die ultramikroskopischen Fibrillen
verschwinden, sie geben das Baumaterial für die mikroskopischen Fibrillen,
welche sie ersetzen. Diese Beobachtungen beweisen den Zusammenhang
zwischen ultramikroskopischer und mikroskopischer Struktur. Berücksichtigt
man die verschiedene Dichte der Anordnung der ultramikroskopischen Glaskörperfibrillen, die HEESCH (l. c.) und STRÖMBERG (l. c.) festgestellt haben, so
kann man sie in unmittelbare Beziehung zu der verschiedenen Dichte der
mikroskopischen Fibrillen in den betreffenden Teilen des Glaskörpers bringen.
Es ist begreiflich, daß, je mehr ultramikroskopische Fibrillen vorhanden waren,
sie reichlicheres Baumaterial für das Entstehen der mikroskopischen Fibrillen
darbieten als an Stellen des lockeren Gefüges. Diese Feststellungen erhärten
somit den von mir angenommenen und von BAURMANN bekämpften Zusammenhang zwischen ultramikroskopischer und mikroskopischer Struktur des Glaskörpers. GOEDBLOED (1934) bestätigt die Beobachtung von BAURMANN und
HEESCH. Das Spaltlampenbild deutet auf eine reelle Struktur hin, es zeigt, daß
der Glaskörper außer seiner Fadenstruktur noch ein gröberes Muster besitzt,
in dem die helleren Teile im Spaltlampenbild auf fadenreiche und die dunkleren
auf fadenärmere Partien hinweisen. Auf Grund des Verhaltens der Glaskörperfäden gegenüber Säuren und Alkalien stellt GOEDBLOED (l. c.) die Hypothese auf, daß die Glaskörperfäden Bildungen höherer Ordnung sind, aufgebaut
auf kleineren Teilchen, nach der Weise eines einfach gerichteten micellaren
Aggregates.

G. Der mikroskopisch-topographische Bau des Glaskörpers.

Bei mikroskopischer Betrachtung erscheint der Glaskörper als ein dichtes
Netzwerk feiner Fibrillen, deren Dicke an verschiedenen Stellen ungleich ist.
Die einzelnen Fibrillen scheinen aber in ihrem Verlaufe von gleicher Dicke zu
sein. Sie verlaufen in verschiedensten Richtungen des Raumes und überkreuzen
sich in der mannigfachsten Weise. Es ist schwer zu entscheiden, ob sie sich an
den Kreuzungsstellen bloß berühren oder miteinander verschmelzen. Die von
früheren Forschern beschriebenen Körnchenbildungen im Verlaufe der Fibrillen
und besonders an den Kreuzungsstellen sind nach den Ergebnissen neuerer

Untersuchungen als Folge der Präparationstechnik anzusehen und treten bei sorgfältiger Fixation und Färbung nicht auf (Abb. 376, 377). Auf Schnitten er-

scheinen quer getroffene, also in ihrer Längsrichtung gesehene Fasern dunkler als die anderen, so daß solche dunkle Punkte leicht als Gebilde besonderer Art aufgefaßt werden konnten. Bei Betrachtung von Schnittpräparaten gut fixierter Augen, die entweder durch meridionale oder äquatoriale Schnittführung gewonnen worden sind, läßt sich eine wirkliche Architektonik erkennen, die sich auch bei verschiedener Fixierung in gleicher Weise bei Individuen derselben Art immer wiederfindet, allerdings von Art zu Art Verschiedenheiten aufweist. Wie schon

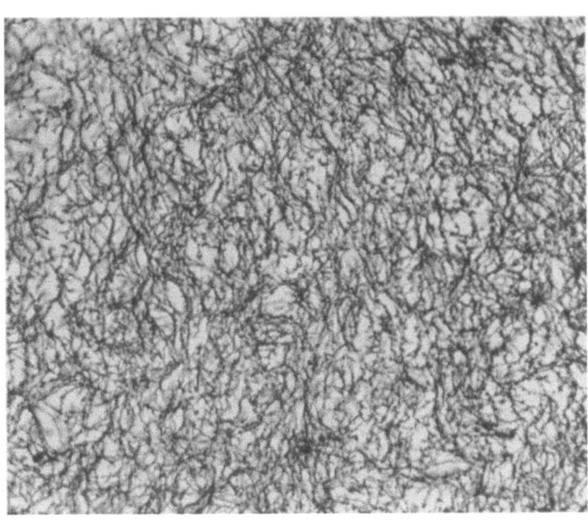

Abb. 376. Glaskörper eines 6monatigen menschlichen Fetus (KOLMER).

erwähnt und von v. SZENT-GYÖRGYI (1917) besonders hervorgehoben, ändert sich der Bau des Glaskörpers beim *Menschen* im Laufe des Lebens. Es ist daher schwer eine Norm für den menschlichen Glaskörper aufzustellen,

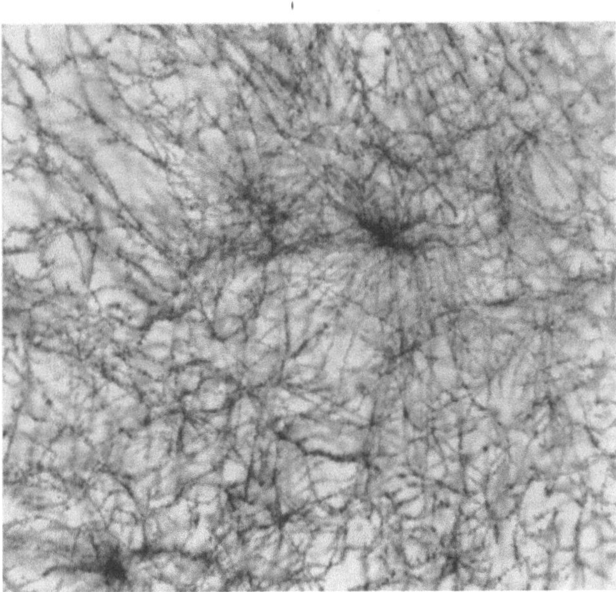

Abb. 377. Glaskörper des *Menschen*. Fixation in Kalibichromat-Formol-Eisessig (KOLMER).

die allgemeine Gültigkeit beanspruchen könnte. Zur Erleichterung der Orientierung wird zuerst der fibrilläre Aufbau in der horizontalen Meridionalebene, dann in der Äquatorialebene eines 46jährigen Mannes nach v. SZENT-GYÖRGYI geschildert. Die im horizontalen Durchschnitt hervortretende Asymmetrie des Augapfels spiegelt sich auch im Bau des Glaskörpers wieder (Abb. 378). Infolge der nasal vom hinteren Augenpol liegenden Einpflanzung des Sehnerven ist der nasal von ihm gelegene Teil des Auges kleiner als der temporale. Die von der Papille zum hinteren Linsenpol ziehende Gerade teilt die Schnittfläche in eine größere temporale und kleinere nasale Hälfte, die sich aber sonst in bezug

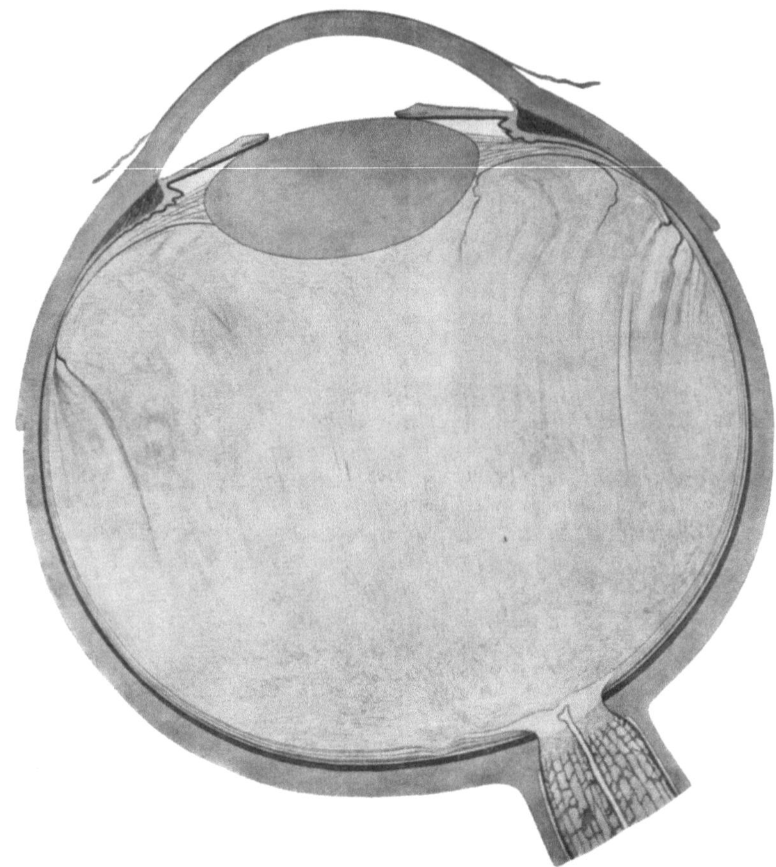

Abb. 378. Horizontalschnitt durch das Auge eines 46jährigen Mannes. Vergr. 5fach. (Nach v. Szent-Györgyi.)

auf ihren Bau gleich verhalten. Die erwähnte Linie kann also, wenn auch nicht im strengen Sinne, als Symmetrielinie gelten.

Die Übersicht bei schwacher Vergrößerung läßt in jeder Hälfte des Glaskörpers drei Teile unterscheiden: einen peripheren, einen axialen und einen Zwischenteil.

Der äußere Teil, als Rindenschichte [v. Szent-Györgyi (1917)] oder hintere Grenzschichte des Glaskörpers [Salzmann (1900)] bezeichnet, ist hinter der Ora serrata, vor der er vom glatten Teil des Strahlenkörpers in einer Breite von 0,15 mm entspringt, schmal und wird nach hinten zu breiter, zugleich aber auch lockerer. Die Fibrillen dieser Schichte verlaufen vorwiegend in meridionaler Richtung parallel zur Netzhautoberfläche nach hinten. In dieser Beziehung besteht Übereinstimmung zwischen dem von Strömberg (1931) festgestellten ultramikroskopischen Verlauf der Fibrillen und dem mikroskopischen Bilde.

Diese Schichte wird durch das Einstrahlen eines besonderen Fasersystems, des sog. RETZIUSschen Bündels, verstärkt. Die Fibrillen dieses Bündels, dessen Breite 0,05—0,10 mm beträgt, stehen in Verbindung mit den Zellen des glatten Teiles des Strahlenkörpers dicht vor der Ora serrata, an denen sie besonders fest haften. Nach ADDARIO (1904) und WOLFRUM (1907) stammen diese Fasern von den hohen Zellen des Ciliarepithels unmittelbar vor der Ora serrata, zum Teil auch von den MÜLLERschen Stützfasern der Ora selbst. Infolgedessen ist hier auch die Limitans interna retinae unterbrochen. Hier hängt der Glaskörper am stärksten mit der Umgebung zusammen und bloß in der Umgebung der Sehnervenscheibe findet sich eine ähnlich starke Verbindung mit der Umgebung, indem hier verhältnismäßig kräftige Fibrillen von den Zellen des vorderen Gliaringes durch die Nervenfaserschichte hindurch nach vorne in den Glaskörper einstrahlen, wobei sie gestreckt verlaufen. Die Verbindung des Glaskörpers mit der Umgebung in der Nähe der Ora serrata — Glaskörperbasis [SALZMANN (1900)], Matrix des Glaskörpers [ADDARIO (1904)], Glaskörperursprung [WOLF-RUM (1907)] — ist am längsten bekannt. Bei Schrumpfungsvorgängen des Glaskörpers in pathologischen Fällen bleibt hier der Glaskörper am Strahlenkörper angeheftet. Das Vorhandensein dieser Verbindungen wird auch von BAURMANN anerkannt. Von ihrer Ursprungsstelle verlaufen die Fasern des RETZIUSschen Bündels gewellt nach hinten und innen, teilen sich dabei oft in mehrere Bündel, von denen das Innerste in Gestalt einer verdichteten Lage von Fibrillen die innere Begrenzung der Rindenschichte des Glaskörpers gegenüber der Zwischenschichte bildet. Die Rindenschichte des Glaskörpers steht mit der Limitans interna der Netzhaut in so festem Zusammenhang, daß dieselbe beim Versuch der Trennung des Glaskörpers von der Netzhaut dem Glaskörper folgt. Das RETZIUSsche Bündel ist anfangs sehr dicht, fast homogen, lockert sich nach hinten und löst sich pferdeschweifartig auf. Die kleineren Bündel, in die es zerfällt, lassen sich ziemlich weit nach hinten verfolgen und liegen peripher im Glaskörper. Zwischen ihnen liegen sehr zarte, aber sich dicht durchflechtende Fibrillen. Diese Beschaffenheit des Aufbaues bedingt die größere Konsistenz der peripheren Teile des Glaskörpers — der Rindenschichte. Diese wird nach hinten zu immer lockerer und verschwindet gegen den Sehnerven zu fast vollständig. Die Abgrenzung vom Zwischenteile ist hinter dem Äquator nicht mehr deutlich, da die früher erwähnte Verdichtungsschichte des innersten Teiles des RETZIUSschen Bündels sich durch Zerfall in Fibrillen allmählich auflöst.

Die der Rindenschichte innen anliegende Zwischenschichte weist etwas gröbere, locker zusammengefügte Fibrillen auf. Die sagittale Verlaufsrichtung der Fibrillen ist im äußeren Teile der Zwischenschichte deutlich erkennbar, nach innen zu weniger deutlich, ist aber die vorherrschende Verlaufsrichtung in diesem ganzen Teile des Glaskörpers. Der innerste axiale Teil des Glaskörpers ist ungefähr 7 mm breit und erscheint infolge des lockeren Gefüges heller als die übrigen Teile des Glaskörpers. Wie schon STILLING (1913) erwähnt und v. SZENT-GYÖRGYI (l. c.) durch systematische Untersuchungen erhärtet hat, ist die Differenzierung des axialen Glaskörpers vor dem 20. Lebensjahre noch nicht vorhanden und erfolgt erst gegen die Mitte des Lebens.

Etwa 2 mm vor der Ora serrata löst sich von der Oberfläche des Strahlenkörpers eine verdichtete Schichte des Glaskörpers und verläuft als vordere Grenzschichte nach vorne und innen. In ihr drängen sich die Fibrillen zusammen und bilden eine ziemlich dichte Membran, die eine der Oberfläche parallele feine Schichtung aufweist. Nach v. SZENT-GYÖRGYI (1917) ist die vordere Grenzschichte aus Membranellen zusammengesetzt. Er gibt die Dicke der vorderen Grenzschichte mit 0,023 mm an, während nach SALZMANN (1900) ihre Dicke zwischen 0,012 mm und 0,055 mm schwankt, durchschnittlich aber

0,026 mm beträgt. Die vordere Grenzschichte löst sich von der Innenseite des Strahlenkörpers los, verläuft bogenförmig nach vorne und innen, wobei sie mit der Innenfläche des Strahlenkörpers einen sehr spitzen Winkel einschließt. Sie paßt sich dabei dem Relief des Strahlenkörpers an und weist an entsprechenden Ciliarfortsätzen rinnenförmige Eindellungen auf (Abb. 379). Feine Rillen entstehen durch die Einwirkung der gröberen Fasern des Strahlenbändchens. Bevor sie die Linse erreicht, wird die Grenzschichte dünner; sie legt sich an die Linsenkapsel an und haftet an ihr ziemlich fest, ohne dabei aber aufzuhören. Sie setzt sich als vordere, zarte Begrenzung des Glaskörpers über den ganzen Bereich der tellerförmigen Grube fort. Ihre Verdünnung erfolgt durch Abgabe von Fibrillen, die nach hinten und innen verlaufen. Auch hier läßt sich im mikroskopischen Verhalten der Fibrillen eine Wiedergabe des ultramikroskopischen Aufbaues erkennen. Der der Linsenkapsel anhaftende Teil der vorderen Grenzschichte stellt wohl das Ligamentum hyaloideocapsulare von WIEGER (1883) vor, das einen Ring von 8—9 mm Durchmesser bildet. Die Fibrillen dieses Glaskörperteiles sind im vorderen Teile besonders dünn, weiter nach hinten zu werden sie dicker. Die vordere Grenzschichte des Glaskörpers läßt sich schon in einer frühen Entwicklungszeit des Glaskörpers erkennen. Sie liegt dann noch innerhalb

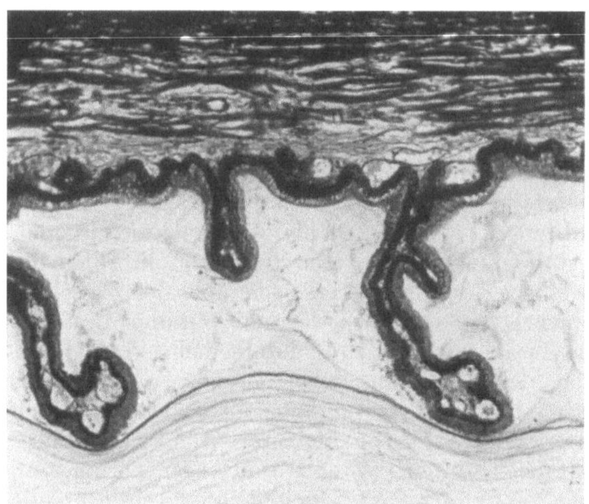

Abb. 379. Querschnitt der Ciliarfortsätze, der vorderen Glaskörperabgrenzung, der Ligaments cordiformes von *Campos* (KOLMER).

des Glaskörpers und wird erst in jenem Zeitpunkt zur wirklichen Grenzschichte, in dem die Differenzierung der Fasern des Strahlenbändchens zu ihrem Ausscheiden aus dem Verbande des Glaskörpers führt. Gleichzeitig schreitet während der Entwicklung die Trennung des Glaskörpers vom Strahlenkörper nach hinten zu fort. V. SZENT-GYÖRGYI (l. c.) findet noch im Alter von 3 Jahren, daß zahlreiche, vom flachen Teil des Strahlenkörpers entspringende Fibrillen die Grenzschichte durchsetzen und in das Innere des Glaskörpers einstrahlen. SALZMANN (1900) fand sie auch später in schiefer Richtung von hinten und innen nach vorne und außen verlaufen und zwischen den Fasern des Strahlenbändchens hindurchtreten. Infolgedessen besteht eine Verbindung zwischen den Epithelzellen des Strahlenkörpers und der vorderen Grenzschichte des Strahlenkörpers. Auch in den Ciliartälern entspringen nach SALZMANN feinste Fibrillen, die zu Membranellen zusammentreten, welch letztere als dreikantige, prismatische Fortsätze mit der vorderen Grenzschichte zusammenhängen. SALZMANN (l. c.) glaubt in ihnen die Ligaments cordiformes von CAMPOS (1898) zu erkennen. Etwas hinter der vorderen Grenzschichte beschreibt v. SZENT-GYÖRGYI ein System besonders starker und straffer Fasern, die parallel zur Oberfläche des Strahlenkörpers verlaufen und die Fasern des RETZIUSschen Bündels stellenweise kreuzen.

RETZIUS (1894) hat als erster feine Membranellen beschrieben, die hinter der vorderen Grenzschichte liegen, sich von ihr ablösen und in das Innere des

Glaskörpers ziehen. Dabei verlaufen sie unregelmäßig geschlängelt. Eine dichtere Interfibrillärsubstanz hält die Fibrillen zusammen, die erst weiter innen und hinten im vorderen Teil des Glaskörpers auseinanderstreben und sich pferdeschweifartig auflösen. Besonders konstant ist eine Membranelle, die sich knapp vor dem Ansatze der vorderen Grenzschichte an die Linsenkapsel von der ersteren ablöst und nach hinten verläuft. Sie verliert sich wie die anderen Membranellen durch allmähliche Auflösung und Übergang in das Fibrillenwerk

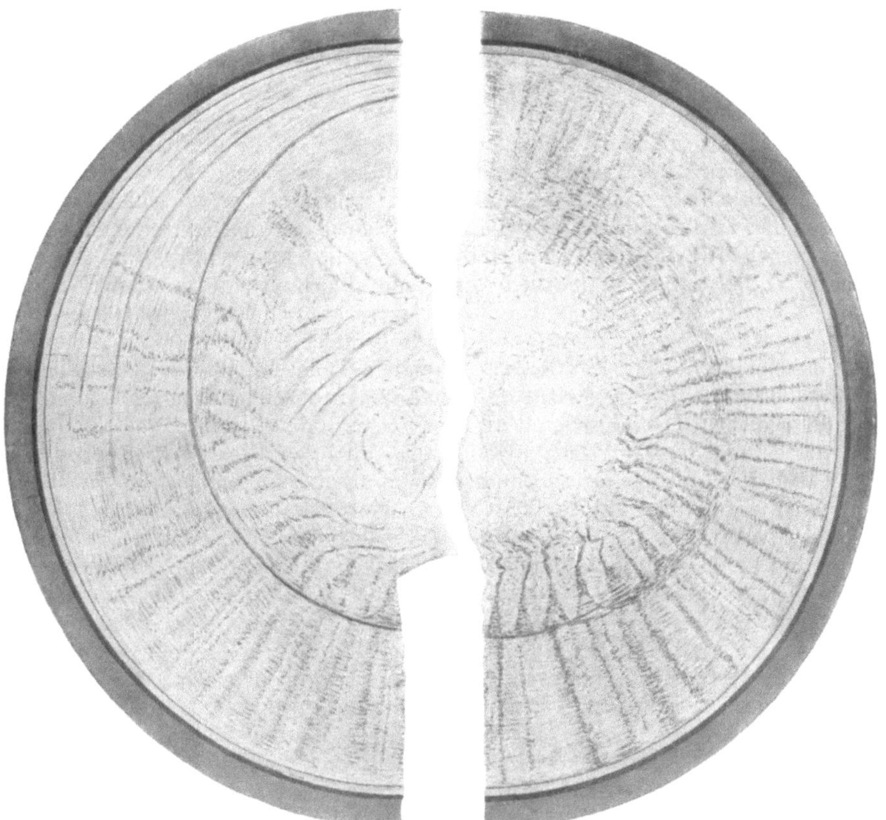

Abb. 380. Frontalschnitt durch das Auge eines 46jährigen Mannes. Rechts oben: Schnitt unmittelbar hinter der Ora serrata, Mitte: Zwischen Ora serrata und Äquator. Links oben: Schnitt etwa 3 mm vor dem hinteren Augenpol. (Nach v. SZENT-GYÖRGYI.)

des Glaskörpers. Neben dem hauptsächlich parallel zur Netzhautoberfläche verlaufenden System der Rinde kommen aber auch senkrecht zur Netzhautoberfläche gerichtete hellere und dunklere Streifen vor, die bis in die Zwischenschichte hineinreichen. Sie sind der Ausdruck einer besonderen Anordnung der Bauelemente, die sich auf dem Äquatorialschnitt deutlich ausprägt.

Das unmittelbar hinter der Linse liegende Glaskörpergewebe ist besonders locker; eine Gesetzmäßigkeit der Anordnung der Fibrillen ist hier nicht erkennbar. Übereinstimmend mit den Spaltlampenbefunden ist ein von Fibrillen freier Raum nicht feststellbar.

Dieser Teil des Glaskörpers setzt sich nach hinten zu in das sog. Mark fort, einen locker gefügten Teil des Glaskörpers, dessen Fibrillen spärlich und hauptsächlich sagittal gerichtet sind. RETZIUS (1894), SALZMANN (1900) und v. SZENT-GYÖRGYI (l. c.) beschreiben darin helle, fast strukturlose Stellen, die den

Eindruck von Vakuolen hervorrufen. WOLFRUM (1908) konnte sie bereits im unfixierten Glaskörper erkennen. V. SZENT-GYÖRGYI faßt sie als Altersentartung des Glaskörpers auf, was mit den klinischen Beobachtungen übereinstimmen würde. Es ist noch nicht bekannt, wann diese Auflockerung des Glaskörpers beginnt. Auch hier findet sich wieder eine Übereinstimmung zwischen den mikroskopischen Bildern und dem Altern des Glaskörpers, das STRÖMBERG (1931) und BAURMANN (1933) im alternden Glaskörper ultramikroskopisch nachgewiesen haben. Vor der Papille finden sich neben tangential verlaufenden, unregelmäßig angeordneten Fibrillen auch solche, die von der Netzhaut nach vorne gegen die Mitte des Glaskörpers ziehen. Die soeben erwähnten tangentialen Fasern finden sich in der hinteren Hälfte des Auges überall an der Innenfläche der Netzhaut.

An äquatorialen Schnitten lassen sich Eigenheiten des Aufbaues des Glaskörpers erkennen, die auf meridionalen Schnitten nur wenig hervortreten oder gar nicht erkennbar sind. Dabei finden sich auch wieder verschiedene Verhältnisse des vorderen Teiles des Glaskörpers sowie des dem hinteren Augenpol näher gelegenen (Abb. 380). Unmittelbar hinter der Ora serrata ist die Rindenschichte schmal und sehr deutlich durch eine dicht gewebte, konzentrisch zur Netzhautoberfläche verlaufende Schichte vom axialen Teil, dem Glaskörpermark, geschieden. Es ist dies die Verdichtungsschichte des innersten Teiles des RETZIUSschen Bündels. In diesem schmalen Teile der vordersten Rindenschichte besteht ein Übergewicht der der Netzhautoberfläche parallelen Anordnung der Fibrillen gegenüber dem Fibrillensysteme anderer Richtungen. Es finden sich nie mehrere konzentrische Streifen des mittleren Glaskörpergewebes, die bereits fächerförmig aufgelösten Bündelchen des RETZIUSschen Systems. Zwischen ihnen liegt ein gleichförmiges Fibrillennetz von zirkulärem Verlauf.

Das Glaskörpermark weist neben der gleichfalls vorwiegend zirkulären Anordnung seiner Fibrillen eine stellenweise Verdichtung der Fibrillen auf, so daß schmale radiäre Teile dunkler gefärbter Partien sichtbar werden. Je weiter nach hinten, desto mehr verliert sich die zirkuläre, der Netzhautoberfläche parallel gerichtete Fibrillenanordnung. Entsprechend dem Äquator ist die Trennung zwischen Rinde und Mark noch sehr deutlich, wird weiter hinten immer undeutlicher und hört schließlich ganz auf. Die knapp hinter der Ora serrata nur im Mark angedeutete radiäre Differenzierung dichter und lockerer beschaffener Teile des Glaskörpers wird nach hinten zu deutlich ausgeprägt, wobei aber die äußersten Glaskörperschichten diese radiäre Differenzierung nicht aufweisen. Es entsteht dadurch eine radiäre Streifung des Glaskörpers, die anfangs noch durch die zirkulär verlaufenden Fibrillen unterbrochen und gestört wird. Weiter hinten, wo die zirkuläre Anordnung verschwindet, gewinnt die radiäre Streifung an Alleinherrschaft und gibt dem ganzen Bild sein charakteristisches Gepräge. Die radiäre Streifung wird deutlicher und regelmäßiger, reicht hinter dem Äquator von der Netzhautoberfläche bis tief in das Mark des Glaskörpers hinein und hört erst dort auf, wo auf Frontalschnitten die fibrilläre Struktur des Glaskörpers fast ganz unkenntlich wird, weil die fibrillären Elemente zu spärlich sind, und dabei ihre Sichtbarkeit in diesen Schnitten durch ihre sagittale Verlaufsrichtung ungünstig beeinflußt wird. Die dunklen und hellen, sich gegen die Glaskörpermitte keilförmig verjüngenden Streifen, sind annähernd gleich breit und regelmäßig angeordnet, nach hinten zu sind die helleren Teile breiter als die dunkleren Keile. Ihre Zahl beträgt 180. Räumlich gedacht, handelt es sich um dreikantige Prismen, deren Basis der Netzhaut aufsitzt, deren zugeschärfte Kante gegen die Glaskörpermitte gerichtet ist, sie jedoch nicht erreicht, sich vielmehr im Mark des Glaskörpers auflöst. Die dunkleren Keile werden durch dichtere Anordnung der zwischen den zirkulären Fibrillen gelegenen sagittal verlaufenden Fibrillen gebildet. Diese prismatischen Bildungen des Glaskörpers stimmen mit der von HANNOVER (1845) als apfelsinenartiger Aufbau des Glaskörpers beschriebenen Bildung überein. Die Prismenbildung tritt am deutlichsten in den Randteilen des Glaskörpers hervor, ist in der Zwischenschichte deutlich erkennbar, wobei daneben noch der zirkuläre Bau hervortritt. In der Zwischenschichte sind sowohl die radiär als zirkulär verlaufenden Fibrillenbündel viel unregelmäßiger angeordnet als in der Rinde. Dies drückt sich darin aus, daß die sich hier rasch verjüngenden Prismen nicht geradlinig

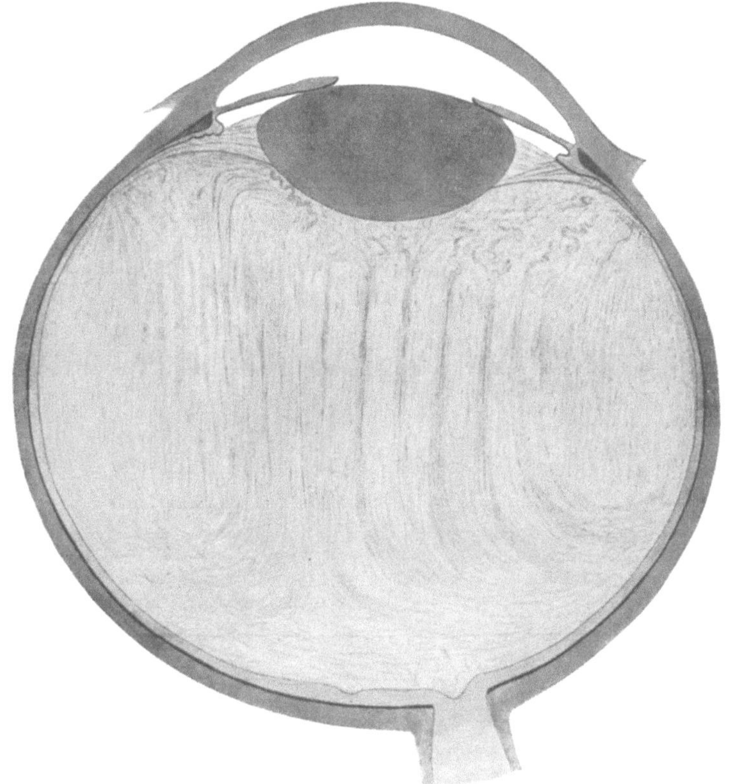

Abb. 381. Meridionaler Horizontalschnitt des Auges eines Kindes. (Nach v. SZENT-GYÖRGYI.)

begrenzt, sondern meist verbogen sind und in den hinteren Teilen des Glaskörpers sogar zickzackartig verlaufen. Die Verbiegung der Prismen erfolgt stets nach derselben Richtung, so daß ihre Achsen parallel zueinander verlaufen. Die verdichteten Abgrenzungen der Prismen können in der Zwischenschichte dunkler sein als in der peripheren. Das zwischen ihnen liegende Gewebe ist oft unregelmäßig und sehr locker. In den hintersten Teilen des Glaskörpers ist die radiäre Struktur vollständig verschwunden, während die zirkuläre Fibrillenanordnung noch in der Peripherie undeutlich erkennbar ist. Der axiale Teil des Glaskörpers enthält hinten etwas mehr fibrilläre Elemente als vorne, doch ist der Bau des Glaskörpers im axialen Teil überall sehr locker, so daß die Füllung dieses Teiles nach dem Verfahren von STILLING wohl verständlich erscheint.

V. SZENT-GYÖRGYI (1917) hebt hervor, daß die an äquatorialen Schnitten hervortretende radiäre Struktur des Glaskörpers sehr gut mit den Angaben

HANNOVERs in Übereinstimmung zu bringen ist. Auch die Zahl der Prismen ist die gleiche — 180. Bei manchen Fixationsverfahren kann dieser radiäre Bau stärker hervortreten, bei anderen dagegen treten die zirkulär angeordneten Fibrillenbündel stärker hervor, was zur Beschreibung eines zwiebelschalenförmigen Aufbaues des Glaskörpers Anlaß gegeben hat, der besonders von IWANOFF (1872) für die peripheren Teile verfochten wurde. So läßt die Verbindung der Bilder, die bei verschiedener Darstellung des Glaskörpers hervortreten, die scheinbaren Widersprüche verschwinden.

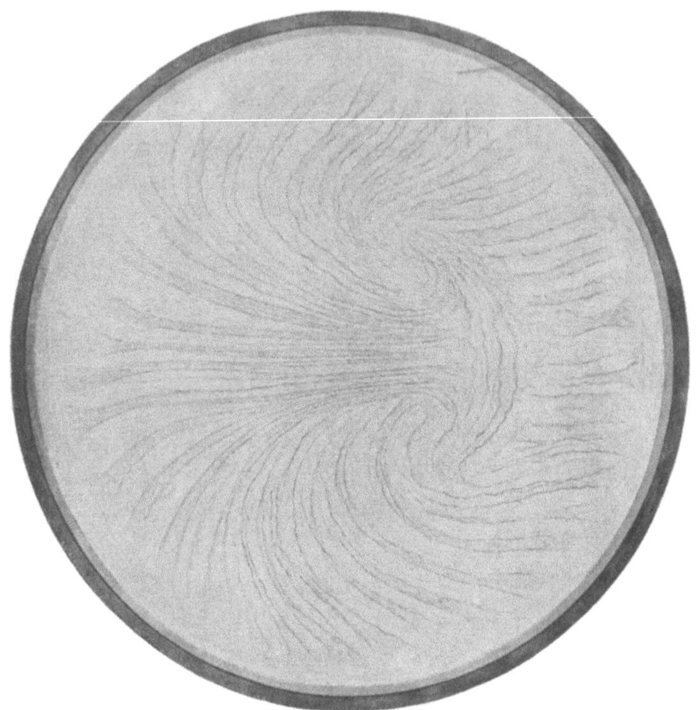

Abb. 382. Frontalschnitt durch das Auge eines 3 Jahre und 4 Monate alten Kindes. Vergr. 6fach. (Nach v. SZENT-GYÖRGYI.)

Von diesem Verhalten, das für das erwähnte Alter als Normaltypus gelten kann, finden sich in den verschiedenen Lebensaltern nicht unbedeutende Abweichungen. So beschreibt v. SZENT-GYÖRGYI beim $3^1/_2$jährigen Kinde andere Bilder. Im äquatorialen Schnitt durch den Augapfel finden sich keilförmige Verdichtungsstreifen, die sich allmählich verschmälern und nasal viel länger sind als temporal. Die langen, nasalen Teile überschreiten die Mitte des Glaskörpers, biegen dann rechtwinkelig ab, wodurch ein halbmondförmiges Gebilde entsteht, was den Eindruck hervorruft, als ob eine Wirbelbildung der zähflüssigen Masse oder ein Druck von der nasalen Seite die Keile von ihrer Richtung abgelenkt hätte (Abb. 381). Durch das Zusammenströmen der meisten Keile gegen das erwähnte halbmondförmige Gebilde entsteht eine fächerförmige Anordnung, bei der auch eine Verbiegung der Keile stattfindet, so daß ihre Konvexität temporalwärts gerichtet ist. Die an den Enden des halbmondförmigen Gebildes liegenden Keile unterliegen einer doppelten Biegung, wobei der rückläufig gerichtete Keil in einen anderen Keil überzugehen scheint. Die temporalen Verdichtungsstreifen sind kurz und erreichen den Halbmond nicht ganz. Sie verjüngen sich auch in ihrem Verlaufe nur sehr wenig. Auf dem Meridionalschnitt durch den Glaskörper in dem erwähnten Alter (Abb. 382) ist das RETZIUSsche Bündel bereits erkennbar. Sowohl temporal wie nasal liegt in der Äquatorialgegend eine ansehnliche Masse im Glaskörper, die keinen ausgesprochenen Aufbau erkennen läßt. Der ganze innere Teil des Glaskörpers dagegen wird von sagittal verlaufenden Verdichtungsstreifen durchsetzt. Nur das Gebiet unmittelbar hinter der Linse und vor dem hinteren Augenpol läßt diese Streifung nicht erkennen. Hinter der Linse ist der Fibrillenverlauf ein außerordentlich unregelmäßiger, während in der Gegend des hinteren Augenpoles meridional verlaufende Fibrillen gegenüber denen anderer Verlaufsrichtung überwiegen. Im temporalen Teil des Glaskörpers ist eine Verdichtung des Glaskörpergerüstes an der sagittalen Streifung deutlich erkennbar. Die vordersten Enden dieser Streifen biegen nach außen um und nehmen dann einen frontalen Verlauf. Die Bildung der vorderen Grenzschichte ist bereits deutlich erkennbar.

Allmählich tritt das RETZIUSsche Bündel stärker hervor, daneben auch Andeutungen der meridionalen Prismenbildungen. Im Alter von 20 Jahren läßt sich eine leichte Auflockerung des Glaskörpers in seinem zentralen Teil erkennen. So nähert sich der Bau allmählich dem ausführlich geschilderten im mittleren Lebensalter, nachdem eine grundsätzliche Änderung des Aufbaues nicht mehr wahrzunehmen ist. Der axiale Teil des Glaskörpers wird lockerer. Es bilden sich darin Vakuolen, so daß eine tadellose histologische Darstellung des Glaskörpers im späteren Alter nicht mehr möglich ist. Es besteht hier eine Übereinstimmung zwischen den klinisch, histologisch und ultramikroskopisch feststellbaren Tatsachen. BAURMANN (l. c.) und STRÖMBERG (l. c.) heben das Altern des Glaskörpers hervor, und zwar nicht nur in dem Sinne, daß der aus dem Auge herausgenommene Glaskörper sich unter den Augen des Beobachters veränderte, sondern auch in dem Sinne, daß der Glaskörper wie alle Gele altert und die Neigung zur Verflüssigung besitzt. Klinisch sehen wir bei intensiver Beleuchtung die senile Auflösung des Glaskörpers unter gleichzeitigem Auftreten von Trübungen.

H. Zellen im Glaskörper.

Viel erörtert ist die Frage worden, ob der Glaskörper normalerweise Zellen besäße oder nicht. Gelegentlich kommen im Glaskörper in den peripheren Teilen einzelne, mit Fortsätzen versehene Zellen vor, die durchsichtig sind und öfters Blasen aufweisen (Physaliphoren). Sie treten meist einzeln auf und bilden weder einen geschlossenen Verband noch einen Belag und werden heute allgemein als Wanderzellen aufgefaßt. Dafür spricht auch die Beobachtung von IWANOFF (1865), der am überlebenden Glaskörper an den Zellen amöboide Bewegungen beobachtet hat. SEEFELDER (1910), MAWAS und MAGITOT (1912) und LEBOUCQ (1923—1924) haben die Möglichkeit in Betracht gezogen, daß es sich um aus der Netzhaut ausgewanderte Gliazellen handeln könne. CONTINO (1923—1924) hat mittels Silberimprägnationsverfahren von GOLGI in den peripheren Teilen des Glaskörpers Zellen dargestellt, die den Astrocyten der Glia außerordentlich ähnlich sehen (Abb. 383). In der Mitte des Glaskörpers fanden sich solche Zellen niemals. CONTINO faßte diese Gebilde als Gliazellen auf, die einen zentralen Knoten aufwiesen, von dem Fortsätze nach allen Richtungen ausstrahlten und besonders in der Richtung gegen die Mitte des Glaskörpers lang ausgezogen waren. GREEFF (1927) konnte bei Einhaltung desselben Verfahrens die Befunde bestätigen. Es ergab sich jedoch, daß die Gebilde nicht vorhanden waren, wenn der Glaskörper nicht in Sublimat fixiert wurde. In stark eiweißhaltigem Kammerwasser eines in ZENKERscher Flüssigkeit, die gleichfalls Sublimat enthält, konservierten Auges fanden sich dieselben Gebilde, die GREEFF schließlich auch in dem in gleicher Weise behandelten *Hühner*eiweiß darstellen konnte. Somit stellten sich die Astrocyten CONTINOS als durch Konservierungsverfahren erzeugte Kunstprodukte dar. Zellen gehören also nicht zu den normalen Bestandteilen des Glaskörpers. WOLFRUM (1908) hat den Durchtritt von Leukocyten durch die Zellen des Pigmentepithels beschrieben und abgebildet. Klinisch lassen sich bei Spaltlampenbeobachtung ebenso wie im Kammerwasser auch im Glaskörper normaler Augen gelegentlich Zellen sehen (Leukocyten), was bereits KÖPPE (1918) hervorgehoben hat. Es bestehen allerdings fließende Übergänge zwischen normalen und pathologischen Zuständen, bei denen Leukocyten in großer Zahl aus der inneren und mittleren Augenhaut in den Glaskörper übertreten. In diesen Fällen gehören die Zellen aber sicher nicht zu den normalen Bestandteilen des Glaskörpers.

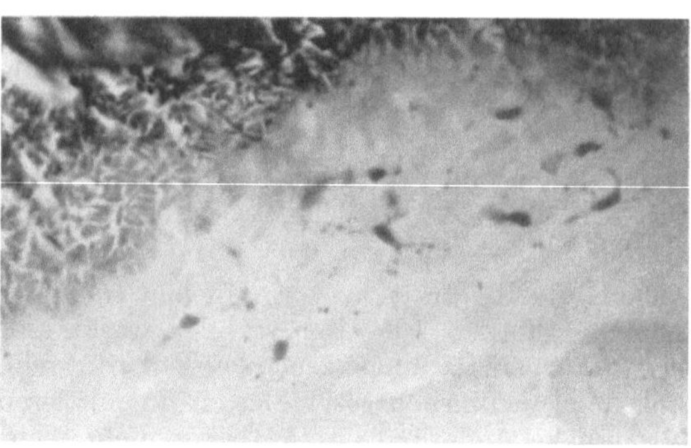

Abb. 383. Astrocytenähnliche Gebilde im Glaskörper. Silberimprägnation (KOLMER).

XIII. Die Bindehaut (Conjunctiva).

Die Bindehaut (Conjunctiva) ist die Schleimhaut, welche vom Lidrande bis zum Hornhautrande reicht und die Verbindung der Lidhaut mit der Hornhaut darstellt. Sie hört morphologisch am Hornhautrande auf, während entwicklungsgeschichtlich das Epithel der Hornhaut mit den oberflächlichen Schichten der Bindehaut zugehört. Sowohl klinisch wie anatomisch ist die Einteilung der Bindehaut in verschiedene Abschnitte gerechtfertigt. Man unterscheidet daher die Bindehaut der Lidplatte (Conjunctiva tarsi) von der beweglichen (Conjunctiva mobilis), welcher wieder in Unterabschnitte geteilt wird: Bindehaut der Übergangsfalten (Conjunctiva fornicis vel fornicalis), Bindehaut der Lider (Conjunctiva palpebralis) und Bindehaut des Augapfels (Conjunctiva bulbaris). Endlich ist noch ein schmaler Randstreifen am Hornhautrande als Bindehaut des Hornhautrandes (Conjunctiva limbi, Limbus corneae) zu bezeichnen.

Die Bindehaut der Lidplatte ist an der inneren Lidkante 0,25 mm dick, wird allmählich dicker und erreicht am oberen Rande der Lidplatte 0,35 mm. An beiden Lidern weist sie anschließend an die hintere Lidkante senkrecht zu dieser gestellte, durch das Epithel durchscheinende, ziemlich breite Leisten des Bindegewebes mit undeutlich entwickelten Papillen auf. Diese Leisten der Randzone der Lidbindehaut reichen 0,5—0,7 mm vom Lidrand in der Richtung der Übergangsfalte.

A. Die Bindehaut der Lider.

a) Die Bindehaut der Lidplatte des Oberlides.

Bereits die äußere Betrachtung der Bindehaut des Oberlides gestattet wichtige Schlüsse auf ihren Aufbau. Dabei hat man freilich mit der Schwierigkeit der Abgrenzung des Normalen vom Pathologischen zu kämpfen, da die Bindehaut zu den Schleimhäuten gehört, die durch äußere Einflüsse sehr häufig und frühzeitig verändert werden. Es ist daher nicht leicht mit Sicherheit festzustellen, was noch als normal, was bereits als pathologisch anzusehen ist. Es kommt daher gerade bei Beurteilung der Verhältnisse der Bindehaut eine gewisse Relativität in Betracht, viel mehr als dies in bezug auf andere Teile des Sehorganes der Fall ist.

Die Oberfläche der Bindehaut ist über der Lidplatte nicht glatt, sondern weist bei seitlicher Beleuchtung Unebenheiten auf, die in Beziehungen zur Papillenbildung der Bindehaut stehen. Am Lebenden treten diese Verhältnisse bei der Betrachtung mit der Spaltlampe und dem Hornhautmikroskop hervor. KOEPPE (1920) gibt ihre Beschreibung am Lebenden, während H. VIRCHOW (1910) ihre Oberflächenbeschaffenheit mittels photographischer Aufnahmen der fixierten Bindehaut sichtbar gemacht hat. Diese Untersuchungen ergeben übereinstimmend, daß die Oberfläche der Bindehaut der Lidplatte nicht glatt ist, sondern eine feine Riefelung aufweist, die bereits bei 65facher Vergrößerung in Erscheinung tritt. Diese Riefelung ist von der eigentlichen Papillenbildung unabhängig und beruht auf der Unebenheit des Epithels selber. Die Dellen zwischen den Erhebungen sind im jugendlichen Alter deutlicher ausge-

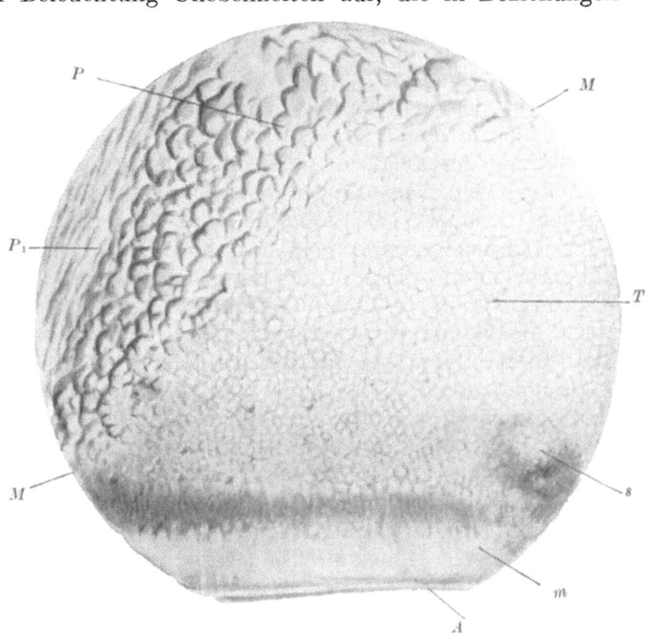

Abb. 384. Stück des Oberlides eines Mannes in den 20er Jahren (Hinger.) von der Rückseite, bei schief auffallendem Lichte photographiert. Das Lid war gleich nach dem Tode ausgeschnitten, flach gelegt und auf einer Korkplatte aufgespannt und wurde durch starken Alkohol fixiert, wobei eine sehr erhebliche Abnahme der Dicke stattfand. *A* innere Lidkante als scharfer Strich erkennbar; *M.M.* Grenze der Bindehaut der Lidplatte gegen die Bindehaut oberhalb der Lidplatte; *m* schmale Zone über der Lidkante, in welcher die Papillen der Tunica propria undeutlich sind und eine gewisse Annäherung an senkrechte Leisten bemerkbar ist; *P* Region der Plateaus und Rinnen. Die Plateaus sind wahrscheinlich durch die zusammenziehende Wirkung des Alkohols verkleinert und dadurch die Rinnen erweitert. Der Grund der letzteren ist eben; *P₁* ein Teil dieser Region mit starker Verziehung durch das Aufspannen; *s* Blutfleck; *T* Bindehaut der Lidplatte mit Papillen der Tunica propria. Das dickere Epithel zwischen den Papillen erscheint als ein Netz dunklerer Linien. In diesen Linien erblickt man hie und da mit bloßem Auge oder besser mit der Lupe Grübchen unter dem Bilde feiner runder oder länglicher dunkler Punkte. (Nach H. VIRCHOW.)

sprochen als in späteren Jahren. Unmittelbar oberhalb der inneren Lidkante findet sich eine 1—2 mm breite Zone, in der die Unebenheiten undeutlich hervortreten und Neigung zu senkrechter Streifung vorhanden ist. Es folgt eine Zone deutlicherer rundlicher Unebenheiten, Papillen, die zuerst klein, dann größer sind, von rundlicher Gestalt, über die wie über die Leisten das Epithel glatt hinüberzieht. Ohne scharfe Abgrenzung schließt sich an diese mittlere Zone eine obere, noch etwas über den oberen Rand der Lidplatte hinausreichende an. In ihr tritt eine nach oben zunehmende Zerklüftung der Bindehautoberfläche auf, indem zuerst kleine Grübchen und kurze Spalten, weiterhin längere, verzweigte und sich untereinander verbindende Rinnen die Schleimhaut in rundliche, vieleckige oder gelappte Felder (Plateaus) verschiedener Größe zerteilen. Diese

schon bei Lupenbetrachtung erkennbare Modellierung — Papillarkörper [EBLE
(1828)] oder das Rinnensystem [STIEDA (1872)] — ist die Ursache, daß die
Bindehaut ein samtartiges Aussehen zeigt, wozu die durch die glatte Epithel-
decke durchscheinenden Papillen beitragen. Es besteht aber keine Gesetzmäßigkeit in der Beschaffenheit dieses Abschnittes. Man findet die tiefsten
Rinnen in der Gegend des oberen Lidplattenrandes. Manche Rinnen verbreitern
sich in der Tiefe, so daß sie seitliche Ausbuchtungen bilden, ja es können gelegentlich kurze Röhrchen entstehen. Durch diese Rinnenbildung tritt die Felderung
der Bindehaut besonders deutlich hervor (Abb. 384). Während H. VIRCHOW
(1910) in den Feldern Gruppen von Papillen sieht, über die das Epithel glatt
hinwegzieht, leugnen GREEFF (1902) und NAKAGAWA (1903) das Vorkommen
von Papillen in dieser Gegend überhaupt. EISLER (1930) findet in den an die
mittlere Zone anschließenden kleinen Feldern oft noch deutliche Papillen, weiter
oben nur noch Andeutungen solcher, wobei individuelle Verschiedenheiten
bestehen. SATTLER (1877) fand die Felder in der Mitte des Lides bis auf 1,5 mm
an den Lidrand heranreichend. An den beiden Enden der Lidplatte stößt die
Felderzone unmittelbar an die Randzone. Nach RAEHLMANN (1883) tritt die
Felderung erst im 5. Monat des Extrauterinlebens in Erscheinung.

Die Ausbildung von Papillen in der Bindehaut der Lidplatte ist sehr wechselnd. In der Regel sind Papillen vorhanden, doch können sie auch fehlen. Die
Anwesenheit von Papillen kann man nicht durchwegs als pathologischen Zustand betrachten, solange die Bindehaut durchsichtig ist und, geradeso wie in
Fällen ohne Papillen, die Einzelheiten des Baues der unter dem Epithel befindlichen Gebilde erkennen läßt. Es wird freilich die Abgrenzung eines pathologischen vom normalen Zustand nicht immer sicher und leicht sein und von
der subjektiven Auffassung des Untersuchers abhängen.

In der oberen Hälfte der Bindehaut der Lidplatte, bevor es zur wirklichen
Rinnenbildung kommt, finden sich kleine Einsenkungen, die punktförmige
oder schlitzförmige Öffnungen besitzen. Durch die Vergrößerung und Vertiefung solcher Einsenkungen entstehen die Rinnen. Meist treten diese plötzlich
in Erscheinung; sie reichen so tief in das Bindegewebe hinein, daß sie die Basen
der Papillen erreichen, in deren Höhe sie sich ausbreiten können, so daß die
Papillen unterminiert erscheinen. Diese Ausbreitung kann nach einer oder nach
beiden Seiten der Rinne stattfinden und auch verschieden tief unter den nun
überhängenden Rand der Papille erfolgen. Dieses Verhalten erklärt die Tatsache, daß man an Schnitten durch die Bindehaut dieser Gegend abgeschlossene,
von Epithel ausgekleidete Räume findet. Solche Buchten der Bindehautrinnen
können auch durch Leisten oder Querwände unterteilt sein, so daß das ganze
Rinnensystem recht komplizierte Räume erzeugen kann. Es sei nochmals
hervorgehoben, daß die bei makroskopischer Betrachtung sichtbare Papillenbildung nur teilweise auf wirklicher Unebenheit der Oberfläche der Bindehaut
der Lidplatte beruht, zum großen Teil aber nicht einer wirklichen Unebenheit
entspricht, sondern durch das Durchschimmern der wirklichen Papillen der
bindegewebigen Grundlage der Bindehaut bedingt ist. Das halb durchsichtige
Epithel, durch welches die Papillen erkennbar sind, überbrückt die Zwischenräume zwischen denselben, die sich klinisch als dunklere Linien darstellen. Die
Oberflächenbeschaffenheit ist hier nicht von den Papillen des Grundgewebes,
sondern von den feinen, mit bloßem Auge nicht wahrnehmbaren Unebenheiten
des Epithels abhängig. Insbesondere CUÉNOD und NATAF (1929) heben nach
Untersuchungen mit der Spaltlampe hervor, daß die Bindehaut der Lidplatte
bei Kindern vollständig glatt ist, glänzend satiniert und beinahe farblos. Papillen-
bildungen irgendwelcher Art fehlen. Die beiden Zellschichten des Epithels sind
glatt, vollständig durchsichtig, zeigen keine Falten oder Verdickungen, sind

glatt auf der Unterlage ausgespannt, deren reiches Gefäßnetz bis in die feinsten capillaren Verästelungen sichtbar ist. Es sind aber mitunter auch bei Kindern Erhebungen, Follikel, sichtbar, als Ausdruck eines lymphatischen Habitus des Trägers. Diese Follikel sind durchsichtig und besitzen keine Gefäßversorgung.

Durch das Epithel sind die aus der Tiefe gegen die Oberfläche aufsteigenden Gefäße neben dem Verlaufe der größeren Gefäße sichtbar. In der Nähe des Lidrandes, etwa 1,5 mm davon entfernt, erscheinen die vom Arcus tarseus superior nach vorne die Lidplatte durchsetzenden Gefäße, die annähernd senkrecht zum Lidrande verlaufen und, sich dichotomisch teilend, in kleinere Äste auflösen, die gegen die Mitte der Lidplatte zu aufhören (Abb. 385). Vom oberen Rande der Lidplatte treten 10—15 Arterienäste in die Bindehaut ein und verlaufen, gleichfalls unter dichotomischer Teilung, in der Richtung gegen den freien Lidrand. Die mit freiem Auge sichtbaren Endäste der vom unteren und vom oberen Rande einander entgegenstrebenden Gefäße erreichen einander meist nicht, so daß der zwischen der Mitte und dem unteren Drittel der Lidspalte liegende Teil der Bindehaut am spärlichsten von Gefäßen versorgt erscheint. Ungefähr in der Höhe des Überganges des unteren in das mittlere Drittel der Lidplatte sieht man bei Spaltlampenuntersuchung die von unten und oben kommenden Gefäße sich aufsplittern und die feinen Äste miteinander anastomosieren [DUSSELDORP (1927), LÖHLEIN (1928), CUÉNOD und NATAF (1934)]. Danach kann man 3 Zonen unterscheiden: die der langen, am oberen Rand der Lidspalte erscheinenden Gefäße, die der Anastomosen und die der von unten kommenden (kurzen) Gefäße. DUSSELDORP (l. c.) unterscheidet 7 Zonen: 1. Stelle des Erscheinens der

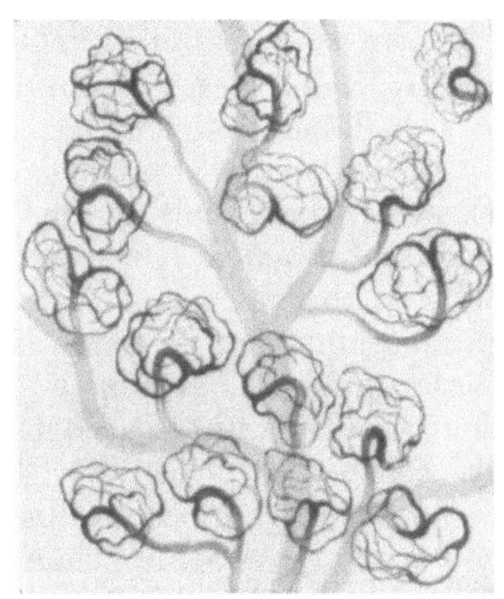

Abb. 385. Gefäßknäuel in der normalen Bindehaut der Lidplatte nahe dem freien Rand der Lidplatte. Oberflächenbild mit Zeiß binok. Mikrosk. Vergr. 80fach. (Nach LÖHLEIN.)

langen Gefäße am oberen Rande der Lidplatte; 2. Gebiet des Verlaufes der langen Gefäße; 3. Anastomosengebiet; 4. Gebiet der kurzen Gefäße; 5. Gebiet des Erscheinens der kurzen Gefäße; 6. gegen den Lidrand ziehende Äste der kurzen Gefäße; 7. Mündungszone der MEIBOMschen Drüsen. Zwischen den Gefäßen sieht man bei schwacher Vergrößerung eine je nach dem Zustande der Blutfülle verschiedene, aber stets bedeutende Zahl von roten Punkten, die bei stärkerer Vergrößerung als Endausbreitungen aus der Tiefe senkrecht zur Oberfläche der Bindehaut aufsteigender Gefäßäste erkennbar sind und Wundernetze bilden, die denen in den Nierenglomerulis ähnlich sind. Bei blasser Bindehaut sind sie bei gewöhnlichem Licht, bei stärker blutgefüllter Bindehaut im rotfreien Licht gut sichtbar. Diese Gefäße bilden bei kleineren Papillen deren Achse, bei größeren, besonders bei den Plateaus liegen die Gefäßstämmchen an der Seite der Plateaus, die sich aus mehreren Papillen zusammensetzen. In einem solchen Plateau sind auch mehrere Gefäßknäuel sichtbar.

Pigmentierte *Menschen*rassen weisen distal von der Öffnung der MEIBOMschen Drüsen Pigmentierung auf. HAUSCHILD (1910) fand bei Malayen Pigmentierung der Bindehaut der Lidplatte mit Ausnahme des mittleren Drittels. Ähnliche Verhältnisse fand er bei Indern, während bei vier untersuchten Negern Pigment in der Bindehaut der Lidplatte fehlte.

Das Epithel der Bindehaut des Lides als Fortsetzung des Epithels der Lidhaut wandelt sich nicht plötzlich, sondern allmählich um. Anfangs besitzt es noch eine Dicke von etwa 12 (9—15) Schichten, ist daher ungefähr ebenso dick wie das Epithel des Lidrandes, wenn es nicht stellenweise noch dicker ist als dieses. Die Zellen der tiefsten Schichte sind noch zylindrisch, die nächsten Schichten weisen Zellen auf, deren senkrechter Durchmesser größer ist als der waagrechte. Die Zellen der mittleren Schichten haben gleiche senkrechte und waagrechte Maße. Sie sind unregelmäßig gestaltet, indem sie mit Fortsätzen ineinandergreifen. Gegen die Oberfläche zu werden die Zellen flacher und dünner, wobei ihr waagrechter, der Oberfläche paralleler Durchmesser gegenüber den tiefer gelegenen Zellen bedeutend zunimmt. Die Zellen der mittleren Schichte färben sich mit verdünntem Säurefuchsin stärker als die anderen Zellen, sind daher wahrscheinlich dichter als diese. Für die Dichte dieser Zellen spricht auch die besondere Zusammendrückung gelegentlich sichtbarer Wanderzellen, die offenbar auf starken Widerstand stoßen und sich sehr verdünnen müssen, um zwischen den Epithelzellen durchschlüpfen zu können. VIRCHOW (1911) weist darauf hin, daß er gerade in den mittleren Schichten des Epithels Mitosen gefunden hat, die in den basalen Schichten nicht auftraten. Er hebt allerdings hervor, daß es sich dabei vielleicht um einen Zufall handelt.

Die Zellen des Stratum granulosum nehmen 2—3 Zellagen ein. Diese Schichte ist etwas dicker als in der anstoßenden Epidermis. Die für diese Schichte charakteristischen Körnchen werden spärlicher, nicht kleiner. Diese Erscheinung ist aber noch in der letzten körnigen Zelle deutlich. Das Ende des Stratum granulosum färbt sich mit Hämatoxylin etwas dunkler als die Nachbarschaft. Diese dunklere Färbung ist noch in den körnchenlosen nächsten 2—3 Zellen sichtbar. Die dunklere Färbung blaßt dann allmählich ab, während gleichzeitig die Zellen dicker werden.

In der Gegend der Endigung der Epidermis ist das Stratum corneum dünn und schilfert in Schüppchen ab. Beim Übergang in die Bindehaut werden die Zellen dicker und weisen Kerne auf, die in den letzten Zellen der Epidermis bereits erkennbar sein können. Gelegentlich trifft man aber Verhornung der Zellen weiter gegen die Bindehaut zu. Es zeigt sich also, daß die Verhornung nicht gleichmäßig vor sich geht, sondern in einem 2—3 Zellbreiten betragenden Bezirk unregelmäßig verläuft. In der unmittelbar an die Epidermis anstoßenden Zone des Lidrandbezirkes [admarginale Zone von VIRCHOW (1910, 1911)] fehlen noch Becherzellen. Meist treten sie plötzlich in größerer Anzahl auf, doch kommen Stellen vor, an denen sie zuerst vereinzelt erscheinen und erst später in größeren Massen. Die vorgeschobenen Becherzellen sind klein und dunkel gefärbt, viel kleiner als Becherzellen der Bindehaut sonst sind. Dies führt VIRCHOW darauf zurück, daß sie sich im dichteren Epithel nicht gut ausbreiten können. Die Becherzellen dieser Gegend liegen alle in den oberflächlichsten Schichten. Manche sind kugelig, andere breiter als hoch und liegen mitunter schief, so daß ihr basales Ende gegen die Übergangsfalte zu, das oberflächliche gegen den Lidrand zu gerichtet ist.

Der Unterschied zwischen der Oberhaut und der Bindehaut besteht in bezug auf das Epithel in dem Verlust der Körnchen der Zellen des Stratum granulosum und des Eleidins in den obersten Zellagen, ferner in der fehlenden Verhornung. Beide Erscheinungen hören genau an der Lidkante auf. Da die Zellen dieser beiden Lagen zugleich dicker werden, die Zahl der Zellschichten aber nicht abnimmt, ist das Epithel der Bindehaut an der Grenze gegen die Oberhaut dicker als das der Oberhaut. Mit der Entfernung vom Lidrande werden die Epithelzellen dicker, die Zahl der Zellschichten nimmt ab, es treten Becherzellen auf, doch bleibt die basale Zellage zylindrisch. Je nachdem die Zellschichten neben oder auf einer Papille gezählt werden, beträgt ihre Zahl mehr, z. B. 13 oder weniger, z. B. 10. Die admarginale Zone ohne Becherzellen besitzt meistens eine Breite von 40 Zellen. Im Zusammenhang mit der oft schiefen Lage der Schleimzellen findet sich auch eine Schiefstellung der Kerne der tiefer liegenden Zellen. Diese Erscheinung führt VIRCHOW darauf zurück, daß an der Lidkante eine stärkere Abstoßung der Epithelzellen stattfindet als durch Vermehrung der Zellen dieser Zone ersetzt werden kann, so daß sich Zellen aus der angrenzenden Zone hinschieben. Die Becherzellen dieser Zone weisen nur in geringem Grade Zeichen von Schleimausstoßung auf. Sie sind entweder geschlossen oder lassen nur feine Schleimspitzchen an der Oberfläche erscheinen. Wanderzellen sind häufig im Epithel der admarginalen Zone anzutreffen. Sie passen sich den durch ihre Bewegung erzeugten Zwischenräumen zwischen den Epithelzellen an. Da diese ziemlich fest miteinander zusammenhängen, können die Wanderzellen, die sich zwischen ihnen hindurchzwängen, nur wenig Raum für sich erobern. Sie sind daher sehr dünn, ihre Kerne lang, wenn sie von der Seite gesehen werden, sehr klein, wenn sie sich in Längsansicht darbieten.

Die Tunica propria der Bindehaut weist breitere und flachere Papillen auf als sie die Haut des Lidrandes besitzt. Sie haben die Gestalt senkrecht zum Lidrande stehender Leisten, infolgedessen sich auf Längsschnitten durch das Lid unregelmäßige Bilder darbieten. In der unmittelbaren Nähe der Lidkante ist ihr Gefüge dicht, doch bald wird das Bindegewebe lockerer, zuerst in den leistenförmigen Papillen, in denen größere Gefäße erscheinen. Allmählich treten Plasmazellen auf, die mit der Entfernung von der Lidkante zahlreicher werden. Die oberflächlichsten Züge des Bindegewebes liegen dichter aneinander und bilden dadurch eine Unterlage für das Epithel. Schon CIACCIO (1873) hat durch Maceration nachgewiesen, daß die sog. Basalschichte der M. propria aus dicht aneinanderliegenden Fasern besteht, die sich von denen der lockeren tieferen Schichten nur durch die Dichte des Gefüges unterscheiden. VIRCHOW (1910) hat bei *Macacus nemestrinus* einen Unterschied zwischen dem Verhalten der elastischen Fasern in der Haut und der Bindehaut gefunden. Während sie in der Haut des Lidrandes locker angeordnet sind und zum Lidrand oberflächenparallel verlaufen, bilden sie in der Tunica propria der Bindehaut eine ziemlich dichte Schichte, in der sie senkrecht zum Lidrande verlaufen. In der Bindehaut der Lidplatte lassen sich ein unterer, dem Lidrande naher, und ein oberer Abschnitt unterscheiden. Das Epithel des unteren Abschnittes weist eine weitere Veränderung im Vergleiche zur admarginalen Zone auf. Die oberflächlichen Zellen werden kubisch, groß. Mit zunehmender Entfernung vom Lidrande werden die Zellen höher und nehmen zylindrische Gestalt an. Oft stehen Zellen verschiedenen Aussehens nebeneinander: niedrige zylindrische, kegelförmige oder auch kubische. Die Basalzellen sind meist kubisch, auf der Kuppe der Papillen auch flach, und zwar dort, wo die Dicke der Epithelzellenschichte gering ist. Über den Papillen ist das Epithel 2—3schichtig, zwischen ihnen 4—5schichtig. Die Bezirke, in denen nur zwei Schichten Zellen vorhanden sind, sind klein, so daß im ganzen das Epithel mehrschichtig ist. Die zwischen der oberflächlichen und der basalen Schichte befindlichen Zellen sind vieleckig und passen sich den Raumverhältnissen an. Hier konnte VIRCHOW (1910) Intercellularbrücken bei *Katzen* feststellen, die M. SCHULTZE (1864) gesehen hatte. Die oberflächlichsten Zellen färben sich in ihren äußeren Teilen stärker als in den tieferen, was auf eine größere Dichte dieser Zellteile hinweist. Der von WALDEYER (1874) und TARTUFERI (1879) beschriebene Cuticularsaum wurde von VIRCHOW (1910) nicht bestätigt, der nur von einer krustaartigen Verdichtung des Cytoplasmas spricht. Er beobachtete aber Kittleisten an der Oberfläche des Epithels. Die Zahl der Becherzellen ist gegenüber der Lidrandzone größer. VIRCHOW (l. c.) fand ungefähr 10 auf 1 mm. Sie stehen öfters in Gruppen von zweien oder dreien, mitunter auch vieren und fünfen, meist durch ein oder zwei Epithelzellen

voneinander getrennt. Es finden sich aber auch größere Stellen ohne Becherzellen (Abb. 386). Diese Zellen liegen oberflächlich, entweder in der obersten
Schichte oder in der nächsten. Häufig sind sie so groß, daß sie durch zwei
Schichten hindurchreichen. Ihre Kuppe liegt nicht immer in der Ebene der
Oberfläche benachbarter Zellen, sondern etwas unter derselben. In diesem Falle
findet sich entsprechend der Becherzelle eine seichte Vertiefung mit schräg
aufsteigenden Rändern. Ent-
weder reicht die Vertiefung bis
zur Kuppe der Becherzelle oder
es findet sich am Grunde der
Delle ein feiner, bis zur Zelle
führender Gang zwischen den umgebenden Zylinderzellen. Ein
solcher Gang weist mitunter
unregelmäßige Wände mit Ausbuchtungen auf. Stehen mehrere Becherzellen nahe beieinander, so können sich die Gänge
mehrerer Zellen miteinander vereinigen und gemeinsam in einer
Vertiefung münden. VIRCHOW

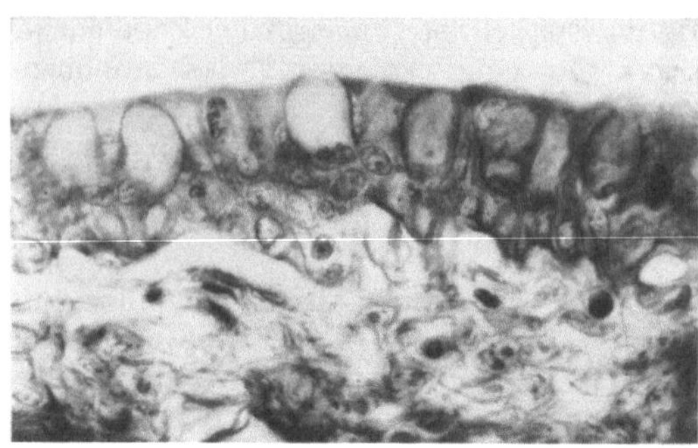

Abb. 386. Bindehaut der Lidplatte mit Becherzellen, *Mensch*
(KOLMER).

fand die längeren Gänge stets leer oder mit ungefärbtem Inhalt gefüllt, im Gegensatz zu den Becherzellen selbst, die sich besonders dunkel färben (Abb. 387). Die
kurzen Gänge dagegen enthalten oft eine dunkel gefärbte Masse, die dem Inhalt der Becherzelle gleicht und auch am Boden der Vertiefung, niemals aber
in deren Umgebung vorhanden sein kann. Ebenso wie in der Lidrandzone
finden sich auch hier zwischen den
Epithelzellen Wanderzellen, die sich
in ihrem Verhalten nicht von denen
der Lidrandzone unterscheiden.

Die Becherzellen liegen niemals
in der Basalschichte des Epithels,
treten aber zuerst in den tieferen
Schichten auf und scheinen allmählich gegen die Oberfläche vorzu-
rücken. Sie sind meist ungefähr
0,025 mm lang und 0,016 mm breit.
Ihre Gestalt kann sehr mannigfaltig
sein: neben fast runden Becherzellen finden sich elliptische oder eiförmige, welche die Mehrzahl darstellen. Aber auch langgestreckte

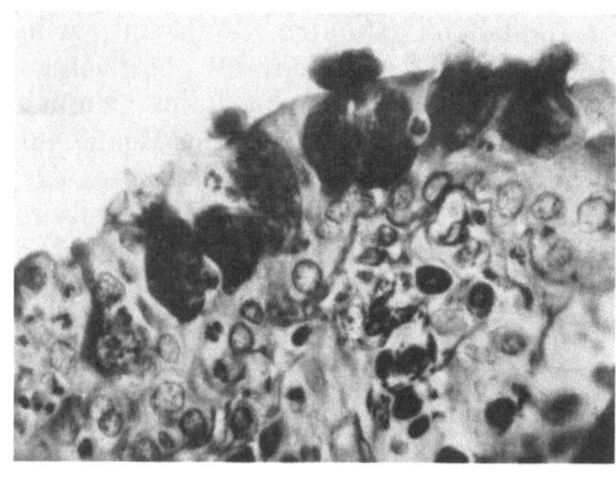

Abb. 387. Becherzellen der Bindehaut des Lides des
Menschen z. T. ihr Sekret entleerend (KOLMER).

mit mehr oder weniger deutlichen Einschnürungen versehene sind anzutreffen.
Solche finden sich vorwiegend dort, wo die Epithelschichte höher ist. Die
Becherzellen besitzen eine deutliche Zellmembran oder Theca, die nach
Angaben von GREEN (1894) stets doppelt, mit glatter äußerer Oberfläche
konturiert ist. Sie ist fest und elastisch und läßt sich durch Druck nur
schwer zerreißen. Manche, aber nicht alle Becherzellen besitzen einen kurzen
konischen, in eine Spitze auslaufenden Fuß oder Stiel, der sich nicht intensiv
färbt, häufig acidophil ist und aus granuliertem Cytoplasma besteht. Die sich
im allgemeinen nur schwach färbende Theca weist mitunter eine Andeutung
eines zarten Netzwerkes auf, das GREEN (l. c.) als Kunstprodukt ansieht. Der
Kern der Becherzelle, der sich intensiv mit Hämatoxylin färbt, ist rund und liegt

am breiten, dem Stroma der Zelle entgegengesetzten Ende meist der Theca an. Er kann auch an diese angedrückt und abgeplattet, sichelförmig sein. Er besitzt ein oder mehrere Kernkörperchen. Die Becherzellen enthalten verschiedene Mengen eines Inhaltes, der in ungefärbtem Zustande eine Anzahl kleiner, dunkler Knötchen umschließt. Dazwischen liegt Schleim, der sich mit Thionin rotviolett färbt.

Bei Zellen, welche die Oberfläche erreicht haben, liegt an dem dem Kerne entgegengesetzten, meist schmäleren Ende der Becherzelle ihre scharf umrissene Öffnung, das Stoma. Dieses ist anfänglich klein, wird mit der Zeit größer und ist stets rund und scharf. In dieser Öffnung kann sich ein Schleimpfropf vorfinden. Nach GREEN (l. c.) liegen in den tieferen Schichten des Epithels zuerst kleine, runde, bläschenförmige Zellen, deren Kern die tiefste Stelle einnimmt. Ihr Inhalt gibt in diesem Zustand keine Mucinreaktion mit Thionin. Allmählich werden sie länglich und steigen gleichzeitig gegen die Oberfläche auf, ihr Inhalt beginnt sich mit Thionin rötlich zu färben, was auf das Vorhandensein von Schleim hinweist. Noch VIRCHOW (1910) betont, daß es schwierig ist, Einzelheiten in der Form, Abgeschlossensein von der Oberfläche oder Vorhandensein einer Öffnung (Stoma) an den Becherzellen festzustellen, da alle diese Dinge möglicherweise erst bei den Maßnahmen der Fixation zur Darstellung kommen. Heute kann man solche Einzelheiten auch mit der Vitalfärbung beurteilen, und kann, wie KNÜSEL und VONWILLER (1923) zeigten, auch am normalen menschlichen Auge die Becherzellen mit dem Hornhautmikroskop vital gefärbt studieren. Nach VIRCHOW (1910) sondert die gesunde Bindehaut des *Menschen* nicht Schleim, sondern ein wässeriges Sekret ab, erst unter der Wirkung von abnormen Reizen wird Schleim gebildet. GREEFF (1902), später ISHIKURO (1903) und ZIETSCHMANN (1906) fassen die Bindehaut als eine flächenhafte Drüse auf, in der die Becherzellen eine spezifische Zellform sind oder aus gewöhnlichen Epithelzellen durch Umbildung hervorgehen können; ferner weiß man nicht, ob Schleimabsonderung reflektorisch unter dem Einfluß von Nerven zustande kommen kann oder ob die Absonderung hervorrufende Einflüsse direkt auf die Epithelelemente einwirken. Bei der außerordentlich reichlichen Innervation der Blutgefäße, die KOLMER in der Bindehaut beobachten konnte, hält er es wohl für möglich, daß die Blutgefäße reflektorisch beeinflußt werden und die Schleimbildung durch Veränderung der Zirkulation erst sekundär hervorgerufen wird. Es sei darauf hingewiesen, daß pharmakologische Untersuchungen von G. PEARCE die Beeinflussung der Bindehautgefäße als einen „Axonreflex" darstellen.

CONTINO (1910) fand Becherzellen schon bei 36 mm langen menschlichen Embryonen auf der halbmondförmigen Falte. GREEN (1894) fand sie beim Kinde und jungen *Tier* ebenso zahlreich wie beim Erwachsenen, während STIEDA (1890) sie beim Neugeborenen vermißt. Sie sind nach VIRCHOW (1910) bei der *Katze* schon ausgebildet, wenn ihre Lidspalte noch geschlossen ist, somit äußere Einflüsse noch nicht eingewirkt haben können. Sie liegen hier noch isoliert und stoßen stets alle an die Oberfläche des Epithels an. Die Becherzellen, die ihr Sekret abgegeben haben, dürften wohl sämtlich durch Abstoßung zugrunde gehen, wofür auch die Beobachtungen mit der Vitalfärbung zu sprechen scheinen. Eine Rückverwandlung von Schleimzellen in gewöhnliche Epithelzellen hält VIRCHOW (l. c.) für unwahrscheinlich. Er erwähnt eine cystische Degeneration von Schleimzellen. KOLMER hat sie in der Bindehaut nicht beobachtet, doch hat er ähnliche Vorgänge an der Grenze der Schleimhaut der Regio respiratoria der Lunge gesehen. Becherzellen bilden aus den angeführten Gründen einen normalen Bestandteil des Bindehautepithels beim *Menschen* und auch bei den *Tieren*. Nach ZIETSCHMANN (1904, 1906) und nach GREEN (1894) sind sie bei

Katze und *Kaninchen* besonders reichlich, auch beim *Hunde*. Je nach ihrer Lage
in den einzelnen Abschnitten des Bindehautepithels finden sich verschieden
geformte Becherzellen; man vermißt sie nur an der admarginalen Zone der Lider
und am Ufer des Tränensees. Sie kommen auch, wie PFITZNER (1897) und
EGGELING (1904, 1906) betonten, im viellagigen Pflasterepithel vor. In der Gegend
der Übergangsfalte und der Lidplatte sind sie besonders reichlich, fehlen dagegen
auf dem Kuppenepithel der Carunkel. Sie können aber im Oberflächenepithel
der Bindehaut der Übergangsfalte fast vollkommen fehlen, und nur in gruben-
artigen Einsenkungen gefunden werden. Sind sie darin reichlich, bilden sie sog.
MANzsche Drüsen. Sie liegen meist oberflächlich, tiefer in der Übergangsfalte
und in der Carunkel. Im Epithel, welches Lymphknötchen bedeckt, vermißt
sie VIRCHOW (1910). Größere Ansammlungen von ihnen führen zur Bildung
von Krypten, welche VIRCHOW beim *Menschen*, KOCH (1903) bei *Katze, Igel*
und *Ratte* beschrieb. Im Sekretraum der Zelle finden sich wie in anderen Schleimzellen Mucingranula, die leicht zu einem Präsekret oder Sekret zusammenfließen.
Netzstrukturen darin müssen als Kunstprodukte durch Schleimfüllung angesehen
werden.

Die Papillen der Tunica propria sind flach und klein, finden sich im ganzen
Bereich der Bindehaut der Lidplatte. Die Capillaren reichen mit ihren Lichtungen
bis an die basalen Epithelzellen, sind von ihnen stellenweise fast umschlossen.
Die zu- und abführenden Gefäße liegen unmittelbar über der Lidplatte. Das
zwischen Lidplatte und Epithel liegende Bindegewebe besitzt ein gleichmäßig
dichtes Gefüge, so daß eine Trennung von Tunica propria und subconjunctivalem
Gewebe nicht durchführbar ist. Dies bezieht sich auch auf die Papillen selbst,
die ebenso dicht gefügt sind wie das übrige Gewebe. Plasmazellen sind nur
in geringer Menge vorhanden. Das Epithel gleicht die Vertiefungen zwischen
den Papillen aus, so daß die Oberfläche der Bindehaut in diesem Teile glatt ist.

b) Der obere Teil der Bindehaut der Lidplatte.

Das Epithel dieser Zone weist dieselben Eigenschaften auf wie im unteren
Teil, weicht aber in einigen Belangen davon ab. Da die Täler zwischen den
Papillen tiefer werden, besitzt das Epithel dementsprechend auch mehr Schichten
zwischen den Papillen; es finden sich hier 5—6 Schichten Zellen. Auf den
Kuppen der Papillen ist das Epithel zweischichtig: die obere Schichte besteht
aus zylindrischen, die tiefere aus kubischen Zellen. Die Höhe der Zylinderzellen ist verschieden. Diese Schichte weist die Eigentümlichkeit auf, daß
die Zellen zwar oberflächlich fest aneinanderliegen, zwischen ihren Basen aber
deutliche Zwischenräume aufweisen. Es erscheinen diese Zellen daher an ihrer
Basis schmäler als an ihrer freien Oberfläche. Hier sind sie nicht flach, sondern
etwas vorgewölbt. VIRCHOW (l. c.) bemerkt, daß es sich bei diesem Verhalten
der oberflächlichen Epithelzellen nicht gut um Kunstprodukte handeln kann,
da die tiefere, basale Zellschichte keinerlei Besonderheiten des Verhaltens aufweist. Infolge des Vorhandenseins verhältnismäßig weiter Räume zwischen den
Oberflächenzellen erscheinen die hier auftretenden Wanderzellen größer als
an anderen Stellen des Epithels, weil sie sich freier entfalten können. Bezüglich
der Rundung der Oberflächenzellen macht VIRCHOW darauf aufmerksam, daß
es sich nicht gut um Quellung handeln kann, da ja sonst keine Zwischenräume
zwischen den tieferen Teilen der Zellen vorhanden sein könnten.

c) Das Gebiet der Rinnen und Plateaus.

Mit der Entfernung vom Lidrand und der weiteren Oberflächenentwicklung
der Bindehaut entstehen Rinnen, deren seitliche Epithelbekleidung aus zwei
Schichten besteht, die dem zweischichtigen Epithel auf den Kuppen der Papillen,

wie es soeben beschrieben wurde, gleicht. Auch hier haben wir eine basale kubische Zellage und eine oberflächliche Schichte von Zylinderzellen. Es macht sich also die Tendenz des Überganges zur zweischichtigen Epithelbedeckung mit der Entfernung vom Lidrande geltend. Die Mehrschichtigkeit des Epithels zwischen den Papillen weicht der Zweischichtigkeit immer mehr. VIRCHOW (1910) macht darauf aufmerksam, daß in einem seiner Fälle, den er als normal bezeichnen muß, das Epithel der Bindehaut der Lidplatte nicht zylindrisch, sondern flach war und im Gegensatz zur admarginalen Zone, wo Schleimzellen vorhanden waren, keine Schleimzellen enthielt. Außerdem waren zahlreiche Epitheleinsenkungen vorhanden, die so weit waren, daß wahre Epithelgruben entstanden. Diese Befunde beanspruchen besondere Aufmerksamkeit, weil bei *Affen* das Epithel dieser Gegend ebenfalls nicht zylindrisch, sondern flach ist.

Die Papillen der Tunica propria sind im oberen Teil der Bindehaut der Lidplatte breiter, die Zwischenräume zwischen ihnen tiefer. Die größeren Papillen weisen zuweilen unbedeutende sekundäre Erhebungen auf. Die die Papillen umgebenden Epitheleinsenkungen sind miteinander verbunden und bilden, von der Fläche gesehen, ein Netzwerk. Durch das Auseinanderrücken der Papillen bilden sich nahe am oberen Rande der Lidplatte Rinnen, da das Epithel sich entsprechend dem Auseinanderweichen der Papillen und Papillenkomplexe gleichfalls spaltet. Die Tunica propria der Bindehaut der Lidplatte verhält sich in diesem Abschnitte in derselben Weise wie oben besprochen. Gegen den oberen Rand der Lidplatte zu nimmt die Zahl der Plasmazellen allmählich zu.

In der Gegend des oberen Randes der Lidplatte liegt die Zone der Plateaus und Rinnen. Die Rinnen grenzen die aus meist mehreren Papillen bestehenden Plateaus voneinander ab und sind für deren Gestalt bestimmend. Die Seitenabhänge der Plateaus verlaufen nicht immer senkrecht zur Oberfläche der Bindehaut, sondern öfters schräg, so daß die Plateaus unterminiert erscheinen. Von den Rinnen gehen stellenweise parallel zur Oberfläche verlaufende röhrenförmige Fortsätze in das Bindegewebe der Plateaus und Papillen ab. Die Lichtungen dieser Fortsätze sind meist schlitzförmig mit senkrecht zur Oberfläche gerichtetem, längerem Durchmesser. Die Rinnen sind meist an der Oberfläche schmäler als in der Tiefe, so daß sie gewissermaßen von der Oberfläche der Bindehaut abgeschlossen sind.

Das Epithel der Rinnen ist zweischichtig. Die tiefere, basale Schichte besteht aus kubischen, die oberflächliche aus zylindrischen Zellen. Stellenweise finden sich zwischen den zwei Schichten noch einzelne spindelförmige Zellen, die sich wahrscheinlich aus der tiefen in die oberflächliche Schichte vorschieben. Die Gestalt der oberflächlichen Zellen ist nicht immer die gleiche. Es finden sich sowohl verhältnismäßig niedrige, zylindrische, als auch sehr hohe, beinahe fadenförmige Zellen. Höhere Zellen findet man vorwiegend an den Abhängen der Rinnen, während auf ihrem Grunde die Zellen niedriger sind. Die freien Kuppen der Epithelzellen sind abgerundet, die Kerne entsprechend der Gestalt der Zellen längsoval, im Gegensatz zu den fast runden Kernen der Zellen der basalen Schichte. Die Zellkerne der oberflächlichen Schichte liegen ziemlich weit von den Kuppen der Zellen. Der zwischen dem Kern und der Kuppe liegende Teil der Zelle hat ein trübes Aussehen und färbt sich lebhafter als der übrige Teil derselben. Dabei ist wohl die trübe Beschaffenheit des Cytoplasmas als auch die stärkere Färbbarkeit in der Nähe der Kuppe ausgesprochener als in der Nähe des Kernes. Als Grundlage der stärkeren Färbbarkeit zeigt sich das Vorhandensein von Mitochondrien in Gestalt von zur Kuppe der Zelle senkrecht gerichteten Fäden. Sie sind nicht in allen Zellen gleich deutlich. Beim Blick senkrecht auf die Kuppen der Epithelzellen erscheinen die Mitochondrien als dunkle Pünktchen. Die Oberflächenzellen dieses Abschnittes weisen dieselbe

Erscheinung auf, die den gleichen Zellen der vorher beschriebenen Zone eigen ist: ihre Kuppen schließen sich eng aneinander, die entgegengesetzten Enden der Zellen weisen meist deutliche Zwischenräume zwischen sich auf. Diese fehlen zwischen den basalen Enden der Oberflächenzellen in den Seitensprossen der Rinnen. Die Zellen dieser röhrenförmigen Divertikel der Rinnen sind niedriger als sonst in dieser Gegend, die Mitochondrien sind in der ganzen Zelle erkennbar, ihre Kerne berühren die Zellgrenze nirgends und sind leicht gezackt, wie wenn sie in einem Gerüste hängen würden. Die Zellen der tiefen Schichte sind sehr niedrig, fehlen sogar stellenweise ganz. Zwischen den Epithelzellen der Rinnen und ihren Verzweigungen finden sich keine Becherzellen.

Das Epithel auf den Plateaus ist gleichfalls zweischichtig mit einer tiefen Schichte kubischer und einer oberflächlichen zylindrischer Zellen. Die ersteren schließen sich eng aneinander die oberflächlichen hängen an ihren rundlich gestalteten Kuppen nur in einem schmalen Saume miteinander zusammen, sind an ihren basalen Enden schmäler, so daß Zwischenräume zwischen ihnen vorhanden sind. Sie besitzen Mitochondrien, wenn auch nicht so ausgebildete wie die Zellen, in den Rinnen. An den Kuppen treten stellenweise stärker vorspringende und stark färbbare rundliche Prominzen auf, deren Zusammenhang mit den Kuppen verschmälert ist. Auch hier, ähnlich wie in den Rinnen, finden sich mitunter spindelförmige Zellen zwischen der oberflächlichen und tiefen Schichte. Es handelt sich dabei entweder um eine Ungenauigkeit in der Schichtung der Zellen oder um Zellen, die sich aus der Tiefe an die Oberfläche begeben. Als Abweichung vom gewöhnlichen Verhalten kann sich stellenweise an der Oberfläche kubisches Epithel finden, dessen Zellen dann inniger miteinander zusammenhängen als dies bei den Zylinderzellen der Fall ist. Auch darin findet sich stellenweise eine Unregelmäßigkeit, daß zwischen den Zylinderzellen kleinere, kubische auftreten, die eine geringere Höhe besitzen. Ihre Kuppe befindet sich in der Ebene der benachbarten Zellen, ihre Basis reicht aber nicht bis zu denen der tiefen Schichte; Fortsätze der benachbarten Zellen der oberflächlichen Schichte schieben sich zwischen das Ende der kleineren Zelle und die basale Zellschichte und bilden für die kubischen Zellen eine Nische.

Das Bindegewebe der Bindehaut die Tunica propria dieser Gegend, setzt sich aus faserigem Bindegewebe zusammen, das ziemlich locker ist. Wie R. Schmidt (1934) hervorhebt, tritt das Bindegewebe vielfach unter dem Bilde von Gitterfasern auf, die bei Vernarbungsvorgängen verschwinden. Unmittelbar unter dem Epithel bildet es eine dichtere Schichte, die als Basalmembran gedeutet worden ist, aber sich nur durch die Dichte der Lagerung der Fasern von dem übrigen Gewebe unterscheidet. Dieses ist locker und weist neben Wanderzellen, Lymphocyten und Fibroblasten hauptsächlich eckige Zellen mit rundem Kerne — Plasmazellen — auf. Die zellige Infiltration nimmt gegen die Grenze der Bindehaut der Übergangsfalte, der Conjunctiva mobilis, allmählich ab. In der Gegend des oberen Randes der Lidspalte ist die Bindegewebsschichte mächtiger als näher dem Lidrande. Sie ist im Bereiche der Papillen und unmittelbar unter ihnen lockerer als in der Tiefe, so daß von einem zusammenhängenden Papillarkörper gesprochen werden kann. Das tiefer gelegene Gewebe ist dichter. Diese Schichte des Gewebes wird auch als Subconjunctiva bezeichnet, trotzdem sie sich vom Papillarkörper nicht deutlich abgrenzen läßt. Die Anordnung der Gefäße, die in den tiefsten Schichten des Bindegewebes senkrecht gegen die Oberfläche aufsteigen, ist von der in den anderen Gebieten der Bindehaut der Lidplatte nicht verschieden.

An manchen Stellen finden sich größere Ansammlungen von Zellen, die den Charakter von unscharf begrenzten Lymphknötchen besitzen. Die Frage, ob solche Lymphknötchen oder Follikel als normale Gebilde der Bindehaut zu betrachten sind, ist schwer zu entscheiden, da sie sich schon bei geringen äußeren Einwirkungen bilden können, und wir daher niemals sicher sein können, eine Bindehaut zu untersuchen, die solchen Einflüssen nicht ausgesetzt war. Die Leichtigkeit, mit der sich solche Follikel bilden, hängt zum großen Teil von der Konstitution des betreffenden Individuums ab. Bei sog. Lymphatikern treten sie ungemein leicht auf, können aber, wenigstens für die klinische Betrachtung, wieder vollständig verschwinden. Nach VIRCHOW (1910) sind Lymphknötchen keine pathologischen Gebilde, da sie sich in jeder Bindehaut in gewisser Anzahl finden, sie variieren aber in bezug auf ihre Häufigkeit und Ausbildung im normalen Zustand wie VIRCHOW betont, ebenso wie z. B. das Vorkommen etwa von Schleimzellen, Papillen der Bindehaut der Lidplatte und disseminierte Tränendrüsen. Einer Flächenuntersuchung auf Lymphknötchen läßt sich nur der bewegliche Teil der Bindehaut unterwerfen; der häufigste Sitz der Lymphknötchen ist aber die Bindehaut der Lidplatte, besonders in der Zone der Plateaus und Rinnen des Oberlides. Die Knötchen sind niemals scharf abgegrenzt oder kugelig. Rings um sie findet man reichliche lymphoide Zellen im Gewebe verstreut. Autoren wie BENZ (1864), STROMAYER (1859), BLUMBERG (1867), RAEHLMANN (1883), MORANO (1872), JAKOBSON (1879), ZALUSKOWSKI (1887) halten Conjunctivallymphknötchen für pathologisch. WALDEYER (1874), SATTLER (1877), REICH (1875), WOLFRING (1874), ALT (1900), TERSON (1893), KRAUSE (1861), KLEINSCHMIDT (1867), HUGUENIN (1866), FREY (1861), SCHMIDT (1871), BAUMGARTEN (1880, 1884), STÖHR (1885, 1892), MERKEL und KALLIUS (1901) halten sie beim *Menschen* für normal.

Bei den *Säugetieren* sind sie größer und zahlreicher als beim *Menschen,* finden sich ziemlich konstant, in Haufen an bestimmten Stellen, so der BRUCHsche Haufen beim *Rind,* beim *Pferd* gleichmäßig über die ganze Bindehaut verstreut. HIWATARI (1930) fand die Bindehaut beim *Hund* und *Kaninchen* normalerweise frei von Lymphknötchen, die aber als Reaktion auf irgendwelche Reize der Bindehaut auftreten. Werden die Reizungen unterdrückt, so können die gebildeten Lymphknötchen spontan wieder verschwinden. Bei der *Katze* verschwinden sie im Alter von selbst. HIWATARI sieht daher das Vorkommen von Lymphknötchen in der Bindehaut der genannten *Säuger* für pathologisch an. Wie KOLMER sich aber selbst überzeugen konnte, kommen beim *Kaninchen* an der medialen Hälfte des unteren Lides, bei der *Katze* an der nasalen Wand der Nickhauttasche Lymphknötchen normalerweise vor. Ihr Vorhandensein an dieser Stelle erklärte BLUMBERG (1867) damit, daß der mediale Augenwinkel besonders dem Eindringen äußerer Schädlichkeiten ausgesetzt ist. Mit der Rückbildung des Lides bei den *Primaten* hängt die Verminderung des Vorkommens der Lymphknötchen zusammen; vermutlich produzieren die Knötchen Lymphzellen oder stapeln sie auf, wenn sie aus den Gefäßen auswandern, um sie an die Peripherie vorzuschieben.

Mikroskopisch findet man Lymphknötchen regelmäßig in jeder Bindehaut, im subepithelialen Bindegewebe, besonders in der Gegend des oberen Randes der Lidplatte und des daran grenzenden Teiles der lockeren Bindehaut. In solchen Lymphknötchen, die keine scharfe Abgrenzung und keine Kapsel besitzen, sind die Zellen in der Peripherie meist stärker gefärbt als in der Mitte. Dieses hängt wohl damit zusammen, daß die jüngeren Zellen randständig liegen und die älteren gegen die Mitte zu. In der normalen Bindehaut des *Menschen* finden sich in den Zellen der Lymphknötchen Kernteilungsfiguren nur sehr selten, so daß von einem Keimzentrum nicht gut die Rede sein kann. Die zellige Infiltration des Gewebes beschränkt sich nicht immer auf das Bindegewebe; es kann auch das Epithel stellenweise von Lymphocyten durchsetzt sein. Durch die größere Ansammlung von Zellen kann das lockere Bindegewebe in der unmittelbaren Nähe des Lymphknötchen zusammengedrängt sein, so daß dadurch eine Verdichtung entsteht, die aber nicht als Kapsel gedeutet werden kann. Plasmazellen finden sich meist in wechselnder Menge in der Umgebung eines Lymphknötchens, werden aber durch dessen Anwesenheit gegenüber anderen Stellen der Bindehaut nicht beeinflußt.

Mit zunehmender Entfernung vom Lidrande treten zuerst vereinzelt, dann häufiger, aber in individuell sehr wechselnder Zahl sog. Epithelröhren auf. Sie stellen sich als zylindrische, an ihren Enden abgerundete Einstülpungen des Epithels in das Bindegewebe dar. Auf dem Querschnitt sind diese Zylinder rund oder elliptisch, gelegentlich mit einer Eindellung auf einer Seite, so daß der Querschnitt nierenförmig erscheint. Die Lichtung dieser Röhren ist meist gleichmäßig, doch kommen auch solche vor, deren Lichtung nach der Tiefe

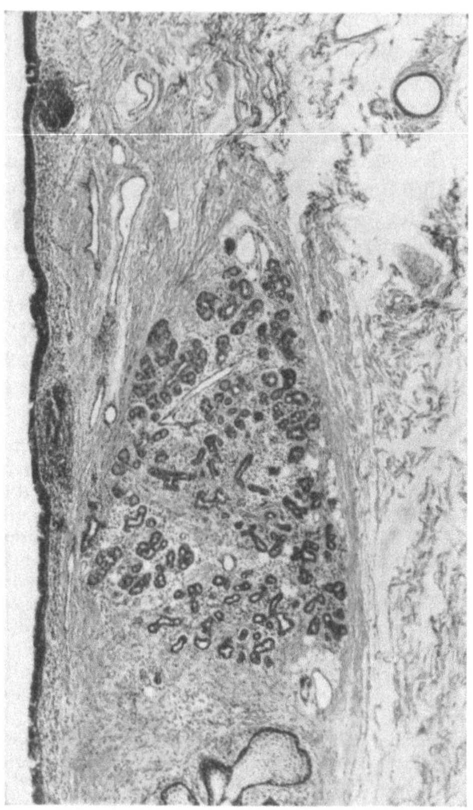

Abb. 388. Oberer Teil der Lidplatte eines Hingerichteten. Kuppe der MEIBOMschen Drüse und zusätzliche Tränendrüse (KOLMER).

zu größer ist als an der Oberfläche. Nur ganz ausnahmsweise teilen sie sich in der Tiefe, so daß zwei oder sogar drei Lichtungen entstehen. In bezug auf die Größe unterscheiden sich die einzelnen Röhren nicht wesentlich voneinander, wenn sie auch gegen die Übergangsfalte zu größer werden. Die größte Länge beträgt 0,3 mm. Die Epithelröhren finden sich meist im nasalen und temporalen Abschnitte der Bindehaut, in der Nähe des oberen Randes der Lidplatte, können aber auch an anderen Stellen desselben vorkommen. Sie sind mitunter vereinzelt, so daß ihre Zahl nur 5—6 beträgt, während in anderen Fällen der größte Teil der Bindehaut der Lidplatte von ihnen eingenommen wird mit Ausnahme der dem Lidrande benachbarten Teile in der Mitte des Lides [BAUM-GARTEN (1880)]. Die Epithelröhren kommen in den der Lidplatte benachbarten Teilen der lockeren Bindehaut vor. Bei reichlichem Auftreten können die Abstände zwischen ihnen ihrem Durchmesser gleich sein.

Das Epithel der Röhren ist fast durchwegs zweischichtig, nur in der Nähe der Bindehautoberfläche manchmal dreischichtig. Oberflächlich liegen hohe zylindrische Zellen mit gerundeten Kuppen und basal gelegenem Kerne. Unter dieser Schichte liegt eine solche kubischer oder flacher Zellen. In der Nähe der Bindehautoberfläche kann diese Schichte verdoppelt sein, so daß dann das Epithel dreischichtig wird.

Becherzellen sind manchmal vereinzelt, manchmal in großer Zahl vorhanden, liegen stets in der oberflächlichen Zellschichte. In seinem Baue gleicht also das Epithel der Röhren dem der Rinnen der Bindehaut.

Die Rinnen und die Epithelröhren stellen Oberflächenvergrößerungen des Epithels dar, deren Bedeutung strittig ist. Sie besitzen nicht die Charakteristica wirklicher Drüsen, die in ihnen enthaltenen Becherzellen sind aber zweifellos imstande, eine nicht unbeträchtliche Menge von Schleim abzusondern.

d) Tränendrüsen der Lidplatte des Oberlides.

Es kommen jedoch auch wirkliche Drüsen in der Bindehaut der Lidplatte vor. Es sind dies tarsale Tränendrüsen (KRAUSEsche Drüsen), die in ihrem Bau mit den anderen Tränendrüsen, besonders den zusätzlichen der Bindehaut der Übergangsfalten, übereinstimmen. Ihre Zahl und Größe kann eine sehr verschiedene sein. Es finden sich ihrer gewöhnlich nur 3 im Oberlide, doch können sie auch ganz fehlen oder ihre Zahl bis zu 6 betragen. CIACCIO (1873) fand 11—18 im oberen, 2—4 im unteren Lide. Fälle des Vorhandenseins von 30 Drüsen [TERSON (1892)], ja von 42 [W. KRAUSE (1854)] wurden beobachtet. Sie sind 0,1—1,0 mm groß, an der nasalen Seite immer kleiner [BERAUD (1858)]. Die langen Achsen der Drüsen stehen parallel zur Oberfläche der Bindehaut, ihr manchmal gewundener Ausführungsgang verläuft schräg lidrandwärts. Der Bau der Drüsen ähnelt sehr dem der Tränendrüsen. Die Drüsen der lockeren Bindehaut bilden dichter geschlossene Körper, im Gegensatz zu den tarsalen Drüsen, die mehr in Läppchen auseinandergebreitet sind. Sie kommen in der ganzen Ausdehnung des oberen Randes der Bindehaut der Lidplatte des oberen Lides vor, sowohl im nasalen, wie im temporalen Abschnitte. Wenn sie im äußersten inneren oder äußeren Teile der Bindehaut der Lidplatte liegen, so können sie sich nahe vom Lidrande

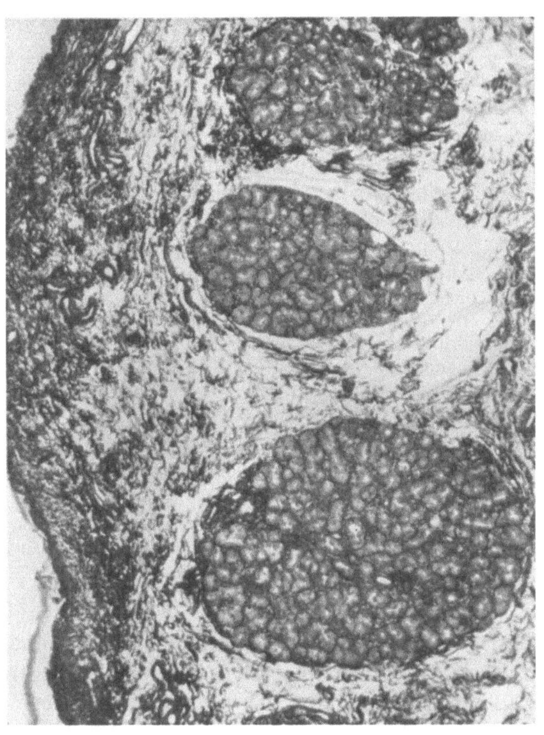

Abb. 389. Zusätzliche Tränendrüsen des *Menschen* (KOLMER).

befinden, was aber für den mittleren Teil der Lidplatten nicht zutrifft. Je nach ihrer Größe liegen sie zwischen Epithel und Lidplatte, in dieser oder an der vorderen Fläche der Lidplatte, welche vom Ausführungsgange durchbohrt wird. Sie befinden sich meist in einiger Entfernung von den Talgdrüsen der Lidplatte, manchmal aber in ihrer unmittelbaren Nachbarschaft, ja scheinen sie mitunter zu verdrängen, da in ihrer Nähe die Talgdrüse der Lidplatte sogar abgebogen sein kann [WOLFRING (1885, 1888)]. Manchmal liegen sie so nahe aneinander, daß dadurch die Talgdrüsen in einzelne Läppchen aufgelöst werden. Es kann dadurch zu einer gegenseitigen Durchdringung der Drüsen beider Arten kommen [CONTINO (1908)]. Die Größe der tarsalen Tränendrüsen ist sehr verschieden. Es kommen solche von ganz geringer Größe [TERSON (1892)] vor, aber auch solche von 4 mm, ja, WOLFRING (l. c.) gibt an, solche gefunden zu haben, die an Größe die Talgdrüsen der Lidplatte, deren Länge 9 mm betragen kann, übertraf. Die zusätzlichen Tränendrüsen der Lidplatte sind meist abgeflacht, sowohl wenn sie zwischen dem Epithel und der Lidplatte als auch wenn sie in oder vor der Lidplatte liegen. Die Drüsen sind von einem lockeren Bindegewebe umgeben, das sie auch dann umhüllt, wenn sie in einer entsprechenden Aussparung der Lidplatte liegen (Abb. 388). Die Drüsen sind von ausgesprochen tubulösem Bau. Das Epithel ist einschichtig, besteht aus zylindrischen bzw. etwas kegelförmigen Zellen, deren freie Kuppen schmäler sind als die Basen. Ihre Kerne liegen an der Basis der Zellen, sind kugelig; das Cytoplasma ist trübe (Abb. 389). Gelegentlich finden sich aber unter der Schichte von Zylinderzellen noch flache und das innerhalb der aus konzentrisch zur Lichtung der Drüse dicht angeordneten Basalmembran. Diese ist, ebenso wie die entsprechenden Bildungen der Bindehautpapillen, eine Verdichtung des umgebenden Bindegewebes, das auch in der Umgebung der Tränendrüsen reichliche Plasmazellen enthält. Der Ausführungsgang der Tränendrüse ist sehr kurz. Virchow (1910) gibt als Maß 0,2 mm an. Der senkrecht zur Oberfläche der Bindehaut ausmündende Gang besitzt ein zweischichtiges Epithel, dessen innere Schichte aus zylindrischen, dessen oberflächliche aus flachen Zellen besteht. In ihm kommen gelegentlich Becherzellen vor. Nach Contino werden diese Drüsen am Ende der 11. Woche angelegt, im 4.—5. Monat entwickeln sich sekundäre Sprossen.

Im 8. Monat ist ihr Aussehen schon gleich dem beim Erwachsenen. Fornikale Drüsen fand Sardemann (1887) bei *Triton* in Gestalt eines zusammenhängenden Gürtels am unteren Lide vom nasalen bis temporalen Lidwinkel reichend. Bei *Salamandra* ist der Gürtel unterbrochen. Beim *Kaninchen* soll nach Lohr das Tränendrüsengewebe im Unterlidanteil den Oberlidanteil an Volumen übertreffen. Bei den *Vögeln* soll sich nur ein Ausführungsgang der Tränendrüsen vorfinden. Wiedersheim (1902) nahm an, daß die akzessorischen Tränendrüsen aus der ursprünglich ventrolateralen Tränendrüse sich durch Abspaltung und Verschiebung entwickelt haben. Bindehautdrüsen bei *Walfischen* erklärte Pütter (1908) für Öldrüsen, die des *Elefanten* hält Virchow (1910) für Schleimdrüsen. Auch beim *Schwein* ist die Hauptdrüse nach Ellenberger (1906) eine Schleimdrüse. Virchow (l. c.) fand eine solche Drüse bei einem *Rhesusaffen,* beim *Elefanten* in der Nachbarschaft des Lidrandes, wo Tarsus und Meibomsche Drüsen fehlen, fand sie bei *Balaenoptera musculus* zu mehreren Hunderten und mit eigenen Ausführungsgängen sich öffnen. Rawitz (1905) fand solche Bindehautdrüsen bei *Phocaena.*

e) Die Bindehaut der Lidplatte des Unterlides.

Die Bindehaut der Lidplatte des Unterlides (Conjunctiva tarsalis palpebrae inferioris) unterscheidet sich in manchen Beziehungen von der des Oberlides. Es treten Becherzellen früher und in größerer Zahl auf. Der weiter vom Lidrand entfernte Abschnitt unterscheidet sich von dem entsprechenden des Oberlides dadurch, daß vor allem die Verbindung mit der Lidplatte nur anfangs fester ist, während ein beträchtlicher Teil der Bindehaut über der Lidplatte mit dieser nur locker zusammenhängt. Die Oberfläche der Bindehaut der Lidplatte weist keine Papillen auf, wie am Oberlide. Virchow (1910) beschreibt netzförmig miteinander verbundene Leisten, so daß kein Papillenkörper, sondern ein Leisten- oder Netzkörper vorhanden ist. Infolge dieses Baues ist die Grenze zwischen Epithel und Bindegewebe auf weite Strecken glatt, wenn der Schnitt in der Richtung der Leisten verläuft.

Das Epithel der Bindehaut des Unterlides unterscheidet sich von dem des Oberlides dadurch, daß es drei- bis vierschichtig ist, wobei der Wechsel in der Dicke der Epithelschichte ein ständiger ist. Es finden sich daher keine weiteren Strecken, auf denen das Epithel drei oder vierschichtig wäre. In vereinzelten Stellen von geringer Ausdehnung sind auch bloß zwei Schichten von Zellen vorhanden. Diese Beschaffenheit kann in einer Breite von mehreren Zellen bestehen, wobei dann die Zellen der oberflächlichen Schichte streng zylindrisch und sehr hoch sind, und sich an keinem der beiden Enden verjüngen. Bei der meist vierschichtigen Beschaffenheit des Epithels besteht die basale Schichte aus kubischen Zellen. Die darauf folgende Schichte ist aus polyedrischen Zellen zusammengesetzt. In der nächsten sind die Zellen in der Richtung senkrecht zur Oberfläche der Bindehaut länger als parallel dazu. Ihr gegen die Oberfläche gerichtetes Ende ist häufig verschmälert und schiebt sich zwischen die Basen der Zellen der Oberflächenschichte ein. Die Zellen erhalten dadurch eine Gestalt ähnlich einer abgestutzten Pyramide. Die oberflächlichste Zellschichte besteht aus zylindrischen Zellen, deren Höhe desto größer ist, je mehr Schichten das Epithel an der gegebenen Stelle aufweist. Oftmals ist die Gestalt dieser Zellen nicht genau zylindrisch, weil ihre basalen Enden sich verschmälern, so daß die Zellen als abgestutzt pyramidenförmig anzusehen sind, wobei die Basis der Pyramide gegen die Oberfläche gerichtet ist. Das Epithel der Bindehaut der Lidplatte des Unterlides enthält Becherzellen, deren Zahl an der Grenze der Lidrandzone am größten ist. VIRCHOW (1910) fand in Schnitten 15 auf den Millimeter. Die Becherzellen liegen niemals in der basalen Schichte. Zum Unterschied vom Oberlide fand VIRCHOW längere, von ihnen an die Oberfläche führende intraepitheliale Gänge, die von dunkel gefärbter Schleimmasse erfüllt waren, welche aus der Oberflächenöffnung herausragte, jedoch niemals die Oberfläche der Bindehaut bedeckte.

In der Gegend der halben Höhe der Lidplatte finden sich stellenweise zapfenförmige Einsenkungen des Epithels, das an der Oberfläche glatt ist. Mitunter findet sich eine oberflächliche Eindellung solcher Stellen. In weiterer Entwicklung solcher Vertiefungen entstehen die von VIRCHOW als Säckchen bezeichneten Gebilde, die er den Rinnen der Bindehaut des Oberlides homologisiert. Die zwischen den Bindegewebsleisten liegenden Epithelzapfen können ausgehöhlt sein und Säckchen bilden, während bei der beschriebenen Beschaffenheit der Leisten Rinnen nicht entstehen können. Die Säckchen beginnen an der Oberfläche des Epithels mit einer trichterförmigen Einsenkung, die sehr eng ist und einen Durchmesser gleich der halben Breite eines Zellkernes besitzt. Nach der Tiefe zu wird sie etwas, aber höchstens doppelt so weit. Die Gesamtlänge des Ganges beträgt etwa vier Zellbreiten. Die ersten zwei liegen noch innerhalb des Epithels, die zwei weiteren bereits unterhalb der Epithelschichte. Der Gang erweitert sich zu einem Säckchen, dessen Wand zweischichtig ist: die Zellen der tieferen Schichte sind kubisch oder abgeplattet, die der oberflächlichen zylindrisch. In dieser Beziehung besteht eine Übereinstimmung mit der Epithelbeschaffenheit der Rinnen des Oberlides. Ein geringer Unterschied besteht darin, daß die Zellen am Grunde des Säckchens höher, gegen den Eingang zu niedriger sind. Der Gang, der das Säckchen mit der Oberfläche verbindet, verläuft nicht immer senkrecht zur Oberfläche der Bindehaut, er kann vielmehr auch schräge dazu verlaufen. Das Cytoplasma der Zylinderzellen ist gleichmäßig trüb und färbt sich mit Säurefuchsin stärker als die Epithelzellen der Oberfläche. Ihr Kern liegt an der Zellbasis. Dieser Teil der Zelle ist weniger stark gefärbt als die Zellkuppen, die stellenweise als Hügelchen über die Oberfläche hervorspringen. VIRCHOW (l. c.) beschreibt auf solchen Hügeln tropfen- oder knopfförmige Gebilde, wie sie auch auf dem Epithel der Rinnen des Oberlides gefunden werden. Das Zylinderepithel der Säckchen enthält vereinzelte Becherzellen, die sich deutlich von den umgebenden Zellen abheben. Ihr Verhalten unterscheidet sich nicht von dem an der Bindehautoberfläche. Sie können auch in den Gang des Säckchens ausmünden. Auf den Schnitten erscheinen die Säckchen meistens leer. VIRCHOW (l. c.) konnte nur Spuren eines fädig-körnigen Inhaltes finden. Trotz dieser Befunde schreibt er den Säckchen eine absondernde Bedeutung zu. Er faßt sie als sackförmige Drüsen auf und homologisiert sie mit den Rinnen der Bindehaut des Oberlides. Da stetige Übergänge zwischen Säckchen, Gruben und Rinnen vorhanden sind, sind diese Bildungen als Oberflächenvergrößerungen der Bindehaut aufzufassen, welche dieselben Funktionen besitzen. Daher gelangt man auf diesem Wege zur Auffassung der gesamten Bindehaut als absondernder Oberfläche und kann sie als flächenhafte Drüse betrachten.

Gerade so wie im Oberlide bestehen bedeutende individuelle Unterschiede in der Entfaltung der Oberfläche der Bindehaut des Unterlides. Buchten und Säckchen können fehlen oder in größerer Zahl vorhanden sein. So sind sie von THEODOROFF (1895) in allen Teilen der Bindehaut gefunden worden, besonders in der Bindehaut der Lidplatte.

Ebenso wie in der Bindehaut des Oberlides kommen Epithelröhrchen in der des Unterlides vor. Ihre Zahl ist individuell verschieden, ebenso ihre Verteilung. Sie können sich in einiger Entfernung vom Lidrande in jedem Teil der Bindehaut der Lidplatte finden. VIRCHOW sah sie besonders zahlreich im äußeren Drittel der Bindehaut der Lidplatte.

Die Bindehaut der Lidplatte beider Lider weist eine reichliche Blutversorgung auf. Es verlaufen von den Arterienbögen senkrechte Äste auf der Innenfläche der Lidplatte, deren Verästelungen ein präcapillares Gefäßnetz bilden. Dieses speist das Capillarnetz, welches unmittelbar unter dem Epithel liegt und sehr reichlich entwickelt ist. Von den präcapillaren Gefäßen steigen kleine Stämmchen gegen das Epithel auf und zerfallen in Capillaren, die ein dichtes Netzwerk bilden. Die Gefäßnetze schmiegen sich der Oberflächengestaltung der Propria an, liegen daher nicht in einer Ebene, sondern wandeln sich entsprechend der Oberflächenentwicklung der Grundplatte der Bindehaut. Die Capillaren liegen dicht unter dem Epithel, so daß sie von drei Seiten von Epithelzellen umgeben sind, wenn die Oberflächenentwicklung in Gestalt von Papillen dies erlaubt. Nur in hohen Papillen läßt sich eine Differenzierung feststellen, indem ein zuführendes und ein abführendes Gefäß in der Achse der Papille verläuft, an deren Ende das engmaschige Capillarnetz liegt (siehe Abb. 385, S. 533). Infolge der Dünnheit der Bindehaut der Lidplatte liegt das Gefäßnetz dicht gedrängt, während es gegen den oberen Rand der Lidplatte entsprechend dem sich reichlicher bietenden Raume dicker ist. Die Capillaren sind in der Bindehaut der Lidplatte weit, ihre Maschen rundlich oder gestreckt, wobei ihr Verlauf häufig wellig oder leicht gewunden ist. Dies ist begreiflich, da das Capillarnetz nicht in einer Ebene liegt, sondern die Capillaren in verschiedenster Weise auf- und absteigen.

Die Beschaffenheit und die Lage der Capillaren weist darauf hin, daß sie hauptsächlich zur Versorgung des Epithels bestimmt sind, was mit der sekretorischen Tätigkeit desselben in Einklang stehen würde.

B. Die Bindehaut der Übergangsfalten.

Der bewegliche Teil der Bindehaut unterscheidet sich grundsätzlich von den übrigen dadurch, daß das Epithel auf einem wesentlich lockeren Bindegewebe aufruht als die Bindehaut der Lidplatte oder des Augapfels am Hornhautrande. Die Bindehaut ist jenseits der Lidplatten in Falten gelegt, die der Hauptachse nach parallel zum Augenhöhlenrande gerichtet sind. Bei Bewegungen des Auges, besonders bei Hebung und Senkung, werden diese Falten entweder ausgeglichen oder vertieft. Dabei ist eine Begrenzung der Beweglichkeit der Bindehaut dadurch gewährleistet, daß stärker bindegewebige Züge von den Hilfsbändern der Augenmuskeln, insbesondere vom oberen bzw. unteren geraden Augenmuskel in das Bindegewebe der Bindehaut einstrahlen. Die hauptsächlich horizontal verlaufenden Falten sind dadurch bedingt, daß die Bindehaut dieses Abschnittes beträchtlich länger ist als der Begrenzung des Bindehautsackes entsprechen würde, wenn die Schleimhaut glatt verliefe. Es ist fraglich, ob sich die Falten bei Bewegungen des Augapfels ausgleichen. Das Vorhandensein von bindegewebigen, die Falten überbrückenden Zügen spricht dafür, daß normalerweise die Falten sich nicht ganz ausgleichen. Diese Eigenschaft der beweglichen Bindehaut gewährleistet die freie Beweglichkeit des Augapfels.

Die Abgrenzung der beweglichen Bindehaut der Fläche nach ist verhältnismäßig einfach, da sie von den Enden der Lidplatten bis zur Anheftung an den Hornhautrand reicht. Der Tiefe nach ist sie aber nicht so leicht abzugrenzen, weil das zur ihr gehörige Bindegewebe ohne deutlichen Unterschied in das Bindegewebe der Augenhöhle übergeht. Es finden sich Stellen, an denen das Bindegewebe unmittelbar unter dem Epithel lockerer ist als in der Tiefe. An anderen Stellen ist ein Unterschied zwischen dem oberflächlichen und tiefer gelegenen Bindegewebe nicht erkennbar, so daß die übliche Abgrenzung von Propria und subconjunctivalem Bindegewebe nicht durchführbar ist. Dort allerdings, wo die Ausläufer des TENONschen Bindegewebes an die Oberfläche gelangen und entweder der Hornhaut oder dem Lide zustreben, liegt in einiger

Entfernung vom Epithel dichteres Bindegewebe, welches das oberflächliche unbedingt zur Bindehaut gehörende Bindegewebe vom tieferen abgrenzt.

Am beweglichen Teil der Bindehaut kann man als Unterteilungen die Bindehaut des Lides, der Übergangsfalte und des Augapfels unterscheiden.

Die Bindehaut des Lides unterscheidet sich am oberen Lide dadurch von der der

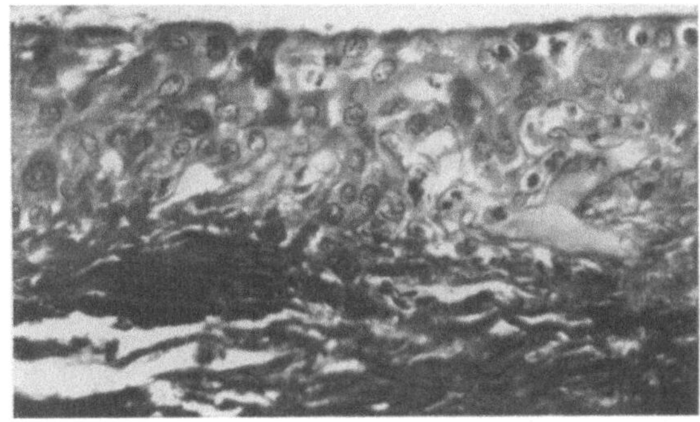

Abb. 390. Bindehaut des Unterlides am unteren Rand der Lidplatte. *Mensch* (KOLMER).

Lidplatte, daß das Epithel eine größere Anzahl von Schichten aufweist. Der Übergang vollzieht sich nicht plötzlich, aber dennoch rasch, indem zwischen der oberflächlichen Schichte von Zylinderzellen und der tiefen Schichte kubischer vielseitige Zellen auftreten, die allmählich bis zu vier Schichten bilden, wodurch das Epithel sechsschichtig wird. Die Zylinderzellen werden mit der Dickenzunahme des Epithels niedriger. Das Epithel ist bei größerer Dicke fester gefügt und dichter. Dabei sind die Zellen vielfach nicht regelmäßig, häufig kegelförmig oder kubisch. Mit zunehmender Entfernung von der Lidplatte werden die Zylinderzellen höher und erreichen dieselbe Länge wie in der Gegend der Rinnen.

Am unteren Lide, an dem entsprechend dem unteren Rande der Lidplatte die Bindehaut bereits ein vierschichtiges Epithel besitzt, ist aus diesem Grunde der Unterschied zwischen Bindehaut der Lidplatte und der beweglichen ein nur geringer. Es nimmt die Zahl der Epithelzellschichten um eine bis zwei zu, wobei die zweite Schichte, von der Oberfläche an gerechnet, aus länglichen Zellen besteht, deren Längsachse senkrecht zur Oberfläche gerichtet ist. Die Zellen der tieferen Schichten sind vielseitig (Abb. 390). Sowohl im oberen wie im unteren Lide weist die Bindehaut Becherzellen auf, die in der Bindehaut des Unterlides zahlreicher sind. Sie liegen mitunter nahe beieinander, so daß nur bei darauf gerichteter Aufmerksamkeit festzustellen ist, daß sie nicht unmittelbar aneinander grenzen, sondern durch sehr schmale Zylinderzellen oder deren Teile voneinander getrennt sind. Die Becherzellen liegen wie in der Bindehaut der Lidplatte zum Teil oberflächlich, zum Teil aber in den tieferen Schichten des Epithels. Dann besteht ein dünner Gang zwischen den Epithelzellen. Dort, wo mehrere Becherzellen nahe beieinander stehen, findet sich eine für sie gemeinsame Eindellung der Bindehaut.

35*

In der Bindehaut der Übergangsfalte (Pars fornicalis conjunctivae mobilis) ist das Epithel sechsschichtig mit hohen oberflächlichen Zylinderzellen. Sie besitzt zahlreiche Becherzellen. Manche von ihnen sind langgestreckt und schlank; dabei liegen ihre Kerne nicht an den Boden der Zelle gepreßt, sondern von ihm losgelöst, mit ihrer Längsachse der Längsachse der Zelle entsprechend ausgerichtet. Manchmal besitzt eine solche Becherzelle hinter dem Kern noch einen fadenförmigen cytoplasmatischen Fortsatz, der in die Tiefe bis in die vor der kubischen Schichte liegende Schichte hinabreicht. Manche Zellen reichen nicht so tief hinab und enden in der halben Höhe des Epithels. Solche tief im Epithel gelegene Zellen sind mittels eines zwischen ihnen liegenden Ganges mit der Oberfläche verbunden. Es sind auch oberhalb der tiefliegenden Becherzellen kugelige Einbuchtungen des Epithels vorhanden, die ringsum von Zylinderzellen begrenzt sind, welche sich teilweise bogenförmig krümmen, um mit ihren freien Enden den Hohlraum zu begrenzen. Mittels eines engen Ganges steht ein solcher Hohlraum mit der Oberfläche der Bindehaut in Verbindung. Die an der Begrenzung solcher Hohlräume teilnehmenden Zellen sind oberflächlich verbreitert. Dort, wo solche Hohlräume nahe beieinander stehen, sieht man in der Mitte gerade gestreckte Zellen, während sie sich zu beiden Seiten bogenförmig gegen die Hohlräume krümmen. VIRCHOW (1910) vergleicht das Aussehen der Zellanordnung an solchen Stellen mit Korngarben, deren mittlere Ähren gerade stehen, während die seitlichen seitwärts überhängen. Diese Anordnung hat sehr verschiedene Länge und Gestalt der Zellen zur Folge. Die gerade gestreckten, mittleren sind hoch; mit Annäherung an die Becherzellen werden sie fortschreitend niedriger. An der Stelle der Becherzellen selbst kann das Epithel sogar zweischichtig werden[1].

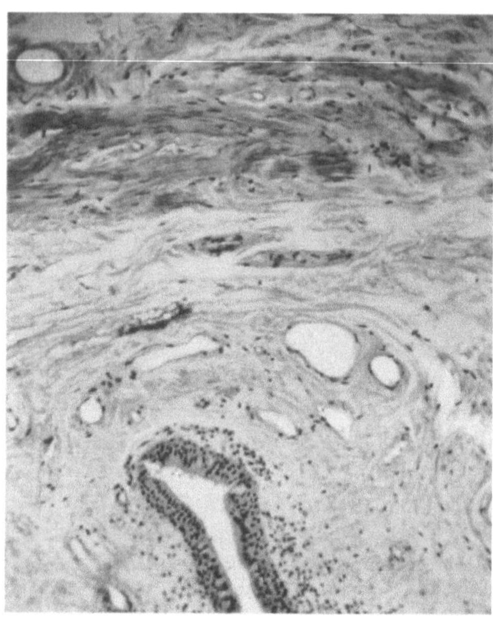

Abb. 391. Bindehaut der oberen Übergangsfalte des *Menschen* mit glatter Muskulatur in der Tiefe. (KOLMER.)

Das Bindegewebe der Bindehaut der Übergangsfalte ist außerordentlich locker (Abb. 391). Es wird von sehr zarten Fasern gebildet, die sich nirgends zu festeren Zügen zusammenlegen. Sie sind so dünn, daß sie auch bei stärksten Vergrößerungen als Linien erscheinen.

C. Die Bindehaut des Augapfels (Conjunctiva bulbaris).

Während an der Bindehaut der Lider und der Übergangsfalten die Untersuchung mit der Spaltlampe am Lebenden nur wenig Einzelheiten erkennen

---

[1] A. KREIKER [Über die Struktur des normalen Bindehautepithels. Graefes Arch. **134**, 280 (1935)] hat an großem Material die Frage der Beschaffenheit des Bindehautepithels nachgeprüft. Er kommt zum Schlusse, daß das Epithel ein kubisches ist, daß sich sein Aussehen entsprechend der an der Oberfläche des Gewebes herrschenden Spannung ändert: ist die Bindehaut an der betreffenden Stelle gespannt, so ist das Epithel niedrig, ist sie entspannt und die Zellen dicht aneinandergedrückt, so ist das Epithel hoch. Es verhält sich ähnlich dem Epithel der Harnwege, dem es auch biologisch nahesteht.

läßt, ist es an der Bindehaut des Augapfels möglich, viele Einzelheiten mit diesem Untersuchungsverfahren festzustellen, besonders, wenn man sich vitaler Färbungen dazu bedient. Knüsel und Vonwiller (1923), Knüsel (1923, 1924, 1928), Gallemaerts (1923, 1924, 1926), Kleefeld (1924), Pesme (1925), Marx (1924, 1925), Kreiker (1923), Ascher (1924), Bencini (1925), Hoffmann (1926), Samoiloff und Joffe (1925), Mursin (1924), Strughold und Karbe (1926), Dusseldorp (1927), Cuénod und Nataf (1934) haben solche Untersuchungen an normalen und pathologischen Augen ausgeführt, die geeignet sind, manche Fragen der normalen Anatomie der Bindehaut aufzuhellen.

Abgesehen von den oberflächlichen Reflexen, welche die Unebenheiten und Faltungen der auf ihrer Unterlage leicht verschieblichen Bindehaut erzeugen, sind vor allem die Blutgefäße leicht sichtbar. Die oberflächlichen sind lebhaft rot und erscheinen vollständig scharf, so daß die Blutströmung darin erkennbar ist, die tieferen sind weniger lebhaft gefärbt und erscheinen gleichzeitig matter als die oberflächlichen. Die Unterscheidung von Arterien und Venen, ist nicht zu treffen, gelingt nur stellenweise durch Druck, wobei sich die Richtung des Blutstromes erkennen läßt. Gegen den Hornhautrand ordnen sich die Gefäße senkrecht zu diesem an, und am Hornhautrande selbst entsteht dadurch ein System von langgezogenen Schlingen, die miteinander in Verbindung stehen. Bei genauer Betrachtung sieht man zwischen, aber

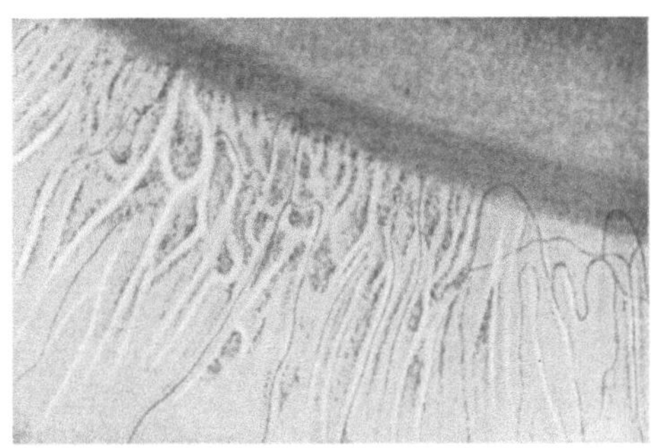

Abb. 392. Ausgesprochenes weißes Palisadenwerk eines alten Mannes mit Pigmentablagerungen. (Nach Vogt.)

besonders hornhautwärts von den Gefäßschlingen ähnliche, nur weiße Bildungen. Bei Reizung der Bindehaut, z. B. durch Reiben, füllen sich diese blutleeren Gefäßabschnitte teilweise oder ganz. In den feinen Gefäßen ist der Blutstrom mitunter segmentiert, und man kann dann erkennen, daß er nicht konstant ist, sondern zeitweise Stillstand der Blutströmung besteht; zu anderen Zeiten wiederum das Blut sich in einer oder auch der entgegengesetzten Richtung bewegt. Zwischen den Schlingen des Randschlingennetzes finden sich hellere Zwischenräume, die Vogt (1921) als Palisaden bezeichnet hat (Abb. 392); in der Achse solcher Palisaden ist mitunter ein feines Blutgefäß sichtbar; die Palisaden selbst sind bindegewebige Leisten, zwischen denen das Epithel sich in die Tiefe senkt. An der ungefärbten Bindehaut lassen sich bei entsprechender Übung auch Nerven als glasige Stränge erkennen. Andere Gebilde treten erst bei vitaler Färbung auf.

Bei vitaler Färbung mit Neutralrot, Methylenblau und Brillantkresylblau, wobei die Farbstoffe einzeln oder in Verbindung miteinander angewendet werden können, lassen sich sowohl auf der Oberfläche der Bindehaut als auch in der Tiefe ihres Gewebes mannigfache Bildungen nachweisen. Mit Brillantkresylblau und Methylenblau färben sich auf der Oberfläche der Bindehaut einzelne oder Gruppen von vieleckigen Epithelzellen. Es sind dies absterbende Zellen, die sich in Abstoßung befinden. Sie sind größer als im mikroskopischen Präparat, ihr Durchmesser beträgt zwischen 0,03 und 0,05 mm. Mit denselben Farbstoffen lassen sich zahlreiche Zellgruppen im Bindegewebe färben. Diese Zellen sind viel kleiner als die Epithelzellen. Ihre Gestalt ist sternförmig. Durch Anwendung von Bismarckbraun in 0,5—1,0%iger Lösung oder 3% wässeriger Lösung von Biebricher Scharlach, bzw. durch die Verbindung der Färbung mit beiden

Farbstoffen lassen sich auf der Oberfläche der Bindehaut des Augapfels zum Teil im Epithel befindliche braune Punkte darstellen, zum Teil an der Oberfläche haftende Gebilde, die verschiedene Gestalt aufweisen. Manche sind birnförmig, kolbenförmig, oval, unregelmäßig amöbenförmig usw. Ihre Größe beträgt bis zu 0,1 mm. In manchen von ihnen, besonders in den ovalen, liegt öfters ein hufeisenförmiger, intensiver gefärbter Innenkörper. Diese Gebilde hängen mit der Bindehautoberfläche mittels eines Stieles zusammen, der sich in Gestalt eines Becherfußes gegen das Epithel zu verbreitert. Dabei färbt sich dieser Fuß mit Biebricher Scharlachrot im Gegensatz zu den Gebilden selbst, die durch Bismarckbraun braun gefärbt sind. Diese Gebilde lassen sich von der Oberfläche der Bindehaut mittels feiner Wattefäden oder durch den Lidschlag entfernen und erscheinen unter dem Mikroskop als unregelmäßige, krümelige und schollige Gebilde mit Farbstoffniederschlägen. Ihr Inneres, es handelt sich wohl um Schleimtropfen, ist teils fädig, teils schollig. Es mag sich mitunter aber auch um abgestoßene Becherzellen handeln, mit denen manche dieser Gebilde eine große morphologische Ähnlichkeit haben. Bei Abblassen der Blaufärbung der Bindehaut läßt sich an den Gefäßwänden eine Anhäufung von blauen Pünktchen erkennen, die einen hellen Zwischenraum zwischen sich und der Blutsäule lassen. Es handelt sich aller Wahrscheinlichkeit nach um Färbung der Wände perivasculärer Lymphräume. Diese Blaufärbung tritt besonders in der Nähe des Hornhautrandes hervor. Zwischen den Gefäßen finden sich oft in großer Zahl in der ganzen Bindehaut des Augapfels und auch in der der Übergangsfalten Anhäufungen von blauen Zellen — kleinste Follikel, von denen größere die Bindehaut leicht vorwölben können. Bei Anwendung des Kunstgriffes, bei dem das Epithel durch Auflegen eines Cocainkrystalles geschädigt und dann der Farbstoff in Substanz zugefügt wird, lassen sich Lymphgefäße in weit von der unmittelbar betroffenen Stelle gelegenen Bezirken der Bindehaut darstellen. Sie erscheinen als hellblau gefärbte, stark geschlängelt verlaufende Stränge, die sich vielfach miteinander verbinden und gelegentlich mit den perivasculären Lymphscheiden in Verbindung treten. Nur ausnahmsweise lassen sich an ihnen Klappen nachweisen, wobei Gebilde sichtbar werden, die an Grashalme mit Knoten erinnern. Wie später genauer dargelegt werden soll, lassen sich bei Injektionen Klappen der Lymphgefäße der Bindehaut leicht nachweisen.

So wie an anderen Stellen des Körpers lassen sich vital besonders Nerven und Nervenendigungen auch in der Bindehaut darstellen, hier allerdings durch bloßes Eintropfen von Methylenblau in den Bindehautsack. Es läßt sich die Zusammensetzung der größeren Nervenstämme aus zahlreichen Fasern erkennen. Auf der weißen Unterlage der Lederhaut treten aber auch dünnste aus wenigen Fasern zusammengesetzte Nerven, ja einzelne Nervenfasern deutlich hervor. Öfters sind die feinsten Fasern deutlich segmentiert, was vielleicht als Ausdruck der RANVIERschen Schnürringe aufgefaßt werden kann. Vielfach lassen sich Nerven als Begleiter von Blutgefäßen beobachten. Schließlich sind die Endigungen der Nerven sehr deutlich erkennbar. Es sind dies Endkolben, deren Zahl wechselt. KNÜSEL und VONWILLER (l. c.) fanden sie am zahlreichsten in dem vom Oberlid bedeckten Teil der Bindehaut, spärlicher unter dem Unterlid. In der Lidspaltenzone treten sie nur vereinzelt auf. Die Endkolben sind rund und messen 0,04—0,05 mm. Auf viele hundert Kolben findet sich eine Endkeule, deren Größe mitunter recht beträchtlich sein kann. KNÜSEL und VONWILLER (l. c.) geben Durchmesser von 0,08—0,2 mm an, ja in einem Falle maß ein Riesenendkolben 0,6 : 0,9 mm. Die Kolben liegen ganz oberflächlich und bewegen sich bei Verschiebung der Bindehaut mit dieser. Die zuführenden Nerven verlaufen oft tiefer und biegen in der Nähe des Kolbens nach der Oberfläche zu ab (Abb. 393). Nicht selten kann man die von DOGIEL (1891) nachgewiesenen

Nervenfasern auffinden, die aus dem Kolben austreten und sich mit anderen benachbarten Kolben verbinden.

Intensiv gefärbte Kolben stellen blaue, ovale oder rundliche Gebilde dar ohne erkennbare Struktur. Gut gefärbte Kolben scheinen aus einem Fadenknäuel zu bestehen. Man hat den Eindruck, der zuführende Nerv sei vielmals im Kolben gewunden. Nicht selten ist das proximale oder distale Ende intensiver gefärbt. Es kommen Bilder zustande, die an eine Eichel oder eine Mohnkapsel erinnern. In der Nähe des Hornhautrandes sind die Endkolben kleiner und besonders zahlreich. In anderen Kolben scheint eine wabige Struktur vorhanden zu sein. Nach STRUGHOLD und KARBE (1926) vermitteln die Endkolben der Bindehaut Kälteempfindung, während sie gegen mechanische Reize unempfindlich sind, was schon KNÜSEL und VONWILLER (l. c.) festgestellt haben.

In verschiedenen Stadien der Färbung beobachtet man an den oberflächlich verlaufenden Gefäßen, besonders an den Capillaren, tiefblaue Punkte, stern- oder ringförmige Gebilde. Mitunter lassen sich deutlich ringförmig angeordnete Gebilde darstellen, die als Pericyten aufgefaßt werden müssen.

Die Bindehaut des Augapfels weist in der Nachbarschaft der Übergangsfalte dieselbe Beschaffenheit auf wie die der Übergangsfalte selbst. Nach unten von der Hornhaut in nächster Nähe von der Übergangsfalte, nach oben von der Hornhaut in halber Entfernung zwischen Übergangsfalte und Hornhautrand wandelt sich das Epithel der Bindehaut aus einem zylindrischen in ein Plattenepithel um, indem die oberflächlichen Zylinderzellen an Höhe ab- und an Breite zunehmen, bis sie ganz flach werden. Die vielseitigen Zellen der anstoßenden Schichten verändern in Anpassung an die Gestaltsänderung der oberflächlichen Zellen gleichfalls ihre Gestalt, indem ihr der Oberfläche parallel liegender Durchmesser im Verhältnis zum senkrecht zur Oberfläche stehenden

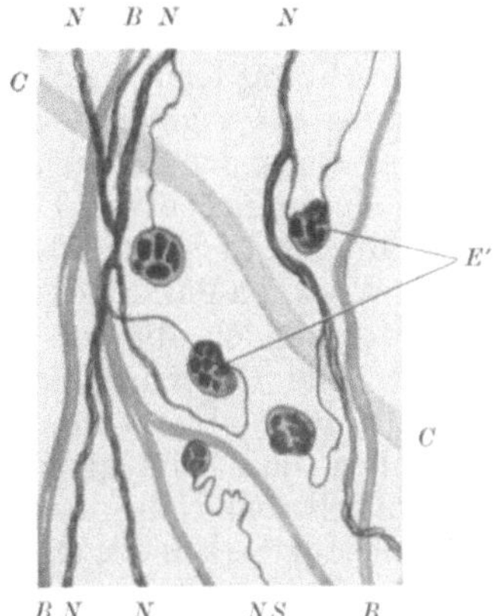

Abb. 393. Nerven und Endapparate in der Bindehaut des Augapfels mit polychromem Methylenblau gefärbt. Es ist an dieser Stelle eine isolierte Nervenfärbung zustande gekommen. *B, C* Blutgefäße, *N* faserige Nerven, *NS* segmentierte Nervenfasern, *E* KRAUSEsche Endkolben, *E'* Endkolben, deren zu- und abführender Nerv sichtbar ist. Obj. a 3, Ok. 2. (Nach KNÜSEL und VONWILLER.)

zunimmt. Die tiefste Schichte kubischer Zellen wird höher, so daß die Zellen zylindrische Gestalt annehmen und gleichzeitig schmäler werden. Dadurch stehen dann ihre Kerne viel näher zueinander als in der übrigen Bindehaut.

Mit der Annäherung an die Hornhaut treten Einsenkungen des Epithels in das darunter liegende Bindegewebe auf, so daß das sonst durchwegs sechsschichtige Epithel bis zu 13 Schichten aufweisen kann. Entsprechend dem Wechsel der Dicke der Epithellage der Bindehaut wird die hintere Oberfläche des Epithels wellig. Es hat den Anschein, daß die Verdickung des Epithels das Primäre, die unebene Beschaffenheit der Oberfläche des Bindegewebes das Sekundäre sei.

Mit der Umwandlung des Epithels aus einem zylindrischen in ein flaches gehen Gestaltsänderungen der Zellen einher, in ähnlicher Weise wie an der Grenze der zwei Epithelarten in der Nähe des Lidrandes. Einerseits passen sich die Zellen der Gestalt der Nachbarzellen an, indem die sich oberflächlich abplattenden Zellen an ihrer Unterseite stärker vorspringen und die darunter liegenden dementsprechend Eindellungen aufweisen, andererseits die abgeplatteten Kerne der mittleren Zellschichten mit ihren hornhautwärts gewendeten Enden oberflächlicher liegen als mit den entgegengesetzten und dadurch schief stehen. In den mittleren Schichten des Epithels dieser Gegend finden sich deutliche Zellbrücken.

Während das Epithel der Bindehaut bei der weißen Rasse im allgemeinen als pigmentlos angesehen wird, sind die Forscher darüber einig, daß in der Nähe des Hornhautrandes fast stets Pigment in den Epithelzellen vorhanden ist. RAUBER-KOPSCH (1920) gibt Pigmentierung des Epithels der Bindehaut des Augapfels in $1/_3$ der Fälle an. Bereits E. FUCHS (1892) beschreibt den Pigmentgehalt der basalen Epithelzellen am Hornhautrande. Gegen die Hornhaut zu ist die Grenze der Pigmentierung scharf, wogegen der Pigmentgehalt in der Bindehaut allmählich abnimmt. Auch die Spaltlampenuntersuchung läßt die Anwesenheit von Pigment im Epithel am Hornhautrande erkennen, wie dies KOEPPE (1920), A. VOGT (1921, 1930), MEESMANN (1927), ASCHER (1924), WINKLER-PRINS jr. (1928) angeben. In der lockeren Bindehaut ist das Pigment manchmal in Zügen angeordnet, die verzweigt sind und anscheinend der Verlaufsrichtung feiner Gefäße und Capillaren folgen. ASCHER beschreibt die Anordnung des Pigmentes entlang in der Nähe des Hornhautrandes sich miteinander verbindender, heller, mit Brillantkresylblau sich färbender Linien, die von einer Gruppe von Forschern [KOEPPE, MEESMANN, ASCHER, GALLEMAERTS (1926)] als Lymphgefäße aufgefaßt werden, während VOGT zurückhaltend ist und WINKLER PRINS sich der Ansicht zuneigt, daß es sich dabei um sog. MANZsche Leisten handelt, die von CIACCIO (1873) und NAKAWAGA (1903) studiert worden sind. Die Untersuchungen von KAZUO (1919), E. FISCHER (1905), STEINER (1893, 1923), HAUSCHILD (1910), GIACOMINI (1887) und PILLAT (1933) haben ergeben, daß bei pigmentierten *Menschen*rassen sich Pigment nicht nur in der unmittelbaren Nähe des Hornhautrandes findet, sondern in allen Teilen der Bindehaut vorkommt. Durchschnittlich ist dabei der Pigmentgehalt am größten in der Bindehaut des Augapfels, nasal von der Hornhaut, dann temporal von ihr, dann nach unten. Es folgt die Bindehaut der unteren Übergangsfalte, dann die über der Hornhaut, schließlich die der oberen Übergangsfalte. Die Bindehaut des Oberlides scheint öfters und stärker pigmentiert zu sein als die des Unterlides.

Das Pigment ist in den Epithelzellen körnig abgelagert, wobei nach PILLAT (1933) sich vier Typen unterscheiden lassen. 1. Das Pigment liegt in Gestalt von kappenförmigen Ablagerungen in größerer oder geringerer Masse in den Epithelzellen der tiefsten Schichte oberflächenwärts vom Kerne. Mitunter können die Pigmentkappen den Kern fast ganz umschließen. Das Pigment ist ziemlich grobkörnig. Gelegentlich finden sich kleinere Pigmentkappen in den etwas oberflächlicher gelegenen Zellen. Dieser Zustand bildet den Übergang zum nächsten Typus 2 (Abb. 394), bei welchem sich Pigmentkappen in den Epithelzellen aller Schichten finden. Dabei enthalten die basalen Zellen am meisten Pigment, so daß eine fast ununterbrochene Pigmentlinie das Epithel vom darunter liegenden Gewebe scheidet. Die Zellen der anderen Schichten, sogar der oberflächlichsten, enthalten Pigment in verschiedener Menge, manchmal als geschlossene Kappen, manchmal in vereinzelten Körnchen, wobei fast ausschließlich der oberflächenwärts gelegene Teil der Zelle vom Pigment eingenommen wird. Der Kern selbst ist stets pigmentfrei. 3. Hier findet sich das Pigment in Gestalt kleinerer Körnchen im ganzen Cytoplasma der Epithelzellen zerstreut, wobei eine Bevorzugung des nach der Oberfläche gerichteten Poles besteht. Pigmenthaltige Zellen finden sich in allen Schichten des Epithels, doch ist sein Gehalt in den tieferen Schichten größer als in den oberflächlichen. Pigmentkappen fehlen. 4. In dem zu diesem Typus gehörenden Fällen liegen einzelne Pigmentkörnchen in den basalen Zellen des Epithels.

Die bisher beschriebene Art der Pigmentierung des Bindehautepithels wird von PILLAT als noch physiologisch angesehen. Die starke Verschiedenheit der Pigmentierung, wie er sie bei den Nordchinesen festgestellt hat, ist von verschiedenen Einflüssen abhängig: von Alter, Belichtung, überstandenen Erkrankungen der Bindehaut, vom Allgemeinzustand des Individuums. Die Pigmentierung ist in der Kindheit am geringsten und nimmt mit dem Alter zu. Je stärker die Belichtung, welcher das Individuum ausgesetzt ist, desto stärker die Pigmentierung. Sie ist daher in den dem Lichte ausgesetzten Teilen der Bindehaut ausgesprochener als in den übrigen. Mit dieser Tatsache hängt auch der oben angeführte verschiedene Pigmentgehalt der einzelnen Bezirke der Bindehaut zusammen. Auch die Jahreszeit ist für den Pigmentgehalt von Bedeutung, ebenso die Stärke der Sonnenwirkung. Die im Freien weilenden Individuen sind stärker pigmentiert als die, welche sich in geschlossenen Räumen

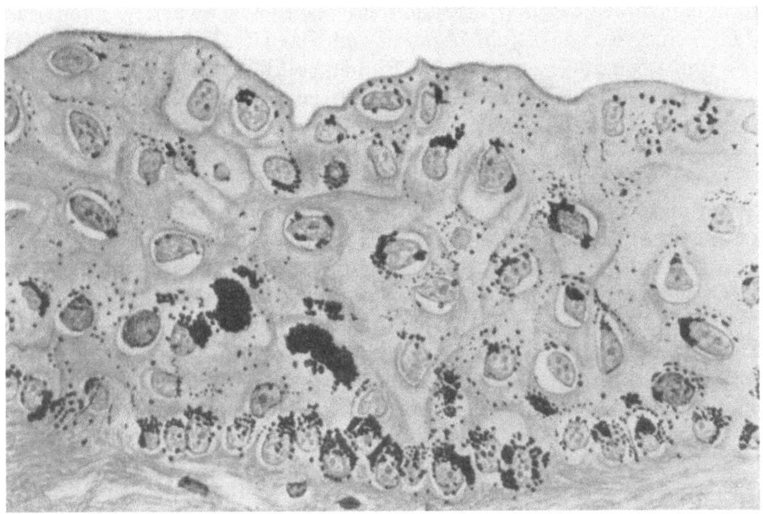

Abb. 394. Physiologische Pigmentierung der Bindehaut des Augapfels nasal von der Hornhaut. Große Pigmentkappen in den Schichten vor den Basalzellen. Spuren von Dendriten in der Basalschichte. Silbernitrat, Hämatoxylin. Vergr. 120fach. (Nach PILLAT.)

aufhalten. PILLAT weist besonders darauf hin, daß Erkrankungen der Bindehaut häufig Anlaß zur Pigmentierung bilden. Das Pigment ist dabei oft klinisch nicht sichtbar, läßt sich aber mikroskopisch nachweisen. In stärker ausgeprägten Fällen ist es bei der äußerlichen Betrachtung des Auges bereits sichtbar, was STEINER (1923) hervorgehoben hat. Da, wie PILLAT nachgewiesen hat, auch manche innere Erkrankungen, insbesondere die A-Avitaminose, zur Pigmentierung der Bindehaut führen, ist es nicht immer leicht, festzustellen, was als streng physiologisch zu betrachten ist und was bereits als pathologische Pigmentierung zu gelten hat.

Mit dieser Tatsache hängt die Frage zusammen, inwiefern das Vorhandensein von verzweigten pigmenthaltigen Zellen im Epithel der Bindehaut als noch normal oder bereits als pathologisch anzusehen ist.

REDSLOB (1922) stellt fest, daß im menschlichen Auge Pigment zwar in jeder Bindehaut vorgefunden wird, aber in verschiedener Verteilung. Das Epithel des Hornhautrandes ist immer pigmentiert, und man findet hier LANGERHANSsche Zellen, die sich mit ihren Fortsätzen zwischen den Epithelzellen bis zur Oberfläche erstrecken. Die Grenzmarke bildet der Rand der vorderen Grenzschichte der Hornhaut. Das eigentlich normale Hornhautepithel enthält niemals Pigment. In der Bindehaut nimmt das Pigment mit der Entfernung vom Hornhautrande allmählich ab, aber einzelne pigmentierte Zellen kommen fast stets in den oberflächlicheren Schichten vor. REDSLOB meint, daß diese Zellen ihr Pigment von LANGERHANSschen Zellen im Jugendstadium in der Tiefe übernommen haben. In der Übergangsfalte nehmen neuerlich die LANGERHANSschen Zellen zu, besonders in der des Unterlides, sie liegen vereinzelt in der Lidbindehaut, verschwinden erst dort, wo die HENLEschen Krypten sich mehren. In der Gegend der Karunkel und der halbmondförmigen Falte ist das Pigment besonders reichlich, was auch die Häufigkeit melanotischer Geschwülste hier erklärt. Keine der bisherigen biologischen Theorien erklärt die Pigmentierung in der Tiefe der Bindehautfalte. REDSLOB konnte mit Hilfe der von BLOCH angegebenen Methode mit Dopa, da Dopaoxydase vorhanden ist, aber auch mit Hilfe der von MASSON angegebenen Silberreduktionsmethode nachweisen, daß propigmenthaltige Zellen, die sich mit beiden schwärzen, auch an Orten festzustellen sind, wo sonst kein Pigment sichtbar ist. Mit Hilfe dieser Methodik gelang es ihm nachzuweisen, daß die Pigmentbildung wahrscheinlich mit Hilfe der LANGERHANSschen Zellen überall dort zustande kommt, wo Blutgefäße in der Nähe des Epithels reichlich vorhanden sind. In der Hornhaut fehlt Pigment und Propigment, da hier auch Gefäße fehlen. Es gelang REDSLOB aber dort, wo bei pathologischen Zuständen Blutgefäße in die Hornhaut eingewandert waren, in deren Umgebung das Propigment nachzuweisen. Es können also die LANGERHANSschen Zellen sich nur entwickeln, und ihr Produkt das Pigment ausbilden, wenn sie in Beziehungen zu einem darunter liegenden gefäßhaltigen Gewebe stehen. REDSLOB glaubt, daß die Annahme von BORREL und MASSON (1913, 1921) richtig ist, nach der ein Netzwerk von Zellen zwischen den Blutgefäßen und den LANGERHANSschen Zellen für den intercellulären Transport der melanogenen Substanzen aus dem Lumen der Blutgefäße sorgt. Diese Feststellungen REDSLOBs stimmen mit denjenigen von HAUSCHILD (1910) überein, nach denen die Pigmentierung der Bindehaut eine allen *Menschenrassen* zukommende Eigentümlichkeit ist, die nur bei der weißen Rasse in Übereinstimmung mit der allgemein geringeren Pigmentierung sehr wenig entwickelt ist.

Das Epithel der Bindehaut des Augapfels enthält nur spärliche Becherzellen, die bis in die zweite, nur ausnahmsweise in die dritte Zellenlage hinabreichen, daher entweder kugelig sind oder schief stehen, so daß der Kern eine halbe Seitenwendung ausführt. Ihr Vorkommen läßt sich am Lebenden nach Bismarckbraunfärbung mittels der Spaltlampenuntersuchung feststellen. Es sei angeführt, daß ADDARIO (1910) in abgeschabten Teilchen der Bindehaut Normaler mit Hilfe der Färbung nach GIEMSA neben dem Kernkörperchen Körnchen nachwies, die er für identisch mit den von PROWAZEK und HALBERSTÄDTER beschriebenen Einschlüssen bei Trachom hält. Die Zeichnungen, die er davon gibt, lassen vermuten, daß es sich um eine Sphäre oder den Netzapparat der Zelle handeln könne. Man muß bei der Darstellung von Zelleinschlüssen im Corneal- und Conjunctivalepithel immer an das Vorhandensein dieser beiden Bildungen denken, wenn man die Annahme erörtert, daß solche Gebilde Parasiten oder von Parasiten hervorgerufene Zellprodukte sein können. HIWATARI (1921) fand bei Japanern in 2,5% im Limbusepithel eine Insel mit Zylinderepithel, einmal unter 14 Fällen auch mit Becherzellen. VOGT (1930) beschrieb auf der Oberfläche der Bindehaut der Hornhaut bis an den Hornhautrand reichend eine im Spaltlampenmikroskop sichtbare, aus feinsten Tröpfchen von der Größe einer Epithelzellenfläche bestehende Epithelbetauung.

Wanderzellen kommen in den basalen Schichten des Epithels ziemlich reichlich vor. Ihre Zahl ist größer als im Hornhautepithel [EISLER (1930)]. Sie sind wie in diesem in Anpassung an die Zellzwischenräume oft sehr langgestreckt. H. VIRCHOW (1910) fand Zellen, deren Länge 2,5mal so groß war wie die der

Epithelzellen. Diese Zellen steigen nur selten in die oberflächlichen Epithelschichten auf.

Das Bindegewebe der Bindehaut des Augapfels ist in der Nähe der Übergangsfalte sehr locker, nimmt gegen den Hornhautrand an Menge zu (Abb. 395).

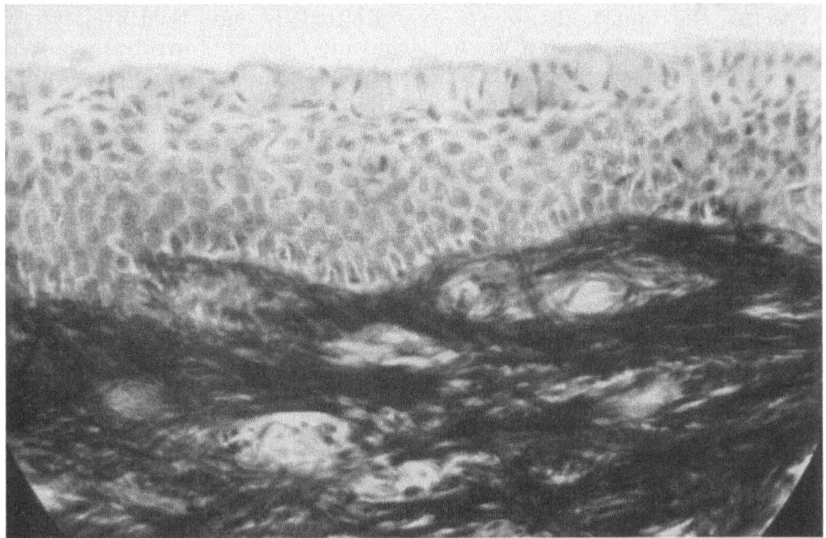

Abb. 395. Bindehaut des Augapfels in der Nähe der Hornhaut eines Hingerichteten (KOLMER).

Durch die zahlreichen elastischen Fasern bleibt die Bindehaut bei allen Bewegungen des Auges glatt, sie sind aber auch die Ursache, daß in der Bindehaut tangential zur Hornhaut gesetzte Wunden besonders stark klaffen. Dadurch,

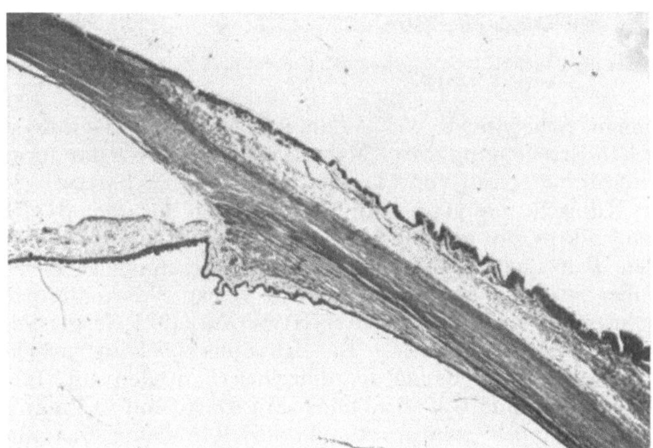

Abb. 396. Bindehaut des Augapfels mit Übergang in die Hornhaut. *Mensch* (KOLMER).

daß die elastischen Fasern im höheren Alter teilweise zerfallen, wird dann die Bindehaut faltig (Abb. 396). Das Bindegewebe enthält nur spärliche Zellen. Mit Annäherung an den Hornhautrand vereinigt sich das Bindegewebe der Bindehaut, das gleichzeitig dichter wird, mit Bindegewebszügen des episkleralen

Gewebes. Diese Bindegewebszüge verschmelzen vollständig unmittelbar am Hornhautrande und gehen ohne scharfe Grenze in das Hornhautgewebe über. Diese Verdichtung erfolgt ungefähr 10 Epithelzellenbreiten peripher vom Ende der vorderen Grenze der Hornhaut. Die Bindegewebszüge verlaufen in verschiedenen Richtungen und enthalten oberflächlich feinere, tiefer dickere elastische Fasern. Die unmittelbar unter dem Epithel liegende Schichte ist etwas derber (Abb. 397) und an der Vorderfläche mit kleinen Fortsätzen versehen, die zwischen die Basalzellen des Epithels eindringen. Die Verhältnisse ähneln stark den der vorderen Grenzschichte der Hornhaut, nur sind in der Bindehaut die Fortsätze größer. Der Übergang der kleineren Fortsätze in größere vollzieht sich allmählich. Dabei sind die Fortsätze der Basalschichte der Bindehaut breiter, höher und unregelmäßiger als die der vorderen Grenzschichte der Hornhaut, erheben sich steil, haben aber gerundete Kuppen. Mit zunehmender Entfernung vom Hornhautrande werden diese Fortsätze immer unregelmäßiger, bis sie schließlich verschwinden.

In der Umgebung der Hornhaut senkt sich das Epithel, wie schon erwähnt, stellenweise bis zur Dicke von 13 Schichten in das unterliegende Bindegewebe ein. Diese Einsenkungen bedingen dazwischenliegende Erhebungen des Bindegewebes, das in Gestalt von Leisten

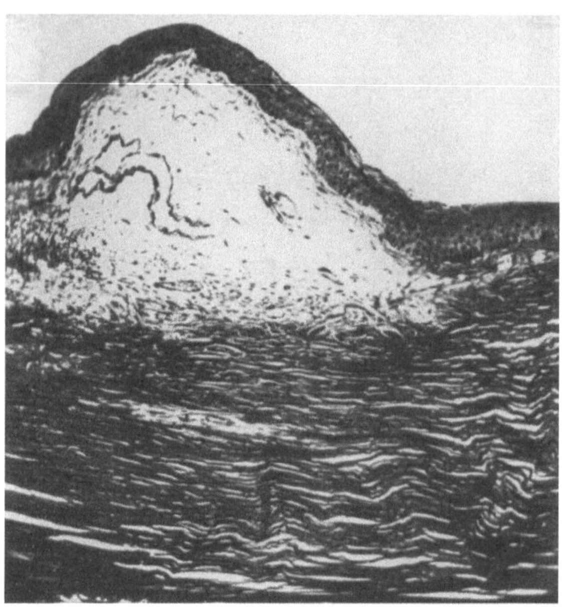

Abb. 397. Bindehaut des Augapfels beim Übergang in die Hornhaut. *Mensch* (KOLMER).

schon klinisch in Erscheinung tritt. MANZ (1859) hat zuerst darauf aufmerksam gemacht. Sie wurden später von CIACCIO (1873) und NAKAGAWA (1903) näher beschrieben. Klinisch, besonders bei Betrachtung mit der Spaltlampe und dem Hornhautmikroskop erscheinen sie als radiär zur Hornhaut gelegene, weiße Streifen, Palisaden [VOGT (1921, 1930)], in deren Achse meist ein Blutgefäß erkennbar ist. H. VIRCHOW (1910) hat sie an Trockenpräparaten nach SEMPER studiert und ebenso wie später HIWATARI (1921) festgestellt, daß ihr Verhalten ein sehr wechselndes ist. Die Palisadenzone kann verschieden breit sein. VOGT (1930) gibt die Länge der einzelnen Palisaden mit 1,0 mm, ihren gegenseitigen Abstand mit 0,1—0,15 mm, ihre Dicke mit 0,3 mm an. In der Jugend sind sie doppelt konturiert und erhalten dadurch Ähnlichkeit mit Röhrchen. Im Alter werden sie undurchsichtig und weiß, bilden auch Verbindungen miteinander aus, so daß ein weißes Maschenwerk entsteht, in dessen Maschen Pigment sichtbar wird. Bei pigmentierten Rassen, besonders bei Negern, tritt dieses Maschenwerk infolge des starken Pigmentgehaltes der Zwischenräume besonders deutlich hervor. Die Palisaden können am ganzen Rande der Hornhaut vorhanden sein, treten jedoch am oberen und unteren besonders deutlich hervor, können aber auch fast vollständig fehlen oder mitunter stark entwickelt sein. Ihre Länge beträgt ungefähr 1 mm. Es kommen auch kleinste papillenförmige Erhebungen vor. Das Verhalten des Epithels und seiner Unterlage in der Nähe des Hornhautrandes ist also sehr unregelmäßig.

Gefäße der Bindehaut des Augapfels.

Die Arterien der Bindehaut des Augapfels stammen aus zwei Bezirken. 1. Medial gehen von Verbindungen der Arteria ophthalmica und der Arteria angularis, lateral von Verbindungen der Arteria lacrimalis und Arteria zygomatico-orbitale je 4—6 Arteriae conjunctivales posteriores ab, die von oben und unten in die Bindehaut des Augapfels eintreten und gegen die Hornhaut ziehen. Mit feinen Zweigen versorgen sie die Bindehaut in der Gegend der Lidwinkel und die benachbarte Episklera. Durch präcapillare und capillare Anastomosen bilden sie rings um die Hornhaut ein Arteriennetz. Auch aus dem Gebiete der beiden Übergangsfalten ziehen mitunter schwache Arterien gegen den oberen und unteren Hornhautrand. Sie treten in Verbindung miteinander und den anderen Arterien dieser Gegend. Die Gefäßverbindungen finden sowohl in der Bindehaut selbst als auch in der Episklera statt. Unter den Arterien tritt bisweilen ein langer Ast auf (wohl auch zwei oder drei), der von den hinteren Bindehautarterien abstammt, in geradlinigem Verlaufe bis zum Randnetz der Arterien zieht und sich in der Nähe des Hornhautrandes verzweigt. Mittels rückläufiger Ästchen steht er in Verbindung mit Ästen der vorderen Bindehautarterien. 2. Die Arteriae ciliares anteriores, die dicht über der Lederhaut aus den Augenmuskeln austreten und in der Episklera verlaufen, geben Äste ab, die entweder gleich in der Nähe der Sehnen abgehen oder erst von der Stelle der Arterie, die wieder in der Lederhaut liegt, wobei der Ast durch ein Loch in der Lederhaut an die Oberfläche gelangt. Diese Äste weisen einen stark geschlängelten Verlauf auf. Rückläufige Äste können sich teilweise mit Verzweigungen der Arteriae conjunctivales posteriores verbinden, wenngleich ihr Hauptteil Episklera und Lederhaut versorgt. Feine Rami conjunctivales anteriores ziehen nach vorne zur Hornhaut und verstärken das Randnetz der Gefäße.

Aus diesen arteriellen Zuflüssen entsteht ein Arteriennetz in der Umgebung der Hornhaut, doch besteht eine ziemlich deutliche Trennung der oberflächlicheren, der eigentlichen Bindehaut zugehörigen und der tieferen episkleralen Gefäße. Erst knapp in der Nähe des Hornhautrandes vereinigen sich diese Gefäße und bilden ein Randnetz von ungefähr 1,0 mm Breite, das die Palisadenzone um 0,3—0,4 mm überragt. Durch zahlreiche Anastomosen entsteht ein Netzwerk mit unregelmäßigen, vieleckigen Maschen, die in zwei voneinander unterscheidbaren Schichten übereinander liegen. Von diesem Randnetz entspringen die Endcapillarschlingen, welche die äußersten Ausbreitungen der Gefäße am Hornhautrande bilden und normalerweise fast ganz blutleer sind. Das Ende der Palisadenzone, das Randschlingennetz und die Endcapillarschlingen liegen über der Hornhaut, so daß ihre Unterlage durchsichtig ist. Diese Zone ist in der Jugend etwa 1,0—1,2 mm breit, verschmälert sich im Alter um ein Drittel oder die Hälfte, weil die undurchsichtige Gefäßschichte im Alter etwas mehr axialwärts vorrückt und gleichzeitig die feinsten Endarkaden obliterieren (Abb. 398). Der Durchmesser der dünnsten Gefäße des Randschlingennetzes hat Vogt (1931) am Lebenden mit 0,01 mm bestimmt, was die Maße, die Leber (1903) an der Leiche gewonnen hat, übersteigt. Ganz abgesehen von den feinsten Gefäßen des Randschlingennetzes ist es auch in den größeren Gefäßen nicht möglich, stets ihre arterielle oder venöse Natur am Lebenden festzustellen. Bei Beobachtung der Blutsäule, deren Strömung im regredierenden, d. h. von der Regenbogenhaut zurückgeworfenen Lichte stets und bei auffallendem Lichte bei Unterbrechung der Blutsäule erkennbar ist, kann man die verschiedensten Verhältnisse antreffen. Sowohl die Geschwindigkeit als die Richtung der Blutströmung wechseln in weiten Grenzen. Neben Stillstand der Blutsäule findet man in denselben Gefäßabschnitten die Blutbewegung einmal in einer, ein andermal in der entgegengesetzten Richtung, also rückläufig. GRAVES (1934) hat nachgewiesen, daß in den Palisaden fast ausnahmslos nicht einzelne Gefäße verlaufen, sondern Gefäßschlingen, deren breiterer Schenkel leicht sichtbar ist, während der dünnere nur bei besonders darauf gerichteter Aufmerksamkeit erkennbar ist. Das Blut wird meist durch das dünnere Gefäß zugeführt, während es im anderen Schenkel abfließt. Im Gefäßnetzwerk am Hornhautrande hebt GRAVES als Eigentümlichkeit hervor, daß sich in manchen Fällen ein fast kreisförmig verlaufendes, größeres Gefäß vorfindet, das als Hauptgefäß der Gegend betrachtet werden kann. Es erhält viele Zuflüsse und gibt zahlreiche Äste ab, die das Gefäßnetz der Gegend bilden helfen. In den weiten Gefäßen des Hornhautrandes ist der Blutstrom sehr verlangsamt, was zum Teil der Ernährung der Hornhaut zugute kommt, zum Teil, wie GRAVES vermutet, auch der Sauerstoffaufnahme des Blutes durch das Epithel hindurch dienen kann. GRAVES weist darauf hin, daß das Blut in diesen Gefäßen nicht die dunkle Farbe des venösen Blutes aufweist, im Gegenteil hell ist. Vielfach finden sich in den Palisaden, nahe am Hornhautrande, trichterförmige Vertiefungen, in denen aus der Tiefe hinaufdringende Gefäßschlingen liegen. Wie bereits erwähnt, sind unter normalen Verhältnissen viele Gefäßschlingen blutleer. Daraus erklärt sich, daß dieser an Gefäßen so reiche und leicht sichtbare Teil der Bindehaut unter normalen

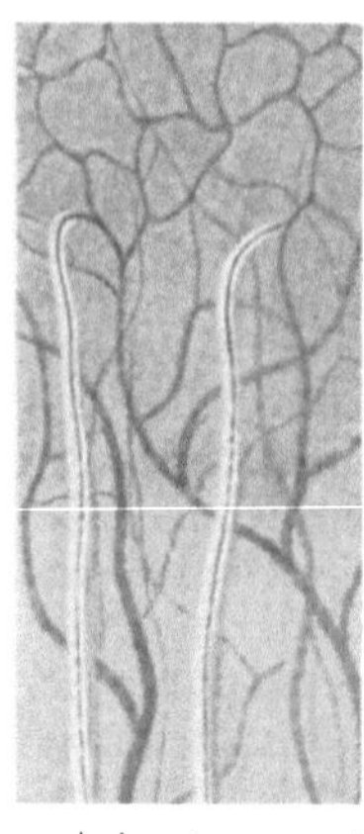

Abb. 398. Normale Hornhaut-Bindehautgrenze mit Randschlingennetz und Palisaden. Die Pfeile kennzeichnen die Strömungsrichtung des Blutes. (Nach A. VOGT.)

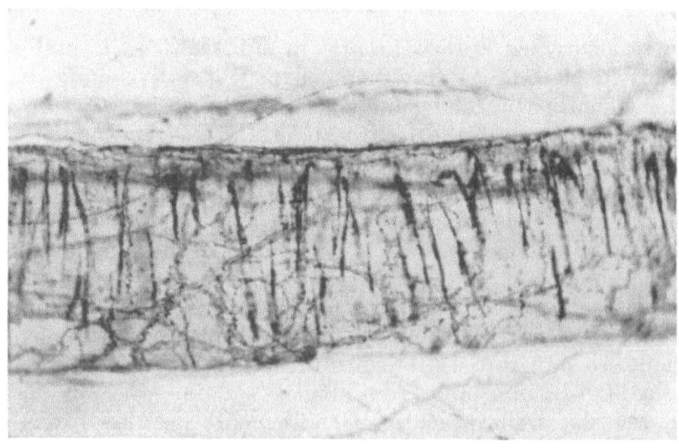

Abb. 399. Kleine Arterie der Bindehaut des *Pferdes* durch vitale Methylenblaufärbung die Gefäßnerven und einige zirkuläre Muskelfasern dargestellt (KOLMER).

Verhältnissen nicht gerötet erscheint, während unter abnormen Bedingungen, nach Reiben der Bindehaut, aber besonders bei pathologischen Zuständen die Rötung dieses Abschnittes sehr ausgesprochen sein kann. Ihrem mikroskopischen Bau nach unterscheiden sich die Gefäße der Bindehaut nicht von denen

anderer Körperteile. Kolmer konnte an ihnen mittels vitaler Methylenblaufärbung die Muskulatur und die Gefäßnerven gut darstellen (Abb. 399).

Das Blut der Bindehaut des Augapfels fließt durch die Venae conjunctivales
posteriores und die Venae ciliares anteriores ab, die alle zum Gebiet der Vena
ophthalmica gehören. Die ersteren entstehen aus verhältnismäßig schwachen,
teils oberflächlich in der Bindehaut, teils tiefer im episkleralen Gewebe liegenden
Venen. Diese stehen einerseits mit dem Randschlingennetz, anderseits mit
den vorderen Ciliarvenen in Verbindung. Diese letzteren können den Arterien
entsprechend verlaufen, wobei eine oder mehrere Venen eine Arterie begleiten.
Sie erscheinen in den Sklerallöchern, meist in den hinteren, stehen mit den
hinteren Bindehautvenen in Verbindung, und ziehen vorwiegend zu den Muskel-
sehnen. Bei ihrem Austritt aus dem Lederhautloch stehen sie in Verbindung
mit den episkleralen Venen und dadurch mittelbar mit den Wirbelvenen. Es
können die den Arterien entsprechenden Venen aber auch fehlen. Die vorderen
Ciliarvenen münden dann in ein Geflecht, das zwischen den vorderen und hinteren
Lederhautlöchern besteht und seine Zuflüsse aus dem Randschlingennetz, den
Venen der übrigen Bindehaut des Augapfels erhält und sowohl mit den hinteren
Bindehautvenen als mit den vorderen Ciliarvenen in Verbindung steht. Kraupa
(1920) hat als angeborene Anomalie zweimal große Venen gesehen, die im äußeren
Lidwinkel, zwei Schenkel eines Dreieckes bildend, gegen die Hornhaut vor-
drangen und dann wieder in der Tiefe verschwanden. Sie schienen aus dem
Gewebe des äußeren Lidbandes zu stammen. Ähnliche Anomalien habe auch ich
beobachtet, dabei aber den Eindruck gewonnen, daß die Venen aus dem lockeren
Gewebe zwischen Augapfel und Augenhöhlenwand emportauchen.

Wie erwähnt, lassen sich in der Bindehaut des Augapfels bereits bei vitaler
Färbung Lymphgefäße und Lymphscheiden an den Blutgefäßen nachweisen.
Die Arterien und Venen der Bindehaut sind von perivasculären Lymphscheiden
umgeben, die an den Venen deutlicher sichtbar sind als an den Arterien. Sie
lassen sich besonders beim Abblassen der Methylenblau- und Brillantkresyl-
blaufärbung daran erkennen, daß in einiger Entfernung von der Blutsäule
zahlreiche blaue Körnchen vorhanden sind, zwischen denen und der Blutsäule
ein heller Zwischenraum auftritt. Knüsel und Vonwiller (1923) glauben, daß
sich die Wände der perivasculären Lymphräume dabei färben; Eisler ist der
Ansicht, daß es sich eher um Farbspeicherung in farblosen Chromatophoren
handeln dürfte. Außer Knüsel und Vonwiller (1922), Gallemaerts (1923)
und Cuénod und Nataf (1934) haben auch Pesme und Sierra (1926) Lymphgefäße der Bindehaut dargestellt. Sie haben bei *Kaninchen* eine 1%ige Lösung
von „vert lumière" unter die Bindehaut eingespritzt, wonach die Blutgefäße
als schwarze Streifen hervortraten. Es erschien außerdem ein Netzwerk dicker,
dunkelgrüner Streifen, deren Breite die der größten Venen bedeutend übertraf
und die einen klaren Inhalt besaßen. Von ihnen gingen zarte Verästelungen bis
zur Oberfläche der Bindehaut. Pesme und Sierra halten diese Gebilde für
Lymphgefäße. Beim *Menschen* erhielten sie durch Einspritzung von Methylenblau und „vert lumière" die gleichen Befunde wie Knüsel und Vonwiller.
Neben den perivasculären Lymphscheiden enthält die Bindehaut des Augapfels
ein Netzwerk von Lymphgefäßen, das ziemlich engmaschig ist. Im episkleralen
Gewebe liegt ein weiteres, ähnliches Netz. Trettenero (1926) hat die gleichen
Verhältnisse auf Grund von Beobachtungen bei Argyrose und Siderose der
Bindehaut und der Hornhaut feststellen können. Bei gelegentlicher Lymph-
stauung, besonders aber bei Blutergüssen in die Lymphgefäße, kann man diese
mitunter deutlich sehen und dabei das Vorhandensein von Klappen feststellen.
Durch Injektion lassen sich die Lymphgefäße gleichfalls darstellen, wobei die
Klappenbildung besonders deutlich hervortritt, doch sind dann die Lymphgefäße

durch die Injektion unnatürlich stark erweitert und imponieren als großes, die Breite der Blutgefäße mitunter um ein Vielfaches übertreffendes Kanalsystem [TEICHMANN (1861), KNÜSEL (1924)]. Das Netz der Lymphgefäße hat gegen die Hornhaut geschlossene Schlingen. Es greift aber nicht auf die durchsichtige Hornhaut über, und es scheinen keine Verbindungen zwischen ihm und der Hornhaut zu bestehen. Die Lymphgefäße ziehen gegen die Lidwinkel zu und treten mit den Lymphbahnen der Lider in Verbindung, durch welche die Abfuhr der Lymphe gegen den präaurikularen Lymphknoten stattfindet. Die Anwendung der Wasserstoffhyperoxydmethode von MAGNUS auf die Bindehaut durch STÜBEL (1922) und TRETTENERO (1926) hat keine neuen Tatsachen zutage gefördert.

ROLLIN (1933) faßt den Raum zwischen dem oberflächlichen und tiefen Netz von Bindehautgefäßen als ein Hohlraumsystem auf, von dem aus ein lebhafter Flüssigkeitswechsel mit der vorderen und hinteren Augenkammer stattfindet, außerdem auch mit dem TENONschen Raum. ROLLIN hat die Tiefe des subconjunctivalen Raumes gemessen, und zwar 7 mm entfernt vom Hornhautrand zwischen diesem und dem äußeren Lidwinkel, über dem Ansatz des äußeren geraden Augenmuskels. Im Mittel beträgt die Tiefe dieses Raumes 0,5 mm und nimmt mit dem Alter ab. Die Tiefe des Raumes beträgt bei Kindern von 7 bis 12 Jahren 0,51 mm, bei Erwachsenen von 29—59 Jahren 0,48 mm und bei solchen von 62—81 Jahren 0,39 mm. Sie wird durch pathologische Prozesse auf verschiedene Art beeinflußt.

D. Nerven der Bindehaut.

Die Bindehaut des Augapfels und der Lider erhält ihre Innervation hauptsächlich vom I. Trigeminusast. Wie NOVOTNY (1934) gezeigt hat, zweigen vom Nervus supratrochlearis, frontalis und supraorbitalis feinste Fasern ab, die noch vor dem Durchtritt durch das Septum orbitale auf der hinteren Seite der Lidplatte nach abwärts ziehen. In der Bindehaut des Augapfels können die Nerven durch vitale Färbung sichtbar gemacht werden (s. S. 43 und 550). Aus der dort angegebenen Beschreibung ergibt sich, daß am Hornhautrande, dem pigmentierten Saume desselben dicht vorgelagert, aber noch etwa 1 mm von den am weitesten vorgeschobenen Gefäßschlingen nach auswärts, sich Riesenkolben finden, wie sie DOGIEL (1892) sowie KNÜSEL und VONWILLER (1923) beschrieben haben. Es sind dies Gebilde von 0,06 mm Länge und 0,04 mm Breite, die aus dicht ineinander verflochtenen Endausbreitungen nervöser Endbäumchen be

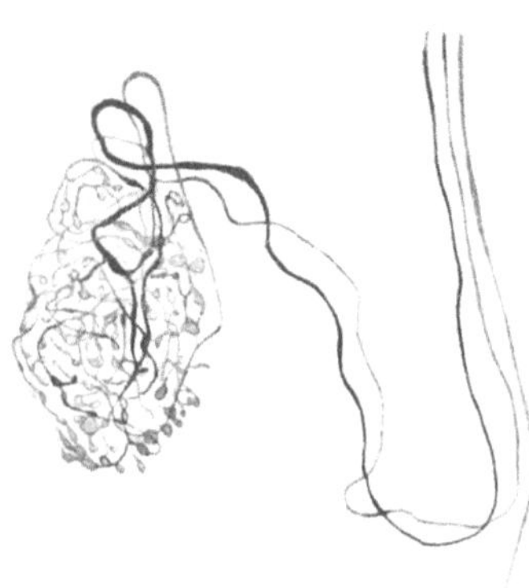

Abb. 400. Riesenkolben in der Bindehaut des *Menschen* am Hornhautrande (KOLMER).

stehen, deren Verlauf höchst kompliziert ist und die Hunderte von 0,002—0,003 mm großer Durchgangs- bzw. Endvaricositäten an ihren Verästelungen zeigen (Abb. 400). Eine starke, markhaltige und eine schwache, wahrscheinlich marklose Faser gelangen in komplizierten Windungen stets parallel zueinander verlaufend, zu diesen Körperchen, um darin ihre Verästelungen zu bilden (Abb. 401, 402). Etwa 0,1—0,2 mm weiter hornhautwärts, innerhalb (Abb. 403) oder außerhalb des Bereiches der Endschlingen finden sich halb so große, im Prinzip gleich, aber einfacher gebaute Endkörperchen, die gleichfalls eine Innervation durch zweierlei Nervenfasern besitzen. Sie liegen oft in größerer Zahl dicht beisammen. Dicht nach innen von den am weitesten vorgeschobenen Gefäßschlingen treten einzelne gröbere Nervenfasern in Endbäumchen zerfallend unter das Epithel, und hier beobachtete KOLMER häufig, daß eine gröbere Faser und zumindest ihre ersten Verästelungen, die leicht varikös erscheinen, eine Strecke weit von viel zarteren, auffallend glatten Fäserchen begleitet wurden.

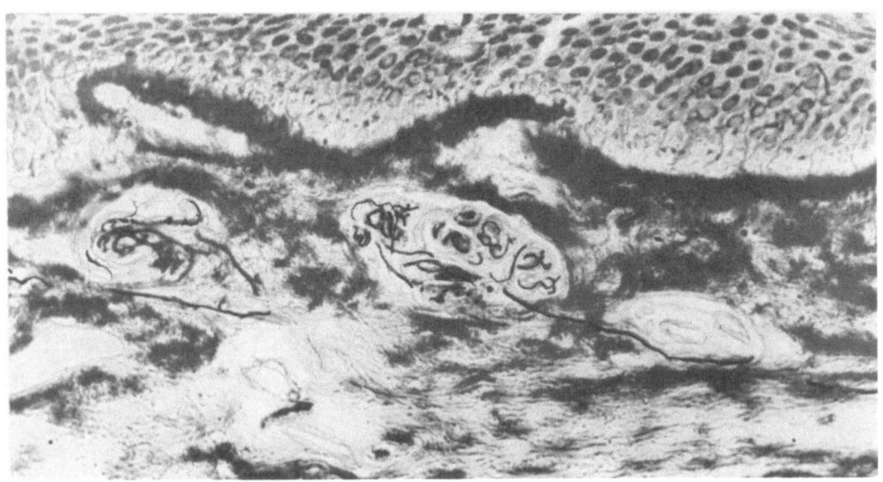

Abb. 401. Dicht nebeneinanderliegende Tastkolben in der Bindehaut nahe dem Hornhautrande des *Menschen* (KOLMER).

E. Die halbmondförmige Falte.

Beim *Menschen* findet sich im inneren Augenwinkel eine weiche verschiebbare Falte der Bindehaut, die halbmondförmige Falte (Plica semilunaris). Sie liegt zwischen der Carunkel und dem Augapfel, ist in der Horizontalen am deutlichsten und nimmt nach oben und unten zu an Höhe und Breite ab. Oben reicht sie nach VIRCHOW (1910) nicht bis in die Übergangsfalte, während sie sich unten bis zu deren Mitte erstreckt. Verdoppelung der Falte ist von GIACOMINI (1887) und BARTELS (1911) beim Buschmann bzw. Herero beschrieben worden. VIRCHOW (l. c.) hat sie bei einem Neugeborenen gefunden. BARTELS (l. c.) gibt an, daß die halbmondförmige Falte nach den Mitteilungen von MUKLUCHO-MACLAY bei den Eingeborenen

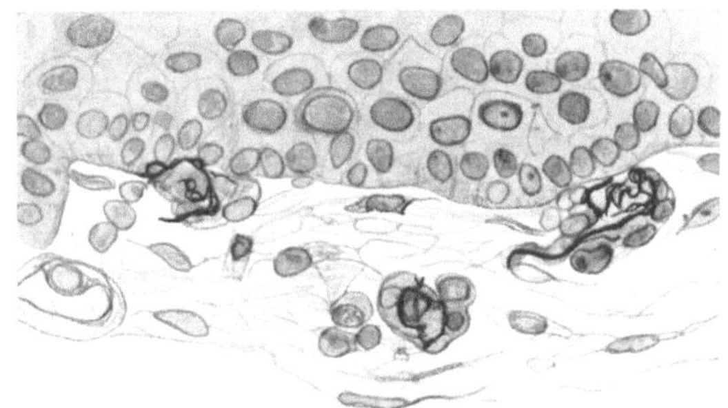

Abb. 402. Gruppe von Tastkörpern der beweglichen Bindehaut des *Menschen*. Vergr. 600fach (KOLMER).

von Malakka, West-Mikronesien und Nord-Melanesien, von LEHMANN bei den Eingeborenen von Zentralamerika, von DARWIN bei Negern und Australiern größer ist als bei Europäern. An ihrer Stelle findet sich bei den *Säugetieren* das sog. dritte Lid oder die Nickhaut, eine Schleimhautfalte, die von einem Knorpel gestützt ist, und bei manchen *Tieren* zwischen sich und dem Bulbus eine tiefe Tasche bildet. Sie wird auch als Plica intercipiens bezeichnet und dürfte dazu bestimmt sein, die Oberfläche der Hornhaut zu reinigen und zu schützen, eingedrungene Fremdkörper wegzuwischen und zum Lidrand zu befördern. Beim *Pferd* und bei der *Katze* ist sie sehr gut beweglich; ob eine aktive Beweglichkeit bei anderen *Säugetieren* vorhanden ist oder die Nickhaut nur passiv bei Bewegungen des Augapfels über denselben gestülpt wird, ist strittig. Bei manchen *Tieren,* nach VIRCHOW (1910) beim *Elefanten,* setzen sich Muskelbündel an die halbmondförmige Falte an. Diese weist auf den dem Aug-apfel und dem Lide zugewendeten Flächen dasselbe sechsschichtige Epithel auf wie die angrenzende Bindehaut des Augapfels. Die Zahl der Zellschichten kann aber geringer (3—4) oder größer sein (7—8) [ALAJMO und ACCARDI (1927)]. Auf der Höhe der Falte nimmt die Zahl der Zellschichten bis auf 8—10 zu. Hier sind die tiefsten Zellen zylindrisch, die der mittleren Schichten spindelförmig, wobei die

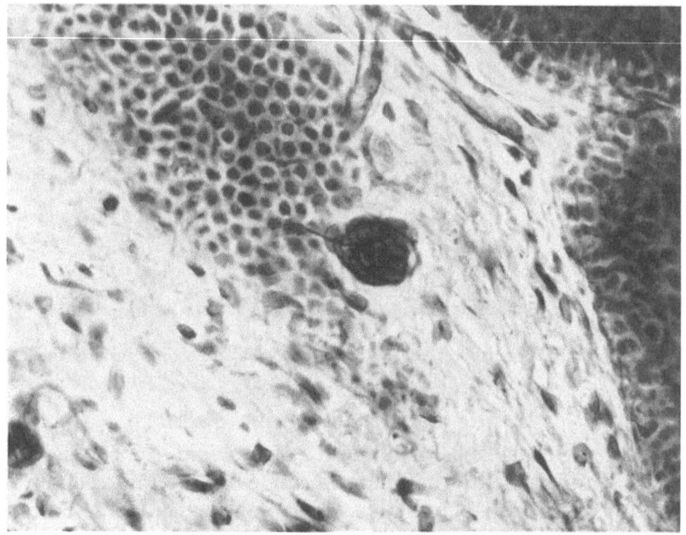

Abb. 403. Tastkörper der Bindehaut des Augapfels des *Menschen* (KOLMER).

längere Achse senkrecht zur Oberfläche gerichtet ist, die oberflächlichen Zellen zylinder- oder kegelförmig. Auf den Seitenflächen sind die Basalzellen zylindrisch oder kubisch mit großen ovalen Kernen. In der Furche zwischen halbmondförmi-ger Falte und Carunkel ist das Epithel nach VIRCHOW (1910) bloß zweischichtig wie in den Rinnen der Bindehaut der Lidplatte, so daß auch hier die oberfläch-lichen Zellen kubisch oder (meist) zylindrisch sind. Ihre Kerne stehen mit der Längsachse senkrecht zur Oberfläche, weshalb sie auf Zentralschnitten dunkel erscheinen. Im Epithel der halbmondförmigen Falte finden sich häufig Mitosen, was sonst nur im Epithel der Carunkel verzeichnet wird. Die halbmondförmige Falte weist reichliche Becherzellen auf, mit Ausnahme der Stelle, wo das Epithel nur zweischichtig ist. Es finden sich sowohl einzeln als in Gruppen zu zweit oder zu dritt stehende Becherzellen oberflächlich, ferner auch in den tieferen Schichten des Epithels gelegene vor. Die einzeln liegenden sind durch einen schmalen Gang mit der Oberfläche verbunden, die zu Gruppen geordneten besitzen einen gemein-samen Ausführungsgang. Solche Gruppen von Becherzellen können bis zu den tiefsten Schichten des Epithels hinabreichen. ALAJMO und ACCARDI (1927) haben massenhafte Becherzellen gefunden, wobei sie hervorheben, daß die Zahl der-selben mit dem Alter bedeutend zunimmt, so daß sie besonders auf der dem Lide zugewandten Fläche einen fast ununterbrochenen Belag bilden können. Ihr gemeinsamer Ausführungsgang ist stets von gewöhnlichen kubischen Zellen eingefaßt. Mitunter ist eine ganze Grube von Becherzellen ausgekleidet, so daß eine Becherzellenkrypte entsteht. Die am Boden der Krypte gelegenen Zellen sind radiär angeordnet die oberflächlicher liegenden mit ihren Längsachsen senkrecht zur Lichtung der Krypte bzw. parallel zur Oberfläche des Epithels. Der Eingang zu solchen Krypten ist von gewöhnlichen Epithelzellen ausgekleidet. Krypten und intraepitheliale Gänge, die zu tiefer gelegenen Becherzellen führen, liegen oft dichtgedrängt nebeneinander. Da die engen Gänge, welche von in der Tiefe gelegenen Becherzellen an die Oberfläche des Epithels führen, mitunter schief verlaufen, sie außerdem nur schwer auffindbar sind, ist es nicht leicht zu entscheiden, ob alle in der Tiefe gelegenen Becherzellen mit der Oberfläche in Verbindung stehen, oder ob auch solche vorkommen, die rings von gewöhnlichen Epithelzellen eingeschlossen sind. VIRCHOW (1910) hebt die Tatsache hervor, daß viele Becherzellen weit geöffnet gefunden werden, ihr Stoma sehr weit ist, und ihr Inhalt mit dem oberflächlichen Schleimüberzug zusammenhängt. Die Kerne solcher Zellen, die zackig und geschrumpft sind, färben sich in Hämatoxylin-Eosinpräparaten nicht blau, wie die Kerne lebenskräftiger Zellen, sondern rot, was als Zeichen ihres Absterbens aufzufassen ist. VIRCHOW wirft im Zusammenhang mit dieser Erscheinung und der Tatsache, daß der Schleim oft Zellkerne enthält, die von Wanderzellen, aber auch von Becherzellen stammen, die Frage nach dem Ablaufe der Zellveränderungen und der Regeneration der Zellen auf.

Das Bindegewebe der halbmondförmigen Falte besteht aus sich in verschiedener Richtung durchflechtenden Bindegewebsbündeln; sie sind in den tieferen Teilen dicht angeordnet, werden gegen die Oberfläche zu etwas lockerer, um sich unmittelbar unter dem Epithel wieder zu verdichten. Das Gewebe ist sehr gefäßreich [EVERSBUSCH (1883)]. Im Bindegewebe finden sich zahlreiche Plasmazellen.

Die Beschaffenheit dieses Bindegewebes hängt vom Zustande der halbmondförmigen Falte ab. VIRCHOW betont, daß das Gewebe unter verschiedenen Bedingungen bald dichter, bald lockerer ist. Eine Basalmembran ließ sich niemals nachweisen, doch war das Bindegewebe oft unmittelbar unter dem Epithel besonders locker. Dagegen geben ALAJMO und ACCARDI (1927) an, daß das Epithel auf einer sehr dünnen, strukturlosen Membran aufruht. Es enthält auch elastische Fasern, die im Alter dünner und spärlicher werden. ALAJMO und ACCARDI (l. c.) finden bei der Geburt das Gewebe vorwiegend aus Zellen mit großem, ovalem oder spindelförmigem Kern bestehend. Im Laufe der Zeit wird das Gewebe mehr fibrillär und die Zellen treten zurück. Die im Gewebe liegenden Lymphocyten und Plasmazellen sind zahlreicher als in der Bindehaut der Lidplatte und des Augapfels, aber geringer als in der Bindehaut der Übergangsfalte.

Das Vorkommen von Knorpel in der halbmondförmigen Falte gehört bei *Tieren* zur Regel, ist beim *Menschen* verschiedentlich festgestellt worden, wobei sich bedeutende Rassenunterschiede ergeben haben. Zwischen *Mensch* und *Tier* scheint insoweit auch ein Unterschied zu bestehen, als beim *Menschen* der Knorpel elastisch, bei *Tieren* in der Regel hyalin ist. Bei Angehörigen der weißen Rasse ist das Vorkommen von Knorpel in der halbmondförmigen Falte selten. GIACOMINI (1878) hat bei 548 Individuen 1096 Augen darauf untersucht, darunter fanden sich 297 Männer und 251 Frauen. Knorpel in der halbmondförmigen Falte kamen bei 3 Männern und 1 Frau vor. ADACHI (1906) fand den Knorpel unter 25 Japanern 4mal bei Frauen und 1mal beim Mann, im ganzen also in 20% der Untersuchten. GIACOMINI (1892), der sich in mehreren Arbeiten (1878, 1882, 1884, 1887 und 1892) mit dieser Frage beschäftigt hat, fand den Knorpel unter 16 Negern 12mal. Die 4 Individuen, bei denen der Knorpel fehlte,

waren keine reinrassigen Neger; sie stammten aus Ägypten. Am größten war
der Knorpel bei einem Buschmann, wo er 7 zu 4,5 mm maß; oberhalb des Haupt-
knorpels fand sich noch ein kleinerer, zusätzlicher. ROMITI (1885) und EVERS-
BUSCH (1883) fanden Knorpel in Augen, die aus Ägypten stammten. BARTELS
(1911), der 8 Herero und 17 Hottentotten untersuchte, fand den Knorpel in
48% der Fälle, häufiger bei den Herero. Der Knorpel hat die Gestalt eines
Plättchens mit abgestumpften Rändern und ist meist bikonvex. Seine Größe
beträgt nur wenige Quadratmillimeter. Er liegt im Grunde der Falte und besteht
beim *Menschen* und den *Anthropoiden* aus elastischem Knorpel. Nur beim *Gibbon*
war der Knorpel hyalin. Er besitzt ein derbes Perichondrium und ist von Fett
umgeben. Bei den *Anthropoiden* ist er viel größer als beim *Menschen*.

Während Drüsen, die als Nickhautdrüsen bezeichnet werden, bei *Tieren* eine
häufige Erscheinung darstellen, indem sie bei manchen stets, bei anderen öfters
vorkommen, finden sie sich beim *Menschen* nicht konstant. Sie sind von GIA-
COMINI (1887) beim Neger nicht selten festgestellt worden. Es handelt sich dabei
um KRAUSEsche Drüsen. In einem Falle, bei einem Buschmann, bestand neben
vier kleineren auch eine größere Drüse, die GIACOMINI als HARDERsche Drüse
deutet. PETERS (1890) hat sie als Homologon der Nickhautdrüse aufgefaßt.
PICHLER (1900) und FLEISCHER (1907) haben bei Mikrophthalmus zusammen
mit Knorpeln Drüsen gefunden, die sie als Tränendrüsen ansprechen. CONTINO
(1908) hat im fetalen Leben, zuerst beim Embryo von 41 mm Länge, beim
Menschen in 18 von 19 untersuchten Fällen Epithelzapfen nachgewiesen, denen
entsprechend er beim Erwachsenen öfters 1 mm lange, mit Becherzellen ausgekleidete Hohlräume fand, die auf der Lidfläche der halbmondförmigen Falte
münden.

F. Die Carunkel.

Die Carunkel (Caruncula lacrimalis) stellt gleichfalls eine Schleimhautfalte
dar, die im inneren Augenwinkel gelegen ist. Sie besteht aus einem breiteren,
im Ausschnitt der Lider gelegenen Teil, der rund, oval oder eiförmig mit einer
von nasal oben nach temporal unten verlaufenden längeren Achse sein kann. Die
Carunkel ist bei geradeaus gerichtetem Blick ungefähr in der Frontalebene
gelegen. Bei stark einwärts gerichtetem Blicke wird ihr temporales Ende so
stark nach hinten verlagert, daß sie beinahe in die Sagittalebene zu liegen
kommt. Nach oben zu endet sie abgerundet, nach unten zu besitzt sie dagegen
eine faltenförmige Fortsetzung, die parallel zur halbmondförmigen Falte verläuft, und sich in der unteren Übergangsfalte allmählich verliert. Dieser Teil,
der im Gegensatz zum rundlichen, in der Lidspalte liegenden Teil, dem Kopfe,
als Schwanz bezeichnet wird, ist durch eine scharfe Furche von der halbmondförmigen Falte getrennt. Während bei geöffneter Lidspalte die Kuppe der
Carunkel kugelig erscheint, ist sie bei geschlossenen Lidern nach VIRCHOW
(1910) zugeschärft, indem sich unter dem Einfluß des Druckes der Lider eine
Abplattung mit horizontal gerichteter Kante entwickelt. Da die Carunkel
funktionell wohl dazu bestimmt ist, das Ausweichen der Tränenflüssigkeit
aus dem Tränensee nach innen zu verhindern, ist die Gestalt bei geschlossenen
Lidern vielleicht die wichtigere. Die Oberfläche der Carunkel ist kulissenartig
in feinste Fältchen gelegt, die sich bei Augenbewegungen verändern.

Das Epithel der Carunkel ist auf der Kuppe am dicksten. Es ist ein geschichtetes Pflasterepithel mit bis zu 15 Schichten und einer Dicke von 0,04
bis 0,1 mm. Die basalen Zellen sind zylindrisch, breit, spindel- oder flaschen-
förmig. Die Abplattung in den oberflächlichsten Schichten ist nicht sehr ausgesprochen. Die Zellen weisen keine Verhornung auf, ausgenommen die Zellen
an den Vorräumen der Haarbälge, wo Eleidin vorhanden und die Verhornung

deutlich ausgesprochen ist. ENSLIN (1905) und VIRCHOW (1910) haben deutliche Intercellularbrücken an Eisenhämatoxylinpräparaten gesehen, wobei sich diese Brücken in das Zellinnere verfolgen lassen. Manche Epithelzellen in der basalen oder den benachbarten Schichten enthalten Pigment, das aber bei einigen Individuen fehlt. VIRCHOW (l. c.) fand öfters Mitosen in den der Basalschichte benachbarten Zellen. Auf der Kuppe der Carunkel finden sich regelmäßig Härchen vom Typus der Lanugohärchen, die keine besonderen Merkmale aufweisen. Ihre Zahl wechselt zwischen 4 und 12. Die Dicke des Haarschaftes beträgt 0,015—0,025 mm; ihre Pigmentierung ist sehr gering, doch findet man ausnahmsweise auch sehr dunkle Haare. Eine Marksubstanz fehlt, während die

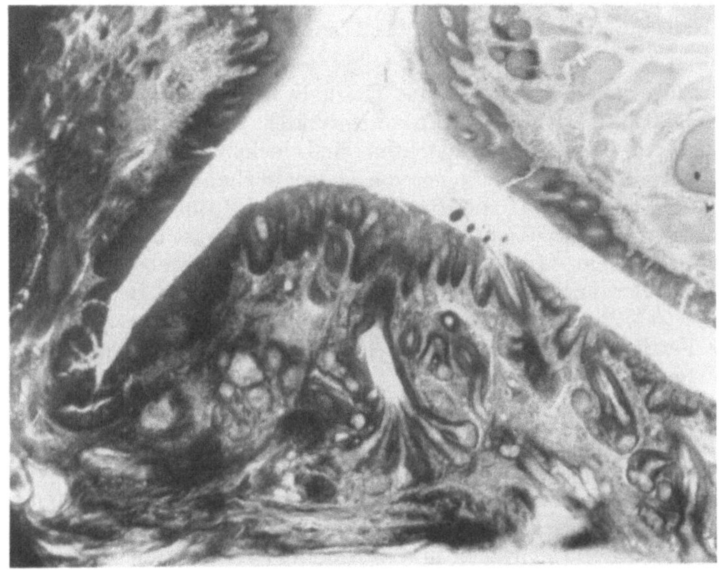

Abb. 404. Caruncula lacrimalis des *Schimpansen* mit Haarwurzeln und deren Talgdrüsen.

HUXLEYsche und HENLEsche Schichten gut ausgebildet sind. Ihre Dicke beträgt 0,007—0,008 mm. Die äußere Wurzelscheide besitzt einen Querdurchmesser von 0,02—0,045 mm. Der bindegewebige Haarbalg ist oft sehr gut entwickelt und erreicht eine Dicke von 0,07 mm. Arrectores pilorum fehlen. Die zu den Haaren gehörenden Talgdrüsen sind sehr groß; ihr Durchmesser beträgt 0,3 bis 0,7 mm. Ihre Ausführungsgänge sind verschieden lang, im Mittel 0,35 mm. Der Durchmesser des Ausführungsganges beträgt 0,04—0,06 mm, die Dicke seines Epithels 0,035—0,07 mm. Die Ausführungsgänge der Talgdrüsen sind also größer als der Haarbalg, so daß die Haare wie Anhängsel der Talgdrüsen aussehen. Die Zahl der in der Carunkel sich findenden Talgdrüsen beträgt meist 13—15. VIRCHOW fand bis zu 23. Das Epithel der Carunkel enthält auf der Kuppe Becherzellen, deren Verhalten dem in der halbmondförmigen Falte entspricht. PESCHEL (1903) fand bei einem Knaben Verhornung des Epithels, das von VIRCHOW (l. c.) bei *Macacus nemestrinus* nachgewiesen wurde. FEY (1914) beschreibt eine brückenförmige Verbindung der Carunkel mit dem inneren Lidwinkel, über die verhornendes Epithel der Carunkel reicht (Abb. 404).

Das Epithel der Abhänge der Carunkel ist dünner; die Zahl der Zellschichten beträgt 10, wird gegen die Basis der Carunkel immer geringer und nimmt den Charakter des typischen Bindehautepithels an. In diesem Teil des Epithels sind

Wanderzellen sehr häufig; sie sind meist deutlich gelappt, was sich aus dem geringen Widerstande des Epithels erklärt. Im Epithel dieser Gegend finden sich zahlreiche einzelne und in Gruppen angeordnete Becherzellen, die nach ASK (1908) bereits beim Neugeborenen in großer Zahl vorhanden sind. In der Furche an der Basis der Carunkel sind Schleimzellen spärlich, weil hier das Epithel zweischichtig wird, somit Verhältnisse wie in den Rinnen am oberen Rande der Lidplatte des Oberlides vorliegen.

An den Ufern des Tränensees findet sich zunächst der Carunkel und der Bindehautfurchen ein fünf- bis sechsschichtiges Epithel mit zylindrischen oder kubischen Zellen an der Oberfläche und kubischen Basalzellen. Gegen die Lid-kante zu geht es in ein geschichtetes Plattenepithel über, das zahlreiche hohe Papillen bedeckt. Nur in der Nähe des Tränenpünktchens ist die Unterlage des Epithels glatt.

Die bindegewebige Unterlage des Epithels bildet im Bereich der Carunkel flache unregelmäßige Papillen von wechselnder Breite und Anordnung. Die oberflächlichsten Bindegewebsschichten sind locker und enthalten zahlreiche Lymphocyten, die an den Abhängen von plasmatischen Zellen verdrängt werden. ENSLIN (1905) beschreibt eine Basalmembran, die durch kleine Erhebungen mit den basalen Zellen verzahnt ist. Das Bindegewebe ist mit elastischen Fasern reichlich untermischt. In der Tiefe wird das Bindegewebe dichter. Einzelne Bindegewebszellen enthalten Pigment. Das subepitheliale Gewebe ist reichlich von kleinen Gefäßen und Capillaren durchzogen. Im Gewebe sind auch ziemlich reichliche Fettläppchen vorhanden, die vereinzelt liegen und keine zusammen-hängende Schichte bilden.

In der Carunkel finden sich quergestreifte Muskelfasern, die von der Pars lacrimalis des Musculus orbicularis oculi (dem HORNERschen Muskel) stammen. Sie liegen meist im unteren Teil der Carunkel und bilden Bänder von verschiedener Größe. Sie treten von hinten her in die Carunkel ein, so daß deren innerster Teil frei von Muskelfasern ist, und verlaufen nach innen. Dabei liegen sie teils hinter, teils vor den Talgdrüsen und verlieren sich im Bindegewebe des augen-wärts gelegenen Teiles der Carunkel. Der Schwanz der Carunkel erhält einige Muskelfasern aus dem Unterlide. Nach Untersuchungen von CONTINO (1909) gelangen die Muskelfasern in die Carunkel, bevor sich diese während der Ent-wicklung vom Unterlide abschnürt.

Als Gebilde, die in der Carunkel vorkommen, sind noch akzessorische Tränen-drüsen zu erwähnen. W. KRAUSE (1854) fand sie in der Zahl von 1—4 von sehr verschiedener Größe. CIACCIO (1873) fand zuweilen, CONTINO (1909) sehr häufig, ALT (1900) fast regelmäßig 1 oder 2, welcher Ansicht sich auch CIRINCIONE (1908) anschließt. TERSON (1892) fand sie nur einmal. Sie liegen am unteren oder auch am oberen Abhange der Carunkel und münden entweder auf der Carunkel oder in der halbmondförmigen Falte. BARTELS (1911) hat sie bei Hottentotten und Hereros gefunden.

Schweißdrüsen von gleichem Bau wie die MOLLschen Drüsen am Lidrande kommen in der Carunkel vor. Sie sind nicht immer vorhanden: ALT (1900) hat sie gelegentlich gefunden, TERSON (1892) nur einmal. CIRINCIONE (1908), STÖHR (1910), SCHWALBE (1887), KÖLLIKER (1867), SATTLER (1877) haben sie gesehen, während TARTUFERI (1879), STIEDA (1890) und GALLENGA (1926) sie nicht gesehen haben. CONTINO (1909) fand sie selten. VIRCHOW (1910) hebt in einem Falle hervor, daß die Drüse auffallend geschlängelt verlief. Die Drüsen münden stets in den Haarbalg eines Lanugohärchens.

XIV. Die Lider (Palpebrae).

Die Lider, Palpebrae, sind, grundsätzlich betrachtet, zum Schutze des Augapfels bestimmte, bewegliche Hautfalten. Während der Lidrand die natürliche Begrenzung der Lider in drei Richtungen darstellt, ist ihre Abgrenzung nach oben bzw. unten schwer durchführbar, da kein einziges Kriterium vorhanden ist, das die Frage eindeutig zu lösen erlauben würde. Als Grenze der Bindehaut des Lides ist der tiefste Punkt der Übergangsfalte anzusehen; auf der Hautseite des Lides könnte man mit EISLER (1930) bei geschlossenen Lidern die Lidfurche (Sulcus orbitae palpebralis superior und inferior) als Grenze ansehen, da der zwischen ihr und der Lidspalte liegende Gewebsteil beim Lidschlag bewegt wird. Der oberhalb bzw. unterhalb liegende unbewegliche Teil würde als oberer und unterer Augenhöhlenteil der Weichteile (Pars orbitalis) bezeichnet werden. Die obere Lidfurche ist deutlich ausgeprägt und stellt eine tiefe, schräg nach hinten und oben gerichtete Einziehung der Haut dar. In der Kindheit verläuft sie annähernd parallel zum freien Lidrande; eine oberhalb der Lidfurche sich bildende Hautfalte, die sog. Deckfalte, legt sich über den oberen Teil des eigentlichen Lides. Mit dem Wachstum wird der mittlere Teil der Deckfalte mehr gerade horizontal, und die Deckfalte wird immer stärker

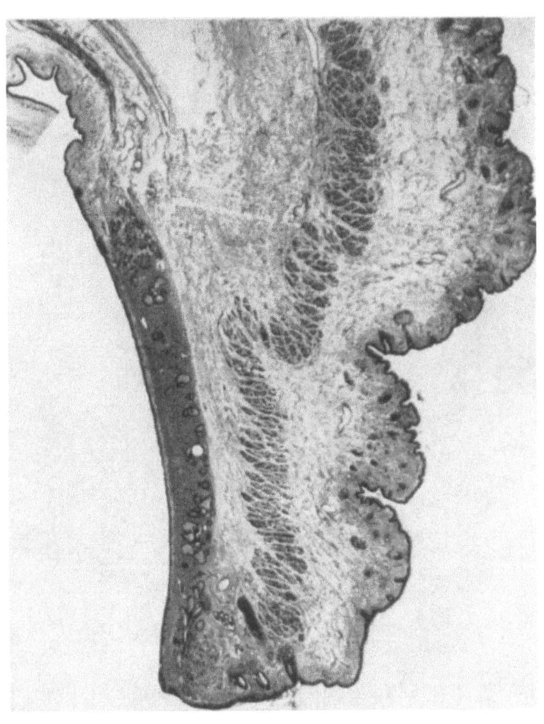

Abb. 405. Sagittaler Querschnitt durch das Oberlid eines Hingerichteten. Lidplatte mit seitlich angeschnittener MEIBOMscher Drüse und zusätzlicher Tränendrüse (KOLMER).

ausgesprochen, auch erstreckt sie sich dann zusehends weiter nasenwärts. Während dieser Teil seine Lage unverändert beibehält, senkt sich das äußere Ende der Deckfalte mehr abwärts und überlagert die äußeren zwei Drittel des Lides oft in solchem Grade, daß vom eigentlichen Lide nur die Wimpern sichtbar sind.

Das Lid besteht aus der äußeren Haut, unter der unmittelbar der kreisförmige Lidmuskel liegt, worauf die Lidplatte mit ihren Drüsen folgt, die hinten von der Lidbindehaut überzogen ist. Die Muskelplatte greift unten auf den hinteren Lidrand hinüber und liegt hinter dem unteren Rande der Lidplatte (Abb. 405).

A. Lidhaut und Wimpern.

Die Haut der Lider ist dünn, ihre Epidermis besitzt die Dicke von ungefähr 0,1 mm, die Cutis eine solche von 0,3—0,5 mm. Sie grenzt sich ziemlich deutlich gegen das lockere unter ihr liegende Bindegewebe ab. Die Papillen der Cutis sind wenig entwickelt, und es bestehen diesbezüglich große individuelle Unterschiede. Eine stärker gewellte Grenzfläche kann auf mikroskopischen Schnitten leicht durch kleine Hautfältchen vorgetäuscht werden, wobei auf Schrägschnitten papillenähnliche Gebilde entstehen, die in Wirklichkeit tief angeschnittene Haarbälge darstellen. In der Cutis finden sich die zuerst von WALDEYER (1874) beschriebenen Pigmentzellen, die hell- und dunkelbraunes Pigment enthalten und im lockeren Bindegewebe zu finden sind. Die Haut der Lider weist auch feine, wenig pigmentierte, kurze Härchen auf, deren Haarbälge kurz und dünn

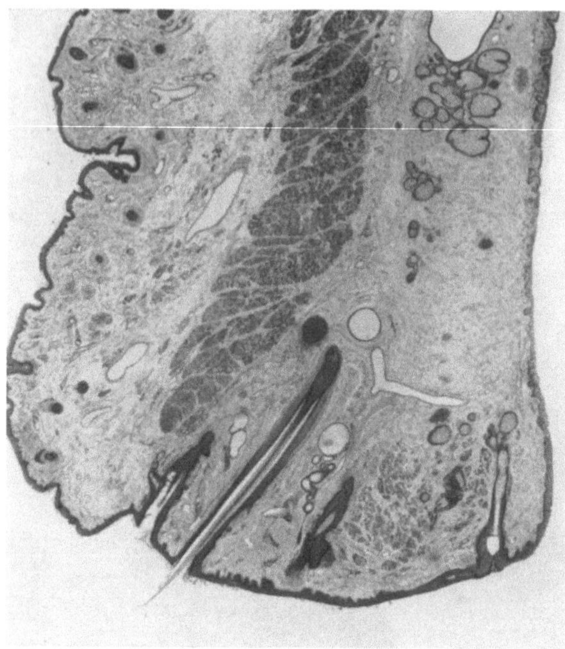

Abb. 406. Sagittaler Querschnitt des Randteiles des Oberlides eines Hingerichteten.

sind. Die ihnen zugehörigen Talgdrüsen sind im Verhältnis zu den Haarbälgen groß. Die in den Lidern liegenden Schweißdrüsen sind ziemlich lang, aber wenig gewunden, und ihre Körper reichen tiefer in die Gewebe hinein als die Haarbälge. Sie sind in der Nähe der Lidkante spärlicher als in weiterer Entfernung davon und sind im oberen Lide geringer an Zahl als im unteren. Das unter dem Epithel liegende, lockere Bindegewebe enthält bei den Europäern kein Fett, während ADACHI (1906) sowohl im lockeren Gewebe wie im zentralen Bindegewebslager bei Japanern das Vorhandensein von Fett festgestellt hat. Nur in der Gegend des unteren Arterienbogens, also in der Nachbarschaft der Wimperwurzeln, findet sich auch beim Europäer eine sehr geringe Ansammlung von Fettzellen.

Haut, Wimpern, Talg- und Schweißdrüsen weisen am Lidrand örtliche Eigentümlichkeiten auf. Auch das Bindegewebe der Haut bildet hier ein dichtes Lager, das sog. Cilienlager, das auf dem Durchschnitt die Gestalt eines rechtwinkeligen Dreieckes aufweist. Sein Beginn findet sich entsprechend der ersten Wimpernreihe, und es reicht bei dreieckigem Durchschnitt bis zur Lidplatte. Das Dreieck ist ein rechtwinkeliges, dessen zwei Katheten hinten und unten liegen, während die Hypotenuse schräg nach vorne gerichtet ist. In der Gegend des Cilienlagers verschwindet das lockere Bindegewebe, und die Muskelfasern des Schließmuskels der Lider liegen im dichten Gewebe der Cutis selbst, ganz nahe an der Oberfläche. Die Cutis weist gut entwickelte Papillen auf, die gegen die hintere Lidkante zu schlank sind und nahe beieinander liegen, während sie in der Nähe der Wimpern breiter gestaltet sind. Das Epithel ist am Lidrande dicker als in der übrigen Lidhaut. Die verhornten Schichten sind sehr dünn; es folgen darauf zwei Lagen von granulierten Zellen, während das Stratum mucosum auf der Höhe der Papillen 4, in der Furche zwischen ihnen 10—11 Zellschichten erkennen läßt. Bis gegen den hinteren Lidrand zu lassen sich unmittelbar unter dem Epithel Tastkolben auffinden. Contino (1907) beschreibt in den tiefen Zellenlagen reichliches Pigment, das beim Neugeborenen fehlt und auch im späteren Alter wieder verschwindet. In der Gegend des hinteren Lidrandes fehlt das Pigment. Das Epithel weist an der Grenze gegen das Bindegewebe eine deutliche Basalmembran auf, die in der Mitte des Lidrandes am ausgesprochensten ist. Das Bindegewebe ist reich an elastischen Fasern, wodurch es sich von dem Bindegewebe des übrigen Lides unterscheidet. Am Lidrande finden sich sowohl Meissnersche Tastkörperchen als auch freie Nervenendigungen. Die ersteren hat Dogiel (1895) mittels Methylenblau dargestellt. Freie Nervenendigungen wurden von Bach (1896) beschrieben, während Contino (l. c.) ihr Vorhandensein bestreitet.

Die Wimpern liegen im Oberlid mit ihren Haarbälgen im Cilienlager, das im Unterlide undeutlich abgegrenzt ist, was sowohl auf die geringe Ausbildung der Lidplatte als auch auf die starke Entwicklung des Schließmuskels der Lider in der Lidrandgegend zurückzuführen ist. Im Oberlide finden sich die Wimpern in mehreren Reihen, deren Zahl bis zu 5 betragen kann. Im unteren Lide ist ihre Zahl geringer, was auch darin seinen Ausdruck findet, daß der Lidstreifen, in dem sich die Wimpern befinden, im oberen Lide 2 mm, im unteren dagegen nur 1 mm breit ist (Abb. 406). Die Wimpern tre-

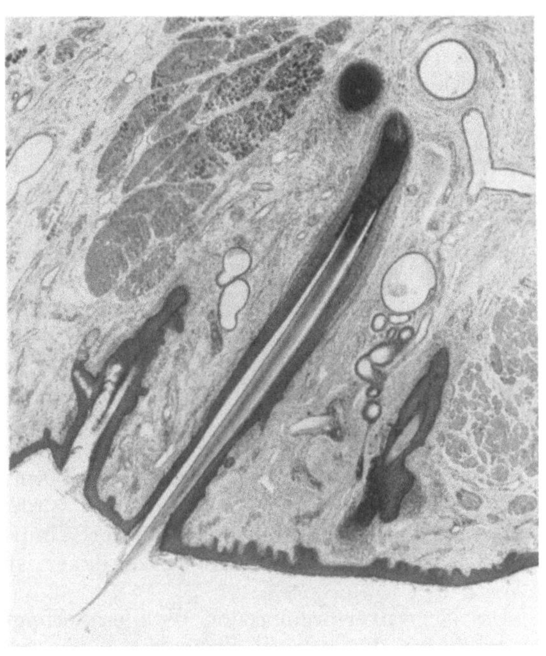

Abb. 407. Radiärer Schnitt durch den Randteil des oberen Augenlides eines Hingerichteten (Präp. Dr. Nass-Königsberg). Eine Cilie samt Wurzel der Länge nach getroffen. Mollsche Drüsen, Lidranddrüse und Lidmuskulatur sichtbar.

ten aus dem Lide in schräger Richtung aus, sind geschweift, wobei die Konvexität gegen die Lidspalte zu gerichtet ist (Abb. 407). Die Spitzen der Wimpern liegen fast genau in einer Reihe, wobei noch zu bemerken ist, daß benachbarte Wimpern oft büschelförmig zueinander konvergieren. Die Wimpern im Oberlid sind zahlreicher (140—150, ja sogar bis 200), länger und kräftiger als die Wimpern im Unterlide, deren Zahl 50—75 beträgt. In der Lidmitte, wo sie am längsten sind, betragen die Wimpern des Oberlides 8—12 mm, die des Unterlides 6—8 mm. Bei Kindern und Frauen sind die Wimpern meist länger als bei Männern. Ihre Dicke beträgt 0,09—0,1 mm. Sie sind nicht nur an ihrer Spitze dünner als an der Mitte des Schaftes, sondern verdünnen sich auch gegen die Wurzel zu. Die Biegung der Wimpern wird wahrscheinlich durch das Aneinanderliegen beim Lidschluß herbeigeführt. Wohl ist auch der Schaft der Wimpern im Wimperbalge schon etwas gebogen, ja, der Wurzelteil mitunter sogar winkelig abgeknickt, doch ist die bogenförmige Schweifung der Wimpern, besonders der des Unterlides außerhalb des Balges so stark, daß dies nicht einfach die Folge der Schweifung im Balge sein kann. Manche Wimpern reichen mit ihren Follikeln bis in die Lidplatte hinein. Die

Länge der Wimperbälge ist verschieden. Meist reicht der Balg der vordersten Wimper mit seinem Papillenende bis zur oberen Kante des Cilienlagers bis in die Nähe des Gefäßbogens, besitzt eine Länge von 2—2,5 mm. Dies trifft an den Stellen zu, wo zwei Wimpern hintereinander stehen. Stehen drei Wimpern hintereinander, so besitzt die hinterste den längsten Wimperbalg von den dreien. Die Wimperbälge sind schräg nach vorn gerichtet und besitzen leichte Neigung gegen die Ebene des Lidrandes; häufig sind die hinteren Reihen stärker gegen den Lidrand zu geneigt. Der Balg kann bis in die Lidplatte hineinreichen und zwischen ihren Drüsen endigen. Die Richtung der Haarbälge der vorderen und der hinteren Wimperreihen ist verschieden, und trotzdem stehen die Enden aller Wimpern in einer Reihe. Der Wimperbalg beherbergt die innere und äußere Wurzelscheide, d. h. die eigentliche Haarscheide und die Epidermis des Wimperbalges. Das Stratum granulosum ist im Wimperbalge dicker als an der freien Fläche des Lidrandes. Die Verdickung ist am stärksten in der Nähe der Mündung des Wimperbalges und beruht sowohl auf Verdickung der einzelnen Zellen als auch auf der Vermehrung ihrer Schichten, die 3—4 statt 2 Zellen aufweisen können. Die größten und reichlichsten Körnchen finden sich in den der Lichtung benachbarten Zellen. Der Haarbalg ist so geräumig, daß neben dem Haarschaft noch Raum für abgestoßene Zellen des Balges und der Haarscheide, vielleicht sogar noch der Talgdrüse vorhanden ist. Das Vorkommen von zwei Wimpern in einem Balge ist nicht selten. VIRCHOW (1910) fand unter 25 Bälgen 11mal zwei und 14mal eine Wimper in einem Balg. Der Querschnitt der Wimpern kann rund, elliptisch, eckig oder sogar gerieft sein. Der lange Durchmesser der Ellipse steht nicht immer senkrecht zum Lidrand. Wimpern verschiedenen Querschnittes können nebeneinander im selben Lide vorkommen, es kann ein Wimperbalg auch einen Seitensproß aufweisen, der ein besonderes Haar enthält. Ebenso wie die kleinen Härchen der vorderen Lidfläche besitzen auch die Wimpern keine Arrectoren. Der Bau der Wimperhaare unterscheidet sich nicht von dem anderer Haare. Ihre Lebensdauer ist kurz, beträgt meistens gegen 6 Wochen.

Die Nervenversorgung der Wimpern erfolgt nach CONTINO besonders an der Stelle, an der sich die Keimstrecke mit den ZEISSschen Drüsen vereinigt. Meistens ziehen dorthin zwei markhaltige Nervenfaserbündelchen, die vom nervösen Randplexus des Lides herkommen. Nach Durchtritt der Nervenfasern durch die Bindegewebsscheide des Wimperbalges verlieren sie ihre Markscheiden und wickeln sich um den Balg herum, bis schließlich jede Faser auf der Glasmembran die Gestalt eines abgeplatteten Stäbchens, das in seiner Mitte eine Anschwellung aufweist und der Richtung des Balges parallel gerichtet ist, endigt. Die Endstäbchen liegen annähernd gleich weit voneinander und umschließen die Glasmembran, werden ihrerseits von kreisförmig verlaufenden Fasern umschlossen. Die Stäbchen können sich verästeln, und die der Wimper zugekehrten Enden der Verästelungen verbinden sich mitunter miteinander. Ihr anderes Ende besitzt einen zugespitzten geraden Anhang, der sich in die Einbuchtung einschiebt, die sich zwischen der ZEISSschen Drüse und der äußeren Membran befindet. CONTINO (l. c.) schließt aus dieser Ausbildung der sensiblen Nervenendigungen, daß die Wimpern besonders empfindliche Tastorgane darstellen.

B. ZEISSsche und MOLLsche Drüsen.

Die als ZEISSsche Drüsen bezeichneten Talgdrüsen der Wimperbälge besitzen dieselben Merkmale wie alle Talgdrüsen. Meistens münden je zwei in einen Wimperbalg, mitunter findet man außerdem noch einige kleine Drüsen, die zuweilen nur aus einem Acinus bestehen. Die größeren Drüsen entwickeln sich in zirkulärer Richtung um den Cilienbelag herum. Der Drüsenkörper besteht öfters aus mehreren Läppchen, die sich mitunter in zueinander entgegengesetzten Richtungen ausbreiten und öfters radiär zu den Wimperbälgen gerichtet sind (Abb. 408). Die Ausmündungsgänge, die in der Richtung gegen die Haut zu verlaufen, münden unter spitzen Winkeln in den Haarbalg ein, und zwar meist ungefähr an der Vereinigungsstelle des oberen und mittleren Drittels des Balges. Manchmal liegen die Drüsen dem Balg so auf, daß sie ohne Vermittlung eines stielartigen Ausfuhrganges mit dem Haarbalg in Zusammenhang stehen. Ist ein Ausfuhrgang vorhanden, so stellt er sich als Fortsetzung der Epithelmembran des Balges dar, wobei er nur drei Zellschichten aufweist, im Gegensatz zu der viel größeren Anzahl von Epithelschichten des Balges. Die Zellen der Basalschichte setzen sich ohne Unterbrechung als äußere Zellschichte der Drüse fort, werden aber flach mit rundlichen Kernen. Die ganz flachen Zellen der Basalschichte der Drüsen erscheinen fünfeckig, besitzen ein feinkörniges Cytoplasma, einen annähernd runden Kern mit zwei größeren Kernkörperchen und einem zarten Chromatingerüst. Diese Zellen sitzen einer stark lichtbrechenden Basalmembran auf, die sich mit der Glasscheide des Haarbalges vereinigt. Die eigentlich sezernierenden Drüsenepithelzellen sind viereckig, ihr Kern ist rund, hell, das Cytoplasma weist ein feines, in der Peripherie der Zelle stärker hervortretendes Netz auf, dessen Zwischenräume von lichtbrechenden Talgtröpfchen eingenommen werden, wie sich aus ihrer Schwärzung mit Osmiumsäure ergibt. In den mittelsten Teilen der Drüsenläppchen füllen die Fettröpfchen die Zellen fast ganz aus, sind dabei größer als in der Peripherie und dichter angeordnet; die Maschen des Cytoplasmanetzes sind weiter, der Kern heller als in den peripheren Zellen. Gegen den Stiel zu werden die Zellen größer, der Kern verliert seinen scharfen Umriß, wird unregelmäßig, zieht sich zusammen und färbt sich dunkler; schließlich

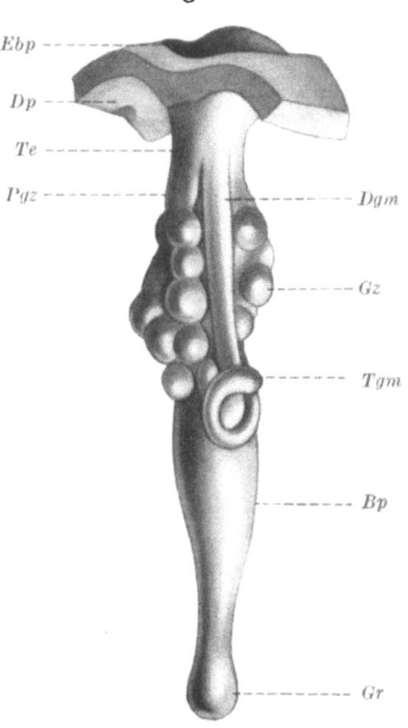

Abb. 408. Balg einer Wimper in Wechselphase (Neugeborenes). *Gr* Wechselsprosse, *Bp* mit der äußeren Epithelmembran bekleideter Bulbus einer Wimper, *Tgm* Schlauch der MOLLschen Drüse, *Gz* ZEISSSCHE Hauptdrüsen, *Dgm* Gang der MOLLschen Drüse, *Pgz* Stiel der ZEISSSCHEN Drüse, *Te* Ausführungsgang des Balges, *Dp* papilläre Eindrücke, *Ebp* Epithel des Lidrandes. (Nach CONTINO.)

verschwindet er ganz, die Maschen des Cytoplasmanetzwerkes zerreißen, die Fettropfen fließen zusammen, schließlich zerreißt die Zellmembran, und die Talgmasse zusammen mit den anderen Zerfallsprodukten der Zelle ergießt sich in den Ausführungskanal.

Die MOLLSCHE Drüse wird als eine Abänderung der Schweißdrüsen angesehen, sie mündet stets in den Haarbalg ein. Sie ist eine Schlauchdrüse, deren Ende Windungen aufweist, aber nicht, wie die wirklichen Schweißdrüsen, Knäuel bildet (Abb. 409). Sie verläuft im Gegenteil verhältnismäßig gestreckt. Die Länge der Drüsen schwankt nach H. VIRCHOW (1910) zwischen 1 und 2,5 mm. Nicht jeder Wimperbalg weist eine Schweißdrüse auf. So fand VIRCHOW bei einer Serienuntersuchung 26 Wimperbälge mit 14 MOLLSCHEN Drüsen. Die Richtung der MOLLSCHEN Drüsen ist verschieden. Sie liegen entweder zwischen den Wimpern, können aber vor und hinter ihnen liegen. Es können Muskelfasern zwischen der Drüse und dem Wimperbalge verlaufen. Sie können mit ihren Enden bis in die Lidplatte und die MEIBOMSCHEN Drüsen hineinragen. An der

Drüse läßt sich ein absondernder Teil vom Ausführungsgang unterscheiden, wobei der eigentliche Drüsenteil dort, wo er in den Ausführungsgang übergeht, sich erweitert, so daß CONTINO (1907) sogar von einer Ampulle spricht. Das absondernde Epithel der Drüse ist einschichtig, zylindrisch, von der Fläche gesehen sechseckig. Gegen die Lichtung zu rundet sich der Umriß der Zellen ab, weil sie hier nicht eng aneinanderliegen. Der in die Lichtung hineinragende Teil der Zelle ist konvex gewölbt, das Cytoplasma ist kompakter und stärker färbbar, und an der Spitze findet sich oft eine stärker lichtbrechende Leiste. Unweit von ihrer Spitze weisen die Zellen eine stark vorspringende Kante auf, durch die sie miteinander zusammenhängen. Der Zellkern ist rund, groß, von 0,006—0,007 mm Durchmesser, liegt in der Gegend der Zellbasis, besitzt ein feines Chromatingerüst, kleine Kernkörperchen. In der Umgebung des Kernes befindet sich ein heller Hof mit feinen, glänzenden Körnchen und einem deutlichen Netzwerk, von dem eine Streifung des Cytoplasmas bis zur konvexen Zellspitze reicht. Dieses ist das Aussehen der Zelle im Ruhezustande. Bei gesteigerter Absonderung werden die Körner in der Umgebung des Kernes zahlreicher, so daß sie ihn teilweise verdecken, die Zelle wird höher bei gleichzeitiger Verschmälerung, an welcher nur die beschriebene Kante nicht teilnimmt. Aus der Spitze der Zelle treten dann kleine Massen des Sekretes heraus, die zahlreiche, stark lichtbrechende, aus dem Cytoplasma stammende Körnchen enthalten.

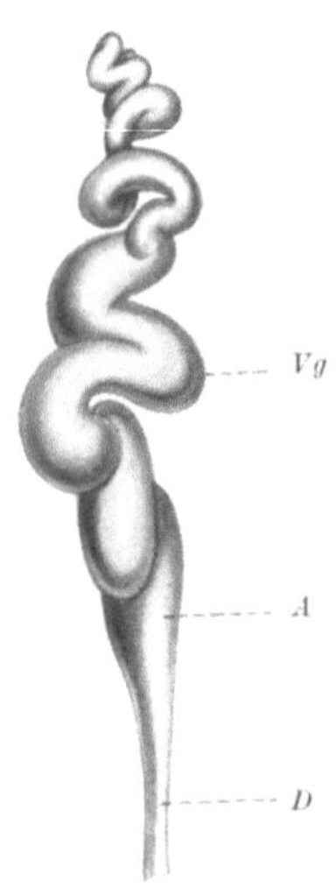

Abb. 409. Rekonstruktion einer MOLLschen Drüse. *D* Ausführungsgang, *A* Ampulle, *Vg* Windungen des Drüsenschlauches. (Nach CONTINO.)

Der Schichte der absondernden Epithelzellen liegen außen wohl aus einer äußeren Epithelschichte hervorgegangene Myoepithelien auf, die glatte Muskelzellen darstellen, wie dies von den Schweißdrüsen bekannt ist. Sie verlaufen annähernd parallel zur Längsachse der Drüse. Nach außen davon befindet sich eine Basalmembran. Der Haarbalg und die ihm zugehörigen Drüsen werden von Bindegewebe eingehüllt. Die Muskelfasern sind schmal, so daß ihre Zwischenräume häufig größer sind als die Breite der Zellen. Ihre Kerne sind groß, flach und ragen gegen das sezernierende Epithel zu vor, so daß die Zelle an dieser Stelle stark verdickt ist. Auf dem Querschnitt sind die Zellen halbellipsenförmig, wobei die flache Seite der Basalmembran, die gewölbte dem Epithel zugekehrt ist.

C. Die Lidplatten.

Die Lidplatten (Tarsi, Lidknorpel) sind derbe, aber trotzdem leicht biegsame Platten aus dichtem faserigen Bindegewebe, die in beiden Lidern ausgebildet sind und unmittelbar unter der Bindehaut vom Lidrande nach oben bzw. unten verlaufen und sich der Wölbung des Augapfels anpassen. Da sich das Gewebe der Lidplatten auffasert und ohne scharfe Grenze in das umgebende lockere Bindegewebe übergeht, ist eine Abgrenzung der Lidknorpel nicht leicht durchführbar. Der untere oder freie Rand der Lidplatte reicht bis an das Epithel heran, während der obere, sog. orbitale Rand eine oben konvexe Begrenzung hat. Innen reicht die Lidplatte bis zur Tränenpapille, außen bis zum äußeren Augenwinkel. Die größte Länge der Lidplatte, entsprechend ihrem freien Rande, beträgt ungefähr 20 mm, die größte Höhe im oberen Lide 9—12 mm, im unteren 5—6 mm, die Dicke 8—10 mm. Die Lidplatte ist sowohl in vertikaler wie in horizontaler Richtung gebogen, wobei die Konvexität nach vorne gerichtet ist. Die freie Kante der Lidplatte des Oberlides ist ganz leicht konvex, die des unteren entsprechend konkav geformt. Die Lidplatten enthalten annähernd senkrecht zum Lidrande verlaufende Talgdrüsen, MEIBOMsche Drüsen (Glandulae tarsales Meibomi), die durch die normale Bindehaut hindurchscheinen und deren Ausmündungsstellen im freien Rande sichtbar sind. Die Lidplatten stehen durch Vermittlung der inneren und äußeren Lidbänder mit der knöchernen Umrahmung der Augenhöhle in Verbindung. Das innere Lidband (Ligamentum palpebrae oder canthi mediale) besitzt eine Anheftungsstelle an den Knochen, und zwar am Stirnfortsatz des Oberkieferbeines vor dem Tränensacke, knapp unterhalb der Knochennaht mit dem Stirnbeine. Es ist die Sehne des Kreismuskels der Lider und besteht aus derben, elastischen Fasern, die sich vielfach überkreuzen und zwischen denen dünnere elastische Fasern liegen. Diese Gewebsmasse steht mit der elastischen Umhüllung der Tränenkanälchen und der Lidplatte selbst in kontinuierlicher Verbindung. Das äußere Lidband (Ligamentum palpebrale oder canthi laterale) ist ein derbes, bindegewebiges Band, das mit dem Kreismuskel des Lides in keiner Beziehung steht, tiefer als der Muskel liegt. Seine Anheftungsstelle am Knochen liegt 2—3 mm hinter dem Augenhöhlenrand am Jochbein und stellt oft eine kleine Erhebung dar (Tuberculum orbitale ossis zygomatici). Sehnig aussehende Bindegewebszüge ziehen von der oberen zur unteren Lidplatte. Außerdem verbindet das äußere Lidband mit seinen in beide Lidplatten einstrahlenden Fasermassen die Lidplatten miteinander.

Die Lidplatte des oberen Lides besteht aus dichten Bindegewebsbündeln und hebt sich infolge des dichten Gefüges von der Umgebung ab. Die hintere Oberfläche wird von hauptsächlich vertikal verlaufenden Bündeln gebildet, die mit der Lidbindehaut verwachsen sind, in der Weise, daß die größeren Gefäße der Bindehaut noch in der Lidplatte liegen. Auch die vordere Fläche wird von hauptsächlich vertikal verlaufenden Bindegewebsbündeln gebildet, die jedoch keinen innigeren Zusammenhang mit dem vor der Lidplatte liegenden Bindegewebe besitzen. Wegen des Vorhandenseins von Grenzschichten erscheint die obere Fläche der Lidplatte ziemlich glatt. Am unteren Rande der Lidplatte besteht ein Zusammenhang mit dem Bindegewebe des Wimperlagers, das besonders am äußeren Ende der Lidplatte dermaßen ausgebildet ist, daß hier eine Verbreiterung derselben entsteht. Die Hauptmasse der Lidplatte besteht aus Bindegewebsbündeln, die von vorn nach hinten und senkrecht dazu in der Frontalebene verlaufen, und aus schrägen Bündeln, welche die MEIBOMschen Drüsen umschließen. In der Nähe des Lidrandes finden sich hauptsächlich lotrecht ziehende Bündel, welche die am Rande verlaufenden Bündel des Kreismuskels umgreifen, in die sagittale Richtung umbiegen, und so die Lidplatte nach unten abschließen. In der Frontalebene verlaufende, sich spitzwinkelig überkreuzende Bündel umschließen die Ausführungsgänge der MEIBOMschen Drüsen. An beiden Enden der Lidplatte ist ihr Gefüge weniger dicht, die Grenzschichten sind nicht mehr deutlich und verschwinden hie und da vollständig. Die Bindegewebsbündel weisen Lücken auf, in denen sich Blutgefäße und auch Fett vorfindet. Wie schon früher erwähnt, findet sich auch etwas Fett in der Gegend des unteren arteriellen Lidbogens.

Die Lidplatte des Unterlides hat keine so deutliche aus vertikalen Bindegewebsbündeln bestehende Grenzschichten wie die des Oberlides. Die Bindegewebsmasse der Lidplatte ist wegen der dichteren Anordnung der Drüsen viel geringer. Eine scharfe Begrenzung zwischen der Lidplatte und dem Bindegewebe des Wimperbalges besteht nicht. Bezüglich des Gehaltes an elastischem Gewebe sind die Angaben widersprechend. Nach K. BAUER (1894) finden sich reichlich feine elastische Fasern mit sagittalem Verlauf zwischen den Drüsen, während CONTINO (1907) nur spärliche Fasern feststellen konnte. Ein Vorwiegen des elastischen Gewebes findet sich gegen den Lidrand zu.

Die Talgdrüsen der Lidplatte, MEIBOMsche Drüsen (Glandulae tarsales), sind im Oberlide zahlreicher als im Unterlide. Man findet in ersterem 30—40,

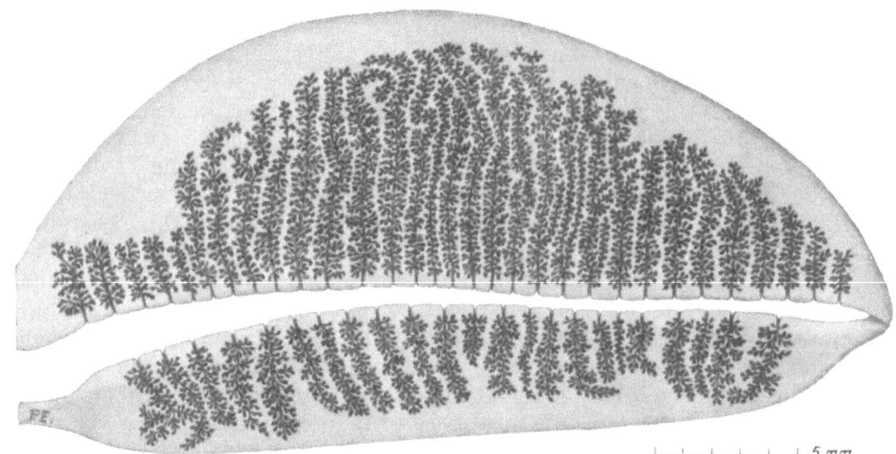

Abb. 410. Die Lidplatten mit den MEIBOMschen Drüsen. Die durchsichtig gemachten Platten zeigen nur den mit Sudan gefärbten Drüseninhalt. (Präparat von Prof. KOPSCH, nach EISLER.)

in letzterem 20—30 Drüsen (Abb. 410). Sie nehmen die ganze Höhe der Lidplatten ein, liegen ziemlich nahe nebeneinander. Ihre Höhe beträgt in der Mitte der oberen Lidplatte 7—8 mm; sie werden gegen die beiden Seiten zu niedriger.

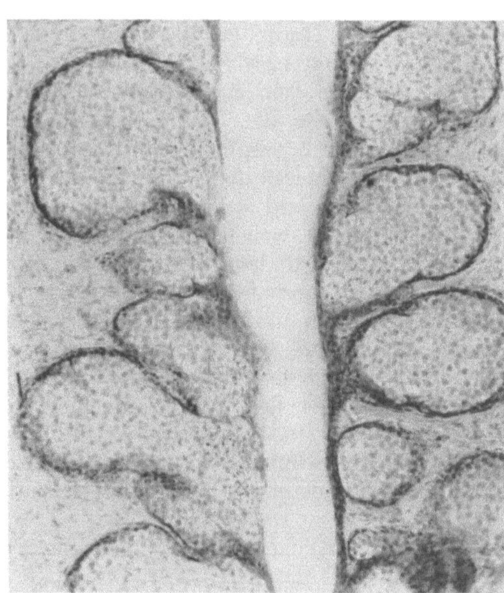

Abb. 411. Hauptgang mit Drüsenläppchen einer MEIBOMschen Drüse des Oberlides des *Menschen* (KOLMER).

Im Unterlid werden sie kaum länger als 4,5 mm. Wenn die Drüsen auch im allgemeinen senkrecht zum Lidrand verlaufen, so ist ihr Verlauf keineswegs ein vollständig gerader, und besonders die Enden der Drüsen sind vielfach gebogen, können sogar hakenförmige Biegungen aufweisen, die mehr als einen Halbkreis umschließen. Die im äußeren und inneren Randteile liegenden Drüsen sind mit ihren oberen Enden gegen die Mitte der Lidplatte zu abgebogen. Hie und da kommen zwischen den längeren Drüsen kürzere vor, wobei die Nachbardrüsen gegen die kürzere zu geneigt sind und jenseits des Endes der kurzen Drüse nahe aneinander heranrücken. Die Drüsen bestehen aus einem in ihrer Längsachse verlaufenden Gange, der infolge der ungleichen Bildung der Drüsenläppchen leicht gebogen ist und, wenn auch nicht häufig, einen längeren Nebengang aufweist, der meist vor oder hinter dem Hauptgange liegt und unter spitzem Winkel in den Hauptgang einmündet. Die Drüsenläppchen sind verzweigt, gelappt, weisen Ein-

kerbungen auf und sind nur verhältnismäßig selten einfach kugelig gebildet
(Abb. 411). Auf echten Querschnitten, die also senkrecht zur Längsachse
der Drüse verlaufen, sieht man einen zentralen Gang und von ihm radiär
ausgehende Läppchen, die durch tiefe Spalten voneinander getrennt sind
(Abb. 412). Es ist das auf diese Weise erhaltene Bild eine sehr willkommene
Ergänzung zu den überall abgebildeten Längsschnitten der Drüse, welche leicht
den Eindruck erwecken könnten als ob die Drüsenläppchen nur auf zwei Seiten
des Hauptganges sich ausbreiten. Betrachtet man allerdings die Drüsen von der
Bindehautseite aus, und daneben auch auf sagittalen Querschnitten des Lides,
so erhält man auf beiden dasselbe Bild von vom Hauptgange abzweigenden
Drüsenläppchen. Die Ver-
bindung dieser beiden Bilder führt gleichfalls zum
Schlusse, daß die Drüsen-
läppchen rings um den
Hauptgang angeordnet sind.
Nach v. EBNER (1902) be-
trägt ihr Durchmesser 0,09
bis 0,22 mm. Die Einmün-
dung in den Hauptgang ist
mitunter trichterförmig oder
aber ohne trichterförmige
Erweiterung, wobei die Ausführungsgänge der Läpp-
chen meist gegen den Lid-
rand zu abbiegen und unter
mehr oder weniger spitzen
Winkeln in den Hauptgang
einmünden. Die Lichtung
des Hauptganges ist gewöhnlich ziemlich gleichmäßig,
doch finden sich hie und
da rundliche oder spindelförmige Erweiterungen, die
wahrscheinlich durch Stau-

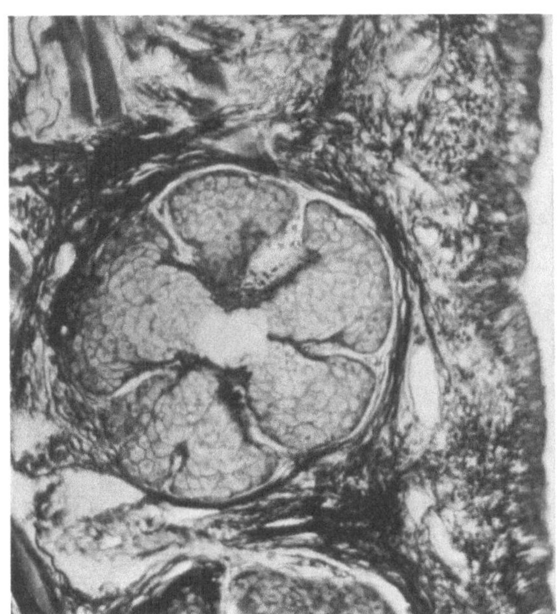

Abb. 412. Querschnitt einer MEIBOMschen Drüse von *Macacus rhesus*
(KOLMER).

ung des Sekretes bedingt sind. Ein 0,5—0,7 mm langer Endteil des Hauptganges nimmt keine Drüsenläppchen mehr auf, ist querelliptisch und mündet
mit einer 0,09—0,11 mm im Durchmesser messenden Öffnung am Lidrand aus
(Abb. 413). Die Haupt- und Nebengänge sind von geschichtetem Epithel ausgekleidet, das im Hauptgange meist vierschichtig, flach ist. Die Zahl der
Schichten beträgt in der Nähe der Drüsenmündungen bis zu 6, wobei die
Basalzellenschichte zylindrisch ist. Die Zellen besitzen ein trübes Cytoplasma,
welches dicht zu sein scheint, wobei durch Schrumpfung dieses umgebende
Höhlen entstehen. In seinem untersten Ende findet sich ein Stratum granu-
losum, das sogar dicker ist als am Lidrande. Die oberflächlichsten Zellschichten
können hier verhornen. Im Hauptgange findet sich bei Konservierung und
Präparation, die das Fett auflösen, kein Inhalt außer vereinzelten verhornten
Schichten. Die aus den Mündungsgängen der Drüsen am Lebenden ausdrück-
bare Masse besteht also fast vollständig aus reinem Fett.

Die Zellen der Drüsenläppchen liegen eng aneinander, und nur gelegentlich
finden sich zwischen ihnen kleine Lücken. Die Zellen weisen ein Gerüstwerk
mit verschieden großen Maschen auf, die der Hauptachse nach sechseckig sind,
sich oft jedoch der runden Form nähern. Im Gerüstwerk liegt Fett, das auf

Durchschnitten in Tropfenform erscheint; doch betont H. VIRCHOW (1910) ausdrücklich, daß es nicht sicher sei, ob es sich wirklich um getrennte Tropfen

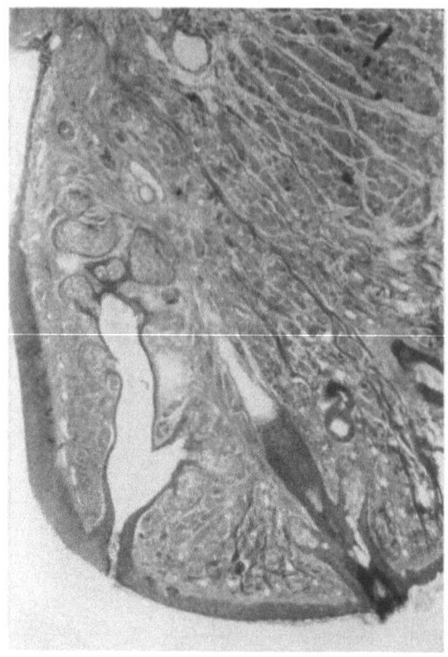

handle oder um eine zusammenhängende Fettmasse, die von einem Gerüstwerk durchsetzt ist. Die unregelmäßigen Zellen wirken durch Druck aufeinander und beeinflussen dadurch gegenseitig ihre Gestalt. An der Peripherie des Drüsenläppchens finden sich flache Zellen, die als Wandzellen bezeichnet werden können. Die Zellen dieser Schichte sind jedoch nicht von gleicher Höhe, es finden sich neben flachen auch ziemlich hohe. Die innere Oberfläche dieser Zelle verläuft durchaus nicht parallel zur Außenfläche; die Zellen ragen mitunter mit Fortsätzen zwischen die über ihnen liegenden Zellen hinein. Bezüglich der Mitosen in den Zellen dieser Schichte gehen die Angaben bedeutend auseinander: H. RABL (1902) spricht von einer lebhaften Teilung der Wandzellen, VIRCHOW (l. c.) dagegen hat in zahlreichen Schnitten nur einmal eine Mitose gesehen. Wie die Abb. 414 zeigt, sind Mitosen in dieser Zellschichte keineswegs selten, lassen sich

Abb. 413. Mündung des Ausführungsganges einer MEIBOMschen Drüse am Lidrand (KOLMER).

am leichtesten an Tangentialschnitten durch die Drüsenläppchen auffinden.

Außer den Wandzellen und den fetthaltigen Zellen finden sich in den Drüsenläppchen meist isolierte Zellen mit Ausläufern, die nach den verschiedensten

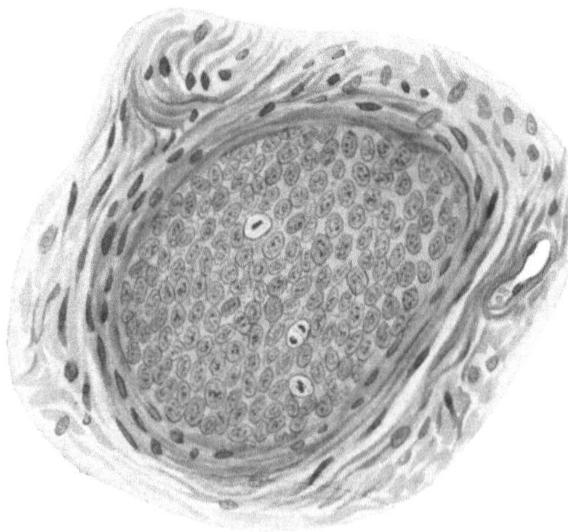

Richtungen ausstrahlen. Die Gestalt der Ausläufer wird wohl durch den Druck der umgebenden Talgzellen bedingt. Die Sternzellen können auch mit den Wandzellen in Berührung stehen. Es ist nicht sicher, ob es sich um Abkömmlinge der Wandzellen handelt, bei denen die Fettbildung unterblieben ist. Am meisten finden sich solche Zellen in der Nähe des Seitenganges der Drüse.

In den Seitengängen findet sich ein dreischichtiges Epithel, dessen Zellen in allen drei Schichten abgeplattet sind, was besonders die äußerste dem Bindegewebe zugekehrte Schichte betrifft. Die Art des Überganges

Abb. 414. Seitlich angeschnittenes Läppchen einer MEIBOMschen Drüse des *Menschen*. Kernteilung in den Epithelzellen.

des Wandepithels der Drüsenläppchen in das dreischichtige Epithel des Seitenganges läßt sich schwer feststellen. Es ist wahrscheinlich, daß der Übergang ziemlich plötzlich stattfindet, doch ist das Gegenteil nicht unmöglich. An der Übergangsstelle der Drüsenläppchen in den Seitengang finden sich ziemlich scharf

einspringende Ecken, die als Grenze für das eigentliche Drüsenläppchen gelten
können. Die aus dem Drüsenläppchen in den Seitengang sich vorschiebenden
Zellen bilden dessen Inhalt und durchlaufen nacheinander verschiedene Phasen
der Entartung. Zuerst erhält der glattrandige runde oder elliptische Kern
wellige Konturen, erscheint später mehr zusammengedrückt und intensiver
gefärbt. Eine Fragmentierung der Kerne scheint dabei nicht vorzukommen.
In der späteren Phase verliert der Kern seine Färbung, die Zellen drehen
sich in der Richtung der Längsachse des Ganges und verlieren einen Teil
ihres Inhaltes. Schließlich verschwinden ihre Grenzen, und es findet sich eine
Masse, die sich mit Pikrinsäure lebhaft
färbt und Zeichen von Verhornung aufweist.

Über die in der Lidplatte befindlichen
zusätzlichen Tränendrüsen (KRAUSEsche
Drüsen) s. S. 543. (Abb. 415.)

D. Die Muskulatur der Lider.

Der Lidteil des Kreismuskels des Auges
(Pars palpebralis musculi orbicularis oculi)
weist Muskelfasern von sehr verschiedener
Dicke auf. Es kommen nebeneinander
solche von 0,004—0,005 mm und solche
von 0,05 mm vor. Die dünneren Fasern
bis zur Dicke von 0,015 mm sind auf dem
Querschnitt kreisrund. Die Muskelschichte
ist im Oberlid ungefähr 0,5 mm dick; die
flachen, durchschnittlich 1 mm breiten
Muskelbündel haben etwas zugeschärfte
Ränder und decken sich dachziegelförmig,
wobei der schräge Abfall nach vorne gerichtet ist. Diese Anordnung ist durch die

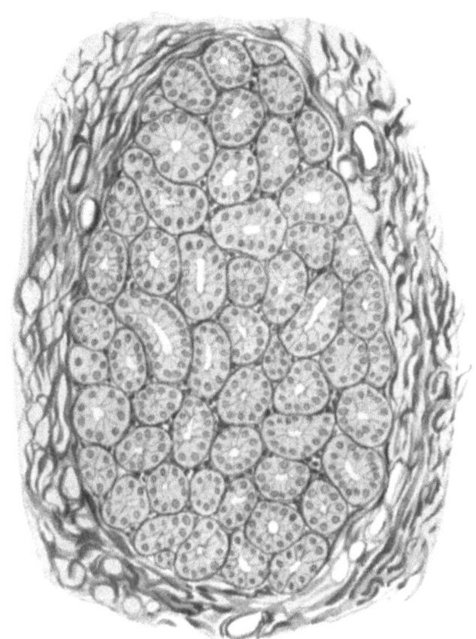

Abb. 415. Zusätzliche Tränendrüse im Oberlid
des *Menschen*.

zwischen den Muskelfasern durchtretenden Sehnenbündel des Lidhebers bedingt,
die in der Haut endigen. Beim Übertritt in das Wimperlager wird die Muskulatur plötzlich dicker, und die hier breiteren, 1,5 mm dicken Muskelfasern sind
stärker geneigt, liegen mit ihrer Oberfläche parallel zur Vorderfläche des
Wimperlagers und reichen bis an den Lidrand hinab. Das Wimperlager einnehmend, sich der Lidplatte anlegend und noch zwischen der Öffnung der
MEIBOMschen Drüsen verlaufend, bildet die Muskelmasse hier den Lidrandabschnitt des Kreismuskels des Auges. Dünne Muskelbündel liegen auch im
Bindegewebe der Unterhaut, bis in die Gegend der Oberlidfurche. Die Muskelschichte des Unterlides ist dicker als im Oberlid. Die Muskelfasern sind dicker
und liegen in der Horizontalebene übereinander. In der Nähe des Lidrandes
drehen sie sich so, daß sie schließlich parallel zur hinteren Lidfläche stehen.
Zwischen der Muskelschichte und der Lidplatte liegt im Oberlide die zentrale
Bindegewebsschichte [SCHWALBE (1887)] oder prätarsale Schichte [H. VIRCHOW
(1910)], die im Unterlide nur angedeutet ist. Diese Bindegewebsschichte reicht
bis an das Septum orbitale und steht in Verbindung mit dem Bindegewebe,
das in der Deckfalte unmittelbar hinter der Muskelschichte liegt. Das untere
Ende bildet das Wimperlager. In ihrem vorderen Teil liegen die abwärts
strebenden Sehnenfasern des Lidhebers, denen entlang kleine Gefäßäste verlaufen, und die, wie erwähnt, zwischen den Fasern des Kreismuskels hindurch
mit der Haut in Verbindung treten. Hinter den Sehnenfasern des Lidhebers
liegt ein lockeres Bindegewebe, dessen Fasern hauptsächlich einen lotrechten

Verlauf nehmen. Hier verlaufen auch Lidgefäße, besonders der Arcus tarseus inferior und größere Nervenstämmchen. Im Unterlide findet sich nur eine unansehnliche Schichte lockeren Bindegewebes mit den Nerven und Blutgefäßen, die zum Teil zwischen dem Kreismuskel und der Lidplatte in diese hineinragen.

Am Lidrande selbst weist der Kreismuskel gewisse Eigentümlichkeiten auf, weshalb dieser Abschnitt vielfach als ein besonderer Teil der Muskulatur betrachtet worden ist. H. VIRCHOW (l. c.) bezeichnet ihn als Pars marginalis musculi orbicularis; er ist auch unter den Namen des Musculus ciliaris Riolani oder Musculus tarsalis bekannt. Sein unteres Ende reicht bis 0,25 mm vom Lidrande. VIRCHOW gliedert ihn im Oberlide in 4 Teile, die Pars ciliaris, die Pars tarsalis anterior, die Pars tarsalis posterior und die Pars interglandularis. Der erste Teil, die Pars ciliaris, wird von schwachen Bündeln gebildet, die aus der Gegend von den Wimpern und zum Teil aus dem nächsten (Pars tarsalis anterior) Teil in das Wimperlager einstrahlen, zwischen den Wimperbälgen verlaufend und dann entweder nach vorn oder nach hinten abbiegend. Sie können daher auf Sagittalschnitten sehr verschieden getroffen sein. Man sieht Quer- oder Schrägschnitte, ja stellenweise fehlen Querschnitte hier überhaupt. Zwischen dem Wimperlager und den Hauptgängen der MEI-BOMschen Drüsen liegt die kräftige Pars ciliaris anterior und kann sogar zwischen die MEIBOMschen Drüsen selbst hinaufreichen. Die Höhe dieses Teiles beträgt 1,25 mm, der obere Rand befindet sich etwa 1,5 mm vom Lidrande. Der hintere, tarsale Teil des Muskels ist dünner und reicht bis gegen 1,7 mm vom Lidrande hinauf. Seine hintere Begrenzung bildet die hintere Grenzschichte der Lidplatte. Der ganze hintere Muskel besteht aus sehr dünnen Fasern, während der vordere Teil aus dünneren und dickeren gemischt ist. Stellenweise verlaufen zwischen den MEIBOMschen Drüsen und ihren Läppchen Muskelfasern schräg von einem Teil der Lidplatte zu einem anderen. Diese Muskelbündel werden als Pars inter-glandularis bezeichnet. Im Unterlide lassen sich die beiden Partes tarsales von der Pars interglandularis nicht trennen, auch die Abgrenzung der Pars ciliaris ist keine deutliche. Im Unterlide ist die Pars tarsalis ebenfalls schwach, besteht aus dünnen Bündeln und reicht bis 1,75 mm an den Lidrand heran.

Es verlaufen Muskelfasern innen und außen vom vertikalen Abschnitt des Tränenröhrchens, umfassen es teilweise und bilden daher die Nachahmung eines Schließmuskels. Der horizontale Teil des Tränenröhrchens ist von Muskel-bündeln umgeben, besonders vorne und oben, während hinten und unten die Muskelmasse sehr unbedeutend ist. Der Verlauf der Bündel ist hier oft ein schraubenartiger. Ein Teil der Bündel zweigt von der Hauptmasse des Muskels ab, die sich am inneren Lidbande ansetzt, und zwar von seiner vorderen und hinteren Seite, wobei der untere Rand des Bandes von Muskelfasern vielfach nicht gedeckt wird. Der Muskel hat hier auch einen kurzen Ansatz am Knochen, kann auch Beziehung zum vorderen Rand des Tränensackes haben. Vom tarsalen Teil biegt eine ungefähr 7 mm lange und 4 mm dicke Masse ab, verläuft zusammen mit dem tiefen Teil des inneren Lidbandes, hinter der Tränengrube und setzt sich zum Teil an der unteren Leiste dieser Grube an. Es kann sich an seiner Ansatzstelle sogar eine Verdickung bilden. Der Ansatz erstreckt sich vielfach auf die Fascia lacrimalis und auf das von der Beinhaut gebildete Dach der Tränensackgrube. Dieser Teil wird als HORNERscher Muskel (1824) bezeichnet, obgleich er bereits 1749 von DUVERNEY beschrieben worden ist.

E. Die Gefäße der Lider.

Die Blutzufuhr der Lider geschieht zum Hauptteil aus dem Gebiete der Arteria ophthalmica. Von der Arteria nasofrontalis gehen an der Austrittstelle aus der Augenhöhle die Arteriae palpebrales mediales ab, die entweder einen gemeinsamen Stamm besitzen oder bereits getrennt in Erscheinung treten. Die obere versorgt das Oberlid, die untere das Unterlid. Der Endast der Arteria lacrimalis tritt von der Schläfenseite an das Oberlid heran, während weiter unten ein Ast der Arteria zygomatico-orbitalis, die aus der Arteria temporalis superficialis entspringt, sich an der Blutzufuhr für das Unterlid beteiligt.

Die Arteria palpebralis superior teilt sich in einen schwächeren, oberhalb des oberen Randes der Lidplatte verlaufenden Ast, die Arteria marginalis superior, und einen stärkeren unteren Ast, den Arcus tarseus superior. Beide Arterien vereinigen sich wieder am äußeren Ende der Lidplatte, wo sie mit den Endästen der Arteria lacrimalis und zygomatico-orbitalis in Verbindung treten. Die größeren Arterien, der Arcus tarseus superior und die Arteria marginalis superior liegen vor der Lidplatte; der erstere in einer Entfernung von etwa 2,5 mm über dem Lidrande, in der Mitte näher dazu, während die Entfernung nach den Seiten zu sich vergrößert. Der obere Arterienbogen verläuft knapp oberhalb des oberen Randes der Lidplatte vor dem hier einstrahlenden Teil des Musculus capsulo-palpebralis. Die Äste des unteren Arterienbogens des Oberlides versorgen mit nach vorne verlaufenden Verzweigungen, die den Kreismuskel durchbrechen, zum Teil die Haut des Lidrandes, mit nach unten gerichteten Verzweigungen den Wimperboden und die Wimpern sowie die übrigen Gebilde des Lid-

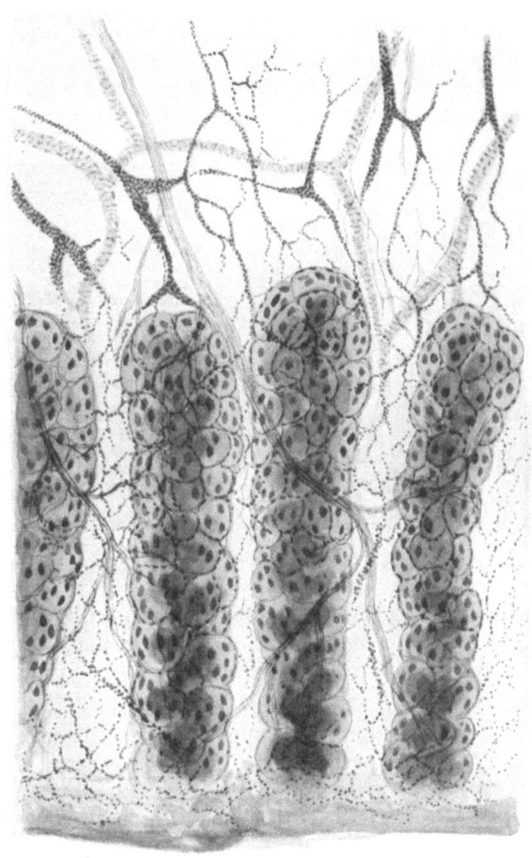

Abb. 416. Oberlid eines *Affen*, vital mit Methylenblau durchspült. MEIBOMsche Drüsen, Gefäße und Nerven.

randes, schließlich mit nach hinten gerichteten, die Lidplatte senkrecht durchbrechenden Zweigen (Rami perforantes inferiores), etwa 6 an der Zahl, die Bindehaut und die Lidplatte. Knapp vor der Lidplatte verlaufen die aufsteigenden Äste der Arterie und von oben ihnen entgegen die absteigenden Äste des oberen Bogens, die knapp oberhalb des oberen Randes der Lidplatte den Muskel durchbrechend nach hinten und dann nach unten ziehen. Ihre Zahl beträgt 5—8 [E. FUCHS (l. c.)]. In ähnlicher Weise ziehen vom arteriellen Bogen entlang der vorderen Fläche der Lidplatte aufsteigende Äste des unteren und absteigende des oberen Bogens. Von diesem stammen die Capillaren für die MEIBOMschen Drüsen (Abb. 416). Die Lidhaut wird zum Teil noch von Ästen kleinerer Arterien, die von oben herabziehen, mit Blut versorgt. Die Arterien bilden auf der Rückseite des Lides Capillarnetze. E. FUCHS (1878)

beschreibt besonders lange, in mehreren Reihen übereinander angeordnete
Capillarschlingen im Randteil der Bindehaut des Lides. Die Capillarnetze, die
weiter oben auf der Hinterfläche der Lidplatte liegen, sind sehr dicht und nach
dem Spaltlampenbilde zu urteilen [KÖPPE (1920)] in drei Schichten übereinander
angeordnet. Diese Gefäßnetze sind wohl in normalem Zustande nicht vollständig
gefüllt, woraus die normal nur blaßrote Farbe der Bindehaut dieser Gegend
sich erklärt. Die dicht unter dem Epithel liegenden, weiten, mit eigentümlichen
Ausbuchtungen versehenen Capillaren liegen unmittelbar unter dem Epithel,
dringen stellenweise so tief gegen dasselbe vor, daß sie vom Epithel bis über die
Hälfte umfangen werden.

Die Venen des Lidrandes sammeln sich 3—5 mm oberhalb des Lidrandes zu
einem gröberen Netze, das zwischen Haut und Kreismuskel liegt. Die Venen
schimmern hier durch die Haut durch. Aus der äußeren Hälfte des Lides führen sie das Blut gegen die oberflächlichen Schläfenvenen ab. Diese Venen sind dem Einflusse des Kreismuskels entzogen, da sie vor ihm liegen. Das Blut aus dem mittleren und inneren Drittel der Lidhaut wird durch Venen abgeführt, die den Kreismuskel durchbohren und in den Venenbogen münden, der über dem Augenhöhlenrande

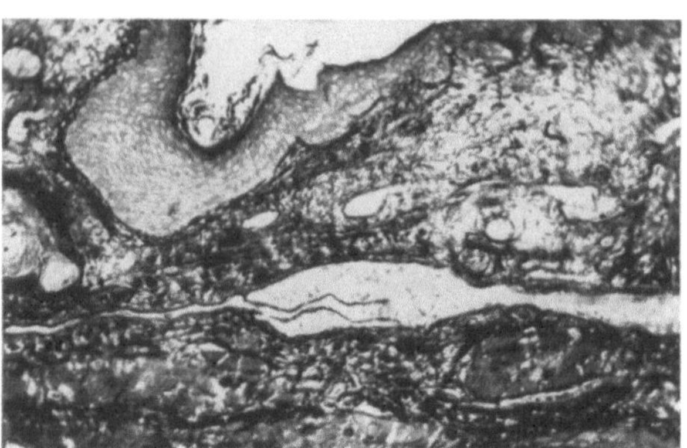

Abb. 417. Klappe in einer Vene des Oberlides des *Menschen* (KOLMER).

die Vena angularis und Vena temporalis verbindet. Hierher fließt auch das
Blut aus der Gegend des Kreismuskels, der Lidplatte, des Lidrandes und
der Bindehaut des Lides. Die Venen liegen in der Bindehaut näher zur Epitheloberfläche als die Arterien. Aus der Nähe der hinteren Lidkante stammende Venen durchbrechen die Lidplatte in derselben Höhe wie die Arterien;
aus dem darüber liegenden Teil der beweglichen Bindehaut sammelt sich das
Blut in einem gröberen Venennetze, das zwischen dem Musculus capsulopalpebralis und der Sehne des Lidhebers liegt, und fließt nach den Venen des
letzteren Muskels und des oberen geraden Augenmuskels ab. Die Venen der
Lider besitzen wohl ausgebildete Klappen (Abb. 417).

Die Verhältnisse im Unterlide unterscheiden sich dadurch von denen im
Oberlide, daß die am unteren, dem Augenhöhlenrande näheren Rande der Lidplatte verlaufenden Arterienäste meist keinen vollständigen Bogen bilden,
während in der Nähe der Lidkante der Arterienbogen (Arcus tarseus inferior)
gut ausgebildet ist. Der letztere gibt zur Bindehaut nur wenige Äste ab. Die
Lidhaut und die oberflächlichen Gewebe des Lides werden von Ästen der benachbarten Gesichtsarterien versorgt. Die reichlich mit Blut versorgte Bindehaut
des Lides erhält ihre Blutversorgung von den Arterien des unteren, geraden
Augenmuskels. Der Abfluß des Blutes ist fast ganz in die Richtung der
Gesichtsvenen gerichtet.

Die Lider besitzen gut ausgebildete Lymphgefäße. TEICHMANN (1861),
E. FUCHS (1878), GRUNERT (1901), MOST (1905), BARTELS (1909), DEWEY
(1920) haben ihre Verhältnisse in den Lidern studiert. Im Oberlide kann man
drei Lymphgefäßbezirke unterscheiden, die miteinander in Verbindung stehen.

Der eine umfaßt die Gewebe unter der Haut, der zweite die Gewebe vor der Lidplatte und der dritte die Bindehaut und das Gewebe hinter der Lidplatte. In bezug auf die Abflußwege lassen sich zwei Gebiete unterscheiden: ein größeres, das die Lymphgefäße beinahe des ganzen Oberlides und des äußeren Drittels der Haut und der Bindehaut des Unterlides aufnimmt und ihre regionären Lymphknoten oberflächlich oder tief in der Ohrspeicheldrüse besitzt. Das kleinere Gebiet führt seine Lymphe aus dem inneren Drittel des Oberlides und dem größeren Teile des Unterlides ab, und zwar mittels vierer Lymphgefäße. Zwei oberflächliche und zwei tiefe folgen dem Verlaufe der Vena facialis. Die oberflächlichen Gefäße treten mit einem vor der Vene unter dem Rande des Unterkiefers gelegenen Knoten in Verbindung, die tiefen mit einem knapp hinter der Vene gelegenen Knoten. Vor dieser Stelle eingestreute Knoten sind selten.

In und unmittelbar über der Haut liegt ein oberflächliches Netz von Lymphcapillaren, die sich zu größeren, mit den medialen und lateralen abführenden Wegen in Verbindung stehenden Stämmchen sammeln. Hinter dem Kreismuskel, vor der Lidplatte liegt ein weitmaschiges Netz von Lymphgefäßen, das sowohl mit dem vor dem Kreismuskel liegenden als auch mit dem hinter der Lidplatte befindlichen zusammenhängt. Die Verbindungsäste durchdringen den Muskel und nach der anderen Richtung zu die Lidplatte hauptsächlich an der Stelle des Durchtrittes der Blutgefäße. Im Wimperboden sind Lymphcapillarnetze vorhanden, deren Maschen mit ihren Längsachsen hauptsächlich parallel zum Lidrande liegen. Sie verbinden sich sowohl mit dem oberflächlichen Netz, als auch mit den weiter oben hinter der Lidplatte gelegenen Lymphgefäßen. Diese bilden unmittelbar unter dem Epithel ein weitmaschiges Netz, in das auch feine Gefäße aus der Lidplatte einmünden. Das die MEIBOMschen Drüsen umspinnende Lymphcapillarnetz steht also sowohl mit den prätarsalen als auch mit den hinter der Lidplatte gelegenen Netzen in Verbindung. Entsprechend dem oberen Rande der Lidplatte wird das rückwärtige Lymphcapillarnetz engmaschig und bildet mehrere übereinander liegende Schichten. Die meist in der Dreizahl in oder auf der Ohrspeicheldrüse liegenden Knoten stehen ebenso wie die submaxillaren Knoten mit den tiefen Halslymphknoten in Verbindung, nahe der Verbindung zwischen der Gesichtsvene und der inneren Halsvene. Nach E. FUCHS (1878) besitzen die oberflächlichen und die vor der Lidplatte gelegenen Lymphgefäße Klappen, die sich in kurzen (bis zu 0,14 mm) Abständen folgen. Die Lymphgefäße hinter der Lidplatte sollen der Klappen entbehren.

Im Unterlide sind die Verhältnisse der Lymphgefäße ähnlich denen im Oberlide, es fehlen aber die die Lidplatte durchsetzenden Verbindungen.

F. Die Innervation der Lider.

Die sensible Innervation der Lider wird zur Gänze vom Trigeminus besorgt. Die Verzweigungen des I. Astes versorgen das obere, die des II. Astes das untere Lid und stehen an den Lidwinkeln durch Anastomosen miteinander in Verbindung. Im Oberlid findet sich am weitesten nasal der Nervus infratrochlearis als Endast des Nervus nasociliaris. Er durchbricht das Septum orbitale und verbindet sich mit dem weiter oben liegenden Nervus supratrochlearis, einem Aste des Nervus supraorbitalis. Diese beiden Nervenstämme versorgen die Haut des inneren Teiles des Oberlides. Gleichfalls noch zu diesem Teil der Haut sowie zum mittleren Drittel des Lides ziehen Zweige des Nervus frontalis, eines weiteren Astes des Nervus supraorbitalis. Die aus der Drüse austretenden Äste des Nervus lacrimalis durchbohren das Septum orbitale nach innen vom äußeren Augenwinkel etwas höher als die Lidplatte und versorgen hier die Lidhaut. HOFFMANN (1878) fand Nervenäste, die von den unter der Haut gelegenen

Ästen nach hinten zur Bindehaut ziehen. NOVOTNY (1934) konnte von den Nervi supratrochlearis, frontalis und supraorbitalis Äste darstellen, die vor dem Durchtritt der Hauptstämme durch das Septum orbitale auf der Hinterfläche der Lidplatte hinabziehen und die Bindehaut versorgen. Diese Äste sind in der äußeren Hälfte des Lides stärker als in der inneren. Das Unterlid erhält seine Nervenversorgung hauptsächlich vom Nervus infraorbitalis. Nur das innerste Ende des Unterlides gehört ins Versorgungsgebiet des Nervus infratrochlearis, und der äußerste Teil in das des Nervus subcutaneus malae, eines Astes des Nervus zygomaticofacialis. Die vom Nervus infraorbitalis stammenden Fasern bilden ein dichtes Netz unter der Haut gleich dem, das im Oberlid vorhanden ist, und verzweigen sich zum größten Teil in der Haut des Lides. Kleinere Äste dringen in die Tiefe gegen die Hinterfläche des Lides. Tiefe Äste ziehen sofort nach dem Austritt aus dem Foramen infraorbitale in die Beinhaut des Oberkiefers, versorgen diese, zum Teil noch die Beinhaut der Augenhöhle, geben aber auch noch Äste an die Bindehaut des Unterlides ab.

XV. Die Tränenorgane (Org. lacrimalia).

A. Die Tränendrüse.

Die Tränendrüse (Glandula lacrimalis) stellt die größte der der Bindehaut angehörenden Drüsen dar. Neben der Hauptdrüse gibt es oft akzessorische kleine Tränendrüsen, die trotz ihrer nur mikroskopischen Größe derselben Natur sind wie die Hauptdrüse.

Die Tränendrüse stellt ein flaches, lappiges Gebilde dar von gelblich-rosa Farbe, die dunkler ist als die des orbitalen Fettes, von dem sie sich auf den ersten Blick nicht leicht unterscheiden läßt. Die Drüse liegt tief hinter dem Schläfenteile des Oberlides, wird vorne vom Septum orbitale bedeckt, erreicht gerade den Rand der Augenhöhle und liegt zwischen dem Processus angularis des Stirnbeines und dem Augapfel eingekeilt. Der Knochen weist eine seichte Eindellung zur Aufnahme der Drüse auf, wodurch die Fossa glandulae lacrimalis entsteht, in deren vorderem und unterem Teile die Drüse hauptsächlich liegt. Hinten steht sie im Zusammenhang mit dem den hinteren Teil der Grube [Loge accessoire von ROCHON-DUVIGNEAUD (1913)] ausfüllenden Fett. Die von der Drüse und dem Fett eingenommenen Teile der Grube sind mitunter durch eine seichte Leiste voneinander getrennt. Die Tränendrüse reicht nach unten bis zur Naht zwischen Stirn- und Jochbein, die als Abschluß der Grube der Tränendrüse manchmal eine Erhebung aufweist. Die Drüse liegt dem Augapfel auf, welcher ihre Gestalt beeinflußt. Die Sehne des Lidhebers gräbt eine tiefe Rille in den inneren Rand der Tränendrüse, so daß diese gewissermaßen um die Sehne herum gefaltet ist. Die Rille ist so tief, daß die Tränendrüse fast vollständig in zwei Teile geteilt erscheint, einen oberen und einen unteren. Der erstere wird als obere oder eigentliche Tränendrüse, der untere als der zusätzliche oder Lidteil derselben bezeichnet. Nach WHITNALL (1932) sind die beiden Teile der Drüse niemals vollständig voneinander getrennt, so daß man eher von zwei Lappen als von zwei Drüsen sprechen sollte.

Der obere oder orbitale Teil der Tränendrüse (Glandula lacrimalis superior, Glandula innominata Galeni, Glandula lacrimalis orbitaria, Portio orbitalis glandulae lacrimalis, Glandula lacrimalis principalis, Groupe orbitaire [BÉRAUT]) stellt den größeren der beiden Lappen dar, und seine Läppchen sind wohl unter dem Einfluß des von allen Seiten auf ihm lastenden Druckes fester aneinander geschlossen als die des unteren Teiles. Seine Gestalt ist oval, dabei ist die obere Fläche leicht konvex, die untere konkav gestaltet in Anpassung an das Dach der

Augenhöhle und den Augapfel. Die Drüse ist etwa 20 mm lang, 10—12 mm breit und 5—6 mm dick, doch bestehen große individuelle Unterschiede. Das Gewicht hat Götz (1808) mit durchschnittlich 0,78 g angegeben, während Eisler (1930) 0,72 g angibt. Frauen haben schwerere Drüsen als Männer; am schwersten sind sie bei Frauen mittleren Alters. Kirchstein (1894) fand die Größe der Drüse bei Kindern zu ein Viertel bis ein Drittel der Größe des Erwachsenen.

Der vordere Rand der Drüse ist zugeschärft, der hintere abgerundet, liegt auf dem Lidheber und auf einer Fortsetzung der Fascie, die von der Scheide des oberen zu der des äußeren geraden Muskels zieht, wodurch sie von dem den Augapfel einhüllenden Bindegewebe getrennt wird. Das die Drüse umgebende Bindegewebe ist locker, so daß eine eigentliche Kapsel nicht vorhanden ist. Das Bindegewebe strahlt vielfach zwischen die Drüsenläppchen ein. Gelegentlich können die von oben in die Drüse einstrahlenden, hauptsächlich sagittal verlaufenden Züge dichter sein, so daß dann eine stärkere Verbindung mit der Beinhaut zustande kommt. Dies ist aber keineswegs die Regel; man ist daher nicht berechtigt, das Ligamentum Soemerringii als eine konstante Bildung zu beschreiben. In den allermeisten Fällen läßt sich die Drüse leicht stumpf von der Beinhaut ablösen. Ausgeprägter ist ein Bindegewebszug, der den unteren Rand der Drüse in dem Winkel fixiert, der zwischen der Ausbreitung der Scheide des oberen, geraden Muskels und der äußeren Hohlwand an der Stirn-Jochbeinnaht entsteht.

Der untere Lappen der Tränendrüse (Glandula lacrimalis inferior, Glandulae congregatae Monroi, Glandula lacrimalis accessoria, Glandula lacrimalis palpebralis) ist kleiner als der obere Lappen. Der untere Lappen bildet eine dünne Schichte von locker zusammenhängenden Läppchen, deren größte Längsausdehnung etwa 15 mm beträgt. Die Zahl der Läppchen schwankt zwischen 15 und 40. Sie liegen in lockerem Bindegewebe. Ihre Länge beträgt bis zu 11 mm, ihre Dicke etwa 2 mm. In der Nähe der Stirn-Jochbeinnaht steht der untere Lappen mit dem oberen in Zusammenhang. Er liegt unter der Ausstrahlung des Lidhebers, reicht bis nahe an die obere Lidplatte und steht in fester Verbindung mit der Bindehaut der oberen Übergangsfalte, in der die Mündungen der Ausführungsgänge liegen. Außen erstreckt sich der untere Lappen der Tränendrüse bis zum äußeren Lidbande; öfters zieht ein Fortsatz des Lappens hinter dem Lidband vorbei ziemlich weit nach unten, sich der unteren Übergangsfalte anlegend. Durch die Bindehaut der oberen Übergangsfalte hindurch kann man die Läppchen der Drüse deutlich erkennen. Gualdi (1931) hat in 13,19% der Fälle keine von der Bindehaut aus sichtbare untere Tränendrüse gefunden. In vereinzelten, seltenen Fällen fanden sich versprengte Drüsenläppchen im Unterlide. Der untere Lappen der Tränendrüse hat eine unregelmäßig viereckige Gestalt, ist in der Richtung von oben nach unten abgeplattet, aber auch öfters oval. Als Mittel der Abmessungen ergaben sich für die Länge 4,82 mm, für die Breite 3,46 mm und für die Dicke 2,44 mm. Die Maße sind bei Männern größer als bei Frauen. Im ersten Lebensjahrzehnt und nach dem 60. Lebensjahre ist die Drüse klein, während sie in der Zwischenzeit nur unbedeutende Größenschwankungen aufweist. Die Verbindung mit der Bindehaut ist die festeste der Drüse mit ihrer Umgebung. Vor dem unteren Drüsenlappen finden sich noch Fasern glatter Muskulatur.

Die Drüse wird hauptsächlich dadurch in ihrer Lage erhalten, daß sie sich um die Sehne des Lidhebers legt. Sie ist in gewissem Ausmaß beweglich, wird auch wahrscheinlich bei Zusammenziehung des Lidhebers bewegt, besonders wenn Ausläufer des Muskels direkt in sie einstrahlen, wie dies Whitnall (l. c.) beschrieben hat.

Die Tränendrüse wird von einigen Untersuchern als zusammengesetzte, tubulöse [Stöhr (1900), Schirmer (1904), H. Virchow (1910), v. Möllendorff (1922)] aufgefaßt, zum Teil als tubuloalveoläre Drüse [Kölliker (1867), v. Ebner (1899), Schaffer (1920)]. Maziarski (1903) hat nach dem Plattenverfahren ein Modell eines Drüsenläppchens hergestellt (Abb. 418), das eine Entscheidung in dieser Frage nicht erbracht hat, da es beide Auffassungen zuläßt. Es finden sich an den Ausführgängen zwar hauptsächlich Schläuche, denen jedoch verschiedene kurze Ausbuchtungen aufsitzen, die als Acini aufgefaßt werden können. Kirchstein (1894) weist darauf hin, daß beim Neugeborenen die Tränendrüse einen so ausgesprochen tubulösen Charakter besitzt, daß es unverständlich erscheint, wie sie als acinös hat bezeichnet werden können.

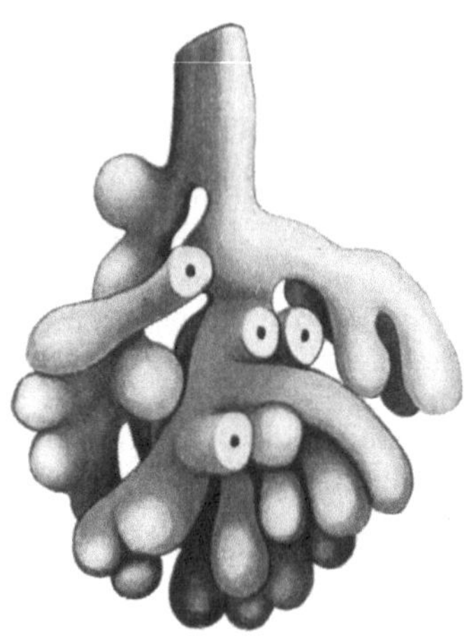

Abb. 418. Modell eines Drüsenläppchens der Tränendrüse des *Menschen*. (Nach Maziarski.)

Auf dem Durchschnitt haben die Schläuche eine rundliche oder eine mehr oder weniger regelmäßig abgeplattete Gestalt. Sowohl der Druck, den sie aufeinander ausüben, als auch der Druck des Zwischengewebes verändert den grundsätzlich runden Querschnitt der Schläuche. Ihr Durchmesser beträgt 0,023—0,03 mm, an den blinden Enden bis 0,04 mm [Schirmer (1904)]. v. Ebner (1902) fand den Durchmesser bis zu 0,09 mm groß. Die Länge der Schläuche beträgt nach denselben Autoren 0,08—0,12 (0,18) mm. Reichlich mit elastischen Fasern versehenes, lockeres, fibrilläres Bindegewebe vereinigt Gruppen von Schläuchen zu Läppchen; aus kleineren bilden sich größere Läppchen, die makroskopisch als solche hervortreten. Die Schläuche jeder kleinen Gruppe münden in einen gemeinsamen Ausführungsgang, der intralobulär liegt und sich mit anderen gleicher Art zu interlobulären größeren Gängen vereinigt. Schließlich bilden sich makroskopisch sichtbare Ausführungsgänge. Der Durchmesser dieser dünnwandigen Ausführungsgänge erreicht kaum 0,5 mm. Sie verlaufen gegen die Übergangsfalte der Bindehaut und treten auf ihrem Wege durch die palpebralen oder akzessorischen Drüsen, deren Ausführungsgänge meist in die Hauptgänge münden.

Die Ausführungsgänge (Ductus excretorii glandulae lacrimalis) sind zartwandige, dünne Schläuche, deren Durchmesser 0,5 mm nicht überschreitet. 3—5 aus dem oberen Lappen stammende Gänge treten durch den unteren Lappen durch und nehmen dabei aus ihm heraustretende Gänge unter spitzem Winkel auf und münden schließlich etwas vor der Kuppe der oberen Übergangsfalte in den Bindehautsack. Der Abstand der Öffnungen liegt 4—5 mm über dem oberen Rande der Lidplatte. Nach Sappey (1853) liegt die größte und gleichzeitig temporalste Mündung in der Höhe des äußeren Augenwinkels. Hyrtl (1873) fand Mündungen noch in der unteren Übergangsfalte. Außer den den unteren Lappen gemeinsamen Ausführungsgängen münden noch 3—9 wesentlich dünnere Gänge aus dem unteren Lappen oder nasenwärts davon zwischen den Hauptgängen in den Bindehautsack. Im ganzen findet man 10—14 Mündungen von Ausführungsgängen vor.

Die Drüsenschläuche bestehen aus großen, hohen zylindrischen Zellen, deren Höhe 0,020—0,026 mm und deren Breite 0,006—0,010 mm beträgt. Das absondernde Epithel ist durchwegs einschichtig. Die runden Kerne der Zellen liegen in der Nähe der Basis. Nach Zimmermann (1898) lassen sich drei Zellabschnitte unterscheiden: ein bis zum Kerne reichender, basaler, radiär fein gestreifter, ein mittlerer mit gleichmäßigem Gerüst und ein oberflächlicher, die Spitze der Zelle einnehmender, der hell und mit Sekretkörnchen gefüllt ist.

Die Gestalt der Zellen ist vielfach keine streng zylindrische (Abb. 419). Sie sind vielmehr an ihrem der Lichtung des Drüsenschlauches zugekehrten Ende zugespitzt, sind also keilförmig. Ihre freien Enden bilden gegen die Drüsenlichtung mitunter eine kontinuierliche glatte Linie. Vielfach jedoch ragen die einzelnen Zellen mit ihren Spitzen über die Oberfläche der benachbarten Zellen gegen die Lichtung hervor, so daß die Oberfläche des Epithels unregelmäßig ist und die Lichtung dadurch beeinflußt wird.

Bei Betrachtung der Zellen von der Fläche, also von der Drüsenlichtung aus, ist ein sich mit Hämatoxylin färbendes Kittleistensystem sichtbar, welches die einzelnen Zellen voneinander trennt. Stellenweise sind solche Kittleisten dadurch unterbrochen, daß zwischen den Drüsenzellen kleine Sekretgänge vorhanden sind, die beinahe bis zur Basis der Zellen reichen können. Die Kittleisten selbst reichen sehr tief zwischen die Zellen hinein, werden dabei

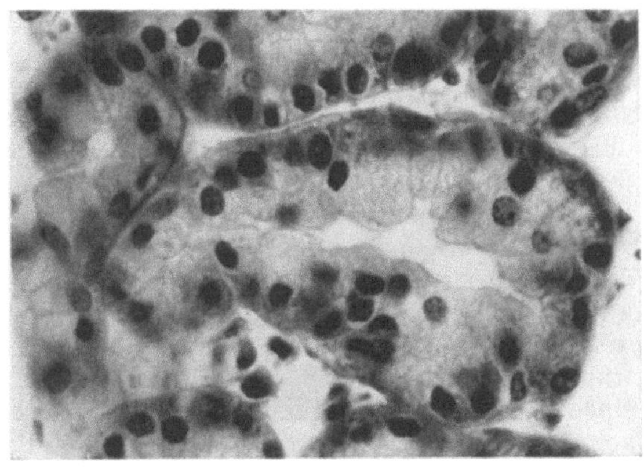

Abb. 419. Tränendrüse des *Menschen* (KOLMER).

beständig schmäler, bis sie vollständig aufhören. Die Sekretgänge oder Sekretcapillaren stellen feinste Röhrchen dar, die von der Lichtung des Drüsenschlauches abzweigen, verschieden weit zwischen benachbarte Zellen eindringen und, ohne die Basalmembran zu erreichen, blind enden. Die Zellwände bilden die Wandungen der Sekretcapillaren, die in die Zellen selbst nicht eindringen.

Man kann zwei Typen von Zellen unterscheiden: solche, die sich im Ruhestadium befinden und solche, die ihr Sekret abgegeben haben und als tätige bezeichnet werden. Die ersteren sind die bei weitem zahlreicheren. SCHIRMER (1904) fand in zwei Tränendrüsen nur Zellen des ersten Typus. Er schildert sie als mit sehr blaß gefärbten Sekretkörnchen vollgepfropft, die sich durch ihre Größe wenig voneinander unterscheiden. Sie treten in der Nähe der Drüsenlichtung am deutlichsten hervor, sind aber in dem dunkler gefärbten basalen Teile der Zelle erkennbar. Die Körnchen liegen in einem außerordentlich schwach gefärbten Cytoplasma, in dem keine Struktur wahrnehmbar ist. Die Zelle erhält dadurch ein wabiges Aussehen. Die Zellkerne liegen nahe den basalen Enden der Zellen und färben sich mit Hämatoxylin zum Teil sehr stark, zum Teil etwas heller. K. W. ZIMMERMANN (1898) unterscheidet in den Zellen drei Teile. Der der Basis zunächst liegende ist deutlich parallel zur Zellachse gestreift, was ZIMMERMANN als Ausdruck einer lamellären Struktur deutet. Der mittlere Teil der Zelle besitzt eine gleichmäßige, gerüstartige Struktur ohne besondere Eigentümlichkeiten. Er ist heller gefärbt als der Basalteil. Noch heller ist der innerste Teil der Zelle, der sich gegen den mittleren Teil durch eine deutliche, wenn auch nicht scharfe, kugelige Fläche abgrenzt. In diesem Zellteil, nahe am Übergange in den mittleren Teil, der den Kern enthält, liegen zwei stäbchen- oder leicht hantelförmige, unter einem stumpfen Winkel zueinander stehende

Gebilde, die sich intensiv färben. Die Stäbchen berühren sich nicht unmittelbar, sind vielmehr durch einen Zwischenraum, der bis zur doppelten Länge eines Stäbchens betragen kann, voneinander getrennt. Die Stäbchen sind ungefähr 3—4mal länger als sie breit sind. Sie stellen die Zentralkörper der Zellen dar und liegen vielfach in einer helleren Sphäre, die Andeutung einer radiären Streifung aufweist. Die Zellkerne sind rund oder rundlich, bläschenförmig. Mit ALTMANNs Fuchsin färben sie sich nicht. Bei dieser Färbung treten neben den Sekretkörnchen sehr kleine, intensiv rote, gleichgroße Körnchen hervor, die an feinsten Fäden aufgereiht erscheinen. Sie liegen vorwiegend in der Nähe der Zellgrenzen, umkreisen vielfach den Kern und weisen in der Zellbasis mitunter radiäre Anordnung auf. Sie sind in den ruhenden Zellen spärlicher als in den kleineren, tätigen. Mit Eisenhämatoxylin lassen sie sich gleichfalls darstellen, aber nicht so gut wie mit ALTMANNs Fuchsin. Außer diesen Gebilden treten größere, mit Hämatoxylin stark färbbare Körnchen hervor, die sich mit ALTMANNs Fuchsin nicht färben und von verschiedener Größe sind. Sie liegen unregelmäßig verstreut in einzelnen Zellen, finden sich aber nicht in der Nähe der Zellspitze. Sie lassen sich leicht entfärben. Vielleicht stellen sie unreifes Sekret dar. Außerdem findet sich in den Zellen Fett in Gestalt feinster Tröpfchen vor. AXENFELD und BIETTI (1900) fanden reichliche Fettröpfchen bei Fixierung mit FLEMMINGscher Flüssigkeit in sezernierenden kleineren, dunkleren Zellen, und zwar vorwiegend in ihren der Drüsenlichtung zugewendeten Teilen. Auch in den Zellen der Ausführungsgänge fand sich Fett in derselben Lagerung. Fetttröpfchen finden sich nicht in jeder Zelle, aber fast in jedem Querschnitt durch einen Drüsenschlauch. SCHIRMER (1904) und AXENFELD (1900) haben sie in keiner Drüse vermißt. AXENFELD (l. c.) fand, daß die Menge der Fettröpfchen nach dem Tode zunimmt, so daß 12—24 Stunden nach dem Tode die Drüsenschläuche bei schwacher Vergrößerung schwarz aussehen können. AXENFELD ist der Ansicht, daß die Fettbildung mit der Absonderung der Zelle in Zusammenhang steht, was jedoch nicht als streng bewiesen angesehen werden kann. ALBRICH und RENYI (1923) unterscheiden in der Tränendrüse zwei Arten von Zellen, solche mit größeren und solche mit kleineren Körnchen, zwischen denen es auch Übergangsformen gibt. Auf normale Reize hin sollen sich Zellen mit den kleineren, auf besonders starke Reize auch die mit größeren Körnchen entleeren. Die Entleerung des Sekretes erfolgt in der Weise, daß die Sekretkörner des inneren Zellabschnittes zu größeren Tropfen zusammenfließen, die teils durch die zwischen den Zellen befindlichen Sekretcapillaren, teils durch die freie Zelloberfläche in die Lichtung der Drüse gelangen. Die Zelloberfläche kann dabei gelegentlich wie geborsten aussehen. Nach ZIMMERMANN (1898) wölbt sich zuerst die Oberfläche der Zelle hügelartig vor, was auch SCHIRMER (l. c.) gesehen hat, die Wölbung nimmt zu, die Spitze der Zelle nimmt wurstförmige Gestalt an und das Sekret zerfällt in rundliche Ballen. Es ist in Gestalt von Körnchen in der Lichtung der Drüsenläppchen und der Ausführungsgänge sichtbar, wobei die Körnchen von leicht granulierten oder mehr gleichmäßigen, schwach gefärbten Massen umgeben sind. Nach Ausstoßung der Sekretkörnchen verkleinern sich die Zellen bedeutend, oft bis auf die Hälfte, das Cytoplasma erscheint dichter, trüber und ist stärker färbbar. Seine bei ruhenden Zellen wabige oder schaumige Beschaffenheit verschwindet. KOLOSSOW (1898) hat in diesen Zellen eine faserige Struktur des Cytoplasmas beschrieben. Infolge der Verkleinerung der Zellen nach Abgabe ihres Sekretes wird die Lichtung der Schläuche bedeutend größer, so daß ihr Durchmesser von 0,006—0,007 mm auf 0,015 mm zunehmen kann. Die Zellkerne werden nach Abgabe des Sekretes unregelmäßig, mitunter sogar zackig. Ihre Färbbarkeit erleidet dagegen keine Veränderung.

T. Yuge (1934) hat die Verhältnisse an weißen *Kaninchen* unter normalen, gesteigerten und herabgesetzten Funktionszuständen untersucht. Zellen der Drüsengänge sind in normalem Zustande mit verschieden stark lichtbrechenden Körnchen gefüllt, unter denen die schwächer lichtbrechenden für reifer als die stärker lichtbrechenden zu gelten haben. Die Mitochondrien erscheinen in Körnchen- und Stäbchenform: die letztere ist häufig mit Verdickungen an den Enden versehen. Die Menge der Mitochondrien steht in Wechselbeziehung zu den Sekretkörnchen. Sie sind am spärlichsten in den Zellen, die zahlreiche, stark gefärbte Körnchen enthalten und im Gang der Sekretbildung zu sein scheinen, dagegen am reichlichsten in den Zellen, die mit ganz schwach gefärbten Sekretkörnchen gefüllt sind und sich im Zustand der Funktionsruhe befinden. Die Mitochondrien sind als Baumaterial der Sekretkörnchen anzusehen. Yuge (1933) hat auch zweierlei Formen von Binnennetzen unterschieden (Golgis Apparato reticulare interno). Das größere, mit gut entwickelten Maschen und vielen Fortsätzen steht in innigem Verhältnis zum Kern und liegt zwischen diesem und der Zellbasis. Es findet sich in großen, vakuolenreichen Zellen. Das kleinere hat viel weniger deutliche Maschen und Fortsätze und liegt mehr nach der Drüsenlichtung zu. Die Zellen mit diesen Netzen sind kleiner und haben keine deutlichen Vakuolen.

Meist finden sich in den Drüsenschläuchen Zellen von verschiedenem Aussehen und nur ausnahmsweise sind sämtliche Zellen frei von Sekretkörnchen und trübe (Abb. 420). Auch bei stärkster Inanspruchnahme der Drüse, so z. B. nach mehrstündiger elektrischer Reizung [Noll (1901) bei der *Katze*] finden sich noch immer mit Sekretkörnchen gefüllte Zellen. Kernteilungen werden nur selten beobachtet, was sich auch von Entartungserscheinungen der Kerne sagen läßt. Daraus kann man wohl schließen, daß Verbrauch und Neubildung von Zellen nur in geringem Grade stattfinden. Die Zellen, welche ihren Inhalt abgegeben haben, füllen sich offenbar stets von neuem. Infolge des Heraustretens des Sekretes verkleinert sich die Zelle, und zwar naturgemäß der der Drüsenlichtung zugekehrte Teil, so daß die Zelloberfläche sich dem Centrosom nähert. Während dieses Zeitabschnittes ändern sich die Verhältnisse hinter dem Centrosom in keiner Weise. Beim weiteren Fortschreiten des Prozesses verkleinert sich der mittlere Teil der Zelle und gleichzeitig wird die Oberflächenschichte dunkler und nimmt an Dicke zu. Schließlich gewinnen die Zellen folgendes Aussehen: der Basalteil bietet dieselben Verhältnisse wie früher geschildert, der Kern liegt im mittleren, helleren Teil der Zelle, und gegen die Drüsenlichtung zu wird das Cytoplasma wieder dunkler. Das Centrosom liegt an der Zelloberfläche, und zwar ganz exzentrisch am Rande der Zelle.

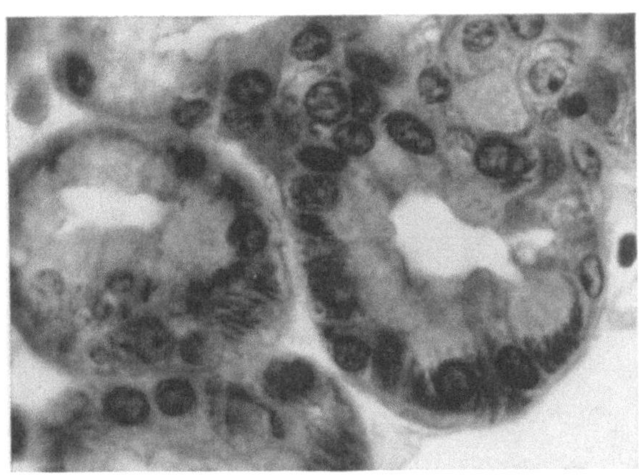

Abb. 420. Tränendrüse des *Menschen* (Kolmer).

Außer diesen Zellen beschreibt Zimmermann (l. c.) solche, die kleiner sind und ein viel gröberes Gerüst aufweisen. Der Basalteil dieser Zellen, der sehr klein ist, da der Kern ganz an die Basis gerückt ist, weist eine der Zellachse parallele Streifung auf. Der Kern ist oft unregelmäßig gestaltet und wird bereits von groben Körnchen umgeben, die den ganzen, bis zur Zelloberfläche reichenden Teil erfüllen. Diese Zellen enthalten gleichfalls ein Centrosom, das in der Nähe der Zelloberfläche liegt. Auch diese Zellen stoßen zeitweise ihr Sekret aus, stellen also nicht etwa ruhende Zellen dar. Koike (1932) behauptete, daß die zwei Zellarten getrennte Ausführungsgänge und getrennte Funktion haben.

Außer den beschriebenen Zellen befinden sich an ihrer Außenfläche platte Zellen, die kreisförmig verlaufen, an manchen Stellen als Sternzellen keine ausgesprochene Richtung aufweisen, oder auch glatten Muskelzellen ähnlich in der Längsrichtung der Drüsenschläuche verlaufen. Es sind dies Epithelzellen, denen KOLOSSOW (1898) contractile Eigenschaften zuschreibt. Solche Zellen (Korbzellen) sind bekanntlich auch bei Schweißdrüsen eine regelmäßige Erscheinung.

Die Zellen der äußeren Schichte sind sehr flach und treten daher auf Durchschnitten wenig hervor. Diese Korbzellen hängen durch platte Cytoplasmafortsätze miteinander zusammen und umgreifen die Drüsenschläuche netzartig als ein Zellverband mit flachen Kernen. Die Schläuche der Tränendrüse bestehen daher strenggenommen aus zwei Schichten von Epithelzellen, von denen jedoch nur einer sekretorische Eigenschaften zukommen. Beide Schichten werden von einer Basalmembran umfaßt, die strukturlos ist.

Die Korbzellen bilden keine lückenlose Schichte, so daß die innere Zellschichte stellenweise der Basalmembran aufruht. Mit Annäherung an die Ausführungsgänge werden die Korbzellen flacher, die Lücken zwischen ihnen größer. Das Verhalten der Korbzellen in den intralobulären Ausführungsgängen unterliegt keinen weiteren Veränderungen. KOLMER (1928) hat mittels der Silbermethode mit Vorfixation in Uranformol nach CAJAL oder Kobaltnitrat-Formol nach DA FANO eine vorzügliche, fast elektive Darstellung der Korbzellen und ihrer Innervation erzielt.

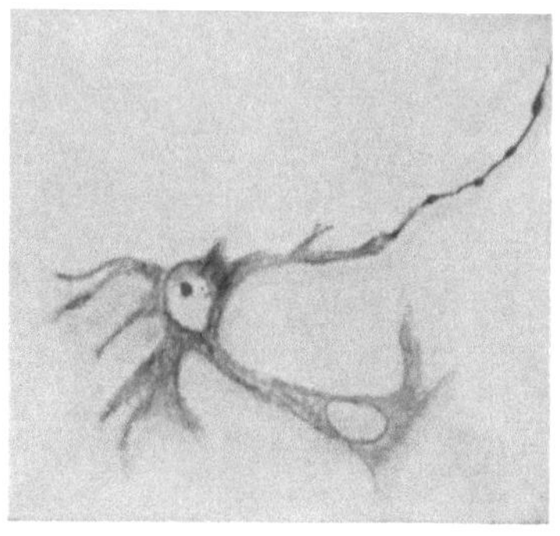

Abb. 421. Innervation einer Korbzelle durch ein länger frei verlaufendes Nervenästchen. (Nach KOLMER.)

Die Korbzellen erscheinen dabei als multipolare dunkelbraune Gebilde mit unregelmäßig ovalem Kern, wobei manchmal die Fortsätze verschiedener Zellen zu anastomosieren scheinen (Abb. 421). Eine radiäre Streifung des Cytoplasmas der Korbzelle ist meistens nur angedeutet, tritt keinesfalls so deutlich hervor, wie sie ZIMMERMANN mittels Eisenhämatoxylin dargestellt hat. Stellenweise zeigen die Korbzellen eine radiäre, dunkelbraune Tüpfelung, die möglicherweise von dargestellten Mitochondrien herrührt. WHITNALL (1921) nimmt an, daß die Zusammenziehung der Korbzellen, die er als Myoepithelien ansieht, die Auspressung der Tränen herbeiführen könne.

Beim Übergang der Drüsenschläuche in die intralobulären Ausführungsgänge oder Schaltstücke zwischen den Drüsenschläuchen und größeren Ausführungsgängen werden die der Lichtung zugekehrten Epithelzellen niedriger, nehmen kubische Gestalt an. Der Übergang von hohen zu niedrigen Zellen erfolgt meist allmählich, kann sich aber auch plötzlich vollziehen. Die Lichtung der Ausführungsgänge ist weiter als die der Schläuche. Mitunter sind die Epithelzellen hier besonders niedrig, kaum 0,01 mm hoch, so daß der elliptische Kern kaum Platz hat. Solche Zellen machen den Eindruck, als wären sie gestreckt. In den interlobulären Ausführungsgängen ist die innere Schichte des Epithels noch niedriger; die Zellen sind kubisch oder zylindrisch. Die äußere Zellschichte ist flach, weist vielfache Lücken auf, unterscheidet sich also in dieser Beziehung nicht von dem Verhalten der übrigen Abschnitte der Drüse. Die Lücken dieser Zellschichte werden gegen die größeren Sammelröhren zu kleiner, der Zellbelag kontinuierlicher. Da der Zellcharakter von den blinden Enden der Drüsenschläuche gegen die größeren Sammelröhrchen hin sich nicht ändert, muß mit der Möglichkeit gerechnet werden, daß auch die Zellen der Ausführungsgänge

besondere Eigenschaften besitzen. In diesem Sinne sind die Befunde von
GRUNERT (1903) zu deuten, der bei Paraphenylendiaminvergiftung in den Zellen
der Ausführungsgänge dieselben braun gefärbten Körnchen gefunden hat, die
in absondernden Zellen der Drüsenschläuche vorhanden waren. Auch Fetttröpfchen hat AXENFELD (l. c.) gleicherweise in den Epithelien beider Abschnitte
der Tränendrüse gefunden.

Das zwischen den Drüsenschläuchen liegende Gewebe ist in der Jugend
spärlich, besteht aus retikulärem Bindegewebe mit spärlichen, eingestreuten
Plasmazellen, die nach HANNES (1911) schon bei der Geburt vorhanden sind.
Auch zarte Netze elastischer Fasern lassen sich erkennen. Das gleiche Gewebe

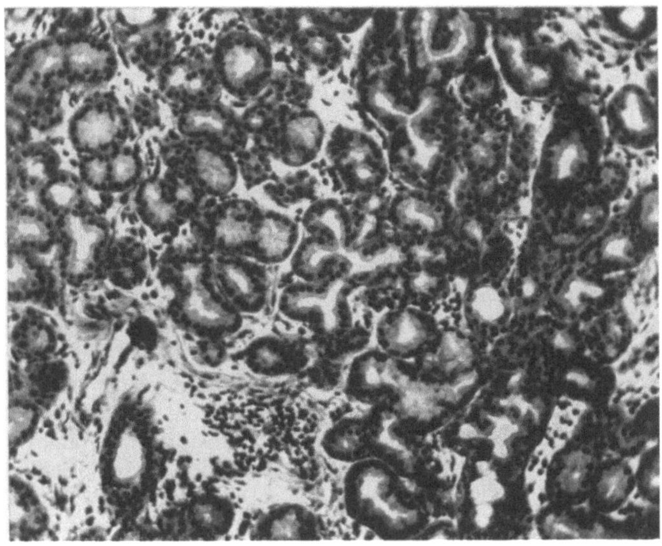

Abb. 422. Tränendrüse des *Menschen* (KOLMER).

findet sich auch zwischen den Drüsenläppchen und als Umscheidung der Ausführungsgänge. Beim Erwachsenen sind in diesem Gewebe zahlreiche Rundzellen
eingelagert, die stellenweise Haufen bilden, so daß der Eindruck von Lymph-
follikeln entstehen kann. RIQUIER (1911) hat die Entwicklung des Bindegewebes in der Tränendrüse verfolgt und festgestellt, daß es sich bereits beim
7monatigen Fetus findet. Dieser Umstand wird auch von AXENFELD (1898)
bestätigt, der aber hervorhebt, daß beim Neugeborenen das adenoide Gewebe
fehlt, ebenso wie es in der Bindehaut in diesem Alter noch nicht die Entwicklung
erkennen läßt, die es beim Erwachsenen erreicht. Im Kindesalter ist das Zwischengewebe zwischen den Drüsenschläuchen sehr spärlich. Es besteht aus sternförmig sich verästelnden Bindegewebszellen, deren Fortsätze sich miteinander
verbinden und die Drüsenschläuche umspinnen, woran auch elastische Fasern
teilnehmen. MAMOLI (1929) der die Tränendrüse von Feten im 6. Monat bis
zu Greisen im Alter von 80 Jahren untersucht hat, findet im fetalen Leben
reichliches Bindegewebe zwischen den Drüsenschläuchen, das beim Neugeborenen
bereits spärlich ist, wenn auch wie beim Erwachsenen die Schläuche durch
Bindegewebssepten voneinander getrennt sind (Abb. 422). Im Alter ist die
Drüse wieder lockerer gefügt und die Läppchen durch mehr fetthaltiges Bindegewebe getrennt. Außer den gewöhnlichen, zelligen Elementen des Bindegewebes findet man eingestreut die des reticuloendothelialen Gewebes. Elastische

Fasern sind spärlich, selbst in der Umgebung der dicksten Ausführungsgänge. Gegen Ende des ersten Lebensjahres erscheinen im Bindegewebe typische Lymphocyten, so daß von da an adenoides Gewebe vorhanden ist, das bis zum Ende des zweiten Lebensjahrzehntes zunimmt, um dann mit fortschreitendem Alter etwas abzunehmen. Das adenoide Gewebe, das bezüglich Menge und Lage individuellen Unterschieden unterworfen ist, bildet unregelmäßige Scheiden um Gefäße und größere Ausführungsgänge. Die Menge des Gewebes wechselt, doch finden sich keine isolierten Follikel, vielmehr besteht eine zusammenhängende Masse von Lymphocyten, deren Menge örtlich verschieden ist. Auch dort, wo Lymphocyten um eine zentrale Stelle herum kreisförmig angeordnet sind, findet sich kein Keimzentrum, sondern nur bindegewebiges Stroma, so daß hier vielleicht Zellen zugrunde gehen. Die zu Beginn und am Ende des Lebens zahlreicher vorhandenen Plasmazellen scheinen vom adenoiden Gewebe zu stammen. MAMOLI (l. c.) hält es für wahrscheinlich, daß das adenoide Gewebe mit der Drüsentätigkeit zusammenhängt. Es lassen sich bei der Geburt bereits bindegewebige Scheidewände verschiedener Dicke erkennen, die dickeren trennen einzelne Drüsenläppchen voneinander, feinere (solche II. Ordnung) dringen in die Drüsenläppchen ein. Sie lösen sich in feinere Fibrillenbündel auf, von denen aus ein zartes Netzwerk die einzelnen Drüsenschläuche umspinnt. Überall finden sich neben Bindegewebsfasern auch elastische Fasern. Gegen das 20. Lebensjahr zu nimmt das Bindegewebe an Masse zu, und auch die Menge der Lymphocyten und Plasmazellen wird beträchtlich. Im Gewebe zwischen den Drüsenläppchen und in der Peripherie der Drüse finden sich auch regelmäßig Fettzellen. In späteren Jahren ändert sich das interstitielle Gewebe nicht mehr. GOETZ (1908) hat dagegen angegeben, daß im Alter das Bindegewebe eine namhafte Vermehrung erfährt, so daß das eigentliche Drüsengewebe ihm gegenüber wesentlich zurücktritt, die Drüsensubstanz nur mehr inselförmig vorhanden ist. FUMAGALLI (1897, 1898) fand in der Kapsel der Tränendrüse der Oberfläche parallel verlaufende dickere elastische Fasern. Gröbere Geflechte solcher Fasern finden sich in den Scheidewänden, und zarte Fasern umspinnen, wie erwähnt, die Drüsenschläuche.

Die arterielle Versorgung der Tränendrüse geschieht durch die Arteria lacrimalis, welche von der Arteria ophthalmica abgeht, mitunter aber auch den Hauptstamm darstellt und dann ein ansehnliches Gefäß ist. Sie tritt am hinteren Ende der Tränendrüse in diese ein und zieht oberflächlich verlaufend weiter zu den Lidern. Der R. infraorbitalis der Arteria maxillaris interna entsendet mitunter auch einen Ast an die Tränendrüse. Die aus der Drüse austretenden Venen fließen zu einer nach hinten ziehen Vena lacrimalis zusammen, die meist in die obere Vena ophthalmica einmündet. Da sie auch Blut aus den Lidern aufnimmt, stellt sie oft eine Vene dar, die von gleicher Größe ist wie die beiden Venae orbitales.

Die Nervenversorgung der Tränendrüse erfolgt durch den Nervus lacrimalis, einen Ast des I. Trigeminusastes, den Nervus facialis und den Sympathicus. Der Nervus lacrimalis zweigt bereits in der Schädelhöhle vom I. Trigeminusast ab, liegt neben dem Trochlearis, den er aber verläßt, um durch den äußersten temporalen Teil der Fissura orbitalis superior in die Augenhöhle einzutreten, wo er an der äußeren Wand zusammen mit der Arteria lacrimalis entlang dem oberen Rande des äußeren geraden Muskels verläuft. Unmittelbar hinter dem hinteren Ende der Tränendrüse oder in ihr teilt sich der Nerv in zwei Äste, von denen der obere die Drüse durchsetzt, wobei er seine meisten Fasern an sie abgibt, dann das Septum orbitale durchdringt und sich in der Bindehaut und der Lidhaut der äußeren Hälfte des Oberlides verzweigt. Der untere Ast des Nerven verläuft an der äußeren Augenhöhlenwand hinter der Tränendrüse nach unten, wobei er Äste an die Drüse abgibt und verbindet sich mit dem Nervus zygomatico-temporalis, einem Ast des II. Trigeminusastes.

Der Weg, den die vom Facialis stammenden Fasern einschlagen, ist der folgende: vom Ganglion geniculi ziehen sie durch den Nervus petrosus super-ficialis maior und den Nervus Vidianus zum Ganglion sphenopalatinum. Diese Fasern werden als präganglionäre betrachtet, wogegen die aus dem Ganglion austretenden und durch einen der Nervi sphenopalatini in den Nervus zygo-maticus und durch den Nervus zygomatico-temporalis in den Nervus lacrimalis ziehenden Fasern als postganglionäre angesehen werden. Ob die Fasern aus den

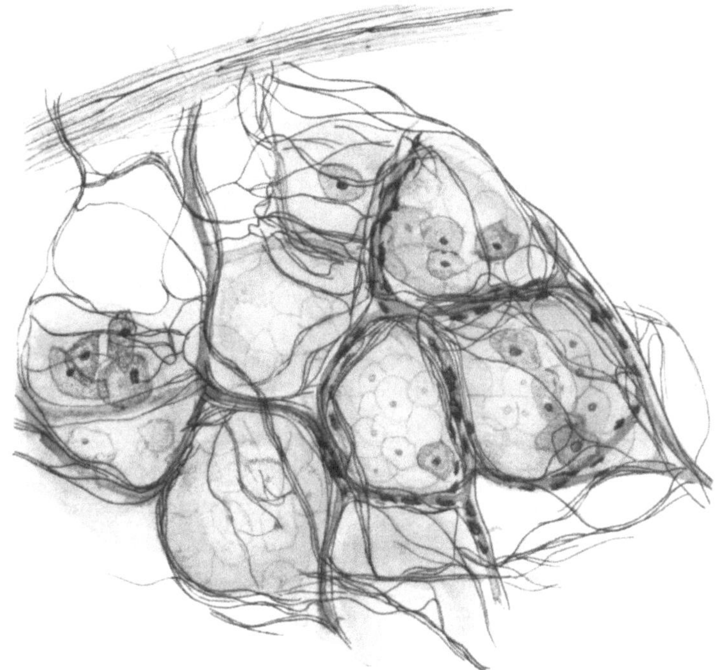

Abb. 423. Nerven der Tränendrüse eines Affen (KOLMER).

Ganglienzellen des Ganglion geniculi stammen oder eine zentrale Verbindung mit dem Kern des Glossopharyngeus besitzen [PARSON (1902)], ist nicht sicher.

In der Drüse endigen die Nervenfasern als marklose Fasern zwischen den Epithelzellen, in der Umgebung der Ausführungsgänge und Gefäße [DOGIEL (1893)]; manchen Fasern liegen nach den Angaben von PUGLISI-ALLEGRA (1903) kleine Ganglienzellen an. Derselbe Verfasser beschreibt intracelluläre Nerven-geflechte, die von einer Zelle auf die benachbarten übergreifen und bei vitaler Methylenblaufärbung darstellbar sind. KOLMER (1915, 1928) (Abb. 423) hat bei Vorfixierung in Uranformol nach CAJAL oder Kobaltnitrat-Formol nach DA FANO die Innervation der Epithelzellen darstellen können. Die dicht unter-halb der Membrana propria verlaufenden Nerven verästeln sich in den Drüsen-schläuchen mehrfach dichotomisch, treten durch die Membran durch und geben neue Äste ab. Stellenweise läßt sich ein echtes Gitterwerk von Nervenmaschen erkennen. Die feinsten variкösen Äste von etwa 0,005 mm Dicke verlaufen meist gekrümmt zwischen den Epithelzellen empor, dringen fast bis zur Epithel-oberfläche hinauf, biegen dann um und gelangen fast wieder bis zur Membrana propria. Die Fäden endigen mit winzigen knopfförmigen Anschwellungen, ohne daß man mit voller Sicherheit entscheiden könnte, ob diese Endigung innerhalb des Cytoplasmas einer Zelle oder nur außerhalb gelegen ist, da die Zellen ganz dicht aneinander schließen. Was die Korbzellen betrifft, so ziehen die varikösen Nervenfäserchen dicht an die Korbzelle heran und setzen sich mit einem Endknöpfchen an die Grenze eines Zellfortsatzes in nicht allzugroßer Entfernung vom Zellkerne an. Ein intracelluläres Nervengeflecht im Sinne PUGLISI-ALLEGRAs wurde nicht gefunden.

Nach vergleichend-anatomischen Untersuchungen WORONOWs (1903) haben sich bei einer größeren Reihe von *Säugern* keine wesentlichen Unterschiede zwischen menschlicher und tierischer Drüse erkennen lassen. Eine Tränendrüse, welche die meisten *Säugetiere* besitzen, findet sich beim *Rind* und den *Primaten* in eine obere und untere Drüse gesondert, sie wurde beim *Elefanten* und *Wassersäugetieren* vermißt. Disseminierte Tränendrüsen finden sich spärlich bei *Haustieren*; KOLMER fand sie bei *Affen* und *Halbaffen*; nach FRANZ (1911) bilden sie eine Schichte in der Nickhaut, einen dichten Gürtel am Lidrand beim *Elefanten,* sondern vielleicht ein fettiges Sekret ab. Für eine ähnliche Drüsenlage bei den *Walen* nimmt PÜTTER (1912) einen Funktionswechsel zur Hervorbringung eines Sekretes wie die HARDERsche Drüse an, auch wurden derartig große Drüsen in der Übergangsfalte bei *Sirenen* und *Robben* beschrieben. Die sog. Nickhautdrüse findet sich beim *Kaninchen, Elefanten, Affen* und anderen *Säugern* neben der HARDERschen Drüse. Diese letztere ist am stärksten bei *Nagern* und *Wiederkäuern* entwickelt, findet sich auch bei *Robben* und *Walen,* beim *Hippopotamus* und bei der *Fischotter.* Bei manchen *Tieren* findet sich noch eine Glandula infraorbitalis und eine Glandula orbitalis externa.

B. Die Tränenflüssigkeit.

Die Tränen sind eine sterile, wasserklare oder leicht trübe opalescierende, farblose Flüssigkeit von salzigem Geschmack und alkalischer Reaktion. Nach ARLT (1855) beträgt ihr spezifisches Gewicht bei 20^0 C 1,0086. Die Zusammensetzung wird folgendermaßen angegeben:

	FRERICHS I (1846)	FRERICHS II	ARLT-LERCH (1855)	MAGAARD (1882)	v. RÖTTH (1922)
Wasser	99,06	98,70	98,223	98,12	
Epithelien	0,14	0,32			
Albumin	0,08	0,10	0,504	1,4638	0,4
Schleim, Fett	0,3	0,34	Spuren		
Kochsalz.	0,42		1,257	0,4160	0,948
Phosphate und andere Salze			0,016	nur Chloride	

MICHAIL und VANCEA (1934) geben den Kochsalzgehalt zu 0,823% an. Nach GÜRBER und BACH (1894) finden sich von Eiweißstoffen Globulin und Albumin. MUCK (1900) fand auch Rhodan in der Tränenflüssigkeit, doch ist es noch nicht festgestellt, ob es von der Tränendrüse oder der Bindehaut ausgeschieden wird. Die alkalische Reaktion beruht nach RÖTTH (l. c.) auf dem Gehalte von 0,26% Natrium hydrocarbonicum. Die Tränen besitzen eine leichte antiseptische Wirkung, die jedoch viele Keime nicht abzutöten imstande ist. Sie ist vielleicht an das Eiweiß gebunden, weil Kochen die Wirkung aufhebt [HELLEBERG (1901)]. SCHNEIDER (1900) konnte keine antiseptischen Eigenschaften des Inhaltes des Bindehautsackes feststellen. Neuerdings wurde in der Tränenflüssigkeit das von FLEMING (1922) zuerst im Nasensekret festgestellte Lysozym von ČAVCA und PRICA (1929), HALLAUER (1930), RIDLEY (1928, 1930) und VENCO (1933) gefunden. Dieser Eigenschaften eines Enzyms besitzende Körper wirkt lytisch auf manche Bakterienarten und findet sich unter normalen Verhältnissen konstant in der Tränenflüssigkeit.

C. Die Tränenableitungswege.

Die in den Bindehautsack abgesonderte Tränenflüssigkeit wird durch die Schwerkraft und durch den Lidschlag auf der Oberfläche des Augapfels verteilt und schließlich durch die Lider, deren Schluß von der Schläfenseite nach der Nase zu sich vollzieht, gegen den Tränensee getrieben. Durch die Tränenpünktchen, die Tränenröhrchen gelangen sie in den Tränensack und durch den Tränennasengang in die Nase.

a) Die Tränenröhrchen.

Am Übergang des bewimperten Lidrandes in den des Tränensees, etwa 1 mm von der Ausmündungsstelle der letzten MEIBOMschen Drüse entfernt, liegen die Tränenpünktchen. Bei Kindern fehlt vielfach noch die Bildung der Papillen, auf deren Kuppe die Pünktchen beim Erwachsenen liegen. Die Papillen sind individuell verschieden ausgebildet und werden im Alter höher, mitunter zitzenförmig infolge der Atrophie der sie umgebenden Muskelfasern. Die Tränenpünktchen sind mit den Papillen etwas nach hinten gekehrt, so daß sie in den Tränensee eintauchen. Der untere Tränenpunkt liegt etwas weiter (6,5 mm) vom inneren Augenwinkel, so daß er bei offener Lidspalte hornhautwärts von der halbmondförmigen Falte liegt, während der obere, der sich 6 mm vom Lidwinkel befindet, ihr aufliegt. Der Tränenpunkt hat eine runde oder ovale, mitunter schlitzförmige Gestalt, dessen Längsachse meist

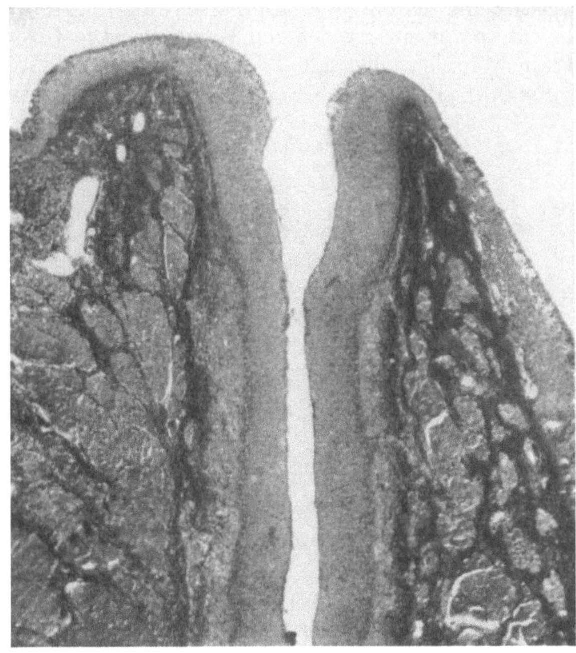

Abb. 424. Längsschnitt durch den senkrechten Teil desTränenkanälchens mit dem FOLTZschen Trichter, *Mensch* (KOLMER).

parallel, nur selten senkrecht zum Lidrand gerichtet ist, und liegt noch innerhalb des verhornten Epithels oder gerade an dessen Grenze gegenüber dem nicht verhornten. Diese Grenze läßt sich am Lebenden durch Auftropfen von 5%iger Lösung von Rose bengale als intensiv rote Linie darstellen [MARX (1924)]. Bei Spaltlampenbetrachtung kann man die Beziehungen des Tränenpunktes zu dieser Linie genau feststellen. Im Alter rückt der Tränenpunkt mehr nach hinten, so daß er sich dann in einiger Entfernung von der roten Linie befindet. Trotzdem ist er nicht mehr so nach hinten gerichtet wie bei Jugendlichen, ohne daß es sich indessen um eine Auswärtskehrung des Lidrandes handeln würde.

Das Tränenpünktchen führt durch das FOLTZsche Infundibulum in das Tränenröhrchen, wobei das Röhrchen sich anfangs bis auf 0,08—0,01 mm verengt [Angustia von GERLACH (1880)] (Abb. 424). WHITNALL (1932) gibt als Durchmesser des oberen Tränenpünktchens 0,25 [0,1 HEINLEIN (1875)], des unteren 0,3 mm (0,15 HEINLEIN) an. Da die Spitzen der Papillen aus Bindegewebe und einer dicken Epithelschichte bestehen, klaffen die Tränenpünktchen ständig. Die dünnen Tränenröhrchen verlaufen zuerst 1,8—2,25 mm weit senkrecht, biegen dann fast rechtwinkelig um und ziehen dann in annähernd horizontaler Richtung zum Tränensack. An der Umbiegungsstelle ist das Tränenkanälchen etwas erweitert, so daß eine Ampulle entsteht. Die Erweiterung zur Ampulle beginnt in Spindelform im vertikalen Teil des Tränenröhrchens [horizontales Divertikel, SCHWALBE (1887)], das sich vor der Umbiegung in den horizontalen Teil wieder verengt. An der Umbiegungsstelle selbst besteht eine zweite Erweiterung (vertikales Divertikel von SCHWALBE), die hauptsächlich in einer Ausbauchung der Wand des Tränenröhrchens in der Richtung des Verlaufes des vertikalen Teiles des Tränenröhrchens besteht [HEINLEIN (1875), GERLACH (1888)]. Das horizontal geneigt verlaufende Stück des Tränenröhrchens weist keine besonderen Kaliberschwankungen auf. Die scharfe Umbiegung weicht später einer weicheren Rundung. Die Länge des horizontalen Teiles des Tränenröhrchens beträgt 7—9 mm [5,5—6, M. WARDENBURG (1929), 7,5—8,5, LEONARDI (1931)], wobei der obere Kanal um etwa 0,5 mm kürzer ist als der

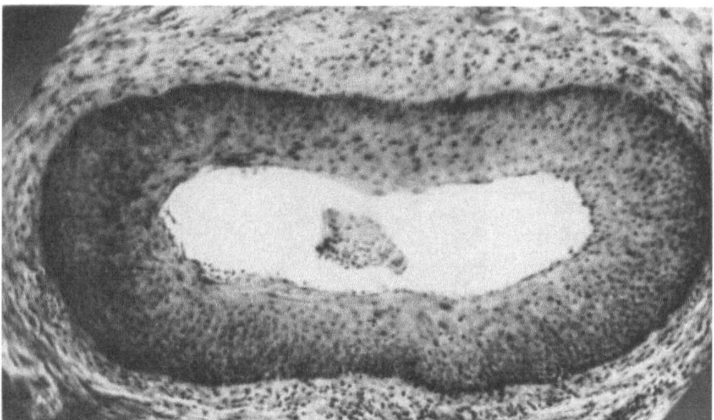

Abb. 425. Tränenkanälchen des *Menschen*, Querschnitt (KOLMER).

untere, was von der Lage der Tränenpünktchen abhängt. Man kann die Tränenkanälchen am Lebenden entweder durch Füllung mit einer dunkel gefärbten Flüssigkeit und Betrachtung bei Durchleuchtung [TOTH (1933)] oder nach Füllung mit Kontrastflüssigkeit mittels Röntgenstrahlen zur Ansicht bringen. Der Durchmesser der Tränenkanälchen beträgt 0,3—0,6 mm; doch lassen sich die Kanälchen leicht bis auf 1,5 mm erweitern, um nachher ihre ursprüngliche Weite wieder zurückzugewinnen. Die Tränenkanälchen münden entweder getrennt in den Tränensack, wobei die Mündung des oberen Kanälchens stets höher liegt als die des unteren, oder sie vereinigen sich zu einem gemeinsamen Endstück. Die Lichtung der Tränenröhrchen ist eine spaltförmige mit aneinander liegenden Wänden, wobei der Längsdurchmesser des Spaltes zuerst vertikal, dann aber schräg und schließlich beinahe horizontal steht und die früher nach vorn gerichtete Wand nach unten gekehrt ist. Die Maße des Tränenröhrchens betragen im äußeren Teile des horizontalen Abschnittes 1,3 zu 0,05 mm, im inneren Teile 0,5 zu 0,3 mm [HALBEN (1904)]. Der Verlauf der Tränenröhrchen ist kein genau horizontaler, sie konvergieren gegen den Tränensack zu, so daß das obere sich senkt, das untere aufsteigt. Gleichzeitig entfernen sie sich von der Oberfläche, da ihre Einmündung in den Tränensack etwas hinter der frontalen Halbierungslinie des Sackes liegt, ungefähr in der Höhe des inneren Lidbandes oder etwas darüber, etwa 1,5—2,0 mm unterhalb der Tränensackkuppe. Dabei durchbohren die Tränenröhrchen das vordere Blatt der Periorbita, welches die Tränensackgrube vorne überbrückt.

Die Angaben darüber, ob die Tränenröhrchen getrennt oder gemeinsam in den Tränensack münden, gehen weit auseinander. HUSCHKE (1835) fand gemeinsame Einmündung in 14% der untersuchten Fälle, SAPPEY (1853), FOLTZ (1860) und HYRTL (1873) gaben an, diesen Zustand in allen Fällen gefunden zu haben, während es LESSHAFT (1868) 112mal unter 160 Augen fand. HALBEN (1903) fand in der Mehrzahl der Fälle getrennte Einmündungen, die auch MERKEL und KALLIUS (1901) als das bei weitem häufigere Vorkommen bezeichnen. Die

Länge des gemeinsamen Endstückes, das eine Ausstülpung des Tränensackes darstellt, beträgt höchstens 3—4 mm.

Die Tränenpünktchen und -röhrchen sind von einem hohen, geschichteten Pflasterepithel ausgekleidet, das bei einer Dicke von 0,04—0,12 mm 6—12 Zellschichten besitzt. An den flachen Abschnitten der Tränenröhrchenwand ist das Epithel niedriger als an den Umbiegestellen. Auch ist es in der Mitte des Röhrchens höher und größeren Schwankungen unterworfen als im Endstück, so daß seine Dicke hier 0,04 zu 0,12 mm beträgt, während im Endstück Dickenschwankungen von 0,064—0,08 bestehen. Die Zellen der basalen Schichte sind hoch zylindrisch, sehr gleichmäßig mit stäbchenförmigen, senkrecht zur Lichtung gestellten Kernen versehen.

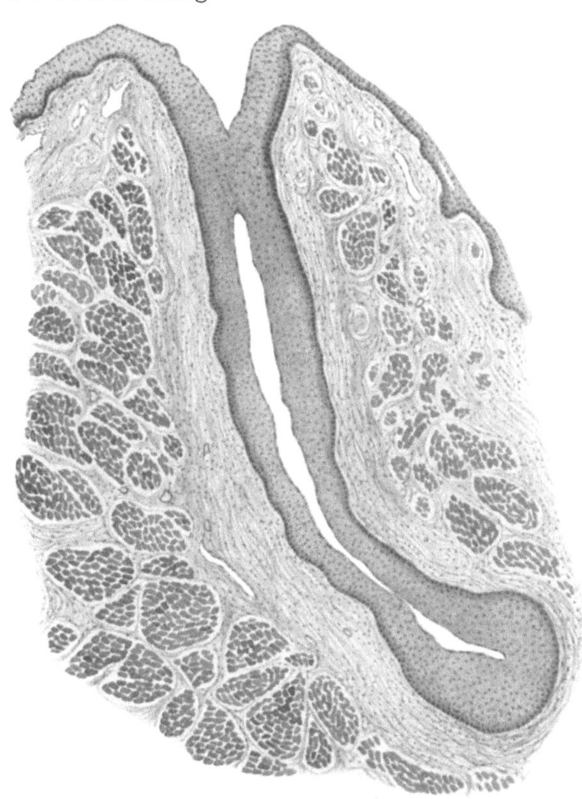

Abb. 426. Längsschnitt durch das Tränenröhrchen des *Menschen* mit der Muskulatur.

Gegen die Lichtung des Röhrchens werden die Zellen rundlicher, vielkantig, kleiner. In den obersten Schichten tritt eine Abflachung der Zellen mit Verlust der Kernfärbbarkeit auf, und die obersten, schüppchenartigen Zellen stoßen sich in die Lichtung ab (Abb. 425). Schleimzellen finden sich in geringer Zahl zwischen den Zellen der mittleren Schichten; sie sind im horizontalen Teil des Tränenröhrchens häufiger als im vertikalen. Während SCHWALBE (1887), MERKEL (1901) und KUHNT (1891), das Vorhandensein einer Basalmembran annahmen, haben CADIAT (1875), HALBEN (1903) und SCHIRMER (1904) eine solche nicht gefunden. Die untersten Zellen sitzen unmittelbar der fast ausschließlich aus elastischen Fasern bestehenden Propria auf. Diese besitzt eine Dicke von 0,16—0,32 mm und ist an den Umbiegstellen der Röhrchen dünner (0,03—0,11 mm) als im vertikalen Teil des Röhrchens. Sie besteht aus einem dichten Geflecht vorwiegend kreisförmig verlaufender elastischer Fasern, die HALBEN (l. c.) als Basalmatte bezeichnet hat. Von dieser Basalmatte strahlen Fasern nach allen Richtungen aus, durchflechten sich mit längsverlaufenden Fasern sowie mit ihren eigenen Fortsätzen und bilden einen elastischen Mantel des Röhrchens von 0,4 mm Dicke, der das ganze Röhrchen umschließt. Die elastische Umhüllung des horizontalen Abschnittes des Röhrchens ist an den flachen Seiten desselben dicker, weist vorwiegend radiär angeordnete Fasern auf; an den Umbiegungsstellen der Röhrchen finden sich dagegen kreisbogenförmig verlaufende Fasern (Abb. 426, 427). Diese Anordnung findet sich

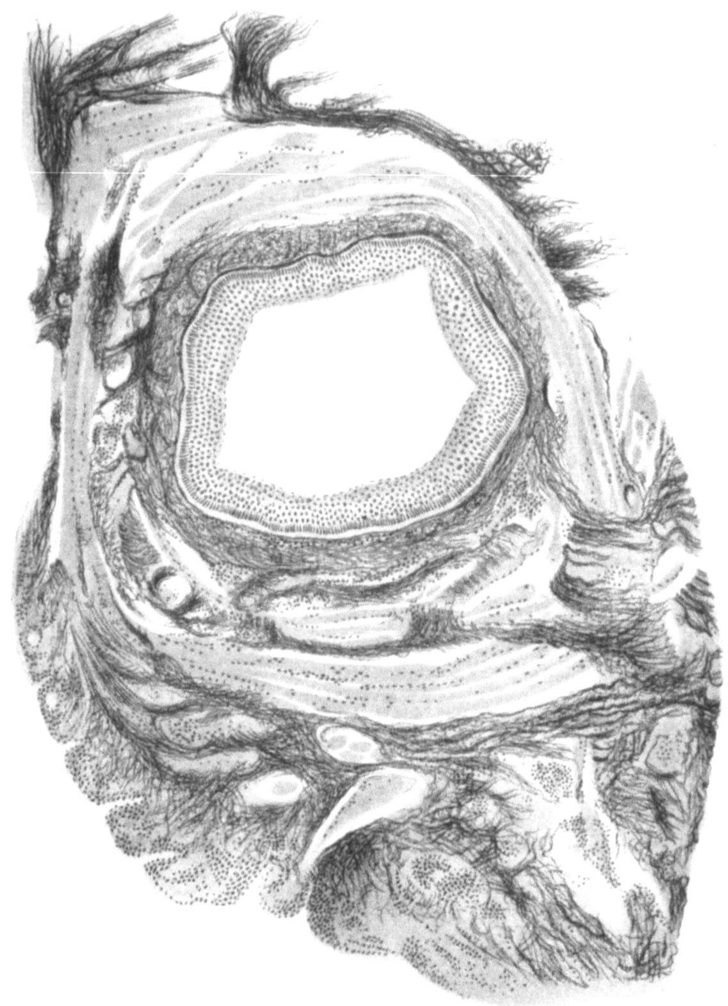

Abb. 427. Querschnitt durch den vertikalen Abschnitt des Tränenröhrchens eines 3jährigen *Mädchens*. 0,01 mm dick, 0,99 mm von der Kuppe der Papille entfernt. (Nach HALBEN.)

bis zur Einmündung in den Tränensack. Leimgebendes Bindegewebe findet sich hier nur in geringer Menge. Die Bündel des Kreismuskels der Lider verlaufen in der Gegend des Tränenröhrchens sämtlich horizontal. Infolgedessen ziehen sie senkrecht zur Achse des vertikalen und annähernd parallel zur Längsachse des horizontalen Teiles der Tränenröhrchen. Ihr Verlauf in Beziehung zum vertikalen Teile ist kein kreisförmiger, einen Schließmuskel im strengen Sinne des Wortes bildender, vielmehr ein zwingenartiger. Die Muskelfasern schmiegen sich den Wandungen des Tränenröhrchens an, bilden Kreisabschnitte um sie und sind sicherlich imstande, diesen Teil des Tränenröhrchens zu verschließen. Die Muskelfasern verlaufen annähernd parallel zum horizontalen Teile des Tränenröhrchens [HALBEN (l. c.), SCHIRMER (l. c.), WHITNALL (1921)]. Spiralige Windungen, wie sie HEINLEIN (1875), KREBIEHL (1878) und KLODT (1893) beschrieben haben, sind bei darauf gerichteter Nachprüfung nicht gefunden worden.

b) Der Tränensack.

Der Tränensack (Saccus lacrimalis) stellt den oberen Teil der Verbindung zwischen Tränenröhrchen und Nasenhöhle dar. Da grundsätzlich der Tränenabfuhrschlauch ein Ganzes darstellt, dessen Teile sich weder durch ihre Abmessungen noch durch ihren Bau voneinander unterscheiden, wäre es richtiger, den Tränenabfuhrschlauch als Ganzes zu betrachten. Da jedoch der obere Teil dieses Organes nur dem Knochen aufliegt, der andere aber allseits vom Knochen umschlossen ist, und infolgedessen sich die beiden Teile in pathologischer Beziehung verschieden verhalten, wird nach wie vor an der alten Einteilung in Tränensack und Tränennasengang festgehalten, wobei dieser letztere noch unten einen häutigen Teil aufweisen kann.

Der Tränensack liegt in der Tränengrube (Fossa sacci lacrimalis) eingebettet, die vorne und hinten von je einer Knochenleiste (Crista lacrimalis anterior und posterior) begrenzt wird. Die von hinten an die Tränengrube herantretende Beinhaut spaltet sich in zwei Blätter, von denen das eine die Tränengrube auskleidet, also als Beinhaut im engeren Sinne sich verhält, das andere Blatt augenhöhlenwärts vom Tränensack verläuft und ihn von der Augenhöhle trennt. Vor dem Tränensack verläuft der vordere Schenkel des inneren Lidbandes (Ligamentum canthi internum), das einerseits eine Verbindung beider Lidplatten miteinander und dem Knochen, andererseits die Sehne des Kreismuskels der Lider darstellt. Dieses Lidband steht in Verbindung mit dem den Tränensack deckenden Blatt der Beinhaut. Es stellt eine derbe Bindegewebsplatte dar, die unten einen ziemlich scharfen Rand besitzt, sich nach oben zu verdünnt und ohne scharfe Grenze in die Beinhaut übergeht. Es deckt daher die obere Hälfte des Tränensackes vollständig. Der derbere, untere Teil des Bandes halbiert allerdings den Tränensack ungefähr. Dieser untere Teil tritt auch deutlich in Erscheinung, wenn man die Lider nach außen zieht, und wird als heller, vorspringender Gewebsstreifen sichtbar. Würde man ihn als das ganze innere Lidband ansehen, so würde der Tränensack mit seiner Kuppe (Fundus sive Fornix sacci lacrimalis) das Lidband nach oben um 2—3 mm überragen. Der Tränensack hängt mit der Beinhaut der Tränengrube durch spärliches, lockeres Bindegewebe zusammen. In normalem Zustande beträgt sein vertikaler Durchmesser ungefähr 12 mm, der sagittale 5—6 mm, der transversale 4—5 mm. Die Wände liegen einander beinahe an, so daß der Sack eine sagittale, etwas nach außen abbiegende Spalte darstellt. Der Rauminhalt wird von HYRTL mit 20 cmm angegeben, während ARLT bei vollständiger Füllung 120 cmm fand. Die Wand des Tränensackes ist annähernd 0,75 mm dick, an der dem Knochen zugewendeten Seite etwas dünner. Dünn ist gleichfalls die Stelle beim Übergang in den Tränennasengang, wo es auch zur Bildung von Ausbuchtungen kommen kann.

Der Tränensack ist von einem zweischichtigen, zylindrischen Epithel ausgekleidet; die Zellen der oberen Schichte zeichnen sich durch besondere Höhe aus — 0,035—0,5 mm (SCHIRMER), 0,016—0,64 [HALBEN (1903)]. — Nach der Basis zu werden die Zellen schmal, zugespitzt, so daß in den Zwischenräumen zwischen den basalen Zellenden die Zellen der zweiten Schichte, die wesentlich niedriger sind, Platz finden. Unter dem Epithel findet sich eine Basalmembran. Während Schaeffer (1922) ähnlich wie manche Forscher [Ross (1848), H. Meyer (1856), Henle (1888), Quain-Hoffmann (1870), Kuhnt (1891) und Kölliker (1902)] einen Wimperbesatz der Epithelien beschreibt, Merkel (1874) und Walzberg (1873) angeben, daß im Epithel Inseln von Flimmerhaare tragenden Zellen vorhanden sind, werden Flimmerhaare von R. Maier (1859), Rauber (1898), Hertel (1899), Alt (1900), Schwalbe, Halben (1903), Werncke (1905), Rochon-Duvigneaud (1900) nicht gefunden. Schirmer gibt die Möglichkeit individueller Unterschiede zu, ebenso die Möglichkeit, daß Flimmerhaare in frühester Jugend vorhanden sind, aber durch leichteste Katarrhe zum Verschwinden gebracht werden. Zwischen den Zylinderzellen finden sich auch Becherzellen in verschiedener Menge, mitunter auch in Gruppen. Unter der dünnen, strukturlosen Basalmembran liegt ein lockeres reticuläres Bindegewebe als Propria, das schon gegen Ende der Fetalzeit und beim Neugeborenen reichlich Lymphocyten enthält. Im weiteren Verlaufe des Lebens nimmt die Zahl dieser Zellen zu, sie bilden vereinzelte Follikel, die aber nicht als krankhafte Bildungen zu betrachten sind, obwohl, gleich wie in der Bindehaut, auch Follikel als pathologische Bildungen vorkommen. Halben (1903) beschreibt in ihrer Mitte epitheloide Zellen von 0,008—0,012 mm Größe, umgeben von einer dickeren Schichte von 0,005—0,008 mm großen Rundzellen. In einem geringen Teil der Fälle — 8% nach Joerss (1905), 8 auf 14 Fälle [Werncke (1905)] — finden sich schlauchförmige Drüsen von 1,5—2,0 mm Länge, die auf einer zarten Basalmembran ein einschichtes Epithel aufweisen. Kuhnt (1891), Joerss (l. c.), Halben (l. c.), Alt (1900) fanden auch alveolo-tubulöse Drüsen, Accardi (1924) in der Kuppengegend des Sackes eine den Krauseschen Drüsen ähnliche. Bei Anwesenheit von mehreren Drüsen liegen deren Ausführungsgänge nahe beieinander.

Unter der eigentlichen Schleimhaut liegt derbes Bindegewebe, das von elastischen Fasern reichlich durchsetzt ist. An der dem Knochen zugekehrten Seite sind diese Fasern kürzer und zarter, während sie sonst lang sind, geschlängelt verlaufen, sich vielfach durchflechten. Diese Schichte stellt eine direkte Fortsetzung der elastischen Basalmatte der Tränenkanälchen dar. In ihrem oberen Teil steht diese elastische Schichte in inniger Beziehung zum vorderen Schenkel des inneren Lidbandes, das nach Halben (l. c.) fast ausschließlich aus sehr derben elastischen Fasern besteht, zwischen denen dünnere liegen. Der untere Teil des Tränensackes besitzt eine dünnere elastische Schichte, wie denn, wie erwähnt, die Tränensackwand hier dünn ist.

Die arterielle Versorgung geschieht von der Arteria palpebralis superior; die Arteria palpebralis inferior versorgt den unteren Teil des Tränensackes und den Tränennasengang. Auch von der Arteria angularis und der Arteria infraorbitalis gelangen Zweige zum Tränensack. Die Venen bilden um den Tränensack einen lockeren Plexus, der mit der Vena angularis und der Vena orbitalis inferior in Verbindung steht. Der Venenplexus steht mit den Venen des Tränennasenganges in direktem Zusammenhang.

c) Der Tränennasengang.

Den unteren Teil der tränenabführenden Wege bildet der Tränennasengang, an dem zwei Teile unterschieden werden können. Der obere Teil ist im knöchernen Kanal eingeschlossen, der stets knapp unter dem Ansatz der unteren Muschel endet; der untere kann unter der Nasenschleimhaut verlaufen, kann allerdings auch fehlen. Der knöcherne Tränennasengang ist ursprünglich wohl zylindrisch gestaltet, meist aber beim Erwachsenen seitlich abgeflacht. Er kann von gleichmäßiger Weite sein, weist aber meist Verengerungen auf, die entweder am oberen Ende [GÉRARD (1907)] oder in seiner Mitte [ZABEL (1900)] sich befinden. Die obere Öffnung des Tränennasenganges ist meist oval, die untere, erweiterte, hauptsächlich trichterförmig. Die Länge des knöchernen Kanales ist von der Gestalt des Schädels abhängig (nach ZABEL von der unteren Muschel), ist daher bei dolichocephalen länger als bei brachycephalen Schädeln. Die durchschnittliche Länge beträgt 12,4 mm (WHITNALL). In der Literatur finden sich folgende Angaben: ZABEL (1900) 2,5—15 mm, MERKEL (1901) 10—12 mm, SWERSCHEWSKY (1910) 6—15 mm, SCHWALBE (1887) 12—24 mm, POWER (1886) etwa 15,3 mm. Die Weite des Tränennasenganges beträgt durchschnittlich 4,6 mm, wobei folgende Grenzwerte angegeben werden: ZABEL (1900) 4,3—6,8 mm (sagittale Durchmesser 5,9—11,9 mm), ONODI (1907) 3—4 mm, MERKEL (1901) 5 mm, GÉRARD (1907) 3—6 mm, POWER (1886), 3,77 mm, SWERSCHEWSKY (1910) 3—6 mm, THEOBALD 3—7 mm. Der Tränennasengang ist leicht nach vorne zu konvex und zugleich nach außen gekrümmt, der Verlauf etwas nach hinten und innen gerichtet. Die äußere, hintere und vordere Wand des Tränennasenganges werden vom Oberkieferbein gebildet, das sogar auch noch einen Teil der inneren Wand beistellt. Der Rest der inneren Wand wird vom Tränenbein und der unteren Muschel vervollständigt. Der häutige Tränennasengang ist naturgemäß länger als der knöcherne, so daß er nach ONODI (l. c.) eine durchschnittliche Länge von 30 mm besitzt, während EISLER (1931) 24 mm angibt. IWATA (1927) fand ausnahmsweise eine Länge von 42,8 mm, wovon 33 auf den Teil oberhalb des Ansatzes der unteren Muschel entfielen. Die Gestalt des Tränennasenganges ist oben auf dem Durchschnitte annähernd rund, verändert sich nach unten hin, indem der Kanal sich seitlich abplattet, dafür im sagittalen Durchmesser größer wird (s. die Angabe von ZABEL).

Der Tränennasengang ist mit der gleichen Schleimhaut ausgekleidet wie der Tränensack. Ihre Dicke ist keine gleichmäßige; im oberen Teil beträgt sie 1,0—2,0 mm, verdünnt sich meist nach unten zu bis auf 0,5 mm, kann aber unter Umständen auch bis zu 4 mm dick werden. Die oben annähernd runde Lichtung wird im unteren Teil seitlich zusammengedrückt, wobei der sagittale Durchmesser auf 4—5 mm zunimmt. Der nach AUBARET (1910) bei Feten zylindrische, gleich weite Tränenschlauch kann auch zeitlebens diese Gestalt beibehalten. Es bildet sich meist in der Mitte eine Verengerung aus. Es können sich der obere oder untere oder beide Abschnitte erweitern, woraus sich verschiedene Gestalten ergeben, schließlich kann sich der ganze Tränennasengang erweitern.

Das untere Ende des Tränennasenganges kann sich verschieden verhalten: in manchen Fällen findet sich eine annähernd runde, 5 mm weite Öffnung knapp unter dem Ansatz der unteren Muschel; bald verläuft der Gang in der Schleimhaut der äußeren Nasenwand beinahe bis zum Boden der Nasenhöhle. Die Gestalt der Öffnung kann schlitzförmig, rinnenförmig oder fensterartig sein. Die Länge des Schleimhautteiles des Ganges hängt von der Lage der Öffnung ab, kann zwischen Null und 25 mm betragen. Nach SWERSCHEWSKI (1910) liegt sie in 45% an der Mündungsstelle des knöchernen Kanales. Dabei fand sich eine die Öffnung deckende Falte der Nasenschleimhaut in 27% dieser Fälle, ein Diaphragma mit Öffnung in 12% und eine runde Öffnung in 6%. Meist findet sich 2—4 mm unterhalb der Muschel eine ovale Öffnung von 2—3 mm Höhe und 1,0—1,5 mm Breite, wobei der Tränennasengang die Schleimhaut unter sehr spitzem Winkel durchsetzt, so daß die äußere Wand tiefer hinabreicht als die innere. Sie kann sich in Gestalt einer seichten Rinne an der Schleimhaut der seitlichen Nasenwand fortsetzen. Bei sehr schrägem Durchtritt des Ganges durch die Nasenschleimhaut kann eine besonders hohe Falte den rinnenförmigen Gang ventilartig bei der Ausatmung verschließen, bei Einatmung freigeben.

Es ist jedoch nicht sichergestellt, ob eine solche ventilartige Funktion in diesen Fällen wirklich regelmäßig stattfindet. Der häutige Tränennasengang endete nach SWERSCHEWSKI (l. c.) in 18% der Fälle mit einer weiten Öffnung an der Seitenwand der Nasenhöhle, während in 16% der Fälle eine rinnenförmige Endigung vorlag. Eine schmale häutige Rinne fand sich in 15% der Fälle, und in 3% lag ein enger häutiger Kanal vor, dessen Ende weit vorne oder hinten lag. Mitunter kommt oberhalb der eigentlichen Öffnung des Ganges noch eine zweite, kleinere vor [WALZBERG (1876), SCHWALBE (1887), MONESI (1904)]. Die Öffnung des Tränennasenganges liegt stets etwas vor der höchsten Stelle des unteren Nasenganges, durchschnittlich 6 mm hinter dem vorderen Rande der unteren Muschel und 30 mm hinter dem vorderen Rande des Nasenloches.

Die Schleimhautoberfläche ist beim Neugeborenen unregelmäßig, doch verschwinden die Unregelmäßigkeiten mit der Zeit; einzelne Falten können jedoch erhalten bleiben. So findet sich mitunter beim Übergang des Tränensackes in den Tränennasengang an seinem äußeren Umfange eine Falte, die als BÉCAUTsche Klappe, Valvula lacrimalis inferior Krausei (nach KOPSCH) bezeichnet wird. Sie kann mitunter ringförmig sein [ARLT (1855)] oder sogar sich als Schleimhautplatte mit zentraler Öffnung darstellen [BOCHDALEK (1868)]. Die am unteren Ende des Tränennasenganges vorhandene Schleimhautfalte, die von MORGAGNI, ROSENMÜLLER und E. H. WEBER bereits beschrieben worden war, wird als HASNERsche Klappe bezeichnet. Neben Falten der Schleimhaut kommen Unregelmäßigkeiten in der Gestalt der Tränenabführungswege infolge von Wandausbuchtungen vor. Die eine, als MAIERscher oder ARLTscher Sinus bezeichnete Ausbuchtung, findet sich an der Einmündungsstelle der Tränenröhrchen und ist als normale Bildung zu werten. Nach IWATA (1927) findet sich in 12 von 15 Fällen eine nach oben gerichtete, schlauchförmige, bis 5 mm lange, am äußeren Umfange gelegene Ausbuchtung, die nach TARTUFERI (1902) als Rest eines während der Entwicklung bestehenden Zustandes anzusehen wäre. Dieses Gebilde liegt 3—6 mm über dem Ansatze der unteren Muschel und besitzt eine Öffnung von mitunter über 2 mm Größe. Nicht nur solche häufiger vorkommende Bildungen werden beobachtet, sondern noch andere, längs verlaufende Falten, ferner auch Ausbuchtungen, die in verschiedener Höhe vom Hauptgange abgehen. Nach TOBECK (1932) besitzt der Tränennasengang im unteren Abschnitt ein zweischichtiges, nicht flimmerndes Zylinderepithel mit reichlichen Becherzellen, aber keinen Drüsen. Es findet sich eine ausgesprochene adenoide Gewebsschichte und ein Schwellgewebe, wodurch eine unregelmäßige und wechselnde Gestalt des Ganges entsteht, was für die Tränenableitung von Bedeutung sein kann. Das histologische Bild der Mündungsstelle ist in jedem Falle verschieden.

Die Divertikel des Tränennasenganges weisen ein Zylinderepithel mit spärlichen Basalzellen auf, das keine Schleimzellen enthält und eine Höhe von 0,013—0,022 mm besitzt. Das unter dem Epithel liegende Bindegewebe des Tränennasenganges ist von wechselnder Dicke, locker, netzförmig und weist reichlich Lymphocyten auf, die sich nur selten zu follikelähnlichen Bildungen zusammendrängen. Die Submucosa ist ziemlich locker, setzt sich in die dichtere Beinhaut unmittelbar fort. Elastisches Gewebe ist nur in geringer Menge vorhanden. Die Submucosa enthält reichlich Blutgefäße, unter denen die Venen überwiegen. Einzeln und gruppenweise finden sich Fettzellen in allen Teilen des Gewebes. Die Menge des Bindegewebes nimmt gegen die Nasenöffnung des Tränennasenganges ab, auch die Blutgefäße werden spärlicher. Die Submucosa verschmilzt hier mit der Beinhaut. Drüsen fehlen in der Schleimhaut des Tränennasenganges vollständig. Es kommen in wechselnder Zahl annähernd kugelige, bis zu 1,16 mm tiefe Ausbuchtungen vor; sie sind mit dem gleichen Epithel wie der ganze Gang ausgekleidet, stellen also keine Drüsen dar.

Schirmer (1904), Schaeffer (1920) und Whitnall (1921) stimmen darin überein, daß die Venen des Tränennasenganges ein reichliches Netzwerk bilden, das engmaschiger ist als das des Tränensackes und besonders gegen das untere Ende des Ganges bei starker Füllung imstande sein soll den Gang zu verengen.

Die Venen des Tränennasenganges entleeren ihr Blut in den Plexus pterygoideus und die Vena maxillaris interna. Während der obere Teil des Tränennasenganges sein arterielles Blut von der Arteria angularis und der Arteria infraorbitalis bezieht, versorgt ein Ast der Arteria sphenopalatina den unteren Teil.

Die Lymphgefäße des Tränensackes stehen mit den die Vena facialis begleitenden in Verbindung und führen zu den Submaxillarknoten. Auch vom unteren Teil des Tränennasenganges verbinden sich die Lymphgefäße mit denselben Knoten durch Vermittlung der Lymphwege des unteren Nasenganges. Sie stehen aber auch mit den retropharyngealen und tiefen Halslymphknoten in Verbindung.

XVI. Bindegewebe, Blutgefäße.

A. Das Bindegewebe in der Augenhöhle.

Die Zwischenräume zwischen den massigeren Gebilden der Augenhöhle werden von Fett ausgefüllt, das sehr zart ist und nur bei weit fortgeschrittener Abmagerung schwindet. Die Menge des die Fettläppchen voneinander trennenden Bindegewebes ist sehr gering, daher die Zartheit des Fettes. Die Fettläppchen schichten sich im hinteren Teile der Augenhöhle entsprechend den hauptsächlich in der Längsrichtung verlaufenden, zarten Bindegewebsblättern entlang dem Sehnerven und den Augenmuskeln, während sie im vorderen Teile mehr dachziegelförmig angeordnet sind, entsprechend den von der Oberfläche der Muskeln und ihrer Scheiden spitzwinkelig nach vorne zur Beinhaut ziehenden Bindegewebsfasern.

In dem hinteren Teil der Augenhöhle ist das Bindegewebe spärlich und locker und hängt mit der harten Sehnervenscheide zusammen; ebenso mit dem Perimysium der Augenmuskeln und der Beinhaut. In der Nähe des Augapfels wird die Bindegewebsmasse bedeutender und bildet hier Hüllen um den Augapfel und die Augenmuskeln, die Tenonsche Kapsel und die Muskelscheiden, steht aber auch durch die Hemmungsbänder (Retinacula oculi oder Ligamenta capsularia) mit der Beinhaut in Zusammenhang.

Die Tenonsche Kapsel (Capsula Tenoni, Albuginia bulbi, Tunica vaginalis bulbi, Vagina bulbi, Bonnetsche Kapsel, Fascia bulbi) läßt sich gegenüber der Lederhaut leicht abgrenzen, verliert sich aber sehr allmählich gegen die Augenhöhle zu, besonders entsprechend der hinteren Oberfläche des Augapfels, wo sie locker und dünn ist. Das Bindegewebe umschließt hier Sehnerv, Arterien, Venen und Nervenäste und verbindet sich 5—6 mm vor dem vorderen Ende des Sehnerven mit der Lederhaut. Die Bindegewebsmasse ist nach vorne zu dicker und kann 3—4 mm dick werden. Sie reicht vorne mit ihren Ausläufern bis zum Hornhautrande, anderseits bis zur Übergangsfalte. Hesser (1913) behauptet sogar, daß sie sich bis ins Lid hinein verfolgen läßt. An den Ansätzen der Augenmuskeln schlägt sich das Bindegewebe auf diese hinüber und reicht in Gestalt von dichten, kräftigen Scheiden etwa 10—12 mm nach hinten, wo es in ein dünnes Perimysium übergeht. Dieses Bindegewebe enthält überall reichlichst elastische Fasern. Es sind in der Tenonschen Kapsel Schlitze für den Durchtritt der Augenmuskeln vorhanden. An diesen Stellen verlaufen die Bindegewebsbündel senkrecht zur Richtung der Muskeln, während sie sonst in ihrer Längsrichtung angeordnet sind. Von dem die Außenfläche der Muskeln bedeckenden Bindegewebe ziehen beträchtliche Mengen, die mit reichlich elastischen

Fasern durchmischt sind, bis zur Beinhaut, mit der sie sich verbinden. Die Muskelscheiden sind keine Fascien im wirklichen Sinne der Bezeichnung, da in diesen die Fasern quer zur Richtung der Muskelfasern verlaufen, wogegen die Bindegewebsfasern auf der Oberfläche der Augenmuskeln ihrer Längsrichtung entsprechend orientiert sind. Sie bilden Hemmungsbänder und Ankerungen, welche der Sicherung der Lage und dem Schutze vor Überdehnung gleichzeitig dienen. Die stärkste Verbindung der TENONschen Kapsel mit der Augenhöhlenwand stellt das nach außen verlaufende Retinaculum oculi laterale dar, das 10 mm breit ist. In seinem oberen Abschnitt wird es durch die Ausläufer der Scheiden des oberen geraden Augenmuskels und des Lidhebers verstärkt, ist dicht, fast sehnenartig, und heftet sich nahe an der Naht zwischen Stirnbein und Jochbein an den Knochen an. Der untere Teil heftet sich unterhalb des äußeren geraden Augenmuskels an den Knochen an. Ein dünnes, bandartiges Retinaculum, das annähernd 15 mm lang und 3—4 mm breit ist, beginnt an der TENONschen Kapsel und am vorderen Rande der unteren Fläche des unteren schrägen Augenmuskels und zieht nach unten und vorn bis zum Jochbein, an dem es sich unterhalb des äußeren Augenwinkels knapp hinter dem Augenhöhlenrande ansetzt. Es besteht hauptsächlich aus leimgebendem Bindegewebe. Das Retinaculum des oberen schrägen Augenmuskels ist auf S. 511 beschrieben.

Außer dem Bindegewebe der inneren Gebilde der Augenhöhle ist der vordere bindegewebige Abschluß der Augenhöhle als besonderes Gebilde vorhanden.

Das Septum orbitale (HENLE) [Fascia superficialis (BUDGE), Augenlidaponeurose, Ligament large des tarses (WINSLOW), Ligamentum tarsi superior und inferior (HYRTL), Fascia palpebralis superior und inferior (SCHWALBE)] bildet den vorderen Abschluß der Augenhöhle in Gestalt einer bindegewebigen Membran, die vom Rande der Augenhöhle sich in die Lider hinein erstreckt. Der Augapfel und sämtliche Augenmuskeln, auch der Lidheber, dessen Sehne allein durch das Septum durchtritt, das Fettpolster, die Tränendrüse, die Übergangsfalten der Bindehaut, das äußere Lidband und die Augenhöhlenränder der beiden Lidplatten liegen hinter ihm. Es endet auf der Vorderfläche der Lidplatten. Das Lidband kann nicht als Fascie des Kreismuskels betrachtet werden, da zwischen dem Muskel und dem Septum orbitale lockeres Bindegewebe liegt. Der obere Teil des Septum orbitale entspringt am scharfen oberen Rande der Augenhöhle, außen gleichfalls am Augenhöhlenrande und an der Faserbrücke, welche den oberen Augenhöhlenausschnitt abschließt. Ihnen heftet es sich an einer rauhen Linie an, die vor der Fovea trochlearis beginnt und über dem Nasenteil des Stirnbeines schräg nach unten und rückwärts auf die Augenhöhlenfläche des Tränenbeines zieht. Sie steht mit der Hinterfläche des HORNERschen Muskels in Verbindung und ebenso mit dem unteren Teile, dem sog. Septum inferior. Dieses setzt sich an der Außenfläche des Jochbeines fort, so daß ein bis zu 4 mm breites, zwickelförmiges Feld vom Septum bedeckt wird; es liegt also hier ein von innen sichtbarer Recessus praemarginalis vor. Das Septum ist weiterhin am unteren Augenhöhlenrand angeheftet, seine Anheftungsstelle verläuft hinter dem Tränensack zum Tränenbein. Die Dicke dieser bindegewebigen Platte ist sehr verschieden. Im oberen Teil ist sie ziemlich dick, der untere Teil ist dünn, in der Gegend des Tränenbeines sind beide Teile des Septums dünn. Am meisten entwickelt ist der äußere Teil des Septum superius, das stellenweise eine sehnenartige Beschaffenheit aufweist. Solche dichtere Streifen finden sich stellenweise auch weiter unten. Auf der Vorderfläche des Oberlides ist das Septum besonders dünn, infolge des Durchtrittes des Sehnenendes des Lidhebers. Infolge seiner Verbindung mit der Haut ist es schwer, seine Anheftung an die Lidplatte genau darzustellen. Es kommt zu einer Durchflechtung der senkrecht zueinander verlaufenden Fasern des Heberendes und der Lidplatte. Bei Zusammenziehung des Lidhebers und der dadurch bewirkten Hebung des Oberlides kommt es zu einer Faltung des Septum orbitale. Unter normalen Verhältnissen wird das Fett der Augenhöhle überall vom Septum orbitale zurückgehalten, das, um dieser Aufgabe zu genügen, sehnenartige Verstärkungen besitzt. Dort, wo sich hinter dem Tränensee der obere und der untere Teil des Septum orbitale vereinigen, besteht gleichzeitig eine festere Verwachsung mit der TENONschen Kapsel; doch kann das Fett gelegentlich das Septum nach vorne drücken. Bei starkem Fettschwund hingegen sinkt das Septum gegen die Augenhöhle zu ein. Die nach vorne zu ziehenden Nerven und Gefäße durchsetzen das Septum palpebrale in einzelnen Löchern.

B. Die Blutgefäße in der Augenhöhle.

Die Augenhöhle erhält ihr Blut hauptsächlich durch Vermittlung der Arteria ophthalmica, die vom vorderen Umfange der Arteria carotis interna unmittelbar über dem Dache des Sinus cavernosus als ein 1,7—2 mm starkes Gefäß entspringt. Sie liegt unter dem Sehnerven und dringt nach einem 1—3 mm langen Verlaufe in den Canalis opticus und in die Duralscheide ein, die sie in der Augenhöhle wieder verläßt. Ihr Verhältnis zum Sehnerven wechselt insofern, als sie mehr nach innen oder außen unter dem Sehnerven verlaufen kann. In der Augenhöhle schlingt sie sich außen um den Sehnerven herum, liegt dabei unter dem Nervus nasociliaris und verläuft zwischen Sehnerven und oberem geraden Augenmuskel nach innen und vorwärts. Sie tritt hier an die innere Augenhöhlenwand heran, und zwar am unteren Rande des oberen schrägen Augenmuskels, und verläuft zusammen mit dem Nervus nasociliaris bis in die Nähe der Rolle und spaltet sich hier in ihre Endäste auf. Bereits im Sehnervenkanal und in der harten Sehnervenscheide entspringt von der Arteria ophthalmica die Zentralarterie der Netzhaut als ein Gefäß von 0,28—0,3 mm Durchmesser. Mitunter besitzt sie einen gemeinsamen Stamm mit den inneren Ciliararterien. Der Eintritt in den Sehnerven erfolgt 6—12 mm hinter dem Augapfel in schräger Richtung, und die Arterie verläuft dann in der Achse des Sehnerven bis zur Sehnervenscheibe, wo sie sich in die Äste zur Versorgung der Netzhaut teilt. Ihr weiteres Schicksal ist auf S. 405 beschrieben worden. An der Stelle, wo die Arteria ophthalmica sich um den Sehnerven herumschlingt, in der Höhe des oberen Randes des äußeren geraden Augenmuskels entspringt die Arteria lacrimalis, die zur Tränendrüse zieht, sich in ihr reichlich verzweigt und mit einigen Ästen aus ihr wieder austritt, die als Arteriae palpebrales laterales superiores und inferiores zu den Lidern ziehen. Als Äste dieser Arterien verlaufen die Arteriae conjunctivales posteriores laterales zur Bindehaut und bilden mit den Ästen der Arteria zygomatico-orbitalis und der Arteria temporalis superficialis den Arcus tarseus superior und inferior. Es bestehen meistens Verbindungen zwischen der Arteria lacrimalis und der Arteria meningea media, die Rami meningoorbitales. Sie verlaufen meist durch die obere Augenhöhlenspalte, seltener durch ein eigenes Loch am großen Keilbeinflügel zur Schädelhöhle. Es bestehen auch vorne Verbindungen zur Arteria transversa faciei.

Oberhalb des Sehnerven entspringt von der Arteria ophthalmica die in der Größe sehr wechselnde Arteria supraorbitalis. Sie schlingt sich um den inneren Rand des Lidhebers herum und verläuft über ihm mit dem Nervus frontalis zur Incisura supraorbitalis, die mitunter als Foramen supraorbitale ausgebildet ist. Sie verzweigt sich dann unter oder über dem Stirnmuskel und verbindet sich mit Ästen der Arteria temporalis superficialis. Während ihres Verlaufes in der Augenhöhle gibt sie kleine Zweige an die Beinhaut ab, nach ihrem Austritt aus der Augenhöhle auch kleine Äste an den Kreismuskel des Auges. Von den Ästen der Arteria ophthalmica entspringen die für die Muskulatur bestimmten Arterien, meistens zwei Stämmchen; das äußere obere entspringt aus dem Beginn der Arteria lacrimalis und versorgt die oberen und äußeren Muskeln, das zweite Stämmchen entspringt meist von der Arteria ophthalmica nach dem Abgang der Arteria supraorbitalis. Es verläuft nach innen unter dem Sehnerven und gibt hier Äste an den äußeren und unteren geraden Augenmuskel ab, schließlich auch an den unteren schrägen, dann kleinere Äste an das Fettpolster der Augenhöhle, das Unterlid und entlang des inneren Randes des unteren geraden Muskels an den inneren geraden und unteren schrägen Muskel sowie an den Tränensack. Es bestehen auch hier Anastomosen mit den Ästen der Arteria infraorbitalis. Von der Arteria ophthalmica, an der Stelle, wo sie den Sehnerven kreuzt, mitunter schon im knöchernen Sehnervenkanal, gelegentlich von den Anfängen ihrer Hauptäste, entspringen die hinteren Ciliararterien (Arteriae ciliares posticae). Meistens finden sich zwei Stämmchen, ein inneres und ein äußeres, gelegentlich aber 6—8 kleinere Arterien. In allen Fällen teilen sie sich unter spitzen Winkeln, so daß sie in der Zahl von 10—20 in der Nähe des Sehnerven in die Lederhaut eintreten. Über ihre Verzweigung s. S. 93. Vorher zweigen noch feine Arterien (Arteriae episclerales posticae) ab, welche die Außenfläche der Lederhaut und das Gewebe der Tenonschen Kapsel versorgen. Von den hinteren kurzen Ciliararterien gehen in der Lederhaut Äste ab, die einen Arterienring um den Sehnervendurchtritt bilden, den Circulus arteriosus nervi optici (Halleri s. Zinnii). Zwei hintere Ciliararterien unterscheiden sich durch ihren Verlauf von den übrigen. Sie treten in etwas größerer Entfernung in die Lederhaut ein. Es sind dies die Arteriae ciliares posticae longae, deren weiterer Verlauf auf S. 94 beschrieben worden ist.

Von den Arterien der vier geraden Augenmuskeln zweigen kleine Äste ab, und zwar meistens in der Zweizahl, nur entsprechend den äußeren geraden Augenmuskeln eine einzelne. Sie durchdringen die Sehnen der Muskeln, gelangen auf die Oberfläche der Lederhaut und verlaufen gegen die Hornhaut zu, senken sich aber in einer Entfernung von 2—3 mm vom Hornhautrande wieder in die Lederhaut ein, nicht ohne vorher feine Äste abgegeben zu haben; diese letzteren bilden bogenförmige Anastomosen miteinander und nehmen an der Bildung des Gefäßnetzes der Episklera teil. Von diesen Arterienbögen oder auch von den Stämmchen selbst (den Arteriae ciliares anticae) verlaufen Äste nach rückwärts zur Bindehaut des Augapfels und verbinden sich durch Verzweigungen mit den Arteriae conjunctivales posteriores. Andere Äste verlaufen als Arteriae conjunctivales anteriores nach vorn und splittern sich in dem Randschlingennetz der Bindehaut auf. Die in der Lederhaut eingetretenen vorderen Ciliararterien bilden durch ihre Äste ein ringförmig um die Hornhaut verlaufendes Netz, das nach außen vom venösen Lederhautring liegt. Andere Äste, besonders die Enden der Arterien selbst, geben noch Äste an den Circulus arteriosus iridis ab, dringen in den Ciliarmuskel ein und versorgen ihn mit einem dichten Netzwerk, an dem sich auch Äste der hinteren langen Ciliararterien beteiligen. Aus diesem Netze ziehen rückläufige Äste (Arteriae recurrentes) in die Aderhaut.

Zwei bis drei aus dem Stamme der Arteria ophthalmica entspringende Arterien treten durch entsprechende Löcher an die Schleimhaut der Siebbeinzellen heran. Das vordere Ende der Arteria ophthalmica verläßt die Augenhöhle zwischen der Rolle und dem inneren Lidbande. Sie gibt vorher noch für das obere und untere Lid je einen Zweig ab, die Arteria palpebralis medialis superior und inferior, die entweder getrennt entspringen oder sich aus einem kleinen Stämmchen entwickeln. Im letzteren Falle verläuft das Stämmchen über die äußere Fläche des Hornerschen Muskels, tritt unter dem Lidband hindurch, worauf die Teilung in die zwei Äste erfolgt. Sie können auch vor der Arteria frontalis und Arteria dorsalis nasi entspringen. Ihr Ausbreitungsgebiet ist die Carunkel, der Tränensack, die Tränenröhrchen und der innere Teil der Lider. Sie entsenden die Arteriae conjunctivales posteriores mediales, die sich in der Bindehaut verzweigen und sich auch an der Bildung des oberen und unteren Arterienbogens (Arcus tarseus superior und inferior) beteiligen.

Von der Arteria infraorbitalis ziehen einige Äste (Rami orbitales) zur Beinhaut des Bodens der Augenhöhle und geben kleine Zweige an den unteren geraden und unteren schiefen Augenmuskel, mitunter auch an das Unterlid und an die Tränendrüse ab. Die Arterien der Augenhöhle unterscheiden sich in ihrem Bau nicht von gleich großen Arterien anderer Körperregionen.

Das Blut wird aus der Augenhöhle hauptsächlich durch zwei Venen, eine obere und eine untere, die Vena ophthalmica superior und inferior, abgeführt. Die Venennetze der Lider, dann die kleinen Venae frontales, nasalis, angularis und supraorbitalis vereinigen sich. Sie stehen aber auch in Verbindung mit der Vena nasofrontalis. Der durch die Vereinigung der genannten Venen entstandene Stamm tritt zwischen Rolle und innerem Lidbande in die Augenhöhle ein, erhält hier kleine Zuflüsse aus der Gegend des inneren Augenwinkels, vom Tränensack, aber auch aus der Stirnhöhle und aus dem Stirnbein. Entsprechend der Arteria supraorbitalis findet sich meist eine größere Vene, welche in die Vena ophthalmica einmündet, ebenso ergießen sich in sie die Venae ethmoidales, die das Blut aus dem oberen Teil der Nasenhöhle und den Siebbeinzellen abführen und mit Venen der harten Hirnhaut und des Geruchnerven zusammenhängen. Aus der Tränendrüse kommt die Vena lacrimalis, ferner Venen aus dem äußeren Teil der Lider und Bindehaut und aus den oberen und äußeren geraden Augenmuskeln. Diese Venen vereinigen sich und nehmen die vorderen Ciliarvenen, Venae ciliares anteriores, auf. Stämmchen aus der Bindehaut (Venae conjunctivales anteriores) und von der Oberfläche der Lederhaut vereinigen sich mit ihnen. Aus dem Ciliarmuskel treten die Venen in die Lederhaut und nehmen dabei die vom venösen Lederhautring (Circulus venosus sclerae) den Inhalt abführenden Venen — von MAGGIORE Kollektoren genannt — auf. 7—8 mm hinter dem Äquator erscheinen die oberen Wirbelvenen (Venae vorticosae) und verbinden sich entweder mit Ästen oder mit dem Stamm der Vena ophthalmica superior. Durch Wirbelvenen und die hinteren kurzen Ciliarvenen wird das Blut aus der Gegend des Sehnerveneintrittes und der Siebplatte abgeführt; es bestehen Verbindungen mit Ästen der Zentralvene der Netzhaut (Vena centralis retinae), ferner mit den Venen, die das Blut der Sehnervenscheiden abführen. Die Zentralvene der Netzhaut verläßt den Sehnerven etwas vor der Arterie. Sie mündet nach WALTER (1778) selbständig in den Sinus cavernosus, steht aber auch mit der Vena ophthalmica superior, gelegentlich mit der Vena ophthalmica inferior in Verbindung. Diese Verbindungen nehmen mitunter das ganze Blut aus Netzhaut und dem vorderen Teil des Sehnerven auf. Der Hauptstamm der Vena ophthalmica superior zieht unter dem oberen geraden Augenmuskel nach außen und hinten über den Sehnerven und zieht zwischen den oberen und äußeren geraden durch die obere Augenhöhlenspalte in die Schädelhöhle. Dabei kann ihr Verlauf sich verschieden gestalten. Sie kann außen oberhalb des Augenmuskelringes, durch ihn oder unter ihm verlaufen und mündet in die vordere obere Ecke des Sinus cavernosus. HESSER (1913) gibt an, daß sie außen, oberhalb des Sehnenringes plötzlich nach unten, innen und rückwärts umbiegt und entlang des Randes der Augenhöhlenspalte auf der Augenhöhlenseite bis zum unteren und inneren Teil der Spalte verläuft, dann nach rückwärts umbiegt und nach einem Verlauf von 2—3 mm durch das untere Ende der Augenhöhlenspalte in die vordere untere Ecke des Sinus cavernosus einmündet. Die Einmündungsstelle in den Sinus cavernosus kann außen und unten neben dem Nervus abducens liegen [EISLER (1930)]. Meistens verläuft sie durch den äußeren oberen Abschnitt der äußeren Augenhöhlenspalte, wobei sie eine Erweiterung (den Sinus ophthalmicus) aufweisen kann und tritt in die vordere obere Ecke des Sinus cavernosus ein. Sie kann vorher eine Verbindung mit dem Sinus sphenoparietalis eingehen. Die Einmündung in die vordere untere Ecke des Sinus cavernosus stellt das seltenere Vorkommen dar.

Die aus dem Unterlid, dem inneren und unteren geraden, dem unteren schrägen Augenmuskel, dem Tränennasengang entspringenden Venen vereinigen sich miteinander; der daraus entstehende Stamm zieht am äußeren Rande des unteren geraden Augenmuskels nach rückwärts. Er nimmt die Venen aus dem unteren und äußeren geraden Muskel auf, ferner die unteren Wirbelvenen und zieht nach hinten. Es kann hier eine Vereinigung mit der Vena ophthalmica superior erfolgen; die untere Vene kann aber auch selbständig durch das äußere Ende der Augenhöhlenspalte hindurchtreten und sich entweder in den Sinus cavernosus oder den Sinus sphenoparietalis ergießen. Sie kann auch in einzelne Äste zerfallen, die auf den angegebenen Wegen selbständig in den Sinus cavernosus einmünden. Die untere Augenhöhlenvene steht vorn mit dem Anfange der oberen Augenhöhlenvene durch einen an der inneren Augenhöhlenwand verlaufenden Ast in Verbindung. Oft ist ein starker Ast vorhanden, der durch die untere Augenhöhlenspalte mit dem tiefen Ast der Vena facialis anterior in Verbindung tritt, während weiter hinten Verbindungen mit dem Plexus pterygoideus vorhanden sind.

In allen Venen der Augenhöhle fehlen Klappen, wohl fließt das Blut gewöhnlich nach rückwärts, kann aber auch die Richtung nach vorne nehmen, daher kann das Blut auch gelegentlich durch die verschiedenen Verbindungen mit den Venen der Nachbarschaft eine andere Richtung einschlagen. Das Fehlen von Klappen begünstigt die Verbreitung von Entzündung in den Venen nach den verschiedensten Richtungen.

C. Die Lymphgefäße der Augenhöhle.

Während früher die Spalten und kleinen Hohlräume im Bindegewebe der Augenhöhle, insbesondere der sog. TENONschen Kapsel und des Perichorioidealraumes als Lymphräume aufgefaßt wurden, ist diese Ansicht heute verlassen worden, weil diese Räume keinen Endothelüberzug besitzen. Man muß daher feststellen, daß das Auge und die Augenhöhle Lymphgefäße nicht besitzen. Wahrscheinlich werden Abfallprodukte der Gewebe durch die venösen Abflüsse weggeschafft. Nur in den Lidern und der Bindehaut bestehen Lymphgefäße, die in den betreffenden Abschnitten beschrieben worden sind.

XVII. Die Muskulatur.

Die Muskulatur der Augengegend umfaßt zwei voneinander getrennte, aber doch teilweise miteinander in Beziehung stehende Gebiete. Zum einen gehört die äußere Lidmuskulatur, zum anderen die Bewegungsmuskeln des Augapfels und der Heber des Oberlides. Außer diesen quergestreiften Muskeln findet sich noch in der Augenhöhle glatte Muskulatur.

A. Der Kreismuskel des Auges.

Der Kreismuskel des Auges (Musculus orbicularis oculi, Orbicularis palpabrarum oder Sphincter) gehört zur mimischen Muskulatur des Gesichtsschädels. Es lassen sich an diesem im allgemeinen flach unter der Haut gelegenen Muskel mehrere Teile unterscheiden: der Lidteil oder Pars palpebralis, der orbitale

Teil (Pars orbitalis), die voneinander anatomisch nicht scharf getrennt sind, sich aber durch eine gewisse Unabhängigkeit der Betätigung unterscheiden. Als dritter Teil erscheint die Pars lacrimalis oder der HORNERsche Muskel, der in die Pars palpebralis übergeht.

Der Lidteil des Kreismuskels teilt sich in einen oberen und einen unteren, entsprechend den beiden Lidern. Er entspringt sehnig vom Nasenstirnfortsatz des Oberkiefers (Processus nasofrontalis), von dem die Tränensackgrube überbrückenden Blatte der Beinhaut der Augenhöhle und von der Augenhöhlenfläche des Tränenbeins. Aus den feinen Ursprungssehnen der einzelnen Muskelbündel entsteht das innere Lidband, welches als Lidsehne (Tendo palpebralis, Tendo palpebrarum, Tendo musculi orbicularis, Ligamentum tarsi mediale, Ligamentum palpebrale mediale) bezeichnet werden kann. Diese Sehne überbrückt den Tränensack mit zwei Schenkeln, von denen der vordere sich ungefähr 10—12 mm unterhalb des inneren Teiles der Naht zwischen Stirnbein und Oberkieferbein an der vorderen Tränenleiste (Crista lacrimalis anterior) an die Oberfläche des Stirn- und Nasenfortsatzes des Oberkiefers ansetzt. Die Breite des vorderen Schenkels beträgt 2—3 mm, seine Länge etwa 10 mm. Der mediale Teil des Lidbandes liegt dem Tränensacke eng an und ist vorne mit der Haut verwachsen. Ein kürzerer Fortsatz dieses Lidbandes geht in das Oberlid, ein längerer in das Unterlid über. Der hintere Schenkel des Lidbandes ist kürzer als der vordere und besteht aus mehreren, breit nebeneinander liegenden, schwachen Sehnenbündeln, die sich an der Tränenleiste des Tränenbeines (Crista lacrimalis posterior) und neben ihr an den Knochen ansetzen. Die Muskelbündel ziehen an der vorderen und hinteren Seite der Tränenkanälchen vorbei und umschließen deren vertikale Anteile zwingenförmig. Die am weitesten von hinten kommenden Bündel des Muskels ziehen am stärksten nach oben. Die dem Lidrand entlang laufenden Muskelbündel haben ihren Ursprung in der Mitte des Tränensackumfanges. Im unteren Lide entspringen die am weitesten unten verlaufenden Bündel des Muskels am weitesten innen vom vorderen Schenkel des Lidbandes. Die in der Nähe des Randes des unteren Lides verlaufenden Muskelbündel entspringen zum Teil von der Wand des Tränensackes, zum Teil vom unteren Abschnitt des hinteren Schenkels des Lidbandes, von der Crista lacrimalis posterior.

Anfangs sind die Muskelbündel zusammengedrängt, breiten sich dann schläfenwärts über die Lider aus und liegen hier zum Teil ziemlich lose nebeneinander. Außen von der Lidspalte biegen die Bündel von oben und unten gegen die Horizontale um und vereinigen sich zur annähernd horizontal verlaufenden Raphe palpebralis, welche mit dem Septum orbitale zusammenhängt, und dem noch tiefer liegenden äußeren Lidband (Ligamentum palpebrale laterale), doch ist dieser Zusammenhang kein besonders fester. Weiter nach außen wird die Raphe undeutlicher, die Bündel überkreuzen sich zum Teil.

Die Pars lacrimalis des Kreismuskels (HORNERscher Muskel) entspringt von der inneren knöchernen Wand der Augenhöhle bis etwa 6 mm nach hinten von der hinteren Tränensackleiste (Crista lacrimalis posterior) und bis gegen die Ansatzstelle des Septum orbitale. Der Muskel ist an seinem knöchernen Ansatz etwa 7 mm breit, verschmälert sich nach vorne zu, wobei zwei einander teilweise deckende Dreiecke entstehen, deren Länge 8—9 mm beträgt und deren Spitze sich in der hinteren Lidkante befindet. Im inneren Augenwinkel weichen die beiden Bündel unter spitzen Winkeln auseinander, und hier ist das Perimysium verdickt. Die Hauptebene dieses Muskels steht senkrecht zu der Ebene, die durch die beiden Schenkel des Lidbandes und damit auch der Ursprünge des Lidteiles des Kreismuskels gedacht wird. Die Muskelbündel liegen auf den hinteren Flächen der Tränenröhrchen, sodann verläuft ein stärkeres Bündel hinter, ein schwächeres vor den Ampullen der Tränenröhrchen nach außen, vor welchen sie sich miteinander vereinigen. Sie lassen sich makroskopisch bis gegen die Mündung der ersten MEIBOMschen Drüse verfolgen, während sie sich mikroskopisch weiter nach außen verfolgen lassen, wobei sie mit dem Lidrandabschnitt des Kreismuskels verschmelzen.

Der äußere oder periphere Teil des Kreismuskels, die Pars orbitalis, bildet oben und unten halbe Ellipsen. Seine peripheren Bündel aber weichen von dieser Richtung ab. Der obere Teil dieses Muskels entspringt von der Augenhöhlenfläche des Tränenbeines vor dem eigentlichen Lidteil des Kreismuskels, über der Kuppe des Tränensackes, über und hinter dem vorderen Schenkel des inneren Lidbandes bis zur vorderen Tränenleiste (Crista lacrimalis anterior), bis gegen die Höhe der Stirnbein-Tränenbeinnaht, mitunter noch vom Stirnbeine selbst. Der größere äußere Teil der Muskelbündel zieht schläfenwärts, der innere Teil in die Richtung gegen die Augenbraue zu, wo er in der Haut endet. Dieser Teil wird als Herabzieher der Augenbraue (ARLT), Depressor supercilii (LESSHAFT), Musculus superciliaris medialis (GREEFF) oder Depressor capitis supercilii (H. VIRCHOW) bezeichnet. Der untere Teil der Pars orbitalis entspringt unterhalb des vorderen Schenkels des inneren Lidbandes, dann vom Stirn-Nasenfortsatz des Oberkieferbeines und zum Teil vom unteren Rande der Augenhöhle bis fast 2 cm unterhalb des inneren Lidbandes. Die Muskelbündel legen sich an den unteren Rand der Portio palpebralis an. Manche treten direkt in die Haut ein, die meisten ziehen nach außen, erreichen aber nur zum Teil die Raphe palpebralis. Ein Teil dieser Bündel verläuft dann nach außen unten in die Haut. Sie gehen in den Musculus malaris über.

Die den Muskel versorgenden Äste des oberflächlichen Astes des Nervus facialis treten von der Unterfläche her an den Muskel heran.

Die Einzelheiten des Verlaufes des Muskels Riolani sind auf S. 577 angegeben.

B. Die Augenmuskeln und der Heber des Oberlides.

Die vier geraden Augenmuskeln, der obere, innere, untere und äußere (Musculi recti superior, medialis, inferior und lateralis), der obere schräge (Musculus obliquus oculi superior) und der Lidheber oder Heber des Oberlides (Musculus levator palpebrae superioris) entspringen gemeinsam von einer bindegewebigen Masse, die durch teilweise Verschmelzung ihrer Sehnen gebildet wird und eine kurze Röhre darstellt. ZINN (1755) hat dieses Bindegewebe als Ring beschrieben, daher Annulus tendineus communis (ZINNII). VILA CORO (1933) beschreibt ihn als U-förmig, wobei zwei Schenkel annähernd horizontal, der dritte vertikal und nach außen vom Sehnerven verläuft. Er überbrückt dabei die obere Augenhöhlenspalte mit einer Masse von sehnigem, derbfaserigem Bindegewebe. Die Sehne des oberen, geraden Augenmuskels stellt eine 3—4 mm lange, nach abwärts offene Rinne vor, die den Sehnerven von oben umfängt, und ist mit der harten Sehnervenscheide oben verwachsen, während die Verbindung außen mit der Sehnervenscheide etwas locker ist. Außen reicht die Sehne etwa bis zum Rande der oberen Augenhöhlenspalte, der innere Rand bis gegen die Mitte des Sehnervenkanales. Die Sehne des inneren, geraden Augenmuskels schließt sich an das innere Ende der Sehne des oberen geraden an oder beginnt etwas über ihr, umschließt den Sehnerven fast ganz von seiner inneren und unteren Seite und reicht bis zum medialen Rande der oberen Augenhöhlenspalte. Die Sehne des unteren geraden Augenmuskels ist kurz und entspringt am vorderen und unteren Umfange der Spina medialis fissurae orbitalis superioris und legt sich eng an die Sehne des inneren geraden Muskels an. Der äußere gerade Augenmuskel entspringt sehnig vom oberen und hinteren Umfange der Spina fissurae medialis, von dem ZINNschen Band und von der Augenhöhlenfläche des großen Keilbeinflügels neben dem Rande der Augenhöhlenspalte, ferner noch vom Bindegewebe auf der Außenfläche der Sehne des oberen geraden Augenmuskels. Zwei Sehnenschenkel heften sich an die äußere Wand des Sehnervenkanals, verlaufen nach außen und oben, wo sie sich miteinander vereinigen, und lassen zwischen sich Raum für den Durchtritt des Nervus oculomotorius. Der Muskel hat oft einen zusätzlichen Ursprung von der Spina musculi rectis lateralis. Die Ursprungssehne des Lidhebers ist flach, 2—3 mm lang, legt sich an die des oberen und des inneren geraden Augenmuskels innen an und reicht bis ungefähr in die Nähe der Mitte des Sehnervenloches. Ihn überlagert hier noch der Ursprung des oberen, schrägen Augenmuskels, der sich auch noch an der inneren Augenhöhlenwand am Keilbeinkörper anheftet. Die Sehne des oberen geraden Augenmuskels ist mit der Sehnervenscheide selbst verwachsen, was für die Sehne des anderen Muskels nicht zutrifft.

a) Der Lidheber (Musculus levator palpebrae superioris).

Der etwa 3 mm breite, sehnige Ursprung vom kleinen Keilbeinflügel geht rasch in den etwa 5 cm langen Muskel über, der knapp unter dem Dach der Augenhöhle nach vorn und außen zieht, wobei er eine Breite von 15—20 mm erhält. In der Nähe des oberen Randes der Augenhöhle geht er in die flache Sehne über, die bis zu 30 mm Breite und 15 mm Länge aufweist. Diese aponeurotische Sehne heftet sich mit ihrem äußeren Zipfel an der Augenhöhlenwand an, ebenso mit ihrem inneren Zipfel. In der Hauptsache dringt die Sehne über der oberen Übergangsfalte durch das Septum orbitale in das Oberlid, zerfällt in feine Bündelchen, die vor der Lidplatte absteigen, zwischen den Bündeln des Kreismuskels des Auges hindurchtreten und ungefähr 3 mm über dem freien Lidrande in die Haut einstrahlen. Eine direkte Verbindung zwischen dem Lidheber und der Lidplatte durch Sehnenbündel des Muskels besteht nicht. Seine Sehne endet vollständig in der Lidhaut, setzt sich innen und außen, wie erwähnt, an die Augenhöhlenwand an, verbindet sich außen mit dem äußeren Lidbande. Eine direkte Verbindung zwischen dem Muskelbauch des Lidhebers und der Lidplatte stellt der glatte (MÜLLERsche) Lidheber dar (Musculus tarsalis superior). Einige Millimeter von dem Übergang des Muskelbauches in die Sehne des Lidhebers beginnt der glatte Lidheber, der sich an das Perimysium des Muskels anheftet und als eine ungefähr 1 mm dicke, mattgelbliche Platte nach unten zieht. Diese Platte ist ungefähr 15—20 mm breit, also ebenso breit wie der Lidheber. Der Ursprung des Muskels wird sogar von einigen quergestreiften Muskelfasern durchflochten. Dieser glatte Lidheber ist ungefähr 10 mm lang, und setzt sich in eine etwa 1 mm lange Bindegewebsschichte fort, die sich hauptsächlich an den oberen Rand der Lidplatte ansetzt, wobei die Arteria marginalis superior vor den Muskel zu liegen kommt. Ein Teil des im Muskel entspringenden Bindegewebes zieht vor der Lidplatte hinunter. Eine dünne Schichte von glatten Muskelbündeln zieht außen über die Vorderfläche der unteren Tränendrüse. Das von elastischen Fasern reichlich durchsetzte und die glatten Muskelbündel umhüllende Bindegewebe verschmilzt mit dem der Lidplatte. Es kommt somit nicht zur Ausbildung einer echten Sehne.

b) Die geraden Augenmuskeln (Musculi recti oculi).

Von ihrem Ursprung reichen die Sehnen der geraden Augenmuskeln nur wenig nach vorn und trennen sich dabei schon 1—2 mm von ihrem Ursprung voneinander, indem sie auseinanderweichen, da ihre Muskeln den Augapfel umgreifen und dadurch den Mantel eines Hohlkegels bilden, den SCHWALBE (1887) als Augenmuskelkegel bezeichnet.

Die Zugebenen des inneren und äußeren geraden Augenmuskels liegen in der Horizontalebene des Augapfels und verschmelzen mit den horizontalen Meridianen. Die zu dieser Ebene senkrechte Drehachse geht durch den Drehpunkt des Auges und ist daher mit der senkrechten Achse des Augapfels identisch. Die annähernd gleichen Zugebenen des oberen und unteren geraden Augenmuskels verlaufen in schräger Richtung zum Augapfel, senkrecht zur Horizontalebene, schließen aber mit der Sagittalebene einen nach hinten offenen Winkel von 25—27°, ein. Die vier geraden Augenmuskeln verlaufen bis annähernd zum Äquator des Augapfels gestreckt, biegen dann sanft gegen die Augenachse zu ab und gehen in dünne und breite Sehnen über, die unter spitzen Winkeln in die Lederhaut eindringen und sich mit ihr verflechten (s. S. 72). Der obere gerade Augenmuskel wird durch den Lidheber von der Augenhöhlenwand getrennt. Er hängt mit diesen Muskeln an seinem inneren Rande durch die Vereinigung der Fascienblätter zusammen, ebenfalls dadurch, daß der obere Ast des Oculomotorius den Lidheber durchdringt, um zum oberen, geraden Muskel zu gelangen. Dieser kreuzt den oberen schrägen Augenmuskel, indem er über ihn verläuft. Im Verhältnis zum unteren geraden Augenmuskel liegt der obere etwas schläfenwärts verschoben. Der untere gerade Augenmuskel verläuft in seinem hinteren Abschnitt über den Boden der Augenhöhle, wird dann durch ein Fettpolster vom Boden der Augenhöhle, der hier das Dach der Kieferhöhle bildet, getrennt. In seinem vorderen Abschnitt kreuzt er den hinteren schrägen Augenmuskel und verläuft zwischen ihm und dem Augapfel, wobei die Fascien der beiden miteinander verschmelzen und das sog. Lockwoodsche Band bilden. Der untere Ast des Oculomotorius verläuft über dem Muskel und dringt an der Grenze des hinteren und mittleren Drittels in den Muskel von oben ein. Der für den unteren schrägen Augenmuskel bestimmte Nervenast liegt am äußeren Rande des unteren geraden Muskels.

c) Die schrägen Augenmuskeln.

Der obere schräge Muskel (Musculus obliquus superior), auch großer schräger Muskel genannt, entspringt vor und nach vorn und innen vom Sehnervenloch, durch den inneren geraden von ihm getrennt, zwischen dem Sehnenring und der Beinhaut. Er kann auch mit der inneren Augenhöhlenwand in der Länge von einigen Millimetern zusammenhängen. Der Muskelbauch ist etwas runder, weniger flach als bei den geraden Augenmuskeln und verläuft parallel nahe der nasalen Wand der Augenhöhle über dem inneren geraden Muskel, durch den Nervus naso-ciliaris und die Arteria ophthalmica von ihm getrennt, deren zum Siebbein verlaufende Äste ihn kreuzen. Einige Millimeter hinter dem vorderen Augenhöhlenrand geht der Muskel in eine runde Sehne über, welche durch einen Knorpelring, die Rolle (Trochlea), hindurchgeht, und unter einem Winkel von 54° nach hinten außen und leicht unten abbiegt. Die Sehne breitet sich zu einem flachen Bande aus, das das den Augapfel umgebende Bindegewebe durchbricht, verläuft unter dem oberen geraden Augenmuskel und setzt sich außen und oben vom hinteren Augenpol an die Lederhaut an. Der von der Spitze der Augenhöhle bis zur Rolle verlaufende direkte Teil ist durch die Beschaffenheit seines Muskelbauches für das Ausmaß der Bewegung maßgebend, der nach dem Durchtritt durch die Rolle zum Augapfel verlaufende Teil für die Richtung, wobei die Rolle selbst als der physiologische Ursprung des Muskels gelten kann. Die Länge der Sehne von der Rolle bis zum Augapfel beträgt 20 mm. Die Sehnenansatzlinie dieses Muskels an den Augapfel steht schräg zum vertikalen Meridian und ist nach hinten etwas konvex gebogen. Nach E. Fuchs (1884) beträgt die Breite des Sehnenansatzes 7,5—12,7 mm im Durchschnitte 10,7 mm bei emmetropischen Augen. Bei Kurzsichtigen ist die durchschnittliche Breite 9,6 mm, wobei sich Schwankungen zwischen 6,8 und 14 mm finden. Die Entfernung vom Hornhautrande beträgt nach FUCHS 16—17,9 mm, während nach WEISS (1897) das vordere Ende des Sehnenansatzes 13,85 mm vom Hornhautrand und 14,66 mm vom Sehnerven liegt, das hintere 18,8 bzw. 7,56 mm. Das vordere Ende der Ansatzlinie liegt im selben Meridian wie die Ansatzlinie des oberen geraden Muskels, im Mittel 4,6 mm (0,5—8 mm) von ihm entfernt. Die Sehnen dieser beiden Muskeln sind oft durch Bindegewebe miteinander verbunden. Die Sehne des oberen schrägen Augenmuskels ist ebenso durch Bindegewebe mit der des unteren schrägen verbunden, trotzdem die Entfernung der Ansätze dieser Muskeln vorne 15 mm, hinten 11,9 mm voneinander entfernt sind. Der Nervus trochlearis erreicht den Muskel von der Innenseite ungefähr 12 mm von seinem Ursprung.

Die Rolle (Trochlea) besteht aus einem Blatt hyalinen Knorpels von 4 mm Länge und 6 mm Breite, dessen Ränder an das Stirnbein durch fibröses Gewebe angeheftet sind, so daß ein Ring entsteht, durch den die Sehne hindurchgleitet. Nach MACALISTER (1889) ist die durchtretende Sehne des oberen schrägen Augenmuskels von sehr lockerem retikulärem Bindegewebe umgeben, das einen unvollständigen endothelialen Überzug besitzt, jedoch nicht als eine echte Synovialmembran angesehen werden kann. Der Fascienüberzug, der die Sehne von der Stelle ihres Durchtrittes durch die TENONsche Kapsel umgibt, reicht bis zur Rolle hinauf, an der er befestigt ist. Ursprünglich war die Rolle nur ein differenzierter Teil der Muskelscheide des Muskels an dessen Ursprung, der am Orbitalrande gelegen war. Erst später bildete sich in der *Säugetier*reihe eine Verlängerung des Muskels aus, dessen Ursprung nach hinten wanderte, bis er die Spitze der Augenhöhle erreichte. An der Befestigungsstelle der Rolle an den Knochen weist dieser eine seichte Furche auf, und auf deren Außenseite einen kleinen knöcherigen Vorsprung — Spina trochlearis —, der auch gelegentlich auf beiden Seiten des Kanals vorhanden sein kann. KEIBEL und MALL (1912) haben dafür ein besonderes Verknöcherungszentrum beschrieben.

Der untere schräge Augenmuskel (Musculus obliquus inferior) entspringt nicht von der Spitze der Augenhöhle, sondern von einer seichten Vertiefung des Bodens der Augenhöhle, knapp hinter dem unteren Rande der Augenhöhle, ganz nahe, und zwar nach außen von der Öffnung des Tränennasenganges. Einzelne Fasern entstehen am unteren Ende des Überzuges der Tränengrube. WHITNALL (1932) hat in 45% der Fälle etwas andere Ursprungsstellen des Muskels gefunden. Der Muskel zieht nach außen und hinten, ist bandförmig flach, kreuzt den unteren geraden Augenmuskel, indem er zwischen ihm und dem Boden der Augenhöhle verläuft. Die Fascienüberzüge der beiden Muskeln sind miteinander verbunden. Zwischen dem unteren schrägen Augenmuskel und dem Boden der Augenhöhle liegt eine kompakte Masse von Fettgewebe. Der unter einem Winkel von 75° zur Achse der Augenhöhle verlaufende Muskel ist ungefähr 37 mm lang und fast durchwegs aus Muskelfasern bestehend; seine Sehne, die sich mitunter gar nicht nachweisen läßt, ist höchstens 2,6 mm lang; in manchen Fällen dringen die Muskelfasern direkt in die Lederhaut ein. Die gewöhnlich 3 mm breite Ansatzlinie verläuft schräg und befindet sich im äußeren, unteren hinteren Quadranten des Augapfels, etwas weiter hinten als die Ansatzstelle des oberen schrägen Muskels und auch näher zum Sehnerven. Die Ansatzlinie schließt einen Winkel von 25° mit der Ansatzlinie des oberen schrägen Muskels ein und ist ungefähr 5,2 mm (zwischen 3,8 und 7,5 mm) vom Sehnerven entfernt. In hochgradig kurzsichtigen Augen kann sein Ansatz nach E. FUCHS (1884) 7,1 mm (zwischen 4,8 und 11,5 mm) vom Sehnerven entfernt sein. Die Entfernung dieser Ansatzlinie von der des äußeren geraden Augenmuskels beträgt 9,5 mm, von der Gegend der Fovea centralis retinae 2,2 mm.

Die Entfernung vom Hornhautrande schwankt zwischen 17,3 und 19,1 mm. Nach Salzmann (1912) weist die Ansatzlinie oft große Unregelmäßigkeiten, winkelige Knickungen oder Unterbrechungen auf. Ein Ast des unteren Teiles des Oculomotorius dringt ungefähr in der Mitte seines hinteren Randes in den Muskel ein. Die Blutversorgung geschieht von der Arteria infraorbitalis aus und vom unteren Muskelast der Arteria ophthalmica.

Die Innervation der Augenmuskeln wird zum großen Teil vom Nervus oculomotorius besorgt, mit Ausnahme des oberen schrägen Augenmuskels, für den der Nervus trochlearis bestimmt ist, und des äußeren geraden Augenmuskels, zu dem der Nervus abducens zieht. Die drei Nerven führen neben motorischen auch vom Trigeminus stammende sensible Fasern. Der Nervus oculomotorius teilt sich in einen oberen Ast, der sich an den oberen geraden Augenmuskel und an den Lidheber verzweigt, während sein unterer Ast den inneren und unteren geraden und den unteren schrägen Augenmuskel versorgt. Im Verhältnis zur Größe der versorgten Muskeln sind die Nerven dick. Der Nervus oculomotorius enthält ungefähr 15000 Nervenfasern, die sich auf etwa 14000 Muskelfasern verteilen, so daß sich ein Verhältnis von 1 : 2,7 ergibt [Macalister (1889)]. Der Nervus trochlearis enthält ungefähr 2000 Nervenfasern, die sich auf ungefähr die gleiche Zahl von Muskelfasern verteilen (Verhältnis 1 : 1) und der Nervus abducens 2000—3600 Fasern, die sich auf ungefähr 5000 Muskelfasern verteilen (Verhältnis 1,8 : 1,0). Die Verbindungen der motorischen Nerven mit dem Trigeminus im Sinus cavernosus wurde von Stibbe (1929) nachgewiesen. Die Nerven teilen sich bereits vor dem Eindringen in die Muskeln in einzelne Äste. Sie treten meistens in der hinteren Hälfte der Augenmuskeln in diese ein, und zwar von der dem Sehnerven zugewendeten Seite aus. In den oberen schrägen Augenmuskeln dringt der Nerv von der oberen Kante aus ein, in den unteren schrägen ungefähr in seiner Mitte von unten, also von der dem Boden der Augenhöhle zugewendeten Fläche aus. v. Bardeleben und Frohse (1897) haben innerhalb der Muskeln Schlingenbildungen durch makroskopische Präparation nachgewiesen. Die Nervenfasern, die zu den einzelnen Muskelfasern ziehen, sind nach Lewinsohn (1901) 0,006—0,009 mm breit, also breiter als man es gewöhnlich findet. Die Augenmuskeln sind an Nerven überaus reich.

d) Feinerer Bau der Augenmuskeln.

Die Muskelfasern der Augenmuskeln sind außerordentlich dünn, so daß man unter ihnen manche findet, deren Durchmesser nur 0,009 oder 0,011 mm beträgt. Nach Halban (1893) beträgt die Dicke der Muskelfasern des oberen geraden Augenmuskels des *Menschen* 0,0175 mm. Rehns (1901) ist auch der Ansicht, daß die Augenmuskeln des *Menschen* sehr feinfaserig sind. Die Durchschnittszahl des Faserquerschnittes im oberen geraden Augenmuskel variierte bei fünf untersuchten *Menschen* zwischen 125,8 μ^2 und 183,8 μ^2. Es fand sich dabei kein Unterschied zwischen Männern und Frauen, was Schiefferdecker (1904) hervorhebt. Häggquist (1931) gibt folgende Daten für die geraden Augenmuskeln an:

Faserquerschnitt	147,2 —183,8μ^2	Relative Fasergröße . . .	15,9 —22,7
Absolute Kernzahl . . .	0,50— 0,92	Kernlänge	10,7 —12,3μ
Absolute Kerngröße . . .	7,3 — 7,5μ^2	Kernvolumen	85,3 —99,2μ^3
Absolute Kernmasse. . .	3,6 — 7,7	Modifizierte Kernzahl . . .	0,46— 0,91
Relative Kernmasse . . .	2,3 — 4,2	Gesamtkernmasse	44,6 —93,7
Relative Fasermasse. . .	26,6 — 42,8		

Derselbe Untersucher fand weniger elastische Fasern im Lidheber, der sonst denselben Bau wie die geraden Muskeln aufweist. Die Querschnitte der Muskelfasern sind sehr verschieden groß.

Die Daten für diesen Muskel betragen:

Faserquerschnitt	174,9 —315,0μ^2	Relative Fasergröße . . .	39,9 —55,9
Absolute Kernzahl . . .	0,28— 0,44	Kernlänge	11,3 —12,1μ
Absolute Kerngröße . . .	4,4 — 5,6μ^2	Kernvolumen	49,7 —68,0μ^3
Absolute Kernmasse. . .	1,2 — 2,5	Modifizierte Kernzahl . . .	0,31— 0,46
Relative Kernmasse . . .	0,7 — 0,8	Gesamtkernmasse	15,5 —31,3
Relative Fasermasse. . .	128,0 — 142,6		

WOOLLARD (1931) fand in den Augenmuskeln dreierlei Arten von Muskelfasern: ganze feine, die nicht zahlreich sind, und hauptsächlich in den Rand-

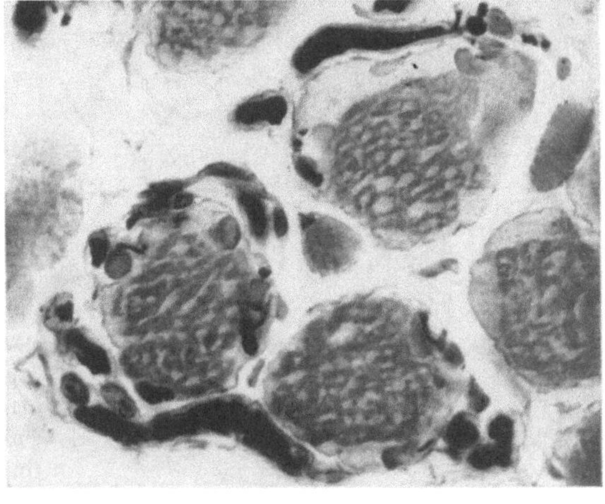

Abb. 428. Querschnitt durch den M. rectus superior des *Macacus rhesus*. Nervenfasern und Endplatten. Färbung nach AGDUHR (KOLMER).

partien der Muskeln liegen, den Hauptbestandteil der Muskel bildende Fasern mittlerer Dicke, und schließlich sehr dicke Muskelfasern, die meist in Bündeln von 10—15 zusammenliegen. Sie sind ungefähr 2—3mal so dick wie die dünnen Fasern. Zwischen den dünnen und mitteldicken Fasern gibt es fließende Übergänge.

Es bestehen somit Unterschiede in bezug auf die Fasern und die Kerne zwischen dem Lidheber und dem oberen geraden Augenmuskel, von dem ersterer abstammen soll.

REHNS (l. c.) gibt an, daß die Augenmuskeln zu den sauerstoffreichsten des Körpers gehören. Dies hängt wahrscheinlich mit der besonders genauen und raschen Bewegung der Muskeln zusammen. TULIN (1914) fand bei *Menschen* und *Affen* drei verschiedene Typen von Muskelfasern. In der einen

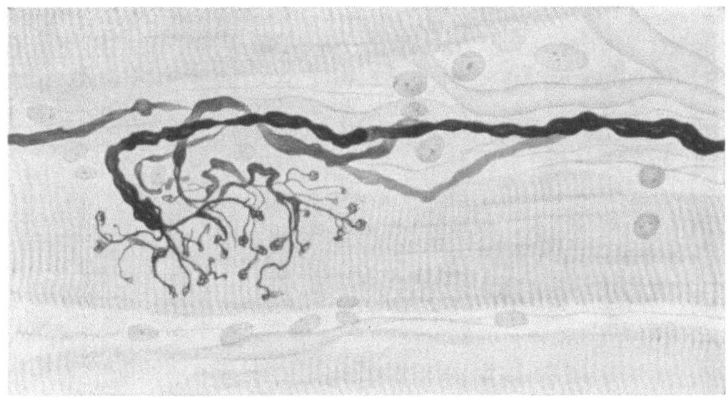

Abb. 429. Motorische Endplatte aus einem menschlichen Augenmuskel. Übersicht. BIELSCHOWSKY-Methode. Vergr. Leitz Imm.-Ok. O. Präparat von Dr. KADANOFF. (Nach PH. STÖHR jr.)

Art sind die Muskelfibrillen gebündelt, verlaufen unregelmäßig, so daß sie zopfartig durchflochten erscheinen; sie sind mitunter durch das Sarkoplasma voneinander getrennt, und die Zwischenräume zwischen ihnen können ziemlich beträchtlich sein. In der zweiten Art von Muskelfasern sind die Fibrillen verhältnismäßig spärlich und umschließen allseitig eine große Menge von Sarkoplasma, indem sie an seiner Oberfläche liegen. Am merkwürdigsten sind Muskelfasern, in denen die Hauptmasse der längsverlaufenden Fibrillen innerhalb des Sarkolemms von ringförmig oder schraubenförmig verlaufenden, also zur Längsachse der Hauptmasse der Fibrillen senkrecht angeordneten Fibrillenbündeln umschlossen werden. Für diese Fibrillenbündel ist der Name der hypolemmalen quergestreiften Ringbinden gebräuchlich. Sie wurden zuerst unter pathologischen Verhältnissen in der Skeletmuskulatur beobachtet, finden sich aber normalerweise in den Augenmuskeln des *Menschen* und mancher *Tiere*; so hat sie SCHWARZ (1925) genauer in den Augenmuskeln des *Hundes* studiert. Nach seinen Angaben

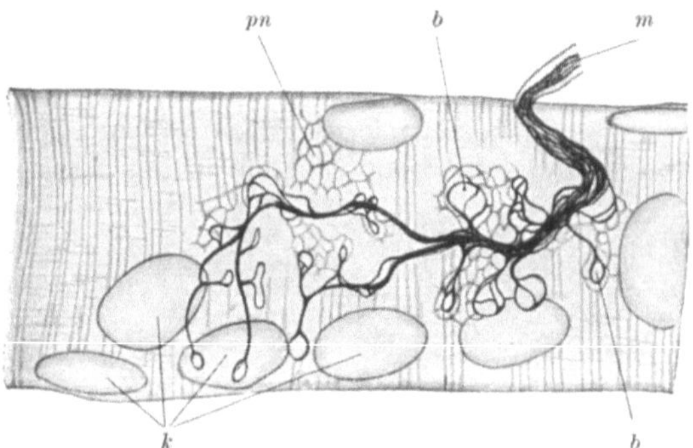

Abb. 430. Motorische Endplatte mit Schlingenbildung und periterminalem Netzwerk. Zunge der *Fledermaus*. BIELSCHOWSKY-Methode. Vergr. 2100fach. *k* Kerne, *m* Nervenfaser, *b* Endöse, *pn* periterminales Netzwerk. (Nach BOEKE.)

beträgt ihre Dicke 0,0042—0,0129 mm und ist von der Stärke der Muskelfasern unabhängig. Die Breite schwankt zwischen 0,0306 und 0,0425 mm. Bei genauer Untersuchung ergibt sich, daß streng ringförmig verlaufende Fasern nicht nachweisbar sind, daß ihre Anordnung stets eine schraubenförmige ist, die Neigung der Schraubenwindungen jedoch sehr verschieden sein kann. An den einzelnen Muskelfasern finden sich meistens mehrere Umschnürungen, deren Breite oft recht verschieden ist. Dabei läßt sich eine Einschnürung der Muskelfasern an diesen Stellen nicht deutlich erkennen. In der Binde finden sich nur wenige Muskelkerne, die meist an den verdünnten Rändern der Binden

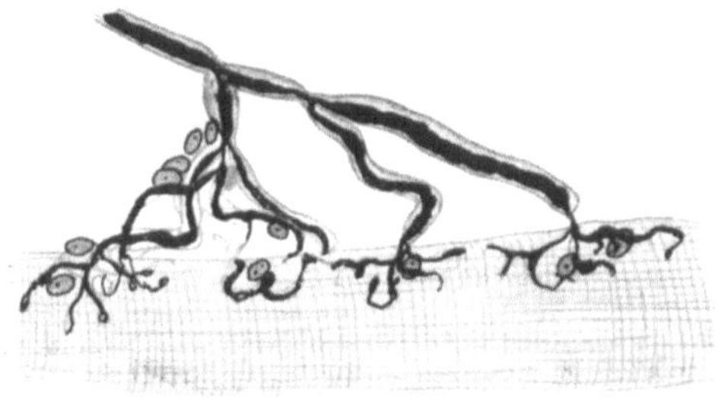

Abb. 431. Markhaltige Nervenfasern mit Endplatte. M. rectus superior von *Macacus rhesus* (KOLMER).

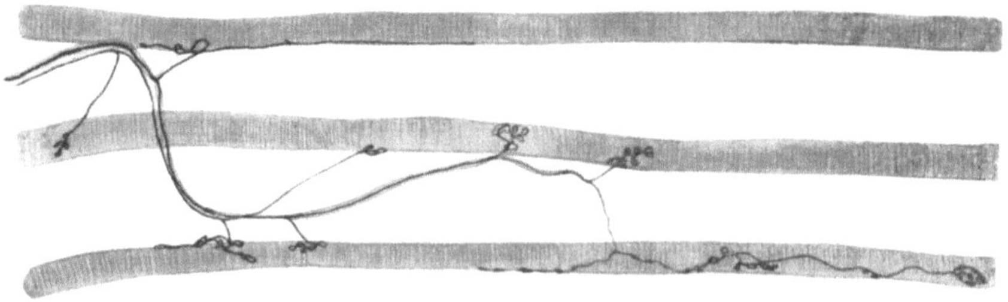

Abb. 432. Nervenendigungen am Rectus inferior des *Kaninchens* (KOLMER).

liegen. Die Ringbinden aufweisenden Muskelfasern finden sich in den Augenmuskeln in der Nähe der Eintrittsstelle der Nerven, daher liegen sie in den geraden Augenmuskeln an ihrer dem Sehnerven zugewendeten Seite, im unteren schrägen Augenmuskel ungefähr in seiner Mitte. Dieser Teil des Augenmuskels wird von den gröberen Nervenbündeln gewissermaßen umgrenzt; SCHWARZ (l. c.) nimmt an, daß die Binden eine Bremsvorrichtung darstellen, die eine möglichste Ge-

nauigkeit der Augenbewegungen gewährleistet. SCHIEFFERDECKER (1904) fand,
daß das ziemlich reichliche intramuskuläre Bindegewebe zahlreiche, meist sehr
dicke, elastische Fasern enthält, hauptsächlich in der Richtung der Muskelfasern
verlaufend, durch Abzweigungen jedoch ein enges Netz um die Muskelfasern
bildend. SCHIEFFERDECKER (l. c.) ist der Ansicht, daß sie vom Perimysium
externum in den Muskel hineinwachsen, da sie beim Neugeborenen zuerst im
Perimysium auftreten und im Inneren des Muskels
fehlen. Wegen des außerordentlich reichen Gehaltes an
elastischen Fasern könnte man den Muskel als ein
elastisches Band ansehen. Diese elastischen Elemente
sind es, die in der Ruhelage der Muskeln den Augapfel nach hinten ziehen, wobei die Gegenwirkung der
schrägen Augenmuskeln nur ganz unbedeutend ist. Bei
den Augenbewegungen dienen die elastischen Fasern
der gleichmäßigen und fein abstufbaren Ausführung der
Bewegungen. Es werden wohl auch die einzelnen Muskelfasern beim Übergang aus der Zusammenziehung in den
Ruhezustand von den elastischen Fasern zusammengedrückt und dadurch verdünnt. Die eigentümliche
Anordnung dieser elastischen Fasern bedingt bei Zusammenziehung und Entspannung des Muskels gleicherweise eine Hemmung und dadurch eine Erhöhung der

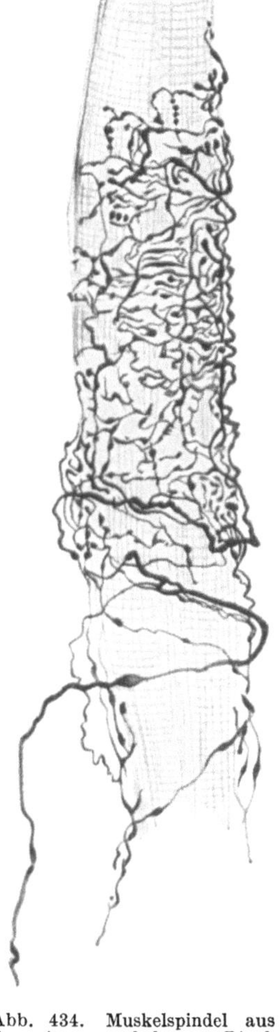

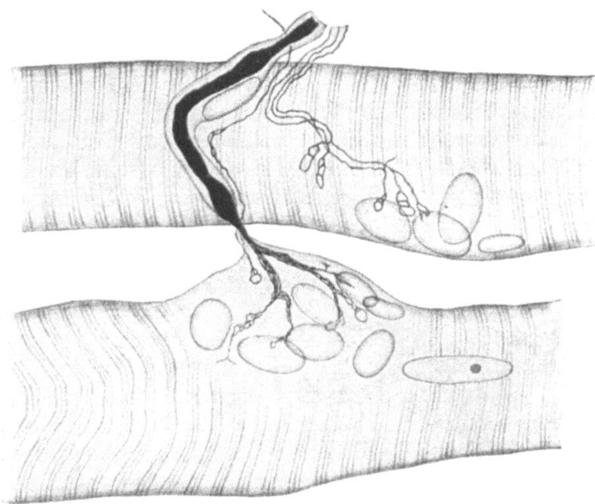

Abb. 433. Nervenendplättchen aus dem normalen oberen schrägen
Augenmuskel der *Katze*. (Nach BOEKE.)

Abb. 434. Muskelspindel aus
dem Augenmuskel vom *Pferd*.
Methylenblau. (Nach DOGIEL.)

notwendigen Arbeitsleistung der Antagonisten, da die elastischen Elemente bei
jeder Bewegung gedehnt werden müssen. EISLER (1930) ist der Ansicht, daß
die große Zahl vorwiegend kleiner Zugreize bei der Muskelzusammenziehung
die besondere Dicke der elastischen Fasern in den Augenmuskeln bedingt,
daher bilden sie sich auch erst während des Lebens aus.

Die markhaltigen Nervenfasern umspinnen die Muskelfasern mit einem dichten
Netzwerk, verlaufen vielfach quer zu ihrer Längsrichtung (Abb. 428). Sie zerfallen in der Nähe der Muskelfasern in mehrere, oft stark geschlängelte Endästchen, die entweder eine gemeinsame Endplatte bilden oder nebeneinander-

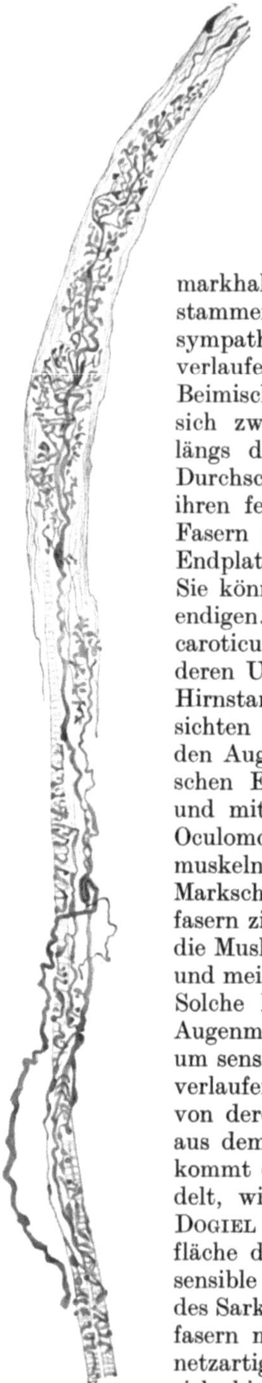

liegende, getrennte Endplatten besitzen. Die Endplatten weisen die gewöhnlichen Merkmale auf wie sie in anderen quergestreiften Muskeln angetroffen werden. So findet man in ihrer Nähe eine größere Ansammlung von Kernen und eine Vermehrung des körnigen Sarkoplasmas. Die motorischen Endplatten in den Augenmuskeln sind groß, wie dies die Abbildungen zeigen (Abb. 429, 430, 431). BOEKE (1927) hat nachgewiesen, daß neben den Endigungen der markhaltigen Nervenfasern, die vom Nervus oculomotorius stammen, noch zahlreiche marklose Nervenfasern, die er als sympathische anspricht, in den Muskeln nachweisbar sind; sie verlaufen in dünnen Bündeln von 5—10 Fasern, oft unter Beimischung markhaltiger Fasern, mitunter mit ihnen, winden sich zwischen den Muskelfasern hindurch, weisen aber auch längs der Muskelfasern verlaufende Verzweigungen auf. Bei Durchschneidungsversuchen sieht man in den Nerven und ihren feinsten Verästelungen neben den bereits degenerierten Fasern markhaltige Fasern verlaufen. Sie treten auch in die Endplatten ein, in denen sie meistens durch Ösen endigen. Sie können aber auch getrennt von den markhaltigen Fasern endigen. Sie stammen zum größten Teil wohl aus dem Plexus caroticus, ein Teil jedoch liegt in den Nervenstämmen schon von deren Ursprung an, und ihre Ganglienzellen müssen sich im Hirnstamme finden. WOOLLARD (1931) widerspricht den Ansichten BOEKES. Nach seinen Untersuchungen finden sich in den Augenmuskeln markhaltige Nervenfasern, die mit motorischen Endplatten versehen sind; sie ziehen zu den dicken und mitteldicken Muskelfasern. Neben diesen zweifellos vom Oculomotorius stammenden Fasern finden sich in den Augenmuskeln dünne, meist marklose, hie und da aber doch mit Markscheiden versehene Fasern, die zu den dünnen Muskelfasern ziehen. Sie besitzen krallenförmige Endigungen, welche die Muskelfasern an mehreren Stellen spangenförmig umgreifen und meist epilemmal, gelegentlich aber auch hypolemmal liegen. Solche Nervenendigungen finden sich ausschließlich in den Augenmuskeln. WOOLLARD wirft die Frage auf, ob es sich hier um sensible oder motorische Fasern handelt. Die Nervenfasern verlaufen nachweislich in den Stämmen der Augenmuskelnerven, von deren Austritt aus dem Gehirne aus. Sie stammen aber aus dem Tractus mesencephalicus des Trigeminus. WOOLLARD kommt daher zum Schluß, daß es sich um sensible Nerven handelt, wie dies auch andere Untersucher [HUBER (1899) und DOGIEL (1906)] annehmen. DOGIEL (1906) hat auf der Oberfläche der Muskelfasern und im intramuskulären Bindegewebe sensible Nervenendigungen festgestellt. Sie liegen außerhalb des Sarkolemms. Diese Muskelspindeln umklammern die Muskelfasern mit einem dichten Netz von Spiralwindungen, die sich netzartig miteinander verbinden (Abb. 432, 433). Es finden sich hier aus vielfachen Aufsplitterungen markhaltiger und markloser Fasern entstandene Geflechte und Netze. Feine, marklose Nervenfasern begeben sich einzeln zu den motorischen Endigungen. Auch an den Sehnen der Augenmuskeln hat

Abb. 435. Sehnenspindel und Muskelspindel aus einem Augenmuskel vom *Rind*. Methylenblau. (Nach DOGIEL.)

Dogiel (l. c.) solche Spindeln beschrieben, die sich daher als sensibel erwiesen haben (Abb. 434, 435). Im interstitiellen Bindegewebe des Muskels und in der Sehne finden sich eingekapselte Muskel- oder Sehnenspindeln oder mitunter lange, pinselförmige, freie Endigungen.

C. Die glatte Muskulatur in der Augenhöhle.

Eisler (1930) vertritt die Ansicht, daß die glatte Muskulatur eine fast ununterbrochene Schichte um die vordere Hälfte des Augapfels bildet, die nur nach außen zu eine verschieden breite Lücke aufweist. Vor der Übergangsfalte der Bindehaut reicht diese Schichte bis in die Nähe des Randes der Lidplatte, beim Fetus sogar bis auf deren Vorderfläche. Nach außen zu in der Gegend der erwähnten Lücke hört die glatte Muskulatur schon eine Strecke weit hinter der Übergangsfalte auf. Innen reicht die Muskulatur nur bis 1,0—1,5 mm an den Boden des Tränensees heran. Beim Erwachsenen läßt sich die Muskulatur hinter den Übergangsfalten entsprechend den vier Quadranten des Augapfels weiter nach rückwärts verfolgen als in dem senkrechten und waagrechten Meridian. Die Länge der Muskelmasse in den vier einzelnen Meridianen beträgt außen oben etwa 16 mm, im vertikalen Meridian oben 10 mm, im medialen oberen Quadranten 13 mm, im horizontalen Meridian innen 4 mm, im inneren unteren Quadranten 11 mm, im unteren Teil des senkrechten Meridians 8 mm und im äußeren unteren Quadranten 11 mm. Die Muskelbündel sind in örtlich verschieden dicker Schichte im fetthaltigen Bindegewebe eingelagert, bilden also keineswegs eine geschlossene Muskelmasse. Eine vollständig geschlossene Platte bilden sie dort, wo sie die Verbindung des Lidhebers mit der Lidplatte vermitteln. Ihr Verhalten an dieser Stelle ist bereits oben beschrieben worden. An anderen Stellen liegen sie meistens ziemlich oberflächlich in der Tenonschen Kapsel, dringen aber unten zwischen die unteren geraden und schiefen Augenmuskeln ein. Hesser (1913) bezeichnet die ganze Muskelmasse als Musculus capsulo-palpebralis.

Am Boden der Augenhöhle, und zwar entsprechend der unteren Augenhöhlenspalte findet sich eine Platte von glatten Muskelfasern, welche die Spalte vollständig ausfüllt und weit nach hinten durch die obere Augenhöhlenspalte bis zum vordersten Teil der inneren unteren Wand des Sinus cavernosus reicht. Sie erstreckt sich nach außen über den Rand der Augenhöhlenspalte etwa 4 mm weit auf die Beinhaut, und zwar außen mehr nach vorn und innen mehr nach hinten zu. Die ganze Breite dieser Muskelmasse beträgt vorn 10—12 mm; hinten verschmälert sie sich auf 3 mm, in der unteren Augenhöhlenspalte auf 2 mm. Sie reicht mitunter in die Fossa pterygopalatina unter gleichzeitiger Verbreiterung bis auf 4 mm. Die Augenhöhlenfläche des Muskels bildet eine konkave, glatte, von dünnem Bindegewebe überdeckte Schichte; die oberflächlich liegenden Muskelbündel verlaufen hauptsächlich quer zur Augenhöhlenspalte, die in der Tiefe der Augenhöhlenspalte senkrecht, erst hinten annähernd sagittal. Die glatte Muskulatur der Augenhöhle wird vom Halssympathicus aus innerviert.

XVIII. Das Ciliarganglion.

In der Tiefe der Augenhöhle, zwischen dem Sehnerven und dem äußeren, geraden Augenmuskel liegt als blaßrötliches Knötchen von derber Konsistenz das Ciliarganglion. Es ist seitlich zusammengedrückt, so daß die beiden breitesten Seiten dem Sehnerven und dem Muskel zugekehrt sind. Seine Länge beträgt etwa 2 mm. Es liegt 15—18 mm hinter dem Augapfel. Nur eine geringe Menge Fett trennt es von der äußeren Fläche des Sehnerven und eine ebensolche vom

Muskel. Das Ganglion entsteht an der Stelle des Zusammenschlusses dreier Wurzeln, der langen, der kurzen und der sympathischen. Die lange Wurzel (Radix longa) ist ein ungefähr 1 cm langer Ast des Nervus nasociliaris, der sich vom Stamme dieses Nerven entweder vor oder bei dessen Eintritt in die Augenhöhle abzweigt. Er liegt lateral vom Sehnerven und der Arteria ophthalmica, zieht nach vorn und dringt in die hintere obere Ecke des Ganglion ciliare ein. Die zweite, kurze Wurzel (Radix brevis sive motoria) zweigt von dem für den unteren, schrägen Augenmuskel bestimmten Ast des Nervus oculomotorius ab. Diese kurze Wurzel ist nur 1—2 mm lang und tritt in die untere hintere Ecke des Ganglion ciliare ein. Die dritte, sympathische Wurzel (Radix sympathica ganglii ciliaris) stammt aus dem sympathischen Nervengeflecht, welches die Carotis interna umspinnt, und löst sich aus diesem Geflecht an der Stelle ab, wo die Arterie ihre letzte Krümmung macht, die mit ihrer Konvexität nach vorn gerichtet ist. Der sehr zarte Nervenast tritt zwischen dem Nervus oculomotorius und dem ersten Trigeminusast in die Augenhöhle ein, verläuft nach vorne, sich der langen Wurzel des Ganglions annähernd und tritt neben ihr am oberen hinteren Winkel in das Ganglion ein. Manchmal vereinigen sich diese beiden Wurzeln vor ihrem Eintritt in das Ganglion zu einem kurzen Nervenstämmchen. Durch physiologische Versuche läßt sich der Ursprung der sympathischen Fasern, die in das Ciliarganglion eintreten, bis zum Halsmark verfolgen, wobei die Fasern im Halssympathicus verlaufen, den sie durch Vermittlung der Rami communicantes erreichen.

Die Gestalt und Größe des Ganglions kann recht verschieden sein. Es ist mitunter sehr klein, manchmal verdoppelt oder es findet sich ein kleines, zusätzliches Ganglion [ADAMÜK (1870)]. HYRTL (1839) hat an Stelle des Ganglion einen lockeren Nervenplexus beobachtet. Auch die Wurzeln des Ganglion unterliegen in ihrem Verlauf Schwankungen. Die sympathische Wurzel kann aus 2 oder 3 Fädchen bestehen, auch scheinbar fehlen, wobei die sympathischen Fasern in den anderen Wurzeln verlaufen [REICHART (1875)]. Manche sympathische Fasern treten gar nicht ins Ganglion ein, sondern verbinden sich zwischen ihm und dem Augapfel mit den aus dem Ganglion austretenden Nerven. Aus dem vorderen Ende des Ganglions treten mehrere, 2—6 Nerven aus und verlaufen in der Richtung gegen den Augapfel, teilen sich so, daß ungefähr 20 kleine Nervenstämmchen als kurze, hintere Ciliarnerven (Nervi ciliares breves) zum Augapfel gelangen. Man kann an ihnen zwei Gruppen unterscheiden: die äußere, schläfenwärts gelegene, deren Stämmchen außen und oben vom Sehnerven liegen und Fasern erhalten, die aus der vorderen, oberen Ecke des Ganglion stammen. Die anderen Ciliarnerven liegen unten und innen vom Sehnerven und werden von Fasern gebildet, die aus der unteren Ecke des Ganglion entspringen. Die aus dem Nervus nasociliaris stammenden, langen Ciliarnerven mischen sich unter die Nerven der inneren Gruppe, mit denen sie sich auch vereinigen können. Die Ciliarnerven treten in der Umgebung des Sehnerven in die Lederhaut ein, gelangen in die Suprachorioidea an die innere Fläche der Lederhaut und ziehen in seichten Furchen nach vorne. Die langen Ciliarnerven verlaufen mit den beiden langen Ciliararterien nach vorne zum Strahlenkörper (s. S. 78). Während ihres Verlaufes geben die Ciliarnerven zarte Äste an die Aderhaut ab, vielleicht auch an die Lederhaut, teilen sich weiter vorne in Zweige, welche Verbindungen zwischen den beiden langen Ciliarnerven herstellen. Im hinteren Teile des Strahlenkörpers splittern sie sich auf und bilden im Ciliarmuskel ein sehr reiches Geflecht, den Plexus ciliaris, der aus einem Geflecht markloser und markhaltiger Fasern besteht. Von diesem Plexus stammende Äste versorgen den Ciliarmuskel, die Regenbogenhaut und die Hornhaut. Hierbei wird der Schließmuskel der Pupille hauptsächlich von Fasern versorgt, die aus dem Oculomotorius stammen. Die sympathischen Fasern sind hauptsächlich für den Erweiterer der Pupille und in geringerem Maße für den Schließmuskel bestimmt. Über das weitere Schicksal der Nervenäste in der Hornhaut, Lederhaut und Regenbogenhaut ist bereits berichtet worden (s. S. 42, 85 und 223). Feine, vom Ciliarganglion stammende Ästchen versorgen die Sehnervenscheiden und das Fett in der Umgebung des Augapfels. SCHWALBE hat angegeben, daß die Summe der aus dem Ganglion austretenden Fasern größer ist als die der in ihn eintretenden.

Das Ganglion ciliare besitzt eine zarte, bindegewebige Hülle, die mit dem spärlichen Zwischengewebe der nervösen Masse des Ganglions in Zusammenhang

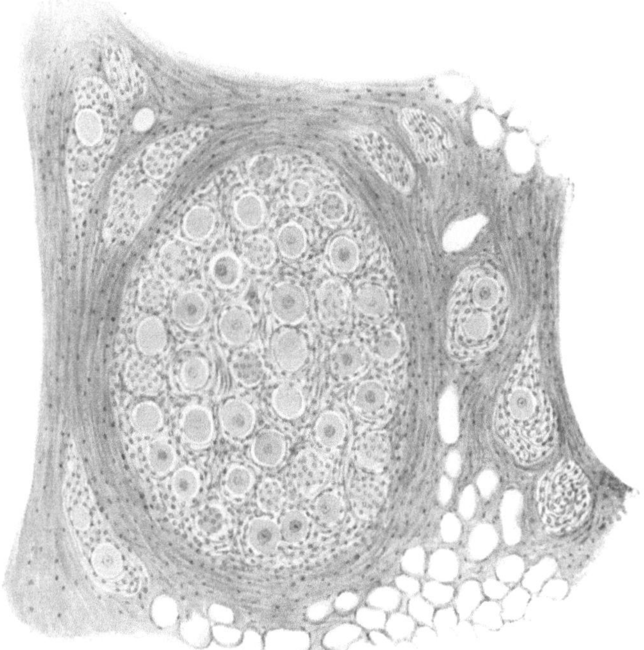

Abb. 436. Frontalschnitt durch das Ciliarganglion des *Menschen*. Außerhalb des Ganglion den Nerven anliegenden Ganglienzellen.

steht und ihm Blutgefäße zuführt (Abb. 436). Die von rückwärts in das Ganglion eintretenden Nervenfasern splittern sich auf und bilden Geflechte, so daß parallel zueinander verlaufende Fasern nur ausnahmsweise sich eine längere Strecke hindurch verfolgen lassen. In dem dichten Geflechte von Nervenfasern liegen gruppenweise oder einzeln, unregelmäßig verteilt, zahlreiche Nervenzellen. Infolge ihrer gegenseitigen Durchflechtung ist es bisher nicht gelungen, das Schicksal der aus den drei Wurzeln stammenden Nervenfasern festzustellen. So ist es noch nicht bekannt wie sich die Fasern der langen Wurzeln verhalten. MICHEL (1894) und L. R. MÜLLER (1920) halten es für möglich, daß seine Nervenfasern nur durch das Ganglion durchziehen. Die aus der sympathischen Wurzel stammenden Fasern treten nach L. R. MÜLLERs Ansicht im Ganglion mit den parasympathischen Fasern des Oculomotorius in Beziehung, wodurch die Koordination der Pupillenbewegungen gesichert wird. Die für den Musculus dilatator pupillae bestimmten, aus dem obersten sympathischen Halsganglion stammenden Fasern gehen überhaupt nicht durch das Ciliarganglion, sondern verlaufen in den langen Ciliarnerven. Für die Beurteilung der Beschaffenheit des Ganglion ist die Klärung der Beziehungen der Nervenfasern zu den Zellen und die Wertung dieser letzteren von besonderer Bedeutung, da hierdurch die Auffassung des Ciliarganglion als den spinalen oder sympathischen Ganglien homologen Gebildes gegeben wäre. Beim Versuch, diese Verhältnisse zu klären, stößt man auf die größten Schwierigkeiten, die dadurch noch vermehrt werden, daß in den verschiedenen *Tier*klassen das Ganglion verschieden gebaut ist. Die Entscheidung dieser Frage ist auf physiologisch-experimentellem Wege versucht worden, besonders von LANGLEY und ANDERSON (1890), LANGENDORFF (1894), SCHULTZ (1894) und manchen anderen Forschern. Die Ergebnisse lassen es wahrscheinlich erscheinen, daß das Ganglion ciliare hauptsächlich sympathischer Natur ist. R. L. MÜLLER und DAHL (1910), ebenso BEAUVIEUX und DUPAS (1926) haben festgestellt, daß das Ciliarganglion zum größten Teil multipolare Ganglienzellen enthält, deren Dendriten nur selten die Zellkapsel durchbrechen und sich hauptsächlich innerhalb derselben verzweigen und die Mantelzellen einhüllen. Einzig der Neurit durchbricht die Kapsel nach außen. Diese Charakteristica sprechen für die sympathische Natur der Zellen. Mit langen Dendriten versehene Zellen finden sich sehr selten, wodurch sich das Ciliarganglion von den Grenzganglien und den vor der Wirbelsäule liegenden Bauchganglien unterscheidet, in welchen Zellen mit langen Dendriten den Haupttypus bilden. An den sympathischen Ganglienzellen sollen sich die Fasern des Oculomotorius verzweigen, die auf dem Wege der kurzen Wurzel in das Ganglion eintreten. Sie sind also als präganglionäre, die in den kurzen hinteren Ciliarnerven verlaufenden als postganglionäre Fasern zu betrachten.

Über die mikroskopische Anatomie des Ciliarganglion sind zahlreiche Arbeiten in älterer und neuerer Zeit veröffentlicht worden, und zwar sowohl über die Verhältnisse beim *Menschen* wie bei verschiedenen *Tieren*. Wie erwähnt, bestehen bei *Tieren* wesentlich andere Verhältnisse als beim *Menschen*. Es ist daher begreiflich, daß die einen Untersucher das Ciliarganglion als dem Oculomotorius zugehörig betrachten, während die anderen es für sympathisch halten, und eine dritte Gruppe es für ein gemischtes Ganglion ansieht. Speziell mit den Verhältnissen beim *Menschen* haben sich RETZIUS (1894), D'ERCHIA (1894), MICHEL (1894), MARINESCO, PARHON und GOLDSTEIN (1908), L. R. MÜLLER und DAHL (1910), SALA (1910) und zuletzt I. L. PINES (1927) beschäftigt, der die betreffenden Verhältnisse genau durchforscht hat.

PINES bestätigt gleichfalls die große Verschiedenheit der Verhältnisse bei verschiedenen *Tieren* und beim *Menschen*. Beim letzteren hebt er das gelegentliche Vorkommen zweier Ganglien hervor, wobei er ein proximales größeres und ein distales kleineres beobachten konnte, wie dies bereits von BUDGE (1855) festgestellt worden war. Jede Ganglienzelle mit ihren Begleitzellen ist von einer Kapsel umgeben, welche die Zellgruppe scharf vom interstitiellen Bindegewebe abgrenzt. PINES (l. c.) beschreibt acht verschiedene Arten von Ganglienzellen. Zur ersten Gruppe zählt er multipolare Ganglienzellen mit subkapsulären Dendriten. Diese Zellen sind durch eine gut entwickelte Zellkapsel mit Satellitenzellen und einem Nervenfortsatz ausgezeichnet. Zu dieser Gruppe gehören die größten Zellen des Ciliarganglions, aber auch solche mittlerer Größe. Die Zellen sind meist rund, können aber birn- oder kolbenförmig, länglich oder eckig sein. Die subkapsulär endenden Dendriten entspringen entweder nur von einer Seite der Zelle oder an beiden Polen derselben oder, was am häufigsten ist, vom ganzen Umkreis der Zelle. Die Dendriten sind fein, können ungeteilt sein oder in feinere Äste zerfallen. Mitunter sind die Dendriten auch kurz und dick, können keulenförmig mit Endkolben oder Endplatten enden; dabei können die Dendriten derselben Zelle ein verschiedenes Aussehen haben. Mitunter verleihen die Dendriten der Zelle das Aussehen einer Krone. Die Dendriten anderer

Zellen umschlingen sie teilweise. Die Bindegewebskapsel der Zelle setzt sich scharf von der Umgebung ab und weist Satellitzellen auf, deren Zahl bei Zellen mit zahlreichen Dendriten größer ist als bei solchen mit spärlichen Dendriten. Einzelne Zellen dieser Gruppe werden als glomerulusartig bezeichnet oder ähneln einem Hirschgeweih. Der Nervenfortsatz der Zelle geht direkt von ihr ab oder bildet sich durch das Zusammenfließen kleinerer Füßchen. Entspringen die Dendriten von einem Pol der Zelle, so geht der Achsenzylinder meist vom entgegengesetzten Pol aus, doch gibt es auch Ausnahmen von dieser Regel. Der Achsenzylinder weist eine fibrilläre Streifung auf, verläuft meistens ungeteilt; nur gelegentlich sieht man eine Y-förmige Teilung. Mitunter zweigen vom Achsenzylinder rechtwinkelig Kollateralen ab. Der Achsenzylinder gibt meist während seines Verlaufes im Ciliarganglion keine Kollateralen ab, wandelt sich nach kurzem Verlauf in eine Nervenfaser um, die einen geschlängelten Verlauf nimmt und endlich aus dem Ciliarganglion austritt. Zur zweiten Gruppe zählt PINES multipolare Zellen, die neben subkapsulären auch extrakapsuläre Dendriten besitzen. Die Zellen weisen eine gut entwickelte Kapsel mit Satellitzellen und einen Achsenzylinder auf. Die Gestalt der Zellen ist meist rund oder oval; sie sind von mittlerer Größe. Die subkapsulären Dendriten können dünn und unverzweigt, aber auch dünn und verzweigt sein. Auch solche mit kolbenförmigen Enden von verschiedener Größe kommen vor, ebenso wie knorrige mit hakenförmigen Verzweigungen. Die extrakapsulären Dendriten können fein sein und sich nach verschiedenen Richtungen verzweigen oder sie treten an einer Seite der Zelle in größerer Anzahl auf, verzweigen sich di- und trichotomisch, während auch Zellen mit wenigen und dicken extrakapsulären Dendriten vorkommen. Kolben- oder plattenförmige Endigungen der Dendriten, Anastomosen der Dendriten miteinander unter Einschlagung sehr komplizierter Bahnen kommen vor. Die Dendriten können frei im Bindegewebe des Ganglion liegen oder umspinnen die Kapsel anderer Ganglienzellen. Der Achsenzylinder geht entweder direkt von der Zelle ab oder von einer Dendritenschlinge, kann rechtwinkelig von ihm abgehende Kollateralen aufweisen, die wohl meist im Ciliarganglion enden. Zur dritten Gruppe rechnet PINES Zellen mit ausschließlich extrakapsulären Fortsätzen. Die Kapsel und die Satellitzellen dieser Zellart treten weniger deutlich hervor, die Zahl der Dendriten ist kleiner als bei den Zellen der vorigen Gruppen. Die Dendriten können vom ganzen Umfang der Zelle gleichmäßig abgehen oder von einem Zellpole. Gelegentlich haben die Zellen einzelne subkapsuläre Fortsätze. Die extrakapsulären Dendriten können sich sternförmig verteilen, sind mitunter von spiraligen Fasern umwunden, können sich teilen, so daß sie baumförmige Endapparate bilden, oder es können die Dendriten Achsenzylindern ähnliche Gestalt annehmen. Die Dendriten dieser Zellen enden im interstitiellen Gewebe oder in Bindegewebskapseln anderer Zellen. Die Zellen der vierten Gruppe werden als gefensterte Zellen bezeichnet, weil die meist intrakapsulären Dendriten sich miteinander verbinden, dadurch Schlingen und Ösen bilden, die als Fenster bezeichnet werden. Von solchen Schlingen kann auch der Achsenzylinder abgehen. In die fünfte Gruppe reiht PINES bipolare und unipolare Nervenzellen ein, die in geringer Anzahl vorhanden sind. Bei bipolaren Zellen ist der eine Fortsatz der Achsenzylinder, während der kürzere Fortsatz als Dendrit aufzufassen ist. Die Zellen dieser Gruppe sind meist klein, besitzen einen runden oder ovalen, ziemlich großen, blasenförmigen Teil. In der Peripherie der Zelle und ihrer Umgebung findet sich häufig Pigment. Die Zellen dieser Gruppe finden sich meistens im Randteil des Ganglion. Die unipolaren Zellen sind meist länglich; der von dem schmächtigsten Teil der Zelle abgehende Achsenzylinder ist ziemlich dick. Diese uni- und bipolaren Ganglienzellen lassen keine Kapsel und keine Satellitzellen erkennen; auch werden die Zellen dieser Gruppe nicht von Nervenendigungen umgeben. In die sechste Gruppe von Zellen werden solche mit T-förmig sich teilendem Fortsatz eingereiht. Sie sind selten, ziemlich klein, höchstens von Mittelgröße. Sie unterscheiden sich von der fünften Gruppe durch die T-förmige Teilung ihres Fortsatzes. Als siebente Gruppe werden selten vorkommende Zellen vom zweiten Typus der GOLGI-Zellen beschrieben. Sie sind klein und ihre einzelnen, vom Fortsatz ausgehenden Verzweigungen umfassen benachbarte Zellen, deren Achsenzylinder von der entgegengesetzten Seite abgeht. Diese Zellen scheinen den Charakter von Schaltzellen zu besitzen. Als achte Kategorie werden Zellen beschrieben, deren Dendriten eingezogen, zusammengeballt, daher kolbenförmig verdickt sind, mitunter auch Abschnürungen des Cytoplasmas aufweisen, wobei auch Rundzellen in die Cytoplasmaaussparung einwandern können. Die mitunter vorhandenen Pigmentanhäufungen, die vielfach zu beobachtende schlechte Färbbarkeit des Cytoplasmas werden als Zeichen der Zellentartung aufgefaßt.

PINES beschreibt verschiedene Endigungen der in das Ciliarganglion eintretenden Nervenfasern. Sie können in der Nähe der Zellen ziemlich dick sein, andererseits auch fein oder varikös. Da markhaltige Fasern oft in sehr beträchtlicher Entfernung von ihrer Endigung die Markscheide verlieren, so ist es sehr schwer zu bestimmen, welchen Ursprungs die die Ganglienzellen umspinnenden Nervenendigungen sind. Von sehr mannigfaltiger Art sind auch die Endigungen der Zellfortsätze, die sich in zwei Gruppen, in pericelluläre und kapsuläre einteilen lassen. Bei den pericellulären Endigungen handelt es sich um Fasern, welche die Nervenkapsel durchbrechen, worauf sie ein verschiedenes Verhalten aufweisen: entweder laufen sie als ein sich verdünnendes Fädchen der Zelle entlang bis zu deren entgegengesetztem Pole und splittern sich eventuell dort in feinste Fädchen auf, treten an die Zelle heran; in anderen Fällen spalten sie sich nach Durchdringen der Kapsel in zwei oder mehrere Fortsätze, die sich der Zelle anschmiegen und mitunter zahlreiche Zweige, ja sogar Endbüschel bilden, die sich miteinander verflechten. Es kommen auch sog. glomerulusförmige Endigungen vor, welche die ganze Zelle umspinnen. PINES nimmt an, daß die dickeren Fasern wahrscheinlich vom Oculomotorius stammen und läßt es dahingestellt, ob dünnere Fasern als Kollateralen der dicken cerebrospinalen Fasern betrachtet werden können. Sie können zusammen mit der Hauptfaser oder getrennt von dieser endigen. Die Art der Endigung kann verschieden sein: man findet Ösen, Netze von Neurofibrillen, auch plattenförmige Endigungen.

Im Ciliarganglion finden sich zahlreiche Nervenendigungen auf den inneren und äußeren Flächen der Kapseln der Ganglienzellen. Sie sind zahlreicher als die pericellulären Nervenendigungen und stellen die häufigsten Nervenendapparate dar, die im Ciliarganglion vorkommen. Es handelt sich meist um sehr feine Fasern, die sich in verschiedener Richtung durchkreuzen und ein feinmaschiges Netz bilden. Es gehen von den Zellen einzelne und Büschel von Fasern aus, die der Kapsel entlang laufen und in ihr endigen. Manche Fasern sind varikös. PINES ist der Ansicht, daß die feinen varikösen Fasern als REMAKsche sympathische Fasern anzusehen sind. Manche Fasern versorgen gleichzeitig Zelle und Kapsel. Die Nervenendigungen bilden häufig ein feinmaschiges Geflecht um die Kapsel, dringen auch in ihr Inneres ein und bilden dort wiederum ein Geflecht; dabei teilen sie sich wiederholt und bilden Anastomosen miteinander.

Als peridendritische Nervenendigung beschreibt PINES feinste Fäden, die längs der cytoplasmatischen Zellfortsätze verlaufen und allen ihren Verzweigungen folgen. Stellenweise zeigen sie variköse Erweiterungen und eine fibrilläre Struktur, bilden feine Seitenverästelungen mit einer kleinen Verdickung oder

Platte am Ende. Es scheint sich um eine Kontaktstelle zweier Neurone zu handeln, die durch peridendritische Endigungen dargestellt werden. Es lassen sich an anderen Stellen zickzackförmige Fasern beobachten, die sich spiralig um die Zellfortsätze herumwinden. Manche Dendriten sind in ihrem ganzen Verlauf von solchen Spiralfasern umflochten; dabei liegen die Windungen der Spiralen in einiger Entfernung von den Dendriten, schmiegen sich ihnen nicht unmittelbar an. Mitunter bilden solche spiralförmige Fäden einen dichten, kokonartigen Knäuel um die Zellkapsel. Mitunter umspinnen sie auch Achsenzylinder. Es lassen sich Verbindungen zwischen den Spiralfäden und den subkapsulären Dendriten nachweisen. Die in und auf den Zellkapseln befindlichen Geflechte können durch spiralförmige, peridendritische Geflechte so innig miteinander verbunden werden, daß man den Eindruck eines einheitlichen Gebildes bekommt.

Man findet neben Dendriten, die Zellen umspinnen, solche, die mit Dendriten von Nachbarzellen in Beziehung treten, ja, es kommt sogar vor, daß zwei Zellen von einer gemeinsamen Kapsel umgeben sind und ihre Dendriten sich gegenseitig berühren. Es handelt sich wahrscheinlich um das Stehenbleiben auf einer Entwicklungsstufe, bei der die Trennung der Zellkapseln unterblieben ist. Neben Nervenendapparaten, die mit Ganglienzellen oder deren Fortsätzen in Beziehung stehen, finden sich solche, die im interstitiellen Bindegewebe endigen. Manche haben platten-, kolben- oder keulenförmige Endapparate, andere sind wieder baumförmig gebildet und sehen wie breite, verzweigte, mit Blättern versehene Äste aus. Es finden sich meistens mehrere Zellfortsätze nebeneinander, die mit solchen Endigungen versehen sind.

Es kommen also im Ciliarganglion neben Zellen, die alle Kennzeichen sympathischer Ganglienzellen besitzen, solche vor, die mehr Ähnlichkeit mit spinalen Elementen haben. Man muß annehmen, daß viele Zellen motorischer Natur sind, andere receptorische, sensible Elemente darstellen, und wieder andere besitzen die Kennzeichen von Schaltelementen. Es ist daher wahrscheinlich, daß das Ciliarganglion keine ausschließlich motorische Funktion besitzt, sondern auch eine reflektorische, und daß hier ein Reflexbogen ohne Beteiligung des Zentralnervensystems geschlossen werden kann. Dieses läßt sich aus dem Vorhandensein von zuführenden und Schaltelementen folgern. Vielleicht handelt es sich um Pupillenreflexe, die mit der Regulierung des Tonus der Irismuskulatur zu tun haben. Das Vorhandensein von Ganglienzellen, die spinalen Ganglienzellen ähnlich sind, läßt sich nicht als Beweis dafür anführen, daß das Ciliarganglion einem cerebrospinalen homolog ist, da spinale Ganglienzellen sich auch im oberen Halssympathicusganglion finden und sympathische und spinale Ganglienzellen aus einer gemeinsamen embryonalen Anlage, der Ganglienleiste, hervorgehen.

XIX. Entwicklung des Auges.

A. Erste Entwicklungsvorgänge.

Die Anlage des Auges wird frühzeitig beim Embryo mit etwa 7 Urwirbelpaaren, noch während der Ausbildung des Hirnrohres sichtbar, und zwar dadurch, daß im vordersten Abschnitt jedes der beiden Nervenwülste eine Furche auftritt.

Die erste Anlage der Retina läßt sich beim *Menschen* [BARTELMEZ (1922), FISCHEL (1921)], schon bei einem 2,2 mm langen Embryo an der offenen Hirnplatte erkennen. Zuerst in Form einer flachen Grube, die später sich mehr vertiefend zur Sehgrube Fovea optica wird. Die Grube sowie das sie umgebende Gebiet des Hirnwulstes stellt die Augenanlage dar. In der Abb. 437 ist dieses Gebiet durch eine Linie umgrenzt und man erkennt, daß die beiderseitigen

Gebiete ventral mit einer schmalen Zone zusammenfließen, welche das vorderste Ende der Hirnanlage, später wahrscheinlich den Chiasmawulst darstellt. An der lateralen Seite des Augenanlagegebietes geht der Hirnwulst in das

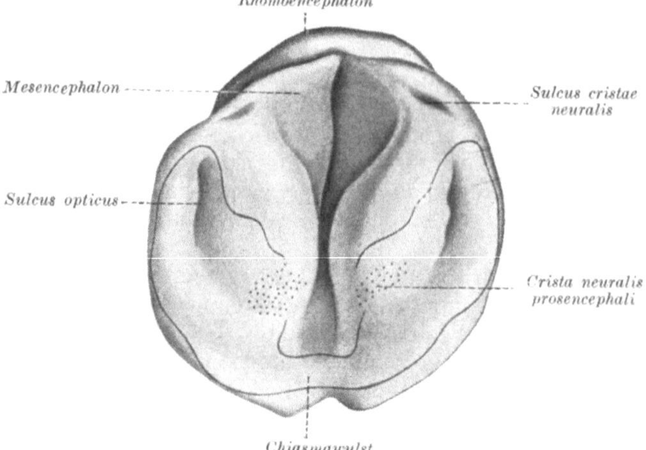

Abb. 437. Modell des Vorderendes eines menschlichen Embryo mit 12 Urwirbelpaaren. 75fache Verg. (Nach Bartelmez-Evans.)

Ektoderm über, an der medialen Seite liegt der vorderste Abschnitt der Kopfganglienleiste, die Crista neuralis prosencephali (Fischel).

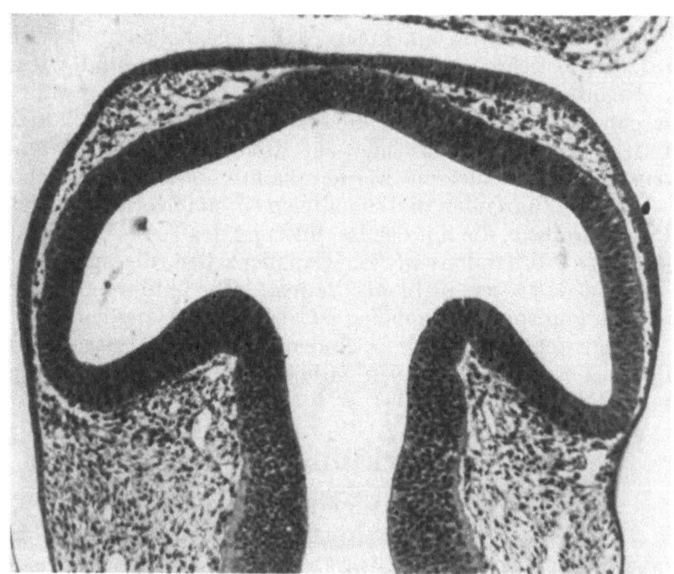

Abb. 438. Menschlicher Embryo, 4,2 mm Scheitel-Steißlänge. 28—29 Urwirbel. Augenblasen vor der Entstehung der Linsenplatten. (Embrol. Inst. Wien.)

Beim Schluß des Medullarrohres und des Hirnrohres gliedern sich symmetrische Ausstülpungen vom Hirnrohr ab, welche immer deutlicher sich von ihm abheben. Sie bilden sich unter fortwährender Vermehrung der Zellelemente; die Mitosen finden sich dabei fast ausschließlich auf die innerste Lage des Ektoderms beschränkt. Es treten symmetrische halbkugelige Ausbuchtungen am vorderen Ende auf, die immer deutlicher vom mittleren Teil sich abgrenzen und als **primäre Augenblasen** bezeichnet werden.

Nach Schluß des Hirnrohres kann man diese Gegend auch als Ophthalmencephalon, ihre Lichtung als Sehkammer, **Ventriculus opticus** bezeichnen. Die Augenblase wächst in seitlicher Richtung gegen das Ektoderm vor, wobei ihre Längsachse ein wenig nach vorne und oben gerichtet ist. Sie drängt das Mesoderm zur Seite ab, so daß sie sich schließlich mit ihrer seitlichen Wand bei etwa 4 mm langen Embryonen unmittelbar an das Ektoderm anlegt und es

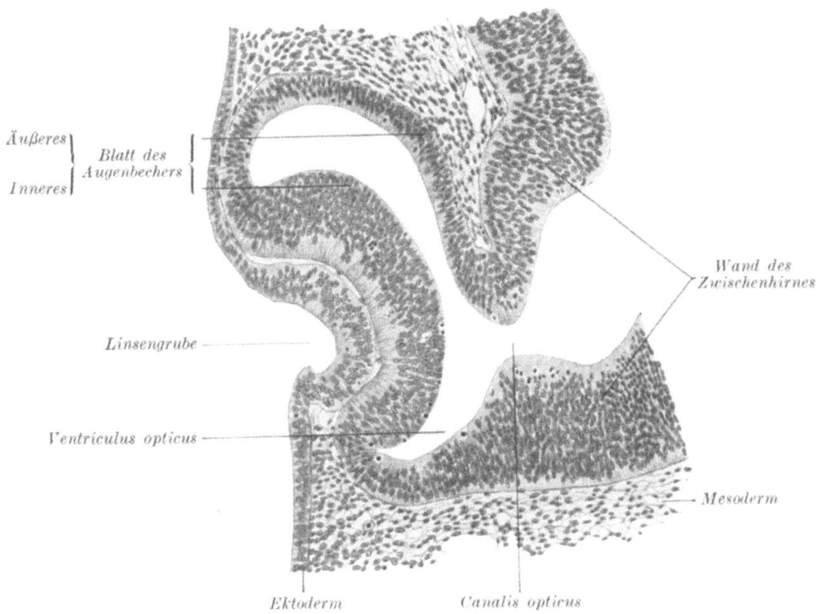

Abb. 439. Querschnitt durch die Augenanlage eines 6,5 mm langen menschlichen Embryos. 153fache Vergr. (Nach FISCHEL.)

leicht vorwölbt. Entsprechend dem Breitenwachstum des Kopfes vergrößert sich der Raum zwischen der seitlichen Hirnwand und dem Ektoderm (Abb. 438). Da die seitliche Wand der Augenblase dem Ektoderm angelagert bleibt, sondert sich die Augenanlage in 2 Abschnitte, in einen seitlichen, weiten, kugeligen, die Augenblase, und in einen engeren, die Augenblase mit dem Gehirn verbindenden Abschnitt, den **Augenblasenstiel, Pediculus opticus**. Das primäre Vorderhirn, von dessen Seitenwand die Augenanlage ursprünglich abgeht, sondert sich währenddessen in das End- und in das Zwischenhirn. Der Augenblasenstiel geht nunmehr mit einer Erweiterung dem Conus des Augenblasenstiels oder Stielconus vom unteren Abschnitt der Seitenwand des Zwischenhirnes ab. Die Höhle des Zwischenhirnes, der spätere 3. Ventrikel, setzt sich am Recessus opticus in die Lichtung des Augenblasenstiels — **Canalis opticus** — und durch diesen in die Höhlung der Augenblase, in den **Ventriculus opticus** fort (Abb. 439).

Beim *menschlichen* Embryo von 4,5 mm hebt die primäre Augenblase sich gegenüber den übrigen Vorderhirnbläschen dadurch ab, daß die Zellkerne in ihr 4—5reihig stehen, im Zentrum meist nur 4reihig. Sie sind dichter gedrängt als im Vorderhirn. An der inneren Oberfläche finden sich zahlreiche Mitosen,

und man kann die Diplosomen in den kleinen Polygonen der Oberfläche erkennen.
Zwischen der Oberfläche der Augenblase und dem Hautepithel sind zahlreiche
Mesenchymzellen vorhanden. Zwischen letzteren und dem Epithel sind einige
von der Oberfläche ausgehende, selten deutlich verzweigte Cytoplasmafortsätze,
die mit entsprechenden, sehr zarten Cytoplasmafortsätzen, die vom Epithel
auszugehen scheinen, zusammenhängen; sie bilden das von v. Szily beschriebene Fasernetz. Die dem Pol der Augenblase zunächst gelegenen Epithelien
unterscheiden sich durch die stärkere Färbbarkeit der wesentlich kleineren
Kerne.

Die Wandung dieser Augenblasen ist überall ungefähr gleich dick und besteht
aus 3 Zellschichten, deren Kerne ganz gleichartig aussehen. In diesem Stadium ist
es nicht möglich das zu jedem Kern gehörige Zellterritorium deutlich abzugrenzen, weshalb manche Untersucher die Augenanlage in diesem Stadium als Zellverband bezeichnen. Während der weiteren Entwicklungsvorgänge bleibt der proximale Teil der Augenblase, der sie mit dem primären Ventrikel verbindet, gegenüber der distalen Anteile im Wachstum zurück, und wird auf diese Weise als Augenblasenstiel zur Anlage des Opticus [vgl. Ciaccio(1893)].

Gleichzeitig mit diesen Vorgängen erkennen wir das Auftreten einer Verdickung innerhalb des Oberflächenektoderms an jener Stelle, wo die pri-

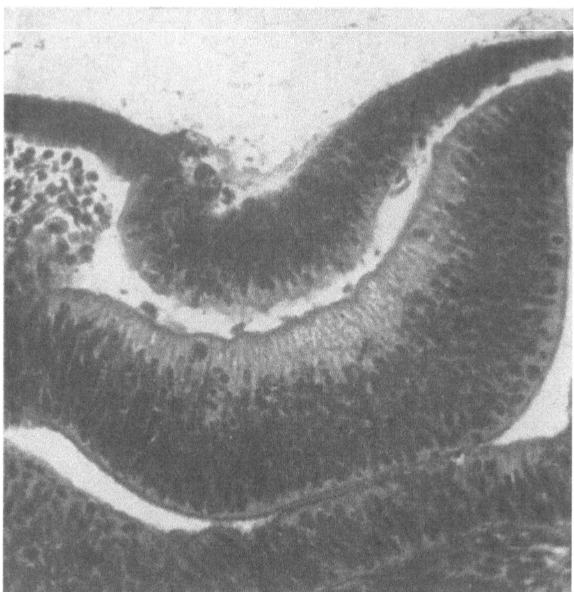

Abb. 440. Menschlicher Embryo, 8,5 mm Scheitel-Steißlänge.
Bildung des Linsengrübchens und des Netzhautlöffels.

märe Augenblase ihm unmittelbar anliegt. Es bildet sich hier eine nur ganz vorübergehend flache, rasch aber sich vertiefende, mehrreihige Zellplatte, die Linsenplatte oder Linsenplakode, aus (Abb. 440). Bei bester Färbung und Fixation
kann man feinste Zellausläufer zwischen den innersten Zellen der Linsenplatte und
den oberflächlichen Zellen der Augenblase beobachten [siehe Studnička (1929) und
Florian]. Während die Linsenplatte durch weitere Zellvermehrung an Umfang
und Dicke zunimmt, vollzieht sich in dem Zellmaterial der primären Augenblase eine Sonderung, indem im Gebiete der größten Konvexität eine stärkere
Zellproliferation zu einer Vermehrung der Zellschichten führt. Gleichzeitig
nimmt dieser Anteil der primären Augenblase allmählich eine konkave Form an,
es wird der äußere Teil der primären Blase in den inneren Teil eingestülpt, und
es entsteht auf diese Weise die sekundäre Augenblase oder der Augenbecher, der ursprünglich eher löffelförmige Gestalt besitzt. Ihm liegt die vertiefte Linsenplakode, die nunmehr von außen als Linsengrübchen sichtbar ist,
dicht an, ja es hat den Anschein, als ob die Linsenplakode das Augenbläschen
mechanisch durch ihre Wachstumsvorgänge einstülpen würde. Die weiteren
Wachstumsvorgänge verlaufen so, daß durch die Zellvermehrungsvorgänge aus

dem löffelförmigen Gebilde des Netzhautlöffels allmählich ein becherförmiges
Gebilde durch Vertiefung wird, dessen vorderer dorsaler Rand stärker verdickt
vorragt, während der ventrale rückwärtige Rand zwischen sich einen Spalt, die
primäre Augenspalte, frei läßt.

Nach Pasquini (1927) sind Augenbecher und Linse während ihrer Entwicklung so eng miteinander verknüpft, daß nach Abtragung des Augenbechers
die Linsenbildung ausbleibt.

Auf die zahlreichen Probleme der Entwicklungsmechanik des Auges
über die eine ungeheure Spezialliteratur vorliegt, kann hier im einzelnen

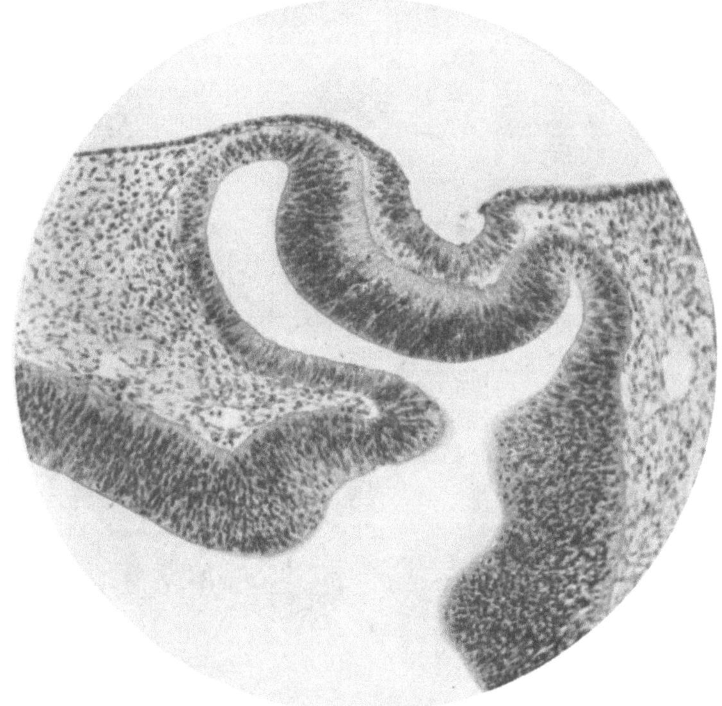

Abb. 441. Menschlicher Embryo, 9 mm Scheitel-Steißlänge. Netzhautlöffel und Linsengrübchen
(Embryol. Inst. Wien.)

nicht eingegangen werden. Man findet darüber eine Zusammenfassung bei
Petersen bis 1923, eine neuere Darstellung im Lehrbuch der Embryologie von
Fischel (1929), sowie in zahlreichen neueren Arbeiten. Die einzelnen Gewebe des
Auges können sich bis zu einem gewissen Grade selbständig vermehren.

Eleonskaya konnte 1915 über Explantation von Hornhautiris und Retina
berichten.

Kirby (1926, 1927) gelang es, Linsenzellen von 5 Tage alten Hühnerembryonen zu kultivieren, wobei er in 6 Wochen 17 Generationen erzielte.

Polev konnte Hornhautepithel, Irisepithel und Pigmentepithel in ebenen,
einzelligen Lagen kultivieren.

Kirby (l. c.) gelang es nach der Technik von Carrel im Embryonalsaft
des *Hühnchens* Zellen der Cornea, Iris, Chorioidea und des Pigmentepithels,
sowie des Linsenepithels zu züchten.

40*

RABL (1904, 1917) betont, daß auf einem gewissen Stadium der noch uneingestülpten Augenblase beim *Kaninchen* unter reichlicher Zellvermehrung zwei

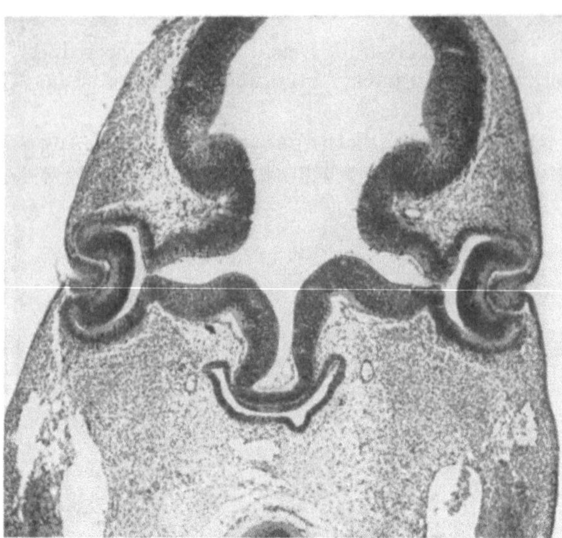

mächtige nach innen vorspringende Wülste in ihrem unteren Teil erscheinen, was auch beim *Menschen* zu erkennen ist. Diese werden in weiteren Stadien noch beträchtlich höher, während die Einstülpung zum Augenbecher von vorneher beginnt, bevor sie sich als fetale Augenspalte auf die Unterseite hin fortsetzt. Da diese Wülste gerade den später zur Netzhaut werdenden Teil der unteren Augenbecherwand einnehmen, ist, wie es RABL ausdrückt, die retinale Wand der Augenblase schon in diesem Stadium zweilappig oder die Augenanlage bilateral oder nasotemporal symmetrisch. In dem Stadium, in dem die untere Einstülpung bemerkbar wird, muß diese sich zwischen die sehr mächtig gewordenen Wülste hindurch-

Abb. 442. Menschlicher Embryo, 5,2 mm Scheitel-Steißlänge. Sekundäre Augenblase, Pediculus opticus. (KOLMER.)

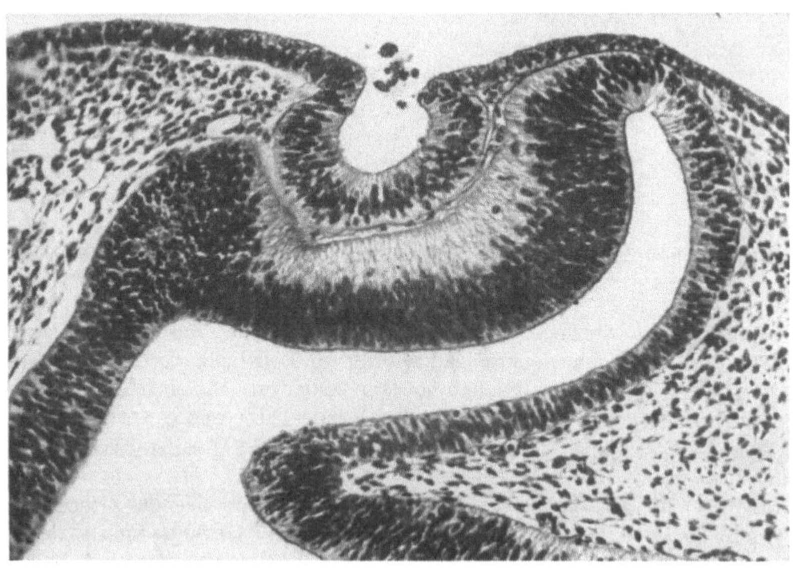

Abb. 443. Menschlicher Embryo, 8 mm Scheitel-Steißlänge. Linsenbläschen, primärer Augenspalt. (Embryol. Inst. Wien.)

schieben. Nach ihrer Vollendung ist dann die Zweilappigkeit des nunmehrigen Innenblattes der Netzhaut auch noch sehr deutlich erkennbar, da eine Furche die nasale von der temporalen Hälfte außen abgrenzt. Dieser Furche auf der Ventrikelseite entspricht auf der Glaskörperseite eine in den Glaskörperraum vorspringende Leiste.

Nach Verschluß der fetalen Augenspalte entsteht gegenüber der dorsalen Netzhautfalte auch eine ventrale Furche und Leiste. Die beiden Leisten, die dorsale und die ventrale oder nach der Zeitfolge die primäre und die sekundäre, teilen nun auch den Glaskörperraum unvollständig in eine nasale und temporale Hälfte. Dabei ist der Umriß jetzt breiter als hoch und nahezu rechteckig. Von allen diesen Merkzeichen der bilateralen oder nasotemporalen Symmetrie ist am 17. Entwicklungstage des *Kaninchens* nur noch wenig übriggeblieben, der horizontal elliptische Umriß und allenfalls eine geringe Verdünnung der Netzhaut dorsal in der Mitte.

Anzeichen einer ähnlichen entsprechenden Symmetrie suchte RABL (l. c.) an den Augen von *Vögeln*, *Reptilien*, *Amphibien* und *Fischen* zu finden. Nach FRANZ (1913) sind sie beim *Vogel* nicht sehr klar, sinnfälliger auf Äquatorialschnitten durch das *Eidechsen*auge. Beim erwachsenen *Säugetier* steht die Gefäßverteilung mit der Annahme einer nasotemporalen Symmetrie in Einklang,

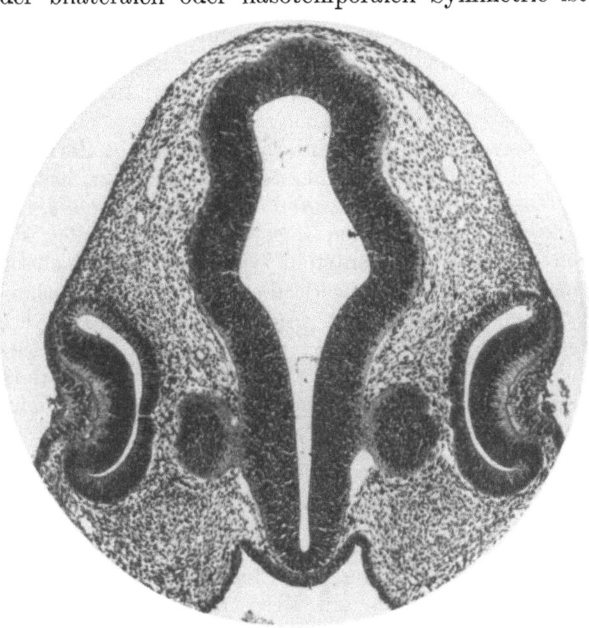

Abb. 444. Menschlicher Embryo, über 5 mm Scheitel-Steißlänge. Augenbecher, Linsengrube mit zerfallenden Zellen. (Embryol. Inst. Wien.)

da stets, wo Gefäße gut entwickelt sind, das Gebiet sich in 2 symmetrische Hälften zerlegen läßt, die der entwicklungsgeschichtlichen Grenzlinie beider Hälften entsprechen. Ferner hat RABL darauf hingewiesen, daß im Bereiche der Ciliarfortsätze sich bei *Wirbeltieren* häufig gerade dorsal und ventral besondere Differenzierungen vorfinden, wie der dorsale und ventrale Pupillarknoten bei *Anuren*, der ventrale Linsenmuskel der *Fische*, HANS VIRCHOW (1901) hat zuerst in der Chorioidea 2 Arterien im horizontalen Meridian, eine dorsale und eine ventrale, und 2 Venen im senkrechten Meridian, eine dorsale und eine ventrale, als Hinweis auf die Bilateralität der Blutgefäße angeführt. Über das Gebiet der Uvea bei *Reptilien* findet sich auch in den Untersuchungen von LINDSAY-JOHNSON (1901) vielfach Einschlägiges erwähnt.

Die Linsenplatte ist zentral verdickt und leicht löffelförmig eingesenkt. Die oberflächlichsten Elemente derselben zeigen Turgor des Cytoplasmas, einzelne sind vakuolisiert. Am rostralen Rande der Linsenplatte sind sehr zahlreiche Kernpyknosen, proximal Mitosen vorhanden. Zwischen Linsenplatte und Retinablatt findet sich eine Anzahl amöboider Zellen, davon einige ebenfalls mit Kernpyknosen. Das Retinablatt und das Pigmentblatt zeigen deutliche Kittleisten, Diplosomen, an den Zellen nur vereinzelte Zentralgeißeln. Noch ist kein Pigment im äußeren Blatt des Augenbechers erkennbar. Zwischen

Retinablatt und Linsengrube findet man eine an eine Basalmembran erinnernde, zarte acidophile Schichte, die am Rande der Linsengrube in die noch undeutliche Basalmembran des Epithels übergeht. Zahlreiche Mitosen sind in allen Geweben sichtbar. Das Zentrum des Linsengrübchens enthält eine Masse von 20—50 größtenteils degenerierenden Zellen.

GLÜCKSMANN (1929) untersuchte die Mitbeteiligung von Zellen einer oberflächlichen Schichte des Ektoderms, des sog. Periderms, die manchmal beim *Menschen*, konstanter bei manchen *Tieren*, besonders beim *Schwein*, bei den Einfaltungsprozessen des Linsenbläschens eine Rolle spielten und schon auf der Linsengrube eine Deckschichte bilden. Es scheint davon abzuhängen, ob die relativ frühe Bildung von Peridermschichten mit der Linsenbildung zusammentrifft. Ein Linsenpropf entsteht beim Interferieren der Linsenbildung und der Peridermbildung.

Schon währenddem die Linsenanlage in Form der Platte sich anlegt, sieht man in der Basis der innersten Epithelzellen, besonders vom jeweiligen Rande der Platte, feinste verzweigte Fortsätze ausgehen, die andererseits mit ebensolchen Fortsätzen, die von den Basen der Epithelzellen der Retinaanlage ausgehen, anastomosieren. Es entsteht beim weiteren Wachstum beider Teile ein immer feiner werdendes Netzwerk dieser cytoplasmatischen Fortsätze, und auf diese Weise kommt schließlich ein kompliziertes Faserwerk zustande, das nach dem ersten Beschreiber v. SZILY (1908) als SZILYsches Faserwerk bezeichnet wird und die Anlage des sog. primären Glaskörpers darstellt. Mit sauren Farben können wir zwischen diesen Fortsätzen eine bald homogene, bald fädig geronnene Kolloidsubstanz nachweisen.

Es gelingt dieses Faserwerk besonders mit Säurefuchsin in Kombination mit dem HELDschen Molybdänhämatoxylin zwischen den blaugefärbten Zellfortsätzen des epithelialen Fasernetzes nachzuweisen.

STUDNIČKA (1929, S. 625) hat in jüngster Zeit die die Linse und Retinaanlage verbindenden Ausläufer geschildert, die nach seinen Befunden in feinste Verzweigungen zerfallen, ein Mesostroma bilden, aus dem durch Verschleimung, wie er es nennt, eine unstrukturierte Gallerte entsteht. Auch er erwähnt an MALLORYpräparaten Farbdifferenzen zwischen den Fäden und der Gallerte.

Schon in diesen Stadien und etwas später sehen wir bei entsprechend gut konserviertem Material vereinzelte celluläre Elemente innerhalb des genannten Faserwerkes. Es handelt sich um amöboide mesodermale Zellen, die mit zahlreichen feinen verzweigten Fortsätzen, die nur mit Immersion zu sehen sind, auf den zarten Bälkchen des Faserwerkes angeheftet scheinen. Aber sie stehen nicht in erkennbarem Zusammenhang mit den Mesodermzellen, die die einwachsenden Blutgefäße begleiten. Solche lösen sich anscheinend erst später von der Gefäßanlage los, zu der Zeit, wo durch weitere Verzweigungen ein Gefäßbaum innerhalb des Glaskörperraumes von der A. hyaloidea ausgebildet wird.

Während dieser Vorgänge, die zur Bildung des Augenbechers führen, nimmt die Dicke der Zellschichten des inneren Blattes weiter zu, dagegen finden wir im äußeren Blatt bald nur zwei, schließlich nur eine Schichte von Zellen.

Wahrscheinlich gleiten bei dieser Vereinfachung der Schichtung die Zellen amöboid-plastisch aneinander vorüber, und während die innere Wandung des Augenbechers noch keine deutlichen Zellgrenzen erkennen läßt, werden diese am äußeren Blatt des Bechers, das nunmehr die Anlage des Pigmentepithels bildet, immer deutlicher.

Es zeigen aber Erfahrungen in Fällen, wo aus irgendwelchen Gründen keine Linsenbildung zustande gekommen ist, daß dieser ursächliche Zusammenhang offenbar nicht besteht, sondern nur vorgetäuscht wird. In diesem Stadium erfolgt von der ventralen Seite her ein Vorwachsen von Mesodermelementen und von Gefäßen in eine Einbuchtung des Augenbechers, die bald mehr und mehr den Charakter einer Spalte annimmt. Zuerst entsteht ein Gefäß, das dicht am Opticusstamm sich anlagert, die spätere Arteria hyaloidea. Ein zweites Gefäß umgibt ringförmig den Rand des Augenbechers, das Ringgefäß. Letzteres ist noch mit anderen Gefäßen verbunden, so daß diese Gefäße über den Rand des Bechers hinüberziehen, wodurch Kerben im Becherrand entstehen. Nach HOCHSTETTER verbinden sich frühzeitig die beiden Gefäße. Man sieht sie am besten an sagittalen Serien. Schließlich vereinigen sich die Gefäße, die Ringarterie und die Hyaloidea durch Anastomosen und es entsteht so ein Gefäßsystem zwischen der Anlage der Linse einerseits und dem Retinabecher andererseits.

An einer Sagittalserie eines Embryos von 7 mm, bei dem das Linsenbläschen sich eben zu schließen im Begriffe steht, erkennt man deutlich die im Becherrand vorhandenen Kerben, und zwar eine rostale, eine dorsale und eine ventrale Kerbe, die durch Einwuchern mesodermaler Zellen ausgespart erscheinen. Am Rande der Becherspalte ist ein Gefäß eingewandert, das in der Nähe des Linsenbläschens zwei mit Blutkörperchen gefüllte Sprossen treibt. Im Pigmentblatt befinden sich bereits in allen Zellen vereinzelte Pigmentgranula mit Ausnahme der dem Augenspalt zunächst gelegenen Elemente. Bei anderen bis zu 8,2 mm langen Embryonen fehlte aber noch das Pigment im Pigmentblatt. Zwischen Linsenbläschen und Retinablatt finden sich faserige Verbindungen, man kann aber auch schon eine leicht geschrumpfte gallertige Substanz erkennen; diese enthält eine ganze Reihe von deutlich amöboiden fast ausschließlich segmentkernigen Elementen, vereinzelte derartige Elemente finden sich auch im Innern des Linsenbläschens.

An der Oberfläche des Linsenbläschens sind nach allen Seiten zu äußerst deutliche kegelförmige Fortsätze von den basalen Zellen ausgezogen. Sie gehen in ein äußerst feines Netzwerk über, welches sich bis zur Oberfläche des Augenbechers fortsetzt, wo die Fäserchen in ebensolche Zipfel, wie von der Limitans der Zellen übergehen. Stellenweise sieht man ganz deutlich, daß ein feinstreifiges Blättchen acidophiler Substanz in nächster Nähe der Linsenbläschenoberfläche von diesen Fortsätzen durchbohrt wird. Auch gegen die Anlage der Hornhaut zu findet sich so eine faserige Substanz, die aber nicht mehr deutlich von den Elementen des Linsenbläschens ausgeht, sondern abgehoben ist (primärer vorderer Glaskörper).

Während der geschilderten Entwicklungsvorgänge sind Elemente des mittleren Keimblattes als locker miteinander durch Fortsätze verbundene Mesenchymzellen um das primäre und sekundäre Augenbläschen herumgelagert worden. Erst nachdem die Bildung der Linsengrube ziemlich weit fortgeschritten ist, dringen einzelne dieser Elemente über den Rand des Augenbechers hervor. Gleichzeitig entwickeln sich auch in dieser Gegend die ersten aussprossenden Blutgefäße, vor allem dringt ein Gefäßsproß in die erwähnte ventrale Rinne des Augenspaltes ein: Die primäre Arteria hyaloidea. Wenn das Linsenbläschen sich vom Ektoderm loslöst, bleibt es durch feine Fibrillen mit diesem in Verbindung. Dieses ist der sog. vordere Glaskörper. Noch in einem Stadium von 12 mm z. B. steht das Linsenbläschen durch fibrilläre Fortsätze sowohl mit dem Oberflächenektoderm wie mit dem des Augenbläschens in Verbindung.

Während der weiteren Entwicklung verdickt sich das eingestülpte, nunmehr als inneres Blatt des Augenbechers zu bezeichnende Zellmaterial, die Anlage der Netzhaut, durch rege Zellteilungstätigkeit immer mehr. Man bemerkt aber auch das Auftreten zahlreicher Zellpyknosen, die gleichzeitig zu einem Zugrundegehen von Zellelementen, hier wie übrigens an sehr vielen Stellen bei Embryonen (ERNST) führt. Wo solche Nekrobiosen von Zellen gehäuft auftreten, können sie

mit Blutgefäßherden verwechselt werden, und ich vermute, daß die vorüber-
gehenden Gefäßanlagen, die I. MANN (1927) in der Netzhaut bei 4—5 mm langen
Embryonen abbildet, nichts anderes sind als Haufen von Zellpyknosen, wie
ich sie in diesem Alter konstant fand. Ein zweites Gefäß wächst schräg über
den Becherrand dem erstgenannten Gefäß entgegen, und ihm weicht die Anlage
der Netzhaut an ihrem Rande aus. Die Linsengrube wird allmählich vertieft
und schnürt sich als Linsenbläschen von dem einschichtigen Oberflächenektoderm
im Zentrum des Augenbechers ab (Linsennabel). Fast immer finden sich
innerhalb der Linsengrube einzelne abgestoßene Zellelemente, zum Teil in
Nekrobiose; weitere derartige Elemente werden beim Schluß des Linsenbläschens
von diesem im Zentrum umschlossen. Schon das eben abgeschnürte Linsenbläschen zeigt wieder eine Differenzierung, indem die nach außen zu gelegenen
Zellen weniger, die nach innen zu gelegenen mehr proliferieren. Auch hier
liegen die Mitosen hauptsächlich im Innern. Die proximalen Zellen nehmen
bald eine prismatische Form an, während die vorderen einen regelmäßigen
Verband kubischer Zellen darstellen. Allmählich entwickeln sich die inneren
Zellen zu faserartigen Gebilden, wobei gleichzeitig der Hohlraum des Linsenbläschens allmählich von innen her nach außen verdrängt, schließlich auf einen
schmalen Spalt, den Linsenspalt reduziert wird, in welchem noch vereinzelte
Reste der nekrobiotischen, abgestoßenen Elemente einer mehr oder minder vollständigen Rückbildung anheimfallen. Spezifische Färbungsmethoden lassen
nunmehr eine außerordentlich zarte Oberflächenschichte am Linsenbläschen,
die Anlage der Linsenkapsel, erkennen. Bis dahin haben die feinverzweigten
Fortsätze zwischen der Oberfläche der Zellen des Linsenbläschens einerseits
gegen das Oberflächenektoderm und gegen die ebenfalls solche Fortsätze entsen-
denden innersten Zellen des Retinablattes des Augenbechers andererseits ein
feinstes Filzwerk gebildet, das schon erwähnte Fasernetz von v. SZILY, das
auch als primärer Glaskörper bezeichnet wird, an dem man den Anteil zwischen
dem eben gebildeten Linsenbläschen und dem Oberflächenepithel auch als
vorderen Glaskörper unterscheidet. Bald erfolgt nun von allen Seiten über den
Augenbecherrand hinweg, besonders aber längs der schon erwähnten Gefäßanlagen ein Eindringen mesenchymaler Elemente. Teils bleiben diese Elemente
durch feinste Fortsätze mit den anderen Mesenchymzellen der Umgebung verbunden, teils aber konnte ich bei besonders guter Fixation beobachten, daß
kleinste offenbar losgelöste Elemente als Wanderzellen längs der Fäden des
Fasernetzes herumkriechen, wie wir etwa sonst amöboide Zellen auf faserigen
Elementen sich fortbewegen sehen. Wie MAWAS und MAGITOT (1913) angeben,
lösen sich auch von der Anlage des Augenbechers einzelne Zellen los, die mit
und an den Gefäßen, die nunmehr zwischen Linse und Becherrand, andererseits
vom Becherspalt aus unter Bildung zahlreicher Verzweigungen eindringen, vorwärts wandern.

Später, nachdem sich die Cornea gebildet hat, rücken Mesenchymzellen
zusammen mit den Gefäßen allmählich vom Becherrand über die Linse hinüber
und bilden so einen zart membranösen Abschluß, die Pupillarmembran. Sie
besteht aus einer außerordentlich zarten Grundsubstanz, die keine deutlichen
Fasern erkennen läßt und aus den Gefäßen, welche in Form langer Schleifen,
die aber das Zentrum der Linse nicht überschreiten, in der Substanz der
Membran eingelagert, ungefähr radiär zusammenstoßen. Hinter der Linse legen
sich ebenfalls Verzweigungen, Äste der Hyaloidea, der Linsenkapsel dicht an,
wodurch eine allseits die Linse umschließende Capsula vasculosa lentis zustande kommt, die ihre höchste Ausbildung bei einer Embryonallänge von etwa
40 mm besitzt, sich aber dann allmählich rückbildet. Außer diesen Gefäßen
gehen von der Hyaloidea nahe der inneren Wand des Augenbechers zahl-

reiche kleinere Gefäße aus, die eigentlichen Glaskörpergefäße, und mit ihnen wandern Zellelemente ein, von denen man nicht sicher unterscheiden kann, ob sie dem Mesenchym allein oder auch, als gliöse Elemente, dem Ektoderm angehören.

Auf diese Weise entsteht in dem ursprünglichen primären Glaskörper eine Neubildung, der sekundäre Glaskörper, da durch das Einwachsen der Gefäße die zarte gallertige Substanz in dem einstweilen heranwachsenden Augenbecher vermehrt wird.

Dabei wird der ursprünglich gefäßlose primäre Glaskörper reichlich vascularisiert. Die Arteria hyaloidea durchsetzt ihn in axialer Richtung, die Vasa hyaloidea propria verzweigen sich in ihm. Die der hinteren Linsenfläche anliegenden Glaskörperanteile verdichten sich und bilden die Capsula perilenticularis fibrosa.

Während v. Szily (1911) das Pigment als eine Absonderung aus Kernbestandteilen der Zellen hervorgehen ließ, haben andere Autoren wie Maggiore (1921, 1924) es von Mitochondrien abgeleitet, ebenso Busacca (1913), welcher meint, daß sich Pigment an der Oberfläche von Plastosomen anlege, ohne daß es zu einer vollkommenen Umwandlung der Plastosomen in Pigment käme. Es ist wiederholt angegeben worden, daß die Pigmentbildung mit der Belichtung in Beziehung stehe; so weist Slonaker (1918) darauf hin, daß wenigstens das Pigment des Pecten im Auge des *Hühnchens* viel früher auftritt als in dem des *Sperlings,* da die Nester der letzteren meist gegen Licht geschützt sind, und Koby (1923) erwähnt, daß das Auge von in Bergwerken verwendeten *Pferden* pigmentarm und pigmentfrei sei, wenn sie aber wieder ans Tageslicht gebracht werden, rasch wieder einen pigmentierten Augenhintergrund aufweisen Doch gibt es viele Fälle von Pigmentbildung ohne jede Lichteinwirkung.

Miescher (1923) hat mit der Blochschen Dopareaktion gefunden, daß Pigmentbildung nur im Embryonalleben stattfindet, später aber nicht, so daß die Pigmentzellen später nicht mehr als pigmentbildende Melanoblasten, sondern nur als fertige, Pigment beherbergende Chromatophoren zu betrachten seien. Meirowski dagegen behauptet das Gegenteil.

Auf Grund von Plattenmodellen gibt Leser (1925) an, daß in den ersten Entwicklungsphasen die primäre Augenblase in proximo-distaler Richtung verlängert ist. In späteren Stadien bekommt das Auge die Form eines in dorsoventraler Richtung verlängerten Ellipsoides und erst nach dem 9. Lebensjahr bekommt es die Form des erwachsenen Auges. Allmählich geht das Auge aus seiner ursprünglichen, vollkommenen Seitenstellung während der Entwicklung in die endgültige Frontalstellung über. Eine von manchen Autoren behauptete Rotation des Auges und des Opticus um seine Längsachse während der Entwicklung wird als irrtümlich abgelehnt.

B. Entwicklung der Retina.

Von verschiedenen Beobachtern werden an verschiedenen Stellen der Augenanlage Faltenbildungen in der Netzhaut beschrieben. Manche davon sind Kunstprodukte.

Seefelder (1930) findet bei 17—20 mm langen *menschlichen* Embryonen auftretende Längsfalten der Netzhaut.

An der Stelle, wo die Zacken der Ora serrata gefunden werden, scheint sich im embryonalen Material häufig eine Falte in der Retina zu finden, es ist aber durchaus möglich, daß es sich nur darum handelt, daß sich bei der Fixation hier besonders leicht durch Quellungsvorgänge das innere Blatt des Augenbechers vom Pigmentblatt loslöst.

Es wäre zu versuchen, ob bei Beobachtung überlebend frischer Embryonen mit der binokulären Lupe und der Spaltlampe solche Faltenbildungen erkennbar sind, was vor der Ausbildung der Lider vielleicht möglich wäre.

Die Angaben über Faltenbildung von ZUCKERMANN-ZICHA (1922) sind wertlos und irreführend, da die Verfasserin nicht einmal bemerkt hat, daß sie ausschließlich an verfaultem Material gearbeitet hat. In gut konservierten wirklich überlebend fixierten Augen *menschlicher* und *tierischer* Feten läßt sich die Faltenbildung, wie ich bei über 100 solchen Embryonen, die ich konservierte, beobachtete, vollkommen vermeiden.

Behandelt man *menschliche* Embryonen mit Silbermethoden, so kann man schon bei 9 mm Länge eine äußerst dichte Anhäufung von schwarzen Körnchen im ganzen Pigmentblatt beobachten, während die gewöhnlichen Methoden erst vereinzelte Pigmentkörnchen und diese nicht bis an den Becherrand erkennen lassen. Offenbar wird zuerst Propigment gebildet und dieses durch Auftreten der Fermentsubstanz allmählich in Pigment umgewandelt. Ob diese Vorgänge irgendwie mit der späteren Pigmentmenge des Auges zusammenhängen, ist natürlich am *menschlichen* Material, solange man nicht Objekte ganz verläßlich reiner Rassen untersucht, überhaupt nicht zu entscheiden.

Wenn REDSLOB (1925) angibt, daß er bei Nachprüfung der Angaben von WIETING und HAMDI (1907) bei einem menschlichen Fetus von 18 mm noch keine Spur Pigment im äußeren Retinablatt nachweisen konnte, dagegen bei einem von 20 mm Länge schon ein deutliches braunes, aus runden Pigmentkörnchen bestehendes Band vorhanden war, so muß ein besonderer Zufall mitgespielt haben, da ich in Übereinstimmung mit v. SZILY (1911) schon in viel früheren Stadien nicht nur Propigment, sondern auch echtes Pigment gefunden habe.

An meinen *menschlichen* Embryonalserien fand ich, daß die ersten Anfänge der Pigmentbildung in ganz wechselnden Stadien konstatierbar sind, indem manchmal schon bei 7 mm Pigment vorhanden, ein andermal bei 8,5 mm noch nicht. Aber auch andere Entwicklungsvorgänge zeigen ja die gleichen Varianten.

REDSLOB (l. c.) gibt an, daß die Pigmentbildung im Pigmentepithel von rückwärts nach vorn fortschreitet und erst etwa zur Zeit der Geburt an die Ora serrata heranreicht. In den ersten Stadien beobachtete ich sowohl beim *Menschen* als beim *Selachier* das Umgekehrte. Während das Pigment der Ora serrata im ganzen Leben amorph bleibt, ebenso wie die Pigmentkörnchen des Ciliarkörpers und der Iris, differenzieren sich neben den körnigen Formen im Pigmentepithel des Fundus die stäbchenartigen oder krystallinischen Gebilde.

Nach SCHULZ (1927) wird in Stücken pigmentloser Augen von Russen-Albino-*Kaninchen* Pigment gebildet, wenn sie autoplastisch in subcutane Taschen des Ohres transplantiert werden, was dadurch erklärt wird, daß bei diesen Tieren das Gewebe in der Temperatur des kälteren Ohres Pigment bilden kann.

MIESCHER (1923) fand mit der Dopareaktion in Augen von *Hühnerembryonen* am 3. Tage Pigmentbildung; sie ist am stärksten am 5. und 6. Tage, wird am 7. Tage schwächer. Im Cytoplasma der Epithelzellen, außer im Pigmentblatt des Augenbechers, ist die Reaktion vom 11. Tage an in den Pigmentzellen des Pecten positiv und bleibt dies vom 15. Tage an in der Chorioidea. Der Pigmentbildung des Auges liegt dasselbe oxydierende Ferment zugrunde, wie in den Pigmentzellen der Haut; wurden *Kaninchenaugen* vom 11. Tage bis zur Geburt bei Feten untersucht, so fanden sich am 12. und 13. Tage die ersten Spuren von Pigment. Die Dopareaktion ist vom 20. Tage ab nur noch schwach. In der Chorioidea reagieren die ersten Zellen am 17. Tage positiv, unabhängig von den epithelialen Zellen. Das Entsprechende findet sich beim *Meerschweinchen*. Die Pigmentzellen der Chorioidea müssen als Melanoblasten aufgefaßt werden.

Busacca (1913) und Miescher glauben, daß das Pigmentkorn aus einer Grundsubstanz besteht, an die das Pigment fest gebunden ist. Das Pigmentkorn ist mit zahlreichen Farbstoffen darstellbar. Miescher fand keinen Grund anzunehmen, daß das Pigmentkorn aus Kernbestandteilen hervorgeht. Es bildet sich auch ohne Mitwirkung anderer Zellen und ohne Anwesenheit von Blut oder Hämoglobin, wie die Explantate gelehrt haben.

Ob die Netzhaut in irgendeinem Stadium der Entwicklung, wie vielfach behauptet wurde, tatsächlich einen Zellverband darstellt, möchte ich deshalb bezweifeln, weil tangentiale Schnitte an ihrer Oberfläche immer ein Mosaik feinster Kittleisten erkennen lassen.

Auch spricht alles dafür, daß lange Zeit hindurch immer wieder eine gegenseitige Verschiebung der Elemente eintritt, was mit der Vorstellung eines Zellverbandes schwer zu vereinbaren ist.

Nach J. Mann (1927), welche durch die Reihe der *Vertebraten* die Schichtendifferenzierung untersucht hat, vollzieht sich der Prozeß der Differenzierung der Retinaschichten embryonal in der Weise, daß sich zuerst die Ganglienzellenschichte differenziert, mit der die Schichte der amakrinen Zellen eng verknüpft ist, von der sie sich erst sekundär scheidet. Auch die innere Körnerschichte ist eine komplexe Schichte, die sowohl von der inneren, wie von der äußeren Neuroblastenschichte abzuleiten ist. Zuletzt differenzieren sich die perzipierenden Elemente selbst. Aus der Beobachtung der sekundären Modifikationen kann man schließen, daß die Gewebe phylogenetisch spät differenziert werden, daß Abkürzungen der Ausbildung vorkommen können, ohne daß der Generalplan eine Änderung erfährt.

Auch beim *Menschen* erfolgt zuerst die Differenzierung der innersten Zellschichten zu dem sog. Randschleier wie in der Anlage des Zentralnervensystems. Dann treten allmählich deutlicher die Elemente der Opticusganglienschichte hervor. Gleichzeitig damit wachsen aus ihnen die Achsenzylinder als Opticusfasern in den Randschleier hinein.

Viel später differenziert sich die innere plexiforme Schichte gleichzeitig mit den inneren Körnern und zum Schluß treten die äußeren Körner als individuelle Schichte in Erscheinung. Bei allen diesen Entwicklungsvorgängen eilt stets die temporale Hälfte des Fundus, in der sich die Anlage der Macula und Fovea befindet, in der Differenzierung der nasalen etwas voraus.

Bei einem *menschlichen* Embryo von 72 mm Scheitel-Steißlänge finden wir in der Retina auch in der inneren Körnerschichte schon reichlich Opticusfasern und Neurofibrillen entwickelt.

Urra (1920) beobachtete an jungen *Hunden* von 3—4 Tagen, daß die Opticusganglienzellen und die Amakrinen schon gut entwickelt sind, ebenso die innere plexiforme Schichte. Normalerweise streben bei Entwicklung der Nervenfaserschichte die Achsenzylinder der Papille zu, wobei sie gestreckt oder gewellt verlaufen, doch kommen Abweichungen vor, wobei die Achsenzylinder normal entwickelter Ganglienzellen einen gewellten Verlauf zeigen, schließlich aber doch den richtigen Weg finden [Cajal (1907)]. Von anderen Achsenzylindern, die in der plexiformen Schichte verlaufen und endigen, wird angenommen, daß sie atrophieren und später verschwinden, ja es können Axone bis in die innere Körnerschichte hinein sich verirren, dann umbiegen und die Nervenfaserschichte erreichen, angeblich weil die neurotropen Stoffe erst spät auf sie einwirken. Auch Verdickungen und Kugelbildungen kommen vor. In späteren Entwicklungsstadien sollen solche abnorme Axone fehlen, da sie und oft auch die Ganglienzellen, von denen sie stammen, atrophieren und verschwinden.

In der Macularegion läßt sich schon bei Embryonen von 120 mm Länge eine oberflächliche, deutliche epithelial angeordnete Schichte von gleichartigen

Zellen erkennen, an deren Oberfläche das Diplosom im leicht vorgewölbten Oberflächenabschnitt der relativ großen Elemente deutlicher hervortritt. Das sind die späteren Zapfenzellen der Maculagegend. Eine entsprechende, aber niemals das Bild eines Epithels so deutlich zeigende Differenzierung tritt im nasalen Fundusabschnitt viel später ein.

Bei Embryonen des 5. Monats ist die epitheliale Schichte in der Gegend der Macula sehr schön ausgeprägt; zwischen den kubischen bis kurzzylindrischen Epithelien sieht man die Fortsätze der MÜLLERschen Fasern mit den Sehzellen durch Kittleisten verbunden; beiderlei Elemente enthalten ein Diplosom. Die Sehzellen zeigen basalwärts mehrere kurze Fortsätze.

Die Differenzierung der Fovea sah SEEFELDER (1930) am Ende des 6. Monats unter Verdünnung der Schichte der Opticusganglienzellen durch Abrücken von Zellen nach der Seite in Erscheinung treten. Die zunächst flache Grube wird deutlicher, indem sie allmählich auf die anderen Schichten übergreift. Nur die Schichte der äußeren Körner bleibt unverändert einreihig.

Im 8. Monat ist die Fovea eine geräumige, aber noch seichte Grube [CHIEVITZ (1887, 1890)] [SEEFELDER (l. c.)]. Auch beim Neugeborenen fand sie sich nicht ganz voll ausgebildet. Die zentralen Zapfen sind noch kurz und relativ plump, ihr Zusammenhang mit den Fasern der HENLEschen Schichte und deren Endkeulen überaus deutlich. Die Einzelheiten des weiteren Differenzierungsprozesses zu der definitiven, dichten Anordnung der feinen langen Zapfen in der Foveamitte, die sich erst mehrere Monate nach der Geburt vorfindet, sind keineswegs in ihrem Wesen ganz geklärt. Mitosen werden in dieser Region schon im letzten Abschnitt des Intrauterinlebens nicht beobachtet. DRUAULT, dem sich SEEFELDER anschließt, vermutet einen zentripetal gerichteten Verschiebungsprozeß, der die zentralen Zapfen zusammendrängt und gleichzeitig verdünnt.

MAGGIORE (1924) hat in monographischer Weise die Entwicklung der Ora serrata vom 8,5 mm langen Embryo bis zum Neugeborenen beim *Menschen*, ferner bei *Goldfisch, Triton, Frosch, Kröte, Eidechse, Truthahn, Hund, Schwein, Stier, Affe, Cebus capucinus, Meerschweinchen* beschrieben, er berücksichtigt auch die cystische Degeneration von IWANOFF. Die Ora serrata, die noch beim Embryo von 125 mm Länge kaum etwas hinter der Kammerbucht liegt, verschiebt sich nach hinten und entfernt sich von dieser Gegend (MAGGIORE 1924). Erst später, etwa im 6. Monat, tritt durch Faltungen der Orbiculus ciliaris auf.

Bei einem Embryo von 160 mm kann man längs der ganzen inneren Oberfläche der Netzhaut bereits eine intensiv färbbare Lage als Limitans interna unterscheiden. Es gelingt nicht, irgendwelche Löcher in dieser kontinuierlichen Lage darzustellen, durch die dann noch irgendwelche faserige Fortsätze hindurchtreten könnten.

Bei einem Embryo von 22 cm Scheitel-Steißlänge sehen wir die Schichte der äußeren Körnerzellen schon fast bis an die Gegend der Ora serrata erkennbar. Eine deutliche Abgrenzung dieser Zellmasse findet sich aber erst im Fundus, wo sie eine 4—5 Zellreihen umfassende Schichte darstellt, die gegen die Maculaanlage hin drei- in der Anlage der Fovea zweischichtig wird. Während an der Peripherie eine Sonderung der äußeren plexiformen Schichte nur streckenweise, aber noch nicht kontinuierlich erkennbar ist, findet sich vom Äquator bis zur Papille diese Sonderung dadurch gekennzeichnet, daß die Anlage der Horizontalzellen als einschichtige Lage etwas größerer quergestellter Kerne hervortritt, äußerst deutlich; diese sind von einer besonders färbbaren Cytoplasmamasse umgeben, welche gegen die Maculaanlage breiter wird. Hier ist eine weitere Sonderung eingetreten, indem unter den Kernschichten der äußeren Körner schon die blasenförmigen Zapfenendfüße mit ihrer charakteristischen acidophilen Kuppe als kontinuierliche Schichte differenziert sind; darunter ist schon die äußere plexiforme

Schichte etwa 0,007 mm dick entwickelt, hat also eine stärkere Entwicklung als in späteren Zeitpunkten. Die innere Körnerschichte ist an der Peripherie 5 bis 6reihig, wobei die unterste Reihe durch größere Kerne ausgezeichnet ist. Gegen die Macula zu wird ihr Aufbau durch Sonderung der Elemente deutlicher, und man unterscheidet die schon erwähnte Reihe der quergestellten Kerne der späteren Horizontalzellen, 3 Reihen senkrecht gestellter ovaler Kerne der Bipolaren und fast überall 2 Reihen von amakrinen Zellen, die eine sehr wechselnde Kerngröße aufweisen. Dazwischen liegen vereinzelte auffallend große Kerne mit anliegendem Cytoplasma, in denen eine deutliche Sphäre erkennbar ist, die stets glaskörperwärts gerichtet ist. Es handelt sich offenbar um die späteren versprengten Ganglienzellen dieser Schichte. In dem mir vorliegenden überlebend frisch von den Gefäßen aus konservierten Bulbus dieses Stadiums finden sich in der letztgenannten Schichte der Amakrinen äußerst zahlreiche kleine dunkle pyknotische Kerne als Beweis, daß hier sehr viele Elemente zugrunde gehen und in ziemlich regelmäßiger Anordnung im ganzen Fundus innerhalb dieser Schichte rundliche Lücken, die den Eindruck machen, als ob hier ganze Gruppen von Zellelementen ausgefallen wären; die Maculagegend zeigt diese Hohlräume nicht. Die innere plexiforme Schichte ist bereits deutlich als solche ausgebildet; man sieht in ihr vereinzelte versprengte Ganglienzellen, von denen eine erhebliche Anzahl wieder pyknotische Kerne aufweist. Die Schichte der Opticusganglienzellen ist als solche schon bis an den Rand der optischen Netzhaut zu erkennen; sie ist in der temporalen Netzhauthälfte fast durchwegs einschichtig, im Gebiete der Macula und Fovea weist sie bereits den 4—5schichtigen Typus der definitiven Netzhaut auf. Im ganzen Gebiet der Netzhaut, auch in der Foveaanlage, finden sich gleichmäßig dicht gestellt die Müllerschen Stützfasern; ihre Kerne sind in der inneren Körnerschichte erkennbar, und die Stützfäden lassen sich bis an die Limitans externa verfolgen. Während die Limitans externa an der Peripherie noch ziemlich glatt gegen das Pigmentepithel abgeschlossen ist, finden sich im Fundus kleine Vorsprünge, die in der Macula schon deutliche Kuppenform aufweisen. Die Gefäße sind besonders in der Ganglienzellenschichte des Opticus schon gut entwickelt; nur vereinzelte Gefäßsprossen lassen sich auch bei Gefäßinjektion bis in die inneren Anteile der inneren Körnerschichte verfolgen. Was die Elemente der äußeren Körnerschichte betrifft, so erkennt man schon im Bereiche der Macula eine deutliche Sonderung etwas größerer ovaler Kerne mit größerem Turgor unmittelbar unter der deutlichen Limitans externa, neben schmäleren in Gruppen von 2—3 Elementen zwischen ersteren eingezwängten Kernen, wahrscheinlich der Stäbchenkerne. Oberhalb der Zapfenkerne sieht man ein die Limitans durchbrechendes kuppelförmiges cytoplasmatisches Gebilde, von dem nur vereinzelt ein kaum 0,002 mm großer geißelartiger Anhang nur bei einigen Elementen hervorragt; in der Cytoplasmakuppe findet man das noch in der Höhe der Limitans stehende Diplosom. Gegen die äußere plexiforme Schichte ist die Zapfenfaser in Form eines Cytoplasmafortsatzes, der in ein keulenförmiges Endgebilde übergeht, erkennbar.

A. Gurwitsch betont, daß die Verteilung der Stäbchen und Zapfen in der Netzhaut der *Wirbeltiere* das schönste Beispiel eines Flächengitters bietet. Wenn die Differenzierung im wesentlichen, wie L. Gurwitsch ausgeführt hat, erst nach dem Abschluß des Wachstums des Auges, wie es bei *Amnioten* der Fall ist, erfolgt, so haben wir ein regelmäßiges Mosaik, welches nach einem leicht formulierbaren Gesetz von der Gegend der Fovea gegen die Peripherie der Netzhaut variiert. Nehmen wir dagegen das *Amphibienauge*, welches nach L. Gurwitschs Untersuchungen eine ganz auffallend frühe Differenzierung der Sehelemente durchmacht (man vergleiche die *Cyclostomen*), die dem eigentlichen Flächenwachstum des Auges weit vorauseilt, so resultiert eine ganz regellose

Verteilung der beiden Sehzellenarten. Die Erklärung dieses eigenartigen Verhaltens wurde von Gurwitsch in der eigentümlichen Tatsache gefunden, daß das Flächenwachstum der Netzhaut der *Frösche* nicht nur appositionell von der peripher gelegenen Flächenzone der Netzhaut, sondern auch intussusceptionell durch Vordrängen von Zellen aus den inneren Schichten der Retina, die zu Zapfen werden, geschieht. Es konnte dieses nicht nur aus den mikroskopischen Bildern in plausibler Weise gefolgert, sondern direkt aus einer statistischen Zusammenstellung verschiedener Entwicklungsstadien erschlossen werden. Wurde nämlich ein bestimmter, der Papilla nervi optici unmittelbar dorsal anliegender Bezirk des Sehepithels auf verschiedenen Entwicklungsstadien abgezählt, so ergab sich progressiv folgendes Verhältnis zwischen Stäbchen und Zapfen.

Entwicklungsstadium	1	2	3	4	5	6	7	8	9	10
1. Anzahl der Stäbchen . . .	20	19	28	23	33	33	37	30	35	28
2. ,, ,, Zapfen . . .	6	8	14	14	22	27	31	26	35	42
Verhältnis 2:1	0,3	0,4	0,5	0,6	0,7	0,8	0,8₅	0,9	1,0	1,5

Es nimmt demnach die Anzahl der Zapfen zwischen den Stäbchen progressiv zu, wobei eine nachträgliche Umwandlung der Stäbchen zu Zapfen sich ausschließen läßt. Bei *Teleostiern,* bei denen offenbar nur appositionelles Wachstum stattfindet, ist auch dementsprechend das Mosaik sehr regelmäßig. L. Gurwitsch folgert daher, daß auch bei *Amphibien* ein Prinzip am Werke ist, das an sich ein regelmäßiges Mosaik anstrebt, aber unaufhörlich durch Einschiebung neuer Zellen aus den tieferen Schichten durchkreuzt wird.

Injektionspräparate von Versari (1900) zeigen bei einem Fetus von 19 cm in der Nähe der Papille Blutgefäße in der Retina, in der Opticusfaserschichte einzelne Sprossen in die Opticusganglienschichte entsendend. Bei einem Embryo von 36 cm finden sich Gefäße schon bis in die proximale Reihe der inneren Körnerschichte ausgesproßt. Bei einer Länge von 42 mm sind schon die Capillarnetze in der Ganglienzellenschichte und in der inneren Körnerschichte bis zur äußeren plexiformen Schichte entwickelt, wie wir sie beim Neugeborenen und später noch vorfinden. Es sind in diesen Stadien schon reichlich dichte Capillarnetze zwischen Arterien und Venen ausgebildet.

Gefäße finden sich im Gebiete der späteren Macula vereinzelt, in deren Randgebiet gegen den Opticus zu sehr reichlich, ebenso in allen übrigen Gebieten der Retinaanlage. Die Retina ist schon durchwegs am deutlichsten im Gebiet der Macula durch eine intensiv färbbare Limitans interna abgegrenzt, die gegen die Papille hin unmeßbar dünn wird.

Vorübergehend fand Versari (1903, Tafel 4) die A. centralis retinae von einem dichten engen Capillarnetz bis zum Gliakegel umschlossen.

Versari hat durch seine prachtvollen Injektionspräparate nachgewiesen, daß beim 32 mm langen Embryo ein reiches Netzwerk von Capillaren in der Chorioidea entwickelt ist, daß dagegen die sich entwickelnden Gefäße der Pupillarmembran von 2 gegenüberliegenden Arteriae ciliares longae arteriell gespeist werden und ihren Abfluß in die Gefäße der Chorioidea und in das Ringgefäß der Choriocapillaris finden.

Bei Embryonen des 4. Monats ist auch schon die Gegend der späteren ciliaren Retina deutlich durch eine Limitans abgeschlossen, welche durchaus nicht mehr von Fortsätzen der innersten Retinazellen durchbrochen wird.

Beim neugeborenen *Menschen* finden wir die Netzhaut im Bereiche des ganzen Fundus und auch am Äquator so ziemlich vollkommen ausgebildet, es sind alle Elemente differenziert, welche wir später darin finden. Auch im Gebiete der

Macula ist die Entwicklung im wesentlichen abgeschlossen, dagegen befinden sich die Sehelemente der Fovea und die zentralen Zapfen noch in einem nicht vollkommen entwickelten Zustande. Sie sind noch wesentlich kürzer als die umgebenden Elemente der Macula. Die zentralen Zapfen stellen relativ voluminöse, kurze, bauchige Elemente dar mit spitzen, noch kurzen Außengliedern, unterscheiden sich also wesentlich von den bei der fertigen Netzhaut gefundenen schmalen Zapfen, die hier am längsten sind. Es ist auffallend, daß gerade die zentralen Zapfen wesentlich weniger gedrängt stehend gefunden werden, als die Elemente der definitiven Fovea, und es ist schwer, zu erklären, wie der definitive Zustand im postfetalen Leben sich ausbildet, da anscheinend in den zentralen Gebieten des Auges keine mitotische Zellvermehrung mehr eintritt; es ist schwer verständlich, welche Kräfte die Zusammendrängung der Elemente bewirken.

Das Diplosom und der Außenfaden der zentralen Zapfen läßt sich besonders leicht beim Neugeborenen in allen Elementen durch die Versilberung nach BIELSCHOWSKY zur Darstellung bringen. Ebenso das Diplosom unter der Limitans in den Köpfen der MÜLLERschen Stützfasern.

Gegenüber den Angaben mancher Autoren sei betont, daß wir bei wirklich gut fixierten Netzhäuten Neugeborener im Gesamtbereiche der Netzhaut vollkommen ausgebildete Stäbchen und Zapfen finden (Abb. 445). Es ist schwer zu beurteilen, ob und wo

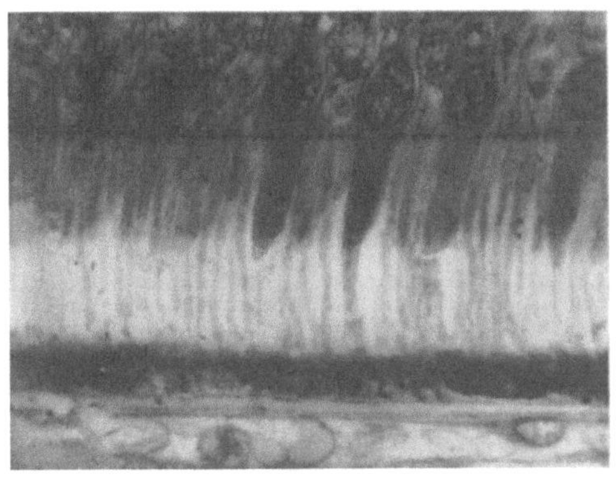

Abb. 445. Stäbchen und Zapfen der Netzhaut des Neugeborenen (KOLMER).

nach der Geburt neue Elemente entstehen, wenn das Auge wächst, oder ob dieses Wachstum der gesamten Retina nur auf einer ganz allmählichen Vergrößerung der Dimensionen der einzelnen Zellelemente beruhe. Nach den Erfahrungen, die wir bei niederen *Wirbeltieren* gemacht haben, ist noch am wahrscheinlichsten, daß solche Zuwächse in der Gegend der Ora serrata erfolgen. Jedenfalls zeigt die Netzhaut des Neugeborenen volle Funktionsfähigkeit; die Fixation stellt sich beim Kleinkind erst mit der Endentwicklung der Fovea ein.

Nach LEWIS (1923) lassen sich mit Janusgrün die Mitochondrien bei der Entwicklung der Zellen beim *Huhn* darstellen, besonders um die Öltropfen in den Zapfen herum und in den Stäbchen im Ellipsoid angehäuft.

Nach MAJIMA (1925) entstehen bei der *Kaulquappe* in den Pigmentepithelzellen zuerst kugelige Pigmentkörnchen, auch in der 1. Woche ist bei der schwimmenden Larve in der Netzhaut etwas Glykogen aber noch kein Lipoid zu finden. Bei 10 mm Länge treten in den Pigmentzellen Vakuolen mit gelblichem Lipochrom auf, gleichzeitig auch in den Zapfen die Ölkügelchen. Die langen Fuscinkörner werden deutlich. Am Kern der Epithelzellen erscheinen zerstreut Glykogenkörner. Die Paraboloide sind hie und da mit Glykogenkörnern überfüllt. Bei 15 mm Länge, wo die Larven schon im Hellen lebhaft sind und fressen, im Dunklen aber ruhig bleiben, sind die Stäbchen noch zapfenförmig, selbst in der Area centralis, ihre Streifung noch nicht deutlich, auch Pigmentbewegung noch nicht erkennbar. Bei 20—24 mm finden sich zuerst Myeloidkörner im Pigmentepithel, gleichzeitig tritt die Lipoidreaktion im Außenglied und die Streifenstruktur auf. Bei 26—30 mm Körperlänge finden sich in der Area centralis einige vollständige Stäbchen, und nur hier findet sich

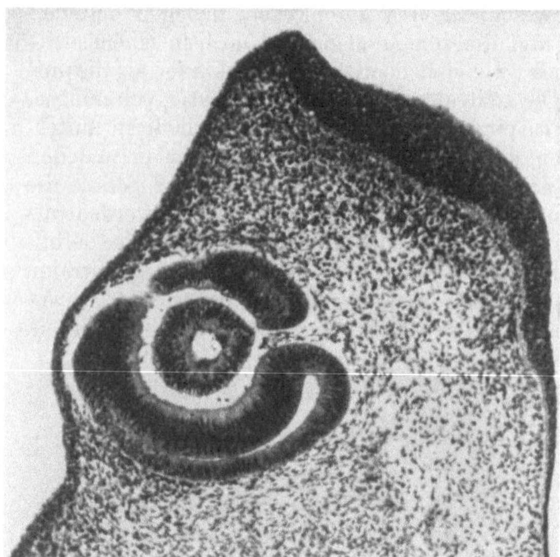

Abb. 446. Menschlicher Embryo, 7 mm Scheitelt-Steißlänge. Sagittaler Schnitt durch die Kopfanlage, äquatorialer Schnitt durch die Augenblase und die Sehnervenanlage. (Embryol. Inst. Wien.)

Pigmentbewegung; in allen Schichten erscheinen Glykogenkörnchen zerstreut, auch im Außen- und Innenglied des Stäbchens. Dies findet sich bei *Rana esculenta* und *Bufo vulgaris*. Bei der Entstehung der hinteren Extremität schwimmen die *Kaulquappen* auch im Dunklen; zahlreiche Sehzellen und Pigmentepithelzellen sind in der Area ausgebildet. Zwischen den *Kaulquappen* mit vorderer Extremität und den jungen *Fröschen* findet sich kein nennenswerter Unterschied im Baue der Retina; die Entwicklung geht vom Zentrum gegen die Peripherie vor sich, dabei entwickeln sich die Zapfen früher als die Stäbchen.

C. Entwicklung des Opticus.

Nach v. SZILY (1912, 1921, 1922) hat die Becherspalte nur die Aufgabe, zur Zeit des kräftigen Anwachsens der gesamten Augenanlage an einer umschriebenen Stelle den Zusammenhang der Retina mit dem Becherstiel zu vermitteln und aufrechtzuerhalten. Dann vollzieht sich die Ausbildung jenes Teiles, den er als Papilla nervi optici primitiva sive epithelialis bezeichnet, so daß das mediale Ende der Becherspalte und die ihre Fortsetzung bildende Rinne am ventralen Teil des okularen Becherstielendes sich an der Innenseite für kurze Zeit zu einer mächtigen Falte erheben, die unter Einbeziehung der benachbarten Teile des retinalen Blattes, das Zentralgefäß eng umschließend, sich in vollkommener Parallele mit dem Ver-

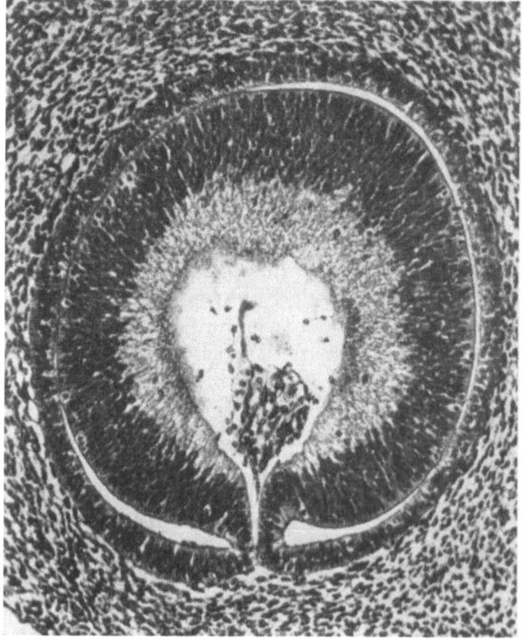

Abb. 447. Menschlicher Embryo, 9,5 mm Scheitel-Steißlänge. Äquatorialschnitt durch Spalt der Augenblase mit den Glaskörpergefäßen. (Embryol. Inst. Wien.)

schluß der Becherspalte alsbald ventral von ihrer Unterlage vollständig abschließt. Zur Zeit, wo die Becherspalte vollkommen geschlossen und die Stielrinne bis auf den für den Durchtritt des Zentralgefäßes bestimmten Rest verstrichen ist, hat sich die Falte bereits ganz losgelöst und verläuft nunmehr als röhrenförmig geschlossenes Schaltstück von der Netzhaut zum Becherstiel frei durch den Restraum des Sehventrikels, was am besten an Modellrekonstruktionen nach Entfernung eines Teiles der medialen Becher- und Stielwandung zu erkennen ist.

In der ersten Anlage ist der Opticus nichts anderes als ein Stück der Hirnwand. Wenn sich der Augenbecher allmählich vom Hirnrohre abschnürt, wird auch der Augenstiel rinnenförmig durch das Mesoderm und die einwachsende Arterie eingebuchtet. Querschnitte durch den Augenstiel, wie man sie auf Sagittalserien findet, zeigen die beiden nur 2—3 schichtigen Blätter dicht aneinandergelagert und das Gefäß im Zentrum der Wölbung des inneren Blattes gelegen, durch einen Mesenchymstrang mit dem umgebenden

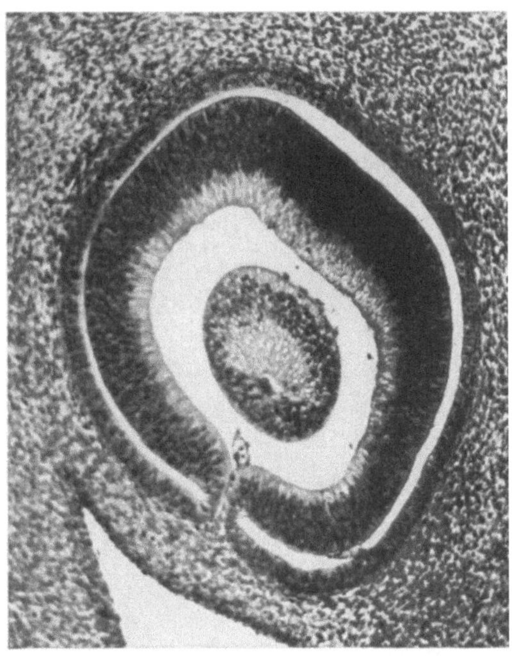

Abb. 448. Menschlicher Embryo, 10 mm Scheitel-Steiß-länge. Dasselbe Bild wie Abb. 447, nur Augenspalte im Verschließen. (Embryol. Inst. Wien.)

Mesenchym verbunden, welches schon zu dieser Zeit sich dem äußeren Rohr, das die Fortsetzung des Pigmentblattes darstellt, lamellös dicht anlegt.

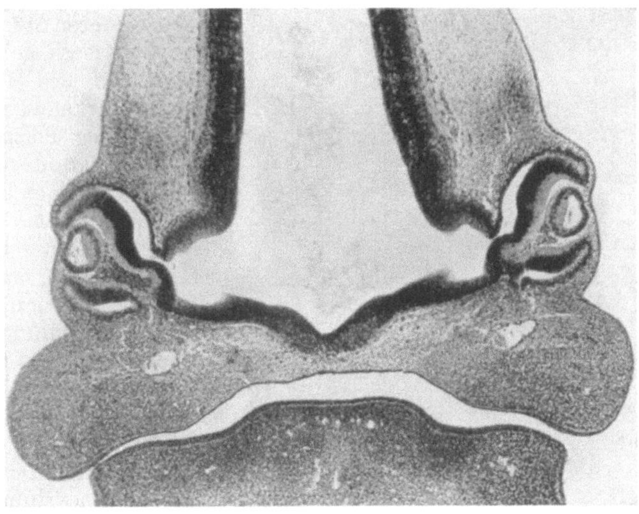

Abb. 449. Menschlicher Embryo, 10,5 mm Scheitel-Steißlänge. Beide Augenanlagen mit epithelialer Papillenanlage (KOLMER).

Etwa im Stadium von 12 mm wachsen aus den innersten Zellreihen des Retinablattes die Achsenzylinder aus den Ganglienzellen aus. Die ersten Anfänge

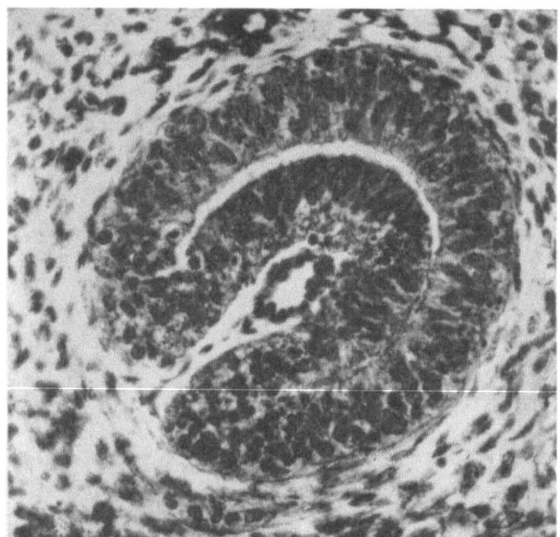

Abb. 450. Menschlicher Embryo, 16 mm Scheitel-Steißlänge. Querschnitt durch die Sehnervenanlage mit Spalt und Zentralarterie. (Embryol. Inst. Wien.)

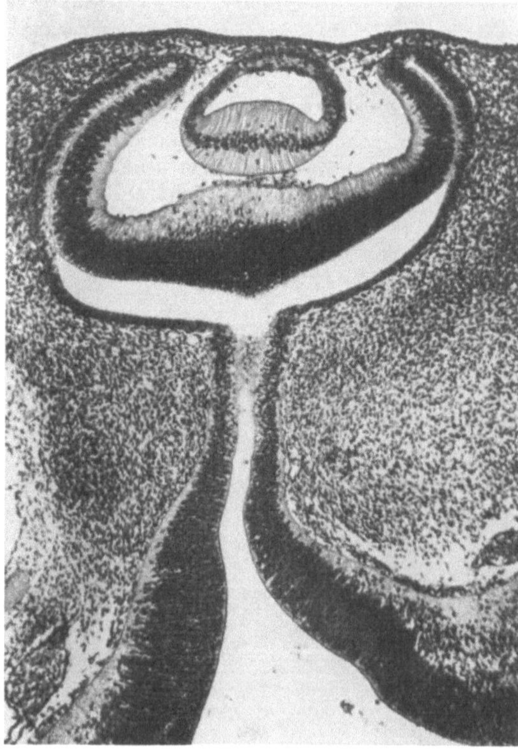

Abb. 451. Menschlicher Embryo, 13 mm Scheitel-Steißlänge. Canalis opticus. (Embryol. Inst. Wien.)

dieser Vorgänge sind für den *Menschen* noch nicht genau untersucht. Die Achsenzylinder, die Opticusfasern, ziehen ziemlich oberflächlich im Augenbecher (v. Szily) in Spalten, welche zwischen den Elementen der innersten Zellage auftreten und den Randschleier bilden, konzentrisch gegen die Papille weiter, dabei entwickelt sich das innere Blatt des Opticus, indem ebenfalls um die Arterie herum ein Randschleier zur Ausbildung der Leitbahn für die Opticusfasern, die gegen den Hirnventrikel zu wachsen, entsteht. Ob Wachstumskeulen beim *Menschen* an den fortschreitenden Opticusfasern erkennbar sind, ist noch nicht sicher festgestellt. Allmählich, während immer mehr Opticusfasern von den Ganglienzellen entsendet werden, weichen die Zellen des Augenstieles immer deutlicher auseinander und nehmen allmählich unter stetigen Zellteilungen den Charakter von gliösen Spinnenzellen an. Erst in späteren Stadien werden auch Gliafasern gebildet. Bei Embryonen des 4. Monats (160 mm) erkennt man besonders an der Peripherie sehr deutlich, daß die Opticusfasern, zu kleinen Bündeln angeordnet, zwischen den Basen der Müllerschen Stützfasern verlaufen. Man hat auch bei optimaler Fixation, beispielsweise Durchspülung des überlebenden Embryos mit Bouinscher Flüssigkeit und Molybdänhämatoxylinfärbung durchaus nicht den Eindruck, daß hier die Fibrillen des Sehnerven etwa in einem Neurencytium verlaufen, sondern in Interstitien, trotzdem an diesem Objekt jegliche Schrumpfräume fehlten.

Die Opticusfasern durchsetzen nach und nach alle Teile des gliösen Opticusstiels. Ich fand die erste faserige Differenzierung bei Embryonen von

14 mm, doch gelang mir die Silberfärbung in diesem Zeitpunkt noch nicht [vgl. Cattaneo (1923)].

Bei einigen *menschlichen* Embryonen von 20—25 mm Länge bemerkte ich ganze Bündel von aus dem Schaltstück des Opticus zwischen die beiden Blätter der Retina in den Sehventrikelrest austretenden, offenbar aberrierenden Fasern augenscheinlich ein Analogon zu anderen aberrierenden Fasern im zentralen und peripheren Nervensystem, die schon mehrfach erwähnt wurden.

Daß Häufchen aberrierender Sehnervenfasern an der Insertionsstelle des Sehnerven unterhalb der Papille vorkommen, hat bereits v. Szily bei *Kaninchen* seiner Kolobomzucht 1922 beschrieben und abgebildet. Man sieht bei Embryonen des 4. Monats an der Stelle, wo das Pigmentepithel an den Opticus angrenzt, kleine Bündel von aberrierenden Fibrillen in den Sehventrikel auftreten. Sie sind offenbar identisch mit dem in früheren Stadien beobachteten Gebilden dieser Art.

Mit dem weiteren Einwachsen von Nervenfasern durch die Maschen des gliösen Gerüstes kommt es zum Verstreichen des Hohlraumes des Becherstiels und der Stielrinne; auch der Restraum im Sehventrikel,

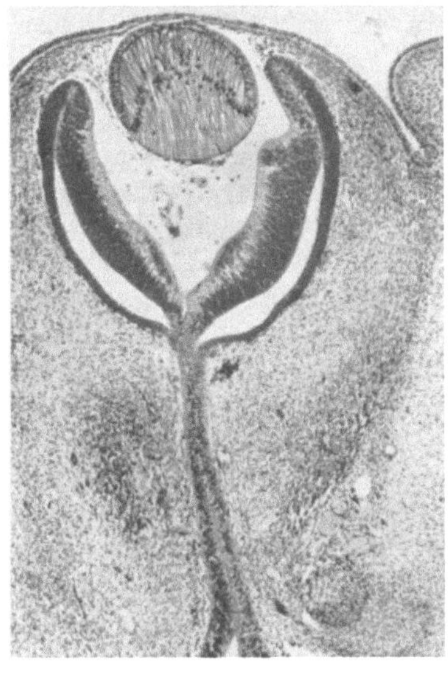

Abb. 452. Menschlicher Embryo, 17 mm Scheitel-Steißlänge. Längsschnitt durch den Sehnerven. (Embryol. Inst. Wien.)

den das Rohr vorübergehend überbrückt, verschwindet, so daß nur, wie v. Szily angibt, das okulare Lumen des Schaltstückes des Sehnerveneintrittes als Anlage der physiologischen Exkavation bestehen bleibt. Aber gerade diese Gegend macht noch eigenartige Veränderungen durch, indem zuerst die Arteria hyaloidea, die im Zentrum liegt, eine Hülle von Gliazellen erhält [zentraler Gliamantel nach Krückmann (1906)]. Auch an der Außenseite des Sehnerven entsteht durch weitere Vermehrung der Gliazellen ein peripherer Gliamantel. Durch weitere Vermehrung der Glia in den letzten Monaten vor der Geburt entstehen Gliaringe, die sich zwischen

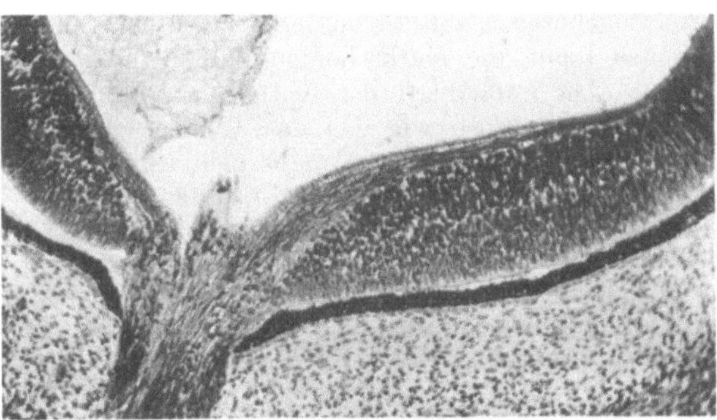

Abb. 453. Menschlicher Embryo, 20 mm Scheitel-Steißlänge. Sehnervenfasern, beginnende Schichtung der Netzhaut, Pigmentierung des Pigmentepithels.

Nervensubstanz und Mesoderm einschieben; ihre Mächtigkeit ist individuell stark wechselnd. Während dieser Vorgänge kommt es zur Bildung einer kegelförmigen Gliawucherung, deren ungefähre Achse die Arteria hyaloidea während des 5.—6. Monats bildet. Es handelt sich um ziemlich lockere Anhäufungen gliöser Elemente, die distal manchmal durch eine ziemlich kontinuierliche Zellschichte

41*

gegen den Glaskörper abgeschlossen sind; von dieser Schichte ragen als Zellfortsätze unverkennbare, faserige Gebilde in Form eines Trichters angeordnet
in den Glaskörper hinein und lassen sich bis in die Gegend des Ansatzes der
Tunica vasculosa lentis an der Linse verfolgen.

Zur Zeit, wo das Gefäßsystem der A. hyaloidea im Glaskörper seine höchste
Entwicklung erreicht hat, kann man, besonders mit Silbermethoden, nachweisen, daß außer dem eigentlichen Endothelrohr auch Zellen vorhanden
sind, die eine deutliche Längsstreifung aufweisen. Sie verschwinden wieder
vollständig.

Der Gliamantel der A. hyaloidea [die auf Grund schlechter Präparate von
Fracassi (1923) vorgebrachte Behauptung einer Mitbeteiligung von Bindegewebe
an dieser Bildung wurde bereits von Seefelder entsprechend abgelehnt] bildet
sich mit der allmählichen Atrophie der Arteria hyaloidea vollständig zurück.
Erst dann wird die Exkavation im Sehnerven tatsächlich zu einer Vertiefung.

Bei *Reptilien* ist dieser Gliamantel, in dem sich allmählich Pigment anhäuft,
in den zeitlebens bestehenden, stark pigmentierten Kegel umgewandelt, der bei
Echsen weit in den Glaskörper hineinreicht. Einen durchaus ähnlichen Kegel,
der ebenfalls zahlreiche Gefäße enthält, beschrieb mein Schüler Kajikawa (1923)
beim *Kiwi*. Bei den anderen *Vögeln* wird aus ihm durch die enorme Gefäßentwicklung ein dauernd vorhandenes gefaltetes Gebilde, der Pecten, der zeitlebens vorhanden bleibt.

Sattler (1915) stellte fest, daß die Markscheidenbildung im Opticus starke
individuelle Schwankungen zeigt, und zwar beginnt sie bei Feten von 37—45 mm
Länge im Tractus opticus, ist spärlicher im intrakraniellen Teil des Opticus
und im intraorbitalen Teil erst viel später vorhanden, beginnt somit in umge-
kehrter Richtung, als die Ausbildung des Achsenzylinders im Neuron. Man findet
die Markscheidenbildung zur Zeit der Geburt manchmal schon bis nahe an die
Lamina cribrosa ausgebildet.

Die Sehnervenfasern zeigen auffallend verschiedenes Kaliber in der Retina.
Im Opticus erscheinen sie viel gleichmäßiger.

Beauvieux beschreibt einen Fall von sog. Pseudoatrophie des Opticus
bei Neugeborenen mit verspäteter Markscheidenbildung, wobei er vermutet,
daß das Licht die Markscheidenbildung in den Opticusfasern beschleunigt.

Das dem Außenblatt des Opticus von vornherein angelagerte Mesenchym
gliedert sich ebenso wie das das Gehirn einhüllende in ein piales und ein
gleichzeitig als Periost des Canalis orbitalis dienendes durales Blatt; zwischen
beiden entwickelt sich in späteren Stadien die Arachnoideascheide. Mesoderm-
züge der Piascheide treten allmählich zwischen Gruppen von Gliazellen und
die zwischen ihnen verlaufenden Nervenbündel ein und bilden so die bindegewebigen Scheiden der Opticusfaserbündel.

Während der späteren Entwicklungsvorgänge wachsen von den Opticusscheiden aus mesodermale Elemente zusammen mit Gefäßsprossen (von der
Mitte des 3. Fetalmonats an) zwischen die von Glia umhüllten Bahnen der
Sehnerven aus ein, und es entstehen die bindegewebigen Septen des Sehnerven.
Erst in den letzten Monaten treten jene bindegewebigen Zellen und Fasern
hervor, die die mesodermale Lamina cribrosa darstellen, nachdem sich schon
vorher an dieser Stelle, wie Seefelder (1910) zeigte, ein Netz kräftiger Gliafasern ausgebildet hat. Die Opticusscheiden, deren Abgliederung aus dem
Mesoderm des Kopfes sich zugleich mit den hinteren Abschnitten der Sklera
vollzieht, zeigen schon im 5. Monat die Gliederung in Dura- und Piascheide;
etwas später wird die Arachnoideascheide erkennbar.

Nach Lo Cascio (1923) findet die erste Differenzierung der Opticusscheiden bei 38 mm langen *menschlichen* Embryonen aus dem Mesoderm statt; in der 2. Hälfte des 3. Monats differenziert sich eine 2. Schichte, die Piascheide, mit dem Auftreten der Gefäße. In der ersten Hälfte des 4. Monats wird diese weiter differenziert, und an Embryonen von 136 mm Länge läßt sich die Anlage eines Endothels daran erkennen. Aber erst im 7. Monat läßt sich eine eigentliche Arachnoidea am Opticus abgrenzen. Im allgemeinen verläuft die Differenzierung der Opticusscheiden deutlich parallel mit jener der Hirnhäute.

Beim *menschlichen* Embryo ist nach Maggiore (1923) die Lamina cribrosa erst in der 2. Hälfte des 7. Monats angedeutet. Im 3. Monat entsteht der periphere Gliamantel des Sehnerven. Im 4. Monat bildet sich vorübergehend ein zirkulärer Raum im äußersten Teil des Skleralkanals, so daß der Sehnerv unabhängig bleibt. Im 6. Monat füllt das Gewebe den Raum und bildet einen kompakten Wulst um den Gliamantel, der sich zwischen den Rand der Chorioideamembran und den Opticusstamm einschiebt, wodurch der bindegewebige Skleralring entsteht. Im 6. Monat dringen feine Fortsätze von der Sklera in den Opticusstamm ein, um im 8. Monat eine fibröse laminäre Struktur zu bilden, die auch im 9. noch zart weich und nachgiebig ist und erst später widerstandsfähig wird.

Mann (1928) untersuchte auf Serienschnitten die früheren Stadien der Entwicklung des Auges bei *Petromyzon, Amia, Acanthias, Necturus, Frosch, Chrysemys, Hühnchen* und *Mensch.* An der Hand

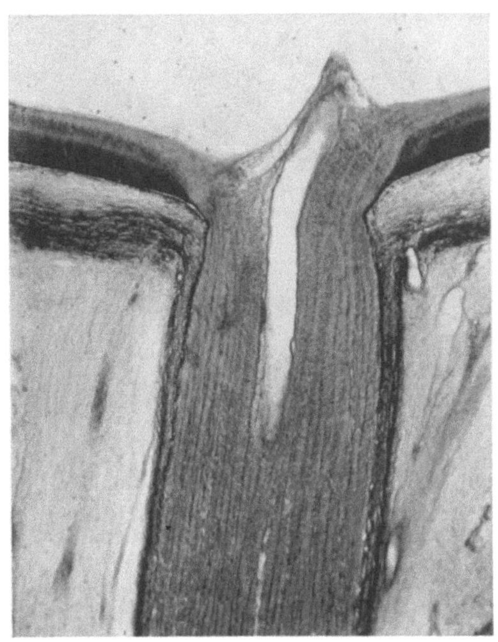

Abb. 454. Längsschnitt durch den Sehnerven eines 5monatigen menschlichen Fetus (Kolmer).

von Diagrammen, die axiale Schnitte durch die Augenanlage darstellen, vergleicht sie die Stadien, die vor und nach jenem Zeitpunkt vorhanden sind, in dem die ersten Opticusfasern eben nachweisbar werden. Dieses Stadium besonders hält sie für vergleichbar bei den verschiedenen *Wirbeltier*ordnungen. Sie schließt, daß die Hauptentwicklungsprozesse der Augen bei allen *Wirbeltieren* ähnlich sind, was besonders in der Differenzierung der Schichten der Retina in übereinstimmender Weise erkennbar ist. Während der Entwicklung treten bei den einzelnen Spezies Verschiedenheiten der Struktur auf, aber in jedem Fall läßt sich zeigen, daß sie den Retinaabschnitt unterhalb der Papille betreffen. Es kann deshalb die obere Region der Netzhaut als „stabil" in der Phylogenie angesehen werden, die untere als „veränderlich". Durch das Studium der Entwicklung dieser veränderlichen Region im frühen Embryonalleben kann gezeigt werden, daß sie sowohl ontogenetisch als phylogenetisch jünger ist als die obere stabile Region. Dies steht in Übereinstimmung mit ihrer bekannten Variationsfähigkeit. Die Region der Netzhaut oberhalb der Papille ist phylogenetisch alt und spezialisiert, die unterhalb ist noch primitiv und veränderlich. Das stimmt auch für die *menschliche* Ontogenese, indem die

Anzahl der sporadischen angeborenen Mißbildungen des unteren Augenabschnittes weit größer ist als die Zahl solcher oberhalb der Papille.

D. Entwicklung der Hornhaut und der vorderen Kammer.

Wie Seefelder am deutlichsten zum Ausdruck gebracht hat, muß die
Entwicklung der Cornea für jede einzelne *Tier*art getrennt studiert werden,
da sich bei ihrer Ausbildung wesentliche Unterschiede zeigen. Besonders die
Bildung der menschlichen Cornea stimmt mit der bei manchen anderen *Säugern*
in wesentlichen Punkten durchaus nicht überein.

Während in früherer Zeit viele Autoren sich der Auffassung von Kölliker anschlossen, nach der Hornhaut, Regenbogenhaut und Pupillarmembran aus einer ursprünglich gemeinsamen mesenchymalen Gewebsmasse hervorgehen sollten, innerhalb deren die Spaltung in die genannten Häute erfolgt, hat Seefelder (1928) darauf hingewiesen, daß beim *Menschen* und auch bei manchen *Tieren*, diese Art der Entwicklung nicht zutrifft. So geht es aus den Untersuchungen von Kessler (1871 und 1877) und von Knape (1909 und 1910) hervor, daß dies auch bei den *Vögeln* nicht in Betracht kommt. Die Frage

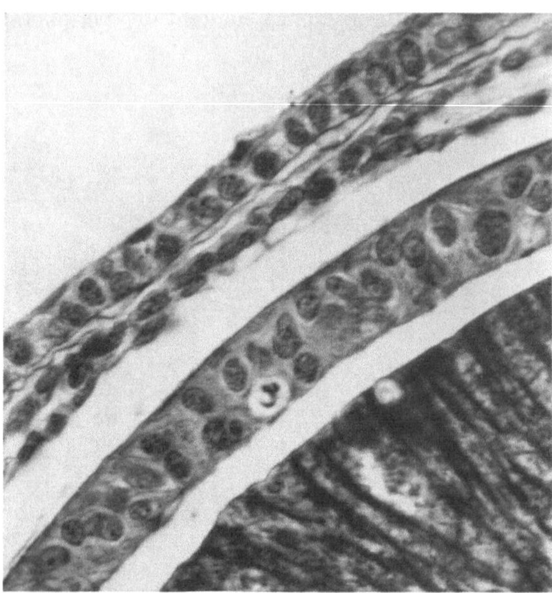

Abb. 455. Hornhautanlage eines menschlichen Embryos von
20 mm Scheitel-Steißlänge. Zweischichtiges vorderes Epithel,
einschichtiges hinteres Epithel, dazwischen Fibrillen (Kolmer).

der Hornhautentwicklung ist von Angelucci (1898) und in neuerer Zeit von
Lindahl (1915), Speciale Cirincione (1917), Fischer (1928), Glücksmann
(1929), Mann (1928), Hagedoorn (1930), Seefelder (1926), Giesbrecht
(1925), G. Levi (1928) und Keibel (1928) an verschiedenem Material von
Wirbeltieren und *Menschen* untersucht worden, ohne daß sich die Autoren über
den Entstehungsmodus hätten einigen können, der auch beim *Menschen* noch
umstritten ist. Neuerdings stellte Seefelder die Vorgänge so dar, daß der
Raum zwischen dem Oberflächenektoderm und der Linse, sowie zwischen der
Linse und dem Augenbecherrand unmittelbar nach der Abschnürung des
Linsenbläschens von einem cytoplasmatischen Fasernetz eingenommen wird,
das aus Fortsätzen der Zellen der 3 genannten Gebilde seinen Ursprung nimmt.
Dieses ist als sog. vorderer Glaskörper [v. Lenhossèk und van Pée (1903)]
entdeckt und beschrieben worden, später haben Mawas und Magitot (1912),
Laguesse (1923), Jokl (1920), Hagedoorn (1930) u. a. diesen vorderen Glaskörper
ebenfalls beobachtet. In diesen Raum wachsen von dem dem Augenbecher aufgelagerten Mesenchym Zellen ein, die anfänglich unregelmäßig gelagert sind,
sich aber bald zu einem geschlossenen Zellverband zusammenfügen und ganz
deutlich die Anlage des Endothels der Hornhaut bilden. Dies hat auch an
meinen *menschlichen* Serien Israels nachweisen können. Alle zwischen Oberflächenepithel und Linse befindlichen Zellen werden dazu verbraucht, so daß

zur Bildung für Hornhautstroma und Pupillarmembran davon bei Embryonen von 21—23 mm Länge nichts mehr übrigbleibt. Es besteht in diesem Stadium die Hornhaut aus einem doppelschichtigen äußeren Epithel und einer im Zentrum einschichtigen an der Peripherie mehrschichtigen Lage epithelartiger Zellen. Im dazwischen liegenden Spaltraum finden sich feinste Fibrillen, in denen SEEFELDER einen Rest des vorderen Glaskörpers sieht. Er findet auch ein ähnliches zartes fibrilläres Gewebe zwischen der Hornhautanlage und der Linse, das einerseits mit dem Mesenchym in der Gegend des Becherrandes, andererseits mit der vorderen Linsenkapsel und dem eigentlichen hinteren Glaskörper in Verbindung steht. SEEFELDER erklärt dies auch für ein Überbleibsel des vorderen Glaskörpers und sieht in diesem einzigen membranösen Gebilde, das die Pupillaröffnung des Augenbechers überzieht, die erste primitive Anlage der Pupillarmembran. Erst später entwickelt sich die eigentliche Regenbogenhaut durch Einwachsen von Mesoderm vom Rande her. Die Grundsubstanz der Hornhaut bilden erst Zellen, welche in den Raum zwischen Hornhautepithel und Endothel vom Becherrand aus einwandern, worin FISCHER, ISRAELS und SEEFELDER übereinstimmen. Es fehlen sichere Anhaltspunkte für eine Mitbeteiligung des Endothels bei der Bildung der Grundsubstanz der Hornhaut. Sicher erzeugt es dagegen die DESCEMETsche Membran. In ähnlicher Weise findet auch beim *Vogel* die Entwicklung statt, doch haben schon KESSLER und KNAPE betont, daß beim *Hühnchen* der vordere Glaskörper stärker entwickelt ist als beim *Menschen*. Trotzdem eine gefäßführende Pupillarmembran den *Vögeln* fehlt, hat HAGEDOORN, gleich nachdem das DESCEMETsche Endothel durch flächenhaftes Einwachsen von Zellen beim Vogel gebildet wird, ein membranöses postendotheliales Gewebe teilweise ektodermalen Ursprunges gefunden. Auch beim *Hühnchen* erfolgt durch Eindringen von Mesenchymzellen in den Raum zwischen beiden Zellagen die Bildung der Grundsubstanz der Hornhaut. SEEFELDER stellt fest, daß bei Embryonen von *Schafen* und *Schweinen* die Entwicklung sich wesentlich anders vollzieht als beim *Menschen,* indem die Pupillarmembran und Gefäße in ihr in Verbindung mit einem ungeordnet einwachsenden Mesenchym ausgebildet sind, noch ehe Zellen des letzteren sich zu einem DESCEMETschen Epithel anordnen.

HAGEDOORN kommt zur Überzeugung, daß bei allen *Wirbeltieren* das vordere Augensegment sich in gleicher Weise entwickelt, indem zunächst im vorderen Glaskörperabschnitt eine Membran, die vom Ektoderm abstammt, entsteht, die primitive Hornhaut, an derern Hinterfläche ein Endothel einwächst, als erstes mesodermales Element der definitiven Hornhaut. Dann drängen sich Stromazellen von den Seiten her keilförmig zwischen Epithel und primitive Hornhaut ein. Nach HAGEDOORN entsteht die Pupillarmembran dadurch, daß sich im vorderen Glaskörper ein ektodermales, zunächst zellfreies Häutchen herausdifferenziert, das bei *Säugern* erst sekundär zellig wird und Gefäße erhält. Der Zwischenraum zwischen der primitiven Hornhaut und der Pupillarmembran ist zunächst von dem vorderen Glaskörper oder einer Ersatzsubstanz ausgefüllt; durch seine echte oder virtuelle Atrophie wird die vordere Augenkammer gebildet. Das Endothel der DESCEMETschen Membran ist mesodermalen Ursprungs.

Bei manchen *menschlichen* Embryonen, aber nicht bei allen des gleichen Stadiums, konnte ich, nachdem eine kontinuierliche Lage von Mesenchymzellen sich zum DESCEMETschen Epithel angeordnet hatte, auch das Vorhandensein gut färbbarer faseriger Strukturen in dem Raum zwischen diesem Endothel und der Linsenoberfläche beobachten, also einen sekundären vorderen Glaskörper. In solchen Fällen war schon in diesem Stadium (s. Abb. 456) ein deutlicher vorderer Kammerraum entwickelt, während für gewöhnlich, wie schon

SEEFELDER betonte, in diesem Entwicklungsstadium das vordere Linsenepithel ganz dicht an der Corneaanlage anliegt.

Auch FISCHER (1928) macht Angaben über die Entstehung der *menschlichen* Cornea.

Nach LAGUESSE (1923), der *Hühner*embryonen an nach MEWES fixiertem Material in Querschnittserien und im Flachschnitt mit Eisenhämatoxylin untersuchte, wird beim *Hühnchen* die Cornea zuerst einzig und allein durch das ektodermale Epithel gebildet. Zwischen diesem und der Linse entwickelt sich gleichzeitig mit dem Auftreten der letzteren ein feines mesostromales Netz in lamellenartigen Zügen angeordnet, dessen Hauptzüge sich zu einem dünnen Schleier zusammenfügen, der ungefähr gleich weit von beiden Organen entfernt

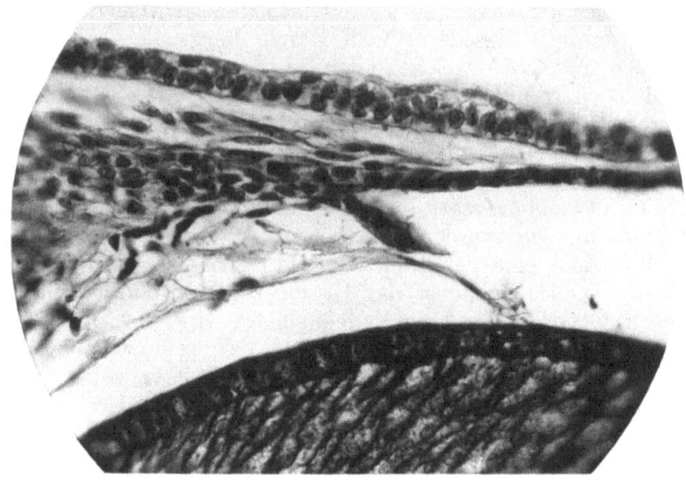

Abb. 456. Menschlicher Embryo, 21 mm Scheitel-Steißlänge. Beginn der Einwanderung von Mesenchymzellen in die Hornhaut. (Embryol. Inst. Wien.)

ist (72 Stunden). Dieses Netz erleidet schon frühzeitig eine exoplasmatische Differenzierung. Die aus der Linse stammenden Trabekel verschwinden bald. An der Rückseite des vorderen Epithels dagegen bilden sich neue exoplasmatische Lamellen aus, die dem primitiven Schleier zugefügt werden, der dadurch langsam an Dicke gewinnt. Auf diese Weise bildet sich das eigentliche vollständig zellfreie Gewebe der Cornea und ihrer Lamellen, die zu den definitiven Lamellen des Organs werden. Die Propria der Cornea besitzt also einen mesostromalen ektodermalen Ursprung. Die letzte sich unter dem Epithel differenzierende Lamelle (96 Stunden) zeigt besondere Charaktere und bildet eine dünne primitive Basalmembran, welche das definitive Corneagewebe vom Epithel trennt. Die Mesenchymzellen, welche bis dahin nur bis zum Rande der Augenblase reichten, beginnen sich von hinten her hinter das eigentliche Corneagewebe einzuschieben (5. Tag) und reihen sich zu der dünnen Schichte des hinteren Epithels aneinander. Ein zweiter Schub von Mesenchymzellen dringt im Verlauf des 7. Tages in das eigentliche Corneagewebe ein, verbreitet sich darin, und gliedert dasselbe in das übrige Mesenchym ein, indem es sein Aussehen und seine Eigenschaften verändert. 2 Lamellengruppen bleiben jedoch zellfrei. Eine hintere, die zur DESCEMETschen Membran wird und eine vordere, wichtigere, deren Lamellen mehr und mehr verschmelzen (10. Tag und später) um zusammen mit der primitiven Basalmembran die BOWMANsche Membran zu bilden. Dadurch bleibt diese in ihrer unteren Lage in unmittelbarer Verbindung mit dem

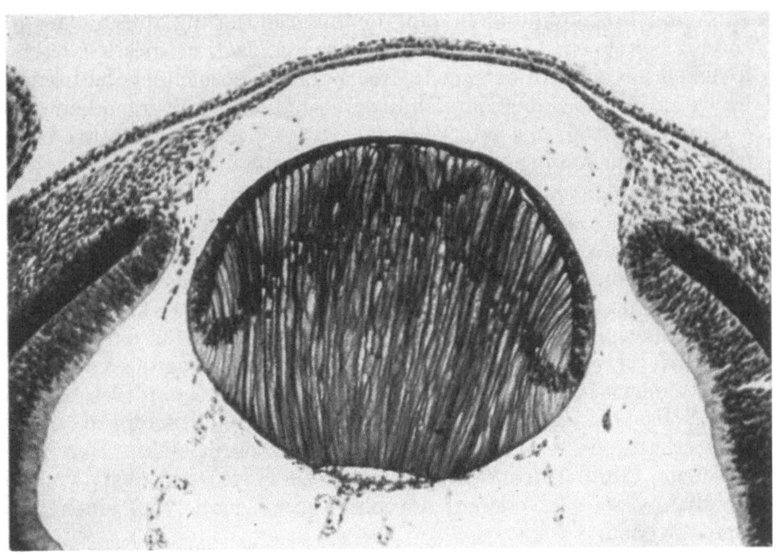

Abb. 457. Menschlicher Embryo, 22 mm Scheitel-Steißlänge. Zweischichtige Hornhautanlage ohne Stroma. (Embryol. Inst. Wien.)

darunter liegenden Gewebe, dessen Fibrillen sich in ihr verlieren. Die BOWMAN-sche und die DESCEMETsche Membran können daher als Basalmembranen be-zeichnet werden, aber es sind zusammengewach-sene Basalmembranen oder Chorio-Basalmem-branen, die durch Nach-schub von mesostromalen Lamellen an der unteren Fläche der primitiven Basalmembran entstehen und die in anderen Orga-nen als Membranen rein mesenchymatösen Ur-sprungs zu gelten hätten.

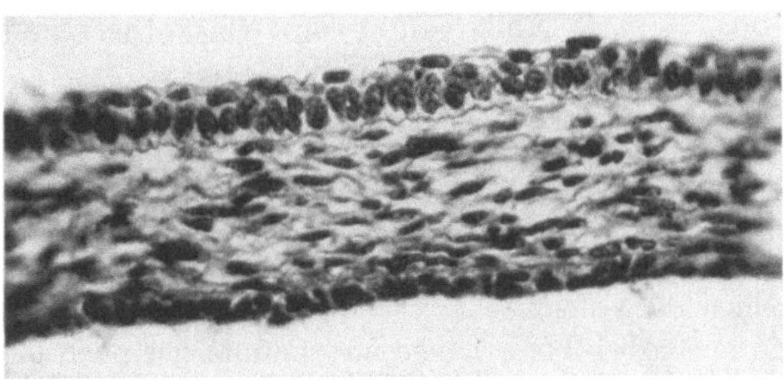

Abb. 458. Hornhaut eines menschlichen Embryos von 41 mm Scheitel-Steißlänge. (Embryol. Inst. Wien.)

Wie GURWITSCH ausführt, zeigte beim *Hühnchen* LADIGENSKAJA (1915), was später von LAGUESSE (1923) bestätigt wurde, daß sich zuerst eine zellfreie Grundsubstanz in der Cornea bil-det, welche von ungefähr recht-winkligen fibrillären Strukturen durchzogen wird, die schon auf-getreten sind, bevor die Fibro-blasten, die späteren Cornea-zellen, in das zellenfreie Grund-netz vorgerückt sind. Es wird also auf frühen Stadien eine amorphe Substanz ausgeschie-den, die im fixierten Zustand einem feinen Filzwerk aus recht-

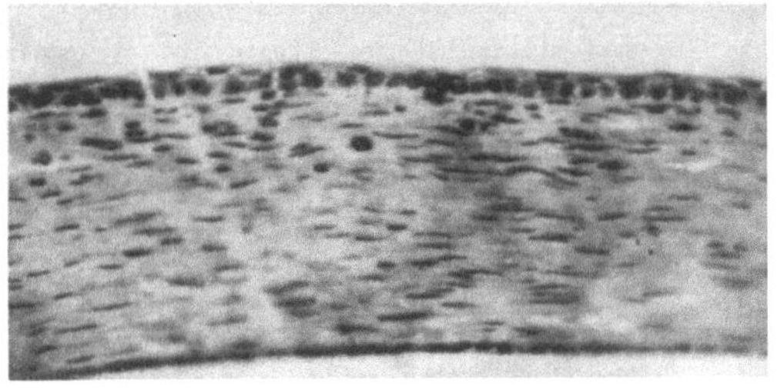

Abb. 459. Hornhaut eines menschlichen Embryos von 77 mm Scheitel-Steißlänge (KOLMER).

winkligen Fäden, die gitterartig angeordnet sind, entspricht, und die das An-siedlungssubstrat für einwandernde Zellen bildet. Erst dann setzt eine mächtige

Proliferation von Fibrillenbündeln ein, deren Orientierung durch das primäre Gitter vorgezeichnet ist. Die eigentümliche Organisation dieses Gitters wird von GURWITSCH als ein rein extracellulärer Vorgang bezeichnet, bei dem nichts darauf hinweist, daß bei der Entstehungsweise des Gitters irgendeine der einzelnen Zellen des Ektoderms oder der das DESCEMETsche Endothel bildenden Zellen mit der Ausbildung und Orientierung der beiden sich orthogonal schneidenden Fibrillenzüge des Gitters etwas zu tun hat.

HAGEDOORN (1930) sieht, wie LINDAHL (1915), SEEFELDER (1928) und FISCHER (1928), das DESCEMETsche Endothel als erstes mesodermales Element, völlig unabhängig von den Stromazellen, in die Cornea einwachsen, doch hält er bei allen *Wirbeltieren* das Endothel, das an dem Richtungshäutchen [KNAPE (1909, 1910)] in die Cornea einwächst, wegen dieser Beziehung primär für ektodermal. Wie SEEFELDER, hält er auch die Pupillarmembran als Derivat des vorderen Glaskörpers für ektodermal angelegt. Eine stärkere Lamelle des vorderen Glaskörpers bei *Vögeln* soll bei diesen die membranöse Pupillarmembran darstellen. Bei *Säugern* erhalte sie sekundäre Gefäße und Mesodermzellen. Der Zwischenraum zwischen Pupillarmembran und Endothel ist zunächst von feinen Fasern erfüllt. Erst nach deren Atrophie kann man von einer vorderen Augenkammer reden.

Im 4. Monat ist in der Hornhaut die Elastica interna sehr deutlich ausgebildet, die inneren Schichten der Propria zeigen schon einen dichten, sehr regelmäßigen Verlauf paralleler Schichten, die äußere Hälfte der Propria einen mehr lockeren welligen Aufbau mit sich überkreuzenden Fasern.

E. Entwicklung des Glaskörpers und der Zonula.

Ich konnte durch sorgfältige Doppelfärbungen mit Molybdänhämatoxylin und Säurefuchsin erkennen, daß im Stadium von 9 mm das Fasernetz v. SZILYS aus den konischen Fortsätzen des Linsenepithels und Retinaepithels hervorgehend, vorhanden ist, in seinen Lücken aber eine schon mehr acidophile Substanz ausgeschieden wird, die unabhängig davon feinstfädige Gerinnungen liefert. Beide werden gemeinsam, etwa durch die Silberfärbung nach AGDUHR, ohne Unterschied dargestellt.

Schon bei 9 mm Länge im Stadium der noch löffelförmig vertieften Linsenplatte zeigen die innersten Epithelien derselben kegelförmige Fortsätze gegen den Augenbecher; am Augenbecher selbst sind solche Fortsätze gegen die Linsenplakode erst später deutlich, dagegen fand ich sie auffallend früh am Becherrand. Deutlich sieht man in diesem Stadium schon neben den häufigen pyknotischen Zellen einzelne solche im Augenbecher, die amöboid zwischen Linsengrube und Netzhaut auswandern.

Die Arteria hyaloidea treibt im Augenbecher einige gröbere Äste, die allmählich zahlreiche weitere Verästelungen im Glaskörperraum bilden; ein engeres Netzwerk wird distal aus feinen Capillaren an der Oberfläche der Linse gebildet. Schon in den frühen Stadien erfolgt eine Verbindung der Hyaloidea mit dem sog. vorderen Randgefäß. Im 3. Monat wird die Tunica vasculosa lentis ergänzt durch die Gefäße der Pupillarmembran, die von zwei eigenen arteriellen Stämmchen gespeist werden.

Die Arteria hyaloidea ist nach VERSARI (1923) von Anfang an ein Zweig der Arteria ophthalmica und anastomosiert im Stadium der offenen Becherspalte vorn mit dem Ringgefäß, weiter proximal mit dem den Augenbecher umspinnenden Gefäßnetz der primitiven Aderhaut, an der Eintrittsstelle in den Augenbecher auch mit dem Gefäßsystem des Augenblasenstiels. Man muß mit VERSARI die genannten 3 Verbindungen als Abflußwege betrachten.

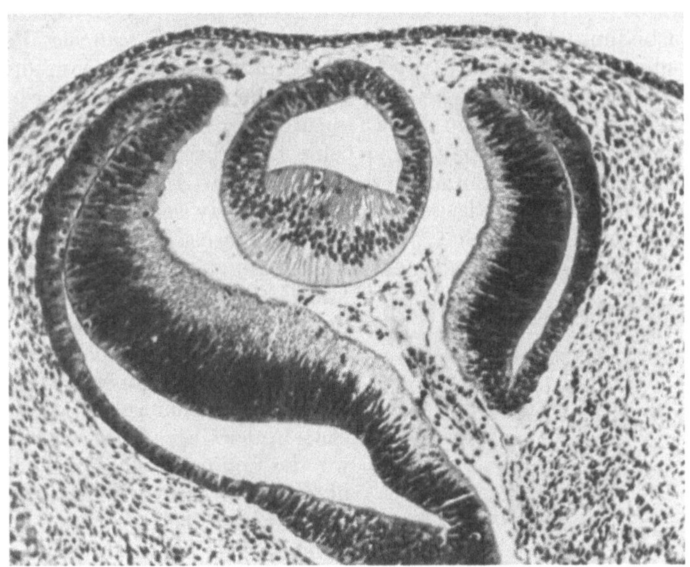

Abb. 460. Menschlicher Embryo, 13,5 mm Scheitel-Steißlänge. Augenbecher mit Glaskörpergefäßen. (Embryol. Inst. Wien.)

Wie SEEFELDER (1930), MAWAS und MAGITOT (1912), sowie VERSARI (l. c.) beobachtet haben, bilden sich die eigentlichen Glaskörpergefäße nach der Mitte des 3. Monats zurück, der Abfluß des ganzen Gefäßsystems erfolgt durch die Gefäße der inzwischen gebildeten Membrana capsulopupillaris; allmählich wird die ursprünglich die direkte Fortsetzung der Arteria centralis bildende Arteria hyaloidea gegen die mediale Seite verschoben, wo sie auf das mediale Nervenfaserknie gelangt. Sie erscheint dann nur mehr als schwacher Ast der zurückbleibenden Centralis retinae. Die Teilungsstelle der Arteria hyaloidea wird im 4. und 5. Monat unter gleichzeitiger Rückbildung der Äste des Glaskörpergefäßsystems linsenwärts und medialwärts verschoben. Die Äste der

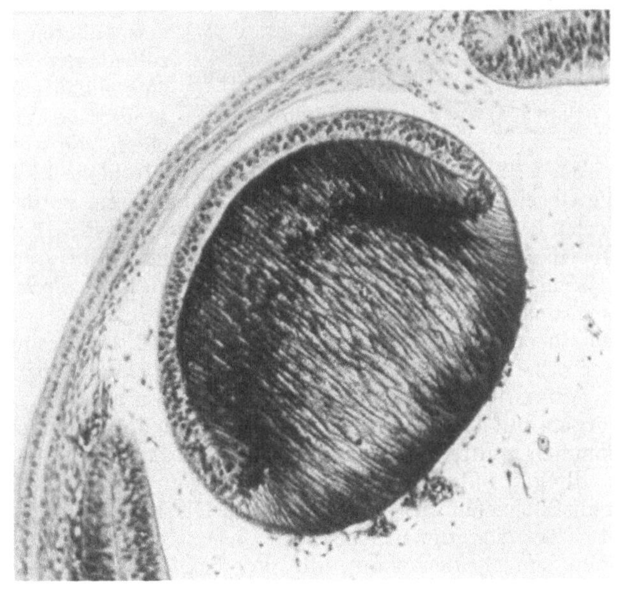

Abb. 461. Menschlicher Embryo, 20 mm Scheitel-Steißlänge. Hinterer und vorderer Glaskörper. Äste der A. hyaloidea (KOLMER).

Hyaloidea sind im letzten Fetalmonat schon vollständig rückgebildet, kleine Reste bleiben beim Neugeborenen auf der Papille nachweisbar. Die Rückbildung erfolgt durch Obliterierung und eine Art von autolytischer Auflösung der Gefäßwand.

Nach Mann (1927, (1928), welche die Entwicklung der Arteria hyaloidea und die Ausbildung des Cloquetschen Kanals beim *menschlichen* Fetus verfolgte, atrophiert der Gefäßapparat im Stadium von 65 mm. Von der Arteria hyaloidea bleibt nur ein korkzieherartig gewundener dünner Rest übrig, der von der Hinterfläche der Linse in den Cloquetschen Kanal hineinhängt. Reste davon lassen sich mit der Spaltlampe beim Erwachsenen nachweisen.

Bei einem *menschlichen* Embryo von etwa 22 mm Länge konnte ich das Vorhandensein eines vorderen Glaskörpers im Raume zwischen der Corneaanlage und der Linse deutlich erkennen. Es fand sich ein zweischichtiges Corneaepithel. Dieses zeigte eine deutliche mit der Azanfärbung blau hervortretende Basallamelle; unter dieser waren äußerst zarte parallele Lamellen zu sehen, nach innen zu abgeschlossen durch eine der erstgenannten vollkommen ähnliche, blaugefärbte kontinuierliche Lage, die erst etwa in der Gegend des Augenäquators, wo die Conjunctivalfalte angelegt war, nicht mehr deutlich abgegrenzt war. Am Scheitel der Hornhaut lagen innen mindestens 2 Lagen von flachen mesenchymatischen Elementen, mehr peripher 3 Lagen, die dann allmählich in den Mesenchymring, der sich zwischen den Rand des Retinabechers einschob, übergingen. Man konnte deutlich, dem Cornearande entsprechend, schon intensiv blaugefärbte Faserbündelchen zwischen den äußeren und inneren Mesenchymzellenlagen erkennen, nach innen zu eine nicht ganz kontinuierliche, membranartige Verdichtung dieser Fäserchen, von welcher aus zahlreiche, vorwiegend gegen das Augenzentrum gerichtete blaue Bälkchen, feinst verzweigt an die Oberfläche des Linsenepithels hinüberzogen, so daß überall ein Gerüstwerk vorhanden war, in dem Zellen so gut wie fehlten. Dabei wies die Linse an ihrer Oberfläche schon eine äußerst zarte blaugefärbte Cuticula auf; offenbar handelte es sich um den Beginn der Kapselabscheidung. Trotzdem konnte man sowohl am Äquator als auch dorsal davon noch stellenweise von der Linsenoberfläche ausgehende Faserbildungen erkennen. Auf der Retinaoberfläche waren solche Fortsätze stellenweise deutlich, aber im ganzen spärlich entwickelt.

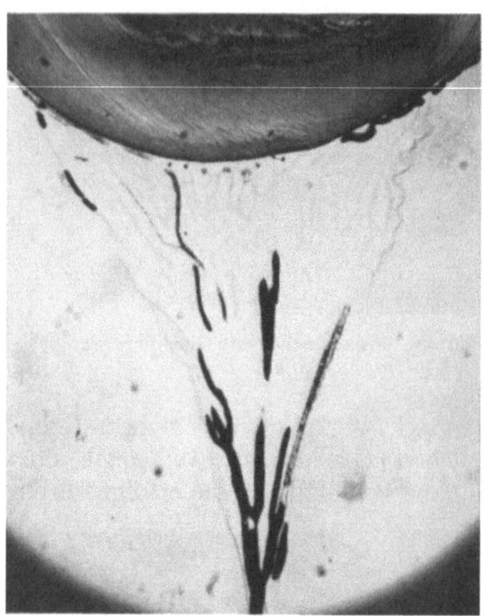

Abb. 462. Verzweigungen der A. hyaloidea (Kolmer).

Morel (1927) betont den direkten Zusammenhang des primitiven Glaskörpers mit dem Mesostroma der Cornea und die lamelläre Struktur des vollkommen zellfreien Glaskörpers beim *Hühnchen*.

In gut fixierten embryonalen Augen der ersten 5 Monate sieht man ausschließlich Zellformen innerhalb des Glaskörpers, die sehr fein verzweigte Fortsätze besitzen, die sich bis zum Unsichtbarwerden aufsplittern, so daß man oft nicht entscheiden kann, ob ihre letzten Verzweigungen dem vorhandenen Gerüstwerk oder Gerinnselfäden, die an der Grenze der Auflösbarkeit stehen, anliegen, oder ob sie in solche Fädchen direkt übergehen. Dies erklärt die große Meinungsverschiedenheit der Autoren über die Rolle dieser Zellen. Sie werden von den einen als einwandernde, mesenchymatische Elemente aufgefaßt, von den andern als gliöse, als ektodermale Begleitzellen der Hyaloidea und ihrer Verästelungen. Ich halte es für wahrscheinlich, daß sich im Glaskörper Zellelemente von beiderlei Provenienzen ausschwärmend vermischen. Eine färberische Unterscheidung beider Zellarten scheint allerdings bisher nicht gefunden worden zu sein.

Es vereinigen sich die zahlreichen aus der Arteria hyaloidea aussprossenden Gefäße, die von hinten her die Linse umfassen, mit Blutgefäßen, die dem von vorne her an die Linse gelangten embryonalen Bindegewebe folgen und bilden so eine die Linse allseitig umschließende Hülle. Sie wird als Gefäßkapsel der Linse, Tunica oder Capsula vasculosa lentis bezeichnet, da sich in ihr die Linsengefäße, Vasa lentis, verzweigen. Es zieht somit ein Gefäßstrang die Arteria hyaloidea bis in die Nähe des proximalen Linsenpols und bildet hier den becherförmig die Linse umfassenden Gefäßplexus. Die Zellen, welche die Arteria hyaloidea und ihre Äste begleiten, werden von den einen als mesodermale Elemente angesehen, von den anderen wie Mawas und Magitot (1913) als gliöse, also ektodermale.

Bei optimaler Fixierung und Färbung läßt sich der Beweis erbringen, daß tatsächlich zweierlei Elemente die Glaskörperzellen liefern: Erstens mesenchymale Zellen, vom Becherrand mit und entlang den Gefäßen einwandernd zeigen Mitosen, haben meistens unregelmäßig ovale Kerne, multipolare Zellkörper mit zugespitzten Fortsätzen und scharfer glatter Kontur. Daneben kommen zweitens vom Grunde des Augenbechers schon im Stadium von 5 mm beginnend, wahrscheinlich aber während des größten Teils der späteren Embryonalentwicklung, die gliösen Elemente hinzu; sie sind dadurch charakterisiert, daß sie aus der in dieser Zeit noch vollkommen mesodermfreien Retinaanlage dadurch ihren Ausgang nehmen, daß sich von den innersten Kernschichten einzelne Zellen abgliedern, deren Kern in charakteristischer Weise lappig bis polymorph wird, das Cytoplasma körnig und vakuolenartig zerfällt, komplizierte Fortsatzbildungen zeigt, ohne scharfe Konturen aufzuweisen. Beide Zellarten können sich längs des ursprünglichen Fasernetzes amöboid fortbewegen und verschwinden allmählich unter Zerfließungserscheinungen.

Die Masse des Glaskörpers wird vermehrt durch Abgabe von halbflüssigen oder flüssigen Produkten. Mawas (1913) denkt dabei an eine direkte Sekretion von seiten gliöser Elemente. Während der weiteren Entwicklung bilden sich die proximalen Verzweigungen der Glaskörperarterie, und zwar noch früher als die Capsula vasculosa lentis zurück, so daß vorübergehend die Gefäße der letzteren nur durch einige Hauptäste der Zentralarterie gespeist werden. Gleichzeitig entsteht gefäßloses Glaskörpergewebe an der Peripherie, das man als sekundären Glaskörper, vielleicht richtiger als tertiären Glaskörper, bezeichnen könnte, da es erst nach Rückbildung der Hyaloideagefäße entsteht. Durch die weitere Vermehrung dieses letzteren wird die Substanz des primären Glaskörpers samt den Gefäßen auf ein ungefähr trichterförmiges Areal in der Augenachse zusammengedrängt, und die Abgrenzung dieses Raumes prägt sich durch das Auftreten dichtgedrängter, in fixierten Präparaten deutlich hervortretender Fibrillen aus. Der Glaskörper innerhalb dieses Raumes ist besonders zart, kann sich mehr oder minder stark verflüssigen und geht allmählich in das Gebilde über, das als Cloquetscher Kanal bezeichnet wird und durch Einstich hinter die Linse oder unmittelbar vor die Papille in der sog. Area Martegiani sich injizieren läßt, wenn sein Inhalt sich verflüssigt. Bei sehr schonender Fixation enthält er im Schnitt feinste faserartige Elemente, die sich von dem dichteren Faserfilz, aus denen der übrige Glaskörper zu bestehen scheint, deutlich abheben, weil sie ungefähr in der Richtung der Augenachse im wesentlichen kegelmantelförmig angeordnet sind und durch eine besondere Verdichtung vom übrigen, später entstandenen Glaskörper getrennt erscheinen. Diese letztere Abschlußmembran ist unter Umständen auch im frischen Auge mit der Spaltlampe darstellbar. Während dieser Entwicklungsperioden wird auf der Papille die Art. hyaloidea von einem Kegelstumpf gliöser Elemente begleitet und dort, wo sie aus diesem hervortritt, gehen feine cytoplasmatische Fäserchen in den Glaskörper ab, die sich lange erhalten.

Für die Tatsache, daß bei den geschilderten Vorgängen der Bildung des spätesten Zuwachses des Glaskörpers, des tertiären Glaskörpers, die Retinaanlage mitbeteiligt ist, spricht, daß der Glaskörper auch beim Embryo im frischen Zustande sehr fest mit der innersten Schichte der Netzhaut zusammenhängt. Ich konnte mich aber nie überzeugen, daß irgendwelche faserige Elemente, also cytoplasmatisches Material, tatsächlich überall mit den Basen der retinalen Elemente in direktem Zusammenhang stehen, wie manche Untersucher behaupten.

Wenn die Arteria hyaloidea und mit ihr in den letzten Fetalmonaten die Capsula vasculosa lentis sich zurückbilden, bleibt ein enger Kanal im Innern des Glaskörpers übrig, der Canalis hyaloideus; dieser wird schließlich, ob vollständig ist fraglich, durch ein besonders zartes Glaskörpergewebe ausgefüllt, doch läßt sich in den ersten Lebensmonaten, möglicherweise auch noch später, die Lage des ursprünglichen Gefäßkegels daran erkennen, daß der zentrale feinstfaserige Glaskörper, der noch flüssiger ist wie der umgebende, durch eine aus feinsten Fäserchen zusammengesetzte, ebenfalls trichterförmige Membran gegen den trichterförmigen Glaskörper hin abgegrenzt ist.

DEJEAN (1925) lehnt für Glaskörper und Zonula sowohl die ektodermale wie die mesodermale Herkunft ab und meint, daß sie zwischen 2 Basalmembranen entstehen, die alle histologischen Reaktionen der kollagenen Substanz geben. Die gleichen Reaktionen geben sie selbst auch. Er sieht daher in ihnen einen abgesonderten zellenlosen Teil der mesodermalen Grundsubstanz. Erst ihre spätere Entwicklung ohne Gefäße und ohne Zellen schlägt besondere Richtung ein. Das Glaskörpergerüst gibt im fertig entwickelten Zustand die ausgesprochenen Reaktionen des Bindegewebes, allerdings mit starker Schleimbeimischung. Es ist nicht elastisch und gibt beim Kochen keinen Leim. Es weist also die Merkmale der allgemeinen embryonalen Bindesubstanz auf.

Nach DEJEAN (l. c.) läßt sich bald nach der Bildung der primären Augenblase mit Farbstoffen, die das kollagene Gewebe färben, eine Masse nachweisen, welche den Raum zwischen der Netzhaut und der Linse ausfüllt. Sie hat das Aussehen homogener oder gestreifter Membranen, welche die Epithelien überziehen. Stellenweise findet sich ein Gefäß zwischen ihnen. Der Glaskörper entwickelt sich zwischen beiden Membranen auf deren Kosten. Der primäre Glaskörper ist eine verbreiterte Basalmembran. In der homogenen Masse, die der Glaskörper zuerst darstellt, differenzieren sich Fibrillen, die ein Netzwerk bilden und durch die Spannung eine senkrechte Richtung zu den Epithelien gewinnen. Ihr Ursprung aus der Netzhaut ist nur ein scheinbarer. Sie sind mesodermaler Natur und dringen niemals in die Netzhaut ein. Dasselbe gilt von der Zonula. Der gefäßlose, definitive Glaskörper entwickelt sich aus der Basalmembran der Netzhaut, auf deren Kosten. Der primäre Glaskörper wird linsenwärts verdrängt, bedeckt die Linse auf ihrer hinteren Fläche und setzt sich nach hinten bis zur Papille fort. Vorn reicht er bis zum Ciliarkörper. Der primäre und der sekundäre Glaskörper werden durch eine intervitrale Limitans voneinander geschieden. In dem Raum zwischen dieser Limitans, der Linse und den Ciliarfortsätzen, in den der sekundäre Glaskörper niemals eindringt, entwickelt sich die Zonula aus dem primären Glaskörper. Die Zonulafasern entstehen zuerst aus der Limitans interna, in der Gegend der Ora serrata in Gestalt von Fibrillen, die sich aus dieser loslösen. Es verhalten sich anfänglich die Zonulafasern gleich wie der Glaskörper, aber verschieden von den Epithelien. Diese Fasern werden von vielen Autoren als die Matrix corporis

vitrei bezeichnet und als epitheliale Bildungen angesprochen, während sie
DEJEAN (1925) für mesodermal und aus der Limitans ciliaris entstehend auf-
faßt. Im primären Glaskörper selbst ohne Zusammenhang mit den Epithelien
entwickeln sich die Zonulafasern. Die Differenzierung derselben steht unter dem
Einfluß der Zugkräfte, ähnlich wie die Knochenbälkchen. Es gibt aber nicht
nur Zonulafasern, sondern auch zu ihr gehörige Membranen. Bei der räumlichen
Trennung der ursprünglich miteinander verklebten Linse und Netzhaut in der
Gegend des Randes der sekundären Augenblase bleibt die Limitans ciliaris im
Zusammenhang mit der Linse und bildet die vordere Begrenzung der Zonula.
Daher haben die vorderen Teile der Ciliarfortsätze keine Limitans interna. Die
Limitans ciliaris zieht von den Ciliarfortsätzen zur Linse und bildet dadurch die
hintere Wand der hinteren Kammer. Sie ist die vordere Hyaloidea. Diese ist
nicht die Grenze zwischen Zonula und Glaskörper, wie dies aus der unrichtigen
Nomenklatur zu schließen wäre. Es handelt sich vielmehr um die intervitrale
Limitans — die vordere Begrenzung des sekundären Glaskörpers. Sie überbrückt die Ciliarfortsätze und erreicht die Ora serrata. Die Zonulafasern entstehen zum Teil aus dem primären Glaskörper, zum Teil aus der Limitans ciliaris.

Der Glaskörper ist jetzt ektodermaler und mesodermaler Natur und hat keine
bestimmten Grenzen. Er ist zwischen sekundärer Augenblase und Linse eingeschlossen, steht aber mit dem Ektoderm und Mesoderm vor der Linse in unmittelbarem Zusammenhang. Nur in der Umgebung des Linsenbläschens sind
die Fibrillen etwas dichter. Im 2. Stadium, das mit der 11. Woche zu Ende geht,
erfolgt keine Vermehrung der Glaskörpersubstanz vom Linsenbläschen aus, das
die Gefäße umgebende Mesoderm erreicht bald seine höchste Entwicklung,
worauf sein Wachstum aufhört, seine Elemente atrophieren und bis auf ganz
geringe Reste verschwinden. Daß die Netzhaut durch die Bildung der Membrana limitans interna an der weiteren Bildung von Glaskörperfibrillen verhindert würde, ist unrichtig. Während die Linsenkapsel ein strukturloses
Erzeugnis der Linsenzellen ist, besteht die Limitans interna als Abscheidung
aus der Vereinigung der Fußplatten der MÜLLERschen Zellen. Sie ist somit
nicht cellulärer Natur.
Die innere Oberfläche dieser Basalplatten steht nicht in unmittelbarem Zusammenhang mit den Fasern des Glaskörpers. Kommt es zur Schrumpfung im Präparat, so reißen fast immer die MÜLLERschen Fasern selbst von ihren Basalplatten
ab, wogegen diese mit der Limitans und diese selbst mit den Glaskörperfibrillen im
Zusammenhang bleiben. Es ist wohl möglich, daß die MÜLLERschen Basalplatten
eine bestimmte Funktion bei der Bildung der Fibrillen des sekundären Glaskörpers
haben, die mit dem raschen Wachstum des Auges in Zusammenhang steht, ebenso
mit der rasch fortschreitenden Atrophie der meisten Gefäße innerhalb der Augenblase. Zuerst verschwinden sie im hinteren Teil des primären Glaskörpers. Die
mit der Gefäßkapsel der Linse zusammenhängenden Gefäße bleiben länger
erhalten. Es bestehen nun 3 Teile des Glaskörpers: der vordere, von der Capsula
perilenticularis fibrosa begrenzte, gefäßhaltige, dann der Rest des primären Glaskörpers, mit den in Rückbildung begriffenen Vasa hyaloidea propria und schließlich der gefäßlose sekundäre Glaskörper. Der primäre Glaskörper ist durch eine
Verdichtung des Fibrillenwerkes von dem sekundären abgegrenzt und bildet einen
trichterförmigen, lockeren Teil in der Achse des Glaskörpers, besitzt aber keine
Grenzmembran. Bei einem 48 mm langen *menschlichen* Embryo nimmt der
Ansatz der Gefäße des primären Glaskörpers an der Tunica vasculosa lentis einen
Bezirk von 1 mm Durchmesser ein. Das vordere Ende des Trichters verschmilzt
mit der Capsula perilenticularis. In der schmalen Verbindung des Glaskörpers
nach vorn zwischen der Linse und dem Rande der sekundären Augenblase ist
ein Faserzug, das F a i s c e a u i s t h m i q u e von DRUAULT erkennbar. Der primäre

Glaskörper wächst nicht weiter, während der sekundäre sich immer mehr vergrößert, so daß sich das Verhältnis zu ungunsten des primären verschiebt. Der primäre Glaskörper, der nichts anderes ist als der Canalis Cloqueti, setzt sich nicht an die Linse selbst an, sondern seine verdichteten Grenzfibrillen verschmelzen mit der Capsula perilenticularis fibrosa, zwischen der und der Linsenkapsel auch die Tunica vasculosa liegt. Bei einer Länge von 65 mm erscheinen kurze starke Fasern von den Zellen der sekundären Augenblase, die senkrecht den Faisceau isthmique kreuzen. Die sie liefernden Zellen sind die des in Entwicklung begriffenen Ciliarkörpers. Diese Fasern können als tertiärer Glaskörper bezeichnet werden; sie erreichen die Linsenkapsel und wandeln sich in die Zonulafasern um. Im Alter von 11 Wochen kann man den primären Glaskörper zwischen der Capsula perilenticularis fibrosa und den aus verdichteten Fasern bestehenden Wänden des CLOQUETschen Kanals erkennen, daneben den sekundären, der sich von den Wänden des CLOQUETschen Kanals der Capsula perilenticularis und der Gegend des tertiären Glaskörpers bis zur Limitans interna erstreckt. Er hängt noch durch den tertiären Glaskörper mit dem Mesoderm davor zusammen. Zwischen dem 3. und 6. Monat entwickelt sich besonders der Ciliarkörper. Während der „Faisceau isthmique" durch Atrophie vollständig verschwindet, entwickelt sich eine Verdichtung der Fibrillen zwischen Ora serrata und der Capsula perilenticularis, die bogenförmig nach hinten zieht. Die Partien hängen äußerst fest mit der Ora serrata zusammen und bilden die vordere Begrenzung des sekundären Glaskörpers. Nach dem 6. Monat obliteriert die Arteria hyaloidea, atrophiert, zerfällt in einen vorderen und hinteren Teil; ersterer rollt sich korkzieherartig zusammen. Beim Neugeborenen zieht der vordere Rest von der Gegend der Bogenlinie axial, horizontal nach hinten. Beim Neugeborenen ist die EGGERsche Linie im mikroskopischen Präparat deutlich ausgebildet. Die Gewebe des Auges sind bei Betrachtung mit der Spaltlampe optisch viel leerer als im späteren Leben, zahlreiche Gefäßreste sind auf der hinteren Linsenoberfläche sichtbar, eine strukturlose, den Glaskörper von der Netzhaut trennende Membran existiert nicht. Nach GONDO (1927) bleibt der Brechungsindex des Glaskörpers während der Entwicklung des Auges des *Hühnchens* konstant. An dicken, mit Eisenhämatoxylin gefärbten Schnitten suche man eine Stelle, an der eine Trennung zwischen Glaskörper und Netzhaut besteht. Man erkennt eine strukturlose Membran; ist diese aber an einer Stelle umgeschlagen, so daß sich eine Flächenansicht darbietet, so erkennt man eine Felderung, wobei die Begrenzungen der rundlichen Felder gefärbt erscheinen. Diese Felder sind die MÜLLERschen Basalplatten, welche die Begrenzung des Glaskörpers darstellen. Nach der Geburt schreitet die Rückbildung der Gefäßreste fort. Die Reste der Arteria hyaloidea schrumpfen und werden ebenso wie die Wände des CLOTQUETschen Kanals sehr schlaff, so daß der anfangs horizontal liegende Arterienrest schlaff herabsinkt. Damit ist die Entwicklung des Glaskörpers abgeschlossen. MANN hat horizontal verlaufende Reste der Arteria hyaloidea bei einem $9^{1}/_{2}$jährigen Knaben und einer 40jährigen Frau gesehen. Die Entwicklung ist meistens um das 4. Lebensjahr abgeschlossen. Der Glaskörper ist dann ein von einem Netzwerk von Fasern durchsetztes Gel.

Daß die Zonulafasern, wie MAWAS und MAGITOT (1912) beschreiben, von den unpigmentierten Zellen der Pars ciliaris retinae als Fortsätze entsendet werden, konnte ich in meinem Material niemals beobachten.

Bei einem 180 mm langen Embryo konnte ich schon mit Sicherheit inmitten der deutlich faserig gefällten Strukturen des Glaskörpers von der Ora serrata ungefähr zur Linse ausgespannt, ziemlich grobe, über $1\,\mu$ dicke Fasern auf lange Strecken verfolgen, die sich von der Glaskörpersubstanz abweichend färbten; also schon in diesem Entwicklungsstadium, wo noch die Form der

Linse lange nicht erreicht ist, kommt es zur Differenzierung der spezifischen
Fasern.

Die Bildung von distinkten Fasern innerhalb eines ursprünglich unstrukturierten homogenen Kolloides erscheint uns nicht mehr so unwahrscheinlich,
nachdem von MAXIMOW gezeigt worden ist, daß auch bei der Bildung von
argyrophilem Bindegewebe und dem sich daraus entwickelnden Kollagen im
Explantate sich einwandfrei nachweisen läßt, daß die fibrillären Strukturen
ohne Zusammenhang mit dem Cytoplasma der Explantatzellen und sogar in
erheblicher Entfernung von diesem innerhalb einer homogenen kolloiden Masse
auftreten können. Solche im Experiment verwirklichte Bedingungen dürften
auch im Auge vorhanden sein.

Bei der neugeborenen *Ziege* sieht man, falls es gelingt, ein Auge ohne jede
Volumsverminderung in Celloidin einzubetten und zu schneiden (Durchspülung
von der Aorta aus mit Bichromat-Formol-Eisessig, sehr langsame Nachbehandlung
nach der Vorschrift von SZENT GYÖRGI) den Raum der Zonula auch noch beim
3 Monate alten *Tier* sehr gleichmäßig mit feinsten Fasern erfüllt, die in der
Farbennuance nur wenig von denen des Glaskörpers abweichen und zwischen
sich eine außerordentlich zarte, schwer färbbare Masse enthalten. Sie sind gegen
den Glaskörper durch eine zarte bogenförmig verlaufende, bei dieser guten
Fixation vollkommen faltenlosen Membran abgeschlossen, welche bei stärkster
Vergrößerung sich aus feinsten Fibrillen zusammengesetzt erweist; vereinzelte
stärkere Fibrillen sind hier angelagert. Die eigentlichen Zonulazüge aus gröberen
Fasern sind in diesem Zeitpunkte noch nicht nachzuweisen. Nur unmittelbar
an den Ciliarfortsätzen gelegene Züge sind einigermaßen abzugrenzen.

F. Entwicklung der Linse.

Der im vorstehenden geschilderten Einstülpung der Linsengrube und ihrer
Abtrennung vom Ektoderm am sog. Linsennabel folgt die Bildung des Linsenbläschens, indem von vornherein die proximale Epithelpartie der Grube verlängert wird. Im Innern des Linsenbläschens finden sich bei der Einstülpung
aufgenommene Elemente, die allmählich zugrunde gehen, absterben und aufgelöst werden. Auch sonst zeigen sich Zellpyknosen. Während die vordere
Begrenzung des Bläschens immer mehr den Charakter eines zwei-, dann einschichtigen Epithels annimmt, verlängern sich die proximalen Elemente zu hohen
zylindrischen Zellen und bilden eine nach vorn konvexe Bildung, das Linsenpolster.
Die Linse rundet sich ab, die außen sichtbaren kegelförmigen Fortsätze der
Epithelzellen verschwinden und eine anfangs zarte, bald aber deutlich für sich
färbbare Membran tritt als Anlage der Linsenkapsel, von allen Elementen der
Linsenanlage an der Oberfläche abgesondert, auf. Das weitere Längenwachstum
der Linsenfasern führt zu einer Verschmälerung, schließlich zur vollständigen
Aufhebung des sichelförmigen Linsenhohlraumes, und bei Embryonen von
17—18 mm Länge ist oft schon dieser Hohlraum verschwunden, die Linse zu
einem soliden Gebilde geworden, das im fixierten Zustande schon eine relativ
größere Härte als alle übrigen gleichzeitig im Embryonalkörper vorhandenen
Gebilde aufweist. Die Kerne der Linsenfasern rücken vom Rande gegen die
Mitte zu immer mehr nach vorne über die Höhe des Linsenäquators hinaus,
wodurch das Bild des charakteristischen Kernbogens entsteht, an dem wir die
axialen Schnitte der Linse erkennen. Das weitere Wachstum erfolgt durch mitotische Teilungen, doch hören diese nach RABL auf, wenn die Fasern die Länge
von 180 μ erreicht haben und wir finden dann Mitosen nur mehr dort, wo die
Epithelien des Kapselepithels in die faserig differenzierten Zellen am Äquatorübergehen. Das Wachstum findet innerhalb des Linsenepithels durch verstreute

Zellteilungen in der Linsenfasermasse appositionell innerhalb der äquatorialen
Kernzone statt. Außer der auf diese Weise bewirkten Zunahme der Zellenzahl

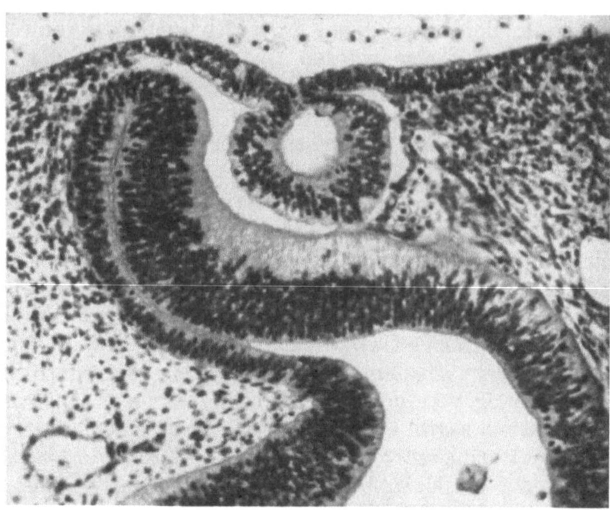

Abb. 463. Menschlicher Embryo, 7,5 mm Scheitel-Steißlänge. Meridionaler Schnitt durch die Augenbecherspalte, daher Fehlen der unteren Lippe des Augenbechers. Linsengrube im Verschließen.
(Embryol. Inst. Wien.)

wirken beim Wachstum auch noch die Verlängerung und die Verdickung der
Linsenfasern mit. Die ursprünglich kugelige Linse erhält dadurch ihre spätere

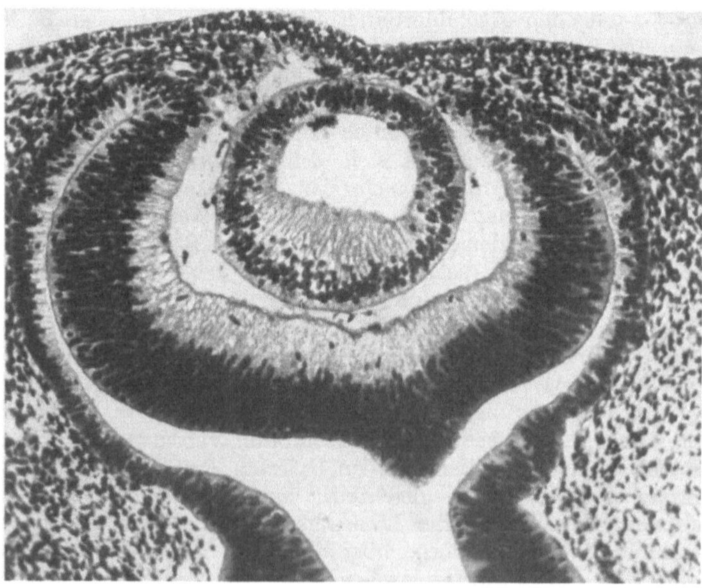

Abb. 464. Menschlicher Embryo, 9 mm Scheitel-Steißlänge. Linsenbläschen mit Unterschied in
der Dicke der vorderen und hinteren Wand. Abgestoßene Zellen im Linsenbläschen. (Embryol.
Inst. Wien.)

abgeplattete Gestalt [FISCHL (1921)]. Entsprechend der regelmäßigen Anordnung der Zellen im Bereiche der Kernzone werden die Linsenfasern tangential

zum Linsenäquator regelmäßig übereinander gelagert, wodurch meridionale
Reihen entstehen. In Äquatorialschnitten der Linse werden die Fasern quer
getroffen und bilden dabei radiäre Reihen, die man als radiäre Lamellen
bezeichnet (RABL). Im Beginn des 3. Monats bilden sich die Linsennähte
dadurch, daß die zuerst gebildeten zentralen Linsenfasern kürzer sind, als die
später sich ihnen von außen auflagernden Fasern. Dabei tritt zuerst die proximal horizontal verlaufende Naht in Erscheinung, in welcher die vom Äquator
von oben und unten nach hinten auswachsenden Fasern aufeinandertreffen.
Die vordere Naht entsteht alsbald dadurch, daß die hinten bis zum Linsenpol
reichenden Fasern vorn weit ab vom Pol, und zwar nach oben und unten zu

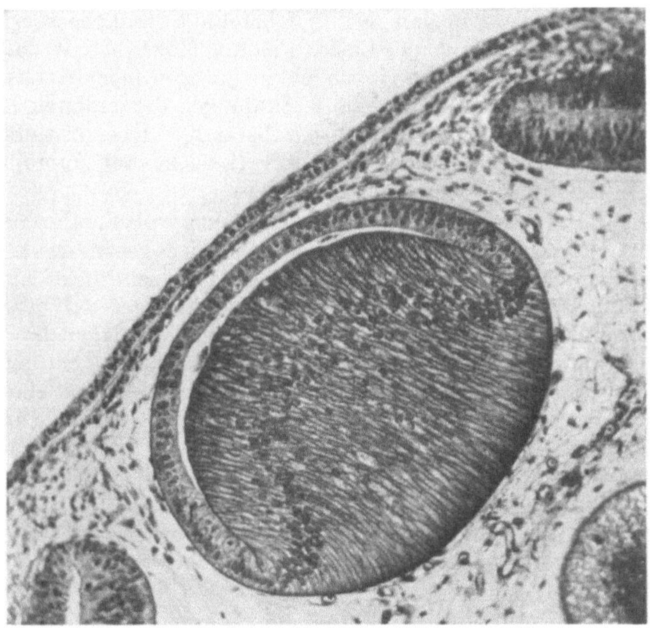

Abb. 465. Menschlicher Embryo, 18—19 mm Scheitel-Steißlänge. Spaltförmiges Linsenbläschen
(KOLMER).

endigen, während umgekehrt die dem vorderen Pol naheliegenden Fasern mit
ihren hinteren Enden verhältnismäßig weit seitwärts vom Pol münden. Die
vordere Naht hat vertikale Richtung. Durch weiteres appositionelles Wachstum entstehen in der Linse immer neue Nähte [SEEFELDER (1930)].

Jede dieser linearen Nähte wird beim Wachstum der Linse zuerst zu einem
Winkel, hierauf durch Ausbildung eines von der Winkelspitze ausgehenden
Schenkels zu einem dreistrahligen Sterne umgewandelt, dessen Strahlen auf den
beiden Linsenflächen um 60° gegeneinander gedreht, gestellt sind. In dieser
Form erhält sich der dreistrahlige Linsenstern des Kindes nur am Linsenkern,
während in den äußeren Schichten durch weitere Verzweigung der ursprünglichen
Strahlen ein aus 9—12 Strahlen bestehender Stern entsteht. Innerhalb des
Linsenbläschens und später innerhalb der Linse herrscht ein nicht unbeträcht-
licher Druck, welcher bei der Entstehung der Form und der regelmäßigen
Anordnung der Linsenfasern wahrscheinlich eine Rolle spielt. Die embryonale
Linse besitzt eine verhältnismäßig bedeutende Größe, hat beim Neugeborenen
bereits ihre bleibende Dicke erreicht, und der Durchmesser ihrer Äquatorialebene
beträgt etwa $^2/_3$ des Durchmessers des Erwachsenen. Die Abplattung soll im
höheren Alter noch zunehmen.

Die neugebildeten Linsenfasern werden auf die bereits entstandenen gegen die Mitte zu gelegenen Linsenfasern angelagert, es findet also ein appositionelles Wachstum der Linsenmasse statt, und die Kernzone stellt die Wachstumszone der Linse dar. Doch finden auch noch Teilungen in dem anfangs drei- bis vierreihigen später aber einreihigen, einschichtigen Epithel der Vorderwand der Linse im Linsenepithel statt. Die Bildung neuer Linsenfasern erfolgt nicht, wie man früher glaubte zeitlebens, sondern nur während der ersten 20 Lebensjahre. Die zuerst entstandenen Linsenfasern verlieren noch während des Fetallebens ihre Kerne, werden von den später gebildeten Fasern überlagert und bilden den Linsenkern.

Während bei einem 3 Monate alten Kinde die Zahl der Lamellen mit 1474 festgestellt wurde, findet man beim Erwachsenen im Mittel 2250 Lamellen. Diese Zahl wird schon zu Beginn des 3. Jahrzehnts des Lebens erreicht, und damit auch die bleibende Größe der Linse. FISCHEL (1921) betont, daß die Linse, wie das zentrale Nervensystem und wie ich hinzufügen möchte, das Labyrinth zu den Dauerorganen des Körpers gehört. Zählungen der radiären Lamellen in beiden Augen eines *Tieres*, ergaben fast vollständige Übereinstimmung ihrer Zahl. Der Aufbau der Linse erfolgt also mit Hinsicht auf Anordnung, Form und Zahl der Zellen in streng geregelter Weise.

Die Linsenkapsel nimmt allmählich an Dicke zu, wobei wahrscheinlich eine schichtenweise Absonderung an der Oberfläche der gesamten Zellen statt- findet, was aber nicht leicht klarzustellen ist, da auch sehr dicke Kapseln keine Schichtung erkennen lassen. Es ist schwer vorstellbar, daß abgeschiedene Schichten das Substrat für die Bildung der sog. Zonulalamelle bilden. In welcher Weise die relativ starre Substanz der Linsenkapsel bei der Zunahme der Größe des ganzen Organes an Dimension zunimmt, ob sie einer passiven Dehnung unterliegt, ist schwer klarzustellen. Es dürfte sich um ähnliche Substanz- verschiebungsvorgänge handeln, wie sie auch bei der Bildung der Chorda- scheide bei *Cyclostomen*, *Selachiern* und *Fischen* bekannt sind.

FISCHER (1929) zeigte, daß bei *menschlichen* Embryonen, nicht selten bei der Bildung der Linse, abnorme Hohlräume beobachtet werden, was, wenn sie nicht wieder verschwinden, möglicherweise Anlaß zu Kataraktbildungen geben kann.

G. Entwicklung der Sklera.

SEEFELDER (1910) beobachtete schon bei Embryonen im 3. Monat ein kleines mit Blutkörperchen erfülltes Gefäßlumen nach außen von dem Zellhaufen, der die Fortsetzung des DESCEMETschen Endothels und die Anlage des skleralen Gerüstwerks bildet, als Anlage des SCHLEMMschen Kanals. Nach neueren Unter- suchungen von SONDERMANN (1930) wird der SCHLEMMsche Kanal ursprünglich nicht als zirkuläres Gefäß angelegt, sondern geht aus radiär verlaufenden Gefäßen hervor, die im 2. und der 1. Hälfte des 3. Monats das Blut aus dem vor der Umschlagfalte des Augenbechers befindlichen Gewebe zu den vorderen Ciliarvenen ableiten. Sie verlaufen eine Strecke weit in der Randschicht der Sklera, an der Stelle ihres Eintritts in das eigentliche sklerale Gewebe tritt infolge eines Hemmungsdruckes durch die sich verdichtende Sklera eine um- schriebene Erweiterung ein, während das Gefäß im übrigen obliteriert. Die erweiterten Gefäßstellen treten untereinander durch sich erweiternde Capillaren in Verbindung, auf diese Weise entsteht der zirkuläre SCHLEMMsche Kanal. In dieser verschiedenartigen Entstehung liegt die Erklärung, warum man bald ein größeres Lumen, bald mehrere plexusartig angeordnete kleinere Lumina an der Stelle des SCHLEMMschen Kanals findet.

Die Spaltlücken des Ligamentum pectinatum stehen mit dem SCHLEMMschen Kanal durch ein Kanälchen — Innenkanälchen — in offener Verbindung, das meistens nahe dem lateralen Ende in den Kanal einmündet. Im Gegensatz dazu zweigen die zu den vorderen Scleralvenen verlaufenden Kanälchen — Außenkanälchen — fast immer in der medialen Hälfte des Kanals ab. Es werden somit von SONDERMANN im wesentlichen die zahlreichen Ergebnisse der Untersuchungen von MAGGIORE (1917), die er nicht kennt, bestätigt.

Bei Embryonen von etwa 70 mm bemerkt man, daß jener Anteil der Sklera, der durch die Einstrahlungen der Sehnen der Augenmuskeln, besonders der geraden, in die Bindegewebslamellen ausgebildet wird, früher zur Ausbildung kommt, als die übrigen Teile der Sklera.

H. Entwicklung der Iris, des Ciliarkörpers und der Chorioidea.

Nach VERSARI dringt von Anfang an in das embryonale Auge nur eine einzige Arteria hyaloidea aus der Arteria ophthalmica ein, die in den meisten Fällen mit der Arteria ciliaris longa aus einem gemeinsamen Stämmchen entspringt. Die primordiale Choriocapillaris wird durch ein engmaschiges Netzwerk von großen Capillaren gebildet, das am freien Rand des Augenbechers ringförmig abgeschlossen erscheint. Diesen Ring bezeichnet der Verfasser als Vas annulare. Da eine Vena hyaloidea fehlt, stellen sich schon frühzeitig im unteren Teil der Fissur des Augenbechers Verbindungen der Arterie mit der primordialen Choriocapillaris her und damit auch mit dem Vas annulare. Die Arteria hyaloidea bildet dabei einen kopfwärts konkaven Bogen. Sobald die Augenspalte sich schließt, obliterieren die in ihr verlaufenden Gefäße, das Vas annulare jedoch bleibt noch eine Zeitlang bestehen und bildet den Abflußweg für die nunmehr sich rasch entwickelnden Gefäße des Glaskörpers und der Tunica vasculosa lentis. Da dieser Abflußweg allein nicht mehr ausreicht, bilden sich allmählich, von unten nach oben fortschreitend, neue Gefäße in dem Raum zwischen dem Rand des Augenbechers und der Linse aus. Mit der Vergrößerung dieses Plexus und der Erweiterung seiner Maschen nimmt das Vas annulare an Kaliber ab und verliert seinen individuellen Charakter. Es gibt daher nicht die Grundlage für den Circulus arteriosus major der Iris ab. Die letzten Verzweigungen der Arteriae ciliares longae, die anfänglich sehr dünne Capillaren darstellen, später aber an Kaliber zunehmen, bilden durch Ausbildung einer Anastomose zwischen sich die erste Anlage des Circulus arteriosus, zu welcher dann noch Äste der vorderen Ciliararterien in Beziehung treten. Mittlerweile haben sich auch von der Arteria hyaloidea zwei größere Äste abgezweigt, die sich an der Hinterfläche der Linse verteilen und die Anlage des Capillarnetzes der Tunica vasculosa lentis bilden. Bei Embryonen von 40 mm Scheitel-Steißlänge lassen sich die Verästelungen der Arteria hyaloidea in einen oberflächlichen Abschnitt sondern, der die eigentlichen Glaskörpergefäße liefert, einen mittleren, ebenfalls zum Glaskörper gehörigen und einen zentralen, der zunächst noch klein bleibt und die eigentliche Fortsetzung des Stammes bildet. Bei 65 mm Länge beginnt bereits die Atrophie der Glaskörpergefäße, zunächst derjenigen des Oberflächenplexus, während die, welche zur Hinterseite der Linse ziehen, länger erhalten bleiben und mit der Größenzunahme der Linse bis zur Mitte des 8. Fetalmonats noch wachsen, bis hier ihre Atrophie beginnt. In der Membrana pupillaris werden die ersten Gefäße bei Embryonen von 20—24 mm Länge sichtbar; sie stammen aus Verästelungen der langen Ciliararterien, die auf der temporalen Seite stärker entwickelt sind als auf der nasalen. Sie teilen sich im Zentrum der Membran, biegen um und gehen in Gefäße der Tunica vasculosa lentis, oder direkt in das Vas annulare über. Weiterhin wachsen von den Gabelstellen der Ciliararterien Capillaren aus, die in gerader Richtung verlaufen und sich in das Capillarnetz der zukünftigen Zona ciliaris ergießen, das mittlerweile die Stelle des nunmehr verschwundenen Vas annulare eingenommen hat. Nach

dieser Periode der stärksten Entwicklung beginnen die Gefäße der Pupillarmembran ihre Rückbildung, die langsam vom Zentrum nach der Peripherie fortschreitet. Die Entleerung des Netzes erfolgt in die Venen an seinem Rande,
die noch im 8. Fetalmonat vorhanden sind. Ihre end-
gültige Obliteration findet gegen Mitte des 9. Monats
statt. Was die Processus ciliares betrifft, so wird die
erste Anlage deutlich durch ein Gefäßchen von verschiedener Länge und anteriorposteriorem Verlauf
gebildet, das sich kaum aus der Fläche des capillaren Netzwerks der Zona ciliaris heraushebt. Am
distalen Ende geht es in eine Vene der Chorioidea
über. Es bleibt auch bei der stärkeren Erhebung
der Fortsätze mit dem

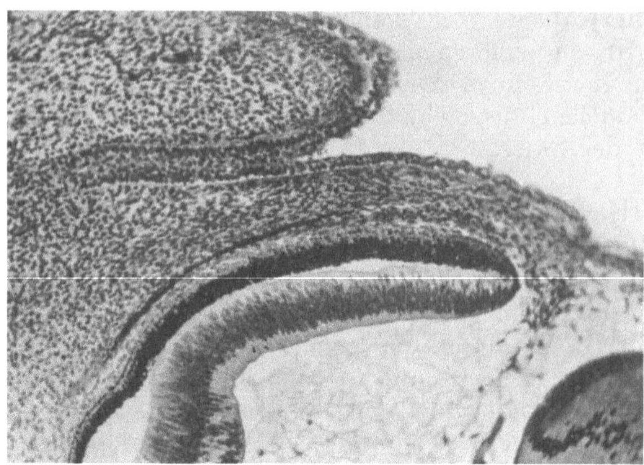

Abb. 466. Menschlicher Embryo, 20 mm Scheitel-Steißlänge. Anlage der Regenbogenhaut und des Strahlenkörpers. Färbung
nach Agduhr (Kolmer).

retinalen Netz durch Queranastomosen verbunden. Bei der weiteren Ausbildung
treten auch Verbindungen zu den Irisgefäßen auf. Die arterielle Versorgung
erfolgt erst relativ spät von der Iris aus.

In der Iris selbst ent-
wickeln sich nacheinan-
der 3 Capillarnetzwerke.
Zuerst ein Netzwerk mit
weiten Maschen, das in
unregelmäßiger Form,
meist radiär den mittleren
Teil des Stromas durch-
setzt. Es wird erweitert
durch die Ausbildung
eines weiteren Netzes, das
bis zum Sphincter der Pu-
pille reicht und zwischen
der Oberfläche des Mus-
kels und dem Epithel
liegt und als inneres oder
tiefes Netz bezeichnet werden kann. Seine Maschen
sind eng und meist von
rechteckiger Form; ihr
größter Durchmesser ist
parallel dem Pupillenrand

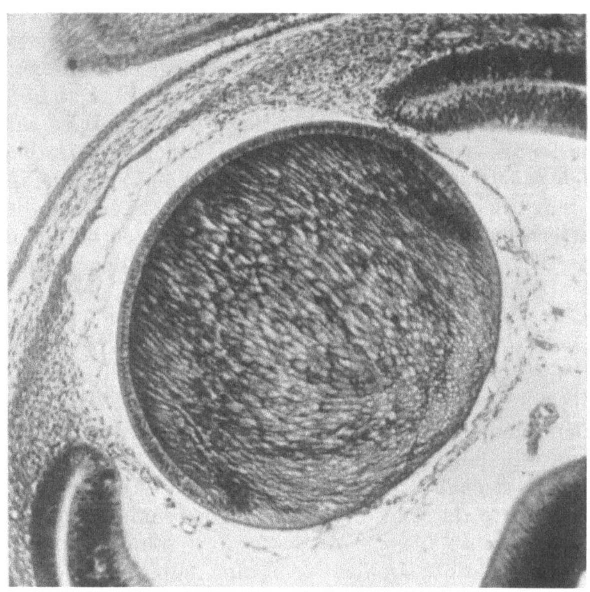

Abb. 467. Menschlicher Embryo, 21 mm Scheitel-Steißlänge.
Pupillarmembran (Kolmer).

gerichtet. Das 3. Netz bildet sich in der Substanz des Sphincters selbst aus
und zeigt sehr enge Maschen von ganz unregelmäßiger Form.

Die allmählich heranwachsende Augenblase drängt das in ihrer Umgebung
befindliche Kopfmesoderm nach allen Seiten zusammen, so daß sich die zunächst
gelegenen Zellen schichtenweise der Oberfläche des Augenbläschens anlegen;

diese werden zur Anlage der Chorioidea und Sklera. Diese vorübergehend geschlossene embryonalbindegewebige Hülle liefert das Corpus ciliare, das Stroma iridis, die Sklera und die nichtepithelialen Elemente der Cornea. Nach außen geht sie in das embryonale Bindegewebe der Seitenwand des Kopfes über. Aus diesem entsteht das Bindegewebe der Fascia bulbi (TENONI), das episklerale Gewebe nach außen zu und das Corpus adiposum orbitae. Nach vorn setzt sich das Mesenchym in das der aus Hautfalten entstehenden Augenlider fort. Es erfolgt allmählich die Gliederung in einen inneren lockeren Abschnitt, der sich durch die Anordnung der Zellen und Form der Zellkerne unterscheidet und durch Einwachsen von Gefäßen aufgelockert wird. Man kann im 6. Monat darin eine

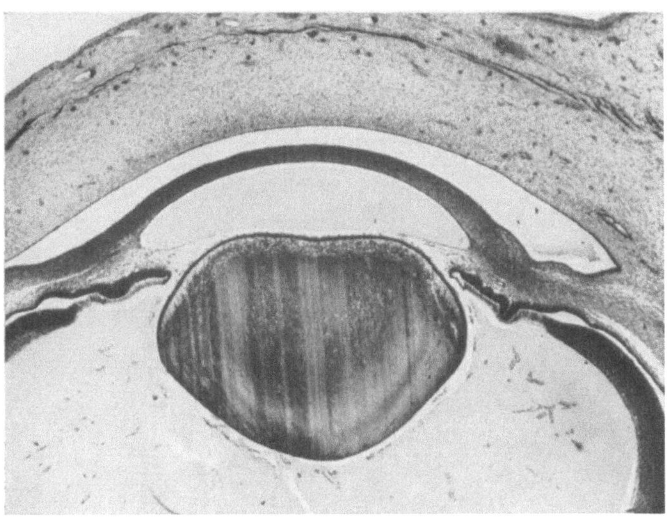

Abb. 468. Menschlicher Fetus (6. Monat), 77 mm Scheitel-Steißlänge. Anlage der Regenbogenhaut und des Strahlenkörpers, der Pupillarmembran sowie der Gefäßkapsel der Linse (KOLMER).

dem Pigmentepithel dicht anliegende Schichte von Capillaren, die Choriocapillaris erkennen; die gröberen Gefäße verlaufen in den äußeren Schichten, und allmählich ordnen sich Bindegewebszellen zu lamellösen Verbänden, die die Suprachorioidea bilden. Die Ausbildung der Chorioidea findet genau entsprechend der Augenbecherwand statt, bleibt also im Bereiche der Becherspalte zunächst aus. Solange diese Spalte besteht, besteht auch eine Chorioidealspalte [Coloboma chorioideae, FISCHEL (1929)]. In dem Maße aber, als die Ränder der Augenspalte aufeinander zuwachsen und dann miteinander verwachsen, rückt auch das Mesoderm der Chorioideaanlage von beiden Seiten vor, schließt sich zusammen und schließt somit den Chorioideaspalt. Bleibt der Verschluß der Augenbecherspalte abnormalerweise aus, so bleibt auch der Chorioideaspalt erhalten, es besteht ein Coloboma retinae et chorioideae. Das spricht dafür, daß das Epithel des Augenbechers einen formativen Einfluß auf das den Becher umhüllende embryonale Bindegewebe ausübt.

MIYAKE (1922) studierte Bulbi verschiedener Feten und Neugeborener und fand, daß die Venae vorticosae nicht auftreten, solange in der Chorioidea keine Blutgefäße vorhanden sind (im 2. Monat). Im 3. Monat beginnt nahe dem chorioidealen Ende die Differenzierung der Venenwandung, die erst im 10. Lunarmonat vollendet ist; aber schon im 3. Monat ist die Sklera von der Vene schräg durchbohrt. Die Sinus venosi der Venae vorticosae entstehen im 7. Monat, sind aber erst im 10. vollendet. Die perivasculären Lymphräume um die Venen

zeigen sich im 3., sind im 7. Monat fertig. Die Pigmentzellen der Venenwand entwickeln sich später als die der Chorioidea und gehen von den Pigmentzellen der Suprachorioidea aus.

In der Chorioidea kann man die ersten Anfänge der Bildung der Lamina
elastica bei Embryonen von 80 mm finden, im 6. Monat erkennt man sie schon
als starke kontinuierliche Membran [SEEFELDER (1910)].

MANN (1921) untersuchte Embryonen von 4 mm an. Zwischen der 4. und
7. Woche bildet sich entlang dem Becherrand des Auges das Ringgefäß aus,
das später zum Circulus iridis major wird. Vordere Kammer und ektodermale
Iris fehlen noch. Zwischen der 7. und 11. Woche erscheint mit dem Auftreten

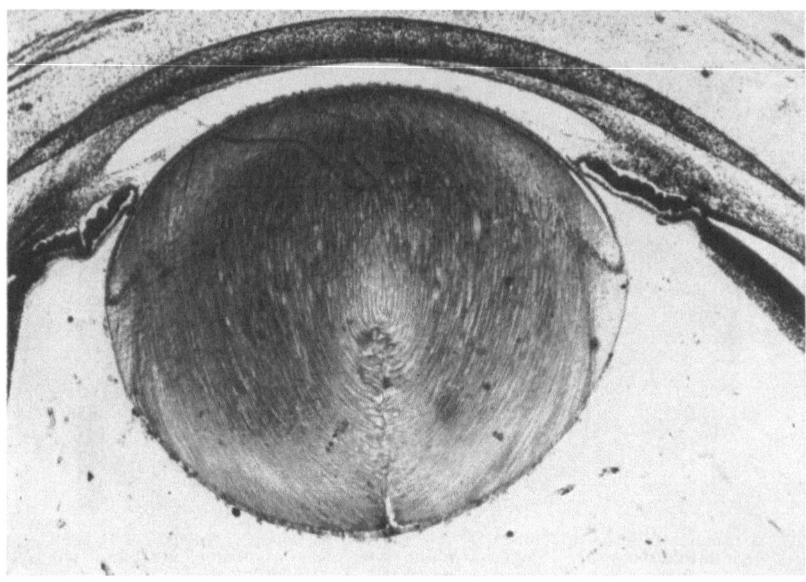

Abb. 469. Menschlicher Embryo, 90 mm Scheitel-Steißlänge. Kerbbogen der Linse und Linsenstern.
Anlage des Strahlenkörpers. (Embryol. Inst. Wien.)

der Vorderkammer der mesodermale Irisanteil. Zwischen dem 3. und 8. Monat
entwickelt sich der Pupillarrand aus dem ektodermalen Anteil der Iris und dem
zentralen Abschnitt des mesodermalen Anteils und bildet dadurch die Begrenzung
der Pupille. Beim Abschluß der Entwicklung besteht die Iris aus einem peripheren,
nach innen durch den kleinen Kreis begrenzten Abschnitt, der aus der ganzen
Dicke der ursprünglichen mesodermalen und ektodermalen Iris gebildet ist und
aus einem zentralen Abschnitt, der aus einer sekundär durch den wachsenden
ektodermalen Anteil nach vorn gezogenen Mesodermschichte besteht. Das
ursprüngliche zentrale Mesoderm, die Membrana pupillaris, existiert nicht mehr.

Die erste Anlage des Ciliarmuskels erscheint im 3. Monat als dreieckige
Gewebsmasse; im 5. Monat sind Muskelfasern bereits erkennbar, deren vorderes
Ende am Skleralsporn entspringt, dann entwickelt sich mesodermales Gewebe
in der Umgebung; die Anlage des MÜLLERschen Muskels bildet sich im 6. Monat.
Sie entwickelt sich aber erst deutlich nach der Geburt, oft auch erst später.
Die Gefäße des Corpus ciliare entwickeln sich erst nach dem 4. Monat, und zwar
zuerst die Venen in den Falten des Strahlenkörpers (VERSARI 1923). Die Arterien
verzweigen sich bald so, daß sie mit äquatorialen Verästelungen den großen
Iriskreis bilden. Die Gefäße der Ciliarfortsätze sind im 6. Monat bereits entwickelt.

Die Pars coeca retinae besteht aus einem unmittelbar auf die Ora serrata folgenden Abschnitt, der Pars ciliaris retinae, und aus einem die hintere Fläche der Iris darstellenden Epithelblatt, der Pars iridica retinae. Das Epithel der Pars ciliaris ist höher als jenes der Pars iridica retinae. Es bildet bei 15 cm langen Embryonen radiäre Falten, denen entsprechend Wucherungen des

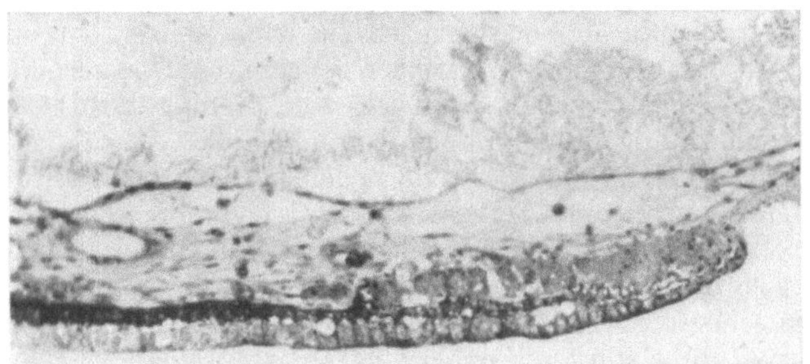

Abb. 470. Menschlicher Fetus von 220 mm Länge. Entwicklung des Schließmuskels der Pupille (KOLMER).

Mesoderms folgen, wodurch die Processus ciliares entstehen. Die Pars iridica retinae legt sich dem Stratum pigmentum iridis dicht an, nur im Bereiche des Pupillenrandes weichen diese beiden Epithellamellen auseinander, um den sog. Ringsinus zu bilden [FISCHEL (1929)]. In den Epithelzellen der Pars iridica treten

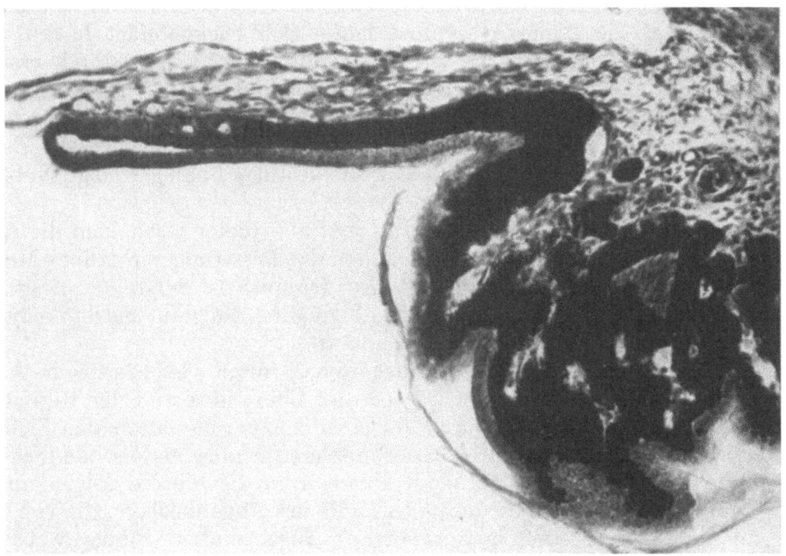

Abb. 471. Menschlicher Fetus, 320 mm Länge. Strahlenkörper, Anlage des Schließmuskels der Pupille. (Embryol. Inst. Wien.)

später Pigmentkörnchen, und zwar zuerst am Pupillenrande, auf. Bei 10 cm langen Embryonen reicht diese Pigmentierung nur wenig über den Pupillenrand hinaus vor, schreitet hierauf langsam weiter und erstreckt sich am Ende des Fetallebens bis in die Nähe der Processus ciliares.

Der dem Bereiche der Pars ciliaris retinae entsprechende, dem Stratum pigmenti corporis ciliaris anliegende Abschnitt des embryonalen Bindegewebes differenziert sich in anderer Weise. Die Auflockerung sowie die Ausbildung

der Choriocapillaris bleibt hier aus, das Bindegewebe wuchert in die von der
Pars ciliaris gebildeten Falten, zur Bildung der Processus ciliares, ein und differenziert sich in seinem äußeren Abschnitt in glatte Muskelzellen, welche den
Musculus ciliaris darstellen. Zusammen mit dem Stratum pigmenti corporis
ciliaris und der Pars ciliaris retinae bildet dieser Abschnitt der mittleren Augen-
haut das Corpus ciliare. Vom Rande des Retinabechers aus wachsen mit den
Gefäßen schon frühzeitig Mesenchymzellen ein, zum Teil entlang einem zarten
homogenen Häutchen, das aus Material des primären Glaskörpers hinter der
Schichte jener Mesenchymzellen, die sich zur Bildung des DESCEMETschen
Epithels flächenhaft angeordnet haben, zurückbleibt. Allmählich wird diese
Membran durch an ihr entlang gleitende Zellen verstärkt und tritt viel stärker
hervor, nachdem auch von allen Seiten Gefäßsprossen nunmehr an dieser Pupillarmembran gegen das Zentrum der Augenbecheröffnung vorwandern. Es entwickeln sich nach und nach lange Gefäßschleifen, die untereinander durch zahlreiche kürzere schleifenartige Capillaren, Randschlingen, verbunden sind, aber
im Zentrum trotz ihrer starken Annäherung nicht miteinander anastomosieren.
Diese Gefäße bilden den vorderen Anteil der Tunica vasculosa lentis, und das
in ihnen fließende arterielle Blut steht durch Capillarverbindungen einerseits
mit dem Randgefäß der Chorioidea, andererseits mit den von der Arteria hyaloidea kommenden Capillaren der Glaskörpergefäße in Verbindung. Das Mesoderm, das diese Gefäße begleitet, verdichtet sich am Rande des Augenbechers
und so kann diese Membran als Anlage der Iris und auch als Membrana irido-
pupillaris bezeichnet werden. Die Zirkulation in der Pupillarmembran, gespeist
durch die langen vorderen Ciliararterien, besteht auch weiter, nachdem die Glaskörpergefäße und die Tunica vasculosa lentis sich rückgebildet haben. Erst
im 9. Fetalmonat bildet sich die Pupillarmembran zurück, wodurch erst das
Augeninnere für das Licht zugänglich wird. Die Rückbildung erfolgt vom Zentrum
gegen die Peripherie. Oft bleiben am Pupillenrand kleinste Reste oder einzelne
Gefäßchen erhalten. Der Randteil der Membrana irido-pupillaris, der erhalten
bleibt, liefert das Stroma iridis, sein äußerster Teil das bindegewebige Netzwerk
im Iriswinkel der vorderen Kammer.

Das Pigment tritt im Stroma der Iris spät auf, daher erscheinen die Augen
der Neugeborenen fast durchwegs blau, indem das Irisstroma ein trübes Medium
vor dem braunschwarzen Hintergrund des Irisepithels darstellt. Erst postembryonal entsteht durch Vermehrung des Pigmentes die graue bis dunkelbraune
Pigmentierung der gefärbten Regenbogenhäute.

Infolge der Rückbildung des Bindegewebes unter gleichzeitigem Wachstum der angrenzenden Anteile der Cornea, der Chorioidea und der Retina vertieft sich die vordere Kammer. Durch Verschwinden der mesodermalen Elemente
und Gefäße, die den Linsenäquator in der mittleren Embryonalperiode umgeben,
entsteht die Fortsetzung der vorderen Kammer in die hintere Augenkammer.

Die äußeren Lagen der mesodermalen Hülle des Augenbechers, die von vornherein aus ziemlich regelmäßig konzentrisch angeordneten Bindegewebszellen
gebildet sind, verdichten sich zu den Schichten der Sklera, die nur von wenigen
größeren Gefäßen durchbohrt werden. Dieses Gewebe setzt sich in die inzwischen
entstandene Substantia propria corneae fort. Dort, wo es in diese übergeht,
verdickt es sich zum Skleralwulst. Hier und im Bereiche der Durchbohrungsstelle
der Sklera durch den Sehnerven, sowie im hinteren Abschnitt der innersten
Lagen der Sklera (Lamina fusca sclerae) entwickeln sich Pigmentzellen.
Das lockere gefäßreiche Bindegewebe, das diese Schichte umgibt, liefert die
Fascia bulbi, das episklerale Gewebe und das Corpus adiposum orbitae.

Die Vorgänge, die zum Verschwinden der Pupillarmembran führen,
sind recht eigenartige. Etwa am Beginn des 8. Monats sieht man eine außer-

ordentlich starke Verdünnung der Membran, so daß auf dem Querschnitt die Gefäße durch einen Streifen zarter Substanz verbunden erscheinen, der etwa 0,0015 mm dick ist und nach Eisenhämatoxylinfärbung aus feinsten Körnchen zusammengesetzt erscheint; auf der Oberfläche dieser Membran liegen vereinzelte rundkernige Wanderzellen. Man gewinnt den Eindruck, daß die Auflösung der Membran durch eine Art von autolytischen Vorgängen herbeigeführt wird.

Nach MAGGIORE (1924) besitzen die Embryonen der *Menschen* keinen FONTANAschen Kanal. Zwar gibt SPECIALE CIRINCIONE (1913, 1917) an, daß eine Andeutung dieser Bildung im 7. Lunarmonat vorhanden ist, sie ist aber bei der Geburt spurlos verschwunden.

Der Sphincter pupillae entwickelt sich früher als der Dilatator, und zwar scheinen die nach innen gelegenen Faserzüge sich am spätesten aus dem äußeren Retinablatt zu differenzieren. Wenigstens kann man im 8. Monat die äußersten Anteile des Sphincters auf der Seite der Iriswurzel schon deutlich vom Retinaepithel abgrenzen, während am Pupillenrand noch fließende Übergänge bestehen, und an letzterer Stelle dringen auch die ernährenden Blutgefäße erst später zwischen Muskel und Epithel ein.

Der voll differenzierte Sphinctermuskel ist cytologisch anderen glatten Muskeln vollkommen gleichwertig, indem die Kerne zentral in den Muskelfasern gelagert sind, die Myofibrillen ziemlich nahe der Oberfläche der Zellen liegen. Nur selten bleiben Pigmentreste in den Muskelzellen des Sphincters zurück.

Mit Silberfärbung fand ich bei einem 72 mm langen Embryo in der Chorioidea zahlreiche bandartig angeordnete Züge feiner Achsenzylinder in einem hellbraunen Ton gefärbt, stellenweise gekreuzt oder begleitet von einzelnen wesentlich dunkler gefärbten Fasern. In den Zügen finden sich Zellen angelagert, ohne daß man entscheiden könnte, ob sie zwei- oder mehrpolig sind. Auch in der Irisanlage finden sich vereinzelte Fäserchen; sehr reichlich sind schon die Nervenfasern in der Anlage des Ciliarkörpers entwickelt und auch die Cornea enthält reichlich Nervenzüge. Gelegentlich der Silberimprägnation der Nerven erkennt man, daß die Chorioidea in der Gegend des Opticus schon recht zahlreiche große Chromatophoren enthält, die durch mit Silber schwärzbare Körnchen ausgezeichnet sind. Sie kommen noch nicht bis an den Äquator vor.

MANN findet beim *Menschen* in der 4.—7. Woche die Bildung der ektodermalen Iris, in der 7.—11. Woche unter Auftreten der vorderen Augenkammer die Bildung der mesodermalen Iris. In der 11.—12. Woche tritt die ektodermale Iris zum ersten Male in Erscheinung. Während des 3.—8. Monats wird die Pupillenmuskulatur von der ektodermalen Iris gebildet, wobei der zentrale Teil der Iris, die Pupillarmembran, atrophiert.

Die Differenzierung der glatten Muskeln der Iris erfolgt nach v. SZILY (1902) in der Weise, daß am Rande der Irisanlage im äußeren Retinablatt zirkulär eine Gruppe von Zellelementen etwas über die anderen hervorragend, hervortritt, in ihnen die Pigmentgranula allmählich zurücktreten und gleichzeitig sich in ihrem Cytoplasma die fibrillären Elemente der glatten Muskelfasern ausbilden. Vorübergehend sind dabei die Zellgrenzen wenig scharf, so daß man an symplasmatische Zusammenhänge während der Entwicklungsvorgänge denken kann. Erst gegen Ende der Embryonalzeit wird die Abgrenzung des Muskelbündels gegenüber den pigmenthaltigen Zellagen eine schärfere, vor allem dadurch, daß auch die Pigmentgranula in den Epithelien sich weiter vermehren. Einzelne Pigmentepithelelemente von modifizierter Form bleiben zwischen den zu muskulären Elementen umgewandelten Zellen zurück [SEEFELDER (1930)].

In ähnlicher Weise, aber etwas später, entwickelt sich der Dilatator, nur treten dabei die epithelialen Elemente des äußeren Blattes nicht aus der flächenhaften Anordnung heraus, sondern es geschieht die Ausbildung der fibrillären Elemente, die den flächenhaft angeordneten Dilatator bilden, ausschließlich im distalen Anteil der einzelnen, in radialer Richtung sich verlängernden Epithelelemente, so daß dann jeder kerntragende Anteil, der auch etwas Pigment enthält, von innen her seitenständig den Muskelfäserchen angelagert erscheint. Die Abgrenzung der Myofibrillen im Dilatator ist in allen Entwicklungsperioden eine etwas weniger deutliche als im Sphincter [s. SEEFELDER (l. c.)].

Nach LINDAHL (1912) ist die bisher am weitesten verbreitete Auffassung, daß die vordere Kammer durch eine Faltenbildung im Mesenchym vor der Linse entsteht, nach Untersuchungen, die er am Material von *Torpedo, Frosch, Ringelnatter, Blindschleiche, Ente, Haubensteißfuß, Katze, Kaninchen* und *Menschen* ausführte, nicht haltbar. Der Kammerraum ist nicht ein sekundär entstandener Spaltraum, sondern der primär existierende Zwischenraum zwischen der Linse und dem Oberflächenektoderm, dem künftigen Hornhautepithel. Bei allen untersuchten *Wirbeltieren* und beim *Menschen* entwickelt sich zuerst eine vollständige vordere mesenchymale Begrenzung der Kammer, das Hornhautendothel. Erst später entwickelt sich eine hintere mesenchymale Begrenzung. Letztere wird beim *Amphibium (Frosch),* den *Reptilien (Blindschleiche, Natter)* und den *Vögeln* durch die mesenchymale Iris und ihre nächste periphere Fortsetzung, das Mesenchym des angrenzenden Teiles des Corpus ciliare, gebildet und bleibt hier, wo eine Pupillenmembran fehlt, partiell. Auch bei *Torpedo,* bei welchem nur die frühere Entwicklungsperiode untersucht wurde, wird während dieser eine vollständige, vordere mesenchymale Begrenzung ausgebildet, die in einem Stadium, wo die Kammer eine derartige Begrenzung aufweist, noch einer hinteren mesenchymalen Abgrenzung entbehrt. Beim *Menschen* und bei den *Säugern* besteht diese Begrenzung außerdem aus der Pupillenmembran und wird hier nach der Ausbildung der letzteren vollständig. Das Einwachsen und die Differenzierung des Mesenchyms, das das Hornhautendothel bildet, zeigt verschiedene Typen bei den einzelnen *Tieren.* Bei *Selachiern, Reptilien* und *Vögeln* existiert die Kammer nach Abschnürung der Linse als offener Raum zwischen Ektoderm und Linse, mit einem Gebiet der Augenbecherwand in der Umgebung der Pupillenöffnung. Dieser Raum wird peripher vom Mesenchym umschlossen, bleibt beim *Selachier* verhältnismäßig lange bestehen, erhält durch Einwachsen des Mesenchyms bis zum Pupillenrand eine Ausdehnung, die der Pupillenöffnung entspricht, worauf deren vordere Wand von dem hinter dem Ektoderm einwachsenden Mesenchym austapeziert wird, da ein Endothel überhaupt nicht erforderlich ist. Bei *Reptilien* und *Vögeln* geschieht dies in zwei Perioden, indem zuerst eine einfache Zellenschichte, das Hornhautendothel, einwächst, vor das sich später eine dickere Mesenchymschichte, die Stromazellenschichte der Hornhaut, einschiebt. Auch beim *Amphibium* findet sich nach der Linsenabschnürung ein zentraler, vom Mesenchym freier Raum, der in seinen vorderen Partien später von lockerem Mesenchym ausgefüllt wird, das aber doch im Zentrum vor der vorderen Öffnung des Augenbechers und der Linse einen Raum frei läßt. Diese noch unscharf begrenzte Kammer bekommt dadurch, daß die Mesenchymzellen sekundär sich zu einer dünnen Zellenschichte, dem Hornhautendothel, anordnen, eine vordere Begrenzung. Die Kammer hat beim *Amphibium* dann eine größere Ausdehnung als die Pupillenöffnung. Beim *Menschen* wächst das Mesenchym früher als bei den niederen *Vertebraten* ein und füllt, wenn sich die Linse abgeschnürt hat, den Zwischenraum zwischen dieser und dem Ektoderm aus. Das vor die Linse eingewachsene Mesenchym ordnet sich später zu einer einfachen Zellenschichte, vor welche danach die Stromazellenschichte der Hornhaut eindringt. Die Kammer stellt sich dann als freier Raum zwischen Hornhautendothel und Linsenfläche dar, der, da das Mesenchym über den lateralen Partien der Pupillenöffnung gleich zentralwärts vom Augenbecherrand zwischen dieselbe und den Kammerraum einwächst, eine geringere Ausdehnung als die Pupillenöffnung hat. Ähnlich ist es bei der *Katze,* so daß beim *Säugetier* die Kammer wie beim *Menschen* zunächst eine geringere Ausdehnung als die Pupillenöffnung hat. Durch Einwachsen von Mesenchym entsteht dann die mesenchymale Iris und die bei den *Säugern* vorhandene, den niederen *Vertebraten* fehlende Pupillenmembran. Beim *Amphibium* schreitet dieses Mesenchymwachstum längs der Augenbecherwand bis zum Pupillarrand fort. Bei *Vögeln* und *Reptilien,* bei denen die Kammer vor der Entwicklung der hinteren mesenchymalen Begrenzung dieselbe Ausdehnung wie die Pupillenöffnung hat, beim *Menschen* und bei der *Katze,* wo sie eine geringere Ausdehnung hat, dringt der Augenbecherrand später zentralwärts ein, wodurch die Kammer eine Ausdehnung nach außen von der Pupillenöffnung (der vorderen Öffnung des Augenbechers) erhält. Bei *Vögeln* und *Reptilien* begleitet das Mesenchym das Eindringen des Augenbecherrandes. Beim *Menschen* und der *Katze* geht das Mesenchym dem Augenbecherrand voraus. Erst wenn durch Bildung der Pupillarmembran eine vollständige hintere Begrenzung der Kammer gebildet ist, dringt der Augenbecherrand zentralwärts ein, wodurch die retinale Iris und ein zentraler Teil des retinalen Corpus ciliare hinter einem peripheren Teil des eingewachsenen Mesenchyms (die mesenchymale Iris) und das Mesenchym des innerhalb des Gebietes der Kammer liegenden Teiles des Corpus ciliare zu liegen kommt. Beim *Menschen* und bei der *Katze* legen sich die vordere und die hintere Wand der Kammer in einem späteren Stadium der Entwicklung aneinander, so daß der Kammerraum in gewissen Entwicklungsperioden so gut wie aufgehoben ist. Beim *Kaninchen* und anderen *Säugern* liegt schon im Anfang der Entwicklung die vordere Linsenfläche an der vorderen mesenchymalen Wand. Wenn die hintere mesenchymale Wand gebildet wird, liegt sie der vorderen an, so daß bei diesem *Säuger*typus ein freier Kammerraum erst gegen Ende der Entwicklung auftritt.

MURR (1927) hat an ZENKER-Material von Embryonen, Feten und *Kätzchen* von der Geburt bis zu 10 Wochen die Entwicklung des Tapetum studiert. Das Aderhauttapet der *Raubtiere* geht wie das der *Wiederkäuer* aus den inneren Lagen der mesodermalen Umhüllung des Embryonalaugenbechers hervor. Bald nach der Mitte des intrauterinen Lebens ergibt am proximalen Augenpol eine lebhafte Zellvermehrung ein vielschichtiges Lager von rundlichen bis vieleckigen, großkernigen Zellen, in denen erst 4 Wochen nach der Geburt unter Verbrauch der Grundsubstanz regelmäßig angeordnete, stark lichtbrechende Stäbchen bei gleichzeitiger Verkleinerung des Kernes und Abplattung der Zelle entstehen. Die Differenzierung beginnt am hinteren Pol und schreitet retina- und sklerawärts fort. So entsteht im Laufe des 2. Lebensmonats ein dickes Lager irisierender Zellplättchen, das Tapetum lucidum der Chorioidea, das in Form eines sphärischen Dreieckes sich hinter der Retina ausbreitet und nun die einfallenden Lichtstrahlen durch die Pupille reflektiert und dabei das sog. Augenleuchten verursacht. Unterdessen werden Vermehrung und Wachstum der Zellen eingestellt, woraus sich erklärt, daß das Tapetum in raschem Anschwellen einige Wochen nach der Geburt seine größte absolute Dicke erreicht, während das fertige Gebilde eine viel dünnere, aber wegen der fortgesetzten Plasmadifferenzierung und zunehmenden Gewebsspannung auch dichtere Schichte darstellt. In allen diesen Vorgängen erweisen sich nach Mechanik und Topographie dieselben Prinzipien wirksam, die wir auch von den anderen Schichten des Auges kennen. Erst von einem bestimmten Zeitpunkt an plötzliche rapide Zellvermehrung, die zu gegenseitigem Druck und Spannung führt, dann Abnahme der Vermehrung und Zunahme des Wachstums, was hauptsächlich die Vergrößerung des Organes bewirkt, schließlich das Aufhören der Vermehrung, Abnahme des Wachstums, Einsetzen der Zelldifferenzierung, woraus sich unter Verdünnung die Schichtensonderung ergibt. Vorauseilen der zentralen Region des Tapetum bei allen diesen Prozessen, also eine sichtbare Bevorzugung der später funktionell wichtigsten Stelle in der Formbildung, schon früh durch retinale Pigmentverarmung eingeleitet (Beispiel präfunktionellen, vererbten Wachstums nach Roux), wird dabei beobachtet. Im Gegensatz zu der anderen *Säugetier*ordnung mit tapezierten Augen, den *Ungulaten,* bilden die *Carnivoren* ihr Tapetum erst postfetal aus, woraus sich neuerlich ergibt, wie spät der für die räuberische Lebensweise so wichtige Sehapparat zur Differenzierung und damit zur vollen Funktion gelangt. In dieser Hinsicht scheint die domestizierte *Hauskatze* die wilden *Feliden* noch zu unterbieten. Bei *Rind* und *Schaf* kündigt nur die regionale Pigmentverarmung der Retina früher das Tapetum an. Wenn auch der feinere Vorgang der Plasmadifferenzierung noch nicht besonders studiert wurde, so ist es doch klar, daß die glänzenden Stäbchen intracelluläre Bildungen sind, daß sie unter Verkleinerung des Kerns das Cytoplasma bis auf minimale, sie und die Zellen verkittende Reste aufbrauchen. Es ist unwahrscheinlich, daß sie körnchenartige Vorstadien besitzen, die reihenweise verkleben, so daß Pseudofibrillen entstehen, die sich vielleicht durchschnüren, und durch eine Art Umschmelzung die Stäbchen liefern. Brunis (1928) neueste Auffassung der Stäbchen als „Fibrillen‟ und ihr Vergleich mit den Widerstandsfibrillen der Epidermis ist weder morphogenetisch noch funktinell gerechtfertigt. Die fertigen Zellen des *Carnivoren*tapetum haben außer den Iridocyten der *Carnivoren*iris bei *Warmblütern* nirgends ein Analogon. In der übrigen *Tier*welt trifft man einigermaßen verwandte Gebilde nur in Organen, die Licht rezipieren oder produzieren (Augen von *Pecten, Selachiern, Arthropoden* und *Leuchtkäfern*). Das Studium der Entwicklung hat die Vermutung der vergleichenden Anatomie zur Tatsache erhoben, daß die Aderhauttapeta der *Raubtiere* und der *Wiederkäuer,* trotz der großen Verschiedenheit ihrer Formelemente, einander morphologisch gleichwertig sind. Sie sind also komplett homologe Bildungen im Sinne der vergleichenden Morphologie. Beide haben ihr Homologon in der von Wolfrum bei zahlreichen *Säugern* nachgewiesenen subcapillaren Zellenlage. Alle 3 Bildungen gehen aus der innersten, in einem Falle wenig, in dem anderen weitgehend veränderten mesenchymatösen Umhüllung des embryonalen Augenbechers hervor.

J. Entwicklung der Lider, der Drüsen, der Muskeln des Auges.

Nach Contino (1907) entwickeln sich im Beginn des 2. Fetalmonats die Lider in Gestalt eines Hautwulstes, der sich in der Äquatorgegend des Auges vorwölbt. Bei Embryonen von 34—35 mm Länge sind beide Lidfalten so weit vorgewachsen, daß ein Verschluß der Lidspalte erfolgt, und zwar fortschreitend von den Lidwinkeln gegen die Mitte zu. Das Unterlid entwickelt sich langsamer als das Oberlid. Das ursprünglich beide Lidränder verbindende homogene Plattenepithel verhornt am Ende des 5. Monats, wobei die Verwachsung wieder getrennt wird, aus dem Ektoderm des Lidrandes bilden sich knospenartige Einstülpungen, die nacheinander die Mollschen, die Zeissschen, zum Schluß die Meibomschen Drüsen ausbilden. Nach Ask (1907), Broman und Ask (1909) bildet sich der Tarsus in der 10. Woche durch dichtere Gruppierung der mesodermalen Elemente in den tieferen Lidschichten. Erst wenn die Sekretion der Meibomschen Drüsen deutlich wird, hebt sich der Tarsus deutlich ab. Die Lösung der Lider erfolgt im 7. oder 8. Monat.

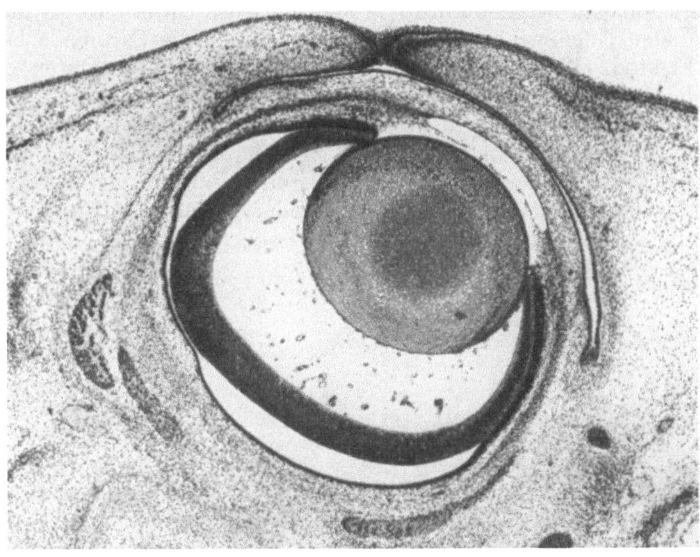

Abb. 472. Menschlicher Embryo, 32 mm Scheitel-Steißlänge. Entwicklung der Lider. Pupillar-membran. (Embryol. Inst. Wien.)

Die Cilien entwickeln sich vom Lidrande, vor deren Verklebung durch schräges Eindringen ins Bindegewebe nach dem Typus der Wollhaare. Bei 8 cm

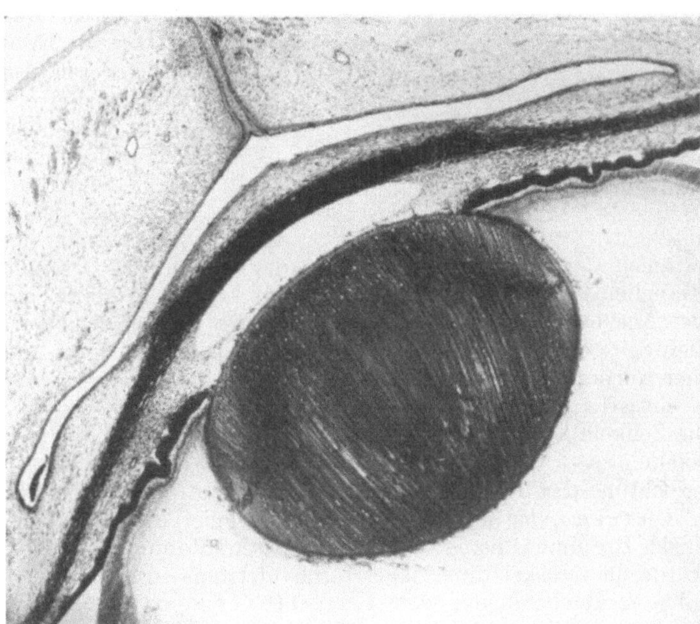

Abb. 473. Menschlicher Fetus, 75 mm Länge. Lider mit Anlage der Drüsen und des Schließmuskels (KOLMER).

Länge wird eine vordere Reihe, bei 13 cm langen Embryonen eine 2. oder 3. Reihe angelegt. Durch das Wachstum der Cilien und der MEIBOMschen Drüsen wird ein Teil der Anlage des Musculus orbicularis als Lidrandmuskel abgetrennt.

Der diese Anlagen bergende mediale Abschnitt des Unterlides wird als Falte
in den medialen Augenwinkel verschoben, wo daraus die Caruncula lacrimalis
entsteht [FISCHEL (1929)]. ADDISON und HOW (1922) untersuchten die Entwicklung der Lider bei der *Ratte.*

Die quergestreiften Muskeln entstehen aus dem Kopfmesoderm, doch ist
noch strittig, ob man in diesem Mesoderm Metameren unterscheiden kann, und
ob jedem dieser Metameren ein bestimmter Hirnnerv und die von diesem Nerven
versorgte Muskulatur entspricht. So sollen die Nervi oculomotorius, trochlearis
und abducens zu bestimmten Metameren des Mesoderms gehören, und aus diesen

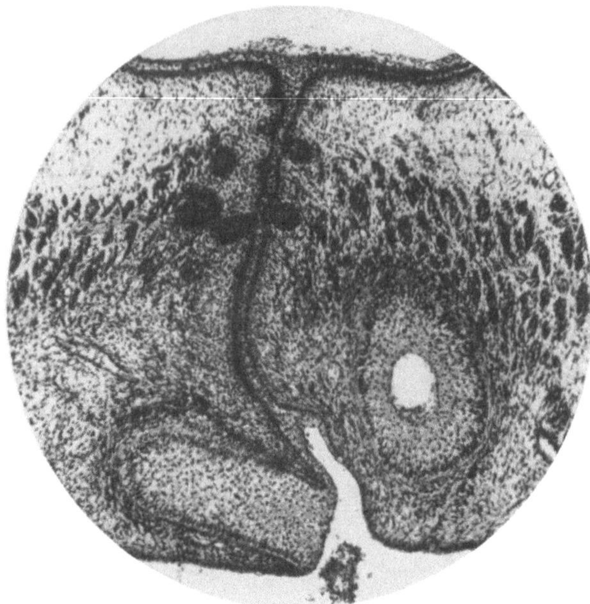

Abb. 474. Menschlicher Fetus, 140 mm Länge. Lidnaht, Anlage
der Muskulatur und der Tränenwege. (Embryol. Inst. Wien.)

Metameren sollen die von
den betreffenden Nerven
versorgten Muskeln ent-
stehen. Nach NUSSBAUM
(1912) sollen die Muskeln
aus einem hirnwärts vom
hinteren Augenpol gele-
genen gemeinsamen Zell-
haufen hervorgehen und
erst sekundär Anschluß
an den Augapfel gewin-
nen, woraus sich die
große Variabilität ihres
Ansatzes erklären würde.

LESER (1925) unter-
suchte an *Schwein, Ziesel,
Fledermaus, Hund, Ka-
ninchen* die Entwicklung
der äußeren Augenmus-
keln, wobei er konsta-
tierte, daß es bei *Säugern*
keine Kopfhöhlen gibt.
Die Anlage der Muskeln
entwickelt sich als eine
Verdichtung von Meso-
blasten zwischen Carotis und Jugularis, in der Gegend des Orbitalfortsatzes
und vom Ganglion trigemini, ferner am rostralen Ende der Chorda. Und zwar
entsteht der Nervus abducens an der rostralen, der Nervus oculomotorius an
der caudalen Seite der genannten Kondensierung. Diese erscheint anfangs als
zylindrischer Körper caudal von der Augenblase, in den von vorn der Nervus
trochlearis eintritt. Später sondern sich fingerförmige Fortsätze ab und der
zylindrische Zellkomplex teilt sich in bestimmter Reihenfolge in die einzelnen
Augenmuskeln.

Die Verdichtung der Bindegewebsfibrillen, die die direkte Fortsetzung der
Anlage der Rectusmuskulatur bilden, geht kontinuierlich in die Fibrillenlagen
der Propria der Hornhaut über, so daß man in diesem Stadium fast den Eindruck
hat, als würde der Muskel direkt am Hornhautstroma inserieren.

Nach den Untersuchungen von SPECIALE CIRINCIONE (1908) und von
ASK (1910) entsteht die erste Anlage der Tränendrüse am temporalen Um-
stülpungsrand des Bindehautsackes, es treten hier 5—8 zapfenförmige Wucherungen im 3. Monat auf, zu denen im 4. noch 1—2 hinzukommen können.
Indem diese soliden Epithelsprossen ins Bindegewebe einwachsen, wandeln sie
sich in keulenförmige Gebilde um, die sich verzweigen und dann hohl werden.
Die nach vorn wachsende Sehne des Musculus levator palpebrae superioris

teilt sie bei ihrem Wachstum in eine obere und eine untere Gruppe, die von einer gemeinsamen Bindegewebshülle umhüllt, wie ein Drüsenkörper erscheint. Erst nach der Geburt erfolgt die histologische Ausbildung der zu diesem Zeitpunkt kaum ein Drittel ihrer definitiven Größe besitzenden Drüse und gewöhnlich erst im 3. Lebensmonat werden Tränen abgesondert.

Die sog. akzessorischen Tränendrüsen entwickeln sich erst im 5. Monat; zuerst die Fornixdrüsen, im 7. Monat die KRAUSEschen und WOLFRINGschen Drüsen des Tarsus; solche können sich auch noch nach der Geburt entwickeln [ASK (1910)].

Die Entwicklung der abführenden Tränenwege wurde von Born (1877), von KÖLLIKER (1879), in neuerer Zeit von ASK und VAN DER HOEVE (1922), IWATA (1927) studiert. Es schnürt sich am Grunde der Tränenrinne eine blattartig in die Tiefe gewachsene Epithelanlage, in der 4. Woche als Anlage des Tränen-Nasenganges in Gestalt eines soliden Epithelstranges ab. Von dessen oberem Ende entwickeln sich zwei solide Epithelsprossen als Anlagen der Tränenröhrchen gegen die medialen Enden der Lider hin. In der 10. Woche erreicht die untere etwas früher als die des oberen Röhrchens das Lidepithel, durchbricht dasselbe, breitet sich pilzförmig darüber aus, verschmilzt erst später mit dem Lidepithel.

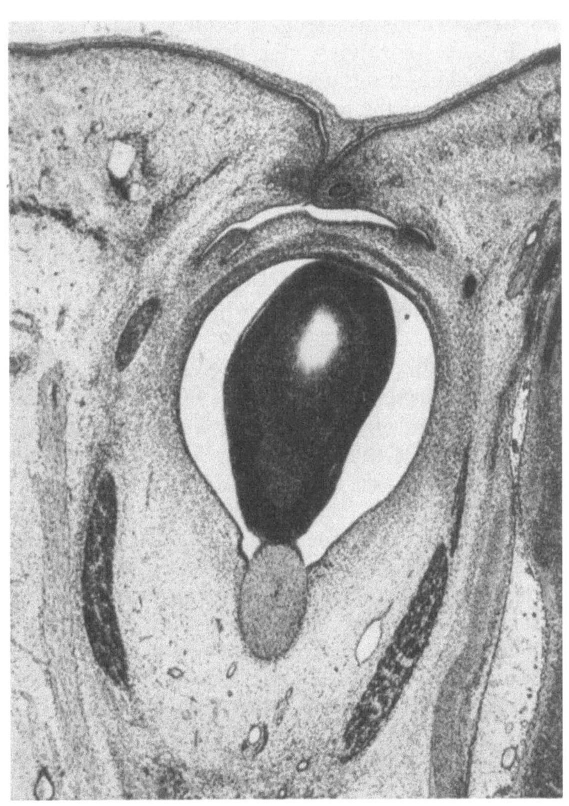

Abb. 475. Menschlicher Embryo, 39 mm Länge. Entwicklung des dritten Lides und der Muskulatur. (Embryol. Inst. Wien.)

Das Gangsystem bekommt in der 10. Woche eine Lichtung, die Enden sind noch verschlossen. Vom 5. Monat an sind die Tränenpunkte offen. Der Durchbruch des Epithels gegen die Nasenhöhle geschieht meist am medialen Umfange des Ganges, seltener am Ende im 6. Monat, oft später. In 42% finden sich die Divertikel, meistens lateral — an der Grenze des oberen und mittleren Drittels des Ganges, was häufig zu Mißbildungen führt.

Im Anfange des zweiten Lunarmonats entsteht ein solider Epithelstrang, der nach Untersuchungen von MONESI (1903), FLEISCHER (1906), MATHYS (1905, 1906), COSMETTATOS (1906) und LANG (1911) die erste Anlage der Tränenwege darstellt. Er senkt sich entlang der Tränennasenfurche vom Sulcus naso-lacrimalis von der Stelle des späteren medialen Augenwinkels zwischen dem seitlichen Abschnitt des Stirnwulstes und dem Oberkieferfortsatz des 1. Kiemenbogens schief nach abwärts und medialwärts zur Riechgrube. Bei etwa 15 mm langen Embryonen löst sich ein solider Epithelstrang vom

Ektoderm los, gewinnt nach oben Anschluß an die Lider, nach unten zu geht er bei Embryonen des 3. Monats unterhalb der Anlage der Concha nasalis inferior in das Epithel der seitlichen Nasenhöhlenwand über. Durch Differenzierung in 2 Knospen, die gegen den medialen Augenwinkel zu wachsen, entstehen die Anlagen der Tränenröhrchen, der Ductuli lacrimales. Die dicke Anlage des oberen Röhrchens wächst, indem sie im Bogen um den medialen Augenwinkel herumgeht, auf den Rand des oberen, die dünne aber längere und früher entstandene Anlage des unteren Röhrchens auf den Rand des unteren Augenlides zu. Bei etwa 40 mm langen Embryonen verschmelzen diese Anlagen mit dem Epithel des Lidrandes, der durch sie zur Papilla lacrimalis vorgewölbt wird. Die Verschmelzungsstelle am Oberlid liegt dicht am inneren Augenwinkel, am Unterlid weiter lateralwärts; wo beide Tränenröhrchen vereinigt sind, bildet sich eine Verdickung des Epithelstranges, die im 3. und 4. Monat eine Höhlung entwickelt, den Saccus lacrimalis. Erst später werden alle Epithelstränge in Hohlräume umgewandelt, die nach der Nasenhöhle im 6., an den Lidern im 7. Monat durchbrechen. Da das untere Tränenröhrchen im Gegensatz zum oberen mitten unter den Anlagen der Lidtalgdrüsen und Cilienanlagen endet, wird der mediale Teil der Lidanlage durch das Tränenröhrchen vom äußeren abgetrennt und nasalwärts verschoben. Aus diesem Teil entwickelt sich die Carunkel.

ERDL (1839), COSTE (1837), KÖLLIKER (1883) nahmen an, daß der Tränenkanal, der Tränensack und das eine Tränenröhrchen zusammen aus der nach außen geschlossenen Rinne der Tränennasenfurche hervorgehen, BORN (1893), LEGAL (1883), EWETZKY (1888) ließen es aus einer Epithelleiste entstehen, die vom Ektoderm aus den Boden der Tränennasenfurche abgeschnürt, unten mit der Nasenhöhle, oben mit der Conjunctiva in epitheliale Verbindung getreten wäre. Das andere Tränenröhrchen sollte sich allein durch Sprossung entwickeln. MATHYS (1905), FLEISCHER (1906) stellten dagegen fest, daß sowohl beide Tränenröhrchen als auch der untere Hauptteil des Tränennasenkanals sich vom Ektoderm durch Sprossung entwickeln. Dabei scheint beim *menschlichen* Embryo von 11 mm das obere Röhrchen in der Entwicklung zurückzubleiben. Ähnliches hatten schon JOUVES (1897), HAMAR (1902) an *menschlichen* Embryonen gefunden. Auch LANG (1911) hatte Ähnliches bemerkt.

K. Vergleichend-entwicklungsgeschichtliche Bemerkungen.

Prinzipiell werden die Augen sämtlicher *Wirbeltiere* in der gleichen Weise angelegt, überall entsteht eine primäre Augenblase, welche durch eine Linsenplakode, die sich zu einem Bläschen umwandelt, in den sekundären Becher eingestülpt wird. Von hier ab aber differieren die Entwicklungsvorgänge wesentlich.

Der Vorgang der Schichtung der Zellen in der Retina zeigt nach MANN (1928) einen Grundplan, der für den ganzen Stamm der *Vertebraten* gilt, dazu kommt noch eine spezielle Differenzierung. Als primitive Grundform besteht in der inneren Lage des Augenbechers eine äußere Neuroblastenschichte mit ovalen Kernen, eine innere Neuroblastenschichte mit runden Kernen, nach innen davon folgt die kernlose Randschichte. Untersucht man die Entwicklung bei *Petromyzon, Amia, Squalus, Acanthias, Rana, Chrysemis, Huhn* und *Menschen,* so findet man, daß sich zuerst die Ganglienzellschichte differenziert, die Schichte der amakrinen Zellen ist mit der Ganglienzellschichte eng verknüpft und erst sekundär von ihr geschieden. Die innere Kernschichte ist eine komplexe Schichte, die sowohl von der inneren wie von der äußeren Neuroblastenschichte abzuleiten ist. Zuletzt differenzieren sich die perzipierenden Elemente selbst. Aus der

Beobachtung der sekundären Modifikation kann man folgern, daß die übertragenen Gewebe phylogenetisch spät differenziert werden, daß Abkürzungen der Ausbildung vorkommen können, ohne daß der Generalplan eine Änderung erfährt und endlich, daß durch die ganze phylogenetische Entwicklung hindurch eine Tendenz zur Vervollkommnung der Funktion vorhanden ist, indem die perizipierenden Elemente zusammengedrängt werden und spezielle Gebiete für das deutliche Sehen entwickelt werden, die trotz der besonderen Ausgestaltung dem ursprünglichen Generalplan folgen.

Bei den *Cyclostomen* finden sich Formen, bei denen das Auge sehr gut ausgebildet ist, wie *Makrophthalmia*. Bei den meisten andren Formen ist das Auge auf dem oft jahrelang dauernden larvalen Stadium im Embryonalzustand vorhanden, zumeist von dem Epithel, manchmal auch von der Cutis überwachsen und entwickelt sich zum voll funktionierenden Organ erst, wenn das *Tier* geschlechtsreif wird, da die *Larven*formen zumeist mit dem Kopf im Bodenschlamm verborgen sind. Wie STUDNIČKA (1912) nachgewiesen hat, entwickeln sich im *Larven*auge frühzeitig die Stäbchen und Zapfen nur in einen unmittelbar am Opticuseintritt gelegenen kleinen Gebiet, in der übrigen Netzhaut erst wesentlich später. Akkommodationseinrichtungen werden nicht ausgebildet.

Bei den *Myxinoiden,* die Tiefseebewohner sind, bleibt das Auge stets rudimentär, wird sogar von der Kopfmuskulatur überdeckt, eine Linse wird nicht angelegt. Bei den *Selachiern* entwickelt sich das Auge relativ frühzeitig, es kommt nicht zur Ausbildung innerer Augengefäße, und es bleibt wahrscheinlich der primäre Glaskörper im wesentlichen erhalten, die durch die Augenspalte eindringenden Gefäße zeigen eine geringe Entwicklung [siehe JOKL (1927)]. Bei den *Teleostiern* wird das Auge schon im frühen *Larven*stadium gut ausgebildet. Die durch den Augenspalt eintretenden Gefäße treten in Beziehung zu den Linsenmuskeln (Campanula HALLERI), bei manchen Formen bilden sie ein die Oberfläche des Glaskörpers überziehendes Netzwerk (Plexus hyaloideus). Die Netzhaut wird vascularisiert, bei den *Aalen* sogar die äußere Körnerschichte. Es erfolgt kein vollständiger Verschluß der Becherspalte [v. SZILY (1921), JOKL (l. c.)]. Bei den *Amphibien* findet auch eine relativ frühzeitige Ausbildung der Retina statt, da das *Larven*leben dieser *Tiere* deren Funktion erfordert. Auch hier bilden bei den *Urodelen* wie beim *Frosch* die eingedrungenen Gefäße einen Gefäßplexus, der die Membrana hyaloidea an der Oberfläche des Glaskörpers versorgt. Die Retina bleibt gefäßfrei. Die Arterien kommen aber nicht von einer A. centralis retinae. Bei den *Reptilien* bildet die A. centralis retinae frühzeitig einen Kegel, der in den Glaskörper hineinragt und einen Gefäßplexus mit Pigmentüberzug enthält. Die Entwicklung des Glaskörpers bei diesen Formen ist noch nicht entsprechend vergleichend studiert. Die wichtige Rolle, die das Auge bei diesen *Tieren* spielt, drückt sich in der frühzeitigen Größenentwicklung desselben beim Embryo aus.

Noch weit auffälliger ist diese Präponderanz der frühzeitigen Augenentwicklung bei den *Vögeln,* wo schon in frühen Entwicklungsstadien die Masse der Augenanlage die des Gehirns übertreffen kann, sehr frühzeitig auch die Pigmentierung zur Entwicklung kommt und dadurch die Augen des Embryos auffallender hervortreten. Das Verhalten der Gefäße zur Becherspalte haben LINDAHL und JOKL (1922) eingehend dargestellt. Die einwachsende Arteria centralis gibt keine Äste an die Netzhaut ab, bildet auch keine Hyaloideagefäße und keinen oberflächlichen Plexus, dagegen geht aus ihr, die Papille durch starke Gefäßentwicklung frühzeitig bedeckend, der Pecten hervor.

Die Augenentwicklung der *Aplacentalier* unter den *Säugetieren* ist nur ganz bruchstückweise bekannt, die Rolle der Gefäße im Auge bei ihnen nicht ganz klargestellt. Charakteristisch ist für die *Placentalier* die Ausbildung einer, aus Ästen der A. hyaloidea in Verbindung mit vom Becherrand einwachsenden Gefäßen entstehende Pupillarmembran und Capsula vasculosa lentis, die längere Zeit die Linse während ihrer Entwicklung umgibt, während eigentliche Glaskörpergefäße nur in einer frühen Embryonalentwicklung vorhanden, im 2. Abschnitt derselben mehr oder minder vollständig rückgebildet werden. Reste von ihnen finden sich bei einzelnen *Tieren* [LINDSAY-JOHNSON (1901), *Nagern* [TRETJAKOFF (1912)], *Wiederkäuern* [LEBOUCQ (1909)], *Affen,* KOLMER, *Affen, Halbaffen*] als zapfenartige Bildungen geringer Größe auf der Papille.

Eingehende Untersuchungen über die Augenentwicklung liegen vorläufig nur beim *Menschen, Kaninchen, Maus, Ratte, Schwein* vor, aber aus ihnen gewinnt man bereits die Erkenntnis, daß in wesentlichen Einzelheiten die Entwicklungsvorgänge bei den einzelnen *Säugern* differieren, worauf besonders SEEFELDER (1912), was die vordere Kammer betrifft, hingewiesen hat.

GIUSEPPE LEVI (1926) hat bei einem Beutelembryo von *Didelphys marsupialus* von 15 mm Länge die Entwicklung des Auges so beschrieben, daß er einen Raum zwischen zwei epithelialen Blättern als vordere Augenkammer auffaßt: wie aus seiner Darstellung hervorgeht, würde sich bei diesem *Tier* somit das Auge abweichend entwickeln. KEIBEL (1928) gibt eine Reihe von Schnitten durch Augen von *Peramele*sembryonen wieder, aus welchen hervorgeht, daß der von LEVI als vordere Augenkammer aufgefaßte Raum ein Spaltraum zwischen Anlage des Corneaepithels und Anlage des DESCEMETschen Epithels ist, während das Stroma der Cornea sowie die Pupillarmembran in diesen Stadien noch nicht entwickelt sind. Dagegen, wie aus den Abbildungen von KEIBEL hervorgeht, wandern zwischen die beiden epithelialen Lagen die das Stroma bildenden mesenchymalen Elemente erst in späteren Embryonalstadien ein, und dann tritt gleichzeitig auch eine Pupillarmembran auf. Es wurde also bewiesen, daß die Augenentwicklung bei den *Marsupialiern* im wesentlichen so verläuft wie bei den anderen *Amnioten.*

Literaturverzeichnis.

Abe: The optical properties of the vitreous body. Arch. of Physiol. biol. **6,** 1 (1927). — **Abelsdorff:** (a) Physiologische Beobachtungen am Auge der *Krokodile.* Arch. f. Physiol. **1898,** 155. (b) Zur Anatomie der Ganglienzellen der Retina. Arch. Augenheilk. **42,** 186 (1900). (c) Bemerkungen über das Auge der neugeborenen *Katze* im besonderen die retinale Zellenschicht. Arch. Augenheilk. **53** (1905). (d) Notiz über die Pigmentierung des Sehnerven bei *Tieren.* Arch. Augenheilk. **53** (1905). (e) Über das Verhalten des Pecten bei der Akkommodation des *Vogel*auges. Arch. vergl. Ophthalm. **1** (1910). (f) Einige Bemerkungen über das Farbenvermögen der Tag- und Nacht-*Vögel.* Arch. Augenheilk. **58,** 66. — **Abelsdorff** u. **Wessely, R.:** (a) Vergleichende physiologische Untersuchungen über den Flüssigkeitswechsel des Auges in der *Wirbeltier*reihe. Arch. Augenheilk. **64** (1909). (b) Vergleichende physiologische Untersuchungen über den Flüssigkeitswechsel des Auges in der *Wirbeltier*reihe. I. *Vögel.* Arch. Augenheilk. **64,** Erg.-H. — **Accardi:** Eine Drüse des Tränensackes. Boll. Ocul. **3** (1924). — **Adachi:** Mikroskopische Untersuchungen über die Augenlider der *Affen* und der *Menschen,* insbesondere der Japaner. Mitt. med. Fak. Tokyo **7** (1906). — **Adams** and **Carriage:** The hydrogen jone concentration of the vitreous. Brit. J. Ophthalm. **14,** 397 (1930). — **Addario:** (a) Sulla struttura del vitreo embrionale dei neonati, sulla matrice del vitreo e sull'origine della zonula. Ann. Ottalm. **30/31** (1901/02). (b) Sulla matrice del vitreo nell'occhio *umano* e degli *animali.* Riforma med. Ann. **18** (1902). (c) Über die Matrix des Glaskörpers im *menschlichen* und *tierischen* Auge. Anat. Anz. **21** (1902). (d) Sull'apparente della membrana limitante della retina ciliare. Monit. zool. ital. **13,** Suppl. (1903). (e) Sull' istogenesi del vitreo nell'occhio dei *selaci.* Monit. zool. ital. **13,** Suppl. (1903). (f) La matrice ciliare delle fibrille del vitreo. Arch. Ottalm. **12** (1904). (g) Sulla matrice ciliare del vitreo et della zonula dell'occhio *umano* adulto. 17. Congr. Soc. Ottalm. Napoli 1905. (h) Über das Vorkommen der PROWAZEK- und HALBERSTÄDTERschen Körperchen in der normalen Bindehaut des *Menschen* und *Affen.* Arch. Augenheilk. **67** (1910). — **Addario la Ferla:** Sul significato di taluni inclusi cellulari riscontrati in condizioni normali e patologiche nella congiuntiva ed in altre mucose. Ann. Ottalm. **41** (1912). — **Addison** and **How:** (a) Development of Eyelid of *rat*. Amer. J. Anat. **29**, 1 (1922). (b) Congenital hypertrophy of the eye in an albino *rat*. Anob. Rec. **32**, 271 (1926). — **Adens:** Die Augenmuskelnerven der *Petromyzonten*, besonders ihre Bedeutung in allgemeiner morphologischer Hinsicht. Versl. Akad. Wetensch. Amsterd., Wis- e natuurkd. Afd. **31**, 733; **37**, 602 (1928). — **Adler, F. H.:** A comparative study of the role of pigment in the physiology of vision. Arch. of Ophthalm. **57**, 346 (1928). — **Aeby:** Der Canalis Petiti und die Zonula Zinnii beim *Menschen* und bei *Wirbeltieren*. Graefes Arch. **28** I, 111 (1882). — **Agababow:** (a) Über die Nervenendigungen im Ciliarkörper bei *Säugern* und beim *Menschen*. Diss. Kasan 1893. (b) Die Innervation des Ciliarkörpers. Anat. Anz. **8**, 555 (1893). (c) Untersuchungen über die Natur der Zonula ciliaris. Arch. mikrosk. Anat. **50**, 563 (1897). (d) Über die Nerven der Sklera. Arch. mikrosk. Anat. **63**, 701 (1904). (e) Über die Nerven in den Augenhäuten. Graefes Arch. **83**, 317 (1912). — **Aguilar:** Sul modo d'inscrirsi delle fibre della zonula del Zinn sulla capsula anteriore del cristallino nell'occhio *umano*. Arch. Ottalm. **18** (1910). — **Aichel, O.:** Zur Kenntnis des histologischen Baues einiger *Teleostier*. Diss. Erlangen 1896. — **Alajmo, B. V. Accardi:** La plica semilunare. Boll. Ocul. **6**, 509, 626 (1927). — **Albers:** Bemerkungen über den Bau der Augen verschiedener *Tiere*. Denkschr. Akad. Wiss. München **1808**. — **Alberti:** Zur Frage der Linsenregeneration bei den *Teleostiern*. Arch. mikrosk. Anat. **98**, 496 (1923). — **Albini:** Zur Anatomie des Augenlides. Zeit. Ges. Ärzte Wien **1857**, 13. — **Albrand** u. **Schröder:** Das Verhalten der Pupille im Tode. Halle 1905. — **Albrich:** Über die Sekretion des Ciliarkörperepithels. Klin. Mbl. Augenheilk. **71**, 780 (1923). — **Albrich** u. **Renyi:** Beiträge zur Histologie der Tränendrüse. Klin. Mbl. Augenheilk. **71**, 484 (1923). — **Alessandro:** (a) Modificazioni del tessuto dell'angolo dell'iride nell accomodazione. Arch. Ottalm. **8**, 253 (1899). (b) Sull'anatomia dell'vitreo. Messina 1900. — **Alexander:** The ora serrata retinae. J. of Anat. **54** (1922). — **Alexander, L.:** Ein weiterer Fall in den Glaskörper vordringender Arterienschlingen. Z. Augenheilk. **10** (1903). — **Alexander** u. **Schäfer:** Vergleichend physiologische Untersuchungen über die Sehschärfe. Pflügers Arch. **69**, 571 (1907). — **Alexandrescu:** Citologie de l'humeur aqueuse. C. r. Soc. Biol. Paris **74** (1913). — **Alfieri:** (a) Un nuovo metodo per la depigmentazione dei tessuti. Monit. zool. ital. **1897**. (b) Sulla distribuzione delle fibre elastiche nei bordi palpebrali. Ann. Ottalm. **27** (1898). — **Allen, B. N.:** The eye of *bdellostoma stouti*. Anat. Anz. **26**, 208 (1905). — **Allen, E.:** Studies on cell division in the albino *rat*. Anat. Rec. **10** (1916). — **Alt:** (a) Original contributions concerning the glandular structure appertaining to the *human* eye and its appendages. Trans. Acad. Sci. St. Louis **1900**. (b) On anomalies of the epithelial layer of the cristalline lens etc. Amer. J. Ophthalm. **16** (1899); Trans. Acad. Sci. St. Louis **19** (1910). Ref. Arch. vergl. Ophthalm. **1911**. — **Altmann, R.:** Über embryonales Wachstum. Leipzig 1881. — **d'Amico:** Contributo allo studio della formazione del corpo ciliare. Ann. Ottalm. **55**, 44. — **Ammon:** (a) Die Bildung des *Vogelauges*. Z. Ophthalm. **3** (1833). (b) Die Entwicklungsgeschichte des *menschlichen* Auges. Graefes Arch. **1858**. — **d'Ancona:** Richerche sull'ingrandimento dell'occhio dell'*anguilla* in rapporto alla maturità sessuale e considerazioni sul suo significato biologico. Atti Acad. naz. Lincei **65**, 360 (1927). — **Andogski:** Zur Frage über die Ganglienzellen der Iris. Arch. f. Augenheilk. **1897**. — **Andreae:** Die inneren Irisschichten der *Hausvögel*. Diss. Zürich 1909. — **Angelucci:** (a) Histologische Untersuchungen über das retinale Pigmentepithel der *Wirbeltiere*. Du Bois Raymonds Arch. **1877**, 353. (b) Über Entwicklung und Bau des vorderen Uvealtractus der *Vertebraten*. Arch. mikrosk. Anat. **19** (1881). (c) Sulla istogenesi della membrana del Descemet, della membrana limitante interna basale della chorioidea e della zonula ciliare. Arch. Ottalm. **1898**. (d) Untersuchungen über die Sehtätigkeit der Netzhaut und des Gehirns. Moleschotts Untersuch. **14** (1894); Encycl. franç. Ophtalm. **2**, 106 (1905). (e) Fonctions nutritives de l'oeil. Encycl. franç. d'Ophtalm. Paris: Doin 1905. (f) Über den Stoffwechsel des Auges. Internat. ophthalm. Kongr. Petersburg 1914. — **Antonelli:** Contributo allo studio del significato morfologico della istologia del ganglio ciliare. Giorn. Assoc. Nat. e Med. Napoli **1890**. — **Aoyama:** Über die Entwicklung des Skleralknorpels des japanischen *Riesensalamanders*. Fol. anat. jap. **6**, 829 (1928). — **Apolant:** (a) Über das Ganglion ciliare. Verh. Anat. Ges. Berlin **1896**. Arch. Anat. u. Physiol. **1896**. (b) Beziehungen des Nerv. oculo-motorius zum Ganglion ciliare. Arch. mikrosk. Anat. **47** (1896). — **Arey, A.:** (a) The movements in the visual cells and retinal pigment of the lower *vertebrates*. J. comp. Neur. **26**, 121 (1916). (b) The function of the efferent fibres of the optic nerve of *fishes*. J. comp. Neur. **26**, 213 (1916). (c) Changes in the rod visual cells of the *frog* due to the action of light. J. comp. Neur. **26**, 429 (1916). (d) Retinal mechanism of efficient vision. J. comp. Neur. **30**, 343 (1918). — **Argaud** et **Fallouey:** (a) Sur la structure du tarse palpébral et son indépendance vis-à-vis de la glande de Maibom. C. r. Soc. Biol. Paris **74**, 1068. (b) Les glandes de Moll chez le *porc*. C. r. Soc. Biol. Paris **74**, 1272. — **Arlt:** Physiologische und pathologisch-anatomische Bemerkungen über die Bindehaut des Auges. Prag. Vjschr. prakt. Heilk. **1864**. — **Arnold:** (a) Über die Nerven und das Epithelium der Iris. Virchows Arch. **27**, 345; Arch. path. Anat. **1867**. (b) Die Vorgänge bei der Regeneration epithelialer Gewebe experimentell bearbeitet. Virchows

Arch. **46** (1869). (c) Veränderungen des Oberflächenreliefs der Iris an der Stelle des Augenblasenspaltes. Klin. Mbl. Augenheilk. **49**, 451 (1911). — **Arnoldi:** Beiträge zur Entwicklungsgeschichte des Auges. Heidelberg 1874. — **Aronson, H.:** Beiträge zur Kenntnis der zentralen und peripheren Nervenendigungen. Diss. Berlin 1886. — **Asayama:** (a) Über die Resorption des Kammerwassers von der vorderen Fläche der Iris. Graefes Arch. **51** (1900). (b) Zur Anatomie des Ligamentum pectinatum. Graefes Arch. **53** (1901). — **Ascher, K. W.:** Über physiologische und pathologische oberflächliche Pigmentierung und Pigmentringe am Hornhautrand mit Bemerkungen über das Lymphgefäßsystem am Limbus. Klin. Mbl. Augenheilk. **72**, 138. — **Ashikaga:** (a) Gitterfasern in der normalen und pathologischen Conjunctiva und im Tränensack. Nippon Gankakai Zashi (jap.) **27** (1923). (b) Struktur der *Kaninchen*retina im Licht der vitalen Färbung nebst einer Theorie der Farbenempfindung. Nippon Gankakai Zashi (jap.) **28** (1924). (c) Anatomie der Tränenwege. Nippon Gankakai Zashi (jap.) **29** (1925). — **Ask:** (a) Über die Entwicklung der Caruncula lacrimalis beim *Menschen* nebst Bemerkungen über die Entwicklung der Tränenröhrchen und der MEIBOMschen Drüsen. Anat. Anz. **30** (1907). (b) Über die Entwicklung der Lidränder der Tränenkarunkel und der Nickhaut beim *Menschen,* nebst Bemerkungen zur Entwicklung der Tränensonderungswege. Anat. H. **36**, 109 (1908). (c) Studien über die Entwicklung des Drüsenapparates der Bindehaut des *Menschen.* Anat. H. **40** (1910). (d) Zur Kenntnis der Bedeutung des Glaskörpers für den intraokulären Druck. Sitzgsber. ophthalm. Ges. Kopenhagen **1923**; Zbl. Ophthalm. **13** (1924). — **Ask u. Van der Hoeve:** Beiträge zur Kenntnis der Entwicklung der Tränenröhrchen und der normalen und abnormen Verhältnisse usw. Graefes Arch. **1922**, 105, 1157. — **Assheton:** On the development of the optic nerve of *vertebrates* and the chorioideal fissure in embryonic life. Quart. J. microsc. Sci. **34** (1893). — **Atanassopoulos:** Contribuzione alla distinzione delle specie mediterranee del genere *Mugil.* Ann. Mus. Stor. Nat. Genova **3**, 8 (1918, 1920). — **Attias, G.:** (a) Über Altersveränderungen des *menschlichen* Auges. Graefes Arch. **31**, 405 (1912). (b) Embryotoxon und Arcus corneae juvenilis. Graefes Arch. **81**, 505 (1912). (c) Die Nerven der Hornhaut des *Menschen.* Graefes Arch. **83**, 207. — **Aubaret:** (a) Recherches sur les origines des fibres optiques, la papille et le nerf optique. Thèse de Bordeaux **1902**. (b) Des rapports des faisceaux lacrimaux de l'orbiculaire des paupières et de leur action sur le sac lacrimal. C. r. Soc. Biol. Paris **67** (1909). (c) Recherches sur la morphologie du conduit lacrimo-nasal chez l'*homme.* Bibl. Anat. **20**, 97. — **Aubaret** et **Bonnefont:** Des rapports du conduit nasal avec le meat moyen et la gouttière de l'infondibulum. Arch. d'Ophtalm. **30**, 469. — **Augstein:** (a) Gefäßstudien an Hornhaut und Iris. Z. Augenheilk. **8** (1902). (b) Pigmentstudien am lebenden Auge. Klin. Mbl. Augenheilk., Jan. **1912.** — **Aust:** Ein Fall von Gefäßschlinge im Glaskörper. Klin. Mbl. Augenheilk. **70** (1923); Z. Augenheilk. **51.** — **Axenfeld:** (a) Bemerkungen zur Physiologie und Histologie der Tränendrüse. Ber. 27. Verslg ophthalm. Ges. Heidelberg **1898.** Wiesbaden 1899. (b) Nachweis und Bedeutung intraskleraler Ciliarnervenschleifen am lebenden *menschlichen* Auge. Klin. Mbl. Augenheilk. **75**, 206, 602. (c) Über intrasklerale Nervenschleifen. Ber. 30. Verslg ophthalm. Ges. Heidelberg **1902**, 134. (d) Akzessorische episklerale Nervenschleife, Ciliarganglien. Ber. 34. Verslg ophthalm. Ges. **1907**, 300. (e) Vordere senkrecht perforierende Ciliarnervenstämme. Klin. Mbl. Augenheilk. **3**, 37. — **Axenfeld u. Yamaschita:** Präparat einer Strudelvene am hinteren Pol eines emmetropischen Auges. Ber. 28. Verslg ophthalm. Ges. **1900**, 194. — **Ayres u. Kühne:** Über die Regeneration des Sehpurpurs beim *Säugetier.* Unters. phys. Inst. Heidelberg **2**, 215 (1879).

Bab: Die Talgdrüsen und Sekretion. Anat. Phys. Stud. Festschrift für Senator. — **Babuchin:** Beitrag zur Entwicklungsgeschichte des Auges, besonders der Retina. Würzburg. anat. Z. **4** (1863). — **Bach, L.:** (a) Über die Gefäße des *Pferde*auges mit besonderer Berücksichtigung der Gefäßversorgung der Aderhaut. Jber. physik.-med. Ges. Würzburg **11** (1893). (b) Die Nerven der Augenlider und der Sklera beim *Menschen* und *Kaninchen.* Graefes Arch. **41 III**, 50 (1895). (c) Die Nerven der Lider beim *Menschen.* Arch. Augenheilk. **33**, 159 (1896). (d) Die Nerven der Hornhaut und der Sklera. Arch. Augenheilk. **33**, 161 (1896). (e) Das Ganglion ciliare und das Zentrum der Pupillenreaktion. Sitzgsber. physik.-med. Ges. Würzburg **1898.** (f) Die Nervenzellenstruktur der Netzhaut im normalen und pathologischen Zustande. Graefes Arch. **41 III**, 62 (1895). (g) Die Gefäße des Sehnerven und der Netzhaut beim *Pferd.* Arch. Augenheilk. **62**, 313 (1909). — **Bach u. Seefelder:** Atlas zur Entwicklungsgeschichte des *menschlichen* Auges. Leipzig u. Berlin 1911—1914. — **Badertscher:** Peculiarity in the mode of entrance of the optic nerv into the eye-ball in some *rodents.* Proc. Soc. exper. Biol. a. Med. **45**, Meet. Columbia Un., 9 (1911). — **Bage:** On the histological structure of the retina of the lateral eyes of *Sphenodon punctatus.* Quart. J. microsc. Sci. **5** (1912). — **Bailey:** Surgical anatomy of the lacrimal sack. Amer. J. Ophthalm. **6**, 665 (1923). — **Bajardi:** (a) Contributo all'istologia comparata dell'iride. Gaz. med. Torino **1893**; J. Accad. Med. Torino **1900**. (b) Sul tessuto elastico dell'iride. Giorn. reg. Accad. Med. Torino **63** (1900). (c) Ricerche sull influenza esercitata dagli annessi dell' occhio sulla forma della cornea *umana.* Giorn. reg. Accad. Med. Torino **63** (1900). (d) Quelques mesures des rayons de la face postérieure de la cornée. Arch. de Biol. **43** (1905). — **Balado:**

(a) Verfahren zur Färbung der markhaltigen Fasern der pigmentierten Iris. Arch. Oftalm. Buenos Aires **1926**, 258. (b) Eine neue Färbungsmethode der nervösen Fasern der Iris. Arch. Oftalm. Buenos Aires **1**, 600 (1926). — **Balado, M.:** Periphere Pupillennervenbahnen. Arch. Oftalm. Buenos Aires **1**, 679 (1926). — **Balbuena:** (a) Eine neue Formel zur Anwendung der CAJALschen Methode auf Netzhautschnitte. Arch. Oftalm. hisp.-amer. **23**, 197. (b) A new technic for the application of the method of Cajal to sections of the retina. Internat. Congr. ophthalm. Washington 1922. p. 692. — **Balducci:** Osservazioni e considerazioni sulla pigmentazione dell'iride dell'*Athene Chiaradie* Gigl. Monit. zool. ital. **1905**. — **Baldwin:** Die Entwicklung der Fasern in der Zonula Zinnii im Auge der weißen *Maus* nach der Geburt. Arch. mikrosk. Anat. **80** (1912). — **Ballowitz:** (a) Über das Epithel der Membrana elastica posterior des *Menschen*. Arch. mikrosk. Anat. **56** (1900). (b) Stäbchen- und fadenförmige Kristalloide im Linsenepithel. Arch. f. Anat. **1900**, 253 *(Cavia)*. (c) Kernmetamorphosen in der Hornhaut, während ihres Wachstums und im Alter. Graefes Arch. **50** (1900). (d) Über eine eigenartige celluläre Struktur des sog. Ligamentum annulare im Auge von Knochen*fischen*. Anat. Anz. **45** (1914). (e) Zur Kenntnis der Hornhautzellen des *Menschen* und der *Säugetiere*. Graefes Arch. **49**, 8. — **Bambecke:** Contributions à l'histoire du développement de l'oeil *humain*. Ann. Soc. Med. Gand **1871**. — **Baquis:** (a) Sulla retina della *faina*. Anat. Anz. **5**, 366 (1890). (b) Sulla presenza di ghiandole nella parete del sacco lacrimale. Lett. Ophthalm. **3**, 411 (1926). — **Barabaschew:** Beitrag zur Anatomie der Linse. Arch. d'Ophtalm. **37** (1892); Graefes Arch. **38**, 1. — **Baracz:** Das Wachstum des Auges und seine Besonderheiten beim Neugeborenen. Diss. St. Petersburg 1902. — **Barbieri:** (a) La structure de la rétine. Anat. Anz. **34**, Erg. (1909); C. r. Assoc. Anat. Paris **11** (1909). (b) Études anatomiques sur la terminaison arétinienne du nerf optique dans la serie des *vertébrés*. C. r. Acad. Sci. Paris **154** (1912). (c) Sur le nerf optique laminaire et sur le nerf optique ganglionaire. C. r. Acad. Sci. Paris **165** (1917). (d) Études anatomiques sur la terminaison arétinienne du nerf optique dans la série animale. C. r. Acad. Sci. Paris **171** (1920). (e) Les chambres oculaires. C. r. Assoc. Anat. Strasbourg **1924**. (f) Études anatomiques sur l'indépendance réciproque du nerf optique et de la rétine dans la série *animale*. Les yeux cavitaires à milieu liquide. C. r. Assoc. Anat. Liège **1926**. — **Bard:** (a) Du rôle des bâtonnets et des pigments rétiniens dans la perception des formes et des couleurs. J. Phys. et Path. gén. **18**, 276 (1919). (b) Le problème de la tache aveugle etc. Arch. d'Ophtalm. **44** (1927). — **Bardelli:** Sulla distribuzione e terminazione dei nervi nel tratto uveale. Ann. Ottalm. **28** (1898). — **Barial:** Die mikroskopische Untersuchung des Auges am Lebenden. Span. Arch. Ophthalm. **20** (1922). — **Barinetti:** Di una fina particolaritá di struttura nelle cellule dell'epitelio della cornea. Boll. Soc. med.-chir. Pavia **1925**. — **Barletta:** Contributo allo studio del reticolo endoteliale dell'occhio con speciale riguardo alla congiunctiva e alle palpebre. Ann. Ottalm. **55**, 941. — **Barkan:** Cloquet's canals. Arch. d'Ophtalm. **57**, 502 (1928). — **Barkau:** Beiträge zur Entwicklungsgeschichte des Auges der *Batrachier*. Sitzgsber. Akad. Wiss. Wien Math.-naturwiss. Kl. **54** (1866). — **Barkow:** (a) Anatomisch-physiologische Untersuchungen, vorzüglich über das Schlagadersystem der *Vögel*. Merkels Arch. **1829** u. **1830**. (b) Die Blutgefäße der *Säugetiere*, 1866. — **Barret:** The distribution of blood vessels in the retina of *mammals*. J. of Physiol. **7**, 230 (1886). — **Bartels:** (a) Die fibrilläre Struktur der Ganglienzellen der Netzhaut. Z. Augenheilk. **11**, 296 (1908). (b) Darstellung der MANZschen Drüsen und ihre Beziehungen zu den Cysten. Z. Augenheilk. **20** (1908). (c) Histologisch-anthropologische Untersuchungen der Plica semilunaris beim Herero und Hottentotten, sowie bei einigen *Anthropoiden*. Arch. mikrosk. Anat. **78** (1911). (d) Aufgaben der vergleichenden Physiologie der Augenbewegungen. Graefes Arch. **101** (1920). (e) Über die äußere Augenmuskulatur des *Uhu*. Zool. Anz. **52** (1920). (f) Über Primitivfibrillen in den Achsenzylindern des Nervus opticus und über die Wertung varicöser Achsenzylinder. Arch. Augenheilk. **59**, 168 (1926). — **Barth, H. A.:** Der Bau der Iris des *Schweines* mit spezieller Berücksichtigung des Muskelapparates und der Funktionszustände. Graefes Arch. **119**, 60 (1927). — **Batscharowa:** Untersuchungen über die Beeinflussung der Pigmentwanderung in der *Frosch*netzhaut durch lokale Anwendung von Adrenalin und Zeozon. Graefes Arch. **116**, 622 (1926). — **Bauer:** Über das Verhalten des Sehpurpurs beim Tagessehen. Pflügers Arch. **141**, 479 (1911). — **Bauer, U.:** Beiträge zur Kenntnis der Talgdrüsen der *menschlichen* Haut. Morph. Arb. Schwalbe **3** (1894). — **Baumeister:** (a) Beiträge zur Anatomie und Physiologie der *Rhinophiden*. Zool. Jb., Abt. Anat. **26** (1908). (b) Über die Augen des *Schlammspringers, Periophthalmus* und *Boleophthalmus* usw. Zool. Jb., Abt. Anat. **35**, 341 (1913). — **Baumgarten:** Über die tubulösen Drüsen und die Lymphfollikel in der Lidconjunctiva des *Menschen*. Arch. f. Ophthalm. **26**, 122 (1880). — **Baurmann:** (a) Über metaplastische Umwandlung der Cornea bei *Forellenembryonen*. Klin. Mbl. Augenheilk. **68**, 73 (1922). (b) Untersuchungen über die Struktur des Glaskörpers bei *Säugern*. Graefes Arch. **111**, 352 (1923). (c) Untersuchungen über die Struktur des Glaskörpers. Graefes Arch. **1923**. (d) Untersuchungen über die Eigenschaften des Glaskörpers des *Wirbeltier*auges. Münch. med. Wschr. **1924**, 218. (e) Untersuchungen über die Eigenschaften des Glaskörpers des *Tier*auges und Bemerkungen über die Beziehungen zwischen Blutserum und intraokularer Flüssigkeit. Graefes Arch. **114.** (f) Ultramikroskopische Glaskörper-strukturbilder. Verslg nordwest.-dtsch. Augen-Ärzte Bremen **1926.** (g) Über die Beziehungen der ultramikroskopischen Glaskörperstruktur zu den Spaltlampenbefunden. Graefes Arch. **117** (1926). (h) Graefes Arch. **116,** 276; **117,** 304; **118,** 369. Heidelberg. Ber. **1928.** Graefes Arch. **22,** 415 (1929). — **Bayer:** Über den sichtbaren CLOQUETschen Kanal im Auge. Z. Augenheilk. **4** (1883). — **Beard:** The ciliary or motoroculi ganglion and ganglion of the ophtalmicus profundus in *sharks.* Anat. Anz. **2** (1887). — **Beauregard:** Recherches sur le mode d'entrecroisement des nerfs optiques chez les *oiseaux.* Gaz. méd. Paris **1875,** 555. — **Beauregard, H.:** (a) Recherches sur les résaux vasculaires de la chambre postérieure de l'oeil des *vertébrés.* Ann. des Sci. natur. **6,** ser. zool. (1876). (b) Étude du corps vitré. J. Anat. et Physiol. norm. path. **16** (1880). (c) Encéphale et nerfs craniens du *Ceratodus* Forsteri. J. Anat. et Physiol. norm. et Path. **1881.** — **Beauvieux:** (a) Étude sur le dépla-cement congénital du cristallin. Arch. d'Ophtalm. **33** (1903). (b) La zonule. Études topo-graphiques et histologiques. Arch. d'Ophtalm. **39,** 410 (1922). (c) La pseudoatrophie optique des nouveaux nés. Annales d'Ocul. **153,** 192 (1926). — **Beauvieux et Dupas:** Études anatomo-topographiques et histologiques du ganglion ophtalmique de l'*homme* et de divers *animaux.* Arch. d'Ophtalm. **43,** 641 (1926). — **Beauvieux et Ristitch:** Des vaisseaux centraux du nerf optique. Arch. d'Ophtalm. **41,** 352 (1924). — **Bech, de:** Persistant remains of the fetal hyaline artery. Amer. Ophthalm. Monogr. **1890.** — **Bechterew:** Die partielle Kreuzung der Sehnerven in dem Chiasma der höheren *Säugetiere.* Neur. Zbl. **17** (1898). — **Becker:** (a) Über den Wirbel und den Kernbogen in der *menschlichen* Linse. Arch. Augenheilk. **12,** 127. (b) Zur Anatomie der gesunden und kranken Linse. Wiesbaden **1883.** — **Beckwith:** Experimental embryology of vitreous. J. of exper. Zool. **99,** 217 (1927). — **Beckwith, C. I.:** The effects of the eye in *Amblystoma punctatum* with special reference to the choroid fissure. J. of exper. Zool. **49** (1927). — **Bedell:** (a) Study of the vitreous. N. Y. State J. **24** (1924). (b) A study of the vitreous with the slitlamp. Trans. ophthalm. Soc. U. Kingd. **45,** 646 (1925). (c) The anterior lense capsule, a clinical and pathological study. J. amer. med. Assoc. **88,** 548. — **Bednarski:** De l'excavation physiologique du nerf optique. Arch. d'Ophtalm. **42** (1925). — **Beer, Th.:** (a) Studien über die Akkommodation des *Vogel*auges. Pflügers Arch. **53,** 175 (1892). (b) Die Akkommodation des *Fisch*auges. Pflügers. Arch. **58** (1894). (c) Die Akkommodation des Auges bei den *Reptilien.* Pflügers Arch. **69** (1898). (d) die Akkommodation des Auges bei den *Amphibien.* Pflügers Arch. **73** (1898). (e) Akkommodation. Wien. klin. Wschr. **1898** II. — **Behr:** (a) Besteht beim *Men-schen* ein Abfluß aus dem Glaskörper in den Sehnerven? Graefes Arch. **83** (1912). (b) Bei-träge zur Anatomie und Physiologie des gliösen Gewebes im Sehnerven. Graefes Arch. **89** (1914). — **Belfanti:** La secrezione della glandula di Harder sotto l'azione di alcune sostanze. Boll. Ist. sieroter. milan. **4,** 99 (1925). — **Bell:** Experimental studies on the development of the eye and nasal cavities in *frog* embryos. Anat. Anz. **29** (1906); Arch. mikrosk. Anat. **68** (1906). — **Benda:** (a) Über den feineren Bau der glatten Muskelfasern des *Menschen.* Anat. Anz. **21,** Erg.-H., 214. (b) Diskussionsbemerkungen zu den Vorträgen von KÖLLIKER und CIRINCIONE. 17. Verslg Anat. Heidelberg 1903. — **Benedek, J. v.:** Weitere Beiträge zur Anatomie der präretinalen Hämorrhagie nebst Bemerkungen über die Grenzmembranen zwischen Netzhaut und Glaskörper. Graefes Arch. **70** (1909). — **Benedetti:** Interno all esistenza del nervo ottico e del cerveletto nel *proteus anguineus.* Atti Congr. Soc. progr. Sci. Roma **1922,** 598. — **Benninghoff:** Über die Formenreihe der glatten Muskulatur und die Bedeutung der ROUGETschen Zellen an den Capillaren. Z. Zellforsch. **4** (1926). — **Benoit:** (a) Lymphabflußwege am hinteren Pol des Auges. Z. Augenheilk. **37** (1899), Beil. II; Verh. 9. internat. Ophthalm.kongr. Utrecht **1899,** 11. (b) Voies d'élimination aux pôles postérieurs de l'oeil. Annales d'Ocul. **123,** 196 (1899). (c) L'angle cornéo-iridien, organe d'élimination de l'humeur aqueuse. Arch. d'Ophtalm. **43,** 352 (1926). — **Beraneck:** L'oeil primitif des *vertébrés.* Arch. Sci. Phys. et Nat. **24** (1890). — **Béraud:** Sur les glandes lacri-males. C. r. Soc. Biol. Paris **1858.** — **Berg:** Über sichtbare Strömungen in der vorderen Augenkammer. Klin. Mbl. Augenheilk. **55** (1915). — **Berg, F.:** Untersuchungen über die Gestalt der vorderen Hornhautfläche. Acta ophthalm. (København) **6,** 479 (1929). — **Berger:** (a) Bemerkungen über die Linsenkapsel. Z. prakt. Augenheilk. **1882.** (b) Beiträge zur Anatomie des Auges im normalen und pathologischen Zustande. Wiesbaden 1887. (c) Traité d'anatomie normale et pathologique de l'oeil, 1893. (d) Beiträge zur Anatomie der Zonula Zinnii. Graefes Arch. **28,** 28. — **Berger, E.:** (a) Das Auge. Zur Anatomie und Physiologie von *Luvarus imperialis* KRUKENBERGs. Vergl. physiol. Stud. **4** (1881). (b) Zur Kenntnis vom feineren Bau des Sehnerven. Arch. Augenheilk. **11** (1882). (c) Beiträge zur Anatomie des Sehorgans der *Fische.* Gegenbaurs Jb. **8,** 97 (1883). (d) Bemerkungen zur Zonulafrage. Graefes Arch. **21** (1885). (e) Beiträge zur Anatomie des Auges im normalen und patho-logischen Zustand. Wiesbaden 1887. (f) Anatomie normale et pathologique de l'oeil. Paris 1889. — **Berger et Löwy:** Sur le nerf trophique de la cornée. C. r. Soc. Biol. Paris **54** (1902). — **Bergmann:** Anatomisches und Physiologisches über die Netzhaut des Auges. Henles u. Pfeifers Z. **2,** 83 (1858). — **Bergmeister:** Beiträge zur vergleichenden Embryologie des Koloboms.

Sitzgsber. Akad. Wiss. Wien, Math.-naturwiss. Kl. **71** (1875). — **Bergmeister, O.**: Beiträge zur Entwicklungsgeschichte des *Säugetier*auges. Mitt. embryol. Inst. Wien **6** (1877). — **Berlin, R.**: Der normale Augenhintergrund des *Pferdes*. Z. vergl. Ophthalm. **1** (1882). — **Bernard**: (a) Studies on the retina. Quart. J. microsc. Sci. **43** (1900); **46** (1902). (b) The continuity of the nerves through the vertebrate retina. Quart. J. microsc. Sci. **47** (1903). — **Berner**: (a) Die muskuläre Verbindung zwischen M. dilatator pupillae und M. ciliaris. Norsk Mag. Laegevidensk. **86** (1925). (b) Studies on the peripheral relation of the musculus dilatator pupillae. Brit. J. Ophthalm. **10**, 420 (1926). — **Bernhardt, M.**: Über Vorkommen und Bedeutung markhaltiger Nervenfasern in der *menschlichen* Netzhaut. Berl. klin. Wschr. **1907**. — **Bernheimer**: (a) Entwicklung und Verlauf der Markfasern im Chiasma nervorum opticorum des *Menschen*. Arch. Augenheilk. **20**, 133 (1898). (b) Die Wurzelgebiete der Augennerven. Graefe-Saemisch' Handbuch der Augenheilkunde, 2. Aufl., Bd. 1. 1900. — **Bernt, H.**: Die Entwicklung des Pecten im Auge des *Hühnchens* aus den Blättern der Augenblase. Diss. Bonn 1905. — **Bertachini**: Sullo sviluppo dell umor vitreo. Boll. Soc. med.-chir. Modena **1901**. — **Best**: (a) Korrelationen im Wachstum des Auges. Ber. 43. Verslg ophthalm. Ges. Jena **1922**. (b) Über elektrische Theorien des Sehens. Klin. Mbl. Augenheilk. **73** (1923). — **Biagi**: La fovea centrale nei *lophobranchi*. Spezia 1898. — **Bidault**: Contributions a l'étude anatomique et fonctionelle de la circulation rétinienne chez le vieillard. Annales d'Ocul. **166**, 13 (1929). — **Bielschowski** u. **Pollack**: Zur Kenntnis der Innervation des *Säugetier*auges. Neur. Zbl. **23**, 387 (1904). — **Biesiadecki, A.**: Über das Chiasma Nervi optici des *Menschen* und der *Tiere*. Sitzgsber. Akad. Wiss. Wien, Math.-naturwiss. Kl. **42** (1860). — **Bietti**: (a) Contributions à l'étude du tissu élastique dans quelques parties des paupières. Arch. di Biol. **24** (1896). (b) Contribuzione allo studio dello tessuto elastico nell' occhio. Arch. Ottalm. **4** (1897). (c) Sulla distribuzione e terminazione delle fibre nervose nel corpo cilliare. Ann. Ottalm. **27** (1897). (d) Anatomische Untersuchungen über die Regeneration der Ciliarnerven nach der Neurectomia optico-ciliaris beim *Menschen*. Graefes Arch. **49** (1899). (e) Le fibre nervose della coroidea studiate col metodo di GOLGI. Ann. Ottalm. **26**, 330. — **Birch-Hirschfeld**: (a) Beitrag zur Kenntnis der Netzhautganglienzellen unter physiologischen und pathologischen Verhältnissen. Graefes Arch. **50**, 166. (b) Nervenzellen der Netzhaut unter physiologischen und pathologischen Verhältnissen. Münch. med. Wschr. **1904 I**, 27. (c) Das Verhalten der Nervenzellen der Netzhaut im hell- und dunkeladaptierten *Tauben*auge. Z. Biol. **47** (1906). — **Birnbacher**: Über eine Farbenreaktion der belichteten und unbelichteten Netzhaut. Graefes Arch. **401** (1894). — **Bitter**: Über die angeborenen Defekte des vorderen Irisblattes. Klin. Mbl. Augenheilk. **61** (1918). — **Blaauw**: Die Lebensgeschichte der Linse. Zbl. Ophthalm. **13**, 415. — **Blandin**: Traité d'anatomie topographique. Paris 1834. — **Blaschek**: 4 Fälle bemerkenswerter Anordnung von markhaltigen Nervenfasern. Z. Augenheilk. **9** (1903). — **Blix**: Studier över Glastropen. Medicinisk Arch. **4** (1868). **Bloch**: Über abnormen Verlauf der Papillengefäße. Klin. Mbl. Augenheilk. **44**, 413. — **Blochmann, F.** u. **von Husen**: Ist der Pecten des *Vogel*auges ein Sinnesorgan? Biol. Zbl. **31** (1911). — **Blotevogel**: Der vitale Stofftransport im jugendlichen Auge. Z. Zellforsch. **1** (1924). — **Blum**: Über den Verlauf der sekretorischen Fasern zur Tränendrüse und der Geschmacksfasern. Dtsch. med. Wschr. **1913**. — **Blumberg**: Über die Augenlider einiger *Haustiere* mit besonderer Berücksichtigung des Trachoms. Diss. Dorpat 1867. — **Blumenbach**: Handbuch der vergleichenden Anatomie, 1815. — **Bochdalek**: Über die Nerven der Sclerotica. Prag. Vjschr. prakt. Heilk. **24** (1849). — **Bock**: Zur Kenntnis der gesunden und kranken Tränendrüse. Wien 1896. — **Boddaert**: Zur Histologie der Cornea. Zbl. med. Wiss. **9**, 337 (1871). — **Boe**: (a) Quelques recherches sur la couche pigmentaire de l'iris et sur le soi-disant muscle dilatateur de la pupille. Arch. d'Ophtalm. **5**, 311 (1885). (b) De la composition du corps vitré. Bull. Soc. franç. Ophtalm. **1886**. — **Boeke**: (a) Die intracelluläre Lage der Nervenendigungen im Epithelgewebe und in Beziehung zum Zellkern. Z. mikrosk.-anat. Forsch. **2** (1925). (b) Die Beziehung der Nervenfasern zu den Bindegewebselementen und Tastzellen. Z. mikrosk.-anat. Forsch. **4** (1925). (c) Noch einmal das periterminale Netzwerk, die Struktur der motorischen Endplatte und die Bedeutung der Neurofibrillen. Z. mikrosk.-anat. Forsch. **7** (1926). — **Boeke, I.**: (a) Over den bouw der lichtcellen, de neurofibrillen de gangliencellen en de innervatie de dwaargestreppte spieren bij *amphioxus lanceolatus*. Akad. Wetensch. Amsterd. **1902**. (b) Das Infundibularorgan im Gehirn des *Amphioxus*. Anat. Anz. **32** (1908). — **Boeke and Heringa**: The nervous elements and their relation to the connective tissue in the cornea of the *frog's* eye. Proc. roy. Acad. Sci. Amsterd. **27** (1923). — **Bogendörfer**: Über die Beziehungen der Tränenwege zu der Nase. Diss. Würzburg 1919. — **Boll**: Zur Anatomie und Physiologie der Netzhaut. Arch. f. Physiol. **1877**, 9. — **Bond**: On heterochromia iridis in *man* and *animals* from the genetic point of view. J. Genet. **2**. **Bondy, M.**: 2 Fälle einer in den Glaskörper vordringenden Arterienschlinge. Klin. Mbl. Augenheilk. **37** (1899). — **Bonnefon**: Les greffes fragmentaires des tissus vivants. Concl. Biol. d. l'expérimentation sur la cornée. C. r. Soc. Biol. Paris **81** (1916). — **Bonnefon et Lacoste**: Recherches sur la régénération transparente du tissu cornéen normal du lapin. C. r. Soc. Biol. Paris **72** (1912); Arch. d'Ophtalm. **32** (1912). — **Bono**: Sul passaggio de lioduro di pottassio

682 Literatur: BOOKLESS — BURCKHARDT.

nei liquidi endoculari. Assoc. ottalm. ital. 1896. — **Bookless:** Gray mass in vitreus. Amer. J. Ophthalm. 4 (1921). — **Borello:** L'importanze della lamina cribrosa nell processo di delimitazione della parte mielinica e amielinica nell' estremo distale del nervo ottico. Ann. Ottalm. 54, 925 (1926). — **Born:** (a) Über die Nasenhöhlen und den Tränennasengang der *Amphibien.* Gegenbaurs Jb. 2 (1876). (b) Nasenhöhlen- und Tränennasengang der amnioten *Wirbeltiere.* Gegenbaurs Jb. 5 (1879); 8 (1893). — **Borysiekiewicz:** (a) Untersuchungen über den feineren Bau der Netzhaut. Wien 1887. (b) Weitere Untersuchungen. Leipzig u. Wien 1894. — **Bossalino:** Sul decorso delle fibre nervose nei nervi ottici e nel chiasma. Ann. Ottalm. 38, 835 (1909). — **Botacci-Scalinci:** Ricerche chimico-fisiche sulla lente cristallina. Atti Accad. Clin. 18 (1909); 19, 29 (1910). — **Botezat:** Über die Innervation der Blutcapillaren. Anat. Anz. 15 (1908). — **Boucheron:** Nerfs de l'hémisphère antérieure de l'oeil, nerfs ciliaires externes, nerfs supericiels, nerfs tendineux scléroticaux, nerfs cornéens et conjonctivaux, nerfs de l'espace pectinée. C. r. Soc. Biol. Paris 1890; 9, 3, 59 (1891). — **Boughton:** Zunahme der Oculomotoriusfasern bei der *Ratte* im späteren Leben. J. comp. Neur. 16 (1906). — **Boveri:** Über die phylogenetische Bedeutung der Sehorgane des *Amphioxus.* Zool. Jb. Suppl. 7 (1904). — **Bowman:** Observations on the structure of vitreous humour. Dublin Quart. J. Sci. 4 (1848). London 1894. — **Bozza:** Contributo alla conoscenza del sviluppo delle palpebre e del sacco conjunctivale. Arch. ital. Anat. 23 (1926). — **Bozzoli:** Sulla grandezza maculare e l'estensione della visione diretta. Atti Congr. Soc. ital. Oftalm. 1925. — **Brailey:** On the anatomy of the so-called pars ciliaris retinae and suspensory apparatus of the *human* eye. Guy's Hosp. Rep., III. s. 24, 243 (1879). — **Bramertz:** Über das normale Vorkommen von Glykogen in der Retina. Arch. mikrosk. Anat. 86 (1915). — **Braß, A.:** Die Akkommodation des Auges der *Knochenfische.* Z. ges. Nat. 53, 901 (1880). — **Brauer, A.:** Die *Tiefseefische.* 2. anat. Teil in Wiss. Ergebn. der Tiefseexpedition von CHUN. Jena: Gustav Fischer 1908. — **Braun:** Beiträge zur Entwicklungsgeschichte der Cornea der *Wirbeltiere.* Erlangen 1903. — **Braune:** Ein Beitrag zur Kenntnis optico-ciliarer Gefäße. Klin. Mbl. Augenheilk. 43 (1905). — **Bribach:** Über den Zentralkanal des Glaskörpers. Graefes Arch. 76, 203. — **Broman:** (a) Über eine milchleistenähnliche Bildung vom unteren Augenlid des *menschlichen* Embryos. Sitzg Heidelberg Akad. Wiss. 1919. (b) Grundzüge der normalen und abnormen Entwicklung des *Menschen.* Wiesbaden 1921. — **Broman u. Ask:** Untersuchungen über die Augenadnexe und speziell des Augendrüsenapparates der *Pinnipedier* nebst Bemerkungen über die Phylogenese der Augendrüsenapparate der *Säugetiere* im allgemeinen. Deutsche Südpol. Expedition, Bd. 12, H. 2. 1901; Zool., Bd. 4, H. 2. 1909. — **Brouwer** and **Zeemann:** The projection of the retina in the primary optic neuron in *monkeys.* Brain 49, 1 (1926). — **Bruch:** Neue Beobachtungen zur Naturgeschichte der einheimischen *Batrachier.* Würzburg. Nat. Z. 4, 11 (1863). — **Brücke:** (a) Über den inneren Bau des Glaskörpers. Arch. Anat., Physiol. u. wiss. Med. 1843. (b) Über die physiologische Bedeutung der stabförmigen Körper und der Zwillingszapfen in den Augen der *Wirbeltiere.* Arch. Anat., Physiol. u. wiss. Med. 1844. (c) Nachträgliche Bemerkungen über den inneren Bau des Glaskörpers. Arch. Anat., Physiol. u. wiss. Med. 1845. (d) Anatomische Untersuchungen über die sog. leuchtenden Augen bei den *Wirbeltieren.* Arch. Anat., Physiol. u. wiss. Med. 1845. (e) Über den Musculus Cramptonianus und den Spannmuskel der Chorioidea. Arch. Anat., Physiol. u. wiss. Med. 1846. (f) Anatomische Beschreibung des *menschlichen* Augapfels. Berlin 1847. — **Brückner:** Über Persistenz von Resten der Tunica vasculosa lentis. Arch. Augenheilk. 56, Erg., 7. — **Brugsch:** Über die Resorption körnigen Farbstoffs aus der vorderen Augenkammer. Graefes Arch. 23, 255 (1877). — **Z'Brun:** Untersuchung über das Vorkommen seniler Glaskörpertrübungen. Graefes Arch. 107, 61 (1921). — **Bruni:** (a) Per una miliore conoscenza del tapeto lucido dei *mammiferi domestici.* Ann. Ottalm. 50, 469 (1922). (b) Nuovi appunti sulla struttura del tapeto lucido cellulare. Monit. zool. ital. 39, 223 (1928). (c) Zur besseren Kenntnis des Tapetum lucidum bei den *Haussäugetieren.* Reale. Accad. Med. Torino 85, 34. — **Bruns:** Vergleichend anatomische Studien über das Blutgefäßsystem der Netzhaut. Z. vergl. Augenheilk. 8, 77 (1882). — **Bucciante** e **Lorenzi:** Correlazioni di numero e die grandezza di singoli tipi di neuroni retinici in *animali* di differente mole somatica. Atti Accad. naz. Lincei 9, 1156 (1929). — **Buchanan:** (a) The glands of the ciliary body. J. Anat. u. Physiol. 31 (1897). (b) Notes on the comparative anatomy of the eye. Trans. ophthalm. Soc. U. Kingd. 27 (1906). — **Bucy:** The nictitating membrane and the superior cervical ganglion in the *rabbit.* J. comp. Neur. 43, 221. — **Buglia:** Chemische Reaktion der klaren und der postmortalen oder durch Kälte getrübten Linse. Zbl. Ophthalm. 15, 878. — **Bum:** (a) Über die Atrophiewirkung der Durchschneidung der Ciliarnerven auf das Ganglion ciliare. Sitzgsber. Ges. Morph. u. Physiol. München 1899 u. 1901. (b) Experimentelle Untersuchungen über das Ganglion ciliare der *Katze.* Allg. Z. Psychiatr. 59 (1902). — **Bumke:** Experimentelle Untersuchung über die zentralen Wege der Pupillenfasern des Sympathicus. Münch. med. Wschr. 1909. — **Burchardt:** Das Randschlingennetz der Hornhaut beim Lebenden sichtbar. Charité-Ann. 17, 478 (1892). — **Burckhardt:** Die Einheit des Sinnesorgansystems bei den *Wirbeltieren.* Verh. 5. internat. zool. Kongr. Berlin 1901. — **Burckhardt, R.:** Das Zentralnervensystem von *Protopterus* *annectens*. Berlin 1847. — **Burdon-Cooper:** Entoptic researches into the structure of the vitreous. Ophthalm. Rev. **27** (1908). — **Burkart:** Die Periorbita der *Wirbeltiere* und ihre muskulösen Elemente. Arch. Anat. Suppl.-Bd. **1902.** — **Busacca:** (a) Sulla genesi del pigmento coroideo. Ric. Labor. Anat. norm. Roma **17** (1913). (b) Sull origine del pigmento coroideo. Monit. zool. ital. **24,** 112 (1913). (c) Sulla modificazione dell' apparato plastosomiale nelle cellule dell'epitelio pigmentato della retina sotto l'azione della luce e dell'oscurità. Monit. zool. ital. **25** (1914). (d) Le anastomosi dei nervi motori dell' occhio nella regione del seno cavernoso. Monit. zool. ital. **32** (1921). (e) Sulla struttura della fibra cristallina vivente. Atti Accad. naz. Lincei **33** (1924). (f) La struttura e l'acrescimento del cristallino. Arch. ital. Anat. **21,** 562 (1924). (g) Ricerche sulla constituzione morfologica e fisica delle fibre cristalline normale. Boll. Ocul. **4,** 572 (1925). (h) Die Zonulalamelle und ihre Pathologie. Zbl. Ophthalm. **18,** 433 (1927). (i) Formazioni fibrillari — tonofibrille — nell epitelio de cristallino. Monit. zool. ital. **38,** 271 (1927). (k) Die Zonulalamelle und ihre Pathologie. Z. Ophthalm. **1927,** 18. (l) Anatomische und klinische Beobachtungen über die Zonulalamelle und ihre Ablösung von der Linse. Klin. Mbl. Augenheilk. **83,** 737 (1929). — **Butler:** (a) The anatomy of the normal lens as revealed by the slit lamp. Trans. ophthalm. Soc. U. Kingd. **44** (1924). (b) Optico-ciliary veins on the papilla. Brit. J. Ophthalm. **12** (1928). — **Buxton:** The origin of the *vertebrate* eye. Arch. vergl. Ophthalm. **3,** 27 (1912). — **Buytendijk** et **Revesz:** L'importance speciale du sens de vue dans les phénomènes de reconnaissance ches les *singes* inférieurs. Arch. néerl. Physiol. **8** (1923).

Cahn: Zur physiologisch-pathologischen Chemie des Auges. Z. physiol. Chem. **5** (1881). — **Cajal, Ramon y:** (a) L'appareil réticulaire. Trab. Labor. Invest. biol. Univ. Madrid **5,** 151; **6,** 123; **10,** 209; **19,** 71; **23,** 237 etc. (b) Estructura della retina de las *aves.* Rev. Trimest. Histol. norm., Aug. **1888.** (c) Über die Morphologie und die Verbindungen der Elemente in der *Vogel*retina. Anat. Anz. **4,** 111 (1889). (d) Sobre la morfologia y las connexiones de los elementos de la retina de los *aves.* Trab. Labor. Invest. biol. Univ. Madrid **1889.** (e) La rétine des *vertébrés.* Cellule **9** (1892). (f) La retina de los *teleosteos.* Actas Soc. españ. Hist. Natur. **1892.** (g) Die Retina der *Wirbeltiere*, Untersuchungen mit der Golgi-Cajalschen Chromsilbermethode und der Ehrlichschen Methylenblaufärbung. Deutsch von Greeff. Wiesbaden 1894. (h) Sobre unos corpusculose speciales de la retina de las *aves.* Actas Soc. españ. Hist. Natur. **1895.** (i) Nouvelles contributions a l'étude histologique de la rétine. J. Anat. et Physiol. **1896.** (k) Estrutura del lobulo optico de las *aves* y origen de los nervos opticos. Rev. trim. Hist. norm. et path. **1889,** H. 3, 4. (l) Nouvelles contributions à l'étude histologique de la rétine et à la question des anastomoses des prolongements protoplasmiques. J. de l'Anat. **32** (1896). (m) Die Struktur des Chiasma nervorum opticorum nebst einer allgemeinen Theorie der Kreuzung der Nervenbahnen. Deutsch von Bresler. Leipzig 1899. (n) Signification probable de las celulas de axon corto. Trab. Labor. Invest. biol. Univ. Madrid **1** (1901). (o) Das Neurofibrillennetz der Retina. Übersetzt von Kopsch. Internat. Mschr. Anat. u. Physiol. **21,** 369 (1904). (p) Über einige Methoden der Silberimprägnierung zur Untersuchung der Neurofibrillen usw. Z. Mikrosk. **20,** 401 (1904). (q) Das Neurofibrillennetz der Retina. Internat. Mschr. Anat. u. Physiol. **21** (1904). (r) Nouvelles observations sur l'évolution des neuroblastes avec quelques remarques sur l'hypothèse neurogénétique de Hensen-Held. Anat. Anz. **32,** 1, 65 (1908). (s) Los conductos dei Golgi-Holmgren del protoplasma nervioso. Trab. Labor. Invest. biol. Univ. Madrid **4** (1908). (t) Histologie du système nerveux de l'homme et des vertébrés. Paris 1909, Malvine 1901. — **Calderaro:** (a) Glandole rudimentali nella congiuntiva bulbare dell uomo. Ric. Path. e Clin. ocul. **3,** Napoli 1908. (b) Ricerche embriologiche, anatomiche, cliniche, sulla persistenza dei tessuti jaloidei nell' occhio *umano* adulto. 11. internat. ophthalm. Kongr. Napoli 1909. S. 468. (c) Contributo allo studio dei tessuti ialoidei persistenti. Arch. Augenheilk. **56** (1910). (d) Contributo allo studio dell' anatomia del vitreo negli embrioni e feti *umani* Clin. ocul. **12** (1911). — **Calzolari:** Come si rigeneri la rodopsina nella retina della *rana* a circolazione sospesa e a temperatura diverse. Scritti Giubil. Stef. Ferrara **1903.** — **Cameron:** Further researches on the rods and cones of the *vertebrate* retinae. J. of Anat. **46** (1911). — **Campos:** La portion réfléchie de la membrane hyaloïde. Arch. d'Ophtalm. **18,** 748. — **Canfield:** (a) Vergleichend anatomische Studien über den Akkommodationsapparat des *Vogel*auges. Arch. mikrosk. Anat. **28** (1886). (b) Über den Bau der *Vogel*iris. Diss. Berlin 1886. — **Canova:** Über arterielle Gefäße des Bulbus und seiner Nebenorgane bei *Schaf* und *Ziege.* Arch. path. Anat. **1909.** — **Cantonnet:** Contr. à l'étude des échanges osmotiques entre les humeurs intraoculaires et le plasma sanguin. Thèse de Paris **1905.** — **Capellini:** (a) Sui nervi della cornea dimonstrati col metodo Golgi. Arch. Sci. med. **21,** 335 (1897). (b) Sui nervi della cornea rigenerata del *tritone.* Arch. Sci. med. **23** (1899). (c) Osservazioni di estesa distribuzione di fibre a doppio contorno nella retina. Rend. Assoc. Med. Parma **1** (1900). — **Capranica:** (a) Studi chimico-fisiologici sulle materie coloranti della retina. Atti Accad. naz. Lincei **3,** 643 (1876). (b) Physiologisch-chemische Untersuchungen über die farbigen Substanzen der Retina. Arch. f. Physiol. **1877,** 283. — **Carini, A.:** Osservazioni sull' origine del vitreo. Monit. zool. ital. **10,** Suppl., 33. — **Carlini:** (a) Il tessuto elastico in rapporto con le ghiandole di Moll. Ann. Ottalm. **36** (1907). (b) Die Veränderungen des Iris- und Ciliarepithels nach Punktion der Vorderkammer. Graefes Arch. **77** (1910). (c) Sulla struttura e sullo sviluppo della zonula dello Zinn. Diss. Livorno 1911. (d) Über den Bau und die Entwicklung der Zonula Zinii. Graefes Arch. **82** (1912). — **Carlson:** Changes in the Nissl substance of the ganglion and the bipolar cell of the retina of the Brandt *Cormorant Phalacrocorax penicillatus* during prolongated stimulation. Amer. J. Anat. **2** (1903). — **Carmotet:** Essai sur les fixateurs isotoniques en histologie oculaire. Arch. de Ophtalm. **29** (1909). — **Carpenter:** The ciliary ganglion of the *bird*. Fol. neurobiol. **5** (1911) and the development of the oculo-motorius, the ciliar ganglion and the abducent nerve in the *chick*. Bull. comp. Zool. Harvard, 47 Caspar. — **Carrère:** (a) Histologie de la région ciliaire de la rétine chez le *lapin* albino. C. r. Soc. Biol. Paris **88**, 420 (1923). (b) Développement du corps vitré. C. r. Soc. Biol. Paris **92**, 769 (1925). (c) De l'origine ciliaire des fibres de la zonule. C. r. Soc. Biol. Paris **92**, 769 (1925). — **Carrière, J.:** Die Sehorgane der *Tiere*, vergleichend anatomisch dargestellt. München u. Leipzig 1885. — **Carstens:** Fauna Ceylanica. Jena. Z. Naturwiss. **59**, 117 (1823). — **Caspar:** Über das Vorkommen isolierter flächenmarkhaltiger Nervenfasern in der Retina. Arch. Augenheilk. **41** (1900). — **Castelli:** Una nuova interpretazione del mecanismo della visione. Atti Aten. Begamo **1912**. — **Castello:** Contributo allo studio del reticulo-endoteliale dell' occhio. Ann. Ottalm. **55**, 607. — **Cattaneo:** (a) La strutture della retina nei *vertebrati*. Ann. Ottalm. **50** (1922). (b) La nevroglia nei centri optici degli *uccelli*. Arch. ital. Anat. **19**, 435 (1922). (c) Istogenesi della nevroglia nelle vie ottiche dell *uomo*. Arch. ital. Anat. **1923**, 371. (d) La struttura ultramicroscopica del cristallino normale. Atti Accad. naz. Lincei **5** (1927). (e) Beitrag zur Kenntnis der Zonulalamelle. Klin. Mbl. Augenheilk. **82**, 71 (1929). — **Cavazani:** Sur l'existence d'une mucine dans l'humeur aqueuse et contributions à l'étude de la viscosité des humeurs. Arch. ital. Biol. **46** (1907). — **Cavka:** Über die Ektopie der Linse und die zonuläre Lamelle. Z. Ophthalm. **20**, 357. — **Chambers:** The structure and physiological state of protoplasma. Publ. Cornell Univ. Med. Coll. New York **11**, 121 (1925). — **Chance:** On the visible remains of the vitreous canal. Ann. of Ophthalm. **1907**. — **Chatin:** Les organes du sens dans la série *animale*. Paris 1880. — **Chatin, J.:** (a) Sur les variations de la sclérotique chez les *vertébrés*. C. r. Acad. Sci. Paris **151**. (b) Sur la bague scléroticale postérieure des *oiseaux*. C. r. Acad. Sci. Paris **151**. — **Chevalerot** et **Polak:** De la coloration jaune de la macula. Annales d'Ocul. **138**, 24, 241. **Chia Chi Wang:** On the postnatal growth in the area of the optic nerve in albinotic and in grey Norway *rat*, J. comp. Neur. **43** (1927). — **Chiari:** Sulle ghiandole sclero-congiuntivali di Manz. Arch. Ottalm. **10** (1903). — **Chiarini:** Changements morphologiques, que l'on observe dans la rétine des vertébrés par l'action de la lumière et de l'obscurité. Arch. di Biol. **42** (1904). — **Chiarini, P.:** (a) Cambiamenti morfologici, che si verificano nella retina dei *vertebrati, rettili*, degli *uccelli* e dei *mammiferi*. Boll. Acad. med. Roma **1906**. (b) Changements morphologiques qui se produisent dans la rétine des *vertébrés* par l'action de la lumière et de l'obscurité, la rétine des *reptiles*, des *oiseaux* et des *mammifères*. Arch. di Biol. **45** (1906). — **Chiarugi:** Un organo preepifisario nella *cavia*. Monit. zool. ital. **30**, 34 (1919). — **Chievitz:** Über das Vorkommen der Area centralis retinae in den vier höheren *Wirbeltier*klassen. Arch. f. Anat. **1891**. — **Chievitz, J.:** (a) Die Area und Fovea centralis retinae beim *menschlichen* Fetus. Internat. Mschr. Anat. u. Physiol. **4** (1887). (b) Untersuchungen über die Area centralis retinae. Arch. f. Anat. Suppl. **1889**. (c) Untersuchungen über die Entwicklung der Area und Fovea centralis retinae. Arch. f. Anat. **1890**. — **Chrustschoff:** (a) Beiträge zur Histologie des *Knochenfisch*auges, über den Bau der Glaskörperhaut (Membrana hyaloidea). Z. mikrosk.-anat. Forsch. **7**, 121 (1926). Ref. Klin. Mbl. Augenheilk. **78**, 150, Kop. (b) Über die runden Pigmentzellen der Chorioidea, zur Frage über die Morphologie der pigmentbildenden Prozesse. Klin. Mbl. Augenheilk. **1926**, 503. — **Chun, C.:** Aus den Tiefen des Weltmeeres, 2. Aufl. Jena: Gustav Fischer 1903. — **Ciaccio:** (a) Beobachtungen über den inneren Bau des Glaskörpers im Auge des *Menschen* und der *Wirbeltiere* im allgemeinen. Maleschotts Unters. **10**, 583 (1870). (b) Osservazioni intorno alla struttura della congiuntiva *umana*. Mem. Accad. Bologna **4** (1873). (c) Über den Bau der Bindehaut des *menschli·hen* Auges. Maleschotts Unters. **11** (1874). (d) Osservazioni intorno alla membrana di Descemet e il suo endotelio con una descrizione anatomica dell'occhio della *talpa*. Mem. Accad. Bologna **1875**. (e) Osservazioni alla membrana del Descemet e il suo endotelio. Mem. Accad. Bologna **10** (1875). (f) Sopra il modo come le fibre nervose si terminano nella cornea etc. Mem. Accad. Bologna **1881**. (g) Osservazioni anatomiche comparative d'intorno agli occhi della *talpa* etc. Mem. Accad. Bologna **1884**. (h) Du mode des formations des vésicules primaires et pourquoi elles se transforment en secondaires, origine, formation et textures internes de l'humeur vitré. Arch. di Biol. **1893**. (i) Studio critico sulle cosidette glandule di Henle. Rend. Accad. Bologna **1901**. — **Cilimbaris:** (a) Über Pigmentzellen in der Hornhaut des *Schafes*. Vorl. Mitteil. Arch. Anat. **75** (1910). (b) Histologische Untersuchungen über die Muskelspindeln der Augenmuskeln. Arch. mikrosk. Anat. **75**, 692. — **Cirincione:** (a) Sulla struttura delle vie lacrimali dell *uomo*. Nota preventiva. Riforma med. **6** (1890). (b) Sui primi stadi dell' occhio *umano*. Giorn. Assoc. Napoli Med. **2**, 189 (1891). (c) Sulla genesi del vitreo. Congr. Nat. Ottalm. 1892. (d) Embriologia dell' occhio dei *vertebrati*. Napoli 1894. (e) Zur Entwicklung des *Wirbeltier*auges. Leipzig 1898. (f) Embriologia dell' occhio dei *vertebrati*. Sullo sviluppo dell' occhio dei *rettili*. Palermo 1901. (g) Sui primi stadi del cristallino *umano*. Ric. Pat. Clin. Ocul. Napoli **3** (1901). (h) Tratto ialoideo persistens. Clin. ocul. **1902**. (i) Sullo genesi del vitreo nei *vertebrati.* Atti Accad. Siena **15** (1903). (k) Über die Genese des Glaskörpers bei *Wirbeltieren*. Zbl. Augenheilk. **27** (1903). (l) Über die Genese des Glaskörpers bei den *Säugetieren*. Verh. anat. Ges. 17. Verslg. Anat. Anz. **23**, Erg.-H., **1903**. (m) Über den gegenwärtigen Stand der Frage hinsichtlich der Genese des Glaskörpers. Arch. Augenheilk. **1904**. (n) Sullo stato odierno della questione riguardante la genesi del vitreo. Siena 1903, 1905. (o) Über die Entwicklung der Capsula perilenticularis. Arch. f. Anat. **1897**, Suppl., 170. (p) Über die Entwicklung der Tränendrüse beim *Menschen*. Graefes Arch. **69** (1908). — **Clara:** Neuere Untersuchungen zur Frage der Teilung bei den Talgdrüsen. Z. mikrosk.-anat. Forsch. **18** (1929). — **Clarke:** Demonstration of the pecten in a tame *owl*. Proc. roy. Soc. Med. **20**, 53. — **Cloquet:** (a) Mémoires sur la membrane pupillaire et sur la formation du petit cercle artériel de l'iris. Paris 1818. (b) Traité d'anatomie descriptive, 3 ed. Paris 1888. — **Cnyrim:** Zur Schläfendrüse und zum Lidapparat des *Elephanten*. Anat. Anz. **46**, 273. — **Coats:** (a) The structure of the membrane of Bruch. Ophthalm. Hosp. Rep. Lond. **16** (1905). (b) Congenital pigmentation of the papilla. Ophthalm. Hosp. Rep. Lond. **17**, 225 (1908). (c) Unilateral diffuse melanosis of the uvea with *mamal* elevations on the surface of the iris. Trans. ophthalm. Soc. U. Kingd. **32**, 165 (1912). — **Cognetti de Martis:** Beobachtungen über den N. opticus und die Netzhaut bei *Akanthopsiden*. Atti Soc. ital. Sci. Natur. **11** (1923). — **Cohen, Kilian** and **Metzger:** The chemical composition of the vitreous of *animal* eyes. Proc. Soc. exper. Biol. a. Med. **22**, 445 (1925); Arch. of Ophthalm. **57**, 59 (1928). — **Colasanti:** La terminazione dei nervi nelle glandule sebacee. Ric. Labor. Anat. Univ. Roma **1873**. — **Collevati:** Sul trapianto degli occhi. Boll. Soc. Biol. sper. **1**, 625 (1926). — **Colin:** Traité de physiologie comparée des *animaux*. Paris: Baillère 1886. — **Collin:** (a) Premiers stades du développement du muscle sphincter de l'iris chez les *oiseaux*. C. r. Soc. Biol. Paris **55**, 1055 (1903). (b) Recherches sur le développement de l'iris chez les *oiseaux*. Bibl. Anat. **12** (1903). (c) Sulla struttura e sul sviluppo della zonula dello Zinn. Livorno 1911. (d) Les mitochondries du cylindraxe des dendrites et du corps des cellules ganglionnaires de la rétine. C. r. Soc. Biol. Paris **74** (1913). (e) Formes cinétiques des noyaux névrogliques dans le nerf optique du *boeuf*. C. r. Soc. Biol. Paris **84**, 801 (1921). (f) Sur la névroglie du chiasma et des bandelettes optiques chez le *chien*. Bull. Soc. Ophtalm. Paris **1925**, 45. (g) Propriétés différentielles des fibres collagènes de la cornée et de la sclérotique. C. r. Soc. Biol. Paris **1928**, 833. — **Collins:** The structure of the zonule. Roy. Lond. ophthalm. Hosp. Rep. 81 (1890). — **Colombo:** (a) Sulla dimostrazione delle fibre elastiche nella cornea die alcuni *mammiferi*. Ann. Ottalm. **32** (1903). (b) I granuli protoplasmatici dell' epitelio corneale studiati durante il processo die riparazione delle ferite. Ann. Ottalm. **33** (1904). — **Comberg:** (a) Beobachtungen am Glaskörper. Klin. Mbl. Augenheilk. **72**, 692. (b) Zur Frage der vorderen Glaskörperbegrenzung nach Spaltlampenbefunden. Ber. 43. Verslg ophthalm. Ges. Jena **1922**. (c) Beobachtungen am Glaskörper. Augenärztl. Ges. Berlin. Zbl. Ophthalm. **14**, 238 (1924). — **Contino:** (a) Struttura e sviluppo del margine palpebrale. Ann. Ottalm. **34** (1905). (b) Bau und Entwicklung des Lidrandes beim *Menschen*. Graefes Arch. **46** (1907). (c) Über die Entwicklung der Caruncula lacrimalis des *Menschen*. Graefes Arch. **71** (1909). (d) Über die Entwicklung der Karunkel und der Plica semilunaris beim *Menschen*. Graefes Arch. **71** (1909). (e) Über multiple Cilienfollikel und ihre Entstehung. Graefes Arch. **76** (1910). (f) Embryogénie de la caroncle et du repli sémilunaire chez l'*homme*. Arch. d'Ophtalm. **31** (1911). (g) Il corpo vitreo dell'*uomo* e degli *animali* superiori. Palermo 1919. (h) Sulla presenza di elementi simili astroziti della nevroglia nel vitreo degli *animali* superiori. Ann. Ottalm. **51** (1923). (i) Ricerche sul vitreo. Atti Congr. Soc. Ottalm. Roma **1925**. — **Cooper:** The permanent and evanescent canal of the hyaloid. Ophthalm. Rev. **1908**, 357; Trans. ophthalm. Soc. U. Kingd. **47**, 341 (1927). — **Cope:** On a blind *Silurid* from Pennsylvania. Proc. nat. Acad. Sci. U. S. A. **1864**, 231. — **Coppez:** (a) Études sur la pigmentation de la conjonctive. Bull. Acad. Méd. Belg. **19**, 443 (1905). (b) Le sympathique oculaire. Ann. et Bull. Soc. Sci. Med. Brux. **1927**, 39. — **Cords:** Über den Lidknorpel der *Sauropsiden*. Z. Anat. **65**, 277 (1922). — **Cords, El.:** Zur Frage des Musc. retractor bulbi der *Säuger*. Z. Anat. **1924**, 71. — **Corning:** Über die vergleichende Anatomie der Augenmuskulatur. Gegenbaurs Jb. **1900**, 29. **Corvado:** Circa l'osservazione della membrana capsulo pupillare. Giorn. Assoc. Napoli Med. **11** (1901). — **Correia:** Observaçoes sobre os nervos da orbita e ganglio ciliar. Arch. Anat. Lisbôa **9**, 635 (1925). — **Cosmettatos:** (a) Recherches sur le développement des voies lacrymales. Paris 1898. (b) Über einige Anomalien der Tränenwege. Arch. Augenheilk. **55** (1906). (c) Recherches sur le développement de la membrane pupillaire chez l'*homme*. Arch. d'Ophtalm. **30**. (d) Recherches sur le développement de l'iris et la formation de la chambre antérieure chez l'*homme*. Arch. d'Ophtalm. **31** (1911). — **Cotronei:** Sulla morfologia causale del sviluppo oculare del *bufo vulgaris*. Atti Accad. naz. Lincei **5**, 30 (1921); Monit. zool.

ital. **32** (1921). — **Cox:** *Cave-Fishes*, Appendix to report Fishery Board 1904. — **Cramer:** (a) Het accomodatie vermogen der oogen physiologisch toegelicht. Haarlem. (b) Beitrag zur Kenntnis der Opticuskreuzung im Chiasma usw. Anat. H. 1898, 33. — **Crampton:** The description of an organ by which the eyes of *birds* are accomodated to the different distant objects. Thompson's Ann. Philad. **1813.** — **Crevatin:** (a) Sulle terminazioni nervose della congiuntiva. Rend. Accad. Soc. Bologna **72**, 153 (1901). (b) Su di alcune particolare forme di terminazioni nervose nei muscoli che muovono l'occhio. Bull. Sci. Med. Bologna **1** (1901). (c) Über das strudelartige Geflecht der Hornhaut der *Säugetiere*. Anat. Anz. **19** (1901). (d) Su di alcuni corpuscoli del plesso subepiteliale della cornea dei *topi*, Bol. Soc. e Med. **72**, 153 (1902). (e) Le terminazioni nervose nel corio della congiuntiva della *pelle* etc. Mem. Accad. Sci. Bologna **1903.** (f) Beitrag zur Kenntnis der epithelialen Geflechte der Hornhaut der *Säugetiere*. Anat. Anz. **23** (1903). (g) Sulle terminazioni nervose della congiunctiva. R. Accad. Sci. Bologna **1901**; Mem. Accad. Sci. Bologna **1903**, 5. (h) Über die Nervenausbreitung im Augenlidapparat der *Ophidier*. Anat. Anz. **24** (1904). — **Cuignet:** Circulation du sang observée à l'ophtalmoscope dans l'oeil des *grenouilles*. Annales d'Ocul. **29** (1866). — **Cutore:** Di una particolare formazione peripineale nel *bos taurus*. Arch. ital. Anat. 8, 230 (1909). — **Cuvier:** Leçons de l'anatomie comparée. T. 2. — **Cyon:** Der Brechungsindex des Glaskörpers. Sitzgsber. Akad. Wiss. Wien, Math.-naturwiss. Kl. **59** (1869). — **Czermak:** (a) Zur Zonulafrage. Graefes Arch. **31**; Klin. Mbl. Augenheilk. **23.** (b) Beitrag zur Kenntnis der sog. cilio-retinalen Gefäße. Wien. klin. Wschr. 1888 I, 11. (c) Einiges zur Lehre von der Entstehung und dem Verlauf des prodromalen und akuten Glaukomanfalles. Prag. méd. Wschr. **1897.** — **Czerny:** Zur Anatomie der Meibomschen Drüsen. Klin. Mbl. Augenheilk. **12** (1875).

Dabelow: (a) Der Scleralring der *Sauropsiden*, sein phylogenetischer Ursprung und seine ontogenetische Entwicklung. Z. Morph. u. Anthrop. **26**, 305. (b) Erwiderung auf vorstehende Arbeit von T. Edinger. Anat. Anz. **66**, 184. — **Dacunha u. Sousa:** Zur Lehre der Muskulatur des Augenlides des *Menschen*. Mitt. embr. Inst. Univ. Wien **1883.** — **Damianoff:** Recherches sur la cristalloïde et l'histologie de la zonule de Zinn. Thèse de Montpellier **1900.** — **Dammermann, H. W.:** Der Saccus vasculosus der *Fische* ein Tiefenorgan. Z. zool. **96** (1910). — **Danis:** Persistance de l'artère hyaloïde et du canal de Cloquet. Bull. Soc. belge Ophtalm. **1920.** — **Dean, B.:** On the embryo of *bdellostoma stouti*. Festschrift für Kupffer. — **Dedekind:** Beiträge zur Entwicklungsgeschichte der Augengefäße des *Menschen*. Anat. H. **38** (1908). — **Degner:** Zur Kenntnis der markhaltigen Nervenfasern in der Netzhaut. Diss. Königsberg 1912. — **Dehorne:** Indices cytologiques de la présence de choléstérine dans l'oeil normal. C. r. Acad. Sci. Paris 182, 341 (1926). — **Deichler. L. W.:** Ring opacity of vitreous. Amer. J. Ophthalm. 4 (1921). — **Deichsel, G.:** Beiträge zur Kenntnis des *Knochenfisch*auges mit besonderer Berücksichtigung der Frage nach der Akkommodation. Inaug.-Diss. Breslau 1908. — **Dejean, Ch.:** (a) Rôle du feuillet moyen dans l'assemblage des premières ébauches de l'oeil. C. r. Acad. Sci. Paris **177** (1923). (b) Origine du corps vitré et de la zonule. C. r. Acad. Sci. Paris **177** (1923). (c) Sur la formation des milieux figurés de l'oeil des *vertébrés*. Arch. d'Ophtalm. **41** (1924). (d) Origine collagène et développement du corps vitré et de la zonule de Zinn dans l'oeil des *vertébrés*. Archives Anat. microsc. **21** (1925). (e) Sur l'origine des fibres de la zonule. C. r. Soc. Biol. Paris **92**, 1051 (1925). (f) Étude anatomique et embryologique sur la membrane hyaloïde de l'oeil des *mammifères*, son rôle dans la formation des milieux de l'oeil et ses limites. Arch. d'Ophtalm. **43**, 257 (1926). (g) Le canal de Cloquet ou canal central du corps vitré. Archives d'Anat. **6**, 65 (1926). (h) Les acquisitions nouvelles de l'histologie et de la physiologie de la cornée. Bull. Histol. appl. **4**, 279 (1927). (i) Recherches sur la zonule de Zinn. Arch. d'Ophtalm. **45**, 64, 145 (1928). — **Delage:** Suggestions sur la raison d'être de la double fovée des *rapaces diurnes*. C. r. Acad. Sci. Paris **170**, 425 (1920). — **Dellessert:** Quelques recherches sur les glandes de Henle de la conjonctive palpébrale chez l'*homme*. Rev. méd. Suisse rom. **30** (1910). — **Dembowski, J.:** Über den Bau der Augen von *Ocypoda cerathophtalma*. Zool. Jb., Abt. Anat. **36**, 191. — **Denissenko:** Mitteilungen über die Gefäße der Netzhaut der *Fische*. Arch. mikrosk. Anat. 18 (1880). — **Dennisenko, G.:** (a) Über den Bau der äußeren Körnerschicht bei *Wirbeltieren*. Arch. mikrosk. Anat. **19** (1881). (b) Über den Bau und die Funktion des Kammes im Auge der *Vögel*. Arch. mikrosk. Anat. **19** (1881). (c) Einiges über den Bau der Netzhaut des *Aales*. Arch. mikrosk. Anat. **21** (1882). — **Depène:** Angeborene Rinnenbildung des Tränenröhrchens. Klin. Mbl. Augenheilk. **49** (1912). — **Derchia:** Contributo allo studio della struttura e delle connessioni del ganglion ciliare. Monit. zool. ital. **1894—1895.** — **Desfosses:** Étude de l'oeil du *protée*. Arch. d'Ophtalm. **1882**, 406. — **Desmoulins:** Anatomie du système nerveux. Paris 1825. — **Dessauer:** Zur Zonulafrage. Klin. Mbl. Augenheilk. **21** (1883). — **Detwiler:** (a) The effect of light on the retina of the *tortoise* and the *lizard*. J. of exper. Zool. **20** (1916). (b) The structure of the retina of *phrynosoma cornutum*. J. comp. Neur. **32** (1920). (c) Photomechanical responses in the retina of *Eremias argus*. J. of exper. Zool. **37** (1923). (d) Studies on the retina. An experimental study of the *gecco* retina. J. comp. Neur. **36** (1923). (e) Some experimental observations on the retina of the *gecco*. Proc.

Soc. exper. Biol. a. Med. **20**, 214 (1923). (f) Observations on the rods of nocturnal *mammals.* J. comp. Neur. **37**, 481 (1924). — **Detwiler and Laurens:** Studies on the retina, histogenesis of the visual cells in *amblystoma.* J. comp. Neur. **33** (1921). — **Detwiler and Lewis:** Temperature and retinal pigment migration in the eyes of the *frog.* J. comp. Neur. **41**, 153 (1926). — **Deutschmann:** Über die Quellen des Humor aqueus im Auge. Graefes Arch. **16**, 3 (1880). — **Dewey:** A contribution to the study of the lympathic system of the eye. Anat. Rec. **19** (1925). — **Dexler:** (a) Über den binokularen Sehakt der *Pferde.* Wien. klin. Wschr. **1897.** (b) Untersuchungen über den Faserverlauf im Chiasma des *Pferdes* und über den binokularen Sehakt dieses *Tieres.* Arb. Inst. Anat. u. Physiol. Wien 8 (1897). Jb. Psychiatr. **16** (1897). — **Deyl, J.:** (a) Zur vergleichenden Anatomie des Sehnerven. Bull. internat. Acad. Prag: Franc-Jos. 1895. (b) Contribution à l'étude de l'anatomie comparée du nerf optique. Bibl. Anat. **1896.** (c) Über den Eintritt der Arteria centralis retinae in den Sehnerven beim *Menschen.* Anat. Anz. **11**, 687 (1896). (d) Über den Sehnerven bei *Siluroiden* und *Akanthopsiden.* Anat. Anz. **9** (1896). — **Dieter:** (a) Die Viscosität der Augenflüssigkeiten. Arch. Augenheilk. **96** (1925). (b) Die sympathische Innervation des Auges. Pflügers Arch. **217**, 293 (1927). — **Dimmer:** (a) Die ophthalmoskopischen Lichtreflexe der Netzhaut. Leipzig u. Wien: Franz Deuticke 1891 u. 1894. (b) Beiträge zur Anatomie und Physiologie der Macula lutea des *Menschen.* Leipzig u. Wien: Franz Deuticke 1894. (c) Über die Sehnervenbahnen. 27. Verslg ophthalm. Ges. Heidelberg 1898. (d) Demonstration von Photogrammen nach Schnittpräparaten durch die Fovea. Ber. 30. Verslg ophthalm. Ges. Heidelberg **1902**, 362. (e) Die Macula lutea der *menschlichen* Netzhaut und die durch sie bedingten entoptischen Erscheinungen. Graefes Arch. **65**, 486. (f) Die Photographie des Augenhintergrundes. Wiesbaden 1907. — **Dimmer, F.:** (a) Rotfärbung des Glaskörpers infolge von Glaskörperblutung. Wien. med. Wschr. **71** (1921). (b) Der Augenspiegel, 1921. — **Dimmer u. Pillat:** Atlas photographischer Bilder des *menschlichen* Augenhintergrundes. Wien: Franz Deuticke 1927. — **Dinger:** Die Tiefe der Corneoscleralrinne und die Emmetropisation. Graefes Arch. **100.** — **Dittler:** (a) Über Zapfenkontraktion an der isolierten Netzhaut. Pflügers Arch. **117** (1907). (b) Über die chemische Reaktion der isolierten *Frosch*netzhaut. Pflügers Arch. **120**, 44 (1907). (c) Die objektiven Veränderungen der Netzhaut bei Beleuchtung. Bethes Handbuch der normalen und pathologischen Physiologie, Bd. 12, S. 266. 1928. — **Dobrowolsky:** (a) Zur Lehre über die Blutzirkulation im Augenhintergrund des *Hundes* und *Menschen.* Zbl. med. Wiss. **1870**, 306. (b) Die Doppelzapfen. Arch. f. Anat. **1871**, 208. (c) Zur Anatomie der Retina. Arch. f. Anat. **1871**, 221. — **Doenecke:** Untersuchungen über den Bau und Entwicklung der Augenlider beim *Vogel* und *Haifisch.* Diss. Leipzig 1899. **Döllinger, I.:** Über das Strahlenbändchen im *menschlichen* Auge. Nova acta physico-med. Act. Caes-Leopold nat. cur. **9** (1822). — **Dogiel, A. S.:** (a) Die Retina der *Ganoiden.* Arch. mikrosk. Anat. **22**, 419 (1883). (b) Zur Frage über den Bau der Retina bei *Triton cristatus.* Arch. mikrosk. Anat. **24**, 45 (1885). (c) Über das Verhalten der nervösen Elemente in der Retina der *Ganoiden, Reptilien, Vögel* und *Säugetiere.* Anat. Anz. **3**, 133 (1888). (d) Über die nervösen Elemente in der Netzhaut der *Amphibien.* Anat. Anz. **3**, 342 (1888). (e) Methylenblautinktion der motorischen Nervenendigungen in den Muskeln der *Amphibien* und *Reptilien.* Arch. mikrosk. Anat. **35**, 305 (1890). (f) Die Nerven der Cornea des *Menschen.* Anat. Anz. **5**, 483 (1890). (g) Die Nervenendkörperchen-Endkolben nach KRAUSE in der Cornea und Conjunctiva bulbi des *Menschen.* Arch. mikrosk. Anat. **37**, 602 (1891). (h) Zur Frage über den Bau der Nervenzellen und über das Verhältnis ihres Achsenzylinders (Nervenfortsatzes) zu den Protoplasmafortsätzen (Dendriten). Arch. mikrosk. Anat. **41**, H. 1, 62. (i) Über die nervösen Elemente in der Retina des *Menschen.* Arch. mikrosk. Anat. **38**, 317 (1891). (k) Neuroglia der Retina des *Menschen.* Arch. mikrosk. Anat. **41**, 612 (1893). (l) Die Nervenendigungen in den Tränendrüsen der *Säugetiere.* Arch. mikrosk. Anat. **42**, 632 (1894). (m) Die Nervenendigungen im Lidrand und in der Conjunctiva palpebrarum des *Menschen.* Arch. mikrosk. Anat. **44**, 15 (1895). (n) Ein besonderer Typus von Nervenzellen in der mittleren gangliösen Schicht der *Vogel*retina. Anat. Anz. **10**, 750 (1895). (o) Die Retina der *Vögel.* Arch. mikrosk. Anat. **44**, 622 (1895). — **Dogiel, J.:** (a) Über den Musculus dilatator pupillae bei *Säugetieren, Menschen* und *Vögeln.* Arch. mikrosk. Anat. **6**, 89 (1870). (b) Zur Kenntnis der Eiweißreaktionen und von dem Verhalten des Albumins der lichtbrechenden Medien des Auges. Arch. f. Physiol. **19**, 335 (1879). (c) Neuere Untersuchungen über die pupillenerweiternden Muskeln der *Säugetiere* und *Vögel.* Arch. mikrosk. Anat. **27**, 403 (1886). **Dohrn:** Zur Phylogenese des *Wirbeltier*auges. Mitt. zool. Stat. Neapel **6**, 1883 (1919). — **Doncan:** The structure of the vitreous body. Nederl. Lancet **3** (1854). — **Donders:** (a) Über die sichtbaren Erscheinungen der Blutbewegung im Auge. Arch. f. Ophthalm. **1** (1855). (b) Die Grenzen des Gesichtsfeldes in Beziehung zu denen der Netzhaut. Graefes Arch. **23**, 255. (c) Untersuchungen über die Entwicklung und den Wechsel der Cilien. Arch. f. Ophthalm. **4**, 286 (1858). — **Dor:** Über die Nervi nervorum des Chiasma. Graefes Arch. **40** (1900). — **Dosschaate, Ten:** Retina der *Wale.* Anat. Anz. **51**, 200 (1918). — **Dostojewski, A.:** Über den Bau des Corpus ciliare und der Iris von *Säugetieren.* Arch. mikrosk. Anat. **28** (1886). — **Dostojewsky:** Zur Frage über die Existenz eines pupillenerweiternden Muskels bei *Menschen* und *Säugetieren*. Wratsch. (russ.) **64** (1886). — **Dragomirov:** On the lensforming action of the optic cup. Mem. Acad. Ukraine **6** (1927). — **Druault, A.:** (a) Développement de l'oeil et de ses adnexes. In Poirier et Nicolas. Traité de l'anatomie humaine, Tome 2. 1911. (b) Sur le développement du corps vitré et de la zonula. Bibl. Anat. **23**, 33 (1913). (c) Sur l'accroissement de la capsule du cristallin. Bull. Soc. Ophtalm. Paris **1913**; Arch. vergl. Ophthalm. **3**, 279 (1913). (d) Développement de l'appareil suspenseur du cristallin chez l'*homme* et la *souris*. Arch. d'Ophtalm. **34**, 1 (1913—14). (e) Appareil de la vision. In Poirier et Champy. Traité d'anatomie humaine, Tome 5. — **Druault, A.** et **S.:** Recherches sur le dernier stade du développement du corps vitré et de l'appareil suspenseur du cristallin chez l'*orvet*, Actes 12. Congr. internat. d'Ophtalm. St. Petersbourg **1914.** — **Druault-Toufesco:** (a) Quelques réflexions sur le cristallin normal et pathologique. Annales d'Ocul. **151**, 81 (1914). (b) Sur la cellule cristallinienne. Annales d'Ocul. **152**, 411 (1914). — **Dub:** Beitrag zur Kenntnis der Cataracta zonularis. Graefes Arch. **37**, 26. — **Duboc:** Contributions à l'étude des glandes lubréfiantes de l'oeil. Paris 1926. — **Du Bois-Reymond, Cl.:** (a) Über die Zahl der Empfindungskreise in der Netzhautgrube. Diss. Berlin 1881. (b) Seheinheit und kleinster Sehwinkel. Graefes Arch. **32**, 1 (1886). — **Du Bois-Reymond, R.:** Bemerkungen über die Innervation des Retractor bulbi. Anat. Anz. **31** (1907). — **Dubois** et **Castelin:** Contributions à l'étude de l'innervation motrice de l'iris. Arch. d'Ophtalm. **25** (1907). — **Dubreuil:** (a) Des anomalies artérielles. Paris 1847. (b) Les glandes lacrymales et les glandes annexes de l'oeil (orbitaire et conjonctivales) des *vertébrés*. Rev. gén. Histol. **1908.** — **Dubreuil** et **Dupuis-Dutemps:** Sur les fibres commissurales périphériques interrétiniennes chez le *chien*. Bull. Soc. Ophtalm. Paris **21** (1904). — **Dücker, Martin:** Über die Augen der *Cyclostomen*. Jena. Z. Naturwiss. **60**, H. 3, 471 (1924). — **Duke-Elder:** (a) The structure of the retina. Brit. J. Ophthalm. **10**, 508 (1926). (b) The ocular circulation. Brit. J. Ophthalm. **10**, 513 (1926). (c) The osmotic pressure of the aqueous humour. J. of Physiol. **59**, 388 (1927). (d) On the nature of intra-ocular fluids. Brit. J. Ophthalm. Suppl. **3** (1927). (e) The structure and properties of the vitreous body. Trans. ophthalm. Soc. U. Kingd. **49** (1929). (f) The nature of the vitreous body. Brit. J. Ophthalm. Suppl. **4** (1930). **Durand:** Dispositions des muscles dans l'iris des *oiseaux*. C. r. Soc. Biol. Paris **9**, 5, 242 (1893). — **Duval** et **Real y Beiro:** Homologie du peigne des *oiseaux* et du corps vitrée embryonnaire des *mammifères*. C. r. Soc. Biol. Paris **1884.** — **Duyse, van:** (a) Persistance du canal de Cloquet. Arch. d'Ophtalm. **11** (1891). (b) Terminaisons péricristalliniennes d'une artère hyaloïdienne persistante et perméable. Arch. d'Ophtalm. **22** (1902). (c) Éléments d'embryologie et de tératologie de l'oeil. Encycl. franç. d'Ophtalm., Tome 2. Paris 1905.

Eberth, C. D.: Von den Blutgefäßen. Strickers Handbuch, 1871. — **Ebner, V.:** (a) Untersuchungen über die Ursachen der Anisotropie organisierter Substanzen. Leipzig 1882; Handbuch der mikroskopischen Anatomie, 1902. (b) Diskussionsbemerkung zu den Vorträgen von Köl·iker und Cirincione. 17. anat. Verslg Heidelberg 1903. — **Edinger:** Skleraring und Periorbitalring. Bemerkungen zu der Arbeit von Dabelow. Anat. Anz. **66**, 172 (1928/29). — **Edinger, L.:** Einiges vom Gehirn des *Amphioxus*. Anat. Anz. **28**, 417 (1906). — **Eggeling:** (a) Zur Morphologie der Augenlider der *Säugetiere*. Jena. Z. Naturwiss. **39** (1904). (b) Zur Phylogenese der Augenlider. Anat. Anz. **25**, Erg.-H. (c) Nochmals zur Morphologie der Augenlider. Anat. Anz. **29** (1906). — **Egger, A.:** Die Zonula Zinnii des *Menschen*. Nach Untersuchungen von Leichenaugen am Spaltlampenmikroskop. Graefes Arch. **113** (1924). — **Egoroff:** Über das Ganglion ciliare. Diss. Kasan 1886. — **Eigenmann, C. H.:** (a) The eyes of blind *vertebrates* of North America. The eyes of the *amblyopsidae*. Arch. Entw.mechan. **8** (1899). (b) The eyes of the blind *vertebrates* of N. A. The eyes of *Thyphlomolge Rathbuni* Steijneger. Contr. Zool. Labor. Indiana Univ. **29**. (c) Degeneration in the eyes of cold blooded *vertebrates* of the North American caves. Indiana Acad. Sci. **31**, 239, 251 (1899). (d) The blind *fishes* biological section of marine. Biol. Bull. Mar. biol. Labor. Wood's Hole **1899.** (e) The eyes of the cave *salamander thyphlotriton*. Biol. Bull. Mar. biol. Labor. Wood's Hole **1899.** (f) Causes of degeneration in blind *fishes*. Pop. Sci. Monthly **57** (1900). (g) The eyes of *Rhineura floridana*. Indiana Acad. Sci. **1901, 1902.** (h) Cave *vertebrates* of America, a study in degeneration and evolution. Washington D. C. 1909. — **Eigenmann** and **Shafer:** The mosaic of single and twin cones in the retina of *fishes*. Amer. Naturalist **34** (1900). — **Eisler:** (a) Anatomie. Kurzes Handbuch der Ophthalmologie von Schieck und Brückner, Bd. 1. 1930. (b) Descemetsche Haut und Linsenkapsel. Graefes Arch. **124**, 705 (1930). — **Ekman:** (a) Experimentelle Beiträge zum Linsenbildungsproblem bei den *Anuren*. Arch. Entw.mechan. **39** (1914). (b) Zur Frage nach der frühzeitigen Spezifizierung der verschiedenen Teile der Augenanlage. Arch. Entw.mechan. **40** (1914). — **Eleonskaja, V.:** Über die Nervenendigungen in der Sklera der *Säuger*. Diss. Petersburg 1911. — **Ellenberger, W.:** Handbuch der vergleichenden mikroskopischen Anatomie der *Haustiere*. Berlin 1906. — **Ellenberger** u. **S. Schumacher:** Grundriß der vergleichenden Histologie der *Haussäugetiere*. Berlin 1914. — **Elschnig:** (a) Über den Bau und Funktion des Ciliarmuskels. Wien. med. Presse **39** (1898). (b) Anastomosenbildung an den Netzhautnerven. Klin. Mbl. Augenheilk. **36** (1898). (c) Opticociliares Gefäß. Arch.

Augenheilk. **18**, 295. (d) Cilioretinale Gefäße. Graefes Arch. **44**, 144. (e) Zur Anatomie des *menschlichen* Albinoauges. Graefes Arch. **84**, 401. (f) Über opticociliare Gefäße. Klin. Mbl. Augenheilk. **36**, 93. (g) Histologische Artefakte im Sehnerven. Klin. Mbl. Augenheilk. **40**, 81. (h) Der normale Sehnerveneintritt des *menschlichen* Auges. Denkschr. Akad. Wiss. Wien, Math.-naturwiss. Kl. **70** (1900). (i) Diskussionsbemerkung zur Anatomie der Fovea centralis. 30. Verslg ophthalm. Ges. Heidelberg 1902. (k) Über die sog. Klumpenzellen der Iris. Sitzgsber. Akad. Wiss. Wien, Math.-naturwiss. Kl., April **1906**. (l) Bemerkungen über die Refraktion der Neugeborenen. Z. Augenheilk. **11**, 10. (m) Über physiologische, atrophische und glaukomatöse Exkavation. Ref. 34. Verslg ophthalm. Ges. Heidelberg **1907**. (n) Über Glaskörperersatz. 37. Verslg ophthalm. Ges. Heidelberg **1911**. (o) Über die Zonula-lamelle Z. Augenheilk. **101**, 760 (1929). — **Elschnig** u. **Lauber:** Über die sog. Klumpenzellen der Iris. Graefes Arch. **65**, 428. — **Embden:** Primitivfibrillenverlauf in der Netzhaut. Arch. mikrosk. Anat. **57** (1901). — **Emery, C.:** (a) Sui reflessi iridescenti della cornea di alcuni *pesci ossei*. C. r. Acad. Sci. Paris **1876**. (b) La cornea dei *pesci ossei*. Giorn. Sci. nat. **13** (1878). — **Emmert:** Vergleichend anatomische Untersuchungen über Größengewichtsverhältnisse und der Augapfel unserer *Haustiere* und seine Bestandteile. Z. vergl. Augenheilk. **4** (1886). — **Engel:** Lo sviluppo dei vasi sanguini nelle palpebre dell'*uomo*. Ric. Labor. Anat. norm. Roma **12** (1907). — **Engelhardt:** Tentakelapparat und Auge von *Ichthyophis*. Diss. Jena 1923. — **Engelmann:** Neue Befunde betreffend Bewegung von Zapfen und Pigment gemeinsam mit van Genderen=Stort. Verh. akad. Wiss. Amsterdam **1884**, 186. — **Engelmann, Th., W.:** (a) Über die Hornhaut des Auges. Diss. Leipzig 1867. (b) Über Bewegungen der Zapfen und Pigmentzellen der Netzhaut unter dem Einfluß des Lichtes und des Nervensystems. C. r. 4. Sitzg internat. med. Kongr. Kopenhagen **1884**. (c) Auszug. Pflügers Arch. **35** (1885). — **Enriquez:** (a) Glia Priorität gegen Marchesani. Klin. Mbl. Augenheilk. **1926**, 877. (b) Die Hortegaschen Zellen der Retina und des Sehnerven im normalen und pathologischen Zustand. Arch. Ophthalm. hisp.-amer. **27**, 322. (c) Die Oligodendroglia der optischen Bahnen. Actas Soc. españ. Hist. Nat. **19**, 26. — **Enslin:** Die Histologie der Caruncula lacrimalis des *Menschen*. Arch. Augenheilk. **51**, 253 (1905). — **Eppenstein:** Untersuchungen über die Dehnungsfähigkeit der elastischen Eemente des *menschlichen* Auges. Graefes Arch. **102** (1920). — **Eppenstein, A.:** Untersuchungen über den Gehalt an elastischen Fasern unter normalen und pathologischen Verhältnissen. Diss. Berlin 1912. — **Erdl:** Disquisitiones de glandula chorioideali. München 1839. — **Erggelett:** Klinische Befunde bei fokaler Beleuchtung mit der Gullstrandschen Spaltlampe. Klin. Mbl. Augenheilk. **53** (1914). — **Eropheef:** Zur Kenntnis intraokularer Muskeln beim *Menschen*. Diss. 1880. — **Eschricht:** Beobachtungen an dem *Seehund*auge. Arch. Anat. u. Physiol. **1838**. — **Eversbusch:** (a) Klinisch-anatomische Beiträge zur Embryologie und Teratologie des Glaskörpers. Diss. München 1882. (b) Vergleichende Studien über den feineren Bau der Iris. Z. vergl. Augenheilk. **1882**. (c) Über einige Veränderungen der Plica semilunaris. 15. Verslg Ges. Heidelberg. Klin. Mbl. Augenheilk. **21**, 155 (1883). (d) Vergleichende Studien über den feineren Bau der Iris, der anatomische Grund der spaltförmigen Pupille. Z. vergl. Augenheilk. **1885**, 35. (e) Vergleichend anatomische Untersuchungen über die feineren Verhältnisse der Irismuskulatur mit besonderer Berücksichtigung der Dilatatorfrage. Heidelberg. Ber. **1894**. (f) Ein auch in anatomischer Hinsicht bemerkenswerter Fall von einseitiger traumatischer Thrombose der Netzhautvenen, verbunden mit Blutung im Zentralkanal des Glaskörpers. Klin. Mbl. Augenheilk. **37** (1899). (g) Klinisch-anatomische Beiträge zur Embryologie und Teratologie des Glaskörpers. Mitt. Augenklin. München 1 (1902). — **Ewald** u. **Kühne:** Untersuchungen über den Sehpurpur. Unters. Physiol. Heidelberg **1**, 139. — **Ewart:** Development of the ciliary or motor oculi ganglion. Proc. roy. Soc. Lond., 6. März **1890**, 286. — **Ewetzky, Th.:** Über das Endothel der membrana Descemeti. Unters. path. Inst. Zürich **3** (1875.) — **Ewing:** Über ein Bauverhältnis des Irisumfanges beim *Menschen*. Graefes Arch. **34**, 1. — **Exner:** Über plötzlichen Farbenwechsel an der gesunden Regenbogenhaut des *Menschen*. Verslg Ges. Naturforsch. 76; Verslg Breslau 1904. — **Exner, F.:** Über die Funktion des Musculus Cramptonianus. Sitzgsber. Acad. Wiss. Wien, Math.-naturwiss. Kl. **85** (1882). — **Exner, S.** u. **Januschke:** Das Verhalten des Guanintapetums von *Abramis brama* gegen Licht und Dunkelheit. Sitzgsber. Acad. Wiss. Wien, Math.-naturwiss. Kl. **114**, 3 (1906). — **Eycleshymer:** The development of the optic vesicles in *amphibia*. J. Morph. Boston 8 (1893).

Faber, C.: Der Bau der Iris des *Menschen* und der *Wirbeltiere*, mit Berücksichtigung ihrer Muskulatur. Gekrönte Preisschrift Leipzig 1876. — **Falchi, F.:** Über die Histogenese der Retina und des Nervus opticus. Graefes Arch. **34** (1888). — **Faldino:** (a) Ricerche sopra l'innesto dei tessuti embrionali. Ulteriore contributo. Chir. Org. Movim. **9**, 1 (1924). (b) Sullo sviluppo dei tessuti embrionali omoplastici innestati nella camera anteriore dell' occhio de *coniglio*. Arch. di Sci. biol. **5**, 328 (1924). — **Fano:** Action de l'atropine sur l'oeil normal. J. d'Ocul. **1890**, 121. — **Faravelli:** Su di un musculo a fibre liscie osservato nella zona ciliare dell' occhio dell *thynnus vulgaris*. Atti Accad. Torino **24**, 268 (1890). — **Farina:** Effetti dei colori vitali acidi nel bulbo oculare. Ann. Otol. e Clin. **56**, 440 (1928). —

Farnariere, F.: Sur certaines plicatures de la rétine en voie de développement. Annales d'Ocul. **146** (1911). — **Favaloro:** (a) Saggio di colorazione della nevroglia del nervo ottico normale e patologico e della retina nei *primati* mediante un processo semplificato. Neurologica (Napoli) **43**, 1 (1926). (b) Über die Durchmesser des *menschlichen* Auges und ihre Entwicklung in Beziehung zum Alter. Giorn. Ocul. **8**, 13 (1927). — **Favre, M.** et **Cl. Regaud:** Sur la nature des fibres d'HERXHEIMER ou Filaments basaux de l'épiderme. Lyon. méd. **1910.** — **Fazzari:** Il connettivo del nervo ottico. Ric. Morf. e Biol. anim. **8**, 247 (1928). — **Fehr:** Zur Pigmentierung des Sehnerven. Zbl. prakt. Augenheilk. **33** (1909). — **Feingold:** Peripheral communicating vessels between retina and choroid. etc. Amer. J. Ophthalm. **3** (1922). — **Fejer:** (a) Abnorme Pigmentation der Sehnervenpapille. Arch. Augenheilk. **58** (1907). (b) Über Pigmentation markhaltiger Nervenfasern des Sehnervenkopfes. Klin. Mbl. Augenheilk. **61** (1918). — **Felchlin:** Versuche zur Ermittlung des spezifischen Gewichtes der verschiedenen Augenmedien mittels einer neuen Methode. Graefes Arch. **117** (1926). — **Feßler:** Zur Entwicklungsmechanik des Auges. Arch. Entw.-mechan. **46** (1921). — **Fey:** (a) Über die Tränenkarunkel bei *Carnivoren*. Arch. vergl. Ophthalm. **4** (1914). (b) Über die Tränenkarunkel bei *Carnivoren*. Auch ein Beitrag zum Aufbau rudimentärer Haare. Arch. vergl. Ophthalm. **4**, 182 (1914). — **Ficalbi:** Osservazioni anato miche e istologiche sull' apparato palpebrale dei *serpenti* e dei *gecchidi*. Atti Soc. Tosc. Sci. Nat. Pisa **9** (1888). — **Fick:** (a) Lichtwirkung auf die Netzhaut des *Frosches*. Verh. ophthalm. Ges. Heidelberg **1889**; Graefes Arch. **37**, 1 (1891). (b) Untersuchungen über die Pigmentwanderungen in der Netzhaut des *Frosches*. Vjschr. naturforsch. Ges. Zürich **1890**; Graefes Arch. **37** (1891). — **Fick, A. E.:** Die Entwicklung des Auges, augenärztliche Untersuchungstafeln von MAGNUS. Breslau **1897.** — **Fileti:** Embryologica e morfologia del canale ottico. Ann. Ottalm. **155**, 493. — **Finkbeiner, F.:** Vergleichende Untersuchung der Struktur des Glaskörpers bei den *Wirbeltieren.* Z. Zool. **6** (1855). — **Finnoff:** Histopathology and microscopy of the living eye. Trans. amer. Acad. Ophthalm. a. Otol. **1925,** 180. — **Fischel:** (a) Über Beeinflussung und Entwicklung des Pigments. Arch. mikrosk. Anat. **47** (1896). (b) Über die Regeneration der Linse. Anat. Anz. **14** (1898); **18** (1900); Anat. H. **14** (1900). (c) Über gestaltende Ursachen bei der Entwicklung des Auges. Prag. med. Wschr. **1914 I**, 313 (d) Über rückläufige Entwicklung. Arch. Entw.mechan. **42** (1916). (e) Zur Frage der Bildungsursachen des Auges. Arch. Entw.mechan. **44** (1918). (f) Über den Einfluß des Auges auf die Entwicklung und Erhaltung der Hornhaut. Klin. Mbl. Augenheilk. **62** (1919); Lehrbuch der Entwicklungsgeschichte des *Menschen*, 1929. (g) Über normale und abnormale Entwicklung des Auges. Arch. Entw.-mechan. **49**, 383 (1921). (h) Über normale und abnormale Entwicklung des Auges. I. Über Art und Ort der ersten Augenanlage sowie über die formale und kausale Genese der Cyclopie. II. Zur Entwicklungsmechanik der Linse. Arch. Entw.-mechan. **49** (1922). (i) Entwicklungsgeschichte des *Menschen*. Berlin: Julius Springer 1929. — **Fischer:** (a) Untersuchungen über die Pigmentverteilung im Auge melanotischer Rassen. Dtsch. med. Wschr. **1905.** (b) Über Pigment in der *menschlichen* Conjunctiva. Verh. anat. Ges. 19. Verslg **1905.** (c) Spektroskopie der Linse. Graefes Arch. **114**, 119. (e) Über die intraskleralen Ciliarnervenschleifen. Z. Augenheilk. **66**, 59 (1928). (f) Über Hohlraumbildungen in der Linse *menschlicher* Embryonen. Z. Augenheilk. **67** (1929). — **Fischer, E.:** Über Pigment der *menschlichen* Conjunctiva. Anat. Anz. **27**, Erg.-H., 140 (1905). — **Fischer, F.:** (a) Über Fixierung der Linsenform mittels der Gefriermethode. Arch. Augenheilk. **56** (1906). (b) Zur Akkommodation des *Schildkröten*auges. Arch. Augenheilk. **69** (1911). (c) Zur Entwicklung der Hornhaut des *Menschen*. Z. Augenheilk. **64**, 293 (1928). — **Fischer, F. P.:** Über die Permeabilität der Hornhaut und über Vitalfärbung. Z. Augenheilk. **101.** — **Fischl, A.:** (a) Die Regeneration der Linse. Anat. H. **14** (1900). (b) Zur Histologie der *Urodelen*cornea und des Flimmerepithels. Anat. H. **15**, 231 (1900). (c) Über Linsen- und Augentransplantation. Klin. Mbl. Augenheilk. **69** (1915). — **Fish:** The brain of *Desmognathus fusca.* J. Morph. a. Physiol. **1895.** — **Fisher, I. H.:** The intraocular lymph.-path. Trans. ophthalm. Soc. U. Kingd. **45**, 288. — **Fleischer:** (a) Beiträge zur Histologie der Tränendrüse und zur Lehre von der Sekretgranula. Anat. H. **26**, 101 (1904). (b) Musculus retractor bulbi und 3. Lid bei einer *menschlichen* Mißbildung. Anat. Anz. **30**, 465 (1907). (c) 2 Fälle von einseitiger Melanosis der Sklera, der Iris usw. Klin. Mbl. Augenheilk. **16**, 170 (1913). (d) Abnorme Kleinheit und abnorme Kugelgestalt der Linse bei 2 Geschwistern. Arch. Augenheilk. **80** (1916). — **Flemming:** Über den Ciliarmuskel der *Haussäugetiere*. Arch. mikrosk. Anat. **4**, 353 (1868). — **Flesch:** Über die Zapfenschicht der *Schlangen*retina. Verh. physik.-med. Ges. Würzburg **1876**, 3. — **Folinea:** Sulle modificazioni del potere ossidane, che avvengono nella retina di un occhio mantenuto nell'oscurità a quando l'altro occhio si esponga alla luce. Arch. Ottalm. **18**, 685 (1911). — **Forlanini:** Injections sous la gaine du nerf optique. Ann. Dott. **1871**, 441. — **Formad:** The distribution of nerves in the iris. Amer. J. med. Sci. **1878.** — **Forsmark:** Zur Kenntnis der Irismuskulatur des *Menschen*. Ihr Bau und ihre Entwicklung. Mitt. Augenklin. Karol. Inst. Stockholm **1905**, H. 7. — **Fortin:** (a) Bedeutung der Abwesenheit von Blut in der äußeren Hälfte der Retinacapillaren der inneren Körnerschichte und Wirkung des Ciliarmuskels auf die Blutzirkulation. Rev. Soc. argent. Biol. **3**, 353 (1927). (b) Zeigt die Fovea während der Akkommodation Veränderungen? Rev. Especial. méd. **1**, 761. **Fortin, E. P.**: (a) Investigations sur la fovéa de l'oeil, la partie la plus précieuse du corps humain. Semana méd. **1925**. (b) Vision directe dans son propre oeil des globules du sang et de leur mouvements. Semana méd. **1925**. (c) Capillaires et capillaroscopie de la rétine. Semana méd. **1926**. (d) Investigation histologique sur certains él.ments de la rétine. C. r. Acad. Sci. Paris **183**, 8 (1926). (e) Über die Schichte der Henleschen Fasern. Arch. Oftalm. Buenos Aires **1** (1926). (f) Über einige Probleme der Retina. Arch. Oftalm. Buenos Aires **1926**. (g) Les vrais capillaires. Semana méd. **1926**. (h) Dispositivos para la vision entoptica. Rev españ. Buenos Aires **1926**. (i) Das Heidiniger-sche Phänomen zur Prüfung des zentralen Sehens angewandt. Arch. Oftalm. Buenos Aires **1926**. — (k) Algunos observationes concernientes a la acomodacion. Arch. Oftalm. Buenos Aires **2** (1927). — **Fouliquet, E.**: Recherches sur le cerveau du *Protopterus annectens*. Rec. zool. Suisse **3** (1886). — **Fracassi, G.**: (a) Entwicklung und Morphologie des Glaskörpers beim *Menschen* und bei einigen *Säugetieren*. Graefes Arch. **111**, 219 (1923). (b) Note embriologiche. Atti Congr. Soc. ital. Oftalm. Roma **1924**. (c) Bemerkungen zur Embryologie des Auges. Graefes Arch. **115** (1925). (d) Note di embriologia oculare. Atti Congr. Soc. ital. Oftalm. Roma **1925**, 110. — **Francotte**: Contributions à l'étude de l'oeil pariétal de l'épiphyse etc. Mem. Couronnés Acad. Belg. **1896**. — **Franz, V.**: (a) Zur Anatomie, Histologie und funktionellen Gestaltung des *Selachier*auges. Jena. Z. Naturwiss. **40** (1905). (b) Beobachtungen am lebenden *Selachier*auge. Jena. Z. Naturwiss. **41** (1906). (c) Bau des *Eulen*auges und Theorie des Teleskopauges. Biol. Zbl. **27** (1907). (d) Versuch einer biologischen Würdigung des *Vogel*auges. Verh. zool. Ges. Heidelberg **1909**. (e) Das Auge von *Orycteropus afer*. Denkschrift med. nat., S. 15. Jena 1909. (f) Das *Vogel*auge. Zool. Jb. **28** (1909). (g) Die japanischen *Knochenfische* der Sammlungen Haberer und Doflein. Abh. math.-physik. Kl. Acad. Wiss. München **4**, Suppl., 1 (1910). (h) Photographien mit ultraviolettem Licht, Teil 2 u. 3. Vom *Vogel*auge. Arch. vergl. Ophthalm. **1**, 1000 (1910). (i) Der feinere Bau des Processus falciformis der *Knochenfische*. Arch. vergl. Ophthalm. **1**, 427 (1910). (k) Dofleins Beiträge zur Naturgeschichte Ostasiens, 1910. (l) Studien zur vergleichenden Anatomie der Augen der *Säugetiere*. Arch. vergl. Ophthalm. **2** (1911). (m) Beiträge zur Kenntnis des Mittelhirns und Zwischenhirns der *Teleostier*. Fol. neurobiol. **6** (1912). (n) Beitrag zur Kenntnis des Ependyms im *Fisch*gehirn. Biol. Zbl. **1912**. (o) Histogenetische Theorie des Glaskörpers. Arch. vergl. Ophthalm. **3** (1912). (p) Sehorgan. Oppels Handbuch der vergleichenden mikroskopischen Anatomie, 1913. (q) Augendrüsen. Naturwiss. Wschr. **34**, 649 (1919). (r) Morphologie des Augenbechers und der Augenlinse. Erg. Anat. **24** (1923). (s) Mikroskopische Anatomie der Hilfsapparate des Sehorgans der *Wirbeltiere*. Erg. Anat. **25**, 241 (1924). — **Frei, E.**: Lupenuntersuchungen auf Glaskörpertrübungen bei verschiedenen Lichtquellen mit Berücksichtigung der physiologischen senilen Glaskörpertrübung. Graefes Arch. **116** (1925). — **Freytag**: (a) Über den Einfluß der Linsenveränderungen auf die Refraktion des Auges. Arch. Augenheilk. **54**, 328. (b) Vergleichende Untersuchungen über die Brechungsindices der Linse und der flüssigen Augenmedien des *Menschen* und der höheren *Tiere* in verschiedenen Lebensaltern. Wiesbaden 1907. — **Fridenberg**: Über die Figur des Linsensterns beim *Menschen* und einigen *Wirbeltieren*. Arch. Augenheilk. **31**, 293. — **Frieberg**: Einige physiologische Probleme der *menschlichen* Tränenabflußwege. Z. Augenheilk. **67**, 1 (1929). — **Frieboes**: (a) Bau der *Menschen*- und *Tier*epidermis, Bau des Hornhautepithels. Münch. med. Wschr. **1923**; Z. Anat. **68** (1923). (b) Beitrag zur Anatomie und Biologie der Haut usw. Bau des Cornealepithels. Z. Anat. **68**, 386 (1923). — **Frisch**: (a) Farbensinn der *Fische* und Duplizitätstheorie. Z. Physiol. **2**, 393. (b) Die Probleme des *tierischen* Farbensinnes. Naturwiss. **1923**, 470. — **Frisch, K. v.**: Beiträge zur Physiologie der Pigmentzellen in der *Fisch*haut. Pflügers Arch. **138** (1911). — **Fritsch**: Vergleichende Untersuchungen *menschlicher* Augen. Sitzgsber. preuß. Akad. Wiss., Physik.-math. Kl. **30**, 636; Anat. Anz. **30**, 462; Verh. 22. Verslg anat. Ges. 141. — **Fritsch, G.**: (a) Die Retinaelemente und die Dreifarbentheorie. Sitzgsber. preuß. Akad. Wiss., Physik.-math. Kl. **2** (1904). (b) Über den Bau und die Bedeutung der histologischen Elemente in der Netzhaut des Auges, besonders am Ort des deutlichsten Sehens bei verschiedenen *Menschen*rassen. Verh. 22. Verslg anat. Ges. Berlin **1908**, 141. (c) Über Bau und Bedeutung der Area centralis des *Menschen*. Berlin: G. Reimer 1908. (d) Der Ort des deutlichsten Sehens in der Netzhaut der *Vögel*. Arch. mikrosk. Anat. **78** (1911). (e) Beiträge zur Histologie des Auges von *Pteropus*. Z. Zool. **9** (1911). — **Fritz**: Untersuchungen über das Ganglion ciliare. Diss. Marburg 1899. — **Fritz, F.**: Über die Struktur des Chiasma nervorum opticorum bei den *Amphibien*. Jena. Z. Naturwiss. **33** (1900). — **Fritz, W.**: (a) Über den Verlauf der Nerven im vorderen Augenabschnitte. Sitzgsber. Acad. Wiss. Wien, Math.-naturwiss. Kl. **113**, 213 (1904). (b) Über die Membrana Descemeti und das Ligamentum pectinatum iridis bei den *Säugetieren* und beim *Menschen*. Sitzgsber. Acad. Wiss. Wien, Math.-naturwiss. Kl. **115**, 3 (1906). — **Fritzberg**: (a) Beiträge zur Akkommodationsapparate bei *Reptilien*. Arch. vergl. Ophthalm. **3**, 292 (1912). (b) Beiträge zur

Kenntnis des Akkommodationsapparates der *Reptilien*. Arch. vergl. Ophthalm. **3** (1913). — **Fröhlich:** Vergleichende Untersuchungen über den Licht- und Farbensinn. Dtsch. med. Wschr. **1913**, 30. — **Fröhlich u. Vogelsang:** Über eine physiologische Methode, die Ausdehnung der Fovea centralis zu bestimmen. Pflügers Arch. **207** (1925). — **Froriep:** Über die Herleitung des *Wirbeltier*auges vom Auge der *Ascidien*larve. Anat. Anz. **28**, Erg.-H. (1906). — **Froriep, A.:** (a) Über die Entwicklung des Sehnerven. Anat. Anz. **6** (1891). (b) Die Entwicklung des Auges der *Wirbeltiere*. O. Hertwigs Handbuch der vergleichenden und experimentellen Entwicklungsgeschichte der *Wirbeltiere*, Bd. 2. 1905. — **Fründ:** Die glatte Muskulatur der Orbita und ihre Bedeutung für die Augensymptome bei Morbus Basedowii. Bruns' Beitr. **73** (1911). — **Frugniele:** Sul cosidetto muscolo dilatatore della pupilla nell'*uomo* e nei *mammiferi*. Gaz. internaz. Med. Prat. Napoli **1899**. — **Fubini:** Sulla presenza di sostanza chondrogena nella cornea di varie specie di animali. Atti Accad. Torino **9**, 12 (1873). — **Fuchs:** (a) Über die Trübung der Hornhaut bei Glaukom. Graefes Arch. **27**, 66 (1881). (b) Über Randsklerose und Randatrophie der Hornhaut. Graefes Arch. **52**, 317 (1901). (c) Naevus pigmentosus und Naevus vasculosus der Iris. Graefes Arch. **86**, 155. (d) Über Ödem und Cysten des ciliaren Epithels. Graefes Arch. **118** (1927). — **Fuchs, A.:** (a) Über die Derivate der Plasmazellen im Auge. Graefes Arch. **103**, 228 (1920). (b) Über die Festigkeit der Hornhaut und den Grenzring von SCHWALBE. Z. Augenheilk. **67**, 129 (1929). — **Fuchs, E.:** (a) Zur Anatomie der Blut- und Lymphgefäße der Augenlider. Graefes Arch. **24** (1878). (b) Beiträge zur normalen Anatomie des Augapfels. Graefes Arch. **30** IV, 1 (1884). (c) Zur Anatomie der Iris. Klin. Mbl. Augenheilk. **1885**. (d) Die periphere Atrophie des Sehnerven. Graefes Arch. **31** (1885). (e) Beiträge zur normalen Anatomie der *menschlichen* Iris. Graefes Arch. **31**, 39. (f) Über die Sichtbarkeit des SCHLEMMschen Kanals am lebenden Auge, Bd. 28; Verslg ophthalm. Ges. Heidelberg **1900**. (g) Lehrbuch der Augenheilkunde, 12. Aufl. Wien 1910. (h) Normal pigmentierte und albinotische Iris. Graefes Arch. **84** (1913); **85**, 521 (1913). (i) Über die Lamina cribrosa. Graefes Arch. **91** (1916). (k) Über den Sphincter pupillae. Klin. Mbl. Augenheilk. **61** (1918). (l) Über organische Muskelfasern in der Aderhaut. Graefes Arch. **85** (1918). (m) Über retinale Pigmentzellen im Irisstroma. Graefes Arch. **103**, 297 (1920). (n) Über senile Veränderungen des Sehnerven. Graefes Arch. **103**, 304 (1920). (o) Über Anomalien der Blutgefäße im Sehnerveneintritt. Klin. Mbl. Augenheilk. **71**, 583 (1923). (p) Über den Ciliarmuskel. Graefes Arch. **120**, 733 (1928). (q) Über die Ciliargefäße. Graefes Arch. **122** (1929). (r) Zur pathologischen Anatomie von Glaskörperblutungen. Graefes Arch. **99**, 202. (s) Über Komplikationen der Heterochromie. Z. Augenheilk. **15**, 191. — **Fuchs, H.:** (a) Diskussionsbemerkung zum Vortrag des Grafen SPEE. Verh. anat. Ges. 16. Verslg Halle **1902**. (b) Zur Entwicklungsgeschichte des *Wirbeltier*auges. 1. Über die Entwicklung der Augengefäße des *Kaninchens*. Anat. H. **84** (1905). — **Fujita:** (a) Pigmentbewegung und Zapfenkontraktion im Dunkelauge des *Frosches*. Arch. vergl. Ophthalm. **2** (1911). (b) Mikrochemischer Unterschied der Sehzellen der *Frosch*netzhaut im Hellen und Dunklen. Mitt. jap. ophthalm. Ges. **1921**. — **Fukala:** Was ist die Aufgabe des BRÜCKEschen Muskels? Arch. Augenheilk. **36**, 65 (1898). — **Fulton:** Ocular lymphatics. Trans. amer. ophthalm. Soc. **1926**, 109. — **Fumagalli:** Sulla distribuzione e terminazione dei nervi nelle palpebre del *coniglio*. Arch. Sci. med. **22**, 243 (1898). (b) Über die feinere Anatomie des 3. Augenlids. Internat. Mschr. Anat. u. Physiol. **16** (1899). — **Fürst, C. M.:** (a) Über die Nerven der Iris. Biol. Unters. Stockholm **1881**. (b) Zur Kenntnis der Histogenese und des Wachstums der Retina. Lunds Universitet Aarskrift **40** (1904). (c) Zur Kenntnis der Histogenese und des Wachstums des Glaskörpers. Lunds Universitet Aarskrift **40** (1904). — **Fürth u. Hanke:** Studien über Quellung am Auge. Z. Augenheilk. **29**, 252 (1913). — **Fuß:** (a) Der Greisenbogen. Virchows Arch. **182**, 194 (1905). (b) Zur Frage des elastischen Gewebes im normalen und myopischen Auge. Virchows Arch. **185**, 465 (1906).

Gabriélidès: Note sur le muscle dilatateur de la pupille chez les *phoques*. J. Anat. et Physiol. **42** (1906). — **Gadow:** *Vögel*. Anat. T. Bronns Klass. u. Ordn. d. Tierr., Bd. 6, S. 923 1891. — **Gage, S. P.:** The brain of *diemyctilus viridescens* Wilder. Quart. Century-Book New York 1893. — **Gaglio:** Le modificazioni del pigmento all'obscurità ed alla luce nella retina della *rana*. Arch. Ottalm. **1**, 225 (1894). — **Gallenga:** (a) Del ectropion uveae congenitum e dei cosidetti flocculi pupillares. Arch. Ottalm. **13** (1906). (b) Della presenza di processi ciliari alla superficie posteriore dell'iride nell'occhio *umano*. Monit. zool. ital. **18** (1907); **22** (1911). — **Gallati:** Rinde und Kern der *menschlichen* Linse in verschiedenen Lebensaltern. Z. Augenheilk. **51**, 1923. — **Gallemaerts et Kleefeld:** L'étude microscopique de l'oeil vivant. Annales d'Ocul. **83**, 89, 129 (1920). — **Gallenga, R.:** Particolari anatomiche sulle prime vie lacrimali e sul musculo di HORNER. Arch. ital. Anat. **23** (1926). — **Galvao:** The finer structure of the ciliary ganglion of *ophidians*. Anat. Rec. **13**. — **Garnier:** Über den normalen und pathologischen Zustand der Zonula Zinii. Arch. Augenheilk. **24**, 32 (1892). **Garten:** (a) Die Veränderungen des Sehpurpurs durch Licht. Graefes Arch. **63**, 112 (1906). (b) Die Veränderungen der Netzhaut durch Licht. Graefe-Saemisch' Handbuch der gesamten Augenheilkunde, 2. Aufl., Anhang, S. 72. 1908. — **Gatti:** (a) Über die Rolle des Sehpurpurs. Z. Physiol. **11**, 461 (1897). (b) Arch. ital. Physiol. **28**, 47 (1897). — **Gaupp, Eckers u. Wiedersheim:** Anatomie des *Frosches*, 2. Aufl., Bd. 3. Braunschweig 1904. — **Gauß:** Über den Gefäßverlauf in der Netzhaut. Graefes Arch. **123**, 427 (1930). — **Gebb:** Eiweißgehalt des Glaskörpers. 43. Verslg dtsch. ophthalm. Ges. Jena 1922. S. 21. — **Geberg:** Über die Nervenendigungen in der Iris und im Ciliarkörper bei *Vögeln*. Internat. Mschr. Anat. u. Histol. **1884**, 1. — **Gegenbaur:** Grundzüge der vergleichenden Anatomie der *Wirbeltiere*, 2. Aufl. Leipzig 1899. — **Gemminger, M.:** Über eine Knochenplatte im hinteren Scleroticalsegment des Auges einiger *Vögel*. Z. Zool. **1853**. — **Genderen-Stort, v.:** Über Form und Ortsveränderung der Netzhautelemente unter Einfluß von Licht und Dunkel. Graefes Arch. **33** (1887). — **Georgewa:** (a) Le nerf optique et les voies optiques. Echo Méd. Nord **15** (1911). (b) De l'endothelium de la face antérieure de l'iris. Diss. Lausanne 1917. — **Gerlach:** Über den Verlauf der Tränenkanälchen und deren Verhältnisse zu dem Musculus orbicularis palpebrarum. Beitrag normalen Anatomie des *menschlichen* Auges, 1888. — **Gerlich:** Beitrag zur normalen Anatomie des *menschlichen* Auges. Leipzig 1880. — **Gertz:** Les vaisseaux capillaires sont-ils ramifiés en symmétrie numérique. Acta ophthalm. (København.) **5**, 352. — **Gertz, H.:** Gibt elektrische Reizung phototrope Netzhautreaktion bei *Abramis brama* ? Graefes Arch. **78**, 224 (1911). — **Giacomini:** (a) Annotazioni sopra l'anatomia del *negro*. Esistenza della glandola di HARDER in un *boschimane*. Duplicità della cartilagine e la plica semilunaris. Giorn. Accad. med. Torino **1887**. (b) La plica semilunaris e la laringhe nelle *scimmie antropomorfe*. Giorn. Accad. med. Torino **60**, 649 (1898). — **Giacosa:** Recherches cliniques sur le corps vitré de l'oeil *humain*. Arch. Sci. med. Turin **1883**. — **Gianelli:** Contributo allo studio dell'occhio parietale, nei *reptili (Seps calcides)*. Monit. zool. ital. **15**, 187 (1904). — **Giebel:** Über den Scleroticalring, den Fächer und die HARDERsche Drüse im Auge der *Vögel*. Z. Naturwiss. **9** (1857). — **Giesbrecht:** Beiträge zur Entwicklungsgeschichte der Cornea und zur Gestaltung der Orbitalhöhle bei den einheimischen *Amphibien*. Z. Zool. **124**, 305 (1925). — **Gifford:** (a) Über die Lymphströme des Auges. Arch. Augenheilk. **16**, 421. (b) Weitere Versuche über die Lymphströme des Auges. Arch. Augenheilk. **26**, 315. — **Gilbert:** (a) Über markhaltige Nervenfasern der Papilla nervi optici. Klin. Mbl. Augenheilk. **42 II**, 124 (1904). (b) Über Veränderung des Ciliarepithels nach Vorderkammerpunktion usw. Arch. Augenheilk. **88** (1921). — **Gillet:** The histological structure of the eye of the *soft shell turtle*. Amer. J. Ophthalm. **1923**, 955. — **Glücksmann, A.:** Zur Entwicklung der vorderen Augenkammer des Glaskörpers und der Hornhaut beim *Menschen*, bei einigen *Säugern* und *Sauropsiden*. Z. Anat. **88**, 529 (1929). — **Göppert:** Musculus obliquus superior der *Monotremen*. Gegenbaurs Jb. **21**, 278 (1894). — **Goette, Al.:** Die Entwicklungsgeschichte der *Unke*. Leipzig 1875. — **Götz:** Untersuchungen von Tränendrüsen aus verschiedenen Lebensaltern. Diss. Tübingen 1908. — **Goldblatt:** A postorbital bone in the *baboon, Papio porcarius*. J. of Anat. **62**, 90. — **Golgi u. Manfredi:** Annotazioni istologiche sulla retina del *cavallo*. Accad. Med. Torino, Aug. 1872. — **Gondo:** De l'indice de réfraction de l'humeur vitré dans l'embryon du *poussin*. J. of Biochem. **8**, 85 (1927). — **Goronowitsch:** Das Gehirn und die Kranialnerven von *Acipenser ruthenus*. Gegenbaurs Jb. **13**, 427 (1888). **Gradenigo:** Über den Einfluß des Lichtes und der Wärme auf die Retina des *Frosches*. Allg. Wien. med. Ztg **30** (1885). — **Gradley:** The intracranial course of the optic nerve fibres. Trans. amer. Acad. Ophthalm. a. Otol. **1923**, 234. — **Gräfberg:** Zur Lehre über die Entwicklung der MEIBOMschen Drüsen. Mitt. embryol. Inst. Wien **1882**. — **Grahn:** (a) Differenzierungserscheinungen in der embryonalen Linse. Arch. Augenheilk. **80**, 60. (b) Über Differenzierungserscheinungen der Linse während des embryonalen Lebens. Anat. Anz. **58** (1914). — **Greeff:** (a) Über *Sifonops thomensis*. Sitzgsber. Ges. Naturwiss. Marburg **1884**. (b) Das Wesen der sog. FUCHSschen Atrophie des Sehnerven. 9. internat. ophthalm. Kongr. Utrecht 1899, S. 87. (c) Mikroskopische Anatomie des Sehnerven und der Netzhaut. Graefe-Saemisch' Handbuch der gesamten Augenheilkunde, 2. Aufl., Bd. 1. (1900). (d) Der Bau der Augenlider. Aug. Arzt. Unterr. Taf. 23. 1901. (e) Über eine Fovea externa in der Retina des *Menschen*. Ber. 30. Verslg ophthalm. Ges. Heidelberg **1902**, 160. (f) Auge. Spez. Path., Anat., Orth. Berlin 1902. (g) Studien zur Pathologie der Glaskörperfibrille. Arch. Augenheilk. **53** (1905). — **Greeff, R.:** (a) Zur Kritik der sog. Gliazellen im Glaskörper. Klin. Mbl. Augenheilk. **78**, Beih., 246. (b) Zwillingsganglienzellen der *menschlichen* Retina. Arch. Augenheilk. **35**. (c) Die Morphologie und Physiologie der Spinnenzellen im Chiasma, Sehnerven und in der Retina. Verh. physiol. Ges. Berlin **1893**. (d) Über Spinnenzellen im Sehnerven und der Retina. Arch. Augenheilk. **29** (1894). — **Green:** Über die Bedeutung der Becherzellen der Conjunctiva. Graefes Arch. **40**, 119 (1894). — **Gregory, P. W.:** A histological description of pigment distribution in the eyes of *guinea-pigs* of various genetic types. J. Morph. a. Physiol. **47**, 227. — **Grochmalizki:** Über die Linsenregeneration bei *Knochenfischen*. Z. Zool. **89** (1908). — **Groenouw:** Intrasclerale Nervenschleifen. Klin. Mbl. Augenheilk. **43**, 637. — **Groß, J.:** Über die Sehnervenkreuzung bei den *Reptilien*. Zool. Jb. **17** (1903). — **Großkopf, Wilhelm:** Die Markstreifen in der Netzhaut des *Kaninchens* und des *Hasen*. Anat. H. **2** (1893). — **Großmann u. Mayerhausen:** Beitrag zur Lehre vom Gesichtsfeld bei *Säugetieren*.

Graefes Arch. **23**, 217 (1877). — **Groyer:** (a) Zur vergleichenden Anatomie des M. orbitalis und der M. palpebrales tarsales. Zbl. Physiol. **1903**; Sitzgsber. Akad. Wiss. Wien, Math.-naturwiss. Kl. **100** (1903). (b) Über den Zusammenhang der M. tarsales mit den geraden Augenmuskeln beim *Menschen* und einigen *Säugetieren*. Internat. Mschr. Anat. u. Physiol. **23** (1906). — **Grünhagen:** (a) Über das Vorkommen eines Dilatator pupillae in der Iris der *Menschen* und der *Säugetiere*. Z. rat. Med. **27, 28, 31**. (b) Über den vermeintlichen Dilatator pupillae der *Kaninchen*iris. Z. rat. Med. **36** (1869). (c) Zur Frage der Irismuskulatur. Arch. mikrosk. Anat. **9**, 286 (1873). (d) Über die hintere Begrenzungsschicht der *menschlichen* Iris. Arch. mikrosk. Anat. **29**, 726 (1873). (e) Über die Muskulatur und die BRUCHsche Membran der Iris. Anat. Anz. **3**. (f) Über den Sphincter pupillae des *Frosches*. Pflügers Arch. **53** (1892). (g) Die Nerven der Ciliarfortsätze des *Kaninchens*. Arch. mikrosk. Anat. **22**. — **Grünhagen** u. **Samkowy:** Über das Verhalten isolierter glatter Muskeln bei elektrischer Reizung. Pflügers Arch. **10**, 165, 172 (1875). — **Grunert:** (a): Der Dilatator pupillae des *Menschen*, ein Beitrag zur Anatomie und Physiologie der Irismuskulatur. Arch. Augenheilk. **36**, 319. (b) Die Lymphbahnen der Augenlider. Arch. Augenheilk. **44**, 198 (1901); Ber. Ophthalm. Ges. Heidelberg **1901**. — **Grynfeltt:** (a) Le muscle dilatateur de la pupille. Montpellier 1899. (b) Les bourrelets valvulaires des artères du segment antérieur de l'oeil chez quelques *Amphibiens*. C. r. Assoc. Anat. 9. Reun. Lille **1907**. (c) Sur le sphincter de l'iride chez quelques *téléostéens*. C. r. Assoc. Anat. **10**. Marseille 1908. (d) Sur la rétine ciliaire des *Poissons*. Soc. Sci. Montpellier, 2. Juli 1909. Nouv. Montpellier méd. **1909**. (e) Sur l'anatomie comparée de l'appareil de l'accommodation dans l'oeil des *vertébrés*. C. r. Assoc. Anat. **12**. Brüssel 1910. (f) Les muscles de l'iridis chez les *téléostéens*. Bibl. Anat. **20**. (g) Sur le muscle tenseur de la chorioide des *téléostéens*. C. r. Acad. Sci. Paris, 14. Febr. **1910**. (h) Notes sur la membrane de Descemet des *poiss ns osseux*. Soc. Sci. Montpellier 1910. (i) Études anatomiques et histologiques sur l'oeil du *Protopterus annectens*. Bull. Acad. Montpellier **1911**. — **Grynfeltt et Demelle:** Recherches anatomiques et histologiques sur l'opercule pupillaire des *Poissons*. Bibl. Anat. **18**, 17 (1908). — **Grynfeltt et Euzière:** Les vaisseaux de la rétine du *congre*. Nouveau cas de rétine vasculaire chez les *vetrébrés* inférieures. Montpellier méd. **27, 233** (1908). — **Grynfeltt, E.:** (a) Sur le développement du muscle dilatateur de la pupille chez le *lapin*. C. r. Acad. Sci. Paris **127**, 966 (1898). (b) Sur la membrane de HENLE dans l'iride des *mammifères*. Soc. méd. Montpellier, Mai 1898. (c) Le muscle dilatateur de la pupille chez les *mammifères*. Trav. Labor. Histol. Fac. Méd. Montpellier **1899**. (d) Recherches sur l'épithélium postérieur de l'iride de quelques *oiseaux*. C. r. Soc. Anat. 7. Sess. Genève **1905**. (e) Sur les muscles de l'iride des *amphibiens*. C. r. Soc. Anat. 8. Réun. Bordeaux **1906**. (f) Les muscles de l'iride chez les *amphibiens*. Bibl. Anat. **15**. (g) De l'influence de certaines substances employées en histologie comme fixateur sur le degré d'ouverture de l'orifice pupillaire. Montpellier méd. **1917**. — **Gstettner:** Zur Kenntnis von der Entstehung der Irisfarben. Pflügers Arch. **134**, 121 (1911). — **Gudden:** Über die Kreuzung der Fasern im Chiasma Nervorum opticorum. Graefes Arch. **20**, 2 (1874). — **Guerri dei Coluzzi:** (a) Ann. path. med. Acad. Perugia **12**, 23 (1900). (b) Contributo allo studio della struttura del ganglio ciliare. Ann. Fac. med. Acad. Perugia **1900**. — **Guggenheim:** Untersuchungen über die physiologische und pathologische Tröpfchenlinie der Hornhautrückfläche. Z. Augenheilk. **59** (1923). — **Guglianetti:** (a) Sulla morfologia della pars ciliaris e pars iridica retinae in rapporto coi fenomeni di secrezione. Arch. Ottalm. **18** (1910). (b) Sur la structure de la pars ciliaris e dela pars iridica retinae. Arch. di Biol. **58** (1912); Arch. Ottalm. **19** (1912). — **Guillas, Le:** La charpente cristallinienne. Thèse de Lyon **1923**; Arch. d'Ophtalm. **40**, 251 (1923). — **Guist:** Bericht über die KOPPANYschen Transplantationen. Z. Augenheilk. **50**, 54 (1923). — **Gulliver, G.:** On the Fovea centralis in the eye of the *fish*. J. Anat. a. Physiol. **2** (1868). — **Gullstrand:** (a) Bemerkungen über die Farbe der Macula. Ber. 30. Verslg ophthalm. Ges. Heidelberg **1902**; Graefes Arch. **62** (1905); **66** (1905). (f) Die Macula centralis im rotfreien Licht. Klin. Mbl. Augenheilk. **60** (1918). — **Gunn:** On the eye of *Ornithorhynchus paradoxus*. J. Anat. a. Physiol. **1884**. — **Gutmann:** (a) Zur Histologie der Ciliarnerven. Arch. mikrosk. Anat. **49**, 1. (b) Über kollagenes und protoplasmatisches Gewebe der *menschlichen* Iris. Z. Augenheilk. **10**, 8 (1908). — **Guye:** Über Becherzellen in der Membrana nictitans des *Frosches*. Nederl. Tijdschr. Geneesk. **2**, 135 (1868).

Haab: Neue Beobachtungen an Hornhaut und Netzhaut des Auges. Klin. Mbl. Augenheilk. **57** (1916). — **Hache:** (a) Sur la structure et la signification morphologique du corps vitré. C. r. Acad. Sci. **1887**. (b) Sur l'hygrométricité de la substance solide du corps vitré, ses causes, son importance en physiologie et en pathologie. Rec. d'Ophtalm. **11**, 458 (1889). (c) Sur l'hyaloïde et la zone de Zinn. C. r. Soc. Biol. Paris **1889**. — **Haden:** The development of the connective tissue framework, of the *human* optical nerve with special reference to the lamina cribrosa. Amer. J. Ophthalm. **8**, 1 (1925). Ref. Klin. Mbl. Augenheilk. **75**, 784. — **Haedecke:** Augentransplantation beim *Axolotl*. Jena. Z. Naturwiss. **64, 91** (1929). — **Haemers:** Régénération du corps vitré. Arch. d'Ophtalm. **23** (1903). — **Hänsell:** (a) Recherches sur le corps vitré. Bull. Clin. Nat. Quinzevingt 1520. Paris 1896. (b) Recherches sur la structure et l'histogénèse du corps vitré normal et pathologique. Thèse de Paris **1888**. — **Hagedoorn:** (a) The early development of the endothelium of Descemets membrane, the cornea and the anterior chamber of the eye. Brit. J. of Ophthalm. **12**, 479 (1928). (b) Beiträge zur Entwicklung des Auges. Arch. Augenheilk. **102**, 33 (1929). — **Hahn:** (a) Untersuchungen über den histologischen Bau des Ciliarnerven. Wien. klin. Wschr. **1897 I**, 714. (b) Über den Farbensinn der *Tagvögel*. Z. Zool. **116**, 22 (1916). — **Halben:** (a) In welchem Verhältnis wächst das *menschliche* Auge von der Geburt bis zur Pubertät. Diss. Breslau 1900. (b) Beiträge zur Anatomie der Tränenwege. Graefes Arch. **57** (1903). (c) Ein Differential-refraktometer zur Bestimmung der Brechungsindices optisch inhomogener Medien. Speziell der *menschlichen* Linse. Ber. 32. Verslg ophthalm. Ges. Heidelberg **1905**, 354. (d) Die mechanische Bedeutung der elastischen Fasern der Sklera. Arch. Augenheilk. **63** (1909). (e) Die Kopulation der Netzhaut mit der Aderhaut durch Kontaktverbindung. Berlin 1910. — **Hamburger:** (a) Besteht freie Kommunikation zwischen vorderer und hinterer Augenkammer? Zbl. prakt. Augenheilk. **22** (1898). (b) Über die Quellen des Kammerwassers. Klin. Mbl. Augenheilk. **38** (1900). (c) Über die Saftströmung des Auges. Klin. Mbl. Augenheilk. **48**, 2, 47 (1910). (d) Über die Ernährung des Auges. Leipzig 1914. — **Hammar:** Studien über die Entwicklung des Vorderdarmes usw. Arch. mikrosk. Anat. **59**, 471 (1902). — **Hanke:** (a) Über das rudimentäre Auge der europäischen *Blindmaus*. Ber. 28. Verslg ophthalm. Ges. Heidelberg **1900**. (b) Über die rudimentären Sehorgane einiger *Amphibien* und *Reptilien*. Arch. vergl. Ophthalm. **3** (1913). (c) Studien über die Regeneration des Hornhautgewebes und die wahre Natur der Keratoblasten. Graefes Arch. **89** (1914). — **Hannes:** Über das Vorkommen und die Herkunft von Plasmazellen in der *menschlichen* Tränendrüse. Virchows Arch. **205** (1911). — **Hannover:** (a) Über die Struktur der Netzhaut der *Schildkröte*. Arch. Anat. u. Physiol. **1843**. (b) Entdeckung des Baues des Glaskörpers. Arch. Anat. u. Physiol. **1845**. (c) Das Auge. Beitr. Anat. Leipzig **1852**. (d) Funiculus scleroticae, un reste de la fente foetale dans l'oeil *humain*. Kopenhagen 1876. — **Hansen:** Über das Vorkommen von Fett im Auge. Klin. Mbl. Augenheilk. **1923**, 70. — **Hanssen:** (a) Über Membranbildungen auf der vorderen Irisfläche. Z. Augenheilk. **64** (1928). (b) Über die Epithelfaserung der Cornea und Conjunctiva. Klin. Mbl. Augenheilk. **76** (1929). — **Harder:** Glandula nova lacrimalis etc. Acta erudit. Lipsia 1694. — **Harling:** Über die Membrana orbitalis der *Säugetiere* und über glatte Muskeln in der Augenhöhle und den Augenlidern des *Menschen*. Z. rat. Med. **24** (1865). — **Harman:** The palpebral and oculomotor apparatus in *fishes*. J. Anat. a. Physiol. **34** (1900). — **Harmann:** The innervation of the orbicularis palpebrarum muscle. Trans. ophthalm. Soc. U. Kingd. **23** (1902). — **Harms:** (a) Über Verschluß des Stammes der Vena centralis retinae. Klin. Mbl. Augenheilk. **43 I**, 143 (1905). (b) Über die Augen der am Grunde der Gewässer lebenden *Fische*. Zool. Anat. **44** (1914). (c) *Amphibien*larven, Brille. Zool. Anz. **56**, 136 (1923). (d) Pigment des *Meerschweinchens*. Zool. Jb. **1928**. — **Harms, C. L.:** Arterielle Anastomosen in der Netzhaut. Graefes Arch. **87**, 334 (1914). — **Harris:** Binocular and stereoscopic vision in *man* and other *vertebrates* with its relation to the decussion of the optic nerves, the ocular movements and the pupil light reflex. Brain **27** (1904). — **Harrison:** Über die Histogenese des peripheren Nervensystems bei *Salmo solar*. Arch. mikrosk. Anat. **1901**. — **Haschke:** Das Irispigment des *Katzen*auges. Diss. Rostock 1902. — **Hasse:** Zur Anatomie des *Amphioxus lanceolatus*. Gegenbaurs Jb. **1** (1875). — **Hassenstein:** De luce ex quorundam *animalium* oculis prodeunte et de tapeto lucido. Jena 1836. — **Hauschild:** Zellstruktur und Sekretion in den Orbitaldrüsen der *Nager*. Anat. H. **50**, 533 (1914). — **Hauschild, M. W.:** Untersuchungen über die Pigmentation im Auge verschiedener *Menschen*rassen und die Pigmentation im *Säugetier*auge überhaupt. Z. Morph. u. Anthrop. **12** (1910). — **Hecht:** (a) Human retinal adaptation. Proc. nat. Accad. Sci. U. S. A. **612** (1920). (b) The nature of foveal darkadaption. J. gen. Physiol. **413** (1921). — **Heerfordt:** Beobachtungen über die normalen vorderen Ciliargefäße und über die Artbestimmung derselben. Graefes Arch. **87**, 514 (1914). **Heerfordt, C. F.:** Studien über den Musculus dilatator pupillae. Anat. H. **96**, 14 (1900). — **Heesch:** Ultramikroskopische Untersuchungen über die Struktur im Glaskörper des *Tier*auges. Arch. f. Augenheilk. Ref. Klin. Mbl. Augenheilk. **78**, 281. (b) Zur Frage des Zusammenhanges der ultramikroskopischen Struktur des Glaskörpers mit den Spaltlampen-befunden. Arch. Augenheilk. **98** (1927). — **Heese:** Nachweis eines elektrisch reizbaren pupillenerweiternden Organs. Pflügers Arch. **1892**. — **Heiberg:** Zur Anatomie und Physiologie der Zonula Zinnii. Graefes Arch. **1865**. — **Heidenhain:** Über progressive Veränderungen der Muskulatur bei Myotonia atrophica. Beitr. path. Anat. **64**. — **Heine:** (a) Brechungsindex des Glaskörpers. Graefes Arch. **44**, 299 (1897). (b) Akkommodation. Graefes Arch. **45**, 469 (1898). (c) Physiologische und anatomische Untersuchungen über die Akkommodation des *Vogel*auges. Graefes Arch. **45** (1898). (d) Die Anatomie des akkommodierten Auges. Graefes Arch. **49**, 1. (e) Beiträge zur Anatomie des myopischen Auges. Arch. Augenheilk. **38**, 277. (f) Demonstration des Zapfenmosaiks der *menschlichen* Fovea. Ber. 29. Verslg ophthalm. Ges. Heidelberg **1901**, 265. (g) Über die Verhältnisse der Refraktion, Akkommodation und des Augenbinnendrucks in der *Tier*reihe. Med. naturwiss. Arch. **1** (1907). (h) Über die

Akkommodation der *Cephalopoden* nebst Bemerkungen über die der *Schlangen* und das Verhalten des intraokulären Drucks bei der Akkommodation. Zbl. Physiol. **21** (1907). (i) Die Akkommodation der *Schildkröte*. Zbl. Physiol. **22** (1908). (k) Zur Biologie der Ciliarepithelien. Klin. Mbl. Augenheilk. **67** (1921). (l) Beiträge zur Anatomie der Macula lutea. Arch. Augenheilk. **97**, 144, 278 (1926). **Heine, H.:** Beiträge zur Physiologie und Pathologie der Linse. Graefes Arch. **46**, 525. — **Heine, L.:** (a) Über die *menschliche* Fovea centralis. Ber. 29. Verslg Ophthalm. Heidelberg **1902**. (b) Notiz, betreffend die Querschnittsform der Netzhautstäbchen. Graefes Arch. **60**, 451 (1905). (c) Das Auge des *Gorilla*. Jena. Z. Naturwissensch. **41** (1906). — **Heinemann, Karl:** Beiträge zur Anatomie der Retina. Arch. mikrosk. Anat. **14** (1877). — **Heitzmann:** Über den feineren Bau der Linse und des Glaskörpers. 15. Verslg ophthalm. Ges. Heidelberg 1883. — **Held:** Die Entwicklung des Nervengewebes bei den *Wirbeltieren*. Leipzig 1909; ABDERHALDENs Ergebnisse. Urban & Schwarzenberg 1929. — **Held, H.:** Zur weiteren Kenntnis der Nervenendfüße und zur Struktur der Sehzellen. Abh. Math.-physik. Kl. sächs. Ges. Wiss. **29**, 145 (1904). — **Helfreich:** (a) Bemerkung zu MORANUS Untersuchungen über die Nerven der Conjunctiva. Graefes Arch. **18**, 356 (1872). (b) Ophthalmologische Mitteilung über den Purpur der Retina. Med. Zbl. **1877**, 113. — **Helfreich, F.:** Über die Nerven der Conjunctiva und Sklera. Würzburg 1870. — **Helmholtz:** Physiologische Optik, 2. Aufl., 1896. — **Henderson:** (a) A note on the comparative anatomy of the ciliary region. Brit. med. J. **2** (1911). (b) The cribriform ligament of the ciliary muscle. A demonstration of the comparative anatomy of the angle of the anterior chamber in *man* and *monkeys*. Trans. ophthalm. Soc. U. Kingd. **41**, 465 (1921). — **Henkel:** Beiträge zur Entwicklungsgeschichte des *menschlichen* Auges. Anat. H. **10** (1898). — **Henle:** (a) Die äußeren Körnerschichten der Retina. Nachr. Ges. Wiss. Göttingen, Math.-physikal. Kl. **1863**. (b) Weitere Beiträge zur Anatomie der Retina. Nachr. Ges. Wiss. Göttingen, Math.-physikal. Kl. **15** (1864). (c) Handbuch der Eingeweidelehre des *Menschen*, 1866. (d) Über die Linsenfasern. Nachr. Ges. Wiss. Göttingen, Math.-physikal. Kl. **1875**. (e) Zur Anatomie der Krystalllinse. Göttingen 1878. — **Henning:** Rote Ölkugeln der Retina. Arch. f. Physiol. **178**, 91 (1921). — **Henschen:** Zur Anatomie der Sehbahn und des Sehzentrums. Graefes Arch. **117** (1926). — **Hensell, Th.:** Recherches sur la structure et l'histogénèse du corps vitré normal et pathologique. Thèse de Paris 1888. — **Hensen:** (a) Über den Bau des *Schneckenauges* und über die Entwicklung der Augenteile in der *Tierreihe*. Arch. mikrosk. Anat. **2** (1866). (b) Über eine Einrichtung der Fovea centralis retinae, welche bewirkt, daß feinere Distanzen, als solche die dem Durchmesser eines Zapfens entsprechen, noch unterschieden werden können. Virchows Arch. **34**, 403. — **Herbert, H.:** On the cement substance of the intraocular muscles and chronic glaucoma. Pt. I. Brit. J. Ophthalm. **13**, 289 (1929). — **Herr:** Beitrag zur Entwicklungsgeschichte des *menschlichen* Auges. Diss. Berlin 1893. — **Hertel:** Weitere Mitteilungen über die Erregbarkeit der Netzhaut durch Lichtstrahlen. Ber. ophthalm. Ges. Heidelberg **1911**. — **Hertling:** Mitteilung über Augenexstirpation und Augenregeneration bei *Triton taeniatus*. Arch. Entw.mechan. **49** (1921). — **Hertwig:** Epitheliales Muskelsystem der *Aktinien*. Jena. Z. Naturwiss. **13**, 14 (1880). — **Hertzog:** Über einen neuen Lidmuskel. Anat. Anz. **24** (1914). **Herzog:** (a) Über die Entwicklung der Binnenmuskulatur des Auges. Arch. mikrosk. Anat. **60** (1902). (b) Experimentelle Untersuchungen zur Physiologie der Bewegungsvorgänge in der Netzhaut. Arch. f. Physiol. **1905**; 31. Verslg ophthalm. Ges. **1903**, 273. (c) Artikel Auge. Krauses Enzyklopädie der mikroskopischen Technik, 3. Aufl., 1925. — **Heß:** (a) *Proteus*. Graefes Arch. **35** (1889). (b) Beschreibung des Auges von *Talpa europea* und *Proteus anguineus*. Graefes Arch. **35** (1889). (c) Pathologie und Therapie des Linsensystems. Graefe-Saemisch' Handbuch der gesamten Augenheilkunde, 2. Aufl., 1905, 3. Aufl. 1911. (d) Untersuchungen zur vergleichenden Physiologie und Morphologie des Akkommodationsvorganges. Arch. Augenheilk. **62** (1909). (e) Die Akkommodation bei *Tauchervögeln*. Arch. vergl. Ophthalm. **1**, 153 (1910). (f) Beiträge zur Kenntnis regionärer Verschiedenheiten der Netzhaut und des Pigmentepithels in der *Wirbeltier*reihe. Arch. vergl. Ophthalm. **1** (1910). (g) Über individuelle Verschiedenheiten des normalen Ciliarkörpers. Ein Beitrag zur Glaukomfrage. Arch. Augenheilk. **67** (1910). (h) Demonstration zur vergleichenden Physiologie des Sehorgans. Sitzgsber. physik.-med. Ges. Würzburg **1911**. (i) Beiträge zur Kenntnis des Tapetum lucidum im *Säuger*auge. Arch. vergl. Ophthalm. **2** (1911). (k) Beiträge zur vergleichenden Akkommodationslehre. Zool. Jb. **30** (1911). (l) Vergleichende Physiologie des Gesichtsinnes. Wintersteins Handbuch der vergleichenden Physiologie, Bd. 4. 1912. (m) Untersuchungen zur vergleichenden Physiologie und Morphologie des Ciliarringes. Zool. Jb. Suppl. **15**, Festschrift für SPENGEL, **3**, 173 (1912). (n) Über Sehfasern und Pupillenfasern im Sehnerven. Med. Klin. **18** (1922). (o) Arbeiten aus dem Gebiet der Akkommodationslehre. Graefes Arch. **42**, 288. (p) Beiträge zur Kenntnis akkommodativer Änderungen im *menschlichen* Auge. Graefes Arch. **55**, 170. (q) Über Blaublindheit durch Gelbfärbung der Linse. Arch. Augenheilk. **61**, 29. (r) Über individuelle Verschiedenheiten des normalen Ciliarkörpers. Arch. Augenheilk. **67**, 341. — **Heß u. Heine:** Experimentelle Untersuchungen über die Akkommodation und ihren Einfluß auf den intraokularen Druck usw. Graefes Arch. **46** (1898). — **Hesse, R.:** (a) Untersuchungen über die Organe der Lichtempfindung bei niederen Tieren. 4. Die Sehorgane des *Amphioxus*. Z. Zool. **63** (1898). (b) Über den feineren Bau der Stäbchen und Zapfen einiger *Wirbeltiere*. Zool. Jb. Suppl. **7**, 471 (1904). — **Hesser:** Der Bindegewebsapparat und die glatte Muskulatur der Orbita beim *Menschen*. Anat. H. **49**, 1 (1913). — **Heyne:** Beiträge zur Anatomie des Ciliarmuskels bei *Katze, Hund* und *Kaninchen*. Diss. Leipzig 1908. — **Hidano:** Eine Methode zur objektiven Demonstration des Netzhautbildes und seine Änderung durch verschiedene Faktoren. Graefes Arch. **117**, 287 (1926). — **Hinnen:** Die Altersveränderungen des vorderen Bulbusabschnittes usw. Z. Augenheilk. **45**, 129 (1924). — **Hippel:** (a) Über das normale Auge des Neugeborenen. Dtsch. med. Wschr. **1897**; Graefes Arch. **45**, 286 (1898). (b) Sind die markhaltigen Nervenfasern der Retina eine angeborene Anomalie. Grafes Arch. **49** (1899). — **Hippel, v.:** Über das normale Auge des Neugeborenen. Graefes Arch. **45**, 286. — **Hirsch:** (a) Über die Entwicklung der Hornhautgefäße. Verh. Ges. Naturforsch. Karlsbad **1902**. (b) Ist die fetale Hornhaut vaskularisiert? Klin. Mbl. Augenheilk. **44**, 13 (1906). — **Hirsch, J.:** Über das Gehirn, Rückenmark und Augen der Varietäten des *Goldfisches*. Arch. Entw. mechan. **35** (1912). — **Hirschberg:** (a) Der Brechungsindex der Augenflüssigkeiten. Arch. Augenheilk. **4**, 45 (1874). (b) Beiträge zur Anatomie und Pathologie des Auges. Arch. Augenheilk. **8**, 49. (c) Zur vergleichenden Ophthalmoskopie. Pflügers Arch. **1882**. (d) Zur Dioptrik und Ophthalmoskopie der *Fisch-* und *Amphibien*augen. Arch. f. Physiol. **1882**. (e) Blutgefäß-neubildung in dem Glaskörper vor dem Sehnerveneintritt. Zbl. prakt. Augenheilk. **1889**. (f) Über das Auge des *Kätzchens*. Zbl. prakt. Augenheilk. **1891**. — **His W.:** (a) Untersuchungen über den Bau der Hornhaut. Verh. physik.-med. Ges. Würzburg **4** (1854). (b) Beiträge zur normalen und pathologischen Histologie der Cornea. Diss. Basel 1856. (c) Die Lymphgefäße der Retina. Verh. Naturforsch. Ges. Basel **4**, 256 (1867); Z. Zool. **15**, (d) Abbildungen über das Gefäßsystem der *menschlichen* Netzhaut und derjenigen des *Kaninchens*. Arch. f. Anat. **1880** 224. (e) Histogenese und Zusammenhang der Nervenelemente. Arch. Anat. Suppl. **1890**. (f) Die Neuroblasten und deren Entstehung im embryonalen Mark. Arb. sächs. Ges. Wiss., Math.-physik. Kl. **15** (1890). — **Hiwatari:** (a) Histology of the region of the corneo-scleral margin. Arch. Ophthalm. **50** (1921). (b) Zur Frage nach dem Vorkommen von Lyphmknötchen in der Conjunctiva bei einigen *Säugern*. Z. Augenheilk. **1930**. — **Hocewar:** Zur Topographie der Tränendrüse und tubulo-acinöser Drüsen der Augenlider des *Menschen*. Wien. med. Wschr. **1901**. — **Hocquart** et **Masson:** Etude sur le rapport, la forme et le mode de suspension du cristallin à l'état physiologique. Arch. d'Ophtalm. **1883**. — **Höeg:** Über optico-ciliare Venen. Graefes Arch. **55** (1903). — **Höhmann:** Über den Pigmentsaum des Pupillarrandes, seine individuellen Verschiedenheiten und vom Alter abhängigen Veränderungen. Arch. Augenheilk. **72** (1912). — **Höltzke:** Zur physiologischen Wirkung des Atropins auf das Auge. Klin. Mbl. Augenheilk. **1887**, 104. — **Hoepke:** Die Epithelfasern der Haut und ihre Verbindung mit dem Corium. Erg. Anat. **25** (1924). — **Hoeve, van der:** (a) Venae vorticosae chorio-vaginales im kurzsichtigen Auge. Arch. Augenheilk. **46** (1903). (b) Die Farbe der Macula lutea. Graefes Arch. **79** (1911). (c) Die Bedeutung des Gesichtsfeldes für die Kenntnis des Verlaufs und der Endigung der Sehnervenfasern der Netzhaut. Graefes Arch. **98** (1919). (d) Die optische Heterogenität der Linse. Graefes Arch. **98**, 59. (e) Die Bedeutung des Gesichtsfeldes für die Kenntnis des Verlaufes der Endigung der Sehnervenfasern in der Netzhaut. Graefes Arch. **102** (1920). — **Hoffmann:** (a) Tränenwege. Z. Naturwiss. **55**, 375 (1882). (b) Die Existenz eines Glaskörperkanals im *menschlichen* Auge. Klin. Mbl. Augenheilk. **77**, 641 (1926). — **Hoffmann, F. W.:** Zur vergleichenden Anatomie der Lamina cribrosa nervi optici und einiger angrenzender Verhältnisse. Graefes Arch. **29**, 45 (1883). — **Hoffmann, K. C.:** (a) Über das Tapetum chorioideae bei den *Seehunden*. Niederl. Arch. Zool. **3** (1876). (b) Zur Anatomie der Retina. Über den Bau der Retina bei *Amphibien* und *Reptilien*. Niederl. Arch. Zool. **3**, 1 (1876). — **Hofman:** Epithelneubildung auf der Cornea. Arch. path. Anat. **51**, 373 (1870). — **Hofmann, H.:** Zur Frage der intravitalen Existenz des Glaskörperkanals beim *Menschen*. Klin. Mbl. Augenheilk. **77** (1926). — **Hofmann, W.:** Zur Messung der Ultraviolettabsorption von Hornhaut und Linse am lebenden Auge. Z. Augenheilk. **63** (1927). — **Holm:** (a) Das gelbe Maculapigment und seine optische Bedeutung. Graefes Arch. **108** (1922). (b) Fall von Canalis Cloqueti persistens. Hosp.tid. (dän.) **66** (1922). (c) Über das Ausbleichen des Sehpurpurs. Graefes Arch. **111** (1925). — **Holmgren:** Zur Kenntnis der Parietalorgane von *Rana temporaria*. Schwed. Ark. Zool. **11** (1918). — **Holtzmann:** Untersuchungen über Ciliarganglion und Ciliarnerven. Morph. Arb. **6**, 114 (1896). — **Home:** (a) On the anatomical structure of the eye. Philes. trans. roy. Soc. Lond. **1822**. (b) The marsupium of the *birds* eye. Lect. Comp. Anat. **4** (1823). — **Honigmann:** Untersuchungen über Lichtempfindlichkeit und Adaptierung des *Vogel*auges. Pflügers Arch. **189** (1921). — **Hook:** Beiträge zur Entwicklungsgeschichte des *menschlichen* Auges. Diss. Berlin 1893. — **Hopkins:** (a) The innervation of the muscle retractor oculi. Anat. Rec. **1916**. (b) Vision in *mice* with rodless retina. Z. vergl. Physiol. **6**, 345 (1927). (c) Vision and retinal structure in *mice*. Proc. nat. Acad. Sci. U. S. A. **13**,

488 (1927). — **Hoppe:** Untersuchungen über die Mechanik der Tränenableitung. Klin. Mbl. Augenheilk. **47** (1909). — **Horand:** Présence dans le tissu conjonctif de l'iris de cellules spéciales à pigment. Revue Neur. **19** (1911). — **Hornickel:** (a) Tränendrüse. Med. Diss. Gießen 1905. (b) Vergleichende Untersuchungen über den histologischen Bau der Tränendrüse unserer *Haussäugetiere*. Internat. Mschr. Anat. u. Physiol. **23** (1906). — **Hosch:** (a) Das Epithel der vorderen Linsenkapsel. Graefes Arch. **20**, 83; **52**, 484 (1901). (b) EHRLICHs Methylenblaumethode und ihre Anwendung auf das Auge. Graefes Arch. **37**, 37 (1890). (c) Das Sehorgan von *Protopterus annectens*. Arch. f. mikrosk. Anat. **64** (1904). — **Hosoya:** (a) Über das Tapetum lucidum der Augen der *Säugetiere*. J. Biophysics **2**, 22 (1927); Tokohu J. exper. Med. **12**, 598 (1929). (b) Fortgesetzte Untersuchung über das Tapetum lucidum. J. Biophysics **2**, 117 (1927). — **Hotta, G.:** Das Auge der anthropoiden *Affen*. Beiträge zur vergleichenden Anatomie mit besonderer Berücksichtigung der Irismuskulatur. Graefes Arch. **62**, H. 2. — **Howard:** (a) On the structure of the autosegments of the rods in the retina of *vertebrates*. Amer. Naturalist **37** (1903). (b) Origin of the vitreous. Amer. J. Ophthalm. **5** (1920). — **Howard, A. D.:** The visual cells in *vertebrates,* chiefly in *necturus maculosus*. Z. Morph. **19**, 3. Cambridge 1908. — **Hoyer, H.:** (a) Über die Nerven der Hornhaut. Arch. mikrosk. Anat. **9** (1873). (b) Über den Austritt von Nervenfasern in das Epithel der Hornhaut. Arch. Anat., Physiol. u. wiss. Med. **1866**. — **Huber:** The neuroglia of the optic nerve and retina of certain *vertebrates*. Amer. J. Anat. **1** (1902). — **Hudii:** So called dormant cells of cornea. Okayama med. J. **1926**. — **Hüttenbrenner:** Untersuchungen über die Binnenmuskulatur des Auges. Sitzgsber. akad. Wiss. Wien., Math.-naturwiss. Kl. **57**, 515. — **Huguenin:** Über die Trachomdrüsen oder Lymphfollikel der Conjunctiva. Diss. Zürich 1865; Z. Zool. **16**, 215 (1866). — **Hulke, W. J.:** (a) A contribution to the anatomy of *amphibian* and *reptilian* retinae. Ophthalm. Hosp. Rep. **5**, 65. (b) On the retina of *amphibia* and *reptiles*. J. Anat. a. Physiol. **1** (1867). (c) Notes on the anatomy of the retina of the common *porpoise*. J. of Anat. **2** (1868). — **Hunecke:** Die Beziehungen der MEIBOMschen Drüsen zu den behaarten Talgdrüsen. Diss. Freiburg 1925. — **Hunter, W.:** Canal de Cloquet avec persistence de l'artère hyaloïdienne. Amer. J. Ophthalm. **5** (1922). — **Hurst:** Lacrymal gland of the *hedgehog*. J. of Anat. **54**, 49 (1921). — **Huschke:** (a) Commentatio de pectinis in oculo *avium* etc. Jena 1826. (b) Über die erste Entwicklung des Auges. Arch. Anat. u. Physiol. **1832**. (c) Über einige Streitpunkte aus der Anatomie des Auges. Z. Ophthalm. **4** (1835). — **Husen:** Zur Kenntnis des Pecten im *Vogel*auge. Zool. Jb. **36** (1913). — **Hyrtl:** (a) Eine Eigentümlichkeit der Capillargefäße der *menschlichen* Conjunctivapapillen. Wien. med. Wschr. **1860**. (b) Über anangische Netzhäute. Sitzgsber. Akad. Wiss. Wien, Math.-naturwiss. Kl. **43** (1861).

Iljin: Investigations of the temperature influence of the himalaya *rabbits* pigmentation. Trans. Labor. exper. Biol. Zoopath. Moscou **1** (1926). — **Ingaels:** The dilatator pupillae and the sympathetic. J. comp. Neur. **35** (1923). — **Ischreyt:** (a) Über den Faserbündelverlauf in der Lederhaut des *Menschen*. Graefes Arch. **48**, 506. (b) Zur vergleichenden Anatomie des *Enten*auges. Arch. vergl. Ophthalm. **3** (1912). (c) Zur Morphologie des Auges der *Urinatores*. Arch. vergl. Ophthalm. **3**, 380 (1913). — **Ishikuro:** Über die Becherzellen in der Conjunctiva. Diss. Jena 1903. — **Iwanoff:** (a) Beiträge zur normalen und pathologischen Anatomie des *Frosch*glaskörpers. Zbl. med. Wiss. **6**, 129. (b) Beiträge zur normalen und pathologischen Anatomie des Auges. Graefes Arch. **11**, 135. (c) Tractus uvealis. Traité complet d'ophtalmologie par Wecker et Landolt. (d) Beiträge zur Anatomie des Ciliarmuskels. Graefes Arch. **15**, 284. (e) Der Uvealtractus. Graefe-Saemisch' Handbuch der gesamten Augenheilkunde, Bd. 1, S. 1. (f) Zur normalen und pathologischen Anatomie des Glaskörpers. Graefes Arch. **11**, 155 (1865). (g) Glaskörper. Strickers Handbuch 1872. — **Iwanoff** u. **Arnold:** Mikroskopische Anatomie des Uvealtractus und der Linse. Graefe-Saemisch' Handbuch der gesamten Augenheilkunde, Bd. 1. 1874. — **Iwata:** Beiträge zur Kenntnis der Formbildung der Tränenwege des *Menschen* mit besonderer Berücksichtigung ihrer Entwicklung. Fol. anat. jap. **5**, 51.

Jacquet: Sur le mode d'occlusion de l'oeil d'*orthagoriscus mola*. Bull. Soc. roum. Bucarest **1911**. — **Jäger, E.:** Über die Einstellung des dioptrischen Apparates im *menschlichen* Auge. Wien 1861. — **Jakobson:** Über Epithelwucherung und Follikelbildung in der Conjunctiva mit besonderer Berücksichtigung der Conjunctivitis granulosa. Graefes Arch. **25**, 131 (1879). — **Jakoby:** Über die Neuroglia des Sehnerven. Klin. Mbl. Augenheilk. **43**, 129 (1904/05). — **Janosik:** Quelques remarques sur le développement de *lacerta agilis*. Bull. internat. Acad. Sci. Prag **5** (1898). — **Jeandelize:** La fluorescence du cristallin dans l'examen oculaire. Bull. Soc. Ophtalm. Paris **1925**, 364. — **Jeannulatos:** Recherches embryologiques sur le mode de formation de la chambre antérieure chez les *mammifères* et *l'homme*. Thèse de Paris **1896**. — **Jegorow:** (a) Recherches anat. physiol. sur le ganglion ophtalmique. Arch. Slav. Biol. **2/3**, 87 (1886). (b) Über den Einfluß des Sympathicus auf die *Vogel*pupillen. Pflügers Arch. **41** (1887). — **Jelgersma:** Der Ursprung des *Wirbeltier*auges. Gegenbaurs Jb. **35** (1906). — **Jeljaskowa:** Über die Natur und den Ursprung des Glaskörpers bei niederen *Wirbeltieren*. Jb. Sofia **21** (1925). — **Jeß:** (a) Über die Bausteine des Linseneiweißes. Ber. Verslg ophthalm. Ges. Heidelberg **1920**. (b) Zur Chemie des normalen und pathologisch veränderten Glaskörpers. Klin. Mbl. Augenheilk. **68** (1922). (c) Zur Kenntnis der Zonulalamelle. Klin. Mbl. Augenheilk. **77**, 206 (1926). — **Jessner:** Beziehungen des Glaskörpers zum Blutdruck. Pflügers Arch. **23**, 14 (1880). — **Joel:** Arcus corneae bei Jugendlichen. Klin. Wschr. **1924** I, 169. — **Jörß:** Beiträge zur normalen und pathologischen Histologie des Tränenschlauches. Beitr. Augenheilk. **1898.** — **Joerrs, K.:** Beiträge zur normalen und pathologischen Histologie des Tränenschlauches. Beitr. Augenheilk. **4**, 355 (1899). — **Johnson:** (a) Bemerkungen über die Macula lutea. Arch. Augenheilk. **25** (1892). (b) Beobachtungen an der Macula lutea. Arch. Augenheilk. **32/33** (1896). — **Johnson, C. L.:** Observation on the refraction and vision of the *seals* eye. Proc. Linnean Soc. Lond. **1895**, 719. — **Jokl:** (a) Zur Entwicklungsgeschichte des *Wirbeltier*auges. Anat. Anz. **51** (1919). (b) Zur Entwicklung des *Anuren*auges. Anat. H. **59** (1920). (c) Über den Verschluß der fetalen Augenbecherspalte usw. Z. Anat. **68** (1923). (d) Über den Verschluß der fetalen Becherspalte, die Entwicklung der Sehnerveninsertion und die Bildung ektodermaler und mesodermaler Zapfen im embryonalen *Reptilien*auge. Z. f. Anat. **6**, 523 (1923). — **Joseph:** Über eigentümliche Zellstrukturen im Zentralnervensystem von *Amphioxus*. Verh. anat. Ges. **1904** u. **1929.** — **Jouves:** Recherches sur le développement des voies lacrimales. Toulouse 1897. — **Juselius:** (a) Experimentelle Untersuchungen über die Regeneration des Epithels der Cornea usw. Graefes Arch. **75** (1910). (b) Die Entwicklung des hinteren Pigmentepithels der Iris aus der sekundären Augenblase und sein Verhältnis zur Irismuskulatur und den spontanen Iriscysten. Klin. Mbl. Augenheilk. **46**, 19. — **Justov:** Chorioidea, histologischer Bau und Entwicklung des Tapetum fibrosum der *Haustiere (herbivora)*, optische Eigenschaften und physiologische Rolle des Tapetum lucidum. Arch. russ. Anat. Histol. Embr. **5**, 172 (1926). — **Justow:** Zur Frage über das Tapetum lucidum des *Hunde*auges. Diss. Warschau 1902.

Kadyi: Über das Auge des *Maulwurfs* in vergleichend anatomischer Beziehung. Krakau. Akad. 1878. — **Kaiser:** Die Größe und das Wachstum der Hornhaut im Kindesalter. Graefes Arch. **116**, 288 (1926). — **Kajikawa:** Beiträge zur Anatomie und Physiologie des *Vogel*auges. Graefes Arch. **112** (1923). — **Kallius:** (a) Über Neurogliazellen des peripherischen Nerven. Nachr. Ges. Wiss. Göttingen, Math.-physik. Kl. **1892**, Nr 14. (b) Untersuchungen über die Netzhaut der *Säugetiere*. Anat. H. **3**, 527 (1894). (c) Über die Fovea centralis von *Hatteria punctata*. Anat. Anz. **14** (1898). (d) Sehorgan. Erg. Anat. **7, 8, 10—15** (1898—1905). (e) Über die Entwicklung des Glaskörpers. Dtsch. med. Wschr. **1903.** (f) Sehapparat. Merkel-Bonnet. Erg. Anat. **17**, 463 (1909). — **Kalt:** Anatomie et physiologie comparée de l'appareil oculaire. Encyclop. franç. Ophtalm. **1905.** — **Kammerer:** Experimente über Fortpflanzung. Farben, Augen- und Körperreduktion bei *Proteus anguineus*. Arch. Entw.-mechan. **33** (1912). — **Kamocki:** Über die sog. HarDersche Drüse der *Nager*. Krakau. Akad. **9** (1882); Biol. Zbl. **2.** — **Kapel:** Reinzüchtung eines Pigmentepithels. Hosp.tid. (dän.) **41**, 982 (1927). — **Kappers:** The structure of the *Teleostean* and *Selachian* brain. J. comp. Neur. **16** (1906). — **Karsten:** Das Auge von *Periophthalmus Köhlreuteri*. Jena. Naturwiss. **59** (1923). — **Kazzander:** Zur Anatomie der Augenlider beim *Maulwurf*. Anat. Anz. **54**, 440 (1921). — **Keeler:** Rodless retina on ophtalmologic mutation in the house-*mouse*. J. of exper. Zool. **46**, 355 (1927). — **Keeler, Sutcliffe** and **Chaffee:** Normal and rodless retinae of the house-*mouse* with respect to the electromotive force generated through stimulation by light. Prot. nat. Acad. Sci. U. S. A. **14**, 477 (1928). — **Keibel:** (a) Normentafeln zur Entwicklungsgeschichte des *Menschen*, H. 8. (b) Zur Entwicklung des Glaskörpers. Arch. f. Anat. **1886.** (c) Über die Entwicklung des Sehnerven. Dtsch. med. Wschr. **1889.** (d) Die Entwicklungsgeschichte des *Wirbeltier*auges. Klin. Mbl. Augenheilk. **44** (1906). (e) Beiträge zur Anatomie, zur Entwicklungsgeschichte und zur Stammesgeschichte der Sehorgane der *Cyclostomen*. Z. mikrosk.-anat. Forsch. **12**, 391 (1928). — **Keibel, F.:** Zur Augenentwicklung der *Beuteltiere*. Sitzgsber. preuß. Akad. Wiss., Physik.-math. Kl. **1928**, H. 20/22, 272. — **Keibel, Kennel:** Die Ableitung der *Vertebraten*augen von den Augen der *Anneliden*. Dorpat 1881. — **Keibel u. Mall:** Handbuch der Entwicklung des *Menschen*, 1911. — **Keil:** (a) Falten in der Netzhaut des *Schweins*. Anat. H. **31** (1906). (b) Beiträge zur Entwicklungsgeschichte des Auges vom *Schwein*. Anat. H. **32** (1907). — **Keitel:** Zur Analyse der Rassenmerkmale beim *Axolotl*. Die Augen beider Rassen und ihr Verhalten im Dunklen. Z. Anat. **67**, 570 (1923) (ausführliche Studie). — **Kerr:** The development of *Lepidosiren paradoxa*. Quart. J. microsc. Sci., N. S. **46**, 417 (1903). — **Kerschbaumer:** Über Altersveränderungen der Uvea. Graefes Arch. **34**, 16, 38, 127. — **Kerschner:** Die sensiblen Nervenendigungen. Atlas. Wien: Franz Deuticke 1914. — **Keßler:** (a) Untersuchungen über die Entwicklung des Auges, angestellt am *Hühnchen* und *Triton*. Diss. Dorpat 1871. (b) Zur Entwicklung des Auges der *Wirbeltiere*. Leipzig 1871. — **Key** u. **Retzius:** Studien in der Anatomie des Nervensystems und des Bindegewebes. Stockholm 1875. — **King:** Experimental studies on the eye of the *frog* embryo. Arch. Entw.mechan. **19** (1905). — **Kingsbury:** The brain of *necturus maculatus*. J. comp. Neur. **1895.** — **Kirby:** (a) The cultivation of lens epithelium. Trans. amer. Assoc. Ophtalm. **1926**, 137. (b) Die Züchtung von Geweben des Auges in vitro. Graefes Arch. **119**, 315 (1927). — **Kirchstein:** Über die Tränendrüse des Neugeborenen und die Unterschiede derselben von der des Erwachsenen. Diss. Berlin 1894. — **Kiribuchi:** (a) Über das elastische Gewebe im *menschlichen* Auge nebst Bemerkungen über den M. dilatator pupillae. Arch. Augenheilk. **38** (1898). (b) Die FUCHSsche periphere Atrophie des Sehnerven. Arch. Augenheilk. **39**, 76. — **Kirpitschowa-Leontowitsch:** Zur Frage der Irisinnervation im Auge des *Kaninchens*. Graefes Arch. **79**, 385 (1911). — **Kiso, Nakamura:** Studien über Quellungsvorgänge am Auge. Arch. Augenheilk. **96** (1925). — **Kiß:** Die Ursprungsweise der Augenmuskeln. Klin. Mbl. Augenheilk. **63** (1919). — **Kiß, F. Mihalik** u. **Navratil:** Über die Glandula orbito-nasalis der *Vögel*. Kotschak, 1928. Ungar. Ref. Ber. Biol. **11**, 692. — **Kittlitz:** Zur Entwicklung der Gefäße im Auge der *Forelle*. Anat. H. **32**, 279 (1907). — **Klapp:** Beitrag zu den Untersuchungen über die Innervation der Tränendrüse. Diss. Greifswald 1897. — **Klauber:** Einige histologische Besonderheiten der präretinalen Hämorrhagie. Graefes Arch. **70** (1909). — **Klebs:** (a) Zur normalen und pathologischen Anatomie des Auges. Virchows Arch. **19** (1860). (b) Das Epithel der hinteren Hornhautfläche. Zbl. med. Wiss. **2** (1864). — **Kleczkowski:** Untersuchungen über die Entwicklung des Sehnerven. Graefes Arch. **85**, 538 (1913). — **Klee:** Zur Entwicklung der MEIBOMschen Drüsen. Arch. mikrosk. Anat. **95**, 65 (1921). — **Kleinschmidt:** Über die Drüsen der Conjunctiva. Graefes Arch. **9** (1863). — **Kleland:** On the epithelium of the cornea of the ox. J. Anat. a. Physiol. **2** (1868). — **Klemm, E.:** Der Akkommodationsapparat des *Fisch*auges. Mikrokosmos **19**, 131 (1926). — **Klinge:** Die hinteren Irisschichten der *Haussäugetiere*. Anat. H. **110**, 36. — **Klinkowström:** Beiträge zur Kenntnis des Auges von *Anableps tetrophtalmus*. Skand. Arch. f. Physiol. (Berl. u. Lpz.) **1895**. — **Klodt:** (a) Zur vergleichenden Anatomie der Lidmuskulatur. Diss. Bonn 1890. (b) Arch. mikrosk. Anat. **41**, 1 (1893). — **Knape:** (a) Über die Entwicklung der Hornhaut des *Hühnchens*. Anat. Anz. **34**, 417 (1909). (b) Studien über die Rolle des vorderen Glaskörpers in der Embryologie der Hornhaut. Mitt. Augenklin. Karol. Inst. Stockholm **11** (1910). (c) Schwellung des Glaskörpers. Skand. Arch. Physiol. (Berl. u. Lpz.) **23** (1910). — **Knies:** (a) Zur Chemie der Altersveränderungen der Linse. Unters. Physiol. Heidelberg **1** (1877). (b) Zur Lehre von den Flüssigkeitsströmungen im lebenden Auge. Virchows Arch. **65**, 401. (c) Über die Ernährung des Auges und die Abflußwege der intraokularen Flüssigkeit. Arch. Augenheilk. **7**, 320. — **Knox:** On the discovery of the foramen centrale of the retina in the eyes of *reptiles*. Edinburgh philos. J. **9**. — **Knüsel:** (a) Epithelzellen, Bindegewebszellen, Becherzellen, Nerven und KRAUSEsche Endkörperchen in der Bindehaut des lebenden Auges. Klin. Mbl. Augenheilk. **71**, 234 (1923). (b) Ein oberflächliches Lymphgefäßsystem der Conjunctiva. Klin. Mbl. Augenheilk. **71**, 235 (1923). (c) Vitalfärbung am *menschlichen* Auge. Z. Augenheilk. **50**, 23, 51, 257 (1923). (d) Vitalfärbung am *menschlichen* Auge. Lymphgefäßstudien an der Augenbindehaut. Z. Augenheilk. **53**, 191 (1924). (e) Vitale Färbung am *menschlichen* Auge. Z. Augenheilk. **64**, 1 (1928). — **Knüsel** u. **Vonwiller:** Vitale Färbungen am *menschlichen* Auge. Die Sichtbarmachung von Epithel- und Bindegewebszellen, Lymphgefäßen, Nerven und ihren Endapparaten. Z. Augenheilk. **49** (1923). — **Knutson:** The function of the musculus retractor bulbi in *rabbits*. Acta otolaryng. (Stockh.) **13**, 116 (1928). — **Koby:** (a) Recherches cliniques sur le corps vitré au moyen du microscope binoculaire etc. Rev. gén. Ophtalm. **34** (1920). (b) De l'épaisseur mesurée sur le vivant des parties centrales de la cornée. Rev. gén. Ophtalm. Genève **42**, 293. (c) Recherches sur l'hétérochromie et l'oeil vairon des *animaux domestiques*. Annales d'Ocul. **160** (1923). (d) Über den Einfluß des Blutes auf die rote Farbe des mit dem Augenspiegel erleuchteten Augenhintergrundes. Annales d'Ocul. **1923**. — **Koch:** Epithelstudien am 3. Augenlid einiger *Säugetiere*. Arch. mikrosk. Anat. **63** (1904). — **Koczian:** Neuere Untersuchungen über die allgemeine Form und das Innenrelief der Augenhöhle der *Primaten*. Budapest 1910. — **Köhler:** Die Darstellung der Ganglienzellen der Retina des *Pferdes* mit Hilfe der supravitalen Methylenblaufärbung. Arch. Tierheilk. **55**, 153 (1926). — **Köhler, A.** u. **A. F. Togby:** Mikroskopische Untersuchungen einiger Augenmedien mit ultraviolettem und mit polarisiertem Licht. Arch. Augenheilk. **99**, 263 (1928). — **Kölliker:** (a) Über die Nervenendigungen der Hornhaut. Würzburg. naturwiss. Z. **6** (1866). (b) Zur Entwicklungsgeschichte des Auges und des Geruchsorganes *menschlicher* Embryonen. Verh. physik.-med. Ges. Würzburg **17** (1883). (c) Handbuch der Gewebelehre des Menschen, Bd. 2. (d) Der Dilatator pupillae vom weißen *Kaninchen*. 12. Verslg anat. Ges. Kiel 1898. (e) Neue Beobachtungen zur Anatomie des Chiasma opticum. Festschrift physik.-med. Ges. Würzburg **9**, 257 (1899). (f) Die Entwicklung und Bedeutung des Glaskörpers. Z. Zool. **76** (1904). — **Kölliker-Ebner:** Handbuch der Gewebelehre des *Menschen*, Bd. 3. 1902. — **Königshöfer:** Über das Auge des *Wildes*. Mbl. Allg. dtsch. Jagdver. **3**, 17. — **Königstein:** (a) Histologische Notizen. I. Über die Nerven der Sklera. Graefes Arch. **27**, 56 (1881). (b) Histologische Notizen. III. Entwicklung der Cilien und der MEIBOMschen Drüsen. IV. Maße von Embryonenaugen. Graefes Arch. **30** I, 135 (1884). — **Köppe:** (a) Über den normalen pigmentierten Pupillarsaum und seine degenerativen Veränderungen im Bilde der Nernstspaltlampe, speziell über Drusenbildungen des Pupillarsaums. Graefes Arch. **93** (1917). (b) Die normale Histologie des lebenden *menschlichen* Glaskörpers, 1918. (c) Die patho-histologischen Veränderungen des Glaskörpers. Graefes Arch. **91, 97** (1918). (d) Über die Bedeutung des Pigments für die Entstehung des primären Glaukoms. Graefes Arch. **92,** 341 (1918); **97,** 34 (1918). (e) Klinische Beobachtungen mit der Nernstspaltlampe und dem Hornhautmikroskop. Graefes Arch. **96** (1918). (f) Die Lösung der Streitfrage ob das lebende Netzhautzentrum eine gelbe Farbe besitzt oder nicht. Münch. med. Wschr. **1918.** (g) Über die normale Cornea usw. Graefes Arch. **93.** (h) Die Mikroskopie des lebenden Augenhintergrundes mit starken Vergrößerungen. Graefes Arch. **95** (1918); **97** (1918); **99** (1919). (i) Die biophysikalischen Untersuchungsmethoden der normalen und pathologischen Histologie des lebenden Auges. Abderhaldens Handbuch der biologischen Arbeitsmethoden Abt. 5, Teil 6, Lief. 3. 1920. (k) Linsenkapseldicke. Klin. Mbl. Augenheilk. **70,** 539. (l) Biophysikalisches Verhalten der Augengewebe. Graefes Arch. **98,** 171. (m) Das histologische Verhalten der lebenden Conjunctiva tarsi usw. Graefes Arch. **101** (1919). (n) Die Mikroskopie des lebenden Auges, Bd. 1/2. 1920. (o) Die normale Histologie des lebenden Auges. Erg. Anat. **23,** 340 (1921). (p) Die normale Histologie des lebenden Auges. Ein Gesamtüberblick über die bisherigen Ergebnisse der intravitalen Augenmikroskopie. Erg. Anat. **23** (1921). (q) Die ultra- und polarisationsmikroskopische Erforschung des lebenden Auges und ihre Ergebnisse. Bern: Bircher 1921. (r) Die stereo-mikroskopische Sichtbarmachung des lebenden interfasciculären Kittliniensystems, sowie das Verhalten der lebenden Hornhautnerven im polarisierten Licht der GULLSTRANDschen Nernstspaltlampe. Münch. med. Wschr. **67** (1922). (s) Das optisch-histologische Verhalten des lebenden vorderen Bulbusabschnittes usw. Graefes Arch. **102** (1922). (t) Warum hat die Natur die elastischen Lamellen und Membranen der lebenden Hornhaut und Linse in der Mitte dünner gestaltet als am Rande? Klin. Mbl. Augenheilk. **70** (1925). — **Körber:** Iriszeichnung und Irisgefäße. Z. Augenheilk. **15,** 111 (1906). — **Köttgen** u. **Abelsdorff:** Absorption und Zersetzung des Sehpurpurs bei den *Wirbeltieren.* Z. Sinnesphysiol. **12,** 161 (1896). — **Koganei:** (a) Untersuchungen über die Histogenese der Retina. Arch. mikrosk. Anat. **23** (1884). (b) Untersuchungen über den Bau der Iris des *Menschen* und der *Wirbeltiere.* Arch. mikrosk. Anat. **25** (1885). — **Kohl:** (a) Einige Bemerkungen über die Sinnesorgane des *Amphioxus lanceolatus.* Zool. Anz. **13** (1890). (b) Übersicht über die historische Entwicklung unserer Kenntnisse von den Gesichtsapparaten des *Maulwurfs.* Z. Nat. **65** (1892). (c) Rudimentäre *Wirbeltier*augen. Bibl. Zool. **13** (1892). (d) *Fische, Amphibien, Reptilien.* Bibl. Zool. **14,** *Talpa.* Nachtr. u. Allgem. (1893). Zusammenfassung, 1895. — **Kolen:** (a) Zur Frage über das interstitielle Bindegewebe des Auges. Ophthalm. Kongr. Moskau 1926. (b) Über die Ablagerung von Lipoiden im Auge und ihre Beziehung zum Alter sowie zu den Lipoidablagerungen in den Bindesubstanzen anderer Körperteile. Virchows Arch. **263,** 46 (1927). — **Koller, G.** u. **Eva Meyer:** Versuche über den Wirkungsbereich von Farbwechselhormonen. Biol. Zbl. **50,** 759. — **Kolmer:** (a) Über ein Strukturelement der *Frosch*retina. Anat. Anz. **25** (1904). (b) Über einen sekretorischen Bestandteil der Stäbchen-Zapfenschicht der *Wirbeltier*retina. Pflügers Arch. **129** (1909). (c) Zur Kenntnis des Auges der *Makrochiropteren.* Z. wiss. Zool. **97,** 91 (1911). (d) Zur Anatomie des *Makrochiropteren*auges. Anat. Anz. **40** (1912). (e) Erfahrungen über die Fixation ganzer *Tiere.* Anat. Anz. **42** (1912). (f) Über das Ligamentum annulare in der vorderen Augenkammer von *Anabas scandens.* Anat. Anz. **44** (1913). (g) Zur Histologie der Augenhäute. Anat. Anz. **47** (1914). (h) Über Krystalloide in Nervenzellen der *menschlichen* Netzhaut. Anat. Anz. **51** (1919). (i) Über den Befund einer zweiten Linse (Spontanlentoidbildung im Auge eines *Welses*). Arch. Entw.mechan. **44** (1920). (k) Anatomische Befunde bei den KOPPANYIschen Versuchen. Verh. ophthalm. Ges. Wien **1921.** (l) Replantation von Augen. Arch. Entw.mechan. **99** (1923). (m) Über eine bisher noch unbekannte Form von Epithelzellen (gefiederes Epithel) in der Nickhautinnenfläche der *Vögel.* Anat. Anz. **57,** 122 (1923). (n) Über die Augen der *Fledermäuse.* Z. Anat. **73** (1924); Verh. zool. bot. Ges. Wien **74** (1924). (o) Über das Auge des *Eisvogels (Alcedo attis).* Pflügers Arch. **204,** 266 (1924). (p) Bemerkungen über Adaptationsvorgänge in den Sehelementen. Graefes Arch. **115,** 310 (1925). (q) Zur Organologie und mikroskopischen Anatomie von *Proechidna (Zaglossus) Bruynii* (Auge). Z. Zool. **125** (1925). (r) Über das innere Nickhautepithel der *Reptilien.* Anat. Anz. **60,** Erg.-H., 248 (1925). (s) Über die Innervation der Korbzellen, der myoepithelialen Zellen der Drüsen. Anat. Anz. **66,** 65 (1928). (t) Über das Auge der *Myoxiden* und die Bedeutung des Auges als artspezifisches Merkmal. Anat. Anz. **67,** 113 (1929). (u) Zur Kenntnis des Auges der *Primaten.* Z. Anat. **93,** 679 (1930). (v) Das Auge des *Amazonenpapageis (Amazona aestiva).* Graefes Arch. **124,** 652 (1930). (w) Über das Verhalten der Krystalloide in der *menschlichen* Netzhaut, besonders im Gebiete cystischer Degeneration. Graefes Arch. **124,** 661 (1930). (x) Über das Vorkommen von Gefäßen in den äußeren Netzhautschichten einiger *Säugetiere.* Graefes Arch. **124,** 668 (1930). (y) Normale Anatomie des Sehorgans. Jaffés Anatomie und Pathologie der kleinen Laboratorium*tiere (Kaninchen, Meerschweinchen, Ratte, Maus*), 1931. (z) Das Fehlen einer Choriocapillaris im Auge des *Siebenschläfers, Myoxus myoxus* und die Capillarversorgung von dessen Netzhaut. Z. Anat.

84, 171. — **Kolossow:** Eine Untersuchungsmethode des Epithelgewebes, besonders der Drüsenepithelien und die erhaltenen Resultate. Arch. mikrosk. Anat. **52** (1898). — **Koltzoff:** Über die Entwicklungsgeschichte des Kopfes von *Petromyzon*. Bull. Soc. imp. Nat. Moscou **15** (1902). — **Kondratjeff:** Tränenorgane der *Kaninchen*. Vestn. Oftalm. **1905.** — **Kopsch:** (a) Iris und Corpus ciliare des *Reptilien*auges nebst Bemerkungen über andere Augenteile. Diss. Berlin 1892. (b) Das Binnengerüst, Endopegma, in den Zellen der Tränendrüse des *Menschen* und der Epidermis der *Cyclostomen*. Z. Anat. **76** (1925). — **Koschel:** Über Form, Lage und Größenverhältnisse des Bulbus und der Krystallinse unserer *Haustiere*. Z. vergl. Augenheilk. **2**, 53 (1883). — **Kosmettatos:** Einige Beobachtungen über die Entwicklung des Glaskörpers. Ber. ärztl. Ges. Athen **1904.** — **Kotschetow:** Untersuchungen über das Pigmentepithel der Retina im Zusammenhang mit der Frage über die Teilung der Zellen. Trav. Soc. imp. Nat. Petersbourg **39** (1908). — **Koyanagi:** Die Oxydasereaktion der Sehzellen. Nippon Gangkakai Zasshi **19** (1915). — **Krause:** (a) Die Membrana fenestrata retinae. Leipzig 1868. (b) Über das vordere Epithel der Cornea. Nachr. Ges. Wiss. Göttingen, Math.-physik. Kl. **1870**, 232; Arch. Anat. u. Physiol. **1870**. (c) Die Nerven der Arteria centralis retinae, sowie über eine Fovea centralis beim *Frosch*. Graefes Arch. **21**, 296 (1875). (d) Über die Retinazapfen nächtlicher *Wirbeltiere*. Arch. mikrosk. Anat. **19**, 309 (1881). (e) Doppelnatur des Ganglion ciliare. Gegenbaurs Jb. **7/8** (1882). (f) Die Retina. Internat. Mschr. Anat. u. Physiol. **1** (1884). (g) Die Retina der *Fische*. Internat. Mschr. Anat. u. Physiol. **3** (1886); **5** (1888); **6** (1889). (h) Die Retina der *Fische*, die Retina der *Amphibien*. Internat. Mschr. Anat. u. Physiol. **9** (1892); **10** (1893). (i) Die Retina der *Reptilien*. Internat. Mschr. Anat. u. Physiol. **9** (1892); **10** (1893). (k) Die Retina der *Vögel*. Internat. Mschr. Anat. u. Physiol. **11** (1894). (l) Die Retina der *Säuger*. Internat. Mschr. Anat. u. Physiol. **12** (1895). — **Krause, K.:** Experimentelle Untersuchungen über die Sehbahnen des *Goldkarpfens (Cyprinus auratus)*. Arch. mikrosk. Anat. **51** (1898). — **Krause, P.:** Artikel über Aceton in Enzyklopädie der mikroskopischen Technik, 3. Aufl., 1925. — **Krause, R.:** Ein eigenartiges Verhalten des Nervus opticus im Auge des *Ziesels*. Anat. Anz. **15** (1898). — **Krause, W.:** (a) Über die Drüsen der Conjunctiva. Z. rat. Med. **4**, 237 (1854). (b) Die terminalen Körperchen der einfach sensiblen Nerven. Hannover 1860. (c) Recherches sur l'anatomie et la physiologie de la conjonctive. J. de Physiol. **5** (1862). (d) Über die Nervenendigungen in der Conjunctiva tarsi. Graefes Arch. **12**, 296 (1866). (e) Über Pigmentzellen in der Conjunctiva. Anat. Anz. **27** (1905). (f) Anatomie des *Kaninchens*. Berlin u. Leipzig 1911. — **Kreibich:** Zur Entstehung des Retinapigments. Wien. klin. Wschr. **1912 I**, 146; Berl. klin. Wschr. **1912 I**, 385. — **Kreiker:** Die Lichtreflektion der normalen Netzhautoberfläche. Graefes Arch. **123**, 447 (1930). — **Krekeler:** Die Struktur der Sklera in den verschiedenen Lebensaltern. Arch. Augenheilk. **93**, 144. — **Krohn:** Über die Struktur der Iris der *Vögel* und ihr Bewegungsmechanismus. Arch. Anat. u. Physiol. **1837.** — **Krückmann:** (a) Ein Beitrag zur Opticusglia. Klin. Mbl. Augenheilk. **41**, Beil., 299. (b) Ophthalmoskopisches und klinisches über die Neuroglia des Augenhintergemaches. Klin. Mbl. Augenheilk. **42** (1905). (c) Über die Entwicklung und Ausbildung der Stützsubstanz im Sehnerven und der Netzhaut. Klin. Mbl. Augenheilk. **44**, 162. (d) Über Pigmentierung und Wucherung der Netzhaut, Neuroglia. Graefes Arch. **60**, 350, 452 (1905). (e) Über die Capillaren und Präcapillaren der Netzhaut. Klin. Mbl. Augenheilk. **76**, 875 (1926). — **Kubik:** (a) Über die Darstellung des Glaskörpergerüstes und peripherer markloser Nervenfasern nach S. MAYERS Methode. Arch. mikrosk. Anat. **81** (1912). (b) Zur Anatomie der Kammerbucht. Verslg ophthalm. Ges. Heidelberg 1920. — **Kühne:** (a) Beobachtungen an der frischen Netzhaut des *Menschen*. Unters. physiol. Inst. Heidelberg **2**. (b) Hermanns Handbuch der Physiologie, Bd. 3. (c) Fortgesetzte Untersuchungen über die Retina und die Pigmente des Auges. Unters. physiol. Inst. Heidelberg **2**. (d) Über das Vorkommen des Sehpurpurs. Zbl. med. Wiss. **1877**, 257. (e) Über die Verbreitung des Sehpurpurs im *menschlichen* Auge. Zbl. med. Wiss. **1**, 103. (f) Weitere Beobachtungen über den Sehpurpur des *Menschen*. Zbl. med. Wiss. **109**. (g) Zur Photochemie der Netzhaut. Zbl. med. Wiss. **1877**. (h) Über den Sehpurpur. Zbl. med. Wiss. **1877**. (i) Beiträge zur Optochemie. Zbl. med. Wiss. **4**, 3. (k) Über lichtbeständige Farben der Netzhaut. Unters. physiol. Inst. Heidelberg **1878**, 341. (l) Das Sehen ohne Purpur. Unters. physiol. Inst. Heidelberg **1877**. — **Kühne u. Sewall:** Zur Physiologie des Sehepithels, insbesondere der *Fische*. Unters. physiol. Inst. Heidelberg **3**. — **Kuhnt:** (a) Zur Kenntnis des Pigmentepithels. Zbl. med. Wiss. **1877**, 337. (b) Über ein neues Epithelhäutchen im Auge. Ber. 12. Verslg ophthalm. Ges. Heidelberg **1879**. (c) Zur Architektonik der Retina. Klin. Mbl. Augenheilk. **15**, Beih., 27. (d) Zur Kenntnis des Sehnerven und der Netzhaut. Graefes Arch. **25**, 179. (e) Über den Bau der Fovea centralis des *Menschen*. Klin. Mbl. Augenheilk. **19**, Beih., 41. (f) Über einige Altersveränderungen im *menschlichen* Auge. Klin. Mbl. Augenheilk. **19**, Beih., 38 (1881). (g) Injektionen an Leichen zur Entscheidung der Frage, ob injizierte Flüssigkeiten vom intravaginalen Raum des Opticus der einen Seite in den der anderen übergehen. Sitzgsber. 13. ophthalm. Ges. Klin. Mbl. Augenheilk. **19** Beih., 92 (1881). — **Kumagai:** (a) Über Bewegungsphänomene der Netzhaut. Tokio, Gak. Zasshi (jap.) **1915**. (b) Zur Kenntnis der Bewegungsvorgänge in der Netzhaut.

Mitt. med. Fak. Tokyo 16 (1916). — **Kunimaro Kikai:** Über die Vitalfärbung des hinteren Bulbusabschnittes. Arch. Augenheilk. 103 (1930). — **Kunst:** Beiträge zur Kenntnis der Farbenzerstreuung und des osmotischen Druckes einiger brechender Medien des Auges. Diss. Freiburg 1895. — **Kupffer:** (a) Die Entwicklung der Retina des *Fisch*auges. Zbl. med. Wiss. 1868. (b) Studien zur vergleichenden Entwicklungsgeschichte der *Kranioten*; 4. Zur Kopfentwicklung von *Bdellostoma*. München u. Leipzig. — **Kurljandsky:** Über die Form des *menschlichen* Linsensternes. Diss. München 1914; Klin. Mbl. Augenheilk. 54, 107. — **Kuschel:** Die Architektur des Auges und ihre hydrostatischen Beziehungen zum intraokularen Stromgefälle. Z. Augenheilk. 17, 114.

Lachi: Sopra alcune particolarità di morfologia dei condottini lacrimali del *uomo.* Arch. ital. Anat. 11 (1912). — **Ladigenski, de:** Sur l'évolution de la structure fibrillaire de la cornée chez l'embryon de la *poule.* Réun. Biol. Petrograd. C. r. Soc. Biol. Paris 78 (1915). — **Lafont:** (a) L'examen cytologique et microchimique des sécrétions conjonctivales. Annales d'Ocul. 143 (1910). (b) Pigmentation annulaire de la rétine. Arch. d'Ophtalm. 33 (1913). **Lagleyze:** L'oeil des albinos. Arch. d'Ophtalm. 27 (1907). — **Lagrange:** L'ossification dans l'oeil. Soc. Anat. et Physiol. Bordeaux, 1899. — **Lagrange-Valude:** Encyclopédie franç. Ophtalm. Nat. et Physiol. du corps vitré, 1903. — **Laguesse:** (a) Les lamelles primitives de la cornée du *poulet* sont comme le vitré, d'origine mésostromale ectodermique. C. r. Soc. Biol. Paris 89 (1923). (b) Développement de la cornée chez le *poulet,* rôle du mesostroma, son importance générale, les mémbranes basales. Archives Anat. microsc. 22, 216 (1926). (c) L'histogénèse des fibrilles de la cornée et ses rapports avec le chondriome. Archives Anat. microsc. 22, 293 (1926). (d) Entwicklung der Cornea beim *Hühnchen,* Bd. 3. — **Lambertini:** (a) Die Genese des Glaskörpers und die Ursachen der raschen Verlängerung der Linsenfasern beim *Menschen.* Monit. zool. ital. 34, 243. (b) Studie comparative embrionali sulla secrezione vesiculosa del cristallino e sulle fibre della lente. Arch. ital. Anat. 26, 261 (1929). — **Lampert:** Corp flottant dans l'espace rétrocristallinien. Bull. Soc. franç. Ophtalm. 19, 363 (1923). **Landmann:** An open cleft in the embryonic eye of a *chick* of 8 days. Anat. Anz. 32 (1908). — **Landolt:** (a) Beitrag zur Anatomie der Retina vom *Frosch, Salamander* und *Triton.* Arch. mikrosk. Anat. 7 (1871). (b) Varicosité de la pupille. Arch. d'Ophtalm. 31 (1911). — **Landolt, H.:** (a) Über das Melanin der Augenhäute. Z. physik. Chem. 28 (1899). (b) Über die Innervation der Tränendrüse. Arch. f. Physiol. 98 (1903). — **Landreau:** La régénération transparente de la cornée du *lapin.* Thèse de Bordeaux 1912. — **Lang:** Zur Entwicklung des Tränenausführapparates beim *Menschen.* Anat. Anz. 38 (1911). — **Lang and Burrett:** On the frequency of cilio-retinal vessels. Ophthalm. Hosp. Rep. 12, 59 (1888). — **Lange:** (a) Vorzeigung infantiler Netzhautpräparate. Verh. 23. Verslg ophthalm. Ges. Heidelberg 1893. (b) Untersuchungen über Vorkommen und Beschaffenheit der Traubenkörner bei einigen *Haussäugetieren.* Arch. Tierheilk. 27 (1901). (c) Zur Anatomie des Auges des Neugeborenen. Klin. Mbl. Augenheilk. 39, 202 (1901). (d) Untersuchung zur Anatomie des Auges des Neugeborenen. Klin. Mbl. Augenheilk. 31 (1901). (e) Einblicke in die embryonale Anatomie und Entwicklung des *Menschen*auges. Wiesbaden 1908. — **Lange u. Simon:** Über Phosphorsäureausscheidung der Netzhaut bei Belichtung. Z. physiol. Chem. 12 (1922). — **Langenbacher:** Vergleichend anatomische Untersuchungen über die Blutgefäße der Netzhaut des Auges. Österr. Vjschr. Vetkde. 53 (1880). — **Langendorff:** (a) Ciliarganglion und Oculomotorius. Pflügers Arch. 56 (1894). (b) Zur Verständigung über die Natur des Ciliarganglions. Klin. Mbl. Augenheilk. 38 (1900). (c) Über die Beziehungen des oberen sympathischen Halsganglions zum Auge und zu den Blutgefäßen des Kopfes. Klin. Mbl. Augenheilk. 38 (1900). — **Langer:** (a) Über die Blutgefäße im Augenlid. Med. Jb. 1878, 329. (b) Ist man berechtigt, den Perichorioidealraum und den TENONschen Raum als Lymphräume aufzufasssen? Sitzgsber. Akad. Wiss. Wien, Math.-naturwiss. Kl. 99, H. 3 (1890). — **Langerhans:** Über mehrschichtige Epithelien. Virchows Arch. 58 (1873). — **Langhans, Th.:** Untersuchungen über die Sclerotica der *Fische.* Z. Zool. 15 (1895). — **Langhans, V.:** Das Gewebe der Hornhaut im normalen und pathologischen Zustande. Z. rat. Med. 3, 12 (1861). — **Langheinrich:** Über die Membrana orbitalis der *Säugetiere.* Diss. Jena 1893. — **Langley:** On the nature of the cells in the nerve plexusses of the iris. J. of Physiol. 54 (1922). **Langley and Anderson:** (a) The action of nicotin on the ciliary ganglions and the endings of the 3 cranial nerve. J. of Physiol. 11 (1890). (b) On the mechanism of the movement of the iris. J. of Physiol. 13, 554 (1893). — **Laqueur:** Über Atropin und Eserin und deren Einfluß auf den intraokularen Druck. Graefes Arch. 33, 215. — **Lauber:** (a) Beiträge zur Entwicklungsgeschichte und Anatomie der Iris und des Pigmentepithels der Netzhaut. Graefes Arch. 68, 1. (b) Beiträge zur Anatomie des vorderen Augenabschnittes der *Wirbeltiere.* Anat. H. 18, 371 (1902). (c) Die Gestalt und Größe des Ciliarkörpers. Z. Anat. 89, 1 (1929). — **Lauber, H.:** (a) Beiträge zur Anatomie des vorderen Augenabschnittes der *Wirbeltiere.* Anat. H. 18 (1901). (b) Anatomische Untersuchung des Auges von *Cryptobranchus Japonicus.* Anat. H. 64, 20 (1901). — (c) Die Anatomie des Ciliarkörpers, der Aderhaut und des Glaskörpers. Graefe-Saemisch' Handbuch für die gesamte Augenheilkunde, 2. Aufl., 1931. — **Laurens and Detwiler:** The structure of the retina of *alligator* *mississipiensis* and its ophtomechanical changes. J. of exper. Zool. **32**, 207 (1921). — **Laurens** and **Williams:** Ophtomechanical changes in the retina of normal and transplanted eyes of *amblystoma* larvae. J. of exper. Zool. **23** (1907). — **Lauth, E.:** Manuel de l'anatomiste. Paris 1829. — **Lawrentiew:** Zur Morphologie des Ganglion cervicale superior. Anat. Anz. **58** (1924). — **Leber:** (a) Untersuchungen über den Verlauf und Zusammenhang der Gefäße im *menschlichen* Auge. Graefes Arch. **11** (1865). — (b) Über die intercellularen Lücken des vorderen Hornhautepithels im normalen und pathologischen Zustand. Graefes Arch. **24**, 252 (1878). (c) Über die Ernährungsverhältnisse des Auges. Z. Augenheilk. **2**, Beil. (1899); Internat. ophthalm. Kongr. Utrecht 1899; Arch. Augenheilk. **40** (1900). (d) Bemerkungen über die Zirkulationsverhältnisse des Opticus und der Retina. Graefes Arch. **18**. (e) Studien über den Flüssigkeitswechsel im Auge. Graefes Arch. **19** u. **20**.(f) Sur la filtration de l'oeil et son rôle dans la pathogénie du glaucome etc. Annales d'Ocul. **133** (1905). **Leber, Th.:** (a) Die Zirkulations- und Ernährungsverhältnisse des Auges. Handbuch der gesamten Augenheilkunde von Graefe-Saemisch, Bd. 2. 1903. (b) Nachschrift zu der vorhergehenden Arbeit des Herrn Prof. Hosch über das Epithel des vorderen Linsenkopfes. Graefes Arch. **52**, 988 (1908). — **Lebermann:** Ein Beitrag zur Mikrochemie der Augenflüssigkeiten. Arch. Augenheilk. **96** (1925). — **Leboucq:** (a) Études sur la limitante externe de la rétine. Ann. Soc. méd. Gand **39** (1909). (b) Contribution à l'étude de l'histogénèse de la rétine chez les *mammifères*. Archives Anat. microsc. **10** (1909). (c) Études sur les voies lymphatiques de l'oeil etc. Archives de Biol. **29** (1914). (d) La névroglie rétino-vitréenne. C. r. Soc. Biol. Paris **89**, 415 (1923). (e) Organe hyaloïdien rudimentaire dans l'oeil des *primates*. Bull. Acad. Méd. Belg. **5** (1923). (f) La question de la structure régulière du corps vitré. C. r. Assoc. Anat. Strasbourg **1924**. — **Leccot:** Das Ganglion ciliare einiger *Carnivoren*. Jena. Z. Naturwiss. **41** (1906). — **Lecron:** Experiments on the origin and differentiation of the lens in *amblystoma*. Amer. J. Anat. **6** (1906). — **Lederer:** Veränderung an den Stäbchen der *Frosch*netzhaut unter Einwirkung von Licht und Dunkelheit. Zbl. Physiol. **22** (1909). — **Ledouble:** De la possibilité du développement dans l'espèce *humaine* du muscle oblique supérieur de l'oeil des *vertébrés* inférieurs à l'ordre des *mammifères*. Bibl. Anat. **9** (1901). — **Lee:** On the organs of vision in the common *mole*. Proc. roy. Soc. Lond. **18** (1870). — **Legal:** (a) Die Nasenhöhlen und der Tränennasengang der amnioten *Wirbeltiere*. Morph. Jb. **8** (1883). (b) Die glatten Muskeln der *menschlichen* Orbita. 37. Verslg ophthalm. Ges. Heidelberg **1911**, 174; Arch. Augenheilk. **72** (1912). — **Lenhossek:** (a) Die Entwicklung des Glaskörpers. Leipzig 1903. (b) Das Ganglion ciliare der *Vögel*. Arch. mikrosk. Anat. **76** (1911). (c) Das Ciliarganglion der *Reptilien*. Arch. mikrosk. Anat. 80 (1912). — **Lenhossek, M. v.:** (a) Die Entwicklung des Glaskörpers. Ung. Akad. Wiss. Leipzig: F. C. W. Vogel 1902. (b) Die Entwicklung und Bedeutung der Zonulafasern nach Untersuchungen am *Hühnchen*. Arch. mikrosk. Anat. **77** (1911). (c) Die Entwicklung und Bedeutung der Zonula ciliaris. Verh. anat. Ges. 25. Verslg Leipzig **1911**. — **Leontowitsch:** Zur Innervation der Iris. Vestn. Oftalm. (russ.) **1910**, 716; Graefes Arch. **79**, 385 (1911). — **Lepage:** (a) Persistence de la membrane pupillaire et pigmentation congénitale de la cristalloïde antérieure. Thèse de Paris **1901**. (b) Recherches sur l'anatomie comparée de la gouttière lacrimo-nasale et du sac lacrimal des *mammifères*. Thèse de Bordeaux **1908**. — **Leplat:** (a) Études sur la nutrition du corps vitré. Annales d'Ocul. **48** (1887). (b) Nouvelles recherches sur la circulation du liquide intraoculaire. Annales d'Ocul. **1889**. (c) Les plastosomes des cellules visuelles et leur rôle dans la différentiation des cônes et des bâtonnets. Anat. Anz. **45** (1913). (d) Localisation des premières ébauches oculaires chez les *vertébrés*. Anat. Anz. **46** (1914). (e) Action du milieu sur le développement des larves d'*amphibiens* localisation et différentiation des premières ébauches oculaires chez les *vertébrés*. Archives de Biol. **30** (1919). (f) L'appareil accommodateur de l'oeil des *vertébrés*. Anat. et Embr. comp. C. r. Assoc. Anat. Liége **1926**. — **Leplat, G.:** (a) Recherches sur le développement de la structure de la membrane vasculaire de l'oeil des *oiseaux*. Archives de Biol. **27**, 503 (1912). (b) Sur le développement de la musculature interne de l'oeil des *reptiles*. Ext. Bull. Acad. Méd. Belg. **1922**. (c) Recherches sur le développement du cône papillaire de l'oeil des *reptiles*. C. r. Assoc. Anat. Gand **17** (1922). — **Lerner:** Opaque nerve fibres. Amer. J. Ophthalm. **6** (1923). — **Leser:** (a) Über das Wachstum des Auges. Bull. internat. Acad. Sci. Bohême **1911**. (b) Entwicklung des Obliquus inferior bei einigen *Wirbeltieren*. Čas. lék. česk. **63** (1924). (c) Développement de la forme de l'oeil *humain*. Ann. d'Ophtalm. **42**, 81 (1925); Ref. Klin. Mbl. Augenheilk. **75**, 481. (d) On the development of the extraocular muscles in some *mammalians*. Brit. J. Ophthalm. **9**, 154 (1925). (e) Über die Entwicklung der Form des *menschlichen* Auges. Ref. Böhm. Med. **5** (1925). (f) Développement de la forme de l'oeil *humain*. Arch. d'Ophtalm. **42** (1925). — **Leuckhart:** Organologie des Auges. Graefe-Saemisch' Handbuch der gesamten Augenheilkunde, 1. Aufl. 2. 1875. — **Leukhart:** Chorioidea und Corpus ciliare und Iris. Graefe-Saemisch' Handbuch der gesamten Augenheilkunde, 1. Aufl., 1. — **Levi, G.:** (a) Osservazioni sullo sviluppo degli coni e dei bastoncini della retina degli *urodeli*. Sperimentale **54** (1900). (b) Le développement de la cornée chez les *amniotes*. C. r. Assoc. Anat. Liége **1926**. **Levinsohn:** (a) Zur Frage der ständigen freien Kommunikation zwischen vorderer und hinterer

Augenkammer. Klin. Mbl. Augenheilk. **37,** 52 (1899). (b) Über das Verhalten der Nerven-endigungen in den äußeren Augenmuskeln des *Menschen.* Verh. 29. Verslg ophthalm. Ges. Heidelberg **1901.** (c) Über die hinteren Grenzschichten der Iris. Graefes Arch. **62** (1906). (d) Kurze Bemerkungen zu der Aurel von SZILYschen Arbeit über die hinteren Grenz-schichten der Iris. Graefes Arch. **64** (1906); **65** (1907). (e) Kurze Bemerkungen zur Arbeit LINDBERGs. Beitrag zum klinischen Bild der angeborenen sog. Kerben am Pupillarrand und zu ihrer entwicklungsgeschichtlichen Erklärung. Klin. Mbl. Augenheilk. **65** (1921). — **Lewis:** Further studies of the vitreous body. Trans. amer. Acad. Ophthalm. a. Otol. **1922,** 85. — **Lewis, F. P.:** (a) Some observations on the structure of the vitreous body. Trans. amer. Acad. Ophthalm. a. Otol. **26** (1921). (b) Hyaloid remains. Amer. J. Ophthalm. **4** (1921). (c) Anat. of vitreous body. Amer. J. Ophthalm. **4** (1921). — **Lewis, M. R.:** Mitochondria in the visual cells of the *fowl.* Anat. Rec. **25,** 110 (1923). — **Lewis, W. H.:** (a) Wandering pigmented cells arising from the epithelium of the optic cup, with observations on the origin of the muscle sphincter pupillae of the *chick.* Amer. J. Anat. **2** (1903). (b) On the cornea. J. of exper. Zool. **1** (1905); **2** (1906). (c) Experimental studies on the development of the eye in *amphibia* on the origin and differentiation of the lens. Amer. J. Anat. **6** (1907). (d) Experi-ments on the origin and differentiation of the optic vesicle in *amphibia.* Amer. J. Anat. **7** (1907). (e) Some observations on the structure of the vitreous body. Trans. amer. Acad. Ophthalm. a. Otol. **1921,** 224. — **Leydig:** (a) Zur Anatomie und Histologie der *Chimaera monstrosa.* Arch. Anat., Physiol. u. wiss. Med. **1851.** (b) Beiträge zur mikroskopischen Anatomie und Entwicklung der *Rochen* und *Haie.* Leipzig 1852. (c) Anatomisch histologische Unter-suchungen über *Fische* und *Reptilien.* Berlin 1853. (d) Histologische Bemerkungen über den *Polypterus bichir.* Z. Zool. **8** (1854). (e) Lehrbuch der Histologie des *Menschen* und der *Tiere.* Frankfurt 1857. (f) Deutsche *Saurier.* Tübingen 1872. (g) Kopfdrüsen der *Ophidia.* Arch. mikrosk. Anat. **9,** 598 (1873). (h) Einige Bemerkungen über das Stäbchenrot der Netzhaut. Arch. f. Anat. **1897.** — **Libby:** Medullated nerve fibres involving the macula. Amer. J. Ophthalm. **8** (1925). — **Lichal:** Tränengang bei den *Haussäugern.* Anat. Anz. **48,** 341 (1915). — **Lieberkühn, N.:** Über das Auge des *Wirbeltier*embryo. Schr. Ges. Naturwiss. Marburg-Kassel 1872. — **Liebitzky:** Über Dreiteilung von normalen Netzhautgefäßen. Klin. Mbl. Augenheilk. **81,** 42 (1928). — **Lieto-Vollaro de:** (a) Dispositions du tissu élastique dans le système trabéculaire scléro-cornéen et rapports de ce dernier avec la sclérotique, le tendon du muscle ciliaire et la membrane de Descemet. Arch. d'Ophtalm. **1902.** (b) Sulla disposizione del tessuto elastico nella congiuntiva bulbare nel limbus sclero-corneale. Rent. 17. Congr. Assoc. Ottalm. Napoli **1905.** Ann. Ottalm. **35** (1906); **36** (1907). (c) Sulla esistenza nella cornea di fibre elastiche colorabili col metodo del Weigert e loro deri-vazione dei corpusculi fissi. Ann. Ottalm. **36,** 715 (1907). (d) Di una particolare disposi-zione che hanno le fibre elastiche nella cornea del *pollo* e di specie affini. Arch. Ottalm. **17** (1910). (e) Il tessuto elastico nell' iride dell' *uomo* e di alcune spezie di *vertebrati.* Arch. vergl. Ophthalm. **1,** 49 (1910). (f) Neue Beiträge zur Kenntnis der feineren vergleichenden Morphologie der Zellen der Cornea propria. Arch. vergl. Ophthalm. **1,** 2, 11 (1910). (g) Sulla morfologia della membrana dilatatrice della pupilla dell uomo. Ann. Ottalm. **37,** 301. — **Lightbody:** (a) On the comparative microsc. anatomy of the cornea of *vertebrates.* J. Anat. a. Physiol. **1,** 15 (1866). (b) On the anatomy of cornea of *vertebrates.* J. of Anat. **1867.** — **Lindahl:** (a) Über die Pupillaröffnung des Augenbechers in früheren Entwicklungsstadien usw. Arch. Augenheilk. **72** (1912). (b) Die Entwicklung der vorderen Augenkammer. Anat. H. **52,** 195 (1915). — **Lindahl u. Jokl:** Über den Verschluß der fetalen Augenbecherspalte. die Entwicklung der Sehnerveninsertion und die Anlage des Pectens bei *Vögeln.* Uppsala, Läk.för. Förh. **26,** Festschrift für F. HAMMAR; Z. Anat. **63** (1922). — **Lindberg:** Beitrag zum klinischen Bild der angeborenen sog. Kerben am Becherrand. Klin. Mbl. Augenheilk. **65** (1920). — **Lindsay-Johnson:** (a) Contributions to the comparative anatomy of the *mammalian* eye chiefly based on ophthalmoscopic examination. Philos. Trans. roy. Soc. Lond. **194** (1901). (b) Ein Versuch zur Klassifizierung der *Säugetiere, Reptilien* und *Amphibien* in Familien und Ordnungen nach den ophthalmoskopischen Erscheinungen des Augenhinter-grundes und den während des Lebens auftretenden Graden der Exophorie. Sitzgsber. Ges. naturforsch. Freunde Berlin **1909,** 16. (c) Contributions to the comparative anatomy of the *reptilian* and *amphibian* eye, chiefly based on ophthalmological examination. Philos. Trans. roy. Soc. Lond. **215,** 215 (1927). — **Lineback:** Observations on the fovea centralis of 2 *human* and 7 *monkey*-pairs of eyes. Anat. Rec. **35** (1927). — **Linsenmayer:** Vergleichende Untersuchungen über die Möglichkeit einer Fixierung der Linsenform. Arch. vergl. Oph-thalm. **2** (1911). — **Lippmann u. Brückner:** Experimentelle Untersuchungen über die lokale Entstehung lymphocytenähnlicher Zellen am *Kaninchen*auge. Z. exper. Path. **19** (1917). — **List:** Zur Morphologie wandernder Leukocyten. Arch. mikrosk. Anat. **28,** 251 (1886). — **Lister:** Detachment of the vitreous. Internat. Congr. Ophthalm. U. S. A. 1922. — **Livini:** Abozzo dell' occhio parietale in embrioni dei *uccelli (columba, gallus).* Monit. zool. ital. **16** (1905). — **Lobeck:** Zur Frage der Quellbarkeit des Glaskörpers usw. Graefes Arch **122** (1929). — **Lo Cascio:** (a) Sulla fina constituzione della retina. Ric. Chim. Citol. Ann

Ottalm. **51** (1923). (b) Lo sviluppo della guaina del nervo ottico nell'*uomo*. Ann. Ottalm. **51**; Ref. Klin. Zbl. **74**. 879 (1923). (c) Über die Ursachen der roten Farbe des Augenhintergrundes. Ann. Ottalm. **52** (1924). (d) Der Lichtsinn in der peripheren Partie der Netzhaut. Ann. Ottalm. **52** (1924). — **Lodato:** (a) Les changements de la rétine sous l'influence de la lumière, des couleurs et des autres agents physiques et chimiques. Arch. Ottalm. **7, 335** (1891). (b) I mutamenti della retina sotto l'influenza della luce, dei colori di altri agenti fisici e chimici, con speciale riguardo alle reazione chimica. Arch. Ottalm. **7, 329** (1900). (c) Il tessuto elastico dell'occhio *umano* durante la vita fetale. Arch. Ottalm. **12** (1905). — **Lodemann:** Ein Beitrag zur Pigmentierung der Conjunctiva und Cornea des Auges. Diss. Berlin 1917. — **Löhe:** Über sichtbare Lymphbahnen der Retina. Diss. München 1902. — **Löwe:** Über die Existenz eines lymphatischen Hohlraums im hinteren Drittel des Glaskörpers. Med. Zbl. 1878. — **Löwenstein:** Experimentelle Untersuchungen über die Regeneration des Hornhautepithels. Graefes Arch. **85,** 221 (1913). — **Loewenstein:** (a) Über regionäre Anästhesie in der Orbita. Klin. Mbl. Augenheilk. **46,** 592. (b) Die Viscosität der Augenflüssigkeiten usw. Arch. Augenheilk. **70,** 26 (1911). — **Löwenstein u. Kubik:** Refraktometrische Untersuchungen über den Glaskörper. Graefes Arch. **89,** 197 (1915). — **Löwenthal:** (a) Notiz über die HARDERsche Drüse des *Igels*. Anat. Anz. **7,** 48 (1892). (b) Beitrag zur Kenntnis der HARDERschen Drüse bei den *Säugetieren*. Anat. Anz. **7,** 546 (1892). (c) Anat. Anz. Bibl. Anat. **7,** 18, 19 (1892). Augendrüsen. Arch. mikrosk. Anat. **79** (1912). (d) Zur Kenntnis der Glandula infraorbitalis einiger *Säugetiere*. Anat. Anz. **10** (1895). (e) Drüsenstudien der HARDERschen Drüse. Internat. Mschr. Anat. u. Physiol. **13** (1896). (f) Die Glandula infraorbitalis und eine besonders der Parotis anliegende Drüse bei der weißen *Ratte*. Arch. mikrosk. Anat. **56** (1900). (g) Drüsenstudien. Arch. mikrosk. Anat. **71** (1908); **79** (1912). (h) Nouvelles recherches sur la glande sousorbitaire. Bibl. Anat. **18,** 101, 257 (1909). (i) Bibl. Anat. **19,** 101, 301 (1909). (k) Glandes de l'orbite. Genève 1916. (l) Zur Frage der Entwicklung der Augenhöhlendrüsen. Anat. Anz. **1916,** 43, 44, 49. (m) Nouvelles contributions à l'étude des glandes de l'orbite etc. Genève: Georg & Co. 1916. — **Lohman:** Über die typische Exzentrizität des kleinen Irisringes. Klin. Mbl. Augenheilk. **44,** 68 (1906). **Lohmeyer:** Beiträge zur Histologie und Ätiologie der erworbenen Linsenstare. Z. rat. Med. **5** (1854). — **Longworth:** Über die Endkolben der Conjunctiva. Arch. mikrosk. Anat. **11,** 653 (1875). — **Lopez:** Die HORTEGAschen Zellen der Retina und Sehwege im normalen und pathologischen Zustand. Arch. Oftalm. hisp. amer. **27,** 322 (1927). — **Lopez, E.:** Die HORTEGAschen Zellen bei den pathologischen Prozessen der Retina und des optischen Nerven. Bol. Soc. españ. Biol. Madrid **12,** 79 (1927). — **Lor:** Notes anatomiques sur les glandes de l'orbite et specialement sur une glande lacrimale, méconnue chez le *lapin*. J. Anat. a. Physiol. norm. path. **34,** 463. — **Lott:** Über den feineren Bau und die physiologische Regeneration der Epithelien, insbesondere des Corneaepithels. Zbl. med. Wiss. **9** (1871). — **Lubosch:** Besprechung einer neueren Theorie der Licht- und Farbenempfindung nebst einem Exkurs über die stammesgeschichtliche Entstehung des *Wirbeltier*auges. Morph. Jb. **39** (1909). — **Lüdden:** Nachuntersuchungen über die KRAUSEschen Endkolben im *menschlichen* und *tierischen* Organismus. Z. Zool. **12,** 470 (1863). — **Lüdecke:** Zur Anatomie der Kolobome am Sehnerveneintritt. Klin. Mbl. Augenheilk. **54,** 191 (1915). — **Lüssi:** (a) Das Relief der *menschlichen* Linsenkernvorderfläche im Alter. Klin. Mbl. Augenheilk. **59,** 1. — (b) Physiologische Tröpfchenbeschläge der Hornhautrückfläche. Klin. Mbl. Augenheilk. **69** (1922). — **Luna:** (a) Richerche istologiche sulla retina dei *vertebrati*. Monit. zool. ital. **22** (1911). (b) La retina dei *vertebrati;* rich. istol. ed istochim. Istit. Anat. norm. Roma **1912**. (c) L'apparato mitochondriale nelle cellule dell'epitelio pigmentato della retina. Arch. Zellforsch. **9,** 41 (1913). (d) Note citologiche sull' epitelio pigmentato della retina coltivata in vitro. Arch. ital. Anat. **15,** 542 (1917); **18** (1922). — **Lutz:** Beiträge zur Kenntnis der Drüsen des 3. Augenlids. Diss. Gießen 1899. Z. Tier. Med. **3,** 129. — **Lyon:** Compensatory motions. Amer. J. Physiol. **4,** 75 (1901).

Mac Ilroy: The response of the developing retina to light and to radium emanation. J. of Physiol. **33** (1905). — **Mac Ilroy et Hamilton:** On the presence of elastic fibres in the cornea. J. Anat. a. Physiol. **40** (1906). — **Macleod:** Sur la structure de la glande de HARDER du *canard* domestique. Archives de Biol. **1** (1880). — **Maggio:** Sulla modificazione chimice reflesse da una retina all'altra. Arch. Ottalm. **9,** 382 (1902). — **Maggiore:** (a) Di un metodo di tecnica per otenere sezioni microscopiche sottile del cristallino. Clin. ocul. **1911.** (b) L'apparato mitochondriale nel cristallino. Ric. Labor. Anat. Roma **16** (1912). (c) Richerche morfologiche sull'apparato palpebrale degli *amfibi*. Ric. Labor. Anat. Roma **16** (1912). (d) Struttura, comportamento e significato del canale di Schlemm nell' occhio *umano*, in condizioni normali e patologici. Ann. Oftalm. **40** (1917). (e) Über den Mechanismus der Entwicklung der Ora serrata des *menschlichen* Auges. Verh. außerord. Tagg ophthalm. Ges. Wien **1922,** 355. (f) Lo sviluppo del canale sclerale e della lamina cribrosa nell' occhio *umano*. Ann. Ottalm. **51** (1923). (g) Die Ora serrata im *menschlichen* Auge. Ann. Ottalm. **52,** 625 (1923). (h) L'ora serrata e l'occhio *umano*. Ann. Ottalm. **52** (1923); Atti Congr. Soc. ital. Oftalm. **1925.** (i) L'ora serrata nell' occhio *umano*, morfologia, sviluppo anatomia comparata e fisiologia. Ann. Oftalm. **52** (1924). — **Magitot:** (a) Contribution à l'étude de la circulation arterielle et lymphatique du nerf optique et du chiasma. Thèse de Paris **1908**. (b) Études sur le déve-loppement de la rétine chez *l'homme*. Annales d'Ocul. **144** (1910). (c) À propos de certaines plicatures de la rétine en voie de développement. Annales d'Ocul. **146** (1911). (d) Sur les sources multiples de l'humeur aqueuse. Bull. Soc. franç. Ophtalm. **41, 17; 50** (1928). — **Magitot et Bailliart:** Le système nerveux organique de l'oeil. Annales d'Ocul. **163, 927** (1926); **164, 81** (1927). (Physiol.) — **Magitot et Mestrezat:** Qualité et quantité du corps vitré normal. Annales d'Ocul. **1921**. — **Magni:** Interno alle formazione e constituzione definitiva del vitreo nell'occhio *umano*. Milano 1882. — **Magnus:** (a) Über Blasenbildung am Linsen-äquator. Klin. Mbl. Augenheilk. **29, 291** (1891). (b) Die Darstellung der Lymphwurzeln im *menschlichen* und *tierischen* Gewebe. Dtsch. Z. Chir. **175, 147** (1922). (c) Die Darstellung von Lymphräumen durch Gasfüllung. Anat. Anz. **57,** Erg.-H. (1923). — **Magnus u. Stübel:** Zur Kenntnis der Lymphgefäße der Augen. Ber. Verh. ophthalm. Ges. Jena **1922.** — **Majima:** Studien über die Struktur der Sehzellen und der Pigmentepithelzellen der *Frosch*netzhaut. Graefes Arch. **115, 256** (1925). — **Mall, F.:** Histogenesis of the retina. J. Morph. a. Physiol. **3** (1893). — **Malpighi, M.:** Opera omnia Londini, 1687. — **Mamoli:** Il tessuto adenoide nella ghiandola lacrimale *umana*. Saggi Oftalm. **4, 496** (1929). — **Mann, Ida:** (a) On the deve-lopment of fissural and associated regions in the eye of the *chick*, with some observations on the *mammal*. J. of Anat. **55, 313** (1921). (b) On the morphology of certain developmental structures associated with the upper end of the chorioideal fissure. Brit. J. Ophthalm. **1922.** (c) The process of retinal differentiation in *man*. Proc. roy. Soc. Med. **21, 6** (1922). (d) The function of the pecten. Brit. J. Ophthalm. **8, 209** (1924). (e) The development of the *human* iris. Brit. J. Ophthalm. **9, 495** (1925). (f) Die Embryologie der Linse. Amer. J. Ophthalm. **1925,** 818. (g) Embryology, the nature and boundaries of the vitreous humour. Trans. ophthalm. Soc. U. Kingd. **47,** 172 (1927). (h) The process of differentiation of the retina layers in *vertebrates*. Brit. J. Ophthalm. **12,** 449 (1928). (i) The relation of the hyaloid canal in the foetus and in the adult. J. of Anat. **62,** 290 (1928). (k) The development of the *human* eye. Univ. Cambridge 1928. (l) The regional differentiation of the *vertebrate* retina. Amer. J. Ophthalm. **11,** 515 (1928). — **Mans:** (a) Das Epithelfasersystem der Horn-haut. Klin. Mbl. Augenheilk. **73, 289.** (b) Das Epithelfasersystem der Hornhaut im normalen und pathologisch veränderten Zustande. Klin. Mbl. Augenheilk. **74, 778.** — **Manz:** (a) Über neue eigentümliche Drüsen am Cornealrand, und über den Bau des Limbus conjunctivae. Z. rat. Med. **5** (1856). (b) Über den Akkommodationsapparat des *Fisch*auges. Freiburg 1858. (c) Über neuere eigentümliche Drüsen am Cornealrande und über den Bau des Limbus conjunctivae. Z. rat. Med. **5,** 122 (1859). (d) Das Auge der hirnlosen Mißgeburten. Virchows Arch. **51** (1870). (e) Entwicklungsgeschichte des *menschlichen* Auges. Graefe-Saemisch' Handbuch der gesamten Augenheilkunde, 1875. (f) Über albinotische *Menschen*-augen. Graefes Arch. **24,** 139 (1878). — **Manz, W.:** Anatomisch-physiologische Unter-suchungen über die Akkommodation des *Fisch*auges. Diss. Freiburg 1858. — **Marchesani:** (a) Die 3 Gliaarten in der Retina und im Sehnerven. Verslg Naturforsch. Düsseldorf 1926. (b) Die Morphologie der Glia im Nervus opticus und in der Retina, dargestellt nach den neuesten Untersuchungsmethoden und Untersuchungsergebnissen. Graefes Arch. **117, 575** (1926). — **Marenghi, G.:** Contributo alla fina organisazione della retina. Anat. Anz. **1900;** Bull. Soc. med. Chir. Pavia **1901;** Atti Accad. naz. Lincei **289** (1901—1904); Verh. anat. Ges. Paris **1920.** — **Marina:** (a) Das Neuron des Ganglion ciliare und die Zentrale der Pupillen-bewegungen. Dtsch. Z. Nervenheilk. **14** (1899). (b) Ganglion ciliare, peripheres Zentrum für die Lichtreaktion der Pupillen. 16. internat. med. Kongr. Budapest **1909.** — **Markowski:** Über den orbitalen Venensinus des *Kaninchens*. Anat. Anz. **38** (1911). — **Martin:** Entwick-lung der Retina der *Katze*. Anat. Anz. **5** (1890). — **Martinotti:** Sur la réaction des fibres élastiques avec l'emploi du nitrate d'argent et sur les rapports entre les tissus élastiques et le tissu musculaire. Anat. Anz. **16** (1899). — **Marx:** (a) Über Anatomie, Physiologie und Pathologie des Augenlidrandes und der Tränenpunkte. Nederl. Tijdschr. Geneesk. **67** (1923). (b) Der Ursprung der roten Farbe des normalen vom Augenspiegel erleuchteten Auges. Klin. Mbl. Augenheilk. **73** (1923). (c) Über vitale Färbungen am Auge und an den Lidern. Graefes Arch. **114** (1924); Z. Augenheilk. **1926,** 59; Graefes Arch. **116, 114** (1926). (d) Die Ursache der roten Farbe des normalen ophthalmoskopisch beobachteten Augen-hintergrundes. Graefes Arch. **71, 141.** (e) Über vitale Färbungen des Auges und der Augen-lider, angeborene und erworbene Abweichungen in der Lage der Tränenpunkte. Graefes Arch. **117, 619** (1926). — **Masuda:** Ein Fall von eigentümlichem Bindegewebsstrang um die Papille. Klin. Mbl. Augenheilk. **1913,** 333. — **Masugi:** Topographie der Tränendrüse der Japaner. Z. Morph. u. Anthrop. **15,** 247 (1913). — **Mathys:** Die Entwicklung der Tränenableitungswege. Z. Augenheilk. **14** (1905); **16** (1906). — **Matsui:** Studies on the survival of lacrymal gland tissue. Trans jap. path. Soc. **16,** 170 (1928). **Matsuoka:** Über das Glykogen in der Netzhaut. Nippon Gangkai Zasshi (jap.) **23** (1919). — **Matthiessen:** (a) Linse. Anat. Physiol. **21,** 287 (1880). (b) Untersuchungen über den Aplanatismus und die Perioskopie der Krystallinsen in den Augen der *Fische*. Pflügers Arch. **21** (1880). (c) Über das Gesetz der Zunahme des Brechungsindices innerhalb der Krystallinse der *Säugetiere* und *Fische*. Graefes Arch. **31, 31** (1885). (d) Über den physiologisch-optischen

Bau des Auges der *Cetaceen* und *Fische*. Pflügers Arch. **38**, 521 (1886). (e) Die neueren Fortschritte unserer Erkenntnis von dem optischen Bau des Auges der *Wirbeltiere*. Festschrift für HELMHOLTZ, 1891. S. 51. (f) Über den physiologisch-optischen Bau der Augen von *Knölwal* (*Megaptera boops* fair) und *Finwal* (*Balaenoptera musculus* carup). Z. vergl. Augenheilk. **12**, 77 (1893). — **Matys**: Entwicklung und Topographie der Muskulatur der Orbita bei *Vögeln*. Arch. f. Anat. **1908**, 321. — **Mauchle**: Die Nervenendigungen in der Conjunctiva bulbi. Arch. path. Anat. **41**, 148 (1867). — **Mawas**: (a) Notes sur l'origine des fibres de la zonule de Zinn. C. r. Soc. Biol. Paris **64** (1908). (b) Recherches sur l'origine et la signification histologique des fibres de la zonule de Zinn. C. r. Assoc. Anat. **10** (1908). (c) Structure de la rétine ciliaire et la secrétion de l'humeur aqueuse. C. r. Assoc. Anat. **11** (1909). (d) Étude cytologiques et physiologiques sur la rétine ciliaire des *mammi* è*res*. Archives Anat. microsc. **12** (1910). (e) Sur la fonction sécretaire et le rôle nutritive de l'épithelium pigmentaire. Fondat. Ophtalm. Rothschild, Bull. et Trav., 1911. (f) Granulation lipoïde des cellules fixes de la cornée et de certaines cellules conjonctives des *ve·téorés*. Fondat. Ophtalm. Rothschild, 1911. Paris 1912. (g) Sur la forme, la direction et le mode d'action du muscle ciliaire chez *l'ho r,me*. C. r. Acad. Sci. Paris **155** (1912); **156** (1913). (h) Sur la symmétrie du corps ciliaire et sur son importance dans l'accommodation astigmique et dans les mouvements du cristallin. C. r. Acad. Sci. **156** (1913). (i) Du rôle du tissu conjonctif du corps ciliaire dans la transmission de la contraction du muscle ciliaire et de l'importance de la zonule dans l'accommodation de l'oeil. C. r. Acad. Sci. Paris **156** (1913). (k) Sur la structure et la signification morphologique du peigne de l'oeil des *(,iseaux*. C. r. Acad. Sci. Paris **157** (1913). (l) La pigmentgenèse dans les tumeurs melaniques de la chorioïde de *l'h,mme*. C. r. Soc. Biol. Paris **88** (1923). — **Mawas** et **Magitot**: (a) Études sur le développement du corps vitré et de la zonule chez *l'homme*. Bull. Fondat. Ophtalm. Rothschild **1911**, 123. (b) Recherches sur le développement du vitré chez *l'homme*. C. r. Assoc. Anat. **4** (1912). (c) Études sur le développement du corps vitré et de la zonule chez *l'h mme*. Archives Anat. microsc. **14** (1912). (d) Les cellulues du corps vitré de l'oeil *humain*. Leur origine, leur signification, leur rôle physiologique dans la formation des liquides intraoculaires. Annales d'Ocul. **150** (1915). — **Mayer**: (a) Studien zur Physiologie und Histologie des Blutgefäßsystems. 2. Mitt. Sitzgsber. Acad. Wiss. Wien, Math.-naturwiss. Kl. **93** (1886). (b) Beiträge zur Histologie und Physiologie des Epithels. Lotos, Jb. Naturwiss., N. F. **12**. Prag 1892. (c) Die Blutgefäße in der Membrana hyaloidea des *Frosch*auges. Lotos, Jb. Naturwiss., N. F. **14** (1894). — **Mayerhoff, H.**: Über das monomorphe Chiasma opticum der *Pleuronektiden*. Zool. Anz. **39** (1912). — **Mayerweg**: Über markhaltige Nervenfasern in der Retina. Arch. Augenheilk. **46** (1902). — **Maynard**: Observations on the weight, volume and ash of the *human* lenses. Brit. J. Ophthalm. **1920**. — **Mazantini**: Valore morfologico del ganglion ciliare. Riv. otol. etc. **4**, 1. — **Maziarsky**: Über den Bau und die Einteilung der Drüsen. Anat. H. **1901**, 58. — **Mazza**: Sull'occhio della *cephaloptera giorna* CUD. Note anatomo-istologiche. Ann. Mus. Civ. Genova **9** (1890). — **Meesmann**: (a) Über das Bild der Subluxation und Ektopie der Linse an der Spaltlampe nebst Bemerkungen über die Zonula. Arch. Augenheilk. **91** (1922). (b) Die Mikroskopie des lebenden Auges an der GULLSTRANDschen Spaltlampe mit Atlas typischer Befunde. Wien u. Berlin: Urban & Schwarzenberg 1927. — **Metcalf**: *Salpa* and the phylogeny of the eyes of *vertebrata*. Anat. Anz. **29** (1906). — **Meirowsky**: (a) Über den Ursprung der melanotischen Pigmente der Haut und der Augen. Leipzig: Wilh. Klinghardt 1908. (b) Bemerkungen zu der Arbeit AUREL v. SZILYS: Über die Entstehung des melanotischen Pigments im Auge der *Wirbeltierembry(nen*. Arch. mikrosk. Anat. **1912**, 81. — **Melkich**: Zur Kenntnis des Ciliarkörpers und der Iris bei *Vögeln*. Anat. Anz. **10** (1895). — **Meller**: Über hyaline Degeneration des Pupillarrandes. Graefes Arch. **59**, 221. — **Mend**: Neue Tatsachen zur Selbstdifferenzierung der Augenlinse. Arch. Entw.mechan. **25** (1908). — **Menner**: Untersuchungen über die Retina mit besonderer Berücksichtigung der äußeren Körnerschicht. Z. vergl. Physiol. **8**, 761 (1929). (b) Über das Stützgewebe der Retina. Z. vergl. Physiol. **10** (1930). — **Mercanti**: Recherches sur les muscles ciliaires des *reptiles*. Arch. di Biol. **4** (1883). — **Mercier** et **Poisson**: À propos d'un cas de macrophtalmie chez une *anguille*. C. r. Acad. Sci. Paris **184**, 12 (1927). — **Merk, L.**: Über die Anordnung der Kernteilungsfiguren im Zentralnervensystem und der Retina bei *Natterembry(nen*. Sitzgsber. Akad. Wiss. Wien, Math.-naturwiss. Kl. **92**, 3 (1886). — **Merkel**: (a) Der Dilatator pupillae. Z. rat. Med. **34**, 83 (1868). (b) Die Zonula ciliaris. Leipzig 1870. — **Merkel, Fr.**: (a) Über die Macula lutea des *Menschen* und die Ora serrata einiger *Wirbeltiere*. Leipzig 1869. (b) Über die *menschliche* Retina. Graefes Arch. **22**. (c) Handbuch der topographischen Anatomie, Bd. 1. Braunschweig 1885. — **Merkel** u. **Kallius**: (a) Handbuch der gesamten Augenheilkunde von Graefe-Saemisch, 2. Aufl., 1901. (b) Makroskopische Anatomie des Auges. Graefe-Saemisch' Handbuch der gesamten Augenheilkunde, 2. Aufl., I, 1. — **Merkel** u. **Orr**: Das Auge des Neugeborenen an einem schematischen Durchschnitt erörtert. Anat. H. **1**, 271. — **Metzner**: Kurze Notiz über Beobachtungen an dem Ciliarkörper und dem Strahlenbändchen des *Tier*auges. Verh. ant. Ges. **1903**. — **Meyer**: (a) Über den Brechungsindex des Glaskörpers bei *Tieren*. Diss. Rostock 1897. (b) Die Diskontinuitätsflächen der *menschlichen* Linse. Klin. Mbl. Augenheilk. **64**, 722. (c) Detachment of the zonula lamella. Graefes Arch. **1928**, 57. (d) Die Nervenendigungen in der Iris. Arch. mikrosk. Anat. **17**, 324. — **Meyer, F.**: Zur Anatomie der Dubitalarterien. Morph. Jb. **12**, 414 (1887). — **Meyer, G.**: Die Anfänge des Gerontoxon. Graefes Arch. **119** (1928). — **Meyer u. Bach**: Über die Beziehungen des Trigeminus zur Papille und zum Ganglion ciliare. Z. Augenheilk. **13** (1904). — **Michaelis**: Altersbestimmung *menschlicher* Embryonen. Arch. Gynäk. **78**, 267. — **Michail et Vancea**: L'innervation vasomotrice de l'oeil, recherches sur les vasomoteurs de la conjonctive. Annales d'Ocul. **163**, 561 (1926). — **Michel**: (a) Über die Füllung des Zentralkanals des Glaskörpers. 45. Verslg Naturforsch. Leipzig **1872**. (b) Beiträge zur näheren Kenntnis der hinteren Lymphbahnen des Auges. Graefes Arch. **18**, 127 (1872). (c) Histologische Struktur des Irisstromas. Akad. Progr. Erlangen 1875. (d) Über Iris und Iritis. Graefes Arch. **27**, 171 (1881). (e) Über die normalen histologischen Verhältnisse des Irisgewebes usw. Ber. 13. Verslg ophthalm. Ges. **1881**. Klin. Mbl. Augenheilk. **19**, Beih., 106. (f) Über die feinere Anatomie des Ganglion ciliare. Trans. 8. internat. ophthalm. Kongr. Edinburgh **1894**, 195. (g) Über das Vorkommen von Neurogliazellen im Sehnerven, Chiasma und den Tractus optici. Sitzgsber. physik.-med. Ges. Würzburg **1903**. (h) Beitrag zur Entwicklungsgeschichte von *Bos taurus*. Anat. Anz. **53**, 193 (1920). — **Michel, I.**: (a) Über den Einfluß der Kälte auf die brechenden Medien des Auges. Beitr. Physiol., Festschrift für FICK, **1899**. (b) Anatomischer Befund bei ophthalmoskopisch sichtbaren markhaltigen Nervenfasern der Netzhaut. Z. Augenheilk. **13** (1905). — **Michels, J.**: Über den Bau des Chiasma nervorum opticorum. Graefes Arch. **19** (1873). — **Miescher**: Pigmentgenese im Auge nebst Bemerkungen über die Natur des Pigmentkornes. Arch. mikrosk. Anat. **97**, 326 (1923). — **Mießner**: Die Drüsen des 3. Augenlides einiger *Säugetiere*. Arch. Tierheilk. **26** (1900). — **Mihalkowics**: Ein Beitrag zur ersten Anlage der Augenlinse. Arch. mikrosk. Anat. **11** (1875). — **Mihlacovics**: Untersuchungen über den Kamm des *Vogel*auges. Arch. mikrosk. Anat. **8** (1875). — **Mildenberger, A.**: Sind im Sehnerven des *Pferdes* Zentralgefäße vorhanden? Diss. Tübingen 1905. — **Milne-Edwards, H.**: Leçons sur la physiologie et l'anatomie comparée 12. Paris 1876. — **Mises**: Über die Nerven der *menschlichen* Augenlider. Sitzgsber. Akad. Wiss. Wien, Math.-naturwiss. Kl. **85** (1882). — **Miyake**: (a) Ein Beitrag zur Anatomie des M. dilatator pupillae bei den *Säugetieren*. Verh. physik.-med. Ges. Würzburg **34** (1901). (b) Eine embryologische Studie über die Venae corticosae des *menschlichen* Auges. Nippon Gankakai Zasshi (jap.) **1922**. — **Mobilio**: (a) Sullo sviluppo della ghiandola lacrimale nel *bue*. Anat. Anz. **42** (1912). (b) Sulla forma della ghiandola lacrimale. Arch. Soc. naz. Veter. **10** (1912). (c) Richerche anatomo-comparate sull innervazione del musculo piccolo obliquo dell' occhio e appunti sulle radici del ganglio oftalmico nei *mammiferi*. Monit. zool. ital. **23** (1912). (d) Innervazione del musculo accessorio del grande obliquo nell' occhio del *asino*. Monit. zool. ital. **23** (1912). (e) Sullo sviluppo della ghiandola della terza palpebra nel *bue*. Anat. Anz. **43** (1913). (f) Die una nuova ghiandola annessa alla terza palpebra nel *bos taurus*. Anat. Anz. **44**, 113 (1913). (g) Risposta alle risservazioni di LÖWENTHAL etc. Anat. Anz. **44**, 218 (1913). (h) Mancanza del foro lacrimale inferiore nel *maiale* et *zinghiale* e del canale lacrimale superiore nella *lepre*. Monit. zool. ital. **25** (1914). (i) La glandula della faccia convessa della terza palpebra in alcuni *mammiferi*. Monit. zool. ital. **25** (1914). — **Möschler**: Untersuchungen über Pigmentierung der Hornhautrückfläche. Z. Augenheilk. **50** (1922). — **Moissejeff**: Zur Bedeutung der HARDERschen Drüse in Cholesterinstoffwechsel. Z. exper. Med. **1925**, 359. — **Moll**: (a) Bemerkungen über den Bau der Augenlider des *Menschen*. Graefes Arch. **3**, 258 (1857). (b) Histogenesis of the retina. J. Morph. a. Anthrop. **8** (1893). **Monesi**: (a) Sulla morfologia delle vie lacrimali dell' *uomo* nella vita fetale. Bull. Soc. Med. **3** (1903). (b) Zur Morphologie der fetalen Tränenwege beim *Menschen*. Klin. Mbl. Augenheilk. **1** (1904); Ann. Ottalm. **33** (1904). (c) Osservazioni di anatomia comparata sulle vie lacrimali con speciale riguardo alle vie lacrimali del *coniglio*. Ann. Ottalm. **35** (1906). (d) Sul tessuto elastico della cornea. Ann. Ottalm. **37** (1908). (e) Genesis of vitreous body in *vertebrates*. Rev. gén. Ophtalm. **34** (1921). (f) Contributo allo studio della genesi del vitreo nei *vertebrati*. Atti Soc. lombarda Sci. med. e biol. Milano **1921**. — **Mongiardino**: Sulla questione riguardante la presenza di fibre elastiche nella cornea dei *mammiferi*. Ric. Anat. Mod. Zooiatro. **1914**. — **Monner**: Untersuchungen der Proteinsubstanzen in den lichtbrechenden Medien des Auges. Z. physik. Chem. **18** (1895). — **Mönnich**: Der Brechungsindex des Glaskörpers bei *Tieren*. Z. vergl. Augenheilk. **2**, 1 (1883). — **Morano**: (a) Über die Nerven der Conjunctiva. Graefes Arch. **17**, 228 (1871). (b) Die Pigmentschicht der Retina. Arch. mikrosk. Anat. 1874. (c) Studio sul trachoma contr. alla istologia dei follicoli limfatici congiunctivali. Arch. Ottalm. Napoli **1** (1872). (d) Sezione meridionale della congiunctiva *umana*. Ann. Ottalm. **6** (1877). (e) Embriogenesi e anatomia comparata dei follicoli congiuntivali. Arch. Ottalm. Napoli **2** (1873). — **Morax**: Anatomie de la conjonctive. Encycl. franç. Ophtalm. Paris **1903**. — **Morel**: Développement du corps vitré, chez l'embryon du *poulet*. C. r. Assoc. Anat. **22**, 259 (1927). — **Mori**: (a) Studien über das Glykogen der Netzhaut. Nippon Gankakai Zasshi (jap.) **25** (1921). (b) Die Saftbahn des Nervus opticus und dessen Umgebung. Nippon Gankakai Zasshi (jap.) **1922**. — **Moroff:** (a) *Anuren*-Stäbchen und Zapfen. Anat. Anz. **55**, 316 (1922). (b) Cytohistogenese und Bau der Stäbchen und Zapfen der Retina bei *Anuren*. Anat. Anz. **55** (1922). — **Mosso:** Il senso luminoso negli albini e l'influenza del pigmento retinico sulla sensibilità luminosa e sull' adattamento dell' organo visivo nell' oscuro. Ann. Ottalm. **43**, 79 (1914). — **Most:** Über die Lymph-gefäße und die regionären Lymphdrüsen in der Bindehaut und der Lider des Auges. Arch. f. Anat. **1905**, H. 2/3, 96. — **Motais:** Anatomie et physiologie de l'appareil moteur oculaire de *l'homme*. Encycl. franç. Ophtalm. Paris **135**. — **Mozejkwo:** *Cyclostomen*auge primitiv. Anat. Anz. **42** (1912). — **Müller, E.:** Über die Regeneration der Augenlinse nach Ex-stirpation derselben bei *Tritonen*. Arch. mikrosk. Anat. **47** (1896). — **Müller, H.:** (a) Ana-tomische Beiträge zur Ophthalmologie, der Arteria hyaloidea als ophthalmoskopisches Objekt. Graefes Arch. **2** (1856). (b) Über dunkelrandige Nervenfasern in der Retina. Sitzgsber. physik.-med. Ges. Würzburg **1856**. (c) Anatomisch-physikalische Untersuchungen über die Retina des *Menschen* und der *Wirbeltiere*. Z. Zool. **8** (1856). (d) Untersuchungen über die Glashäute des Auges. Insbesondere die Halslamelle der Chorioidea und ihre senilen Veränderungen. Ges. Schrift. Graefes Arch. **1856**. (e) Über den Akkommodations-apparat im Auge der *Vögel*, besonders der *Falken*. Graefes Arch. **3** (1857). (f) Über einen ringförmigen Muskel am Ciliarmuskel des *Menschen* und über den Mechanismus der Akkommodation. Graefes Arch. **3** (1857). (g) Über einen glatten Muskel in der Augenhöhle. Z. Zool. **9** (1858). (h) Bemerkungen über die Zapfen am gelben Fleck des *Menschen*. Z. Zool. **9** (1858). (i) Über die Netzhautgefäße von Embryonen. Z. Zool. **9** (1858). (k) Notiz über die Netzhautgefäße einiger *Tiere*. Würzburg. naturwiss. Z. **2** (1861). (l) Über das Auge des *Chamaeleon* mit vergleichenden Bemerkungen. Würzburg. naturwiss. Z. **3** (1862). (m) Anatomische Beiträge zur Ophthalmologie. Graefes Arch. **2**, 1; **3**, 1. (n) Anatomisch-physiologische Untersuchungen über die Retina des *Menschen* und *Wirbeltiere*. Z. Zool. **8**, 1. (o) Über glatte Muskelfasern und Nervengeflechte der Chorioidea im *menschlichen* Auge. Verh. physik.-med. Ges. Würzburg **10**, 179. (p) Über das Vorhandensein zweier Foveen in der Netzhaut vieler *Vogel*augen. Klin. Mbl. Augenheilk. **1863**, 438. (q) Über Ganglienzellen im Ciliarmuskel des *Menschen*. Ges. Schrift. (r) Über glatte Muskeln und Nervengeflechte der Chorioidea im *menschlichen* Auge. Ges. Schrift Porte. (s) Über ramifizierte Pigmentzellen im Conjunctivalepithel der *Ratte*. Ges. Schrift. Leipzig 1872. (t) Akkommodationsapparat. Ges. Schrift **1**, 180 (1872). (u) Über glatte Muskeln in den Augenlidern und in der Orbita des *Menschen*. Ges. Schrift. Leipzig 1872. — **Müller, Joh.:** (a) Zur vergleichenden Physiologie des Gesichtssinnes des *Menschen* und der *Tiere*. Leipzig 1826. (b) Über Nebenkiemen und Wundernetze. Arch. Anat., Physiol. u. wiss. Med. **1840**; Verh. Berl. Akad. Wiss. **1839**. (c) Über den Bau und die Lebenserscheinungen des *Branchiostoma lubricum Costa, Amphioxus lanceolatus Yarell*. Abh. Akad. Wiss. Berlin **1842**. — **Müller, Karl:** Das Glykogen der Retina des *Frosches*. Z. Anat. **81**, 220 (1926). — **Müller, W.:** Über die Stammesentwicklung des Sehorgans der *Wirbeltiere*. Beitr. Anat. u. Physiol., Festschrift für LUDWIG. Leipzig 1874. — **Münch:** (a) Zur Anatomie des Dilatator pupillae. Z. Augenheilk. **1905**, 1. (b) Über die muskulöse Natur des Stromazellnetzes der Uvea. Z. Augenheilk. **12**, 525. (c) Zur Ana-tomie des Dilatator pupillae. Z. Augenheilk. **13**, 1. (d) Über die Innervation der Stroma-zellen der Iris. Z. Augenheilk. **14**, 130. (e) Die anatomische Grundlage der Irisfarbe. Münch. med. Wschr. **1925 II**, 2225. (f) Kritik zum Poosschen Irisversuche. Klin. Mbl. Augenheilk. **77**, 498 (1926). — **Muhse, E. F.:** The eyes of the blind *vertebrates* of North America. 6 The eyes of *typhlops lumbricalis*, a blind *snake* from Cuba. Biol. Bull. **5** (1903). — **Mukai:** Über die feinere Struktur der HARDERschen Drüse beim *Kaninchen*. Arch. Augenheilk. **117**, 243 (1926). — **Murr:** (a) Über die Entwicklung und den feineren Bau des Tapetum lucidum der *Feliden*. Arch. Zellforsch. **6**, 315 (1927). (b) Zur Entwick-lungsphysiologie des Auges. Experimentelle Untersuchungen über den Einfluß des Lichtes auf das Wachstum der Sehzellen. Biol. Zbl. **49**, 156 (1929). (c) Zur besseren Unterscheidung von Stäbchen und Zapfen usw. Z. Zellforsch. **10**, 380 (1930). — **Mursin:** Die vitale Färbung der Gewebe des Auges und ihre Mikroskopie in vivo. Russ. Saratow Vestn. **5** (1924). — **Musgrove:** The blood vessels and the lymphatics of the retina. Ref. Jb. Ophthalm. **1893**, 15. — **Myer:** Beitrag zur Kenntnis des Chiasma und der Commissuren am Boden des 3. Ventrikels. Arch. f. Anat. **1902**.

Naga Kava: Über echte Papillen in der normalen Conjunctiva. Arch. Augenheilk. **47** (1903). — **Nagel:** Die Wirkungen des Lichtes auf die Netzhaut. Nagels Handbuch der Physiologie des *Menschen*, Bd. 3, S. 99. 1905. — **Nagel, W. A.:** Der Lichtsinn augenloser *Tiere*. Jena 1896. — **Nageotte:** Rapports des neurites avec des tissus de la cornée. C. r. Acad. Sci. Paris **172** (1921). — **Nageotte** et **Guyon:** Le syncytium de SCHWANN dans les plexus de la cornée, ses connections avec l'epithelium. C. r. Assoc. Anat. Liége **1926**. — **Naito:** Ein Beitrag zur Kenntnis der intrascleralen Nervenschleifen. Klin. Mbl. Augenheilk. **40**, 122. **Nakagawa:** Über echte Papillen in der normalen Conjunctiva. Arch. Augenheilk. **47** (1903). **Nakaizumi:** (a) Zur Struktur des Nervus opticus und der Retina. Verh. ärztl. Kongr. Tokyo **1902**. (b) Hintere Grenzmembran und Pigmentepithel der Iris. Tokyo: Ijishinski 1907.

(c) Über die Form des Randes der *menschlichen* Linsen. Verh. ophthalm. Ges. Kioto **1922**. — **Nakamura** u. **Miyake:** Über den Einfluß des Adrenalins auf die Netzhaut. Klin. Mbl. Augenheilk. **69**, 258 (1922). — **Nakanishi:** The nerve fibre constitution of the nerves of the eye. J. Phys. Lond. **58**, 310 (1923). — **Nakashima:** Experimentelle Studien über die Wirkung der Injektionen von Proteinkörpern und Traubenzucker in den Glaskörper. Graefes Arch. **116**, 403 (1926). — **Naville:** Sur le développement des follicules clos dans la conjunctive oculaire. Ref. C. r. Soc. Biol. Paris **10**, 451 (1896). — **Neal:** (a) The morphology of the eye muscle nerves. Proc. 7. internat. zool. Kongr. Boston **1907**, **1912**; J. Morph. a. Physiol. **25** (1912). (b) The history of the eye muscles. J. Morph. a. Physiol. **30** (1918). — **Neame:** Hyaloid vessels. Amer. J. Ophthalm. **5** (1922). — **Nettleship:** (a) Observations on visual purple. J. of Physiol. **2**, 38 (1879). (b) Blood-vessels of the optic disk in certain *mammals*. Lancet **167** (1904). (c) Cilio-retinal blood-vessels. Ophthalm. Hosp. Rep. **8**, 512; **9**, 161. — **Neumeyer, L.:** Der feinere Bau der *Selachier*retina. Arch. mikrosk. Anat. **48** (1896). — **Nicati:** (a) Recherches sur le mode de distribution des fibres nerveuses dans le nerf optique et de la rétine. Arch. de Physiol. **2**, 521 (1875). (b) La glande de l'humeur aqueuse, glande des procès ciliaires ou glande uvée. Arch. d'Ophtalm. **10**, 481 (1890). — **Nicholson:** On the presence of ganglion cells in the 3. and 6. nerves of *man*. J. comp. Neur. **37** (1924). — **Nicolas:** Le protoplasma des éléments des glandes albumineuses lacrimales et parotides. Arch. de Physiol. **4** (1892). — **Nicoletti:** Beitrag zur Kenntnis des kongenitalen Pigments des Sehnerven. Ann. Ottalm. **54**, 441. — **Nießner:** Die Drüsen des 3. Augenlides beim *Schwein*. Dtsch. Z. Tiermed. **18** (1892); **24**. — **Nikolai:** (a) En nieuwe spier in het oog musculus papillae optici. Versl. Acad. Wetensch. Amsterd., Wis- en natuurkd. Afd. **2**, 9 (1902). (b) Un nouveau muscle de l'oeil. Annales d'Ocul. **128**, 342 (1902). — **Nishida:** Die Entwicklung des Sehorgans bei Metamorphose der *Kröten*larve. Mitt. med. Ges. Tokyo **27** (1913). — **Niesnamoff:** Über die quantitativen Verhältnisse der Filtration und Sekretion des Kammerwassers. Graefes Arch. **42**, 1 (1896). — **Nitsch:** Zur Genese des Epitarsus. Z. Augenheilk. **62** (1927). — **Noll:** Morphologische Veränderungen der Tränendrüse. Archmikrosk. Anat. **58** (1901). — **Nordenson:** (a) Byg gnaden och för svinnandet av linsens kerl papsel. Bos taurus. Acad. Abh. Uppsala **1918**. (b) Quellen des Kammerwassers. Sv. Läk.sällsk. Hdl. **46** (1920). (c) Die Ursachen der Verengerung der vorderen Augenkammer beim primären Glaukom. Uppsala Läk.för. Förh. **29** (1924). (d) Glaskörpertheorien des primären Glaukoms. Uppsala Läk.för. Förh. **31**, 289 (1926). (e) Über die Durchlässigkeit der vorderen Grenzschicht des Glaskörpers beim *Menschen* in verschiedenen Lebensaltern. Scand. Arch. Physiol. (Berl. u. Lpz.) **37**. — **Nordenson** u. **Nordmark:** Bemerkung zur Frage über die Farbe der Macula lutea. Uppsala Läk.för. Förh. **33**, 499 (1927). — **Nowikoff:** (a) Über das Parietalauge von *Lacerta agilis* und *Anguis fragilis*. Biol. Zbl. **27**, 364 (1907). (b) Untersuchungen über den Bau, die Entwicklung und die Bedeutung des Parietalauges von *Sauriern*. Z. Zool. **96** (1910). — **Nuel:** (a) De la vascularisation de la choroïde et de la nutrition de la rétine principalement au niveau de la fovéa centralis. Arch. d'Ophtalm. **12**, 70. (b) Les glandes tubuleuses pathologiques dans la conjonctive *humaine*. Annales d'Ocul. **88** (1882). (c) Über Abflußwege des Humor aqueus. Z. Augenheilk. **37**, Beil. 10 (1899). (d) Les espaces lymphatiques de l'iris du *chat*. Bull. Soc. belg. Ophtalm. **1899**. — (e) Des voies d'élimination des liquides intraoculaires hors de la chambre antérieure et an fond de l'oeil (nerf optique etc.). Arch. d'Ophtalm. **20**, 161 (1900). — **Nuel** et **Cornil:** De l'endothélium de la chambre antérieure de l'oeil particulièrement de celui de la cornée. Archives de Biol. **10**, 235 (1890). — **Nunneley, C. H.:** On the structure of the retina. Quart. J. microsc. **6** (1858). — **Nußbaum:** (a) Vergleichend anatomische Beiträge zur Kenntnis der Augenmuskeln. Anat. Anz. **8** (1893). (b) Entwicklung der Augenmuskeln bei den *Wirbeltieren*. Sitzgsber. niederrhein. Ges. Natur- u. Heilk. Bonn **1899**. (c) Umlagerungen der Augenmuskeln an erwachsenen und embryonalen *Haussäugetieren* und dem *Menschen*. Verh. anat. Ges. Halle **1902**. — **Nußbaum, M.:** Die Pars ciliaris retinae des *Vogel*auges. Arch. mikrosk. Anat. **57** (1900). — **Nußbaum, N.:** (a) Entwicklungsgeschichte des *menschlichen* Auges. Graefe-Saemisch' Handbuch der gesamten Augenheilkunde, 1900. (b) Die Entwicklung der Binnenmuskeln des Auges der *Wirbeltiere*. Arch. mikrosk. Anat. **58** (1901).

Ochi: So-called cystic degeneration in the peripheral retina. J. of Ophthalm. **10** (1927). — **Oeller:** Atlas der Ophthalmoskopie, 1897. — **Ogata:** Über den fibrillären Bau der Hornhautepithelien. Nippon Gankakai Zasshi (jap.) **29** (1925). — **Ogawa, A.:** (a) Über Pigmentierung des Sehnerven. Arch. Augenheilk. **52** (1905). (b) Experimentelle Untersuchungen über Wunden des Glaskörpers. Arch. Augenheilk. **55** (1906). — **Ognev:** Einige Bemerkungen über die MÜLLERschen Fasern und die Zwischensubstanz der Retina. 12. Congr. internat. Med. Moskau **1897**. — **Oguchi:** (a) Zur Anatomie der angeborenen Pigmentierung im Sehnerven. Arch. Augenheilk. **63** (1909). (b) Über cystoide Entartung der Retinanetzhaut. Graefes Arch. **80**, 527 (1912). (c) Über die eigenartige Hemeralopie mit diffus weißgrauer Verfärbung des Augenhintergrundes. Graefes Arch. **81**, 109 (1912). (d) Studien über die chemische Reaktion der *Frosch*netzhaut und die Pigmentwanderung am Neuroepithel derselben nebst Bemerkungen über die Färbungsmethoden der Sehzellen. Nippon Gankakai Zasshi (jap.) **1914**. — **Oguchi** u. **Majima:** Über die Verteilung der carminaufspeicherungsfähigen Zellen im Auge, bzw. Gliazellen und Ganglienzellen in der Retina. Graefes Arch. **111** (1923). — **Ohhashi:** On the retinal visual cells. Jap. med. World **6** (1926). — **Okajama:** *Onychodactylus.* Z. Zool. **94**, 204 (1910). — **Onodi:** (a) Das Ganglion ciliare. Anat. Anz. **19** (1901). (b) Ductus lacrimalis im Kindesalter. Z. Ohrenheilk. **65** (1912). (c) Beziehungen der Tränenorgane zur Nase und ihren Nebenhöhlen. Wien 1913. — **Orum:** Studium über die elementaren Endorgane für die Farbenempfindung. Skand. Arch. Physiol. (Berl. u. Lpz.) **16** (1904). — **Osawa:** *Hatteria.* Arch. mikrosk. Anat. **52**, 268 (1898). — **Ovio:** (a) La circulazione dei liquidi endoculari. Ann. Ottalm. **21** (1892). (b) Considerazioni sulla nutrizione del corpo vitreo. Congr. Med. internaz. Roma **1894**. (c) Anatomia e fisiologia dell' occhio nella serie *animale.* Milano: Tipogr. Vallardi 1925. (d) Anatomie et physiologie de l'oeil dans la série *animale.* Traduc. d. Dejean Paris 1926. (e) Anatomie et physiologie de l'oeil dans la série *animale.* Paris: Alcan 1927. (Daselbst viel Literatur.) — **Ovio, G.:** Uno dei fattori della inferiorità visiva della retina fuori del punto di fissazione e teoria ottica della retina. Ann. Oftalm. **56**, 1057 (1928).

Pagani: Ricerca del urea nel umore aqueo. Biochimica e Ter. sper. **1926**. — **Pagano:** Sur les voies associatives periphériques du nerf optique. Archives de Biol. **27** (1897). — **Palmer:** The numerical relations of the histological elements in the retina of *necturus maculosus.* J. comp. Neur. **1912**, 32. — **Panas:** Notes sur la structure de l'espace vaginal du nerf optique. Soc. Biol. 1887. — **Panegrossi:** Contributo allo studio anatomo-fisiologico dei centri dei nervi oculo-motori dell' *uomo.* Ric. Labor. Anat. Roma **6** (1898). — **Panico:** (a) Lamina cribrosa sclerale e comportamento delle fibre mieliniche del nervo ottico al livello di essa nei *vertebrati.* Ann. Oftalm. **1930**. (b) Cellule pigmentate nella sclerotica dei *vertebrati.* Ann. Oftalm. **1930**. (c) Sul spessore della sclerotica. Lett. oftalm. **4**, 552. — **Pappenheim, S.:** Die spezielle Gewebelehre des Auges mit Rücksicht auf Entwicklungsgeschichte und Augenpraxis. Breslau 1842. — **Parat** et **Painlevé:** Observations vitales sur les entrophormies et certaines „Zentralkapseln". Polarisation du vacuome et chondriome. C. r. Soc. Biol. Paris **92**, 250 (1925). — **Pardo:** (a) Osservazioni sulla rigenerazione del cristallino. Atti Acad. naz. Lincei **15**, 196. (b) Osservazioni sulla filtrazione dei liquidi oculari. Ann. Oftalm. **37** (1908). — **Parker:** (a) Chiasma. Biol. Bull. **2**, 335 (1901). (b) The optic chiasma in *teleosts* and its bearing on the asymetry of the *heterosomata (Flat-fishes).* Bul. (Mus.) comp. Zool. Harvard Coll. Cambridge **40** (1903). (c) The origin of the lateral *vertebrates* eyes. Amer. Naturalist **42** (1908). (d) The sensory reactions of *amphioxus.* Proc. amer. Acad. Sci. **43**, Nr 16 (1908). (e) The integumentary nerves of *fishes* as photoreceptor and their significance for the origin of the *vertebrate* eyes. Amer. J. Physiol. **25** (1909). — **Parreidt:** Beiträge zur Anatomie des Auges von *Eudyptes chrysocome* und zur Entwicklung des Pecten im *Vogel*auge. Diss. Leipzig 1901. **Parsons:** (a) Degeneration following lesions of the retina in *monkeys.* J. of Physiol. **23** (1902). (b) Arcus senilis. Proc. physiol. Soc. J. Physiol. Cambridge **28** (1902). **Pasquini:** (a) La genesi del pettine (Pecten) nello sviluppo dell'occhio negli *uccelli.* Atti Accad. naz. Lincei **2**, 61 (1925). (b) La prima formazione del pettine nel sviluppo dell'occhio degli *uccelli.* Atti Accad. naz. Lincei **1925**. (c) Ancora sulla formazione dell pettine nello sviluppo dell' occhio di *Gallus domesticus.* Atti Accad. naz. Lincei **1925**. (d) Contributo alla conoscenza dello sviluppo del pettine nell'occhio degli *uccelli.* Monit. zool. ital. **1926**. (e) Sulla struttura del pettine e sul significato morfologico e funzionale di esso, nell'occhio degli *uccelli.* Atti Accad. naz. Lincei **3**, 98 (1926). (f) La capacità lentogena della vesicola ottica negli embrioni di *amfibi* e l'organisatore del cristallino. Atti Accad. naz. Lincei Roma **6**, 537 (1927). (g) Sulla presunta rigenerazione dell'occhio negli embrioni di *Rana esculenta.* Monit. zool. ital. **39**, 78 (1928). — **Passera:** (a) La rete vascolare sanguigna della membrana corio capillare dell' *uomo.* Ric. Labor. Anat. Roma **5**, 133. (b) Le arteriae recurrentes chorioideae e illoro rapporti con la rete vascolare sanguigna della lamina choriocapillaris. Ric. Labor. Anat. Roma **6** (1897). — **Paterson:** Drainage of the optic nervehead. J. of Bacter. **9**, 323 (1904). **Patton:** Regional anatomy of the tear-sack. Ann. Ottalm. **32**, 58 (1923). — **Patzelt:** (a) Zellen, Gewebe, Fasern und Spezifität der Keimblätter. Z. mikrosk.-anat. Forsch. **3** (1925). (b) Vaskularisiertes Epithel im Tränennasengang und in der STENOschen Drüse des *Maulwurfs.* Anat. Anz. **66**, 73 (1928). — **Pause:** Über die Nerven der Iris. Graefes Arch. **23**, 1. **Pautz:** Glaskörperchemie. Z. Biol. **31**, 212 (1894). — **Pavlow:** Zur Histologie des Ganglion ciliare bei den *Vögeln.* Arch. ges. Naturwiss. Petrograd **46** (1915). — **Payne:** (a) The eyes of the blind *vertebrates* of North-America 7, the eyes of *amphisema punctata,* a blind *lizard* from Cuba. Biol. Bull. **11** (1906). (b) The reactions of the blind *fish Amblyopsis spelaeus* to light. Biol. Bull. **11** (1906); **13** (1907). — **Pedaschenko:** Die Entwicklung der Augenmuskelnerven. Anat. Anz. **47** (1914/15). — **Pée, A. von:** Recherches sur l'origine du corps vitré. Archives de Biol. **19** (1902). — **Pelatton:** Physiologische Linsentrübungen im Kindesalter. Graefes Arch. **111**, 341. — **Pensa:** Ricerche anatomiche sui nervi della congiunctiva palpebrale in alcuni *mammiferi.* Gazz. med. Lombard. **56** (1897). — **Pergens:** (a) Action de la lumière sur la rétine. Ann. et Bull. Soc. Sci. med. Bruxelles **1896**. (b) Les dépots pigmentaires dans la conjonctive des *nègres*. Annales d'Ocul. **120**, 42 (1898). (c) Vorgänge in der Netzhaut bei farbiger Belichtung gleicher Intensität. Z. Augenheilk. **2** (1899). **Perlet:** Über den Einfluß des Lichtes auf die Netzhautelemente der *Taube*. Z. Biol. **52**, 365. **Perrin:** Les réliquats hyaloïdiens. Thèse de Lyon **1925**. — **Perugia:** Sul *Gobius fallax*. Annal. Mus. Storia natur. Genova **9**, 506 (1890). — **Pes:** (a) Sulla fina anatomia della sclerotica. Ann. Ottalm. **37**, 331. (b) Sulla fina anatomia dei membri externi delle cellule visive nella retina *umana*. Giorn. roy. Accad. Med. Torino **63** (1900). (c) Über einen Fall von Knorpelbildung in der Chorioidea. Arch. Augenheilk. **48**, 309 (1903). (d) Über einige Besonderheiten in der Struktur der *menschlichen* Cornea. Arch. Augenheilk. **55**, 293 (1906). (e) Ricerche embriologiche e istologiche sulla fina anatomia della sclerotica. 19. Congr. Assoc. Ottalm. Parma 1908. — **Peschel:** (a) Über das orbitale Nervensystem des *Kaninchens* mit spezieller Berücksichtigung der Ciliarnerven. Graefes Arch. **39** (1893). (b) Kongenitaler Epidermisüberzug der Tränenkarunkel. Zbl. Augenheilk. **27** (1903). (c) Die strukturlosen Augenmembranen im Ultramikroskop. Graefes Arch. **60**, 557 (1905). — **Pesme et Sierra:** (a) Notes sur un nouveau procédé de coloration vitale, pour l'éxamen de l'oeil vivant. C. r. Soc. Biol. Paris **92**, 702 (1925). (b) La différentiation des lymphatiques conjonctivaux dans l'examen microscopique de l'oeil vivant. Arch d'Ophtalm. **43**, 93 (1926). — **Petela:** Sulla controversa questione del dilatatore della pupilla nei *mammiferi* e nell'*uomo*. Ric. Ist. Ann. Med. nav. **2** (1901). — **Peter:** Über die biologische Bedeutung embryonaler und rudimentärer Organe. Arch. Entw.-mechan. **30** I, 418 (1910). — **Peters:** (a) Über die Regeneration des Epithels der Cornea. Diss. Bonn 1885. (b) Beitrag zur Kenntnis der HARDERschen Drüse. Arch. mikrosk. Anat. **36** (1890). — **Petersen:** (a) Bildung einer überzähligen Linse bei *Rana temporaria*. Arch. Entw.mechan. **47** (1921). (b) Entwicklungsmechanik des Auges. Erg. Anat. **24** (1923). — **Petit:** (a) Sur les yeux de *l'homme* et de differents *animaux*. Hist. Acad. roy. Sci. Paris **1728**. (b) Description anatomique de l'oeil du *coq d'inde*. Acad. roy. Sci. Paris **72** (1735). (c) Description anatomique des yeux de la *grenouille* et de la *tortue*. Mém. Acad. Sci. 1741. — **Petit, G.** et **Rochon Duvigneaud:** L'oeil et la vision de *Halicore Dugong*. Bull. Soc. Zool. France **54**, 129 (1929). — **Pettit:** Aperçus anatomiques sur l'appareil visuel. Traité de phys. Biol. de d'Arsonval et Chauveau, 1903, p. 1099. — **Pfister:** Über Form und Größe des Intravaginalraumes des Sehnerven im Bereich des Canalis opticus. Graefes Arch. **36** I, 83 (1890). — **Pfitzner:** Das Epithel der Conjunctiva. Z. Biol. **16** (1897). — **Pflüger:** Zur Lehre von der Bildung des Kammerwassers und seinen quantitativen Verhältnissen. Graefes Arch. **64** (1906). — **Pflugk:** (a) Über die Akkommodation der *Taube* nebst Bemerkungen über die Akkommodation des *Affen Macacus cynomolgus* und des *Menschen*. Habil.schr. Wiesbaden 1906. (b) L'accomodation des *tortues*. Soc. France ophtalm. Congr. Paris 1908. — **Pflugk, v.:** Die Fixierung der *Wirbeltier*linsen, insbesondere der Linse des neugeborenen *Menschen*. Klin. Mbl. Augenheilk. **47**, 1 (1909). — **Pichler:** (a) Zur Lehre von der Sehnervenkreuzung im Chiasma des *Menschen*. Z. Heilk. **21** (1900). (b) Der Faserverlauf im *menschlichen* Chiasma. Augenärztl. Untersuchungstaf. MAGNUS 22. Breslau 1900. — **Pick:** Schwarze Sehnerven. Arch. Augenheilk. **41** (1900). — **Pier:** Zur Kasuistik der angeborenen und erworbenen pathologischen Pigmentierungen des Bulbus. Diss. Gießen 1906. — **Piersol:** (a) Beiträge zur Histologie der HARDERschen Drüsen der *Amphibien*. Arch. mikrosk. Anat. **29** (1887). (b) HARDERsche Drüse. Arch. mikrosk. Anat. **29**, 594 (1887). — **Pignède:** Recherches histologiques sur la zonule de Zinn chez les *oiseaux*. Thèse de Lyon **1913**. — **Pilliet et Bignon:** Sur la glande lacrymale d'une *tortue* géante; Chelone viridis. Bull. Soc. zool. France 1885, 60. — **Piltz:** Contributions à l'étude des voies centrales des nerfs moteurs de l'oeil. Rev. Neur. **8** (1900). — **Pincus:** Die Hirnnerven des *Protopterus annectens*. Schwalbes morph. Arb., Bd. 4. 1895. — **Pines:** (a) Untersuchungen über den Bau der Retina mit WEIGERTs Neurogliamethode. Z. Augenheilk. **2** (1899). (b) Morphologie des Ganglion ciliare beim *Menschen*. Z. mikrosk.-anat. Forsch. **10** (1927). — **Piper:** (a) Über die Adaptation des Auges. Physiol. Ges. Berlin, 25. Juli 1902. (b) Über die Funktionen der Stäbchen und Zapfen und über die physiologische Bedeutung des Sehpurpurs. Med. Klin. **1905**. — **Pitzorno:** (a) Il ganglio ciliare dei *selaci*. Arch. ital. Anat. **11** (1913). (b) Contributo alla conoscenze della struttura del ganglio ciliare dei *chelonie*. Arch. ital. Anat. **7** (1914). — **Pizon:** Rôle du pigment dans le phenomène de la vision. Tagbl. 5. internat. zool. Kongr. Berlin **1901**. — **Plate:** *Geotria macrophthalmia*. Zool. Jb. 5 Suppl., 651 (1902). — **Pletnewa:** Über die Zonulafasern der Linse. Arch. Oftalm. (russ.) **1928**. — **Ploman:** Über Form und Volumenvariationen des Tränensackes in Verbindung mit den Augenlidbewegungen. Acta ophthalm. (Køpenh.) **6**, 483 (1928). — **Ploman, Engel** and **Knutzson:** Experimental studies of the lacrimal passage-ways. Acta ophthalm. (København.) **6**, 55 (1928). — **Podestà:** Zur Frage nach der Existenz schleimbeutel- und lymphdrüsenartiger Gebilde im vorderen Orbitalabschnitt. Klin. Mbl. Augenheilk. **78** (1927). — **Polev:** (a) Reine Augengewebskulturen in vitro. Vrač. Gaz. (russ.) **31** (1927). (b) Explantationsversuche mit Augengeweben. Klin. Mbl. Augenheilk. **78** (1927). — **Police:** (a) La membrana limitante esterna et la gusina degli elementi visivi nella retina dell' *axolotl.* Boll. Soc. nat. Napoli **38**, 246 (1927). (b) Sulla struttura dell' articolo esterno dei bastoncelli della retina di *axolotl.* Boll. Soc. nat. Napoli **1927**, 136. — **Police, G.:** Gli elementi visivi e le fibre radiati nella retina di *axolotl.* Ric. Morf. e Biol. anim. **1**, 163 (1928). **Pollock:** The persistence of the nerve plexus of the iris, after excision of the ciliary ganglion and of the superior sympathetic ganglion. Arch. vergl. Ophthalm. **4** (1917). — **Pollock** u. **Inglis:** Erhaltensein des Nervengeflechtes der Iris nach Entfernung des Ciliarganglions und des obersten sympathischen Ganglions. Arch. vergl. Ophthalm. **4**, 39 (1914). — **Pool:** The relations of the superior oblique muscle of the eye in the *mammals.* J. Anat. u. Physiol. **39** (1905). — **Poos:** Über den Wirkungsmechanismus der Sympathicusreizmittel auf die isolierten Irismuskeln. Klin. Mbl. Augenheilk. **77** (1926). — **Poos, F.:** Entgegnung auf die MÜNCHsche Stellungnahme zu meiner Arbeit über den Wirkungsmechanismus der sympathischen Reizmittel auf die isolierte Irismuskulatur nebst Bemerkungen über die Anatomie der *Katzen*iris. Klin. Mbl. Augenheilk. **77**, 500. — **Popoff:** Contributions à l'étude du replis sémilunaire et de la caroncule lacrimale de *l'homme.* Thèse de Paris **1912.** — **Portes** et **Beauregard:** Étude sur le corps vitré. J. Anat. u. Physiol. **14**, 240 (1880). — **Portier:** Interprétations physiologiques de la double fovéa des *rapaces diurnes.* C. r. Soc. Biol. Paris **88**, 330 (1923). — **Potiechin:** Über die Zellen des Glaskörpers. Arch. path. Anat. **72** (1878). **Poucet:** Recherches critiques et histologiques sur la terminaison des nerfs dans la conjonctive. Arch. of Physiol. **1875.** — **Poyales:** Desarollo de los musculos oculares recto-externo y recto-interno en el embryon *humano.* Anat. Rec. **13** (1917). — **Prediger:** Ein Fall von angeborener umschriebener Grubenbildung an der Papille. Z. Augenheilk. **21** (1909). — **Price, G.:** Some points in the development of a myxinoid *Bdellostoma stouti.* Verh. anat. Ges. **1896.** — **Prinke:** Über Tuscheinjektionen am Augapfel. Klin. Mbl. Augenheilk. **41**, Beil. (1903). — **Pristley-Smith:** (a) On the escape of fluid etc. Ophthalm. Rev. **1888.** (b) On the eye of the *ox* and its internal blood-vessels. Brit. J. Ophthalm. **5** (1921). (c) On the growth of the cristalline lense. Trans. ophthalm. Soc. U. Kingd. **3**, 79. (d) On the size of the cornea in relation to age, sex, refraction and primary glaucoma. Trans. ophthalm. Soc. U. Kingd. **10**, 68. — **Pröbsting:** Ein Beitrag zur feineren Anatomie des Lides und der Conjunctiva des *Menschen* und der *Affen.* Diss. Erlangen 1885. — **Prokopenko:** (a) Über die Verteilung der elastischen Fasern im *menschlichen* Auge. Graefes Arch. **55** (1902). (b) Über das Verhalten der inneren Augenhäute bei einigen Fixierungsmethoden. Graefes Arch. **75** (1910); Nachtr. **76.** — **Prowazek:** Zur Kenntnis der Regenerationsvorgänge in der *Kaninchen*cornea. Zool. Anz. **29** (1905). — **Pütter:** (a) Das Auge der Wasser*säugetiere.* Diss. Breslau 1901. (b) Die Anpassung des *Säugetier*auges an das Wasserleben. Verh. 5. internat. zool. Kongr. Berlin **1902.** — **Pütter, A.:** (a) Die Augen der Wasser*säugetiere.* Zool. Jb. **17**, 97 (1903). (b) Organologie des Auges. Graefe-Saemisch' Handbuch der allgemeinen Augenheilkunde, 2. Aufl., Bd. 2. 1908. — **Puglisi-Allegra:** (a) Sui nervi della glandula lacrimale. Riforma med. **19** (1903). (b) Studio della glandula lacrimale. Arch. ital. Anat. **2**, 298 (1904). (c) Sui nervi della glandola lacrimale. Anat. Anz. **23**, 392. — **Putnam:** The blind *fishes* of the mammut-cave and their allies. Amer. Naturalist **6** (1872).

Quekett: Observations on the vascularitiy of the capsula of the cristalline lens, especially of certain *reptilia.* Trans. mikrosc. Soc. Lond. **3** (1852).

Rabl, C.: (a) Über den Bau und die Entwicklung der Linse. Die Linse der *Selachier* und *Amphibien.* Z. Zool. **63**, 496 (1898). (b) Die Linse der *Reptilien* und *Vögel.* Z. Zool. **65** (1898). (c) Über den Bau und die Entwicklung der Linse. Z. Zool. **67** (1899). (d) Die Linse der *Säugetiere.* Z. Zool. **68** (1900). (e) Über den Bau und die Entwicklung der Linse. Leipzig 1900. (f) Zur Frage nach der Entwicklung des Glaskörpers. Anat. Anz. **22**, 573 (1903). (g) Diskussionseinlage zu den Vorträgen von KÖLLIKER und CIRINCIONE. 17. Verslg Anat. Heidelberg 1903, weiteres zum Vortrage von LENHOSSEK: Über Entwicklung und Bedeutung der Zonula ciliaris. 25. Verslg anat. Ges. Leipzig 1911. (h) Über die bilaterale oder nasotemporale Symmetrie des *Wirbeltier*auges. Arch. mikrosk. Anat. **1917**, 90. — **Radl, E.:** Über spezifisch differenzierte Leitungsbahnen. Anat. Anz. **36** (1910). — **Rados:** (a) Über die elastischen Fasern der Hornhaut. Arch. Augenheilk. **73** (1913). (b) Über die vitale Färbbarkeit der Endothelien der DESCEMETschen Membran. Klin. Mbl. Augenheilk. **53** (1914). (c) Die Ausscheidung von intravenös injiziertem Carmin und Trypanblau im Auge. Graefes Arch. **85**, 381. (d) Über das Auftreten von eosinophilen Zellen im Auge. Graefes Arch. **101**, 103, 331 (1920). (e) Untersuchungen über die chemische Zusammensetzung des Kammerwassers des *Menschen* und der *Tiere.* Graefes Arch. **109** (1922). (f) Das Verhalten des *menschlichen* Ciliarepithels nach Punktion der vorderen Kammer. Graefes Arch. **109** (1922). — **Radwaner:** Über die Entwicklung der Sehnervenkreuzung. Mitt. embryol. Inst. Wien **1877.** — **Raeder:** Untersuchungen über die Lage und Dicke der Linse im *menschlichen* Auge usw. Graefes Arch. **112**, 29 (1923); Graefes Arch. **110**, 73 (1922). — **Raehlmann:** (a) Zur Histologie der Cornea. Graefes Arch. **23** (1877). (b) Eine neue Theorie der Farbenempfindung auf anatomisch-physikalischer Grundlage. Pflügers Arch. **112** (1906). (c) Zur Anatomie und Physiologie des Pigmentepithels der Netzhaut. Z. Augenheilk. **17**, 1 (1907). — **Randolph:** The regeneration of the cristalline lense.

Hopkins Hosp. Rep. **9** (1900). — **Ranvier:** (a) Des vaissaux et des clasmatocytes de hyaloïde de la *grenouille*. C. r. Acad. Sci. Paris **115** (1892). (b) Influence histogénétique d'une forme antérieure à propos de la régénération de la membrane de Descemet. C. r. Acad. Sci. Paris **126** (1898). — **Raselli:** (a) Appareil musculaire de l'iris du *chat*. Graefes Arch., 24. Mai **1923.** (b) Morphologisches und Funktionelles über den Muskelapparat in der Iris der *Katze*. Graefes Arch. **3,** 309 (1923); Graefes Arch. **111** (1923); Ref. Klin. Mbl. Augenheilk. **72,** 578. — **Rasvan:** Zones of discontinuity in lens. Annales d'Ocul. **1923,** Yb. **1924,** 197. — **Rathke:** Untersuchungen über die Entwicklung und den Körperbau der *Krokodile*. Braunschweig 1866. — **Rawitz:** Beiträge zur mikroskopischen Anatomie der *Cetaceen,* 4. die vordere Hälfte des Bulbus oculi von *Phocaena comm.* und die Iris von *Balaenoptera musculus.* Internat. Mschr. Anat. u. Physiol. **22** (1905). — **Real y Beiro:** Contributions á l'étude de l'embryologie de l'oeil. Thèse de Paris 1885. — **Rebizzi:** Sulla struttura della retina. Riv. Pat. nerv. **10** (1905). — **Recklinghausen:** Die Lymphgefäße und ihre Beziehung zum Bindegewebe. Berlin 1862. — **Redslob:** (a) Études sur le pigment de l'épithelium conjonctival et cornéen. Annales d'Ocul. **159** (1922). (b) Untersuchungen über den Ursprung des Pigmentes der Aderhaut. Annales d'Ocul. **162,** 368 (1925). (c) Contributions à l'étude de la structure du vitré. Annales d'Ocul. **164,** 107 (1927). (d) Beitrag zum Studium der Glaskörperstruktur. Annales d'Ocul. **164,** 117 (1927). Ref. Klin. Mbl. Augenheilk. **78.** (e) Sur l'appareil dilatateur de l'iris. Soc. franç. Ophtalm. 1928. — **Reed:** Physiological evidence of the existence of a non visual afferent mechanism in the eye. Amer. J. Physiol. **65,** 477 (1923). — **Regnier:** Études du champ de l'oeil de *Phasianus colchicus.* Contr. à l'étude de la sexualité chez le *faisan.* Rev. franç. Endocrin. **5,** 1 (1927). — **Reich:** (a) Zur Histologie der *Hecht*retina. Graefes Arch. **20** (1874). (b) Notiz über die sog. Becherzellen der Conjunctiva des *Menschen.* Zbl. med. Wiss. **12,** 737 (1874). — **Reichel:** Über die morphologischen Veränderungen der Tränendrüse bei ihrer Tätigkeit. Arch. mikrosk. Anat. **17.** — **Reid:** Demonstration of the histology of the cornea. Brit. med. J. **1898.** — **Reimar:** Über die ophthalmoskopische Sichtbarkeit der Ora serrata und der Processus ciliares. Arch. Augenheilk. **41,** 102. — **Reiss, Viktor** u. **Karoline:** Der Apparat von Golgi-Kopsch und die intracellulären Einschlußkörper, ein Beitrag zur Histologie der Bindehautepithelien und des trachomatösen Follikels. Graefes Arch. **86,** 122 (1913). — **Rejsek:** (a) Über den Eintritt des Sehnerven bei einigen *Nagetieren.* Bull. internat. böhm. Akad. **1894.** (b) Histologie de l'oeil de *Cryptobranchus japonicus.* Bibl. Anat. **1897.** — **Remotti:** Sulla struttura del legamente anulare nell occhio dei *teleostei* e sul suo probabile significato funzionale. Ric. Morf. Rom **9** (1928). — **Remotti, E.:** Contributo all' anatomia dell' occhio dei *peschi.* Publ. Staz. zool. Napoli **8,** 215 (1927). (Gefäßsystem der *Muroeniden* und *Cypriniden, Guanin-*Cornea.) — **Retterer:** (a) Sur la cicatrisation des plaies de la cornée. C. r. Assoc. Anat. Liège **5** (1903); J. de Anat. **19** (1903). (b) Structure et évolution de la tonsille conjonctivale du *chien.* C. r. Soc. Biol. Paris **80** (1916). (c) De la conjonctive *humaine* et de l'évolution de ses éléments. C. r. Soc. Biol. Paris **80** (1916). — **Retterer** et **Neuville:** Du tarse des paupières des *oiseaux.* C. r. Soc. Biol. Paris **81** (1916). — **Retzius:** (a) Zur Kenntnis vom Bau der Iris. Biol. Unters., N. F. **5** (1893). (b) Das Gehirn und das Auge von *Myxine.* Biol. Unters., N. F. **5** (1893). (c) Das Ganglion ciliare. Biol. Unters., N. F. **6,** 37 (1894). (d) Über den Bau des Glaskörpers und der Zonula Zinnii in dem Auge des *Menschen* und einiger *Tiere.* Biol. Unters., N. F. **6,** 67 (1894). (e) Über den Bau des sog. Parietalauges von *Ammocoetes.* Biol. Unters., N. F. **7.** (f) Die Membrana limitans interna der Netzhaut des Auges. Biol. Unters. **11,** 82 (1904). (g) Zur Kenntnis vom Bau der *Selachier*retina. Biol. Unters. **12,** 55 (1905). (h) Zur Kenntnis des Baues des Glaskörpers im Auge des *Menschen.* Biol. Unters. **19.** **Reuß:** Untersuchungen über den Einfluß des Lebensalters auf die Krümmung der Hornhaut nebst einigen Bemerkungen über die Dimensionen der Lidspalte. Graefes Arch. **27,** 27. — **Reuter:** Über die Entwicklung der Augenmuskulatur beim *Schwein.* Anat. H. **9** (1898). Festschrift Merkel. Wiesbaden 1897. — **Reverberi:** Risultati di experimenti sullo sviluppo dell' occhio dell' embrione del *pollo.* Atti Accad. naz. Lincei **10,** 115 (1929). — **Ricci:** Sulle modificazioni della retina al oscuro ed alla luce. Riv. Sci. med. e natur. **21,** 152 (1901); **24,** 124 (1904). — **Richiardi:** (a) Sopra il sistema sanguifero dell' occhio del feto umano e dei *mammiferi.* Arch. Zool. Anat. a. Physiol. Torino **2** (1869). (b) Sopra il sistema vascolare sanguifero dell' occhio del feto *umano* e dei *mammiferi.* Arch. Zool. Anat. Bologna **1869.** (c) Sulle terminazioni nervose della cornea. Arch. Zool. Anat. Bologna **1872.** (d) Sulle ghiandole di Meibomio. Atti Accad. naz. Lincei **1877.** (e) Sui vasi sanguiferi della cornea. Anat. Anz. **2** (1881). — **Richter:** (a) Der muskulöse Apparat der Iris des *Schafes* und seine Beziehungen zur Gestalt der Pupille, 1909. (b) Beitrag zur Anatomie der Iris des *Pferdes* mit besonderer Berücksichtigung der durch die Gestalt der Pupille gegebenen regionären Verschiedenheiten und der Veränderungen beim Pupillenspiel. Arch. vergl. Ophthalm. **1** (1911). — **Richter, Hans:** Über die Unterscheidung eines Tapetum cellulosum und fibrosum in den Augen der *Haussäugetiere* und über das Zustandekommen der Färbung des Tapetum lucidum. Münch. tierärztl. Wschr. **1928 I,** 662. — **Riecker:** Pigmentierung der Chorioides. Arch. f. Ophthalm. **37** (1891). — **Riehl:** Über den Bau des Augenlides beim *Vogel.* Internat. Mschr. Anat. u.

Physiol. **25** (1908). — **Rindlaub:** Ophthalmological findings of various species of *vertebrates*. Trans. amer. Acad. Ophthalm. a. Otol. **1922, 33.** — **Riquier:** Contributo allo studio della ghiandola lacrimale *umana*. Monit. zool. ital. **22** (1911). — **Ristitch:** Vascularisation du nerf optique et du chiasma. Thèse de Bordeaux **1924.** — **Ritter:** (a) Die Struktur der Retina, dargestellt nach Untersuchungen am *Walfisch*auge. Leipzig 1864. (b) Zur Histologie der Zapfen der *Fisch*retina. Internat. Mschr. Anat. u. Physiol. 8 (1891). (c) Studium über die Stäbchenschicht der *Vögel.* Internat. Mschr. Anat. u. Physiol. 8 (1891). (d) Die Linse des *Maulwurfs.* Arch. mikrosk. Anat. **53** (1899). (e) Über die Falten des Ringwulstes der *Vogel*linse. Arch. mikrosk. Anat. **58.** — **Ritter, W. E.:** On the eyes etc. of the San Diego blind *fish, Typhlogobius californiensis* STEINDACHNER. Bull. Mus. comp. Zool. **24,** Nr 3. — **Rivolta:** Delle cellule multipolari che formano lo strato intergranuloso intermedio nella retina del *cavallo.* J. Anat. a. Physiol. path. anim. 1871, 3. **Roaf:** The influence of coloured light son the sensitivity of the eye to various regions of the spectrum. Quart. J. exper. Physiol. **18,** 243 (1927). — **Robinson:** On the formation and structure of the optic nerve and its relation to the optic stalk. J. Anat. a. Physiol. **19,** 3 (1896). — **Rochat:** (a) Über die chemische Reaktion der Netzhaut. Graefes Arch. **59,** 171 (1904). (b) Nederl. Tijdschr. Geneesk. **70,** 2133 (1926). — **Rochat, C. F.:** Structure and function of the capillaries of the eye. Klin. Mbl. Augenheilk. **77,** 226. — **Rochon-Duvigneaud:** (a) Recherches anatomiques sur l'angle de la chambre antérieure et le canal de SCHLEMM. Arch. d'Ophtalm. **12,** 732; **13,** 20, 108. (b) Précis iconografique d'anatomie normale de l'oeil. Paris 1895. (c) Anatomie de l'appareil nerveux sensoriel de la vision. Encyclopédie française d'ophtalmologie. Tome 1, p. 551. 1903. (d) Sur la macula *humaine.* Annales d'Ocul. **133** (1905). (e) Recherches sur la fovéa de la rétine *humaine* et particuliairement sur le bouquet de cônes centraux. Archives Anat. microsc. **11** (1907). (f) La protection de la cornée chez les *vertébrés* qui rampent. *(Serpents* et *poissons anguiformes.)* Annales d'Ocul. **153,** 185 (1916). (g) Les fonctions des cônes et des bâtonnets, indications fournies par la physiologie comparée. Annales d'Ocul., Nov. **1917,** 1. (h) Double fovéa des *rapaces.* C. r. Acad. Sci. Paris **160,** 43 (1919). (i) L'oeil de *l'aigle.* Annales d'Ocul. **154,** 376 (1919). (k) Quelques données sur la fovéa des *oiseaux.* Annales d'Ocul., Dez. **1919.** (l) La situation des foveae simples et doubles dans la rétine des *oiseaux* et le problème de leur relation fonctionelle. Archives Anat. microsc. Nov. **1920.** (m) La vision et l'oeil des *oiseaux.* Bull. biol. France et Belg. **54,** 109 (1921). (n) Une méthode de détermination du champ visuel chez les *vertébrés.* Annales d'Ocul. **1922.** (o) Topographie et fonctions des fovées centrales et des fovées laterales chez les *oiseaux* pourvus de deux fovées retiniennes, lignes de vision binoculaire et de vision indépendente. Annales d'Ocul. **1923.** (p) La vision des *oiseaux.* Presse méd. **22,** 10 (1923). (q) La vision des *animaux* appreciée par la comparaison de leur rétine avec la rétine *humaine.* Bull. Mus. nat. Hist. Nat. **1925.** (r) La réfraction des petits yeux chez les *animaux* et l'utilisation des images rétiniennes défectueuses. Bull. Soc. Ophtalm. Paris **38** (1925). (s) Comment un appareil d'optique précis, l'oeil a pu être réalisé avec des tissus mous. Bull. Soc. Ophtalm. Paris **1926.** (t) La forme et les mouvements de la pupille dans la série des *vertébrés.* Bull. Soc. Ophtalm. Paris **1927,** 288. (u) Sur l'oeil de *l'aigle fauve* du maroc. Bull. Soc. Nat., Maroc. **192** (1928). (v) Auge von *Marmotta.* Verh. 13. internat. Kongr. Ophthalm. **1,** 319 (1930). — **Rochon-Duvigneaud** et **Mérigot de Treigny:** Morphologie comparée de l'oeil emmétrope, hypermétrope et myope, étudiés par la méthode des projections hyperposées. Annales d'Ocul. **1908. Rochon-Duvigneaud** et **Roule:** Observations sur le comportement visuel et la structure de l'oeil de *Blennius basiliscus.* C. r. Bull. Mus. nat. Hist. Nat. **1927.** — **Rochon-Duvigneaud** et **Verrier:** Sur l'éxistence de poches séreuses dans l'orbite et dans l'oeil des *télévstéens.* C. r. Acad. Sci. Paris **184,** 539. — **Rodigina:** Ein Fall von Arteria hyaloidea persistens. Perm. med. Ž. **3** (1925). — **Roggenbau:** Ein Beitrag zur Kenntnis der Entstehung der Farben des Tapetum lucidum, im besonderen des Tapetum fibrosum des *Säugetier*auges. Graefes Arch. **119** (1928). — **Roggenbau** u. **Watthauer:** Zur Frage der Durchlässigkeit der Hornhaut, der Linse und des Glaskörpers für kurzwelliges Licht nach Untersuchungen an *Rinds-* und *Kalbs*augen. Klin. Mbl. Augenheilk. **78,** 762 (1927); **79** (1927). — **Rohmer** et **Jaques:** Notes anatomiques sur la cataracte hémorragique. Arch. d'Ophtalm. **1895.** — **Rohon:** Das Zentralorgan des Nervensystems der *Selachier.* Denkschr. Akad. Wiss. Wien **38.** — **Rollet:** Über das Gefüge der Substancia propria corneae. Sitzgsber. Akad. Wiss. Wien, Math.-naturwiss. Kl. **33** (1858). — **Rollet** et **Jacqueau:** Anatomie topografique de la macula. Annales d'Ocul. **119** (1898). — **Rollet** et **Rosnoblet:** Persistence du canal de CLOQUET et de vestiges hyaloïdins. Annales d'Ocul. **1924.** — **Romiti:** La cartilagine della piega semilunare e il muscolo pelliciaio del *negro.* Note Anat. **3,** Siena 1885. — **Roselli:** La retina degli *uccelli* in relazione colla retina *umana.* Boll. Accad. Med. Roma **30** (1904). **Rosengen, Bengt:** Zur Frage der Mechanik der Tränenableitung. Acta ophthalm. (Københ.) **6,** 367. — **Rosengren:** Studien über die Tränenableitung beim *Menschen* und einigen *Säugetieren.* Sv. Läk.-sällsk. Hdl. **54,** 41 (1928). — **Rosenthal, T.:** Zergliederung des *Fisch*auges. Arch. f. Physiol. Reil **10** (1811). — **Roth:** Ein paar interessante Aquarien*fische.* Dtsch. Fischerkorresp. **15** (1911). — **Roud:** Contributions á l'étude des fibres de la zonule. C. r.

Assoc. Anat. Lausanne **14**, 2 (1913). — **Rouget:** (a) Mémoires sur le développement de la structure et les propriétés physiologiques des capillaires sanguins et lymphatiques. Arch. of Physiol. norm. path. **5** (1873). (b) Notes sur le développement de la tunique contractile des vaisseaux. C. r. Acad. Sci. Paris **79** (1874). (c) Sur la contractilité des capillaires sanguins. C. r. Acad. Sci. Paris **88** (1879). — **Rousseau:** Les fibres musculaires lisses de l'orbite d'après KARL HESSER. Thèse de Paris **1913**; Annales d'Ocul. **1916**. — **Rouvière:** Le tendon de Zinn et les insertions postérieures des muscles droits de l'oeil. Bibl. Anat. **24**, 92 (1914). — **Roy:** Anatomie et physiologie comparée de l'oeil et de ses annexes. Arch. d'Ophtalm. **32** (1912). — **Rozemeyer** u. **Stolte:** Die Netzhaut des *Frosches* im GOLGI-Coxpräparat. Z. mikrosk.-anat. Forsch. **23**, 98 (1930). — **Rubert:** Über Hornhautpigmentierung beim *Meerschweinchen* nebst Bemerkungen über die Pigmentverhältnisse im vordersten Abschnitt des Auges überhaupt. Arch. vergl. Ophthalm. **4** (1914). — **Rüdinger:** Die Bildung und der Bau des Glaskörpers. Verh. Anat. Ges. **8** (1894). — **Ruhwandel:** Ausgedehnte Reste der fetalen Augengefäße. Z. Augenheilk. **15** (1906). — **Rumschewitsch:** (a) Intraokulare Muskeln bei *Vögeln*. Kiew 1876. (b) Ein seltener Fall von persistierender Pupillenmembran. Arch. Augenheilk. **46** (1902). — **Rush, H.** u. **W. Tekamp:** Über Ammoniakbildung bei der Beleuchtung der Netzhaut. Z. physiol. Chem. **175**, 158 (1928). — **Rutherford, C. W.:** The eye. New-York: Appleton 1928.

Sakaguchi: Über die Beziehungen der elastischen Elemente der Chorioidea zum Sehnerveneintritt. Klin. Mbl. Augenheilk. **2** (1902). — **Sala:** (a) Ricerche sulla struttura del nervo ottico. Arch. Sci. med. **11** (1887). (b) Contributo allo studio della fine struttura della retina. Boll. Soc. med.-chir. Pavia **1904**. (c) Beitrag zur feineren Struktur der Netzhaut. Anat. Anz. **25** (1904); Boll. Soc. med.-chir. Pisa **1904**. (d) Nove ricerche sulla fina struttura della retina. Boll. Soc. med.-chir. Pavia **1905**. (e) Sulla fina struttura del ganglio ciliare. Mem. Ist. lombarda Sci. **21** (1910) — **Salus:** Das Verhalten des Corpus ciliare zu Antikörpern. Graefes Arch. **65** (1910). — **Salzer:** (a) Über die Anzahl der Sehnervenfasern und der Retinalzapfen im Auge des *Menschen*. Wien. Acad. Ber. **81** (1880). (b) Über die Regeneration der *Kaninchen*hornhaut. Arch. Augenheilk. **69** (1911); **71** (1912). — **Salzmann:** (a) Durchschnitt durch das *menschliche* Auge. Augenärztl. Unterrichts-Taf. Breslau: Magnus 1899. (b) Die Zonula ciliaris und ihr Verhältnis zur Umgebung. Leipzig u. Wien 1900. (c) Über die pathologische Anatomie und die Pathologie des Keratoconus. Graefes Arch. **67**, 1. (d) Anatomie und Histologie des *menschlichen* Augapfels im Normalzustande. Seine Entwicklung und sein Alter. Wien: Franz Deuticke 1912. (e) Die Ophthalmoskopie der Kammerbucht. Internat. Z. Augenheilk. **31**, 1 (1914); **34**, 26 (1915). — **Sanders A.:** (a) Contributions to the anatomy of the central nervous systeme of *vertebrate* animals. Physiol. Trans. **177**, 2 (1886). (b) Contributions to the anatomy of the central nervous system in *Ceratodus Forsteri*. The Annual magazine for Natural History, Vol. 3. p. 1189. — **Sappey:** Recherches sur les glandes des paupières. Gaz. méd. Paris **1853**, 515. — **Sardemann:** Tränendrüse. Zool. Anz. **7**, 569 (1884). — **Sattler:** (a) Über die tapezierten Augen der *Säugetiere* usw. Wien. med. Jb. **3** (1876). (b) Beiträge zur Kenntnis der modifizierten MOLLschen Schweißdrüsen des Lidrandes. Arch. mikrosk. Anat. **13**, 788 (1877). (c) Beiträge zur Kenntnis der normalen Bindehaut des *Menschen*. Graefes Arch. **28** (1877). (d) Anatomische und physiologische Beiträge zur Akkommodation. Ber. 19. Verslg ophthalm. Ges. Heidelberg **1887**. (e) Über die elastischen Fasern der Sklera. Ber. 25. Verslg ophthalm. Ges. Heidelberg **1896**. (f) Über den Verschluß der fetalen Augenspalte beim *Menschen*. Anat. H. **48** (1913). (g) Über die Markscheidenentwicklung im Tractus opticus-Chiasma und Nerv. opticus. Graefes Arch. **90**, 271 (1915). (h) Über die Entwicklung des Sehnerveneintritts beim *Menschen*, zugleich ein Beitrag zur Frage der Faltenbildung in der embryonalen Netzhaut. Graefes Arch. **106** (1921). (i) Über den feineren Bau der Chorioidea des *Menschen* nebst Beiträgen zur pathologischen und vergleichenden Anatomie der Aderhaut. Graefes Arch. **22**, 1. (k) Über die Faltenbildungen der embryonalen Retina. Graefes Arch. **11**, 1932. — **Sattler** u. **Wolfrum:** Zur Entwicklung der vorderen Kammer und des Kammerwinkels beim *Menschen*, nebst Bemerkungen über ihre Entstehung bei *Tieren*. Graefes Arch. **63**. — **Savi:** Sopra la *talpa cieca* degli antichi. Nuovo. Giorn. Lett. Pisa **2** (1822). — **Sawada:** Die Entwicklungsgeschichte des Augapfels von *Megalobatrachus japonicus* mit besonderer Berücksichtigung der Entstehung des Scleralknorpels sowie der Cornealgefäße. Fol. anat. jap. **7**, 1 (1929). — **Scalinci:** (a) Ricerche sulla formazione del trabecolatos clero-corneale. Ann. Ottalm. **33** (1904). (b) De la nature du méchanisme de production du liquide endoculaire. Arch. d'Ophtalm. **27** (1907). (c) Ricerche phisico-chimiche sulla lente cristallina. Napoli 1908. (d) Su alcune alterazioni del vitreo in rapporto alla sua constituzione etc. Atti. Congr. Soc. ital. Oftalm. **1925**. — **Scammon** a. **Armstrong:** On the growth of the *human* eye-ball and optic nerve. J. comp. Neur. **38** (1925). — **Scarlett:** Opaque canal of CLOQUET with persistent hyaloid artery. Amer. J. Ophthalm. **5** (1922). — **Schaaf:** (a) Der Zentralkanal des Glaskörpers. Graefes Arch. **67**, 58; **71**, 186. (b) Nochmals zur Frage nach dem konstanten Vorkommen des Zentralkanals des Glaskörpers. Graefes Arch. **75**, 200 (1910). — **Schäfer:** (a) Structure of the vitreous. Quain's Elements of Anatomy, Vol. 3. 1896. (b) Parsons on the clinical anatomy of the efferent lacrimal passageways. Internat. Congr. Ophthalm. Washington 1922, S. 625. — **Schäfer-Iske:** A study of the iris mechanism of the *alligator*. Ann. Rec. **44**, 57 (1929). — **Schaffer:** (a) Die Färbung der *menschlichen* Retina mit Essigsäurehämatoxylin. Sitzgsber. Akad. Wiss. Wien, Math.-naturwiss. Kl. **99** (1890, Febr.). (b) Zur Kenntnis der glatten Muskelzellen, insbesondere ihrer Verbindung. Z. Zool. **66** (1899). — **Schaly:** Über das Vorkommen von Rougetschen Zellen auf der Capillarwand im *Menschen*auge. Diss. Groningen 1926. — **Schalygen:** Über Hornhautepithel und besonders über Vermehrung der Zellen desselben. Graefes Arch. **12**, 83 (1866). — **Schanz:** Zur Theorie des Sehens. Klin. Mbl. Augenheilk. **68** (1922). — **Schaper:** Zonula und Grenzhaut des Glaskörpers. Graefes Arch. **32** (1886). — **Schaper, A.:** (a) Zur Histologie der *menschlichen* Retina, speziell der Macula lutea. Arch. mikrosk. Anat. **41** (1893). (b) Die nervösen Elemente der *Selachier*-retina in Methylenblaupräparaten. Festschrift für Kupffer. Jena 1899. (c) Bemerkung zur Struktur der Kerne der *menschlichen* Stäbchenzellen der Retina. Anat. Anz. **15** (1899). (d) Noch einmal zur Struktur der Kerne der Stäbchensehzellen der Retina. Anat. Anz. **16**, 342 (1899). — **Schaper u. C. Cohen:** Beiträge zur Analyse des *tierischen* Wachstums. 2. Über zellproliferatorische Wachstumszentren und deren Beziehungen zur Regeneration und Geschwulstbildung. Arch. Entw.mechan. **19** (1905). — **Schapringer:** Stäbchenzellen. Anat. Anz. **15**, 168 (1899). — **Scharf:** Der Zentralkanal des Glaskörpers. Graefes Arch. **67** (1907); **71** (1909); **75** (1910). — **Scharrer:** (a) Bewegungsvorgänge in der Netzhaut des *Wirbel-tierauges* beim Sehakt. Nat. u. Mus. **59**, 99 (1929). (b) Über Hell- und Dunkelstellung im *Fisch*auge bei einseitiger Belichtung. Z. vergl. Physiol. **11**, 104 (1929). — **Scheel:** Über das Chiasma nervorum opticorum bei den *Wirbeltieren* und beim *Menschen*. Diss. Rostock 1874. — **Scheerer:** (a) Beiträge zur Frage der sog. aberrierenden Sehnervenfasern. Klin. Mbl. Augenheilk **71**, 674 (1923). — (b) Zur Topographie des Sehnervenrandes im kurzsichtigen und nicht kurzsichtigen Auge. Graefes Arch. **124**, 53 (1930). — **Schenk:** Zur Entwicklungsgeschichte des Auges der *Fische*. Sitzgsber. Akad. Wiss. Wien, Math.-naturwiss. Kl. **55**. — **Scherf u. Urbanek:** Capillarmikroskopische Untersuchungen an der *menschlichen* Conjunctiva. Wien. klin. Wschr. **1927 II**, 1538. — **Scherl, J.:** Einige Untersuchungen über das Pigment des Auges. Graefes Arch. **39 II**, 130 (1893). — **Scheuering:** Beobachtungen und Betrachtungen über die Beziehungen der Augen zur Nahrungserwerbung bei *Fischen*. Zool. Jb. **38**, 113 (1921). — **Scheuring:** Augen und Nahrungserwerb. Zool. Jb. **38**, 113 (1920). — **Schieck:** Verbindungen des Opticusscheidenraumes mit dem Lymphraum der Zentralgefäße. Klin. Mbl. Augenheilk. **71** (1923). — (b) Über die Verbindung der perivasculären Räume im Axialstrang mit Zwischenscheidenraum des Opticus. Graefes Arch. **113**, 157 (1924). — **Schiefferdecker:** (a) Studien zur vergleichenden Histologie der Retina. Arch. mikrosk. Anat. **28** (1886). (b) Über das *Fisch*auge. Anat. Anz. **2**, 389 (1887). (c) Eine Eigentümlichkeit im Bau der Augenmuskeln. Sitzgsber. niederrhein. Ges. Nat. Bonn **1904**. (d) Die Drüsen des *menschlichen* Augenlides. Sitzgsber. niederrhein. Ges. Nat. Bonn **1906**. (e) Über die Lidmuskulatur des *Menschen*. Sitzgsber. niederrhein. Ges. Nat. Bonn **1906**. — **Schildwächter:** Ciliarmuskel. Med. Diss. vet. Leipzig 1911. — **Schilling:** Ein Beitrag zur Pathologie der Gefäßanomalien und Streifenbildung in der Netzhaut. Diss. Freiburg 1901. — **Schindler:** Zur Anatomie und Physiologie des gliösen Systems des intrakraniellen Sehnerven. Z. Augenheilk. **60**, 15 (1926). — **Schirmer:** (a) Studien zur Physiologie und Pathologie der Tränenabsonderung und Tränenabfuhr. Graefes Arch. **56** (1903). (b) Mikr. Anat. und Phys. Tränenorgane. Graefe-Saemisch' Handbuch der gesamten Augenheilkunde, Bd. 2. 1904. (c) Zur Innervation der Tränendrüse. Ber. 35. Verslg ophthalm. Ges. Heidelberg **1908**. — **Schlampp, K.:** (a) Die Augenlinse von *Proteus anguineus*. Biol. Zbl. **1891**. (b) Das Auge des *Grottenolms*. Z. Zool. **53** (1892). — **Schlemm, F.:** Über den Kanal an der Verbindungsstelle von Sclerotica und Cornea. Ammons. Z. Ophthalm. **1830**. — **Schleich:** Sichtbare Blutströmung in den oberflächlichen Gefäßen der Augapfelbindehaut. Klin. Mbl. Augenheilk. **40**, 177 (1902). — **Schmelzer:** Mikrochemische Reaktion am Ciliarepithel. Klin. Mbl. Augenheilk. **75**, 205. — **Schmid:** Lymphfollikel der Bindehaut des Auges. Wien 1871. — **Schmidt, J.:** Contributions to the life history of the *eel*, Conseil perman. pour l'exploration de la mer. Rapport et Procès verbaux 5. Kopenhagen 1906. — **Schmidt-Rimpler:** (a) Zur Semi-Decussationsfrage. Ber. 25. Verslg ophthalm. Ges. Heidelberg **1896**. (b) Die Farbe der Macula lutea. Graefes Arch. **57** (1903). — **Schmitz-Moormann:** Über den Glykogengehalt der Retina und seine Beziehungen zur Zapfenkontraktion. Klin. Mbl. Augenheilk. **78**, Beil.-H., 69 (1927); Graefes Arch. **118** (1927). — **Schnabel u. Herrenheiser:** Über Staphyloma posticum Conus und Myopie. Z. Heilk. **16**. — **Schnaudigel:** (a) Demonstration von Neurofibrillen in den Retinalganglienzellen der *Selachier*. Ber. 32. Verslg ophthalm. Ges. Heidelberg **1905**, 329. (b) Die vitale Färbung mit Trypanblau am Auge. Graefes Arch. **86**, 93 (1913). — **Schneider:** Abfuhrwege des Opticus. Klin. Mbl. Augenheilk. **73**, 210 (1924). — **Schneider, H.:** (a) Über die Vermehrung der Epithelzellen der Hornhaut. Würzburg. Nat. Z. **3**, 105 (1862). (b) Über die Augenmuskelnerven der *Ganoiden*. Jena. Z. Naturwiss. **15** (1882). — **Schneider, K. C.:** (a) Lehrbuch der vergleichenden Histologie der *Tiere*. Jena 1902. (b) Histologische Mitteilungen, 2 Sehzellen von *Rana*. Arb. zool. Inst. Wien **16**

(1906). — **Schneider, M. von Orelli:** Untersuchungen über das Auge von *Anableps tetrophthalmus*. Mitt. naturforsch. Ges. Bern **1908.** — **Schneller:** (a) Anatomisch-physiologische Untersuchungen über die Augenmuskeln Neugeborener. Graefes Arch. **47** (1898). (b) Z. Augenheilk. **8,** 95. — **Schnyder:** Untersuchungen des normalen und pathologischen Endothels der Hornhaut mittels der Nernstspaltlampe. Klin. Mbl. Augenheilk. **65** (1920). — **Schock:** Die Endausbreitung des Nervus sympathicus in der Iris. Arch. vergl. Ophthalm. **1,** 293. — **Schöbel, F.:** Zur postembryonalen Entwicklung des Auges der *Amphibien.* Diss. Leipzig 1890. — **Schöler, H.:** (a) De oculi evolutione in embryonibus *gallinaceis.* Diss. Dorpat 1848. (b) Experimentelle Studien über Flüssigkeitsausscheidung aus dem Auge. Graefes Arch. **25,** 63. — **Schöler** u. **Uhthoff:** Fluoresceininjizierung zum Auge. Jber. Augenklin. **80** (1882). — **Schön:** (a) Zonula und Grenzhaut des Glaskörpers. Graefes Arch. **32** (1886). (b) Die Funktionskrankheiten des Auges. Wiesbaden 1893. (c) Der Übergangssaum der Netzhaut und die sog. Ora serrata. Arch. f. Anat. **1895.** (d) Der Netzhautsaum im *Kinder*auge und die Ora serrata. Verh. 71. Verslg Ges. dtsch. Naturforsch. München **1899.** (e) L'accomodation dans l'oeil *humain.* Arch. d'Ophtalm. **21** (1901). (f) Die Funktionskrankheiten der Ora serrata und des Ciliarteiles der Netzhaut. Arch. Augenheilk. **30,** 128. **Schön, W.:** (a) Zonula und Ora serrata. Anat. Anz. **10** (1895). (b) Der Übergangssaum der Netzhaut oder die sog. Ora serrata. Arch. f. Anat. **1895.** — **Schönberg:** Physiologic evidences and researches of intravital staining of the optic nerve. J. amer. med. Assoc. **66** (1916). — **Schoute:** (a) Vena vorticosa im hinteren Bulbusteil. Arch. d'Ophtalm. **46** (1898). (b) Der Netzhautzapfen in seiner Funktion als Endorgan. Z. Augenheilk. **8** (1908). — **Schräger:** (a) Versuch einer vergleichenden Anatomie des Auges und des Tränenorgans des *Menschen* nach Alter, Geschlecht, Nation und der übrigen *Tier*klassen. Leipzig 1810. (b) Vergleichende Ansicht der Augen usw. durch alle *Tier*klassen. Abh. physik.-med. Soc. Erlangen **1810.** — **Schreiber:** Über vitale Indigcarminfärbung der Hornhaut nebst Bemerkungen über das Verhalten des Indigcarmins im Blute und im Auge. Graefes Arch. **58** (1904). — **Schreiber** u. **Schneider:** Eine Methode zur Darstellung von Pigmenten und ihrer farblosen Vorstufen mit besonderer Berücksichtigung des Aug- und Hautpigments. Münch. med. Wschr. **37** (1908). — **Schürmann:** Linsenchagrin. Z. f. Augenheilk. **38,** 42. — **Schultz, E.:** Über umkehrbare Entwicklungsprozesse und ihre Bedeutung für eine Theorie der Vererbung. Vorträge und Aufsätze über Entwicklungsmechanik der Organismen. Leipzig 1908. — **Schultz, Walther:** Pigmentierung von Albinoaugen und sympathische Heterochromie der Iris willkürlich erzeugbar. Pflügers Arch. **1921**; Graefes Arch. **122,** 600 (1929); Biol. generalis (Wien) 4 (1929). — **Schultze, F. E.:** Der Ciliarmuskel des *Menschen.* Arch. mikrosk. Anat. **3** (1867). — **Schultze, M.:** (a) Zur Anatomie und Physiologie der Retina. Arch. mikrosk. Anat. **2,** 165 (1866). (b) Über Stäbchen und Zapfen der Retina. Arch. mikrosk. Anat. **2** (1867). (c) Neuere Beiträge zur Anatomie und Physiologie der Retina. Arch. mikrosk. Anat. **7** (1871). (d) Zonula. Strickers Handbuch, Bd. 2. 1871. (e) Über das Tapetum in der Chorioidea der *Raubtiere.* Vortr. Sitzg. med. Sektion niederrhein. Ges. Bonn **1871.** — **Schultze, O.:** (a) Zur Entwicklungsgeschichte des Gefäßsystems im *Säugetier*auge. Festschrift für KÖLLIKER, 1892. (b) Grundriß der Entwicklungsgeschichte des *Menschen* und der *Säugetiere.* Leipzig 1897. (c) Die mikroskopische Anatomie der Linse und des Strahlenbändchens. Graefe-Saemisch' Handbuch der gesamten Augenheilkunde, 2. Aufl., Bd. 2. 1900. (d) Über die bilaterale Symmetrie des *menschlichen* Auges und die Bedeutung der Ora serrata. Sitzgsber. physik.-med. Ges. Würzburg **1900.** (e) Über die Entwicklung und Bedeutung der Ora serrata des *menschlichen* Auges. Verh. physik.-med. Ges. Würzburg **34,** 131 (1902). (f) Mikroskopische Anatomie der Linse und des Strahlenbändchens. Graefe-Saemisch' Handbuch der gesamten Augenheilkunde, 2. Aufl., Bd. 1, Kap. IV. — **Schulz:** Über die Wirkungsweise der Mydriatica und Miotica. Arch. f. Physiol. **1898.** — **Schulz, W.:** Willkürliche Augenpigmentierung beim *Säugetier*albino. Arch. Entw.mechan. **109,** 287 (1927). — **Schwalbe:** (a) De zonula ciliari e de canali Petiti, 1870. (b) Untersuchungen über die Lymphbahnen des Auges und ihre Begrenzung. Arch. mikrosk. Anat. **5** (1870). (c) Über Lymphbahnen der Netzhaut und des Glaskörpers. Ber. sächs. Ges. Wiss. **10** (1872). (d) De canali Petiti, Halle, 1872. (e) Mikroskopische Anatomie des Sehnerven der Netzhaut und des Glaskörpers. Handbuch von Graefe-Saemisch, 1. Aufl., 1874. (f) Das Ganglion oculomotorii. Jena. Z. Naturwiss. **13** (1879). (g) Anatomie der Sinnesorgane, 1883. (h) Lehrbuch der Anatomie des Auges. Erlangen 1887. — **Schwalbe, G.:** Arch. mikrosk. Anat. **6** (1870). — **Schwalbe, J.:** Handbuch der gesamten Augenheilkunde von Graefe-Saemisch, 1. Aufl., Bd. 1. 1874. — **Schwann, Th.:** Mikroskopische Untersuchungen über die Übereinstimmung in der Struktur und dem Wachstum der *Tiere* und Pflanzen. Berlin 1839. — **Schwarz:** Über das Vorkommen quergestreifter Ringbinden bei den Augenmuskeln. Z. Anat. **75,** 361 (1925). — **Schweigger:** Über die Ganglienzellen und blassen Nerven der Chorioidea. Graefes Arch. **6,** 320. — **Schweigger-Seidl:** Über die Vorgänge bei Lösung der miteinander verklebten Augenlider des Fetus. Arch. path. Anat. **37,** 228 (1866). — **Scullica:** (a) Il limite ottico della retina nell'occhio e nelle ametropie. Ann. Ottalm. **53,** 1070 (1925). (b) Il fondamento anatomico dei reperti perimetrici della macchia cieca nell' occhio *umano*. Ann. Ottalm. **54**, 577 (1926). (c) Anomalie congenite della pigmentazione nell'occhio *umano*. Ann. Oftalm. **56**, 354 (1928). — **Seefelder:** (a) Zur Entwicklung der Hornhaut des *Menschen*. Arch. Augenheilk. **97**, 156. (b) Demonstration mikroskopischer Präparate embryonaler *menschlicher* Augen. Ber. 34. Verslg ophthalm. Ges. Heidelberg 1907. S. 307. (c) Weitere Demonstration embryonaler *menschlicher* Augen. Ber. 55. Verslg ophthalm. Ges. Heidelberg **1908**, 312. (d) Untersuchungen über die Entwicklung der Netzhautgefäße des *Menschen*. Graefes Arch. **70**, 448 (1909). (e) Weitere Beispiele von Netzhautanomalien in sonst normalen fetalen *menschlichen* Augen. Graefes Arch. **71** (1909). (f) Über die Entwicklung der physiologischen Exkavation des Sehnerveneintrittes beim *Menschen*. Internat. ophthalm. Kongr. Neapel **1909**, 491. (g) Über die elastischen Fasern der *menschlichen* Cornea, dargestellt nach der Färbemethode von HELD. Graefes Arch. **73** (1910). (h) Beiträge zur Histogenese und Histologie der Netzhaut. Graefes Arch. **73**, 419 (1910). (i) Beiträge zur Histogenese und Histologie der Netzhaut des Pigmentepithels und des Sehnerven. Graefes Arch. **73** (1910). (k) Das Verhalten der Kammerbucht und ihres Gerüstwerkes vor der Geburt. Graefe-Saemisch' Handbuch der gesamten Augenheilkunde, 2. Aufl., Bd. 1. (l) Beiträge zur Entwicklung des *menschlichen* Auges mit besonderer Berücksichtigung des Verschlusses der fetalen Augenspalte. Anat. H. **48**, 473 (1913). (m) Über die Entwicklung des Sehnerveneintritts beim *Menschen*, zugleich ein Beitrag zur Frage der Faltenbildungen der embryonalen Netzhaut. Graefes Arch. **106**, 114 (1921). (n) Entwicklung des Auges. Handbuch der Ophthalmologie von SCHIECK und BRÜCKNER, Bd. 1. 1930. — **Seefelder** u. **Wolfrum:** Zur Entwicklung der vorderen Kammer und des Kammerwinkels beim *Menschen*, nebst Bemerkungen über ihre Entstehung bei *Tieren*. Graefes Arch. **63**, 430. — **Seidel:** (a) Experimentelle Studien über die Quelle der Augenflüssigkeiten. Graefes Arch. **95**, 1 (1918); **101** (1920). (b) Experimentelle Untersuchungen über die Lage der Versorgungsgebiete der Nervenfasern des Sehnervenstammes in der Netzhaut des *Menschen*. Graefes Arch. **100** (1919). (c) Weitere Untersuchungen der Protoplasmastruktur der Ciliarepithelien als Kennzeichen ihrer physiologischen Funktion. Graefes Arch. **102** (1920); **111** (1923). (d) Intraokuläre Strömungen beim *Menschen*. Graefes Arch. **101**, 383 (1920). (e) Kurze Bemerkungen zu vorstehender Erwiderung von STÜBEL auf meine Mitteilung. Graefes Arch. **112**, 352 (1923). (f) Weitere experimentelle Untersuchungen über die Quelle und den Verlauf der intraokularen Saftströmung. Graefes Arch. **112**, 253 (1923). (g) Über die von MAGNUS und STÜBEL angeblich nachgewiesenen Lymphgefäße im Bereich der Irisvorderfläche und des Kammerwinkels. Graefes Arch. **111**, 196 (1923). — **Seidemann:** Histologische Untersuchungen des Nervensystems der Chorioidea des Auges. Diss. Petersburg 1899. — **Seiler:** Zur Entwicklung des Conjunctivalsackes. Arch. f. Anat. **1890**, 2136. — **Seligmann:** Die mikroskopischen Unterscheidungsmethoden des Auges. 2. Aufl. Berlin 1912. — **Senior:** The eye-muscle nerves of *Squalus acanthias*. Anat. Rec. **25**, 113 (1923). — **Sernoff, D.:** Zur Entwicklung des Auges. Zbl. med. Wiss. **12** (1872). — **Sernow:** Über die Entwicklung der Linsenkapsel. Russ. Kriegs-Ärzte-Z. 1871. — **Shafer:** The mosaic of single and twin cones in the retina of *Micropterus salmonoides*. Arch. Entw.mechan. **10** (1900). — **Shastid:** Our own and our cousins eyes. Amer. J. Phys. Ophthalm. **7**, 167 (1926). — **Sherrington:** Further note on the sensory nerves of the eyemuscles. Proc. roy. Soc. **64** (1898). — **Shoji:** Photochemische Untersuchungen zur Absorption ultravioletter Strahlen durch die einzelnen Augenmedien. Annales d'Ocul. **1923**. — **Sicherer, v.:** (a) Refraktion. Arch. vergl. Ophthalm. **1**, 481. (b) Untersuchungen über die Reaktion der Augen der *Süßwasserfische*. Arch. vergl. Ophthalm. **1911**. — **Silex:** Über die zentrale Innervation der Augenmuskeln. Ber. 27. Verslg ophthalm. Ges. Heidelberg **1898**. — **Singer, J.** u. **E. Münzer:** Beiträge zur Kenntnis der Sehnervenkreuzung. Denkschr. Akad. Wiss. Wien **55** (1889). — **Siven:** (a) Studien über die Stäbchen und Zapfen der Netzhaut als Vermittler von Farbenempfindungen. Skand. Arch. Physiol. (Berl. u. Lpz.) **17** (1905). (b) Stäbchen als Farben perzipierende Organe. Skand. Arch. Physiol. (Berl. u. Lpz.) **17** (1905); Arch. Augenheilk. **71**, 157 (1912). — **Sjaaf:** Faserverlauf in Netzhaut und Sehnerv. Diss. Amsterdam 1923. — **Sjaaf** u. **Zeemann:** Über den Faserverlauf in der Netzhaut und im Sehnerven beim *Kaninchen*. Graefes Arch. **114**, 192 (1924). — **Sleggs:** The functional significance of the inversion of the *vertebrate* retina. Amer. Naturwiss. **60** (1926). — **Slonaker, J. R.:** (a) A comparative study of the area of acute vision in *vertebrates*. J. Morph. a. Anthrop. **13**, 455 (1897). (b) The eye of the common *mole (Squalops aquaticus macrinus)*. J. comp. Neur. **12** (1902). (c) Development of the *sparrow*. J. Morph. a. Anthrop. **31**, 351 (1918). (d) Akkommodation. Amer. J. Ophthalm. **3**, 798 (1920). — **Smirnow:** (a) Zum Bau der Chorioidea propria des erwachsenen *Menschen* (Stratum elasticum supracapillare). Graefes Arch. **47**, 451. (b) Die weiße Augenhaut als Stelle der sensiblen Nervenendigungen. Anat. Anz. **18**, 76 (1900). (c) Über die Zellen der DESCEMETschen Haut bei *Vögeln*. Internat. Mschr. Anat. u. Physiol. **7**, 312. — **Smith:** (a) Structure of the adult *human* vitreous humour. Lancet **19** (1868). (b) Anatomical note on the accessory organs of the eye of the *horse*. J. of Anat. **56**, 366 (1922). (c) Access organs of the eye of *horse*. J. of Anat. **56**, 366 (1922). — **Sobotta** (a) Anatomie und Entwicklungsgeschichte des Auges. Jber. Ophthalm. **38** (1907). (b) Anatomie des Auges.

Z. Augenheilk. **20** (1908); **32** (1914). — **Sölder:** Zur Anatomie des Chiasma opticum beim *Menschen.* Wien. klin. Wschr. **11** (1898). — **Sömmerring, S. W.:** De oculorum *hominis animalium* que sectione horizontali. Göttingen 1818. — **Solowcov:** Adenoides Gewebe in der Bindehaut. Čas. lék. česk. **62** (1923). — **Sondermann:** Beitrag zur Entwicklung und Morphologie des SCHLEMMschen Kanals. Graefes Arch. **124,** 521 (1930). — **Spallitta** e **Consiglio:** Ricerche sopra i nervi costrittori della pupilla. Arch. Ottalm. **1,** 18 (1893). — **Spalteholz:** Gefäßbaum und Organentwicklung. Arch. Entw.mechan. **52,** 80 (1923). — **Spampani:** Alcune ricerche sull' origine e la natura del vitreo. Monit. zool. ital. **12** (1901). — **Speciale Cirincione:** (a) Sullo sviluppo della ghiandoa lacrimale dell' *uomo.* Atti Accad. Sci. Palermo **1908.** (b) Sullo sviluppo dei muscoli e degli strati posteriori dell' iride dell' *uomo,* Palermo 1914. (c) Sullo sviluppo della camera anteriore nell occhio umano. Ann. Ottalm. **40** (1917). — **Spee, Graf:** Über den Bau der Zonulafasern und ihre Anordnung im *menschlichen* Auge. Verh. anat. Ges. 16. Verslg Halle **1902**; Anat. Anz. **21,** Erg.-H., 236. **Speemann:** Über die Korrelationen in der Entwicklung des Auges. Anat. Anz. **19,** Erg.-H. (1901). — **Spencer:** (a) The parietal eye of *hatteria.* Naturwiss. **1886.** (b) On the presence and structure of the pineal eye in *lacertilia.* Quart. J. Microsc. Sci. **1886.** — **Spuler:** Beiträge zur Histologie und Histogenese der Bindegewebssubstanz. Anat. H. **1896.** — **Staderini:** (a) Über die Abflußwege des Humor aqueus. Graefes Arch. **37,** 3, 86 (1891). (b) Il terzo occhio, l'epifisi e piu particolarmente il nervo parietale del *Gongylus ocellatus.* Volume in omaggio a Prof. TOMASELLI. Catania 1902. (c) I *saurii* e il loro occhio parietale. Monit. ital. zool. **15** (1904); **16** (1905). — **Stadtfeldt:** Recherches sur l'indice total du cristallin *humain.* J. de Physiol. **1** (1900). — **Stadtmüller:** Ein Beitrag zur Kenntnis des Vorkommens und der Bedeutung hyalin knorpeliger Elemente in der Sklera der *Urodelen.* Anat. H. **51** (1914). — **Stähli:** Über Persistenz von Resten der fetalen Pupillarmembran. Klin. Mbl. Augenheilk. **1913,** 432. — **Staiger:** Über die Zentralgefäße im Sehnerven unserer einheimischen *Ungulaten.* Diss. Tübingen 1905. — **Stanculeanu:** Le développement des voies lacrimales chez *l'homme* et chez les *animaux.* C. r. Soc. Biol. Paris **52** (1900); Arch. d'Ophtalm. **20** (1900). — **Stannius, H.:** (a) Über das peripherische Nervensystem der *Fische,* 1849. (b) Handbuch der Anatomie der *Wirbeltiere,* 1854. — **Steiger:** Beiträge zur Physiologie und Pathologie der Hornhautrefraktion. Arch. Augenheilk. **29,** 98. — **Steinach:** (a) Untersuchungen zur vergleichenden Physiologie der Iris. Pflügers Arch. **53.** (b) Zbl. Physiol. **1891,** H. 12. — **Steindorff:** (a) Chemie des Augapfels. Handbuch Biochemie des *Menschen,* Bd. 4, S. 378. Jena 1924. (b) „Auge" in Tabulae biologicae von E. JUNCK, 1924. **Steiner:** (a) Über das Vorkommen von Pigment in der Conjunctiva der Malaien. Geneesk. Tijdschr. Nederl.-Indië **1893**; **33** (1898). (b) Pigmentflecke in der Hornhaut. Mschr. prakt. Augenheilk. **29** (1905); Annales d'Ocul. **135** (1906). (c) Les taches pigmentaires de la conjonctive. Annales d'Ocul. **85,** 466 (1906). (d) Einiges über das Auge der *Javaner.* Z. Morph. u. Anthrop. **10,** 481 (1907). — **Steinitz:** Untersuchungen über die Entwicklung des Auges vom *Buckelwal.* Jena. Z. Naturwiss. **56** (1920). — **Steilin, W.:** Über Stäbchen und Zäpfchen der Retina. Arch. mikrosk. Anat. **4** (1868). — **Stella:** Sulla fina struttura della porzione ciliare della retina in condizioni normali e patologiche sperimentale. Boll. Ocul. **5,** 221 (1926). — **Stepanoff:** Die Nerven der Iris. Diss. Tomsk 1892. — **Sterling and Skinner:** On the epithelium of the cornea. J. of Physiol. **1,** 335 (1878). — **Stern:** Über Sehpurpurfixation. Graefes Arch. **62,** 561 (1905). — **Stewart:** On the lacrimal gland of the common *turtle.* Monthly microsc. J. **241** (1877). — **Stibbe:** A comparative study of the nictitating membrane of *birds* and *mammals.* J. of Anat. **62,** 159 (1928); Trans. ophthalm. Soc. U. Kingd. **47,** 216 (1927); C. r. Assoc. Anat. Lond. **22,** 211 (1927). — **Stieda:** (a) Über den Bau der Augenlidbindehaut des *Menschen.* Arch. mikrosk. Anat. **1867,** 357. (b) Über die Caruncula lacrimalis des *Menschen.* Arch. mikrosk. Anat. **36,** 291 (1890). — **Stilling:** (a) Eine Studie über den Bau des Glaskörpers. Graefes Arch. **16** (1869). (b) Zur Theorie des Glaukoms. Graefes Arch. **14,** 259. (c) Zur Anatomie des myopischen Auges. Z. Augenheilk. **14,** 23 (1905). (d) Bemerkung zur Mitteilung von WOLFRUM zur Frage nach der Existenz des Glaskörperkanals. Graefes Arch. **69** (1908). (e) Über den Mechanismus der Akkommodation. Z. Augenheilk. **25** (1911). (f) Über die Entwicklung des Glaskörperkanals. Arch. vergl. Ophthalm. **3** (1913). — **Stock, W.:** Ein Beitrag zur Frage des Dilatator iridis. Verslg Ges. Naturforsch. Hamburg **1901,** 73; Klin. Mbl. Augenheilk. **1,** 70 (1910). — **Stockard:** (a) *Bdellostoma.* Amer. J. Anat. **6,** 511 (1907). (b) An experimental study of the optic nerve in *Amblystoma punctatum.* Amer. J. Anat. **15,** 253 (1913). — **Stockmayer:** Über die Zentralgefäße im Sehnerven einiger einheimischer *Carnivoren.* Diss. Tübingen 1905. — **Stöhr:** (a) Über den Bau der Conjunctiva palpebrarum. Sitzgsber. physik.-med. Ges. Würzburg 1885. (b) Über die Querschichtung in den Kernen der *menschlichen* Stäbchensehzellen. Anat. Anz. **16,** 197 (1899). (c) Über die Innervation der Pialscheide des Nervus opticus beim *Menschen.* Anat. Anz. **55** (1922). — **Stone u. Usher:** Proc. Soc. exper. Biol. a. Med. **25,** 213 (1927). — **Strahl:** Zur Entwicklung des *menschlichen* Auges. Anat. Anz. **14,** 298 (1898). — **Straub:** Beitrag zur Kenntnis des Glaskörpergewebes. Graefes Arch. **34** (1888); Graefes Arch. **34,** 7. — **Streiff:** (a) Mikroskopische Untersuchungen über Altersveränderungen der Vasa centralia retinae. Diss. Zürich 1899. (b) Cryptenblatt und Cryptengrundblatt der Regenbogenhaut und die Entstehung der serösen Cysten an der Vorderseite der Iris. Arch. Augenheilk. **50** (1904). (c) Eine untere Irismulde und über Iristypen und Übergänge zu Anomalien. Klin. Mbl. Augenheilk. **54**, 33 (1915). — **Stricht, van der:** (a) La nouvelle méthode de RAMON y CAJAL et son application à la rétine. Gand 1904. (b) Étude de la rétine par l'ancienne méthode d'imprégnation au nitrate d'argent. Archives de Biol. **32**, 173, 245 (1922). (c) La structure de la rétine, la membrane limitante externe et les parties constituentes voisines. C. r. Soc. Biol. Paris **86**, 266 (1922). — **Strughold u. Karbe:** Vitale Färbung des Auges und experimentelle Untersuchungen der gefärbten Nervenelemente. Beitrag zur Frage der physiologischen Bedeutung. D. KRAUSEsche Endkolben in der Bindehaut der Augen. Z. Biol. **83** (1925). — **Stuart** and **Anderson:** (a) On a membrane lining the fossa patellaris of the corpus vitreum. Proc. roy. Soc. Lond. **44** (1891). (b) On the connection between the suspensory ligament of the cristalline lens and the lens capsule. Proc. roy. Soc. Lond. **44** (1891). (c) The function of the hyaloid canal. Ophthalm. Rev. **14** (1905). — **Studnicka, K. F.:** (a) Untersuchungen über den Bau der Sehnerven der *Wirbeltiere*. Jena. Z. Naturwiss. **31** (1898). (b) Über eine eigentümliche Form des Sehnerven bei *Syngnathus acus*. Sitzgsber. böhm. Ges. Wiss. Prag **1901**. (c) Parietalorgane. OPPELs Handbuch der vergleichenden mikroskopischen Anatomie der *Wirbeltiere*, Bd. 5. 1905. (d) Über die Entwicklung und Bedeutung der Seitenaugen von *Ammocoetes*. Anat. Anz. **41** (1912). (e) Untersuchungen über das Autexoplasma und des Synexoplasma. Anat. Anz. **47** (1914). (f) Über den Zusammenhang des Cytoplasmas bei jungen Embryonen. Z. mikrosk.-anat. Forsch. **18**, 553 (1929). — **Stübel:** (a) Über die Lymphgefäße vom *Schwein*. Graefes Arch. **110** (1923). (b) Meine Beweismomente für die tatsächliche Existenz eines kranzförmigen Lymphraumes in der Kammerbucht. Graefes Arch. **112**, 218, 346 (1923). — **Stutzer:** Über elastisches Gewebe im *menschlichen* Auge. Graefes Arch. **45** (1898). — **Suganuma:** (a) Zur Entwicklung des Glaskörpers. Nippon Gankakai Zasshi (jap.) **11** (1907); **12** (1908). (b) Über die pathologischen Veränderungen der chorioidealen Glashaut und des retinalen Pigmentepithels. Graefes Arch. **115** (1925). — **Sugita:** (a) Über die lipoide Substanz in der *menschlichen* Netzhaut und in der *Tier*reihe. Nippon Gankakai Zasshi (jap.) **1922**. (b) Studien über die physiologische und pathologische Verteilung der lipoiden Substanzen im Auge, speziell in der Netzhaut. Graefes Arch. **115**, 260 (1925). — **Sundwall:** Lacrymal gland. Amer. J. Anat. **20**, 147 (1916). — **Sutton:** On the development of the neuro-muscular spindles in the extrinsic eye-muscles of the *pig*. Amer. J. Anat. **18** (1915). — **Svaen, Aa.:** Des éléments cellulaires et des canaux plasmatiques dans la cornée de la *grenouille*. Bull. Acad. Méd. Belg. **45**, 2 (1876). — **Sweet, G.:** (a) Contributions to our knowledge of the anatomy of *notoryctes typhlops sterlin*. Quart. J. microsc. Sci. **50** (1906). (b) The eyes of *Chrysochloris hottentotta* and *Chrysochloris asiatica*. Quart. J. microsc. Sci. **53** (1909). — **Swenander:** Die Iris des *Schwarzspechtes* und *Grünspechtes*. Zool. Anz. **21**, 333 (1898). — **Szakall:** Beiträge zur Anatomie der Tränenkarunkel bei unseren *Haussäugetieren*. Arch. Tierheilk. **26** (1900). — **Szent-Györgyi:** (a) Der Canalis hyaloideus im Auge des *Schweins*. Graefes Arch. **85**, 191 (1913). (b) Die histologische Darstellung des Glaskörpers. Z. Mikrosk. **31** (1914). (c) Untersuchungen über den Glaskörper der *Amphibien* und *Reptilien*. Arch. mikrosk. Anat. **85** (1914). (d) Untersuchungen über den Bau des Glaskörpers des *Menschen*. Arch. f. mikrosk. Anat. **89** (1917). — **Szily, v.:** (a) Beiträge zur Kenntnis der Anatomie und Entwicklungsgeschichte der hinteren Irisschichten. Graefes Arch. **53**, 459. (b) Morphographie der Papilla nervi optici und ihre praktische Bedeutung. Klin. Mbl. Augenheilk. **77**, 560 (Hinweis auf seine vergl. Arbeiten über Papille). (c) Die Deutung des Zusammenhanges der wichtigen Entwicklungsphase des *Wirbeltier*auges für das Problem der Becherspalte und die Entstehung der Papilla optici. Graefes Arch. **106**, 195. Ref. Klin. Mbl. Augenheilk. **71**, 246. (d) Zur Anatomie und Entwicklungsgeschichte mit besonderer Berücksichtigung des Musculus sphincter des *Menschen*. Anat. Anz. **20** (1902). (e) Beitrag zur Kenntnis der Anatomie und Entwicklungsgeschichte der hinteren Irisschichten mit besonderer Berücksichtigung des Musculus sphincter pupillae des *Menschen*. Graefes Arch. **53** (1902). (f) Zur Glaskörperfrage. Eine vorläufige Mitteilung. Anat. Anz. **16** (1904). (g) Zur Glaskörperfrage. Anat. Anz. **24**, 417 (1904). (h) Über Amnioneinstülpung ins Linsenbläschen der *Vögel*. Anat. Anz. **28** (1906). (i) Über die hinteren Grenzschichten der Iris. Graefes Arch. **64**, 141 (1906). (k) Über das Entstehen des fibrillären Stützgewebes im Embryo und dessen Verhältnis zur Glaskörperfrage. Anat. H. **35**, 649 (1908). (l) Über die Entstehung des melanotischen Pigments im Auge der *Wirbeltier*embryonen und in Chorioidealsarkomen. Arch. mikrosk. Anat. **77** (1911). (m) Über die einleitenden Vorgänge bei der ersten Entstehung der Nervenfasern im Nervus opticus. Graefes Arch. **81** (1912). (n) Das Problem der Augenbecherspalte, seine Beziehungen zur normalen Entwicklung und zu den Mißbildungen der Papilla nervi optici. Ber. 62. Verslg ophthalm. Ges. Heidelberg **1920**. (o) Die Deutung der Zusammenhänge der wichtigsten Entwicklungsphasen des *Wirbeltier*auges. 1. Das Problem der Becherspalte und die Entstehung der Papilla nervi optici primitiva epithelialis, nebst Bemerkungen zur Frage der bilateralen oder nasotemporalen Symmetrie des *Wirbeltier*auges und der sog. Kerben am Becherrand. A. Morphogenese an Hand von Plattenmodellen, nach Untersuchungen beim *Kaninchen* als Beispiel für den Typus *Säuger*. Graefes Arch. **106**, 195 (1921). (p) Morphogenese des Sehnerveneintritts und des Pectens bei *Vögeln*. Ophthalm. Ges. Wien 1921, S. 311. (q) Vergleichende Entwicklungsgeschichte der Papilla nervi optici und der sog. axialen Gebilde. 2. Morphogenese des Sehnerveneintritts der Leiste (Processus falciformis) und des Linsenmuskels (Musculus retractor lentis und Campanula Halleri) bei der *Bachforelle* usw. Graefes Arch. **109**, 3 (1921). (r) Aufstellung von morphologischen Grundtypen der Papilla nervi optici in der *Wirbeltier*reihe *Fische, Reptilien* und *Säuger* auf Grund von vergleichend-entwicklungsgeschichtlichen Untersuchungen nebst Bemerkungen zur Phylogenese des *Wirbeltier*auges. Med. Ges. Freiburg 1922. (s) Vergleichende Entwicklungsgeschichte der Papilla nervi optici und der sog. axialen Gebilde. 1. Morphogenese des Sehnerveneintritts und des Fächers beim *Hühnchen* als Beispiel für den Typus *Vögel*. Graefes Arch. **107**, 317 (1922). (t) Über den Conus in heterotypischer Richtung usw. Graefes Arch. **110**, 183 (1922). (u) Über Haarbildung in der MEIBOMschen Drüse und über behaarte MEIBOMsche Drüsen. Distichiasis congenita vera. Klin. Mbl. Augenheilk. **70**, 16 (1923). (v) Zur vergleichend-anatomischen Ausgestaltung der Chiasmagegend. Ber. 46. Zus. ophthalm. Ges. Heidelberg **1927**, 147.

Taddei: Contributo alla conoscenza istio-fisiologica della ghiandola del HARDER nel *coniglio*. Arch. Sci. med. **24** (1900). — **Tafani:** Andamento e terminazione del nervo ottico e della retina dei *crocodilli*. Boll. Ocul. Firenze 1882. — **Tagaki:** Experimentelle Untersuchungen über das Verhältnis der Intervaginalräume der Sehnerven zu den perivasculären Lymphräumen der Zentralgefäße. Nippon Gankakai Zasshi (jap.) **29** (1925). — **Takahashi:** (a) Studien über den Veränderungsprozeß der Netzhaut bei vitaler Färbung und die Ernährungsbahn des Auges. Nippon Gankakai Zasshi (jap.) **1923**. (b) Über den Verschluß der fetalen Augenbecherspalte bei *Uroloncha dom.* Arb. med. Fak. Okayama **2**, 1 (1930). — **Takayasu:** Beiträge zur pathologischen Anatomie des Arcus senilis. Arch. Augenheilk. **43**, 154. — **Takeda:** Beiträge zur histologischen Kenntnis des N. trigeminus über das sympathische Ganglion im N. ophthalmicus. Fol. anat. jap. **2** (1924). — **Talma:** Over de kegels enthunne gekleuerde *vogels* in het netflies van *vogels*. Underzoek Physiol. Lab. Utrecht Hoogeschool, 1873. S. 259. — **Tamiya:** Über den Stoffwechsel der Netzhaut in verschiedenen Stadien ihrer Entwicklung. Biochem. Z. **189**, 114 (1927). — **Tandler:** Über einen *menschlichen* Embryo am 38. Tage. Anat. Anz. **31**, 49; auch KEIBEL Normentafel 42. **Tartuferi:** (a) Sulle forme cellulari che compagno l'epitelio della porzione tarsea della congiuntiva *umana*. Giorn. internat. Sci. med., N. s. 1 (1879). (b) Le ghiandole di MOLL studiate nelle palpebre dell' *uomo* e degli altri *mammiferi* e comparate alle tubulari cutanee. Arch. Sci. med. **4** (1879). (c) Sull' anatomia della retina. Internat. Mschr. Anat. u. Physiol. **4**, 421 (1887). (d) Über das elastische Hornhautgewebe und über eine besondere Metallimprägnationsmethode. Graefes Arch. **56**, 419 (1903). (e) Sull'apparecchio elastico di sostegno della cornea. Ann. Ottalm. **33**, 331 (1904). — **Teljatnik:** Über die Sehnervenkreuzung. Obozr. Psichiatr. (russ.) **1897**; Mschr. Psychiatr. **3** (1898). — **Telkampf:** Über den blinden *Fisch* der Mammuthhöhle in Kentucky. Arch. Anat. u. Physiol. **1844**. — **Tello:** (a) La régénération dans les voies optiques. Trav. Labor. Recherch. biol. Univ. Madrid **5** (1907). (b) Les différenciations neuronales dans l'embryon du *poulet* pendant les premiers jours de l'incubation. Trav. Labor. Recherch. biol. Univ. Madrid **21** (1923). — **Terni:** Über das anatomische Substrat des Schlagreflexes der Membrana nictitans bei *Sauropsiden*. Arch. f. Physiol. **1922**, 305. — **Terrien:** (a) Constance chez *l'homme* d'un vestige de l'artère hyaloïde dans le 1. mois d'existence. Arch. d'Ophtalm. **17** (1897). (b) Recherches sur la structure de la rétine ciliaire et l'origine des fibres de la zonule de Zinn. Paris: Steinheil 1898. (c) La structure de la rétine ciliaire. Arch. d'Ophtalm. **18** (1898). (d) Mode d'insertion des fibres zonulaires sur le cristallin et rapports de ses fibres entre elles. Arch. d'Ophtalm. **19**, 250 (1899). — **Terson:** Les glandes lacrimales conjonctivales et orbito-palpébrales. Thèse de Paris **1893**. — **Testut:** Traité d'anatomie, Tome 3, p. 462. — **Theobald:** Ein Beitrag zur Zonulalamelle. Klin. Mbl. Augenheilk. **1927**, 78. — **Thiel:** Zur Frage der Lymphgefäße der Iris. Klin. Mbl. Augenheilk. **1927**, 448. — **Thilenius:** Über den linsenförmigen Gefäßkörper im Auge einiger *Cypriniden.* Diss. Berlin 1892; Arch. mikrosk. Anat. **40**, 418 (1892). — **Thilo:** Augenstellung der *Schollen.* Zool. Anz. **51**, 119 (1920). — **Thompson:** The gross anatomy of the filtration angle of the *human* eye. Ophthalm. Moskau **1910**. — **Thomson** and **Ballantyne:** Chorio-vaginal veins in the myope and hypermetrope. Trans. ophthalm. Soc. U. Kingd. **23**, 273 (1902—03). — **Thorner:** (a) Ein Fall von pulsierender Chorioidealvene. Arch. Augenheilk. **45** (1902). (b) Die Photographie des *menschlichen* Augenhintergrundes. Arch. Physiol. **1903**, Suppl. — **Thulin:** (a) Muskelfasern mit spindelig geordneten Säulchen. Anat. Anz. **33** (1908). (b) Studier over Oegen muskl. Histologi. Sv. Läk.sällsk. Hdl. **40**. (c) Contribution a l'histologie des muscles oculaires chez *l'homme* et chez les *singes*. C. r. Soc. Biol. Paris **76** (1914). — **Tising:** Ein Beitrag zur Kenntnis der Augen-, Kiefer- und Kiemenmuskulatur der *Haie* und *Rochen.* Jena. Z. Naturwiss. **30** (1896). — **Todaro:** Sull' origine filogenetico degli occhi dei *vertebrati.* Atti Congr. Assoc. med. Pavia **1887**. — **Tonini:** Sulle modificazioni degli elementi retinici inseguito alle injezzioni endovenose di violetto di methile. Atti Accad. Sci. med. naz. Ferrara **74** (1901). — **Topolanski:** (a) Über den Bau der Zonula und Umgebung, nebst Bemerkungen über das albinotische Auge. Graefes Arch. **37, 28.** (b) Linsenranderhebungen. Klin. Mbl. Augenheilk. **30, 89.** — **Tornatola:** (a) Sull'origine e la natura del vitreo. Arch. Ottalm. **5** (1897). (b) Origine et nature du corps vitré. C. r. 12. Congr. Moscou. Rev. gén. Ophtalm. **14** (1897). (c) Della formazione dei vasi nel vitreo embrionale. C. r. 15. Congr. Assoc. Ottalm. Torino **1898.** (d) Del mesoderma pericristallinico negli embrioni dei *vertebrati.* C. r. 15. Congr. Assoc. Ottalm. Torino **1898.** (e) Ricerche embriologiche sull'occhio dei *vertebrati.* Atti Accad. naz. Pelorit. Messina **13** (1898). (f) Note intorno alle osservazioni sull' origine dell vitreo dell Dr. Carini. Monit. zool. ital. **11** (1900). (g) Nota di embriologia oculare. Messina 1901. (h) Note intorno alle osservazionie ricerche embriologiche sull'occhio dei *vertebrati.* Arch. Ottalm. **19** (1901); Atti Accad. naz. Pelorit. **13** (1903). (i) Per la storia del vitreo etc. Messina 1904. (k) Sulla assenza della limitate interna nella retina dei *vertebrati.* Atti Accad. naz. Pelorit. Messina **20** (1905). (l) Sulla membrana limitante interna della retina nei *vertebrati.* Anat. Anz. **24, 536.** — **Tornier:** (a) Die Bedeutung des Experimentes für Pathologie und *Tierzucht.* Verh. Ges. Naturforsch. Leipzig **1910.** (b) Über die Art wie äußere Einflüsse den Aufbau des *Tieres* abändern. Verh. zool. Ges. **1911, 21.** — **Totsuka:** Über die Centrophormien in dem Descemetschen Epithel des *Rindes.* Internat. Mschr. Anat. u. Physiol. **19** (1901). — **Toufesco:** Sur le cristallin normal. Annales d'Ocul. **136** (1906); Monogr. Doin Paris **1906.** — **Trantas:** (a) Moyen d'explorer par l'ophtalmoscope et par translucidité la partie antérieure du fond oculaire, le cercle ciliaire y compris. Arch. Oftalm. **1900.** (b) Persistence du canal hyaloïdien. Chir. ophtalm. **11** (1924). — **Treacher:** Unilateral melanosis of the uvea. Trans. ophthalm. Soc. U. Kingd. **32,** 171 (1912). — **Treacher Collins:** The glands of the ciliary body in the *human* eye. Trans. ophthalm. Soc. U. Kingd. **11, 53.** — **Trendelenburg, C.:** Vorkommen von Sehpurpur usw. Arch. f. Physiol. **1904,** Suppl., 228. — **Tretjakoff:** (a) *Urodelen.* Anat. Anz. **28** (1906). (b) Der Musculus protractor lentis im *Urodelen*auge. Anat. Anz. **28** (1906). (c) Die vordere Augenhälfte des *Frosches.* Z. Zool. **80** (1906). (d) Das Auge vom *Renntier.* Internat. Mschr. Anat. u. Physiol. **29** (1912). (e) Zur Anatomie des Auges der *Kröte.* Z. Zool. **105** (1913). (f) *Kröte.* Z. Zool. **105** (1913). (g) Appendices pupillaires. Rev. Zool. (russ.) **2,** 172 (1918). (h) Das Auge der *Plecthognaten.* Z. Zool. **11,** 127, 645 (1926). — **Trettenero:** L'apparato limfatico del segmento anteriore del globo oculare. Ann. Ottalm. **54,** 547 (1926). — **Treviranus:** Beiträge zur Anatomie und Sinnesphysiologie der Sinneswerkzeuge des *Menschen,* 1828. — **Tribondeau:** Membrane de Jakob de la rétine des *chats* nouveau-nés. C. r. Soc. Biol. Paris **54** (1902). — **Troncoso:** (a) La filtration de l'oeil vivant et la nature véritable du canal de Schlemm. Annales d'Ocul. **142,** 237 (1909). (b) The physiologic nature of the Schlemm canal. Amer. J. Ophthalm. **4** (1921). — **Truc et Vialleton:** Anatomie du cristallin. Encycl. franç. Ophtalm. **499** (1903). — **Tschermak:** (a) Die Hell- und Dunkeladaptation des Auges und die Funktion der Stäbchen und Zapfen. Erg. Physiol. **695** (1902). (b) Studien über das Binokularsehen der *Wirbeltiere.* Pflügers Arch. **91,** 1 (1902). (c) Über das Sehen der *Wirbeltiere* speziell der *Haustiere.* Tierärztl. Zbl. Wien **1910.** (d) Wie die *Tiere* sehen, verglichen mit dem *Menschen.* Ver. naturwiss. Kenntnisse Wien **54,** 13 (1914). (e) Das Sehen der *Fische.* Naturwiss. **1915,** H. 14. (f) Über die funktionelle Bedeutung der Sechszahl der Augenmuskeln. Ber. 43. Verslg ophthalm. Ges. Heidelberg **1927.** — **Tscherning:** Optique physiologique. Paris 1898. — **Tscherning, Hermann v. Helmholtz:** Die Akkommodationstheorie. Leipzig 1910. — **Tsusaki:** (a) Zur Morphologie des Scleralknorpels von *Diemictylus pyrrhogaster.* Fol. anat. jap. **1,** 201 (1922). (b) Über das Vorkommen eines Scleralknorpels bei den *Amphibien.* Fol. anat. jap. **3,** 345 (1925). (c) Troisième note sur l'apparition du cartilage sclérotique chez *Diemyctilus pyrrhogaster.* Fol. anat. jap. **5,** 365. — **Tüchermann:** Über die Vorgänge bei der Resorption in die vordere Kammer injizierter körniger Farbstoffe. Graefes Arch. **38,** 60 (1892). — **Tüffers:** Die Entwicklung des nasalen Endes des Tränennasenganges bei einigen *Säugetieren.* Anat. H. **49** (1913). — **Türk:** (a) Untersuchungen über eine Strömung in der vorderen Augenkammer. Graefes Arch. **64** (1906). (b) Weitere Untersuchungen über Wärmeströmung in der vorderen Augenkammer und die Ehrlichsche Linie. Klin. Mbl. Augenheilk. **49** (1911). — **Tyson:** Craterlike cavities in optic disk. Amer. J. Ophthalm. **10** (1927).

Ubisch, L.: Beiträge zur Erforschung des Linsenproblems. Z. Zool. **129,** 213 (1927). — **Ucke:** (a) Zur Entwicklung des Pigmentepithels der Retina. Diss. Dorpat 1891. (b) Epithelreste am Opticus. Arch. mikrosk. Anat. **38** (1891). — **Uhlenhut:** Is function and functional stimulus a factor in producing and preserving morphological structures? Proc. amer. Assoc. Anat. **1914;** Anat. Rec. **9** (1915). — **Ulbrich:** (a) Eine seltene Beobachtung bei markhaltigen Nervenfasern der Netzhaut. Z. Augenheilk. **9** (1903). (b) Klinische Beobachtungen über die Druckverhältnisse in der vorderen und hinteren Kammer. Arch. Augenheilk. **60, 283.** — **Ulrich:** (a) Zur Anatomie und Physiologie des Canalis Petiti und der anstoßenden Gewebe. Arch. f. Ophthalm. **26** (1880). (b) Über die Abflußwege des Glaskörpers. Wien. klin. Wschr. **9,** 1273 (1896). (c) Neue Untersuchungen über die Lymphströmung im Auge. Arch. Augenheilk. **20**, 270 (1899). — **Ulry:** De la nutrition du cristallin. Arch. d'Ophtalm. **18** (1898). — **Urbanek** u. **Scherf:** Capillarmikroskopische Untersuchungen an der *menschlichen* Conjunctiva. Über das Vorkommen von derivatorischen Gefäßen im Bereiche des conjunctivalen Gefäß- systems. Wien. klin. Wschr. **41**, 85 (1928). — **Uribe** y **Troncoso:** (a) Recherches experi- mentales sur la filtration de liquide salin et albumineu à travers la chambre antérieure etc. Annales d'Ocul. **133** (1905). (b) Neue Untersuchungen über die Saftströmung im lebenden Auge und in anderen Organen und ihre Messung. Klin. Mbl. Augenheilk. **53** 1, (1914). — **Urra, Muñoz:** (a) Beobachtungen über abnorme Bahnen in den Axonen der Ganglienzellen der embryonalen Retina. Arch. españ. Oftalm. **5**, 73 (1920). (b) Neue Daten über die Regeneration der Axone der Retina. Rev. Cuba Oftalm. **2**, 492 (1920). (c) Der GoLGIsche endocellulare Apparat bei Verletzungen von Hornhaut und Netzhaut. Arch. españ. Oftalm. **23**, 21 (1923). (d) Bau und physiologische Einzelheiten der motorischen Ciliarplatten beim *Menschen*, bei *Säugetieren* und *Vögeln* mit raschem und langsamem Flug. Arch. españ. Oftalm. **23**, 33 (1923). (e) Histogenese des Ganglion ophthalmicum und sein Verhalten bei Läsion des vorderen Augenpols. Arch. españ. Oftalm. **23** (1923). (f) Graefes Arch. **112**, 133 (1923). — **Urso:** Sulle distribuzione delle fibre elastiche nella capsula di Tenone dell *uomo*. Atti Accad. Sci. naz. Catania **20** (1907); **22** (1909). — **Usher:** (a) A note on the choroid of the macularegion. Trans. ophthalm. Soc. U. Kingd. **26**, 107 (1905—06). (b) A note on the *dog*'s tapetum in early life. Brit. J. Ophthalm. **8**, 357 (1924). — **Uyama:** (a) Zur Pigmentbildung in der frühembryonalen Retinalpigmentzelle. Nippon Gankakai Zasshi (jap.) **1922**. (b) Untersuchungen über die Verbreitung der Neurofibrillen in der Netz- haut beim *Wirbeltier*. Fol. anat. jap. **4**, 389 (1926). (c) Ein Beitrag zur Kenntnis der Ana- tomie der Sehzellen in der Netzhaut bei *Affen* und *Meerschweinchen*. Graefes Arch. **118**, 723 (1927).

    Valentin: Mikroskopische Untersuchungen zweier wiedererzeugter Krystallinsen des *Kaninchens*. Z. rad. Med. **1**, 27 (1843). — **Vaschide** et **Vurpas:** La rétine d'un anencéphale. Arch. f. exper. Med. **13** (1901). — **Vasseaux:** (a) Persistence de l'artère hyaloïdienne et de la membrane pupillaire. Arch. d'Ophtalm. **3** (1883). (b) Développement de l'oeil du *lapin*. Thèse de Paris 1888. — **Vaug:** The role of vision in the mental life of the *mouse*. J. of Neur. **20**, 549 (1910). — **Velhagen:** Ein seltsamer Befund in einer nach GoLGI behandelten Netz- haut. Graefes Arch. **53**, 499 (1902). — **Vennemann:** (a) Anatomie et physiologie du tractus uvéal. Encycl. franç. Ophtalm. **1903**. (b) La membrane hyaloïde du corps vitré. Bull. Soc. belge Ophtalm. **1905**. (c) L'oeil sénil et l'oeil artério-scléreux. Ann. d'Ocul. **135** (1906). — **Veragut:** Der Glaskörper bei Kindern nach Untersuchungen an 82 Augen mit der Spalt- lampe. Graefes Arch. **111**, 330 (1923). — **Verderarme:** Sensibilität und Nervenendigungen in der Cornea des Neugeborenen. Ber. 38. Verslg Ophthalm. Heidelberg **1912**. — **Verhoeff:** (a) Eine bisher nicht beschriebene Membran des Auges und ihre Bedeutung. Boston med. Surg. **1903**. (b) Some improvements in histological technique. Contr. optalm. Sc. Jackson 1926. p47. — **Verhoeff** et **Sisson:** Basophilic staining of Bruchs membrane. Arch. of Ophthalm. **1926**, 55, 125. — **Vermes:** Neurofibrillen der Retina. Anat. Anz. **26**, 601. — **Verrier, Marie- Louise:** (a) Sur la réfraction statique de l'oeil chez les *poissons*. C. r. Acad. Sci. Paris **185**, 1070 (1927). (b) Sur la morphologie de la cornée transparente chèz quelques *téléostéens*. Bull. Mus. Paris **33**, 361 (1927). (c) Sur la structure des yeux et la physiologie de la vision chez les *sélaciens*. C. r. Acad. Sci. Paris **188**, 1695 (1929). (d) Sur la structure de la rétine d'un *Agamide: Agama tournevillii Lataste*. Présence d'une fovéa. C. r. Acad. Sci. Paris **190**, 517 (1930). (e) Contributions à l'étude de la vision chez les *sélaciens*. Ann. des Sci. natur. Zool. **13**, 5 (1930). — **Verrier** et **Panu:** Sur le pigment et les variations chromatiques de quelques *reptiles* du groupe des *Agamides*. C. r. Acad. Sci. Paris **189**, 205 (1929). — **Versari:** (a) Morfo- logia dei vasi sanguigni arteriosi dell' occhio dell' *uomo* e degli altri *mammiferi*. Ric. Labor. Anat. Univ. Roma **7** (1900). (b) Contributo alla conoscenze della morfogenesi degli strati vascolari della coroide nell'occhio dell'uomo e dei altri *mammiferi*. Ric. Labor. Anat. Univ. Roma **8** (1900). (c) La morfogénesi dei vasi sanguigni della retina umana. Ric. fatte lab. Univ. Roma **10** (1904). (d) La morfogènèse des vaisseaux sanguins de la rétine *humaine*. Arch. di Biol. **61** (1904). (e) La morfogenesi dei rami collaterali e terminali delle arterie ciliari posteriori lunghe e il comportamento non ancora descritto dei vasi sanguiferi reflui dalla membrana pupilla nell' occhio embrionale *umano*. Ric. Labor. Anat. Univ. Roma **19** (1910). (f) La morfogenesi dei vasi sanguiferi della membrana pupillare della zona dei processi ciliari nell' occhio di *sus scrofa*. Atti Accad. naz. Lincei **14**, 669 (1923). (g) Le fasi di sviluppo e di regresso dellae tunica vasculosa lentis e la morphogenesi dei vasi sanguiferi nei processi ciliari e nell' iride del occhio dell' *uomo*. Ric. Morf. **3** (1923). (h) Il vaso annulare e i rami terminali delle arterie ciliari postiche lunghe, nel'occhio embrionale di *sus scrofa* e nell'*uomo*. Atti Congr. Soc. ital. Oftalm. **1924**, 162. (i) Über die Entwicklung der Blut- gefäße des menschlichen Auges. Anat. Anz. **35**, 105. — **Vialleton:** Sur le muscle dilatateur de la pupille chez *l'homme*. Arch. An. Micr. **1897**. — **Villiger:** Die periphere Innervation. Leipzig 1924. — **Virchow:** (a) Beitrag zur vergleichenden Anatomie des Auges. Habil.schr. Berlin 1882. (b) Über den TENONschen Raum und die TENONsche Kapsel. Arb. preuß.

Akad. Wiss. **1902**. (c) Über den Orbitalinhalt des *Elefanten*. Sitzg Ges. naturforsch. Freunde Berlin **1903**. (d) Weitere Bemerkungen über den Lidapparat des *Elefanten*. Sitzg Ges. naturforsch. Freunde Berlin **1905**. (e) Bemerkungen über den Lidapparat von *Balaenoptera musculus*. Sitzg Ges. naturforsch. Freunde Berlin **1906**. (f) Mikroskopische Anatomie der äußeren Augenhaut und des Lidapparates. Graefe-Saemisch' Handbuch der gesamten Augenheilkunde, 1910. (g) Über das Conjunctivalepithel des *Menschen*. Arch. mikrosk. Anat. **78** (1911). — **Virchow, H.:** (a) Über Glaskörpergefäße und gefäßhaltige Linsenkapseln bei *Schwein*embryonen. Sitzgsber. physik.-med. Ges. Würzburg **1879**. (b) Über *Fisch*augen. Sitzgsber. physik.-med. Ges. Würzburg **1881**. (c) Über die Gefäße im Auge und in der Umgebung des Auges beim *Frosch*. Z. Zool. **35** (1881). (d) Über die Glaskörper und Netzhautgefäße des *Aales*. Gegenbaurs Jb. **7** (1882). (e) Augengefäße der *Ringelnatter*. Sitzgsber. physik.-med. Ges. Würzburg **1883**. (f) Über Glaskörperzellen. Verh. physik. Ges. Berlin **1884**. (g) Über Zellen des Glaskörpers. Arch. mikrosk. Anat. **25** (1884). (h) Über die Glaskörpergefäße von *Cyprinoiden*. Verh. physik. Ges. Berlin **1884**. (i) Über den ciliaren Muskel des *Frosches*. Verh. physik. Ges. Berlin **1884**. (j) Demonstration von Augenpräparaten. Sitzgsber. physik.-med. Ges. Würzburg **1884**. (k) Über Glaskörpergefäße der *Cyprinoiden*. Arch. f. Physiol. **1885**. (l) Mitteilungen zur vergleichenden Anatomie des *Wirbeltier*auges. Verh. 58. Verslg Naturforsch. Straßburg **1885**. (m) Über Glaskörperzellen. Verh. phys. Ges. Berlin **1885**. (n) Über den Bau der Zonula und des PETITIschen Kanals. Arch. f. Anat. **1885**. (o) Die physikalische Natur des Glaskörpergewebes, die morphologische Natur desselben. Verslg ophthalm. Ges. Heidelberg **1885**. (p) Über die Form der Falten des Corpus ciliare bei *Säugetieren*. Morph. Jb. **11** (1886). (q) Über die Augengefäße der *Selachier*. Arch. f. Physiol. **1890**; Sitzg Ges. naturforsch. Freunde Berlin **1893**, 169. (r) Diskussion zum Vortrage von KÖLLIKER über den Musculus dilatator pupillae. 12. Verslg anat. Ges. Kiel 1898. (s) Fächer, Zapfen, Leisten, Polster, Gefäße im Glaskörperraum von *Wirbeltieren*. Erg. Anat. **10** (1900). (t) Die Netzhaut von *Hatteria*. Sitzg Ges. naturforsch. Freunde Berlin **1901**. (u) Die Netzhaut von *Hatteria punctata*. Verh. Physiol. Ges. Berlin **1901**, 6. (v) Über Zellen an der Oberfläche des Glaskörpers bei einem *Alpakaschaf* und bei 2 *Hühnern*. Internat. Mbl. Anat. u. Physiol. **21** (1904). (w) Der Lidapparat des *Elefanten*. Ges. naturforsch. Freunde Berlin **1905**, 189. (x) Mikroskopische Anatomie der äußeren Augenhaut und des Lidapparates. Graefe-Saemisch' Handbuch der gesamten Augenheilkunde, 2. Aufl., Bd. 1. 1910. (y) Über die Form der Falten des Corpus ciliare bei *Säugetieren*. Gegenbaurs Jb. **11**, 437. — **Virchow, R.:** (a) Weitere Beiträge zur Kenntnis der Struktur der Gewebe der Bindesubstanz. Verh. physik.-med. Ges. Würzburg **2** (1852). (b) Notiz über den Glaskörper. Virchows Arch. **4** (1852). — **Vogt, A.:** (a) Das menschliche Linsenchagrin und Chagrinkugeln. Graefes Arch. **88**, 263 (1914). (b) Der Embryonalkern der *menschlichen* Linse und seine Beziehung zum Alterskern. Klin. Mbl. Augenheilk. **59**, 452 (1917). (c) Das vordere Linsenbild bei Sichtbarkeit des Epithels. Klin. Mbl. Augenheilk. **59**, 513 (1917). (d) Alterskernvorderfläche der *menschlichen* Linse. Klin. Mbl. Augenheilk. **60**, 89 (1918); **61**, 101 (1918). (e) Untersuchung der lebenden Linse mit der Spaltlampe. Sitzgsber. Heidelberg **1918**. (f) Der hintere Linsenchagrin bei Anwendung der GULLSTRANDschen Spaltlampe. Klin. Mbl. Augenheilk. **62**, 396 (1919). (g) Der physiologische Rest der Arteria hyaloidea und seine Orientierung zum embryonalen Linsennahtsystem. Graefes Arch. **100**, 328 (1919). (h) Beobachtungen an der Spaltlampe über eine normalerweise den Hyaloidearest der Hinterkapsel umziehende weiße Bogenlinie. Graefes Arch. **100**, 349 (1919). (i) Untersuchung des Canalis hyaloideus mit der Nernstlampe. Berl. klin. Wschr. **1920**. (j) Die Sichtbarkeit des lebenden Hornhautendothels. Graefes Arch. **101**, 123 (1920). (k) Ophthalmoskopische Untersuchungen der Macula lutea im rotfreien Licht. Klin. Mbl. Augenheilk. **66**, 321 (1921); Graefes Arch. **99**, 195 (1919). (l) Atlas der Spaltlampenmikroskopie des lebenden Auges. Berlin: Julius Springer 1921. (m) Weitere Ergebnisse der Spaltlampenmikroskopie des vorderen Bulbusabschnittes. Graefes Arch. **107**, 196; **108**, 219 (1922). (n) Pupillarmembranreste. Graefes Arch. **108**, 185 (1922). (o) Entwicklung und Aufbau der *menschlichen* Linse. Graefes Arch. **109**, 154 (1922). (p) Nachweis der intravitalen Existenz eines Canalis hyaloideus. Zürich. Ges. Ärzte **1924**. — **Vogt, C.:** Embryologie des *Salmones*, 1842. — **Vollaro, de Lieto:** Di un nuovo procedimento di tecnica per la colorazione nucleare e protoplasmica delle cellule della cornea propria. Arch. Oftalm. **1910**. — **Voll:** Über die Entwicklung der Membrana vasculosa retinae. Festschrift für KÖLLIKER. Anat. Int. Würzburg 1892. — **Volz:** Zur Kenntnis des Auges von *Periophthalmus* und *Boleophthalmus*. Zool. Jb. **22** (1910). — **Von der Heid:** Physiological hyaloid artery remnants. Chicago Ophthalm. Soc. Klin. Mbl. Augenheilk. **1922**, 68; Amer. J. Ophthalm. **5** (1922). — **Vonwiller:** (a) Die Sichtbarmachung von Epithel und Bindegewebszellen, Lymphgefäßen, Nerven und ihren Endapparaten am vitalgefärbten *menschlichen* Auge. Klin. Mbl. Augenheilk. **69**, 126 (1922). (b) Über Vitalfärbung am *Menschen*. Anat. Anz. **57**, Erg.-H. (1923). (c) Neue Wege der Gewebelehre des *Menschen* und der Tiere usw. Zbl. Path. **33** (1923). (d) Über die mikroskopische Untersuchung des lebenden Auges mit starker Vergrößerung. Z. Augenheilk. **63**, 362 (1927). — **Vossius:** Über das Wachstum und die physiologische Regeneration des Epithels der Cornea. Graefes Arch. **27,** 225 (1881).

Wachs: (a) Neue Versuche zur WOLFFschen Linsenregeneration. Arch. Entw.mechan. **39** (1914). (b) Restitution des Auges nach Exstirpation der Linse und der Retina bei *Tritonen*. Arch. Entw.mechan. **46,** 328; **44** (1920). — **Wachtler:** Zur Frage der in den Glaskörper vordringenden Arterienschleifen. Z. Augenheilk. **10.** — **Wadsworth** u. **Eberth:** Die Regeneration des Hornhautepithels. Arch. path. Anat. **51,** 261 (1870). — **Wälchli:** (a) Mikroskopische Untersuchung der gefärbten Kugeln in der Retina von *Vögeln.* Graefes Arch. **27,** 2 (1881). (b) Zur Topographie der gefärbten Kugeln der *Vogel*netzhaut. Graefes Arch. **29** (1883). — **Waele, de:** (a) Sur l'embryologie de l'oeil des *p ı ss ns.* Bull. Mus. Histor. Nat. Gand **1900.** (b) Recherches sur l'anatomie comparée de l'oeil des *vertébrés,* le mésoderme dans la vésicule oculaire secondaire. Internat. Mschr. Anat. u. Physiol. **19** (1902). (c) Notes sur l'embryologie de l'oeil des *urodèles.* Internat. Mschr. u. Anat. Physiol. **22** (1905). — **Wagner:** Beiträge zur Anatomie der *Vögel.* Abh. Akad. Wiss. München **2** (1837). — **Waldeyer, W.:** Mikroskopische Anatomie der Cornea, Sklera, Lider und Conjunctiva. Graefe-Sacmisch' Handbuch der gesamten Augenheilkunde, Bd. 1. 1874. — **Walls:** (a) A experimental study of the retina of the *brook-lamprey, Entosphenus appendix.* J. comp. Neur. **46,** 465 (1928). (b) The photomechanical changes in the retina of *mammals.* Science (N. Y.) **61,** 655 (1928). — **Walter, L.:** PASINIfärbung nach Eisenalaunbeize. Z. Mikrosk. **46,** 457. — **Walzberg:** Über den Bau der Tränenwege der *Haussäugetiere* und des *Menschen.* Rostock 1876. — **Wang, Chia Chi:** On the postmortal growth in the area of the optic nerv in albino and in gray noway *rats.* J. comp. Neur. **43,** 201 (1927). — **Washburn** and **Bentley:** J. comp. Neur. **16** (1906). — **Weber:** (a) On the blastolithic origin of the independent lenses of some teratophtalmic embryos and its significance for the normal development of the le ns of *vertebrates.* J. of exper. Zool. **21** (1916). (b) Die *Säugetiere,* 2. Aufl., 1928. (c) Über die Nebenorgane des Auges der *Reptilien.* Arch. Naturgesch. **43** (1877—79). — **Weber, C. O.:** Über den Bau des Glaskörpers usw. Arch. path. Anat. **19** (1860). — **Weber, I. M.:** Über das Strahlenbändchen im *menschlichen* Auge. Diss. Bonn 1827. — **Weekers:** (a) Élimination des liquides intraoculaires chez *l'homme.* Arch. d'Ophtalm. **1922.** (b) Les voies d'élimination de l'humeur aqueuse chez le *porc.* Arch. d'Ophtalm. **40,** 652 (1923). — **Wegefahrt:** The drainage of the intra-ocular fluids. J. med. Res. **31,** 147 (1914). — **Wehner:** Zur Struktur der BRUCHschen Membran des *Vogel*auges. Z. Anat. **25,** 69 (1923). — **Weidler:** Asteroid bodies in vitreous. Graefes Arch. **51** (1922). **Weigner:** Le ganglion optique. Biol. Anat. **6** (1899). — **Weinland:** Die Funktion der Netzhaut, 1897. — **Weiß:** Der intraokulare Flüssigkeitswechsel. Z. Augenheilk. **25** (1911). — **Weiß, L.:** (a) Das Wachstum des *menschlichen* Auges. Anat. H. 8, 193. (b) Über das Wachstum des Auges. Klin. Mbl. Augenheilk. **33,** Beil. (1895). (c) Über das Wachstum des *menschlichen* Auges und über Veränderungen der Muskelinsertionen am wachsenden Auge. Anat. H. 8 (1897). — **Weiß, Otto:** À propos d'un courant de l'humeur aqueuse. Pflügers Arch. **1906,** 602. — **Wende:** Zur Anatomie des Ciliarmuskels. Arch. Anat. u. Physiol. **1870.** — **Wendt:** HARDERsche Drüse. Diss. Straßburg 1877. — **Werncke:** Ein Beitrag zur Anatomie des Tränensackes speziell zur Frage der Tränendrüsen. Klin. Mbl. Augenheilk. **43.** — **Werneck:** Mikroskopisch-anatomische Betrachtungen über die Wasserhaut und das Linsensystem des Auges. Z. Ophthalm. 4 (1835). — **Werner:** Sehvermögen. Biol. Zbl. **22,** 745 (1902). — **Wertheim, Salomonsen:** La photographie du fond de l'oeil. Klin. Beiträge zur Ohrenheilkunde. Festschrift für URBANTSCHITSCH. — **Wessely:** (a) Über die Fluoresceinerscheinungen am Auge und die Ausscheidung des Fluoresceins aus dem Körper. Arch. f. Physiol. **1903.** (b) Experiment zur Veranschaulichung des Zustandekommens der blauen Farbe der Regenbogenhaut. Sitzgsber. physik.-med. Ges. Würzburg **1910.** (c) Stehen die angeborenen umschriebenen Grubenbildungen in der Papille in Beziehung zu optico-ciliaren bzw. cilio-retinalen Gefäßanastomosen? Arch. Augenheilk. **65** (1910). (d) Die Augenflüssigkeiten nach den Ergebnissen der neueren biologischen Forschung. Erg. Med. 1 (1910). (e) Über experimentell erzeugte kompensatorische Hypertrophie der Ciliarfortsätze. Ber. 37. Verslg ophthalm. Ges. Heidelberg **1911.** (f) Über den intraokularen Flüssigkeitswechsel. Z. Augenheilk. **25** (1911). (g) Über Korrelationen des Wachstums nach Versuchen am Auge. Z. Augenheilk. **43.** (h) Über Versuche am wachsenden Auge. Arch. Augenheilk. **65,** 295 (1910). — **Westrum:** Beobachtungen und sog. Stauungspapille. Z. Augenheilk. **1882.** — **Wetzel:** Besitzt die Zapfenfaser eine Dreiteilung? Arch. f. Physiol. **124,** 639 (1908). — **Weve:** Über den angeblichen Astigmatismus der *Katzen*augen und die Bedeutung der spaltförmigen Pupille. Arch. vergl. Ophthalm. **3,** 77 (1912). — **Weyße** and **Burgess:** Histogenesis of the retina. Amer. Naturalist **40** (1900). — **Widmark:** (a) Über die Lage des papillomaculären Bündels. Mitt. med.-chir. Inst. Stockholm (Jena) **1898.** (b) Über den Musculus dilatator pupillae des *Menschen.* Mitt. Karol.-Inst. Stockholm **1901,** 25. — **Wiedersheim:** Vergleichende Anatomie der *Wirbeltiere,* 1909. — **Wieger:** Über den Canalis Petiti und ein Ligamentum hyaloideo-capsulare. Diss. Straßburg 1883. — **Wiener:** Über Neubildung von Glashaut in der vorderen Kammer. Arch. Augenheilk. **48** (1903). — **Wieting:** Zur Anatomie des *menschlichen* Chiasma. Graefes Arch. **45** (1898). —

Wieting u. **Hamdi:** Über die physiologischen und pathologischen Melanopigmente und den epithelialen Ursprung der Melanoblasten. Beitr. path. Anat. **42** (1907). — **Wildbrand:** Schema des Verlaufes der Sehnervenfasern durch das Chiasma. Z. Augenheilk. **1926.** — **Wilbrandt** u. **Sänger:** (a) Die Neurologie des Auges, die Beziehungen des Nervensystems zu den Tränenorganen, zur Bindehaut und zur Hornhaut. Wiesbaden 1901. (b) Anatomie und Physiologie der optischen Bahnen und Zentren. Wiesbaden 1904. (c) Die Neurologie des Auges in ihrem heutigen Stande. München 1927. — **Wildi:** Vergleichend-anatomische Untersuchungen am Spaltlampenmikroskop über die Persistenz des Canalis hyaloideus mit besonderer Berücksichtigung der sog. Bogenlinien und der Linsennähte. Graefes Arch. **114** (1924). — **Winkler, P.:** Über Limbuspigment. Klin. Mbl. Augenheilk. **80**, 612 (1928). — **Wissenburg** et **Tibout:** Choix basé sur la perception complexe chez les *cobays*. Arch. néederl. Physiol. **6**, 149 (1921). — **Wittich:** (a) Verknöcherung des Glaskörpers. Arch. path. Anat. **5** (1853). (b) Vergleichend histologische Mitteilungen. Membrana hyaloidea des *Frosch*auges. Graefes Arch. **2** (1855). — **Wlasseck:** Die Herkunft des Myelins. Arch. Entw.mechan. **6** (1898). — **Wölfflin:** (a) Ein Beitrag zur Struktur der Iris. Arch. Augenheilk. **45** (1902). (b) Der Augenhintergrund des *Löwen*. Z. ges. Anat. u. Anat. **69**, 1 (1923). (c) Über die Beeinflussung der Dunkeladaptation durch künstliche Mittel. Graefes Arch. **65**, 302. — **Wolf, H.:** (a) Zur Photographie des *menschlichen* Augenhintergrundes. Arch. Augenheilk. **59** (1908). (b) Zur Morphologie des Kammerwassers. Arch. Augenheilk. **90**, 26 (1922). — **Wolff:** (a) Zur Frage der Linsenregeneration. Anat. Anz. **18** (1900). (b) Zur Analyse der Entwicklungspotenzen des Irisepithels bei *Triton*. Arch. mikrosk. Anat. **63** (1903). — **Wolff, W.:** Die Nerven der Cornea. Arch. mikrosk. Anat. **20** (1882). — **Wolfring:** (a) Ein Beitrag zur Histologie des Trachoms. Graefes Arch. **14 III**, 159 (1868). (b) Ein Beitrag zur Histologie der Lamina cribrosa. Graefes Arch. **18 2**, 10 (1872). (c) Untersuchungen über die Drüsen der Bindehaut des Auges. Zbl. med. Wiss. **10**, 852 (1872). — **Wolfrum:** (a) Beiträge zur Entwicklungsgeschichte der Cornea der *Säuger*. Anat. H. **22** (1903). (b) Zur Genese des Glaskörpers. Ber. 33. Verslg ophthalm. Ges. **1907.** (c) Zur Entwicklung und normalen Struktur des Glaskörpers. Graefes Arch. **65** (1907). (d) Beiträge zur Anatomie und Histologie der Aderhaut beim *Menschen* und bei den höheren *Wirbeltieren*. Graefes Arch. **67** (1908). (e) Untersuchungen über die Macula lutea der höheren *Säugetiere*. Verslg ophthalm. Ges. Heidelberg 1908; Arch. Augenheilk. **59** (1908). (f) Multiple Einkerbungen des Becherrandes der sekundären Augenblase. Ein Beitrag zur Kolobomfrage. Klin. Mbl. Augenheilk. **46** (1908). (g) Zur Frage nach der Existenz des Glaskörperkanals. Graefes Arch. **67** (1908). (h) Zur Bemerkung Prof. STILLINGS zur Frage nach der Existenz des Glaskörperkanals usw. Graefes Arch. **70** (1909). (i) Ist das konstante Vorkommen des Glaskörperkanals Kunstprodukt oder präformierte Struktur? Graefes Arch. **73** (1910). (k) Über die Struktur der Irisvorderschicht. Heidelberg. Ber. **1920**, 14. (l) Über den Bau der Irisvorderfläche des *menschlichen* Auges mit vergleichend anatomischen Bemerkungen. Graefes Arch. **109** (1922). (m) Beobachtungen an KOGANEIschen Klumpenzellen. Klin. Mbl. Augenheilk. **69** (1922). (n) Die Anatomie der Regenbogenhaut. Graefe-Saemisch' Handbuch der gesamten Augenheilkunde, 2. Aufl., 1926. (o) Über den Ursprung und Ansatz der Zonulafasern im *menschlichen* Auge. Graefes Arch. **69**, 145. — **Wolfskehl:** Über Astigmatismus in *Tier*augen und die Bedeutung der spaltförmigen Pupille. Z. vergl. Augenheilk. Berlin u. Ebersbusch 1, 7 (1882). **Wollenberg:** Zur Kenntnis der sog. Häutchenbildung auf der vorderen Linsenkapsel. Klin. Mbl. Augenheilk. **77** (1926). — **Wood:** (a) Comparative ophtalmology. Amer. Encycl. of Ophthalm. **4** (1914). (b) The fundus oculi of *birds* especially as viewed by the ophtalmoscope. Chicago 1917. — **Woollard:** (a) Notes on the retina and lateral geniculated body in *Tupaia, Tarsius, Nycticebus* and *Hapale*. Brain **49**, 77 (1926). (b) The anatomy of *tarsius spectrum*. Proc. zool. Soc. Lond. **1925**, 1071. (c) The differentiation of the retina in the *primates*. Proc. zool. roy. Soc. Lond. **1** (1927). — **Woronow:** Zur Mikrophysiologie der Tränendrüse. Zit. nach KALLIUS. Erg. Anat. **14** (1904). — **Worthington:** *Bdellostoma*. Amer. Naturalist **39**, 649 (1905). — **Würdinger:** Über die vergleichende Anatomie des Ciliarmuskels. Z. vergl. Augenheilk. **4**, 121 (1886). — **Würzburg:** Zur Entwicklungsgeschichte des *Säugetier*auges. Arch. Augen-. u. Ohrenheilk. **5**, 2. — **Wüstefeld:** Persistierende Pupillarmembran mit Adhärenz an der Cornea. Z. Augenheilk. **4** (1900). — **Wunder:** (a) Bau und Funktion von Stäbchen, Zapfen und Pigment bei verschiedenen *Knochenfisch*arten. Verh. zool. Ges. **1923.** (b) Der Einfluß verschiedenfarbigen Lichtes gleicher Intensität auf den Ablauf der Bewegungsvorgänge in der *Teleostier*netzhaut. Verslg dtsch. zool. Ges. 1924. (c) Physiologische und vergleichend anatomische Untersuchungen an der *Knochenfisch*netzhaut. Z. vergl. Physiol. **3** (1925). (d) Untersuchungen an der *Knochenfisch*netzhaut. Z. vergl. Physiol. **3** (1926). (e) Die Bedeutung des Adaptationszustandes für das Verhalten der Sehelemente und des Pigmentes in der Netzhaut von *Knochenfischen*. Z. vergl. Physiol. **3** (1926). (f) Über den Bau der Netzhaut bei *Süßwasserfischen*, die in großer Tiefe leben. Z. vergl. Anat. **4** (1926). (g) Über den Bau der erregungsleitenden Schichte der Netzhaut bei verschiedenen *Knochenfisch*arten. Verh. zool. Ges. **1926.** (h) Sinnesphysiologische Untersuchungen über die Nahrungsaufnahme bei verschiedenen *Knochenfisch*arten. Z.

vergl. Physiol. **1927**; Verh. internat. zool. Kongr. Budapest **1927**. — **Wunder, W.**: Bau und Funktion der Netzhaut beim *Zander* (*Lucioperca Sandra Cuv.* und *val.*) und einigen anderen im Balatonsee häufigen *Fisch*arten. Arb. ung. biol. Forschgsinst. **3**, 323 (1930). — **Wuth:** Knochenbildung der Chorioidea. Arch. Augenheilk. **24** (1892). — **Wychgram:** (a) Die Akkommodation des *Schildkröten*auges. Klin. Mbl. Augenheilk. **48 II**, 604 (1910). (b) Über das Ligamentum pectinatum im *Vogel*auge. Arch. vergl. Ophthalm. **3** (1912). (c) Über den FONTANAschen Raum im *Vogel*auge. Arch. vergl. Ophthalm. **4** (1914). — **Wymann:** Über das Auge und Gehörorgan bei den blinden *Fischen* (*Amplyopsis spelaeus*) Arch. Anat. u. Physiol. **1853**.

Yamanaka: Deux cas de persistence de l'artère hyaloïde. Nippon Gankakai Zasshi (jap.) **1921**. — **Yano:** (a) Zur Morphologie des Scleralknorpels und Knochens bei den *Urodelen*. Fol. anat. jap. **4**, 57 (1926). (b) Die Entwicklung und Morphologie des Scleralknorpels bei den *Anuren*. Fol. anat. jap. **5**, 169 (1927). — **Yoshida:** Über das Pigment des Ligamentum pectinatum bei *Japanern*. Graefes Arch. **118**, 796 (1927). — **Yukden:** Congenital anophthalmos in a family of albino *rats*. Amer. J. Ophthalm. **10**, 241 (1927).

Zaboj-Bruckner: Lacrimal passage in the *guinea-pig* and *rabbit*. Brit. J. Ophthalm. **8**, 158 (1924). — **Zalmann:** Über einen besonders verlaufenden Muskel des Corpus ciliare des *Tauben*auges, der bei der Augenspalte gelegen ist. Akad. Wiss. Amsterd. 1922. S. 30. Ref. Zbl. Ophthalm. **7**, 106 (1922). — **Zaluskowski:** Bemerkungen über den Bau der Bindehaut. Arch. mikrosk. Anat. **30**, 311 (1887). — **Zawarzin:** Beobachtungen an dem Epithel der DESCEMETschen Membran. Arch. mikrosk. Anat. **74**, 116 (1909). — **Zeemann:** (a) Über die Form der hinteren Linsenfläche. Klin. Mbl. Augenheilk. **46**, 83. (b) Linsenmessungen und Emmetropisation. Graefes Arch. **78**, 93. (c) Verlauf der Opticusfasern bei *Säugetieren*, (peripher). Nederl. Tijdschr. Geneesk. **68** (1924). — **Zeiß:** Anatomische Untersuchungen der MEIBOMschen Drüsen des *Menschen*. Z. Ophthalm. **4**, 231 (1835). — **Zelinka:** Über die Nerven der Cornea der *Knochenfische* und ihre Endigungen im Epithel. Arch. mikrosk. Anat. **21**, 202. — **Zeller:** (a) Über die Larve des *Proteus anguineus*. Zool. Anz. **11**, 570 (1888). (b) Über die Fortpflanzung des *Proteus anguineus* und seiner Larve. Jber. Ver. vaterland. Naturkde Württemberg **1889**. — **Zernik:** Zur Anatomie und Nervenphysiologie der Nickhaut des *Katzen*auges. Pflügers Arch. **220**, 593 (1928). — **Ziegenhagen:** Beiträge zur Anatomie der *Fisch*augen. Diss. Berlin 1895. — **Ziern:** Über das Schwellgewebe des Auges. Arch. Path. **76, 467**. — **Zietschmann:** (a) Vergleichend histologische Untersuchungen über den Bau der Augenlider der *Haussäugetiere*. Graefes Arch. **58**, 61 (1904). (b) Zur Frage des Vorkommens eines Tarsus im Lid der *Haussäugetiere*. Graefes Arch. **59** (1905). (c) Die Traubenkörner unserer *Haussäugetiere*. Arch. mikrosk. Anat. **65**, 611 (1905). (d) Die Akkommodation und die Binnenmuskulatur des Auges. Schweiz. Arch. Tierheilk. **1906**. (e) Zur Vascularisation des Bulbus und seiner Nebenorgane. Verh. anat. Ges. **1912**. (f) Das Sehorgan in Ellenbergers Handbuch der vergleichenden Mikroskopie und Anatomie der *Haustiere*, 1906. (g) Der Musculus dilatator pupillae des *Vogels*. Arch. vergl. Ophthalm. **1** (1910). — **Zikulenko:** Über die Rolle des Pigmentepithels beim Sehakt. Arch. f. Augenheilk. **97**, 190. — **Zimmerl:** Di un nuovo muscolo motore del globo oculare del *equus asinus*. Napoli 1906. — **Zimmermann:** (a) Beiträge zur Kenntnis einiger Drüsen und Epithelien. Arch. mikrosk. Anat. **52** (1898). (b) Der feinere Bau der Blutcapillaren. Berlin: Julius Springer 1923. — **Zimmermann, W.:** Über circumvasale Safträume der Glaskörpergefäße von *Rana esculenta*. Arch. mikrosk. Anat. **27** (1886). — **Zinn:** (a) Comment. Soc. Sci. Göttingen 1754. p. 3. (b) Descriptio anatomica oculi humanibus illustrata. Göttingen 1755. — **Zolonitzki:** Arch. of exper. Zool. **9** (1901). — **Zuckerkandl:** Zur Anatomie der Orbitalarterien. Wien. med. Jb. **1876**, 344. — **Zuckermann:** (a) The development of the pecten in *birds*. Selbstverlag Prag 1921. (b) Über die Faltenbildung der embryonalen Retina. Graefes Arch. **108**, 244 (1922). — **Zürn:** Vergleichend histologische Untersuchungen über die Retina und Area centralis der *Haussäugetiere*. Arch. f. Anat. **1**, Suppl., 99 (1902).

Literatur-Nachtrag.

Abelsdorff, G.: (a) Beobachtungen der Blutbewegung im Auge. Pflügers Arch. **168**, 599 (1917). (b) Zur Frage der Existenz gesonderter Pupillenfasern im Sehnerven. Klin. Mbl. Augenheilk. **62**, 170 (1919). — **Abramowicz, I.:** Ein Beitrag zum biomikroskopischen Bilde der Irisrückenfläche. Klin. oczna (poln.) **11**, 356 (1933). — **Accardi, V.:** Sulla presenza di sostanze puriniche nell'umore acqueo. Boll. Ocul. **9**, 1422 (1930). — **Accardi e Fontana:** Sul sistema reticolo-endotheliale dell'occhio. Ricerche sperimentali. Boll. Ocul. **10**, 1025 (1931). — **Adachi:** Das Knorpelstück in der Plica semilun. conj. der *Japaner*. Z. Morph. u. Anthrop. **9**, 325 (1906). — **Adams, Dorothy Rose:** (a) Investigation on the crystalline lens. Proc. roy. Soc. Lond. **98**, 244 (1925). (b) A review of the literature on the crystalline lens. Brit. J. Ophthalm. **9**, 281 (1925). — **Adamuk, E. u. M. Woinow:** Zur Frage der Accommodation der Presbyopen. Arch. f. Ophthalm. **16**, 144 (1870). — **Akiya, T.:** Über die hinteren

Grenzschichten (BRUCHSche Membran) und den M. dilatator pupillae der Iris beim *Menschen.* Acta Soc. ophthalm. (jap.) **35**, 45 (1931). — **Alajmo, B. e G. Sala:** Lo spessore del cristallino vivente in rapporto all' età ed allo stato di refrazione oculare. Boll. Ocul. **11**, 130 (1932). — **Allis, E. P. jr.:** Concerning the nasal apertures, the lacrymal canal and the bucco-pharyngeal upper lip. J. of Anat. **66**, 650 (1932). — **Amberg, H.:** Über eine Modifikation des CZAPSKI-schen Kornealmikroskopes zur Bestimmung der Vorderkammertiefe sowie der übrigen optischen Konstanten des Auges. Klin. Mbl. Augenheilk. **47 II**, 60 (1900). — **Argaud** et **Fallouey:** Sur les structures du tarse et son indépendance vis-à-vis de la glande de Meibomius. C. r. Soc. Biol. Paris **74**, 1068 (1913). — **Arnold:** Granulabilder aus der lebenden Hornhaut und Nickhaut. Anat. Anz. **18**, 45 (1900). — **Ascher, K. W.:** Über physiologische und pathologische oberflächliche Pigmentierungen und Pigmentringe am Hornhautrand mit Bemerkungen über das Lymphgefäßsystem am Limbus corneae. Klin. Mbl. Augenheilk. **72**, 138 (1924). — **Ashikaga, M.:** Über die Anatomie und Funktion der Caruncula lacrimalis. Nippon Gank. Zasshi (jap.) **27**, 983 (1923). — **Ask:** Studien über die Entwicklung des Drüsen-apparates der Bindehaut beim *Menschen.* Anat. H. **122**, 405. — **Awerbach, M.:** Zur Dioptrik der Augen bei verschiedenen Refraktionen. Inaug.-Diss. Moskau 1900.

Bajardi, P.: Quelques mesures du rayon de courbure de la face postérieure de la cornée. Arch. ital. Biol. **43** (1905). — **Balado, M. A.:** A satisfactory method for staining the nerve fibres of the iris. Arch. of Neur. **16**, 442 (1926). — **Balado, M. u. E. de Bartel:** Verteilung der markhaltigen Nerven in der menschlichen Iris. Bol. Inst. Clin. quir. Univ. Buenos Aires **2**, 600 (1926). — **Baquis, M.:** (a) Il tessuto reticulato nel globo oculare. Boll. Ocul. **8**, 342 (1929). (b) Osservazioni sullo sviluppo delle palpebre nell'*uomo* con particolare riguardo alla formazione del tarso. Lett. oftalm. **9**, 367 (1932). — **Baracz:** Wachstum des Auges und seine Eigentümlichkeiten bei den Säuglingen. Inaug.-Diss. Petersburg 1902. — **Barde-leben, v. u. Frohse:** Über die Innervierung von Muskeln, besonders an den menschlichen Gliedmaßen. Verh. anat. Ges. Gent **1897**. — **Barletta:** Contributo allo studio del reticolo endoteliale dell' occhio, con speciale riguardo alla conguintiva e alle palpebre e sua importanza nella patogenesi di alcuni granulomi. Ann. Oftalm. **55**, 941 (1927). — **Bartels:** Histologisch-anthropologische Untersuchungen der Plica semilunaris bei *Herero* und *Hotten-totten,* sowie bei einigen *Anthropoiden.* Arch. mikrosk. Anat. **78**, 529 (1911). — **Baur-mann, M.:** (a) Über das Ciliarfortsatzsystem. Ber. 48. Zusammenk. dtsch. ophthalm. Ges. Heidelberg **1930**, 364. (b) Untersuchungen über den Bau des Glaskörpers. Ber. 49. Zu-sammenk. dtsch. ophthalm. Ges. Leipzig **1932**, 44. (c) Die Anatomie und Physiologie des Glaskörpers. Erg. Path. **26**, Erg.-Bd., 121 (1933). (d) Studien über die Glaskörper-Fadensubstanz. Graefes Arch. **132**, 302 (1934). — **Becher, H. u. K. H. Osterhage:** Über die morphologischen und funktionellen Beziehungen zwischen kollagenen und elastischen Fasern in der Sklera des *Rinder*auges. Z. Anat. **101**, 294 (1933). — **Berg, F.:** Untersuchungen über die Gestalt der vorderen Hornhautfläche. Acta ophthalm. (København) **6**, 479 (1928). — **Berner, O.:** Studies on the peripheral relations of the musculus dilatator pupillae. Brit. J. Ophthalm. **10**, 420 (1926). — **Besio:** La forme du cristallin *humain.* J. Physiol. et Path. gén. **3**, 547 (1901). — **Binhold, H.:** Über die morphologischen Pigmentverhältnisse im menschlichen Augapfel. Inaug.-Diss. Bonn 1930. — **Birch-Hirschfeld, A.:** Zur Bedeutung und Messung der Lidbulbusspannung. Z. Augenheilk. **49**, 79 (1923). — **Bizzozzero:** Osser-vazioni sulla struttura degli epiteli pavimentosi stratificati. Ist. Lomb. **1870**. — **Blix, M.:** Oftalmometriska studier. Uppsala Läk.för. Förh. **15**, 349 (1880). — **Blotevogel, W.:** Der vitale Farbstofftransport im jugendlichen Auge. Z. Zellenlehre **1**, 447; Anat. Anz. **58**, Erg.-H., 237 (1924). — **Böck, J.:** (a) Untersuchungen des vorderen Bulbusabschnittes mit dem Fluoreszenzmikroskop. Klin. Mbl. Augenheilk. **90**, 840 (1933). (b) Untersuchungen des vorderen Bulbusabschnittes mit dem Fluoreszenzmikroskop. Z. Augenheilk. **82**, 269 (1934). — **Boeke, J.:** (a) On the termination of the efferent nerves in plain muscle-cells, and ist bearing on the sympathetic accessory innervation of the striated muscle fibre. Akad. Wetensch. Amsterdam 1915. (b) On the structure and innervation of the musculus sphincter pupillae and the musculus ciliaris of the *bird*'s eye. Akad. Wetensch. Amster-dam 1915. (c) Studien zur Nervenregeneration. I. Akad. Wetensch. Amsterdam 1916; II. Akad. Wetensch. Amsterdam 1917. (d) Noch einmal das periterminale Netzwerk, die Struktur der motorischen Endplatte und die Bedeutung der Neurofibrille. Z. mikrosk.-anat. Forsch. **7**, 97 (1926). (e) Some remarks on the efferent innervation of the blood-vessels. Koninklijke Akad. Wetensch. Amsterd. **35**, Nr 6 (1932). (f) Innervationsstudien I und II. Z. mikrosk.-anat. Forsch. **33**, 23 (1933); III und IV. Z. mikrosk.-anat. Forsch. **33**, 233 (1933); V. Z. mikrosk.-anat. Forsch. **34**, 330 (1934). — **Borello, F. Paolo:** Contri-buto allo studio della superficie anteriore dell'iride. Studi sassar. **1925**. — **Bowman, W.:** Lectures on the parts concerned in the operations on the eye and on the structure of the retina. London 1849. — **Brücke:** Beschreibung des menschlichen Augapfels. Berlin 1847. — **Bücklers, M.:** Spektrographische Untersuchungen über die Absorption des Lichtes durch die menschliche Linse. Ber. 48. Zusammenk. dtsch. ophthalm. Ges. Heidel-berg **1930**, 234. — **Bulac, Chadzji Omar:** Zur Morphologie der Neuroglia im Nervus opticus und in der Retina nach den Methoden der spanischen Schule (RAMON Y CAJAL). Arch. Oftalmologii. Z. Augenheilk. **74**, 248 (1931). — **Bullot:** Sur l'imperméabilité de l'épithélium cornéen à l'oxygène. Bull. Soc. belge Ophtalm. **1899**, No 7. — **Bunge:** Faserverlauf im optischen Leitungsapparat. Halle 1884. — **Burbo, B.:** Recherches sur les relations entre la courbure de la sclérotique et celle de la cornée dans le méridien horizontal. Bern 1893. — **Bürger u. Schlomka:** Beiträge zur physiologischen Chemie des Alterns der Gewebe. Untersuchungen an der *Rinder*linse. Z. exper. Med. **58**, 710 (1928). — **Burk, Arnold:** Zur Anatomie der Arteria hyaloidea persistens. Z. Augenheilk. **75**, 168 (1931). — **Burky, E. L. and H. C. Woods:** (a) Protéines du cristallin; nouvelle méthode pour la préparation de la substance „B" du cristallin. Clin. ophtalm. **17**, 92 (1928). (b) Lens protein — the isolation of a third (gamma) crystallin. Arch. of Ophthalm. **57**, 464 (1928). — **Busacca:** Sulla genesi del pigmento coroideo. Ric. fatte nel Labor. Anat. R. U. Roma **18** u. Monit. zool. ital. **27**, 112 (1913). — **Busacca, Archimede:** (a) Über ein neues Spaltlampenbild der Äquatorialregion der Linse. Anwesenheit einer Linsenkapselfalte entlang dem Äquatorrande. Klin. Mbl. Augenheilk. **79**, 518 (1927). (b) Ricerche sulla anatomia delle regione equatoriale della capsula del cristallino e sulla lamella zonulare. Arch. ital. Anat. **27**, 276 (1929). — **Butler, Harrison:** Illustrated guide to the slit-lamp. Oxford Univ. Press **1927.**

Cahane, M.: Recherches sur la teneur du cristallin en eau et en cholestérol suivant l'âge. Cataracte et cholestérol. C. r. Soc. Biol. Paris **108**, 992 (1931). — **Calderaro:** Sulla resistenza del legamento zonulare del cristallino (Ricerche sperimentali). Ann. Ottalm. **45**, 743 (1917). — **Lo Cascio:** Sulla constituzione dei pigmenti dell'occhio. Ann. Ottalm. **45**, 505 (1917). — **Lo Cascio e Bertuzzo:** Ricerche spettografiche sul cristallino. Ann. Ottalm. **41**, 721 (1933). — **Casolino, L.:** Sulla distensibilità della sclera in rapporto all' età. Ann. Ottalm. **54**, 491 (1928). — **Castello, B.:** Contributo allo studio del reticolo endotheliale dell'occhio. Ann. Ottalm. **55**, 607 (1927). — **Cattaneo:** (a) Ricerche di ultramicroscopia sulle lente cristallina. I: La struttura ultramicroscopica del cristallino normale. Atti Accad. naz. Lincei, VI. s. **5**, 601 (1927). (b) Ricerche di ultramicroscopia sulle lente cristallina. II: Modificazioni della struttura ultramicroscopica del cristallino per azione di sali, alcali ed acidi. Atti Accad. naz. Lincei, VI. s. **5**, 711 (1927). (c) Ricerche di ultramicroscopia sulle lente cristallina. III: Modificazioni della struttura ultramicroscopica del cristallino per azione della disimbibizione in aria secca e dell' idratazione in H_2O, delle basse e delle alte temperature. Atti Accad. naz. Lincei, VI. s. **6**, 244 (1927). (d) Quelques observations sur le mécanisme de l'accommodation. Ann. d'Ocul. **166**, 32 (1929). (e) Osservazioni sulla struttura del vitreo. Atti Accad. naz. Lincei, Mem. VI. s. **5**, 53 (1923); **12**, 599 (1930). — **Cattaneo, D.:** (a) Osservazioni sull meccanismo di deflusse delle lacrime. Studi sassar. **8**, 129 (1930). (b) Ricerche di ultramicroscopia sulla lente cristallina. IV: Modificazioni della struttura ultramicroscopica nel processo di cataratta. Atti Accad. naz. Lincei **7**, 512 (1928). — **Cattaneo Donato:** Le alterazioni del vitreo nella miopia. Boll. Ocul. **10**, 265 (1931). — **Cavka, V. u. M. Prica:** Über Lysozymwirkung in normalen und pathologischen Augensekreten. Graefes Arch. **121**, 740 (1929). — **Charpy:** Structure et accroissement de l'épitélium de la cornée et de la peau. Lyon méd. **1877**. — **Chiodi, V.:** Osservazioni sull' intima struttura degli iridociti dell' iride di alcuni carnivori. Boll. Histol. appl. **5**, 353 (1928). — **Cleland:** On the epithelium of the cornea of the *ox*. J. of Anat. med. phys. **2** (1868). — **Cohnheim, J.:** Über die Endigung der sensiblen Nerven in der Hornhaut der *Säugetiere*. Arch. path. Anat. **38**, 343 (1866). — **Colombo:** Di un metodo di tingere „intra vitam" i granuli protoplasmatici degli elementi cellulari della cornea etc. Z. Mikrosk. **20**, 282 (1904). — **Comberg:** Zur Frage des retrolentalen Raumes. Z. Augenheilk. **76**, 198 (1932). **Contino, A.:** (a) Sulla misura della profondità della camera anteriore. Clin. Ocul. **11**, 377 (1910). (b) Aumenti di Spessore della lente nell'accommodazione. Studi sassar., II. s. **2**, H. 3 (1923). (c) Fluorescenza dei mezzi e delle membrane oculari. Soc. ital. Oftalm. **1928.** — **Coste, J.:** Embryogénie comparée. Paris 1937. — **Cowan, A. and W. E. Fry:** The hyaloid membrane of the vitreous. Amer. J. Ophthalm. **15**, 428 (1932). — **Cucco, Alfredo:** Sui rapporti anatomici fra C. A. en organi viciniori nell'occhio *umano*. Atti Congr. Oftalm. **1931**, 469. — **Cuénod et Nataf:** (a) Biomicroscopie de la conjonctive tarsienne dans le trachome. Bull. Soc. franç. Ophtalm. **42**, 22 (1929). (b) Biomicroscopie del a conj nctive tarsienne dans quelques conjonctivites. Bull. Soc. franç. Ophtalm. **42**, 302 (1929).

Damel, Carlos S.: Über den Glaskörper. Bol. Inform. Oftalm. **5**, 3 (1932). — **Dejean:** Note sur la forme et la structure du corps vitré à la lampe à fente. Bull. Soc. franç. d'Ophtalm. Paris **42**, 423 (1929). — **Dejean, Ch.:** (a) Persistance de l'artère hyaloïdienne et du canal de Cloquet (biomicroscopie). Arch. d'Ophtalm. **47**, 459 (1930). (b) Formation du corps vitré aux dépens des membranes basales. Sa structure lamelleuse. Bull. Soc. franç. Ophtalm. **45**, 3 (1932). — **Del Duca, M.:** L'epitelio della cornea nei *vertebrati*. Boll. Ocul. **10**, 1091 (1931). — **Deutschmann, R.:** Untersuchungen zur Pathogenese der Katarakt. Graefes Arch. **23**, 3, 112 (1877). — **Dewey, K. A.:** Contribution to the study of the lymphatic system of the eye. Anat. Rec. **19**, 125 (1920). — **Dogiel, A. S.:** Die Endigungen der sensiblen Nerven in den Augenmuskeln und deren Sehnen beim *Menschen* und den *Säugetieren.* Arch. mikrosk. Anat. **68,** 501 (1906). — **Donders, C.:** Instrument pour mesurer la profondeur de la chambre antérieure et la courbure de la cornée. Congr. de Londres 1872. — **Dorello, Primo:** Sopra lo sviluppo e la struttura del vitreo embrionale nella *Seps Chalcides.* Riv. Biol. **15,** 253 (1933). — **Duclos:** Etude sur les dimensions du cristallin. Thèse de Paris 1895. — **Duke-Elder, W. S.:** The vitreous humour. The structure and properties of the vitreous body. Trans. ophthalm. Soc. U. Kingd. **49,** 83 (1929). — **Dusseldorp:** Tracoma. These von Buenos Aires 1927. — **Dusseldorp, M.:** (a) Eine neue Methode der Vitalfärbung der Bindehaut. Arch. Oftalm. Buenos Aires **2,** 747 (1927). (b) Biomikroskopie der Lidbindehaut. Arch. Oftalm. Buenos Aires **3,** 88 (1927).

Ebner, v.: V. KÖLLIKERS Handbuch der Gewebelehre des Menschen, 6. Aufl., 1899. — **Egorow, I.:** Nervenelemente der Cornea im *Meerschweinchen*auge. Graefes Arch. **131,** 531 (1934). — **Ehlers, Holger:** (a) Nogle experimentelle og anatomiske undersøgelser over corneas Kar og struktur. København 1929. (b) On the form of corneal wounds in perforating lesions. Acta ophthalm. (Københ.) **10,** 603 (1932). — **Eleonskaja, V.:** Über das Wachstum der Augenhüllen außerhalb des Organismus. Vestn. Oftalm. (russ.) **32,** 107 (1915). — **Ernyei, I.:** Beitrag zur Kenntnis der Nerven der Augenhäute. Graefes Arch. **132,** 140 (1934). — **Estable, C.:** Bemerkungen über die Retina. An. Inst. Neur. Montevideo **1,** 328 (1928). — **Esveld, L. W.:** Über die nervösen Elemente in der Darmwand. Z. mikrosk.-anat. Forsch. **15,** H. 1/2, 1 (1928). — **Ewetzki:** Zur Entwicklungsgeschichte des Tränennasenganges beim *Menschen.* Graefes Arch. **34** I, 23 (1888). — **Exner, S.:** Die Physiologie der facettierten Augen der *Krebse* und *Insekten.* Wien 1891.

Farina, F.: Effetti dei colori vitali acidi nel bulbo oculare. Ann. Ottalm. **56,** 440 (1928). — **Favaloro, G.:** Sui rapporti fra nevroglia e fibre nervose del nervo ottico. Rass. Ottalm. **1,** 289 (1932). — **Fazakas, S.:** (a) Über die Topographie des Punctum lacrymale mit besonderer Berücksichtigung des Mechanismus der Anfangsteile des tränenableitenden Apparates. Klin. Mbl. Augenheilk. **83,** 452 (1929). (b) Beiträge zum Mechanismus und zur Anatomie des Tränensackes. Klin. Mbl. Augenheilk. **87,** 73 (1931). — **Fischel:** Zur Histologie der *Urodelen*-Cornea und des Flimmerepithels. Anat. H. **15,** 231 (1900). — **Fischer, Erich:** Die konstruktive Anordnung der kollagenen Fasern der Sklera und der Sehnervenscheiden des *Rinder*auges. Z. Anat. **101,** 168 (1933). — **Fischer, F. P.:** (a) Experimentelle Untersuchungen an der Lederhaut. Arch. Augenheilk. **97,** 467 (1926). (b) Untersuchungen über Quellungsvorgänge und über Permeabilitätsverhältnisse der Hornhaut. Arch. Augenheilk. **98,** 41 (1928). (c) Über die Darstellung der Hornhautoberfläche und ihrer Veränderungen im Reflexbild. Arch. Augenheilk. **98,** Erg.-H. 1 (1928). (d) Die Ursachen der differenten Blutfarbstoffärbung von Hornhaut, Linse und Glaskörper. Klin. Mbl. Augenheilk. **87,** 828 (1931). (e) Der Mineralbestand des Auges. Arch. Augenheilk. **107,** 295 (1933). (f) Wasserbindung, Durchsichtigkeit und Durchlässigkeit der Linse. Arch. Augenheilk. **108,** 41 (1933). (g) Über die Leistung der Spektroskopie des vorderen Bulbusabschnittes. Graefes Arch. **114,** 113 (1934). — **Fischer v. Bünau, H.:** Glaskörperstruktur und Glaskörperkonsistenz. Ber. 49. Zusammenk. dtsch. ophthalm Ges. Leipzig **1932,** 55. — **Fleischl, E. v.:** Über eine optische Eigenschaft der Cornea. Sitzgsber. Akad. Wiss. Wien, Math.-naturwiss. Kl. **82,** 3 (1886). — **Flemming:** Beiträge zur Kenntnis der Zelle und ihrer Lebenserscheinungen. Arch. mikrosk. Anat. **16,** 302 (1878). — **Foltz:** Anatomie et physiologie des conduits lacrymaux. Annales d'Ocul. **43,** 227 (1860). — **Freytag:** Die Brechungsindices der Linse und der flüssigen Augenmedien des *Menschen* und der höheren *Tiere* in verschiedenen Lebensaltern in vergleichenden Untersuchungen. Wiesbaden: J. F. Bergmann 1908. — **Friede, R.:** (a) Zur Klinik der Mikrokornea. Klin. Mbl. Augenheilk. **69,** 561 (1922). (b) Zur Variabilität des waagrechten und senkrechten Hornhautdurchmessers und der Oberflächengröße der Hornhaut und der Lederhaut bei der Megalokornea, Normalkornea und Mikrokornea. Z. Augenheilk. **81,** 123 (1933). (c) Über die Oberflächengröße der Hornhaut und der Lederhaut beim Embryo und Neugeborenen und über deren Beziehungen zur Megalokornea des Erwachsenen. Z. Augenheilk. **81,** 213 (1933). — **Fuchs, A.:** Über die Festigkeit der Hornhaut und den Grenzring von *Schwalbe.* Z. Augenheilk. **67,** 129 (1929). — **Fuchs, E.:** (a) Über das Pterygium. Graefes Arch. **38,** 2, 41 (1892). (b) Über Streifen der Ciliarnerven. Klin. Mbl. Augenheilk. **60,** 3 (1918). (c) Über luetische Chorioiditis. Graefes Arch. **97,** 85 (1918). (d) Über anatomische Veränderungen bei chronischer endogener Iridochorioiditis. Graefes Arch. **98,** 122 (1919). — **Fukamizu, J.:** (a) Histologische Studien über die Tränenkanälchen von *japanischen* Embryonen. Acta Soc. ophthalm. jap. **34,** 632 (1930). (b) Histologische Studien über die Tränenkanälchen und die Kanälchenmuskel von *japanischen* Embryonen. Acta Soc. ophthalm. jap. **35,** 93 (1931). — **Gallenga, R.:** (a) Contributo alla conoscenza delle vene del canale naso-lacrimale. Ateneo parm. **1,** Suppl., 319. Boll. Ocul. **8,** 761 (1929). (b) Contributo allo studio embriologico, descrittivo e topografico del muscolo lacrimale di DUVERNEY-HORNER. Rass. Ottalm. **1,** 96 (1932). — **Giacomini, C.:** Annotazioni sulla anatomia de *negro.* IV memoria. Giorn. roy. Accad. Med. Torino 1887. — **Giannantoni, C.:** Influenza della forma reale della superficie anteriore del cristallino sulla rifrazione dell' occhio. Boll. Ocul. 11, 24 (1932). — **Gillet de Grandmont:** Observation de cataracte noire. Extraction. Analyse spectroscopique. Arch. d'Ophtalm. 13, 272 (1893). — **Goedbloed, J.:** (a) Over de Struktur en den Tonus von het Corpus vitreum. Diss. Leiden 1932. (b) Studien am Glaskörper: Die Struktur des Glaskörpers. Graefes Arch. 132, 323 (1934). — **Goldmann, Hans:** Über Entstehung von Diskontinuitäts-flächen in der Linse. Graefes Arch. 122, 198 (1929). — **Goldschmidt:** (a) Beitrag zur Physiologie und Pathologie der Krystallinse. Graefes Arch. 93, 160 (1917). (b) Die Lipoide der Linse. Verh. außerord. Tagg ophthalm. Ges. Wien 1921, 202. (c) Über physiologisch-chemische Altersveränderungen des Auges. Ber. 46. Zusammenk. dtsch. ophthalm. Ges. Heidelberg 1924, 137. (d) Die Autooxydation der normalen und pathologischen Linse. Graefes Arch. 103, 160 (1924). — **Gonçalves:** Recherches sur les propriétés physico-chimiques du cristallin. Arch. Physique biol. 8, 5 (1930). — **Graves, B.:** Certain clinical features of the normal Limbus. Brit. J. Ophthalm. 18, 305, 365 (1924). — **Gregory, P. W.:** A historical description of pigment distribution in the eyes of *guinea-pigs* of various genetic types. J. Morph. a. Physiol. 47, 227 (1929). — **Grod, A.:** Über die Dauerresultate der Operationen bei angeborenem Star mit besonderer Berücksichtigung der Wachstumsverhältnisse des Auges vor und nach der Operation. Arch. Augenheilk. 67, 251 (1910). — **Grönholm, V.:** Eine einfache Methode die Tiefe der vorderen Augenkammer zu messen. Skand. Arch. Physiol. 14; Hosp.tid. (dän.), 29. Juli 1903. — **Grönvall, H.:** (a) Vorkommen von Citronen-säure im Kammerwasser. Ber. Verh. ophthalm. Ges. 1929, 14. Hosp.tid. (dän.) 1930. (b) On the occurance of citric acid in the aqueus humour of the eye. Acta ophthalm. (København.) 8, 45 (1930). — **Grunert:** Das Gewicht der in geschlossener Kapsel extrahierten menschlichen Linse. Zbl. prakt. Augenheilk. 24, 161 (1900). — **Grüninger, W.:** Klinische und anatomische Untersuchungen über die Epithelpigmentlinie der Cornea. Inaug.-Diss. Z. Augenheilk. 46, 317 (1921). — **Grynfeltt, J.:** Note sur la structure des fibres musculaires lisses d'origine épithéliale dans les sphincters de l'iris. Bull. Assoc. Anat. 1931, 228. — **Gualdi, V.:** Ricerche sulla posizione, sulla forma e sulle dimensioni della ghiandola lacrimale palpebrale nell'occhio sano e ammalato anche in rapporto colla sua funzione fisiologica. Boll. Ocul. 10, 345 (1931). — **Gudden, V.:** Gesammelte Abhandlungen. Wiesbaden 1889. — **Gullstrand, A.:** (a) Handbuch der physiologischen Optik von H. v. HELMHOLTZ, 3. Aufl. 1909. (b) Wie ich den intrakapsulären Akkommodationsmechanismus fand. Arch. f. Augenheilk. 72, 170 (1912). — **Gurwitsch u. Anikin:** Das Kornealepithel als Detektor und Sender mikrogenetischer Strahlung. Roux' Arch. 63 (1928).

Häggquist Gösta: WILHELM V. MÖLLENDORFFs Handbuch der mikroskopischen Anatomie des Menschen. II. Die Gewebe. Teil III: Gewebe und Systeme der Muskulatur, 1931. — **Handmann, M.:** (a) Über eine noch nicht beschriebene obere horizontale Linie der normalen Hornhaut (Oberlidrandlinie). Klin. Mbl. Augenheilk. 70, 659 (1923). (b) Anatomische physiologische und klinische Unterschiede zwischen oberer und unterer Bulbushälfte. Klin. Mbl. Augenheilk. 93, 609 (1934). — **Halasz:** Fall von Megalocornea. Klin. Mbl. Augenheilk. 76, 575 (1926). — Ung. ophthalm. Ges., Sitzg 19. Febr. 1926. — **Halban, J.:** Die Dicke der quergestreiften Muskelfasern und ihre Bedeutung. Anat. H. 9, 26, 269 (1893). — **Hallauer, C.:** Klinische und experimentelle Untersuchungen über den Lysozymgehalt im Bindehautsack und in der Tränenflüssigkeit. Arch. Augenheilk. 103, 199 (1930). — **Hanssen:** Über die Epithelfaserung der Cornea und Conjunctiva. Klin. Mbl. Augenheilk. 76, 873 (1926). **Hanssen, R.:** Über das Vorkommen von Fett im Auge. Klin. Mbl. Augenheilk. 70, 732 (1923). — **Harms, C.:** Anatomische Untersuchungen über Gefäßerkrankungen im Gebiete der Arteria und Vena centralis retinae und ihre Folgen für die Zirkulation mit besonderer Berücksichtigung des sog. hämorrhagischen Infarktes der Netzhaut. Graefes Arch. 51, 1 (1905). — **Hartinger, H.:** (a) Zur Bestimmung des Augendrehungspunktes. Ber. 47. Verslg dtsch. ophthalm. Ges. 40, 406 (1928). (b) Über den optischen Augendrehungspunkt. Z. ophthalm. Optik 22, 65 (1934). — **Hauschild, M. W.:** Untersuchungen über die Pigmentation im Auge verschiedener Menschen und die Pigmentation im *Säugetier*auge überhaupt. Z. Morph. u. Anthrop. 12, 473 (1910). — **Heerfordt, C. F.:** (a) Über Glaukom: I. Betrachtungen und Untersuchungen über die Pathogenese des Glaukoms. Über lymphostatisches und hämostatisches Glaukom. Graefes Arch. 78, 413 (1911). (b) Über Glaukom: II. Weitere Untersuchungen über die Pathogenese des hämostatischen Glaukoms. Über die Klappen-wirkung der Sinoskleralklappe als Ursache des hämostatischen Glaukoms. Graefes Arch. 83, 149 (1912). — **Heinlein, H.:** Zur makroskopischen Anatomie der Tränenröhrchen. Graefes Arch. 21, 3, 1 (1875). — **Hegg, E.:** Eine neue Methode zur Messung der Tiefe der vorderen Augen-kammer. Arch. Augenheilk. 44, Erg.-Bd., 84 (1901). — **Helmholtz, H.:** (a) Über die Akkom-modation des Auges. Graefes Arch. 1, 2, 1 (1855). (b) Physiologische Optik, 1866. — **Henle:** (a) Nachtrag zu vorstehender Abhandlung. (Dornblüth: Über den Bau der Oculi.) Z. rat. Med. 7, 224 (1855). (b) Grundriß der Anatomie des *Menschen*, herausgeg. von FR. MERKEL. Braunschweig 1888. — **Henschen:** (a) Handbuch der Neurologie, Bd. 3, S. 751. Berlin 1912. (b) Zur Anatomie der Sehbahn und des Sehzentrums. Graefes Arch. 117, 403 (1926). — **Herbert, H.:** On the cement substance of the intraocular muscles in chronic glaucoma. Brit. J. Ophthalm. **13**, 289, 337 (1929). — **Hertel, E.:** (a) Beiträge zur pathologischen Anatomie der Tränensackerkrankungen. Graefes Arch. **48**, 1 (1899). (b) Beitrag zur Kenntnis der Angiosklerose der Zentralgefäße der Netzhaut. Graefes Arch. **52**, 191 (1901). (c) Über die Bestimmung der Wasserstoffionenkonzentration im Kammerwasser. Graefes Arch. **105**, 421 (1921). (d) Röntgenspektren okularer Gewebe. Klin. Mbl. Augenheilk. **83**, 352 (1929). (e) Weitere Studien über die Feinstruktur von Augengeweben. Ber. 48. Zusammenk. dtsch. Ophthalm. Ges. Heidelberg **1930**, 88. (f) Röntgendiagramme von Augengeweben. Klin. Mbl. Augenheilk. **88**, 687 (1932). (g) Anwendung und Bedeutung von Strukturuntersuchungen mittels Röntgenstrahlen in der Ophthalmologie. Arch. Augenheilk. **107**, 259 (1933). — **Hescheler, K.** u. **Victoire Boveri:** Zur Beurteilung des Parietalauges der *Wirbeltiere*. Vjschr. naturforsch. Ges. Zürich **87**, 398 (1923). — **Hess, C.:** Messende Untersuchungen über die Gelbfärbung der menschlichen Linse und über ihren Einfluß auf das Sehen. Arch. Augenheilk. **63**, 164 (1909). — **Hesse, R.:** Das Sehen der niederen *Tiere*. Jena 1907. — **Hirschberg:** Über die angeborene Pigmentierung der Sklera und ihre pathogenetische Bedeutung. Graefes Arch. **29**, 1, 1 (1883). — **Hiwatari, K.:** Zur Frage nach dem Vorkommen von Lymphknötchen in der Conjunctiva bei einigen *Säugern*. Graefes Arch. **125**, 403 (1930). — **Hiwatari:** On the initial development of the papillary bodies in the human conjunctiva. Arch. of Ophthalm. **49**, 283 (1920). — **His, W.:** (a) Über die Einwirkung des salpetersauren Silberoxydes auf die Hornhaut. Schweiz. Z. Heilk. **2**, 1 (1862). (b) Über das Epithel der Lymphgefäßwurzeln und über die v. RECKLINGHAUSENschen Saftkanälchen. Z. Zool. **13**, 455 (1863). (c) Die Häute und Höhlen des Körpers. Akad. Programm Basel. Wieder abgedruckt im Arch. Anat. u. Physiol. **1903**. — **Hoeve, J. van der:** Gibt es einen Drehpunkt des Auges? Ber. 49. Zusammenk. dtsch. ophthalm. Ges. **1932**, 22. — **Hoffmann:** Über Contractilitätsvorgänge im vorderen Epithel der *Frosch*hornhaut. Diss. Berlin 1868. — **Holloway, T. B.** and **Alfred Cowan:** Concerning lamellar membranes of the anterior surface of the lens. Amer. J. Ophthalm. III. s. **14**, 189 (1933). — **Horstmann:** Über die Tiefe der vorderen Augenkammer. Graefes Arch. **25**, 1, 79 (1879). — **Hosch, M.:** Über Pigmentverhältnisse der menschlichen Iris nach Alter und Geschlecht. Beziehungen zwischen Augenfarbe, Struktur und Ringbildung. Verh. Ges. physik. Anthrop. **5**, 9 (1931). — **Hosoya, Yuji:** (a) Über die Altersverschiedenheit der Ultraviolettabsorption der menschlichen Augenmedien. Tohoku J. exper. Med. **13**, 510 (1929). (b) Fluoreszenz der einzelnen Augenmedien und die Sichtbarkeit des ultravioletten Gebietes des Spektrums. Tohoku J. exper. Med. **13**, 524 (1929). — **Huber, G. Carl:** Über die Endigungen der sensiblen Nerven in den äußeren Augenmuskeln des *Kaninchens*. Anat. Anz. **15**, 335 (1899). — **Huesch:** Pigmentstudien. Beitr. path. Anat. **1912**. — **Hughes, Nicholas:** The structure of the vitreous. Trans. ophthalm. Soc. U. Kingd. **49**, 407 (1929). — **Huschke, E.:** Untersuchungen über einige Streitpunkte in der Anatomie des menschlichen Auges. Z. Ophthalm. **3**, 4 (1833).

Igersheimer, J.: Typischer Augenbefund bei Arachnodaktylie, zugleich ein Beitrag zur Megalocorneafrage. Ber. 46. Zusammenk. dtsch. ophthalm. Ges. Heidelberg, **1927**, 409. — **Ishiguro, Motoharu:** Studium über das Verhalten des Gliagewebes in normalen und pathologischen Zuständen in der Netzhaut und im Opticus. Acta Soc. ophthalm. jap. **35**, 1169 (1931).

Jablonski: Über angeborene Melanose der Sklera. Klin. Mbl. Augenheilk. **64**, 548 (1920). **Jasiński, M.:** Die Bedeutung des Bindegewebes des Auges vom physikalisch-chemischen Standpunkte. Klin. oczna (poln.) **11**, 173 (1933). — **Jatzow, R.:** Beitrag zur Kenntnis der retrobulbären Propagation des Chorioidealsarkoms und zur Frage des Faserverlaufes im Sehnervengebiet. Graefes Arch. **31**, 2, 205 (1885). — **Jeliaskowa-Paspalewa, A.:** Cytologische Untersuchungen über die Entstehung des melanotischen Pigments. Z. Zool. **137**, 365 (1930). — **Jess, A.:** Zur vergleichenden Chemie der Hornhaut und der Lederhaut des Auges. Graefes Arch. **112**, 489 (1923). — **Jess, Adolf:** Die Linse und ihre Erkrankungen. Kurzes Handbuch der Ophthalmologie, herausgeg. von SCHIECK und BRÜCKNER, Bd. 5. 1930. — **Jirman, J.:** Hat die Iris Ganglienzellen? Čas. lék. česk. **1929** I, 90. — **Jokl, A.:** Vergleichende Untersuchungen über den Bau und die Entwicklung des Glaskörpers und seiner Inhaltsgebilde bei *Wirbeltieren* und beim *Menschen*. Uppsala u. Stockholm: Almquist & Wicksells Boktryckeri 1927. — **Juillerat** et **Koby:** Détermination de l'épaisseur de la cornée sur le vivant au moyen de la lampe à fente. Rev. gén. Ophthalm. **42**, 203 (1928).

Kadanoff, D.: Beiträge zur Kenntnis der Nervenendigungen im Epithel der *Säugetiere*. Z. Anat. **73**, 431 (1924). — **Kahmann, H.:** Untersuchungen über die Linse, die Zonula ciliaris, Refraktion und Akkommodation von *Säugetieren*. Zool. Jb., Abt. allg. Zool. 48, 509 (1932). — **Karvé, Irawari B.:** Beobachtungen über die Augenfarben an *Chitpavan-Brahmanen*. Z. Morph. u. Anthrop. **29**, 498 (1931). — **Kayser, B.:** Über die Größe der Cornea in ihrem Verhältnis zur Größe des Bulbus bei Megalocornea. Klin. Mbl. Augenheilk. **64**, 292 (1920). — **Kebes:** Feinere Anatomie und Physiologie des vorderen Hornhautepithels. Beitr. path. Anat. **17** (1895). — **Keibel** and **Mall:** Manual of *human* embryology. Philadelphia and London: Lippincott 1910 and 1912. — **Kikai, Kunimaro:** Über die Vitalfärbung des hinteren

Bulbusabschnittes. Arch. Augenheilk. **103**, 541 (1930). — **Klebs:** Das Epithel der hinteren Hornhautfläche. Zbl. med. Wiss. **1864**, Nr 33. — **Knapp, H.:** Über die Lage und die Krümmung der Oberflächen der menschlichen Kristallinse und den Einfluß ihrer Veränderungen bei der Akkommodation auf die Dioptrik des Auges. Graefes Arch. **6 II**, 1 (1860). — **Knüsel, O.:** (a) Vitale Färbungen am menschlichen Auge: II. Die Methylenblaufärbung der Hornhaut. Z. Augenheilk. **50**, 23 (1923). (b) Vitale Färbungen am menschlichen Auge: III. Morphologie der Schleimsekretion der Conjunctiva. Z. Augenheilk. **51**, 257 (1923). (c) Die Sichtbarkeit des normalen Hornhaut- und Bindehautepithels im optischen Schnitt. Klin. Mbl. Augenheilk. **75**, 310 (1925). — **Knüsel** u. **Vonwiller:** Die Sichtbarmachung des menschlichen Hornhaut- und Bindehautepithels durch vitale Färbung. Schweiz. med. Wschr. **1921 II**. — **Koby:** A propos de l'épaisseur de la cornée vivante. Rev. gén. Ophtalm. **44**, 222 (1930). — **Koby, F.:** Biomicroscopie du corps vitré. Paris: Masson et Cie. 1932. — **Kocetow:** Untersuchungen über das Pigmentepithel der Retina im Zusammenhange mit der Frage über die Teilung der Zellen. Arb. Petersburg. Naturforscherges. **29**, Lief. 1 (1908). — **Kohl, C.:** Einige Notizen über das Auge der *Talpa europaea* und *Proteus anguineus*. Zool. Anz. **12**, 312 (1889). — **Koeppe, Leonhard:** (a) Klinische Beobachtungen mit der Nernstspaltlampe und dem Hornhautmikroskop. VI. Mitt. Über einige interessante Befunde in der Gegend des Limbus, seine Nachbarschaft und der Conjunctiva bulbi im Bilde der Nernstspaltlampe. Graefes Arch. **93**, 279 (1917). (b) Klinische Beobachtungen mit der Nernstspaltlampe und dem Hornhautmikroskop. XII. Mitt. Über die feinere Anordnung und das Verhalten der Lymphgefäße in der Conjunctiva bulbi und der Episklera unter normalen und pathologischen Bedingungen. Graefes Arch. **97**, 1 (1918). (c) Die Mikroskopie des lebenden Kammerwinkels im fokalen Licht der GULLSTRANDschen Nernstspaltlampe. II. Graefes Arch. **101**, 238 (1920). (d) Das Biophysikalisch-histologische Verhalten der lebenden Augengewebe unter normalen und pathologischen Bedingungen im polarisierten Lichte der GULLSTRANDschen Nernstspaltlampe. II. Graefes Arch. **102**, 4 (1920). — **Koike, T.:** Experimental investigation on the minute structure of the lacrymal gland. Acta Soc. jap. ophthalm. **36**, 1016 (1932). — **Kolen, A. A.:** Über die Chromotropie des Bindegewebes im Auge. Arch. Augenheilk. **102**, 251 (1930). — **Kölliker, Th.:** Handbuch der Gewebslehre des *Menschen*, 1867. — **Kolmer, W.:** (a) Über einige durch RAMON Y CAJALs Uransilbermethode darstellbare Strukturen. Anat. Anz. **48**, 516 (1915). (b) Über die Innervation der Korbzellen (myoepitheliale Zellen) der Drüsen. Anat. Anz. **66**, 65 (1928). (c) Über eine bisher noch unbekannte Form von Epithelzellen (gefiedertes Epithel) in der Nickhautinnenfläche der *Vögel*. Anat. Anz. **67**, 122 (1929). — **Kopsch, Raubers:** Lehrbuch der Anatomie des *Menschen*, 1920. — **Koster:** (a) Über die perzipierende Schicht der Netzhaut beim *Menschen*. Graefes Arch. **41 I**, 1 (1895). (b) Zur Untersuchung der Elasticität der Sklera. Graefes Arch. **49**, 2, 448 (1900). — **Kraupa, E.:** Fehlen des Lederhautbandes in Sichelform als Abweichung vom gewöhnlichen Verhalten der Hornhaut-Lederhautgrenze. Klin. Mbl. Augenheilk. **64**, 698 (1920). — **Krause, Arlington C.:** (a) The chemical constitution of the sclera. Arch. of Ophthalm. **7**, 598 (1932). (b) The chemical constitution of the cornea. Amer. J. Ophthalm. III **15**, 422 (1932). (c) Die chemische Zusammensetzung der Eiweiße in der Hornhaut. Arch. Augenheilk. **107**, 453 (1933). — **Krause, A. C.** and **A. M. Yudkin:** The chemical composition of the normal aqueous humor of the *dog*. J. of biol. Chem. **88**, 471 (1930). — **Krause, C.:** (a) Bemerkungen über den Bau und die Dimensionen des menschlichen Auges. Arch. Anat. u. Physiol. **6**, 86 (1832). (b) Handbuch der Anatomie, 1838 S. 891; 1842, S. 538. — **Krause, W.:** (a) Die Brechungsindices der durchsichtigen Medien des menschlichen Auges. Hannover 1855. — (b) Anatomische Untersuchungen. Hannover 1861. (c) Die Nerven der Arteria centralis retinae sowie über eine Fovea centralis beim *Frosch*. Graefes Arch. **21 I**, 296 (1875). (d) Die Retina der *Fische*. Internat. Mschr. Anat. u. Physiol. **3**, 1 (1886). — **Kreiker, A.:** Über die Entstehungsweise der Hornhautaderung mit besonderer Berücksichtigung der Anastomosenbildung. Graefes Arch. **116**, 156 (1925). — **Kronfeld, P.:** Der Kohlensäuregehalt des Kammerwassers. Klin. Mbl. Augenheilk. **77**, 266 (1926). — **Kubik, J.:** (a) Zur Wasserstoffionenkonzentration des Kammerwassers. Z. Augenheilk. **61**, 288 (1927). (b) Gewichtsverhältnisse seniler Katarakte. Klin. Mbl. Augenheilk. **82**, 522 (1929). (c) Zur Pathologie menschlicher Stare. I: Gewichtsverhältnisse menschlicher Linsen. Arch. Augenheilk. **102**, 657 (1930). — **Kurose, Y.:** (a) Über die Tränenmenge bei gesunden *Japanern*. Acta Soc. ophthalm. jap. **34**, 904 (1930). (b) Studies on the value of the aqueous humour of the eye. Acta. ophthalm. jap., Festschr. Ichikawa **1930**, 217.

Laguesse, E.: L'histogénèse des fibrilles de la cornée dans les rapports avec le chondriome. Archives Anat. microsc. **22**, 293 (1926). — **Leber, Th.:** (a) Beiträge zur Kenntnis der atrophischen Veränderungen des Sehnerven nebst Bemerkungen über die normale Struktur der Nerven. Graefes Arch. **14 II**, 164 (1868). (b) Zur Kenntnis der Imprägnationsmethoden der Hornhaut und ähnlicher Gewebe. Graefes Arch. **14 III**, 300 (1868). — **Lenhard, O.:** Über die Doppelbrechung der Linse. Graefes Arch. **108**, 1 (1933). — **Leonardi, E.:** Sull' anomala lughezza dei canalini lacrimali e su alcune variazioni di posizione e ampiezza della rima e della radice nasale. Boll. Ocul. **10**, 165 (1931). — **Lewicki, S. W.:** Die Tenonsche Kapsel, ihre Anatomie und Pathologie. Odessa 1910. — **Leplat, G.:** (a) Rectification sur le sujet de la structure du corps vitré. Bull. Soc. belge Ophtalm. **64**, 90 (1932). (b) De la structure du corps vitré. Bull Assoc. Anat. **27**, 388 (1932). (c) Contribution à l'étude du corps vitré. Ann. d'Ocul. **159**, 531 (1932). — **Lieto Vollaro, de:** (a) Über die pathologische Anatomie des Gerontoxon. Ber. 30. Zusammenk. dtsch. ophthalm. Ges. Heidelberg **1902**, 348. (b) Sull'anatomia patologica dell'arco senile. Ann. Ottalm. **32**, 479 (1903). (c) Sulla disposizione del tessuto elastico nella congiunctiva bulbare e nel limbus congiuntivale. Ann. Ottalm. **36**, 642 (1907). (d) Della steatosi oculare senile e del suo nesso patogenetico con le alternazioni arterosclerotiche senili delle arterie. Arch. Ottalm. **18**, 345 (1910). (e) La sindrome morfologica della steatosi colesterinica dell'occhio senile normale. Arch. Ottalm. **20**, 292 (1912). (f) Indagini istochimice riguardanti la steatosi fisiologica dell'occhio senile. Arch. Ottalm. **19**, 709 (1912). — **Lindenfeld:** Ein Beitrag zur Bildung rosettenartiger Figuren in der Netzhaut sonst normaler fetaler Augen. Klin. Mbl. Augenheilk. **51 I**, 440 (1913). — **Lindner, K.:** Zum Aufbau des Glaskörpers. Ber. 50. Zusammenk. dtsch. ophthalm. Ges. Heidelberg **1934**, 86. — **Lindstedt, F.:** Über die Messung der Tiefe der vorderen Augenkammer mittels eines neuen, für klinischen Gebrauch bestimmten Instrumentes. Graefes Arch. **80**, 104 (1916). — **Loddoni, G.:** La zonula de Zinn. Embriologia. — Anatomia. — Fisiologia. Viste alla lampade a fessura. Ann. Ottalm. **57**, 733 (1929). — **Loeb, J.:** Über den Einfluß des Lichtes auf die Organbildung bei *Tieren*. Pflügers Arch. **43**, 273 (1896). — **Loewe u. Kries:** Beiträge zur Anatomie des Auges. Arch. mikrosk. Anat. **15**, 542 (1878). — **Loewenthal, N.:** (a) À propos des glandes des MEIBOMIUS modifiées à l'angle externe de l'oeil de quelques *rongeurs*. Bull. Histol. appl. **8**, 168 (1931). (b) Études transformistes aux glandes de l'orbite. Archives d'Anat. **15**, 1 (1932). (c) Des transformations d'ordre orthogénitique des glandes de MEIBOMIUS externes chez certains *rongeurs*. C. r. Acad. Sci. Paris **194**, 125 (1932). (d) Observations d'ordre mendélien concernant les glandes de MEIBOMIUS et la pigmentation chez les *muridés*. Arch. d'Anat. **14**, 215 (1932). — **Löhlein, W.:** (a) Experimentelle Untersuchungen zur Keratitisfrage. Arch. Augenheilk. **96**, 265 (1925). (b) Versuche über die Pigmentwanderung in der Epithelschicht der Hornhaut. Arch. Augenheilk. **100, 101**, 385 (1929). — **Lopes, Cardoso E.:** (a) On the peripheral ending of the cervical sympathetic in the iris of the *cat*. Besides some remarks on the temperature registration of the ears after sympathocotomy and removal of the sup. cerv. ganglion. Arch. néerl. Physiol. **18**, 193 (1933). (b) Investigations into the distribution of the sympathetic fibres of the first, second and third thoracic root, over the long ciliary nerves. Arch. néerl. Physiol. **18**, 243 (1933). — **López, Henriquez:** (a) Neuer Beitrag zur Kenntnis der Oligodendria der Sehbahnen. Verh. 13. internat. Kongr. Ophthalm. **1**, 242 (1930). (b) Über die Morphologie und Verteilung der HORTEGA-Zellen in der Netzhaut und im Sehnerven. Verh. 13. internat. Kongr. Ophthalm. **1**, 241, 243 (1930). — **López Henriquez, M.:** Die HORTEGAschen Zellen der Retina und der Sehwege im normalen und pathologischen Zustand. Arch. Oft. hisp.-amer. **27**, 322 (1927). — **Lor:** Notes anatomiques sur les glandes de l'orbite et spécialement sur une glande lacrimale méconnue chez le *lapin*. J. Anat. et Physiol. **1898**, No 4. — **Luna, E.:** (a) Ricerche sulla biologia dei Condriosomi. Condriosomi e pigmenti retinici. Arch. Zellforsch. **10** (1913). (b) Studio sulle cellule della coroidea coltivate in vitro. Arch. ital. Anat. **18**, 146 (1919). — **Lussisch-Matkowich:** Neue Forschungen über das Kammerwasser. XIII. internationaler Ophthalmologenkongreß Amsterdam, den Haag, Scheveningen 5.—13. Sept. 1929. — **Lutz, A.:** Über die nervösen Bahnen der Tränenabsonderung und deren Störungen. Graefes Arch. **126**, 304 (1931).

Macalister: Textbook of *human* anatomy. London: Griffin 1889. — **Mackelar:** The structure of the lamina cribrosa. Glasgow med. J. **10** (1878). — **Maggiore:** Lo stato attuale delle conoscenze sul significato istogenetico del pigmento retinico. Clin. oculi **14**, 1640 (1914). — **Magitot, A.** et **W. Mestrezat:** Qualité et quantité de l'humeur aqueuse normale. Annales d'Ocul. **158** (1921). — **Magnus:** Die makroskopischen Gefäße der menschlichen Netzhaut. Leipzig 1873. — **Maier, R.:** Über den Bau der Tränenorgane, insbesondere der tränenableitenden Wege. Freiburg 1859. — **Majima, K.:** (a) Experimentell-histologische Untersuchung der Sehzellen und Pigmentepithelien vom *Frosch*. Nippon Gankai Zasshi (jap.) **29**, 783 (1925). (b) Studien über die Struktur der Sehzellen und der Pigmentepithelzellen der *Frosch*netzhaut. Graefes Arch. **115**, 286 (1925). — **Mandelstamm, L.** u. **H. Schöler:** Eine neue Methode zur Bestimmung der optischen Konstanten des Auges. Graefes Arch. **18 I**, 155 (1872). — **Mann, Ida:** The Doyne memorial lecture. Some observations on the vascularisation of the *vertebrate* eye. Trans. ophthalm. Soc. U. Kingd. **49**, 353 (1929). — **Margotta, G.:** Sull'aumento di spessore del cristallino nell'accommodazione. Boll. Ocul. **11**, 928 (1932). — **Martin, R.:** Lehrbuch der Anthropologie. Jena 1914. — **Marx, E.:** Über vitale Färbungen des Auges und der Augenlider. Graefes Arch. **116**, 114 (1926). — **Masugi, A.:** Über die Plica semilunaris conjunctivae der *Aino*, insbesondere die Knorpelplatte in derselben. Z. Morph. u. Athrop. **14**, 501 (1912). — **Matthiessen:** (a) Über die Berechnung des absoluten Brechungsvermögens des Kernzentrums der Kristalline. Graefes Arch. **22**, 131

(1876). (b) Grundriß der Dioptrik geschichteter Linsensysteme. Mathematische Einleitung in die Dioptrik des menschlichen Auges. Leipzig: Teubner 1877. (c) Über den Begriff und die Auswertung des sog. Totalindex der Kristallinse. Pflügers Arch. **34** (1885). — **Mawas:** (a) Conditions de milieu et de température pour la survie de la cornée transparente conservée en dehors de l'organisme. C. r. Soc. Biol. Paris **77**, 361 (1911). (b) Sur la forme, la direction et le mode d'action du muscle ciliaire. C. r. Acad. Sci. Paris **155**, 1542 (1912). (c) Biomicroscopie de la chambre antérieure de l'iris et du corps ciliaire. Paris: Masson & Co. 1928. — **Mays, K.:** Über den Eisengehalt des Fuscins. Graefes Arch. **39 III**, 89 (1893). — **Mayzel:** Über die Regeneration des Epithelium und die Zellteilung. Varsavia 1878. — **McReynolds, John O.:** (a) The crystalline lens system in man and the lower *animals.* J. amer. med. Assoc. **93**, 1132 (1929). (b) Das Linsensystem. An. Soc. mexic. Oftalm. y Otol. **8**, 107 (1930). — **Meesmann, A.:** (a) Über das Bestehen eines Donnangleichgewichtes zwischen Blut und Kammerwasser bzw. Liquor cerebrospinalis. Ber. 44. Zusammenk. dtsch. ophthalm. Ges. Heidelberg **1924**, 87. (b) Über die Abhängigkeit des intraokulären Druckes von der Wasserstoffionenkonzentration des Kammerwassers. Arch. Augenheilk. **94**, 115 (1924). — **Meier, E. A.:** Experimentelle Untersuchungen über den Mazerationszerfall der *menschlichen* und *tierischen* Linse. Z. Augenheilk. **39**, 284 (1918). — **Meyer:** Lehrbuch der physiologischen Anatomie des *Menschen.* Leipzig 1856. — **Most:** Über die Lymphgefäße und die regionären Lymphdrüsen der Bindehaut und der Lider des Auges. Arch. mikrosk. Anat. **1905**, H. 2/3, 96. — **Micail, D.** et **P. Vancea:** (a) L'innervation vasomotrice de l'oeil. Recherches sur les vasomoteurs de la conjonctive. Annales d'Ocul. **163**, 571 (1926). (b) Sur le teneur en NaCl du liquide lacrymal provenant des yeux normaux et malades. C. r. Soc. Biol. Paris **115**, 894 (1934). — **Möllendorff, W. Ph. v.:** Stöhrs Lehrbuch der Histologie, 1933. — **Motegi, A.:** Beitrag zur Topographie der Cilienreihe im inneren Lidwinkel. Klin. Mbl. Augenheilk. **87**, 784 (1931). — **Müller, Hans Karl:** Akkommodation im Greisenalter oder Linse mit doppeltem Brennpunkt? Z. Sinnesphysiol. **62**, 137 (1931).

Naglieri, F.: Osservazioni sulla costituzione della terzà palpebra negli *animali domestici.* Monit. zool. ital. **43**, 17 (1932). — **Nakagawa, Jiusen:** Über echte Papillen in der normalen Conjunctiva. Arch. Augenheilk. **47**, 51 (1903). — **Nettleship:** Note on the retinal bloodvessels of the yellow spot region. Ophthalm. Hosp. Rep. **8 II**, 260 (1875). (b) Unusual distribution of retinal blood-vessels. Brit. med. J., 5. Febr. **1876**. (c) Cilioretinal bloodvessels. Ophthalm. Hosp. Rep. **9**, 161 (1877). — **Nicolati, A.:** Di alcune particolarità della fina anatomia dell'angolo irido-corneale nell'*uomo.* Rass. Ottalm. **2**, 379 (1933). — **Nordenson, J. W.:** (a) Über die Form der Linsenflächen im menschlichen Auge. Nord. med. Ark. (schwed.) **46** (1913). (b) Über den Drehpunkt des Auges und seine optische Bedeutung. Hygiea (Stockh.) **96**, 113 (1934). — **Novotny, O.:** Zur sensiblen Innervation der Augenlider. Klin. Mbl. Augenheilk. **92**, 186 (1934). — **Nuel:** Vascularisation de la macula. Arch. d'Ophtalm. **16**, 173 (1896).

O'Brien, C. S. and **P. W. Salit:** The chemical constituents of the aqueous, vitreous, and lens. A comparative study on the *animal* eyes. Amer. J. Ophthalm., III. s., **14**, 582 (1931). — **Okusawa, T.:** Studien über die Mitochondrien in den Zellen des Ciliarkörpers. Act. Soc. ophthalm. jap. **38**, H. 6 (1934). — **Oppel:** Kausalmorphologische Zellstudien. Die aktive Epithelbewegung, ein Faktor bei Gestaltungs- und Erhaltungsgeschehen. Arch. f. Entw.mechan. **35**, 3, 371 (1912). — **Oppel-Franz:** Vergleichende Anatomie der *Wirbeltiere,* 1913. — **Orel, Herbert:** Kleine Beiträge zur Vererbungswissenschaft. Eugenik **2**, 10 (1931). — **Orts, Llora F.:** Die Lymphgefäße der Anhangsorgane des Sehapparates. Rev. Cir. **11**, 162 (1932). — **Otsuka, K.:** Vitale Färbung der Körner und Follikel der Conjunctiva. Nippon Gankakai Zasshi (jap.) **27**, 875 (1923). — **Ovio:** (a) Osservazioni anatomo-patologiche sulla causticazione ignea a scopo terapeutico in oculistica. Ann. Ottalm. **34**, 771 (1905). (b) La causticazione oculare. Ann. Ottalm. **34**, 899 (1905).

Panico, Emanuele: (a) Contributo alla tecnica istologica del cristallino. Atti Congr. Soc. Oftalm. **1929**, 82. (b) Biomicroscopia del margine palpebrale e della congiunctiva. Per prefaz. di G. Ovio. Napoli: Vittorio Idelson 1934. (c) Attuali conoscenze sull' indagine biomicroscopica della congiuntiva. Boll. Ocul. **13**, 326 (1934). — **Parhon, C. I.** et **Gherla Werner:** Teneur en eau, cholestérol, calcium et potassium de la peau, cholestérol du cristallin et calcium de l'humeur aqueuse, chez les *animaux* thyroparathyroidectomisés. C. r. Soc. Biol. Paris **108**, 989 (1931). — **Peck, Samuel:** The melanotic pigment in the skin, hair and eye of the gray *rabbit.* Its embryologic development and the question of the mesodermal origin of epidermal melanoblasts. Arch. of Dermat. **23**, 705 (1931). — **Penta, P.:** Studi sulla nevroglia. I quattro tipi di oligodendrotici secondo Del Rio HORTEGA. Boll. Soc. Biol. sper. **6**, 15 (1931). — **Pérez Llorca, José:** Über Ursprung und Wesen des Glaskörpers. Arch. Oftalm. hisp.-amer. **32**, 540 (1932). — **Pesme, P.** et **R. Gonzales Sierra:** La différentiation chromatique des lymphatiques conjonctivaux dans l'examen microscopique de l'oeil vivant. Arch. d'Ophtalm. **43**, 93 (1926). — **Peter, R.:** Über die Corneagröße und ihre Vererbung. Graefes Arch. **115**, 29 (1925). — **Pflugk, A. v.:** Neue Wege zur Erforschung der

Lehre von der Akkommodation. Graefes Arch. **128**, 179 (1932). — **Pick:** Zur Sichtbarkeit von Diskontinuitätflächen der Linse mit dem Augenspiegel. Klin. Mbl. Augenheilk. **74**, 786 (1925). — **Pillat, A.:** Physiologic Content of Pigment in the Conjunctiva of *Chinese.* Arch. of Ophthalm. **9**, 411 (1933). — **Pines, L. u. J. Pinsky:** Über die Nervenapparate des Corpus ciliare bei *Säugetieren.* Anat. Anz. **75**, 160 (1932). — **Plantenga, H.:** De diepte der voorste Oogkamer bij verschillende Refractie op verschillenden Leeftijd. Tijdschr. Geneesk. **50**, H. 10 (1898). — **Plenk:** Über Änderungen der Zellgröße im Zusammenhang mit dem Körperwachstum der *Tiere.* Arb. zool. Inst. Wien **19**, 247 (1911). — **Popoff:** Contributions à l'étude du repli sémilunaire et de la caroncule lacrymale chez l'*homme.* Thèse de Paris **1912.** — **Preiss:** Beobachtungen an der Membrana DESCEMETI. Virchows Arch. **84**, 334 (1881). — **Prenant:** Sur la morphologie de l'épithélium. Espaces et ponts intercellulaires. Membrane épithéliale de Descemet. J. Anat. et Physiol. **22** (1886). — **Puglisi-Allegra, S.:** Sui nervi della ghiandola lagrimale. Anat. Anz. **23**, 392 (1903).

Quain-Hoffmann: Lehrbuch der Anatomie des *Menschen.* Erlangen 1870.

Rabl, H.: Histologie der normalen Haut. Handbuch der Hautkrankheiten von MRACEK. Wien 1902. — **Rados, A.:** (a) Die Ausscheidung von intravenös injiziertem Carmin und Trypanblau im Auge. Graefes Arch. **85**, 381 (1913). (b) Über die vitale Färbbarkeit der Endothelien der DESCEMETschen Membran. Klin. Mbl. Augenheilk. **52**, 421 (1914). — **Raeder, I. G.:** Untersuchungen über die Lage und Dicke der Linse im menschlichen Auge bei physiologischen und pathologischen Zuständen nach einer neuen Methode gemessen. I. Die Lage und Dicke der Linse bei Emmetropen, Hypermetropen und Myopen. Graefes Arch. **110**, 73 (1922). — **Ranvier:** Leçons sur la cornée. Paris 1878—1879. — **Ranvier, L.:** (a) Mécanisme histologique de la cicatrisation de la réunion immédiate vraie. C. r. Acad. Sci. Paris **126**, 308, 454 (1898). (b) Influence histogénétique d'une forme antérieure, à propos de la régénération de la membrane de DESCEMET. C. r. Acad. Sci. Paris **126** (1898). — **Redslob, E.:** (a) Étude sur le pigment de l'épithélium conjonctival cornéen. Annales d'Ocul. **159**, 523 (1922). (b) Recherches histologiques sur le dilatateur de la pupille. Bull. Soc. franç. Ophtalm. **43**, 206 (1930). (c) Le développement du corps vitré chez le *poulet.* Annales d'Ocul. **168**, 39. — C. r. Soc. Biol. Paris **105**, 953 (1931). (d) Recherches expérimentales sur l'aspect biomicroscopique du corps vitré. Bull. Soc. Ophtalm. Paris **1931**, No 3, 155. — **Reich:** Zur Histologie der Konjunctiva des *Menschen.* Graefes Arch. **21**, Nr 1, 1 (1875). — **Rehns, J.:** Contribution à l'étude des muscles priviligiés quant à l'oxygène disponible. Arch. internat. Pharmacodynamie 8, 203 (1901). — **Resnikow, Ch.:** Zur Lehre von dem Bau der Netzhaut. Untersuchungen nach der Methode GOLGI-CAJAL. Inaug.-Diss. Petersburg 1897. — **Retterer:** Sur la régénération des cellules de renouvellement de l'épiderme etc. Ac. de Sci. **96** (1883). — **Reuß, A. v.:** Untersuchungen über die optischen Konstanten ametropischer Augen. Graefes Arch. **23**, Nr 4, 183 (1877). — **Ridley, F.:** (a) Lysozyme: An antibacterial body present in great concentration in tears, and its relations to infection of the *human* eye. Proc. roy. Soc. Med. **21**, 1495 (1928). (b) Lysozym und dessen Verhalten zur Infektion des menschlichen Auges. Verh. 13. internat. Kongr. Ophthalm. **2**, 519 (1930). — **Ribbert:** Regeneration des Epithels der Cornea. Berl. klin. Wschr. 1889. — **Richard, M.:** Sur la vraie valeur des muscles de l'iris. Bull. Histol. appl. 8, 21 (1931). — **Rinaldi, S.:** Comportamento dell'indice di rifrazione del cristallino *umano* durante la vita fetale. Ann. Ottalm. **59**, 120 (1931). — **Robertson, E. B.** and **W. S. Duke-Elder:** (a) A note on the physical properties of dilute plasma gels and an analogy with the vitreous body. Proc. roy. Soc. Lond. **112**, 224 (1933). (b) The elasticity of the vitreous body. Proc. roy. Soc. Lond. **112**, 215 (1933). — **Robinsky:** (a) Untersuchungen über die Augenlinse, insbesondere zur Kritik der bisherigen Untersuchungsmethoden derselben. Arch. Anat. u. Physiol. **1871.** (b) Untersuchungen zur Kenntnis der Länge und Anordnung der sog. Augenlinsenfasern. Zbl. med. Wiss. **1882.** — **Rochon-Duvigneaud, A.:** Recherches sur l'anatomie et la pathologie des voies lacrimales chez l'adulte et le nouveau-né. Arch. d'Ophtalm. **20**, 241 (1900). — **Rollet:** Über die Hornhaut. STRICKERS Handbuch 1871. — **Rollin, A.:** La profondeur de l'espace sous-conjonctival à l'état normal et dans certains états pathologiques. Bull. Soc. Ophtalm. Paris **1933**, No 6, 455. — **Roschtschin, V.:** Bildet der Ciliarkörper eine Drüse des Auges vom Gesichtspunkte der Morphologie seines Epithelüberzuges? Arch. Oftalm. (russ.) **6**, 3 (1929). — **Rosengren, B.:** Studien über die Tiefe der vorderen Augenkammer mit besonderer Hinsicht auf ihr Verhalten beim primären Glaukom. Acta ophthalm. (Københ.) 8, 4, 99 (1930); 9, 103 (1931). — **Rosenhauch:** Pneumokokkenkonjunktivitis bei Pneumonie mit histologischen Untersuchungen. Klin. Mbl. Augenheilk. **49**, Nr 1, 197 (1911). — **Roß:** Handbuch der chirurgischen Anatomie. Leipzig 1848. — **Rotholz:** Zur Ätiologie des Staphyloma posticum sclerae. Arch. of Ophthalm. **28** (1881). — **Rozemeyer, H. C. u. J. B. Stolte:** Die Netzhaut des *Frosches* in GOLGI-Cox-Präparaten. Z. mikrosk.-anat. Forsch. **23**, 98 (1930). — **Rozprym, F.:** Augenbrauen und Wimpern. Biol. Listy (tschech.) **17**, 20 (1932).

Salit, Peter Waldemar: (a) Biochemical investigation of the nitrogen, weight and water content of the crystalline lenses. Arch. of Ophthalm. **3**, 623 (1931). (b) Chemical studies of lipids of normal *animal* lenses, cataractous *human* lenses and the blood of patients with cataract. Arch. of Ophthalm. 5, 354 (1933). — **Saller, K.:** Eine neue Augenfarbentafel. Z. Konstit.lehre 15, 674 (1930). — **Sanna, G.:** Sui rapporti di volume e comportamento del musculo ciliare e del muscolo sfintere dell' iride negli occhi *umani* normali e ametropici. Ann. Ottalm. 57, 550 (1929). (b) Sul comportamento della guaina durale del nervo ottico a levello dell' inserzione sclerale, nell' occhio *umano*. Ann. Ottalm. 58, 238 (1930). — **Sasaki, Toichiro:** Über den Milchsäuregehalt des Kammerwassers. I. u. II. Mitt. Acta Soc. ophthalm. jap. 35, 857 (1931). — **Sattler:** Researches on the epithelium of the cornea. Med. New. Phyl. 41 (1882). — **Scalinci, Noë:** Der Isoelektrische Punkt der Linsenproteinkörper in dem Kern und in der Rinde, 1930. — **Schaffer, J.:** Vorlesungen über Histologie und Histogenese nebst Bemerkungen über Histotechnik und das Mikroskop. Leipzig: Wilh. Engelmann 1933. — **Schall:** Beitrag zur Wasserstoffionenkonzentration des Kammerwassers. Z. Augenheilk. 61, 289 (1927). — **Scheffels:** Zur Frage der Lymphwege der Iris. Sitzgsber. 51. Verslg Ver. rhein.-westfäl. Augenärzte. Klin. Mbl. Augenheilk. 79, 826 (1927). — **Scheller:** Über die Struktur der Hornhaut des *Frosches* usw. Diss. Erlangen 1861. — **Schieck, F.:** Das Melanosarkom als einzige Sarkomform des Uvealtraktes. Wiesbaden: J. F. Bergmann 1906. — **Schleich, G.:** Vergleichende Augenheilkunde. Graefe-Saemisch' Handbuch der gesamten Augenheilkunde, II. Teil, Bd. 25, Kap. 21. 1922. — **Schmidt, R.:** Gitterfasern in der Bindehaut. Z. Augenheilk. 85, 24 (1934). — **Schnaudigl, O.:** Die vitale Färbung mit Trypanblau am Auge. Graefes Arch. 86, 93 (1913). — **Schock:** Die Endausbreitung des Nervus sympathicus in der Iris. Vet.-med. Diss. Gießen u. Arch. vergl. Ophthalm. 1, 293 (1910). — **Schornstein, Th.:** Ein Beitrag zur Hornhautinnervation des menschlichen Auges. Arch. Augenheilk. 108, 601 (1934). — **Schreiber** u. **Schneider:** Eine Methode zur Darstellung von Pigmenten und ihrer farblosen Vorstufen mit besonderer Berücksichtigung des Augen- und Hautpigments. Münch. med. Wschr. 1908 II, 1918. — **Schultz, Bruno:** Eine verbesserte Augenfarbentafel. Anthrop. Anz. 6, 331 (1930). — **Schweigger-Seidel:** Über die Grundsubstanz und die Zellen der Hornhaut des Auges. Ber. Verh. sächs. Ges. Wiss. Leipzig, Math.-physik. Kl. 21, 305 (1870). — **Scullica, F.:** Il comportamento del reticolo endotheliale in alcuni processi patologici dell' occhio. Studi sassar. 6, 499 (1928). — **Seefelder, R.:** Über die elastischen Fasern der Hornhaut. Münch. med. Wschr. 1920 I, 214. — **Segi, M.:** Entwicklungsgeschichtliche Untersuchung über das Irispigment bei *Japanern*. Acta Soc. ophthalm. jap. 34, 581 (1930). — **Selenkowski:** Die Tiefe der Vorderkammer und die Krümmung der Hornhaut bei verschiedenen Refraktionszuständen und Altersklassen. Ein Versuch zur Messung der Tiefe der Vorderkammer bei Glaukom. Russk. Wratsch 21, 1236 (1900). — **Shigematsu, T.:** Die Pupilleninnervation des Luysschen Körpers. Fukoka Ikwadaigaku-Zasshi (jap.) 23, 1751 (1930). — **Smith, Henry:** The nutrition of the lens and vitreous. Indian med. Gaz. 63, 619. — Trans. ophthalm. Soc. U. Kingd. 48, 369 (1928). — **Sleggs, G. F.:** The functional significance of the inversion of the *vertebrate* retina. Naturalist. 60, 560 (1926). — **Sobánski, J.:** (a) Die Dicke der Hornhaut und ihre Bestimmung Klin. oczna (poln.) 12, 317 (1934). (b) Über hintere Wirbelvenen. Klin. oczna (poln.) 12, 307 (1934). — **Solovcov, N.:** Adenoides Gewebe in der Bindehaut. Čas. lék. česk. 62, 116 (1923). — **Sondermann, R.:** (a) Beitrag zur Kenntnis der Entwicklung des Kammerwinkels und der angrenzenden Organe. Graefes Arch. 126, 173 (1931). (b) Über Entstehung, Morphologie und Funktion des Schlemmschen Kanals. Acta ophthalm. (Københ.) 11, 280 (1933). — **Soria:** Biomicroscopia del iris. Arch. Oftalm. hisp.-amer. 30, 581 (1930). — **Speciale-Ciricione, F.:** Lo sviluppo delle vie lacrimali nell'*uomo*. Ann. Ottalm. 57, 435 (1929). — **Stadtfeld, A.:** Den menneskelige Linsens optiske konstanter. Kopenhagen 1898. — **Stähli, J.:** Über den Fleischerschen Ring beim Keratoconus und eine neue typische Epithelpigmentation der normalen Cornea. Klin. Mbl. Augenheilk. 60, 721 (1918). — **Stanka, R.:** Akkommodative Lageveränderungen von Linsentrübungen. Klin. Mbl. Augenheilk. 69, 731 (1922). — **Stein, R.:** (a) Nachweis der Zonulalamelle bei spontaner Linsenluxation. Klin. Mbl. Augenheilk. 76, 75 (1926). (b) Beiträge zur Topographie und Anatomie der Ora serrata und des Orbiculus ciliaris. Arch. Augenheilk. 106, 145 (1932). — **Stibbe, E. P.:** Sensory components of the motor nerves of the eye. J. of Anat. 44, 112 (1929). — **Stöhr jr., Ph.:** Zur Nervenversorgung der Blutgefäße. Dtsch. Med. Wschr. 1933 II, 1625. — **Stöhr, Ph. L.:** Lehrbuch der Histologie. Jena 1910. — **Streiff, J.:** (a) Über pulsatorische Lokomotion an den vorderen Ziliararterien und über die topographischen Beziehungen zwischen den vorderen Ziliararterien und den Kuppen der Axenfeldschen Ziliarnervenschleifen im klinischen Bilde. Klin. Mbl. Augenheilk. 82, 633 (1929). (b) Revision älterer und neuerer Befunde zum Verständnis der echten Früh-Heterochromie. Klin. Mbl. Augenheilk. 88, 751 (1932). — **Strömberg, E.:** Zur Frage nach dem Bau des Glaskörpers. Sv. Läk.-sällsk. Hdl. 57, 365 (1931). — **Stübel, A.:** Über die Lymphgefäße des Auges. Graefes Arch. 110, 109 (1922). (b) Meine Beweismomente für die tatsächliche Existenz kranzförmiger Lymphräume in der Kammerbucht. Graefes Arch. 112, 347 (1923). — **Studnička, F.:** (a) Über die Struktur des frischen Glaskörpers. Anat. Anz. 76, 28 (1933). (b) La structure microscopique et ultramicroscopique du corps vitré. C. r. Soc. Biol. Paris 115, 1557 (1934). —

Sugita, Yozo: Über den Unterschied zwischen histochemischer Reaktion an der Hornhaut-epithelzellenschicht und am Hornhautstroma, speziell über die Metachromasie der Hornhaut durch Methylenblaufärbung. Graefes Arch. **130**, 488 (1933). — **Suk, V. and F. Rozprým:** Eyebrows and eyelashes in *man*. Their different forms, pigmentation and heredity. (A prelim. report.) Spisy přirod. Fak. masaryk Univ. Brno (tschech.) **1931**, Nr 142, 1. — **Sweschewski, L. I.:** Topographisch-anatomische Daten aus dem Gebiete der Tränen-ableitungswege. Vjestn. Oftalm. (russ.) **27**, 549 (1910). — **Szakáll:** Das Auge der *Blindmaus* (*Spalax Typhlus* Pall. Math. u. naturwiss. Ber. Ungarn **20**, 272 (1902).

Takahashi: (a) Über die Morphogenese der fetalen Augenspalte bei *Megalobatrachus japonieus*. Fol. Anat. jap. **8**, 401 (1930). (b) Pri la geneso de la papilo de nervo optica. C. *Sus scrofa*. Fol. anat. jap. **9**, 147 (1931). — **Tamamscheff, J.:** Über die Membrana Demoursiana. Zbl. Fol. anat. jap. med. Wiss. **1869**, 353. — **Tawara, T.:** Histologische Beobachtungen der Drüsenapparate an den Augenlidern der *Hynobius*arten. Nagasaki Igakkwai Zassi (jap.) **11**, 356 (1933). — **Teichmann, L.:** Das Saugadersystem. Leipzig 1861. — **Teulières et Beauvieux:** (a) L'angle iridocornéen: son rôle dans l'hydrostatique oculaire. Arch. d'Ophtalm. **47**, 497 (1930). (b) La zonula chez les *vertébrés*. Arch. d'Ophtalm. **48**, 465 (1931). — **Theobald, S.:** Lacrimal Apparatus. Norris and Olliver: System of diseases of the eye, 1900. — **Thiel:** Zur Frage der Lymphwege der Iris. Ber. 46. Zusammenk. dtsch. ophthalm. Ges. Heidelberg **1927**, 14. — **Tobeck, A.:** Zur Histologie der Mündung des Tränennasenganges. Passow-Schaefers Beitr. **29**, 371 (1932). — **Törö, E.:** Über die Einheit des Corneagewebes auf Grund von Untersuchungen an *Misgurnus fossilis*. Z. Anat. **98**, 337 (1932). — **Tóth, Z.:** Die Untersuchung des Tränenpunktes und des Tränenkanälchens mit Hilfe der Spaltlampe (Transparenzverfahren). Klin. Mbl. Augenheilk. **91**, 93 (1933). — **Towbin, B. G.:** Zur Lehre von der Vitalfärbung des Auges in Verbindung mit dem Reticulo-Endothelialsystem. Graefes Arch. **129**, 387 (1933). — **Trantas:** L'ophtalmoscopie de l'angle irido-cornéen. Arch. d'Ophtalm. **36**, 257 (1919). — **Trettenero, A.:** L'apparato limfatico del segmento anteriore del globo oculare. Ann. Ottalm. **54**, 547 (1926). — **Troncoso, M. U.:** Gonioscopy and its clinical applications. Amer. J. Ophthalm. **8**, 433 (1925). — **Trubin, A.:** Zur Morphologie der Glia des Sehnerven. Allruss. Kongr. Augenärzte Leningrad 1928. — **Tscherning:** Physiologic optics, 1904. — **Tscherning, M.:** Optique physiologique. Paris 1898.

Uhthoff, W.: (a) Untersuchungen über den Einfluß des chronischen Alkoholismus auf das menschliche Sehorgan. Graefes Arch. **32**, Nr. 4, 95 (1886); **33**, Nr 4, 257 (1887). (b) Die Augenveränderungen bei Vergiftungen. Graefe-Saemisch' Handbuch der Augenheilkunde, Bd. 11. 1911. — **Ulbrich, H.:** Die Messung der Kammertiefe. Klin. Mbl. Augenheilk. **53**, 244 (1914). — **Urbanek, F. u. D. Scherf:** Capillarmikroskopische Untersuchungen an der menschlichen Conjunctiva. Wien. klin. Wschr. **1928 I**, 608. — **Uyeno, B.:** Histologische Studien über die Entwicklung der bindegewebigen Fasern in den Augenlidern. Acta Soc. ophthalm. jap. **34**, 556 (1930).

Vannas, M.: Klinische und experimentelle Untersuchungen über die vorderen Teile des Glaskörpers, insbesondere nach intrakapsularen Linsenextraktionen. Klin. Mbl. Augen-heilk. **89**, 318 (1932). — **Velter, E.:** La participation du nerf facial à l'innervation motrice des paupières: Le facial supérieur. Arch. d'Ophtalm. **51**, 65 (1934). — **Venco, L.:** Ricerche sul „Lysozym" nelle lacrime. Rass. Ottalm. **2**, 519 (1933). — **Verrijp, C. D.:** (a) On the Analysis of Ocular movements. Akad. Wetensch. Amsterd. Proc. **31**, Nr 3 (1928). (b) Evo-lution der Epithelzellen der normalen Hornhaut. Nederl. Tijdschr. Geneesk. **1929**, 1, 1645 (1929). (c) On the Analysis of Ocular movements. Versl. Akad. Wetensch. Amsterd., Wis-en natuurkd. Afd. (2. sec.) **26 I**, Nr 6 (1930). (d) Ocular movements. Arch. of Ophthalm. **4**, 73 (1930). — **Virchow:** Über das Conjunctivalepithel des *Menschen*. Arch. mikrosk. Anat. **78**, 569 (1911). — **Vlès, F. et A. Gonçalves:** Recherches sur les propriétés optiques du cristallin liées au p_{II}. Arch. Physique biol. **9**, 142 (1931). — **Vogt, A.:** (a) Lehrbuch und Atlas der Spaltlampenmikroskopie des lebenden Auges. Berlin 1930. (b) Inwiefern klärt der Star die Struktur der Linse auf? Klin. Wschr. **1932 II**, 1777. — **Vossius, A.:** Beiträge zur Anatomie des Nervus opticus. Graefes Arch. **29**, Nr 4, 119 (1883).

Waardenburg, P. J.: Über die Längenvariabilität des unteren Tränenkanals bei normalen Erwachsenen und bei Kindern verschiedenen Alters. Nederl. Tijdschr. Geneesk. **1929 II**, 4124. — **Waldeyer, H.:** Mikroskopische Anatomie der Cornea, Sklera und Conjunctiva. Graefe-Saemisch' Handbuch der gesamten Augenheilkunde, Bd. 1. 1874. — **Weber, E. H.:** De motu iridis. Lipsiae 1821. — **Wecker, L. de:** Traité de l'ophtalmoscopie clinique. Paris 1880. — **Weinstein, A.:** Experimentelle Untersuchungen über den Heilungsprozeß bei perforierenden Schnittwunden der Hornhaut. Arch. Augenheilk. **48**, 1 (1903). — **Weve, H.:** Entwurf eines Instrumentes zur Tiefenmessung der vorderen Augenkammer zu klinischen Zwecken. Arch. Augenheilk. **81**, 56 (1916). — **Westphal, A.:** Über die Markscheidenbildung der Gehirnnerven des *Menschen*. Arch. f. Psychiatr. **29**, 474 (1897). — **Whitnae, S. E.:** (a) The anatomy of the *human* orbit and accessory organs of vision. Oxford med. Publ.

1932. (b) The levator palpebrae superioris muscle: The attachments of its aponeurosis. Ophthalmoscope 12, 258 (1914). — **Winkler, Prins jr.:** Über Limbuspigment. Klin. Mbl. Augenheilk. 80, 612 (1928). — **Woods, A. C.** and **Earl L. Burkey:** Lens protein and its fractions. Preparation, and immunologic and chemical properties. J. amer. med. Assoc. 89, 102 (1927). — **Woollard, H. H.:** The innervation of the ocular muscles. J. of Anat. 65, 215 (1931).

Yatabe Teikai (T.): (a) Morphologische Studien über die Nasenregion der *Urodelen*. III. Beitrag zur Kenntnis der Anatomie und Entwicklung des Tränennasenganges bei den japanischen *Urodelen*. Keijo J. Med. 2, 277 (1931). (b) Beitrag zur Kenntnis der Morphologie der Linsennähte nebst Bemerkungen über ihre Entwicklung und Regeneration. Keijo J. Med. 4, 93 (1933). — **Yoshida, Y.:** Einige Bemerkungen über die Eintrittsstelle der Arteria centralis in den Sehnervenstamm. Acta Soc. ophthalm. jap. 34, 354 (1930). — **Yuge, T.:** (a) Das Binnengerüst in den Zellen der Tränendrüse. I. Mitt. Untersuchungen über seinen normalen Zustand an *Kaninchen*. Acta Soc. ophthalm. jap. 37, 1069 (1933). (b) Über die Sekretgranula und Mitochondrien in den Zellen der Tränendrüse. Acta Soc. ophthalm. jap. 38, H. 6 (1934).

Zeeman, P. C.: Linsenmessungen und Emmetropisation. Graefes Arch. 78, 93 (1911). — **Zeidler:** Demonstration spodographischer Präparate. Ber. 49. Zusammenk. dtsch. ophthalm. Ges. Leipzig **1932**, 512.

Namenverzeichnis.

Die *kursiven* Zahlen weisen auf das Literaturverzeichnis hin.

ABDERHALDEN 232.
ABE *676.*
ABELSDORFF 309, 390, 431, *676, 729.*
— s. KÖTTGEN *701.*
— s. SACK 419.
— und R. WESSELY 106, *676.*
ABRAMOWICZ, J. 193, *729.*
ACCARDI s. ALAJMO 562, 563, *677.*
— V. *729.*
— Y. 232, 598, *676.*
— und FONTANA 39, 71, 123, *729.*
ACHUCARRO 373.
ADACHI 7, 563, 568, *676, 729.*
ADAMS, DOROTHY ROSE *729.*
— und CARRIAGE *676.*
ADAMÜK 618.
— E. W. und WOINOW 230, *729.*
ADDARIO 292, 462, 499, 503, 523, 554, *676.*
ADDISON und HOW 672, *677.*
ADDARIO LA FERLA *676.*
ADENS *677.*
ADLER, F. H. 308, *677.*
AEBY 278, *677.*
AGABABOW 90, 126, 165, 166, 169, 172, 229, 230, 282, 291, *677.*
AGDUHR 36, 46, 89, 171, 172, 225, 229, 338, 613, 650, 662.
— s. BIELSCHOWSKY 154, 168, 171, 243.
AGUILAR *677.*
AICHEL, O. *677.*
AKIYA, T. *729.*
ALAJMO, B. und G. SALA 245, 246, *730.*
ALAJMO und ACCARDI 562, 563, *677.*
ALBERS *677.*
ALBERTI *677.*
ALBINI *677.*
ALBRAND und SCHRÖDER *677.*
ALBRICH 179, *677.*
— und RENYI 586, *677.*
ALESSANDRO *677.*
ALEXANDER 365, *677.*
— L. *677.*
— und SCHÄFER *677.*
ALEXANDRESCU *677.*
ALLEGRA s. PUGLISI-A. 591, 592.

ALFEN, E. *677.*
— s. DEAN 466.
ALLIERI *677.*
ALLIS, E. P. jr. *730.*
ALT 541, 566, 598, *677.*
ALTMANN, R. 179, 586, *677.*
AMBERG, H. 230, *730.*
D'AMICO 176, 179, *677.*
AMMON *677.*
D'ANCONA 462, *677.*
ANDERSON s. LANGLEY 620, *703.*
— s. STUART *722.*
ANDOGSKI 230, *677.*
ANDREAE *677.*
ANGELUCCI 291, 295, 303, 646, *677.*
ANGSTRÖM 465.
ANIKIN s. GURWITSCH *733.*
ANTONELLI *677.*
AOYAMA *677.*
APATHY-BETHE 313.
APOLANT *677.*
AREY, A. 455, 462, *677.*
ARGAUD und FALLONEY *677, 730.*
ARLT 592, 597, 600, 608.
— -LERCH 592.
ARMSTRONG s. SCAMMON 6, *717.*
ARNOLD 10, 97, *677, 730.*
— F. 198, 502.
— s. IWANOFF *698.*
ARNOLDI *678.*
ARONSON, H. *678.*
ASAYAMA 35, 239, 240, *678.*
ASCHER, K. W. 549, 552, *678, 730.*
ASHIKAGA, M. 419, 423, *678, 730.*
ASK 232, 566, 670, 672, 673, *678.*
— -BROMAN 670, *682.*
— und VAN DER HOEVE 673, *678.*
ASSHETON *678.*
ATANASOPOULOS *678.*
ATTIAS, G. 45, 49, 51, 52, 55, 56, 57, 59, 67, 87, 88, 89, *678.*
AUBARET 599, *678.*
— und BONNEFONT *678.*
AUBERT 14, 501.
AUERBACH 125.
AUGSTEIN *678.*

AUST *678.*
AWERBACH, M. 230, *730.*
AXENFELD 86 87, 105, 586, 589, *678.*
— und BIETTI 586.
— und YAMASHITA 83, 105, *678.*
AYRES und KÜHNE *678.*

BAB *678.*
BACH, L. 419, 569, *678.*
— s. GÜRBER 592.
— s. MEYER *709.*
— und SEEFELDER 295, *678.*
BADERTSCHER *678.*
BAGE 441, *678.*
BAGG und LITTLE 427.
BAILEY *678.*
BAILLIART s. MAGITOT *707.*
BAJARDI 14, 206, *678, 730.*
BALADO 224, *678.*
— M. *679.*
— — A. *730.*
— — und E. DE BARTEL 224, *730.*
BALBUENA 347, 348, *679.*
BALDUCCI *679.*
BALDWIN 291, 292, 419, *679.*
BALLANTYNE s. THOMSON *723.*
BALLOWITZ 36, 37, 39, 40, 41, 42, 229, *679.*
BAMBECKE, V. 503, *679.*
BAQUIS, M. 71, 123, 344, 415, *679, 730.*
BARABASCHEW 266, *679.*
BARACZ 6, 63, *679, 730.*
BARBIERI 501, *679.*
BARD *679.*
BARDELEBEN, V. und FROHSE 612, *730.*
BARDELLI *679.*
BARIAL *679.*
BARINETI *679.*
BARKAN *679.*
— O. 500.
BARKOW *679.*
BARLETTA 71, 123, *679, 730.*
BARRET *679.*
BARTEL, DE S. BALADO 224, *730.*
BARTELMEZ 623.
— -EVANS 624.
BARTELS 79, 494, 561, 564, 566, 580, *679, 730.*
BARTH, H. A. *679.*
BATSCHAROWA *679.*

BAUER *679*.
— K. 573.
— U. *679*.
BAUMEISTER 458, *679*.
BAUMGARTEN 541, *679*.
BAURMANN, M. 97, 98, 99, 103, 145, 292, 419, 500, 501, 503, 504, 505, 506, 507, 508, 516, 517, 518, 519, 520, 523, 526, 529, *679, 730*.
— und THIESSEN 519.
BAYER *680*.
BEARD *680*.
BEAUREGARD 462, 503, *680*.
— H. *680*.
— s. PORTES *714*.
BEAUVIEUX 240, 262, 265, 277, 278, 279, 295, 644, *680*.
— s. TEULIÈRES *740*.
— und DUPAS 620, *680*.
— und RISTITCH 404, 410, 411, 490, *680*.
BÉCAUT 600.
BECH, DE *680*.
BECHER, H. 71, 72, 73, 74.
— — und K. OSTERHAGE 71, 72, 76, *730*.
BECHTEREW *680*.
BECKER 266, 272, 323, 408, *680*.
— O. 268.
— s. O. SCHULTZE 261.
BECKWITH *680*.
— C. J. *680*.
BEDELL *680*.
BEDNARSKI 471 472, *680*.
BEER, TH. *680*.
BEHR 480, *680*.
BEIRO s. REAL y BEIRO *688*, *715*.
BELFANTI *680*.
BELL *680*.
BENCINI 549.
BENDA 179, 210, *680*.
BENEDEK *680*.
BENEDETTI *680*.
BENNINGHOFF 72, 76, 100, *680*.
BENOIT *680*.
BENTLEY s. WASHBURN *727*.
BENZ 541.
BERANECK *680*.
BÉRAUD 543, 582, *680*.
BERG *680*.
— F. *680, 730*.
BERGER 134, 198, 260, 261, 262, 278, 291, 295, 457, 498, 516, *680*.
— E. *680*.
— und LÖWY *680*.
BERGMANN *680*.
BERGMEISTER *680*.
— O. *681*.
BERLIN, R. 5, *681*.
BERNARD *681*.
BERNER, O. 153, 215, *681, 730*.

BERNHARDT, M. *681*.
BERNHEIMER 361, 494, *681*.
BERNT, H. *681*.
BERTACHINI 503, *681*.
BERTARELLI s. LEVADITI 203.
BERTUZZO s. LO CASCIO 247, *731*.
BESIO *730*.
BEST *681*.
BETHE 345, 353.
— s. APATHY 313.
BIAGI 459, *681*.
BIDAULT *681*.
BIELSCHOWSKY 30, 36, 44, 53, 57, 58, 59, 127, 129, 169, 170, 226, 227, 266, 311, 321, 357, 369, 413, 490, 493, 495, 506, 613, 614, 639.
— -AGDUHR 154, 168, 171, 243, 262.
— -PERDREAU 505.
— und POLLACK *681*.
BIESIADECKI, A. *681*.
BIETTI 127, 128, 166, 480, *681*.
— s. AXENFELD 586.
BIGNON s. PILLIET *713*.
BINHOLD, H. *730*.
BIRCH-HIRSCHFELD, A. 6, 357, 441, *681, 730*.
BIRNBACHER 454, *681*.
BITTER *681*.
BIZZOZZERO *730*.
BJÖRLING 68.
BLAAUW *681*.
BLANDIN *681*.
BLASCHEK *681*.
BLASCHKER 361.
BLESSIG 363.
BLIX, M. 13, 502, *681*.
BLOCH 405, 633, *681*.
— F. und v. HUSEN *681*.
BLOTEVOGEL, W. 71, 123, 164, 419, *681, 730*.
BLUM *681*.
BLUMBERG 541, *681*.
BLUMENBACH *681*.
BOCHDALEK 485, 600, *681*.
BOCK *681*.
BODDAERT *681*.
BOE *681*.
BÖCK, J. 16, 66, 126, *730*.
BÖHM und DAVIDOW 198.
BOEKE 58, 59, 125, 129, 159, 165, 166, 167, 169, 172, 226, 227, 228, 338, 614, 615, 616, *681*.
BÖKE, J. 44, 52, 57, 125, 126, 127, 129, *681, 730*.
— und HERINGA *681*.
BOGENDÖRFER *681*.
BOLL 315, 440, *681*.
BOND *681*.
BONDY, M. 406, *681*.
BONNEFON *681*.

BONNEFON und LACOSTE *681*.
BONNEFONT s. AUBARET *678*.
BONNET 601.
BONO *681*.
BOOKLESS *682*.
BORELLO, F. PAOLO 481, *682, 730*.
BORN 673, 674, *682*.
BORREL 554.
BORYSIEKIEWICZ 415, *682*.
BOSSALINO *682*.
BOTACCI-SCALINCI *682*.
BOTÉZAT *682*.
BOUCHERON *682*.
BOUGHTON *682*.
BOUIN 642.
BOURGEOIS und TSCHERNING 13.
BOVERI *682*.
— sen. 450.
— VICTOIRE 450.
BOWMAN, W. 16, 17, 18, 19, 20, 21, 22, 23, 24, 25, 26, 28, 29, 31, 54, 55, 450, 502, 648, 649, *682, 730*.
BOZZA *682*.
BOZZOLI *682*.
BRAILEY *682*.
BRAMERTZ 322, *682*.
BRASS, A. 457, *682*.
BRAUER 309, 419, 457, 458.
— A. *682*.
BRAUN *682*.
BRAUNE *682*.
BRENNEKEN 5.
BREWSTER 501.
BRIBACH 500, *682*.
BRÖSICKE 198.
BROMAN *682*.
— und ASK 670, *682*.
BROSSER 304.
BROUWER und ZEEMANN *682*.
BRUCH 119, 120, 208, 298, 303, 307, 314, 416, 541, *682*.
BRUCKNER-Z. 420, *729*.
BRÜCKE 6, 96, 130, 134, 150, 151, 152, 153, 156, 157, 158, 160, 208, 246, 308, 310, 364, 499, 502, *682, 730*.
BRÜCKNER 207, *682*.
— s. LIPPMANN *705*.
BRUGSCH *682*.
z'BRUN *682*.
BRUNI 130, 131, 670, *682*.
BRUNS *682*.
BUCCIANTE und LORENZI 397, *682*.
BUCHANAN *682*.
BUCY *682*.
BUDGE 601, 620.
BÜCKLERS, M. 250, *730*.
BÜNAU 499, 501.
BÜRGER und SCHLOMKA 248, 249, *731*.

BUGLIA *682.*
BULAČ 477; CHADZJI OMAR *730.*
BULLOT *731.*
BUM *682.*
BUMKE *682.*
BUNGE 496, *731.*
BURBO *731.*
BURCHARDT *682.*
BURCKHARDT *682.*
— R. *682.*
BURDON-COOPER *683.*
BURG 281.
BURGERS s. WEYSSE *727.*
BURGHARDT 463.
BURKART *683.*
BURKEY s. WOODS 249, *741.*
— E. L. und H. C. WOODS *731.*
BURRETT s. LANG *703.*
BUSACCA 259, 261, 262, 263, 266, 267, 274, 276, 633, 635, *683, 731.*
— -ARCHIMEDE *731.*
BUTLER *682.*
— HARRISON 198, *731.*
BUXTON *683.*
BUYTENDIJK und REVESZ *683.*

CADIAT 595.
CAHANE, M. *731.*
CAHN *683.*
CAHNE, M. 249.
CAJAL, RAMON Y 37, 167, 229, 311, 312, 317, 332, 333, 334, 338, 342, 344, 345, 346, 347, 348, 349, 353, 354, 355, 357, 358, 359, 370, 371, 373, 384, 393, 394, 395, 396, 397, 403, 431, 432, 440, 450, 455, 457, 493, 494, 588, 635, *683.*
CALDERARO 281, *683, 731.*
CALZOLARI *683.*
CAMERON *683.*
CAMPOS 294, 498, 524, *683.*
CANFIELD *683.*
CANOVA *683.*
CANTON 60.
CANTONNET *683.*
CAPELLINI *683.*
CAPELLINO 361.
CAPRANICA *683.*
CARINI, A. *683.*
CARLINI 291, *683.*
CARLINO 292.
CARLSON 441, *684.*
CARMICHAEL s. WELLS 374.
CARMOTET *684.*
CARPENTER *684.*
CARREL 627.
CARRÈRE 179, 183, 292, 419, *684.*
CARRIAGE s. ADAMS *676.*

CARRIÈRE, J. 459, *684.*
CASOLINO, L. 64, *731.*
CASPAR 361, *684.*
CASTELIN s. DUBOIS *688.*
CASTELLI *684.*
CASTELLO, B. 71, 123, *684, 731.*
CASTRO, DE 154, 169, 224 225, 228, 497.
CATTANEO 261, 351, 447, 643, *684, 731.*
— D. *731.*
— DONATO *731.*
CAVAZZANI 501, *684.*
CAVKA *684.*
— V. und PRICA 592, *731.*
CHAFFEE s. KEELER *699.*
CHAMBERS *684.*
CHANCE *684.*
CHARPY *731.*
CHATIN *684.*
— J. *684.*
CHEVALLEROT und POLACK 375, *684.*
CHIA CHI WANG *684;* s. a. WANG *727.*
CHIARI *684.*
CHIARINI *684.*
— P. *684.*
CHIARUGI *684.*
CHIEVITZ 378, 390, 401, 415, 431, 440, 448, 636, *684.*
CHIEVITZ, J. *684.*
CHIODI, V. *731.*
CHRUSTSCHOFF *684.*
CHUN, C. 457, *684.*
CIACCIO 425, 503, 535, 543, 552, 556, 566, 626, *684.*
CILIMBARIS *684.*
CIRINCIONE 250, 566, *684, 721;* s. a. u. SPECIALE-C.
CLARA *685.*
CLARKE *685.*
CLELAND *731.*
CLOQUET 293, 500, 652, 653, 656, *685.*
CNYRIM *685.*
COATS *685.*
COGNETTI DE MARTIS *685.*
COHEN s. SCHAPER 258, *718.*
— KILIAN und METZGER *685.*
COHN 390.
COHNHEIM 57, *731.*
COLASANTI *685.*
COLIN *685.*
COLLEVATI *685.*
COLLIN 64, 66, 356, *685.*
COLLINS *685.*
COLOMBO 10, 22, *685, 731.*
COMBERG 503, 517, *685, 731.*
CONSIGLIO s. SPALLITA *721.*
CONTINO, A. 230, 503, 507, 529, 530, 537, 543, 544, 564, 566, 569, 570, 571, 572, 573, 670, *685, 731.*
COOPER *685.*

COPE 457, 462, *685.*
COPPEZ 406, *685.*
CORDS *685.*
— EL. *685.*
CORNI s. NUEL 42, *711.*
CORNING *685.*
CORO, VILA 608.
CORREIA *685.*
CORTI 312, 354.
CORVADO *685.*
COSMETTATOS 673, *685;* s. a. KOSMETTATOS.
COSTE 674.
— J. *731.*
COTRONEI *685.*
COWAN, ALFRED s. T. B. HOLLOWAY *734.*
— A. und W. F. FRY *731.*
COX 455, *686.*
CRAMER *686.*
CRAMPTON *686.*
CREVATIN *686.*
CUCCO, ALFREDO *731.*
CUÉNOD 427.
— und NATAF 532, 533, 549, 559, *731.*
CUIGNET *686.*
CURTIS 292.
CUTORE *686.*
CUVIER *686.*
CYON 501, *686.*
CZERMAK 183, 283, 285, 286, 289, 291, *686.*
CZERNY *686.*

DABELOW *686.*
DACUNHA und SOUSA *686.*
DAGROI 132.
DAHL s. L. R. MÜLLER 620.
DAMEL, CARLOS, S. *731.*
DAMIANOFF *686.*
DAMMERMANN, H. W. 338, *686.*
DANIS *686.*
DARWIN 561.
DAVIDOW s. BÖHM 198.
DAVY, VAN 6.
DEAN, B. *686.*
— und ALLEN 466.
DEBYE-SCHERRER 66, 501.
DEDEKIND *686.*
DEGNER 361, *686.*
DEHORNE 10, 21, *686.*
DEICHLER, L. W. *686.*
DEICHSEL, G. 457, *686.*
DEJEAN 183, 279, 291, 293, 295, 375, 500, 503, 508, 509, 510, 654, 655, *686.*
— CH. *686, 731.*
DELAGE *686.*
DELLESSERT *686.*
DEMBOWSKI, J. *686.*
DEMELLE s. GRYNFELLT *694.*
DEMOURS 502.
DENISSENKO 410, *686.*

DENNISENKO, G. 457, *686.*
DEPÈNE *686.*
DERCHIA *686.*
DESCEMET 16, 17, 18, 26, 29, 30, 31, 32, 63, 155, 292, 450, 647, 648, 649, 650, 660, 666.
DESFOSSES *686.*
DESMOULINS *686.*
DESSAUER 278, *686.*
DETWILER 309, 316, 400, 403, 447, *686.*
— s. LAURENS 328, 465, *703.*
— und LAURENS 446, *687.*
— und LEWIS 303, 454, *687.*
DEUTSCHMANN 266, *687.*
— R. *731.*
DEWEY 580, *687.*
— K. A. *731.*
DEXLER *687.*
DEYL, J. 457, 467, 489, *687.*
DIETER *687.*
DIMMER 378, 380, 383, 408, *687.*
— F. *687.*
— und PILLAT *687.*
DINGER *687.*
DITTLER 301, 322, 323, *687.*
DOBROWOLSKY *687.*
DÖLLINGER, I. *687.*
DOENECKE *687.*
DOGIEL 43, 51, 52, 57, 324, 331, 332, 333, 334, 336, 338, 339, 341, 344, 345, 346, 347, 349, 352, 354, 355, 359, 360, 372, 383, 384, 386, 387, 392, 419, 431, 455, 465, 550, 560, 569, 591, 615, 616, 617, *687.*
— A. S. *687, 731.*
— J. *687.*
DOHRN *687.*
DOLLER s. DONDERS 5.
DONCAN *687.*
DONDERS, C. 230, *687, 732.*
— und DOLLER 5.
DOR *687.*
DORELLO, PRIMO *732.*
DOSSCHAATE *687.*
DOSTOJEWSKI, A. *687.*
DOSTOJEWSKY *687.*
DRAGOMIROV *688.*
DRUAULT 265, 293, 498, 511, 636, 655, *688.*
— A. und S. *688.*
— und TOUFESCO 267, *688.*
DUB 258, *688.*
DUBOC *688.*
DUBOIS-REYMOND, CL. 384, *688.*
— — R. *688.*
— und CASTELIN *688.*
DUBREUIL *688.*
— und DUPUIS-DUTEMPS *688.*
DUCA, M. DEL 24, 25, *731.*

DUCLOS 258, *732.*
DÜCKER 468.
— MARTIN *688.*
DUFOUR und GONIN und LEBER 411.
DUKE-ELDER, W. S. 277, 278, 502, 503, 504, 505, 507, *688, 732.*
— s. ROBERTSON 501, *738.*
DUPAS s. BEAUVIEUX 620, *680.*
DUPUIS-DUTEMPS s. DUBREUIL *688.*
DURAND *688.*
DUSSELDORP 533, 549, *732.*
— M. *732.*
DUVAL und REAL Y BEIRO *688.*
DUVERNEY 578.
DUYSE, VAN *688.*

EBERTH, C. D. *688.*
— und WADSWORTH 21.
EBLE 532.
EBNER, V. 15, 17, 18, 19, 32, 33, 55, 159, 177, 179, 217, 259, 262, 266, 273, 282, 312, 313, 317, 330, 364, 378, 575, 584, *688, 732.*
— s. KÖLLIKER *700.*
ECKERS s. GAUPP *693.*
EDINGER *688.*
— L. *688.*
EDWARDS s. MILNE *709.*
EGGELING 538, *688.*
EGGER 277, 279, 282, 286, 656, *688.*
EGOROW, I. 51, 52, 85, 123, *688, 732.*
EHLERS, H. 26, *732.*
EHRLICH 44.
EIGENMANN, C. H. 457, 462, *688.*
— und SHAFER *688.*
EIMER 52, 57, 58.
EISLER 18, 22, 27, 52, 107, 220, 264, 266, 268, 303, 313, 322, 323, 327, 328, 330, 363, 365, 368, 384, 400, 403, 405, 483, 532, 554, 559, 567, 574, 583, 599, 606, 615, 617, *688.*
— P. 32, 33, 34, 240, 311.
EKMAN *688.*
ELEONSKAIA, V. 90, 627, *688, 732.*
ELLENBERGER, W. 544, *688.*
— und S. SCHUMACHER *688.*
ÉLOUI 29, 34.
ELSCHNIG 106, 107, 135, 261, 262, 384, 404, 405, 471, 473, 477, *688.*
— und LAUBER 204, 215, *689.*
EMBDEN 345, 353, 494, *689.*
EMERY, C. 457, *689.*

EMMERT *689.*
ENGEL *689.*
— s. PLOMAN *713.*
ENGELHARDT *689.*
ENGELMANN 302, 306, 316, 317, 322, 323, *689.*
— TH. W. *689.*
ENSLIN 565, 566, *689.*
EPPENSTEIN 201, 206, 207, *689.*
— A. *689.*
D'ERCHIA 620.
ERDL 674, *689.*
ERGGELETT 503, 516, *689.*
ERNST 631.
ERNYEI, I. *732.*
EROPHEEF *689.*
ESCHRICHT *689.*
ESTABLE, C. 496, *732.*
ESVELD, VAN 127, 227.
— L. W. *732.*
EUZIÈRES s. GRYNFELTT 183, 328, 410, *694.*
EVANS s. BARTELMEZ-E. 624.
EVERSBUSCH 563, 564, *689.*
EWALD und KÜHNE *689.*
EWART *689.*
EWETZKI *732.*
EWETZKY, TH. 674, *689.*
EWING 215, *689.*
EXNER *689.*
— F. *689.*
— SIEG. 308, *732.*
— und JANUSCHKE 306, 309, 314, 457, *689.*
EYCLESHYMER *689.*

FABER, C. 198, *689.*
FALCHI, F. *689.*
FALDINO *689.*
FALLONEY s. ARGAUD *677, 730.*
FANO, DA 588, 591, *689.*
FARAVELLI *689.*
FARINA, F. 71, 123, 164, 180, *689, 732.*
FARNARIERE, F. *690.*
FAVALORO, G. 6, 477, *690, 732.*
FAVRE, M. und CL. REGAUD *690.*
FAZAKAS *732.*
FAZZARI 488, 490, *690.*
FEHR *690.*
FEINGOLD *690.*
FEJER *690.*
FELCHLIN 14, 15, 501, *690.*
FESSLER *690.*
FEY 565, *690.*
FICALBI *690.*
FICK *690.*
— A. E. *690.*
FINCHAM 13, 14.
FINKBEINER 499, 502, *690.*

Finnoff *690.*

Fischel 10, 22, 623, 624, 625, 627, 658, 660, 663, 665, 672, *690, 732.*

Fischer 646, 647, 648, 650. 660, *690.*

— Erich *732.*

— E. P. 15, 20, 21, 65, 71, 73, 74, 249, 481, 483, 484, 552, *690.*

— F. 16, 87, 88, *690.*

— F. P. 249, 250, 271, *690, 732.*

— P. 10.

— v. Bünau, H. *732.*

Fischl, A. *690.*

Fish *690.*

Fisher, I. H. *690.*

Flechsig 361, 495.

Fleischer 501, 564, 673, 674, *690.*

Fleischl, E. v. *732.*

Fleischli 15.

Flemming 4, 22, 132, 278, 314, 586, 592, *690, 732.*

Flesch *690.*

Florian 626.

Flower 326.

Foerster 304.

Folinea *690.*

Foltz 593, 595, *732.*

Fontana 667.

— s. Accardi 39, 71, 123, *729.*

Forlanini *690.*

Formad *690.*

Forsmark 208, 210, 211, 220, *690.*

Fortin 123, 143, 154, 317, 333, 334, 385, 386, 388, 396, 398, 408, 411, 414, *690.*

— E. P. *691.*

Fouliquet 463, *691.*

Fracassi 291, 503, 644, *691.*

Franceschetti 232.

Francotte *691.*

Franz, V. 130, 133, 134, 143, 178, 294, 306, 308, 309, 311, 326, 365, 371, 373, 419, 427, 428, 432, 440, 457, 462, 463, 592, 629, *691.*

Franz s. Oppel-Fr. *737.*

Frei, E. *691.*

Frerichs 592.

Freundlich und Seifritz 501.

Frey 541.

Freytag 232, 247, 501, *691, 732.*

Fribös 23, *691.*

Fricke 6.

Fridenberg *691.*

Frieberg *691.*

Friede 11, 12.

Friede R. 13, *732.*

Frisch 306, 316, 322, 325, *691.*

— K. v. 314, *691.*

Fritsch 378, 379, 380, 382, 388, 390, 410, 411, 429, 440, *691.*

— G. *691.*

Fritz 33, 40, 41, *691.*

— F. *691.*

— W. 234, 240, *691.*

Fritzberg *691.*

Fröhlich *692.*

— und Vogelsang *692.*

Frohse s. v. Bardeleben 612, *730.*

Froriep *692.*

— A. *692.*

Fründ *692.*

Fruginele *692.*

Fry, W. F. s. A. Cowan *731.*

Fubini *692.*

Fuchs 84, 177, 195, 219, 496, 611, *692.*

— A. 63, 123, 207, *692, 732.*

— E. 11, 77, 79, 80, 82, 83, 84, 87, 88, 94, 99, 104, 122, 123, 136, 153, 155, 156, 158, 176, 177, 178, 183, 193, 194, 197, 198, 199, 200, 201, 203, 204, 205, 207, 217, 218, 220, 222, 203, 204, 205, 207, 217, 218, 220, 222, 223, 477, 478, 488, 501, 552, 579, 580, 581, 610, *692, 732.*

— H. *692.*

Fürst, C. M. 311, 321, *692.*

— -Kolmer 311.

Fürth und Hanke *692.*

Fujita 322, 454, *692.*

Fukala *692.*

Fukamizu, J. *732.*

Fulton *692.*

Fumagalli 590, *692.*

Fuss 60, 69, 70, *692.*

Gabriélidès *692.*

Gadow *692.*

Gage, S. P. *692.*

Gaglio *692.*

Galeotti 179.

Gallati, J. 245, 253, *692.*

Gallemaerts 552, 559.

— und Kleefeld 17, 244, 549, *692.*

Gallenga, R. 144, 566, *692, 732.*

Galvao *692.*

Garnier, v. 281, 498, *692.*

Garten 301, 314, 315, 317, 322, 323, 328, 331, 411, 446, 465, *692.*

Gasser, O. 518.

Gasteiger 39, 71, 123.

Gatti 315, *692.*

Gaupp 258, 454.

— Eckers und Wiedersheim *693.*

Gauss 406, *693.*

Gebb *693.*

Geberg *693.*

Gegenbaur 198, *693.*

Gemminger, M. *693.*

Genderen-Stort, van 302, 306, 314, 317, 322, *693.*

Georgewa *693.*

Gérard 599.

Gerlach 502, 593, 594, *693.*

Gerlich *693.*

Gertz 12, 303, *693.*

— H. *693.*

Giacomini 552, 561, 563, 564, *693, 732.*

Giacosa 501, *693.*

Gianelli 450, *693.*

Giannantoni, C. *732.*

Giebel *693.*

Giemsa 554.

Giesbrecht 646, *693.*

Gieson, van 236, 479.

Gifford *693.*

Gilbert 179, 207, *693.*

Gillet *693.*

Gillet de Grandmont *733.*

Ginsberg 198.

Glücksmann, A. 630, 646, *693.*

Goedbloed, J. 520, *733.*

Goeppert *693.*

Goethe 134.

Goette, Al. *693.*

Goetz 583, 590, *693.*

Goldberg 61.

Goldblatt *693.*

Goldmann, Hans *733.*

Goldschmidt 248, 249, *733.*

Goldstein s. Parhon 620.

Golgi 337, 338, 353, 355, 356, 358, 359, 368, 387, 393, 394, 395, 466, 475, 529, 587, 622.

— und Manfredi *693.*

Gonçalves *733.*

Gonçalves s. Vlès 249, *740.*

Gondo 656.

Gonzales, R. s. Pesme *737.*

Goronowitsch 462, *693.*

Graber 458.

Gradenigo *693.*

Gradley *693.*

Gräfberg *693.*

Grahn *693.*

Grandmont, Gillet de 250.

Graves 558.

— B. *733.*

Greeff 6, 13, 181, 198, 320, 328, 354, 364, 366, 370, 380, 382, 393, 488, 505. 529, 530, 532, 537, 608, 693.
— R. 693.
Green 536, 537, 693.
Gregory, P. W. 419, 693, 733.
Grochmalizki 693.
Grod 12.
— A. 733.
Grönholm, V. 230, 733.
Groenouw 693.
Grönvall, H. 232, 733.
Grohs, J. 693.
Grosskopf, W. 419, 693.
Grossmann und Mayerhausen 694.
Groyer 694.
Grünhagen 208, 694.
— und Samkowy 694.
Grüninger 61.
— W. 733.
Grunert 208, 220, 580, 589, 694, 733.
Grynfellt 208, 221, 419, 457, 463, 694.
— E. 694.
— und Demelle 694.
— und Euzières 183, 328, 410, 694.
Grynfeltt, J. 733.
Gstettner 694.
Gualdi, V. 583, 733.
Gudden 694.
— V. 733.
— v. 494.
Günzburg 406.
Gürber und Bach 592.
Guerri dei Coluzzi 694.
Guggenheim 694.
Guglianetti 694.
Guillas, Le 694.
Guist 420, 694.
Gulliver 457, 694.
Gullstrand 9, 13, 14, 15, 245, 247, 274, 375, 376, 501, 503, 694.
Gunn 694.
Gurwitsch 394, 638, 649, 650.
— A. 637.
— L. 637, 638.
— und Anikin 733.
Gutmann 694.
Guye 694.
Guyon s. Nageotte 710.
Györgyi, St. 295, 378; s. a. Szent-Györgyi.

Haab 694.
Hache 694.
Haden 694.

Haedecke 694.
Häggquist, Gösta 612, 733.
Haemers 503, 694.
Haensell 503, 694.
Hagedoorn 646, 647, 650, 695.
Hahn 325, 695.
Halasz 12, 733.
Halban, J. 612, 733.
Halben 247, 303, 594, 595, 596, 597, 598, 695.
Halberstädter s. Prowazek 554.
Hallauer, C. 247, 501, 592, 733.
Haller 84, 404, 491.
Hamburger 695.
Hamdi s. Wieting 634.
Hamilton s. MacIlroy 706.
Hammar 674, 695.
Handmann, M. 733.
Hanke 425, 695.
— s. Fürth 692.
Hannes 589, 695.
Hannover 67, 278, 279, 294, 440, 499, 502, 527, 528, 695.
Hansen, R. 695, 733.
Hanssen 695, 733.
Harder 564, 592, 695.
Harling 695.
Harman 695.
Harms 420, 457, 695.
— C. 733.
— — L. 695.
Harris 695.
Harrison 695.
Harting 276.
Hartinger 5, 230, 733.
Haschke 695.
Hasner 600.
Hassal 34.
Hasse 247, 695.
Hassenstein 695.
Hauschild 111, 202, 533, 552, 554, 695.
— M. W. 695, 733.
Hecht, S. 324, 695.
Heerfordt 83, 298, 695.
— C. F. 695, 733.
Heesch 503, 507, 515, 516, 519, 520, 695.
Heese 695.
Hegg, E. 230, 733.
Heiberg 21, 695.
Heid, von der 726.
Heidenhain 179, 198, 201, 205, 284, 301, 313, 328. 334, 397, 695.
— M. 306
— s. Rhodes 134.
Heine 143, 320, 376, 379, 380, 381, 382, 411, 412, 501, 695.

Heine H. 696.
— L. 696.
— s. Hess 159, 697.
Heinemann, Karl 325, 440, 696.
Heinlein, H. 593, 594, 597, 733.
Heitzmann 696.
Held 30, 70, 101, 102, 108. 121, 129, 198, 205. 207, 210, 212, 221, 228, 229, 282, 311, 321, 322, 330, 337, 353, 363, 372, 419, 476, 495, 696.
— H. 696.
— s. Kolmer 311.
Helfreich 696.
— F. 696.
Helleberg 592.
Helmholtz, H. v. 13, 230, 246, 696, 733.
— — s. Tscherning 724.
— — s. Young 413.
Helmholz 501.
Henckel 489.
Henderson 696.
Henkel 696.
Henle 6, 18, 29, 32, 34, 35, 198, 208, 212, 273, 291, 310, 312, 320, 322, 333, 334, 336, 338, 340, 365, 382, 383, 385, 386, 387, 398, 399, 400, 402, 403, 415, 432, 437, 439, 442, 449, 459, 460, 461, 492, 503, 554, 565, 598, 602, 636, 696, 733.
Henning 696.
Henschen 495, 696, 733.
Hensell, Th. 696.
Hensen 696.
Herbenheiser s. Schnabel 5.
Herbert, H. 154, 155, 696, 733.
Heringa 53, 325.
Herr 696.
Hertel 66, 232, 405, 493, 501, 598, 696.
— E. 734.
Hertling 696.
Hertwig 696.
Hertzog 696.
Herzog 101, 123, 208, 322, 455, 696.
Hescheler 450, 734.
— K. und Victoire Boveri 734.
Hess 102, 142, 147, 159, 244, 245, 253, 295, 309, 317, 411, 419, 420, 433, 440, 448, 457, 459, 696.
— C. 734.
— — von 144, 245, 250.
— und Heine 591, 697.

HESSE, R. 130, 313, 321, 431, 697, 734.
HESSER 601, 605, 617, 697.
HEYNE 697.
HIDANO 697.
HINNEN 697.
HIPPEL 365, 697.
— v. 219, 361, 697.
HIRSCH 405, 406, 697.
— J. 697.
HIRSCHBERG 501, 697, 734.
HIS, W. 10, 27, 29, 32, 60, 420, 697, 734.
HIWATARI, K. 541, 554, 556, 697, 734.
HOCEWAR 697.
HOCHSTETTER 631.
HOCQUART und MASSON 697.
HÖEG 697.
HOEHMANN 697.
HÖLTZKE 697.
HOEPKE 697.
HOEVE, J. VAN DER 5, 496, 501, 697, 734.
— s. ASK 673, 678.
HOFFMANN 326, 420, 429, 440, 549, 581, 697, 734.
— H. 500.
— F. W. 697.
— K. C. 697.
— s. QUAIN 598.
HOFMAN 697.
HOFMANN, F. A. 21.
— H. 697.
— W. 247, 697.
HOLLOWAY 261.
— T. B. und ALFRED COWAN 734.
HOLM 303, 315, 375, 697.
HOLMGREN 393, 422, 697.
HOLTZMANN 697.
HOME 697.
HONIGMANN 697.
HOOK 697.
HOPKINS 422, 697.
HOPPE 698.
HORAND 698.
HORNER 566, 578, 602, 604, 607.
HORNICKEL 698.
HORSTMANN 230, 734.
HORTEGA 372, 374, 375, 477; s. a. RIO-H.
HOSCH 230, 266, 463.
— M. 734.
HOSOYA, Y. 131, 132, 251, 302, 304, 306, 308, 315, 367, 462, 464, 465, 698, 734.
HOTTA 698.
HOW s. ADDISON 672, 677.
HOWARD 447, 698.
— A. D. 698.
HOYER, H. 698.
HUBER 616, 698.
— G. CARL 734.
HUDII 698.

HUECK 243.
HUESCH 734.
HÜTTENBRENNER 698.
HUGHES, NICHOLAS 734.
HUGUENIN 541, 698.
HULKE, W. J. 698.
HUNECKE 698.
HUNTER, W. 698.
HURST 698.
HUSCHKE 6, 595, 698.
— E. 734.
HUSEN 698.
— v. s. F. BLOCHMANN 681.
HUWALD 198.
HUXLEY 564.
HYRTL 584, 595, 597, 602, 618, 698.

IGERSHEIMER, J. 12, 734.
ILJIN 698.
INGAELS 698.
INGLIS s. POLLOCK 714.
ISCHREYT 71, 440, 698.
ISHIGURO, MOTAHARU 734.
ISHIKURO 537, 698.
ISKE s. SCHÄFER 718.
ISRAELS 646, 647.
IWANOFF 137, 176, 364, 502, 528, 529, 636, 698.
IWANOFF und ARNOLD 698.
IWATA 599, 600, 673, 698.

JABLONSKI 734.
JACKSON 404.
JACOBY 475.
JACQUEAU s. ROLLET 716.
JAQUES s. ROHMER 716.
JACQUET 698.
JÄGER, E. 698.
JAKOBSON 541, 698.
JAKOBY 698.
JANUSCHKE s. EXNER 306, 309, 314, 457, 689.
JANOSIK 698.
JASIŃSKI, M. 66, 734.
JATZOW, R. 496, 734.
JEANDELIZE 251, 698.
JEANNULATOS 698.
JEGOROW 698.
JELGERSMA 698.
JELIASKOWA-PASPALEWA, A. 300, 734.
JELJASKOWA 698.
JEROFEJEW 126.
JESS 15, 64, 248, 249, 261, 267, 501, 699.
— A. 734.
— ADOLF 734.
JESSNER 699.
JIRMAN, J. 230, 734.
JOEL 61, 699.
JOERSS, K. 598, 699.
JOFFE s. SAMOILOFF 549.

JOHNSON 330, 361, 411, 699; s. a. LINDSAY-J.
— C. L. 699.
JOKL 288, 291, 295, 513, 517, 518, 646, 675, 699, 734, — s. LINDAHL 675, 705.
JOSEPH 457, 699.
JOUVES 674, 699.
JUILLERAT und KOBY 734.
JUSELIUS 699.
JUSTOV 699.
JOSTOW 130, 699.

KADANOFF, D. 613, 734.
KADYI 699.
KAHMANN, H. 159, 279, 294, 295, 734.
KAISER 699.
KAJIKAWA 431, 432, 433, 436, 440, 644, 699.
KALLIUS 332, 342, 345, 347, 359, 441, 503, 699.
— s. MERKEL 13, 541, 595, 708.
KALT 298, 420, 699.
KAMMERER 457, 699.
KAMOCKI 699.
KAPEL 300, 699.
KARBE s. STRUGHOLD 549, 551, 722.
KAPPERS 312, 457, 699.
KARSTEN 699.
KAYSER 12.
— B. 734.
KAZUO 552.
KAZZANDER 699.
KEBES 734.
KEELER 423, 699.
— SUTCLIFFE und CHAFFEE 699.
KEIBEL 265, 466, 467, 503, 646, 676, 699.
— F. 699.
— KENNEL 699.
— und MALL 611, 699, 734.
KEIL 699.
KEITEL 699.
KERR 462, 699.
KERSCHBAUMER, R. 142, 147, 699.
KERSCHNER 699.
KESSLER 265, 646, 647, 699.
KEY und RETZIUS 699.
KIKAI, KUNIMARO 357, 703, 734.
KILIAN s. COHEN 685.
KING 699.
KINGSBURY 699.
KINNER s. STERLING 721.
KIRBY 627, 699.
KIRCHSTEIN 583, 584, 700.
KIRIBUCHI 30, 206, 488, 700.
KIRPITSCHOWA-LEONTO-WITSCH 102, 206, 230, 700.

Kiso 361.
— Nakamura 700.
Kiss 700.
— F. Mihalik und Navratil 700.
Kitlitz 457, 700.
Klapp 700.
Klauber 700.
Klebs 291, 700, 735.
Kleczkowski 480, 700.
Klee 700.
Kleefeld 549.
— s. Gallemaerts 17, 244, 692.
Kleinschmidt 541, 700.
Kleland 700.
Klemm, E. 700.
Klinge 700.
Klinkowström 452, 457, 700.
Klodt 597, 700.
Knape 646, 647, 650, 700.
Knapp 13, 230, 246, 411.
— H. 735.
Knies 700.
Knox 700.
Knüsel, O. 18, 43, 44, 56, 549, 560, 700, 735.
— und Vonwiller 10, 18, 21, 43, 57, 537, 549, 550, 551, 559, 560, 700, 735.
Knutson 700.
Knutzon s. Ploman 713.
Koby 14, 503, 633, 700, 735.
— F. 735.
— s. Juillerat 734.
Kocetow 735.
Koch 700.
Köhl 457.
Köhler 392, 419, 700.
— A. und A. F. Togby 19, 248, 700.
Kölliker 29, 34, 60, 63, 97, 265, 291, 292, 503, 566, 584, 598, 646, 673, 674, 700, 735.
— -Ebner 700.
König, Arthur 390.
Königshofer 700.
Königstein 35, 700.
Köppe 18, 60, 61, 186, 198, 207, 234, 250, 407, 473, 503, 516, 530, 531, 552, 580, 700.
Koeppe, Leonhard 735.
Körber 701.
Köttgen und Abelsdorff 701.
Koganei 197, 198, 204, 701.
Kohl 425, 457, 462, 467, 468, 701.
— C. 735.
Kohlrausch 304.
Kohn, A. 340.
Koike, T. 587, 735.
Kokott, W. 71, 72, 76.
Kolen, A. A. 16, 67, 68, 701, 735.

Koller, G. 303.
— G. und Eva Meyer 701.
Kolmer, W. 1, 14, 19, 20, 21, 22, 23, 26, 28, 30, 33, 34, 36, 38, 40, 48, 55, 56, 57, 67, 79, 80, 86, 87, 94, 99, 100, 101, 103, 107, 109, 112, 114, 115, 116, 119, 120, 122—136, 138, 140, 142, 143, 144, 153, 154, 159, 160, 161, 164, 165, 166, 167, 168, 169, 170, 171, 172, 174, 175, 177, 183, 186, 195, 196, 197, 198, 200, 205, 207, 208, 209, 215, 216, 218, 219, 220, 221, 222, 224, 225, 228, 229, 230, 237, 238, 241, 243, 247, 261, 262, 263, 264, 266, 270, 272, 274, 279, 280, 281, 283, 284, 285, 289, 291, 292, 293, 294, 295, 296, 298, 299, 301, 305, 311, 314, 316, 318, 319, 323, 324, 326, 327, 329, 332—338, 342, 343, 344, 347, 349, 352, 353, 354, 355, 356, 357, 359, 361, 362, 363, 364, 365, 368, 369, 370, 377, 379, 380, 381, 382, 387, 394, 401, 406, 407, 408, 409, 410, 420, 423, 424, 426, 442, 447, 449, 451, 452, 463, 464, 467, 470, 471, 473, 476, 479, 480, 482, 485—497, 510, 511, 512, 521, 524, 530, 536, 537, 542, 543, 547, 555, 556, 559, 560, 561, 562, 567, 574, 575, 576, 580, 585, 587, 588, 589, 591, 592, 593, 594, 613, 614, 639, 646, 676, 701, 735.
— -Held 311.
Kolossow 586, 588, 702.
Koltzoff 702.
Kondratjeff 702.
Kopikawa 401.
Kopsch 183, 299, 330, 574, 600, 702.
— s. Rauber 552, 735.
Koschel 13, 702.
Kosmettatos 702; s. a. Cosmettatos.
Koster 6, 380, 735.
Kotschetow 702.
Koyanagi 702.
Krämer 405.
Kraupa, E. 11, 261, 361, 405, 559, 735.
Krause 420, 440, 541, 543, 564, 577, 598, 673, 702.
— Arlington C. 15, 16, 64, 735.

Krause C. 4, 5, 6, 735.
— K. 702.
— P. 702.
— R. 547, 462, 702.
— W. 14, 86, 126, 166, 245, 311, 323, 327, 328, 346, 410, 454, 459, 465, 466, 490, 493, 543, 566, 702, 735.
— A. C. und Yudkin 232, 735.
Krebiehl 597.
Kreibich 702.
Kreiker, A. 363, 548, 549, 702, 735.
Krekeler 68, 70, 702.
Kries s. Loewe 736.
Krohn 702.
Kronfeld, P. 232, 735.
Krückmann 198, 304, 643, 702.
Kubik, J. 232, 237, 243, 246, 702, 735.
— s. Löwenstein 706.
Kühne 248, 299, 302, 303, 310, 315, 316, 325, 431, 453, 458, 702.
— s. Ayres 678.
— s. Ewald 689.
— und Sewall 410, 702.
Kümmell 79.
Kuhnt 279, 367, 404, 405, 473, 475, 490, 493, 595, 598, 702.
Kulschitzky 329, 372.
Kumagai 702.
Kunst 501, 703.
Kupffer 457, 703.
— und Price 466.
Kurijandsky 703.
Kurose, Y. 735.
Kuschel 703.

Lachi 703.
Lacoste s. Bonnefon 681.
Ladenburg 304.
Ladigenskaja 649.
Ladigenski, de 703.
Lafont 703.
Lagleyze 703.
Lagrange 703.
— -Valude 703.
Laguesse, E. 646, 648, 649, 703, 735.
Lambertini 703.
Lampert 703.
Landmann 703.
Landolt 332, 338, 347, 393, 443, 455, 463, 466, 703.
— H. 703.
Landreau 703.
Lang 673, 674, 703.
— u. Burrett 703.
Lange 703.
— und Simon 323, 703.

LANGENBACHER 703.
LANGENDORFF 620, 703.
LANGER 703.
LANGERHANS 553, 554, 703.
LANGERMANNS 23, 52.
LANGHANS, TH. 34, 703.
— V. 703.
LANGHEINRICH 703.
LANGLEY 230, 703.
— und ANDERSON 620, 702.
LAQUEUR 703.
LAUBER 91, 186, 195, 204, 205, 206, 219, 360, 385, 503, 703.
— H. 703.
— s. ELSCHNIG 204, 215.
LAURENS 447.
— s. DETWILLER 446, 465, 687.
— und DETWILLER 328, 703.
— und WILLIAMS 704.
LAUTH 704.
LAWRENTJEW 227, 704.
LEBER 10, 15, 29, 60, 69, 96, 100, 102, 118, 232, 236, 266, 404, 491, 496, 704.
— TH. 95, 704, 735.
— s. GONIN 411.
LEBERMANN 704.
LEBOUCQ 311, 321, 330, 473, 503, 529, 676, 704.
LECCOT 704.
LECRON 704.
LEDERER 704.
LEDOUBLE 704.
LEGAL 674, 704.
LEHMANN 561.
LENHARD 251.
— O. 735.
LENHOSSEK, V. 291, 295, 503, 704.
— M. 704.
— V. und VAN PÉE 646.
LEONARDI 594.
— E. 735.
LEONTOWITSCH 704.
— s. KIRPITSCHOWA 102, 206, 230.
LEPAGE 704.
LEPLAT 503, 505, 704, 736.
— G. 704.
LERCH s. ARLT 592.
LERNER 704.
LESER 633, 672, 704.
LESSHAFT 595, 608.
LEUCKHART 704.
LEUKHART 704.
LEVADITI und BERTARELLI 203.
LEVI, G. 258, 313, 646, 676, 704.
LEVINSOHN 208, 411, 704.
LEVY s. MAXIMOW 266.
LEWICKI, S. W. 736.
LEWINSOHN 612.

LEWIS 503, 639, 705.
— F. P. 705.
— M. R. 705.
— W. H. 705.
— s. DETWILER 303, 454, 687.
LEYDIG 450, 457, 462, 705.
LIBBY 705.
LICHAL 705.
LIEBERKÜHN, N. 503, 705.
LIEBITZKY 705.
LIESEGANG 505.
LIETO-VOLLARO, DE 30, 68, 206, 207, 705, 726, 736.
LIGHTBODY 60, 705.
LINDAHL 646, 650, 669, 705.
— und JOKL 675, 705.
LINDBERG 705.
LINDENFELD 176, 736.
LINDNER 505.
— K. 736.
LINDSAY-JOHNSON 304, 330, 410, 411, 413, 414, 418, 448, 629, 676, 705.
LINDSTEDT 230.
— F. 736.
LINEBACK 384, 411, 705.
LINSENMAYER 705.
LIPPMANN u. BRÜCKNER 705.
LITTLE s. BAGG 427.
LIVINI 705.
LOBECK 705.
LO CASCIO 645, 705, 731.
— und BERTUZZO 247, 731.
LOCKWOOD 610.
LODATO 206, 322, 706.
LODDONI, G. 244, 283, 287, 289, 736.
LODEMANN 706.
LOEB, J. 427, 458, 736.
LÖHE 706.
LÖHLEIN 533.
LÖWE 706.
LOEWE u. KRIES 736.
LOEWENSTEIN 706.
LÖWENSTEIN 22, 706.
— und KUBIK 706.
LÖWENTHAL 706.
LOEWENTHAL, N. 736.
LÖWY s. BERGER 680.
LOHMANN 186, 706.
LOHMEYER 501, 706.
LONGWORTH 706.
LOPES, CARDOSO E. 736.
LÓPES ENRIQUEZ 476, 736.
LÓPEZ 373, 374, 706.
LOPEZ, E. 706.
— — M. 736.
LOR 420, 706, 736.
LORENZI s. BUCCIANTE 397, 682.
LOTT 21, 706.
LUBOSCH 706.
LÜDDEN 706.
LÜDECKE 706.
LÜSSI 61, 254, 706.

LUNA, E. 301, 313, 706, 736.
LUSCHKA 198, 208.
LUSSISCH-MATKOWICH 736.
LUSTIG 508.
LUTRA 159.
LUTZ 706.
— A. 736.
LYON 706.

MACALISTER 611, 612, 736.
MACDONALD 250.
MACILROY 706.
— und HAMILTON 706.
MACKELAR 736.
MACLEOD 706.
MCREYNOLDS, JOHN O. 737.
MAGAARD 592.
MAGGIO 706.
MAGGIORE 96, 140, 237, 366, 367, 605, 633, 636, 645, 661, 667, 706, 736.
MAGITOT 404, 492, 707.
— s. MAWAS 291, 373, 374, 503, 529, 632, 646, 651, 653, 656, 708.
— und BAILLIART 707.
— und MESTREZAT 231, 232, 707, 736.
MAGNI 707.
MAGNUS 28, 294, 405, 560, 707, 736.
— und STÜBEL 207, 707.
MAIER 600.
— R. 598, 736.
MAJIMA 454, 639.
— K. 736.
— s. OGUCHI 375, 712.
MALL, F. 707.
— s. KEIBEL 611, 699, 734.
MALLORY 33, 120, 162, 212, 328, 331, 630.
— -MALL 101, 119, 212.
MALPIGHI, M. 707.
MAMOLI 589, 590, 707.
MANDELSTAMM und SCHÖLER 230, 736.
MANFREDI s. GOLGI 693.
MANN, I. 64, 409, 505, 509, 511, 516, 517, 518, 632, 635, 645, 646, 652, 656, 664, 667, 674, 707, 736.
MANS 23, 707.
MANZ 295, 300, 330, 538, 552, 556, 707.
— W. 707.
MARCHAND 100.
MARCHESANI 369, 372, 373, 475, 476, 477, 707.
MARCHI 496.
MARENGHI, G. 342, 359, 707.
MARGOTTA, G. 245, 736.
MARINA 707.
MARINESCO 620.
MARKOWSKI 707.
MARTIN 192, 707.

Martin R. *736*.
Martinotti *707*.
Marx 549, 593, *707*.
— E. *736*.
Masson 554.
— s. Hocquart *697*.
Masuda *707*.
Masugi, A. *707*, *736*.
Mathys 673, 674, *707*.
Matkowich s. Lussisch *736*.
Matsui *707*.
Matsuoka 322, *707*.
Matthiessen 13, 14. 247, 429, 501, *707*, *736*.
Matys *708*.
Mauchle *708*.
Mauthner 405.
Mawas 153, 179, 183, 291, 307, 653, *708*, *737*.
— und Magitot 291, 373, 374, 503, 529, 632, 646, 651, 653, 656, *708*.
Maximow 512, 657.
— und Levy 266.
Mayer *708*.
— E. 303.
— Paul 432.
— Siegmund 506.
Mayerhausen s. Grossmann *694*.
Mayerhoff, H. 457, *708*.
Mayerweg *708*.
Maynard *708*.
Mays 303, *737*.
Mayzel 21, *737*.
Maza 145.
Mazantini *708*.
Maziarsky 584, *708*.
Mazza *708*.
Meesmann, A. 198, 232, 244, 501, 552, *708*, *737*.
Meibom 533, 544, 567, 571, 573, 574, 576, 577, 578, 579, 581, 593, 670, 671.
Meier, E. A. 269, *737*.
Meirowsky 633, *708*.
Meissner 569.
Melkich *708*.
Meller 182, 198, *708*.
Mend *708*.
Menner 296, 313, 326, 330, 331, 372, 385, 413, 417, 420, 422, 425, 433, *708*.
Mercanti *708*.
Mercier und Poisson 462, *708*.
Merck 16.
Merk, L. *708*.
Merigot de Treigny s. Rochon-Duvigneaud *716*.
Merkel 4, 5, 14, 32, 33, 79, 208, 215, 217, 245, 259, 291, 328, 489, 503, 595, 598, 599, *708*.
— F. *708*.

Merkel und Kallius 13, 541, 595, *708*.
— und Orr *708*.
Mestrezat s. Magitot 231, 232, *707*, *736*.
Metcalf *708*.
Metzger s. Cohen *685*.
Metzner 291, *708*.
Mewes 648.
Meyer *708*, *737*.
— Eva s. G. Koller *701*.
— F. *709*.
— G. *709*.
— H. 268, 598.
— und Bach *709*.
Meyerweg 361.
Michaelis *709*.
Michail. D. und P. Vancea 592, *709*, *737*.
Michel 198, 201, 213, 214, 619, 620, *709*.
— I. *709*.
— v. und H. Wagner 10, 501.
Michels, J. *709*.
Miescher 111, 300, 633, 634, 635, *709*.
Mjessner *709*.
Mihalik s. Kiss *700*.
Mihalkowics *709*.
Mihlakovics *709*.
Mildenberger, A. *709*.
Milne-Edwards, H. *709*.
Mises *709*.
Miyake 663, *709*.
— s. Nakamura *711*.
Mobilio *709*.
Möllendorff, W. Ph. v. 2, 584, *737*.
— v. s. Stöhr 32.
Mönnich *709*.
Mörner 10, 15, 33, 64, 248.
Mörschler *709*.
Moissejeff *709*.
Moll 566, 569, 570, 571, 572, 670, *709*.
Monesi 600, 673, *709*.
Mongiardino *709*.
Monner *709*.
Moormann s. Schmitz 322, 323.
Morano 298, 541, *709*.
Morax *709*.
Morel 652, *709*.
Morgagni 600.
Mori 322, *709*.
Moroff *710*.
Mosso *710*.
Most 580, *710*.
Motais *710*.
Motegi, A. *737*.
Mozejkwo *710*.
Muck 592.
Müller 22, 32, 96, 135, 137, 150, 153, 155, 156, 158, 160, 162, 163, 173, 183, 291, 296, 322, 334, 336,

346, 349, 351, 352, 353, 359, 362, 363, 364, 366, 368, 369, 370, 371. 372, 373, 383, 385, 386, 387, 388, 393, 398, 403, 415, 417, 425, 428, 429. 430, 432, 438, 439, 442, 443, 445, 461, 463, 466, 498, 509, 523, 609, 636, 637, 639, 642, 655, 656, 664.
Müller E. *710*.
— H. 33, 34, 320, 364, 380, 445, 457, *710*.
— Hans Karl *737*.
— Heinrich 317.
— I. L. 5.
— Joh. *710*.
— Karl *710*.
— L. R. 619.
— — — und Dahl 620.
— W. *710*.
Münch 203, 204, 206, 208, 228, 229, 230, *710*.
Münzer, E. s. J. Singer *720*.
Muhse, E. F. *710*.
Mukai *710*.
Muklucho-Maclay 561.
Murr 130, 131, 326, 386, 413, 669, *710*.
Mursin 549, *710*.
Musgrove *710*.
Myer *710*.

Nadi 182, 276.
Naga Kava *710*.
Nagcotte *710*.
— und Guyon *710*.
Nagel *710*.
— W. A. *710*.
Naglieri F. *737*.
Naito *710*.
Nakagawa, Jiusen 532, 556, *710*, *737*.
Nakaizumi 244, 361, *710*.
Nakamura 65.
— s. Kiso *700*.
— und Miyake *711*.
Nakanishi *711*.
Nakashima 322, *711*.
Nakawaga 552.
Nataf s. Cuénod 532, 533. 549, 559, *731*.
Nauck 76.
Naville *711*.
Navratil s. Kiss *700*.
Neal *711*.
Neame *711*.
Nettleship 411, *711*, *737*.
Neumayer 462, 463.
Neumeyer, L. *711*.
Neuville s. Retterer *715*.
Nicati 98, 145, 419, *711*.
Nicholson *711*.
Nicolas *711*.
Nicolati, A. *737*.

NICOLATO 240.
NICOLETTI *711.*
NIESNAMOFF *711.*
NIESSNER *711.*
NIKOLAI *711.*
NISHIDA *711.*
NISSL 306, 352, 353, 445.
NITSCH *711.*
NOLL 587, *711.*
NORDENSON 5, *711.*
— J. 246.
— — W. *737.*
— und NORDMARK 376, *711.*
NORDMARK s. NORDENSON 376, *711.*
NOVOTNY, O. 560, 582, *737.*
NOWIKOFF 317, 450, 451, *711.*
NUEL 411, *711, 737.*
— und CORNIL 42, *711.*
NUNNELEY, C. H. *711.*
NUSSBAUM 672, *711.*
— M. *711.*
— N. *711.*

O'BRIEN, C. S. und P. W. SALIT 249, 502, *737.*
OCHI 364, *711.*
OELLER *711.*
OGATA *711.*
OGAWA, A. *711.*
OGNEV *711.*
OGUCHI 301, 454, *711.*
— und MAJIME 375, *712.*
OHHASHI *712.*
OKAJAMA *712.*
OKUSAWA, T. *737.*
ONODI 599, *712.*
OPPEL 21, 198, *737.*
— -FRANZ *737.*
OREL, HERBERT *737.*
ORELLI s. SCHNEIDER 457.
ORTS, LIORA F. *737.*
ORUM *712.*
OSAWA *712.*
OSTERHAGE, K. s. H. BECHER 71, 72, 76, *730.*
OTSUKA, K. *737.*
OTT s. MERKEL *708.*
OVIO 145, *712, 737.*
— G. *712.*

PAGANI 232, *712.*
PAGANO *712.*
PAINLEVÉ s. PARAT *712.*
PALMER *712.*
PANAS *712.*
PANEGROSSI *712.*
PANICO, E. 62, 63, 251, *712, 737.*
PANU s. VERRIER *725.*
PAPPENHEIM, S. 198, 499, 502, *712.*
PARAT und PAINLEVÉ *712.*
PARDO *712.*

PARHON und GOLDSTEIN 620.
— C. L. und GHERLA WERNER *737.*
PARKER 457, *712.*
PARREIDT 440, *712.*
PARSONS 60, 591, *712.*
PASQUINI 627, *712.*
PASSERA 116, 117, 118, *712.*
PATERSON *712.*
PATTON *712.*
PATZELT *712.*
PAUSE 206, *712.*
PAUTZ *712.*
PAVIA, L. 500.
PAVLOW *712.*
PAYNE 457, *712.*
PEARCE, G. 537.
PECK, SAMUEL *737.*
PEDASCHENKO *712.*
PÉE, A. *712.*
— VAN s. v. LENHOSSEK 646.
PELATTON *712.*
PENSA *712.*
PENTA, P. 477, *737.*
PERDREAU s. BIELSCHOWSKY 505.
PERENNIY 432, 433.
PÉREZ, LLORCA JOSÉ *737.*
PERGENS *712.*
PERLET *713.*
PERLS 203.
PERRIN *713.*
PERUGIA *713.*
PES 27, 69, 70, *713.*
PESCHEL, M. 31, 34, 261, 565, *713.*
PESME 549.
— P. und R. GONZALES *737.*
— und SIERRA 559, *713.*
PETELA *713.*
PETER 11, *713.*
— ROSA 13, *737.*
PETERS 232, 254, 564, *713.*
PETERSEN 627, *713.*
PETIT 278, 293, 294, *713.*
— G. und ROCHON-DUVIGNEAUD 429, *713.*
PFISTER *713.*
PFITZNER 538, *713.*
PFLÜGER *713.*
PFLUGK *713.*
— v. 245, 260, 281, *713, 737.*
PICHLER 564, *713.*
PICK 420, *713, 738.*
PIER *713.*
PIERSOL *713.*
PIGNÈDE *713.*
PILLAT. A. 182, 552, 553, *738.*
— s. DIMMER *687.*
PILLIET und BIGNON *713.*
PILTZ *713.*
PINCUS *713.*
PINES, I. L. 620, 621, 622, *713.*
— und PINSKY 167, *738.*
PINKUS 463.
PINSKY s. PINES 167, *738.*

PIPER *713.*
PITZORNO *713.*
PIZON *713.*
PLANTENGA, H. 230, *738.*
PLATE 466, *713.*
PLENK 258, *738.*
PLETNEWA *713.*
PLOMAN *713.*
— ENGEL und KNUTZON *713.*
PODESTÀ *713.*
POISSON s. MERCIER 462, *708.*
POLACK s. CHEVALLEROT 375, *684.*
POLEV 627, *713.*
POLICE 456, *713.*
— G. *714.*
POLLACK 479, 480, 485.
— s. BIELSCHOWSKI *681.*
POLLOCK *714.*
— INGLIS *714.*
POLLOK 230.
POOL *714.*
POOLE 501.
POOS *714.*
— F. *714.*
POPOFF *714, 738.*
PORTES und BEAUREGARD *714.*
PORTIER *714.*
POTIECHIN *714.*
POUCET *714.*
POWER 599.
POYALES *714.*
PREDIGER *714.*
PREISS *738.*
PRENANT 315, *738.*
PRICA s. CAVCA 592.
PRICE, G. *714.*
— s. KUPFFER 466.
PRINKE *714.*
PRINS, jr. s. WINKLER 552.
PRISTLEY-SMITH 11, 12, 13, 246, 258, *714.*
PRÖBSTING *714.*
PROKOPENKO 206, *714.*
PROWAZEK 21, *714.*
— und HALBERSTÄDTER 554.
PÜTTER 13, 132, 133, 159, 247, 307, 326, 331, 335, 364, 365, 384, 396, 416, 429, 448, 450, 544, 592, *714.*
— A. *714.*
PUGLISI-ALLEGRA 591, 592, *714, 738.*
PURKINJE 312, 354, 357, 449.
PUTNAM 457, *714.*

QUAIN-HOFFMANN 598, *738.*
QUEKETT *714.*

RABL 257, 258, 259, 260, 265, 266, 268, 273, 276, 277, 287, 292, 456, 457, 462, 628, 629, 657, 659.
— C. 244, 247, 291, 385, *714.*
— H. 576, *738.*

RADL, E. *714.*
RADOS, A. 71, 123, 232, *714, 738.*
RADWANER *714.*
RAEDER, I. G. 230, 245, 246, *714, 738.*
RAEHLMANN 34, 303, 532, 541, *714.*
RAMON y CAJAL 355, 396, s. a. ČAJAL.
RANDALL 405.
RANDOLPH *714.*
RANVIER 15, 22, 29, 30, 33, 35, 41, 52, 224, 490, 550, *715, 738.*
— L. *738.*
RASELLI *715.*
RASVAN *715.*
RATHKE *715.*
RAUBAUD 458.
RAUBER 503, 598.
RAUBER-KOPSCH 552.
RAUH 274.
RAWITZ 544, *715.*
READER 13.
REAL y BEIRO *715.*
— — s. DUVAL *688.*
REBIZZI 345, *715.*
RECKLINGHAUSEN *715.*
REDSLOB, E. 217, 508, 509, 553, 554, 634, *715, 738.*
REED *715.*
REGAUD 179.
— CL. s. FAVRE *690.*
REGNIER 433, *715.*
REHNS, J. 612, 613, *738.*
REICH 457, 491, 541, *715, 738.*
REICHART 618.
REICHEL *715.*
REICHERT 31.
REID *715.*
REIMAR *715.*
REINKE 340.
REISEK 420, 421.
REISER, K. A. 59.
REISNER 167.
REISS, VIKTOR und KAROLINE *715.*
REJSEK *715.*
REMAK 620.
REMOTTI 462, *715.*
— E. *715.*
RENAUT 22.
RENYI s. ALBRECHT 586, *677.*
RESNIKOW, CH. *738.*
RESSNIKOFF 359.
RETTERER *715, 738.*
— und NEUVILLE *715.*
RETZIUS, G. 262, 286, 290, 291, 292, 295, 311, 462, 463, 466, 503, 518, 523, 524, 525, 526, 529, 620, *715.*
— s. KEY *699.*
REUSS, v. 4, 5, 230, *715, 738.*

REUTER *715.*
REVERBERI *715.*
REVESZ s. BUYTENDIJK *683.*
RHODES und HEIDENHAIN 134.
RIBBERT *738.*
RICCI *715.*
RICHARD, M. *738.*
RICHIARDI *715.*
RICHTER 134, *715.*
— HANS *715.*
RIDLEY, F. 592, *738.*
RIECKER *715.*
RIEHL *715.*
RIEMER 52.
RIMPLER s. SCHMIDT-R. *718.*
RINALDI, S. *738.*
RINDLAUB *716.*
RINGER 106.
RIO-HORTEGA 312, 368, 370, 373.
RIQUIER 589, *716.*
RISTITCH *716.*
— s. BEAUVIEUX 404, 410, 411, 491, *680.*
RITTER 313, 352, 429, 457, *716.*
— W. E. *716.*
RIVOLTA *716.*
ROAF 326, *716.*
ROBERTSON, E. B. und W. S. DUKE-ELDER 501, *738.*
ROBINSKY 272, *738.*
ROBINSON *716.*
ROCHAT *716.*
— C. F. *716.*
ROCHON-DUVIGNEAUD, A. 311, 315, 317, 325, 329, 376, 380, 381, 382, 401, 402, 403, 410, 420, 421, 425, 426, 427, 429, 432, 433, 434, 435, 436, 437, 440, 445, 446, 448, 459, 582, 598, *716, 738.*
— — s. G. PETIT 429, *713.*
— — und MÉRIGOT DE TREIGNY *716.*
— u. ROULE 459, *716.*
— — und VERRIER *716.*
RODIGINA *716.*
RÖNNE 360, 385.
RÖTH, v. 592.
ROGGENBAU 134, *716.*
— und WATTHAUER 247, *716.*
ROHMER und JAQUES *716.*
ROHON *716.*
ROLLET 21, 29, *716, 738.*
— und JACQUEAU *716.*
— und ROSNOBLET *716.*
ROLLIN, A. 560, *738.*
ROMITI 564, *716.*
ROSCHTSCHIN, V. 179, 180, 181, *738.*

ROSELLI *716.*
ROSENGREN, BENGT 230, 231, *716, 738.*
ROSENHAUCH *738.*
ROSENMÜLLER 600.
ROSENTHAL, T. 457, *716.*
ROSNOBLET s. ROLLET *716.*
ROSS 598, *738.*
ROTH 457, *716.*
ROTHOLZ 67, *738.*
ROUD *716.*
ROUGET *717.*
ROULE s. ROCHON-DUVIGNE-AUD 459, *716.*
ROUSSEAU *717.*
ROUVIÈRE *717.*
ROUX 670.
ROY *717.*
ROZEMEYER 358.
— H. C. und J. B. STOLTE 337, 455, *717, 738.*
ROZPRYM, F. *738.*
— s. V. SUK *740.*
RUBERT 420, *717.*
RÜDINGER *717.*
RUHWANDEL *717.*
RUMSCHEWITSCH *717.*
RUSH, H. und W. TEKAMP *717.*
RUTHERFORD, C. W. *717.*

SACK und ABELSDORFF 419.
SAENGER s. WILBRANDT 496, *728.*
SAKAGUCHI *717.*
SALA 345, 346, 358, 620, *717.*
SALA s. ALAJMO 245, 246, *730.*
SALIT, PETER WALDEMAR *738.*
— s. O'BRIEN 249, 502, *737.*
SALLER, K. 192, *739.*
SALUS *717.*
SALZER 323, 384, *717.*
SALZMANN 4, 5, 6, 14, 18, 21, 27, 29, 30, 32, 33, 63, 66, 69, 70, 71, 106, 123, 146, 152, 153, 160, 162, 183, 195, 208, 217, 222, 229, 231, 234, 236, 240, 260, 266, 273, 282, 285, 286, 290, 291, 294, 364, 365, 366, 468, 473, 487, 490, 498, 499, 503, 522, 523, 524, 525, 612, *717.*
SAMKOWY s. GRÜNHAGEN *694.*
SAMOILOFF und JOFFE 549.
SANDERS 462, *717.*
— A. *717.*
SANNA, G. 485, *739.*
SAPPEY 4, 5, 6, 584, 595, *717.*
SARDEMANN 544, *717.*
SASAKI, TOICHIRO 233, *739.*

Sattler, C. H. 113, 130, 152, 307, 361, 480, 493, 494, 532, 541, 566, 644, *717*, *738*.
Sattler und Wolfrum *717*.
Saunte 230.
Savi *717*.
Sawada *717*.
Scalinci, Noë 249, 501, 503, *717*, *739*.
Scammon und Armstrong 6, *717*.
Scarlett *717*.
Schaaff 500, 518, *717*.
Schaeffer 469, 598, 601.
Schäfer *717*.
— Alexander 397.
— -Iske *718*.
Schaefer s. Alexander *677*.
Schaffer 32, 329, 393, 394, 584, *718*.
— J. *739*.
Schall 232, *739*.
Schaly, G. A. 94, 99, 100, 113, 118, 119, 276, *718*.
Schalygen *718*.
Schanz 132, 304, 465, *718*.
Schanz und Stockhausen 247.
Schaper 408, 462, 463, *718*.
— A. *718*.
— und C. Cohen 258, *718*.
Schapringer *718*.
Scharf *718*.
Scharrer 464, *718*.
Scheel *718*.
Scheerer *718*.
Scheffels *739*.
Schenk 457, *718*.
Scherf s. Urbanek *725*. *740*.
— und Urbanek *718*.
Scherl, J. *718*.
Scherrer s. Debye 66.
Scheuering *718*.
Scheuring *718*.
Schieck 203.
Schiefferdecker 345, 346, 371, 457, 462, 463, 464, 465, 503, 612, 615, *718*.
Schildwächter *718*.
Schilling *718*.
Schindler *718*.
Schirmer 304, 584, 585, 586, 595, 597, 598, 601, *718*.
Schlampp, K. *718*.
Schleich, G. 130, 420, *718*, *739*.
Schlemm, F. 102, 103, 171, 172, 236, 243, 660, *718*.
Schlomka s. Bürger 248, 249, *731*.
Schmelzer 181, 182, *718*.
Schmid *718*.

Schmidt, J. 541, *718*.
— R. 540, *739*.
— -Rimpler *718*.
Schmitz-Moormann 322, 323, *718*.
Schnabel und Herrenheiser 5, *718*.
Schnaudigel 71, 123, 462, *718*.
Schnaudigl, O. *739*.
Schneider 592, *718*.
— H. *718*.
— K. C. 313, 321, *718*.
— s. Schreiber 203, *719*, *739*.
— -v., Orelli 457, *719*.
Schneller *719*.
Schnyder *719*.
Schock 206, 230, *719*, *739*.
Schöbel, E. *719*.
Schöler, H. *719*.
Schöler s. Mandelstamm 230, *736*.
— und Uhthoff *719*.
Schön 139, 286, 291, 292, *719*.
— W. *719*.
Schönberg *719*.
Schornstein, Th. 45, 46, 48, 49, 50, *739*.
Schoute *719*.
Schräger *719*.
Schreiber *719*.
— und Schneider 203, *719*, *739*.
Schröder s. Albrand *677*.
Schürmann *719*.
Schultz 620.
— B. K. 192.
— Bruno *739*.
— E. *719*.
— Walther *719*.
Schultze 440.
— F. E. *719*.
— M. 320, 327, 328, 329, 346, 381, 382, 447, 535, *719*.
— O. 259, 260, 262, 273, 276, 364, 365, *719*.
— — und Becker 261.
Schulz 634, *719*.
— W. *719*.
Schulze, F. E. 153.
— M. 291, 311, 313, 364, 411.
— O. 409.
Schumacher, S. s. Ellenberger *688*.
Schwalbe 15, 18, 32, 63, 108, 198, 239, 243, 259, 266, 268, 271, 273, 292, 310, 320, 327, 352, 375, 380, 486, 489, 503, 566, 577, 594, 595, 598, 599, 600, 602, 610, 619, *719*.
— G. *719*.
— J. *719*.

Schwann 50, 59, 86, 89, 90. 127, 128, 129, 166, 171. 206, 224, 226, 228, 229, 230, 494, *719*.
Schwarz 614, *719*.
Schweigger *719*.
— -Seidel 29, 719, *739*.
Scullica, F. 71, 123, *719*, *739*.
Seefelder 17, 30, 31, 176, 310, 311, 321, 529, 633, 636, 644, 646, 647, 648, 650, 651, 659, 660, 664, 667, 668, 676, *720*, *739*.
— s. Bach 295, *678*.
— und Wolfrum *720*.
Segi, M. *739*.
Seidel 179, 207, 720.
— s. Schweigger 29, 719, *739*.
Seidemann *720*.
Seidenmann 109.
Seifritz s. Freundlich 501.
Seiler *720*.
Selenkowski 230, *739*.
Seligmann 198, *720*.
Semper 556.
Senior *720*.
Sernoff, D. *720*.
Sernow *720*.
Sewall s. Kühne 410, *702*.
Shafer *720*.
— s. Eigenmann *688*.
Shastid *720*.
Sherrington *720*.
Shigematsu, T. *739*.
Shoji 247, 501, *720*.
Sichel 411.
Sicherer, v. *720*.
Sierra s. Pesme 559, *713*.
Silex *720*.
Simon s. Lange 323, *703*.
Singer, J. und E. Münzer *720*.
Sisson s. Verhoeff *725*.
Siven *720*.
Sjaaf *720*.
— u. Zeemann 496, *720*.
Sleggs, G. F. 391, *720*, *739*.
Slonaker, J. R. 415, 633, *720*.
Smirnow 42, *720*.
Smith 502, *720*.
— Henry *739*.
Sobański, J. 14. 83, 105, *739*.
Sobotta *720*.
Sölder *721*.
Solovcov, N. *721*, *739*.
Sommering, S. W. *721*.
Sondermann 84, 660, 661, *721*.
— R. *739*.
Soria *739*.
Sousa s. Dacunha *686*.
Spallita und Consiglio *721*.
Spalteholz *721*.

SPAMPANI 721.
SPECIALE-CIRINCIONE, F. 646, 667, 672, 721, 739.
SPEE, GRAF 721.
SPEEMANN 721.
SPEIDEL 464.
SPENCER 451, 721.
SPULER 721.
STADEFELD 230.
STADERINI 451, 721.
STADTFELD, A. 247, 501, 721, 739.
STADTMÜLLER 721.
STÄHLI, J. 61, 185, 721, 739.
STAIGER 721.
STANCULEANU 721.
STANKA, R. 258, 274, 739.
STANNIUS, H. 457, 721.
STEIGER 721.
STEILIN, W. 721.
STEIN, R. 136, 137, 139, 140, 161, 176, 177, 261, 739.
STEINACH 721.
STEINDORFF 322, 721.
STEINER 552, 553, 721.
STEINITZ 721.
STEINLEIN 328.
STELLA 179, 180, 721.
STEPANOFF 229, 721.
STERLING und KINNER 721.
STERN 721.
STEWART 721.
STIBBE, E. P. 612, 721, 739.
STIEDA 532, 537, 566, 721.
STIEVE 268.
STILLING 62, 500, 503, 518, 523, 527, 721.
STOCK, W. 721.
STOCKARD 721.
STOCKHAUSEN s. SCHANZ 247.
STOCKMAYER 721.
STÖHR, PH. L. 167, 198, 331, 541, 566, 584, 721, 739.
— jr. 485, 739.
— -v. MÖLLENDORFF 32.
STOLTE s. ROZEMEYER 337, 455, 717, 738.
STONE und USHER 721.
STORT s. VAN GENDEREN 302, 306, 314, 317, 322.
STRAHL 489, 721.
STRAUB 503, 721.
STREIFF, J. 87, 190, 721, 739.
STRICHT, O. VAN DER 312, 345, 347, 372, 722.
STRÖMBERG, E. 503, 504, 505, 507, 519, 520, 522, 526, 529, 739.
STROMAYER 541.
STRUGHOLD und KARBE 549, 551, 722.
STUART und ANDERSON 722.
STUDNICKA, K. F. 451, 466, 467, 503, 506, 507, 508, 512, 626, 630, 675, 722, 739.

STÜBEL, A. 28, 29, 722, 739.
— s. MAGNUS 207, 707.
STUTZER 206, 722.
SUGANUMA 722.
SUGITA, Y. 10, 16, 300, 311, 316, 722, 740.
SUK, V. und F. ROZPRYM 740.
SUNDWALL 722.
SUTCLIFFE s. KEELER 699.
SUTTON 722.
SVAEN, AA. 722.
SWEET, G. 722.
SWENANDER 722.
SWERSCHEWSKI, L. I. 599, 600, 740.
SZAKÁLL 425, 722, 740.
SZENT-GYÖRGYI 297, 503, 517, 518, 521, 522, 523, 524, 525, 526, 527, 528, 657, 722.
SZILY, V. 208, 215, 300, 457, 626, 630, 633, 640, 642, 643, 650, 667, 675, 722.
SZYMONOWICZ 198.

TADDEI 723.
TAFANI 447, 723.
TAGAKI 722.
TAKAHASHI 464, 723, 740.
TAKAYASU 60, 723.
TAKEDA 723.
TALMA 723.
TAMAMSCHEFF, J. 34, 740.
TAMIYA 723.
TANDLER 441, 723.
TARTUFERI 30, 344, 345, 346, 347, 393, 535, 566, 600, 723.
TAWARA, T. 740.
TEICHMANN, L. 29, 560, 580, 740.
TEKAMP, W. s. RUSH 717.
TELJATNIK 723.
TELKAMPF 723.
TELLO 723.
TENON 76, 85, 547, 560, 601, 602, 603, 604, 611, 617.
TERNI 723.
TERRIEN 183, 244, 291, 292, 473, 723.
TERSON 541, 543, 566, 723.
TESTUT 723.
TEULIÈRES 240.
— und BEAUVIEUX 740.
THEOBALD, S. 261, 599, 723, 740.
THEODOROFF 546.
THIEL 198, 723, 740.
THIESSEN s. BAURMANN 519.
THILENIUS 457, 723.
THILO 723.
THOMPSON 723.

THOMSON und BALLANTYNE 723.
THORNER 421, 723.
THULIN 723.
TIBOUT s. WISSENBURG 728.
TIMOFEJEFF 179.
TISING 723.
TOBECK, A. 600, 740.
TODARO 723.
TÖRÖ, E. 740.
TOGBY, A. F. s. A. KOEHLER 19, 248, 700.
TONINI 723.
TOPOLANSKI 244, 287, 291, 724.
TORELL 458.
TORNATOLA 503, 724.
TORNIER 724.
TÓTH, Z. 594, 740.
TOTSUKA 724.
TOUFESCO 291, 724.
— s. DRUAULT 267.
TOWBIN, B. G. 71, 123, 740.
TRANTAS 234, 724, 740.
TREACHER 724.
— COLLINS 163, 174, 724.
TRENDELENBURG, C. 724.
— W. 465.
TRETJAKOFF 295, 338, 457, 466, 676, 724.
TRETTENERO, A. 559, 560, 724, 740.
TREVIRANUS 724.
TRIBONDEAU 724.
TRONCOSO 724.
— M. U. 740.
— s. URIBE 234, 725.
TRUBIN, A. 740.
TRUC und VIALLETON 724.
TSCHERMAK 724.
TSCHERNING 14, 230, 245, 246, 260, 724, 740.
— M. 740.
— s. BOURGEOIS 13.
— und H. V. HELMHOLTZ 724.
TSUSAKI 724.
TÜCHERMANN 724.
TÜFFERS 724.
TÜRK 61, 724.
TULIN 613.
TYNDALL 10.
TYSON 724.

UBISCH, L. 724.
UCKE 724.
UHLENHUT 724.
UHTHOFF, W. 496, 740.
— s. SCHÖLER 719.
ULBRICH 230, 724, 740.
ULRICH 278, 724.
ULRY 725.

UNNA 23, 109, 125, 207, 329, 334, 340, 413, 433.
URBANEK s. SCHERF 718.
— und SCHERF 725, 740.
URIBE TRONCOSO 234, 725.
URRA, MUÑOZ 361, 362, 373, 635, 725.
URSO 725.
USHER 130, 725.
— s. STONE 721.
UYAMA 301, 345, 350, 420, 725.
UYENO, B. 740.

VALENTIN 198, 501, 725.
VANCEA s. MICAIL 592, 709, 737.
VANNAS, M. 740.
VASCHIDE und VURPAS 725.
VASSEAUX 725.
VAUG 725.
VELHAGEN 725.
VELTER, E. 740.
VENCO, L. 592, 740.
VENNEMANN 106, 198, 725.
VERAGUT 725.
VERDERARME 725.
VERHOEFF 297, 725.
— u. SISSON 725.
VERMES 725.
VERRIER, M. L. 302, 306, 324, 419, 444, 457, 458, 460, 462, 463, 464, 725.
— s. ROCHON-DUVIGNEAUD 716.
— und PANU 725.
VERRIJP, C. D. 5, 21, 740.
VERSARI 77, 93, 103, 638, 650, 651, 661, 664, 725.
VIALLETON 208, 725.
— s. TRUE 724.
VIERORDT 6, 232.
VILLIGER 725.
VIMTRUP 100.
VIRCHOW, H.: 22, 24, 25, 27, 29, 31, 32, 33, 34, 37, 52, 53, 64, 67, 69, 71, 136, 233, 234, 239, 240, 243, 295, 365, 410, 451, 457, 462, 503, 504, 531, 532, 534, 353, 536, 537, 538, 539, 541, 544, 545, 546, 548, 554, 556, 561, 562, 563, 564, 565, 566, 570, 571, 576, 577, 578, 584, 608, 629, 725, 726, 740.
— R. 503, 726.
VLÈS, F. und A. GONÇALVES 249, 740.
VOGELSANG s. FRÖHLICH 692.
VOGT 18, 39, 40, 42, 61, 187, 189, 198, 217, 230, 250, 253, 254, 256, 259, 272,

274, 360, 375, 473, 500, 501, 503, 509, 512, 516, 517, 518, 549, 552, 554, 556, 557.
VOGT, A. 251, 252, 269, 270, 271, 726, 740.
— C. 726.
VOLL 726.
VOLLARO s. LIETO-V. 726.
VOLZ 457, 726.
VONWILLER 726.
— s. KNÜSEL 10, 18, 21, 43, 57, 537, 549, 550, 551, 559, 560, 700, 735.
VOSSIUS, A. 21, 404, 726, 740.
VURPAS s. VASCHIDE 725.

WAARDENBURG, P. J. 740.
WACHS 727.
WACHTLER 727.
WADSWORTH und EBERTH 727.
— s. EBERTH 21.
WAEHLE 457.
WÄLCHLI 325, 727.
WAELE, DE 727.
WAGNER, H. 136, 727.
— H. s. v. MICHEL 10, 501.
WALDEYER, H. 535, 541, 568, 727, 740.
WALLS 308, 425, 466, 467, 727.
WALTER 605, 727.
— L. 727.
WALZBERG 598, 600, 727.
WANG, CHIA CHI 684, 727.
WARDENBURG, M. 594.
WASHBURN und BENTLEY 727.
WEBER 727.
— C. O. 502, 727.
— E. H. 600, 740.
— H. 184.
— J. M. 727.
WECKER, L. DE 411, 740.
WEEKERS 727.
WEGEFAHRT 727.
WEHNER 727.
WEIDLER 727.
WEIGERT 30, 34, 101, 120, 198, 206, 207, 277, 282, 329, 474, 479, 487, 490.
WEIGNER 727.
WEINSTEIN 34.
WEINSTEIN, A. 740.
WEISS 6, 611, 727.
— L. 12, 469.
— OTTO 727.
WELLS und CARMICHAEL 374.
WEN CHAO MA 182.
WENDE 727.
WENDT 727.
WERNCKE 598, 727.
WERNECK 727.

WERNER 727.
WERTHAUER s. ROGGENBAU. 247.
WERTHEIM, SALOMONSEN 727.
WESSELY 12.
— R. s. ABELSDORFF 106, 676.
WESTPHAL 361, 494.
— A. 740.
WESTRUM 727.
WETZEL 298, 727.
WEVE, H. 230, 727, 740.
WEYSSE und BURGENS 727.
WHITNALL 4, 582, 583, 588, 593, 597, 599, 601, 611, 740.
WIDERSHEIM 130.
WIDMARK 208, 210, 496, 727.
WIEDERSHEIM 544, 727.
— s. GAUPP 693.
WIEGER 498, 524, 727.
WIENER 727.
WIETING 727.
— und HAMDI 634, 728.
WILBRAND 728.
— und SAENGER 496, 728.
WILDI 505, 517, 518, 728.
WILLIAMS s. LAURENS 704.
WINKLER, P. 728.
— -PRINS jr. 552, 741.
WINSLOW 602.
WINTERSTEINER 198.
WISSENBURG und TIBOUT 728.
WITTICH 728.
WLASSECK 728.
WÖLFFLIN 728.
WOINOW s. ADAMUK 230.
WOLF, H. 233, 728.
WOLFF 728.
— W. 728.
WOLFRING 541, 543, 673, 728.
WOLFRUM, M. 23, 100, 101, 102, 105, 106, 107, 119, 120, 121, 123, 163, 183, 184, 186, 193, 195, 197, 198, 199, 201, 202, 204, 205, 206, 207, 210, 211, 212, 213, 215, 216, 217, 221, 222, 223, 227, 228, 229, 230, 233, 234, 235, 242, 243, 291, 292, 304, 320, 365, 366, 380, 382, 411, 499, 500, 503, 523, 526, 530, 670, 728.
— s. SATTLER 717.
— s. SEEFELDER 720.
WOLFSKEHL 728.
WOLLENBERG 261, 728.
WOOD, CASEY 432, 440, 728.
WOODS, H. C. s. BURKEY 731.
— A. C. und L. BURKEY 249, 741.
WOOLLARD 411, 413, 421, 613, 616, 728, 741.
WORONOW 592, 728.

WORTHINGTON *728*.
WÜRDINGER *728*.
WÜRZBURG *728*.
WÜSTEFELD *728*.
WUNDER 309, 322, 457, 458, 462, *728*.
WUNDER, W. *729*.
WUTH *729*.
WYCHGRAM *729*.
WYMANN 457, *729*.

YAMANAKA *729*.
YAMASHITA s. AXENFELD 83, 105, *678*.
YANO *729*.
YATABE, TEIKAI *141*.
YOSHIDA, Y. 489, *729*, *741*.
YOUNG-HELMHOLTZ 413.

YUDKIN s. C. C. KRAUSE 232, *735*.
YUGE, T. 587, *741*.
YUKDEN *729*.

ZABEL 599.
ZALMANN *729*.
ZALUSKOWSKI 541, *729*.
ZAWADOWSKY 325.
ZAWARZIN *729*.
ZEEMAN 5, 230, 245, 246, 260, *741*.
— P. C. *741*.
ZEEMANN *729*.
— s. SJAAF 496.
ZEIDLER 497, *741*.
ZEISS 355, 570, 571, 670, *729*.
ZELINKA *729*.

ZELLER *729*.
ZENKER 22, 32, 101, 106, 277, 311, 433, 507, 529, 669.
ZERNIK *729*.
ZICHA s. ZUCKERMANN-Z.
ZIEGENHAGEN 295, 457, *729*.
ZIETSCHMANN 399, 537, *729*.
ZIKULENKO *729*.
ZIMMERL *729*.
ZIMMERMANN 21, 100, 119, 584, 586, 588, *729*.
— K. W. 94, 113, 585, 587.
— W. *729*.
ZINN 77, 84, 93, 115, 404, 411, 492, 502, 608, 609, *729*.
ZOLONITZKI *729*.
ZUCKERKANDL *729*.
ZUCKERMANN *729*.
— -ZICHA 634.
ZÜRN 326, 399, 415, *729*.

Sachverzeichnis.

Aal, Netzhaut 42.
— — -gefäße 410.
Abramis brama, Netzhaut 458.
— —, Pigmentepithel der Netzhaut 306.
— —, Tapetumsubstanzen 309.
Acanthias, Netzhaut 463.
—, Strahlenbändchen 295.
Accipiter nisus (Sperber), Netzhaut 433.
Acerina cernua, Netzhaut 458.
Achsenzylinder der Sehnervenfasern, Auswachsen aus dem Retinablatt 641.
— der Horizontalzellen 343.
— der Ganglienzellen der Netzhaut 364.
Aderhaut 91.
—, Anlage 663.
—, beim Kaninchen 126, 128.
—, Vögeln 126.
—, Bindegewebszellen 113.
—, Capillaren s. Capillaren der Aderhaut.
—, Chromatophoren 109, 111.
—, Dicke 106.
—, elastische Fasern 113.
—, Entwicklung 661.
—, Ganglienzellen 124.
— -gefäße s. Blutgefäße der Aderhaut.
—, kollagene Fasern 113.
—, Lamina elastica 120, 121, 163.
— — —, Entwicklung 664.
—, Muskelfasern 122.
—, Nerven 123, 126.
—, Nervenfasern, markhaltige 126.
—, —, marklose 126.
—, —, sensible 128.
—, Nerven, Verteilung 126.
—, Präcapillaren 94.
—, reticuloendotheliales System 123.
—, Schichte der großen Gefäße 112.
—, Unterteilung 91.
—, Vasomotoren 128.
—, Venen, Bau der 113.
Affen, Area centralis 378.
—, Bindegewebsfibrillen der Regenbogenhaut 202.
—, Chemismus der Außenglieder der Sehzellen 316.
—, Choriocapillaris 119.
— elastisches Gewebe der Regenbogenhaut 207.

Affen, FUCHSsche Spalte der Regenbogenhaut 195.
—, Kammerbucht 233.
—, Linse 247.
—, lipoide Substanzen im Pigmentepithel der Netzhaut 300.
—, Macula lutea, gelbe Farbe der 330.
—, Netzhaut, Querleitung durch die 395.
—, Pigmentepithel der Netzhaut 307.
—, Strahlenkörper 143.
—, Tränendrüse 592.
—, Zapfen, Diplosom des 321.
Agama bibroni, Parietalauge 451.
— Tournevillii, Netzhaut 444.
Alcedo ispida, Netzhaut 440.
Alligator, Netzhaut 447.
— lucius, Stäbchen und Zapfen, Unterscheidung der 328.
— missisipiensis, Stäbchen und Zapfen, Unterscheidung der 328.
Allodola arvensis, Hornhautepithel 25.
Alpensegler (Cypselus apus), Netzhaut 433.
Altweltaffen, Krystalloide in der Netzhaut, Fehlen von 340.
Amakrine bei der Katze 349.
—, Pferd 349.
—, diffuse 349.
—, einschichtige 348.
—, Entwicklung 635, 637.
—, horizontale beim Meerschweinchen 351.
—, Säugern 351.
—, Vögeln 351.
—, versprengte 349.
Amblyopsiden, Netzhaut 462.
Ameisenigel, Linse 247.
Ammocoetes, Netzhaut 467.
—, Pigmentepithel der Netzhaut 306.
Amphibien, Entwicklung des Auges bei 675.
—, Hornhautepithel 24.
—, Lederhaut 91.
—, Netzhaut 452.
—, — -gefäße 410.
—, Ölkugeln in der Netzhaut 325.
—, Pigmentepithel der Netzhaut 306.

Amphibien, Stäbchen und Zapfen 325.
— — —, Verteilung in der Netzhaut 638.
—, Strahlenbändchen 295.
—, Strahlenkörper 145.
—, Symmetrie der Augen 629.
—, Vorderkammer 668.
—, Zapfen, Diplosom der 322.
Anguilla, Netzhaut 462.
Angulus camerae anteroris, s. Kammerbucht.
Anthropoiden, Kammerbucht 233.
—, Linse 276.
—, Pigmentepithel der Netzhaut 307.
—, Tapetumsubstanzen 308.
—, — -zellen 204.
Anulus tendineus communis (ZINNII) 608.
Anuren, Lederhaut 91.
—, Netzhaut 452.
—, Pupillarknoten 629.
—, Stäbchen und Zapfen 325.
Aplacentalier, Entwicklung des Auges 675.
Aquila chrysaetos occidentalis, Netzhaut 432.
Arachnoidea s. Sehnervenscheide, spinnwebige.
Arctomys marmotta, Netzhaut 421.
— —, — -gefäße 410.
Arcus senilis 60.
— tarseus inferior 603.
— — superior 533, 579, 603.
Area centralis 378, 388.
— — beim Menschen 378.
— — bei Affen 378.
— MARTEGIANI 653.
Argyropelecus, Netzhaut 458.
— hemigymuus, Tapetumsubstanzen 309.
Arteria carotis interna 9.
— centralis nervi optici 473, 491.
— hyaloidea 410, 630, 650, 654, 681.
— —, Gefäßsystem 644.
— —, Gliamantel der 644.
— —, primäre 631.
— —, Rest der bei Neugeborenen 473.
— lacrimalis 579, 603.
— ophthalmica 403, 603, 610.
— palpebralis inferior 599.

Arteria palpebralis medialis inferior 604.
— — — superior 604.
— — superior 598.
— papillaris inferior 405.
— — superior 405.
— temporalis superficialis 579, 603.
— supraorbitalis 603.
— zygomatico-orbitalis 603.
— — retinae 404, 411, 603.
Arteriae ciliares anticae 80, 81, 557.
Arteriae ciliares:
—, Bau der 79.
— posticae breves 77.
— — longae 77, 93, 94, 604, 661.
— — —, Lage 77.
— — —, rückläufige Äste 96.
Arteriae conjunctivales posticae 554, 604.
— episclerales posticae 604.
— maculares 405.
— recurrentes 604.
Arterien s. auch Blutgefäße.
— der Ciliarfortsätze 96.
— der geraden Augenmuskeln 604.
— der Lederhaut 84.
— der Netzhaut beim *Schwein* 409.
— der Regenbogenhaut 99.
— der Sehnerven 410.
— des Strahlenkörpers, Bau 99.
— -schlinge im Glaskörper 405.
Ateles, Endothel der Regenbogenhautvorderfläche 198.
Astrocyten der Netzhaut 372.
— der Sehnerven 476.
Augapfel 3.
—, Achse, anatomische 4.
—, —, äußere 4.
—, —, innere 4.
—, —, optische 4.
—, —, senkrechte 5.
—, Asymmetrie 5.
—, Drehpunkt 5.
—, Durchmesser 4.
—, — beim Fetus 6.
—, —, sagittaler 5.
—, Gestalt 4.
—, — beim Neugeborenen 6.
—, Gewicht 6.
—, Lage 6.
—, Querachse 5.
—, Sehlinie 4.
—, spezifisches Gewicht 6.
—, Volumen 6.
Augenanlage, nasotemporale Symmetrie 628.
Augenbecher 626.
—, Ringgefäß 631.

Augenblasenstiel 625.
Augenblase, primäre 625.
—, sekundäre 626.
Augenhaut, mittlere 7.
— —, Blutgefäße: *Hund* 103, *Katze* 103, *Kaninchen* 103.
Augenhöhle, Bindegewebe 601.
—, Blutgefäße 603.
—, glatte Muskulatur 617.
—, Lymphgefäße 606.
—, Venen 605.
Augenkammer, hintere 231.
—, vordere s. Vorderkammer.
Augenmuskeln 9.
—, äußere, Entwicklung 672.
—, Bau 612.
—, Endplatte der Nervenfasern 616.
—, elastische Fasern in den 615.
—, Entwicklung 670.
—, Hemmungsbänder 602.
—, gerade 609.
—, —, Arterien 604.
—, — äußere 610.
—, —, innere 608, 610.
—, —, mittlere 608.
—, —, obere 610.
—, —, untere 608.
—, Innervation 615.
—, quergestreifte, Entwicklung 672.
—, schräge obere 608, 609, 610.
—, —, untere 611.
—, Nervenendigungen, sensible 616.
Augenspalte, fetale 629.
Athene nocturna, Hornhautepithel 25.
Außenglieder der Sehzellen, Chemismus bei *Affen* 316.
Axolotl, Netzhaut 456.
—, Pigmentepithel der Netzhaut 307.
—, Tröpfchen der Stäbchenaußenglieder im Dunkelauge 315.

Balaena mysticetus, Lederhaut 91.
Balaenoptera borealis, Linse 247.
— *musculus*, Tränendrüsen der Lidplatte 544.
Barsch, Doppelzapfen 458.
—, Zapfen 324.
Baumfalke, Hornhautnerven 58.
Baumlist, Strahlenkörper 141.
Basalmembran des Strahlenkörpers 162.
Bdellostoma, Netzhaut 466.
— *Dombeyi*, Netzhaut 466.
BÉCAUTsche Klappe 600.

Beutelratten, Netzhaut 429, 430.
—, Pigmentepithel der Netzhaut 307.
Beuteltiere, Fehlen von Krystalloiden in der Netzhaut 340.
—, Netzhaut 429.
—, — -gefäße 409, 410.
—, Ölkugeln in der Netzhaut 325.
—, Opticusfasern, markhaltige 361.
—, Pigmentepithel der Netzhaut 307.
Bilch (Myoxus myoxus), Netzhaut 423.
Bipolare Ganglienzellen der Netzhaut 346.
— — —, Beziehungen zu den Opticusganglienzellen 357.
Bindehaut 7, 520.
—, Abgrenzung der beweglichen 547.
—, Becherzellen 535, 545, 554, 562.
—, — bei Vitalfärbung 537.
— bei *Macacus nemestrinus* 535.
—, Carunkel s. Carunkel.
— des Augapfels 548.
— —, Becherzellen 554.
— —, Bindegewebe 555.
— —, Blutgefäße 557.
— —, elastische Fasern 555.
— —, Epithelzellen, vitale Färbung 549.
— —, MANZsche Leisten 556.
— —, Tastkolben 551.
— —, Nerven und Nervenendigungen, vital 550.
— —, Palisaden 549.
— —, perivaskuläre Lymphgefäße 550.
— —, Pigmentierung des Pigmentepithels 552.
— —, propigmenthaltige Zellen 554.
— —, Rundschlingennetz 557.
— —, —, Schlingen des 549.
— —, Schleimtropfen 550.
— —, Umwandlung des Epithels aus zylindrischem in flaches 551.
— —, vitale Färbung der Epithelzellen 549.
— —, Wanderzellen im Epithel 554.
— des Lides, Epithel 533.
— der Lidplatte 630.
— —, Blutgefäße 533.
— — des Unterlides 544, 546.

Bindehaut der Lidplatte, Epithel der 544.
— —, oberer Teil der 538.
— des Oberlides 530.
— der Übergangsfalte 546, 548.
— —, Epithel der 547.
— des Unterlides, Epithelröhrchen des 546.
— —, Säckchen der 545.
— -epithel 535.
—, Epithel an den Plateaus der 540.
—, — der Rinnen der 529.
—, Epithelröhrchen der 542, 548.
—, Epithelzellen, Intercellulärbrücken bei *Katzen* 535.
—, halbmondförmige Falte der s. bei halbmondförmige Falte.
—, Lymphknötchen der 540.
—, — der beim *Hund* 514.
—, —, der beim *Kaninchen* 514.
—, — der beim *Pferd* 514.
—, — der bei *Primaten* 514.
—, Nerven der 560.
—, — der bei vitaler Färbung 560.
—, Nickhautdrüsen der 564.
—, Plateaus der 531, 538.
—, Papillen der 531, 532, 539.
—, Plica intercipiens der 561.
—, Riefelung der 531.
—, Riesenkolben der 560.
—, Rinnenbildung der 532.
—, Rinnen und Plateaus der 538.
—, Tunica propria der 535.
—, Übergang des Epithels der Haut in das der 534.
Bitterling, Netzhaut 458.
Blennius basilicus, Netzhaut 458.
Blicca björkna, Netzhaut 458.
„Blinder Fleck" 367.
Blindmaus (Spalax typhlus), Netzhaut 424.
Blindschleiche, Vorderkammer der, Entwicklung 668.
Blutgefäße, s. auch Arterien und Venen.
—, der Aderhaut, Augenspiegelbild 94, 105.
— —, Pericyten in den 94, 100, 113, 119.
— der Augenhöhle 603.
— der Bindehaut 533.
— der Ciliarfortsätze 97.
— der Hornhaut 60.
— der Lederhaut 77.
— der Lider 578.

Blutgefäße der mittleren Augenhaut, Entwicklung 93.
— — — beim *Hund* 103.
— — — bei der *Katze* 103.
— — — beim *Kaninchen* 103.
— der Netzhaut 403; s. auch Netzhautgefäße.
— —, Entwicklung der 638.
— der Regenbogenhaut 9.
— —, Bau 101.
— —, obliterierte 102.
— des Augapfels 557.
— im Canalis opticus 605.
— des embryonalen Glaskörpers 509.
— des Glaskörpers, Atrophie der 661.
— —, Rückbildung der 651, 656.
— des Sehnerven 403, 498, 492.
— des Strahlenkörpers 172.
— —, Blutgehalt der 98.
— —, Emissarien der 78.
— —, Schichte der großen 93.
Botaurus (Rohrdommel), Netzhaut 440.
BOWMANsche Membran der Hornhaut 26, 31.
— — —, Endigung der 32.
— Röhren der Hornhaut 28.
Bradypus, Netzhautgefäße 410.
Brosmius, färberischer Unterschied der Stäbchen und Zapfen 329.
Brückenechse, Netzhautgefäße 411.
— Zapfennetzhaut 324.
BRÜCKEscher Muskel 150, 151.
— —, Bindegewebe des 152.
— —, vorderes Ende des 151.
Bufo vulgaris, Pigmentepithelzellen 640.
Bussard, Netzhaut 433, 434.

Camera oculi anterior s. Vorderkammer.
Campanula HALLERI, Entwicklung des — bei *Teleostiern* 675.
Canalis opticus 9.
— —, Blutgefäße im 603.
— —, Entwicklung des 625.
Canal godronné 278.
Capillaren der Aderhaut, Kerne in den 119.
— —, Entwicklung der 638.
— —, Knochenmarkriesenzellen in den 120.
— —, Pericyten in den 119.
— der Netzhaut 408.

Capillaren der Regenbogenhaut, Bau 100.
Capillarnetz des Sphincter pupillae 99.
Capsula perilenticularis 656.
— TENONI 601.
— vasculosa lentis 632, 653.
Carassius auratus, Netzhaut 462.
Carnivoren s. Raubtiere.
Carunkel 564.
—, akzessorische Tränendrüsen in der 566.
—, Bindegewebe der 566.
—, Epithel der 564, 565.
—, Gestalt der 564.
—, Lanugohärchen der 565.
—, Muskelfasern der 566.
—, Schweißdrüsen in der 566.
—, Talgdrüsen in der 564.
Ceratodus, Netzhaut 462.
Cerchneis tinnunculus, Hornhautepithel 24.
Cercocebus fuliginosus, Fovea 399.
Cerviden, Netzhaut 418.
Cervus porcinus, Netzhaut 418.
Cetaceen s. *Waltiere*.
Chalcides tridactylus, Parietalauge 450.
Chamäleon, Fovea 399.
—, —, Verlängerung der zentralen Elemente in der 400.
—, —, MÜLLERsche Stützfasern im Zentrum der 403.
—, Macula, gelbe Farbe der 330.
—, Stäbchennetzhaut 329.
—, Stäbchen- und Zapfennetzhaut 329.
—, Zapfennetzhaut 329.
— *vulgare*, Netzhaut 445.
— —, Parietalauge 451.
— *pumilus*, Parietalauge 451.
Chauliodus Sloanei, Netzhaut 309.
— —, Tapetumsubstanzen 309.
Chelydra serpentina, Netzhaut 448.
Chemische Beschaffenheit der Hornhaut 9, 10, 15.
— — der Krystalloide in der Netzhaut 341.
— — der Lederhaut 64.
— — der Linse 248.
— — der Sehzellen-Außenglieder 316.
— — der Stäbchen und Zapfen 413.
— — der Stäbchen und Zapfenschichte 322.
— —, Tränenflüssigkeit 592.

Chemische Beschaffenheit des Glaskörpers 501, 502.
— — des Kammerwassers 232.
Chiasma nervorum opticorum 9.
Chimaera monstrosa, Netzhaut 482.
— Sehnerv 497.
Chirogaleus, Ciliarmuskel 159.
—, Zapfenlosigkeit 326.
Chiromys, Fuchssche Spalte der Regenbogenhaut 195.
— *madagascarensis*, Endothel der Regenbogenhautvorderfläche 198.
Chiropteren, Netzhaut 428.
Chondriosomen der Linsenfasern 275.
— — bei der *Ratte* 276.
— des vorderen Epithels der Linse 275.
Choriocapillaren, Nervenplexus der 128.
Choriocapillaris 114.
— Architektonik der 117.
—, bei *Affen* 119.
—, bei *Vögeln* 119.
— primordiale 661.
Chorioidea s. Aderhaut.
Chorioidealcolobom, Entwicklung des 663.
Chorioidealspalte 663.
Chromatophoren der Aderhaut 109, 111.
— der Lederhaut 71.
— der Regenbogenhaut 197, 202.
— —, Pigmentkörnchen in den 202.
— —, Propigment in den 203.
— des Strahlenkörpers 157.
—, Entwicklung der 663, 667.
—, Innervation der — beim *Hecht* 229.
—, Pigmentkörnchen in den 111.
Cephaloptera giorna, Strahlenkörper 145.
Ciliararterien s. Arteriae ciliares.
Ciliarepithel s. Epithel des Strahlenkörpers.
Ciliarfortsätze, Anlage der 662.
—, Arterien der 96.
—, Blutgefäße der 97.
—, Capillaren der 98.
—, elastisches Gewebe 164.
—, Epithelzellen der — 181.
—, Gestalt der 141.
—, marklose Nervenfasern der 171.
—, Täler der 145.
—, Venen der 102.
—, Zahl der 141.
Ciliarganglion 85, 617.

Ciliarganglion, Ganglienzellen des 620.
—, Gestalt und Größe des 618.
—, Hülle des 619.
—, Nervenendigungen im 622.
—, Nervenfasern im 622.
—, Radix brevis sive motoria des 618.
—, — longa des 618.
—, — sympathica des 618.
—, sympathische Natur des 620.
Ciliarmuskel 148, 686.
—, Altersveränderung des 158.
—, Anlage des 664.
— bei *Carnivoren* 159.
— bei *Chirogaleus* 159.
— beim *Eisbär* 159.
— beim *Elefant* 159.
— bei *Galago* 159.
— bei *Lemuren* 159.
— bei *Lemur rufifrons* 159.
— bei *Loris gradeus* 159.
— beim *Löwen* 159.
— bei *Nycticebus tarchigradus* 159.
— beim *Schwein* 159.
— beim *Seehund* 159.
— bei *Wassersäugern* 159.
—, Bindegewebe im 156.
—, Brückescher Muskel des 150, 151.
—, Ende, hinteres des 154.
—, —, vorderes des 156.
—, Endösen der Nerven im 166.
—, Entwicklung des 146, 155.
—, Gestalt des 150.
—, Kittsubstanz des 154.
—, makroskopisches Aussehen des 137.
—, Müllerscher Muskel des 150, 153.
—, Länge des 137, 158.
—, Nervenringe und Reticularen 166.
—, zirkulärer Anteil des 154.
Ciliarnerven s. Nervi ciliares.
Cilien s. Wimpern.
Cilioretinale Gefäße 404.
Circulus arteriosus iridis major 80, 95, 97, 99.
— — minor 99, 185.
— nervi optici 93, 115.
— — optici, Entwicklung des 604.
— — sclerae sive Nervi optici (Zinnii oder Halleri) 404.
— sive Sinus venosus sclerae s. Schlemmscher Kanal.
— venosus sclerae 236, 605.
Circumlentaler Raum bei *Carnivoren* 294.
— — bei *Huftieren* 294.

Circumlentaler Raum bei *Primaten* 294.
— — bei *Raubtieren* 294.
Cittilus (Ziesel), Netzhaut 420, 421.
Coloboma chorioideae 663.
Columba livia, Hornhautepithel 25.
Clarias batrachus, Netzhaut 458.
— *lacera*, Netzhaut 458.
Cloquetscher Kanal, Ausbildung des 652.
Clursus ursinus, Netzhaut 416.
Conger, Netzhaut 462.
Conjunctiva s. Bindehaut.
— bulbaris s. Bindehaut des Augapfels.
Conurus cataphractus, Parietalauge 451.
Corpus ciliare s. Strahlenkörper.
— vitreum s. Glaskörper.
Cottus, Netzhaut 459.
Crex, Tapetumsubstanzen 309.
Cricetus, Netzhaut 425.
Crocidura, Zapfen 326.
Crossopus, Netzhaut 427.
—, Zapfen 326.
Cryptobranchus japonicus, Lederhaut 91.
Cyancyta stelleri, Netzhaut 440.
Cyclostomen, Entwicklung des Auges bei 675.
— Netzhaut 466.
—, Pigmentepithel der Netzhaut 306.
—, Tapetumsubstanzen 308.
—, Unterschied der Stäbchen- und Zapfenkerne 328.
—, Verteilung der Stäbchen und Zapfen in der Netzhaut 638.
—, Zapfen 324.
Cynias, Bildung von Sehpurpur 302.
Cynocephalusaffen, Netzhaut 412.
Cynocephalus leucophaeus, Netzhaut 414.
Cypriniden, Netzhaut 459.
Cypselus apus (Alpensegler), Netzhaut 433.
Cystische Degeneration der Netzhautperipherie 341, 363.
— — — bei Neugeborenen 341, 363.
— — — bei *Rhesusaffen* 341, 363.

Dämmerungstiere, Stäbchennetzhaut 324.
Dasypus, Netzhautgefäß 410.
—, Zapfenlosigkeit 326.

Dasypus septemcinctus, Netzhaut 427.
Delphin, Gliafasern der Netzhaut 371.
—, Netzhaut 429.
Delphinus apterus, Hornhaut 13.
Dendriten der Ganglienzellen der Netzhaut 353.
— —, Opticusganglienzellen 356.
Dentex, markhaltige Opticusfasern 361.
Denticeten, Lederhaut 91.
Depressor supercilii 608.
DESCEMETSche Membran der Hornhaut 18, 26.
DESCEMETSches Endothel der Hornhaut 650.
Dianameerkatze, Zapfen (2 Arten von) 326.
Didelphys marsupialis, Entwicklung des Auges 676.
Dilatator pupillae 207.
— —, Capillaren des 100.
— —, Dicke des 208.
— —, Fibrillen des, Verbindung der — mit dem Bindegewebe der Regenbogenhaut 212.
— —, Muskelmenge des 217.
— —, peripheres Ende des 215.
— —, — Ende, ringförmiger Anteil 215.
— —, periphere Muskelzacken 215.
— —, pupillares Ende 213.
— —, Speichelbündel des 213.
— —, Zellen im 209.
— —, —, bipolare im 211.
— —, —, unipolare im 211.
— —, —, Verbindung der — mit dem Pigmentepithel 210.
Dopareaktion bei *Hühner*embryonen 634.
— bei *Kaninchen* 634.
— bei *Meerschweinchen* 634.
Doppelzapfen beim *Barsch* 458.
— bei *Gadiden* 458.
— bei *Schlangen* 458.
Dromedar, Netzhaut 418.
Drüsen, MEIBOMsche s. MEIBOMsche Drüsen.
—, MOLLsche 570, 571.
—, Talgdrüsen 565.
—, Tränendrüsen s. Tränendrüsen.
—, ZEISSsche 570.
Ductus excretorii glandulae lacrimalis 584.
Dugong, Netzhaut 429.

Echidna, Netzhautgefäße 410.
Edentaten, Netzhautgefäße 410.
—, Tapetum lucidum 130.
Eichhörnchen (Sciurus), Netzhaut 420, 421.
—, — -gefäße 409.
—, nichtdifferenzierte Netzhaut 402.
—, Zapfennetzhaut 325.
Eidechsen, Hornhaut 13.
—, Pigmentepithel der Netzhaut 307.
—, Strahlenbändchen 295.
—, Strahlenkörper 145.
Eisbär, Ciliarmuskel 159.
Eisvogel, Fovea 401.
—, Netzhaut 440.
—, Strahlenkörper 141.
Elastisches Gewebe der Regenbogenhaut 206.
— — — bei *Affen* 207.
— — — bei *Fischen* 207.
— — — bei *Kaninchen* 207.
— — — bei *Lemuren* 207.
— — — beim *Meerschweinchen* 207.
— — — bei *Vögeln* 207.
Elefant, Ciliarmuskel 159.
—, Netzhaut 416, 417.
—, — -gefäße 410.
—, Tränendrüse 592.
—, — der Lidplatte 544.
Elementarlamellen, doppelbrechende der Hornhaut 18.
Eliomys, Netzhaut 420, 430.
—, Netzhautgefäße 410.
Elster, Hornhautepithel 24.
Emissarien der Blutgefäße 78.
Emys europaea, Netzhaut 448.
Endothel der Hornhaut bei der *Katze* 41.
— — -hinterfläche, Spaltlampenbild 39.
— — —, Zellteilungsfiguren 40.
— — —, bei *Vögeln* 42.
— —, DESCEMETSches, Entwicklung des 65.
— der Netzhautgefäße 409.
— der Regenbogenhautvorderfläche bei *Ateles* 198.
— — bei *Chiromys madagascarensis* 198.
— — beim *Gibbon* 198.
— — beim *Gorilla* 198, 199.
— — bei *Katzen* 198.
— — bei *Lemuren* 198.
— — bei *Macacus maurus* 198.
— — bei *Macacus nemestrinus* 198.
— — bei *Macacus rhesus* 198.

Endothel der Hornhaut beim *Orang-Utang* 198.
— — beim *Schimpansen* 198.
Entosphenus, Netzhaut 467.
Entwicklung der Aderhaut 661.
— der Amakrinen 635, 637.
— der Augenmuskeln 670, 672.
— der Capillaren der Aderhaut 638.
— der Chromatophoren 633, 667.
— der Diplosome der zentralen Zapfen 639.
— der Hornhaut 646, 648.
— der Lamina cribrosa 645.
— — elastica chorioideae 664.
— der Lederhaut 660.
— der Lider 670.
— der Limitans interna 638.
— der Linse 268, 657.
— der Linsenfasern 657, 659.
— der Linsenkapsel 660.
— der Linsenmuskeln bei *Teleostiern* 675.
— der Macula lutea 635.
— der Mitochondrien beim *Huhn* 639.
— der MÜLLERschen Stützfasern 637.
— der Netzhaut 633, 665.
— der Regenbogenhaut 661.
— der Schichten der Zellen in der Netzhaut 674.
— der Siebplatte 645.
— der Tränendrüsen 670.
— der Vorderkammer 646, 668, 669.
— der Wimpern 671.
— des Auges bei *Amphibien* 675.
— — bei *Aplacentaliern* 675.
— — bei *Cyclostomen* 675.
— — bei *Didelphys marsupialis* 676.
— — bei *Myxinoiden* 675.
— — bei *Perameles* 676.
— — bei *Reptilien* 675.
— — bei *Teleostiern* 675.
— — bei *Urodelen* 675.
— — bei *Vögeln* 675.
— des Canalis opticus 625.
— des Ciliarmuskels 146, 155.
— des Coloboma chorioideae 663.
— des DESCEMETSchen Endothels der Hornhaut 646.
— des Glaskörpers 508, 650.
— des Musculus sphincter pupillae 667.
— des Pigmentepithels, embryonalen 300.

Entwicklung des Strahlen-
bändchens 650.
— des Strahlenkörpers 661.
— des Tapetum 669, 670.
— des ZINNschen Gefäß-
kranzes 604.
Epiphyse der Reptilien 451.
Epithel der Bindehaut 535.
— — auf den Plateaus 540.
— — des Augapfels 552, 549.
— — des Lides 533.
— — der Lidplatte 544.
— — der Rinnen 539.
— — der Übergangsfalte
547.
— der Carunkel 564, 565.
— der Drüsenschläuche 584.
— der halbmondförmigen
Falte 562.
— der Hornhaut 17, 18, 21,
22; s. auch Hornhaut-
epithel.
— der Linse 265, 266, 267,
268, 275; s. auch Linsen-
epithel.
— des Strahlenkörpers,
atypische Netzhaut-
inseln im 176.
— —, Bau des unpigmen-
tierten 179.
— — bei *Hunden* 181.
— — bei *Kaninchen* 183.
— — bei *Ratten* 180.
— — bei *Schweinen* 181.
— —, Cuticularschichte des
182.
— —, des flachen Teiles
177.
— —, unpigmentiertes 176.
— —, —, Übergang der
Netzhaut zum
176.
— des Tränenröhrchens 595.
— des Tränensackes 597.
— -röhrchen der Bindehaut
542, 546.
Epithelzellen:
— der Bindehaut, Intercellulärbrücken bei
Katzen 535.
— — des Augapfels, vitale
Färbung 549.
— der Ciliarfortsätze,
GREEFFsche Bläschen
181.
— der Hornhaut bei Tieren
21; s. auch Horn-
hautepithelzellen.
— —, Diplosomen 21.
— —, Intercellulärräume 22.
— —, Regenerationsfähig-
keit 21.

Epithelzellen der Hornhaut,
Regenerationsge-
schwindigkeit 22.
— —, Wechsel der 21.
— der Linse 265.
— —, Gestalt und Größe der
266.
— —, reihenweise Anord-
nung der 268.
— —, Tonofibrillen in den
266.
— des Strahlenkörpers, Lipo-
somen in den 179.
— —, Mitochondrien in den
179.
— —, Zusammenhang der
178.
Epomophorus, Netzhaut 429.
Erythrocebus pata, Linse 247.
Erzschleiche, Parietalauge 450.
Esel, Hornhautepithel 25.
Esox, Netzhaut 459.
Eulen, Fovea 401.
—, Tapetumsubstanz 309.
— -papagei, Netzhaut 440.

Fadenkörner in den Stäbchen
und Zapfen 327.
Falco spavoerius, Netzhaut
440.
Faisceau isthmique 511, 655.
Falke (Falco spavoerius) 435,
440.
Fasanen, Ölkugeln in der Netz-
haut 325.
—, Netzhaut 433.
Faserkörbe der Glia beim
Frosch 330.
— — bei der *Schildkröte* 330.
Faserwerk, v. SZILYsches des
Glaskörpers 630.
Felis pardalis, Netzhaut 416.
Fink, Netzhaut 434.
Fische, Außenfaden der Stäb-
chen 311.
—, elastisches Gewebe der
Regenbogenhaut 207.
—, Hornhautepithel 24.
—, Linsenmuskel 629.
—, Netzhautgefäße 411.
—, Pigmentepithel der Netz-
haut 306.
—, Stäbchen und Zapfen, fär-
berischer Unterschied
bei den 329.
—, Symmetrie der Augen
629.
—, Tapetumsubstanzen 309.
—, Traubenkörner der Regen-
bogenhaut 187.
Fischotter, Tränendrüse 592.
*Flamingo (Phoenicopterus
roseus)*, Netzhaut 440.

Fledermaus s. auch *Chiropteren*.
—, Hornhaut 13.
—. — -epithel 25.
—, Krystalloide in der Netz-
haut, Fehlen von 340.
—, Netzhaut 425.
—, Sims des Strahlenkörpers
294.
—, Zapfenlosigkeit 326.
Fliegender Hund 428.
Flocculi iridis 187.
Flußneunauge, Netzhaut 466.
FOLTZsches Infundibulum 593.
FONTANAscher Kanal 667.
Forelle, Netzhaut 458.
Fovea centralis 376, 398.
— —, albinotische 390.
— —, Anlage der 637.
— —, Anordnung der Zapfen
in der 380, 382.
— — bei *Chamäleon* 399.
— — bei *Cercocebus fuliginosus* 399.
— — beim *Eisvogel* 401.
— — bei *Eulen* 401.
— — bei *Hühnervögeln* 401.
— — beim *Hund* 399.
— — bei der *Katze* 399.
— — bei *Papageien* 401.
— — bei *Raubvögeln* 401.
— — beim *Schimpansen* 399.
— — bei *Schwalben* 401.
— — bei *Seglern* 401.
— — bei *Singvögeln* 401.
— — bei *Tauben* 401.
— — bei *Vögeln* 400.
— —. bilaterale Symmetrie
der 629.
— —, Differenzierung 636.
— —, Ganglienzellenschichte
am Rande der 383.
— —, Gestalt der 377.
— —, individuelle und
Rassenvariabilität
388.
— —, Limitans externa der
Gegend der 390.
— —, — interna 388.
— — mit Area bei Tieren
401.
— —, MÜLLERsche Stütz-
fasern in der 385.
— —, ohne Area bei Tieren
401.
— —, stäbchenfreier Bezirk
der 380.
— —, Verlängerung der zentralen Elemente:
— —, — beim *Chamäleon*
400.
— —, — bei *Hatteria* 400.
— —, — bei *Reptilien* 400.
— —, — bei *Stellio* 400.
— —, Zahl der Zapfen in der
320, 384.
— externa 381.

Foveae, zwei, ohne Area bei Tieren 401.
Foveola 381.
Frosch s. auch *Rana*.
—, Außenfaden der Stäbchen 311.
—, Bildung von Sehpurpur 302.
—, Diplosom des Zapfens 322.
—, Einfluß der Temperatur auf die Pigmentwanderung beim 454.
—, Entwicklung des Auges 668.
—, — der Vorderkammer 668.
—, Faserkörbe der Glia 330.
—, Glykogen in der Stäbchen- und Zapfenschichte 322.
—, Hornhaut 13.
—, — -nerven 53.
—, Stäbchen, grüne 316, 453.
—, —, kurze 317.
—, —, lange 317.
—, — purpurrote 316.
—, Tröpfchen der Stäbchenaußenglieder im Dunkelauge 315.
—, Verschiedenheit der Hell- und Dunkelnetzhaut 454.
Fuchs, Netzhaut 415.
—, Schichtung der Linsenkapsel 260.
FUCHSsche Atrophie 489.
— Spalte 195, 199.
— — bei *Affen* 195.
— — bei *Carnivoren* 195.
— — bei *Chiromys* 195.
— — beim *Gorilla* 195, 199.
— — beim *Hund* 195.
— — bei der *Katze* 195.
— — bei *Lemuren* 195.
— — beim *Rind* 195.
— — beim *Schwein* 195.
— — bei *Ungulaten* 195.
Fuscinnadeln, Wanderung der 301.

Gadiden, Doppelzapfen 458.
—, Lederhaut 91.
Galago, Ciliarmuskel 159.
—, Strahlenbändchen 295.
Gallina chloropus, Hornhautepithel 24, 25.
Ganglienzellen der Aderhaut 124.
— des Ciliarganglion 620.
— der Netzhaut 353.
— —, Achsenzylinder der 354.
— — beim *Hund* 359.
— —, bipolare 346, 357.
— —, Dendriten der 353.
— —, Diplosom der 353.

Ganglienzellen, Größe der 352.
— —, Mitochondrien in den 356.
— —, Netzapparat der 355.
— —, Typen der 354.
— —, — beim *Hund* 354.
— —, — bei *Vögeln* 354.
— —, — bei *Wiederkäuern* 354.
— der Regenbogenhaut 229.
— des Strahlenkörpers 165.
—, kleine — der äußeren Körnerschichte 331.
— -schichte am Rande der Fovea 383.
Ganglion ciliare s. Ciliarganglion.
— sphenopalatinum 591.
Ganoiden, Ligamentum suspensorium lentis bei 295.
—, Netzhaut bei 465.
—, Pigmentepithel der Netzhaut bei 307.
—, Strahlenbändchen bei 295.
—, Tapetumsubstanz bei 309.
—, Zapfen bei 324.
—, Zapfenfüße bei 333.
Gans, Netzhaut bei der 431.
—, Tröpfchen der Stäbchenaußenglieder im Dunkelauge bei der 315.
Gasterosteus, Lederhaut bei 91.
Gecko, Netzhaut beim 419.
—, Netzhautgefäße beim 411.
—, Pigmentepithel der Netzhaut beim 307.
—, Tapetumsubstanz beim 309.
Gefäße s. Blutgefäße bzw. Lymphgefäße.
Gefäßhaut s. Aderhaut.
Gemse, Traubenkörner der Regenbogenhaut bei der 187.
Gerontoxon 60.
Gibbon, Endothel der Regenbogenhautvorderfläche beim 198.
—, Krystalloide in der Netzhaut beim 340.
—, Netzhaut beim 412.
Glandulae congregatae MONROI 583.
— tarsales s. MEIBOMsche Drüsen.
Glandula innominata 582.
— lacrimalis accessoria 583.
— — inferior 583.
— — orbitaria 582.
— — palpebralis 583.
— — superior 582.
Glaskörper 7, 497.
— als Gel 504.

Glaskörper, Altern des 519, 521.
—, Ansichten über den Bau des 502.
—, Arterienschlinge im 405.
— -basis 499, 523.
—, Beschaffenheit des 499.
—, Blutgefäße im embryonalen 509.
—, chemische Zusammensetzung des 502.
—, ektodermale Anlage des 508.
—, Elastizität des 501.
—, Entwicklung des 508, 650.
—, Faserwerk, v. SZILYsches — des 630.
—, feste Bestandteile des 501.
—, fibrilläre Struktur des, Beweis für die 506.
— -gefäße s. Blutgefäße des Glaskörpers.
—, Grenzmembran, vordere des 510.
—, Grenzschichte des 516.
—, —, vordere des 498.
—, Herkunft, ektodermale des 654.
—, —, mesodermale des 655.
—, isoelektrischer Punkt des 501.
— -kanal 501.
— beim *Hund* 517.
— beim *Kaninchen* 517.
— bei der *Katze* 517.
— beim *Rind* 517.
— -konsistenz beim *Hammel* 499.
— beim *Hund* 499.
— beim *Kaninchen* 499.
— bei der *Katze* 499.
— beim Menschen 499.
— beim *Schwein* 499.
— -mark 525, 526.
—, Membranellen von RETZIUS des 524.
—, mikroskopischer Bau als Kunstprodukt 503.
—, — Schnittpräparat als Abbild des ultramikroskopischen Baues 507.
—, — Untersuchung des 502.
—, — topographischer Bau des 521.
—, physikalisch-chemische Eigenschaften des 501.
—, primärer 509, 632, 633.
—, —, Anlage des 630.
—, —, Fasernetz des 650.
—, Quellungszustand des 501.
—, RETZIUSsches Bündel im 523, 526, 529.
—, Rindenschichte des 522.
—, Röntgendiagramme des 501.

Glaskörper, sekundärer 509, 653.
—, Spaltlampenbild des 514.
—, Spaltlampenuntersuchung 505.
—, spezifisches Gewicht des 501.
—, tertiärer 290, 511, 653, 654.
—, Trennung des — vom Strahlenkörper 524.
—, Ultramikroskopie des 519.
—, ultramikroskopische Fibrillen des 514.
—, — —, Einwirkung von Fixationsmitteln auf die 520.
—, Viscosität des 501.
—, vorderer 652.
—, — primärer 631.
—, — sekundärer 647.
—, Zellen im 529, 652, 653.
—, Zentralkanal des 517.
—, —. Fehlen des — beim Erwachsenen 517.
—, Zusammenhang der ultramikroskopischen Strukturbilder, Spaltlampenbefunde und mikroskopischen Schnittpräparate 507.
—, — mit der Netzhaut 499.
—, Zwischenschichte 523.
— -struktur, verschiedene Dichte der 519.
— -ursprung 499, 523.
Glia der Netzhaut 368.
— des Sehnerven 475, 486.
— der Siebplatte 479.
—, Faserkörbe der — in der äußeren Körnerschichte 330.
— -fasern der Netzhaut beim Delphin 317.
Glires, Netzhaut bei 419.
Golgische Spinnenzellen der äußeren Körnerschichte 368.
Gorilla, Endothel der Regenbogenhautvorderfläche 198, 199.
—, Fuchssche Spalte der Regenbogenhaut 195.
—, Klumpenzellen 206.
—, Netzhaut beim 412.
Grasfrosch, Stäbchennetzhaut beim 329.
—, Stäbchen- und Zapfennetzhaut beim 329.
—, Zapfennetzhaut beim 329.
Greisenbogen der Hornhaut 60.

Grottenolm, Pigmentepithel der Netzhaut beim 306.
Gypaetus (Lämmergeier), Netzhaut beim 440.

Halbaffen s. Lemuren.
Halbmondförmige Falte 561.
— —, Becherzellen der 562.
— — beim Elefanten 561.
— — bei der Katze 561.
— — beim Pferd 561.
— — bei Säugetieren 561.
— — bei verschiedenen Menschenrassen 561.
— —, Bindegewebe der 563.
— —, Epithel der 562.
— —, Knorpel in der — bei Tieren 563.
— —, — in der — beim Menschen 563.
— —, Krypten der 563.
Halietus leucogaster (Seeadler), Netzhaut bei 440.
Hammel, Glaskörperkonsistenz beim 499.
Hannoverscher Kanal 278.
Hapale, Netzhaut bei 414.
Hase, Hornhautepithel beim 25.
—, Netzhautgefäße beim 409.
—, Opticusfasern, markhaltige beim 361.
Haselmaus, Netzhaut bei der 423.
Hasnersche Klappe 600.
Haubenlerche, Netzhaut bei der 439.
Haushahn, Netzhaut beim 433.
Haustiere, Hornhaut bei 13.
—, Tränendrüse bei 592.
Hatteria, Netzhaut bei 441.
—, Parietalauge bei 451.
—, Verlängerung der zentralen Elemente in der Fovea bei 400.
—, Zapfen 441.
—, Zapfennetzhaut bei 324.
Hecht, Glykogen in der Stäbchen- und Zapfenschichte 322.
—, Netzhaut beim 458.
Hemmungsbänder der Augenmuskeln 602.
Henlesche Faserschichte 333, 383, 386.
— — bei Macacus 387.
— — bei Primaten 387.
— — beim Schimpansen 387.
Warzen der hinteren Grenzschichte der Hornhaut 34.
Hintere Kammer 231.
Hippocampus, Netzhaut bei 459.
— guttulatus, Netzhaut bei 460.

Hippopotamus, Netzhaut bei 418.
—, Tränendrüse bei 592.
Hirsch, Netzhaut beim 418.
Hirundo rustica, Netzhaut bei 433.
Hologaster, Netzhaut bei 462.
Horizontalzellen 338, 342, 343, 344.
—, Achsenzylinder der 343.
Horizontalzellen:
—, äußere 342.
—, Bedeutung der 395.
— beim Hund 342, 344.
— bei der Katze 344.
— bei Knochenfischen 346.
— beim Ochsen 342.
— beim Pferd 344.
— bei Reptilien 346.
— bei Rhesusaffen 342.
— beim Rind 344.
— bei Säugern 346.
— bei Selachiern 346.
— bei Uria aalge 346.
—, große, in der äußeren plexiformen Schichte 339.
—, — Krystalloide in den 339.
—, innere 345.
Hornerscher Muskel 607.
Hornhaut 9.
—, Bau der 17.
— -bänder bei Tieren 29.
— -blätter, Lagerung der 26.
— bei Delphinus apterus 13.
— bei Eidechsen 13.
— bei der Fledermaus 13.
— beim Frosch 13.
— bei Haustieren 13.
— beim Kamel 13.
— beim Kaninchen 13.
— beim Maulwurf 13.
— bei der Maus 13.
— bei Nachtvögeln 13.
— bei Papageien 13.
— beim Pferd 13.
— bei Phocaena 13.
— bei Reptilien 13.
— beim Rind 13.
— bei der Ringelnatter 13.
— beim Rochen 13.
— bei Säugern 13.
— bei Tagvögeln 13.
— bei Tauchervögeln 13.
— beim Walfisch 13.
—, Bildung der Grundsubstanz der 647.
—, Bowmansche Membran der 26, 31, 32.
—, — Röhren der 28.
—, Brechungsindex der 14.
—, Brennweite der, hintere und vordere 15.
—, chemische Zusammensetzung der 10, 15.

Hornhaut, DESCEMETsche Membran der 18, 26.
—, Dicke der 13.
—, Durchsichtigkeit der 10, 15.
—, elastische Fasern der 30.
—, — Membran der 31.
—, Elementarlamellen, doppelbrechende der 18.
— -endothel s. Endothel der Hornhaut.
—, Entwicklung der 646.
—, — beim Hühnchen 648.
Hornhautepithel 17, 18, 21, 22.
— bei *Allodola arvensis* 25.
— bei *Athene nocturna* 25.
— bei *Cerchneis tinnunculus* 24.
— bei *Columba livia* 25.
— bei der *Elster* 24.
— beim *Esel* 25.
— bei der *Fledermaus* 25.
— bei *Gallinula chloropus* 24, 25.
— beim *Hasen* 25.
— beim *Hund* 25.
— beim *Kaninchen* 25.
— bei der *Katze* 25.
— beim *Meerschweinchen* 25.
— bei *Meleagris gallopavo* 24.
— bei *Myrmecophaga* 25.
— beim *Pferd* 25.
— beim *Rind* 25.
— beim *Schaf* 25.
— bei *Vespertilio murinus* 25.
—, Chromosomen, Zahl der 22.
—, Dicke des 18.
—, Mitochondrien im 22.
—, Nervenendigungen im 51, 58.
—, Netzapparat des 22.
—, Plastizität des 21.
—, subepithelialer oder Basalplexus der Nerven im 53.
—, tiefer Nervenplexus 55.
—, Verbindung des — mit der BOWMANschen Membran 22.
—, Wanderzellen im 22.
— -zellen s. Epithelzellen der Hornhaut.
Hornhaut, Fluoreszenz 16.
— -gefäße 60.
—, Gestalt der 11.
—, Gewicht der 14.
—, Greisenbogen der 60.
—, Grenze der 11.
—, Grenzschichte, hintere der 33, 240.
—, — —, chemische Eigenschaften 33.

Hornhaut, Grenzschichte, hintere, HENLEsche Warzen der 34.
—, — —, periphere Endigung der 35.
—, Größe der 11.
— -grundsubstanz 25.
— —, Nervenendigungen 51.
— —, Parenchym der 26.
— -hinterfläche, Endothel der
— im Spaltlampenbild 39.
—, Höhe der 13.
—, Inhomogenität 10.
—, Intercellulärräume der 22.
—, Kittsubstanz der 30.
—, Krümmung der Hinterfläche 14.
—, — der Vorderfläche der 14.
—, Krümmungsradius der 5.
— -lamellen, Länge der 29.
— —, Zusammensetzung der — aus Fibrillen 27.
— -linie, senile 61.
—, Lymphräume der 60.
—, markhaltige Nervenfasern in der 50.
—, marklose Nervenfasern in der 50.
—, Metachromasie der 16.
Hornhautnerven 42.
— beim *Baumfalken* 58.
— beim *Frosch* 53.
— beim *Kaninchen* 55.
— beim *Meerschweinchen* 51.
—, Beziehungen zu den fixen Hornhautzellen 53.
—, Endapparate der 56.
—, Endigung der 55.
—, markhaltige der 46.
—, Markscheiden der 49.
—, Neurilemm der 50.
—, Perineurilemm der 49.
—, Plexus paramarginalis superficialis der 43.
—, Riesenkolben der 57.
—, Spaltlampenbild der 42.
—, subepithelialer oder Basalplexus der — im Hornhautepithel 53.
—, suprabasales Nervengeflecht der 44.
—, Teilung der 47.
—, vitale Färbung der 43.
Hornhaut, Netzapparat 22.
—, Oberfläche der 10.
—, optisches Verhalten der 19.
— -parenchym, Zellen im 18.
—, physikalisch-chemische Eigenschaften der 9.
—, Quellung der 15.
—, Röntgenogramm der 16.

Hornhaut, Spaltlampenbild der 17.
—, Substantia propria der 17.
—, Suturalfasern der 29.
—, Tröpfchenlinie der 61.
—, Wachstum der 12.
—, Wanderzellen in der 38.
—, Wassergehalt der 10.
Hornhautzellen, Diplosom der 36.
—, fixe 26, 35.
—, — bei der *Eidechse* 38.
—, — beim *Frosch* 38.
—, — beim *Goldfisch* 38.
—, — beim *Kaninchen* 37.
—, — beim *Macacus erythraeus* 37.
—, — bei der *Taube* 38.
HORTEGA-Zellen in der Netzhaut 372, 373.
— beim *Pferd* 373.
Huftiere, circumlentaler Raum bei 294.
—, Netzhautgefäße 409.
—, Pigmentepithel der Netzhaut 307.
Hühnchen, Entwicklung der Hornhaut bei 648.
—, — der Mitochondrien bei 639.
Hühner, Ölkugeln in der Netzhaut 325.
— -embryonen, Dopareaktion bei 634.
— -vögel, Fovea bei 401.
Humor aqueus s. Kammerwasser.
Hund, Epithel des Orbiculus ciliaris beim 181.
—, Fovea beim 399.
—, FUCHSsche Spalte der Regenbogenhaut beim 195.
—, Ganglienzellen der Netzhaut beim 359.
—, — —, Typen der — beim 354.
—, Gefäßsystem der mittleren Augenhaut 103.
—, Glaskörperkanal beim 517.
—, Glaskörperkonsistenz beim 499.
—, Horizontalzellen 342, 344.
—, Hornhautepithel beim 25.
—, Kammerwasser beim 232.
—, Lymphknötchen der Bindehaut beim 541.
—, Opticusfasern beim 359.
—, Tapetumzellen beim 204.
Hydrocherus capybara (Wasserschwein), Netzhaut bei 425.
Hyla arborea, Netzhaut bei 454.
— *versicolor*, Netzhautgefäße bei 411.

Hyperoodon rostratus, Leder-
haut bei 91.
Hyrax, Netzhaut bei 417.
—, Netzhautgefäße bei 410.
—, Strahlenbändchen bei 295.
Hystrix, Netzhautgefäße bei
410.

Igel, Netzhaut beim 425, 427.
—, nichtdifferenzierte Netzhaut beim 402.
—, Sims des Strahlenkörpers
294.
Innervation der Augenmus-
keln 615.
— der Chromatophoren beim
Hecht 229.
— der Lider 581.
— der Netzhautgefäße 409.
— der Regenbogenhaut 227.
— des Strahlenkörpers 172.
— der Tränendrüse 590.
— der Wimpern 570.
Insectivoren, Krystalloide in
der Netzhaut, Fehlen
von — bei 340.
—, Netzhautgefäße bei 409.
—, Pigmentepithel der Netzhaut 307.
—, Tapetum lucidum 130.
Intercellulärräume der Hornhaut 22.
Iris s. Regenbogenhaut.

Käfer, Tapetumsubstanzen bei
309.
Kamel, Hornhaut bei 13.
—, Netzhaut beim 418.
Kammerbucht 232.
— bei *Affen* 233.
— bei *Anthropoiden* 233.
— bei *Säugetieren* 243.
— bei *Schimpanse* 243.
—, Gerüstwerk der, Bezie-
hung des — zur
Regenbogen-
haut 242.
—, —, — zum Strahlenkör-
per 242.
—, —, hintere Grenzschichte
der Hornhaut 240.
—, —, Lederhautanteil des
239.
—, Gestaltung beim Menschen
233.
Kammerwasser 7, 232.
—, Brechungsindex des 232.
—, chemische Zusammen-
setzung des 232.
— beim *Hunde* 232.
Känguruh (Macropus), Netzhaut beim 430.
—, Tapetum lucidum beim
130.

Kaninchen, Aderhaut beim
126, 128.
—, Außenglieder der Seh-
zellen beim, Chemismus
der 316.
—, Dopareaktion beim 634.
—, elastisches Gewebe der
Regenbogenhaut beim
207.
—, Gefäßsystem der mittleren
Augenhaut beim 103.
—, Glaskörperkanal beim 517.
—, Glaskörperkonsistenz beim
499.
—, Glykogen in der Stäbchen-
und Zapfenschichte
beim 322.
—, Hornhaut beim 13.
—, Hornhautepithel beim 25.
—, Hornhautnerven beim 55.
—, Klumpenzellen beim 206.
—, lipoide Substanzen im
Pigmentepithel der
Netzhaut beim 300.
—, Lymphknötchen der Binde-
haut beim 541.
—, Mitochondrien des Ciliar-
epithels beim 180, 183.
—, Nerven der Regenbogen-
haut beim 228.
—, Netzhaut beim 420, 422.
—, Netzhautgefäße beim 409.
—, Opticusfasern, markhal-
tige beim 361.
—, Pigmentepithel der Netz-
haut 308.
—, Quellungszustand der Le-
derhaut beim 65.
—, Strahlenkörper beim 141.
—, Tränendrüsen der Lid-
platte beim 544.
—, Tränendrüse 587, 592.
—, Vorderkammer 669.
Kapuzineraffen, Strahlenkör-
per beim 141.
Katze, Amakrine horizontale
bei der 351.
—, Außenfaden der Stäbchen
bei der 311.
—, Blutgefäßsystem der mitt-
leren Augenhaut 103.
—, Endothel der Regenbogen-
hautvorderfläche bei der
198.
—, Fovea bei der 399.
—, FUCHSsche Spalte bei der
195.
—, Glaskörperkanal bei der
517.
—, Glaskörperkonsistenz bei
der 499.
—, Horizontalzellen bei der
344.
—, Hornhautepithel bei der
344.

Katze, Intercellulärbrücken
der Epithelzellen der
Bindehaut bei der 535.
—, Linse bei der 247.
—, Netzhaut bei der 415.
—, NISSL-Schollen in den Opticusganglienzellen bei
der 352.
—, Sims des Strahlenkörpers
bei der 294.
—, Tapetumzellen bei der 204.
—, Vorderkammer, Entwick-
lung der — bei der 699.
Kaulquappe, Pigmentepithelzellen bei der 639.
Kiwi, Netzhautgefäße beim
411.
Klumpenzellen 197, 204.
—, Abstammung der 205.
— beim *Gorilla* 206.
— beim *Kaninchen* 206.
— beim *Kronenaffen* 206.
— bei *Makaken* 206.
— bei *Meerschweinchen* 206.
— bei *Nagern* 206.
—, Pigmentkörnchen in den
204.
Knochenfische (Teleostier),
Entwicklung des Auges
bei 675.
—, Entwicklung der Linsenmuskeln bei 675.
—, — des Plexus hyaloideus
bei 675.
—, Horizontalzellen bei 346.
—, Ligamentum suspenso-
rium lentis bei 295.
—, Netzhaut bei 457.
—, Opticusfasern, markhaltige bei 361.
—, Pigmentepithel der Netzhaut bei 306.
—, Strahlenbändchen bei 295.
—, Stützelemente der Netzhaut 371.
—, Zapfen bei 324.
Körnerschichte, äußere 330.
—, — Faserkörbe der Glia
der 330.
—, — Ganglienzellen, kleine
der 331.
—, —, GOLGIsche Spinnen-
zellen der 368.
—, innere der Netzhaut 383.
Krähe, Netzhaut bei der 433.
Kreismuskel des Auges 577,
606.
— — Pars lacrimalis des 607.
— —, — marginalis des 578.
— —, — orbitalis 607.
— —, — palpebralis des 577.
Krokodil, Lederhaut beim 91.
—, Pigmentepithel der Netz-
haut beim 306.

Krokodil, Tapetumsubstanzen
beim 309.
Kronenaffen, Klumpenzellen
bei 206.
Krümmungsradien der Linsenflächen 246.
Krystalloide in der Netzhaut:
— beim *Gibbon* 340.
— beim *Orang-Utang* 340.
— beim *Schimpansen* 340.
—, chemisches Verhalten der
341.
—, der großen Horizontal-
zellen 339.
—, Fehlen von — bei *Alt-
weltaffen* 340.
—, — bei *Beuteltieren* 340.
—, — bei *Carnivoren* 340.
—, — bei *Fledermäusen* 340.
—, — bei *Insectivoren* 340.
—, — bei *Lemuren* 340.
—, — bei *Nagetieren* 340.
—, — bei *Neuweltaffen* 340.

Labrus, Netzhaut bei 459.
Lacerta viridis, Parietalauge
bei 451.
Lacertilien, Parietalauge bei
451.
—, Tapetum lucidum bei 130.
*Lachs*embryonen, Zapfen bei
321.
Lama, Netzhaut bei 418.
Lamina cribrosa s. Siebplatte.
— elastica chorioideae 120,
— — —, Durchtritt von
Wanderzellen
durch die 121.
163, 664.
— — —, Endigung der —
am Sehnerven-
kanal 121.
— — —, Entwicklung der
664.
— fusca chorioideae s. Suprachorioidea.
— — sclerae 666.
— suprachorioidea des Strahlenkörpers 148.
Lanius ludovicianus, Netzhaut 440.
Lämmergeier (Gypaetus), Netzhaut bei 440.
Lederhaut 61.
—, Anlage der 663.
—, Arterien der 84.
—, Bauprinzip der 76.
— bei *Amphibien* 91.
— bei *Anuren* 91.
— bei *Balaena mysticetus* 91.
— bei *Cryptobranchus japonicus* 91.
— bei *Denticeten* 91.
— bei *Gadus* 91.

Lederhaut bei *Gasterosteus*
91.
— bei *Hyperoodon rostratus*
91.
— beim *Krokodil* 91.
— bei *Monotremen* 91.
— bei *Säugetieren* 91.
— bei *Schildkröten* 91.
— bei *Sauropsidiern* 91.
— bei *Teleostiern* 91.
— bei *Urodelen* 91.
— bei *Vögeln* 91.
— beim *Wal* 91.
— bei *Wirbeltieren* 90.
— bei *Xiphias* 91.
—, Bindegewebsbänder, Verlauf der 71.
—, — — beim Menschen 72.
—, — — beim *Rind* 72, 75.
—, Blutgefäße der 77.
—, Chromatophoren der 71.
—, Dicke der 62.
—, elastische Fasern in der
69, 76.
—, Entwicklung der 660.
—, Fasern der, Übergang in
die Hornhautfasern 75.
—, Grenzring der 63.
—, Kalkablagerung in der 68.
—, Metachromasie der 68.
Lederhautnerven, Gestalt der
85, 89.
— -schleifen 87.
—, Typen der 88.
— -ring, venöser, Lichtung
des 237.
— —, —, Sichtbarkeit des —
beim Lebenden
237.
—, nervöser Plexus der 89.
—, Oberfläche der 89.
—, —, innere und äußere der
63.
—, physikalische und chemi-
sche Eigenschaften der
64.
—, Pigmentzellen in der 70.
—, Quellung der 65.
—, — beim *Kaninchen* 65.
—, — beim *Rind* 65.
—, Übergang der — in die
Sehnervenscheide 481.
—, Wanderzellen in der 71.
—, Wellung der leimgebenden
Bindehautfasern 76.
—, Zellen der 70.
—, ZINNscher Gefäßkranz in
der 77.
Lemur catta, Netzhaut bei
412, 413.
— —, Strahlenbändchen bei
295.
— —, Strahlenkörper bei 144.
— —, Zapfen bei 326.
Lemuren, Ciliarmuskel bei
159.

Lemuren, elastisches Gewebe
der Regenbogenhaut bei
207.
—, Endothel der Regenbogen-
hautvorderfläche 198.
—, FUCHSsche Spalte bei 195.
—, Krystalloide in der Netz-
haut, Fehlen von 340.
—, Pigmentepithel der Netz-
haut bei 307.
—, Tapetum lucidum bei 130.
—, — — cellulosum bei 412.
—, Tränendrüsen bei 592.
Lemur macaco, Netzhaut bei
412.
— —, Zapfen bei 326.
— *rufifrons*, Ciliarmuskel bei
159.
— —, Netzhaut bei 412.
— —, Strahlenkörper bei 144.
— —, Zapfen bei 326.
Lens cristallina s. Linse.
Leporiden, Netzhaut bei 418.
Leptocephaluslarven, Netzhaut
bei 462.
Leuciscus, Netzhaut bei 459.
Lider 7, 9, 567.
—, Begrenzung der 567.
—, Blutgefäße der 578.
—, Deckfalte der 567.
—, Entwicklung der 670.
—, Innervation der 581.
—, Lymphgefäße der 580.
—, Muskulatur der 577.
—, Pars orbitalis 567.
Lidhaut 567.
Lidheber 608, 609.
Lidplatten 572.
—, Bau der 573.
—, Bindehaut der 530.
—, Gestalt der 572.
—, MEIBOMsche Drüsen der
574.
—, Verbindung der — mit
den Nachbargebilden
573.
Lidrand 568.
Ligaments cordiformes von
CAMPOS 294.
Ligamentum hyaloideo-cap-
sulare 498.
— palpebrale laterale 607.
— — mediale 607.
— pectinatum, Nerven im
171, 242.
— suspensorium lentis bei
Ganoiden 295.
— — — bei *Selachiern* 295.
— — — bei *Teleostiern* 295.
— tarsi mediale 607.
Limbus retinae bei Säugern
365.
— — beim Schimpansen 365.
Limitans externa retinae 330,
372.
— — — bei *Reptilien* 372.

Limitans externa der Foveagegend 390.
— interna 362.
— — der Fovea 388.
— —, Entwicklung der 638.
— iridis 222.
Linse 7, 244.
—, Äquator der 244.
—, —, Lage des 264.
—, —, Zahl der Zellreihen im
257.
—, Äquatorialschnitt durch
die 255.
— bei *Affen* 247.
— beim *Ameisenigel* 247.
— bei *Anthropoiden* 277.
— bei *Balaenoptera borealis*
247.
— bei *Erythrocebus pata* 247.
— bei der *Katze* 247.
— bei *Proechidna* 247.
— bei *Säugetieren* 276.
— bei *Sauropsidiern* 276.
— bei *Wassersäugern* 247.
—, Brechungsexponenten der
247.
—, chemische Zusammenset-
zung der 248.
—, Differenzierung der Zellen
in der 258.
—, Diskontinuitätszonen der
252.
—, Doppelbrechung der 251.
—, Durchsichtigkeit der 249.
—, — unvollständige der 276.
—, embryonale Gefäßkapsel
der, Reste der — 265.
—, Entwicklung der 256.
—, Epithelzellen der, s. Epithelzellen der Linse.
—, Farbe der 249.
—, Gestalt der 245.
—, —, Veränderung der —
bei Akkommodation
244.
—, Gewicht der 246.
—, Größe der 245.
—, isotonische, Kochsalzlö-
sung mit 249.
—, Kapselepithelien der 252.
—, Lamellen der, Zahl 660.
—, —, — bei *Reptilien* 258.
—, Lichtdurchlässigkeit der
247.
—, Kernbogen der 268.
—, Kernzone der 268, 660.
—, mikroskopische Untersu-
chungstechnik der 251.
Linsenbläschen 631, 632, 657.
— und Retinablatt, faserige
Verbindungen 631.
Linsenepithel, Bau des 266.
—, Gestalt des 266.
—, Übergang des — zu den
Linsenfasern 267.

Linsenepithel, vorderes, Chon-
driosomen des 275.
—, Zellen des 265.
—, —, Größe der 266.
—, —, reihenweise Anord-
nung der 268.
—, —, Tonofibrillen der 266.
Linsenepithelien, Bedeutung
für den Stoffwechsel der
Linse 267.
Linsenfasern 267.
—, Anordnung der 273.
— bei *Umbra Crameri* G i 273,
274.
—, Chondriosomen der 275.
—, Entwicklung der 657, 659.
—, Gestalt der 272.
—, Maße der 273.
—, Regelmäßigkeit des Quer-
schnittes bei Säugetie-
ren 274.
—, Zwischensubstanz der 275.
Linsenflächen, Krümmüngs-
radien der 246.
—, vordere, Abstand der —
von der Hornhaut 246.
Linsengrube 657.
Linsenhohlraum 657.
Linsenkapsel, Anlage der 657.
—, Ansatz der Fasern des
Strahlenbändchens an
die 263.
—, Dicke der 259.
—, Entstehung der 264.
—, Entwicklung der 660.
—, Physikalische Eigenschaf-
ten der 264.
—, Schichtung der, beim
Pferd 260.
—, Zonulalamelle der 261.
Linsenmuskel der *Fische* 629.
Linsenmuskeln, Entwicklung
der — bei *Teleostiern* 675.
Linsennabel 632, 657.
Linsennähte 270, 271.
— beim Erwachsenen 272.
— des Embryonalkernes 252.
— der Oberfläche des Em-
bryonalkernes 272.
Linsenplakode 626.
Linsenplatte 626, 629.
—, Epithelfortsätze der 650.
Linsenrückfläche, Vogtsche
Bogenlinie der 517.
Linsenstern 659.
Linse, postfetales Wachstum
259.
—, Querschnitt der 255.
—, Radiärlamellen der 269.
—, —, Zahl 276.
—, Reliefbildung der vorderen
Alterskernfläche der 254.
—, Riefen in der 244.
—, Spaltlampenuntersuchung
der 251.

Linse, Spektroskopische Un-
tersuchung der 250.
— Tunica vasculosa der, s.
Tunica vasculosa lentis.
—, Unregelmäßigkeit des Ra-
diärbaues der — bei
Mensch und *Primaten*
258.
—, Zerklüftung der — bei
Maceration 296.
Lophius, Netzhaut bei 456.
—, Opticusfasern, mark-
haltige bei 363.
Lophortyx californicus, Netz-
haut 440.
Loris, Zapfenlosigkeit bei 326.
— *gradeus*, Ciliarmuskel bei
159.
Löwe, Ciliarmuskeln beim 159.
—, Tapetumzellen beim 204.
Lucioperca sandra, Netzhaut
bei 458.
— *volgensis*, Netzhaut bei 458.
Lumme, Netzhaut bei 433.
Lygosoma moco, Parietalauge
bei 451.
Lymphgefäße der Augenhöhle
606.
— der Lider 580.
— des Tränensackes 601.

Mabuia striata, Parietalauge
des 451.
Macacus, Diplosom des Zapfens bei 322.
—, Henlesche Faserschichte
bei 387.
—, Klumpenzellen bei 206.
—, Tapetumzellen bei 204.
— *maurus*, Endothel der Re-
genbogenhautvorder-
fläche bei 198.
— *nemestrinus*, Bindehaut
bei 535.
— —, Endothel der Regen-
bogenhautvorderflä-
che bei 198.
— —, Innervation des Strahlenkörpers bei 172.
Macropus, Netzhaut bei 430.
Macula lutea 375.
— — beim *Affen* 375.
— — beim Menschen 375.
— —, Capillarnetz der Ge-
gend der 116.
— —, Entwicklung der 635.
— —, gelbe Farbe der, bei
Affen 330.
— —, — — beim *Chamä-
leon* 330.
— —, — — der lebenden
375.
— —, Schichten im Gebiete
der 375.

Makaken s. *Macacus.*
Makrochiropteren s. auch *Chiropteren* u. *Fledermäuse.*
—, Netzhaut 429.
—, Netzhautgefäße 410.
—, nichtdifferenzierte Netzhaut bei 402.
—, Pigmentepithel der Netzhaut bei 307.
Manis, Zapfenlosigkeit bei 326.
Marder, Tapetum lucidum bei 130.
Marsupialier s. *Beuteltiere.*
Matrix corporis vitrei 499, 523.
Maulwurf, Hornhaut bei 13.
—, Netzhaut bei 425.
Maus, Hornhaut bei 13.
—, Netzhaut bei 422, 423.
—, —, stäbchenlose bei 422.
—, Strahlenkörper bei der 164.
Meerkatze, Netzhaut bei der 412, 413.
Meerschweinchen, Amakrine, horizontale beim 351.
—, Chemismus der Außenglieder der Sehzellen beim 316.
—, Diplosom des Zapfens beim 321.
—, Dopareaktion beim 634.
—, elastisches Gewebe der Regenbogenhaut beim 207.
—, Hornhautepithel beim 24.
—, Hornhautnerven beim 51·
—, Klumpenzellen beim 206.
—, lipoide Substanzen im Pigmentepithel der Netzhaut 300.
—, Netzhaut beim 420.
—, Strahlenkörper beim 141, 144.
—, Zapfen beim 326.
Megalocornea 12.
MEIBOMsche Drüsen 574.
— —, Mitosen in den 576.
— —, Seitengänge der 576.
— —, Zellen der 576.
Meise, Netzhaut bei der 434.
Meleagris gallopavo, Hornhautepithel bei 24.
Membrana limitans interna, Bildung der 655.
— pupillaris s. Pupillarmembran.
Menschenaffen s. *Anthropoiden.*
Menschenrassen, verschiedene 111.
Metachirus, Netzhaut bei 430.
— *crassicauda,* Ölkugeln in der Netzhaut bei 326.
Mikrochiropteren s. auch *Chiropteren* und *Fledermäuse.*
—, Netzhautgefäße bei 410.

Mikrochiropteren s. auch *Chiropteren* und *Fledermäuse.*
—, nichtdifferenzierte Netzhaut bei 402.
—, Pigmentepithel der Netzhaut bei 307.
Mikroglia RIO HORTEGAS 368.
Milan, Netzhaut beim 433.
Mitochondrien des Ciliarepithels beim *Kaninchen* 180, 183.
— — bei der *Ratte* 180.
—, Entwicklung beim *Huhn* 639.
— der Ganglienzellen der Netzhaut 356.
— des Hornhautepithels 22.
MOLLsche Drüsen 570, 571.
— —, glatte Muskelzellen der 572.
Mollusken, Tapetumsubstanzen bei 309.
Monotremen, Lederhaut bei 91.
—, Netzhaut bei 429, 430.
—, Ölkugeln in der Netzhaut bei 325.
—, Pigmentepithel der Netzhaut bei 307.
—, Strahlenkörper bei 143.
—, Tapetum lucidum bei 130.
Möwe, Netzhaut bei der 434.
MÜLLERscher Muskel im Strahlenkörper 150, 153.
MÜLLERsches Reticulum s. Reticulum.
MÜLLERsche Stützfasern der Netzhaut 362, 368.
— —, Basen der 362, 363.
— —, —, Mosaik der 363.
— —, Diplosom der 369.
— —, Entwicklung der 637.
— —, in der Fovea 385.
— — — beim *Chamäleon* 403.
Muraeniden, Netzhaut der 462.
Murmeltier, Netzhaut beim 420, 412.
— Netzhautgefäße beim 409, 410.
—, Pigmentepithel der Netzhaut beim 307.
—, Tapetum lucidum beim 130.
—, Zapfennetzhaut beim 325.
Muskelfasern der Aderhaut 122.
— Typen von 613.
Muskeln der Lider 577.
— der Regenbogenhaut 207.
— —, Differenzierung der glatten 667.
Musculi recti oculi, s. Augenmuskeln, gerade.
— obliqui oculi s. Augenmuskeln, schräge.

Musculus capsulopalpebralis 617.
— ciliaris Riolani 578.
— dilatator pupillae s. Dilatator.
— levator palpebrae superioris 608, 609.
— Orbicularis oculi s. Kreismuskel.
— sphincter pupillae s. Schließmuskel der Pupille.
— tarsalis superior 578, 609.
Mustela, Netzhaut bei 415.
— *martis,* Netzhaut 415.
Myliobatis, Tapetum lucidum bei 130.
—, Verdickung der Stäbchen bei 311.
—, Zapfen bei 324.
— *aquila,* Netzhaut bei 464.
Myoxus, Netzhaut 420, 430.
—, Netzhautgefäße 410.
— *myoxus,* Netzhaut bei 423.
Myrmecophaga, Hornhautepithel bei 25.
—, Strahlenkörper bei 143.
Myxine, Netzhaut bei 467.
Myxinoiden, Entwicklung des Auges bei 676.

Nachtaffen, Netzhaut bei 413.
Nachtigall, Netzhaut bei 436.
—, Tapetumsubstanz bei 436.
Nachtraubvögel, Netzhaut bei 432.
—, Sehpurpur bei 315.
Nachtvögel, Hornhaut bei 13.
Nadireaktion 181.
Nager, Klumpenzellen bei 206.
—, Krystalloide in der Netzhaut, Fehlen von 340.
—, Netzhautgefäße bei 409.
—, Pigmentepithel der Netzhaut bei 306.
—, Tapetum lucidum bei 130.
—, Tränendrüsen bei 592.
Natter, Entwicklung der Vorderkammer bei 668.
Necturus, Netzhaut bei 452.
Nerven, Nervi, Nervus:
— abducens 9, 612.
— der Aderhaut 123.
— —, Verteilung der 126.
— -ästchen der Opticusscheiden 123.
— der Bindehaut 560.
— —, vital 550.
— ciliares 86.
— — breves 165, 618.
— — —, Ganglienzellen der 86.
— — longi 85, 86, 126, 618.

Nerven, Nervi, Nervus:
-fasern, Durchtritt durch die vordere Grenzschichte der Hornhaut 53.
— —, sensible der Aderhaut 128.
— —, markhaltige — der Aderhaut 126.
— —, marklose der Aderhaut 126.
— —, — der Ciliarfortsätze 171.
— — der Netzhaut, markhaltige als Anomalie 361.
— -geflechte s. Nervenplexus.
— der Hornhaut 42; s. auch Hornhautnerven.
— infraorbitalis 582.
— der Lederhaut 85, 88.
— im Ligamentum pectinatum 171.
— nasociliaris 85, 165, 581, 603, 610.
— -netze der Regenbogenhaut 224.
— oculomotorius 9, 165, 223, 612.
— opticus s. Sehnerv und opticus.
— petrosus superficialis major 591.
— plexus der Capillaren der Aderhaut 128.
— — der Gefäße der Regenbogenhaut 102.
— —, weitmaschiger — im Ciliarmuskel 169.
— der Regenbogenhaut 223.
— — bei Affen 226.
— — beim Kaninchen 224, 228.
— —, Versorgung der Gefäße der 227.
— -schleifen in der Lederhaut 87.
— des Strahlenkörpers 165.
— —, Endösen im 166, 169.
— subcutaneus malae 582.
— supraorbitalis 581.
— sympathische 9.
— sympathicus 223.
— trigeminus 223.
— —, I. Ast des 9.
— trochlearis 9, 612.
— vidianus 591.
— -zellen der Regenbogenhaut 206.
— zygomatico-facialis 582.
Netzapparat der Hornhautepithelzellen 22.
— der Netzhautzellen 338.
— der Ganglienzellen der Netzhaut 335.
Netzhaut 7, 295.

Netzhaut, Alterserscheinungen der 390.
—, Arterien der — beim Schwein 409.
—, Astrocyten der 372.
—, Bau der — und Sehschärfe 396.
— beim Aal 462.
— bei Abramis brama 458.
— bei Acanthias 463.
— bei Accipiter nisus 433.
— bei Acerina cernua 458.
— bei Agama Tournevillii 444.
— bei Alcedo ispida 440.
— beim Alligator 447.
— beim Alpensegler 433.
— bei Amblyopsiden 462.
— bei Ammocoetes 466, 467.
— bei Amphibien 452.
— bei Anguilla 462.
— beu Anuren 452.
— bei Aquila chrysaetos occidentalis 432.
— bei Arctomys marmotta 421.
— bei Argyropelecus 458.
— bei Aves 431.
— bei Axolotl 456.
— bei Bdellostoma 466.
— — Dombeyi 466.
— bei der Beutelratte 429, 430.
— beim Bilch 423.
— beim Bitterling 458.
— bei Blennius basilicus 459.
— bei Blicca björkna 458.
— bei der Blindmaus 424.
— bei Botaurus 440.
— beim Bussard 433, 434.
— bei Carassius auratus 462.
— bei Carnivoren 415.
— bei Catacea 429.
— bei Chamäleon vulgare 445.
— bei Chauliodus Sloanei 458.
— bei Chelydra serpentina 448.
— bei Chimära 462.
— bei Chiroptera 428.
— bei Ceratodus 462.
— bei Cerviden 418.
— bei Cervus porcinus 418.
— bei Claris batrachus 458.
— bei Citillus 420, 421.
— — lacera 458.
— bei Clursus ursinus 416.
— bei Conger 462.
— bei Cottus 459.
— bei Cricetus 425.
— bei Crossopus 427.
— bei Cyanocyta stelleri 440.
— bei Cyclostomen 466.
— bei Cynocephalusaffen 412.
— bei Cynocephalus, leucophaeus 414.
— bei Cypriniden 459.
— bei Cypselus apus 433.
— bei Dasypus septemcinctus 427.

Netzhaut beim Delphin 429.
— beim Dromedar 418.
— bei Dugong 429.
— beim Eichhörnchen 420, 421.
— beim Eisvogel 440.
— beim Elefanten 416, 417.
— bei Eliomys 420, 430.
— bei Entosphenus 467.
— bei Epomophorus 429.
— bei Esox 459.
— beim Eulenpapagei 440.
— beim Falken 435, 440.
— beim Fasanenhahn 433.
— bei Felis pardalis 416.
— beim Finken 434.
— beim Flamingo 440.
— bei der Fledermaus 425, 428.
— beim Fliegenden Hund 428.
— beim Flußneunauge 466.
— bei der Forelle 458.
— beim Frosch 453.
— beim Fuchs 415.
— beim Ganoiden 465.
— bei der Gans 431.
— beim Gibbon 412.
— beim Gecko 447.
— beim Glires 419.
— beim Gorilla 412.
— bei Gypaetus 440.
— bei Halietus leucogaster 441.
— bei Hapale 414.
— bei Hatteria 441.
— bei der Haselmaus 423.
— bei der Haubenlerche 439.
— beim Haushahn 433.
— beim Hecht 458.
— bei Hippocampus 459.
— guttulatus 460.
— bei Hippopotamus 418.
— beim Hirsch 418.
— bei Hirundo rustica 433.
— Hologaster 462.
— bei Hydrochoerus capybara 425.
— bei Hyla arborea 454.
— bei Hyrax 417.
— beim Igel 425, 427.
— beim Kamel 418.
— beim Känguruh 430.
— beim Kaninchen 420, 422.
— bei der Katze 415.
— bei der Krähe 433.
— bei Labrus 459.
— beim Lama 418.
— beim Lämmergeier 440.
— bei Lanius ludovicianus 440.
— bei Lemur catta 413.
— — macaco 412.
— — rufifrons 413.
— bei Leporiden 418.
— bei Leptocephaluslarven 462.

Netzhaut bei *Leuciscus* 459.
— bei *Lophius* 458.
— bei *Lophortyx californicus* 440.
— bei *Lucioperca sandra* 458.
— — *volgensis* 458.
— bei *Lummen* 433.
— bei *Macropus* 430.
— bei *Makrochiropteren* 429.
— bei *Marsupialiern* 429.
— beim *Maulwurf* 425.
— bei *Mäusen* 422, 423.
— —, stäbchenlosen 422.
— bei *Meerkatzen* 412, 413.
— bei *Meerschweinchen* 420.
— bei der *Meise* 434.
— bei *Metachirus* 430.
— bei *Milan* 433.
— bei *Monotremen* 429, 430.
— bei *Möwen* 440.
— bei *Muraeniden* 462.
— beim *Murmeltier* 420, 421.
— bei *Mustela* 415.
— — *martis* 415.
— bei *Myliobatis* 463.
— — *aquila* 464.
— bei *Myoxus* 420, 430.
— bei *Myoxus myoxus* 423.
— bei *Myxine* 467.
— bei *Nachtaffen* 413.
— bei der *Nachtigall* 436.
— bei *Nachtraubvögeln* 423.
— beim Neugeborenen 638.
— beim *Nilkrokodil* 447.
— bei *Nycticebus tardigradus* 413.
— bei *Nyctipithecus trivirgatus* 413.
— bei der *Ohreule* 434.
— beim *Orang-Utang* 412.
— beim *Orycteropus* 428.
— bei *Pelecus cultratus* 458.
— bei *Perciden* 458.
— bei *Petromyzon* 466.
— — *fluviatilis* 468.
— — *marinus* 466.
— beim *Pferd* 419.
— bei *Phoca* 415, 416.
— bei *Phoenicopterus roseus* 440.
— bei *Phrynosoma cornutum* 446.
— bei *Pinnipediern* 416.
— bei *Primaten* 411.
— bei *Pristiurus* 465.
— bei *Procyon lotor* 416.
— bei *Proechidna* 430.
— bei *Proteus* 457.
— bei *Protopterus* 462.
— bei *Raja asterias* 463.
— — *clavata* 463.
— — *mirelatus* 463.
— bei der *Ratte* 416.
— bei *Raubvögeln* 432.
— bei *Reptilien* 441.

Netzhaut bei *Rhesus* 412.
— beim *Rhinoceros* 418.
— bei der *Rohrdommel* 440.
— bei *Rutilus* 459.
— beim *Salamander* 452.
— bei *Salamandra maculosa* 456.
— bei *Salmo* 459.
— bei *Scalia* 440.
— bei *Schaf* 418.
— bei der *Schildkröte* 448. 449.
— beim *Schimpansen* 412.
— bei *Schlangen* 448.
— bei *Schleiereulen* 434.
— bei *Schwalben* 440.
— beim *Schwein* 418.
— bei *Sciurus* 420, 421.
— bei *Scopelus maderensis* 458.
— bei *Scyllium* 459.
— beim *Seeadler* 440.
— bei *Seeschwalben* 440.
— beim *Segler* 434.
— bei *Selachiern* 462, 463.
— bei *Serpentarius* 440.
— bei *Serranus cabrilla* 460.
— beim *Siebenschläfer* 420.
— bei *Singvögeln* 432.
— beim *Sonnenbarsch* 458.
— bei *Sorex* 427.
— bei *Spalax typhlus* 424.
— bei *Spectrum condopense* 429.
— beim *Sperber* 433.
— bei *Sphenodon punctatum* 441.
— bei der *Spitzmaus* 425, 427.
— bei *Stellio stellio* 444.
— beim *Stichling* 458.
— bei *Strix flammea* 440.
— bei *Sumpfvögeln* 432.
— bei *Syngnathus* 459.
— bei *Taglemuren* 414.
— bei der *Taube* 431.
— bei *Teleostiern* 457.
— bei *Thalassochelys* 449.
— bei *Thalassarctus maritimus* 416.
— beim *Tiger* 415.
— bei *Tinnunculus tinnunculus* 431.
— bei *Torpedo* 462.
— bei *Totanus melanoleucus* 440.
— bei *Tragulus* 418.
— bei *Triton* 547.
— bei *Troglychtis* 462.
— bei *Trypanchen* 462.
— bei *Trypanchenophrys* 462.
— bei *Tupaja* 420.
— bei *Turmfalke* 431, 433.
— bei *Tursiops* 429.
— bei *Typhlichtis* 462.
— bei *Typhlops vermicularis* 450.

Netzhaut bei *Ungulaten* 416.
— bei *Uria aalge* 433.
— — *troile* 433.
— bei *Urodelen* 452.
— bei *Ursus labiatus* 416.
— bei *Viverra malaccensis* 416.
— beim *Walfisch* 425.
— beim *Wasserschwein* 425.
— bei der *Weihe* 433.
— beim *Wildesel* 419.
— beim *Wildrind* 418.
— bei *Xantharypa* 429.
— beim *Zebra* 419.
— beim *Zebu* 418.
— bei der *Ziege* 418.
— beim *Ziesel* 420, 421.
— beim *Zwergmoschustier* 417.
—, Blutgefäße der 403.
—, —, Entwicklung der 638.
—, Capillaren der 408.
—, Dicke der 297.
—, Differenzierung der 635.
—, Entwicklung der 633, 665.
—, Erythropsie 315.
—, Flächenwachstum der — bei *Fröschen* 638.
— -ganglienzellen s. Ganglienzellen der Netzhaut.
—, Gefäße der 403.
Netzhautgefäße beim *Aal* 410.
— bei *Amphibien* 411.
— bei *Arctomys marmotta* 410.
— bei *Beuteltieren* 409, 410.
— bei *Bradypus* 410.
— bei der *Brückenechse* 411.
— bei *Carnivoren* 409.
— bei *Cetaceen* 409.
— bei *Dasypus* 410.
— bei *Echidna* 410.
— beim *Eichhörnchen* 409.
— bei *Edentaten* 410.
— beim *Elefanten* 410.
— bei *Eliomys* 410, 420, 430.
— bei *Fischen* 411.
— beim *Gecko* 411.
— beim *Hasen* 409.
— bei *Huftieren* 409.
— bei *Hyla versicolor* 411.
— bei *Hyrax* 410.
— bei *Hystrix* 410.
— bei *Insectivoren* 409.
— bei *Kaninchen* 409.
— beim *Kiwi* 411.
— bei *Makrochiropteren* 410.
— bei *Mikrochiropteren* 410.
— beim *Murmeltier* 409, 410.
— bei *Myoxus* 410.
— bei *Nagern* 409.
— beim *Opossum* 410.
— beim *Pferd* 410.
— bei *Pinnipediern* 409.
— bei *Primaten* 409.

Netzhautgefäße bei *Proechidna* 410.
— bei *Python* 411.
— bei *Rana catesbiana* 411.
— bei *Reptilien* 410, 411.
— beim *Rhinoceros* 410.
— bei *Schlangen* 411.
— bei *Sphenodon* 411.
— beim *Tapir* 410.
— bei *Urodelen* 411.
— beim *Waschbär* 410.
— beim *Ziesel* 409.
—, Endothel der 409.
—, Innervation der 409.
—, Verlauf der 407.
Netzhaut, gefäßlose bei Tieren 411.
—, Glia der 368.
—, — -fasern beim *Delphin* 371.
—, Hortega-Zellen in der 372, 373.
—, Inversion der Wirbeltier- 391.
—. Körnerschichte, äußere der 330.
—, — innere der 383.
—, Leitungsverhältnisse der 392, 394.
—, — beim Menschen 392.
—, — beim *Pferd* 392.
—, Neuron 1. der 338, 394.
—, Neuron 2. der 394.
—, Netzapparat der Elemente der 338.
—, nichtdifferenzierte beim *Eichhörnchen* 402.
—, — beim *Igel* 402.
—, — bei *Makrochiropteren* 402.
—, — bei *Mikrochiropteren* 402.
—, Ölkugeln in der, s. Öl-kugeln.
— -peripherie, Bau der 365.
— —, cystische Degeneration der 341, 363.
—, Photaestesin 315.
—, Pigmentepithel der, s. Pig-mentepithel.
—, Pigmentzellen der — bei Belichtung 301.
—, plexiforme Schichte der, s. plexiforme Schichte.
—, Querleitung durch die:
—, — bei *Affen* 395.
—, — bei *Reptilien* 395.
—, — bei *Vögeln* 395.
—, „rotes Feld" der als sekun-däres Geschlechts-merkmal:
—, — beim *Fasan* 325.
—, — bei *Hühnern* 325.
—, — bei *Tauben* 325.
—, Schema der 393.
—, Schichten der 295.

Netzhaut, Sehpurpur in der, s. Sehpurpur 315.
—, Spinnenzellen in der 370.
—, Stäbchen der, s. Stäbchen.
—, Stützelemente der, s. Stützelemente.
—, Stützgewebe der 366.
— -typen bei Tieren 401.
—, Übergang der — zum Ciliarepithel 176.
—, Verschiedenheit der Hell- und Dunkelnetzhaut bei *Fröschen* 454.
—, Zapfen der, s. Zapfen.
— -zellen, Schichtung der —, entwicklungsgeschicht-lich bei *Vertebraten* 674.
Neurofibrillengerüst 353.
Neuron 1 der Netzhaut 394.
— 2 der Netzhaut 394.
Neuweltaffen, Krystalloide in der Netzhaut bei, Fehlen von 340.
Nilkrokodil, Netzhaut beim 447.
Nisslschollen bei der *Katze* 352.
— beim *Pferd* 352.
Nycticebus tardigradus, Ciliar-muskel bei 159.
— —, Netzhaut bei 413.
Nyctipithecus, Strahlenbänd-chen bei 295.
— —, Zapfenlosigkeit bei 326.
— *trivirgatus*, Netzhaut bei 413.

Ochse, Horizontalzellen beim 342.
Ohreule, Netzhaut bei der 428.
Oligodendroglia der Netzhaut 368, 372.
— im Sehnerven 476.
Ölkugeln in der Netzhaut:
— bei *Amphibien* 325.
— bei *Fasanen* 325.
— bei *Hühnern* 325.
— bei *Marsupialiern* 325, 326.
— bei *Metachirus crassicauda* 326.
— bei *Monotremen* 325, 326.
— bei *Phrynosoma* 403.
— bei *Reptilien* 325, 403.
— bei *Singvögeln* 325.
— bei *Stellio* 403.
— bei *Tauben* 325.
— bei *Thalassochelys* 449.
— bei *Vögeln* 403.
Opossum, Netzhautgefäße beim 410.
Opticus s. auch Sehnerv.
—, Blutgefäße des 403.
—, embryonales Schaltstück des 643.
—, Entwicklung des 640.

Opticus erste Entwicklung des bei Tieren 645.
— -faserbild 384.
Opticusfasern, Anordnung der 359.
— beim *Hund* 359.
— bei *Reptilien* 359.
— bei *Vögeln* 359.
—, markhaltige, bei *Beutel-tieren* 361.
—, — bei *Cetaceen* 361.
—, — bei *Dentex* 361.
—, — beim *Hasen* 361.
—, — beim *Kaninchen* 361.
—, — bei *Lophius* 361.
—, — bei *Perameles lagotis* 361.
—, — bei *Teleostiern* 361.
—, — der Netzhaut als Ano-malie 361.
Opticusganglienzellen 351.
—, Entwicklung der 635.
—, Markscheidenbildung des 644.
— -fasern, Schichte der 359.
— —, Sichtbarkeit durch die Methylenblaufär-bung 360.
— —, Varicositäten der 359.
— —, Verlauf der — am Lebenden im rot-freien Licht 360.
— -ganglienzellen 351.
— —, Dendriten der 356.
— —, Entwicklung der 635.
— —, Schichte der 351.
—, Mesenchym des 644.
—, zentrifugale Fasern im 358.
Opticusscheiden, Nervenäst-chen des 123.
Ora serrata 137, 363.
— —, Entwicklung der 636.
— —, Lage der — zum Horn-hautrande 139.
— —, Zacken der 364.
Ora terminalis bei *Säugern* 365.
— — bei *Schimpanse* 365.
Organa lacrimalia s. Tränen-organe.
Orang-Utang, Endothel der Regenbogenhaut-vorderfläche beim 198.
— —, Krystalloide in der Netzhaut beim 340.
— —, Netzhaut beim 412.
Orycteropus, Netzhaut beim 428.
—, Zapfenlosigkeit 326.

Palisaden der Bindehaut des Augapfels 549.
Palpebrae s. Lider.

Papageien, Hornhaut der 13.
—, Fovea 401.
Papilla nervi optici s. Sehnervenpapille.
Papillengegend der Netzhaut, Bau 363.
Parenchym der Hornhaut 26.
— —, Zellen im 18.
Pars ciliaris retinae, Entwicklung 665.
— coeca retinae 367, 665.
— iridica retinae, Entwicklung 665.
— lacrimalis musculi orbicularis oculi 607.
— marginalis musculi orbicularis oculi 567.
— palpebralis musculi orbicularis oculi 577.
— orbitalis musculi orbicularis oculi 607.
— orbitalis der Lider 567.
Parietalauge 450.
— bei *Agama bibronii* 451.
—, *Chalcides tridactylus* 450.
—, *Chamaeleon vulgare* 451.
—, — *pumilus* 451.
—, *Conurus cataphractus* 451.
— der *Erzschleiche* 450.
—, *Hatteria* 451.
—, *Lacerta viridis* 451.
—, *Lacertilien* 451.
— bei *Lygosoma moco* 451.
— bei *Mabuia striata* 451.
— bei *Petromyzon* 451.
— bei *Rynchocephalen* 451.
— bei *Scheltopusik (Pseudopus apus)* 451.
— bei *Varanus griseus* 451.
Pecten 410.
—, Pigment des 633.
Pediculus opticus 625.
Pelecus cultratus, Netzhaut bei 458.
Perameles, Entwicklung des Auges bei 676.
— *lagotis*, Opticusfasern, markhaltige bei 363.
Perciden, Netzhaut bei 458.
Pericyten der Aderhautgefäße 94, 100.
— der Capillaren der Aderhaut 119.
— der Präcapillaren der Aderhaut 113.
— des Strahlenkörpers 99.
PETITscher Kanal 278.
— Raum 293.
Petromyzon, Netzhaut bei 466.
—, Parietalauge bei 451.
—, Sehnerv bei 497.
—, Zapfen bei 224.
— *fluviatilis*, Netzhaut bei 468.
— *marinus*, Netzhaut bei 466.

Petromyzon, marinus, Pigmentepithel der Netzhaut bei 306.
— —, Stäbchen- und Zapfenkerne, Unterschied der bei 328.
Pferd, Amakrine horizontale beim 351.
—, Asymmetrie des Strahlenbändchens beim 287.
—, Horizontalzellen beim 344.
—, Hornhaut beim 13.
—, Hornhautepithel beim 25.
—, HORTEGA-Zellen beim 373.
—, Leitungsverhältnisse der Netzhaut beim 292.
—, Linsenkapsel, Schichtung der — beim 260.
—, Lymphknötchen der Bindehaut 541.
—, Netzhaut beim 419.
—, Netzhautgefäße beim 410.
—, NISSL-Schollen beim 352.
—, Tapetum lucidum beim 130.
—, Traubenkörner der Regenbogenhaut beim 187.
—, Verhältnis des Pigmentepithels zur Retina beim 304.
Phoca, Phocaena s. *Seehund.*
Phoenicopterus roseus, Netzhaut beim 440.
Phrynosoma cornutum, Netzhaut bei 440.
—, Ölkugeln der Zapfen 403.
Physikalische Beschaffenheit des Glaskörpers 501.
— — der Hornhaut 9, 19.
— — der Lederhaut 64.
— — der Linsenkapsel 264.
Physiologische Excavation 473.
— —, Anlage der 643.
Pigment, Auftreten von — im Stroma der Regenbogenhaut 666.
— des Pigmentepithels, Embryonalentwicklung des 300.
— der Pigmentepithelzellen im Strahlenkörper, Blaufärbung der — durch Ferrocyankalireaktion 176.
— der Regenbogenhaut 192.
Pigmentbildung im äußeren Retinablatt 634.
— im Embryonalleben 633.
Pigmentepithel der Netzhaut 297.
— — bei *Abramis brama* 306.
— — bei *Affen* 307.
— — bei *Ammocetes* 306.
— — bei *Amphibien* 306.
— — bei *Axolotl* 306.

Pigmentepithel der Netzhaut bei *Beutelratten* 307.
— — bei *Cebus capucinus* 299.
— — bei *Ceropithecus diana* 299.
— — bei *Cyclostomen* 306.
— — bei der *Eidechse* 307.
— — bei *Fischen* 306.
— — beim *Frosch* 298.
— — bei *Ganoiden* 306.
— — beim *Gecko* 307.
— — beim *Grottenolm* 306.
— — bei *Huftieren* 307.
— — bei *Insektivoren* 307.
— — bei *Kaninchen* 298, 308.
— — bei *Knochenfischen* 306.
— — beim *Krokodil* 306.
— — bei *Lemuren* 307.
— — bei *Makrochiropteren* 307.
— — bei *Marsupialiern* 307.
— — bei *Menschenaffen* 307.
— — bei *Mikrochiropteren* 307.
— — bei *Monotremen* 307.
— — beim *Murmeltier* 307.
— — bei *Nagetieren* 307.
— — bei *Petromyzon marinus* 306.
— — bei *Pinnipediern* 307.
— — bei *Plagiostomen* 306.
— — bei *Proechidna* 307.
— — bei *Raja asterias* 306.
— — bei *Raja clavata* 306.
— — bei *Raja punctata* 306.
— — bei *Raubtieren* 307.
— — bei *Rynchocephalen* 307.
— — bei der *Schildkröte* 307.
— — bei *Selachiern* 306.
— — beim *Strauß* 307.
— — bei *Vögeln* 307.
— — beim *Wal* 307.
— —, Funktion der 302, 304.
— —, Kittleisten der 297.
— —, Kultivierung des — in vitro 300.
Pigmentepithel der Netzhaut, lipoide Substanzen im:
— bei *Affen* 300.
— beim *Kaninchen* 300.
— beim *Meerschweinchen* 300.
— bei der *Ratte* 300.
Pigmentepithel der Netzhaut, Pigment im 298.
— — , —, Embryonalentwicklung 300.
— —, Pigmentkörnchen im 299, 300.
— —, Pigmentwanderung des — durch Erwärmung 303.

Pigmentepithel der Netzhaut, Einfluß der Temperatur auf die — bei *Fröschen* 454.
— —, Verhältnis zur Retina 304.
— —, — zur Retina beim *Pferd* 304.
— —, — zur Retina beim *Rhinoceros* 304.
— der Regenbogenhaut 221.
— —, Pigment im 223.
— des Strahlenkörpers. Pigmentierung des 147.
Pigmentepithelzellen, Aleuronidkörner im, beim *Salamander* 300.
— bei *Bufo vulgaris* 640.
— bei der *Kaulquappe* 639.
— bei *Rana esculenta* 640.
—, Fortsätze der 299.
— der Netzhaut, Gestalt der 297, 303.
Pigmentkörnchen im Pigmentepithel 299.
— —, Auftreten von — beim Menschen 300.
— —, — von — bei *Selachiern* 300.
Pigmentierung des Pigmentepithels des Strahlenkörpers 147.
— des Strahlenkörpers 139, 147, 174, 175.
Pigmentwanderung im Pigmentepithel durch Erwärmung 303.
— —, Einfluß der Temperatur auf die — bei *Fröschen* 454.
Pigmentzellen der Netzhaut bei Belichtung 301.
—, embryonale der Uvea 111.
—, des Strahlenkörpers 161.
Pinnipedier, Netzhaut 416.
—, Netzhautgefäße 409.
—, Pigmentepithel der Netzhaut 307.
—, Zapfen 326.
Plagiostomen, Pigmentepithel der Netzhaut bei 306.
—, Strahlenkörper bei 145.
—, Tapetumsubstanz bei 309.
Plexiforme Schichte der Netzhaut:
—, äußere 335, 339.
—, —, Bau der 337.
—, —, Endigungen der Zapfenfasern in der 337.
—, innere 351.
—, — beim Menschen 351.
—, — bei *Reptilien* 351.
—, — bei *Säugern* 351.
—, — bei *Vögeln* 351.

Plexus ciliaris 165, 618.
— gangliosus ciliaris 165, 166, 618.
— hyaloideus vasculosus, Entwicklung des bei *Teleostiern* 675.
— paramarginalis (sive marginalis) superficialis 48.
Plica intercipiens conjunctivae 561.
Postlenticularer Raum 498.
Primaten, circumlentaler Raum 294.
—, HENLEsche Faserschichte bei 333.
—, Lymphknötchen der Bindehaut bei 541.
—, Netzhaut bei 411.
—, Netzhautgefäße beim 409.
Pristiurus, Netzhaut bei 465.
Processus ciliares s. Ciliarfortsätze.
— nasofrontalis maxillae superficialis 607.
Procyon lotor, Netzhaut bei 416.
Proechidna, Linse bei 247.
—, Netzhaut bei 430.
—, Netzhautgefäße bei 410.
—, Pigmentepithel der Netzhaut 430.
Propigment 634.
— bei albinotischen Tieren 300.
Proteus, Netzhaut bei 457.
Protopterus, Netzhaut bei 462.
Pupillarknoten bei *Anuren* 629.
Pupille, Erweiterung der 191.
—, Exzentrizität der 186.
Pupillenmembran 632, 661, 666.
— bei Tieren 669.
Pupillenrand, Pigmentsaum des 186.
Pupillenteil der Regenbogenhaut 186.
Pupillenverengung 191.
Python, Netzhautgefäße bei 411.

Radix brevis sive motoria ganglii ciliaris 618.
— longa ganglii ciliaris 618.
— sympathica ganglii ciliaris 618.
Raja, Bildung von Sehpurpur bei 302.
— *asterias*, Netzhaut bei 463.
— —, Pigmentepithel der Netzhaut bei 463.
— *clavata*, Netzhaut 463.
— —, Pigmentepithel der Netzhaut 306.

Raja, miraletus, Netzhaut der 463.
— *punctata*, Pigmentepithel der Netzhaut bei 306.
Rami perforantes inferiores arterii palpebrae 579.
Rana catesbiana, Netzhautgefäße bei 411.
— *esculenta*, Pigmentepithelzellen bei 640.
Randschlingennetz 557.
—, Schlingen des 549.
Ratte, Außenglieder der Sehzellen, Chemismus der 316.
—, Chondriosomen der Linsenfasern 275.
—, lipoide Substanzen im Pigmentepithel der Netzhaut 300.
—, Mitochondrien des Ciliarepithels bei der 180.
—, Netzhaut bei der 416.
—, Sims des Strahlenkörpers bei der 294.
—, Tröpfchen der Stäbchenaußenglieder im Dunkelauge bei der 315.
Raubtiere (Carnivoren), Ciliarmuskel bei 159.
—, circumlentaler Raum bei 294, 295.
—, FUCHSsche Spalte der Regenbogenhaut bei 195.
—, Krystalloide in der Netzhaut bei —, Fehlen von 340.
—, Netzhaut bei 415.
—, Netzhautgefäße bei 409.
—, Pigmentepithel der Netzhaut bei 307.
—, Tapetum lucidum bei 130.
—, — — bei, Entwicklung 670.
—, Tapetumzellen bei 204.
—, Zapfen bei 324.
Raubvögel, Fovea bei 401.
—, Netzhaut bei 432.
Regenbogenhaut 183.
—, Arterien der 99.
—, Bindegewebsfibrillen der 202.
—, — bei *Affen* 202.
—, Bindegewebszellen 201.
—, Blutgefäße der 97, 101, 102.
—, Capillaren der, Bau 100.
—, Capillarnetzwerke der 663.
—, Chromatophoren der 197, 202.
—, Ciliarteil der 190.
—, Durchschnitt der 194.
—, Einteilung der 184.
—, Elastisches Gewebe der, s. elastisches Gewebe.

Regenbogenhaut, Endothel der Vorderfläche s. Endothel der Regenbogenhaut.
—, Entwicklung der 661.
—, Farbe der 192.
—, Farbentafeln der 192.
—, Flocculi iridis 187.
—, FUCHSsche Spalte der, s. FUCHSsche Spalte.
—, Ganglienzellen der 229.
—, Gestalt der 194.
—, —, Bedeutung 184.
—, Gewebsstränge der 192.
—, hintere Oberfläche der 193.
—, — —, radiäre Falten 193.
—, — —, ringförmige Falten 193.
—, Klumpenzellen der 204.
—, Krause der 185, 190.
—, Krypten der 186, 196.
—, MICHELscher Sporn der 213.
—, Muskeln der 207.
—, Naevi der 198.
—, Nerven der 223.
—, Nervennetze der 244.
—, Nervenzellen der 206.
—, nervöse Versorgung aller Zellen der 227.
—, Pigment der 192.
—, Pigmentepithel der 221.
—, Pigmentsaum der 186.
—, Pupillenerweiterung der 191.
—, Pupillenrand der 186.
—, Pupillenteil der 186.
—, Pupillenverengerung der 191.
—, Raffungsfurchen, kreisförmige der 190.
—, Schließmuskel der 187, 207.
—, Spaltlampenbild der 187.
—, Sphincterteil der 187.
—, Stroma der, Bau 201.
—, Stromablatt, hinteres 200.
—, — vorderes 195.
—, Stroma, nicht fixe Zellen im 207.
—, Traubenkörner — der bei Tieren 187.
—, Typen der — beim Menschen 191.
Reptilien, Außenfaden der Stäbchen bei 311.
—, Diplosom des Zapfens bei 322.
—, Entwicklung des Auges bei 675.
—, Epiphyse 451.
—, Horizontalzellen bei 346.
—, Hornhaut 13.
—, Hornhautepithel bei 24.
—, Lamellen, Zahl der in der Linse 258.

Reptilien, Limitans externa der 372.
—, Netzhaut bei 441.
—, Netzhautgefäße bei 410, 411.
—, Ölkugeln in der Netzhaut bei 325, 403.
—, Opticusfasern bei 359.
—, plexiforme Schichte, innere bei 351.
—, Querleitung durch die Netzhaut bei 395.
—, Strahlenbändchen bei 295.
—, Strahlenkörper bei 144.
—, Symmetrie der Augen bei 629.
—, Tapetumsubstanzen bei 309.
—, Verlängerung der zentralen Elemente in der Fovea bei 400.
—, Vorderkammer bei 668.
Reticuloendotheliales System der Aderhaut 123.
— — der Hornhaut 39.
— — der Lederhaut 71.
— — des Strahlenkörpers 164.
Reticulum, MÜLLERsches 160.
—, —, Leisten des 162.
—, —, Maschen des 161.
Retina s. Netzhaut.
Retinae, Pars ciliaris 665.
—, — coeca 367, 665.
—, — iridica 665.
Retrolentaler Raum 517.
Rhesus, cystische Degeneration der Netzhautperipherie beim 341.
—, Horizontalzellen beim 342.
—, Netzhaut beim 412.
—, Strahlenbändchen der 295.
—, Tränendrüsen der Lidplatte bei 544.
—, Tröpfchen der Stäbchenaußenglieder im Dunkelauge bei 315.
Rhinoceros, Netzhaut beim 418.
—, Netzhautgefäße beim 410.
—, Verhältnis des Pigmentepithels zur Retina beim 304.
Rind, Asymmetrie des Strahlenbändchens beim 287.
—, Entwicklung des Tapetums beim 670.
—, Glaskörperkanal beim 517.
—, Horizontalzellen beim 344.
—, Hornhaut beim 13.
—, Hornhautepithel beim 25.
—, Quellung der Lederhaut beim 65.
—, Strahlenkörper beim 141.
—, Tapetum lucidum beim 130.

Rind, Traubenkörner der Regenbogenhaut beim 187.
Ringbinden, hypolemmale 614.
Ringelnatter, Hornhaut bei der 13.
Rinnenbildung der Bindehaut 532.
Rinnen und Plateaus der Bindehaut 538.
Robbe, Tapetum lucidum bei 130.
—, Tränendrüse bei 592.
Rochen, Hornhaut beim 13.
Rohrdommel, Netzhaut bei der 440.
Rolle s. Trochlea.
Rutilus, Netzhaut bei 459.
Rynchocephale, Parietalauge bei 307.
—, Pigmentepithel der Netzhaut bei 451.

Saccus lacrimalis, s. Tränensack 597.
Säckchen der Bindehaut 545.
Salamander, Aleuronidkörner in den Pigmentepithelzellen der 300.
—, Netzhaut bei 452.
—, Tränendrüsen der Lidplatte 544.
— Tröpfchen der Stäbchenaußenglieder im Dunkelauge bei 315.
Salamandra maculosa, Netzhaut bei 456.
Salmo, Netzhaut bei 459.
Säugetiere, Amakrine horizontale bei 351.
—, Horizontalzellen bei 364.
—, Hornhaut bei 13.
—, Hornhautepithel bei 24.
—, Lederhaut bei 91.
—, Limbus retinae bei 365.
—, Linse bei 276.
—, Linsenfasern, Regelmäßigkeit des Querschnittes bei 274.
—, Ora terminalis bei 365.
—, plexiforme Schichte, innere bei 351.
—, Sehpurpur bei 315.
—, Tränendrüse bei 591.
Saurier, Sehnerv bei 497.
—, Zapfennetzhaut bei 324.
Sauropsidier, Lederhaut bei 91.
—, Linse bei 276.
Scalia, Netzhaut bei 440.
Schaf, Entwicklung des Tapetums beim 670.
—, Hornhautepithel beim 25.

Schaf, Netzhaut beim 418.
—, Strahlenkörper beim 141, 144.
—, Traubenkörner der Regenbogenhaut beim 187.
Scheltopusik (Pseudopus apus), Parietalauge bei 451.
Schildkröte, Endkeule der Zapfenfaser bei der 449.
—, Faserkörbe der Glia bei der 330.
—, Lederhaut bei der 91.
—, Netzhaut bei der 448, 449.
—, Pigmentepithel der Netzhaut bei 307.
—, Zapfennetzhaut bei der 329.
Schimpanse, Endothel der Regenbogenhautvorderfläche bei 198.
—, Fovea bei 399.
—, HENLEsche Faserschichte bei 387.
—, Krystalloide in der Netzhaut 340.
—, Limbus terminalis retinae 365.
—, Ora terminalis retinae 365.
Schlangen, Doppelzapfen bei 449.
—, Netzhaut bei 448.
—, Netzhautgefäße bei 411.
—, Strahlenbändchen bei 295.
—, Zapfennetzhaut bei 324.
Schleiereule, Netzhaut bei 434.
SCHLEMMscher Kanal 81, 103, 236, 605.
— —, Verbindung des — mit den vorderen Ciliarnerven 103.
Schließmuskel der Pupille 187, 207, 217.
— —, Bau des 220.
— —, Breite des 217.
— —, Capillarnetz des 99.
— —, Entwicklung des 667.
— —, Größe des Querschnittes 218.
— —, Lage des — zum Pupillenrande 219.
— —, Muskelmenge des 217.
— —, Nervenendigungen im 225.
— —, Zellen im 221.
— des Tränenröhrchens 578.
Schmetterling, Tapetumsubstanzen beim 308.
Schwalben, Fovea bei 401.
—, Netzhaut bei 440.
Schwein, Arterien beim 409.
—, Ciliarepithel beim 180.
—, Ciliarmuskel beim 159.
—, FUCHSsche Spalte der Regenbogenhaut beim 195.

Schwein, Glaskörperkonsistenz beim 499.
—, Hornhautepithel beim 25.
—, Netzhaut beim 418.
—, Tapetum lucidum beim 130.
Scinken, Tapetum lucidum beim 130.
Sciurus s. *Eichhörnchen.*
Scopelus maderensis, Netzhaut bei 458.
— —, Tapetumsubstanzen beim 309.
Scyllium, Netzhaut beim 459.
Seeadler, Netzhaut beim 440.
Seehund, Ciliarmuskel beim 159.
—, Hornhaut beim 13.
—, Netzhaut beim 415, 416.
—, Strahlenkörper beim 144.
—, Tapetum lucidum beim 130.
Seeotter, Tapetum lucidum bei der 130.
Seeschwalbe, Netzhaut bei der 440.
Segler, Fovea beim 401.
—, Netzhaut beim 443.
Sehnerv 468, s. auch Opticus.
—, Arterien des 410.
—, Astrocyten des 476.
— bei *Chimaera monstrosa* 497.
— bei *Petromyzon* 497.
— bei *Sauriern* 497.
—, Bindegewebe des 474.
—, Bindegewebsstrang zentraler des 490.
—, Einteilung des 468.
Sehnervenfasern, Auswachsen der Achsenzylinder aus dem Retinablatt 641.
— -grube 471.
— -kanal, Endigung der Lamina elastica chorioideae im 121.
— -scheibe 470.
— —, Augenspiegelbild der 472.
— —, Gliafasern der 457.
— -scheide, harte (Duralscheide) 481.
— —, —, Bau der 482.
— —, —, Nerven der 485.
Sehnervenscheiden 469.
—, Differenzierung der 645.
Sehnervenscheide, spinnwebige (Arachnoidealscheide) 481.
—, —, Bau der 483.
—, Übergang der Lederhaut in die 481.
—, Verbindung der — mit der Lederhaut 484.
—, weiche (Pialscheide) 481, 483.

Sehnervenscheide, weiche, Arterien der 490.
Sehnerv, Entstehung des 486.
—, Glia des 475.
—, Gliagerüst des 486.
—, Grenzgewebe, des s. Skleralring.
—, markhaltiger Teil des 485.
—, Nervenfaserbündel, Lage der im 495.
—, Nervenfasern des 493.
—, — Markscheiden der, Beginn 481.
—, — der Pialscheide des 497.
—, — der Septen des 497.
—, Oligodendroglia im 476.
—, papillomakulares Bündel des 495.
—, physiologische Excavation des 473.
—, Septen des 486.
—, —, bindegewebige 488.
—, Skleralring des 474, 477.
—, Verlauf des 469.
—, Zentralarterie des 473, 491.
—, Zentralgefäße des 489.
—, —, Eintrittstelle 489.
—, Zentralvene des 492.
—, — hintere des 493.
—, Zwischenscheidenraum des 481.
—, —, Zusammenhang des mit den Intermeningealräumen des Gehirnes 483.
Sehpurpur der Netzhaut 315.
— —, Bildung des 302.
— —, Eigenschaften des 315.
— — bei *Nachtraubvögeln* 315.
— — bei *Säugetieren* 315.
— — bei *Selachiern* 465.
— — bei *Tagvögeln* 315.
— —, Bildung des 302.
— —, — bei *Cynias* 302.
— —, — beim *Frosch* 302.
— —, — bei *Raja* 302.
— —, Eigenschaften des 315.
— —, physiologische Bedeutung des 316.
Sehschärfe und Bau der Netzhaut 396.
Sehzellen, Außenglieder der, Chemismus bei *Affen* 316.
—, —, — bei *Kaninchen* 316.
—, —, — bei *Meerschweinchen* 316.
—, —, — bei *Ratten* 316.
Selachier, Auftreten von Pigmentkörnchen bei 300.
—, Horizontalzellen bei 364.
—, Ligamentum suspensorium bei 295.
—, Netzhaut bei 462, 463.

Selachier, Pigmentepithel der 307.
—, Sehpurpur bei 465.
—, Strahlenbändchen bei 295.
—, Tapetum lucidum bei 130.
—, Tapetumsubstanzen bei 308, 465.
—, Vorderkammer bei 324.
—, Zapfen bei 324.
Septum orbitale 602.
Serpentarius, Netzhaut bei 440.
Serranus cabrilla, Netzhaut bei 460.
Siebenschläfer, Netzhaut bei 420.
—, Zapfenlosigkeit bei 420.
Siebplatte 473, 474, 477, 481.
—, elastische Fasern der 480.
—, Entstehung der, mesodermale 644.
—, Entwicklung der 645.
—, Glia der 479.
—, Längsschnitte der 478.
—, Querschnitte durch die 478.
Singvögel, Fovea der 401.
—, Netzhaut bei 432.
—, Ölkugeln der Netzhaut bei 325.
Sinus cavernosus 605.
— sphenoparietalis 606.
— venosus sclerae s. SCHLEMMscher Kanal.
Sklera s. Lederhaut.
Skleralrinne 63.
Sonnenbarsch, Netzhaut beim 458.
Sorex, Netzhaut bei 427.
Spalax typhlus, Netzhaut bei 424.
Spectrum condopense, Netzhaut bei 429.
Sperber, Netzhaut bei 433.
Sphenodon, Netzhautgefäße bei 411.
— *punctatus*, Netzhaut bei 441.
Sphincter pupillae, s. Schließmuskel der Pupille.
Spina trochleairis 611.
Spinnen, Tapetumsubstanzen bei 308.
Spinnenzellen in der Netzhaut 370.
Spitzmaus, Netzhaut bei der 425.
Stäbchen 310.
—, Außenfaden der 311.
—, — bei *Fischen* 311.
—, — beim *Frosch* 311.
—, — bei der *Katze* 311.
—, — bei *Reptilien* 311.
—, — bei *Vögeln* 311.
—, Außenglieder der 3110.
—, —, Konservierung der 311.

Stäbchen, Außenglieder, Lipoidfärbung 311.
—, —, Strukturen in den 313.
—, —, Tröpfchen der — im Dunkelauge:
—, —, — beim *Axolotl* 315.
—, —, — beim *Frosch* 315.
—, —, — bei der *Ratte* 315.
—, —, — beim *Rhesusaffen* 315.
—, —, — bei *Salamander* 315.
—, bipolare 346.
— -faser, Endknöpfchen der 314, 334.
—, grüne beim *Frosch* 316, 453.
—, Innenglied der 312.
—, Kontraktilität der 314.
—, kurze beim *Frosch* 317.
—, lange beim *Frosch* 317.
— -netzhaut beim *Chamäleon* 329, 330.
— — bei Dämmerungs*tieren* 324.
— — beim *Gecko* 329.
— — beim *Grasfrosch* 329.
— — bei der *Schildkröte* 329.
—, purpurrote beim *Frosch* 316.
—, Umwandlung der, zu Zapfen 638.
Stäbchen und Zapfen:
— bei *Affen* 326.
— bei *Amphibien* 325, 638.
— bei *Anuren* 325.
— bei *Teleostiern* 638.
— bei *Urodelen* 324.
— bei *Vögeln* 324.
—, Dichte der Anordnung der 397.
—, Fadenkörner der 327.
—, Färberischer Unterschied zwischen den 329.
—, — bei *Fischen* 329.
—, — bei *Brosmius* 329.
—, histochemische Verschiedenheit der 413.
— -kerne, Färberischer Unterschied der 331.
— — Unterschied der 328.
— —, — bei *Cyclostomen* 328.
— —, — bei *Petromyzon marinus* 328.
— -körner 330.
— -schichte, Glykogen in der, beim *Hecht* 322.
— —, Glykogen in der:
— —, — beim *Frosch* 322.
— —, — beim *Kaninchen* 322.
— —, — bei der *Taube* 322.

Stäbchen, Unterscheidung, bei *Alligator lucius* 328.
—, — — *missisipiensis* 328.
—, — bei *Typhlotriton spelaeus* 328.
—, Verdickungen der 311.
—, — der, bei *Myliobatis* 311.
—, Verteilung von in der Netzhaut 323.
—, — — bei *Amphibien* 637.
—, — — bei *Cyclostomen* 637.
Stellio, Ölkugeln der Zapfen bei 403.
—, Verteilung der zentralen Elemente in der Fovea bei 400.
— *stellio*, Netzhaut bei 44.
Stichling, Netzhaut beim 458.
Strahlenbändchen 277.
—, Asymmetrie des:
—, — beim *Pferd* 287.
—, — beim *Rind* 287.
— bei *Acanthias* 295.
— bei *Amphibien* 295.
— bei der *Eidechse* 295.
— beim *Galago* 295.
— bei *Ganoiden* 295.
— bei *Hyrax* 295.
— bei *Lemur catta* 295.
— bei *Nyctipithecus* 295.
— bei *Reptilien* 295.
Strahlenbändchen beim *Rhesus* 295.
— bei *Schlangen* 295.
— bei *Selachiern* 295.
— bei *Teleostiern* 295.
— bei *Testudo graeca* 295.
— bei *Vögeln* 295.
—, Entwicklung des 650.
—, — bei der *Ziege* 657.
—, Fasern des, Ansatz an die Linse 280, 286.
—, —, Aufspaltung der 282.
—, —, Beziehungen zum Glaskörper der 290, 511.
—, —, Dicke der 281.
—, —, Entstehung der 292.
—, —, histologisches Verhalten der 283.
—, —, interciliare 289.
—, —, Membranen zwischen den 293.
—, —, — bei *Schimpanse* 293.
—, —, orbicuciliare 289.
—, —, physikalische Eigenschaften der 281.
—, —, Verhältnis der zum Strahlenkörper 279.
—, —, Verlauf der 277, 284, 285.

Strahlenbändchen, Fasern, Zusammenhang der — mit den Epithelien des Strahlenkörpers 291.
—, Herkunft, ektodermale des 654.
—, —, mesodermale des 654.
—, Präparation des 277.
—, Schnittpräparate des 283.
—, Zellen auf dem 291.
Strahlenkörper 134, 289, 666.
—, Arterien des, Bau der 99.
—, Basalmembran des 162.
— bei *Affen* 143.
— bei *Amphibien* 145.
— bei *Anthropoiden* 143.
— beim *Baumlist* 141.
— bei *Cephaloptera giorna* 145.
— beim *Chamäleon* 154.
— bei *Eidechsen* 145.
— beim *Eisvogel* 141.
— beim *Kaninchen* 141.
— beim *Kapuzineraffen* 141.
— bei *Lemur eatta* 144.
— — *rufifrons* 144.
— bei *Macacus rhesus* 172.
— bei der *Maus* 164.
— beim *Meerschweinchen* 141, 144.
— bei *Monotremen* 143.
— bei *Myrmecophaga* 143.
— bei *Plagiostomen* 145.
— bei *Reptilien* 144.
— beim *Rind* 141.
— beim *Schaf* 141, 144.
— beim *Seehund* 144.
— bei *Tatus* 143.
— beim *Tunfisch* 145.
— bei *Ungulaten* 141.
—, Blutgefäße des 172.
—, —, Pericyten der 99.
—, Capillaren des 99.
—, Chromatophoren des 157.
—, Entwicklung des 661.
—, Epithel des, s. Epithel des Strahlenkörpers.
—, Ganglienzellen des 165.
—, gefalteter Teil des 141.
—, Gestalt des 135.
—, — bei Akkommodation 135.
—, glatter Teil des, Unterschied im temporalen und nasalen Abschnitt 137.
—, Grenze des 134.
—, Grundplatte des 159.
—, Innervation des 172.
—, Lamina suprachorioidea des 148.
—, Länge des 136.
—, MÜLLERscher Muskel im 150, 153.
—, Nerven des 165.
—, —, Endösen der 169.

Strahlenkörper, Nervenplexus, weitmaschiger im 169.
—, Oberfläche des 147.
—, —, hintere des 277.
—, — -entwicklung des 145.
—, —, vordere des 277.
—, Pericyten der Arterien des 99.
—, Pigmentepithel des 147.
—, Pigment der Epithelien des, Beschaffenheit 175.
—, Pigmentepithelzellen des 161.
—, Pigmentgehalt des, Abnahme 175.
—, Pigmentierung des 139, 147.
—, — der Zellen im 174.
—, Sims des bei der *Fledermaus* 294.
—, — beim *Igel* 294.
—, — bei der *Katze* 294.
—, — bei der *Ratte* 294.
—, — bei *Tarsus Nycticebus* 294.
—, Zellen des 164.
Strauß, Pigmentepithel der Netzhaut beim 307.
—, Tapetum lucidum beim 130.
—, Tapetumsubstanzen beim 309.
—, Zellen des reticuloendothelialen Apparates des 164.
Strix flammea, Netzhaut der 440.
Stützelemente der Netzhaut 368.
— — bei *Knochenfischen* 371.
— — bei *Umbra Crameri* 371.
— — bei *Uria troile* 371.
Stützgewebe der Netzhaut, Zunahme des 366.
Sulcus orbito-palpebralis superior und inferior 567.
— sclerae internus s. Skleralrinne.
Sumpfvögel, Netzhaut bei 440.
Suprachorioidea 107.
—, Lamellen der 108.
—, Nervenplexus in der 123.
—, Zellen der 108.
Symmetrie der Augen:
— bei *Amphibien* 629.
— bei *Fischen* 629.
— bei *Reptilien* 629.
— bei *Vögeln* 629.
Sympathische Fasern 619.
Syngnatus, Netzhaut bei 459.

Taglemuren, Netzhaut bei 414.
Tagvögel, Hornhaut bei 13.
—, Sehpurpur bei 315.

Talgdrüsen in der Carunkel 565.
Tapetum lucidum 129.
— — bei *Chiropteren* 140.
— — bei *Edentaten* 130.
— — bei *Halbaffen* 130.
— — bei *Insectivoren* 130.
— — beim *Känguruh* 130.
— — bei *Lacertilien* 130.
— — beim *Marder* 130.
— — bei *Monotremen* 130.
— — beim *Murmeltier* 130.
— — bei *Myliobatis* 130.
— — bei *Nagern* 130.
— — beim *Pferd* 130.
— — bei *Raubtieren* 130.
— — beim *Rind* 130.
— — bei der *Robbe* 130.
— — beim *Schwein* 130.
— — bei *Scinken* 130.
— — beim *Seehund* 130.
— — bei der *Seectter* 130.
— — bei *Selachiern* 130.
— — beim *Strauß* 130.
— — beim *Wal* 130.
— — beim *Wiesel* 130.
— — cellulosum 130.
— — — bei *Cynias* 132.
— — — bei *Halbaffen* 133, 412.
— — — bei *Halichoerus gryphus* 132.
— — — bei der *Hauskatze* 130.
— — — beim *Hund* 130.
— — — bei *Lemuren* 133, 412.
— — — beim *Leopard* 130.
— — — beim *Löwen* 130.
— — — bei *Lutra* 132.
— — — bei *Phoca barbata* 132.
— — — bei *Pinnipediern* 133.
— — — beim *Puma* 130.
— — — bei *Selachiern* 133, 134.
— — — beim *Tiger* 130.
— —, Entwicklung des 669.
— —, — bei *Carnivoren* 670.
— —, — beim *Rind* 670.
— —, — beim *Schaf* 670.
— —, — bei *Ungulaten* 670.
— — fibrosum 134.
— — —, Entwicklung des 130.
— — — beim *Pferd* 130.
— — — beim *Rind* 130.
— — — beim *Schaf* 130.
— — — bei der *Ziege* 130.
Tapetumsubstanzen bei *Abramis brama* 309.
— bei *Anthropoiden* 308.
— bei *Argyropelecus hemigymnus* 309.
— bei *Chauliodus Sloanei* 309.

Tapetumsubstanzen bei *Crex* 309.
— bei *Cyclostomen* 308.
— bei *Eulen* 309.
— bei *Fischen* 309.
— bei *Ganoiden* 309.
— bei *Geckonen* 309.
— bei *Käfern* 308.
— beim *Krokodil* 309.
— bei *Mollusken* 308.
— bei der *Nachtigall* 309.
— bei *Plagiostomen* 309.
— bei *Reptilien* 309.
— bei *Schmetterlingen* 308.
— bei *Scopelus maderensis* 309.
— bei *Selachiern* 308, 465.
— bei *Spinnen* 308.
— beim *Strauß* 309.
— bei *Wirbellosen* 308.
Tapetumzellen bei *Anthropoiden* 204.
— bei *Halbaffen* 204.
— beim *Hund* 204.
— bei der *Katze* 204.
— beim *Löwen* 204.
— bei *Macacus* 204.
— bei *Raubtieren* 204.
— bei *Wiederkäuern* 204.
Tapir, Netzhautgefäße beim 410.
Tarsius, Zapfenlosigkeit beim 326.
Tarsus s. Lidplatte.
Tarsus Nycticebus, Sims des Strahlenkörpers bei 294.
Tastkolben der Bindehaut des Augapfels 551.
Tastkörperchen 569.
Tatus, Strahlenkörper beim 143.
Taube, Fovea bei der 401.
—, Glykogen in der Stäbchen- und Zapfenschichte bei der 322.
—, — im Zapfenmyoid bei der 323.
—, Netzhaut bei der 431.
—, Ölkugeln in der Netzhaut bei der 431.
Tauchervögel, Hornhaut bei 13.
Teleostier s. Knochenfische.
Tendo palpebralis 607.
Tenonsche Kapsel 601.
Testudo graeca, Strahlenbändchen bei 295.
Thalassochelys, Netzhaut bei 449.
—, Ölkugeln in der Netzhaut bei 449.
—, Zapfen bei 321.
Thalassarctus maritimus, Netzhaut bei 416.
Tiger, Netzhaut beim 415.
—, Traubenkörner der Regenbogenhaut beim 187.

Tinnunculus tinnunculus, Netzhaut bei 431.
Torpedo, Netzhaut bei 462.
—, Vorderkammer bei 669.
Tortuositas vasorum congenita 406.
Totanus melanoleucus, Netzhaut bei 440.
Tragulus, Netzhaut bei 418.
— *javanicus*, Netzhaut bei 417.
Tränenableitungswege 592.
Tränendrüse 582.
—, Anlage der 672.
—, adenoides Gewebe der 589.
—, arterielle Versorgung der 590.
—, Ausführungsgänge der 584.
—, — intralobuläre der 588.
—, Bau der 584.
— bei *Affen* 592.
— beim *Elefanten* 592.
— bei der *Fischotter* 592.
— beim *Halbaffen* 592.
— bei *Haustieren* 592.
— beim *Hippopotamus* 592.
— beim *Kaninchen* 587, 592.
— bei *Nagern* 592.
— bei *Robben* 592.
— bei *Säugetieren* 592.
— beim *Wal* 592.
— bei *Wiederkäuern* 592.
—, Entwicklung der 670.
—, Epithel der 584.
—, funktionelle Verschiedenheit der Zellen 587.
—, Gestalt der 582.
—, Innervation der 590.
—, Korbzellen der 588.
Tränendrüsen der Lidplatte 543.
— — bei *Balaenoptera musculus* 544.
— — beim *Elefanten* 544.
— — beim *Kaninchen* 544.
— — beim *Rhesusaffen* 544.
— — beim *Salamander* 544.
— — beim *Triton* 544.
— — beim *Walfisch* 544.
—, Nervenfaserendigungen der 591.
—, Topographie der 582.
—, Zellen der äußeren Schichte der 588.
—, Zelltypen der 585.
—, zusätzliche 577.
—, Zwischengewebe in der 589.
Tränendrüsenschläuche 584.
—, Epithel der 584.
Tränenflüssigkeit 592.
—, chemische Zusammensetzung der 592.
Tränennasengang 598.
—, Divertikel des 600.

Tränennasengang, Schleimhaut des 599.
—, unteres Ende des 599.
—, Venen des 601.
Tränenorgane 582.
Tränenpapillen 593.
Tränenpünktchen 593.
Tränenröhrchen 593.
—, Basalmatte des 595.
—, Epithel des 595.
—, Verlauf der 594.
Tränensack 597.
—, Epithel des 597.
—, Größe des 597.
—, Lage des 597.
—, Lymphgefäße des 601.
Tränensee 566.
Tränenwege, abführende, Entwicklung der 673.
Traubenkörner der Regenbogenhaut:
— bei *Fischen* 187.
— bei der *Gemse* 187.
— beim *Pferd* 187.
— beim *Rind* 187.
— beim *Schaf* 187.
— beim *Tiger* 187.
Triton, Netzhaut bei 457.
—, Tränendrüsen der Lidplatte bei 544.
Trochlea 610, 611.
Troglychtis, Netzhaut bei 462.
Trypauchen, Netzhaut bei 462.
Trypauchenophrys, Netzhaut bei 462.
Tunfisch, Strahlenkörper beim 145.
Tunica uvea s. mittlere Augenhaut, Aderhaut.
— vasculosa lentis 661.
— — —, Rückbildung der 666.
Tupaja, Netzhaut bei 420.
Turmfalke, Netzhaut beim 431, 433.
Tursiops, Netzhaut bei 429.
Typhlichtis, Netzhaut bei 462.
Typhlops vermicularis, Netzhaut bei 450.
Typhlotriton spelaeus, Unterscheidung der Stäbchen und Zapfen bei 328.

Umbra Crameri Gi, Linsenfasern bei 273, 274.
— — —, Stützelemente der Netzhaut bei 371.
Ungulaten, Entwicklung des Tapetum bei 670.
—, Fuchssche Spalte der Regenbogenhaut bei 195.
—, Netzhaut bei 416.

Ungulaten, Strahlenkörper bei 141.
—, Zapfen bei 326.
Uria aalge, Horizontalzellen bei 364.
— —, Netzhaut bei 433.
— *troile,* Netzhaut bei 433.
— —, Stützelemente der Netzhaut bei 433.
Urodelen, Entwicklung des Auges bei 675.
—, Lederhaut bei 91.
—, Netzhaut bei 452.
—, Netzhautgefäße bei 411.
—, Stäbchen und Zapfen bei 325.
Ursus labiatus, Netzhaut bei 416.
Uvea s. Augenhaut, mittlere.

Valvula lacrimalis inferior 600.
Varanus griseus, Parietalauge bei 451.
Vas annulare 661.
Vasomotoren der Aderhaut 128.
Vena angularis 598.
— centralis nervi optici 492.
— — posterior 404.
— — retinae 404, 605.
— orbitalis inferior 9.
— — superior 9.
— ophthalmica inferior 9, 598.
— — superior 9, 605.
— optico-ciliaris 405.
— papillaris inferior 405.
— — superior 405.
Venae ciliares anteriores 605.
— — —, Verbindung der — mit dem SCHLEMMschen Kanal 103.
— conjunctivales anteriores 605.
— — posteriores 559.
— ethmoidales 605.
— vorticosae s. Wirbelvenen.
Venen der Aderhaut, Bau der — 113.
— der Augenhöhle 9, 605.
— —, Bau der 606.
— der Ciliarfortsätze 102.
— des Lidrandes 580.
— des Strahlenkörpers 102, 103.
— des Tränennasenganges 601.
Ventriculus opticus 625.
Vertebraten s. *Wirbeltiere.*
Vespertilio muriuus, Hornhautepithel bei 25.
Vitale Färbung von Becherzellen 537.
— — der Bindehaut des Augapfels 549.

Vitale Färbung des Hornhautepithels 18.
— — der Hornhautnerven 43.
— — der Nerven der Bindehaut 5, 50, 560.
Viverra malaccensis, Netzhaut bei 416.
Vögel, Aderhaut bei 126.
—, Amakrine horizontale bei 351.
—, Außenfaden der Stäbchen bei 311.
—, Choriocapillaris bei 119.
—, elastisches Gewebe der Regenbogenhaut bei 207.
—, Entwicklung des Auges bei 675.
—, Fovea bei 400.
—, Ganglienzellen der Netzhaut, Typen der, bei 354.
—, Hornhautepithel bei 24.
—, Lederhaut bei 91.
—, Linse, Zahl der Lamellen bei 258.
—, Netzhaut bei 431.
—, Ölkugeln der Zapfen bei 403.
—, Opticusfasern bei 359.
—, Pigmentepithel der Netzhaut bei 307.
—, Plexiforme Schichte, innere bei 351.
—, Querleitung durch die Netzhaut bei 395.
—, Strahlenbändchen bei 295.
—, Stäbchen und Zapfen bei 325.
—, Symmetrie der Augen bei 629.
—, Vorderkammer bei 668.
VOGTsche Bogenlinie der Linsenrückfläche 517.
Vorderkammer 230.
—, Entwicklung der 646.
—, — bei *Amphibien* 668.
Vorderkammer, Entwicklung der — bei der Blindschleiche 668.
—, — beim *Frosch* 668.
—, — bei der *Katze* 669.
—, — beim *Kaninchen* 669.
—, — bei der *Natter* 668.
—, — bei *Reptilien* 668.
—, — bei *Selachiern* 668.
—, — bei *Torpedo* 668.
—, — bei *Vögeln* 668.
—, Tiefe der 231.

Waltiere (Cetaceen), Hornhaut bei 13.
—, Lederhaut bei 91.
—, Netzhaut bei 425, 429.
—, — -gefäße bei 409.

Waltiere, Opticusfasern, markhaltige bei 361.
—, Tapetum lucidum bei 130.
—, Tränendrüse bei 592.
—, Tränendrüsen der Lidplatte bei 544.
—, Zapfen bei 326.
Wanderzellen, Durchtritt von — durch die Lamina elastica chorioideae 121.
— der Bindehaut 554.
— in der mittleren Augenhaut 123.
Waschbär, Netzhautgefäße beim 410.
Wassersäuger, Ciliarmuskel bei 159.
—, Linse bei 247.
Wasserschwein, Netzhaut beim 425.
Weihe, Netzhaut bei der 433.
Wiederkäuer, Ganglienzellen der Netzhaut, Typen bei 354.
—, Tapetumzellen bei 204.
—, Tränendrüse bei 592.
Wiesel, Netzhaut beim 415.
—, Tapetum lucidum beim 130.
Wildesel, Netzhaut beim 419.
Wildrind, Netzhaut beim 418.
Wimperlager 568.
Wimpern 567, 569.
—, Anordnung der 569.
—, Entwicklung der 671.
—, Innervation der 570.
—, Zahl der 569.
Wirbellose, Tapetumsubstanzen bei 308.
Wirbeltiere (Vertebraten), Lederhaut bei 90.
—, Schichtung der Netzhautzellen, entwicklungsgeschichtlich 674.
Wirbelvenen 81, 103, 104, 605, 663.
—, Ampulle der 81.
—, Emissarien der 83, 84.
—, Topographie der 82.
—, Varianten der 83.
—, Verlauf durch die Lederhaut der 83.
—, zusätzliche 105.

Xantharypa, Netzhaut bei 429.
Xiphias, Lederhaut bei 91.

Zapfen 317.
— als Organe des Farbensinnes 325.
—, Anzahl der 323.
—, Außenglieder der zentralen 639.
—, —, Länge der 317.

Zapfen beim *Barsch* 324.
— bei *Carnivoren* 326.
— bei *Cetaceen* 326.
— bei *Crocidura* 326.
— bei *Crossopus* 326.
— bei *Cyclostomen* 324.
— bei *Dianameerkatze* 326.
— bei *Ganoiden* 324.
— bei *Hatteria* 403.
— bei *Lachsembryonen* 321.
— bei *Lemur catta, macaco, rufifrons* 326.
— bei *Meerschweinchen* 326.
— bei *Myliobatis* 324.
— bei *Pinnipediern* 326.
— bei *Reptilien* 403.
— bei *Selachiern* 424.
— bei *Ungulaten* 326.
— bei *Teleostiern* 324.
— bei *Thalassochelys* 321.
—, bipolare 347.
—, Diplosom des 321.
—, — der zentralen 639.
—, — des bei *Affen* 321.
—, — bei *Amphibien* 322.
—, — beim *Frosch* 322.
—, — bei *Macacus* 322.
—, — beim *Meerschweinchen* 321.
—, — bei *Reptilien* 322.
—, Ellipsoid des 321.

Zapfenfasern, Endigungen in der äußeren plexiformen Schichte 337.
—, Endkeule der bei der *Schildkröte.*
—, Endknöpfe der 334, 413.
Zapfenfüße 335.
— bei *Ganoiden* 333.
Zapfen, Gestalt der 317.
—, Größe der 320.
Zapfenkerne, fibrilläre Struktur der 338.
Zapfenlosigkeit bei *Chirogaleus* 326.
— bei *Dasypus* 326.
— bei der *Fledermaus* 326.
— bei *Loris* 326.
— bei *Manis* 326.
— bei *Nycticebus* 326.
— bei *Orycteropus* 326.
— bei *Siebenschläfern* 326.
Zapfenmyoid 322.
—, Glykogen im — beim *Frosch* 323.
—, — — bei der *Taube* 323.
Zapfennetzhaut bei der *Brückenechse* 324.
— beim *Chamäleon* 329.
— beim *Eichhörnchen* 325.
— beim *Grasfrosch* 329.
— bei *Hatteria* 324.

Zapfennetzhaut beim *Murmeltier* 325.
— bei *Sauriern* 324.
— bei *Schlangen* 324.
— bei der *Schildkröte* 329.
— bei *Tarsius* 326.
Zapfen, rudimentäre bei der *Maus* 414.
— und Stäbchen s. Stäbchen und Zapfen.
—, Zahl der 320.
—, — in der Fovea 384.
—, zentrale, Entwicklung des Diplosoms in den 629.
Zebu, Netzhaut beim 418.
Zebra, Netzhaut beim 417.
ZEISSsche Drüsen 570.
Zellen von HORTEGA s. HORTEGA-Zellen.
Ziege, Entwicklung des Strahlenbändchens bei der 657.
—, Netzhaut der 48.
Ziesel, Netzhaut bei 420, 421.
ZINNscher Gefäßkranz 93, 115.
— —, Entwicklung des 604.
Zonula s. Strahlenbändchen.
Zonulalamelle der Linsenkapsel 261.
Zwergmoschustier, Netzhaut beim 417.
Zwillingsganglienzellen 354.